翻译此书，对学科意义深远。

我很赞赏译者的眼光和努力……

张燎

麦卡锡整形外科学

Plastic Surgery
Craniofacial, Head and Neck Surgery and
Pediatric Plastic Surgery

第 3 版

第三分卷
颅面、头颈外科及小儿整形外科

总 主 编　Peter C. Neligan

分卷主编　Eduardo D Rodriguez, Joseph E. Losee

总 主 译　范巨峰

分卷主译　范巨峰　宋建星　张智勇

分卷主审　范巨峰　滕　利　李世荣

人民卫生出版社

图书在版编目（CIP）数据

麦卡锡整形外科学. 颅面、头颈外科及小儿整形外科分卷/（美）罗德里格斯（Eduardo D Rodriguez）主编；范巨峰，宋建星，张智勇主译. —北京：人民卫生出版社，2018

ISBN 978-7-117-25965-1

Ⅰ.①麦…　Ⅱ.①罗…②范…③宋…④张…
Ⅲ.①头部-整形外科学②颈-整形外科学③小儿疾病-整形外科学　Ⅳ.①R62②R625.1③R726.2

中国版本图书馆 CIP 数据核字（2018）第 023444 号

人卫智网	www. ipmph. com	医学教育、学术、考试、健康，购书智慧智能综合服务平台
人卫官网	www. pmph. com	人卫官方资讯发布平台

图字：01-2016-6076

麦卡锡整形外科学
第三分卷　颅面、头颈外科及小儿整形外科

主　　译：范巨峰　宋建星　张智勇
出版发行：人民卫生出版社（中继线 010-59780011）
地　　址：北京市朝阳区潘家园南里 19 号
邮　　编：100021
E - mail：pmph @ pmph. com
购书热线：010-59787592　010-59787584　010-65264830
印　　刷：北京人卫印刷厂
经　　销：新华书店
开　　本：889×1194　1/16　　印张：60
字　　数：1859 千字
版　　次：2018 年 2 月第 1 版　2018 年 2 月第 1 版第 1 次印刷
标准书号：ISBN 978-7-117-25965-1/R・25966
定　　价：450.00 元

打击盗版举报电话：010-59787491　E -mail：WQ @ pmph. com
（凡属印装质量问题请与本社市场营销中心联系退换）

主　译

范巨峰　首都医科大学附属北京朝阳医院整形外科
宋建星　中国人民解放军海军军医大学附属长海医院整形外科
张智勇　中国医学科学院整形外科医院颌面整形外科中心

主　审

范巨峰　首都医科大学附属北京朝阳医院整形外科
滕　利　中国医学科学院整形外科医院整形五科颅颌面外科中心
李世荣　中国人民解放军陆军军医大学西南整形美容外科医院

副主译

蔡志刚　北京大学口腔医院口腔颌面外科
李洪生　广东省第二中医院整形外科

译　者

张岩崑　首都医科大学附属北京朝阳医院整形外科
钱　维　首都医科大学附属北京朝阳医院整形外科
吕　伟　首都医科大学附属北京朝阳医院整形外科
曹　迁　首都医科大学附属北京朝阳医院整形外科
李岩祺　首都医科大学附属北京朝阳医院整形外科
侯　莹　首都医科大学附属北京朝阳医院整形外科
陈永军　首都医科大学附属北京朝阳医院整形外科
李　宁　首都医科大学附属北京朝阳医院整形外科
卢旭光　北京大学口腔医院口腔颌面外科
梁　节　北京大学口腔医院口腔颌面外科
朱洪平　北京大学口腔医院口腔颌面外科
单小峰　北京大学口腔医院口腔颌面外科
刘筱菁　北京大学口腔医院口腔颌面外科
李养群　中国医学科学院整形外科医院尿道下裂中心
唐晓军　中国医学科学院整形外科医院颌面整形外科中心
刘　伟　中国医学科学院整形外科医院颌面整形外科中心
尹　琳　中国医学科学院整形外科医院颌面整形外科中心

尹宏宇　中国医学科学院整形外科医院颌面整形外科中心
杨亦楠　中国医学科学院整形外科医院颌面整形外科中心
冯　时　中国医学科学院整形外科医院颌面整形外科中心
王　璇　中国医学科学院整形外科医院颌面整形外科中心
徐家杰　中国医学科学院整形外科医院整形五科颅颌面外科中心
张　超　中国医学科学院整形外科医院整形五科颅颌面外科中心
杨莉亚　中国医学科学院整形外科医院整形五科颅颌面外科中心
解　芳　中国医学科学院整形外科医院整形五科颅颌面外科中心
李澍源　中国医学科学院整形外科医院整形五科颅颌面外科中心
刘　岱　中国医学科学院整形外科医院整形五科颅颌面外科中心
李圣利　上海交通大学医学院附属第九人民医院整复外科
郑永生　首都医科大学附属北京同仁医院整形外科
欧阳天祥　上海交通大学医学院附属新华医院整形外科
吴燕虹　广州军区广州总医院整形外科
谭　谦　南京大学医学院附属鼓楼医院整形外科
齐鸿雁　首都医科大学附属北京儿童医院整形外科
梁　源　首都医科大学附属北京儿童医院皮肤科
韩晓锋　首都医科大学附属北京儿童医院皮肤科
李远宏　中国医科大学附属第一医院皮肤科
黄　巍　天津市儿童医院整形外科
王法刚　山东省立医院整形美容外科
田孝臣　火箭军总医院整形外科
罗金超　火箭军总医院整形外科
刘虎仙　火箭军总医院整形外科
李　扬　中国人民解放军空军军医大学西京医院整形外科
张　曦　中国人民解放军空军军医大学西京医院整形外科

ELSEVIER

Elsevier(Singapore) Pte Ltd.

3 Killiney Road

#08-01 Winsland House I

Singapore 239519

Tel：(65)6349-0200

Fax：(65)6733-1817

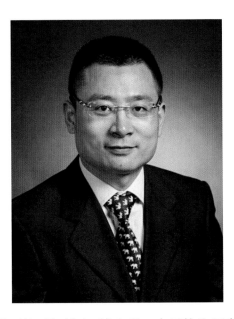

范巨峰,男,博士,博士后。中国协和医科大学中国医学科学院整形外科医院博士(硕士期间师从岳纪良教授,博士师从李森恺教授),美国哈佛大学医学院博士后(师从 Micheal J. Yaremchuk),宾夕法尼亚大学附属医院访问学者(师从 Linton A. Whitaker)、纽约大学医学院访问学者(师从 Joseph G. McCarthy)。美国哈佛大学医学院附属波士顿儿童医院、附属麻省五官科医院、附属 Brigham & Women 医院、费城儿童医院访问学者。

现任首都医科大学附属北京朝阳医院整形外科主任,教授,主任医师,首都医科大学研究生导师。从事整形外科工作 20 年,主要擅长注射美容、乳房美容整形、眼美容整形、鼻美容整形、瘢痕治疗等。

作为课题负责人和课题组主要成员主持和参加了国家自然基金项目,卫生部临床重点学科项目,北京市 215 工程高层次人才项目,北京市科技新星计划,北京市优秀人才计划,首都医学发展基金,北京市"十百千"卫生人才"百"级项目。2006 年获得北京市科学技术奖三等奖。发表 SCI 论文和国内核心期刊论文 40 余篇。

现任亚洲面部整形外科医师协会中国区主任,美国整形外科医师协会会员,中国整形美容协会脂肪医学分会副会长,中国整形美容协会面部年轻化分会副会长,中国整形美容协会互联网与信息分会副会长,中国整形美容协会抗衰老分会常务理事兼副秘书长,中华医学会医学美学与美容分会全国委员,中国医师协会整形美容外科分会全国常委,中国医师协会美容与整形医师分会脂肪整形亚专业委员会常务委员,中国医师协会美容与整形医师分会乳房亚专业委员会执行委员。中国中西医结合学会医学美容专业委员会全国常委、注射美容专家委员会主任委员,国家卫生计生委国家医学考试中心医疗美容主诊医师水平测试试题开发专家委员会美容外科组副组长。

总序

自 1835 年美国医生 Peter Parker 在广州眼科医局实施第一例睑内翻矫治术以来，我国整形外科经历了 180 余年的发展与变迁。以宋儒耀、张涤生为代表的我国整形美容外科奠基人曾远渡重洋，将西方整形外科的技术和理念带回中国，并进一步发展创新，为我国整形美容外科的发展打下了坚实的基础。

30 年来的改革开放，使社会经济飞速发展，我国整形美容外科也得以勃发，行业队伍不断壮大。在这样的经济大潮中，行业出现了许多乱象，加之部分医生水平良莠不齐，给患者造成了身体和心理的双重伤害。为了更好地净化和整顿我国整形美容外科队伍，除政府加强监管外，也亟需加强医生的专业基础理论知识、基本技能的正规培训，提高医生整体业务水平。这样才能更好地服务于民，促进学科的良性健康的发展。

J. G. McCarthy 教授在其为本书英文版所作的序言中提到：整形美容外科医生的培养亟需必要的参考资料，我十分赞同这一观点。高质量的经典教科书在医生培养乃至学科发展中占有不可或缺的地位。McCarthy 教授主编的第 1 版 Plastic Surgery 以 1964 年 Converse 教授主编的五卷本 Reconstructive Plastic Surgery 为蓝本，全书以解剖部位划分章节，致力于介绍相关部位的解剖、手术基本原则、基本理论，并突出相关学科的作用。该书出版后深受全世界整形美容外科医生的推崇，被誉为"世界整形外科的圣经"，成为现代整形外科最全面、最经典的教科书。

2013 年，Neligan 教授主编了第 3 版 Plastic Surgery，根据世界整形美容学科的发展，将全书重新排版，合并部分分卷，并新增《美容分卷》及《乳房分卷》，涵盖了目前整形美容外科的新技术、新理念。同时，第 3 版采用彩色印刷，绝大部分患者照片采用彩色照片，所有彩图均予重画，解剖章节使用了红色背景突出显示，大大提升了读者的阅读体验，也方便读者检索相关内容。

事实上，我国不少整形美容外科医生在自己的学习生涯中，都曾听闻或部分阅读过此书，但由于语言的限制，大多未能全面、准确地学习与理解。早年间，也曾见有人将书中部分片段译为中文，但常常是"管中窥豹，未得真谛"。本书总主译范巨峰教授在美国留学期间曾师从 McCarthy 教授，深知此书在世界整形外科的权威地位，于是在得知本书第 3 版出版时，便组织国内上百名整形美容外科及相关学科的专家学者对全书进行了翻译。该翻译团队，在编译本书时的严谨学风和精益求精的态度使我深受感动，我感谢他们，为了让国内整形外科医生有机会阅读到世界整形外科的经典巨著而付出的艰辛。本书将为我国整形外科的发展，特别是年轻医生的教育与成长，作出不可忽视的贡献。开卷有益，欣以为序！我们期待本书的尽早问世。

李世荣 教授

中国人民解放军陆军军医大学西南整形美容外科医院　院长
中华医学会医学美学与美容学分会　主任委员
中国医师协会美容与整形医师分会　前任会长
泛亚洲太平洋地区面部整形与重建外科学（PPAFPRS）　常务理事兼中国区主席
2016 年 10 月

1818 年 Carl Ferdinand von Graefe 在其所著的 *Rhinoplastik* 书中第一次使用"plastic"一词，从此整形外科作为一门新兴学科正式跻身至临床医学的行列。随着社会的发展及人们整体生活水平的不断提高，整形外科经历了外科→整形外科→烧伤整形外科→整形外科→整形美容外科，这一相互交叉而又独立、创新的发展历程。

整形美容外科市场前景广阔，在迅速发展的同时，也出现了一些负面效应：部分医生只关注实用性和操作性，忽略了基础理论的学习。为附和一些读者的需求，近年出版的一些整形外科书籍，片面强调实操性和实用性，这对成长中的整形外科医生的教育和培养是有偏薄的。一个不了解解剖，不明白基本整形外科原则、原理的整形外科医生，如同无源之水、无本之木，不但自身发展和提升受到限制，尤其在遇到较为复杂或特殊的病例时，常常难以应对。这正是目前整形外科领域手术失误、并发症发生的重要原因之一。

我们很欣慰地看到 Neligan 主编的第 3 版 *Plastic Surgery* 延续了前几版以解剖部位划分章节的排版方式。对每个部位首先着重详解基础解剖，再根据不同创伤或疾病类型详述具体的外科手术原则、理论和技术。这有助于读者先对该部位有整体框架性的了解，再将手术原则及方法融会贯通，既减少了操作失误，又提高了手术质量。

严重的创伤常涉及颅面和头颈部，而头颈部、上呼吸道、上消化道的肿瘤切除也往往会造成头颈部的复合组织缺损，其功能和外观的严重受损都有复合组织修复重建的需求。本卷详细介绍了头颈部解剖，颅面、头颈外科手术原则，并基于以上创伤、缺损、畸形的类型，阐述了这些部位骨骼和软组织修复重建的方法技巧。这对全面扎实地掌握整形外科手术基础至关重要。

颅面畸形和小儿整形外科是本卷的另一重要内容。很多整形外科医生认为综合征性颅缝早闭、颅面裂、颅面短小等先天性颅面畸形常难以识别和做出正确地诊断，手术治疗更是"望而却步"。其原因就在于先天性颅面畸形相对罕见，涉及的解剖变异多，分类复杂，需要结合胚胎发育知识才能理解。虽然先天性颅面畸形的诊治专业性强，但作为普通的整形外科医生，也应熟悉其临床表现，把握正确的治疗时机和原则。本书通过大量的示意图及手术照片，详尽地讲解了颅面部胚胎发育、解剖要点、手术原则、手术时机、手术技巧，形象逼真，易于理解。

我由衷地期望：我们整形外科、美容外科、小儿整形外科和从事颅颌面头颈外科的年轻医生们，切忌过早地将自己的专业局限在某一范畴，专注于某些单一的手术操作，忽略了学科整体基础理论和基本技能的学习。当今多学科的交叉，要求我们有更宽泛的理论知识，有复合型的专业技能，成为有扎实功底、全方位发展，符合社会需求的医者。

有幸能为《麦卡锡整形外科学——颅面、头颈外科与小儿整形外科分卷》一书的中文译本作序。十分感谢译者及审校团队为此书所付出的艰辛和努力，使国内整形外科医生能更及时、更全面地了解和掌握国际的先进理念和技法。范巨峰教授及其团队在已出版的部分分卷中所表现出的严谨认真态度，浮躁中抓医疗本质的呼吁，使我们对这本书能高质量地出版充满信心。我真诚地期盼这一经典著作能早日与国内广大读者见面。

李世荣 教授

中国人民解放军陆军军医大学西南整形
美容外科医院　院长
中华医学会医学美学与美容学分会　主任委员
中国医师协会美容与整形医师分会　前任会长
泛亚洲太平洋地区面部整形与重建外科学
（PPAFPRS）　常务理事兼中国区主席
2018 年 1 月

译者前言

第一次见到 McCarthy 主编的这套 *Plastic Surgery*，是将近 20 年前在中国医学科学院整形外科医院的图书馆里。当时我在读研究生，同时看到的还有 Converse 主编的 *Reconstructive Plastic Surgery*。不论当时，还是今天，这套丛书都成为遇到问题和争论时，用来追根溯源，引经据典的神圣之书。

正如 McCarthy 原书序中所述，整形外科的历史已有两千多年。经典教科书将重要知识进行总结，是我们这个学科发展、传承的重要纽带。其中与本书有关的世界整形外科巨著发展历史如下：

1818 年，Von Graefe 在 *Rhinoplastik* 中第一次使用了"plastic"一词；

1838 年，Zeis 编写的 *Handbuch der Plastischen Chirurgie* 使人们对现代整形外科学有了更广泛的认识；

1919 年，Davis 编写的 *Plastic Surgery：Its Principles and Practice* 首次总结、界定这门新兴学科，强调"从头顶到足底"；

1920 年，Gillies 编写的 *Plastic Surgery of the face* 重点概括了第一次世界大战中他在面部整形修复领域所取得的卓有成效的和开拓性的经验；

1939 年，Fomon 编写的 *The Surgery of Injury and Plastic Repair* 综述了当时所有的整形外科技术，被用作二战时期军事外科医生的手册；

1949 年，Kazanjian 和 Converse 编写的 *The Surgical Treatment of Facial Injuries* 集合了前人及自身的外科经验；

1964 年，纽约大学（NYU）整形外科的第一任主任 John Converse（1909—1981）第一次主编了 *Reconstructive Plastic Surgery*（共五卷）；

1977 年，John Converse 主编了第 2 版 *Reconstructive Plastic Surgery*（共七卷）；

1990 年，纽约大学整形外科的 Joseph G. McCarthy 主编了第 1 版 *Plastic Surgery*（共八卷）；

2006 年，加州大学旧金山分校（UCSF）整形外科主任 Stephen J. Mathes 主编了第 2 版 *Plastic Surgery*（共八卷）；

2013 年，华盛顿大学整形外科的 Peter C. Neligan 主编了第 3 版 *Plastic Surgery*（共六卷，合并了部分卷册，增加了美容外科卷和乳房卷）；

从本套丛书的演变也可以看出世界整形外科的变化趋势，再造重建外科为主——整形外科——美容外科的兴起。

第一次见到 Dr. McCarthy 本人的时候，是 2006 年我在纽约大学整形外科做访问学者的时候。在那里遇到了很多来自英国、法国、德国、中东的访问学者，其中不乏大牌专家，还有一些国家的整形外科主席，他们都是冲着 Dr. McCarthy 来的，这才知道原来 *Plastic Surgery* 的影响力么大，在美国、欧洲、亚洲的许多国家都是最经典最权威的教材，被誉为"世界整形外科的圣经"。在我从美国留学归国前，我的老师 Linton A. Whitaker 把宾夕法尼亚大学附属医院整形外科图书馆收藏的第 1 版 *Plastic Surgery* 送给了我，我视为珍宝带回国。

第一次有冲动想将这部巨著译成中文的时候，是 2013 年，人民卫生出版社的一位朋友鼓励我为整形界做点实事，我在首都医科大学担任 5 年制和 7 年制医学英语教学工作，所以翻译英文书对我来说是可以做到的。运气非常好，和 Elsevier 出版社一联系，得知 *Plastic Surgery* 第 3 版在 2013 年刚好出版，Elsevier 出版社和人民卫生出版社都非常支持我的工作，因此这件事就一拍即合了。

这套经典丛书虽好，但是英文阅读水平要求较高，往往令人望而却步，国内真正做到通读原版全书的医生为数不多。虽然很多教材的原型和出处都是本书，但是若能直接读到原著的译本，对学习整形外科专业的学生和从事整形外科专业的工作人员来说，将是多大的幸事啊！

但是翻译本书，不仅需要较高的医学英语水平，还需要对整形外科有非常充分的知识储备。我和我的团队的水平非常有限，只能靠勤奋、认真和多方请教来加以弥补。同时邀请本卷相关专业的专家参与翻译与校对，完成了本套丛书《麦卡锡整形外科学——颅面、头颈外科与小儿整形外科分卷》的翻译工作，恳请大家批评指正！

教授　主任医师

首都医科大学附属北京朝阳医院整形外科　主任

2018 年 1 月于北京

从许多方面来说,教科书通常会定义特定的学科,对于现代整形外科学的发展,尤其如此。该学科因 1838 年出版的由 Zeis 撰写的 *Handbuch der Plastischen Chirurgie* 一书而得到广泛认识,但值得注意的是 1818 年 Von Graefe 在其发表的专著 *Rhinoplastik* 中第一次使用了"plastic"一词。在 19 世纪与 20 世纪之交之际,Nélaton 和 Ombredanne 编译了 19 世纪文化氛围下的大量著作,并且,在巴黎分别于 1904 年和 1907 年出版了两册教科书。Vilray Blair 所著的 *Surgery and Disease of the Jaw* 曾作为一本重要教材在跨大西洋地区出版发行,虽该书只涉及人体的特定解剖部位,但并不妨碍其成为第一次世界大战中军事外科医生们的重要手册。Gillies 于 1920 年出版的经典著作 *Plastic Surgery of the face* 同样只涉及某个特定的解剖部位,该书重点概括了第一次世界大战中他在面部整形修复领域所取得的卓有成效的和开拓性的经验。Davis 的 1919 年版教科书 *Plastic Surgery：Its Principles and Practice* 或许是首次总结并界定这门新兴学科,书中特别强调整形外科涉及的解剖范围是"从头顶到足底"。1939 年 Fomon 的 *The Surgery of Injury and Plastic Repair* 综述了当时所有的整形外科技术,同时也被用作二战时期军事外科医生的手册。1949 年 Kazanjian 和 Converse 所著的 *The Surgical Treatment of Facial Injuries* 总结了前者作为整形外科医生毕生之经验和后者在二战时期所取得的外科经验。Padgett 和 Stephenson 集大成之作 *Plastic and Reconstructive Surgery* 于 1948 年出版,该书效仿了 1919 年 David 主编的教科书。

现在由 Neligan 主编的这套教科书则是以 1964 年 Converse 的五册本 *Reconstructive Plastic Surgery* 为开端,不同于 1949 年与 Kazanjian 的合著本,编著该系列丛书时,Converse 全面审视了从 20 世纪中期就存在的整形外科。书中章节致力于介绍相关部位的解剖,并突出相关学科的作用,如麻醉学和放射学等。一经出版,这本书迅速成为了整形外科的权威巨作。1977 年第 2 版发行,当时我作为助理参与编写。由于专业发展的突飞猛进,第 2 版从五册增加到七册(共 3970 页)。之后我负责主编了 1990 年版,该版已经增加至八册,共 5556 页,其中,手部章节由 J. William Littler 和 James W. May 编写。此次编写中,我把本书的名字从 *Reconstructive Plastic Surgery* 改成了 *Plastic Surgery*,因为我觉得这两个名称没有本质区别。对于一位唇裂儿的母亲来说,手术是"美容"性质的,但面部提升过程是属于重建范畴的,因为涉及多层次的面部软组织整复。后来 Steve Mathes 主编了已经发展到八册的 2006 年版。他更改了部分版式,其中手部章节改由 V. R Hentz 编写。此时,该教科书总页数已经多达 7000 多页。

为了成就里程碑式的宏观巨著,广大编辑和参与者呕心沥血。本套教材继续界定了整形外科专业特征。更重要的是,它保证了新一代整形外科医生都能够轻而易举地获取现有知识。进一步讲,在将来他们不仅是这些医学知识的"使用者",而且是更多医学知识的"创造者"。从 Kudos 到 Peter Neligan,他们和他们的同事将不遗余力的为历经两千年锤炼的整形外科编写新的篇章。

Joseph G. McCarthy,**MD**

原版前言

我一直对教科书情有独钟。当我开始临床训练时，经人推荐我拜读了 Converse 的 *Reconstructive Plastic Surgery*（第 2 版）。这本书中字里行间所透露的专业知识的宽度和精度令我深深折服。作为一名年轻的整形外科实习医生，我买了由 Dr. Joseph Mc-Cathy 编辑的 *Plastic Surgery*（第 1 版），这本书对经常翻阅参考资料的我来说是一份无价之宝。我很荣幸地被邀请参与到 Dr. Stephen Mathes 主编的第 2 版中某一个章节工作中，但我从来没有想到有一天会获得编写本书下一版的机会。本书是整形外科专业具有指导意义的教科书，所以我倍感使命神圣。与上一版相比本书具有重大改变，反映出了专业知识的变化、呈现模式的改进和教科书使用方式的改变。

再版之初，我认真通读了本书的所有以前版本，伏案沉思可能出现的主要变化。这本经典巨著不可避免的会出现章节内容的重复和交叉。因此，接手的首要工作是甄别重复和交叉的内容部分，并做必要的删减。这便允许我可以压缩素材，其相关内容亦随之改变，这样我能够将本套丛书数量从八册精简到六册。阅读本教科书，让我有了更深层次的认识，如同我第一次接触时，我就被本书内容的专业性和涉猎范围的广泛所震撼，而 30 年以来这种感觉越来越强烈。基于此，我很快意识到想要保证此庞大工程的高标准要求，单靠个人力量是无法实现的。解决方法是为每个主要领域增加章节编辑。Drs. Gurtner、Warren、Rodriguez、Losee、Song、Grotting、Chang 和 Van Beek 都做了出色的工作，从此意义上讲，本书不愧是一部团队杰作。

出版业正处在发展的十字路口，信息的传播变得更快、更便捷和更灵活。本次修订中，我们尝试反映这种变化。表现出的第一个大的变化就是采用彩色印刷，所有插图都被重画，且绝大部分患者照片为彩色图片。为使我们最大程度的利用参考文献，所有参考目录都超链接到 PubMed，专家问卷覆盖到了所有卷册。

本版书与前版显著不同，它反映了通讯交流方式的时代变革。然而，如果它能够像其前期版本一样能很好的呈现本专业现有的专业知识水平，这将是我最满意的。

Peter C. Neligan，**MB**，**FRCS**，**FRCSC**，**FACS**
2012

Neta Adler, MD
Senior Surgeon
Department of Plastic and Reconstructive
Surgery
Hadassah University Hospital
Jerusalem, Israel
*Volume 3, Chapter 40 Congenital melanocytic
nevi*

Ahmed M. Afifi, MD
Assistant Professor of Plastic Surgery
University of Winsconsin
Madison, WI, USA
Associate Professor of Plastic Surgery
Cairo University
Cairo, Egypt
*Volume 3, Chapter 1 Anatomy of the head and
neck*

Maryam Afshar, MD
Post Doctoral Fellow
Department of Surgery (Plastic and
Reconstructive Surgery)
Stanford University School of Medicine
Stanford, CA, USA
*Volume 3, Chapter 22 Embryology of the
craniofacial complex*

Jamil Ahmad, MD, FRCSC
Staff Plastic Surgeon
The Plastic Surgery Clinic
Mississauga, ON, Canada
*Volume 2, Chapter 18 Open technique
rhinoplasty*
*Volume 5, Chapter 8.3 Superior or medial
pedicle*

Hee Chang Ahn, MD, PhD
Professor
Department of Plastic and Reconstructive
Surgery
Hanyang University Hospital, School of
Medicine
Seoul, South Korea
Volume 6, Chapter 22 Ischemia of the hand
*Volume 6, Video 22.01 Radial artery periarterial
sympathectomy*
*Volume 6, Video 22.02 Ulnar artery periarterial
sympathectomy*
*Volume 6, Video 22.03 Digital artery periarterial
sympathectomy*

Tae-Joo Ahn, MD
Jeong-Won Aesthetic Plastic Surgical Clinic
Seoul, South Korea
*Volume 2, Video 10.01 Eyelidplasty non-
incisional method*
Volume 2, Video 10.02 Incisional method

Lisa E. Airan, MD
Assistant Clinical Professor
Department of Dermatology
Mount Sinai Hospital
Aesthetic Dermatologist
Private Practice
New York, NY, USA
Volume 2, Chapter 4 Soft-tissue fillers

Sammy Al-Benna, MD, PhD
Specialist in Plastic and Aesthetic Surgery
Department of Plastic Surgery
Burn Centre, Hand Centre, Operative
Reference Centre for Soft Tissue Sarcoma
BG University Hospital Bergmannsheil, Ruhr
University Bochum
Bochum, North Rhine-Westphalia, Germany
*Volume 4, Chapter 18 Acute management of
burn/electrical injuries*

Amy K. Alderman, MD, MPH
Private Practice
Atlanta, GA, USA
*Volume 1, Chapter 10 Evidence-based medicine
and health services research in plastic surgery*

Robert J. Allen, MD
Clinical Professor of Plastic Surgery
Department of Plastic Surgery
New York University Medical Centre
Charleston, SC, USA
*Volume 5, Chapter 18 The deep inferior
epigastric artery perforator (DIEAP) flap*
*Volume 5, Chapter 19 Alternative flaps for breast
reconstruction*
*Volume 5, Video 18.02 DIEP flap breast
reconstruction*

Mohammed M. Al Kahtani, MD, FRCSC
Clinical Fellow
Division of Plastic Surgery
Department of Surgery
University of Alberta
Edmonton, AB, Canada
*Volume 1, Chapter 33 Facial prosthetics in
plastic surgery*

Faisal Al-Mufarrej, MB, BCh
Chief Resident in Plastic Surgery
Division of Plastic Surgery
Department of Surgery
Mayo Clinic
Rochester, MN, USA
*Volume 6, Chapter 20 Osteoarthritis in the hand
and wrist*

Gary J. Alter, MD
Assistant Clinical Professor
Division of Plastic Surgery
University of Califronia at Los Angeles School
of Medicine
Los Angeles, CA, USA
Volume 2, Chapter 31 Aesthetic genital surgery

Al Aly, MD, FACS
Director of Aesthetic Surgery
Professor of Plastic Surgery
Aesthetic and Plastic Surgery Institute
University of California
Irvine, CA, USA
Volume 2, Chapter 27 Lower bodylifts

Khalid Al-Zahrani, MD, SSC-PLAST
Assistant Professor
Consultant Plastic Surgeon
King Khalid University Hospital
King Saud University
Riyadh, Saudi Arabia
Volume 2, Chapter 27 Lower bodylifts

Kenneth W. Anderson, MD
Marietta Facial Plastic Surgery & Aesthetics
Center
Mareitta, GA, USA
Volume 2, Video 23.04 FUE FOX procedure

Alice Andrews, PhD
Instructor
The Dartmouth Institute for Health Policy and
Clinical Practice
Lebanon, NH, USA
*Volume 5, Chapter 12 Patient-centered health
communication*

Louis C. Argenta, MD
Professor of Plastic and Reconstructive Surgery
Department of Plastic Surgery
Wake Forest Medical Center
Winston Salem, NC, USA
*Volume 1, Chapter 27 Principles and applications
of tissue expansion*

Charlotte E. Ariyan, MD, PhD
Surgical Oncologist
Gastric and Mixed Tumor Service
Memorial Sloan-Kettering Cancer Center
New York, NY, USA
Volume 3, Chapter 14 Salivary gland tumors

Stephan Ariyan, MD, MBA
Clinical Professor of Surgery
Plastic Surgery
Otolaryngology Yale University School of
Medicine Associate Chief
Department of Surgery
Yale New Haven Hospital Director
Yale Cancer Center Melanoma Program
New Haven, CT, USA
Volume 1, Chapter 31 Melanoma
Volume 3, Chapter 14 Salivary gland tumors

Bryan S. Armijo, MD
Plastic Surgery Chief Resident
Department of Plastic and Reconstructive Surgery
Case Western Reserve/University Hospitals
Cleveland, OH, USA
Volume 2, Chapter 20 Airway issues and the deviated nose

Eric Arnaud, MD
Chirurgie Plastique et Esthétique
Chirurgie Plastique Crânio-faciale
Unité de chirurgie crânio-faciale du departement de neurochirurgie
Hôpital Necker Enfants Malades
Paris, France
Volume 3, Chapter 32 Orbital hypertelorism

Christopher E. Attinger, MD
Chief, Division of Wound Healing
Department of Plastic Surgery
Georgetown University Hospital
Georgetown, WA, USA
Volume 4, Chapter 8 Foot reconstruction

Tomer Avraham, MD
Resident, Plastic Surgery
Institute of Reconstructive Plastic Surgery
NYU Medical Center
New York, NY, USA
Volume 1, Chapter 12 Principles of cancer management

Kodi K. Azari, MD, FACS
Associate Professor of Orthopaedic Surgery
Plastic Surgery Chief
Section of Reconstructive Transplantation
Department of Orthopaedic Surgery and Surgery
David Geffen School of Medicine at UCLA
Los Angeles, CA, USA
Volume 6, Chapter 15 Benign and malignant tumors of the hand

Sérgio Fernando Dantas de Azevedo, MD
Member
Brazilian Society of Plastic Surgery
Volunteer Professor of Plastic Surgery
Department of Plastic Surgery
Federal University of Pernambuco
Permambuco, Brazil
Volume 2, Chapter 26 Lipoabdominoplasty
Volume 2, Video 26.01 Lipobdominoplasty (including secondary lipo)

Daniel C. Baker, MD
Professor of Surgery
Insitiue of Reconstructive Plastic Surgery
New York University Medical Center
Department of Plastic Surgery
New York, NY, USA
Volume 2, Chapter 11.5 Facelift: Lateral SMASectomy

Steven B. Baker, MD, DDS, FACS
Associate Professor and Program Director
Co-director Inova Hospital for Children
Craniofacial Clinic
Department of Plastic Surgery
Georgetown University Hospital
Georgetown, WA, USA
Volume 3, Chapter 30 Cleft and craniofacial orthognathic surgery

Karim Bakri, MD, MRCS
Chief Resident
Division of Plastic Surgery
Mayo Clinic
Rochester, MN, USA
Volume 6, Chapter 20 Osteoarthritis in the hand and wrist

Carla Baldrighi, MD
Staff Surgeon
Reconstructive Microsurgery Unit
Azienda Ospedaliera Universitaria Careggi
Florence, Italy
Volume 6, Chapter 30 Growth considerations in pediatric upper extremity trauma and reconstruction
Volume 6, Video 30.01 Epiphyseal transplant harvesting technique

Jonathan Bank, MD
Resident, Section of Plastic and Reconstructive Surgery
Department of Surgery
Pritzker School of Medicine
University of Chicago Medical Center
Chicago, IL, USA
Volume 4, Chapter 12 Abdominal wall reconstruction

A. Sina Bari, MD
Chief Resident
Division of Plastic and Reconstructive Surgery
Stanford University Hospital and Clinics
Stanford, CA, USA
Volume 1, Chapter 16 Scar prevention, treatment, and revision

Scott P. Bartlett, MD
Professor of Surgery
Peter Randall Endowed Chair in Pediatric Plastic Surgery
Childrens Hospital of Philadelphia, University of Philadelphia
Philadelphia, PA, USA
Volume 3, Chapter 34 Nonsyndromic craniosynostosis

Fritz E. Barton, Jr., MD
Clinical Professor
Department of Plastic Surgery
University of Texas Southwestern Medical Center
Dallas, TX, USA
Volume 2, Chapter 11.7 Facelift: SMAS with skin attached – the "high SMAS" technique
Volume 2, Video 11.07.01 The High SMAS technique with septal reset

Bruce S. Bauer, MD, FACS, FAAP
Director of Pediatric Plastic Surgery, Clinical Professor of Surgery
Northshore University Healthsystem
University of Chicago, Pritzker School of Medicine, Highland Park Hospital
Chicago, IL, USA
Volume 3, Chapter 40 Congenital melanocytic nevi

Ruediger G.H. Baumeister, MD, PhD
Professor of Surgery Emeritus
Consultant in Lymphology
Ludwig Maximilians University
Munich, Germany
Volume 4, Chapter 3 Lymphatic reconstruction of the extremities

Leslie Baumann, MD
CEO
Baumann Cosmetic and Research Institute
Miami, FL, USA
Volume 2, Chapter 2 Non surgical skin care and rejuvenation

Adriane L. Baylis, PhD
Speech Scientist
Section of Plastic and Reconstructive Surgery
Nationwide Children's Hospital
Columbus, OH, USA
Volume 3, Chapter 28 Velopharyngeal dysfunction
Volume 3, Video 28 Velopharyngeal incompetence (1-3)

Elisabeth Beahm, MD, FACS
Professor
Department of Plastic Surgery
University of Texas MD Anderson Cancer Center
Houston, TX, USA
Volume 5, Chapter 10 Breast cancer: Diagnosis therapy and oncoplastic techniques
Volume 5, Video 10.01 Breast cancer: diagnosis and therapy

Michael L. Bentz, MD, FAAP, FACS
Professor of Surgery Pediatrics and Neurosurgery Chairman
Chairman of Clinical Affairs
Department of Surgery
Division of Plastic Surgery Vice
University of Winconsin School of Medicine and Public Health
Madison, WI, USA
Volume 3, Chapter 42 Pediatric tumors

Aaron Berger, MD, PhD
Resident
Division of Plastic Surgery, Department of Surgery
Stanford University Medical Center
Palo Alto, CA, USA
Volume 1, Chapter 31 Melanoma

Pietro Berrino, MD
Teaching Professor
University of Milan
Director
Chirurgia Plastica Genova SRL
Genoa, Italy
Volume 5, Chapter 23 Poland's syndrome

Valeria Berrino, MS
In Training
Chirurgia Plastica Genova SRL
Genoa, Italy
Volume 5, Chapter 23 Poland's syndrome

Miles G. Berry, MS, FRCS(Plast)
Consultant Plastic and Aesthetic Surgeon
Institute of Cosmetic and Reconstructive Surgery
London, UK
Volume 2, Chapter 11.3 Facelift: Platysma-SMAS plication
Volume 2, Video 11.03.01 Facelift – Platysma SMAS plication

Robert M. Bernstein, MD, FAAD
Associate Clinical Professor
Department of Dermatology
College of Physicians and Surgeons
Columbia University
Director
Private Practice
Bernstein Medical Center for Hair Restoration
New York, NY, USA
Volume 2, Video 23.04 FUE FOX procedure
Volume 2, Video 23.02 Follicular unit hair transplantation

Michael Bezuhly, MD, MSc, SM, FRCSC
Assistant Professor
Department of Surgery, Division of Plastic and Reconstructive Surgery
IWK Health Centre, Dalhousie University
Halifax, NS, Canada
Volume 6, Chapter 23 Nerve entrapment syndromes
Volume 6, Video 23.01-04 Carpal tunnel and cubital tunnel releases in the same patient in one procedure with field sterility – local anaesthetic and surgery

Sean M. Bidic, MD, MFA, FAAP, FACS
Private Practice
American Surgical Arts
Vineland, NJ, USA
Volume 6, Chapter 16 Infections of the hand

Phillip N. Blondeel, MD, PhD, FCCP
Professor of Plastic Surgery
Department of Plastic and Reconstructive Surgery
University Hospital Gent
Gent, Belgium
Volume 5, Chapter 18 The deep inferior epigastric artery perforator (DIEAP) Flap
Volume 5, Chapter 19 Alternative flaps for breast reconstruction
Volume 5, Video 18.02 DIEP flap breast reconstruction

Sean G. Boutros, MD
Assistant Professor of Surgery
Weill Cornell Medical College (Houston)
Clinical Instructor
University of Texas School of Medicine (Houston)
Houston Plastic and Craniofacial Surgery
Houston, TX, USA
Volume 3, Video 7.02 Reconstruction of acquired ear deformities

Lorenzo Borghese, MD
Plastic Surgeon
General Surgeon
Department of Plastic and Maxillo Facial Surgery
Director of International Cooperation South East Asia
Pediatric Hospital "Bambino Gesu'"
Rome, Italy
Volume 4, Chapter 19 Extremity burn reconstruction
Volume 4, Video 19.01 Extremity burn reconstruction

Trevor M. Born, MD, FRCSC
Lecturer
Division of Plastic and Reconstructive Surgery
The University of Toronto
Toronto, Ontario, Canada
Attending Physician
Lenox Hill Hospital
New York, NY, USA
Volume 2, Chapter 4 Soft-tissue fillers

Gregory H. Borschel, MD, FAAP, FACS
Assistant Professor
University of Toronto Division of Plastic and Reconstructive Surgery
Assistant Professor
Institute of Biomaterials and Biomedical Engineering
Associate Scientist
The SickKids Research Institute
The Hospital for Sick Children
Toronto, ON, Canada
Volume 6, Chapter 35 Free functioning muscle transfer in the upper extremity

Kirsty U. Boyd, MD, FRCSC
Clinical Fellow – Hand Surgery
Department of Surgery – Division of Plastic Surgery
Washington University School of Medicine
St. Louis, MO, USA
Volume 1, Chapter 22 Repair and grafting of peripheral nerve
Volume 6, Chapter 33 Nerve transfers

James P. Bradley, MD
Professor of Plastic and Reconstructive Surgery
Department of Surgery
University of California, Los Angeles David Geffen School of Medicine
Los Angeles, CA, USA
Volume 3, Chapter 33 Craniofacial clefts

Burton D. Brent, MD
Private Practice
Woodside, CA, USA
Volume 3, Chapter 7 Reconstruction of the ear

Mitchell H. Brown, MD, Med, FRCSC
Associate Professor of Plastic Surgery
Department of Surgery
University of Toronto
Toronto, ON, Canada
Volume 5, Chapter 3 Secondary breast augmentation

Samantha A. Brugmann, PHD
Postdoctoral Fellow
Department of Surgery
Stanford University
Stanford, CA, USA
Volume 3, Chapter 22 Embryology of the craniofacial complex

Terrence W. Bruner, MD, MBA
Private Practice
Greenville, SC, USA
Volume 2, Chapter 28 Buttock augmentation
Volume 2, Video 28.01 Buttock augmentation

Todd E. Burdette, MD
Staff Plastic Surgeon
Concord Plastic Surgery
Concord Hospital Medical Group
Concord, NH, USA
Volume 1, Chapter 36 Robotics, simulation, and telemedicine in plastic surgery

Renee M. Burke, MD
Attending Plastic Surgeon
Department of Plastic Surgery
St. Alexius Medical Center
Hoffman Estates, IL, USA
Volume 3, Chapter 8 Acquired cranial and facial bone deformities
Volume 3, Video 8.01 Removal of venous malformation enveloping intraconal optic nerve

Charles E. Butler, MD, FACS
Professor, Department of Plastic Surgery
The University of Texas MD Anderson Cancer
Center
Houston, TX, USA
Volume 1, Chapter 32 Implants and biomaterials

**Peter E. M. Butler, MD, FRCSI, FRCS,
FRCS(Plast)**
Consultant Plastic Surgeon
Honorary Senior Lecturer
Royal Free Hospital
London, UK
*Volume 1, Chapter 34 Transplantation in plastic
surgery*

Yilin Cao, MD
Director, Department of Plastic and
Reconstructive Surgery
Shanghai 9th People's Hospital
Vice-Dean
Shanghai Jiao Tong University Medical School
Shanghai, The People's Republic of China
*Volume 1, Chapter 18 Tissue graft, tissue repair,
and regeneration*
*Volume 1, Chapter 20 Repair, grafting, and
engineering of cartilage*

Joseph F. Capella, MD, FACS
Chief, Post-Bariatric Body Contouring
Division of Plastic Surgery
Hackensack University Medical Center
Hackensack, NJ, USA
Volume 2, Chapter 29 Upper limb contouring
Volume 2, Video 29.01 Upper limb contouring

Brian T. Carlsen, MD
Assistant Professor of Plastic Surgery
Department of Surgery
Mayo Clinic
Rochester, MN, USA
*Volume 6, Chapter 20 Osteoarthritis in the hand
and wrist*

Robert C. Cartotto, MD, FRCS(C)
Attending Surgeon
Ross Tilley Burn Centre
Health Sciences Centre
Toronto, ON, Canada
*Volume 4, Chapter 23 Management of patients
with exfoliative disorders, epidermolysis bullosa,
and TEN*

Giuseppe Catanuto, MD, PhD
Research Fellow
The School of Oncological Reconstructive
Surgery
Milan, Italy
*Volume 5, Chapter 14 Expander/implant breast
reconstructions*
*Volume 5, Video 14.01 Mastectomy and
expander insertion: first stage*
*Volume 5, Video 14.02 Mastectomy and
expander insertion: second stage*

Peter Ceulemans, MD
Assistant Professor
Department of Plastic Surgery
Ghent University Hospital
Ghent, Belgium
*Volume 4, Chapter 13 Reconstruction of male
genital defects*

Rodney K. Chan, MD
Staff Plastic and Reconstructive Surgeon
Burn Center
United States Army Institute of Surgical
Research
Fort Sam
Houston, TX, USA
*Volume 3, Chapter 19 Secondary facial
reconstruction*

David W. Chang, MD, FACS
Professor
Department of Plastic Surgery
MD. Anderson Centre
Houston, TX, USA
*Volume 4, Chapter 3 Lymphatic reconstruction of
the extremities*
*Volume 4, Video 3.01 Lymphatico-venous
anastomosis*
*Volume 6, Chapter 15 Benign and malignant
tumors of the hand*

Edward I. Chang, MD
Assistant Professor
Department of Plastic Surgery
The University of Texas M.D. Anderson Cancer
Center
Houston, TX, USA
*Volume 3, Chapter 17 Carcinoma of the upper
aerodigestive tract*

James Chang, MD
Professor and Chief
Division of Plastic and Reconstructive Surgery
Stanford University Medical Center
Stanford, CA, USA
*Volume 6, Introduction: Plastic surgery
contributions to hand surgery*
*Volume 6, Chapter 1 Anatomy and biomechanics
of the hand*
Volume 6, Video 11.01 Hand replantation
Volume 6, Video 12.01 Debridement technique
*Volume 6, Video 19.01 Extensor tendon rupture
and end-side tendon transfer*
*Volume 6, Video 29.01 Addendum pediatric
trigger thumb release*

Robert A. Chase, MD
Holman Professor of Surgery – Emeritus
Stanford University Medical Center
Stanford, CA, USA
*Volume 6, Chapter 1 Anatomy and biomechanics
of the hand*

Constance M. Chen, MD, MPH
Plastic and Reconstructive Surgeon
Division of Plastic and Reconstructive Surgery
Lenox Hill Hospital
New York, NY, USA
Volume 3, Chapter 9 Midface reconstruction

Philip Kuo-Ting Chen, MD
Director
Department of Plastic and Reconstructive
Surgery
Chang Gung Memorial Hospital and Chang
Gung University
Taipei, Taiwan, The People's Republic of China
Volume 3, Chapter 23 Repair of unilateral cleft lip

Yu-Ray Chen, MD
Professor of Surgery
Department of Plastic and Reconstructive
Surgery
Chang Gung Memorial Hospital
Chang Gung University
Tao-Yuan, Taiwan, The People's Republic of
China
*Volume 3, Chapter 15 Tumors of the facial
skeleton: Fibrous dysplasia*

Ming-Huei Cheng, MD, MBA, FACS
Professor and Chief, Division of Reconstructive
Microsurgery
Department of Plastic and Reconstructive
Surgery
Chang Gung Memorial Hospital
Chang Gung Medical College
Chang Gung University
Taoyuan, Taiwan, The People's Republic of
China
*Volume 3, Chapter 12 Oral cavity, tongue, and
mandibular reconstructions*
*Volume 3, Video 12.02 Ulnar forearm flap for
buccal reconstruction*

You-Wei Cheong, MBBS, MS
Consultant Plastic Surgeon
Department of Surgery
Faculty of Medicine and Health Sciences,
University of Putra Malaysia
Selangor, Malaysia
*Volume 3, Chapter 15 Tumors of the facial
skeleton: Fibrous dysplasia*

Armando Chiari Jr., MD, PhD
Adjunct Professor
Department of Surgery
School of Medicine of the Federal University of
Minas Gerais
Belo Horzonti, Minas Gerais, Brazil
*Volume 5, Chapter 8.5 The L short scar
mammaplasty*

Ernest S. Chiu, MD, FACS
Associate Professor of Plastic Surgery
Department of Plastic Surgery
New York University
New York
USA
*Volume 2, Chapter 9 Secondary blepharoplasty:
Techniques*

Hong-Lim Choi, MD, PhD
Jeong-Won Aesthetic Plastic Surgical Clinic
Seoul, South Korea
Volume 2, Video 10.01 Eyelidplasty non-incisional method
Volume 2, Video 10.02 Incisional method

Jong Woo Choi, MD, PhD
Associate Professor
Department of Plastic and Reconstructive
Surgery
Asan Medical Center
Ulsan University
College of Medicine
Seoul, South Korea
Volume 2, Chapter 10 Asian facial cosmetic surgery

Alphonsus K. Chong, MBBS, MRCS, MMed(Orth), FAMS(Hand Surgery)
Consultant Hand Surgeon
Department of Hand and Reconstructive
Microsurgery
National University Hospital
Assistant Professor
Department of Orthopaedic Surgery
Yong Loo Lin School of Medicine
National University of Singapore
Singapore
Volume 6, Chapter 3 Diagnostic imaging of the hand and wrist
Volume 6, Video 3.01 Diagnostic imaging of the hand and wrist – Scaphoid lunate dislocation

David Chwei-Chin Chuang, MD
Senior Consultant, Ex-President, Professor
Department of Plastic Surgery
Chang Gung University Hospital
Tao-Yuan, Taiwan, The People's Republic of
China
Volume 6, Chapter 36 Brachial plexus injuries-adult and pediatric
Volume 6, Video 36.01-02 Brachial plexus injuries

Kevin C. Chung, MD, MS
Charles B. G. de Nancrede, MD Professor
Section of Plastic Surgery, Department of
Surgery
Assistant Dean for Faculty Affairs
University of Michigan Medical School
Ann Arbor, MI, USA
Volume 6, Chapter 8 Fractures and dislocations of the carpus and distal radius
Volume 6, Chapter 19 Rheumatologic conditions of the hand and wrist
Volume 6, Video 8.01 Scaphoid fixation
Volume 6, Video 19.01 Silicone MCP arthroplasty

Juan A. Clavero, MD, PhD
Radiologist Consultant
Radiology Department
Clínica Creu Blanca
Barcelona, Spain
Volume 5, Chapter 13 Imaging in reconstructive breast surgery

Mark W. Clemens, MD
Assistant Professor
Department of Plastic Surgery
Anderson Cancer Center University of Texas
Houston, TX, USA
Volume 4, Chapter 8 Foot reconstruction
Volume 5, Chapter 15 Latissimus dorsi flap breast reconstruction
Volume 5, Video 15.01 Latissimus dorsi flap technique

Steven R. Cohen, MD
Senior Clinical Research Fellow, Clinical
Professor
Plastic Surgery
University of California
San Diego, CA
Director
Craniofacial Surgery
Rady Children's Hospital, Private Practice,
FACES+ Plastic Surgery, Skin and Laser Center
La Jolla, CA, USA
Volume 2, Chapter 5 Facial skin resurfacing

Sydney R. Coleman, MD
Clinical Assistant Professor
Department of Plastic Surgery
New York University Medical Center
New York, NY, USA
Volume 2, Chapter 14 Structural fat grafting
Volume 2, Video 14.01 Structural fat grafting of the face

John Joseph Coleman III, MD
James E. Bennett Professor of Surgery,
Department of Dermatology and Cutaneuous
Surgery
University of Miami Miller School of Medicine
Miami, FA
Chief of Plastic Surgery
Department of Surgery
Indiana University School of Medicine
Indianapolis, IN, USA
Volume 3, Chapter 16 Tumors of the lips, oral cavity, oropharynx, and mandible

Lawrence B. Colen, MD
Associate Professor of Surgery
Eastern Virginia Medical School
Norfolk, VA, USA
Volume 4, Chapter 8 Foot reconstruction

E. Dale Collins Vidal, MD, MS
Chief
Section of Plastic Surgery
Dartmouth-Hitchcock Medical Center
Professor of Surgery
Dartmouth Medical School
Director of the Center for Informed Choice
The Dartmouth Institute (TDI) for Health Policy
and Clinical Practice
Hanover, NH, USA
Volume 1, Chapter 10 Evidence-based medicine and health services research in plastic surgery
Volume 5, Chapter 12 Patient-centered health communication

Shannon Colohan, MD, FRCSC
Clinical Instructor, Plastic Surgery
Department of Plastic Surgery
University of Texas Southwestern Medical
Center
Dallas, TX, USA
Volume 4, Chapter 2 Management of lower extremity trauma

Mark B. Constantian, MD, FACS
Active Staff
Saint Joseph Hospital
Nashua, NH (private practice)
Assistant Clinical Professor of Plastic Surgery
Division of Plastic Surgery
Department of Surgery
University of Wisconsin
Madison, WI, USA
Volume 2, Chapter 19 Closed technique rhinoplasty

Peter G. Cordeiro, MD, FACS
Chief
Plastic and Reconstructive Surgery
Memorial Sloan-Kettering Cancer Center
Professor of Surgery
Weill Cornell Medical College
New York, NY, USA
Volume 3, Chapter 9 Midface reconstruction
Volume 4, Chapter 14 Reconstruction of acquired vaginal defects

Christopher Cox, MD
Chief Resident
Department of Orthopaedic Surgery
Stanford University Medical School
Stanford, CA, USA
Volume 6, Chapter 5 Principles of internal fixation as applied to the hand and wrist
Volume 6, Video 5.01 Dynamic compression plating and lag screw technique

Albert Cram, MD
Professor Emeritus
University of Iowa
Iowa City Plastic Surgery
Coralville, IO, USA
Volume 2, Chapter 27 Lower bodylifts

Catherine Curtin, MD
Assistant Professor
Department of Surgery Division of Plastic
Stanford University
Stanford, CA, USA
*Volume 6, Chapter 37 Restoration of upper
extremity function*
*Volume 6, Video 37.01 1 Stage grasp IC 6 short
term*
*Volume 6, Video 37.02 2 Stage grasp release
outcome*

Lars B. Dahlin, MD, PhD
Professor and Consultant
Department of Clinical Sciences, Malmö-Hand
Surgery
University of Lund
Malmö, Sweden
*Volume 6, Chapter 32 Peripheral nerve injuries of
the upper extremity*
Volume 6, Video 32.01 Digital Nerve Suture
Volume 6, Video 32.02 Median Nerve Suture

Dai M. Davies, FRCS
Consultant and Institute Director
Institute of Cosmetic and Reconstructive
Surgery
London, UK
*Volume 2, Chapter 11.3 Facelift: Platysma-SMAS
plication*
*Volume 2, Video 11.03.01 Platysma SMAS
plication*

**Michael R. Davis, MD, FACS, LtCol,
USAF, MC**
Chief
Reconstructive Surgery and Regenerative
Medicine
Plastic and Reconstructive Surgeon
San Antonio Military Medical Center
Houston, TX, USA
*Volume 5, Chapter 1 Anatomy for plastic surgery
of the breast*

Jorge I. De La Torre, MD
Professor and Chief
Division of Plastic Surgery
University of Alabama at Birmingham
Birmingham, AL, USA
*Volume 5, Chapter 1 Anatomy for plastic surgery
of the breast*

A. Lee Dellon, MD, PhD
Professor of Plastic Surgery
Professor of Neurosurgery
Johns Hopkins University
Baltimore, MD, USA
*Volume 4, Chapter 6 Diagnosis and treatment of
painful neuroma and of nerve compression in the
lower extremity*
*Volume 4, Video 6.01 Diagnosis and treatment
of painful neuroma and of nerve compression in
the lower extremity*

Sara R. Dickie, MD
Resident, Section of Plastic and Reconstructive
Surgery
Department of Surgery
University of Chicago Medical Center
Chicago, IL, USA
*Volume 4, Chapter 9 Comprehensive trunk
anatomy*

Joseph J. Disa, MD, FACS
Attending Surgeon
Plastic and Reconstructive Surgery in the
Department of Surgery
Memorial Sloan Kettering Cancer Center
New York, NY, USA
Volume 3, Chapter 9 Midface reconstruction
*Volume 4, Chapter 14 Reconstruction of
acquired vaginal defects*

Risal Djohan, MD
Head of Regional Medical Practice
Department of Plastic Surgery
Cleveland Clinic
Cleveland, OH, USA
*Volume 3, Chapter 1 Anatomy of the head and
neck*

Erin Donaldson, MS
Instructor
Department of Otolaryngology
New York Medical College
Valhalla, NY, USA
*Volume 1, Chapter 36 Robotics, simulation, and
telemedicine in plastic surgery*

Amir H. Dorafshar, MBChB
Assistant Professor
Department of Plastic and Reconstructive
surgery
John Hopkins Medical Institute
John Hopkins Outpatient Center
Baltimore, MD, USA
Volume 3, Chapter 3 Facial fractures

Ivica Ducic, MD, PhD
Professor – Plastic Surgery
Director – Peripheral Nerve Surgery Institute
Department of Plastic Surgery
Georgetown University Hospital
Washington, DC, USA
*Volume 6, Chapter 23 Complex regional pain
syndrome in the upper extremity*

Gregory A. Dumanian, MD, FACS
Chief of Plastic Surgery
Division of Plastic Surgery, Department of
Surgery
Northwestern Feinberg School of Medicine
Chicago, IL, USA
*Volume 4, Chapter 11 Reconstruction of the soft
tissues of the back*
*Volume 6, Chapter 40 Treatment of the upper
extremity amputee*
*Volume 6, Video 40.01 Targeted muscle
reinnervation in the transhumeral amputee –
Surgical technique and guidelines for restoring
intuitive neural control*

William W. Dzwierzynski, MD
Professor and Program Director
Department of Plastic Surgery
Medical College of Wisconsin
Milwaukee, WI, USA
*Volume 6, Chapter 11 Replantation and
revascularization*

L. Franklyn Elliott, MD
Assistant Clinical Professor
Emory Section of Plastic Surgery
Emory University
Atlanta, GA, USA
*Volume 5, Chapter 16 The bilateral pedicled
TRAM flap*
*Volume 5, Video 16.01 Pedicle TRAM breast
reconstruction*

Marco Ellis, MD
Chief Resident
Division of Plastic Surgery
Northwestern Memorial Hospital
Northwestern University, Feinberg School of
Medicine
Chicago, IL, USA
Volume 2, Chapter 8 Blepharoplasty
Volume 2, Video 8.01 Periorbital rejuvenation

Dino Elyassnia, MD
Associate Plastic Surgeon
Marten Clinic of Plastic Surgery
San Francisco, CA, USA
*Volume 2, Chapter 12 Secondary deformities
and the secondary facelift*

Surak Eo, MD, PhD
Chief, Associate Professor
Plastic and Reconstructive Surgery
DongGuk University Medical Center
DongGuk University Graduate School of
Medicine
Gyeonggi-do, South Korea
*Volume 6, Video 34.01 EIP to EPL tendon
transfer*

Elof Eriksson, MD, PhD
Chief
Department of Plastic Surgery
Joseph E. Murray Professor of Plastic and
Reconstructive Surgery
Brigham and Women's Hospital
Boston, MA, USA
*Volume 1, Chapter 11 Genetics and prenatal
diagnosis*

Simon Farnebo, MD, PhD
Consultant Hand Surgeon
Department of Plastic Surgery, Hand Surgery
and Burns
Institution of Clinical and Experimental
Medicine, University of Linköping
Linköping, Sweden
*Volume 6, Chapter 32 Peripheral nerve injuries of
the upper extremity*
Volume 6, Video 32.01 Digital Nerve Suture
Volume 6, Video 32.02 Median Nerve Suture

Jeffrey A. Fearon, MD
Director
The Craniofacial Center
Medical City Children's Hospital
Dallas, TX, USA
*Volume 3, Chapter 35 Syndromic
craniosynostosis*

John M. Felder III, MD
Resident Physician
Department of Plastic Surgery
Georgetown University Hospital
Washington, DC, USA
*Volume 6, Chapter 23 Complex regional pain
syndrome in the upper extremity*

Evan M. Feldman, MD
Chief Resident
Division of Plastic Surgery
Baylor College of Medicine
Houston, TX, USA
*Volume 3, Chapter 29 Secondary deformities of
the cleft lip, nose, and palate*
Volume 3, Video 29.01 Complete takedown
Volume 3, Video 29.02 Abbé flap
*Volume 3, Video 29.03 Thick lip and buccal
sulcus deformities*
Volume 3, Video 29.04 Alveolar bone grafting
Volume 3, Video 29.05 Definitive rhinoplasty

Julius Few Jr., MD
Director
The Few Institute for Aesthetic Plastic Surgery
Clinical Associate
Division of Plastic Surgery
University of Chicago
Chicago, IL, USA
Volume 2, Chapter 8 Blepharoplasty
Volume 2, Video 8.01 Periorbital rejuvenation

Alvaro A. Figueroa, DDS, MS
Director
Rush Craniofacial Center
Rush University Medical Center
Chicago, IL, USA
*Volume 3, Chapter 27 Orthodontics in cleft lip
and palate management*

Neil A. Fine, MD
Associate Professor of Clinical Surgery
Department of Surgery
Northwestern University
Chicago, IL, USA
*Volume 5, Chapter 5 Endoscopic approaches to
the breast*
*Volume 5, Video 5.01 Endoscopic transaxillary
breast augmentation*
*Volume 5, Video 5.02 Endoscopic approaches
to the breast*
*Volume 5, Video 11.02 Partial breast
reconstruction with a latissimus D*

Joel S. Fish, MD, MSc, FRCSC
Medical Director Burn Program
Department of Surgery, University of Toronto,
Division of Plastic and Reconstructive Surgery
Hospital for Sick Children
Toronto, ON, Canada
*Volume 4, Chapter 23 Management of patients
with exfoliative disorders, epidermolysis bullosa,
and TEN*

David M. Fisher, MB, BCh, FRCSC, FACS
Medical Director, Cleft Lip and Palate Program
Division of Plastic and Reconstructive Surgery
The Hospital for Sick Children
Toronto, ON, Canada
*Volume 3, Video 23.02 Unilateral cleft lip repair
– anatomic subumit approximation technique*

Jack Fisher, MD
Department of Plastic Surgery
Vanderbilt University
Nashville, TN, USA
Volume 2, Chapter 23 Hair restoration
Volume 5, Chapter 8.1 Reduction mammaplasty
*Volume 5, Chapter 8.2 Inferior pedicle breast
reduction*

James W. Fletcher, MD, FACS
Chief Hand Surgery
Department Plastic and Hand Surgery
Regions Hospital
Assistant Prof. U MN Dept of Surgery and Dept
Orthopedics
St. Paul, MN, USA
*Volume 6, Video 20.01 Ligament reconstruction
tendon interposition arthroplasty of the thumb
CMC joint*

Joshua Fosnot, MD
Resident
Division of Plastic Surgery
The University of Pennsylvania Health System
Philadelphia, PA, USA
*Volume 5, Chapter 17 Free TRAM breast
reconstruction*
*Volume 5, Video 17.01 The muscle sparing free
TRAM flap*

Ida K. Fox, MD
Assistant Professor of Plastic Surgery
Department of Surgery
Washington University School of Medicine
Saint Louis, MO, USA
Volume 6, Chapter 33 Nerve transfers
Volume 6, Video 33.01 Nerve transfers

Ryan C. Frank, MD, FRCSC
Attending Surgeon
Plastic and Craniofacial Surgery
Alberta Children's Hospital
University of Calgary
Calgary, AB, Canada
Volume 2, Chapter 5 Facial skin resurfacing

Gary L. Freed, MD
Assistant Professor Plastic Surgery
Dartmouth-Hitchcock Medical Center
Lebanon, NH, USA
*Volume 5, Chapter 12 Patient-centered health
communication*

Jeffrey B. Friedrich, MD
Assistant Professor of Surgery, Orthopedics
and Urology (Adjunct)
Department of Surgery, Division of Plastic
Surgery
University of Washington
Seattle, WA, USA
*Volume 6, Chapter 13 Thumb reconstruction
(non microsurgical)*

Allen Gabriel, MD
Assitant Professor
Department of Plastic Surgery
Loma Linda University Medical Center
Chief of Plastic Surgery
Southwest Washington Medical Center
Vancouver, WA, USA
Volume 5, Chapter 2 Breast augmentation
*Volume 5, Chapter 4 Current concepts in
revisionary breast surgery*
*Volume 5, Video 4.01 Current concepts in
revisionary breast surgery*

Günter Germann, MD, PhD
Professor of Plastic Surgery
Clinic for Plastic and Reconstructive Surgery
Heidelberg University Hospital
Heidelberg, Germany
*Volume 6, Chapter 10 Extensor tendon injuries
and reconstruction*

Goetz A. Giessler, MD, PhD
Plastic Surgeon, Hand Surgeon, Associate
Professor of Plastic Surgery, Fellow of the
European Board of Plastic Reconstructive and
Aesthetic Surgery
BG Trauma Center Murnau
Murnau am Staffelsee, Germany
*Volume 4, Chapter 4 Lower extremity sarcoma
reconstruction*
*Volume 4, Video 4.01 Management of lower
extremity sarcoma reconstruction*

Jesse A. Goldstein, MD
Chief Resident
Department of Plastic Surgery
Georgetown University Hospital
Washington, DC, USA
*Volume 3, Chapter 30 Cleft and craniofacial
orthognathic surgery*

Vijay S. Gorantla, MD, PhD
Associate Professor of Surgery
Department of Surgery, Division of Plastic and Reconstructive Surgery
University of Pittsburgh Medical Center
Administrative Medical Director
Pittsburgh Reconstructive Transplantation Program
Pittsburgh, PA, USA
Volume 6, Chapter 38 Upper extremity composite allotransplantation
Volume 6, Video 38.01 Upper extremity composite allotransplantation

Arun K. Gosain, MD
DeWayne Richey Professor and Vice Chair
Department of Plastic Surgery
University Hospitals Case Medical Center
Chief, Pediatric Plastic Surgery
Rainbow Babies and Children's Hospital
Cleveland, OH, USA
Volume 3, Chapter 38 Pierre Robin sequence

Lawrence J. Gottlieb, MD, FACS
Professor of Surgery
Director of Burn and Complex Wound Center
Director of Reconstructive Microsurgery Fellowship
Section of Plastic and Reconstructive Surgery
Department of Surgery
University of Chicago
Chicago, IL, USA
Volume 3, Chapter 41 Pediatric chest and trunk defects

Barry H. Grayson, DDS
Associate Professor of Surgery (Craniofacial Orthodontics)
New York University Langone Medical Centre
Institute of Reconstructive Plastic Surgery
New York, NY, USA
Volume 3, Chapter 36 Craniofacial microsomia
Volume 3, Video 24.01 Repair of bilateral cleft lip

Arin K. Greene, MD, MMSc
Associate Professor of Surgery
Department of Plastic and Oral Surgery
Children's Hospital Boston
Harvard Medical School
Boston, MA, USA
Volume 1, Chapter 29 Vascular anomalies

James C. Grotting, MD, FACS
Clinical Professor of Plastic Surgery
University of Alabama at Birmingham;
The University of Wisconsin, Madison, WI;
Grotting and Cohn Plastic Surgery
Birmingham, AL, USA
Volume 5, Chapter 7 Mastopexy
Volume 5, Chapter 8.7 Sculpted pillar vertical
Volume 5, Video 8.7.01 Marking the sculpted pillar breast reduction
Volume 5, Video 8.7.02 Breast reduction surgery

Ronald P. Gruber, MD
Associate Adjunct Clinical Professor
Division of Plastic and Reconstructive Surgery
Stanford University
Associate Clinical Professor
Division of Plastic and Reconstructive Surgery
University of California, San Francisco
San Francisco, CA, USA
Volume 2, Chapter 21 Secondary rhinoplasty

Mohan S. Gundeti, MB, MCh, FEBU, FRCS, FEAPU
Associate Professor of Urology in Surgery and Pediatrics, Director Pediatric Urology, Director
Centre for Pediatric Robotics and Minimal Invasive Surgery
University of Chicago and Pritzker Medical School Comer Children's Hospital
Chicago, IL, USA
Volume 3, Chapter 44 Reconstruction of urogenital defects: Congenital
Volume 3, Video 44.01 First stage hypospadias repair with free inner preputial graft
Volume 3, Video 44.02 Second stage hypospadias repair with tunica vaginalis flap

Eyal Gur, MD
Head
Department of Plastic and Reconstructive Surgery
The Tel Aviv Sourasky Medical Center
The Tel Aviv University School of Medicine
Tel Aviv, Israel
Volume 3, Chapter 11 Facial paralysis
Volume 3, Video 11.01 Facial paralysis

Geoffrey C. Gurtner, MD, FACS
Professor and Associate Chairman
Stanford University Department of Surgery
Stanford, CA, USA
Volume 1, Chapter 13 Stem cells and regenerative medecine
Volume 1, Chapter 35 Technology innovation in plastic surgery

Bahman Guyuron, MD
Kiehn-DesPrez Professor and Chairman
Department of Plastic Surgery
Case Western Reserve University School of Medicine
Cleveland, OH, USA
Volume 2, Chapter 20 Airway issues and the deviated nose
Volume 3, Chapter 21 Surgical management of migraine headaches
Volume 2, Video 3.02 Botulinum toxin

Steven C. Haase, MD
Clinical Associate Professor
Department of Surgery, Section of Plastic Surgery
University of Michigan Health
Ann Arbor, MI, USA
Volume 6, Chapter 8 Fractures and dislocations of the carpus and distal radius

Robert S. Haber, MD, FAAD, FAAP
Assistant Professor, Dermatology and Pediatrics
Case Western Reserve University School of Medicine
Director
University Hair Transplant Center
Cleveland, OH, USA
Volume 2, Video 23.08 Strip harvesting the haber spreader

Florian Hackl, MD
Research Fellow
Division of Plastic Surgery
Brigham and Women's Hospital
Harvard Medical School
Boston, MA, USA
Volume 1, Chapter 11 Genetics and prenatal diagnosis

Phillip C. Haeck, MD
Private Practice
Seattle, WA, USA
Volume 1, Chapter 4 The role of ethics in plastic surgery

Bruce Halperin, MD
Adjunct Associate Clinical Professor of Anesthesia
Department of Anesthesia
Stanford University School of Medicine
Palo Alto, CA, USA
Volume 1, Chapter 8 Patient safety in plastic surgery

Moustapha Hamdi, MD, PhD
Professor and Chairman of Plastic and Reconstructive Surgery
Department of Plastic Surgery
Brussels University Hospital
Brussels, Belgium
Volume 5, Chapter 21 Local flaps in partial breast reconstruction

Warren C. Hammert, MD
Associate Professor of Orthopaedic and Plastic Surgery
Department of Orthopaedic Surgery
University of Rochester Medical Center
Rochester, NY, USA
Volume 6, Chapter 7 Hand fractures and joint injuries

Dennis C. Hammond, MD
Clinical Assistant Professor
Department of Surgery
Michigan State University College of Human Medicine
East Lansing
Associate Program Director
Plastic and Reconstructive Surgery
Grand Rapids Medical Education and Research Center for Health Professions
Grand Rapids, MI, USA
Volume 5, Chapter 8.4 Short scar periareolar inferior pedicle reduction (SPAIR) mammaplasty
Volume 5, Video 8.4.01 Spair technique

Scott L. Hansen, MD, FACS
Assistant Professor of Plastic and
Reconstructive Surgery
Chief, Hand and Microvascular Surgery
University of California, San Francisco
Chief, Plastic and Reconstructive Surgery
San Francisco General Hospital
San Francisco, CA, USA
*Volume 1, Chapter 24 Flap classification and
applications*

James A. Harris, MD
Cosmetic Surgeon
Private Practice
Hasson & Wong Aesthetic Surgery
Vancouver, BC, Canada
Volume 2, Video 23.05 FUE Harris safe system

Isaac Harvey, MD
Clinical Fellow
Department of Paediatric Plastic and
Reconstructive Surgery
Hospital for Sick Kids
Toronto, ON, Canada
*Volume 6, Chapter 35 Free functional muscle
transfers in the upper extremity*

Victor Hasson, MD
Cosmetic Surgeon
Private Practice
Hasson & Wong Aesthetic Surgery
Vancouver, BC, Canada
*Volume 2, Video 23.07 Perpendicular angle
grafting technique*

Theresa A Hegge, MD, MPH
Resident of Plastic Surgery
Division of Plastic Surgery
Southern Illinois University
Springfield, IL, USA
*Volume 6, Chapter 6 Nail and fingertip
reconstruction*

Jill A. Helms, DDS, PhD
Division of Plastic and Reconstructive Surgery
Department of Surgery
School of Medicine
Stanford University
Stanford, CA, USA
*Volume 3, Chapter 22 Embryology of the
craniofacial complex*

Ginard I. Henry, MD
Assistant Professor of Surgery
Section of Plastic Surgery
University of Chicago Medical Center
Chicago, IL, USA
*Volume 4, Chapter 1 Comprehensive lower
extremity anatomy, embryology, surgical exposure*

Vincent R. Hentz, MD
Emeritus Professor of Surgery and Orthopedic
Surgery (by courtesy)
Stanford University
Stanford, CA, USA
*Volume 6, Chapter 1 Anatomy and biomechanics
of the hand*
*Volume 6, Chapter 37 Restoration of upper
extremity function in tetraplegia*
*Volume 6, Video 37.01 1 Stage grasp IC 6 short
term*
*Volume 6, Video 37.02 2 Stage grasp release
outcome*

**Rebecca L. von der Heyde, PhD,
OTR/L, CHT**
Associate Professor
Program in Occupational Therapy
Maryville University
St. Louis, MO, USA
Volume 6, Chapter 39 Hand therapy
*Volume 6, Video 39.01 Hand therapy
Goniometric measurement*
Volume 6, Video 39.02 Threshold testing
*Volume 6, Video 39.03 Fabrication of a
synergistic splint*

Kent K. Higdon, MD
Former Aesthetic Fellow
Grotting and Cohn Plastic Surgery;
Current Assistant Professor
Vanderbilt University
Nashville, TN, USA
Volume 5, Chapter 7 Mastopexy
Volume 5, Chapter 8.1 Reduction mammaplasty
*Volume 5, Chapter 8.7 Sculpted pillar vertical
mammaplasty*

John Hijjawi, MD, FACS
Assistant Professor
Department of Plastic Surgery, Department of
General Surgery
Medical College of Wisconsin
Milwaukee, WI, USA
*Volume 4, Chapter 20 Cold and chemical injury
to the upper extremity*

Jonay Hill, MD
Clinical Assistant Professor
Anesthesiology Department
Anesthesia and Critical Care
Stanford University School of Medicine
Stanford, CA, USA
*Volume 6, Chapter 4 Anesthesia for upper
extremity surgery*

Piet Hoebeke, MD, PhD
Full Senior Professor of Paediatric Urology
Department of Urology
Ghent University Hospital
Ghent, Belgium
*Volume 4, Chapter 13 Reconstruction of male
genital defects*
*Volume 4, Video 13.01 Complete and partial
penile reconstruction*

William Y. Hoffman, MD
Professor and Chief
Division of Plastic and Reconstructive Surgery
University of California, San Francisco
San Francisco, CA, USA
Volume 3, Chapter 25 Cleft palate

Larry H. Hollier Jr., MD, FACS
Professor and Program Director
Division of Plastic Surgery
Baylor College of Medicine and Texas
Children's Hospital
Houston, TX, USA
*Volume 3, Chapter 29 Secondary deformities of
the cleft lip, nose, and palate*
Volume 3, Video 29.01 Complete takedown
Volume 3, Video 29.02 Abbé flap
*Volume 3, Video 29.03 Thick lip and buccal
sulcus deformities*
Volume 3, Video 29.04 Alveolar bone grafting
Volume 3, Video 29.05 Definitive rhinoplasty

Joon Pio Hong, MD, PhD, MMM
Chief and Associate Professor
Department of Plastic Surgery
Asian Medical Center University of Ulsan
School of Medicine
Seoul, Korea
*Volume 4, Chapter 5 Reconstructive surgery:
Lower extremity coverage*

Richard A. Hopper, MD, MS
Chief
Division of Pediatric Plastic Surgery
University of Washigntion
Surgical Director
Craniofacial Center
Seattle Childrens Hospital
Associate Professor
Division of Plastic Surgery
Seattle, WA, USA
Volume 3, Chapter 26 Alveolar clefts
Volume 3, Chapter 36 Craniofacial microsomia

Philippe Houtmeyers, MD
Resident
Plastic Surgery
Ghent University Hospital
Ghent, Belgium
*Volume 4, Chapter 13 Reconstruction of male
genital defects*
*Volume 4, Video 13.01 Complete and partial
penile reconstruction*

Steven E.R. Hovius, MD, PhD
Head
Department of Plastic, Reconstructive and
Hand Surgery
ErasmusmMC
University Medical Center
Rotterdam, The Netherlands
*Volume 6, Chapter 28 Congenital hand IV
disorders of differentiation and duplication*

Michael A. Howard, MD
Clinical Assistant Professor of Surgery
Division of Plastic Surgery
University of Chicago, Pritzker School of
Medicine
Northbrook, IL, USA
*Volume 4, Chapter 9 Comprehensive trunk
anatomy*

Jung-Ju Huang, MD
Assistant Professor
Division of Microsurgery
Plastic and Reconstructive Surgery
Chang Gung Memorial Hospital
Taoyuan, Taiwan, The People's Republic of
China
*Volume 3, Chapter 12 Oral cavity, tongue, and
mandibular reconstructions
Volume 3, Video 12.01 Fibula
osteoseptocutaneous flap for composite
mandibular reconstruction
Volume 3, Video 12.02 Ulnar forearm flap for
buccal reconstruction*

C. Scott Hultman, MD, MBA, FACS
Ethel and James Valone Distinguished
Professor of Surgery
Division of Plastic Surgery
University of North Carolina
Chapel Hill, NC, USA
*Volume 1, Chapter 5 Business principles for
plastic surgeons*

Leung-Kim Hung, MChOrtho (Liv)
Professor
Department of Orthopaedics and Traumatology
Faculty of Medicine
The Chinese University of Hong Kong
Hong Kong, The People's Republic of China
*Volume 6, Chapter 29 Congenital hand V
disorders of overgrowth, undergrowth, and
generalized skeletal deformities*

Gazi Hussain, MBBS, FRACS
Clinical Senior Lecturer
Macquarie Cosmetic and Plastic Surgery
Macquarie University
Sydney, Australia
Volume 3, Chapter 11 Facial paralysis

Marco Innocenti, MD
Director Reconstructive Microsurgery
Department of Oncology
Careggi University Hospital
Florence, Italy
*Volume 6, Chapter 30 Growth considerations in
pediatric upper extremity trauma and
reconstruction
Volume 6, Video 30.01 Epiphyseal transplant
harvesting technique*

Clyde H. Ishii, MD, FACS
Assistant Clinical Professor of Surgery
John A. Burns School of Medicine
Chief, Department of Plastic Surgery
Shriners Hospital
Honolulu Unit
Honolulu, HI, USA
*Volume 2, Chapter 10 Asian facial cosmetic
surgery*

Jonathan S. Jacobs, DMD, MD
Associate Professor of Clinical Plastic Surgery
Eastern Virginia Medical School
Norfolk, VA, USA
*Volume 2, Chapter 16 Anthropometry,
cephalometry, and orthognathic surgery
Volume 2, Video 16.01 Anthropometry,
cephalometry, and orthognathic surgery*

Jordan M.S. Jacobs, MD
Craniofacial Fellow
Department of Plastic Surgery
New York University Langone Medical Center
New York, NY, USA
*Volume 2, Chapter 16 Anthropometry,
cephalometry, and orthognathic surgery
Volume 2, Video 16.01 Anthropometry,
cephalometry, and orthognathic surgery*

**Ian T. Jackson, MD, DSc(Hon), FRCS,
FACS, FRACS (Hon)**
Emeritus Surgeon
Surgical Services Administration
William Beaumont Hospitals
Royal Oak, MI, USA
*Volume 3, Chapter 18 Local flaps for facial
coverage*

Oksana Jackson, MD
Assistant Professor of Surgery
Division of Plastic Surgery
University of Pennsylvania School of Medicine
Clinical Associate
The Children's Hospital of Philadelphia
Philadelphia, PA, USA
Volume 3, Chapter 43 Conjoined twins

Jeffrey E. Janis, MD, FACS
Associate Professor
Program Director
Department of Plastic Surgery
University of Texas Southwestern Medical
Center
Chief of Plastic Surgery
Chief of Wound Care
President-Elect
Medical Staff
Parkland Health and Hospital System
Dallas, TX, USA
Volume 4, Chapter 16 Pressure sores

Leila Jazayeri, MD
Resident
Stanford University Plastic and Reconstructive
Surgery
Stanford, CA, USA
*Volume 1, Chapter 35 Technology innovation in
plastic surgery*

Elizabeth B. Jelks, MD
Private Practice
Jelks Medical
New York, NY, USA
*Volume 2, Chapter 9 Secondary blepharoplasty:
Techniques*

Glenn W. Jelks, MD
Associate Professor
Department of Ophthalmology
Department of Plastic Surgery
New York University School of Medicine
New York, NY, USA
*Volume 2, Chapter 9 Secondary blepharoplasty:
Techniques*

Mark Laurence Jewell, MD
Assistant Clinical Professor of Plastic Surgery
Oregon Health Science University
Jewell Plastic Surgery Center
Eugene, OR, USA
*Volume 2, Chapter 11.4 Facelift: Facial
rejuvenation with loop sutures, the MACS lift and
its derivatives*

Andreas Jokuszies, MD
Consultant Plastic, Aesthetic and Hand
Surgeon
Department of Plastic, Hand and
Reconstructive Surgery
Hanover Medical School
Hanover, Germany
*Volume 1, Chapter 15 Skin wound healing:
Repair biology, wound, and scar treatment*

Neil F. Jones, MD, FRCS
Chief of Hand Surgery
University of California Medical Center
Professor of Orthopedic Surgery
Professor of Plastic and Reconstructive Surgery
University of California Irvine
Irvine, CA, USA
*Volume 6, Chapter 22 Ischemia of the hand
Volume 6, Chapter 34 Tendon transfers in the
upper extremity
Volume 6, Video 34.01 EIP to EPL tendon
transfer*

David M. Kahn, MD
Clinical Associate Professor of Plastic Surgery
Department of Surgery
Stanford University School of Medicine
Stanford, CA, USA
Volume 2, Chapter 21 Secondary rhinoplasty

Ryosuke Kakinoki, MD, PhD
Associate Professor
Chief of the Hand Surgery and Microsurgery
Unit
Department of Orthopedic Surgery and
Rehabilitation Medicine
Graduate School of Medicine
Kyoto University
Kyoto, Japan
*Volume 6, Chapter 2 Examination of the upper
extremity
Volume 2, Video 2.01-2.17 Examination of the
upper extremity*

Alex Kane, MD
Associate Professor of Surgery
Washington University School of Medicine
St. Louis, WO, USA
Volume 3, Chapter 23 Repair of unilateral cleft lip

Gabrielle M. Kane, MBBCh, EdD, FRCPC
Medical Director, Associate Professor
Department of Radiation Oncology
Associate Professor
Department of Medical Education and
Biomedical Informatics
University of Washington School of Medicine
Seattle, WA, USA
*Volume 1, Chapter 28 Therapeutic radiation:
Principles, effects, and complications*

Michael A. C. Kane, MD
Attending Surgeon Manhattan Eye, Ear and
Throat Institute
Department of Plastic Surgery
New York, NY, USA
Volume 2, Chapter 3 Botulinum toxin (BoNT-A)

Dennis S. Kao, MD
Hand Fellow
Department of Plastic Surgery
Medical College of Wisconsin
Milwaukee, WI, USA
*Volume 4, Chapter 20 Cold and chemical injury
to the upper extremity*

Sahil Kapur, MD
Resident, Plastic and Reconstructive Surgery
Department of Surgery, Division of Plastic and
Reconstructive Surgery
University of Wisconsin
Madison, WI, USA
Volume 3, Chapter 42 Pediatric tumors

Leila Kasrai, MD, MPH, FRCSC
Head, Division of Plastic Surgery
St Joseph's Hospital
Toronto, ON, Canada
Volume 2, Video 22.01 Setback otoplasty

Abdullah E. Kattan, MBBS, FRCS(C)
Clinical Fellow
Division of Plastic Surgery
Department of Surgery
University of Toronto
Toronto, ON, Canada
*Volume 4, Chapter 23 Management of patients
with exfoliative disorders, epidermolysis bullosa,
and TEN*

David L. Kaufman, MD, FACS
Private Practice Plastic Surgery
Aesthetic Artistry Surgical and Medical Center
Folsom, CA, USA
Volume 2, Chapter 21 Secondary rhinoplasty

Lindsay B. Katona, BA
Research Associate
Thayer School of Engineering
Dartmouth College
Hanover, NH, USA
*Volume 1, Chapter 36 Robotics, simulation, and
telemedicine in plastic surgery*

Henry K. Kawamoto, Jr., MD, DDS
Clinical Professor
Division of Plastic Surgery
University of California at Los Angeles
Los Angeles, CA, USA
Volume 3, Chapter 33 Craniofacial clefts

Jeffrey M. Kenkel, MD, FACS
Professor and Vice-Chairman
Rod J Rohrich MD Distinguished Professorship
in Wound Healing and Plastic Surgery
Department of Plastic Surgery
Southwestern Medical School
Director
Clinical Center for Cosmetic Laser Treatment
Dallas, TX, USA
*Volume 2, Chapter 24 Liposuction: A
comprehensive review of techniques and safety*

Carolyn L. Kerrigan, MD, MSc
Professor of Surgery
Section of Plastic Surgery
Dartmouth Hitchcock Medical Center
Lebanon, NH, USA
*Volume 1, Chapter 10 Evidence-based medicine
and health services research in plastic surgery*

Marwan R. Khalifeh, MD
Instructor of Plastic Surgery
Department of Plastic Surgery
Johns Hopkins University School of Medicine
Washington, DC, USA
*Volume 4, Chapter 12 Abdominal wall
reconstruction*

Jae-Hoon Kim, MD
April 31 Aesthetic Plastic Surgical Clinic
Seoul, South Korea
*Volume 2, Video 10.03 Secondary rhinoplasty:
septal extension graft and costal cartilage strut
fixed with K-wire*

**Timothy W. King, MD, PhD, MSBE,
FACS, FAAP**
Assistant Professor of Surgery and Pediatrics
Director of Research
Division of Plastic Surgery, Department of
Surgery
University of Wisconsin School of Medicine and
Public Health
Madison, WI, USA
Volume 1, Chapter 32 Implants and biomaterials

Brian M. Kinney, MD, FACS, MSME
Clinical Assistant Professor of Plastic Surgery
University of Southern California School of
Medicine
Los Angeles, CA, USA
*Volume 1, Chapter 7 Photography in plastic
surgery*

Richard E. Kirschner, MD
Chief, Section of Plastic and Reconstructive
Surgery
Director, Ambulatory Surgical Services
Director, Cleft Lip and Palate Center
Co-Director Nationwide Children's Hospital
Professor of Surgery and Pediatrics
Senior Vice Chair, Department of Plastic Surgery
The Ohio State University College of Medicine
Columbus, OH, USA
Volume 3, Chapter 28 Velopharyngeal dysfunction
*Volume 3, Video 28.01-28.03 Velopharyngeal
incompetence*

Elizabeth Kiwanuka, MD
Division of Plastic Surgery
Brigham and Women's Hospital
Harvard Medical School
Boston, MA, USA
*Volume 1, Chapter 11 Genetics and prenatal
diagnosis*

Grant M. Kleiber, MD
Plastic Surgery Resident
Section of Plastic and Reconstructive Surgery
University of Chicago Medical Center
Chicago, IL, USA
*Volume 4, Chapter 1 Comprehensive lower
extremity anatomy, embryology, surgical exposure*

Mathew B. Klein, MD, MS
David and Nancy Auth-Washington Research
Foundation Endowed Chair for Restorative
Burn Surgery
Division of Plastic Surgery
University of Washington
Program Director and Associate Professor
Division of Plastic Surgery
Harborview Medical Center
Seattle, WA, USA
Volume 4, Chapter 22 Reconstructive burn surgery

Kyung S Koh, MD, PhD
Professor of Plastic Surgery
Asan Medical Center, University of Ulsan
School of Medicine
Seoul, Korea
*Volume 2, Chapter 10 Asian facial cosmetic
surgery*

John C. Koshy, MD
Postdoctoral Research Fellow
Division of Plastic Surgery
Baylor College of Medicine
Houston, TX, USA
*Volume 3, Chapter 29 Secondary deformities of
the cleft lip, nose, and palate*
Volume 3, Video 29.01 Complete takedown
Volume 3, Video 29.02 Abbé flap
*Volume 3, Video 29.03 Thick lip and buccal
sulcus deformities*
Volume 3, Video 29.04 Alveolar bone grafting
Volume 3, Video 29.05 Definitive rhinoplasty

Evan Kowalski, BS
Section of Plastic Surgery
University of Michigan Health System
Ann Arbor, MI, USA
Volume 6, Video 19.02 Silicone MCP arthroplasty

Stephen J. Kovach, MD
Assistant Professor of Surgery
Division of Plastic and Reconstructive Surgery
University of Pennsylvannia Health System
Assistant Professor of Surgery
Department of Orthopaedic Surgery
University of Pennsylvannia Health System
Philadelphia, PA, USA
Volume 4, Chapter 7 Skeletal reconstruction

Steven J. Kronowitz, MD, FACS
Professor, Department of Plastic Surgery
MD Anderson Cancer Center
The University of Texas
Houston, TX, USA
Volume 1, Chapter 28 Therapeutic radiation principles, effects, and complications

Todd A. Kuiken, MD, PhD
Director
Center for Bionic Medicine
Rehabilitation Institute of Chicago
Professor
Department of PMandR
Fienberg School of Medicine
Northwestern University
Chicago, IL, USA
Volume 6, Chapter 40 Treatment of the upper extremity amputee
Volume 6, Video 40.01 Targeted muscle reinnervation in the transhumeral amputee

Michael E. Kupferman, MD
Assistant Professor
Department of Head and Neck Surgery
Division of Surgery
The University of Texas MD Anderson Cancer Center
Houston, TX, USA
Volume 3, Chapter 17 Carcinoma of the upper aerodigestive tract

Robert Kwon, MD
Plastic Surgeon
Regional Plastic Surgery Center
Richardson, TX, USA
Volume 4, Chapter 16 Pressure sores

Eugenia J. Kyriopoulos, MD, MSc, PhD, FEBOPRAS
Attending Plastic Surgeon
Department of Plastic Surgery and Burn Center
Athens General Hospital "G. Gennimatas"
Athens, Greece
Volume 5, Chapter 21 Local flaps in partial breast reconstruction

Donald Lalonde, BSC, MD, MSc, FRCSC
Professor Surgery
Division of Plastic Surgery
Saint John Campus of Dalhousie University
Saint John, NB, Canada
Volume 6, Chapter 24 Nerve entrapment syndromes
Volume 6, Video 24.01 Carpal tunnel and cubital tunnel releases

Wee Leon Lam, MB, ChB, M Phil, FRCS
Microsurgery Fellow
Department of Plastic and Reconstructive Surgery
Chang Gung Memorial Hospital
Taipei, Taiwan, The People's Republic of China
Volume 6, Chapter 14 Thumb and finger reconstruction – microsurgical techniques
Volume 6, Video 14.01 Trimmed great toe
Volume 6, Video 14.02 Second toe for index
Volume 6, Video 14.03 Combined second and third toe for metacarpal hand

Julie E. Lang, MD, FACS
Assistant Professor of Surgery
Department of surgery
Director of Breast Surgical Oncology
University of Arizona
Tucson, AZ, USA
Volume 5, Chapter 10 Breast cancer: Diagnosis therapy and oncoplastic techniques
Volume 5, Video 10.01 Breast cancer: diagnosis and therapy

Patrick Lang, MD
Plastic Surgery Resident
University of California
San Francisco, CA, USA
Volume 1, Chapter 24 Flap classification and applications

Claude-Jean Langevin, MD, DMD
Assistant Professor University of Central Florida
Department of Surgery MD Anderson Cancer Center
Plastic and Reconstructive Surgeon
University of Central Florida
Orlando, FL, USA
Volume 2, Chapter 13 Neck rejuvenation

Laurent Lantieri, MD
Department of Plastic Surgery
Hôpital Européen Georges Pompidou
Assistance Publique Hôpitaux de Paris
Paris Descartes University
Paris, France
Volume 3, Chapter 20 Facial transplant
Volume 3, Video 20.1 and 20.2 Facial transplant

Michael C. Large, MD
Urology Resident
Department of Surgery, Division of Urology
University of Chicago Hospitals
Chicago, IL, USA
Volume 3, Chapter 44 Reconstruction of urogenital defects: Congenital
Volume 3, Video 44.01 First stage hypospadias repair with free inner preputial graft
Volume 3, Video 44.02 Second stage hypospadias repair with tunica vaginalis flap

Don LaRossa, MD
Emeritus Professor of Surgery
Division of Plastic and Reconstructive Surgery
Perelman School of Medicine
University of Pennsylvania
Philadelphia, PA, USA
Volume 3, Chapter 43 Conjoined twins

Caroline Leclercq, MD
Consultant Hand Surgeon
Institut de la Main
Paris, France
Volume 6, Chapter 17 Management of Dupuytren's disease

Justine C. Lee, MD, PhD
Chief Resident
Section of Plastic and Reconstructive Surgery Department
University of Chicago Medical Center
Chicago, IL, USA
Volume 3, Chapter 41 Pediatric chest and trunk defects

W. P. Andrew Lee, MD
The Milton T. Edgerton, MD, Professor and Chairman
Department of Plastic and Reconstructive Surgery
Johns Hopkins University School of Medicine
Baltimore, MD, USA
Volume 1, Chapter 34 Transplantation in plastic surgery
Volume 6, Chapter 38 Upper extremity composite allotransplantation
Volume 6, Video 38.01 Upper extremity composite tissue allotransplantation

Valerie Lemaine, MD, MPH, FRCSC
Assistant Professor of Plastic Surgery
Department of Surgery
Division of Plastic Surgery
Mayo Clinic
Rochester, MN, USA
Volume 1, Chapter 10 Evidence-based medicine and health services research in plastic surgery

Ping-Chung Leung, SBS, OBE, JP, MBBS, MS, DSc, Hon DSocSc, FRACS, FRCS, FHKCOS, FHKAM (ORTH)
Professor Emeritus
Orthopaedics and Traumatology
The Chinese University of Hong Kong
Hong Kong, The People's Republic of China
Volume 6, Chapter 29 Congenital hand V disorders of overgrowth, undergrowth, and generalized skeletal deformities

Benjamin Levi, MD
Post Doctoral Research Fellow
Division of Plastic and Reconstructive Surgery
Stanford University
Stanford, CA
House Officer
Division of Plastic and Reconstructive Surgery
University of Michigan
Ann Arbor, MI, USA
Volume 1, Chapter 13 Stem cells and regenerative medicine

L. Scott Levin, MD, FACS
Chairman of Orthopedic Surgery
Department of Orthopaedic Surgery
University of Pennsylvania School of Medicine
Philadelphia, PA, USA
Volume 4, Chapter 7 Skeletal reconstruction

Bradley Limmer, MD
Assistant Clinical Professor
Department of Internal Medicine
Division of Dermatology
Associate Clinical Professor
Department of Plastic and Reconstructive
Surgery
Surgeon, Private Practice
Limmer Clinic
San Antonio, TX, USA
*Volume 2, Video 23.02 Follicular unit hair
transplantation*

Bobby L. Limmer, MD
Professor of Dermatology
University of Texas
Surgeon, Private Practice
Limmer Clinic
San Antonio, TX, USA
*Volume 2, Video 23.02 Follicular unit hair
transplantation*

Frank Lista, MD, FRCSC
Medical Director
Burn Program
The Plastic Surgery Clinic
Mississauga, ON, Canada
*Volume 5, Chapter 8.3 Superior or medial
pedicle*

Wei Liu, MD, PhD
Professor of Plastic Surgery
Associate Director of National Tissue
Engineering Research Center
Department of Plastic and Reconstructive
Surgery
Shanghai 9th People's Hospital
Shanghai Jiao Tong University School of
Medcine
Shanghai, The People's Republic of China
*Volume 1, Chapter 18 Tissue graft, tissue repair,
and regeneration*
*Volume 1, Chapter 20 Repair, grafting, and
engineering of cartilage*

Michelle B. Locke, MBChB, MD
Honourary Lecturer
University of Auckland Department of Surgery
Auckland City Hospital Support Building
Grafton, Auckland, New Zealand
*Volume 2, Chapter 1 Managing the cosmetic
patient*

Sarah A. Long, BA
Research Associate
Thayer School of Engineering
Dartmouth College
San Mateo, CA, USA
*Volume 1, Chapter 36 Robotics, simulation, and
telemedicine in plastic surgery*

Michael T. Longaker, MD, MBA, FACS
Deane P. and Louise Mitchell Professor and
Vice Chair
Department of Surgery
Stanford University
Stanford, CA, USA
*Volume 1, Chapter 13 Stem cells and
regenerative medicine*

Peter Lorenz, MD
Chief of Pediatric Plastic Surgery, Director
Craniofacial Surgery Fellowship
Department of Surgery, Division of Plastic
Surgery
Stanford University School of Medicine
Stanford, CA, USA
*Volume 1, Chapter 16 Scar prevention,
treatment, and revision*

Joseph E. Losee, MD, FACS, FAAP
Professor of Surgery and Pediatrics
Chief, Division Pediatric Plastic Surgery
Children's Hospital of Pittsburgh
University of Pittsburgh Medical Center
Pittsburgh, PA, USA
Volume 3, Chapter 31 Pediatric facial fractures

Albert Losken, MD, FACS
Associate Professor Program Director
Emory Division of Plastic and Reconstructive
Surgery
Emory University School of Medicine
Atlanta, GA, USA
*Volume 5, Chapter 11 The oncoplastic approach
to partial breast reconstruction*

Maria M. LoTempio, MD
Assistant Professor in Plastic Surgery
Medical University of South Carolina
Charleston, SC
Adjunct Assistant Professor in Plastic Surgery
New York Eye and Ear Infirmary
New York, NY, USA
*Volume 5, Chapter 19 Alternative flaps for breast
reconstruction*

Otway Louie, MD
Assistant Professor
Division of Plastic and Reconstructive Surgery
Department of Surgery
University of Washington Medical Center
Seattle, WA, USA
Volume 4, Chapter 17 Perineal reconstruction

David W. Low, MD
Professor of Surgery
Division of Plastic Surgery
University of Pennsylvania School of Medicine
Clinical Associate
The Children's Hospital of Philadelphia
Philadelphia, PA, USA
Volume 3, Chapter 43 Conjoined twins

Nicholas Lumen, MD, PhD
Assistant Professor of Urology
Urology
Ghent University Hospital
Ghent, Belgium
*Volume 4, Chapter 13 Reconstruction of male
genital defects*
*Volume 4, Video 13.01 Complete and partial
penile reconstruction*

Antonio Luiz de Vasconcellos Macedo, MD
General Surgery
Director of Robotic Surgery
President of Oncology
Board of Albert Einstein Hospital
Sao Paulo, Brazil
*Volume 5, Chapter 20 Omentum reconstruction
of the breast*

Gustavo R. Machado, MD
University of California Irvine Medical Center
Department of Orthopaedic Surgery, Orange,
CA, USA
*Volume 6, Video 34.01 EIP to EPL tendon
transfer*

Susan E. Mackinnon, MD
Sydney M. Shoenberg, Jr. and Robert H.
Shoenberg Professor
Department of Surgery, Division of Plastic and
Reconstructive Surgery
Washington University School of Medicine
St. Louis, MO, USA
*Volume 1, Chapter 22 Repair and grafting of
peripheral nerve*
Volume 6, Chapter 33 Nerve transfers
Volume 6, Video 33.01 Nerve transfers

Ralph T. Manktelow, BA, MD, FRCS(C)
Professor
Department of Surgery
University of Toronto
Toronto, ON, Canada
Volume 3, Chapter 11 Facial paralysis

Paul N. Manson, MD
Professor of Plastic Surgery
University of Maryland Shock Trauma Unit
University of Maryland and Johns Hopkins
Schools of Medicine
Baltimore, MD, USA
Volume 3, Chapter 3 Facial fractures

Daniel Marchac, MD
Professor
Plastic, Reconstructive and Aesthetic
College of Medicine of Paris Hospitals
Paris, France
Volume 3, Chapter 32 Orbital hypertelorism

Malcom W. Marks, MD
Professor and Chairman
Department of Plastic Surgery
Wake Forest University School of Medicine
Winston-Salem, NC, USA
*Volume 1, Chapter 27 Principles and applications
of tissue expansion*

Timothy J. Marten, MD, FACS
Founder and Director
Marten Clinic of Plastic Surgery
Medical Director
San Francisco Center for the Surgical Arts
San Francisco, CA, USA
*Volume 2, Chapter 12 Secondary deformities
and the secondary facelift*

Mario Marzola, MBBS
Private Practice
Norwood, SA, Australia
Volume 2, Video 23.01 Donor closure tricophytic technique

Alessandro Masellis, MD
Plastic Surgeon
Department of Plastic Surgery and Burn Therapy
Ospedale Civico ARNAS Palermo
Palermo, Italy
Volume 4, Chapter 19 Extremity burn reconstruction

Michele Masellis, MD, PhD
Plastic Surgeon
Former Chief
Professor Emeritus
Department of Plastic Surgery and Burn Unit
ARNAS Civico Hospital
Palermo, Italy
Volume 4, Chapter 19 Extremity burn reconstruction

Jaume Masia, MD, PhD
Professor and Chief
Plastic Surgery Department
Hospital de la Santa Creu i Sant Pau
Universidad Autónoma de Barcelona
Barcelona, Spain
Volume 5, Chapter 13 Imaging in reconstructive breast surgery

David W. Mathes, MD
Associate Professor of Surgery
Department of Surgery, Division of Plastic and Reconstructive Surgery
University of Washington School of Medicine
Chief of Plastic Surgery
Puget Sound Veterans Affairs Hospital
Seattle, WA, USA
Volume 1, Chapter 34 Transplantation in plastic surgery

Evan Matros, MD
Assistant Attending Surgeon
Department of Surgery
Memorial Sloan-Kettering Cancer Center
Assistant Professor of Surgery (Plastic)
Weill Cornell University Medical Center
New York, NY, USA
Volume 1, Chapter 12 Principles of cancer management

G. Patrick Maxwell, MD, FACS
Clinical Professor of Surgery
Department of Plastic Surgery
Loma Linda University Medical Center
Loma Linda, CA, USA
Volume 5, Chapter 2 Breast augmentation
Volume 5, Chapter 4 Current concepts in revisionary breast surgery

Isabella C. Mazzola
Milan, Italy
Volume 1, Chapter 2 History of reconstructive and aesthetic surgery

Riccardo F. Mazzola, MD
Professor of Plastic Surgery
Postgraduate School Plastic Surgery
Maxillo-Facial and Otolaryngolog
Department of Specialistic Surgical Science
School of Medicine
University of Milan
Milan, Italy
Volume 1, Chapter 2 History of reconstructive and aesthetic surgery

Steven J. McCabe, MD, MSc
Assistant Professor
Department of Bioinformatics and Biostatistics
University of Louisville School of Public Health and Information Sciences
Louisville, KY, USA
Volume 6, Chapter 18 Occupational hand disorders

Joseph G. McCarthy, MD
Lawrence D. Bell Professor of Plastic Surgery,
Director Institute of Reconstructive Plastic Surgery and Chair
Department of Plastic Surgery
New York University Langone Medical Center
New York, NY, USA
Volume 3, Chapter 36 Craniofacial microsomia

Mary H. McGrath, MD, MPH
Plastic Surgeon
Division of Plastic Surgery
University of California San Francisco
San Francisco, CA, USA
Volume 1, Chapter 3 Psychological aspects of plastic surgery

Kai Megerle, MD
Research Fellow
Division of Plastic and Reconstructive Surgery
Stanford Medical Center
Stanford, CA, USA
Volume 6, Chapter 10 Extensor tendon injuries

Babak J. Mehrara, MD, FACS
Associate Member, Associate Professor of Surgery (Plastic)
Memorial Sloan-Kettering Cancer Center
Weil Cornell University Medical Center
New York, NY, USA
Volume 1, Chapter 12 Principles of cancer management

Bryan Mendelson, FRCSE, FRACS, FACS
Private Plastic Surgeon
The Centre for Facial Plastic Surgery
Melbourne, Australia
Volume 2, Chapter 6 Anatomy of the aging face

Constantino G. Mendieta, MD, FACS
Private Practice
Miami, FL, USA
Volume 2, Chapter 28 Buttock augmentation
Volume 2, Video 28.01 Buttock augmentation

Frederick J. Menick, MD
Private Practitioner
Tucson, AZ, USA
Volume 3, Chapter 6 Aesthetic nasal reconstruction
Volume 3, Video 6.01 Aesthetic reconstruction of the nose – The 3-stage folded forehead flap for cover and lining,
Volume 3, Video 6.02 Aesthetic reconstruction of the nose-First stage transfer and intermediate operation

Ursula Mirastschijski, MD, PhD
Assistant Professor
Department of Plastic, Hand and Reconstructive Surgery, Burn Center Lower Saxony, Replantation Center
Hannover Medical School
Hannover, Germany
Volume 1, Chapter 15 Skin wound healing: Repair biology, wound, and scar treatment

Takayuki Miura, MD
Emeritus Professor of Orthopedic Surgery
Department of Orthopedic Surgery
Nagoya University School of Medicine
Nagoya, Japan
Volume 6, Chapter 29 Congenital hand V: Disorders of overgrowth, undergrowth, and generalized skeletal deformities

Fernando Molina, MD
Professor of Plastic, Aesthetic and Reconstructive Surgery
Reconstructive and Plastic Surgery
Hospital General "Dr. Manuel Gea Gonzalez"
Universidad Nacional Autonoma de Mexico
Mexico City, Mexico
Volume 3, Chapter 39 Treacher-Collins syndrome

Stan Monstrey, MD, PhD
Professor in Plastic Surgery
Department of Plastic Surgery
Ghent University Hospital
Ghent, Belgium
Volume 4, Chapter 13 Reconstruction of male genital defects
Volume 4, Video 13.01 Complete and partial penile reconstruction

Steven L. Moran, MD
Professor and Chair of Plastic Surgery
Division of Plastic Surgery, Division of Hand and Microsurgery
Professor of Orthopedics
Rochester, MN, USA
Volume 6, Chapter 20 Management of osteoarthritis of the hand and wrist

Luis Humberto Uribe Morelli, MD
Resident of Plastic Surgery
Unisanta Plastic Surgery Department
Sao Paulo, Brazil
Volume 2, Chapter 26 Lipoabdominoplasty
Volume 2, Video 26.01 Lipobdominoplasty
(including secondary lipo)

Robert J. Morin, MD
Plastic Surgeon and Craniofacial Surgeon
Department of Plastic Surgery
Hackensack University Medical Center
Hackensack, NJ
New York Eye and Ear Infirmary
New York, NY, USA
Volume 3, Chapter 8 Acquired cranial and facial
bone deformities

Steven F. Morris, MD, MSc, FRCS(C)
Professor of Surgery
Professor of Anatomy and Neurobiology
Dalhousie University
Halifax, NS, Canada
Volume 1, Chapter 23 Vascular territories

Colin Myles Morrison, MSc (Hons),
FRCSI (Plast)
Consultant Plastic Surgeon
Department of Plastic and Reconstructive
Surgery
St. Vincent's University Hospital
Dublin, Ireland
Volume 2, Chapter 13 Neck rejuvenation
Volume 5, Chapter 18 The deep inferior
epigastric artery perforator (DIEAP) flap

Wayne A. Morrison, MBBS, MD, FRACS
Director
O'Brien Institute
Professorial Fellow
Department of Surgery
St Vincent's Hospital
University of Melbourne
Plastic Surgeon
St Vincent's Hospital
Melbourne, Australia
Volume 1, Chapter 19 Tissue engineering

Robyn Mosher, MS
Medical Editor/Project Manager
Thayer School of Engineering (contract)
Dartmouth College
Norwich, VT, USA
Volume 1, Chapter 36 Robotics, simulation, and
telemedicine in plastic surgery

Dimitrios Motakis, MD, PhD, FRCSC
Plastic and Reconstructive Surgeon
Private Practice
University Lecturer
Department of Surgery
University of Toronto
Toronto, ON, Canada
Volume 2, Chapter 4 Soft-tissue fillers

A. Aldo Mottura, MD, PhD
Associate Professor of Surgery
School of Medicine
National University of Córdoba
Cordoba, Argentina
Volume 1, Chapter 9 Local anesthetics in plastic
surgery

Hunter R. Moyer, MD
Fellow
Department of Plastic and Reconstructive
Surgery
Emory University, Atlanta, GA, USA
Volume 5, Chapter 16 The bilateral Pedicled
TRAM flap

Gustavo Muchado, MD
Plastic surgeon
Division of Plastic and Reconstructive Surgery
and Department of Orthopaedic Surgery
University of California Irvine Medical Center
Orange, CA, USA
Volume 6, Video 34.01 EIP to EPL tendon
transfer

Reid V. Mueller, MD
Associate Professor
Division of Plastic and Reconstructive Surgery
Oregon Health and Science University
Portland, OR, USA
Volume 3, Chapter 2 Facial trauma: soft tissue
injuries

John B. Mulliken, MD
Director, Craniofacial Centre
Department of Plastic and Oral Surgery
Children's Hospital
Boston, MA, USA
Volume 1, Chapter 29 Vascular anomalies
Volume 3, Chapter 24 Repair of bilateral cleft lip

Egle Muti, MD
Associate Professor of Plastic Reconstructive
and Aesthetic Surgery
Department of Plastic Surgery
University of Turin School of Medicine
Turin, Italy
Volume 5, Chapter 23.1 Congenital anomalies of
the breast
Volume 5, Video 23.01.01 Congenital anomalies
of the breast: An example of tuberous breast
type 1 corrected with glandular flap type 1

Maurice Y. Nahabedian, MD
Associate Professor Plastic Surgery
Department of Plastic Surgery
Georgetown University and Johns Hopkins
University
Northwest, WA, USA
Volume 5, Chapter 22 Reconstruction of the
nipple-areola complex
Volume 5, Video 11.01 Partial breast
reconstruction using reduction mammaplasty
Volume 5, Video 11.03 Partial breast
reconstruction with a pedicle TRAM

Foad Nahai, MD, FACS
Clinical Professor of Plastic Surgery
Department of Surgery
Emory University School of Medicine
Atlanta, GA, USA
Volume 2, Chapter 1 Managing the cosmetic
patient

Fabio X. Nahas, MD, PhD
Associate Professor
Division of Plastic Surgery
Federal University of São Paulo
São Paulo, Brazil
Volume 2, Video 24.01 Liposculpture

Deepak Narayan, MS, FRCS (Eng),
FRCS (Edin)
Associate Professor of Surgery
Yale University School of Medicine
Chief
Plastic Surgery
VA Medical Center
West Haven, CT, USA
Volume 3, Chapter 14 Salivary gland tumors

Maurizio B. Nava, MD
Chief of Plastic Surgery Unit
Istituto Nazionale dei Tumori
Milano, Italy
Volume 5, Chapter 14 Expander/implant
reconstruction of the breast
Volume 5, Video 14.01 Mastectomy and
expander insertion: first stage
Volume 5, Video 14.02 Mastectomy and
expander insertion: second stage

Carmen Navarro, MD
Plastic Surgery Consultant
Plastic Surgery Department
Hospital de la Santa Creu i Sant Pau
Universidad Autónoma de Barcelona
Barcelona, Spain
Volume 5, Chapter 13 Imaging in reconstructive
breast surgery

Peter C. Neligan, MB, FRCS(I), FRCSC,
FACS
Professor of Surgery
Department of Surgery, Division of Plastic
Surgery
University of Washington
Seattle, WA, USA
Volume 1, Chapter 1 Plastic surgery and
innovation in medicine
Volume 1, Chapter 25 Flap pathophysiology and
pharmacology
Volume 3, Chapter 10 Cheek and lip
reconstruction
Volume 4, Chapter 3 Lymphatic reconstruction of
the extremities
Volume 3, Video 11.01-03 (1) Facial paralysis (2)
cross fact graft, (3) gracilis harvest
Volume 3, Video 18.01 Facial artery perforator
flap
Volume 4, Video 3.02 Charles Procedure
Volume 5, Video 18.01 SIEA
Volume 5, Video 19.01-19.03 Alternative free
flaps

Jonas A Nelson, MD
Integrated General/Plastic Surgery Resident
Department of Surgery
Division of Plastic Surgery
Perelman School of Medicine
University of Pennsylvania
Philadelphia, PA, USA
Volume 5, Video 17.01 The muscle sparing free TRAM flap

David T. Netscher, MD
Clinical Professor
Division of Plastic Surgery
Baylor College of Medicine
Houston, TX, USA
Volume 6, Chapter 21 The stiff hand and the spastic hand

Michael W. Neumeister, MD
Professor and Chairman
Division of Plastic Surgery
SIU School of Medicine
Springfield, IL, USA
Volume 6, Chapter 6 Nail and fingertip reconstruction

M. Samuel Noordhoff, MD, FACS
Emeritus Superintendent
Chang Gung Memorial Hospitals
Taipei, Taiwan, The People's Republic of China
Volume 3, Chapter 23 Repair of unilateral cleft lip

Christine B. Novak, PT, PhD
Research Associate
Hand Program, Division of Plastic and Reconstructive Surgery
University Health Network, University of Toronto
Toronto, ON, Canada
Volume 6, Chapter 39 Hand therapy

Daniel Nowinski, MD, PhD
Director
Department of Plastic and Maxillofacial Surgery
Uppsala Craniofacial Center
Uppsala University Hospital
Uppsala, Sweden
Volume 1, Chapter 11 Genetics and prenatal diagnosis

Scott Oates, MD
Professor
Department of Plastic Surgery
The University of Texas MD Anderson Cancer Center
Houston, TX, USA
Volume 6, Chapter 15 Benign and malignant tumors of the hand

Kerby Oberg, MD, PhD
Associate Professor
Department of Pathology and Human Anatomy
Loma Linda University School of Medicine
Loma Linda, CA, USA
Volume 6, Chapter 25 Congenital hand 1: embryology, classification, and principles

James P. O'Brien, MD, FRCSC
Associate Professor of Surgery
Dalhousie University
Halifax Nova Scotia
Clinical Associate Professor of Surgery
Memorial University
St. John's Newfoundland
Vice President Research
Innovation and Development
Horizon Health Network
New Brunswick, NB, Canada
Volume 6, Chapter 24 Nerve entrapment syndromes

Andrea J. O'Connor, BE(Hons), PhD
Associate Professor of Chemical and Biomolecular Engineering
Department of Chemical and Biomolecular Engineering
University of Melbourne
Melbourne, VIC, Australia
Volume 1, Chapter 19 Tissue engineering

Rei Ogawa, MD, PhD
Associate Professor
Department of Plastic
Reconstructive and Aesthetic Surgery Nippon Medical School
Tokyo, Japan
Volume 1, Chapter 30 Benign and malignant nonmelanocytic tumors of the skin and soft tissue

Dennis P. Orgill, MD, PhD
Professor of Surgery
Division of Plastic Surgery, Brigham and Women's Hospital
Harvard Medical School
Boston, MA, USA
Volume 1, Chapter 17 Skin graft

Cho Y. Pang, PhD
Senior Scientist
Research Institute
The Hospital for Sick Children
Professor
Departments of Surgery/Physiology
University of Toronto
Toronto, ON, Canada
Volume 1, Chapter 25 Flap pathophysiology and pharmacology

Ketan M. Patel, MD
Resident Physician
Department of Plastic Surgery
Georgetown University Hospital
Washington DC, USA
Volume 5, Chapter 22 Reconstruction of the nipple-areola complex

William C. Pederson, MD, FACS
President and Fellowship Director
The Hand Center of San Antonio
Adjunct Professor of Surgery
The University of Texas Health Science Center at San Antonio
San Antonio, TX, USA
Volume 6, Chapter 12 Reconstructive surgery of the mutilated hand

José Abel de la Peña Salcedo, MD
Secretario Nacional
Federación Iberolatinoamericana de Cirugía Plástica, Estética y Reconstructiva
Director del Instituto de Cirugia Plastica, S.C.
Hospital Angeles de las Lomas
Col.Valle de las Palmas
Huixquilucan, Edo de Mexico, Mexico
Volume 2, Chapter 28 Buttock augmentation
Volume 2, Video 28.01 Buttock augmentation

Angela Pennati, MD
Assistant Plastic Surgeon
Unit of Plastic Surgery
Istituto Nazionale dei Tumori
Milano, Italy
Volume 5, Chapter 14 Expander/implant breast reconstructions
Volume 5, Video 14.01 Mastectomy and expander insertion: first stage
Volume 5, Video 14.02 Mastectomy and expander insertion: second stage

Joel E. Pessa, MD
Clinical Associate Professor of Plastic Surgery
UTSW Medical School
Dallas, TX
Hand and Microsurgery Fellow
Christine M. Kleinert Hand and Microsurgery
Louisville, KY, USA
Volume 2, Chapter 17 Nasal analysis and anatomy

Walter Peters, MD, PhD, FRCSC
Professor of Surgery
Department of Plastic Surgery
University of Toronto
Toronto, ON, Canada
Volume 5, Chapter 6 Iatrogenic disorders following breast surgery

Giorgio Pietramaggiori, MD, PhD
Plastic Surgery Resident
Department of Plastic and Reconstructive Surgery
University Hospital of Lausanne
Lausanne, Switzerland
Volume 1, Chapter 17 Skin graft

John W. Polley, MD
Professor and Chairman
Rush University Medical Center
Department of Plastic and Reconstructive Surgery
John W. Curtin – Chair
Co-Director, Rush Craniofacial Center
Chicago, IL, USA
Volume 3, Chapter 27 Orthodontics in cleft lip and palate management

Bohdan Pomahac, MD
Assistant Professor
Harvard Medical School
Director
Plastic Surgery Transplantation
Medical Director
Burn Center
Division of Plastic Surgery
Brigham and Women's Hospital
Boston, MA, USA
Volume 1, Chapter 11 Genetics and prenatal diagnosis

Julian J. Pribaz, MD
Professor of Surgery Harvard Medical School
Division of Plastic Surgery
Brigham and Women's Hospital
Boston, MA, USA
Volume 3, Chapter 19 Secondary facial reconstruction

Andrea L. Pusic, MD, MHS, FRCSC
Associate Attending Surgeon
Department of Plastic and Reconstructive
Memorial Sloan-Kettering Cancer Center
New York, NY, USA
Volume 1, Chapter 10 Evidence-based medicine and health services research in plastic surgery
Volume 4, Chapter 14 Reconstruction of acquired vaginal defects

Oscar M. Ramirez, MD, FACS
Adjunct Clinical Faculty
Plastic Surgery Division
Cleveland Clinic Florida
Boca Raton, FL, USA
Volume 2, Chapter 11.8 Facelift: Subperiosteal facelift
Volume 2, Video 11.08.01 Facelift: Subperiosteal mid facelift endoscopic temporo-midface

William R. Rassman, MD
Director
Private Practice
New Hair Institution
Los Angeles, CA, USA
Volume 2, Video 23.04 FUE FOX procedure

Russell R. Reid, MD, PhD
Assistant Professor of Surgery, Bernard Sarnat Scholar
Section of Plastic and Reconstructive Surgery
University of Chicago
Chicago, IL, USA
Volume 1, Chapter 21 Repair and grafting of bone
Volume 3, Chapter 41 Pediatric chest and trunk defects

Neal R. Reisman, MD, JD
Chief of Plastic Surgery, Clinical Professor
Plastic Surgery
St. Luke's Episcopal Hospital
Baylor College of Medicine
Houston, TX, USA
Volume 1, Chapter 6 Medico-legal issues in plastic surgery

Dominique Renier, MD, PhD
Pediatric Neurosurgeon
Service de Neurochirurgie Pédiatrique
Hôpital Necker-Enfants Malades
Paris, France
Volume 3, Chapter 32 Orbital hypertelorism

Dirk F. Richter, MD, PhD
Clinical Director
Department of Plastic Surgery
Dreifaltigkeits-Hospital Wesseling
Wesseling, Germany
Volume 2, Chapter 25 Abdominoplasty procedures
Volume 2, Video 25.01 Abdominoplasty

Thomas L. Roberts III, FACS
Plastic Surgery Center of the Carolinas
Spartanburg, SC, USA
Volume 2, Chapter 28 Buttock augmentation
Volume 2, Video 28.01 Buttock augmentation

Federico Di Rocco, MD, PhD
Pediatric Neurosurgery
Hôpital Necker Enfants Malades
Paris, France
Volume 3, Chapter 32 Orbital hypertelorism

Natalie Roche, MD
Associate Professor
Department of Plastic Surgery
Ghent University Hospital
Ghent, Belgium
Volume 4, Chapter 13 Reconstruction of male genital defects
Volume 4, Video 13.01 Complete and partial penile reconstruction

Eduardo D. Rodriguez, MD, DDS
Chief, Plastic Reconstructive and Maxillofacial Surgery, R Adams Cowley Shock Trauma Center
Professor of Surgery
University of Maryland School of Medicine
Baltimore, MD, USA
Volume 3, Chapter 3 Facial fractures

Thomas E. Rohrer, MD
Director, Mohs Surgery
SkinCare Physicians of Chestnut Hill
Clinical Associate Professor
Department of Dermatology
Boston University
Boston, MA, USA
Volume 2, Video 5.02 Facial resurfacing

Rod J. Rohrich, MD, FACS
Professor and Chairman Crystal Charity Ball
Distinguished Chair in Plastic Surgery
Department of Plastic Surgery
Professor and Chairman Betty and Warren
Woodward Chair in Plastic and Reconstructive Surgery
University of Texas Southwestern Medical Center at Dallas
Dallas, TX, USA
Volume 2, Chapter 17 Nasal analysis and anatomy
Volume 2, Chapter 18 Open technique rhinoplasty

Joseph M. Rosen, MD
Professor of Surgery
Division of Plastic Surgery, Department of Surgery
Dartmouth-Hitchcock Medical Center
Lyme, NH, USA
Volume 1, Chapter 36 Robotics, simulation, and telemedicine in plastic surgery

E. Victor Ross, MD
Director of Laser and Cosmetic Dermatology
Scripps Clinic
San Diego, CA, USA
Volume 2, Chapter 5 Facial skin resurfacing

Michelle C. Roughton, MD
Chief Resident
Section of Plastic and Reconstructive Surgery
University of Chicago Medical Center
Chicago, IL, USA
Volume 4, Chapter 10 Reconstruction of the chest

Sashwati Roy, PhD
Associate Professor of Surgery
Department of Surgery
The Ohio State University Medical Center
Columbus, OH, USA
Volume 1, Chapter 14 Wound healing

J. Peter Rubin, MD, FACS
Chief of Plastic Surgery
Director, Life After Weight Loss Body Contouring Program
University of Pittsburgh
Pittsburgh, PA, USA
Volume 2, Chapter 30 Post-bariatric reconstruction
Volume 2, Video 30.01 Post bariatric reconstruction – bodylift procedure
Volume 5, Chapter 25 Contouring of the arms, breast, upper trunk, and male chest in the massive weight loss patient
Volume 5, Video 25.01 Brachioplasty part 1: contouring of the arms
Volume 5, Video 25.02 Bracioplasty part 2: contouring of the arms

Alesia P. Saboeiro, MD
Attending Physician
Private Practice
New York, NY, USA
Volume 2, Chapter 14 Structural fat grafting
Volume 2, Video 14.01 Structural fat grafting of the face

Justin M. Sacks, MD
Assistant Professor
Department of Plastic and Reconstructive
Surgery
The Johns Hopkins University School of
Medicine
Baltimore, MD, USA
Volume 3, Chapter 17 Carcinoma of the upper aerodigestive tract
Volume 6, Chapter 15 Benign and malignant tumors of the hand

Hakim K. Said, MD
Assistant Professor of Surgery
Division of Plastic Surgery
University of Washington
Seattle, WA, USA
Volume 4, Chapter 17 Perineal reconstruction

Michel Saint-Cyr, MD, FRCSC
Associate Professor Plastic Surgery
Department of Plastic Surgery
University of Texas Southwestern Medical
Center
Dallas, TX, USA
Volume 4, Chapter 2 Management of lower extremity trauma
Volume 4, Video 2.01 Alternative flap harvest

Cristianna Bonneto Saldanha, MD
Resident
General Surgery Department
Santa Casa of Santos Hospital
São Paulo, Brazil
Volume 2, Chapter 26 Lipoabdominoplasty
Volume 2, Video 26.01 Lipobdominoplasty (including secondary lipo)

Osvaldo Ribeiro Saldanha, MD
Chairman of Plastic Surgery
Unisanta
Santos
Past President of the Brazilian Society of
Plastic Surgery (SBCP)
International Associate Editor of Plastic and
Reconstructive Surgery
São Paulo, Brazil
Volume 2, Chapter 26 Lipoabdominoplasty
Volume 2, Video 26.01 Lipobdominoplasty (including secondary lipo)

Osvaldo Ribeiro Saldanha Filho, MD
São Paulo, Brazil
Volume 2, Chapter 26 Lipoabdominoplasty
Volume 2, Video 26.01 Lipobdominoplasty (including secondary lipo)

Douglas M. Sammer, MD
Assistant Professor of Plastic Surgery
Department of Plastic Surgery
University of Texas Southwestern Medical
Center
Dallas, TX, USA
Volume 6, Chapter 19 Rheumatologic conditions of the hand and wrist

Joao Carlos Sampaio Goes, MD, PhD
Director Instituto Brasileiro Controle Cancer
Chairman
Department Plastic Surgery and Mastology of
IBCC
Sao Paulo, Brazil
Volume 5, Chapter 8.6 Periareolar technique with mesh support
Volume 5, Chapter 20 Omentum reconstruction of the breast

Michael Sauerbier, MD, PhD
Chairman and Professor
Department for Plastic, Hand and
Reconstructive Surgery
Cooperation Hospital for Plastic Surgery of the
University Hospital Frankfurt
Academic Hospital University of Frankfurt a.
Main
Frankfurt, Germany
Volume 4, Chapter 4 Lower extremity sarcoma reconstruction
Volume 4, Video 4.01 Management of lower extremity sarcoma reconstruction

Hani Sbitany, MD
Plastic and Reconstructive Surgery
Assistant Professor of Surgery
University of California
San Francisco, CA, USA
Volume 1, Chapter 24 Flap classification and applications

Tim Schaub, MD
Private Practice
Arizona Center for Hand Surgery, PC
Phoenix, AZ, USA
Volume 6, Chapter 16 Infections of the hand

Loren S. Schechter, MD, FACS
Assistant Professor of Surgery
Chief, Division of Plastic Surgery
Chicago Medical School
Chicago, IL, USA
Volume 4, Chapter 15 Surgery for gender identity disorder

Stephen A. Schendel, MD
Professor Emeritus of Surgery and Clinical
Adjunct Professor of Neurosurgery
Department of Surgery and Neurosurgery
Stanford University Medical Center
Stanford, CA, USA
Volume 3, Chapter 4 TMJ dysfunction and obstructive sleep apnea

Saja S. Scherer-Pietramaggiori, MD
Plastic Surgery Resident
Department of Plastic and Reconstructive
Surgery
University Hospital of Lausanne
Lausanne, Switzerland
Volume 1, Chapter 17 Skin graft

Clark F. Schierle, MD, PhD
Vice President
Aesthetic and Reconstructive Plastic Surgery
Northwestern Plastic Surgery Associates
Chicaho, IL, USA
Volume 5, Chapter 5 Endoscopic approaches to the breast

Stefan S. Schneeberger, MD
Visiting Associate Professor of Surgery
Department of Plastic Surgery
Johns Hopkins Medical University
Baltimore, MD, USA
Associate Professor of Surgery
Center for Operative Medicine
Department for Viszeral
Transplant and Thoracic Surgery
Innsbruck Medical University
Innsbruck, Austria
Volume 6, Chapter 38 Upper extremity composite allotransplantation

Iris A. Seitz, MD, PhD
Director of Research and International
Collaboration
University Plastic Surgery
Rosalind Franklin University
Clinical Instructor of Surgery
Chicago Medical School
University Plastic Surgery, affiliated with
Chicago Medical School, Rosalind Franklin
University
Morton Grove, IL, USA
Volume 1, Chapter 21 Repair and grafting of bone

Chandan K. Sen, PhD, FACSM, FACN
Professor and Vice Chairman (Research) of
Surgery
Department of Surgery
The Ohio State University Medical Center
Associate Dean
Translational and Applied Research
College of Medicine
Executive Director
OSU Comprehensive Wound Center
Columbus, OH, USA
Volume 1, Chapter 14 Wound healing

Subhro K. Sen, MD
Clinical Assistant Professor
Division of Plastic and Reconstructive Surgery
Robert A. Chase Hand and Upper Limb
Center, Stanford University Medical Center
Palo Alto, CA, USA
Volume 1, Chapter 14 Wound healing
Volume 6, Chapter 4 Anesthesia for upper
extremity surgery
Volume 6, Video 4.01 Anesthesia for upper
extremity surgery

Joseph M. Serletti, MD, FACS
Henry Royster – William Maul Measey
Professor of Surgery and Chief
Division of Plastic Surgery
Vice Chair (Finance)
Department of Surgery
University of Pennsylvania
Philadelphia, PA, USA
Volume 5, Chapter 17 Free TRAM breast
reconstruction
Volume 5, Video 17.01 The muscle sparing free
TRAM flap

Randolph Sherman, MD
Vice Chair
Department of Surgery
Cedars-Sinai Medical Center
Los Angeles, CA, USA
Volume 6, Chapter 12 Reconstructive surgery of
the mutilated hand

Kenneth C. Shestak, MD
Professor of Plastic Surgery
Division of Plastic Surgery
University of Pittsburgh
Pittsburgh, PA, USA
Volume 5, Chapter 9 Revision surgery following
breast reduction and mastopexy
Volume 5, Video 7.01 Circum areola mastopexy

Lester Silver, MD, MS
Professor of Surgery
Department of Surgery/Division of Plastic
Surgery
Mount Sinai School of Medicine
New York, NY, USA
Volume 3, Chapter 37 Hemifacial atrophy

Navin K. Singh, MD, MSc
Assistant Professor of Plastic Surgery
Department of Plastic Surgery
Johns Hopkins University School of Medicine
Washington, DC, USA
Volume 4, Chapter 12 Abdominal wall
reconstruction

Vanila M. Singh, MD
Clinical Associate Professor
Stanford University Medical Center
Department of Anesthesiology and Pain
Management
Stanford, CA, USA
Volume 6, Chapter 4 Anesthesia for upper
extremity surgery

Carla Skytta, DO
Resident
Department of Surgery
Doctors Hospital
Columbus, OH, USA
Volume 3, Chapter 5 Scalp and forehead
reconstruction

Darren M. Smith, MD
Resident
Division of Plastic Surgery
University of Pittsburgh Medical Center
Pittsburgh, PA, USA
Volume 3, Chapter 31 Pediatric facial fractures

Gill Smith, MB, BCh, FRCS(Ed),
FRCS(Plast)
Consultant Hand, Plastic and Reconstructive
Surgeon
Great Ormond Street Hospital
London, UK
Volume 6, Chapter 26 Congenital hand II Failure
of formation (transverse and longitudinal arrest)

Paul Smith, MBBS, FRCS
Honorary Consultant Plastic Surgeon
Great Ormond Street Hospital London, UK
Volume 6, Chapter 26 Congenital hand II Failure
of formation (transverse and longitudinal arrest)

Laura Snell, MSc, MD, FRCSC
Assistant Professor
Division of Plastic Surgery
University of Toronto
Toronto, ON, Canada
Volume 4, Chapter 14 Reconstruction of
acquired vaginal defects

Nicole Z. Sommer, MD
Assistant Professor of Plastic Surgery
Southern Illinois University School of Medicine
Springfield, IL, USA
Volume 6, Chapter 6 Nail and fingertip
reconstruction

David H. Song, MD, MBA, FACS
Cynthia Chow Professor of Surgery
Chief, Section of Plastic and Reconstructive
Surgery
Vice-Chairman, Department of Surgery
The University of Chicago Medicine & Biological
Sciences
Chicago, IL, USA
Volume 4, Chapter 10 Reconstruction of the
chest

Andrea Spano, MD
Senior Assistant Plastic Surgeon
Unit of Plastic Surgery
Istituto Nazionale dei Tumori
Milano, Italy
Volume 5, Chapter 14 Expander/implant breast
reconstructions
Volume 5, Video 14.01 Mastectomy and
expander insertion: first stage
Volume 5, Video 14.02 Mastectomy and
expander insertion: second stage

Scott L. Spear, MD, FACS
Professor and Chairman
Department of Plastic Surgery
Georgetown University Hospital
Georgetown, WA, USA
Volume 5, Chapter 15 Latissimus dorsi flap
breast reconstruction
Volume 5, Chapter 26 Fat grafting to the breast
Volume 5, Video 15.01 Latissimus dorsi flap
technique

Robert J. Spence, MD
Director
National Burn Reconstruction Center
Good Samaritan Hospital
Baltimore, MD, USA
Volume 4, Chapter 21 Management of facial
burns
Volume 4, Video 21.01 Management of the
burned face intra-dermal skin closure
Volume 4, Video 21.02 Management of the
burned face full-thickness skin graft defatting
technique

Samuel Stal, MD, FACS
Professor and Chief
Division of Plastic Surgery, Baylor College of
Medicine and Texas Children's Hospital
Houston, TX, USA
Volume 3, Chapter 29 Secondary deformities of
the cleft lip, nose, and palate
Volume 3, Video 29.01 Complete takedown
Volume 3, Video 29.02 Abbé flap
Volume 3, Video 29.03 Thick lip and buccal
sulcus deformities
Volume 3, Video 29.04 Alveolar bone grafting
Volume 3, Video 29.05 Definitive rhinoplasty

Derek M. Steinbacher, MD, DMD
Assistant Professor
Plastic and Carniomaxillofacial Surgery
Yale University, School of Medicine
New Haven, CT, USA
Volume 3, Chapter 34 Nonsyndromic
craniosynostosis

Douglas S. Steinbrech, MD, FACS
Gotham Plastic Surgery
New York, NY, USA
Volume 2, Chapter 9 Secondary blepharoplasty:
Techniques

Lars Steinstraesser, MD
Heisenberg-Professor for Molecular Oncology
and Wound Healing
Department of Plastic and Reconstructive
Surgery, Burn Center
BG University Hospital Bergmannsheil, Ruhr
University
Bochum, North Rhine-Westphalia, Germany
Volume 4, Chapter 18 Acute management of
burn/electrical injuries

Phillip J. Stephan, MD
Clinical Instructor
Department of Plastic Surgery
University of Texas Southwestern
Wichita Falls, TX, USA
*Volume 2, Chapter 24 Liposuction: A
comprehensive review of techniques and safety*

Laurie A. Stevens, MD
Associate Clinical Professor of Psychiatry
Columbia University College of Physicians and
Surgeons
New York, NY, USA
*Volume 1, Chapter 3 Psychological aspects of
plastic surgery*

Alexander Stoff, MD, PhD
Senior Fellow
Department of Plastic Surgery
Dreifaltigkeits-Hospital Wesseling
Wesseling, Germany
*Volume 2, Chapter 25 Abdominoplasty
procedures*
Volume 2, Video 25.01 Abdominoplasty

Dowling B. Stough, MD
Medical Director
The Dermatology Clinic
Clinical Assistant Professor
Department of Dermatology
University of Arkansas for Medical Sciences
Little Rock, AR, USA
Volume 2, Video 23.09 Tension donor dissection

James M. Stuzin, MD
Associate Professor of Surgery (Plastic)
Voluntary
University of Miami Leonard M. Miller School of
Medicine
Miami, FL, USA
*Volume 2, Chapter 11.6 Facelift: The extended
SMAS technique in facial rejuvenation*
*Volume 2, Video 11.06.01 Facelift – Extended
SMAS technique in facial shaping*

John D. Symbas, MD
Plastic and Reconstructive Surgeon
Private Practice
Marietta Plastic Surgery
Marietta, GA, USA
*Volume 5, Chapter 16 The bilateral pedicled
TRAM flap*
*Volume 5, Video 16.01 Pedicle TRAM breast
reconstruction*

Amir Taghinia, MD
Instructor in Surgery
Harvard Medical School
Staff Surgeon
Department of Plastic and Oral Surgery
Children's Hospital
Boston, MA, USA
*Volume 6, Chapter 27 Congenital hand III
disorders of formation – thumb hypoplasia*
*Volume 6, Video 27.01 Congenital hand III
disorders of formation – thumb hypoplasia*
*Volume 6, Video 31.01 Vascular anomalies of
the upper extremity*

David M.K. Tan, MBBS
Consultant
Department of Hand and Reconstructive
Microsurgery
National University Hospital
Yong Loo Lin School of Medicine
National University Singapore
Kent Ridge, Singapore
*Volume 6, Chapter 3 Diagnostic imaging of the
hand and wrist*
*Volume 6, Video 3.01 Diagnostic imaging of the
hand and wrist – Scaphoid lunate dislocation*

Jin Bo Tang, MD
Professor and Chair
Department of Hand Surgery
Chair
The Hand Surgery Research Center
Affiliated Hospital of Nantong University
Nantong, The People's Republic of China
*Volume 6, Chapter 9 Flexor tendon injuries and
reconstruction*
*Volume 6, Video 9.01 Flexor tendon injuries and
reconstruction – Partial venting of the A2 pulley*
*Volume 6, Video 9.02 Flexor tendon injuries and
reconstruction – Making a 6-strand repair*
*Volume 6, Video 9.03 Complete flexor-extension
without bowstringing*

Daniel I. Taub, DDS, MD
Assistant Professor
Oral and Maxillofacial Surgery
Thomas Jefferson University Hospital
Philadelphia, PA, USA
*Volume 2, Chapter 16 Anthropometry,
cephalometry, and orthognathic surgery*
*Volume 2, Video 16.01 Anthropometry,
cephalometry, and orthognathic surgery*

Peter J. Taub, MD, FACS, FAAP
Associate Professor, Surgery and Pediatrics
Division of Plastic and Reconstructive Surgery
Mount Sinai School of Medicine
New York, NY, USA
Volume 3, Chapter 37 Hemifacial atrophy

**Sherilyn Keng Lin Tay, MBChB,
MRCS, MSc**
Microsurgical Fellow
Department of Plastic Surgery
Chang Gung Memorial Hospital
Taoyuan, Taiwan, The People's Republic of
China
Specialist Registrar
Department of Reconstructive and Plastic
Surgery
St George's Hospital
London, UK
*Volume 1, Chapter 26 Principles and techniques
of microvascular surgery*

**G. Ian Taylor, AO, MBBS, MD, MD
(HonBrodeaux), FRACS, FRCS (Eng),
FRCS (Hon Edinburgh), FRCSI (Hon),
FRSC (Hon Canada), FACS (Hon)**
Professor
Deparment of Plastic Surgery
Royal Melbourne Hospital
Professor
Department of Anatomy
University of Melbourne
Melbourne, Australia
Volume 1, Chapter 23 Vascular territories

Oren M. Tepper, MD
Assistant Professor
Plastic and Reconstructive Surgery
Montefiore Medical Center
Albert Einstein College of Medicine
New York, NY, USA
Volume 3, Chapter 36 Craniofacial microsomia

Chad M. Teven, BS
Research Associate
Section of Plastic and Reconstructive Surgery
University of Chicago
Chicago, IL, USA
*Volume 1, Chapter 21 Repair and grafting of
bone*

Brinda Thimmappa, MD
Adjunct Assistant Professor
Department of Plastic and Reconstructive
Surgery
Loma Linda Medical Center
Loma Linda, CA
Plastic Surgeon
Division of Plastic and Maxillofacial Surgery
Southwest Washington Medical Center
Vancouver, WA, USA
*Volume 3, Chapter 4 TMJ dysfunction and
obstructive sleep apnea*

Johan Thorfinn, MD, PhD
Senior Consultant of Plastic Surgery, Burn Unit
Co-Director
Department of Plastic Surgery, Hand Surgery,
and Burns
Linköping University Hospital
Linköping, Sweden
*Volume 6, Chapter 32 Peripheral nerve injuries of
the upper extremity*
*Volume 6, Video 32.01-02 Peripheral nerve
injuries (1) Digital Nerve Suture (2) Median Nerve
Suture*

Charles H. Thorne, MD
Associate Professor of Plastic Surgery
Department of Plastic Surgery
NYU School of Medicine
New York, NY, USA
Volume 2, Chapter 22 Otoplasty

Michael Tonkin, MBBS, MD, FRACS (Orth), FRCS Ed Orth
Professor of Hand Surgery
Department of Hand Surgery and Peripheral
Nerve Surgery
Royal North Shore Hospital
The Childrens Hospital at Westmead
University of Sydney Medical School
Sydney, Australia
Volume 6, Chapter 25 Congenital hand 1
Principles, embryology, and classification
Volume 6, Chapter 29 Congenital hand V
Disorders of Overgrowth, Undergrowth, and
Generalized Skeletal Deformities (addendum)

Patrick L Tonnard, MD
Coupure Centrum Voor Plastische Chirurgie
Ghent, Belgium
Volume 2, Video 11.04.01 Loop sutures MACS
facelift

Kathryn S. Torok, MD
Assistant Professor
Division of Pediatric Rheumatology
Department of Pediatrics
Univeristy of Pittsburgh School of Medicine
Childrens Hospital of Pittsburgh
Pittsburgh, PA, USA
Volume 3, Chapter 37 Hemifacial atrophy

Ali Totonchi, MD
Assistant Professor of Surgery
Division of Plastic Surgery
MetroHealth Medical Center
Case Western Reserve University
Cleveland, OH, USA
Volume 3, Chapter 21 Surgical management of
migraine headaches

Jonathan W. Toy, MD
Body Contouring Fellow
Division of Plastic and Reconstructive Surgery
University of Pittsburgh
University of Pittsburgh Medical Center Suite
Pittsburg, PA, USA
Volume 2, Chapter 30 Post-bariatric
reconstruction
Volume 5, Chapter 25 Contouring of the arms,
breast, upper trunk, and male chest in the
massive weight loss patient

Matthew J. Trovato, MD
Dallas Plastic Surgery Institute
Dallas, TX, USA
Volume 2, Chapter 29 Upper limb contouring
Volume 2, Video 29.01 Upper limb contouring

Anthony P. Tufaro, DDS, MD, FACS
Associate Professor of Surgery and Oncology
Departments of Plastic Surgery and Oncology
Johns Hopkins University
Baltimore, MD, USA
Volume 3, Chapter 16 Tumors of the lips, oral
cavity, oropharynx, and mandible

Joseph Upton III, MD
Clinical Professor of Surgery
Department of Plastic Surgery
Children's Hospital Boston
Shriner's Burn Hospital Boston
Beth Israel Deaconess Hospital
Harvard Medical School
Boston, MA, USA
Volume 6, Chapter 27 Congenital hand III
disorders of formation – thumb hypoplasia
Volume 6, Chapter 31 Vascular anomalies of the
upper extremity
Volume 6, Video 27.01 Congenital hand III
disorders of formation – thumb hypoplasia
Volume 6, Video 31.01 Vascular anomalies of
the upper extremity

Walter Unger, MD
Clinical Professor
Department of Dermatology
Mount Sinai School of Medicine
New York, NY
Associate Professor (Dermatology)
University of Toronto
Private Practice
New York, NY, USA
Toronto, ON, Canada
Volume 2, Video 23.06 Hair transplantation

Francisco Valero-Cuevas, PhD
Director
Brain-Body Dynamics Laboratory
Professor of Biomedical Engineering
Professor of Biokinesiology and Physical
Therapy
By courtesy Professor of Computer Science
and Aerospace and Mechanical Engineering
The University of Southern California
Los Angeles, CA, USA
Volume 6, Chapter 1 Anatomy and biomechanics
of the hand

Allen L. Van Beek, MD, FACS
Adjunct Professor
University Minnesota School of Medicine
Division Plastic Surgery
Minneapolis, MN, USA
Volume 2, Video 3.01 Botulinum toxin
Volume 2, Video 4.01 Soft tissue fillers
Volume 2, Video 5.01 Chemical peel
Volume 2, Video 18.01 Open technique
rhinoplasty

Nicholas B. Vedder
Professor of Surgery and Orthopaedics
Chief of Plastic Surgery Vice Chair, Department
of Surgery
University of Washington
Seattle, WA, USA
Volume 6, Chapter 13 Thumb reconstruction:
non microsurgical techniques

Valentina Visintini Cividin, MD
Assistant Plastic Surgeon
Unit of Plastic Surgery
Istituto Nazionale dei Tumori
Milano, Italy
Volume 5, Chapter 14 Expander/implant
reconstruction of the breast
Volume 5, Video 14.01 Mastectomy and
expander insertion: first stage
Volume 5, Video 14.02 Mastectomy and
expander insertion: second stage

Peter M. Vogt, MD, PhD
Professor and Chairman
Department of Plastic Hand and Reconstructive
Surgery
Hannover Medical School
Hannover, Germany
Volume 1, Chapter 15 Skin wound healing:
Repair biology, wound, and scar treatment

Richard J. Warren, MD, FRCSC
Clinical Professor
Division of Plastic Surgery
University of British Columbia
Vancouver, BC, Canada
Volume 2, Chapter 7 Forehead rejuvenation
Volume 2, Chapter 11.1 Facelift: Principles
Volume 2, Chapter 11.2 Facelift: Introduction to
deep tissue techniques
Volume 2, Video 7.01 Modified Lateral Brow Lift
Volume 2, Video 11.1.01 Parotid masseteric
fascia
Volume 2, Video 11.1.02 Anterior incision
Volume 2, Video 11.1.03 Posterior Incision
Volume 2, Video 11.1.04 Facelift skin flap
Volume 2, Video 11.1.05 Facial fat injection

Andrew J. Watt, MD
Plastic Surgeon
Department of Surgery
Division of Plastic and Reconstructive Surgery
Stanford University Medical Center
Stanford University Hospital and Clinics
Palo Alto, CA, USA
Volume 6, Chapter 17 Management of
Dupuytren's disease
Volume 6, Video 17.01 Management of
Dupuytren's disease

Simeon H. Wall, Jr., MD, FACS
Private Practice
The Wall Center for Plastic Surgery
Gratis Faculty
Division of Plastic Surgery
Department of Surgery
LSU Health Sciences Center at Shreveport
Shreveport, LA, USA
Volume 2, Chapter 21 Secondary rhinoplasty

Derrick C. Wan, MD
Assistant Professor
Department of Surgery
Stanford University School of Medicine
Stanford, CA, USA
Volume 1, Chapter 13 Stem cells and
regenerative medicine

Renata V. Weber, MD
Assistant Professor Surgery (Plastics)
Division of Plastic and Reconstructive Surgery
Albert Einstein College of Medicine
Bronx, NY, USA
Volume 1, Chapter 22 Repair and grafting of peripheral nerve

Fu Chan Wei, MD
Professor
Department of Plastic Surgery
Chang Gung Memorial Hospital
Taoyuan, Taiwan, The People's Republic of China
Volume 1, Chapter 26 Principles and techniques of microvascular surgery
Volume 6, Chapter 14 Thumb and finger reconstruction – microsurgical techniques
Volume 6, Video 14.01 Trimmed great toe
Volume 6, Video 14.02 Second toe for index
Volume 6, Video 14.03 Combined second and third toe for metacarpal hand

Mark D. Wells, MD, FRCS, FACS
Clinical Assistant Professor of Surgery
The Ohio State University
Columbus, OH, USA
Volume 3, Chapter 5 Scalp and forehead reconstruction

Gordon H. Wilkes, MD
Clinical Professor and Divisional Director
Division of Plastic Surgery
University of Alberta Faculty of Medicine
Alberta, AB, Canada
Volume 1, Chapter 33 Facial prosthetics in plastic surgery

Henry Wilson, MD, FACS
Attending Plastic Surgeon
Private Practice
Plastic Surgery Associates
Lynchburg, VA, USA
Volume 5, Chapter 26 Fat grafting to the breast

Scott Woehrle, MS, BS
Physician Assistant
Department of Plastic Surgery
Jospeh Capella Plastic Surgery
Ramsey, NJ, USA
Volume 2, Chapter 29 Upper limb contouring
Volume 2, Video 29.01 Upper limb contouring

Johan F. Wolfaardt, BDS, MDent (Prosthodontics), PhD
Professor
Division of Otolaryngology-Head and Neck Surgery
Department of Surgery
Faculty of Medicine and Dentistry
Director of Clinics and International Relations
Institute for Reconstructive Sciences in Medicine
University of Alberta
Covenant Health Group
Alberta Health Services
Alberta, AB, Canada
Volume 1, Chapter 33 Facial prosthetics in plastic surgery

S. Anthony Wolfe, MD
Chief
Division of Plastic Surgery
Miami Children's Hospital
Miami, FL, USA
Volume 3, Chapter 8 Acquired cranial and facial bone deformities
Volume 3, Video 8.01 Removal of venous malformation enveloping intraconal optic nerve

Chin-Ho Wong, MBBS, MRCS, MMed (Surg), FAMS (Plast. Surg)
Consultant
Department of Plastic Reconstructive and Aesthetic Surgery
Singapore General Hospital
Singapore
Volume 2, Chapter 6 Anatomy of the aging face

Victor W. Wong, MD
Postdoctoral Research Fellow
Department of Surgery
Stanford University
Stanford, CA, USA
Volume 1, Chapter 13 Stem cells and regenerative medecine

Jeffrey Yao, MD
Assistant Professor
Department of Orthopaedic Surgery
Stanford University Medical Center
Palo Alto, CA, USA
Volume 6, Chapter 5 Principles of internal fixation as applied to the hand and wrist

Akira Yamada, MD
Assistant Professor
Department of Plastic and Reconstructive Surgery
Osaka Medical College
Osaka, Japan
Volume 3, Video 7.01 Microtia: auricular reconstruction

Michael J. Yaremchuk, MD, FACS
Chief of Craniofacial Surgery-Massachusetts General Hospital
Program Director-Plastic Surgery Training Program
Massachusetts General Hospital
Professor of Surgery
Harvard Medical School
Boston, MA, USA
Volume 2, Chapter 15 Skeletal augmentation
Volume 2, Video 15.01 Midface skeletal augmentation and rejuvenation

David M. Young, MD
Professor of Plastic Surgery
Department of Surgery
University of California
San Francisco, CA, USA
Volume 1, Chapter 24 Flap classification and applications

Peirong Yu, MD
Professor
Department of Plastic Surgery
The University of Texas M.D. Anderson Cancer Center
Houston, TX, USA
Volume 3, Chapter 13 Hypopharyngeal, esophageal, and neck reconstruction
Volume 3, Video 13.01 Reconstruction of pharyngoesophageal defects with the anterolateral thigh flap

James E. Zins, MD
Chairman
Department of Plastic Surgery
Dermatology and Plastic Surgery Institute
Cleveland Clinic
Cleveland, OH, USA
Volume 2, Chapter 13 Neck rejuvenation

Christopher G. Zochowski, MD
Chief Resident
Department of Plastic and Reconstructive Surgery
Case Western Reserve University
Cleveland, OH, USA
Volume 3, Chapter 38 Pierre Robin sequence

Elvin G. Zook, MD
Professor Emeritus
Division of Plastic Surgery
Southern Illinois University School of Medicine
Springfield, IL, USA
Volume 6, Chapter 6 Nail and fingertip reconstruction

Ronald M. Zuker, MD, FRCSC, FACS, FRCSEd(Hon)
Staff Plastic Surgeon
The Hospital for Sick Children
Professor of Surgery
Department of Surgery
The University of Toronto
Toronto, ON, Canada
Volume 3, Chapter 11 Facial paralysis

目录

第三篇　儿　科

第一部分 1

颅面、头颈外科

头颈部解剖

Ahmed M. Afifi and Risal Djohan

概述

- 面部和颈部的浅筋膜层由颈部浅筋膜(包括颈阔肌)、表浅肌肉腱膜系统(即表浅肌肉腱膜系统,SMAS)、颞浅筋膜(通常称为颞筋膜)以及帽状腱膜构成。

- 面部和颈部的深筋膜层由颈深筋膜(或称颈部封套筋膜)、面深筋膜(也称为腮腺咬肌筋膜)和颞深筋膜构成。颞深筋膜是颅骨骨膜的延续。

- 颞深筋膜在眶上缘水平分成两层。两层分别插入颧弓的浅面和深面。

- 面神经最初走行于深筋膜深面,最终穿过深筋膜至浅筋膜。颞浅筋膜和颞深筋膜浅层之间的间隙含有脂肪和结缔组织,具有重要意义,它的重要性在于面神经的颞支在此间隙从深面向浅面走行。

- 大多数外科医师认为,颞浅脂肪垫填充这个间隙。其他医师认为,在这区域有一个明显的筋膜层,命名为腮腺咬肌筋膜。

- 面神经在颧弓上方区域损伤的风险较高。

- Pitanguy线可以准确地描述面神经颞支主干和主要分支的走行。

- 面神经下颌缘支可以走行于下颌骨下缘上方或下方。它通常位于颈阔肌和颈深筋膜之间,常常位于面部血管的浅面。

- 面部有多个脂肪垫,它们可以位于SMAS筋膜浅面,SMAS和深筋膜之间或位于深筋膜深面。

- 对于感觉神经位置的理解也是重要的,特别是目前的观点认为偏头痛与面部感觉神经有关。

头颈部的美容和重建外科取决于对三维解剖结构和功能的理解以及应用美容方法重建结构的认识。本章将不会详尽描述头颈部解剖,而是在不同的视角提供与整形外科相关的解剖,并重点介绍具有重要意义或应格外关注避免损伤的解剖区域。

头颈部的筋膜平面和面神经

头颈部解剖的一个特征是软组织呈分层状向心分布。这些层状结构在头颈部不同区域具有不同的名称和特征,但是它们在不同区域间相互延续(图1.1)。不幸的是,不一致的命名法用于描述这些层次,导致读者阅读过程中容易混淆。面神经通常穿行于层间的固定间隙,在特定的区域可能从一层穿行到另一层。如果整形外科医师要对头颈部骨骼结构和软组织结构进行操作,了解面颈部解剖层次和其与面神经的关系是至关重要的[1,2]。在接下来的讨论中,我们不仅会描述对于这些层次已经达成一致的解剖命名,也会尽量阐明对于这些关键解剖产生混淆的来源[3]。

颈部、面颊部(下面部)、颞部和头皮通过下颌骨下缘、颧弓和颞线人为地进行分区。一般来说有两层筋膜(浅筋膜和深筋膜)覆盖这些区域并延伸到眼睑和鼻部等其他区域(图1.1)。

浅筋膜层由颈部浅筋膜(颈阔肌)、表浅肌肉腱膜系统(SMAS)、颞浅筋膜(颞顶筋膜)和帽状腱膜

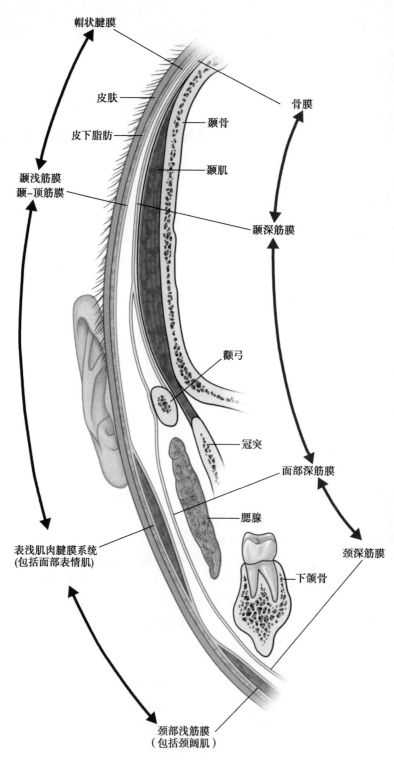

图 1.1　头皮、面部和颈部的分层

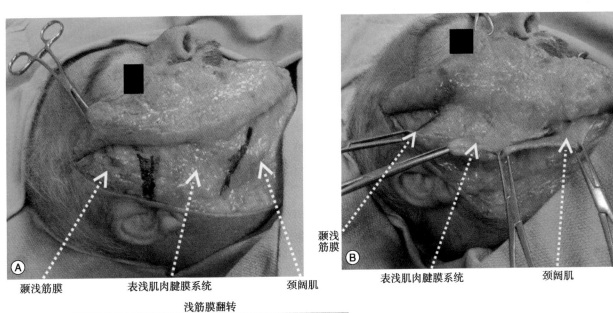

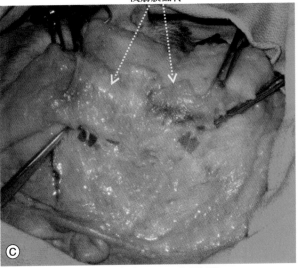

图 1.2　面部和颈部的不同筋膜层。(**A**) 剥离皮肤和浅筋膜层之间的平面。(**B**) 提起浅筋膜层,可分辨颈部浅筋膜(颈阔肌)、面浅筋膜层(SMAS)和颞浅筋膜(颞顶筋膜)。(**C**) 可以注意到面神经的大概位置(蓝色背景),颧韧带和上颌韧带的位置(手术器械指示)

构成(图 1.1,图 1.2)。这些浅筋膜在一些区域剥离并包绕面部肌肉。这种模式可见于整个头颈部区域,例如颈浅筋膜分成浅层和深层以包绕颈阔肌,表浅肌肉腱膜系统剥离并包绕中面部肌肉,帽状腱膜分离以包绕额肌。浅筋膜的两层分离后在肌肉的另一端重新融合,在包绕下一块肌肉时再次分离。

深筋膜层由颈深筋膜、面部深筋膜(腮腺咬肌筋膜)、颞深筋膜和骨膜构成。这一层位于咀嚼肌、唾液腺和主要神经血管结构的浅层(图 1.1,图 1.2)。在骨骼区域,如颅骨和颧弓区,深筋膜与骨膜延续。

面部脂肪垫位于浅筋膜深层。这些脂肪团在解剖学与组织学上均与皮肤和浅筋膜之间的皮下脂肪存在差异。面部脂肪垫包括颞浅脂肪垫、帽状腱膜脂肪垫、眼轮匝肌下脂肪垫(SOOF)、眼轮匝肌后脂肪垫(ROOF)和眼睑眶隔前脂肪垫。深筋膜的深面也存在脂肪垫,如颞深脂肪垫、颊脂肪垫以及眼睑眶隔后脂肪垫。

面部筋膜

外科手术进入面部皮肤深面的第一层及其相关的皮下脂肪即表浅肌肉腱膜系统(SMAS)(图 1.1,图 1.2)[5]。在不同个体和每个个体的不同区域,SMAS 的厚度及构成存在差异,可以是脂肪、纤维或肌肉组织[6]。眼轮匝肌、口轮匝肌、颧大肌、颧小肌、额肌、颈阔肌等面部表情肌被 SMAS 包绕或作为 SMAS 的一部分。SMAS 通常指表浅肌肉腱膜系统。事实上,表浅肌肉腱膜系统覆盖肌肉的浅面和深面。然而,该层次在术中很难剥离(除非在某些特定领域,如颈部)。在表浅肌肉腱膜系统浅层剥离(仅在皮肤深面)一般可以避免损伤到深层的面神经。然而,这样的表浅剥离可能损伤皮瓣的血供。通常情况下,外科医师可以在下面部和颈部将浅筋膜与皮肤共同剥离(无论是颈阔肌或 SMAS),使其成为一个安全的双层结构,以保护皮肤血管(如在颈部剥离时)。在前面部(面部内侧),面神经分支变得更表浅,紧邻 SMAS 层深面或位于 SMAS 层内。

深面一层是面部深筋膜,也常称为腮腺咬肌筋膜(图1.1,图1.2)。在腮腺表面,该层附着在腮腺被膜上。面神经在出腮腺后最初走行于深筋膜的深面。大部分的面部表情肌位于面神经的浅面。神经分支穿过深筋膜自深面支配表情肌、颏肌、提口角肌和颊肌例外(图1.2)。这三块肌肉位于面神经的深面,因而神经自浅面支配肌肉。

颞部筋膜

面颊和下面部与颞部分界是颧弓。颞部有两层筋膜(在颞线以下):颞浅筋膜(又称为颞顶筋膜,TPF)和颞深筋膜(图1.3,图1.4A)[7~9]。颞深筋膜位于颞肌的浅面。颞部浅层和深层筋膜之间存在一个相对缺乏血管、容易剥离、疏松的组织间隙。面神经额支位于颞浅筋膜内或紧贴颞浅筋膜位于其深面(图1.4A)[5]。因此,剥离时应紧贴颞深筋膜,识别特征是呈光亮白色,具有坚韧的质感。为确保在正确的平面上剥离,医师可以尝试应用止血钳在颞深筋膜表面夹持间隙组织,如果在正确的平面上,不易夹持住任何组织。

一旦寻找到正确的剥离间隙,应用骨膜剥离子可以容易地剥离颞浅筋膜与颞深筋膜(图1.5)。

在颧弓以上的区域,颞浅筋膜和颞深筋膜之间的间隙(有时称为腱膜下间隙)和间隙内包含的脂肪/筋膜是一个重要的结构(图1.4)。其重要性在于面神经走行于这个间隙,在颧弓上方由深变浅。在这个间隙中存在第三层筋膜(颞浅筋膜与颞深筋膜之间),称为腮腺颞筋膜、帽状腱膜或无名筋膜[10,11]。术语"筋膜层"是一种泛指,因为没有普遍共识,须有多厚的结缔组织才可以被认为是一个"筋

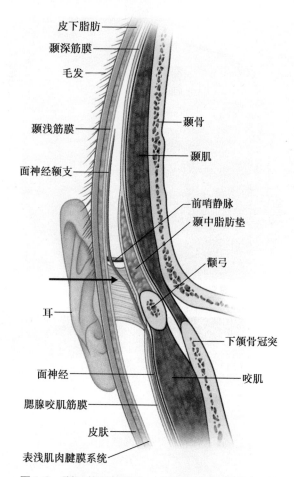

皮下脂肪
颞深筋膜
毛发
颞浅筋膜
面神经额支
耳
面神经
腮腺咬肌筋膜
皮肤
表浅肌肉腱膜系统
颅骨
颞肌
前哨静脉
颞中脂肪垫
颧弓
下颌骨冠突
咬肌

图1.3 颞区的面部层次。在腱膜下平面(狭窄,颞筋膜与颞深筋膜之间)的脂肪或筋膜与面神经有紧密关系。有些作者认为在这间隙里筋膜是分开的如腮腺咬肌筋膜

膜层"。有些学者将这种"疏松结缔组织"称为"筋膜层",另一部分学者则称为"脂肪垫"。作者团队进行的尸体解剖表明,常常可以发现这个第三筋膜层。它向颧弓上方和下方短距离延伸。在颧弓表面,面神经位于该层深面,在颧弓头侧 1~2cm 走行变得更为表浅(见下文)。

在颧弓以上眶上缘水平,颞深筋膜分成两层,颞深筋膜浅层(有时称为颞中筋膜、中间筋膜或无名筋膜)和颞深筋膜深层(图1.3)[7]。颞深筋膜深层和浅层附着于颧弓的深面和浅面。在这一区域有三个脂肪垫[7,12]。浅层脂肪垫位于颞浅筋膜和颞深筋膜浅层之间,类似于位于颞深筋膜和颞浅筋膜之间的腮腺颞筋膜、帽状腱膜、无名筋膜和(或)疏松结缔组织。中间层脂肪垫位于颧弓上方颞深筋膜的浅层和深层之间。深层脂肪垫(也称为颊脂肪垫)位于颞深筋膜深层的深面,颞肌的浅面并延伸至颧弓的深面。深层脂肪垫是颊脂肪垫的一个延伸。

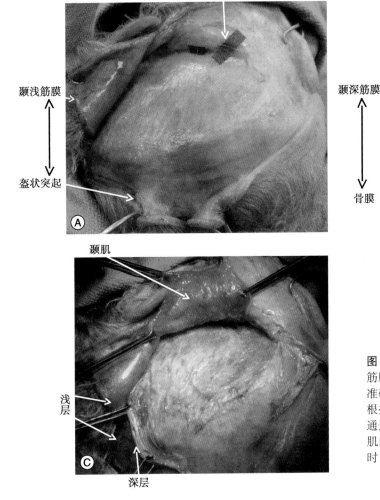

面神经

颞浅筋膜

盔状突起

颞深筋膜浅层　　颞中脂肪垫

颞深筋膜

骨膜

颞肌

浅层

深层

图 1.4　颞区解剖的不同层面。(A)颞筋膜浅层(颞顶筋膜)与深层之间的剥离。在这个层面,外科医师应该准确在颞深筋膜上操作。(B)在颞深筋膜深面剥离。根据颧骨弓的位置,这是个安全的计划。面神经可以通过颞深筋膜浅层得到保护。(C)颞肌深面的剥离。肌肉可以保留作为皮瓣的一部分。在无需暴露颧骨弓时,这是安全并简单的方案

大多数的关于颞区筋膜层的争论源于描述颞浅筋膜和颞深筋膜浅层的混淆。其重要意义在于面神

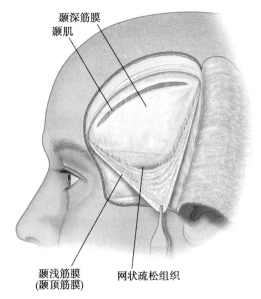

颞深筋膜
颞肌

颞浅筋膜
(颞顶筋膜)　　网状疏松组织

图 1.5　颞筋膜的解剖

经走行于颞深筋膜浅层的浅面、颞浅筋膜的深面。另一个令人困惑的观点是认为颞深筋膜位于颞肌的表面。而事实上还有另一层筋膜位于颞肌的表面,这并不是颞深筋膜,该筋膜不具有明显的外科学意义。最后的一项争议是无名筋膜究竟指什么? 这个术语通常用来描述颧弓上方的颞深筋膜浅层。其他医师将颞深筋膜浅层和颞浅筋膜层之间的疏松组织定义为无名筋膜(无名筋膜可以指腮腺颞筋膜、帽状腱膜或颞浅脂肪垫)[13]。

在颞区域剥离的平面取决于手术的目的(图1.4)。在一般情况下,外科医师应避免在颞浅筋膜层剥离,因为这可能损伤面神经的额支。在暴露眶缘和额肌的手术过程中,应该在颞浅筋膜和颞深筋膜之间的平面剥离(图 1.4A)。为了暴露颧弓,需要将颞深筋膜浅层分离并剥离它与中间脂肪垫之间的间隙(颞深筋膜浅层将作为保护面神经一个层次)(图 1.4B)。最后,当使用冠状切口入路时,可不必

暴露颧弓,提起头皮瓣,可在颞肌深面进行剥离(图 1.4B)。在这个少血管解剖层次剥离可避免对额神经的牵引或潜在损伤,而且由于可以防止脂肪萎缩或颞肌的回缩,可以确保良好的美容效果。

在颞部区域的筋膜已经比较明确,存在争议更多的是颧弓表面的筋膜和面神经的解剖变异[12,14,15]。面部表浅肌肉腱膜系统(SMAS)与颞顶筋膜(TPF)连续,但目前尚不清楚,如面部深层和颞深筋膜是彼此连续或黏附和分别源于颧弓的骨膜。此外,软组织从骨膜到皮肤的厚度是变小的,组织之间是紧密粘连的,在这一区域面部的平面和面神经的辨认变得困难[16]。面神经额支穿过颞深筋膜,邻近颧弓上缘表浅部位,而这区域是面部危险区构成中的一个(见下文)。

颈部筋膜

颈部不同筋膜层的命名也容易导致明显的困惑。在颈部有两个不同的颈部筋膜层:浅层和深层(图 1.3,图 1.6)。后者由三个不同的层组成:①颈深筋膜浅层,又名颈深筋膜的包围层;②在中间层,通常命名气管前筋膜;③深层,或椎前筋膜(图 1.3,图 1.6)。气管前筋膜环绕气管,甲状腺和食管,而椎前筋膜包围椎前肌肉和形成的颈后三角形的底面。对于整形外科医师,颈浅筋膜和颈深筋膜的浅层是最有意义的[17,18]。

颈浅筋膜包围颈阔肌并与皮下脂肪有密切关系。在颈阔肌及其周围的浅表颈筋膜代表 SMAS 在

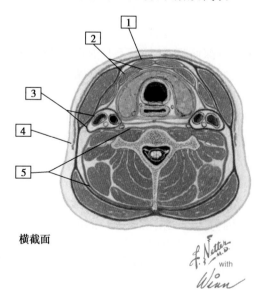

图 1.6 颈部的筋膜层。1. 颈深筋膜的包围层;2. 气管前筋膜;3. 颈动脉鞘;4. 浅筋膜;5. 椎前筋膜

颈部的延续。在一般情况下,剥离颈部皮瓣时,保持颈阔肌与皮肤一起,以提高其血液的供应(例如,在颈清扫术时)。然而,在颈部皮肤提升时提起颈阔肌可行颈阔肌整形和皮肤的修剪。组织扩张器可以放置在颈部颈阔肌深面或表面。放在颈阔肌表面时会产生更薄的皮瓣,使其更适合于面部的重塑,而放置在深面使扩张器有个更为安全的覆盖范围[19,20]。

颈深筋膜浅层,或颈深筋膜的包围层,整形外科医师通常将其简称为"颈深筋膜"。它环绕整个颈部,黏附在椎骨棘突和后方项韧带。它分开包围胸锁乳突肌与斜方肌。它还分开包围腮腺和颌下腺。面部深层筋膜,或称腮腺咬肌筋膜,被认为是颈深筋膜在面部的延续。

面部固定韧带

面部的韧带固定皮肤和软组织,保证其维持在正常位置,抵抗引力变化。基于以下几个原因,韧带的解剖知识对于颅面外科和美容外科是十分重要的。对于美容外科医师,这些韧带对于保持面部脂肪在适当位置起着重要的作用。对于重新定位完美的皮肤和面部的软组织,众多医师建议松解韧带。对于颅面外科医师,黏附的区域代表不同的筋膜层之间的合并,可能引导外科医师剥离解剖到一个错误的平面。在面部重建或面部移植时,由于其功能和美学的结果,重建或维护这些韧带对防止组织软下垂是重要的。

有多种术语描述这些韧带和附着组织。Moss等将其分为韧带(连接深筋膜/骨膜到真皮),附着组织(深和浅筋膜之间纤维连接)以及分隔(不同层次间的纤维间隔)[21]。

在眶周和颞部,有多种名称描述各种韧带和附着组织(图 1.7)。沿颞骨的颞线,存在颞筋膜与颅骨骨膜融合区域,称为上颞隔[21]。这些附着止于眉内侧 1/3 的颞韧带附着点(TLA)。TLA 大约长 20mm,宽 15mm,并起源眶上缘头侧 10mm。颞线和 TLA 两者有时统称为颞骨附着。颞隔下端向后延伸和在颞深筋膜的表面上从 TLA 向下走向颧骨上缘。该眶上韧带附着从 TLA 内侧沿着眉部延伸。

眼轮匝肌固定韧带(ORL)位于眶上缘、外缘和下缘,从眶缘外侧骨膜向眼轮匝肌深面延伸(图 1.8)[22,23]。ORL 将眼轮匝肌固定在眶缘上。眼轮匝肌直接附着在前泪嵴内侧的水平骨缘。在这个水

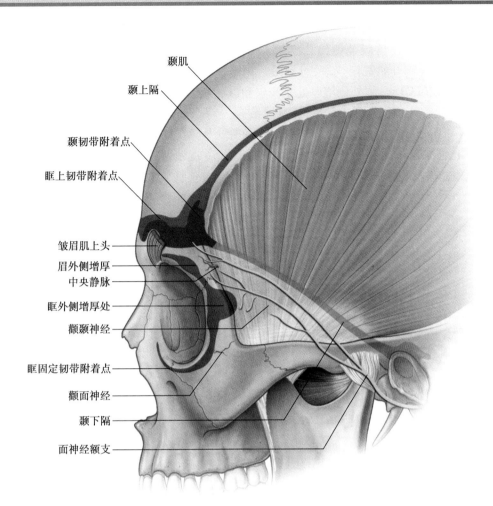

颞肌

颞上隔

颞韧带附着点

眶上韧带附着点

皱眉肌上头

眉外侧增厚

中央静脉

眶外侧增厚处

颧颞神经

眶固定韧带附着点

颧面神经

颞下隔

面神经额支

图 1.7　眶前区域的韧带

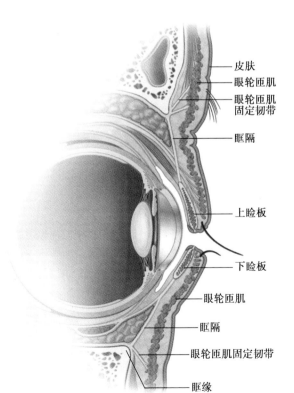

皮肤

眼轮匝肌

眼轮匝肌固定韧带

眶隔

上睑板

下睑板

眼轮匝肌

眶隔

眼轮匝肌固定韧带

眶缘

图 1.8　眼轮匝肌固定韧带

平上的 ORL 替代了肌肉的骨性起点,继续横向绕眶缘。在起始点较短,在角膜外侧缘处达到最大长度[24]。然后,向外侧开始逐渐变短,直到最后融合于眶外侧增厚处(LOT)。眶外侧增厚处是浅层和深层筋膜在颧骨额突上和相邻的颞深筋膜的结合。ORL 和眶隔都附着于弓状缘,即眼眶边缘增厚的骨膜[23]。ORL 也称为眶周隔,在下部,形成眶隔韧带。ORL 韧带附着在眼轮匝肌睑板部与眶部交界的深面。

在中面部,固定韧带分为直接韧带(骨皮肤韧带)和间接韧带。直接韧带从骨膜连接至真皮,包括颧韧带及下颌韧带。间接韧带连接浅筋膜与深筋膜,包括腮腺咬肌皮肤韧带(图 1.9,图 1.2C)。该固定韧带与表浅肌肉腱膜系统(SMAS),间接将活动度较大的皮肤固定于深面相对固定的结构(深筋膜、咬肌和腮腺)。

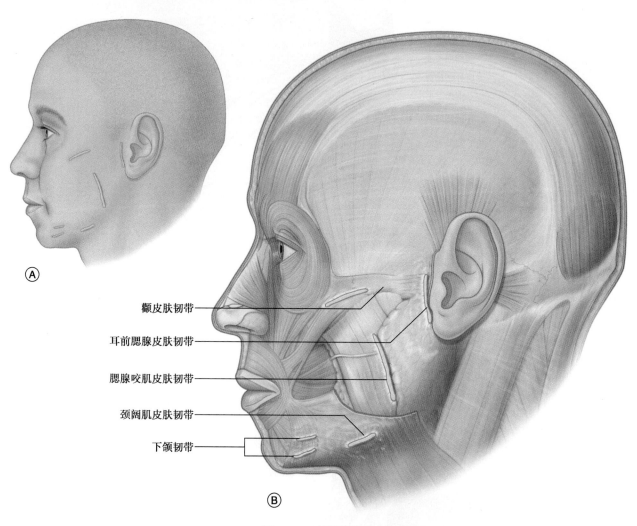

颧皮肤韧带

耳前腮腺皮肤韧带

腮腺咬肌皮肤韧带

颈阔肌皮肤韧带

下颌韧带

图 1.9　面部固定韧带

颧韧带和咬肌韧带一起构成倒 L 形,颧大肌韧带形成 L 形的交角(图 1.9,图 1.2C)。这些韧带通常约为 3mm 宽,位于耳屏前方 4.5cm,颧小肌后方 5~9mm[25~28]。主韧带的前部呈多束,形成倒 L 的水平支。L 形的垂直支由粗壮的咬肌韧带构成,其上端止点接近(颧骨韧带),沿着咬肌前缘向下延伸直至下颌骨下缘[5,29]。腮腺韧带,也称为耳前韧带,是深浅筋膜之间另一个牢固附着区域[25,27,28]。下颌韧带起源于下颌骨前联合周围下颌下缘上方 1cm 的

区域[27,28]。面部还有其他数个固定韧带,最有代表性的是下颌隔膜和眶隔[30,23]。

颧前间隙

颧前间隙是一个位于颧骨体表面滑动的空间平面,深面为眼轮匝肌和轮匝肌下脂肪垫(图 1.8)[31]。其底面是覆盖颧骨和提唇肌(即颧大肌、颧小肌和提上唇肌)的筋膜层。筋膜层延伸至肌肉

的尾侧,逐渐变薄,使肌肉更易见。颧骨前间隙的上界是眼轮匝固定韧带,与眶隔前间隙间隔。下界由筋膜层的底部反折形成。这种下边界由颧骨固定韧带进一步增强。该间隙内侧被提上唇肌边缘和起源内侧眶缘的眼轮匝肌包围。最后,外侧边界的上方由颧骨额突表面的 LOT 形成,下方为颧骨韧带[32]。面部神经分支在顶面(即表面)跨越这间隙。唯一横穿颧前间隙的结构是面神经颧支,穿出的孔道正好位于 ORL 的尾侧。

颧脂肪垫

这是面颊部皮肤下 SMAS 浅表的脂肪垫(它包围眼轮匝肌)[33]。该脂肪垫呈三角形,其底部在鼻唇沟和其顶点横跨颧骨的体部。颧脂肪垫提升是面部年轻化和面瘫治疗的重要部分。

颊脂肪垫

颊脂肪垫是创伤后面部畸形和面部老化的一个易被忽视的因素,而且常常被忽视,可以很好的作为一个组织瓣或移植供区[34,35]。

老化松弛导致筋膜脂肪横向脱垂,有助于形成方脸的外观[36]。很多面部创伤会导致脂肪疝出,脂肪可疝出至口腔黏膜突出,甚至进入上颌窦[24,37~39]。这种脂肪是在解剖学和组织学与皮下脂肪并不同。在婴儿时大量存在,以防止面颊在吸乳期间向内凹陷,随着年龄增大逐渐减小[40]。功能是填补咀嚼肌之间的滑行平面。

通常认为颊脂肪垫是向四个方向扩展的立体结构,颊侧、翼侧、颞深侧和颞浅侧。体部位于上颌后牙区的骨膜(周边有上颌内动脉的分支),覆盖在颊肌和在口腔前庭向前延伸到上颌第二磨牙的水平。颊侧的延伸是最表浅的,沿着腮腺导管的周围向咬肌的前缘延伸。沿颊表面和面深筋膜深面延伸(咬肌-颊筋膜),并与面神经分支和腮腺管道密切相关。颊侧延伸与面动脉同一方向,面动脉标志着颊脂肪垫的前界。翼侧延伸通过下颌升支深面向后、向下、包围翼内肌。在颞深向延伸通过颧骨和颧弓之间向上方。颞浅向延伸实际上是从体部完全分离,位于颧弓上方的颞筋膜的两层之间[41]。

面神经

大多数的面部整形手术,都存在面神经分支损伤的风险,无论是先天性畸形、创伤后重建或美容外科手术。虽然有大量文献描述面神经的解剖分支,很多出版物描述二维解剖,描绘神经的路径并且讨论其解剖路径体表投影(图 1.3)[9,16,42~49]。然而,要充分认识面神经的解剖走行仍然困难,因为这是三维结构,面神经相对于面部层次的深度,这是与执业医师最相关的。尽管分支的模式有显著的变化,面部神经一致在固定的平面通过,从一个平面穿越到另一个平面的既定区域存在损伤的缝线[1]。应避免或谨慎地在这些"危险区"进行剥离。在其余的面部,在一定平面如面神经的浅面或深面,可以相对安全地进行剥离。

面神经核位于脑桥下部,是负责电活动支配所有从第二鳃弓演化而来的肌肉。一些源于孤束的感觉纤维加入面神经支配外耳道的皮肤。神经从脑桥的下方穿出,横向通过小脑脑桥角并进入内听道。然后面神经穿过颞骨(在颞骨骨折时容易发生损伤)通过头颅茎乳孔穿出。在出颅后,由与颅骨骨膜连续的一厚层筋膜包围,周围由脂肪小粒聚集包围,通常与一支小血管交叉。这使得它在这个区域中的辨识具有一定的挑战性。几种用于识别面神经主干的方法已经描述:

1. 耳屏软骨向深部走行,,神经在耳屏软骨终止点下方 1cm 深面。在耳屏的右前方表面有一个乏血管平面,这可以安全快速地剥离到耳屏软骨。

2. 沿着二腹肌的后腹的后方可以发现神经向内侧走行即刻进入肌肉末端的上缘深面。

3. 在乳突的前缘,面神经于颞骨鼓部成角,并且将颞骨鼓部于乳突的成角平分为二。

4. 可以触及乳突和下颌骨后缘之间的茎突。面神经横过这一结构。

5. 可以沿着神经终末支向近端寻找。

神经向前和向下穿过腮腺。在腮腺内神经分为颞颧支和颈面支,然后再分为面神经的五个末端分支:额支、颧支、颊支、下颌缘支和颈支(图 1.10)。然而,颧支和颊支在位置和分支方式有显著变异,支配的肌肉也有明显的重叠,有时它们组合时被称为"颧颊支"。颞支和下颌缘支在医源性损伤具有最高风险性,尤其是它们支配的肌肉几乎没有任何交叉神经支配,因此会更加关注这些分支的损伤。

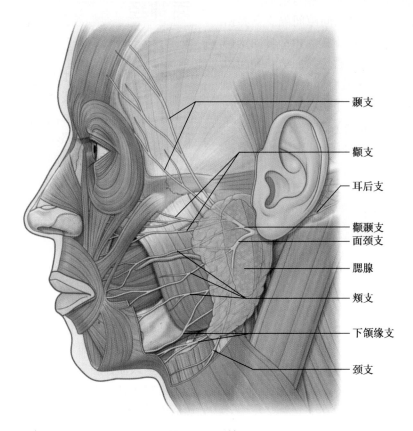

颞支
颧支
耳后支
颧颞支
面颈支
腮腺
颊支
下颌缘支
颈支

图 1.10   面神经

额（颞）支

额颞支包括支配眼轮匝肌、皱眉肌和额肌的 3～4 个分支。以下是用来描述体表投影的几个解剖标志。最常见的描述是 Pitanguy 线，从耳屏下 0.5cm 延伸到眉外侧 1cm 点（或外眦外侧 1cm）[50,9]。Ramirez 描述面神经经外眦部外侧 4cm 跨过颧弓[51]。外科医师将跨越颧弓中间 2/3 的区域称为神经区域。Gosain 等发现额神经分支出现在颧弓的下缘、外耳道前方 10mm 和眶缘外侧后方 19mm[16]。最后，Zani 等在 300 具尸体解剖的研究中心描述，神经限制在由分开的两条直线之间的区域，第一条线从耳屏上界线至额部区域的最上方皱纹，第二条线是耳屏下边界至额部区域最下方的皱纹[45]。虽然额神经与面神经其他分支之间没有联系，额支内部之间存在联系[16]。此外，额神经后部的多个分支相比前支临床上意义少，前支的损伤将导致明显的眉畸形[16]。A 线从外耳屏至眉外上 1cm 或外眦外侧 1.5cm，似乎是一个相当精确的标记额神经最大分支走行的体表投影线。

由于额神经的表面解剖的变化很大，神经走行

平面（深度）的意义更为重要（图 1.4）。自腮腺穿出后，面神经被位于咬肌表面的面深筋膜（腮腺咬肌筋膜）保护。在面中部的操作（例如面部提升）中，剥离通常在面深筋膜表面（可保护深面的神经）。在颞部区域中，神经位于颞浅筋膜的深面（图 1.5A）。该区域的剥离通常在神经深面进行，无论是在颞深筋膜的浅面或深面剥离都是安全的。然而，神经跨越平面时从颧弓附近深面穿出到浅表是一个有争议的问题。这主要是因为与颧弓附着筋膜解剖的复杂性。在颧弓正上方，面部各层是牢固附着的（从骨到皮肤只有较薄的组织）。而 SMAS 是颞顶筋膜跨越颧弓的延续，目前尚不清楚，面深筋膜是颞深筋膜的延续或者它们是黏附在颧弓骨膜分开的两层[7,8,52,53]。在颧弓下边界，面神经非常靠近骨膜[54~57]。神经依旧在 SMAS/TPF 深面和 TPF 与 DTF 之间的疏松组织的深面（其如上所述，有时是作为一个单独的筋膜层，称为腮腺咬肌筋膜）。这种位置深的神经可以保证安全地在颧弓的水平横断 SMAS 进行面部提升手术[58]。神经在颧弓正上方的区域经过其深部的位置到达 STF[13]。在这个区域中，筋膜层是更加紧密地黏附，

这是一个警告信号,表明面神经近在咫尺。在这一过渡区剥离时,延伸超过颧弓和颧弓上方 2~3cm,应该仔细进行操作(见图 1.3)。

颧支和颊支

这些分支从腮腺穿出和在咬肌表面和腮腺咬肌(面部深层)筋膜深面的向前发散。它们穿过深筋膜确切的点是不固定的,但是都在咬肌前缘的附近。支配中面部肌肉的上分支(颧分支)在紧靠耳屏的前面约 4cm(下方周围 1cm)穿过深筋膜到颧韧带(图 1.2C)。这些分支穿过肌肉的深面支配颧大肌。颊支在腮腺导管(腮腺咬肌筋膜深面)同一平面穿出腮腺。穿过咬肌前缘的深筋膜,靠近咬肌皮肤韧带(见图 1.2C)。总体,颧支和颊支支配眼轮匝肌、面中部肌、口轮匝肌和颊肌。不像下颌缘分支和额分支,颊支和颧支之间有大量的交叉,这些神经单支的损伤后通常是不明显的。面部内侧至内眦水平的撕裂伤通常不适于探查或修复面神经。

下颌缘支

下颌缘神经是最常遇到的面神经分支,并且在多个操作易损伤,包括颈部剥离,颌下腺切除术和下颌骨的暴露[59]。神经的损伤及面部的层次(如深度)研究中发现大量变异的证据,因此在下面部和下颌下腺三角解剖时需要注意[2,44,60~64]。此外,神经可以表现为单分支,也可存在最多 3 个或 4 个分支[2,61,65,66]。

面神经在腮腺下界附近穿出后,弧形向下,往往低于下颌骨下缘。神经穿过下颌边界是否进入下颌三角因人而异,这是一个争议的问题[2,60,67]。尽管一些尸体研究发现神经更常出现在下颌骨下缘上方,但临床经验表明它经常位于下颌三角,下颌骨下方达 3cm 或甚至 4cm[2,44,60,68~70]。这在颈部的位置可能变化,并且外科医师必须考虑在剥离时神经的位置有很大的可变性[2]。然后,神经向后上进入下颌角和茎突之间的茎乳孔。神经一旦穿过面部血管后,它的主干常高于下颌骨的边界,虽然在颈部较小的分支继续支配颈阔肌[2]。

自腮腺穿出后,面神经起始于腮腺咬肌筋膜的深面。在下颌三角,面神经位于颈阔肌和颈深筋膜之间。但是,可能偶尔会发现面神经走行在颌下腺表面附近的深筋膜深面。在整个走行中面神经位于颈阔肌深面,面部血管的浅面。由于面神经在下面部跨越菲薄的颈阔肌,在皮下剥离时可能会损伤神经。

下颌缘支支配下唇肌肉、降口角肌、颏肌和颈阔肌的上部[65,61]。下颌缘支损伤后通常会导致明显的外观改变[71~73],多名外科专家一直倡导在此区域保护面神经[74,75]。当进行下颌骨区手术,医师可以在颈阔肌深面常见的位置发现面神经。但是,在更深的层面剥离(深筋膜和面部血管深面)更安全、快捷,有利于更好地保护神经。在颈阔肌外侧上方剥离也可避免神经的损伤。

颈支

面神经颈部分支主要支配颈阔肌。在文献中它很少受到关注,因为这种神经损伤可能会被忽视。然而,这种损伤可能导致下唇肌肌力的减弱,这经常与下颌神经的损伤相混淆(下颌缘支神经假性面瘫)[76,77]。然而,颏肌功能是否完好可以区分这两种情况,面神经颈支损伤时颏肌功能未受影响。

面神经颈支自腮腺穿出后经过下颌角后方 1~1.5cm 处。然后在颈阔肌深面,下颌骨下缘下方 1~4.5cm 向前穿行[78]。面神经颈支通常由一支以上组成。它与下颌缘支存在联系(这可以解释其损伤后下唇的不对称),并始终与颈横神经存在关联,尽管后一种联系在目前意义不大[79,60]。

与感觉神经的联系

数位作者已经注意到面神经分支与感觉神经之间的联系,包括眶下神经,颏神经和颈横神经[66,78,80,81]。此发现确切临床重要性尚未明确。有趣的是,在 Cleveland 诊所进行一项研究发现,面部移植受术者尽管只接受了面部神经重建,面部感觉同样得到改善[82]。

头皮

头皮的五层解剖是众所周知的,可以通过英文首字母缩写"SCALP"方便记忆:

- 皮肤
- 结缔组织
- 帽状腱膜
- 疏松间隙组织
- 骨膜。

帽状腱膜也称为头皮腱膜，与面部 SMAS 相延续。头皮的奇特是由紧密的网络结缔组织纤维从皮肤连接到帽状腱膜。这使得皮肤与帽状腱膜难以剥离（类似于手掌），易于出血。此外，头部血运丰富，深部疏松结缔组织又会让血管处于开放状态，因此创伤后容易出血。

帽状腱膜，是一个活动的结构，前方连接额肌，后方连接枕肌。因为皮肤与帽状腱膜紧密相连，两者可以一起移动。这对眉部年轻化治疗很重要，弱化皱眉肌可使得头皮腱膜向后移动，使眉部提升。

帽状腱膜和骨膜之间的疏松间隙组织也被称为帽状腱膜下筋膜。这层筋膜较疏松，尤其是在头皮的顶部，在该层次可以快速剥离并减少出血。它在接近眶上缘变得更密集。大多数医师认为这层作为一个潜在的解剖"平面"，而不是一个独立"层次"[8,83]。然而，它已被证明是一个独立的层次，可以作为血管化的组织瓣单独剥离[8]。在接近颧弓和眶上缘时更容易形成组织瓣，因为在该部位这层相对较厚。在组织学上形成多个层次，其中大部分的血管沿着浅表层和深层走行[31,85,86]。

骨膜层即附着在颅骨表面的骨膜，骨膜在颅骨缝部位紧密相连，在颅骨表面附着疏松，可以容易的剥离。它可以作为独立的组织瓣用于各种用途，一旦与颅骨分开，会有明显的回缩[87,88]。

五组动脉供应头皮。前部为眶上动脉和滑车上动脉（来源颈内动脉的眼动脉分支），外侧为颞浅动脉，后部为耳后动脉和枕动脉（后者三组动脉发自颈外动脉）。一般来说，这些血管沿帽状腱膜走行，逐渐走行至头皮的远端。在这个层面上，发出多个穿孔支到达更深的帽状腱膜下筋膜。接近头顶部位，大部分血管变得更为表浅，与对侧血管吻合。这就解释了为什么头皮皮瓣（由皮肤和具有完整真皮下血管丛的帽状腱膜形成）可以安全地延伸跨越中线，而纯帽状腱膜瓣则不能[89]。

支配头皮前部的神经由四个三叉神经分支组成：STN、SON、ZTN 以及耳颞神经。头皮的后部（大致耳郭后面的水平）由颈椎神经的四个（C2 和 C3）分支组成：耳大神经、枕小神经、枕大神经和第三枕神经。

肌肉

在一般情况下，额头和眉的肌肉排列在三个层面：额肌、降眉间肌和眼轮匝肌位于皮下层，皱眉肌位于最深的层次，降眉间肌位于中间层（图 1.11）。

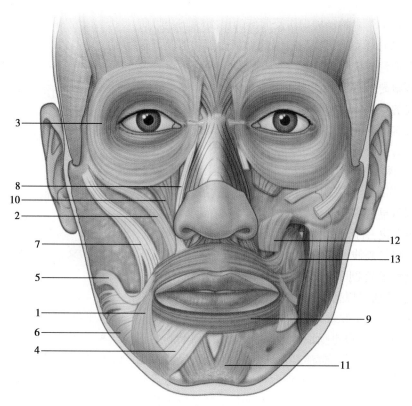

第一层
1. 降口角肌
2. 颧小肌
3. 眼轮匝肌

第二层
4. 降下唇肌
5. 笑肌
6. 颈阔肌
7. 颧大肌
8. 提上唇鼻翼肌

第三层
9. 口轮匝肌
10. 提上唇肌

第四层
11. 额肌
12. 提口角肌
13. 颊肌

图 1.11　面部表情肌

额肌、帽状腱膜脂肪垫和滑动平面

额肌起源于帽状腱膜,在远端(下方)止于眉部皮肤,与降眉间肌,皱眉肌和眼轮匝肌交错。鼻根的正上方,两侧额肌彼此邻接。向上后两侧额肌逐渐分离,内侧边缘向外延伸与帽状腱膜连接[90],分离点存在较大的变异,位于眶上缘水平以上 1.5 ~ 6cm。这个分离点在女性位置更高。这对注射肉毒毒素治疗额头皱纹是重要的。

帽状腱膜脂肪垫位于眉水平的额肌深面,为纤维脂肪混合组织,常可在提眉操作过程中遇到[91]。该脂肪垫延伸到眶上缘以上 2 ~ 2.5cm,与皱眉肌密切相关。帽状腱膜脂肪垫与骨膜之间是可滑动的空间,这使得颅骨上方的眉具有移动性。类似于面部的 SMAS,头皮上的帽状腱膜分开覆盖额肌的深面和浅面。在眶上缘的水平,筋膜覆盖额肌的深面并与骨膜黏附变得更加紧密,在眼睑上方封闭帽状腱膜脂肪垫和可移动平面。这些附着点变薄弱或松弛可能导致眉下垂,尤其是在外侧[92,93]。

皱眉肌

随着对皱眉肌在眉部提升手术、偏头痛外科治疗和眉间皱纹治疗中作用的认识,皱眉肌的解剖已经得到了更多的重视。更新的兴趣点促使对皱眉肌有更多的解剖学研究,目前一致观点认为,肌肉的体积比最初的描述要大[94,95]。皱眉肌起源于眶上脊,并倾斜向上和向内进入到眉部皮肤。通常认为,此肌肉的组成包括一个横向头和一个斜向头,Park 等发现这种分叉方式不明显,认为肌肉在疏松组织间隙内为三个或四个平行的肌肉群[94]。Janis 等同样发现,两头部自起点发出后不久,就没有什么区别[95]。在所有情况下,肌纤维横向混合在一起,并且变得更加表浅。在 SON 的内侧,可以清楚地看到皱眉肌离开了额肌/眼轮匝肌表面。但是,在内侧它变成更加表浅。这与眼轮匝肌紧密交错结合解释了不同作者之间关于此区域解剖学描述的差异。术中,皱眉肌可以通过它的斜行的纤维、较深的颜色和更深的位置辨认,相对于来说,眼轮匝肌则更表浅,位置更低,颜色更亮,并具有圆形的纤维。

肌肉的起始点宽度约为 2.5cm,高度约为 1cm,在内侧数毫米开始向中线几乎到达 SON 的水平[94]。然后,肌肉通过横向穿入眉的皮肤,达到接近眉的外侧 1/3。Janis 等发现,该肌肉向外侧扩展距中线最大为 43mm,距眶外侧缘内侧 7mm,而向上方的扩展最大从鼻根水平向上为 33mm。

皱眉肌可能由两侧面神经的额支(颞支)和颧支支配[66,70,96,97]。额神经分支进入肌肉的内侧端,因此,在 SON 外侧完整切除肌肉的重要性在于避免留下具有完整神经支配的肌肉。面神经颧支(或上颊支)发出的神经沿鼻侧向头顶走行,在支配降眉间肌和皱眉肌之后进入鼻肌[66,97]。

降眉间肌

这块小肌肉起自鼻骨和上外侧软骨,向上走行止于眉间皮肤,在眉内侧与额肌交织[98]。降眉间肌收缩产生横向皱纹。

降眉肌

这个小肌位于眼轮匝肌和皱眉肌之间,尽管一些学者认为是它的一部分[92,99~101]。降眉肌起自上颌骨额突,位于额上颌缝下方 2 ~ 5cm 的位置,在泪后嵴的后上方[99]。Daniel 和 Landon 认为,降眉肌在表浅的眼轮匝肌与深面横向走行的皱纹肌之间垂直走行[100]。它最后止于眉内侧的真皮层。

中面部肌肉

从外侧向内侧,分别是颧大肌、颧小肌和起自上颌骨的前面的提上唇肌(图 1.11)。其走行为弯曲线,凸向下,内侧高于外侧。这些肌肉形成颧前间隙的底面,表面被一层上端更为强劲的面部筋膜覆盖,2 ~ 3cm 厚。可以通过灰白色,粗分叶状外观来辨认这层筋膜。提上唇肌起自眶下缘,颧大肌起点自颧骨体前方,未达到眶下缘。该三块肌肉止于上唇。

提上唇鼻翼肌起自上颌骨额突。它的纤维向外下走行,止于鼻外侧软骨下部和和上唇。

提口角肌起自上颌骨,位于提上唇肌深面的眶下孔的下方。它是面部为数不多的几块肌肉之一,神经支配来自于肌肉表面。

上唇降肌和降口角肌与颈阔肌连续,收缩使唇向下和向外侧运动。

颏肌是一个厚厚的小肌肉,在暴露下颌骨和颏部手术是很重要的。它起自下颌骨切牙根的颊面,止于颏部。应用颊黏膜切口时,将颏肌修复复位对于防止颏部下垂十分重要。

咀嚼肌

四组咀嚼肌，包括颞肌、咬肌、翼外肌和翼内肌，咀嚼肌大部分位于颞区和颞下窝，在言语和咀嚼时控制下颌骨的运动。它们均是第一咽弓的衍生物，都是由三叉神经的下颌支支配。

颞肌

颞肌起自颞骨窝，位于颞深筋膜深面。它经过颧弓深面止于下颌骨的冠突和下颌骨升支前缘，几乎下降到第三磨牙高度。血供来自颞深前、后动脉，其起源于颌内动脉并通过肌肉深面供应肌肉[102]。它的次级血供来自颞中动脉，其源于颧弓附近的颞浅动脉，沿颞深筋膜走行。由于蒂位于深部，可以形成组织瓣以颧弓为支点旋转修复眼眶、上颊部和耳[103,104]。颞肌也会应用于面部年轻化治疗。

咬肌

咬肌是面部强健的肌肉，起自颧弓下缘和内表面，由两个头组成：浅表头起自颧弓前2/3，深头起自颧弓后1/3。浅表头向下、向后走行，而深头垂直向下走行。然后，这两个头合并一起止于下颌骨的外下侧表面。

翼内肌

翼内肌起点具有两个头：表浅小头起自最后磨牙后面的上颌结节，深部大头起自内侧翼突表面。两个头向下和向后走行止于下颌角区下颌骨的内侧面。发生下颌骨骨折时，翼内肌可使下颌骨后段向上和向前运动。

翼外肌

翼外肌也有两个头，较小的上头部起自蝶骨下表面和蝶骨大翼而较大的下头部起自蝶骨大翼的外侧面。该纤维向后走行止于下颌骨颈部和颞下颌关节关节囊的前面。一些纤维穿过关节囊附着到关节内的关节盘上。在髁状突骨折，翼外肌可以导致下颌骨髁状突的移位，而在 Le Fort 骨折，肌肉向下和向后牵拉部分下颌，导致磨牙和前牙过早接触。

咀嚼肌的运动

咀嚼肌的共同作用控制下颌骨大部分的运动。下颌骨的提升由颞肌和咬肌完成，而翼状肌牵拉下颌骨，并使其行向对侧移动。

翼状咬肌韧带

咬肌和翼内肌分别止于下颌角区下颌骨下缘的外侧和内侧表面。这些肌肉止点由翼状咬肌韧带相互联系，是一个相互连接的纤维带，位于下颌骨下缘周围，连接两肌肉的止点[105]。翼状咬肌韧带的破坏会导致到咬肌向上回缩，在咬牙时形成异常外观[106]。

颞肌和咬肌在美容的重要性

无论是咬肌还是颞肌的萎缩、肥大或位置改变均可对面部外观产生影响。咬肌肥大导致下颌角间角度增加，虽然大多数情况下咬肌良性肥大（BMH）实际上是由下颌升支向外侧扩展造成的，而不是肌肉的真实肥大。更常见的是颞肌的畸形，常见的医源性原因是通过冠状切口悬吊肌肉的起点操作不当，导致肌肉向下方收缩。这将导致颧骨上方出现一个明显的隆起，在肌肉起点附近出现凹陷。由于肌肉通常不能被拉伸到其原始长度，对于咬肌或颞肌萎缩或移位的修复常常涉及应用异体植入物。

感觉神经支配

随着对偏头痛病因的逐渐认识[107,108]，感觉神经的解剖结构和它们与周围肌肉之间的关系得到了更多的重视。关于感觉神经的解剖结构知识也是很重要的，既可以避免医源性损伤，也可以更好地进行神经阻滞麻醉[109,110]。通常情况下，面部感觉由三叉神经的三个分支支配（每一分支又分成三个小分支），头皮部还接受颈椎脊髓浅神经支配（图1.12和图1.9）。

三叉神经的额部分支再分为三个分支，分别为眶上、滑车上和滑车下神经（图1.13A和图1.12），支配上眼睑、额部皮肤和大部分头皮。前两者尤其重要，其意义在于和触发额叶偏头痛相关，在额部和眉部年轻化治疗时可能受到损伤[108]。此外，成功麻

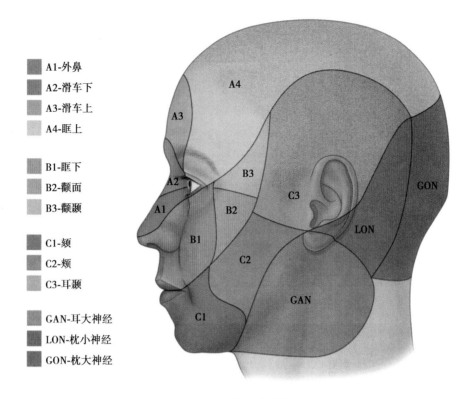

A1-外鼻
A2-滑车下
A3-滑车上
A4-眶上

B1-眶下
B2-颧面
B3-颧颞

C1-颏
C2-颊
C3-耳颞

GAN-耳大神经
LON-枕小神经
GON-枕大神经

图 1. 12　面部的感觉支配

醉眶上神经(SON),能有效麻醉大部头皮区域。

SON 自瞳孔内侧缘垂线的眶上孔或眶上切迹穿出[111]。它的穿出点位置存在显著变异[108,111~117],并且可能是一个切迹、孔或隧道。穿出点离中线 25~30mm。通常位于眶缘以上数毫米,但也可以达到 19mm 以上[112~115]。神经再分为浅表(内侧)和深(外侧)分支。浅表分支经过额肌表面支配额部的皮肤[108]。较大的深分支位于头侧更偏外侧的位置,更容易出现医源性的损伤。深支位于更深的帽状和骨膜之间的平面内[116,117]。它通过颞骨缝内侧上方 1cm,支配额顶部的头皮感觉。额部剥离时在骨膜下平面相对于帽状腱膜下平面剥离更为安全,帽状腱膜下平面剥离存在 SON 深支损伤的风险[118]。

滑车上神经(STN)起自眶内侧缘,位于滑车腱膜上方,距中线约 1cm,通常是由多个分支组成。STN 支配额部中部。滑车下神经(ITN)是一支较小的神经,它支配眼睑的内侧和鼻部内上区域的感觉。

三叉神经上颌支支配头部的感觉,有三个分支,分别是颧颞支、颧面支和眶下神经(图 1. 13B,图 1. 12)。颧颞支(ZTN)穿过颞肌并在颞深筋膜外侧 17mm 到外眦部头侧 7mm,支配额、颞部的感觉[119]。颧颞神经与颞部偏头痛的成因相关。颧面神经通过颧骨的小孔穿出眼眶,支配颧骨下方面颊部皮肤的感觉。眶下神经是上颌神经的直接延续,

经过眶下缘以下 1cm 的眶下孔穿出至面颊部,穿出点与眶上神经和颏神经处于同一垂直平面(大致沿瞳孔中线)[115]。它支配面颊和下眼睑的皮肤感觉。

三叉神经下颌分支也分出了三个分支,分别为耳颞神经、颊神经和颏神经(图 1. 13C,图 1. 12)。在暴露下颌骨时存在颏神经损伤的风险。颏神经是下牙槽神经的延续,自位于下颌第一前磨牙垂直平面的颏孔穿出下颌骨(在儿童为第一磨牙)。颏神经很快分成 2~3 个分支支配下唇和颏部的感觉。

耳颞神经绕过下颌骨颈部,在颧弓的后方上升,一分支支配颞下颌关节感觉。另外一支配外耳(耳郭、外耳道和鼓膜)和颞区的皮肤感觉。另一支还带有副交感神经节后纤维至腮腺,与 Frey 综合征(味觉性出汗)的发生机制相关。耳颞神经阻滞最佳的位置位于外耳道起始部上方 10~15mm[112]。

颊神经走行在颊肌深面。它穿入颊部前发出分支支配面部皮肤感觉,入颊后支配颊黏膜感觉。

在所有颈部皮神经中,耳大神经对于整形外科医师具有最重要意义的[120]。耳大神经支配耳外下 2/3、面颊后下部和乳突表面皮肤感觉。耳大神经在胸锁乳突肌后缘中点周围穿出,然后向下颌角方向斜向上走行。在肌腹中部,它缓缓弯曲,改变方向向耳垂走行。耳大神经可以走行于胸锁乳突肌筋膜的浅面或深面[121]。寻找耳大神经较固定的标志点位

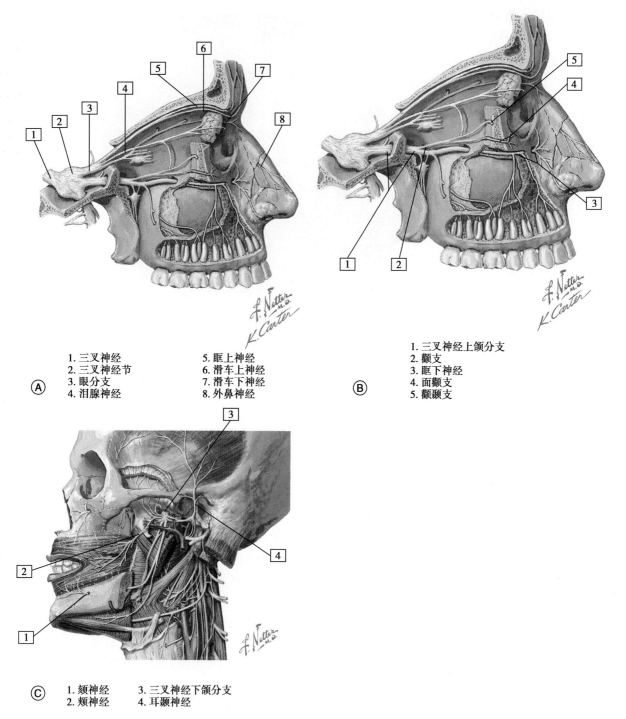

A
1. 三叉神经　　　5. 眶上神经
2. 三叉神经节　　6. 滑车上神经
3. 眼分支　　　　7. 滑车下神经
4. 泪腺神经　　　8. 外鼻神经

B
1. 三叉神经上颌分支
2. 颧支
3. 眶下神经
4. 面颧支
5. 颧颞支

C
1. 颏神经　　　3. 三叉神经下颌分支
2. 颊神经　　　4. 耳颞神经

图 1.13　（A ~ C）面部的感觉神经

于骨性外耳道尾部 6.5cm 的胸锁乳突肌肌腹[120]。

耳解剖

每个个体的耳外观是独一无二的。它的形状和轮廓源于很薄的皮肤软组织覆盖和软骨框架。在一般情况下，外耳由三部分组成，包括耳轮-对耳轮复合体、耳甲复合体和耳垂。每个复合物都有各自独特的结构，形成独特的体表结构[122]。

耳的三部分结构的形成与胚胎发育过程密切相关。耳源于第一和第二鳃弓，与下颌和舌骨同源。这些鳃弓，在妊娠第 3 ~ 6 周继续发育成小丘。位于前方的第一鳃弓形态分为三个小丘：耳轮脚、耳屏及上耳轮。位于后方的第二鳃弓分为另外三个小丘：耳轮、耳屏和耳垂。它们在第 4 个月完全形成的组织结构而沿外耳道口周围不断生长，在 28 周时形成外耳道。中耳源于第一咽弓,在第4周形成砧骨和锤骨,镫骨由第二咽弓形成[122,123]。

软骨支架表面的软组织覆盖包括已退化的耳部固有肌肉,如耳轮大肌、耳轮小肌、耳屏肌、对耳屏肌、耳横肌和耳斜肌。覆盖耳郭的大部分肌肉是耳肌(前方、上方及后方)。所有这些结构由自颞浅和耳后动脉分出的树枝状血管供应。大部分耳的前面和耳轮边缘由耳后动脉的穿支供应。颞浅动脉的分支仅供应耳轮上部、三角窝和耳舟窝。这些脉管形成相互联系的系统,这样每个系统都可以供应耳部[122~124]。

支配耳的感觉神经来源脑神经和颅外神经分支的组合。耳后和耳垂由耳大神经(C2,C3)和枕小神经(C2)支配。耳前部和耳屏由三叉神经(V3的耳颞支)支配。耳下部和部分耳前区由耳大神经支(C2,3)支配。耳的上部和乳突区是由枕小神经(C2)支配。

眼睑解剖

对"理想"完美的眼睑并没有形成共识,有几个因素,如年龄、种族和骨骼周围结构,可导致眼睑形态具有广泛变化。

一般情况下,睑裂水平长 29~32mm,宽 9~12mm,外眦比内眦高 1~2mm。上眼睑通常覆盖虹膜上部 1~2mm(大概位于瞳孔上缘和角膜上缘的中点),而下眼睑位于角膜下缘水平。上眼睑最高点在鼻至瞳孔的中心。在眶周手术后,确保眼睑处于正常的位置十分重要,尤其是当内眦韧带被离断后。

眼睑可以分为由皮肤和眼轮匝肌构成的前层和由睑板和结膜构成的后层(图1.14)。

眼睑的皮肤是人体皮肤中最薄的,主要是由于其真皮很薄,并且相对更有弹性。当皮肤跨越眶缘后,突然变厚。眼睑部的切口愈合通常最快,形成的

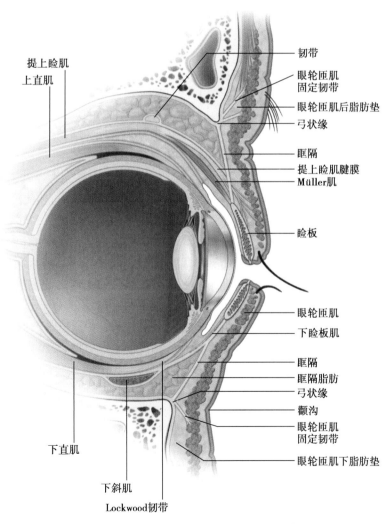

图 1.14 眼睑的矢状面观

瘢痕也最不明显。

眼轮匝肌就位于皮肤的深面,两者之间仅有非常薄的皮下脂肪层,眼轮匝肌分为睑板前、眶隔前(二者位于眼睑表面)和眶部(眼睑周围)。睑板前眼轮匝肌起自内侧,分为两个头包裹泪囊,附着于泪前嵴和泪后嵴。深头,也称为 Horner 肌,同时附着于在泪囊筋膜上。这种特别的结构使眼轮匝肌发挥泵的作用,对于泪液分泌有重要意义[125]。眶隔前眼轮匝肌起自内眦韧带,止于眶缘外侧的颧骨。眼轮匝肌的眶部内起自于内眦韧带和上颌骨与额骨的交界区,肌肉纤维与眶隔前部交织止于外侧睑缝(见下文)。

睑板为眼睑提供支持,维持韧性。睑板由胶原蛋白和软骨构成。上睑板宽 10～12mm,下睑板宽 4～5mm[126]。睑板的边缘与眼睑边缘紧密附着,对缘微凸呈半月状。睑板腺嵌入睑板内,睑板腺导管开口于睫毛后的睑缘。导管开口和睫毛之间是"灰线",是一个细小的灰色线或浅沟。灰线对应于眼轮匝肌延伸的末端,称为 Riolan 肌[127]。灰线是眼睑解剖的一个重要的标志,是眼睑前层和后层之间的平面。

眶隔自睑板边缘延伸到眶缘,除最下方以外均直接附着于眶缘,在下方与眼轮匝肌固定韧带共同起自眶下缘前方 1～2mm(见上文)。隔膜的深面是眶隔脂肪和上眼睑、下眼睑的牵缩肌。

提上睑肌是上眼睑的重要牵拉肌肉,该肌肉的损伤或力量薄弱都可导致眼睑下垂。提上睑肌起自眶骨背面,其肌纤维在上直肌上方向前穿行。然后,提上睑肌变成纤维状提肌腱膜,弯曲向下方至上眼睑。提上睑肌与提肌腱膜之间的过渡区域由 Whitnall 韧带包裹。Whitnall 韧带向内侧和外侧发出侧角,向外侧附着在颧骨,向内侧附着在内眦韧带和泪后嵴内侧。这些附着结构可以在眼球的运动时保持眼睑位置。提上睑肌腱膜止于睑板前表面,并发出纤维经过眶隔、眼轮匝肌附着到皮肤,形成上眼睑皱褶。提上睑肌的深部是 Müller 肌,它受交感神经支配[128]。在甲状腺功能亢进患者,过度兴奋的 Müller 肌导致上睑退缩和假性突眼。另外,在 Horner 综合征,Müller 肌功能的损失导致眼睑下垂。Müller 肌向外延伸发出肌纤维包围泪腺,有促进泪液分泌的作用[129]。

睑囊筋膜有助于下睑回缩,并可协助眼球运动。它以下直肌的延伸部分为起点,止于下睑板下缘和邻近的眶隔[130]。在睑囊筋膜的表面可能含有肌肉纤维,即下睑板肌(类似于在上眼睑的 Müller 肌)。

内眦韧带和外眦韧带在支持和塑造眼睑形状起重要的作用[131,22]。然而,使用韧带/肌腱/系带等术语来描述这些结构时存在明显的混乱[131~133]。在外侧,睑板通过外眦韧带的浅部和深部附着在眶缘。外眦韧带深部更为粗壮,附着在 Whitnall 结节,其位于眶外侧缘后方 3mm 的眶外侧壁[134]。浅部附着在眶外侧缘的前表面和相邻的颞筋膜在眶外侧的增厚部分。睑板表面的眼轮匝肌和韧带的沿眼睑弧的弧度走行,相互交织在一起,形成眶外侧系带,位于外眦韧带浅部的表面[133]。在内侧,内眦韧带起源于睑板内侧缘的前部和后部,形成前后支,附着于泪前嵴和泪后嵴。

鼻部解剖

鼻位面部中央,具有三维错综复杂的解剖特征,对于面部形态有重要意义。鼻的解剖可分为三个部分:外层皮肤和软组织被覆,骨和软骨的框架,内层衬里。前两部分复杂的结构构成了鼻部立体轮廓,形成独特的鼻部外观[135~137]。

覆盖鼻部的皮肤和软组织在厚度、质地和组成方面是不同的。鼻的头侧 2/3 皮肤相对较薄,特别是在骨与软骨结合部(鼻缝点)。鼻的下 1/3 部分皮肤及皮下组织较厚,形成鼻尖的形态,含有一定的皮脂腺[138]。在鼻部神经和血管位于皮下组织。鼻肌位于皮下组织深面,覆盖部分鼻骨和软骨表面。

鼻的框架由鼻骨和软骨构成。框架结构决定了鼻的整体形状。在头侧,成对的鼻骨与上颌骨额突交界,并通过鼻额缝与额骨相邻。鼻骨的下部与上外侧软骨的上部之间重叠的区域,称为键石区。该框架的尾侧部分由一个形状独特的下外侧(鼻翼)软骨构成。鼻翼软骨的内下侧部分为内侧脚。内侧脚逐渐上升后形成中间脚,并继续向外弯曲成为外侧脚。在中间脚和外侧脚之间的接合部被称为穹顶,鼻翼软骨成角的部分对于鼻尖点的形态有重要的作用。附件软骨位于鼻翼软骨外侧脚外侧,通过腱膜将外侧脚与梨状孔连接[139~141]。

鼻内衬里大多覆盖较薄的黏膜,提供呼吸的通道。薄薄的黏膜层的破坏或重建不当可引起呼吸道变窄。

鼻的表面解剖包括皮肤和软组织被覆与骨性、软骨性支架结构。头侧称为鼻根,在中线以一个倾斜向下部分持续到尾端,称为鼻背。鼻尖具有几个解剖标志点。鼻尖上方的区域称为鼻尖上区或鼻尖上转折点,是下外侧软骨穹隆的表面的标志。每侧鼻翼软骨定点构成鼻尖表现点,其尾侧形成鼻尖下小叶和鼻小柱。鼻翼的外侧弯曲部称为鼻翼小叶,构成开放的鼻孔。这些表面结构形成鼻的亚单位,

亚单位边界的解剖标志包括:鼻背、鼻侧壁、鼻槛、鼻尖、软三角和鼻小柱[142]。

鼻具有双重血供。眼动脉分支、筛前动脉、鼻背动脉和鼻外动脉供应鼻的上部。鼻的下部和鼻尖主要是由面动脉分支供应,其中包括上唇动脉和内眦动脉[143]。

参考文献

2. Baker DC, Conley J. Avoiding facial nerve injuries in rhytidectomy: Anatomical variations and pitfalls. *Plast Reconstr Surg*. 1979;64:781–795.

5. Stuzin JM, Baker TJ, Gordon HL. The relationship of the superficial and deep facial fascias: Relevance to rhytidectomy and aging. *Plast Reconstr Surg*. 1992; 89:441.

   The authors performed cadaveric dissections and made intraoperative observations to clarify the relationships between the muscles of facial expression, the facial nerve, and fascial planes. It is confirmed that the facial nerve branches in the cheek lay deep to the deep facial fascia.

16. Gosain AK, Sewall SR, Yousif NJ. The temporal branch of the facial nerve: how reliably can we predict its path? *Plast Reconstr Surg*. 1997;99:1224–1236.

21. Moss CJ, Mendelson BC, Taylor GI. Surgical anatomy of the ligamentous attachments in the temple and periorbital regions. *Plast Reconstr Surg*. 2000; 105(4):1475–1490.

   The authors report consistent deep attachments of the superficial fascia in the temporal and periorbital regions. The clinical relevance of predictable relationships between neurovascular structures and this connective tissue framework is discussed.

41. Stuzin JM, Wagstrom L, Kawamoto HK, et al. The anatomy and clinical applications of the buccal fat pad. *Plast Reconstr Surg*. 1990;85(1):29–37.

   The clinical importance of the buccal fat pad is discussed. Anatomical dissection and clinical experience inform recommendations for surgical modification of the structure to maximize aesthetic outcomes.

58. Barton FE Jr, Hunt J. The high-superficial musculoaponeurotic system technique in facial rejuvenation: An update. *Plast Reconstr Surg*. 2003;112:1910–1917.

77. Ellenbogen R. Pseudo-paralysis of the mandibular branch of the facial nerve after platysmal face-lift operation. *Plast Reconstr Surg*. 1979;63:364–368.

   The clinical importance of injury to the cervical branch to the facial nerve is addressed. In platysmal facelifts, diminished modiolus retrusion may be secondary to an injury to the cervical, rather than the marginal mandibular, branch of the facial nerve.

88. Wolfe SA. The utility of pericranial flaps. *Ann Plast Surg*. 1978;1(2):147–153.

100. Daniel RK, Landon B. Endoscopic forehead lift: anatomic basis. *Aesthet Surg J*. 1997;17(2):97–104.

   Forehead anatomy as it relates to endoscopic rejuvenation is discussed.

107. Mosser SW, Guyuron B, Janis JE, et al. The anatomy of the greater occipital nerve: implications for the etiology of migraine headaches. *Plast Reconstr Surg*. 2004;113(2):693–700.

第一篇　颅颌面外伤

2

面部外伤:软组织损伤

Reid V. Mueller

概述

- 探查皮下潜在的损伤。
- 彻底清洁以避免产生外伤性文身。
- 保守性清创术。
- 仔细地解剖对位和缝合技术。

简介

　　人类生活在一个复杂的社会结构中——在日常交流中不仅需要依靠语言,而且面部表情所涵盖的情感表达也使得语言具有更大的意义。面部表情能够表达一定范围内的微妙情感变化和无声的信息。因为面部在协调日常生活中复杂的社会互动时发挥着非常重要的作用,对于创伤后精心地形态修复和功能恢复是一项不能掉以轻心的重要的任务。前人的成就为修复面部软组织损伤留下了宝贵的经验,让我们可以仔细地评估损伤的性质,并在深思熟虑之后制订一个的重建计划。

　　在创伤患者的护理过程中经常遇到软组织损伤。其中许多伤害都是仅仅需要单纯直接缝合的浅表撕裂伤。而另一些看起来不复杂的创伤可能已经损伤到其他结构。了解损伤的整个自然进程,并制订相应的治疗计划将决定将来是否会出现外观畸形或功能障碍。所有的伤口愈合将受益于清洁、冲洗、保守清创和最小张力缝合。一些伤口创伤较大,需要通过局部或区域性皮瓣转移修复。少数伤口需要组织扩张或游离组织移植以得到功能和外观的完全修复。

基础科学

　　面部软组织创伤的病因学有很大差异,这取决于年龄、性别和地理位置。许多面部软组织损伤相对较小,而且可以直接由急诊处理而无需转诊到创伤专家。关于需要转诊的面部创伤患者的病因占比数据较少,主要涉及严重的创伤如道路事故和撞击。根据致病机制,面部软组织创伤的位置趋向于发生在头部的某些区域。当把面部外伤的所有病因学考虑在内时,分布区域集中在一个 T 形区,包括额部、鼻部、唇部和颏部。横向眉弓和后枕区也是相对的好发部位。这些区域更容易受到伤害,因为位于面部突出部位,在撞击、跌落或意外事故中均容易受伤(图 2.1)。

一般考虑

　　几乎所有的头部的软组织损伤都在某种程度上涉及皮肤。头面部的皮肤在厚度、弹性、可活动性和

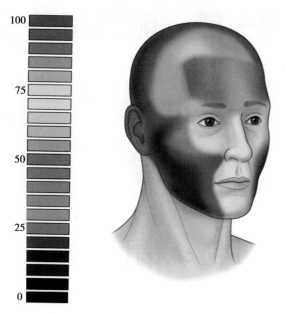

图2.1　总共700个面部软组织损伤的病例在不同分区的损伤情况，以颜色区分。T形分布的区域包括额部、鼻部、唇部和颏部。也应关注横向眉毛部位的损伤

质地等方面相较于身体其他部分的皮肤显示出更多的多样性。头皮最厚，缺乏弹性，生有毛发；而眼睑皮肤最薄，富有弹性，易于移动，这二者存在巨大区别。也要考虑面部外部皮肤到眼眶、鼻腔和口腔等内在腔隙的移行部。面部皮肤在不同区域的结构存在显著差异，需要用不同的方法修复和重建。此外，许多面部结构具有分层特性，包括表面皮肤，中间软骨支撑或肌肉层，内侧黏膜层或第二皮肤层（如眼睑、鼻部、鼻部和耳）。

通过观察唇或头皮切割伤的患者可以认识到头面部具有极其丰富的血运。面部具有丰富的侧支血管网，之间有着密集的相互联系，受伤组织即使看似供血不足，实际上仍可生存，而在身体的其他区域，同样的损伤会导致组织坏死。这意味着更多的组织仍可以利用。这对于如口角等具有很少或没有多余的组织修复的区域，或众所周知的非常难以再生的区域尤为重要。当修复面部时，通常采取保守清创术。如果部分组织区段存活机会很小，但是从重建的角度来看是必不可少，应当在24~48小时内粗略估计一下并重新检查。那时，将再次评估哪些组织能存活，哪些会死亡。没有再生能力的组织需要在二次评估和检查过程后被清除。

由于面部良好的血流灌注，其抗感染能力比身体的其他部位更好。手被咬伤后在没有抗生素治疗的情况下感染风险大约是47%，而如果面颊、唇或舌被咬伤，几乎从来不会发生感染[5]。面部的较低的感染风险在面部软组织损伤的治疗中有实际应用。许多医学专业的学生曾被告知任何已经开放伤口超过6小时后就不能一期缝合。这种观念是基于传统而不是科学。毫无疑问，虽然开放性伤口时间越长伤口就越有可能被污染，但不能因为这一点就一概的在某个时间点后避免一期缝合[6]。因为面部在美容方面有着重要意义，相比而言，一期缝合在美容效果方面远胜过延迟缝合，尽管可能增加一点点感染风险。作者建议面部伤口的缝合尽可能在早期，这样不会干预其他更严重损伤的治疗，但不要单纯因为时间节点而妨碍一期缝合。

诊断/患者表现

由于面部软组织损伤会导致外观改变，我们的注意力经常放在明显的外部表现上，但是，我们也不应该忽略对其他损伤的系统检查。看起来简单的伤口往往包含着在面部骨骼、牙齿、神经、腮腺导管、眼睛或脑部等的损伤。

紧急危及生命的损伤评估

评估一个受伤的患者应该是以建立气道、通气、容量复苏、出血控制以及主要损伤是否稳定为初始评估。虽然整形外科医师很少在"一线"进行创伤护理，但也不能放松警惕地认为急诊或创伤医师已经完成了创伤评估。

一旦确定没有直接威胁生命的伤害，应该开始专业评估检查。面部损伤的评估是以受伤机制的性质为指导的。相对于机动车的碰撞伤，热灼伤的处理将大不相同。如果知道受伤的病史，往往会提供一些线索来找到可能预料到的其他伤害。孩子摔倒在一个咖啡桌旁几乎不可能会发生骨折，而一个足球运动员的潜在骨折概率却有17%。医师都会有自己的检查风格，但一定要形成规范，以减少忘记检查某项内容的可能性。笔者检查时倾向于从外侧到内侧，从头侧向尾侧。

头部和颈部的系统评估

初步观察、视诊和触诊一般会提供给医师大部分所需要的信息。理想的情况是，检查时应具有较

好的麻醉条件和无菌技术，还需要良好的照明条件，需要冲洗及吸引设备。

皮肤检查时需判断擦伤、外伤性文身、单纯或"干净"的撕裂伤、复杂或挫伤型撕裂伤、咬伤、撕脱伤或烧伤。仔细检查面部的对称性可能会发现潜在的骨损伤。每个医师都应该全面触诊颅骨、眶周、颧弓、上颌骨和下颌骨，判断是否存在不对称、骨移位、捻发音或潜在的面部骨折的其他证据。伤口内检查可发现明显的骨折或异物。应该通过轻微地碰触检查面部的感觉，而面神经的运动功能应在局部麻醉前进行测试。如果应用局部麻醉药，应该通过图表记录应用的时间、部位以及麻醉剂的组合，以便后续检查时不会混淆。

眼部检查

眼眶区域或颧骨突出区的外伤应对眼眶外伤提高警惕。可以通过让患者阅读或数手指来粗测视力。骨移位、复视、眼球运动受限、眼球内陷或眼球垂直向异位的存在可能会提示眼眶爆裂性骨折。通过眼睑的牵引可测试内眦或外眦的完整性。当牵引内眦、外眦时应该发现可辨别的端点。圆形或松弛的内眦、外眦提示着韧带损伤或鼻眶筛（NOE）骨折。任何靠近眼部内侧 1/3 的裂伤都应警惕泪小管损伤的风险。如果怀疑眼球损伤，应立即进行眼科会诊。

耳检查

耳部应检查是否血肿，如有血肿，耳郭的皮肤下会出现大面积的肿胀（图 2.2）。注意所有的撕裂

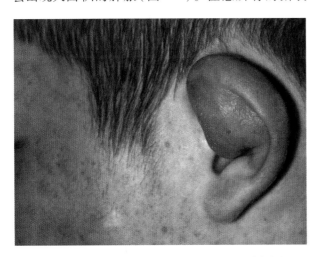

图 2.2　摔跤运动员受伤后的耳郭血肿。必须引流出积聚的血液以防止血肿的组织化和钙化。血肿不治疗会导致"菜花耳"

伤。应做耳镜检查以除外耳道裂伤、鼓膜损伤或鼓室积血。

鼻检查

检查鼻是否存在任何不对称或偏斜。触诊鼻骨和软骨是否存在骨折或捻发音现象。在良好光线下用鼻窥器检查鼻腔，判断是否存在黏膜裂伤，暴露的软骨或骨，鼻中隔的偏移或屈曲，鼻中隔血肿（鼻中隔黏膜的蓝色凸起）现象。

面颊部检查

面颊部的任何裂伤特别是靠近面神经分支或沿腮腺导管走行的都需要检查。让患者做提升眉部、紧闭双目、露出牙齿或微笑等表情，当出现不对称或运动功能降低时提示可能存在面神经损伤。连接耳屏到人中中点的假想线就是腮腺导管的走行（图2.3）。这条线上中 1/3 部分的任何损伤都有损伤腮腺导管的风险。如果不确定导管是否损伤，应插管灌注液体，看伤口是否有液体流出。

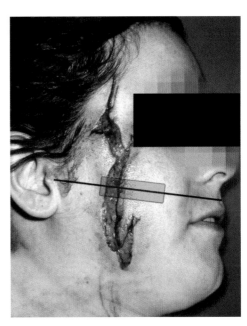

图 2.3　耳屏与上唇中央连线的中间 1/3 就是腮腺导管的走行投影。有颧骨、面神经颊支、撕裂伤及面颊部绿色阴影部分等损伤的证据时，应提高警惕注意腮腺导管的损伤

口腔和嘴

检查口腔有无松动或缺失的牙齿。任何失踪的牙齿可能嵌入在伤口里、丢失或被吸入气道。如果你找不到缺失的牙齿，那就应该做头部和胸

部的 X 线检查。应检查口腔内是否有撕裂伤,同时也应该检查闭合伤。触诊上颌弓和下颌骨可能会发现骨折。如果出现舌下血肿提示可能存在下颌骨骨折。

颈部检查

评估颈部的软组织损伤时首先是评估气道损伤。如果患者胡言乱语、发声困难、声音嘶哑、口咽部持续性出血,或烦躁、呼吸困难,应该检查患者的气道[7]。一旦检查到气道通畅且未受到伤害,应在有充足光线和抽吸条件下检查软组织损伤以排除颈阔肌的穿通伤。如果软组织损伤穿透到颈阔肌,那么应请创伤外科医师会诊以评估颈部穿通伤。

诊断研究

所有诊断的研究都是用来确定深层结构的受伤情况。大多数软组织损伤本身并不需要任何特殊的诊断研究,但是对异物、丢失的牙齿或相关面部骨折的检查应该有影像学评估的支持。

X 线平片

X 线平片对于发现异物或明确深部的面部骨折方面有帮助。在多数机构里,面部创伤的平片在很大程度上已被计算机断层扫描(CT)所取代。

CT

颌面 CT 主要用于评估脑损伤和深部的面部骨折,在识别或定位软组织内的异物方面也有作用。

其他专科会诊

眼科

任何颧上颌骨折、鼻筛骨骨折、眼眶爆裂性骨折、泪小管损伤或提示眼外伤的患者都应该让眼科医师做一个评估。

口腔科/口腔颌面外科

牙齿损伤通常与面部软组织创伤有关,很少出现紧急情况。一旦患者已经从他们最初的伤病中恢复,口腔科医师应评估患者的牙齿损伤情况,如牙齿的断裂或缺失。如果患者有牙齿撕脱,需要请紧急会诊,尽可能去补种牙齿。

治疗/外科技巧

麻醉

良好的麻醉对患者的舒适感以及完成综合评估所需的配合很有必要。很多头部和颈部的软组织损伤可以用单纯浸润麻醉或局部阻滞麻醉来处理。对于因年龄、中毒或头部损伤而不合作的患者可能需要全身麻醉。损伤广泛的患者需要更多部位的重建,或需要的局部麻醉药过多可能产生毒性,有时需要全身麻醉。

除可卡因外,所有的局部麻醉药均可造成一定程度的血管舒张。通常在麻醉剂溶液中加入肾上腺素可以抵消这种效果,使血管收缩,减少出血,减缓麻醉药物吸收速度和增加作用的持续时间。患有嗜铬细胞瘤、甲状腺功能亢进、严重高血压、严重的周围血管疾病或服用普萘洛尔的患者不应该使用肾上腺素。每一个医学专业的学生都知道肾上腺素不应该注射到"手指、足趾、阴茎、鼻或耳部"。然而这训诫是基于传闻或单纯的假设。很少有数据支持这个概念,整形外科医师经常在耳、鼻等部位应用肾上腺素,但并发症很少。不幸的是,从一个法医的角度来看,最好避开在上述部位使用肾上腺素,除非临床判断确定肾上腺素的益处大过它极小的风险。

表面麻醉

表面麻醉剂已经在治疗儿童面部浅表伤口减少注射痛苦的方面得到很好的应用。应用最广泛的外用剂是含利多卡因和普鲁卡因混合的 5% 表面麻醉剂(EMLA)[8,9]。对于断层皮片移植、皮肤活检等微创治疗和皮肤光电治疗,表面麻醉可以获得较好的效果[10,11]。应用 EMLA 60~90 分钟后获得足够的麻醉。最常见的导致麻醉效果不佳的失误是没有留出足够的时间。一些部位如角质层较薄的面部麻醉效果更好。

局部浸润麻醉

局部浸润麻醉适用于大多数单纯面部软组织损伤的修复。皮内或皮下浸润将使麻醉快速起效,如果添加了肾上腺素还可以控制出血。然而,局部浸润可能会导致局部肿胀和组织变形,对于准确修复面部的精细标志点(如唇缘的朱红边界)造成困难。因此,解剖标志应当在注射麻醉药前标记。

面部区域阻滞

面部区域阻滞可以为较大面积的部位提供麻醉,并能减少患者的不适,减少穿刺点数量。当需要含肾上腺素溶液的局部浸润时,区域阻滞可让患者更好地耐受局部麻醉的多次疼痛的注射。使用区域阻滞更具挑战性,并需要一段时间才能生效。没有耐心的外科医师常常不能等待足够的时间(至少10~15分钟)到大部分阻滞生效。

额部、头皮前部到头顶、上眼睑和眉间(眶上神经、滑车上神经、滑车下神经)

解剖:眶上神经位于眶上缘内侧,距瞳孔中线内侧约一指宽。滑车上神经位于靠近眉缘内侧约1.5cm。滑车下神经位于内眦上方。

神经阻滞方法:沿眶上缘确定眶上孔或眶上切迹,外侧即进针点。进针后向内侧走行至内眦内侧(约2cm)。回抽后退针注入麻醉药2ml(图2.4)。

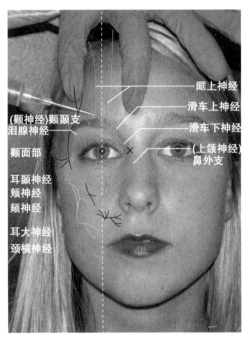

图 2.4　大部分额部、上眼睑内侧及眉间可通过阻滞三叉神经眼支(CNV1)来实现麻醉。触诊定位眶上切迹,在瞳孔中线外侧的皮肤进针。进针方向为向内眦内侧目标点(标记为X),进针约2cm,回抽后退针注入麻醉药2~3ml

鼻外侧、上唇、上齿、下眼睑、面颊部的内侧大部分(眶下神经)

解剖:眶下神经出眶下孔,位于瞳孔中线的内侧,眶下缘以下6~10mm。

神经阻滞方法:通过触诊确定沿着眶下缘的眶下孔。通过口内入路注射的方法可以减少痛苦,使患者更好地耐受(图2.5)。将辅助手的中指放在孔上,并用拇指和示指提起上嘴唇。将针头自尖牙牙根的上方龈颊沟穿刺黏膜并将针尖指向中指,注入麻醉药2ml。也可以通过经皮肤注射在瞳孔中线内侧眶下缘下约1cm处的眶下孔。垂直进入皮肤,向上颌骨方向进针,注入麻醉药大约2ml(图2.6)[12]。

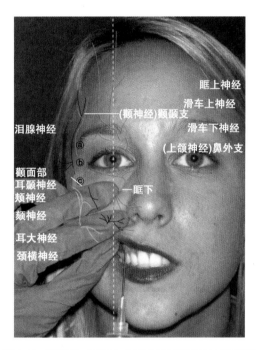

图 2.5　下眼睑、面颊内侧及鼻下部可通过阻滞眶下神经进行麻醉。眶下孔在瞳孔中线稍内侧,眶缘下约1cm处可触及。口内注射的方法对患者来说痛苦小且满意度高。辅助手的中指放在眶下缘的眶下孔处,掀开并提起上唇。将针头自尖牙牙根的上方龈颊沟穿刺黏膜并将针尖指向中指,注入麻醉药2~3ml

下唇和颏部(颏神经)

解剖:颏神经出第二前磨牙牙槽嵴下2cm处的颏孔。当下唇和颏部回缩时,经常可以在下龈颊黏膜看见颏神经。其分支向上向内支配下唇和颏部。

神经阻滞方法:辅助手的拇指和示指拉开下唇,并且在第二前磨牙的顶点插入针头。针前进5~8mm,注入麻醉药2ml(图2.7)。当使用经皮的方式,在口角和下颌骨下缘之间连线的中点进针。向下颌骨方向进针,当稍微退针时注入麻醉药2ml(图2.8)[12]。

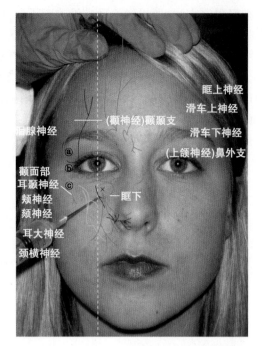

图 2.6　下眼睑、面颊内侧及鼻下部可通过阻滞眶下神经进行麻醉。眶下孔在瞳孔中线稍内侧，眶缘下约 1cm 处可触及。垂直进入皮肤到眶下孔的位置，朝上颌骨方向进针，注入约 2ml 麻醉剂。颞部前部区域的麻醉可以通过阻滞耳颞神经来实现。在高于外眦水平的外侧眶缘的稍后方（标记 a）进针，向下颌方向进针到外眦水平，退针过程中注入 2 ~ 3ml。耳颞神经支配外侧的颧突。阻断这条神经需从眶外下缘外下方一指宽的点进入向颧骨方向进针，注入麻醉药 2ml

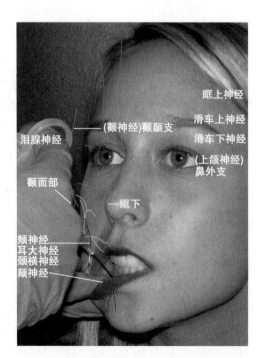

图 2.7　下唇和颏部的麻醉是通过阻滞颏神经实现的。用辅助手的拇指和示指拉开下唇。多数情况下在下龈颊沟第二前磨牙顶端附近能看到颏神经。在第二前磨牙顶端进针 5 ~ 8mm，注入麻醉药 2ml

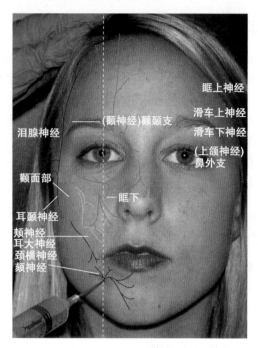

图 2.8　下唇和颏部的麻醉是通过阻滞颏神经实现的。颏孔位于口角与下颌体下缘连线的中点。从这个点进入朝下颌体进针。退针时注入麻醉药 2 ~ 3ml。耳颞神经位于颞下颌关节的后内侧，与颞血管伴行，支配颞部头皮，颞外侧及耳前部。触诊颞下颌关节和颧弓的基部。从颧弓上方而得正前方进针。回抽避免扎入血管，注入麻醉药 2 ~ 3ml

耳后、下颌角、前颈部（颈丛：耳大神经、颈横神经）

解剖：耳大神经和颈横神经都从的胸锁乳突肌后缘中点的神经点（Erb 点）穿出。耳大神经平行于颈外静脉向耳的方向向上走行。颈横神经位于神经点上方约 1cm，并平行于锁骨，后走行弯向颏部。两者都在胸锁乳突肌的筋膜浅层。

神经阻滞方法：通过让患者弯曲对抗阻力来定位神经点。标记胸锁乳突肌的后缘并定位锁骨和乳突之间的中点。在神经点上方约 1cm 进针，朝向前缘横向穿过肌肉的表面注射。第二针需要垂直方向注射以阻滞颈横神经。

耳（耳颞神经、耳大神经、枕小神经、迷走（Arnold）神经听觉分支）

大多数耳部损伤不需要阻滞整个耳部，可以用局部麻醉药进行治疗。当在任何附属器官（在医学院我们所学的"手指、脚趾、阴茎、鼻和耳"）上使用肾上腺素时，理论上会有组织坏死的风险，但没有好的数据来支持这一点。大多数整形外科医师经常在局部麻醉药使用 1：100 000 的肾上腺素对耳浸润麻醉。其优点是延长麻醉的持续时间，减少出血。局部麻醉引起的并发症是极为罕见的。

解剖：耳的前半部是由耳颞神经支配，耳颞神经是三叉神经下颌支（CN V₃）的分支。耳的后半部是由耳大与枕小神经支配，它们都是颈丛（C2，C3）的分支。迷走（Arnold）神经听觉分支（Arnold 神经）（CN X）支配外耳的一部分和外耳道。

神经阻滞方法：用一个 1.5 英寸（1 英寸 = 2.5cm）的针从耳垂和头部的交界处插入，向耳屏皮下进针并注入麻醉药 2 ~ 3ml（图 2.9）。退针沿耳后沟处向后再次注射 2 ~ 3ml。在耳郭上缘与头部的交界处重新进针。针沿耳前沟朝向耳屏方向注入麻醉药 2 ~ 3ml。退针和重新定向沿着耳后沟注入。可能需要第三次进针，沿后沟完成一个环状阻滞。应注意沿着耳前沟进针时警惕颞浅动脉。如果动脉被无意中刺穿，应压迫 10 分钟，以防止形成血肿。

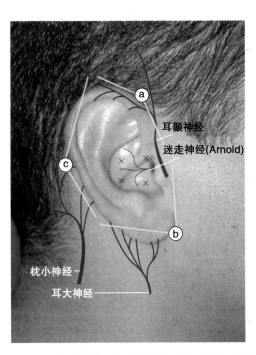

图 2.9　外耳的大部分可以用环形阻滞来麻醉。用 1.5 英寸（1 英寸 = 2.5cm）的针头自耳垂和头部的交界处（a）进针，向耳屏（b）皮下走行并注入麻醉药 2 ~ 3ml。退针沿耳后沟处向后再次注射 2 ~ 3ml。在耳郭上缘与头部交界处重新进针。针沿耳前沟朝向耳屏方向注入 2 ~ 3ml。退针和重新定向沿着耳后沟注入。可能需要第三次进针，沿后沟完成一个环状阻滞。如果需要麻醉外耳或外耳道，迷走（Arnold）神经听觉分支也需要局部浸润麻醉

如果需要麻醉外耳或外耳道（X 标记处），那么迷走（Arnold 神经）神经听觉分支也需要局部浸润麻醉。

一般治疗注意事项

最终的目标是要以最小的代价去恢复外貌和功能。功能一般优先于外貌，但在情感表达和社会交往中面部起着基础性的作用，因此面部美观与功能的分离是不可能的。

冲洗和清创

麻醉一经生效，就应清洗伤口的异物，并去除确定无生存能力的组织。这个过程将不整齐的伤口处理成整齐的伤口。清理锐器造成的撕裂伤将导致小的附带组织损伤或污染，而由路面撞击造成的创伤将具有显著的异物和软组织损伤。先用冲洗球冲洗伤口，或用 60ml 注射器连接 18 号留置针强力冲洗伤口。污染很多的伤口可能用到脉冲冲洗系统。

冲洗后，应该固定止血，给医师更好的机会来检查伤口。在局部麻醉时使用的肾上腺素引起的某种程度的血管收缩会在这方面有所帮助。电凝止血应该应用利于凝血的最低设置，并且应用于特定的血管。大量的滥用电灼会导致不必要的组织坏死。在可能有重要神经的部位请谨慎使用电灼以避免医源性损伤。要记住神经常常接近血管。

对于明显无法存活的组织，可行有限的切除清创术。在紧致的组织，或组织结构缺损无法修补的部位（如鼻尖，口角），应行最小限度的清创，如需要可进行瘢痕后期的修复。而组织疏松的颊面或口唇部，则可进行更彻底的清创。

初步清创和冲洗结束后，应系统地寻找异物。汽车玻璃小碎片会出人意料的通过外部小伤口嵌入体内。经过 X 线平片、CT 扫描或仔细的触诊，它们通常都很明显。从车辆中抛出的患者往往会有污垢、卵石或植物嵌入在伤口中。因为枪支或烟火而有爆炸性伤的患者体内可能会有纸、絮状物或子弹碎片。不应该因为探查子弹碎片而做大量的解剖，但是应该确保除去被确认的异物。如果不这样做，可能会导致之后的感染。

擦伤

擦伤源于切线方向受到的损伤，导致上皮和真皮部分缺损，剩余部分也受到一定损伤，并导致痛觉敏感。这种类型的损伤通常是由于在路面或污垢上滑擦，可能导致细小颗粒异物嵌入真皮内。如果不及时清除颗粒状异物，真皮和上皮细胞会生长并包裹颗粒，形成难以修复的创伤性文身。表面麻醉如

果应用得当,并有足够的时间起效,可以为简单擦伤的清理提供良好的麻醉。也可以用手术刷完成全面的冲洗(图2.10)。如果需要更彻底的清创,在全身麻醉下为宜。

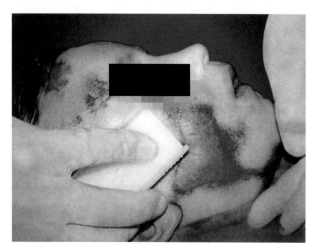

图2.10 面部擦伤后应大量生理盐水冲洗并用手术刷刷洗以清理污垢和碎片

创伤性文身

有两种基本类型的创伤性文身:爆炸伤及擦伤。在任何一种情况下的,灰尘、沥青、砂、碳、焦油、火药残渣或其他颗粒物质的各种小颗粒都可能嵌入真皮中。

擦伤后文身比较常见的。通常情况下,一个人从车辆中抛出,或从自行车上抛出随后他们的面部撞击在路面上。这将同时引起表皮及真皮浅层的创伤性磨损和(灰尘)色素的嵌入。如果不及时治疗,含色素的真皮和表皮愈合后将形成永久性文身(图2.11)。

爆炸伤常在军事伤亡、民用火药灼伤以及烟花、炸弹事故中看到,事故中产生无数灰尘颗粒、污垢、金属、燃烧产物、未点燃的火药以及其他异物像数以百计的小型弹片穿透伤口到达身体不同深度。小颗粒刺入皮肤后,陷入真皮中。

不论损伤机制如何,尽早去除颗粒异物的预后比延迟清除异物好得多。一旦皮肤愈合,就失去了用简单的冲洗和擦洗除掉颗粒的机会。最初的治疗是用手术刷或纱布彻底地擦洗并大量的冲洗[13~17]。24小时内处理的伤口比延后处理的伤口表现出更好的美容效果,但是有些改善一直要到10天后才能看出来。较大的颗粒,应该用细镊子或针、放大镜来寻找,并大量冲洗。这个程序烦琐费时,可能需要几

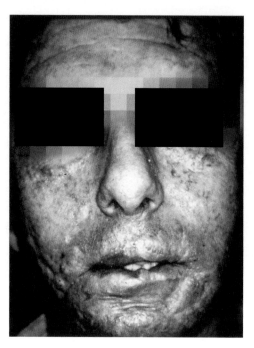

图2.11 这位患者有陈旧的创伤性文身。避免这种后果的最佳机会就是在损伤初期细致地清创。创伤性文身的二次治疗十分困难,治疗方法包括磨皮法、切除和激光治疗

天的时间才能完成,尽管如此,急性损伤通过细致地清创最有机会获得最佳预后。

创伤性文身的治疗在整形外科一直是一个难以解决的问题,因此,虽然方法众多但都不够完美。一些治疗方案包括手术切除、显微外科技术[21,22]、磨皮法[22~25]、盐磨术[26]、各种溶液如二乙基化合物的应用[16]、冷冻手术、电外科、二氧化碳激光治疗、氩激光[13,14,16,27]、钬激光[28,29]、铒激光[30]、紫宝石激光[31,32]和红宝石激光[33,34]。激光切除的机制还没完全清楚,但认为包括色素粒子的分解、包含色素分子的细胞破裂及色素被吞噬[35,36]。激光治疗色素文身比去除专业性文身需要略高的频率[33]。

值得注意的是爆炸伤文身。一些作者指出,在激光治疗过程中,遗留的火药复燃会导致文身的扩大或者明显的局部不平[29,37]。若最初的激光治疗提示真皮中存在未燃的火药,则应停止激光治疗,使用其他如磨皮术或显微外科手术去除较大的颗粒。

单纯裂伤

锐器切割组织通常会造成单纯的或者"干净的"裂伤。门窗或机动车玻璃、刀子所致的伤口是典型的例子(图2.12)。即便患者的伤口已经延迟关闭了数天,由于良好的血流灌注和挫伤较轻,单纯裂伤也会一期愈合。当无法立即关闭伤口时,应维持

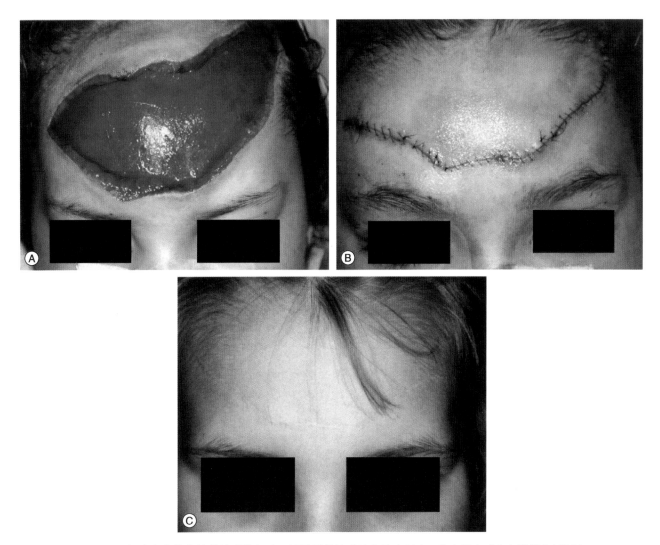

图 2.12　机动车事故中的单纯裂伤(A)。只需要单纯冲洗和缝合(B)。几个月之后愈合效果良好(C)

血流灌注并用生理盐水敷料保持湿润。修复前应清除如玻璃等异物。此类伤口一般很少需要清创。皮下应用4-0 或 5-0 的可吸收线有助于对齐组织,减小皮肤闭合处的张力。应避免过度缝合皮肤,因为过多的缝合材料会引起炎症,影响伤口的愈合修复。皮肤应使用5-0 或 6-0 尼龙线间断或连续缝合;另外,可以用5-0 尼龙线或单股可吸收线行皮内缝合。面部穿透表皮的缝线应在 4 ~ 5 天内拆除。如果拆线时间超过缝线处表皮形成的时间,就会形成永久的缝线印记——轨道印记。头皮的缝线应保持 7 ~ 10 天。拆线遵循同样的原则以求降低出现永久性缝线印记的风险。

复杂裂伤

当软组织在突出的骨面和某物体之间受到挤压时会造成复杂裂伤和组织挫伤。这些类型裂伤的典型范例是儿童摔倒碰到咖啡桌造成的额部裂伤及在车祸中被甩出撞上某物的乘车人员(图 2.13)。对许多伤口的第一印象是存在组织缺损,但经过冲洗,小清创,仔细地把组织碎片一一放回原位后会发现大部分组织都还存在(图 2.14)。应清除挫伤重和明显无法存活的组织。可能存活的组织应放回解剖位置。用 Z 成形术精心重建的组织通常需要在一期愈合之后进行二次重建。小范围的切除损伤重的组织有助于减小张力,闭合伤口。对于破坏严重的组织不能冒险保留,更好的方式是二期修复缺损及修复瘢痕。

撕脱伤

许多撕脱伤伤口在最初的检查之后提示组织缺损,但进一步检查后发现这些组织只是单纯的回缩或折叠。以蒂相连的撕脱组织通常可以存活,存活的可能性取决于以蒂相连的组织必须有血液供应。幸运的是,面部极好的血流灌注使得以极小蒂相连的撕脱

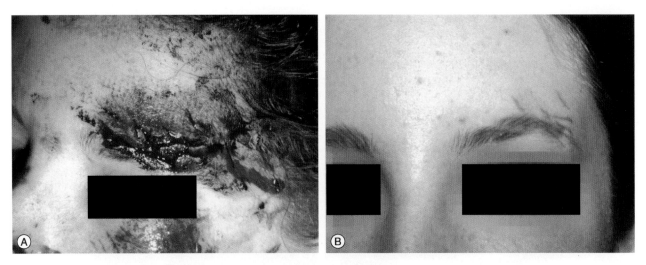

图 2.13　眉部裂伤最初的清创应尽可能小,即使严重挫伤的组织也能存活,而且通常比皮瓣移植和毛发移植的效果好

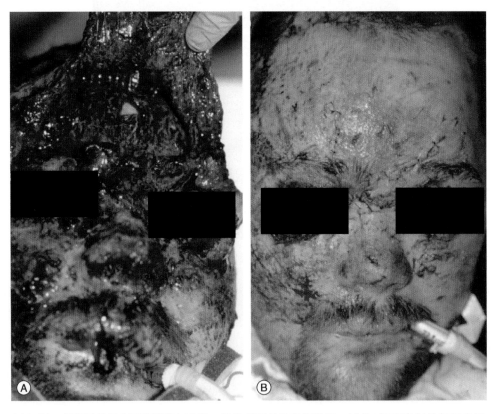

图 2.14　车祸后的复杂面部裂伤(A)第一印象是明显的组织缺损。冲洗、保守清创并仔细地组织碎片重建(完成拼图)后发现大部分组织还存在并可以存活(B)

组织也能存活。如果撕脱组织有可能存活,那就应该修复并恢复原貌,如果出现静脉栓塞,应使用药物治疗直至血管通畅。未连于本体的组织可以稍后进行重建,但已经废弃的部分不能重回植到面部。

如果患者没有潜在的全身损伤和疾病,能够耐受较长时间手术,许多已经撕脱的组织可以行再植手术。在面部已经成功实施再植手术的部位包括头皮、鼻、嘴唇、耳和面颊部。完成再植需要静脉移植,

而静脉栓塞是一种常见的并发症,可以用药物或放血等方法治疗。

如果组织确定丢失,无法进行一期修复,就需要皮瓣移植或其他重建术等更加复杂的修复。特定部位的特殊技术也适用于其他部位。

二期愈合

一些有组织缺损的伤口最好进行二期愈合而不

是更复杂的重建术。二期愈合的优点如下：简单，无需手术，伤口收缩对患者有益，美容效果优于其他伤口闭合的方法。能获得最佳美容效果的是鼻的凹面、眼睛、耳和颞部等凹面部位（NEET 区域），而鼻凸出部位、嘴唇、面颊部和颏部等凸出部位愈合效果较差，经常会留下瘢痕。大多数伤口可以用半封闭敷料或凡士林软膏来保持湿润。常见并发症包括肤色改变、不稳定瘢痕、过度粗糙、疼痛、感觉迟钝及伤口挛缩[38,39]。

特殊部位的治疗

头皮

大多数头皮损伤发生在交通事故中的钝性损伤。大多数撕脱伤由机动车事故造成，而头皮完全撕脱发生在工农业事故中头发被卷入机器时。

头皮损伤通常可以通过视诊和触诊来评估。应通过伤口的触诊和 X 线检查确定是否有潜在的未被发现的颅骨或额窦骨折。

头皮的皮肤厚度为 3~8mm，这使之成为身体上皮肤最厚的部位[40]。帽状腱膜是坚韧相对缺乏弹性的一层结构，其在头皮伤口的修复中有重要作用，可以保护颅骨和骨膜免受浅表皮下感染，帽状腱膜的弹性为缝合提供了张力，但也增加了缝合难度。

帽状腱膜下间隙是存在于帽状腱膜和骨膜之间的一层薄层疏松网状结缔组织，可使头皮移动。导静脉穿过这层间隙与颅内静脉窦相通。虽然发生率很低，但也成为帽状腱膜下脓肿时细菌进入颅内的

潜在入口，会导致脑膜炎和脓毒性静脉窦血栓形成[41~44]。

对其他危及生命的损伤的治疗都将先于头皮创伤的治疗，一个例外情况是头皮出血不止，需要优先紧急处理。头皮动脉的外膜紧密附着到周围致密结缔组织，因此血管的断端不会闭合并导致血管的持续扩张和血流不止。再加上丰富的血流供应可以使头皮有显著和持续性的失血[45]。加压包扎或快速简单关闭伤口后可以迅速止血，进一步治疗可延至 24 小时后处理，为其他更紧急的伤情处理争取了时间。

如擦伤和挫伤等闭合性头皮损伤，无需手术干预即可痊愈。小头皮血肿很常见，并不需要进行早期抽吸。对于大血肿，在填塞止血后患者情况稳定的情况下可以穿刺抽除。未抽除的大血肿有纤维化或钙化的可能。这对长有毛发的头皮影响较小，但在额部可能会导致容貌畸形。

伴有组织缺损的全层头皮损伤可用非手术疗法治疗，作为以后重建的准备。如果其上有肉芽组织生长或准备二期愈合，骨或骨膜必须一直保持湿润。如果颅骨变干，组织就会坏死。一旦肉芽组织床已经形成，就可以采用皮肤移植，或伤口可以从边缘上皮化。通常二期愈合将收缩伤口，使得后期瘢痕的切除和相关的脱发美容治疗得以实施（图 2.15）。有人主张在伤口周围做一个荷包缝合以加快头皮伤口的愈合[46]。

应彻底冲洗伤口，用电灼或缝线结扎完成大血管的止血。应清除所有的异物，如泥土、玻璃、石头、毛发、植物、油脂和小碎骨。检查伤口查找之前没有

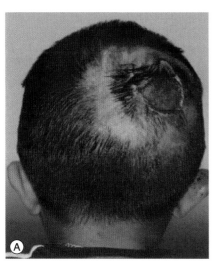 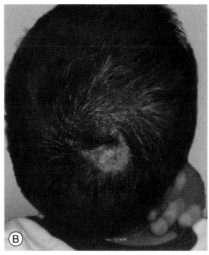 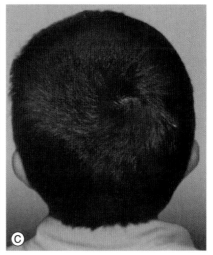

图 2.15 儿童被狗咬后深达骨膜的头皮撕脱伤（**A**）。用杆肽菌软膏和凡士林纱布敷盖，一个月后进行二期愈合，伤口明显收缩和上皮化（**B**）。几个月之后伤口完全上皮化，进行单纯瘢痕切除，一期愈合，能得到满意的美容效果（**C**）

发现的颅骨骨折。由于血供丰富，很少有需要对头皮进行彻底地清创。令人惊讶的是，大段的头皮组织可以在相对小的血管蒂上生存，因此往往优先保留具有相对远期生存概率的头皮组织。备皮在非急诊神经外科被证明对减少伤口感染没有任何好处[47~50]。剃掉足够多的头发是合理的，以便清楚地看到损伤处。备皮对于单纯干净的撕裂伤并没有好处。

一般情况下，头皮的缝合涉及缝合帽状腱膜和皮下组织以控制出血并保证强度，其次是皮肤缝合。用3-0可吸收缝线连续或间断缝合帽状腱膜和皮下组织。皮肤可以用皮钉或缝线缝合。儿童通常采用可吸收的缝线以避免拆线。

头皮的修复取决于损伤的性质、是否有组织损失、深层骨膜和骨的情况。锐器切割伤单纯缝合即可。袭击、摔伤及交通事故对头部的打击往往会挤压颅骨表面的软组织从而造成组织破碎而参差不齐。对这些损伤的第一印象可能是出现了组织损失，但经过仔细检查，及组织的仔细重置后（完成拼接）会发现只有很少的组织缺损。碎片应被重新拼接，任何不确定是否能存活的区域应观察一段时间并确定，它们往往可以存活下来。

对于3cm或直径更小的头皮缺损，在广泛剥离后通常可以在帽状腱膜水平将头皮损伤进行缝合[51]。众所周知，头皮缺乏弹性，通常需要用多个切口的帽状腱膜划线以增加垂直方向所需的延展性。最好用低功率电刀或手术刀进行，应注意仅切断帽状腱膜，不损伤皮下组织和血管（图2.16）。头皮损伤较大时无法一期缝合时可以用湿纱布包扎，并结合本章其他章节描述的标准头皮重建技术修复。

全头皮撕脱伤最好用显微外科再植方法（图2.17，图2.18）。长头发缠绕在工农业机械的旋转件上是引起撕脱伤最常见的原因。头皮在帽状腱膜平面分离，同时皮肤可能撕裂到眶上，颞区和耳等部

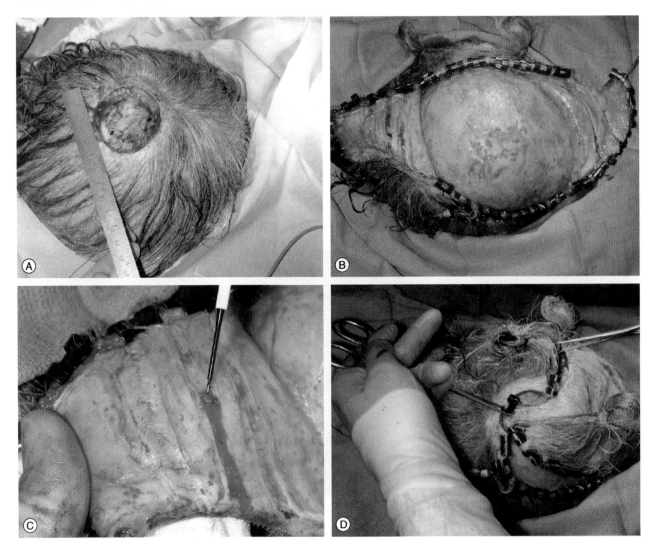

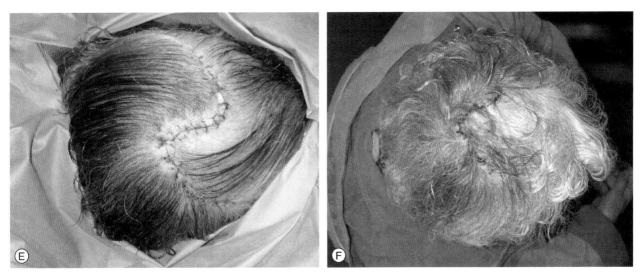

图 2.16　头皮缺损超过 2cm(**A**)。通常需要皮瓣重建(**B**)。为关闭缺损,需要用电刀或手术刀在帽状腱膜做数条划线以减小张力(**C**)。提升皮瓣(**D**)。伤口缝合(**E**)。除非在修复过程中影响伤口的暴露,一般不必剔除头发,14 天后拆除缝线,愈合良好(**F**)

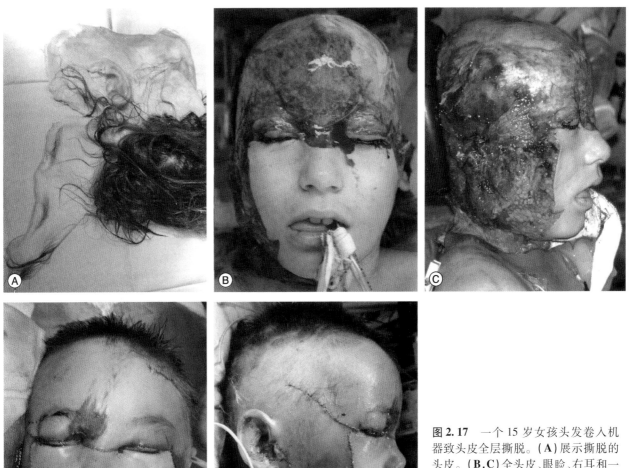

图 2.17　一个 15 岁女孩头发卷入机器致头皮全层撕脱。(**A**)展示撕脱的头皮。(**B,C**)全头皮、眼睑、右耳和一部分颈部皮肤被撕脱。(**D,E**)通过颞浅血管、眶上血管等多条面部血管行血管吻合术修复。再植后立即,右侧面部出现静脉栓塞,医用水蛭治疗 6 天后好转

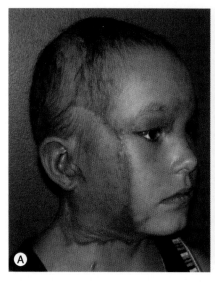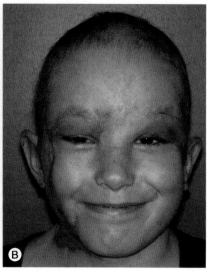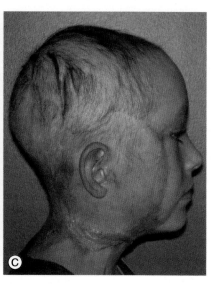

图 2.18　头皮、眼睑、右侧面部和耳再植后 2 个月。后颈部的区域需要皮肤移植修复

位。许多作者都认为头皮再植效果极佳，即便只有一组动静脉提供血运重建[52~74]。头皮可承受 18 小时冷缺血。由于损伤通常在本质上是撕脱，再植的静脉和动脉需承受显著内膜延展的损伤。由于这个原因，经常需要静脉移植去连接受损的区域。头皮撕脱伤通常失血严重，输血很常见。静脉吻合应尽可能在动脉吻合前完成，以尽量减少不必要的失血[60]。虽然头皮可以依靠单个血管生存，但其他血管也应尽可能修复。

眉部

眉是灵活的结构，是面部重要的美容组成部分，也是交流和维持面部表情的非言语器官[75~78]。在这个部位软组织损伤的治疗中有几个值得注意的解剖因素非常重要。眉毛最显著的部分是其相关毛囊的类型和方向。眉毛的毛囊深深地伸入皮下脂肪，表浅的损伤就会有损伤眉毛的风险。毛发从下内侧向上外侧生长，因此，设置沿着眉下方的切口可能会无意中切断位于眉边界的下方毛囊。眉毛部的切口应该倾斜，平行于发干的轴线以避免伤害毛囊或发干。

眉毛区域外侧裂伤很常见，并有损伤面神经颞支的风险。局部麻醉会造成颞神经功能的损失，与神经损伤相似，因此应在使用麻醉药之前检查是否存在颞支损伤。在充分的麻醉和冲洗后，检查和触诊深层结构。特别注意检查伤口是否有潜在的额窦骨折、眶缘骨折及异物。

眉部的重建相对困难，因为眉部短而浓密的眉毛和发干的独特定位几乎不可能准确地再现。因此，应尽力保护和修复现有的眉部组织，尽可能减小组织的错位。测试面神经额支的完整性后，在大多数情况下局部浸润和表面麻醉将提供良好的麻醉。尽管很多医学生曾听说不应该剃光眉毛，因为担心不会再长出来，但没有科学证据来支持这说法[79]。修复时很少需要剃眉，事实上剃眉可能使眉毛的修复更加困难。如果眉毛阻碍正常视线，可以轻轻地将其夹住。

冲洗后对深层的结构进行视诊和触诊。特别是检查伤口是否有潜在的额窦骨折、眶缘骨折和异物。伤口的清创应该非常小心。具有潜在存活能力的所有组织都应仔细缝合到位。如果有明显失活的组织必须去除，那么切口应平行于发干以减少底层毛囊的损伤。缝合不应该过紧，因为缝线的收缩可能会损坏毛囊和导致眉毛脱落（图 2.13）。

大多数眉部的伤口是单纯裂伤，因此接近深部肌层可用细的可吸收缝线缝合，皮肤用 5-0 或 6-0 尼龙线间断缝合。对于眉部的全层损伤（可达 1cm），周围区域很少或未损伤可以原位修复，主要用一些局部推进皮瓣包括 Burow 楔形推进皮瓣[80]、双推进皮瓣[81]和 O-Z 形修复[82]（图 2.19）。较大缺陷的一期缝合可能会造成眉部的剩余组织过度扭曲变形。内侧的眉毛较浓厚，对外观影响更大，如果内侧眉的位置没有改变，更容易保留眉的对称性。因此，通常由外侧向内侧横向推进皮瓣[80]。不适合一期缝合的小面积的组织缺损应进行二期愈合。由二期愈合产生的瘢痕或畸形可在伤后 6~12 个月，当组织已经软化时进行修复。即使会出现一定程度的挛缩，经过一段时间的恢复后使局部皮瓣重建成为

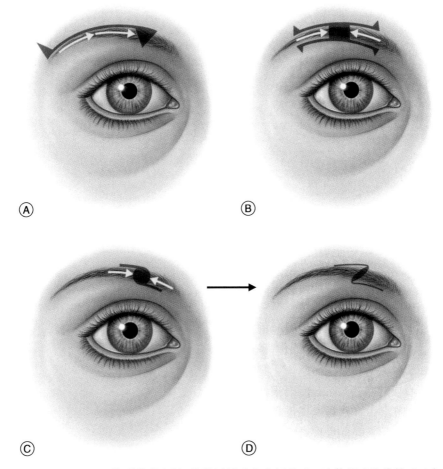

图 2.19 （**A**）Burow 楔形推进皮瓣，使外侧眉毛向内侧移动。这使眉毛边缘易于对齐。（**B**）可以用 Borow 楔形三角切口的方法推进两个相对的矩形皮瓣。这种皮瓣也易于眉毛边缘对齐，但会形成较大瘢痕。（**C**）O-Z 切口设计。（**D**）会导致眉毛方向发生一定程度改变

可能，这在最初是不可能实现的。较大的缺陷可能需要大量头皮带蒂皮瓣[83~91] 重建或毛囊移植[92,93]。

局部皮瓣

多种局部的眉部推进瓣可用于眉部较小缺陷的重建。眉的重要美容单元位于眉内侧的一半，该区域眉毛最浓密。如果可能的话，最好选择将眉外侧向内侧推进来修复缺损。这一点对于眉内侧缺损的修复是最重要的。Burow 楔形推进皮瓣适用于这类缺损（图 2.19）。当应用推进皮瓣时，剥离足够的深度具有重要的意义，以保证脆弱的毛囊不被损伤。修复眉外侧的缺陷可以用两个推进皮瓣从两个方向（即所谓的 A 到 T 缝合）推进，需要保证眉内侧没有过度变形。

使用两个矩形瓣缝合的双推进皮瓣的方法与 Burow 楔形推进皮瓣具有类似的功能，但需要四个

切口（图 2.19）。最重要的是将毛发皮肤边缘精确地对齐，其方式与修复唇裂伤时唇红边缘对齐方式类似。未能准确修复眉边缘会导致错位的外观。Burow 楔形推进皮瓣和双推进皮瓣的缝合都能让眉毛边缘的调整相对容易。

局部植皮与皮瓣

更大的眉毛缺损修复将涉及植皮和皮瓣联合应用的眉部重建。这些技术将会在第 5 章中讨论。

眼睑

对眼睑创伤的治疗，保护眼睑的重要功能非常重要，如保护眼球、预防干燥和形态功能。

眼睑由非常薄的皮肤、蜂窝组织、眼轮匝肌、睑板、眶隔、睑板腺和结膜构成（图 2.20）。在眼睑边缘处，结膜在灰线处与皮肤相邻。睫毛的毛囊嵌入眼睑边缘处。睑板由致密的结缔组织构成，其支撑

作用有助于保持眼睑的形状,并协助维持结膜与眼球的位置关系。眼睑具有层状结构,通常每层需要单独修复。眼睑解剖的详细介绍见第1章。

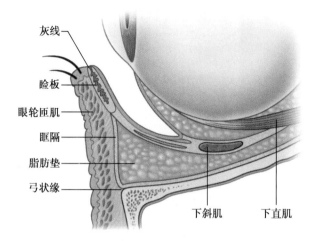

图2.20　下眼睑在横截面上看起来呈薄片状。全层眼睑裂伤的修复包括结膜、睑板和皮肤的修复。灰线是眼睑修复中确保边缘对齐的解剖学标志

需要检查是否存在眼睑下垂(提示提上睑肌功能受损),内眦角是否变圆钝(提示内眦韧带损伤或鼻筛眶骨折)。用手指或镊子提拉眼睑对检查内眦功能的完整性有帮助。可以感觉到一个相对固定的末端(可以尝试自身的感觉)。溢泪可能提示泪小管损伤。检查眼球同时应检查是否存在面部骨折。

对于任何眼睑的损伤,应该怀疑是否伴随眼球损伤。如果对眼外伤有任何疑问,应该寻求眼科会诊。

在一般情况下,非手术治疗眼睑损伤或周围组织的缺损是不可取的,因为二期愈合后组织自然收缩可造成眼睑形态改变,导致眼睑闭合不全、眼睑外翻或眼睑变形(图2.21)。尽管如此,有些伤口仍可适合进行非手术治疗[38,39,94],特别是内眦的伤口不涉及眼睑或泪器时,往往会愈合很好,特别是对于老年患者,他们的皮肤存在明显松弛。在大多数情况下,二期愈合的非手术治疗在以下这些情况下可以考虑:组织缺失不可能直接缝合,或二期愈合更适合于植皮或其他重建。

简单的眼睑撕裂伤不涉及眼睑边缘或更深层次的组织结构时可以最低限度地清创和原位缝合。由于眼睑是层状结构,因此全层损伤应逐层修复。一般来说,结膜、睑板和皮肤的修复很充分。结膜较小的外伤不需要缝合,但较大的撕裂伤应使用5-0或6-0的缝合线修复。睑板修复应使用5-0可吸收缝

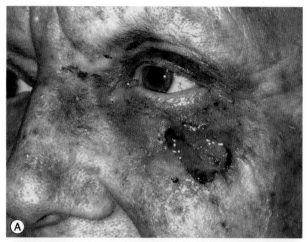

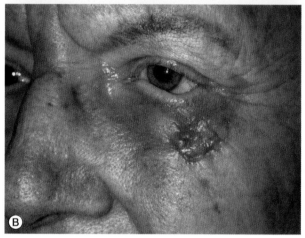

图2.21　面颊部的表浅撕脱伤(**A**)可通过二期愈合(**B**)导致瘢痕性下睑外翻。任何眼睑或上面颊的损伤在愈合过程中都有可能产生瘢痕收缩,造成眼睑形态改变

合线,而皮肤则用6-0的尼龙线。

涉及睑缘的撕裂伤需要仔细缝合,以防止眼睑的凹陷和对合不齐造成畸形。技巧是需要几针"关键的缝合点",使用6-0号尼龙线在眼睑边缘将灰线和睫毛线缝齐。这些缝合最初不打结,作为牵引和校正应用,待结膜和睑板修复后这些"关键的缝合点"可打结。缝合线应留长,随后的皮肤缝合从邻近的睑缘开始并连续进行。在皮肤缝合后,将邻近睑缘的缝合线打结后并将其末端置于皮肤缝合线下,这样可以防止松弛的缝合线末端上移而刺激眼球(图2.22)。仅涉及眼睑皮肤层的撕脱伤可能需要来自耳后部区或对侧眼睑的全厚皮片移植进行修复。眼睑交叉皮瓣修复也是一种选择。涉及眼睑全层且范围在25%以下的损伤可以像其他全层撕裂伤一样进行清创和闭合。大于25%的眼睑缺损需要复杂的重建,将在其他章节中进行讨论。

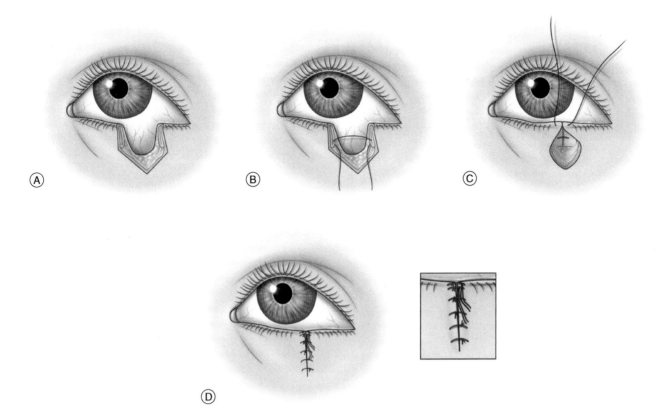

图 2.22　一例涉及皮肤、睑板及结膜的全层眼睑外伤(**A**)。先修复结膜层和睑板部分(**B**)。为保持眼睑创缘平齐和预防明显的外观畸形,缝合的关键之处在于睫毛线处(**C**)。修复从眼睑外部边缘开始,每一缝针的末端要留长,这样可以在之后的缝合中被压住(**D** 和插图),此方法可以避免缝合线末端上移而刺激眼球

任何伤及内侧 1/3 眼睑的撕裂伤应考虑是否存在泪小管的损伤(图 2.23)。泪小管为一白色的管状结构,在放大 3 倍后更容易看见。如果泪小管的近端不能找到,使用泪道探针插入泪小点并穿行至管腔的另一端。特别重要的是,要记住泪小管垂直于睑缘穿行 2mm,之后逐渐转为与睑缘平行。

可通过在眼部滴生理盐水定位下部泪小管的末端,可以在泪小管近端注入气体,气泡将显露泪小管远端的位置。一旦确定位置后,可以通过一个小的双头的硅橡胶管或聚乙烯泪道支架修复泪小管,用 8-0 号可吸收缝合线缝合固定,支架需留置 2 ~ 3 个月。除非创伤科医师对此过程有特别的经验,术前建议咨询眼科医师。大部分具有完整的一条泪小管的患者一般不会出现泪溢[96,97],然而如果损伤时伤及泪小管,还是应该在第一时间进行修复。通过支架进行修复一般会有较好的结果[98,99]。

耳

耳部创伤可由机械性创伤造成,如机动车碰撞、拳击、扭打、运动、工业损伤、耳部刺伤以及动物或人咬伤。耳部热灼伤见于超过 90% 的其他头颈烧伤患者中[100]。因耳部较薄且暴露在两边,尤其容易受到损伤。

解剖

耳前部皮肤紧密地连接于深面的耳部纤维软骨上,对外耳具有塑形作用。耳后部皮肤稍厚,具有较好的移动性。耳部前表面形态复杂而后表面相对简单。如同面部大部分其他区域,耳部血供丰富。耳部解剖的详细讨论见第 7 章。

临床检查通常对于诊断和治疗耳外伤十分关键。应判断是否有组织缺损或耳郭软骨的损伤。在钝器伤或手术治疗后,患者可能几小时后出现耳部血肿,为软骨膜下血液的积累形成,表现为耳部胀痛且耳部表面标志结构消失(图 2.2)。

治疗的目标在于恢复耳部的美容外观,维持较好的耳部腔道且适应眼镜的放置,降低继发感染和纤维化等并发症发生概率。

血肿

耳部钝挫伤的最常见的并发症为耳部血肿的形成。钝挫伤可能引起剪切力使得软骨从覆盖的软组

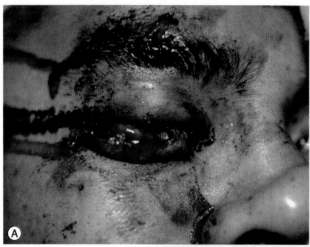
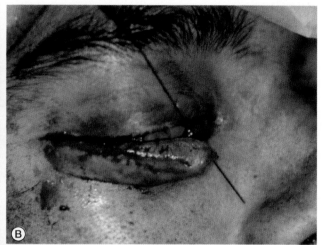
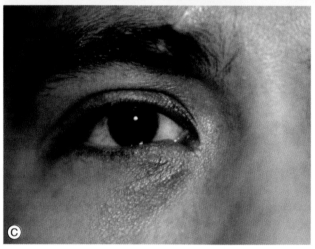

图2.23　一例涉及眼睑内侧1/3的撕裂伤(**A**)。应用一个泪道探针穿过下部泪小点进而辨认泪小管的近端(**B**)。通过在泪小管末端留置硅胶支架进行修复,眼睑分层修复(**C**)

织和软骨膜上分离。不可避免地导致出血集聚此间隙中并进一步分离软骨和软骨膜,临床外观为局部外耳部分肿胀凸起伴正常解剖标志的消失(图2.2)。如果不及时处理,血块将凝集并最终发展为纤维性肿块,其可以导致耳部正常外观的消失。随着时间推移(和重复的损伤),纤维性肿块可能发展为不规则的钙化畸形肿块,其导致所谓的"菜花耳"。耳软骨依赖邻近软组织的血供,因此软骨从软骨膜上分离有导致坏死和感染的风险。

　　耳部血肿的治疗是通过清除血肿、控制出血、加压预防再出血和促进软骨与软组织的粘连。损伤后几小时进行单纯抽吸能够清除血肿,但若无其他治疗出血措施,血肿将会复发[101,102]。一些术者主张使用小的吸脂套管抽吸以更有效地清除血肿[103]。吸引治疗并进行加压包扎可有效地治疗血肿[104,105]。很多医师推荐通过外科手术方式治疗血肿,可以更好地去除可能导致延迟愈合的粘连性纤

维物质[101,105~115]。

　　外科引流时可选择对耳轮内侧切口,该切口隐蔽而不影响外观。轻轻地剥离皮肤和软骨膜瓣,应用小的吸引器清除血肿。如果黏附的纤维蛋白组织残留,应使用镊子将其移除。冲洗伤口后,应检查是否有出血点,如果存在可以电凝止血。加压包扎有很多方法,一些医师使用盐水浸泡棉置于耳后和耳前进行塑形[107],之后进行头部的加压包扎。也有医师使用热塑形夹板[116]。作者更倾向于使用Xeroform塑形纱布(凡士林胶状物,三溴酚铋浸渍)置于耳郭,并通过数针3-0号尼龙线进行褥式缝合进行固定(图2.24),之后进行头部加压包扎,缝合线和支撑物于术后1周去除。

撕裂伤

　　单纯的撕裂伤应该冲洗并最小限度地进行清创。如面部其他部位一样,耳部的血供极其丰富且

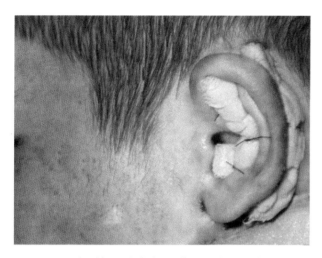

图 2.24 在耳部血肿清除后,使用一个两端跨越耳郭的支撑物进行塑形和固定,预防耳部血肿的再发生

由较小的基底部供应耳部大部分的区域(图 2.25)。软骨依赖于软骨膜和软组织的血供,只要一部分软骨与活体组织接触,软骨将会存活。对于耳轮缘或对耳轮等重要的解剖标志,应该先用数针关键的缝合将其对合。剩余的修复使用 5-0 或 6-0 尼龙线缝合[112]。重要的是对合要精确,保持创缘轻微的外翻,必要时可以使用垂直褥式缝合。任何切口内翻将会对愈合造成影响,导致不美观的凹槽[117]。一般不必缝合软骨,大部分作者倾向于仅行软组织修复[107,114,118~122]。大多观点认为,缝合软骨弊大于利,缝合软骨有导致坏死和增加感染的风险。如果必须要缝合软骨,建议使用 5-0 可吸收缝合线[124]。

尚无有力证据表明术后应用抗生素的必要性,然而一些作者推荐术后一段时间预防性地使用抗生素,以预防化脓性的软骨膜炎,尤其对于损伤较大和伴有软骨缺损的创伤[125~131]。在简单的耳部撕脱伤

修复后没必要使用抗生素。

外耳道狭窄

当损伤累及外耳道,瘢痕形成和挛缩可能导致外耳道的狭窄或阻塞。外耳道损伤后应该扩张并预防狭窄[114]。如果一部分外耳道皮肤从骨性外耳道上撕脱,最好进行复位或使用全厚皮片移植进行扩张治疗。

有宽蒂相连的部分截断伤

图 2.25 显示一例部分截断耳创伤,其截断部分有宽蒂相连。因蒂的范围相对较大,可以提供足够的血液灌注和区域静脉回流,在进行保守性清创和仔细地修复后,预后很好。因为尚未有定量评估静脉回流是否充分的方法,故术后最初 4~6 小时应着重观察有无静脉淤血的表现,若有则表明静脉回流不充分。若静脉栓塞进一步发展,应使用医用水蛭疗法。

有窄蒂相连的部分截断伤

当被截断部分与较少蒂相连时,应判断此蒂能否提供足够的血液灌注以保证截断部分的存活。连带软组织的耳部碎片部分较连带软骨碎片的组织更容易存活[107,132,133]。令人意外的是,较小的蒂可以提供很好的动脉性灌注,但同时具有较高的静脉栓塞的危险。被撕脱的部分应在最初 4~6 小时内密切观察是否有静脉性淤血,若进一步发展,则应采用医用水蛭疗法。在未来的 5~7 天或更久,其自身将会进行充足的静脉性回流重建。在此间期内如果发生进行性失血将需要进行输血治疗,一般输 4~6 个

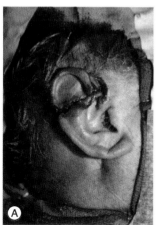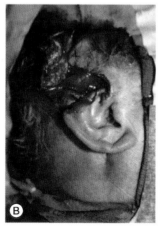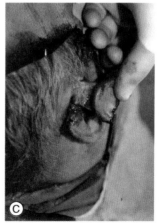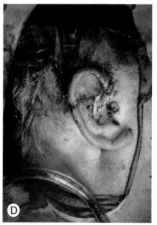

图 2.25 一例因机动车碰撞引起的耳上部撕脱伤(**A**)。通过耳后部皮肤与基底部相连(**B,C**)。此患儿上部耳郭软骨因大体血供的存在而存活。首先缝合耳轮边缘,主要用于对合创缘,剩余的部位使用 6-0 尼龙线进行缝合

单位。同时,应该给予含抗产气单胞菌(一种水蛭肠道内的寄生菌)的预防性抗生素治疗。

若蒂部很窄,无充分灌注或无灌注,被撕脱的部分应按照完全截断伤的方式处理,或使用邻近组织皮瓣进行扩大性支持灌注[122,134~141]。有多种类型的局部或区域皮瓣可用于耳部创伤的修复,可以覆盖去除表皮的组织或裸露的软骨。一些作者提倡剥离一个乳突皮瓣,覆盖于撕脱部分的内侧和外侧表面[122,134];另一些作者通过剥离撕脱部分,将其置于耳后皮下的囊袋内。在2~4周后,将撕脱部分从皮下囊袋中移出,并促使其表面自发性上皮化[114,123,140,142~144]。这些技术比较简单,可以提供一段时间的营养支持直至伤口愈合。还可以进一步保持软骨与真皮的微妙关系。此外,维持耳部相关结构的塑形也很重要,如精细的表面结构。

一些作者推荐移除整个真皮层并将软骨支架置于耳后皮下[145]、颈部皮瓣下[146]或置于管状皮瓣内[147,148]。其他的作者使用颞筋膜瓣覆盖裸露软骨,之后通过植皮覆盖[149]。其他的方法涉及从撕脱部分的后面移除皮肤,之后在一些区域行软骨部分开窗,进而使用乳突皮瓣覆盖后面的部分[150]。软骨开窗法有利于血管从后表面向前表面生长。这些试图覆盖裸露软骨的方法的诟病是耳部精细的外形结构将失去,形成增厚的臃肿外观[132]。

伴有可利用截断部分的完全或部分截断伤

耳部截断部分很难重建,缺损的部分越大,重建所带来的挑战和所花费的时间将会更多。使用被截断的复合组织作为移植物具有很长的历史,至少可以追溯到1551年[151]。同时期的报告中描述很多偶然的成功和许多失败的案例[126,132,140,150~153]。使用复合移植物进行简单重建后好的结局一般是偶然现象而非规律。最终的结局往往伴有瘢痕、过度色素沉着、局部的缺失和畸形[114]。Spira和Hardy[154]曾说"若被截断部分不包含耳垂或部分耳轮,将注定失败"。

为尽力抢救软骨部分,许多作者提出在腹部造皮下囊袋或耳郭后埋置软骨。Mladick埋置皮下袋之前,通过磨去皮肤层改良这些技术,而非移除皮肤[123,144,158,159]。这具有保护真皮和软骨之间完整性和精巧关系的优点,而此对于维持耳部精妙的外形很重要。

显微手术移植术对于不伴挫伤或不具有进行长时间手术治疗条件的患者尤为适用。耳部的代谢相对的低,就其本身而言可以忍受长时间的局部缺血,有在冷缺血33小时后成功移植的报道[160]。在锐利的外伤后,表浅短小的动脉或耳后动脉是可以挽救的。在一些病例中,颞浅动脉的受压将会导致患耳的坏死。静脉可以通过静脉移植修复。神经若可以辨认出也可以进行修复。然而令人惊奇的是,一些再植的患耳即使没有修复神经也具有较好的感觉[161]。需要应用保护性的敷料以保护动静脉。

鼻

鼻位于面部突出的位置,具有高危创伤的风险。许多外伤会导致鼻骨骨折,但没有软组织的创伤。鼻部外伤一般不危及生命,然而不及时处理鼻外伤可能导致外形的扭曲或鼻塞,可能归于软组织的缺失、瘢痕的形成或正常组织的对合不良。

鼻为分层状结构,简单地说包括由皮肤、皮下脂肪和鼻部肌肉构成软组织被覆,由软骨和骨组成的支撑结构和具有滤过颗粒物、改变温度和湿度的内层黏膜(具体的鼻部解剖见第1章)。

当鼻部检查时,应该考虑最基本的三部分,包括外观、支撑结构和鼻黏膜。对于撕裂伤或软组织损伤,外部的软组织部分可以迅速地评估。鼻部的支撑结构可以通过观察对称性、鼻背部有无偏移进行评估。可以通过触诊和骨擦感判断有无骨折。明显的鼻骨骨折通过临床检查就可以诊断,X线可提供更有价值的信息。若有撕裂伤,则可以观察皮肤下面鼻部骨性结构。充分的麻醉和鼻腔灌洗后,任何开放性创伤应该检查是否有撕脱伤或上、下外侧软骨的骨折。

鼻腔内部的检查需要鼻内镜、良好的光源和吸引器(若存在活动性的出血)。检查黏膜,判断是否存在鼻中隔血肿、黏膜撕脱伤、鼻中隔软骨外露或骨折的。鼻中隔血肿表现为鼻中隔黏膜淤青色梭形肿胀。充分的麻醉和冲洗后,可以清楚地识别鼻部支撑结构和黏膜的损伤情况。

鼻骨骨折很常见,在鼻部钝挫伤后应该高度怀疑。单纯的鼻创伤后进行彻底的临床检查大多可以明确,若怀疑其他面部的骨折或鼻旁部分的骨折,行面部的CT平扫可以进行评估。面中部骨折后眶骨骨折的发生率可高达59%[162]。

恢复正常鼻部外形和改善鼻塞为主要修复目标。简单的鼻部创伤可以在局部麻醉下进行,而较大的鼻部创伤最好在全身麻醉下进行。鼻部撕脱伤尽可能先进行修复。鼻背部小的撕脱伤可以通过二次愈合痊愈，因为邻近区域的皮肤具有活动性和延展性。鼻部其他部分的撕脱伤若依靠二次愈合进行修复将会因愈合过程中的收缩而导致鼻外形的扭曲[94]。

擦伤

鼻部的擦伤一般会很快痊愈，主要因为丰富的血供和丰富的皮肤附属器可以促进快速的上皮化。鼻头侧一半的皮肤具有丰富的皮肤附属器，从而可以促进快速的上皮化。外伤后文身并不少见。对伤口进行脉冲性灌洗、扩大清创范围进而移除嵌入的异物及保守性的清创很重要。有时往往会很难做决定是否进一步清创、保持完整的伤口厚度，或留置一些包埋材料到真皮下。总的来说，当面临此决定时，最好停止清创，若需要的话，为了美容效果之后可以进行手术的切除或重建。

鼻中隔血肿应该进行引流预防继发的感染、脓毒性鼻中隔坏死或凝结成纤维化钙化肿块。若凝块在血肿中已经形成，可以使用大口径的针抽吸。在鼻中隔血肿上切一小口可进行充分引流。使用小的切口清除血液和凝块，应用 4-0 可吸收线行贯穿性褥式缝合，以封闭死腔并预防血液的聚集。

撕裂伤

一般而言，鼻部创伤应该从鼻黏膜向外部进行依次修复：鼻黏膜衬里，支撑结构，最终是皮肤。

衬里

修复鼻黏膜最好应用细的可吸收缝线，如 5-0 可吸收缝合线。因空间相对局限，应用小曲度缝合针有利于缝合。打结方向应朝向鼻腔。鼻中隔骨折或黏膜撕脱伤导致的小区域软骨暴露不会产生很大的问题，只要对侧黏膜完整。若鼻黏膜在两侧均有缺失，应使用黏膜瓣至少覆盖一侧。

鼻支架结构

鼻中隔的骨折应该复位，若骨性鼻中隔严重脱离上颌骨缘，应将其复位至中线。上、下外侧软骨的撕裂伤应尽可能得到解剖复位。一般使用 5-0 号可吸收或非可吸收缝合线。伤口内脱位的骨折碎片应该进行解剖复位，若不需要用于支撑结构或塑形时可以进行移除。若重要的支撑结构缺失，鼻腔支撑结构的重建应该在几天内进行。延迟重建可能导致收缩和鼻部软组织的塌陷，之后进行重建几乎不可能。这种类型的重建一般涉及骨折复位和移植软骨。若移植软骨或骨区域的鼻腔黏膜或表面覆盖区域的黏膜能够存活，重建可以延迟几天直到表面软组织存活，或与次要软组织的重建可以同时进行。

皮肤覆盖物

鼻腔黏膜和骨架修复之后，鼻部的皮肤可以进行修复。使用 6-0 尼龙线对损伤皮肤边缘进行关键的缝合，确保与周围组织恰当的粘合。鼻的上部皮肤相对疏松，可以在去除不成活组织后通过组织推进关闭一些小的撕脱伤[163]。

撕脱伤

撕脱性损伤往往为机动车碰撞的结果，或动物及人的咬伤。往往仅涉及皮肤，也可能涉及深面的软骨部分。医师需要抉择是否要使用局部皮瓣或暂时性的植皮来进行鼻腔重建。鼻背部和侧壁区域小的缺损可通过二次愈合痊愈，而不会发生显著的解剖变形。近鼻根部、鼻尖和鼻翼的皮肤具有韧性且移动性较差，不利于一期缝合。二期愈合将导致鼻部外形的收缩和变形，这种情况最好使用耳后区全厚皮片移植治疗（图 2.26）。耳后全厚皮片具有很好的颜色和纹理匹配。愈合的皮肤移植物可以防止伤口的收缩；若需要二次重建，可以切除皮肤移植物，之后使用局部皮肤瓣治疗。

截断伤

小的截断伤部分可以作为复合组织移植物重新回植[164,165]，然而一些作者认为咬伤后截断的复合组织不宜回植，容易存在感染风险，导致不良结局[163,166]。Davis 和 Shaheen[167] 报道，复合材料移植物大约 50% 的失败率，即使在理想的情况下。他们建议复合移植物在以下条件下方可实施：切缘整齐、较低感染风险、即刻损伤、移植物与伤口边缘之间的距离不超过 0.5 cm 以及出血完全控制。其他作者认为行高压氧治疗[165]或冷却治疗[168]可以改善组织存活率。显微手术再植可能在较大的鼻部截断伤[169]或鼻唇复合再植时使用[170]。

面颊部

当修复面颊的撕裂伤时，最主要的顾虑是创伤深面的结构：面神经、面部肌肉、腮腺导管和面部骨骼。

面颊部分的血供主要源自面横动脉和颞浅动脉。大量的交通支和丰富的真皮下血管网在损伤和重建后能够提供充足的血供。

面神经从茎乳孔中穿出，在腮腺中分出 5 个主

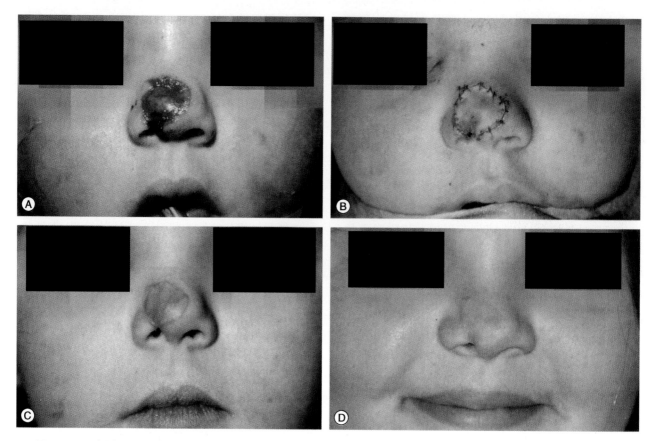

图 2.26   一例涉及全层的鼻部狗咬撕脱伤(A)。进行耳后全厚皮片移植治疗(B)。(C)在移植6周后,获得较好的轮廓和颜色匹配

要分支。颞支和颧支支配颧弓之上部分,颊支伴行腮腺导管穿行咀嚼肌,下颌缘支往往走行于下颌骨下缘,但一般很少超过2cm,之后穿行在下颌骨前上的面横动静脉上[171~177]。颧支和颊支在颊部撕裂伤中损伤的风险很高,颊部分支往往有一些相互交通的部分,因此颊部较小的撕裂伤可能没有明显的症状。

腮腺为单叶表浅的腺体,具有深浅两部分,依据与穿行其中的面神经的关系来区分,腺体表浅部分位于面神经的浅面并延伸至咀嚼肌的边界。腮腺导管出腮腺后向前在咀嚼肌的表面通过,穿过颊肌进入口腔,与上颌第二磨牙相对。腮腺导管的走行可以通过面部体表结构定位,从耳屏向上唇中点画线,中1/3之一部分即为腮腺导管走行部分。腮腺导管走行邻近面神经颊部分支,若颊部撕裂伤造成面神经麻痹,应高度怀疑腮腺导管损伤。

通过临床体格检查可以鉴定骨骼、面神经和腮腺导管的损伤情况。应在进行局部麻醉之前进行面神经功能检测。一些患者表现出面部运动的不对称性,仅仅因为疼痛和水肿,而非因为真正意义的面神经损伤。

若高度怀疑腮腺导管损伤,可使用22G导管插入腮腺导管中,进而注入盐水或亚甲蓝。使用泪腺探针更容易,然而必须在使用探针时谨慎操作,避免损伤导管。若可以看到液体从伤口中涌出,导管损伤的诊断可以明确。

腮腺导管损伤的修复

腮腺撕裂伤而没有导管损伤可能导致涎腺囊肿,但很少导致长期的问题。若怀疑腺体损伤,应该用覆盖的软组织进行修复并留置引流。若涎腺囊肿进一步发展,应进行充分的持续负压引流和加压包扎(图2.27)。

面神经损伤

面神经损伤应进行一期修复。较好光线和放大3倍的显微镜将更有利于定位神经断端。伴有挫伤和撕脱伤的伤口对于找到神经的末端具有挑战性。可以使用神经刺激来寻找定位末梢神经段,若在损伤48小时内。末梢神经段将不再传导脉冲至相应的肌肉,使得刺激器不具有诊断作用。若面神经的远端不能定位,可以将未损伤远端神经干与神经断

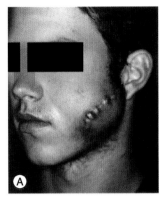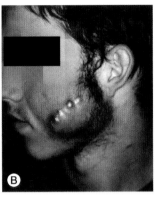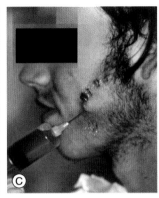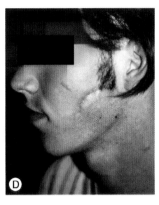

图 2.27　颊部的撕裂伤可能损伤腮腺，并导致唾液在皮下积聚形成涎腺囊肿（A，B）。若在发现腮腺损伤，在原处留置一个导管，并进行包扎压迫，可避免涎腺囊肿形成（C）。在一系列穿刺抽吸和加压包扎后该问题得到解决（D）

端吻合神经应使用9-0尼龙线进行一期修复。若一期修复不太可能，可以留置神经移植物，或将近端和远端神经使用不可吸收缝合线标记，利于定位和后续的修复。

嘴和口腔

　　嘴唇为面部下1/3最突出的部分，且对于口腔的功能、清晰发音、情绪的表达、亲吻、吸吮和使用各种乐器非常重要，同时也起到重要的美容功效。此外，嘴唇为重要的感觉器官，可以提供愉悦感并保持口腔免于摄取不可接受的热或冷的物质。嘴唇最主要的功能是括约作用，这由口轮匝肌运动完成。其他的面部肌肉对于面部表情和清洁齿槽很重要，但对于维持口腔的功能不太重要。检查口腔时应仔细查看牙齿、牙槽、口腔肌肉、舌及上腭的损伤情况。

　　唇的损伤一定要进行修复，进而维持口腔的功能，保留足够的开口度、感觉、完整的皮肤覆盖、口腔黏膜和唇色[178]。修复鼻唇线、人中以及精确的对齐唇红边缘对于维持美观非常重要。嘴唇为层状结构，包含内在黏膜层、口轮匝肌及外部表浅组织和皮肤。修复嘴唇的撕裂伤时应考虑修复这些组织。

　　面颊部黏膜或齿龈小的撕裂伤不修复便可愈合。对于大的撕裂伤需要进行修复，如撕裂组织中大于2cm，撕裂组织处于牙齿咬𬌗面的，撕裂组织进入牙齿裂隙之间。

　　大部分的嘴唇撕裂伤在使用含肾上腺素的局部麻醉药后可以在门诊处理。若撕裂伤涉及上唇皮肤与唇红部分，在麻醉前使用浸泡亚甲蓝的细针进行标记很有帮助，因为后续的血管收缩可能影响对唇红的边界的判断[179]。

　　处理的最好方法是从口腔的内侧向外进行处理。为达此目的，牙齿或牙槽损伤应首先处理，这样修复好的软组织不会在进行深部结构修复的时候受到破坏，伤口应该进行轻缓的冲洗，移除任何疏松的损伤残端。在大部分病例中，使用30ml注射器和18G的留置针进行生理盐水冲洗。若有迹象表明牙齿断裂，又未发现碎片，此时应进行X线检查确定是否有牙齿断端包埋在软组织中。坏死的或确定不能存活的组织应该进行清创处理。此外，应该强调的是，面部的组织，尤其唇部，可以通过较小的组织蒂存活。幸运的是，嘴唇部分具有充足的弹性，嘴唇25%～30%的组织缺失可进行一期闭合。这也意味着不像面部的其他区域，可以进行更积极的清创。

口腔

　　舌具有丰富的血供，舌损伤会导致显著的失血。此外，较大损伤后的舌肿胀可引起口咽部的阻塞。大部分的舌撕裂伤具有损伤小、表浅的特点，如癫痫发作时咬伤舌，这些不需要任何治疗。大的撕裂伤、裂口张开或持续出血应该进行修复。后续的舌部水肿可能很明显，因此，应进行宽松的缝合以适应之后的水肿。

　　修复舌部可能具有一定的挑战性，对于患者和医师的配合，获取患者的信心非常重要。使用4%利多卡因纱布在舌部区域唔嘴5分钟，这将起到部分麻醉效果，进而利于局部麻醉或舌部神经阻滞。当对儿童撕裂伤进行修复的时候往往需要全身麻醉。可以使用4-0、5-0可吸收缝线缝合伤口。

口腔黏膜修复
　　颊黏膜修复基本可以通过单层缝合的闭合，可以使用4-0、5-0可吸收缝线间断缝合，仅仅进行最低限度的缝合。有时，较大的裸露的牙龈槽需要修复。可能很难缝合这些伤口，因为齿龈不能很好地保留缝合线。有时在修复过程中可以将缝线固定于邻近的牙齿[179]。

嘴唇

对于嘴唇，如果未能进行精细和恰当的治疗会导致显著的美观上缺陷，对于预后不好的嘴唇撕裂伤，尤其白色皮肤部分和唇红边缘部分的对合不齐，将会导致很明显的缺陷。

唇部的伤口应该选择区域神经阻滞麻醉和最小限度的局部浸润麻醉。这有利于预防关键解剖标记的变形和肿胀。眶下神经阻滞适于上唇修复，颏神经麻醉利于下唇修复。

当修复简单、表浅的涉及唇红部分的唇部撕裂伤时，应首先进行唇红边缘部的缝合，以便对齐。剩余的部分使用6-0的不可吸收缝合线进行闭合。若撕裂伤涉及唇部湿润部分，最好选择5-0或6-0可吸收缝合线，因为湿润环境下此线较为柔软，可以增加舒适度。

全层的唇部撕裂伤应从内向外进行逐层修复。口腔黏膜使用5-0可吸收缝合线首先进行修复。若口腔黏膜和齿龈槽从小窝中撕脱，需要将软组织向邻近牙齿基底部软组织缝合。一般来说，从颊部向唇部修复很有意义。对于肌肉层可使用4-0或5-0号可吸收缝线修复。口轮匝肌修复失败或后续的裂开将导致难看的瘢痕。处理此层最好在肌肉周围涵盖一些纤维组织，以利于支撑和缝合。使用5-0或6-0的尼龙缝合线于唇红部分进行关键点缝合，然后缝合剩余部分。

具有较小蒂部的唇部撕脱伤将会存活。对于不确定是否有把握成活的组织仍可尝试保留，因为存活的可能性很大（图2.28，图2.29）。

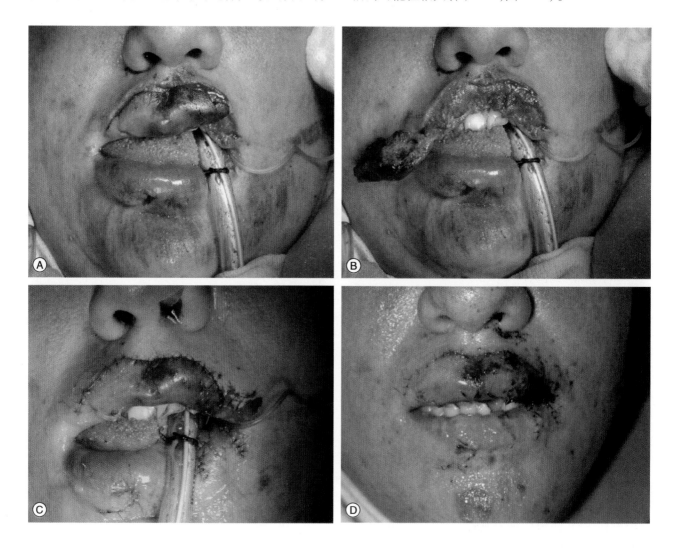

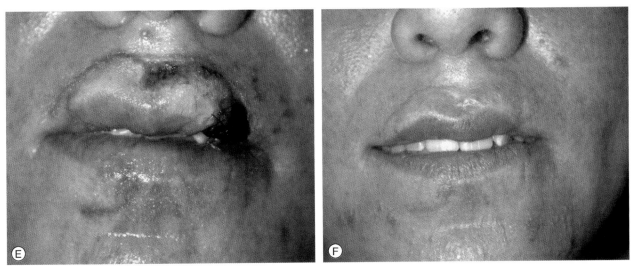

图 2.28　一例机动车碰撞后引起的上唇撕脱伤（A），有一小的蒂部（B）。（C）在保守性清创后将体表标记对合并进行伤口闭合。（D）一小部分灌注不良导致 4 天后小区域的坏死。坏死区域可以通过二次愈合进行修复（E），且最终获得良好愈合

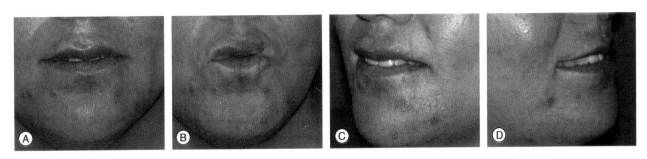

图 2.29　唇部撕脱伤 3 个月后获得很好的口轮匝肌功能、口腔功能以及可以接受的美容效果

颈部

　　对于颈部软组织损伤，首先需要排除颈部穿通伤至颈阔肌深面，存在压迫气道的风险。排除这一点后，可以直接进行进步伤口的闭合。因为皮肤移动性好，有一定的皮肤冗余，颈部损伤一般可以进行一起缝合。面神经下颌缘支走行于下颌下缘颈阔肌深面，在修复过程应该谨记。

结论

　　面部软组织的修复对于患者和医师可能非常满意。重要的是识别并及时修复潜在的损伤，最大限度地降低并发症的风险。仔细地清除颗粒物质将使患者免受外伤性文身带来的烦恼。进行最低限度的清创将会挽救一些不可替代的软组织结构。仔细地对合重要的体表标记将会获得最佳的美容效果。此外，细致的缝合技巧和适当的缝线选择将给予患者最佳的美容效果。

参考文献

3. Chico-Ponce de Leon F, Ortiz-Monasterio F, et al. The dawn of plastic surgery in Mexico: XVIth century. *Plast Reconstr Surg.* 2003;111(6):2025–2031.

   This fascinating discussion on the state of plastic surgery in Mexico at the end of the Middle Ages and beginning of the Renaissance shows us that so much of what we view as "modern" plastic surgery and wound management was already standard teaching in the early 1500s in Mexico and Europe. The first American plastic surgeons in Mexico understood "the wounds of the face (have to be cured with extreme care because the face is a man's honor." They discuss correct suture placement, avoiding excess suture tension, and early suture removal for the best results. They also discuss nasal reconstruction with a cutaneous arm flap 18 years before Tagliacozzi. We are reminded that we stand on the shoulders of generations of surgeons who have come before us.

4. Hussain K, Wijetunge DB, Grubnic S, et al. A comprehensive analysis of craniofacial trauma. *J Trauma.* 1994;36(1):34–47.

   Craniofacial soft-tissue injuries occur most often on the forehead, nose, lips, and chin in a "T"-shaped zone. There is significant variability in the common causes of craniofacial trauma that can be stratified by sex and age. Falls are the most common cause in children and the elderly. Interpersonal violence and alcohol are associated with the majority of injuries in young men. Sports are a common cause of injury among youth. This article is a detailed review of craniofacial trauma patterns.

6. Leach J. Proper handling of soft tissue in the acute phase. *Facial Plast Surg.* 2001;17(4):227–238.

   An excellent overview of basic techniques for management of craniofacial soft tissue injuries, starting with initial evaluation, wound preparation and anesthetic techniques. The management of wound contamination, and steps to reduce the risk of infection are discussed. Planning of difficult closures by respecting the resting skin tension lines is discussed. Wound undermining and specific suture techniques are discussed in detail.

12. Eaton JS, Grekin RC. Regional anesthesia of the face. *Dermatol Surg.* 2001;27(12):1006–1009.

    Successful regional blocks for facial trauma repair can often provide anesthesia for repair of larger facial wounds and provide initial anesthesia for later widespread infiltration of vasoconstricting agents. Successful regional anesthesia is based on a clear understanding of the anatomy. This article provides a detailed guide for success.

39. Zitelli JA. Secondary intention healing: an alternative to surgical repair. *Clin Dermatol.* 1984;2(3):92–106.

    This article reminds us that in cases of tissue loss secondary intention healing may produce acceptable outcomes in certain anatomic areas. The best cosmetic results are obtained on concave surfaces of the nose, eye, ear and temple (NEET areas), and those on the convex surfaces of the nose, oral lips, cheeks and chin, and helix of the ear (NOCH areas) often heal with a poor quality scar. Most wounds can be dressed with a semi-occlusive dressing, or petrolatum ointment to prevent desiccation. Common complications include: pigmentation changes, unstable scar, excessive granulation, pain, dysesthesias, and wound contracture.

51. Oishi SN, Luce EA. The difficult scalp and skull wound. *Clin Plast Surg.* 1995;22(1):51–59.

95. Beadles KA, Lessner AM. Management of traumatic eyelid lacerations. *Semin Ophthalmol.* 1994;9(3):145–151.

112. Punjabi AP, Haug RH, Jordan RB. Management of injuries to the auricle. *J Oral Maxillofac Surg.* 1997;55(7):732–739.

163. Stucker FJ, Hoasjoe DK. Soft tissue trauma over the nose. *Facial Plast Surg.* 1992;8(4):233–241.

179. Armstrong BD. Lacerations of the mouth. *Emerg Med Clin North Am.* 2000;18(3):471–480, vi.

3

面部骨折

Eduardo D. Rodriguez, Amir H. Dorafshar, and Paul N. Manson

概述

- John Converse, Nicholas Georgiade 和 Reed Dingman 的教学为一整代外科医师提供了在面部损伤修复的标准。
- 在本章讨论的治疗原则发展于马里兰大学休克与创伤治疗中心,最终完善于约翰霍普金斯的国际面部损伤修复中心。
- 在这些中心,严重面部损伤的比例较高。
- 对于常见的骨折和较轻的损伤,这些治疗原则应有所调整。
- 着重强调微创技术和较小的暴露,而数十年一直强调充分暴露、固定特定骨折的所有支持结构。
- 现在,损伤的治疗原则是依据损伤部位和严重性,最大可能地减少暴露,获得良好的结果(基于 CT 的面部骨折治疗)。

简介

在美国,每年有超过 400 万的因车祸受伤的患者。由于社会、经济和地域因素,面部损伤患者的数量变化很大。在美国,导致面部损伤的原因包括车祸、暴力袭击、斗殴、家庭意外事故、工伤、家庭暴力和运动损伤等。车祸是严重面部损伤最常见的原因,头部、面部和颈椎的损伤占受害者的 50% 以上。安全带和安全气囊减少了面部损伤的发生率及严重性。法律的强制性在不同种族、地理和教育背景下效力不同。

面部损伤治疗原则中特殊的方面在于美学效果可能是治疗的首要适应证。对于其他情况,损伤需要手术来恢复功能,但是对于面部损伤,这两个目的同样重要。虽然面部急症较少,文献还是强调迅速确切的重建、早期进行手术干预以获得最好的美容和功能结果。在这个竞争激烈的社会,经济、社会和心理因素要求对患者进行充分设计的有利的矫正手术,使他们重新回到正常的生活,最大限度地降低伤残。

初步评估

首先进行初步的体格检查,然后进行影像学评价,完成 CT 扫描。CT 扫描必须看到软组织和骨骼。特定部位的 X 线平片不再是必需,如下颌骨全景片、牙片等。地区的一级和二级创伤中心为严重的或多发的创伤患者提供早期的安全治疗。

治疗时机

时间对于面部损伤的优化处理非常重要。只要患者的一般情况许可,面部的骨和软组织损伤应该尽快处理。作者认为对于创伤应该争分夺秒,早期、熟练的面部损伤处理对于减少永久性面部缺陷和严重的功能损害尤为重要。这并不意味着医师可以随意决定谁可以耐受早期手术干预。事实上,颅面部外科医师必须像了解面部损伤一样认真地掌握患者其他损伤的情况。传统认为,面部骨、软组织损伤不是外科急症,但是为了得到良好结果,最好还是尽早处理。进行必要的软组织剥离,简单的骨复位即可完成简单的骨折修复。不能在短时间处理的复杂骨折的患者毕竟较少。全身需要优先处理的情况包括活动性或大出血(如骨盆骨折),颅内压增高,凝血障碍和肺通气压力异常等。对于撕裂伤,常常在局部麻醉下清创缝合,应用颌间固定(IMF)减少大的骨折移位。轻度脑损伤或多系统损伤不是手术的绝对禁忌证。对此类患者,在控制其他损伤后,即可处理面部损伤。事实上,在马里兰大学休克与创伤治疗中心,处理涉及多解剖部位的创伤并不一定需要多个外科小组一起进行手术。

面部的临床检查

详细的病史询问和细致的临床检查是所有面部外伤诊断的基础。即使是轻微的伤口或擦伤,也应该进行完善的检查。擦伤、挫伤、裂伤常常预示着潜在的骨折。面部裂伤可能是穿透至眼、耳、鼻和颅内的贯穿伤的唯一体征。裂伤常常在处理其他损伤时一起修复,不需要额外的手术,但是不能被延误。表浅的裂伤或擦伤尽管看起来不重要,但是若处理不当会留下难看的瘢痕。仔细地清理伤口,彻底地清创,逐层缝合将减轻永久性畸形。

颅面部钝性损伤

骨骼损伤常有软组织体征,如挫伤、擦伤、瘀斑、水肿和面部变形。这些体征提示需要进行影像学评价确诊或排除骨折。结膜下出血伴眼眶淤血水肿及眼睑血肿提示颧骨或眼眶骨折。双侧血肿提示 Le Fort 骨折、鼻骨-筛骨骨折或前颅窝骨折。口内淤血、擦伤、牙齿松动和异常咬殆关系,提示颌骨骨折。

面部骨折可以根据咬殆异常或张口闭口畸形诊断,因上下颌骨骨折移位所致。例如,下颌骨髁突骨折,因为疼痛、患侧活动异常,不能很好地咬殆。颌骨运动产生疼痛(三叉神经支配),可能是因为颧骨骨折或上颌骨或下颌骨骨折。眼球异位、眼球内陷、眼球突出或复视提示颧骨、眼眶或上颌骨骨折。对面部所有骨骼进行仔细地触诊,系统地检查压痛、骨擦感或轮廓改变。按照从上到下或由下到上有序地完成检查。

面部损伤的症状和体征包括疼痛、局限性压痛、骨擦音、感觉神经分布区感觉过敏或减退、运动神经分布区麻痹、异常咬殆、视力模糊、复视、面部不对称、面部畸形、呼吸不畅、裂伤、出血和挫伤。临床检查首先关注面部畸形和不对称,双侧对比观察。然后按一定的顺序,仔细地触诊所有骨骼表面。额部、眶缘、鼻、眉、颧弓、颧突以及下颌缘均应仔细地检查。细致的视诊口内区域,检查有无裂伤、牙齿松动及咬殆异常。之后触诊牙齿,注意有无牙槽弓断裂。仔细视诊和触诊上下颌牙弓,检查骨的完整性,牙齿是否松动,口内有无裂伤、挫伤、血肿、肿胀、异常活动、软化或骨擦感。检查面部感觉和运动神经功能,眶上、眶下或脑神经分布区的感觉过敏或减退提示这些感觉神经(第 V 对脑神经)经过的骨骼有骨折。这些神经的皮支常因面部裂伤而损伤。

眼外运动(第 Ⅲ、Ⅳ、Ⅴ 对脑神经)和面部表情肌(第 Ⅶ 脑神经)的检查需要患者密切配合。注意瞳孔大小、对称性、对光反射灵敏度、有无眼球肿胀、眼球歪斜、眼睑下垂、复视、视敏度改变、视觉消失。必要时行眼底检查和测量眼压。需要注意前房积血、角膜擦伤、视野缺损、失明、复视、视力下降等,必要时请专科会诊。对于任何涉及眼睑或眶周的裂伤都要注意是否有眼内贯通伤或眼球破裂。即使眶周血肿伴眼球肿胀致眼睑闭合也要检查眼球。值得注意的是,检查应该轻柔,避免用力太大导致晶状体或玻璃体从裂口被挤出。只有通过细致周密的临床检查,才能避免眼球破裂或眼球贯通伤被漏诊。下颌运动偏移、牙齿的关系、患者咬殆的能力、牙弓的对称性、牙尖交错关系是诊断涉及牙科的骨折的重要线索。一指伸入耳道,另一指置于髁突,感受髁突的运动,下颌运动或者前移时会有骨擦感。出现牙龈裂伤、骨折、牙齿缺失或裂隙提示严重的上下颌骨损伤可能,需要进行 CT 扫描确诊。下颌骨骨折可通过将颏部向前推或抵住下颌角同时按压下颌前部发现。进行此检查时会发现下颌骨不稳定,骨擦感,患者感疼痛。水肿和血肿会掩盖面部的不对称。面部骨折、出血会掩盖脑脊液漏。耳道出血或排液可能提示耳道裂伤、髁突脱位、中颅窝骨折伴脑脊液漏。鼻腔出血提示鼻部、鼻中隔损伤、Le Fort 骨折、鼻筛骨骨折、眼眶骨折或前颅窝骨折。面部骨骼的中 1/3 移位提示 Le Fort 型骨折。当出现脑脊液鼻漏时应怀疑筛板骨折或中颅底骨折可能。中枢神经系统损伤常有一个或多个脑神经瘫痪、意识障碍、感觉障碍、瞳孔大小不等、肢体瘫痪、异常神经反射、抽搐、谵妄或行为异常。

CT 扫描

具有决定性的影像学评价方法为包含骨窗和软

组织窗的轴位、冠状位、矢状位颅面部 CT 扫描。尽管如此,临床检查仍是面部损伤最简单有效的方法。

CT 可发现骨折、软组织窗可提示骨折区域的软组织情况。三维 CT 扫描可以比较两侧面骨的对称性和体积。特殊的检查,如眶尖位可以放大特殊部位。CT 未发现的骨折可能由于骨折轻微或未移位、在软组织窗阅片或扫描层过厚。

上面部骨折

额骨和额窦损伤模式

额窦为成对结构,在出生时只有筛骨原基,并无额骨成分。在 3 岁时开始出现,在 7 岁时才有明显的气腔。在 18～20 岁发育完善。额窦被覆呼吸上皮,有纤毛和分泌腺体。被覆的一层黏蛋白对维持其正常功能非常重要,纤毛规律运动,将黏蛋白运送至鼻额管。我们目前还不能完全知道鼻旁窦的所有功能。一旦损伤,极易感染,尤其是窦口损伤。额窦在创伤中具有吸收能量功能,对于保护颅内组织非常重要。

额窦最主要的损伤形式是骨折。累及额窦的骨折占所有颅骨骨折的 2%～12%,严重的骨折占颅部或脑外伤的 0.7%～2%。近 1/3 的骨折只累及前壁,60% 累及前壁和后壁和(或)窦口。其余的累及后壁。40% 的额窦骨折伴硬脑膜裂伤。

临床检查

裂伤、擦伤、挫伤、血肿是额骨、额窦骨折最常见的体征。出现这些体征必须怀疑是否有颅骨骨折。可能会出现眶上神经分布区麻木,脑脊液鼻漏,注意有无结膜下或眶周淤血,伴或不伴眼眶内或颅内积气。有时会看到额窦区下陷,但是受伤后的前几天,表现以肿胀为主,可能会掩盖下方的骨畸形。

额窦的微小损伤很难发现,尤其在没有骨折移位时。因此,有时额窦骨折首要表现为感染或额窦梗阻的症状,如黏液囊肿或脓肿形成。额窦的感染有引起严重并发症的可能,因其位置靠近大脑。感染包括脑膜炎、硬膜外脓肿、硬膜下脓肿、脑脓肿、额骨骨髓炎、死骨骨炎。

鼻额管

额窦黏液囊肿形成与鼻额管梗阻有关,几乎有

50% 是因为额窦损伤所致的骨折。鼻额管从筛骨迷路前方走行,至筛漏斗。鼻额管堵塞使正常的黏膜分泌物引流不畅,易于形成梗阻性上皮囊肿或黏液囊肿。黏液囊肿的形成也可能是因为黏膜腺体被限制在骨折线瘢痕组织中,损伤后腺体生长,产生梗阻的黏液囊性结构。

当导管失去内层,骨出现毛糙,Breschet 小孔消失,即黏膜沿静脉长入窦壁,额窦腔可能完全消失。黏膜再生可出现在额窦的任何部分,尤其在创伤后未彻底清创的情况。据报道,额窦黏液囊肿形成距初次损伤的平均间隔时间为 7.5 年。

影像学

通过 CT 扫描可以很好地显示额骨和额窦骨折。额窦内血肿或气液平以及鼻额管的潜在损伤均可通过 CT 检查发现。持续性气液平提示导管功能丧失。

外科治疗

通过冠状切口能使额骨的主要骨折获得最佳暴露,并可以通过颅内或颅外入路,尽可能观察到所有区域,而且可以通过该入路修复硬膜裂伤、清除任何坏死的组织、修复骨折。

额窦骨折应该判断其骨折的解剖部位和骨折移位特点。额窦骨折的手术指征包括前壁凹陷;影像学提示骨折累及鼻额管,可能导致功能受损;伴持续性气液平的导管梗阻;黏液囊肿形成;后壁骨折伴移位,怀疑硬膜裂伤。一些作者建议对任何前壁骨折和可见气液平的骨折进行探查。其他作者更为谨慎,只在后壁骨折移位超过后壁宽度时进行探查。这个距离提示硬膜裂伤。对于前壁的线性骨折和无移位的后壁骨折,许多临床医师选择密切观察。

任何出现凹陷的前壁骨折都可能需要探查,将前壁解剖复位,以防止出现轮廓畸形。这些患者大多无导管功能减退,对于有导管功能减退的患者,需要行额窦去功能化治疗。前壁的暴露可通过局部小切口、冠状切口或内镜入路。提升前壁,固定于正确的位置。如果鼻额管和额窦因损伤需要清创,则其内的黏膜必须清除干净,包括窦内隐蔽凹陷处的黏膜,用精心设计的形状合适的颅骨片封闭鼻额管(图 3.1)。如果大部分后壁完整,额窦腔可以用脂肪组织或松质骨完全填充。髂嵴富含松质骨,是良好的

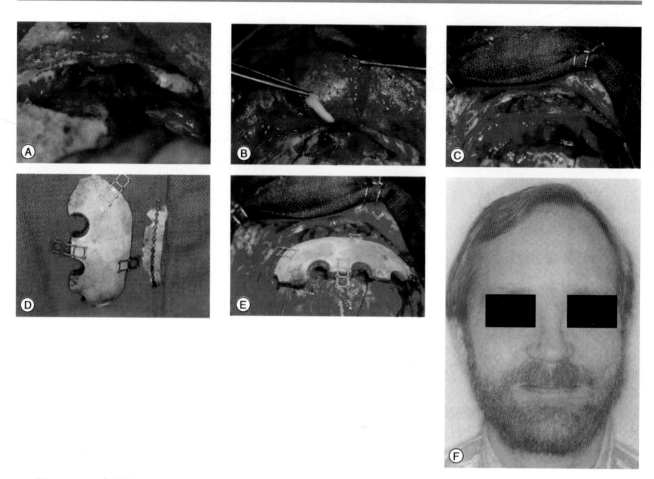

图 3.1 （A）鼻额管。（B）插入鼻额管的骨和帽状腱膜瓣。（C）应用骨填塞额窦。（D）用于重建的骨移植。（E）骨重建和额窦颅底化；术中情况。（F）术后效果

松质骨供区。此外，也可旷置窦腔，通过"骨再生"过程，窦腔慢慢地被骨和结缔组织填充。但据作者经验，旷置窦腔比填充更容易发生感染。

　　如果后壁消失，不需要进行移植修补局部缺陷，但是必须重建前颅窝底部。在颅成形过程中，移除额窦后壁，使额窦成为颅腔的一部分。"死腔"必须用松质骨填充或保持开放。通过鼻额管或筛窦至鼻腔的通道必须用精细设计的移植骨封闭。在眶顶部，通过薄的移植骨置于眶腔外进行初步重建，在重建过程中常常需要暴露颅内。

　　对于较大的额骨缺损，可以用带颞浅动脉血管蒂的帽状腱膜瓣来修复。

并发症

　　额骨、额窦骨折的并发症包括：
- 脑脊液鼻漏
- 颅腔积气和眶气肿
- 眶顶缺失和搏动性突眼
- 颈动脉海绵窦瘘

眼眶骨折

　　眼眶骨折可仅局限于眶内（单纯性）或同时累及眶内和眶缘（非单纯性）（图 3.2）。

眼眶相关解剖

　　针对骨折治疗，可将眼眶从前至后模式化的分为三块。前方为眶缘，由较厚的骨组成，眼眶中 1/3 的眶骨变薄，在眼眶后部分骨结构再次变厚。眼眶的结构类似一个"减震"装置，眼眶中部最容易发生骨折，其次容易受累的是眶缘。

　　视神经孔位于眼眶后方，眶外侧壁和内壁的交界处，眶底水平的正上方，眶下缘后方 40～45mm。

眼眶的体格检查

　　仔细检查有无水肿、角膜擦伤、裂伤、挫伤和血肿。同时存在的结膜下血肿和局限于眶隔的眶周血

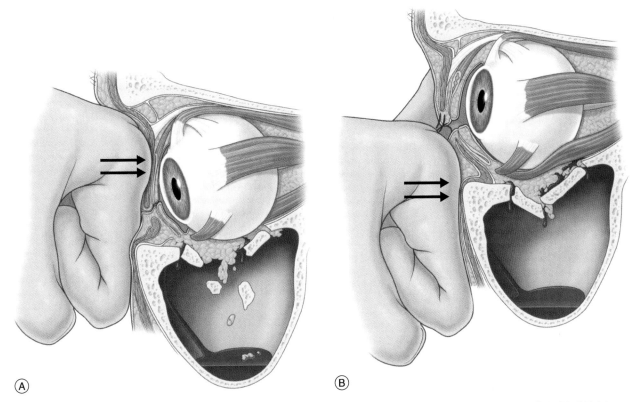

Ⓐ　　　　　　　　　　　　　　　Ⓑ

图 3.2　（**A**）爆裂骨折的机制,移位的眼球进入眶壁。眼球向后移位,挤压眶壁,使其向外,形成创伤性爆裂骨折。
（**B**）眶底骨折的力量传递

肿为累及眼眶的面部骨折的有力证据,除非影像学证实为其他原因(图 3.3)。注意有无复视和眼球活

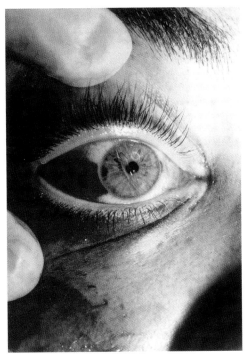

图 3.3　眼睑和结膜下血肿同时出现,提示眼眶某处骨折。当出现该体征往往提示存在颧骨或眶底有骨折

动受限。视敏度可通过患者阅读报纸来评估或进行眼科检查卡评估。应检查视野,必须在术前、术后频繁地检查所有患者光感和瞳孔反射。用眼压计测量眼压,眼压必须低于 15mm。必须记录眼底检查的结果。光感消失提示视神经损伤或眼球破裂。有光感但不能成像提示视神经损伤、视网膜剥脱、前房积血、玻璃体积血或前房或后房损伤。眼球损伤需要请有经验的眼科医师会诊。

骨折的影像学证据

行轴位、冠状位、矢状位 CT 扫描,同时扫描骨窗和软组织窗,用来评估眼眶壁的骨性解剖结构,软组织结构,眼外肌和骨折的关系。

手术指征

手术适应证包括:

- 用力转动眼球检查证实或 CT 扫描提示的由肌肉或韧带系统受损引起的复视。
- 影像学证实的广泛骨折,如眼球内陷。
- 眶腔容积改变引起的眼球下陷或突出(严重的眼

球位置改变)。

- 视敏度下降、加重或对治疗剂量的类固醇药物无反应,需要视神经管减压。
- 累及内侧眶壁或外侧眶壁的内陷型眼眶骨折,眼眶腔压缩严重,眶内压增加。

眶底的爆裂骨折

眼眶的爆裂骨折由施加在眶缘、眼球或眼眶软组织的暴力所致。爆裂骨折通常伴随眼内压突然增加。

发生于年轻患者的爆裂骨折

儿童的眼眶爆裂性骨折较成人更常见。由于受到剪切力的影响,骨折可直接导致下直肌嵌顿。表现为向上看时受累的眼球基本固定(图3.4)。眶骨骨折导致的眼外肌嵌顿需要急诊手术处理[43-47]。很多学者强调了早期松解肌肉对于预后至关重要。眼外肌持续嵌顿的患者表现为疼痛、眼球运动受限、恶心、呕吐、心动过速和血压增高。

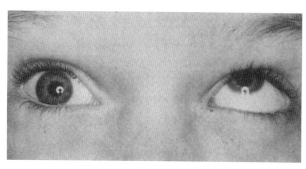

图3.4 雪球导致的儿童的爆裂骨折。注意患侧眼球几乎完全不能活动,眼球内陷。这种严重的活动功能丧失提示相关肌肉嵌顿,这种损伤在儿童比成人常见。这种骨折需要立即手术解除嵌顿的眼外肌系统。常常有眼球活动时疼痛,有时会有恶心和呕吐。这些症状在眶底骨折不伴肌肉嵌顿时不常见。

外科治疗

眼眶骨折的手术治疗有三个目标:

- 松解嵌顿的眼外肌,重建眼球旋转功能。
- 复位眶内容物至正常的骨性眶腔,重建眼眶体积和形状。
- 修复眶腔壁,使内容软组织至合适的位置,完成塑形。

治疗时机

除非有发生眼外肌嵌顿的征象,局限的爆裂骨折无需立即手术。当有严重的水肿、视网膜剥脱、严重的眼球损伤如前房积血时,最好过几天再行手术。

严重的眼眶骨折最好进行早期手术。笔者坚信早期手术可以矫正眼眶容积和肌肉紊乱,在功能上和美学上获得更好的结果。

眼眶骨折的手术技术

内镜入路治疗眶底骨折

经上颌窦的内镜入路能很好地暴露眶底,同时处理软组织损伤和修复眶底,而且避免了眼睑切口[49-52]。

皮肤切口入路

有数个进入眶底的皮肤切口入路:

- 下眼睑切口:下睑外翻的发生率最低,但是容易形成淋巴水肿[53-55]。
- 下睑缘肌皮瓣入路:切口位于下睑上缘,瘢痕不明显[56-58]。眼睑退缩的发生率较高。
- 经结膜入路:可以通过眶隔前或眶隔后剥离。

外科治疗

通常,应用角膜保护器以避免手术过程中损伤眼球和角膜。必须小心地将下直肌、眶脂肪以及所有的眼眶软组织结构从爆裂骨折区充分游离。完整的眶底必须位于所有移位的爆裂骨折的边缘周围。必须充分地探查眶底,直至完整的眶底后缘。眶底的后方存在嵴状结构,有许多人称之为"突起"(the ledge),其可能是腭骨的眶突。将骨膜剥离器置于上颌窦,感受其后壁可以确定"突起"的位置。"突起"位于上颌窦后壁,眶缘下35~38mm。可通过CT检查确定"突起"的完整性[59,60]。"突起"为重建眶底完整性置入假体材料的解剖标志。

眼球被动旋转试验

判断眼球活动范围的测试称为眼球被动旋转试验(图3.5)。此试验可检测眼外肌减弱、瘫痪、或受损。应在以下情况下进行:①分离前;②分离后;③置入每个用于重建眶壁的材料后;④关闭切口前。对这些检查结果进行比较很重要。在关闭切口前必须得到证实,任何重建材料的置入都不应影响眼球的运动。眼球良好的运动意味着眼球处于良好的位置。

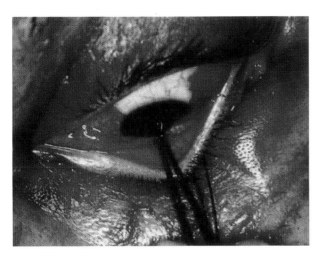

图 3.5　眼球被动旋转试验。用镊子夹住下直肌插入眼球处,距虹膜缘 7~10mm。操作时将局部麻醉剂滴入结膜囊

重建眶底的完整性

可通过骨移植或非生物活性的假体置入来恢复眶底的完整性,其目的在于恢复眼眶的容积和形状。替代眶内软组织内容物,使得瘢痕形成位于正常解剖位置(图 3.6)。

骨移植重建眶底

颅骨、髂骨、肋骨是重建眶内骨折的理想的移植材料[61,62]。目前认为骨移植比假体置入能更好地抵抗细菌定植。骨移植体的存活率为 50%~80%。

无生物活性的假体

假体的优势在于不需要进行手术获取骨材料。假体适用于局限的眼眶骨折,在获得骨移植物比较困难的情况下,有些作者将其也用于较大的缺损的治疗。迟发感染的发生率小于 1%,若固定良好,则不会发生假体移位。

术后护理

术前、术后要经常检查患者的光感。瞳孔反应必须在眼眶术后进行评估,术后前几天每天至少 2 次。失明有时发生在眼眶骨折治疗 24 小时后。

眼眶骨折的并发症

复视

眼外肌挫伤常导致眼外肌失衡和复视,也可能因为周围肌肉或其毗邻软组织受限,或第 Ⅲ、Ⅳ、Ⅵ 对脑神经损伤的结果[63,65]。

眼球内陷

眼球内陷是眶骨爆裂骨折的第二大并发症[66~70]。可有多种原因造成,主要的原因是眼眶容积的扩大伴有眼眶软组织结构疝入增大的眶腔,这使得软组织结构移位。另一个眼球内陷的机制为眼球软组织的瘢痕回缩。一个新的观点认为,脂肪缩

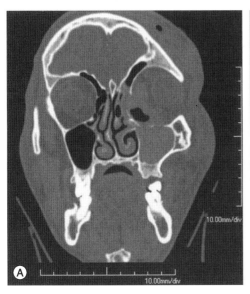

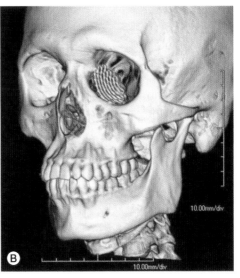

图 3.6　眶内壁骨折。(**A**)冠状位 CT 扫描提示眶内壁骨折。(**B**)术后三维 CT 扫描展示置入钛网修复眶内壁

是眼球内陷的原因,但是数字化研究显示仅在 10% 的眼眶骨折病例中出现明显的脂肪萎缩。

球后血肿

在严重的创伤,球后血肿可能会导致眼球移位。球后血肿的体征为眼球突出、充血和水肿的结膜下垂。可通过 CT 扫描软组织窗进行诊断,行外侧切开术进行治疗。若球后血肿较弥散,很难进行充分的引流。如果血肿量大,则必须及时处理。初期重建眼眶的骨性结构,其内容物的重建需在几周后进行,那时血肿、肿胀、充血已经消退。

眼球损伤和失明

眼眶骨折后眼球损伤的发生率为 14% ~ 30%[71]。发生率的统计差异源于检查的详细程度和对微小病变如角膜擦伤等的识别能力。眼球损伤的严重程度存在较大差异,包括角膜擦伤、视觉丧失、眼球破裂、视网膜脱离、玻璃体积血和视神经管损伤等。失明或眼球缺失的情况比较罕见。面部骨折修复后失明发生率为 0.2%[72]。

假体移位,假体周围迟发出血和假体固定

如果假体没有固定在眶底或连于眶缘的位置,则在受到挤压时可能发生移位。自发性迟发眼球突出可能由出血,假体周围长期的轻微感染或泪道的梗阻引起[73]。

上睑下垂

应该鉴别真性上睑下垂应和眼球凹陷患者的眼球向下移位所致的假性上睑下垂。真性上睑下垂因提上睑肌作用丧失。眼球内陷所致的下垂可以在眼球位置得到矫正后恢复。

巩膜显露,睑内翻,睑外翻:下睑垂直向缩短

下睑的垂直向缩短将暴露眼球虹膜缘下的巩膜(巩膜显露),可能源于眶下缘骨折的向下向后移位。眶隔和下睑为"定长"结构,如果附着在异常的眶缘是将被向下牵拉。需要松解眶隔与眶缘的连接,通过植骨重建眶缘结构。

眼睑的分层与挛缩的关系

眼睑的问题需要区分其发生在"前睑层"(皮肤和眼轮匝肌)或"后睑层"(眶隔下睑缩肌和结膜),从而进行手术设计。只有在具体操作过程中,外科医师

才能发现真正的问题,通过松解粘连,用移植物做适当的眼睑固定,可以使下眼睑得到 3mm 以内的提升。

眶下神经麻痹

眶下神经麻痹会令人非常不适,尤其是在初患病例中。感觉麻木区包括下睑、面颊中部、鼻外侧部包括鼻翼和同侧上唇。如果眶下神经在上颌骨前壁部分损伤,可累及上颌前部牙齿。在即刻或骨折治疗后可进行眶下神经减压术解除骨碎片对眶下孔的压力,尤其是颧弓中部骨折移位累及眶下孔的受损神经。

眶上裂综合征和眶尖综合征

严重的眶顶骨折向后延伸可累及眶上裂和视神经孔。眶上裂结构的损伤可导致复杂的症状,表现为眶上裂综合征[74,75]。损伤包括以下部分或全部结构:损伤第Ⅲ对脑神经的上下两个分支,产生提上睑肌、上直肌、下直肌、下斜肌瘫痪;损伤第Ⅳ对脑神经引起上斜肌瘫痪;损伤第Ⅵ对脑神经引起外直肌瘫痪;损伤三叉神经眼支引起眉部、上睑内侧部、鼻上部内侧和同侧额部感觉障碍。眶上裂综合征的所有症状为部分或全部神经分支损伤所致。如果伴有视敏度下降或失明,则损伤累及眶上裂(第Ⅲ、Ⅳ、Ⅴ和Ⅵ对脑神经)和视神经孔(第Ⅱ对脑神经)。如果同时损伤视神经和眶上裂,则此复杂的症状称为眶尖综合征[76]。

中面部骨折

鼻骨骨折

鼻骨骨折的部位和分型

绝大多数鼻骨骨折的成因为侧向受力[77],不同年龄、不同力量强度和受力方向,可导致形成各种各样的畸形。年轻患者倾向于形成大的骨折碎片伴骨折错位,老年患者因骨易碎,而常常表现为粉碎性骨折。Kazanjian、Converse[78]、Murray[79] 及其同事认为大多数骨折发生于鼻骨较薄的部分。Kazanjian 和 Converse 报道 190 例鼻骨骨折中的 80% 发生在鼻骨较薄的部分和较厚部分的连接处。从外侧的中等强度的直接外力使单侧鼻骨骨折并向鼻腔内移位

（plane Ⅰ）。当力量增加，对侧鼻骨发生移位，形成不全骨折或青枝骨折，使鼻突向中间汇聚（plane Ⅱ）。在较强烈的正面碰撞（plane Ⅲ），上颌骨额突发生骨折，形成一侧塌陷。这种塌陷首先出现在梨状孔，然后累及全部上颌骨额突，事实上为单侧鼻筛骨折，发生向下和向后移位（侧向碰撞形成的骨折和Ⅰ型单侧鼻筛骨折完全相同）（图 3.7）。这些骨折伴额骨上颌突的青枝骨折，常常向下移位。一侧

鼻外侧壁向下，鼻中隔压缩并移位，因鼻侧壁和鼻中隔相邻而导致同侧的鼻气道完全堵塞。严重情况下，鼻中隔有前向后塌陷，粉碎程度增加。梨状孔向内侧移位可完全堵塞鼻气道。前后方向的创伤可降低鼻骨的稳定性，使鼻中隔压缩，鼻尖突度降低，鼻背塌陷。猛烈的打击可导致多重骨折，涉及鼻骨、上颌骨额突、泪骨、鼻中隔软骨、筛骨以及鼻筛眶骨折。

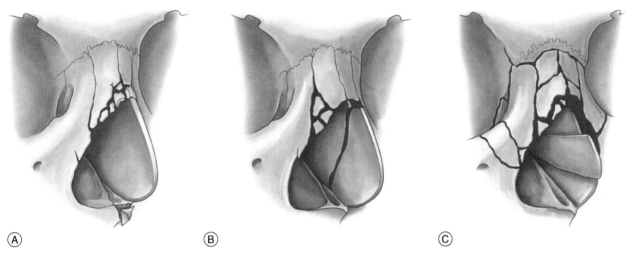

图 3.7　依据移位程度对正面和侧面碰撞鼻骨骨折分型。（**A**）Plane Ⅰ 型正面碰撞鼻骨骨折。只有鼻骨末端和鼻中隔受累。（**B**）Plane Ⅱ 型正面碰撞鼻骨骨折。损伤范围更大，包括整个鼻骨远端和位于梨状孔的上颌骨额突。鼻中隔粉碎、失去正常高度。（**C**）Plane Ⅲ 型正面碰撞鼻骨骨折累及一侧或双侧上颌骨额突，骨折波及额骨。这类骨折实际上为鼻筛眶骨折，因为累及下 2/3 的内侧眶缘（鼻筛眶骨折的中央片段）和鼻骨

鼻中隔骨折和移位

　　鼻中隔的骨折和移位可以单独发生或伴随远端

鼻骨骨折。多数情况下，两种损伤同时发生，而且正面撞击产生的鼻骨骨折预后较差，保持原来的鼻高度很难[80]（图 3.8）。由于鼻骨和鼻软骨、骨性鼻中

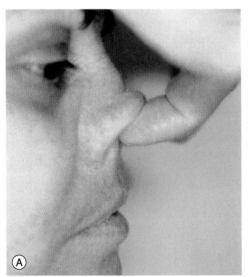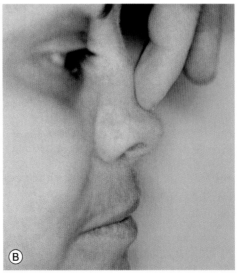

图 3.8　触诊鼻小柱（**A**）和鼻背（**B**）发现鼻中隔向上旋转、背部缺乏支撑。同时缺乏鼻小柱支撑和鼻中隔支撑

隔的关系密切,临床上很难见到仅累及一种结构而不伤及其他结构的骨折,尤其是鼻中隔的尾侧或软骨部,在鼻骨骨折中经常受到损伤[81]。

鼻中隔尾侧部有一定弹性,可以吸收中等强度的撞击。鼻中隔的最轻损伤为出现裂痕和弯曲,轻至中度损伤为碎片相互重叠,鼻高度降低。中重度损伤,鼻中隔骨折早期呈 C 形,或呈贯穿骨折,发生移位,自梨骨沟脱离。

骨折碎片的移位可导致鼻气道的不全阻塞。软骨骨折可发生在任何平面,最常见的位置是鼻中隔前、后交界的水平和垂直部分。随着软骨的愈合,由于软骨膜产生的压力,鼻中隔呈现进行性的扭曲和变形[83~86]。软骨具有固有的弹性,当软骨的一侧软骨膜发生撕裂时,其内部压力被释放。如果软骨和软骨膜被撕裂,鼻中隔则脱离撕裂的区域移向软骨膜完整的一侧。严重的鼻中隔骨折伴有压缩移位,形成 Z 形的塌陷重叠和鼻中隔移位[87]。鼻中隔压缩,从侧面看,鼻软骨和鼻小柱呈现缩短的外观。鼻背高度的轻度降低导致鼻骨和鼻中隔连接处的驼峰样外观。

鼻骨骨折的治疗

多数鼻骨骨折仅需闭合性复位。严重的正面撞击,出现鼻的高度和长度改变,特别是 Plane Ⅱ 型或鼻筛眶骨折,建议开放性复位和一期骨或软骨移植,有利于重建鼻部支持结构,恢复原来的体积,同时进行原位软组织填充预防软组织挛缩[88]（图3.9）。在水肿影响准确的触诊和视诊之前进行闭合复位有利于判断复位是否成功。

开放性复位和支持性 K 线的应用

对于严重的鼻骨骨折（如 plane Ⅱ 鼻骨损伤）,常常需要开放性复位联合骨或软骨移植重建鼻的高度。半闭合性复位[89]通过应用限制性切口和小的 K 线固定鼻骨[90,91]。同时可能需要内部夹板固定[92]。一些鼻骨骨折完全移位,必须进行开放的鼻成形复位术并进行固定[93,94]。

在实践过程中,多数鼻骨骨折的闭合性复位需推迟至水肿部分消除,能更好地通过视诊和触诊确定复位的准确性[95]。

必要时治疗可推迟至伤后 5~7 天。到 2 周后,由于发生部分愈合和软组织挛缩,骨折复位将很难完成。

鼻中隔骨折和脱位的治疗

治疗鼻中隔创伤后偏曲和脱位需在损伤后尽早进行。当鼻骨和鼻中隔同时发生骨折,重要的是要确保在复位的时候,骨碎片可以在各个方向自由移动,以确保完成骨折复位。对于鼻骨,应确保在复位时可以向外侧移动,并可完成青枝骨折的复位。不完全骨折会使鼻骨慢慢地"回弹"至其原来的位置。

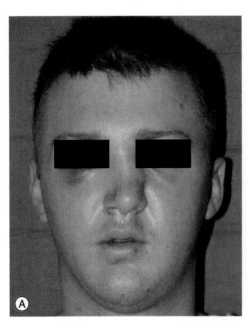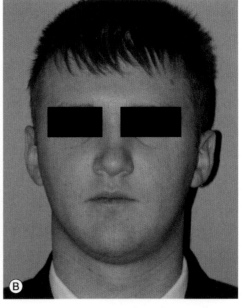

图3.9　一个 20 岁男性患者,在摔跤比赛中受伤形成的 Le Fort Ⅱ 型骨折的术前（**A**）和术后（**B**）照片

如何还原不全,则在早期重新出现移位。这在鼻骨和鼻中隔骨折中均会出现。当鼻骨压缩,因鼻骨和上、下外侧的鼻软骨的密切关系,鼻中隔软骨上方也会出现压缩。鼻中隔软骨由梨骨沟移位不会出现压缩,而仅有鼻骨压缩。矫正骨性或软骨中隔需用Asch钳,中隔碎片用鼻内夹板固定。对于一些病例,需要缝合鼻中隔与鼻嵴。

如果在伤后超过一周甚至两周,单纯手术可能达不到想要的结果。由于部分已经愈合,纠正移位和重叠的碎片将会很难,这些患者需要进行鼻成形术和截骨术[96]。

有些学者对鼻骨骨折患者常规行即刻开放性复位手术,切除鼻中隔重叠的部分,并截骨复位。作者认为,应在早期肿胀消退,骨愈合完成后进行手术矫正。二期鼻成形术能获得更好的术后效果。

早期的鼻中隔骨折复位常常是切除重叠的软骨,所以不可避免会降低鼻的高度。所有的鼻骨骨折患者都需要进行后期的鼻成形术以矫正鼻的畸形,恢复鼻高度以及解除鼻气道梗阻。

鼻骨骨折的并发症

未经处理的鼻中隔血肿会形成软骨周围纤维化和增厚,造成气道部分梗阻。在这些病例中,患者的鼻中隔部分厚达1cm,需要矫正修薄。在多次创伤病例中,鼻中隔软骨会被大量的钙化组织取代,需要切除黏膜下增厚的部分鼻中隔。对一些鼻甲爆裂骨折的患者,建议切除部分增大的鼻甲。

在软组织撕裂,组织向对应的区域,鼻中隔和鼻甲会发生粘连[97]。需分离粘连,在创面间放置夹板或非粘连性的凡士林纱布5天左右,从而分开粘连。此间,部分黏膜开始上皮化。

鼻前庭部梗阻常常发生于梨状孔边缘的不连性骨折,尤其是向内侧移位时。也可发生于鼻中隔压缩性骨折,鼻中隔向鼻道方向脱位。鼻前庭内层组织损伤和软组织瘢痕性收缩可导致狭窄,如果不用移植材料修复则很难矫正。修复需要切除骨碎片和矫正骨折移位,而由于软组织的缺损形成的狭窄需要切开瘢痕,鼻前庭覆以黏膜或合成材料,或行皮瓣重建。

残骨炎、骨或软骨感染偶尔见于开放性鼻骨骨折。此种情况可通过反复严格清创术治疗,随着感染骨碎片被清除将得到改善。清创和抗感染治疗是治疗的首选。在感染清除、炎症消退后6个月,可进行二期骨移植术。慢性疼痛较罕见,常常是因为三叉神经鼻外支受影响所致[98]。

鼻骨骨折畸形愈合常常发生于闭合性复位,由于骨碎片很难通过单侧触诊达到准确的解剖复位,使用夹板不能保证后期因“连锁压力”[99~101]的减退而产生的改变,可能同时发生软骨骨折。任何显著的外部或内部畸形都需要通过鼻成形术矫正。

鼻筛眶骨折

鼻筛眶骨折是上面部中1/3的严重骨折,包括鼻骨、眶内侧缘和梨状孔粉碎性骨折。1/3的鼻筛眶骨折为孤立的,2/3同时累及额骨、颧骨或上颌骨。1/3为单侧损伤,2/3为双侧损伤。

鼻筛眶骨折的主要特点为眶内侧缘部分移位,连接着内眦韧带。骨折分离了上颌骨额突,其连接的内眦韧带导致内眦移位。

病理机制

当形成鼻的骨性框架的骨遭受巨大外力时,其在眼眶间向后投射。涉及的骨位于面部中1/3的中央部分的上部,位于颅骨、眼眶和鼻腔交叉点的前方。鼻筛眶骨折的病因主要是钝性暴力,如方向盘或仪表盘等朝向面部的钝性物体,作用于鼻背上部。例如,汽车迎面撞击鼻额区。在中面部中央的上方形成挤压伤伴粉碎性骨折。软组织破裂或穿通伤时闭合骨折转为开放性骨折或粉碎性骨折。如果作用于鼻骨和鼻窦的力量较大,将导致该部位较坚硬的骨骼向后移位,作用于薄弱的眶内侧壁造成骨折,如同遭受锤击的"火柴盒"一样坍塌[102]。

眶间间隙

眶间间隙为眼眶之间,前颅窝底下方的腔隙。眶间间隙包含由两个筛骨迷路,每侧各一,内包含筛窦小房,上、中鼻甲,鼻中隔骨中央板和筛骨垂直板。

创伤性内眦间距增宽和眶距增宽

创伤性内眦间距增宽由内眦韧带间距增加导致,为鼻筛眶骨折的早期表现,患者呈现出内眦距离过宽的外观。眼睛相互远离,即眼距增宽[103,104]。

创伤性眶距增宽[105](与内眦间距增宽不同)的

特点为眼眶距离和眼球距离的增加[106]。

临床检查

鼻筛眶骨折的患者常有典型的外观。表现为骨正面碰撞形成的骨折,鼻部扁平,推挤眼球。失去鼻背的突度,鼻小柱和唇的夹角变得圆钝。用手指按压鼻部能体会到不正常的鼻中隔远端或近端的骨性支持结构。内眦区肿胀,眼睑歪斜,结膜下血肿。瘀斑和结膜下出血常见。在内眦韧带上方,深压可触及骨擦感和活动(图3.10)。如果诊断不明确需双手检查内侧眶缘。双手法为一手手指于内眦韧带上方深部触诊,一手手指于鼻内与另一手指相对触诊。上颌骨额突如果骨折,会产生活动,表示骨折不稳定,需要开放复位。若手指夹的位置低于鼻骨(不是内侧眶缘-内眦韧带连接处)会错误的判断鼻骨骨折为内眦不稳定。

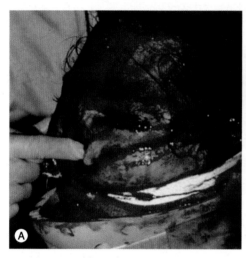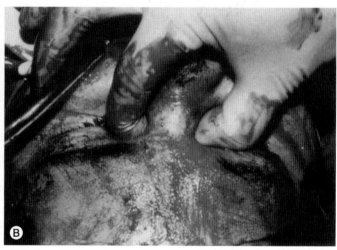

图3.10 (A)用手指在鼻背和鼻小柱按压可发现鼻筛骨折时缺乏骨性支撑。(B)如果指尖按压眶内侧缘(不是鼻骨),骨擦感或移动证实活动的鼻筛眶骨折

影像学

CT检查是十分必要的。影像学诊断鼻筛眶骨折至少需要有四处骨折,上颌骨额突独立于毗邻骨。包括:①鼻骨骨折;②上颌骨额突和额骨连接处的骨折;③眼眶内侧骨折(筛骨区);④下眶缘骨折包括梨状孔和眶底。这些骨折线构成了"中心碎片",后者连接内眦韧带,使其游离。取决于骨膜的完整性,眶内侧缘可能移位。

鼻筛眶骨折的分类

鼻筛眶骨折由Markowitz和其同事[107]根据双手法检查和CT检查分为Ⅰ~Ⅲ型[108~110]。

Ⅰ型为不全骨折,多数单侧,少数双侧,仅有眶下缘和梨状缘发生移位,仅需要下方入路(图3.11)。单侧的鼻筛眶骨折可使整个鼻筛区成为一部分。由于无内眦距增宽,所以不是真正的鼻筛眶骨折。整个中央碎片旋转,向后移位,出现明显的内眦畸形。当骨折段在远端完整,可能需要上入路和下入路治疗。此型骨折不需要内眦重置,因为内眦相对稳定,仍然连接于大的骨折碎片。

Ⅱ型为粉碎性骨折,骨折在内眦韧带止点外侧。中央碎片可作为一个相当大的骨碎片,通过经鼻复位钢丝,固定于骨折断端的另一侧。鼻筛眶的剩余部分骨折碎片复位后用钛钉钛板固定于额骨、眶下缘和上颌骨Le Fort Ⅰ水平,可表现为单侧或双侧(图3.12)。

Ⅲ型为眦韧带撕裂(少见)或骨折延伸至韧带止点部位。骨碎片过小以至于需要将韧带分开才能完成复位。因此需要进行眦韧带的重新附着,需要分别应用经鼻钢丝固定眶内侧缘和内眦韧带。一般说来,骨折复位的内眦间距应比正常软组织内眦间距小5~7mm(图3.13)。

鼻筛眶骨折的治疗

鼻筛眶骨折的治疗包括三种暴露鼻眶区域的切口入路:冠状切口入路(或增加适当的局部切口)、下睑切口和唇颊沟切口。一些病例,裂伤位于额部或鼻,可作为暴露骨折的入路。鼻和额部裂伤很常

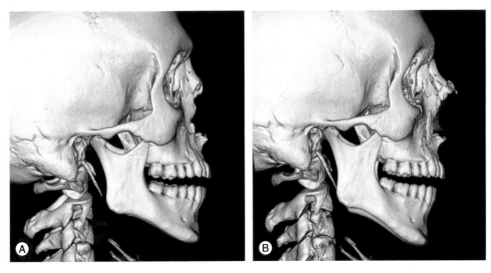

图 3.11　（A,B）Ⅰ型鼻筛眶骨折复位前和经单纯下入路开放复位内固定术后的三维颅面部 CT 侧位图像

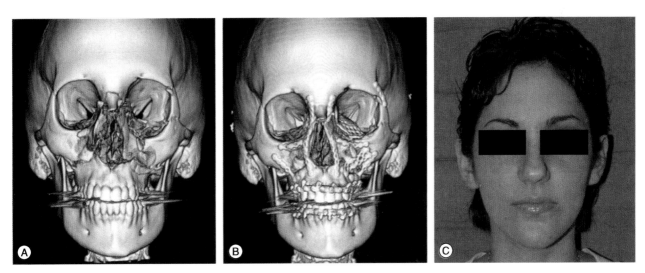

图 3.12　（A）一个 23 岁女性患者车祸后颅面部受伤，Ⅱ型鼻筛眶骨折的正面三维颅面部 CT 图像。（B）中面部骨折开放复位内固定术前术后。（C）术后 12 个月的正面照

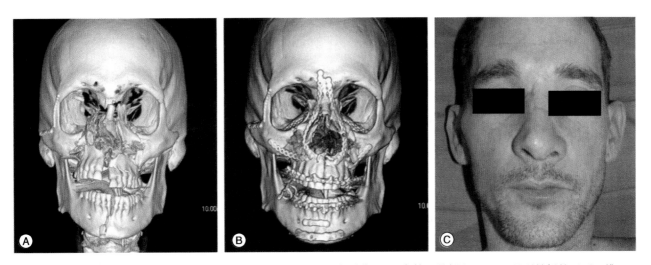

图 3.13　（A）患者男，33 岁，未戴头盔从摩托车上摔出，颅面部受伤，Ⅲ型鼻筛眶骨折和 Le Fort Ⅱ型骨折的正面三维颅面部 CT 图像。（B）中面部和下颌骨骨折开放复位内固定术前术后。（C）术后 6 个月正面照

见,但它们的长度往往不足以提供良好的暴露。必须熟练的判断如何延长裂伤切口,有时候裂伤切口形成的瘢痕比采用冠状切口更显著。

治疗鼻筛眶骨折的基本原则包括保留所有的骨折碎片,精确地将它们组装起来[111]。解剖上重组鼻的骨碎片时,很有必要行即刻骨移植以提高鼻的原有高度,保持鼻背的平滑外观。有时,连接内眦韧带的骨碎裂严重,需要将韧带分离,重新固定在结构上完整的移植骨上(新的"中央碎片")。

"中央碎片"在鼻筛眶骨折中的重要性

对于所有的鼻筛眶骨折,医师必须明确内侧眶缘的情况,因为内眦韧带连接于此,与治疗各型骨折关系密切。连接内眦韧带的骨碎片移位是鼻筛眶骨折的关键,正确地处理此碎片,"中央碎片"决定骨折的治疗效果。

鼻筛复位的主要特征为经鼻在内眦韧带止点后方和上方使用钢丝复位眶内侧缘。内侧眶缘和其相连的内眦韧带附着碎片向前向外侧移位,使鼻骨清晰可见,在此,其上方位置的钻孔并通过钢丝固定"中央碎片"。鼻骨碎片可以向颞侧移位或去除,以更好地暴露内侧眶缘碎片。去除鼻骨碎片,从一侧中央碎片(内侧眶缘眦韧带附着碎片)的后上方将经鼻钢丝穿到另一侧时,更为重要。放置完两个经鼻线后,需要将软组织固定于骨。内侧眶缘和邻近的鼻骨、额骨碎片相连。在碎片间的钢丝收紧后,应用钛板钛钉固定。必须强调的是,经鼻复位钢丝必须在泪小凹后上方穿过,保证受力方向能使中央碎片重新回到伤前的位置。经鼻复位不是单纯的"经鼻内眦固定术",其常不涉及内眦韧带。仅仅是复位鼻筛眶骨折的"中央骨碎片"。

内眦韧带再附着

如果需要将内眦韧带重新固定附着(内眦韧带完全从骨上剥离)[112,113],可以用2-0的非吸收缝合线连接于内眦角[114,115]。可通过内眦水平做一个3mm的水平或垂直的单独切口暴露此区域。需要在泪道系统放置探子防止损伤泪道。必要时插入一次性的Quickert导管。2-0的非吸收缝线穿经冠状切口内侧面,与28号的经鼻固定钢丝缝合,每侧各一,与复位中央碎片钢丝相独立。在复位的最后一步,完成眶、鼻骨移植后,缝合前才能收紧经鼻内眦韧带固定钢丝。在用钳子手动复位内眦韧带后,轻轻地拉紧每个内眦韧带钢

丝,减轻缝合韧带的压力。将内眦韧带复位钢丝拧紧固定于额骨上。

泪道系统损伤

泪道系统完整性的破坏需要特殊处理。多数的泪道梗阻原因是骨错位或泪囊、泪导管损伤[116,117]。最有效的治疗为精确地复位骨折片段。如果微小的泪道系统软组织部分横断,则需要显微镜下修复泪道[118]。

鼻筛眶骨折的并发症

鼻筛眶骨折的早期诊断和治疗将获得最佳的美学结果和最少的远期并发症。根据早期治疗的质量和愈合的效果,一些病例需要重建手术。远期并发症如额窦梗阻,在孤立的鼻筛眶骨折中发生率小于5%[119,120]。通过早期诊断和适当的开放复位可能最大限度地减小畸形和功能损害。鼻筛眶骨折可能会被面部肿胀所掩盖,而不易发现,仅在数周后鼻畸形和眼球内陷才变得明显[121,122]。

颧骨骨折

颧骨是中面部主要的支持结构。它形成颧突,突出于面部,构成眶外侧和下部。颧骨呈四边形,有多个凸起,突向额骨、上颌骨、颞骨(颧弓)和眶突。颧骨与上颌骨在内侧交汇于眶下缘,在下方交汇于上颌小窝。颧骨向上与额骨外侧角突相连,在眶外侧和蝶骨大翼相连。在其内侧面,于眶缘外先凹陷然后突出,形成颞窝。颧骨和额骨及上颌骨广泛紧密相连。通过颧弓和蝶骨相连,连接部较窄且薄弱。颧骨形成眼眶外侧和下方大部分,包括眼眶外侧壁的前半部。颧骨形成上颌窦的外侧壁和上壁。颧骨上有咬肌、颞肌、颧大肌、颧小肌和上唇方肌颧骨头附着。颧颞神经和颧面神经[123]各自穿过,支配颧额连接部的软组织和颧突。

颧骨骨折的体格检查和病理机制

尽管颧骨较为坚固,但因其突出的位置,也常常受到损伤。中重度打击被骨体吸收,传递至其支撑部。重度打击可引起颧骨自骨缝结合部分离。高能量损伤可引起颧骨体破碎,常常在薄弱区,如颧面孔

部。一旦颧骨受损伤,通常向下、内、后方移位。移位的方向取决于外力的方向和肌肉拉力的方向,如咬肌。颧骨一旦破碎,可能会导致颧骨体粉碎和颧骨附着点破坏。

颧骨是颅骨和上颌骨间最重要的支撑结构。骨折常常涉及眶下缘,形成被眶隔局限的血肿。眶周和结膜下血肿常常是眼眶合并颧骨骨折的早期体征。眶下神经麻木也是一个重要的症状。眶下神经开始走行于眶后部的沟内,然后走行于眶前 1/3 的眶下管,进入眶下孔[124]。因骨折发生在眶下孔薄弱区,眶下神经可在骨折时受损。直接作用于面部外侧的力量会导致颧弓和颞骨颧突的孤立性骨折。颧弓可单独骨折,不伴其余部分及关节处破坏。

孤立性颧骨骨折常常向内侧移位,如果完全移位,颧弓自身会侵犯颞肌和下颌骨冠突,造成下颌骨活动受限。颧弓后部的骨折可能会累及关节窝、关节或肌肉肿胀,造成关节僵硬或咬殆改变。高能量损伤时,骨碎片可能会穿过颞肌,与冠突相连,形成纤维化或骨性关节强直,后期手术时不得不切除冠突骨和瘢痕组织。

颧骨骨折错位插入冠突,伴有颧突显著向后移位。约 50% 的颧骨骨折移位导致颧额缝分离,可经眶外缘上部的皮肤触及。水平差异或阶梯畸形可在内侧和下眶缘移位的患者眶下缘触及。上颌窦上壁和外侧壁可在颧骨骨折中受损,上颌窦内层撕裂可形成上颌窦积血和同侧鼻出血。外眦附着点直接指向 Whitnall 结节,Whitnall 结节在颧额缝下 10mm。韧带伸向颧骨额突内面的一个浅的突起当颧骨向下移位,眼睑外侧附着点也跟着向下移位,导致外侧眼裂下移。眼球也随着颧骨移位,呈现较低位置。眶底的移位使眶缘跟着移位。可出现眼外肌功能不全,为眶底和眶外侧部错位所致。复视的原因常常是肌肉挫伤。也会有眼球和眼眶内容物的移位,其原因为 Lockwood 悬韧带向下移位,Lockwood 悬韧带形成眼球和眶内容物下方的“悬索”。Lockwood 悬韧带连于毗邻 Whitnall 结节的眼眶外侧壁。眶底的骨碎片可破坏眼球和眼眶悬韧带的完整性,眶脂肪会从肌肉间挤出,疝入上颌窦,在上颌窦内被局限或与窦内壁或骨片段连接。在颧骨不全骨折患者中,如果骨折累及眶底,复视常常是暂时性的。若骨折广泛,尤其眶底粉碎性骨折时,复视将会是永久的。这种复视可能源于肌肉挫伤、肌肉周围软组织受限、肌肉受限或

肌肉张力松弛。眼眶骨折可表现为眶下缘粉碎性骨折。通常,眶下缘的一块或两块上颌骨与颧骨连接处骨折的碎片被称为“蝶形碎片”。眶缘的骨折使眶缘不稳定,向下和向后移位。眶隔连于眶缘,也向下、向后移位,向下牵拉下睑。

眶下神经在眶底由外向内斜行[125]。在眶后部,神经走行于一个沟内,在前部,神经走行于眶下管。毗邻眶缘,神经管向下,在眶下缘下方约 10mm 处穿出。当眼球向前直视时,眶下孔平行于角膜内侧缘。眶下神经经常被骨折损伤,因为走行的管和沟部都是骨的薄弱部位。骨折碎片嵌插入神经管,使神经断裂,将会造成永久性麻痹。眶下神经更常见的损伤为挫伤,尽管在早期表现为眶下神经麻痹,为暂时性的。颧骨骨折后,感觉障碍约在 40% 患者中出现[126,130]。永久性的感觉丧失是手术探查和神经松解术的指征,尽管手术的效果缺乏大样本队列研究证实。

Knight 和 North[131] 在 1961 年根据骨折产生的解剖移位和模式提出了一种分类方法。这种分类结合了传统的关于复位后稳定性的知识,用于预测闭合复位成功的概率。Knight 和 North 分类法,经 Yanagisawa 改良[132],分为颧额缝完全错位的完全骨折和外部旋转不稳定的粉碎性骨折。

目前,外科实践在探讨颧骨和关节突完全骨折,实现直接解剖复位并固定。在当前的实践中,闭合复位只用于孤立性颧弓骨折。限制性复位在今天非常流行,如牙龈颊沟入路的应用[133,134],这种方法适用于 Z-F 缝的“青枝骨折”,该骨折在眶底有一个很小的骨折线,可通过颧骨得到复位,主要的移位位于上颌牙槽的 Z-M 支持体。这种限制性复位减少了切口的数量,因此减少开放复位数量,并且快而有效,减少瘢痕形成,无眼睑畸形。

颧骨骨折的分型

颧骨骨折可分为需要前入路治疗的骨折和需要同时进行前入路和后入路治疗的骨折,后者相对较少。

前入路

前入路可能部分或全部或潜在的需要以下三个切口:①进入颧额缝;②进入下眶缘;③进入颧上颌

支撑体、前上颌和颧骨突。有时①和②可用同一个切口,如分离眦角的下睑缘入路。

许多医师不愿分离眦角,因为还需要精确地将其复位到额突上。通常,颧骨骨折的移位微小,不需要治疗(占25%)。多数颧骨骨折向内侧和向后移位。在这种移位中,50% ~ 70%仅需要单独的前齿龈沟入路。

无颧额缝分离的骨折的"极简"入路

在此入路,齿龈颊沟被打开,剥离上颌骨和颧骨表面。眶下缘和眶下神经可从下方看见。分离上颌骨和颧骨时可用手指触摸眶缘避免向上进入眼眶。眶下神经在离开提口角肌后即可看见,在分离时要小心保护。复位颧骨时常常需要将复位器挂在上颌窦外侧颧突下方(并非眶骨)。此外,可通过经皮切口将Carrol-Girard固定器(Walter Lorenz Co.,Jacksonville,FL)置入颧突,然后进行调整。另一个复位方法是在颧弓和颧突前方置入一个复位钩,提升颧弓和颧突。在齿龈颊沟入路,手法复位完成后,颧骨的稳定性取决于相对完整的、青枝骨折的颧额缝。通过经上颌窦的内镜入路可以看到眶底,也可从术前的CT评估眶底的粉碎程度。眶底的粉碎性骨折需要齿龈入路联合下眼睑切口。

内镜入路确定眶底的完整性

内镜下确定眼眶的完整性方法为,手指按压眼球,"冲击"其内的软组织;内镜经上颌窦置入,感受眶底支持结构的完整性,可以看到活动的区域以及软组织下垂的程度。如果有超过一个五分镍币大小的区域出现明显的活动,应该在内镜下修复眶底。可以用异体材料如Medpor®[135~137]或复位眶底骨折碎片,将它们固定在完整的骨上。

Z-F缝分离型骨折

如果Z-F缝出现分离,则需要暴露此缝进行固定。需在上睑成形术切口的外侧部位做切口(<1cm),此切口位于Z-F缝正上方8~10mm,在外眦上方。用拇指和示指触诊颧骨额突,在眼睑皮肤上做出精确的标记。切口应短,不要超过外侧眼睑皮肤,瘢痕就不会太明显。此外,Z-F缝可通过眉内切口、下睑缘或下睑结膜切口分离眦角并向上分离到达。另一个方法是结膜外侧切口。

眼眶的下部分可通过睑软骨间、下眶缘、下睑缘或结膜切口到达。穹隆结膜切口产生的皮肤瘢痕最小,但是视野可能会受到下垂的脂肪的限制。现在颧骨骨折的治疗变得十分明确,只针对为确保准确对位或固定而需要开放复位的区域(图3.14)。

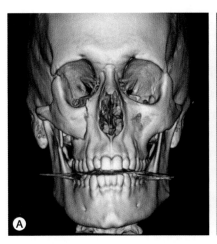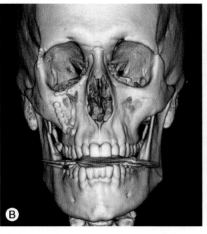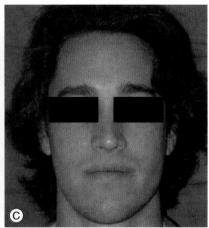

图3.14 (A,B)患者男,22岁,运动相关损伤,右侧颧骨额骨骨折,开放复位内固定修复右侧颧额复合体和眶底骨折的术前术后正面三维颅面部CT图像。(C)术后3个月的正面照

后入路(冠状切口)

在严重向后移位的骨折和伴颧弓向外侧移位的骨折,增加一个冠状切口将更加有利。冠状切口更好地暴露整个颧弓和关节窝顶,利于准确的颧弓重

建。同时也会暴露Z-F缝合眶外侧壁。任何矢状方向上的关节窝的撕裂应首先复位,之后完成剩余颧弓的复位和固定,在眼眶外侧壁和颧弓内侧部分应精确对位。当颧骨眶突与蝶骨大翼交汇,颧弓应具有适当的长度和内侧位置,以确保了颧骨突的合适

突度。伴有内侧移位的颧弓骨折,不管是单独的或作为颧骨骨折的一部分,需通过 Gilles 或 Dingman 法进行处理。这将在后文讨论。

颧骨骨折的治疗

闭合复位

既往,多数颧骨骨折进行闭合复位。Knight 和 North 分型[138]旨在区分哪种骨折在闭合复位后能够获得稳定效果。实际上,许多骨折可通过适当的闭合复位进行治疗,尤其在遇到经济问题时,应考虑这种治疗。可以闭合复位的骨折包括:向内侧移位的孤立性颧弓骨折,不伴支撑体粉碎的向内侧和向后移位的简单的大片段或单块的颧骨骨折,发生在 Z-F 缝的不全骨折。在颧突下方置入复位器使颧弓"砰的一下"回到正确位置。闭合复位的稳定性取决于连接的骨膜的完整性和 Z-F 缝大部分的青枝骨折。咬肌的收缩趋向于产生移位[139]。

Zingg 和其同事通过压紧毗邻的关节骨达到稳定的闭合复位[140,141]。Z-F 缝处的移位[142],下眶缘或 Z-M 支撑体的粉碎性骨折,颧弓和颧骨体骨折向外侧移位预示着闭合复位效果较差。闭合复位常常会获得令人失望的结果,包括残余复视、骨折不愈合、畸形等并发症表明复位不全或复位后再移位。推荐开放复位更好地暴露骨折部位,包括颧上颌支撑体[143~145]。充分地暴露后能在可视下进行精确的解剖复位。在伴有 Le Fort 骨折的颧骨骨折,通常会看到相对的侧方移位伴颧弓粉碎性骨折。在严重的后脱位,需要通过冠状切口暴露和解剖复位颧弓,重塑适当的前突度,在蝶骨大翼和颧骨眶突间准确地对齐眼眶外侧。

支撑体连接和对准

通过颅面暴露可以确保 6 点相邻骨的对齐:Z-F 缝、眶下缘、颧上颌支撑体、蝶骨大翼、眼眶底和颧弓。眶底需要植骨或用人工材料如 Medpor 或钛合金进行重建。眶下裂区为经常需要矫正眼眶容积的区域,即下内侧支撑体和内侧眶壁。

复位方法

经上颌窦复位

Lothrop[146]应用 Caldwell-Luc 上颌窦开窗术,复位器置于颧突的后表面,产生向上、向外直接力量的复位颧骨。也可通过经皮或经口内入路置入 Carroll-Girard 螺钉。

颞部入路

颞部入路复位颧骨骨折由 Gilles 和其同事描述[147]。切口位于颞部发际线后,分离暴露颞肌。根据复位需要复位的区域,可于颧弓下或颧突下放置复位器(图 3.24)。颞部头发内的 2cm 的小切口术后瘢痕不明显。复位器必须深置于颞深筋膜下。一手触诊骨,感受其复位的准确性,一手引导复位器至正确的位置,用力纠正移位。在颞部放置折叠的厚毛巾防止颧骨骨折。复位常常伴随"咔嚓"声,颧弓至正确的位置。反复的前后移动复位器会中断连接颧弓碎片的骨膜,则需要开放性复位。

Dingman 入路

在眉外侧做约 1.5cm 长的切口。将骨膜分离器经切口置入颧突下、颞窝内。骨膜分离器用于判断颧骨的位置,通过向上、向前、向外的力复位颧骨。复位后,可在直视下复位眶底[148]。

获得稳定性的固定

开放复位后,一些患者的颧骨稳定性得到了验证。Rinehart 等[149]用尸体的头部研究,使用 1、2 或 3 个夹板,用静止的或和振荡的负荷模拟咀嚼肌复合体对术后移位的影响,评估非粉碎性颧骨骨折的稳定性。单夹板或三丝固定均不能有效地对抗咬肌的作用,而三夹板可以稳定住 Z-F、Z-M 和眶下缘区。

Del Santo 和 Ellis[150]认为,Rinehart 和 Marsh 过高地估计了术后咬肌产生的力量,建议少于三个夹板可能提供足够的稳定性。Ellis 的结论基于在术后活体测量咬合力。

Davidson 和同事[151]研究了在前入路固定中联合应用钢丝和钢板,断定三点固定可很好地防止移位。推荐至少在一个支撑体应用夹板和 2~3 点固定。钢板弯曲和在螺钉或钻孔处的骨裂开是失败的机制。

Kasrai 和同事[152]研究比较了夹板和可吸收系统。钛合金可在非骨折区提供 39% 的强力,生物可吸收系统可提供完整断裂强度的 13%。钢板的畸形和弯曲是初期的失败模式。Manson 等和 Solomon[153,154]用不锈钢系统进行实验,发现骨折是初期的失败模式。此研究暗示钛合金和生物可吸收系统和骨本身相比,强度相对较弱,而不锈钢系统比骨强度大。Rohrich 和 Watumull[155] 在深入研究后,发现钢板固定优于钢丝固定。他们也发现,顽固畸形很难矫正。O'Hara 等[156]指出,2~3 点的夹板固定优于其他固定方法。Rohner 和同事[157]研究了夹板固定的联合应用,得出结论,在眶外侧壁固定的增加是最稳定的结构之一。他们证实钛合金系统为完整颧骨复合体强度的 1/3,生物可吸收材料则小于 10%。钢板弯曲是钛合金系统失败的原因,而板和螺钉的破裂则是可吸收系统失败的原因。Gosain 等[158]证实在颅顶骨受压和分离时,钛合金夹板比生物可吸收系统强度更大。因而,看上去似乎需要 3 个金属板,在颧额缝、眶下缘和颧上颌支撑体三处各一个。上面两个板需为 1.3mm 系统,下面的为 1.5mm 或 2.0mm 系统。

"高能量"颧骨骨折

颧骨的外力损伤导致骨碎裂成多个片段。处理复杂骨折的方法包括颧骨体、额突、上颌突和颧弓的全面可视化[159,160]。在 Z-F 缝、眶下缘和颧弓临时定位,通过直接的口内钢板螺钉固定和钢丝复位,来重建颧上颌支撑体。眼睑切口可保留眶下缘和外侧壁。在进行刚性固定之前,通过钢丝可进行微调复位。全部下部和外侧颧弓可通过眼睑切口,从 Whitnall 结节上分离外眦韧带进行暴露。切口的外侧面可以向上剥离以暴露颧额缝。下睑切口或冠状切口可最佳暴露眶外侧壁。可能需要松解眦韧带。在外侧壁,颧骨眶突和蝶骨大翼需要精确的对位(图 3.15)。

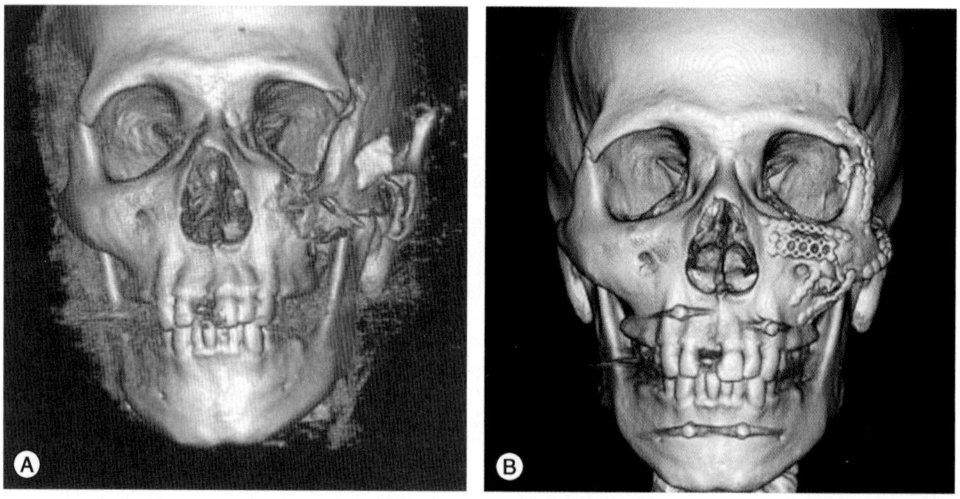

图 3.15　(**A**)患者 33 岁,车祸致颅面部受伤,Le Fort Ⅱ型损伤。(**B**)开放复位内固定修复左眶和颧额复合体术前术后

上颌窦入路,直视或内镜辅助

经上颌窦入路可能需要内镜辅助观察眶底和鼻窦骨。眶底复位和固定需要通过小钢板,有时需要置入异体材料。鼻窦内的血液和骨碎片都必须完全清除掉。应该轻松地从鼻窦进入鼻腔,确定上颌窦骨的完整性。

口内入路

口内入路是颧骨骨折复位的最重要的入路之一。齿龈颊切口位于齿龈上 1cm,然后向深部,通过颊肌直接进入上颌骨前壁,直到可以看到骨膜。切开骨膜,将黏膜骨膜瓣一并翻起,探查上颌前壁、外侧支撑体和所有的颧上颌支撑体的前

部和外侧部分。必要时向内侧分离至梨状孔。之后向上分离,暴露整个颧突。应该看到咬肌前缘止于颧突下面。分离提口角肌后,可看到眶下孔位于此肌之上方,应仔细分离,注意保护眶下管的内容物。通过骨折的上颌窦前壁("Caldwell-Luc")放置一个 Kelly 钳或复位器,其尖直接位于颧突下。轻轻地向前和外侧提升颧骨体。在颧弓下放置一个复位器,复位内侧颧弓骨折。嵌插骨折或部分愈合的骨折可通过将骨凿穿过骨折线,分离成完全骨折。颧上颌支撑体可通过临时定位钢丝或钢板加每个骨折片段一个螺钉形成较松的复位进行重建。用移植骨填塞 Z-M 支撑体或上颌窦前壁上的任何缝隙。

通常,在颧上颌支撑体应用 L 形的钢板,其刚性固定依赖于在骨折远处每个完整骨上的最少两个螺

钉。推荐在 Le Fort I 骨折应用 1.5mm 或 2.0mm 系统固定。应避免牙根损伤。在实践中,穿入牙齿的螺钉一般不会出现严重的后遗症。"蝶形"支撑体骨碎片可以用螺钉固定在钢板上。

由于颧骨通常需要三个或更多的切口才能看到其所有的支撑体,而每次只能通过一个切口进行操作,所以当在观察暴露其他骨折处的时候,用临时的碎片间固定钢丝定位这些骨折部的一部分,以临时性控制颧骨的移位。在刚性固定前,需要更多地控制骨移位。

对于处理只有内侧移位的颧骨骨折,前入路即可达到满意的效果,而不必做冠状切口。内侧移位的颧弓可以通过用于进行闭合复位颧弓碎片的 Gillestype 法进行处理。前入路可进行颧骨前部分的复位。一旦完成支撑体的对位,用小的钢板和螺钉横跨骨折部位,提供有力的固定。每个片段上进行两个螺钉的固定将会很牢固。通常,五孔的钢板用于 Z-F 缝的固定,中央孔位于骨折处。位于粉碎性骨上的螺钉不能提供安全的固定。若用钢板和螺钉固定眶缘的粉碎性骨折,可将骨片段移出,用钢板将其连接在一起,然后重新放回缺损处。此外,可将钢板横跨缺损处,将相关的骨片段固定在钢板上。

复合型颧骨粉碎性骨折

当外力很强引起软组织创伤时,颧骨可形成口内或口外混合型骨折。仔细彻底的视诊以清除异物、玻璃、残骸、地面污物和血凝块等。由于植入软组织的木头碎片不易在视诊伤口时发现,使之成为很危险的物体。

对表现为趋于内侧移位的孤立性颧弓骨折,一些医师使用外部保护性夹板防止其移位。如果复位仔细而精确,骨折碎片是楔形的,在没有外部支撑的情况下,颧骨骨折也会很稳定。

颧骨骨折的延期治疗

骨折两周后进行重新定位往往需要在骨折处截骨以获得复位所需的活动性。在骨可以活动后,应该仔细视诊每个骨折处,去除任何纤维关节粘连和所有的增生骨,这些纤维化和增生骨本身无活性,还会影响复位的准确性。在骨折的延期治疗中,咬肌可能需要从颧突下表面和颧弓上分离,以便使骨能够良好地重新定位。在骨折复位不良的病例中,咬肌收缩,长度会缩短,几周后也不会增长到合适长度。在延期治疗中,截骨术较通过钝性力使骨活动更安全。部分愈合的骨折的再活动可能会导致新的骨折线,新的骨折线会向深部延伸至眼眶,有时会造成失明。这种暴力的复位方式可能导致延伸至眶尖的放射性骨折,有损伤脑神经的风险。

颧骨骨折的并发症

出血和上颌窦炎

进入上颌窦的出血通常是短期的。有必要冲洗掉窦腔内的血凝块和骨碎片。罕见发生上颌窦内骨碎片被骨折卡住,需要内镜治疗。在既往存在鼻窦疾病的患者中,可能会出现病情的急性加重。通过 Caldwell-Luc 方法暴露的同时需要用盐水冲洗鼻窦,使其能通畅地流入鼻腔,以证实鼻窦引流通畅。否则,会在唇下部形成永久性口鼻窦瘘道。眼外肌功能障碍多因致骨折的外力损伤(挫伤)所致,较少因骨碎片、眶底骨折、脂肪或肌肉受阻。曾有几例报道在颧突复位后患者发生了失明[161~163]。

远期并发症

颧骨骨折的远期并发症包括骨折不愈合、畸形愈合、复视、眶下神经感觉减退或麻木和慢性上颌窦炎。瘢痕形成多因裂伤或多部位切口。一般睑外翻和巩膜显露较轻,会自发消失。约 10% 的下睑缘切口的患者出现暂时的睑外翻。较重的颧弓向下移位会导致复视和眼眶异位(图 3.16)。通常,大于 5mm 的眼球异位会出现复视。治疗方法[164,165]包括颧骨截骨后再活动,当颧突突度不足时,进行骨移植增加其突度。必须重建眼球的正确位置,可以通过骨移植或异体材料。感染不常见,通常是鼻窦或泪道引流不畅的结果。已存在的上颌窦炎或梗阻是感染的易发因素,在进行选择性骨切除术前,可以用内镜技术清洗上颌窦。

眼眶并发症

眼眶并发症包括复视、视觉缺失、眼球损伤、眼球内陷、眼球突出或眼睑异位(图 3.16)。

在冠突位置的颧弓嵌插骨折可形成关节强直。枪伤更容易形成此问题。如果颧弓不能重新定位,

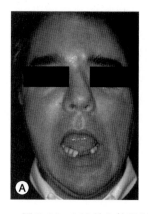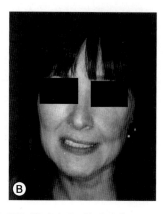

图 3.16 （**A**）骨和软组织畸形，眼球内陷，外眦移位，睑外翻，软组织下滑至中面部。外侧下颌骨牙齿向舌侧旋转。（**B**）眼球内陷，眶缘骨骼显露，巩膜显露，因缺乏软组织缝合以及缺乏软组织在骨上的固定，较厚的软组织从颧突上下滑，导致中面部软组织下垂

经口内的冠突切除术可以将下颌骨从强直的关节解除，维持正常的功能。患者的功能锻炼非常重要，需要进行 6 个月，以维持和提高下颌的活动度。

麻木

　　眶下神经分布区的麻木或感觉减退通常持续时间较短。如果麻木的时间超过 6 个月，则提示神经损伤严重或者神经横断。如果神经受到骨折碎片的压迫，尤其是内侧和后方的嵌插骨折，则需要复位或眶下管减压和神经松解。骨刺或眶下管压缩的部分应该被清除，以便松解压力，促进神经再生。应该从眶底探查神经，以便清除任何骨碎片、瘢痕组织或创伤组织的压迫。麻木令人苦恼，尤其在伤后即刻。患者通常会部分适应神经缺陷。经过一段时间后，可能会从邻近区域发生神经再生，眶下神经的轴突也会重新长入，之后会有模糊的感觉。

口-鼻窦窦道

　　口-鼻窦窦道需要进行骨或黏膜的清创术，确保上颌窦引流至鼻腔，用转移黏膜瓣关闭。推荐分两层关闭。可能需要在两侧软组织间植入移植骨。可以转移颊脂垫，将其缝合在缺损处，然后将黏膜缝在上面。很少需要用远位皮瓣修复难治性永久窦道。

钢板相关并发症

　　并发症包括螺钉松动或脱出，钢板暴露需要取出，牙根被螺钉穿透。由于表面软组织萎缩（颞肌）和颧弓外侧复位不良导致钢板突出于颧弓。约 10% 的在 Le Fort Ⅰ 水平的钢板因外露、伤口不愈合

或寒冷感觉而需要取出。

中面部的支撑系统

　　中面部是一个窦穴系统，存在某些较厚的区域，提供支撑功能，即中面部支撑系统。中面部重要支撑骨骼由水平和垂直部分结构，之间通过较薄的骨板相连接。支撑结构区为较厚的支柱，必须进行解剖学上重建或重置，来恢复面部伤前的骨骼结构。垂直支持结构包括位于中线的鼻中隔和前面和外侧的鼻上颌、颧上颌和翼状的支撑结构（图 3.17）。鼻上颌支撑体沿梨状孔经上颌额突上延伸至额骨的内侧角突。颧上颌支撑体经颧骨和颧骨额突延伸至额骨外侧角突。后方的翼状板提供中面部后方的垂直高度的稳定性，形成第三或后上颌支撑体。中面

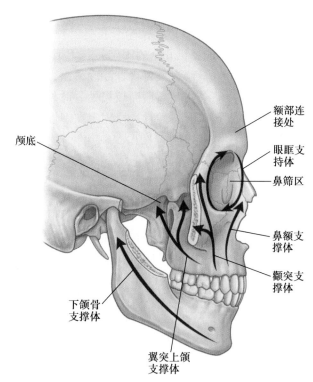

额部连接处
颅底
眼眶支持体
鼻筛区
鼻额支撑体
颧突支撑体
下颌骨支撑体
翼突上颌支撑体

图 3.17 中面部骨骼的垂直支撑体。在前部，鼻面支撑体绕过梨状孔下方，与眶内缘骨相汇合，在其内侧角突到达额骨。在外侧，颧上颌支撑体从额骨颧突经颧骨外侧面延伸至上颌小窝。颧上颌支撑体的另一个组分由颧弓外侧延伸至额骨。在后部，可见翼突上颌支撑体，它从上颌骨后部分和翼状窝延伸至颅基底结构。下颌支撑体在低位中面部骨折治疗中提供强有力的支撑结构。这种上颌骨骨折复位的支撑结构在概念上必须通过上下颌的颌间固定。另一个"横行"的上颌支撑体包括上腭、眶下缘和眶上缘。眶上缘和额窦下部分在眶上区也称为额桥，严格地讲是额骨而不是上颌骨的部分

部水平支撑结构包括眶下缘、眶底、颧弓和在上颌小窝水平的上腭[166]。

临床检查

视诊

鼻出血、双侧瘀斑(眶周、结膜下和巩膜)、面部水肿和皮下血肿提示涉及上腭骨的骨折。肿胀通常是中度至重度,也表明骨折的严重程度。咬𬌗不正伴前牙开𬌗和上颌骨旋转提示上颌骨骨折。上颌骨部分常向下、后方移位,导致第三类错𬌗畸形,后齿列过早接触伴前牙开𬌗。口内检查,可能有唇前庭软或上腭的组织撕裂,此发现表明有齿龈或上腭骨折的可能。血肿可能出现在颊、腭黏膜。几天后,颜面呈现长方形的、后缩外观,即所谓的"驴面"外观,提示颅面分离,中面部的长度增加。

触诊

用手指尖经皮肤和口内触诊骨。双侧触诊可发现颧上颌缝的阶梯畸形,提示下眶缘骨折。这些发现提示上颌骨的锥形骨折或确认颧骨组件更复杂的损伤,如 Le Fort Ⅲ 型骨折。经口内的触诊可能揭示上颌骨前部的骨折或牙槽骨的骨折片段。

手法处理

对上颌骨处理需要证实整个中间 1/3 面部骨骼活动,包括鼻梁。此活动通过一只手扶着头部确保安全,另一只手移动上颌骨(图 3.5)。对于松动的骨折,操作过程中可能会听到爆裂声。上颌活动性的检查是不完全诊断,因为嵌插骨折或青枝骨折可能不出现活动,但仍然具有骨位移。

错𬌗

如果下颌骨完好,如果出现错𬌗高度提示上颌骨骨折。错𬌗和伤前情况有关。参照以前的牙科记录和照片对于深入地了解患者的牙齿情况很有帮助。

脑脊液鼻漏或耳漏

在高位 Le Fort 骨折,脑脊液可以从前或中颅窝漏出,流入鼻道或耳道。脑脊液漏表明从蛛网膜下腔经颅骨至鼻或耳道的瘘管形成[167]。漏液在伤后即刻可能会被血性分泌物掩盖[168,169]。

影像学检查

上颌骨骨折很容易通过颅面 CT 扫描发现,对于很小的骨折,有时骨折线难以看到。双侧上颌窦模糊通常提示颌骨骨折。

上颌骨骨折的治疗

上颌骨骨折治疗最初旨在进行气道的建立,控制出血,关闭软组织撕裂伤和颌间固定。后期治疗包括手动复位骨折,减少活动和出血,是上颌骨骨折最重要的治疗。

牙槽骨折

上颌骨骨折涉及牙槽突和牙齿通常可以通过应用弓形板进行精确的复位。可以通过丙烯酸酯弓形板保持稳定,或行开放复位,利用单皮质钢板和螺钉将牙槽骨碎片连接于上颌骨的剩余部分。牙齿的位置可以用弓形板或牙间钢丝将骨折处的牙齿绑在邻近的牙齿上,维持其正确的位置。牙槽骨片段固定应保持至少 4 ~ 12 周或直到获得临床上的稳定性[170]。

面部骨折的 Le Fort 分型

Le Fort(1901)通过实验确定上颌骨结构的薄弱区,称之为"弱线"。弱线之间为"强力区域",从而衍生出 Le Fort 上颌骨骨折分型,区分不同的面部骨折模式(图 3.18)[171]。应该强调的是,通常 Le Fort 骨折是这些模式的组合,纯粹的双侧 Le Fort Ⅰ 型、Le Fort Ⅱ 型或 Le Fort Ⅲ 型骨折不常见[172]。双侧的骨折类型通常不同,通常损伤侧骨折粉碎得更厉害。

Le Fort 骨折治疗的目标

Le Fort 骨折治疗的目标包括:
- 恢复中面部的高度和突度
- 恢复恰当的咬𬌗
- 重建鼻和眼眶的完整性
- 支持体和上颌牙槽之间的支持结构也必须恢复,保持适当的软组织轮廓。

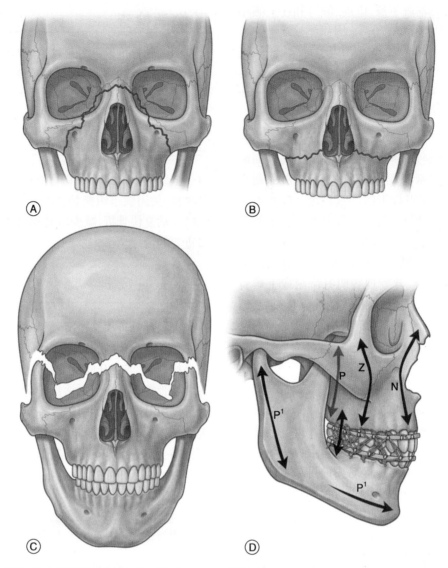

图 3.18　中面部骨折的 Le Fort 分型。(**A**) 上颌骨的 Le Fort Ⅰ型(水平或横行)骨折,也称为 Guerin 骨折。(**B**) 上颌骨的 Le Fort Ⅱ型(或锥状)骨折。此类骨折,上颌骨中央部和颧骨区分离。骨折线可通过鼻软骨或鼻骨中间区横过鼻,或从鼻和额窦的连接处将鼻骨和额窦分离。(**C**) Le Fort Ⅲ型骨折(或颅面分离)。此类骨折,整个面部骨骼和额骨分离,骨折线横贯颧骨鼻筛骨和鼻额骨连接处。(**D**) 中面部支撑体。N,鼻额支撑体;Z,颧骨支撑体;P,翼突上颌支撑体;P¹,对复杂的骨折,必须保持后部的高度和前后的突度。这在 Le Fort 骨折伴双侧髁突下骨折中尤为重要

横行(Guerin)骨折或 Le Fort Ⅰ型水平骨折

上颌牙齿根尖水平以上的横行骨折,从颅面骨骼上将整个上颌牙槽突、上腭顶和翼状突下端整块的分离。这种类型的损伤被称为横行骨折、Le Fort Ⅰ型骨折或 Guerin 骨折。这个水平裂缝横向跨上颌窦的基底而且几乎总是双侧。骨折水平走行从颧骨下方、上颌窦基底上方到梨状孔下缘(图3.19)。

锥形骨折或 Le Fort Ⅱ型骨折

朝向上颌骨中部的打击,特别是正面的碰撞,常常导致骨折后形成锥形的上颌骨中央片段。这是 Le Fort Ⅱ型“上颌中央片段”,骨折开始于上颌牙齿的根尖水平上方和颧上颌支持体后方,和 Le Fort Ⅰ型骨折一样延伸穿过翼状板块。骨折线向内、向上横行,穿过眶下缘内侧部分,横跨鼻部,从颅底和中面部结构上分离出锥形的上颌中央片段。在中央骨折线可能或高或低的横跨鼻部,将上方颅部结构和

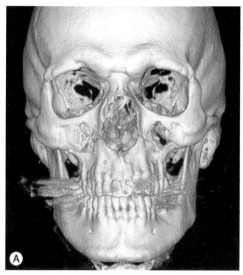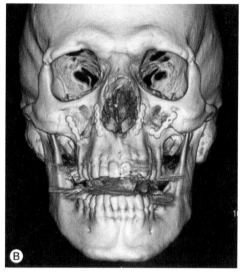

图 3.19　Le Fort Ⅰ型骨折行开放复位内固定，术前、术后的正面三维颅面部 CT 图像

中面部结构分离（图 3.20）。

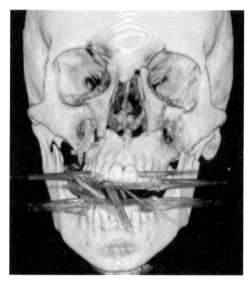

图 3.20　Le Fort Ⅱ型骨折行开放复位内固定，术前、术后的正面三维颅面部 CT 图像

颅面分离或 Le Fort Ⅲ型骨折

　　骨折线延伸穿过颧额缝和鼻额缝，横过眶底，完全将中面部结构从颅骨分离。在这些骨折中，颧骨和上颌骨通常是分开的，但有时（Le Fort Ⅲ骨折的 5％）整个中面部可能是一个大的单独片段，发生轻微的移位或固定不动。这些骨折通常轻微移位，仅表现为"黑眼睛"和轻微的咬𬌗问题。Le Fort Ⅲ骨折段可能与鼻结构分离或不分离。在这些骨折中，整个中面部骨架不完全从颅骨底脱离，而被软组织

和"青枝骨折"悬挂[173]（图 3.21）。

Le Fort Ⅰ型骨折

　　对于 Le Fort Ⅰ型骨折，在骨折活动轻微的情况下，可进行单纯颌间固定。在大多数情况下，Le Fort Ⅰ型骨折需通过牙龈颊沟切口开放复位，在双侧鼻上颌和颧上颌支撑体用钢板和螺丝固定。治疗 Le Fort Ⅰ型骨折主要是考虑重建正常的咬𬌗功能，这应该尽快完成。通过切开复位可实现适当的中面部高度和突度。

Le Fort Ⅱ型骨折

　　简单的 Le Fort Ⅱ型骨折，可首先进行颌间固定。然后通过牙龈颊沟切口和双侧下睑切口在 Le Fort Ⅰ水平进行复位，在鼻上颌、颧上颌支撑体和下眶缘进行固定。对于横跨鼻部和位于鼻额缝部位的需要开放复位的骨折，必须要做 CT 扫描进行评估。

Le Fort Ⅲ型骨折

　　Le Fort Ⅲ型骨折的开放复位通常联合 Le Fort Ⅰ型、Le Fort Ⅱ型骨折复位的技术，颧骨水平的复位需一个独立的手术。

上颌骨骨折的术后护理

　　上颌骨骨折的术后管理包括一般面部骨折患者

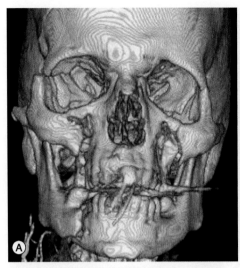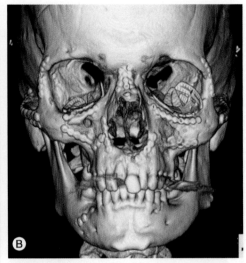

图 3.21　Le Fort Ⅲ型骨折行开放复位内固定,术前、术后的正面三维颅面部 CT 图像

的常规护理,包括三次日常牙科和口腔护理,嘴唇润滑,漱口,皮肤护理和摩擦,洁面,涂抹抗生素软膏。用鼻胃管或经皮胃造口术提供充足合理的营养。有颌间固定时进流质饮食,移除颌间固定后进软质饮食。

鼻和口腔的清洗和吸引是非常重要的。面部骨折患者出现发热而不能用其他原因解释时,应该进行影像学检查评估鼻窦的情况。呼吸气体存在任何异味必须进行视诊、清洗,必要时重返手术室进行冲洗和全面的检查。

上颌骨骨折的并发症

气道

在几乎所有的广泛性骨折,骨折片段向后移位,鼻、口腔、喉、口底的水肿和肿胀均会使气道部分受压。在一些患者中,鼻咽气道可能协助通气。在更严重的患者,可能需要气管插管或气管切开以提供安全的气道。

出血

需要仔细控制出血,结扎皮肤裂伤的血管。关闭中面部损伤时可行鼻咽填塞。手法复位上颌骨,将牙齿行颌间固定。很少情况需要血管栓塞、颈外动脉和颞浅动脉结扎。

感染

和下颌骨骨折相比,上颌骨骨折较少并发感染。

尽管在受损伤时,污物会进入毗邻的鼻窦,骨折的牙齿和口内开放伤口也容易导致污染。除非之前存在鼻或鼻窦的疾病,或鼻窦口被移位的骨碎片或血凝块永久性地阻塞,累及鼻窦的骨折通常不会发生感染。如果上颌窦出现梗阻,需要进行鼻-鼻窦开窗术或内镜引流术扩大窦口。

脑脊液鼻漏

高位 Le Fort(Ⅱ,Ⅲ)骨折,可能伴有筛区骨折,从而产生脑脊液鼻漏和(或)颅内积气。这些骨折需要根据医师的决定,是否进行抗生素治疗。虽然在脑脊液鼻漏患者中预防性抗生素治疗应用十分广泛,但是很难证明长期应用抗生素治疗可大幅度地降低脑膜炎的发病率。应该避免鼻腔充气和放置鼻腔填塞物。

失明

失明在眼眶骨折中极少发生,即使出现,也常常是在 Le Fort Ⅱ和Ⅲ型骨折中。视神经很少被骨折碎片严重损伤。比较常见的病因是创伤性神经休克或视神经管内神经肿胀,或水肿和肿胀引起视神经血供不足。

远期并发症

上颌骨骨折的远期并发症包括眼眶和颧骨骨折的并发症,因为这些区域在上部 Le Fort(Ⅱ,Ⅲ)骨折的受累范围内。上颌骨骨折的特殊并发症包括骨折不愈合、畸形愈合、钢板外露、泪道系统梗阻、眶下和唇部感觉减退或缺失和牙齿失活等。因中面部高度和突度改变,面部和牙弓的横行宽度改变,面部外观可能出现改变。

骨折不愈合和骨移植

真正的上颌骨骨折不愈合很少见,常常是因为颌间固定或开放复位失败造成。如果发生骨折不愈合,治疗包括暴露骨折处,切除骨折处的纤维化组织,复位移位的骨片段,移除所有的增生性骨缘,用移植骨填塞所有存在的腔隙,用钢板和螺钉固定。

畸形愈合

对于面部复杂骨折,畸形愈合可能因不恰当的诊断、复位或固定造成。对较严重的粉碎性骨折,颌间固定和观察时间要更长。

错𬌗畸形

如果发现错𬌗畸形,可能需使用弹性牵引带。一旦出现部分愈合,尝试用弹性带重塑咬𬌗关系可能只会挤出或松动牙齿。需要在移除内固定器械或进行必要的骨切除术后才能重新复位。如果需要行二次骨切除术,通常进行 Le Fort Ⅰ 截骨术而不是更高水平的截骨术来重置牙齿附着的上颌骨片段。有时需要阶段性切除上颌弓以获得最佳的咬𬌗关系。

鼻泪管损伤

位于 Le Fort Ⅰ 和 Le Fort Ⅱ 水平间的面部中 1/3 骨折可能会导致鼻泪管截断或阻塞。解剖复位上颌骨中部和鼻筛眶区的骨折片段可最大限度地避免鼻泪管梗阻。鼻泪管梗阻导致泪囊炎[174],可能需要外引流术。

下面部骨折

下颌骨骨折

颅面部骨折经常累及下颌骨。Fischer 等[178] (2001)研究由车祸引起的下颌骨骨折发生相关损伤为99%。下颌骨骨折一定会产生错𬌗。牙科知识是妥善处理下颌骨骨折的先决条件。重建咬𬌗关系需要解剖复位,准确地固定下颌骨和面部骨骼。

齿间钢丝和固定技术

弓形板

预制的弓形板捆绑于牙弓外表面,用标准的 24 号或 26 号钢丝缠绕于弓形板和牙颈。钢丝需要紧紧地缠绕于每个牙齿,使弓形板与牙弓形状相适应。如果有阶段性牙齿缺失或弓形板的前部支撑需要平衡弹性牵引力,则需要增加钢丝(骨骼钢丝)将弓形板固定在骨架上。悬吊钢丝应该在梨状边缘或螺钉周围穿过钻孔。这种方法更适用于儿童,儿童的牙齿结构趋向于使弓形板稳定性减低。可通过将钢线缠绕于下颌缘的螺钉上或环绕下颌骨结扎来固定下颌骨弓形板。骨折复位的稳定性和准确性过度依赖于早期应用弓形板和牙齿的对位。𬌗关系用来描述牙齿活动和牙齿之间的关系。错𬌗有时可通过单纯地应用正畸橡皮筋得以矫正。在骨折治疗过程结束时,如果骨折处有活动,需要短期应用颌间固定。

颌间固定螺钉

对牙列整齐和简单的骨折,颌间固定是一个快速固定牙齿的方法。颌间固定的螺钉的数量和位置依骨折类型、骨折位置和医师的偏好而定。螺钉的位置必须在上颌牙根上方、下颌牙根下方(图3.22)。

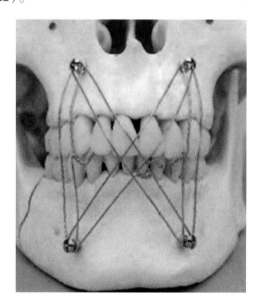

图 3.22　用于颌间固定的螺钉。这种装置的稳定性和弹性不及弓形板和全颌间固定。很多患者实际上存在开𬌗,而误认为咬𬌗关系良好而使用此技术,导致复位失败、需要截骨或骨折复位。可在支撑体应用交叉钢丝获得固定支撑

下颌骨的突出位置和解剖形态使之成为最易受到损伤的面部骨之一。在许多创伤中心可以见到，下颌骨是车祸后最常出现的骨折部位。下颌骨是活动的、主要呈 U 形的骨，由水平部和垂直部组成。水平部由下颌体和中央联合组成。垂直部由下颌角和下颌升支组成，下颌支通过髁突和颞下颌关节与颅骨相连。下颌骨通过肌肉和韧带与其他面骨相连，通过牙齿咬殆与上颌骨相连。

下颌骨是一个强度较强的骨，但是有几个易于骨折的薄弱区。下颌体由大量的高密度的皮质骨和少量的松质骨组成，内有血管、淋巴和神经通过。下颌角、下颌体与下颌支相连处比较薄弱，在存在未萌出的第三磨牙或过早拔牙时，此处更加薄弱[176]。

下颌骨的髁突颈、尖牙根（最长的牙根）、颏孔也是薄弱区，下颌神经和血管由颏孔穿入下唇的软组织。易于骨折的薄弱区为髁突下区、下颌角、下颌体远端、颏孔[177~179]。早期牙齿缺失会导致牙槽骨萎缩，改变下颌骨的结构特性。骨折多发生于缺齿区而不是有良好牙齿和牙槽骨支撑的区域[180]。

下颌骨骨折分型

下颌骨折的分型方式根据骨折的部位（图3.23）、牙齿的状况、骨折的方向、治疗方式、存在的复合损伤是经过皮肤还是黏膜以及骨折的解剖模式。

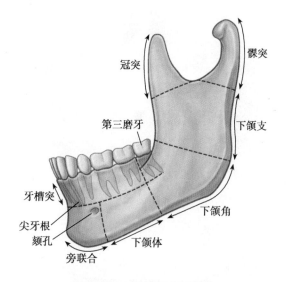

图 3.23 下颌骨骨折的分类

临床检查和诊断

疼痛和压痛因骨折活动出现，在伤后即可发现。

骨折发生在下牙槽神经走行线上时，产生下颌神经分布区的麻木，即同侧下唇（颏神经）和牙齿麻木。患者不能张口或不能正常咬殆（牙关紧闭）。患者可能会拒绝吃东西或刷牙，继而引起不适和异常的臭味（口臭）。因局部刺激唾液分泌过多（流涎）。齿间小的齿龈或黏膜裂口提示有骨折的可能性。这些差异使骨折复杂化。

诊断

双手扶住下颌骨时引起骨折处的活动或分离，尤其当骨折发生在下颌体或联合旁。一手固定下颌支，同时另一手活动联合区或下颌体，可通过异常活动，症状加重等发现骨折。一手向前拉下颌骨，另一手将一指置于耳道，一指置于髁突上方（图3.4），异常活动或骨擦感提示髁突骨折或髁突下区骨折，或韧带松弛也提示颞下颌关节损伤。在有牙齿的患者中，下颌骨骨折最有意义的表现是咬殆异常。通常，患者骨折引起的微小的错殆也是非常明显的。患侧可能不能活动下颌（功能不全），需进食流食，这仅需要很小的下颌活动和咀嚼。由于下颌活动引起剧痛，讲话也十分困难。活动骨折处时，可以听到骨擦音。通常，这种检查引起不适，示范这种体征是不明智的。肿胀常常十分明显，常伴有瘀斑和血肿。通常，发生在下颌骨水平部的骨折会有口内裂伤，常常出现一侧或另一侧偏差，这也支撑骨折的诊断。骨折处，尤其是颞下颌关节区会有压痛，这种压痛高度提示骨折。

肌肉影响下颌骨运动

肌肉功能是一个重要的因素，影响下颌骨骨折移位的方向和程度。克服产生下颌骨移位的力在设计复位和固定方法时很重要。后组肌肉群常常作为"咀嚼肌"，包括颞肌、咬肌、翼内肌和翼外肌。它们活动的总效应是拉下颌骨向上、向前、向内。

颞下颌关节

对于下颌髁突损伤的治疗，认识颞下颌关节的解剖和功能非常重要。此关节为屈戌滑动关节，具有屈戌、滑动和旋转的能力。由关节头、髁突、关节窝组成。关节窝构成颅中窝底部的一部分。髁突和颞窝的关节面由一层薄薄的光滑的软骨覆盖，软骨周围被结缔组织包绕,将其分为内层和外层。内层或滑膜分泌黏液,润滑关节,减少摩擦和使关节活动更加平滑。外层结缔组织与关节周围的韧带紧密连接,形成关节囊,包绕关节。颞下颌关节分为两个独立的腔,由纤维软骨组成的关节板即半月板上下各一个。关节盘的运动由翼外肌和关节囊后部的连接控制,翼外肌经过关节囊,止于关节盘前方,关节盘连于关节囊后部。颞下颌关节的屈戌、旋转和滑动由连于下颌的肌肉控制。关节盘的活动受韧带控制,韧带损伤导致关节盘异常活动,产生咔嗒声、摆动和疼痛。

骨折对下颌骨碎片移位的影响

移位的方向和程度取决于骨折的部位、骨折的方向、肌肉牵拉的方向、产生移位力的方向和强度、骨折片段上有无牙齿。骨折碎片移位方向可能是肌肉作用最强的方向。

骨折线的方向和成角

Kelsey Frye 及其同事根据移位的方向和倾斜角度将骨折分为“稳定”和“不稳定”(图 3.24)。一些作用于骨碎片的肌肉力量方向与骨折线方向相反。因此,这类骨折中,肌肉力量可使骨折碎片处于易于愈合的位置。在另一些骨折中,肌肉将碎片牵拉至

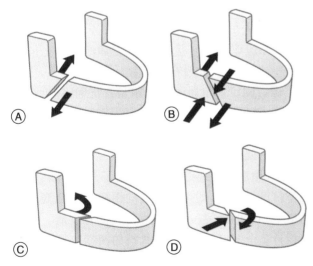

图 3.24　(A,C)骨折线的方向和倾斜角不能对抗肌肉作用,为不稳定骨折。箭头指示肌肉拉力方向。(B,D)骨折线的方向和倾斜角对抗移位和肌肉的作用。肌肉拉力的方向倾向于使骨折端相互嵌插,为稳定性骨折

不利于骨折的位置,或是分离骨碎片。方向自后上向前下的下颌骨骨折为有利的骨折,因为前群和后群肌肉的拉力方向相反,利于骨折处的稳定。方向自前上向后下的下颌骨骨折为不稳定骨折。骨折的斜角也影响移位。如果骨折从后向前向内,可能会向内侧移位,因为咬肌的拉力向内。如果骨折从下颌骨外侧表面开始向内向后,则为有利的骨折,因为肌肉拉直趋于阻止移位,称为垂直向稳定骨折。

骨折段上含或不含牙齿

上下牙的咬𬌗阻止了后部的骨段向上移位。提下颌的肌肉向前牵拉后部的骨段。前群肌肉下拉前部的骨段,将骨折前方的牙齿于上牙分离。后部骨段的一颗牙齿也很重要,必须保留,可作为固定的基础[182,183]。

下颌骨骨折的治疗原则

- 建立合适的咬𬌗关系。
- 解剖复位。
- 应用固定技术保持骨折碎片处于正确咬𬌗位置直到愈合。开放复位内固定(ORIF)通常在愈合过程中限制部分功能。
- 控制感染。

固定方法因年龄、一般健康情况、手术熟练程度、设备条件等不同。很多方法均可获得满意的效果。每种方法都有其特殊的要求和途径,同时也有不同的优缺点、成本和并发症。

Ⅰ型骨折的治疗

Ⅰ型骨折为每侧骨折端均有牙齿。对于稳定性骨折,可单纯通过颌间固定(IMF)治疗,如果需要很好的功能,或防止术后移位(如下颌骨作为治疗 Le Fort 骨折治疗的基础),则需要内固定。单独应用 IMF,固定时间为 4~6 周[184,185]。

许多下颌骨骨折(即使是稳定的),最好用开放复位内固定(ORIF)。小夹板用于非粉碎性无骨间隙的骨折,骨折处嵌插,比较稳定[186,187]。

开放复位内固定技术很好地防止移位,并有很好的功能恢复,尤其适用于不希望钢丝固定牙齿,允许进软食,保持口腔卫生及早期工作的患者。如果

切口可能会产生永久性瘢痕时,则不建议开放复位治疗[188]。

开放复位内固定术后可以进软质饮食,相比较而言,在 IMF 术后需要进流食持续 4~6 周,但有时为了避免有永久性瘢痕,不得不选择后者。

复位和固定一般原则

下颌骨骨折治疗的一般原则为提供上下缘的稳定性。骨折固定的一般方法包括置入弓形板、上缘使用单皮质非压缩性夹板。用稳定夹板对齐下缘。在严重移位的骨折,在下缘用钢丝做临时固定以助于使用合适的弓形板。应用锁定钢板减少对钢板弹性的要求。粉碎性骨折(图 3.25)需要大一些的固定夹板,一般认为粉碎性骨折均有骨缺失,夹板自身需要承受全部固定的负荷。

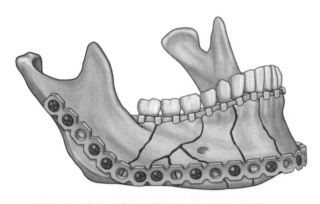

图 3.25　大的重建钢板横跨整个骨折的下颌体

一般在中央联合-联合旁区的骨折可经口内入路很好地暴露。骨膜附着物应尽可能地保留,以保证骨膜的血供(骨髓的血供常常因骨折而受损)。充分的暴露,尤其在钢板螺钉固定时,需要广泛的软组织活动性。研究表明,游离的骨碎片在良好的固定及覆盖的软组织有充足的血供时能够成活。因此骨膜对于血供来说并不是那么重要,而首先要保证骨折的良好复位和固定。骨上的颏肌附着必须保留,在关闭软组织的同时应修复肌肉。一般地,口内切口应同时缝合肌肉和黏膜而不是单独缝合黏膜。

Ⅱ型骨折的治疗

在Ⅱ型骨折,牙齿仅存在骨折的一端,必须切开复位。此型骨折可发生于下颌骨水平部的任何地方,但多见于下颌角。钢板的型号和强度必须能够

控制无牙齿附着碎片,骨折移位随骨折的方向和倾斜角以及牙齿和周围的肌肉的位置而不同。通常在下缘用较大的钢板,上缘用一个较小的钢板,在骨折端每侧骨上用三个螺钉固定。第三个螺钉用于防止前两个螺钉的松动。可应用加压螺钉,加压螺钉可影响骨折断端,但会对咬殆产生不利的改变。

粉碎性骨折

粉碎程度影响稳定性,通常增加移位的程度[189]。在骨折两端非骨折的骨上各用三个螺钉固定。建议对Ⅱ型骨折行开放复位内固定。下颌水平部骨折首选上下缘双钢板固定,而在垂直部也应尽可能地使用。

Ⅲ型骨折的治疗

Ⅲ型骨折为骨折两端均无牙齿。稳定无移位的骨折治疗通常是进食软食和坚持闭口。多数Ⅲ性骨折需要进行上下缘的刚性固定。下颌骨骨折合并 Le Fort 骨折需要用准确的对位技术,如 IMF、义齿或夹板。

口外入路开放复位术

下颌外部切口要避开面神经下颌缘支(图 3.26)的损伤。骨膜下分离可以有效地避开血管神经结构。仔细地骨膜下分离,评估骨折的范围和模式,确定 CT 呈现的印象。用钳子对齐下缘的碎片。咬殆关系应该在此时检查,并拧紧微小碎片上的弓形板钢丝。通常,此时在下颌骨上缘应用钢板,用单皮质螺钉固定。重新确定咬殆是否正确,骨折端是否对齐,然后进行下缘钢板螺钉固定。可能要用大的钢板。通常,大的钢板在最初会过分弯曲以便保持在骨折处 2~3mm 外。螺钉的长度可用深度计确定,最好用双皮质螺钉。如果应用了大的钢板,双皮质螺钉已经固定,则过分弯曲的钢板自身会变平以适应下颌骨的外界,准确的复位舌侧骨皮质。如果仅设计 2 个螺钉加压模式(骨折的两端),则固定其他螺钉时需要重新钻孔,通过中性模式固定。加压模式不能用于粉碎性或骨缺失的骨折。固定完成后,拆除之前的所有定位线,修复肌肉。缝合时必须仔细,防止损伤面神经下颌缘支,面神经下颌缘支位于下颌下缘上 1~2cm[190]。颈阔肌与皮肤要逐层缝

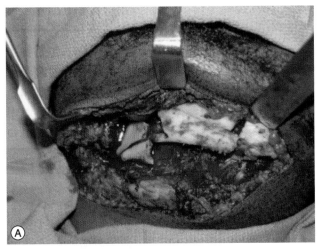
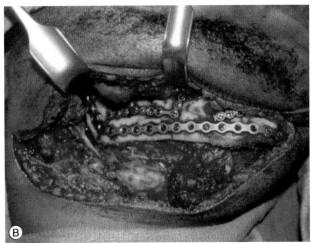

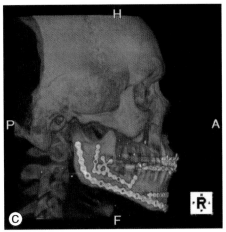

图 3. 26　术中照片,一个 23 岁男性患者企图自杀,面部枪伤,粉碎性下颌骨骨折,通过口外入路,开放复位内固定,应用多个小钢板。粉碎性下颌骨骨折开放复位内固定术后的侧面三维颅面部 CT 图像

合,放置引流。皮肤伤口要逐层以皮内缝合,避免缝线印迹。

口内入路开放复位术

　　任何水平或垂直部的下颌骨骨折通常都可以选择口内入路[191~194]。对中央联合、联合旁骨折或非粉碎性下颌角骨折来说,这是首选的暴露方式。下颌体区也可以复位,但可能需要用经皮套管来钻孔和放置螺钉。在口内入路中,通过一个恰当的黏膜切口暴露骨折部位。这一切口通常在颊黏膜沟外 1cm,黏膜层和肌层要分别切开。

开放复位内固定(ORIF)的适应证

- 稳定或不稳定的 I 型骨折,希望获得最佳效果。
- II 型和 III 型骨折。
- 粉碎性骨折。

- 骨折移位,伴有旋转。
- 牙齿缺失的骨折。
- 希望避免术后 IMF。
- 上下颌联合骨折。
- 不合作(脑外伤)的患者。

　　治疗的目的是复位和固定骨折碎片,使下颌骨成为一个稳固的整体。治疗目的还包括获得一定的硬度,能够活动而没有疼痛,同时不损害正常的骨折愈合过程,不增加骨折移位风险。后者需要准确地解剖复位,恢复正确的咬𬌗关系,同时准确地缝合软组织。必须强调咬𬌗关系的恢复和基底部骨的复位固定必须同时进行(上、下缘)。手术技术强调保护软组织,从切开到暴露必须最大限度地减小外观畸形,还原正常的软组织位置。

下颌骨骨折内固定装置的选择

　　Edward Ellis[195,196] 阐明了关于下颌骨骨折内固定装置的选择问题。正常的咬合力必须首先用固定装置实现,有持续性下颌骨骨折的患者在伤后数月都不能有正常的咬合力。刚性固定被定义为内固定必须获得足够的强度,在行使正常功能的情况下不发生骨碎片的微小移位。多数情况下,这种要求不能达到。然而骨折的愈合没必要有那么严格的刚性固定。Ellis 使用"功能性固定"(functionally stable fixation)这个术语,来描述这种固定形式,注意不是"刚性的"(rigid)这个词语,但是也应该达到维持骨碎片准确对位的目的,在限制主动活动的情况下,能使骨折很好地愈合。Ellis 也讨论了"负荷承受"(load bearing)和"负荷共享"(load sharing)的概念。负荷承受固定装置有足够的强度和刚性,在活动过程中承受施加在下颌骨上的全部负荷,不影响骨折端(也就是 2.4mm 的重建钢板)。负荷分享为不能提供足够的稳定性以承受所有的功能性负荷的一种固定形式(也就是 2.0mm 的小钢板)。它依靠压缩骨折两端的骨来承受大部分功能负荷。压缩钢板有压缩骨折处骨性边界使其相互靠近、通过骨折处摩擦力的增加来提高稳定性的能力。尽管功能性负荷承受因素是有利的,但如果钢板应用不完美,则会在前几周出现骨折碎片几何学上各改变,这是由于适应咬𬌗关系压缩力量产生的损耗。这种现象在斜行骨折中更常见。压缩钢板应用不当会导致下颌骨扩大,如果在应用前两个螺钉时不能准确的弯曲钢板。在这些病例中,尽管唇颊侧皮质看似复位良好,舌侧皮质可能不相连。轻微的过分弯曲钢板可以防止此问题的发生。锁定钢板螺钉系统可作为"内外固定器"将螺钉锁定在钢板上达到很好的稳定性[197]。

这些固定装置的潜在优势有不需要让钢板很好地适应下方的骨。当螺钉旋紧时,它们便"锁在"钢板上,因此不需要将骨压紧在钢板上而固定骨碎片。这使插入螺钉调整复位变得不可能。理论上讲,不需要很好的钢板弯曲度,而其他的固定钢板必须很好地贴合骨的轮廓。这种硬件倾向于减少硬件松动和炎性并发症,因为硬件的松动会产生炎性反应和促进感染。

Champy 或小钢板系统

应用小钢板的下颌骨固定技术,如 Champy 和其同事在 1978 年[198,199]提出的固定钢板,与下颌骨的形状相容性更好,咬𬌗恢复更好。可塑的钢板减少了较大的刚性钢板弯曲误差产生的复位不良。此技术不能像大钢板那样获得最大的刚性,但是在多数骨折中足以提供良好的固定[200]。

这种技术比刚性系统有更好的亲和力,使用量在不断增加,超过了刚性系统。Champy 推荐在下颌骨前部(中央联合和联合旁)使用两个钢板(上、下缘),在下颌角和远侧使用一个钢板(图 3.27)。是否增加固定需要仔细评估,这种技术避免在下颌骨粉碎性骨折和多处骨折中应用。此技术用于骨折处的骨可以被钢板压紧以承受嵌插骨端的部分压力。一些有经验的医师在早期应用短时间(1 周)的 IMF,使软组织获得"休息",并在早期咬合中减少施加在骨折处和软组织的压力。

拉力螺栓技术

此技术适用于非粉碎性的联合旁或联合处的骨折[201~203],这些地方可以用较长的螺钉(图 3.28)。

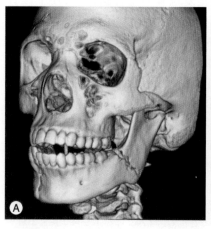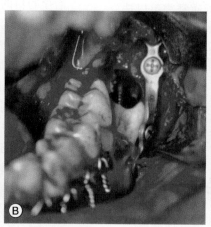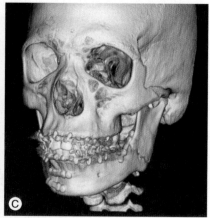

图 3.27 (**A**)患者男,16 岁,因争执导致左下颌角骨折和左旁联合骨折。术前颅面部三维 CT 扫描(3/4 侧视)。(**B**)左下颌角骨折的开放复位内固定术中照片,使用了 Champy 技术。(**C**)术后颅面部三维 CT 扫描(3/4 侧视)

这种螺钉一般长度为 35～45mm。应用特殊的技术，第一块骨的皮质孔要等于螺钉的最大直径，第二块骨的孔直径等于螺钉的最小直径。螺钉头侧的骨为固定路径的第一部分，当螺钉旋进第二部分时，螺钉头将骨压向骨折处。一般推荐使用两个拉力螺栓，

如果一个松动，则会出现旋转而不稳定。如果仅用一个螺钉，则骨仍可绕螺钉旋转。用套筒或钻孔引导装置来保护软组织。下颌体斜行骨折或下颌角骨折可能会用到三个螺钉以保持稳定。放置螺钉时，螺钉方向与骨的夹角必须为 90°角。

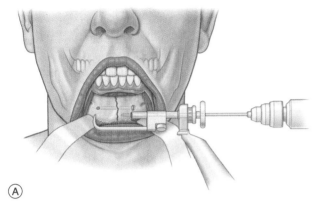
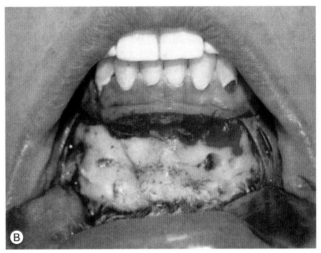

图 3.28　（A）使用套管置入两个水平拉力螺栓复位和固定旁联合骨折。（B）使用拉力螺栓开放复位和内固定治疗下颌联合处骨折的术中照片

第三磨牙下颌角骨折

拔除嵌入的第三磨牙必须经过慎重考虑，如果第三磨牙部分萌出伴有炎症，在治疗骨折时必须拔除它，避免潜在的并发症[204]（图 3.29）。

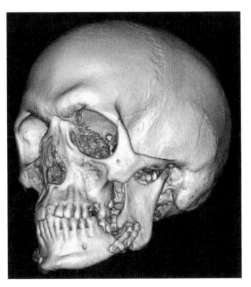

图 3.29　颅面部三维 CT 扫描（3/4 侧视）示，下颌角骨折（有牙齿位于骨折线）愈合不良和持续缺损

否则，行截骨术来去除整个嵌入的第三磨牙意义不大，骨折处的骨和黏膜的远期损伤会导致骨坏

死，长期将骨折处暴露于口腔内环境则会降低骨的稳定性且会导致感染。拔牙后，骨折的骨性支持可能会丧失，线性骨折可能会变成粉碎性不稳定的骨折。由于拔除第三磨牙要进行骨膜分离，骨折处的血供将会减少。完全性嵌入的第三磨牙可在骨折愈合后选择性地拔除，除非在治疗骨折过程中暴露了磨牙或为了对齐骨折必须拔除它[205～207]。

抗生素的使用

推荐在手术时静脉应用抗生素[208～210]，尤其是在治疗延误、手术时间比较长、软组织挫伤严重致治疗推迟或组织污染严重以及口内多发裂伤的情况下。患者要求使用、营养状况差、有系统疾病、口腔卫生差、牙周或牙齿有感染等情况也是抗生素使用的适应证。

下颌骨骨折预防性使用抗生素

Abubaker 和 Rollert[211] 在 2001 年发表的一项前瞻性随机双盲的研究中没有看到对非复杂性下颌骨骨折患者应用抗生素有明显的益处。他们诊断感染的标准包括骨折处有脓液流出，术后 7 天面部进行性肿胀，手术或骨折处的窦道形成有液体流出，发热

伴局部感染征象,如红、肿、软化。理论上,下颌骨骨折累及下颌体和下颌角有牙齿的区域应该划分为Ⅲ类或污染伤口。治疗被延搁的骨折应该分为Ⅳ类或感染伤口。这些伤口如果不预防性地使用抗生素,感染的概率为22%～50%。许多文献表明,在预防性使用抗生素的情况下,感染的风险会降到10%。对有经验的医师来说,下颌骨骨折后感染的发生率应在5%～7%。Chole和Yuee[212]推断预防性使用抗生素只在特定的条件下有意义。他们注意到,多数研究为回顾性研究,诊断标准是主观的。Chole和Yuee通过应用抗生素将下颌骨复合骨折感染的发生率从42%降到了8.9%。下颌角骨折感染风险最高,下颌体骨折次之。Zallen和Curry[213]推荐在术前、术中和术后使用抗生素持续5天。

骨折治疗后并发症

错𬌗

错𬌗通常发生在初次复位不良或对位不准确,更常见于IMF应用不当或松动。其他原因包括最终复位不恰当、钢板轮廓不恰当、固定失败。轻微的错𬌗可通过消磨咬𬌗面或正畸手术改善,而严重的错𬌗可能需要截骨术。

固定装置感染或移位

松动的固定装置通常会刺激软组织,产生异物反应和感染,需要取出固定装置。通常,骨折已经愈合,不需要反复地进行接骨术。骨折处的装置松动,移位至软组织偶尔也会发生。

面部增宽和下颌旋转

下颌骨外侧片段的牙齿咬𬌗面向舌侧旋转使下颌角的距离增宽[215]。下颌角的距离增加,则下颌骨和下面部增宽。这种旋转会因IMF过紧和存在髁突下骨折而加剧,形成颊侧的咬𬌗不正,以及面部宽而圆的外观,这在美观上和功能上都不能接受。舌侧和上腭的“开𬌗”可以通过在复位后获得的一个牙齿模型观察到,从内部观察后部牙列。也可以通过张口观察下颌外侧牙列舌侧的倾斜角度。这种并发症不能通过正畸矫正,必须再次手术。用一个长的、强度大的重建钢板保持下颌角在正确的位置,降低其宽度。对于中央联合和联合旁的骨折,必须用前方的钢板将下颌体和下颌角的片段固定住。

骨折不愈合

骨折不愈合和假关节在钢板螺钉固定后并不常见[216～218]。然而它们的存在可能会被刚性固定掩盖,外科医师必须意识到,钢板移除后,将会显露不良的愈合。这种情况,必须对骨折愈合不良处进行彻底的清创,然后在重新固定。调整固定物,用骨移植物填充在重建钢板下的骨折缝隙。

骨髓炎

在下颌骨骨折治疗过程中,软组织感染很常见,但是真正的骨感染和骨髓炎则很少见。局部感染可通过引流及使用抗生素得以控制。必须认真确定固定是否良好,任何不稳定都必须要注意到并修复。坏死的软组织、失活或暴露的骨碎片必须清除。固定的稳定性必须维持,有时会需要移除当前的固定装置,而改用一个更长更强的重建钢板,此钢板的螺钉位于有问题的骨折处以外。对于不常见的持续性感染,外科医师一般希望改用外固定,移除所有的内固定装置,但是多数的病例需要重复应用重建钢板获得稳定性,这通常需要一个非压缩性的重建钢板,在骨折每端至少用四个螺钉固定,螺钉必须远离骨折和感染处,任何螺钉都不要放置在有问题的区域。进行连续的清创术,确保坏死的骨和软组织被彻底清除干净。当通过清创、引流、应用抗生素和换药使软组织和局部区域的感染被清除后,可进行二次骨移植。

髁突和髁突下骨折

外科医师必须评估骨折碎片的移位和成角,骨折重叠成角(下颌支垂直长度缩短)和碎片间隙。在儿童时期,增长因素[219]使人体具有再生和重建的能力,但在后期这种能力消失[220,221]。成人只有部分重建能力。

高位髁突骨折(囊内的髁头和髁颈)通常行闭合复位,用两周左右的IMF,早期用弹力带恢复正确咬𬌗[222]。多数下颌颈和低位髁突骨折都有良好的对位,骨端接触良好、下颌支高度正常,无明显移位,可以用IMF治疗4～6周,如果骨折对位良好,可在解除固定后,每隔一周或两周观察咬𬌗是否正常,至少4周[223,224]。在闭合方法治疗髁突/髁突下骨折时,不可避免会有些许下颌支高度缩短[225~228],这会使同侧磨牙在咬𬌗过程中提早接触。成角大于30°、骨折端分离大于 4~5mm、侧方重叠、骨折断端缺乏接触都需要开放复位(图 3.30)。下颌支高度缩短

首先表现为骨折同侧咬𬌗时磨牙过早接触,对侧轻微开𬌗。髁突下任何低位的、移位的、合并多发下颌骨骨折或同时伴有 Le Fort 骨折,需要完整的下颌骨作为支撑的低位骨折都首选 ORIF[229]。

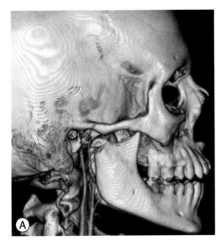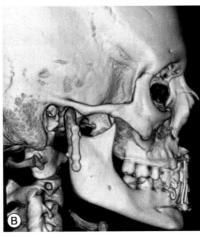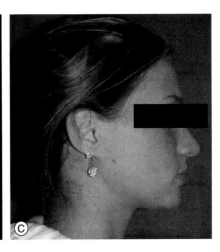

图 3.30　(A,B)一个 20 岁女性患者,车祸致颅面部损伤,经下颌下口外入路开放复位内固定修复左侧下颌骨髁突下骨折的术中术后的颅面部三维 CT 扫描(外侧观)。注意,患者同时存在 Le Fort Ⅱ型骨折,闭合复位颌间固定。(C)患者术后 1 年的照片,外侧观

开放治疗移位的髁突头骨折可能损伤其血供而导致髁突头坏死,耳前切口可能损伤面神经颞支、低位(下颌后或 Risdon)切口可能损伤面神经下颌缘支[230]。

牙齿缺失者的下颌骨骨折

这种骨折在下颌骨骨折中占 5%[231~234]。骨折常常发生在萎缩最明显的地方,那儿骨薄且脆。与有牙齿的患者的下颌角和髁突部位好发相比,无牙患者下颌体是骨折的好发部位[235]。许多骨折是双侧的或多发的,而且双侧的无牙的下颌体骨折移位往往较重,在治疗上是一个挑战。在下颌骨水平部的骨折可能会关闭或打开口腔。移位较小的闭合骨折可以通过软质饮食和避免镶牙等治疗,然而对此类骨折必须仔细观察在愈合的几周中不发生再移位。在临床实践中常常用负荷承受钢板治疗大部分骨折。无牙的下颌骨以失去牙齿和牙槽嵴为特点[236]。如果骨萎缩轻微,下颌体有足够高度(>20mm)能够保证骨愈合良好。中度萎缩,下颌体高度在 10~20mm,常常能有满意的愈合,但是没有高度大于 20mm 那么确切。小钢板加很少的螺钉治疗常常会失败,因为没有足够的骨作为支撑体,而钢板必须承受骨折的全部负荷。推荐大的重建("锁

定")钢板加骨折每侧三个螺钉(图 3.31)。在下颌体高度小于 10mm(严重萎缩)的病例,可以假设患者患有一种称为"骨愈合不良"的疾病。无牙下颌骨骨折的并发症发生率与骨萎缩的程度相一致。Obwegeser 和 Sailer[237]在 1973 年的研究表明,20%的无牙下颌骨骨折的并发症发生在下颌骨高度 10~

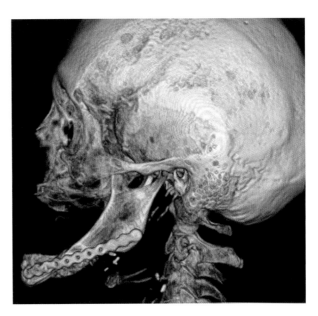

图 3.31　一个 64 岁的女性患者,无牙齿,成骨不全症病史,左下颌骨骨折经口外入路,使用负荷承受钢板和髂骨移植切开复位内固定术后愈合不良,颅面部三维 CT 扫描(外侧观)

20mm 组,80% 的并发症(愈合不良或不满意)发生在下颌高度小于 10mm。在高度大于 20mm 的骨折中几乎未见到并发症。这些经验使得一些作者[238,239]推荐将初期骨移植应用于没有口内开放通道的严重萎缩的下颌骨(≤10mm)[240]。

需要强调的是,如果移位比较稳定且没有移位的一些严重萎缩的下颌骨骨折不需要固定(限制软质饮食即可)。治疗过程中,在骨折愈合之前,患者不能戴义齿。

全面部损伤

全面部骨折涉及面部的三个区域:额骨、中面部和下颌骨。在临床实践中,如果有两处受累,则成为全面部骨折。

全面部骨折的治疗

治疗这类损伤的最佳时间在伤后数小时,那时还没有形成广泛水肿,软组织还没有变硬。这种早期治疗必须在没有其他系统损伤或排除严重问题,全身状况比较稳定的情况下才能进行。然而,无论患者伤得多重,皮肤伤口可以被缝合,坏死的软组织可以被清除,可以给患者行 IMF。这是对严重的上颌骨或下颌骨损伤的最小的急救处理,不过患者的其他情况,多数情况下都可完成。

目前,对于严重的粉碎性多发性面部骨折首选一期重建颅面部骨骼结构[241]。

开放复位所有的骨折,用钢板螺钉固定,用移植骨填补骨缺损。尽管局部切口在可选择的病例中很有用,但区域性切口,如冠状切口、经结膜切口、上下唇颊沟切口和下颌后切口可获得完全性暴露。在一些病例中,可以利用合适的裂伤伤口避免这些切口。

对面部的每个亚单元首先要考虑到的面部三维结构是面部的宽度。对于损伤不是很重的骨折,面部宽度的纠正比较容易,单独的前部入路即可完成。对严重的损伤,控制面部宽度需要完全性分离,依据骨膜和颅底的解剖标志准确地对齐各个骨碎片。控制面部宽度和重建面部的突度是相互一致的。

软组织的复位时间也很严格。必须在软组织形成对异常的骨外形的适应(内部瘢痕形成)前完成重置骨碎片和复位软组织。软组织复位的要求包括:①分层缝合;②将缝合的软组织在骨骼上多点固定,这样才能使软组织首先对齐,然后恢复到正确的解剖位置上。

操作顺序

可以遵循很多顺序,如由上到下,由下到上,由外到内或由内到外。事实上,顺序之间优势没有任何区别,只要其有意义,能完成可再生的精确的解剖重建即可。在我们的经验中,对于粉碎性骨折,将上颌骨固定于下颌骨比将下颌骨固定于上颌骨更能形成稳定的咬𬌗关系。

全面部骨折的并发症

全面部骨折的并发症包括骨的和软组织的并发症。中面部骨折治疗后最常见的骨性面部畸形与缺乏突度相关,眼球内陷、错𬌗和面部增宽(图 3.32)。导致中面部亚单元位置不良的额部的位置畸形为上眶缘位置过于向下向后,额部轮廓扁平。

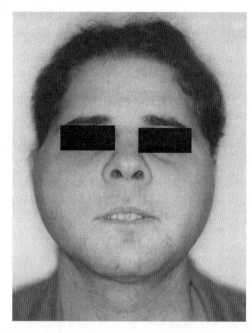

图 3.32　尽管其深面的骨最终复位至合适的解剖位置,但是因软组织瘢痕形成,缺乏对伤前外表的重塑。软组织僵化伴骨折复位不良的例子包括眼球内陷,内眦韧带位置改变,睑裂变短,内眦角圆钝,颧骨软组织垫的下移。下唇破坏了颏肌的附着。对这些情况的二次治疗更具挑战性,效果也不如一期重建。即刻骨折处理存在一个特殊的时期,可以维持软组织的形状和位置,提供解剖上精确的面部骨骼支撑可以决定软组织纤维化的几何形状。一期软组织定位可很好地复原外表

常见的软组织畸形为下垂、松弛、脂肪萎缩、睑外翻、增厚和变硬。颧额缝上缺乏骨膜缝合则会产生颞部凹陷的外观,因为在颞部腱膜和颧骨额突骨架之间存在缝隙(图3.33)。暴露颧弓的切口高于颞深筋膜后层,充分分离脂肪,到达颧弓,因直接损伤脂肪(影响了中间颞侧血供)而造成脂肪萎缩。在颧弓上做颞深筋膜的切口可以减小对脂肪的损伤。

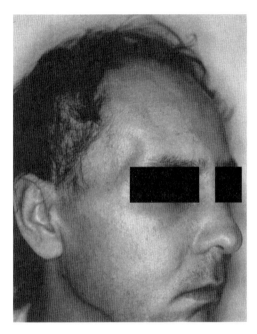

图3.33 将颞筋膜在额突上缝合至眶周骨膜失败后导致的颧骨额突的"轮廓化"

术后护理

因为大块骨折片段的患者通过钢板螺钉固定就可以获得很好的稳定性,在早期可以拆除颌间固定。中面部粉碎性骨折或全面部骨折的患者最好在术后很长时期内应用颌间固定以保证钢板螺钉固定的稳定性。在最近的文献中,更加强调颌间固定的重要性。颌间固定是低位中面部骨折早期复位和术后治疗最好的维持位置和稳定性的装置。

面部枪伤

面部的枪伤和猎枪创伤的治疗仍然是有争议的,多数作者主张延期重建。最近,即刻重建[242,243]和应用"serial-second-look"技术即刻缝合软组织成为治疗的标准[244,245]。延期关闭复杂伤口的观念不再是正确的,而且会延误受影响的患者回归社会的

时效性,一些患者有自杀倾向[246]。

近年的研究强调即刻缝合软组织和解剖上的骨重建的有效性和安全性。这两个原则防止软组织萎缩和软组织位置缺失,提供了更好的功能和美学结果,残障时期缩短,提高了功能和美学上的复原能力。

弹道损伤分为低、中、高能量损伤[247,248]。在制订治疗弹道损伤的方案时,分类对区分伤口的入口和出口,假定子弹路径,确定子弹的大小和速度等很有用,这样可以预测内部组织损伤的程度。理论上讲,每处损伤应单独评估软组织和骨损伤,组织缺失和骨组织缺失的类别(四个单独部分),记录每处损伤情况。损伤的区域和缺失的区域都准确地概括了面部的损伤形式,为制订下、中、上面部损伤的早期治疗方案提供依据。

低速度枪伤

低能量弹道武器通常子弹较小,速度低于每秒1000英尺(1英尺=0.30米)。一般情况下,低速度枪伤的软组织和骨缺失较少,子弹路径之外的相关软组织损伤范围较局限。因此,治疗为稳定骨骼,一期缝合软组织。有限地清除受累的软组织是必要的。少量的骨可能需要清除或一期骨移植,这在上面部较为安全。由于缺乏显著的相关软组织损伤,存在进行性骨和软组织坏死的可能性较小,这类损伤可以按照面部骨折合并裂伤来治疗。

面部的中速和高速弹道损伤

散弹枪子弹较大,被认为是中等能量的子弹。速度约在每秒1200英尺(1英尺=0.30米),在近距离射击会造成巨大的损伤。在民用枪伤中,许多为散弹枪或高能步枪,多数为企图自杀或谋杀。近距离枪伤以大范围软组织和骨破坏为特点。

治疗

面部的中速和高速的弹道损伤必须用一个特别的治疗计划进行处理,包括稳定现有的骨和软组织于解剖位置,在整个软组织挛缩和骨与软组织重建时期维持这些骨和软组织的稳定。中等和高能量子弹所致的损伤往往有骨和软组织缺失,同时有

软组织和骨损伤区。通常,骨和软组织缺失的量少于第一次怀疑的量。重新评估骨和软组织很重要,之后会时不时地进行一系列外科清创"二次探查"手术,这会重新打开软组织,确定软组织坏死增加的区域,引流血肿和(或)形成的积液,确定骨的完整性。如果一期重建未完成,这种二次探查手术很有必要。本文强调一期软组织"皮肤对皮肤"或"皮肤对黏膜"缝合,同时在解剖位置上固定存在的骨片段。间隔48小时或根据外科医师的决定进行再次探查扩大清创。这种二次探查手术是必要的,直到所有的软组织丢失停止,伤口血肿和积液得到控制。

在每个等级,损伤区域定义为无明显骨或软组织丢失的骨折部位。损伤区域的骨折处理方法同常规面部骨折。如果存在软组织和骨缺失,重要的是将存在的骨稳定在其解剖位置上,直到完成软组织重建。软组织应该尽可能早地关闭,以牵拉维持其长度和形状。一些病例,有必要设计一个复杂方案,重建软组织和骨同时行复合游离移植(图3.34)。用局部组织行软组织重建,如局部皮瓣,最终会使皮肤相配,获得美容效果,但是必须要有足够的皮肤,在皮肤部分被拉伸的地方必须用深部游离皮瓣。这些局部皮瓣可以旋转覆盖游离组织移植,以提供颜色和轮廓的相配性。

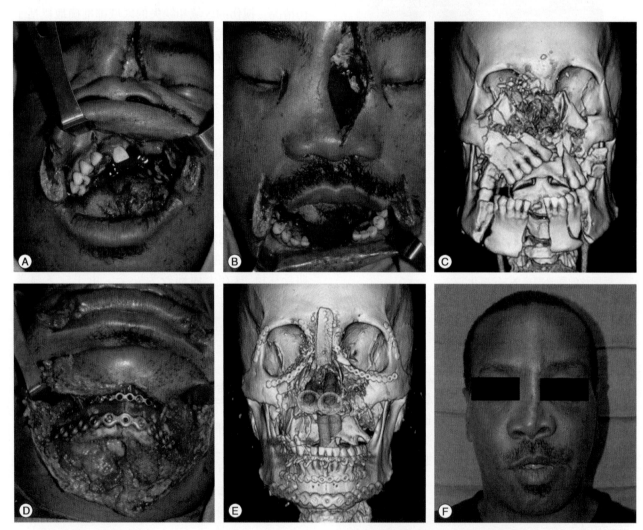

图3.34　(A,B)正面照:一个34岁男性自己造成的面部枪伤,表现为严重的中面部和下颌骨骨折。(C)术中照片:经口外入路下颌骨骨折开放复位内固定,使用了负荷承受钢板和单皮质小钢板固定。(D,E)中面部和下颌骨骨折开放复位内固定术前术后的颅面部三维CT扫描(正面观)。(F)术后1年

参考文献

36. Rodriguez ED, Stanwix MG, Nam AJ, et al. Twenty-six-year experience treating frontal sinus fractures: a novel algorithm based on anatomical fracture pattern and failure of conventional techniques. *Plast Reconstr Surg.* 2008;122(6):1850–1866.

Landmark article describing the longest experience with treating frontal sinus fractures and provides an algorithm for its treatment based on their outcomes, to minimize long-term complications.

104. Tessier P, Guiot G, Rougerie J, et al. Osteotomies cranio-naso-orbital-facials. *Hypertelorism Ann Chir Plast.* 1967;12:103.

An article by the father of craniofacial surgery describing the possibilities of an intracranial approach for orbital reconstructive surgery.

107. Markowitz B, Manson P, Sargent, et al. Management of the medial canthal tendon in nasoethmoid orbital fractures: The importance of the central fragment in treatment and classification. *Plast Reconstr Surg.* 1991;87:843–853.

Landmark article on the classification types of nasoethmoid-orbital region. Knowledge of this fracture pattern classification assists with the treatment of this complex surgical condition.

144. Gruss JS, MacKinnon SE, Kassel EE, et al. The role of primary bone grafting in complex craniomaxillofacial trauma. *Plast Reconstr Surg.* 1985;75:17.

145. Manson PN, Su CT, Hoopes JE. Structural pillars of the facial skeleton. *Plast Reconstr Surg.* 1980;66:54.

Significant article describing the anatomical buttresses of the craniofacial skeleton that are required for reconstruction to maintain facial width and height.

171. Le Fort R. Etude experimentale sur les fractures de la machoire superieur. *Rev Chir Paris.* 1901;23:208, 360, 479.

Original article describing the various fracture patterns associated with traumatic craniofacial injury. We associate the author's name to the different types of fracture patterns recognized.

190. Dingman RO, Grabb WC. Surgical anatomy of the mandibular ramus of the facial nerve based on the dissection of 100 facial halves. *Plast Reconstr Surg.* 1962;29:2166.

195. Ellis 3rd E. Treatment methods for fractures of the mandibular angle. *Int J Oral Maxillofac Surg.* 1999;28(4):243–252.

198. Champy M, Lodde JP, Schmidt R, et al. Mandibular osteosynthesis by miniature screwed plates via a buccal approach. *J Maxillofac Surg.* 1978;6:14.

243. Clark N, Birely B, Manson PN, et al. High-energy ballistic and avulsive facial injuries: Classification, patterns, and an algorithm for primary reconstruction. *Plast Reconstr Surg.* 1996;98:583–601.

4

颞下颌关节紊乱和阻塞性睡眠呼吸暂停

Stephen A. Schendel and Brinda Thimmappa

概述

- 若体格检查提示存在下颌运动受限，需应用计算机曲面断层扫描（CT）和磁共振成像（MRI）评估患者颞下颌关节疼痛程度。
- 颞下颌关节肌筋膜疼痛且没有关节畸形的患者，粭板是主要的治疗方式。
- 颞下颌关节紊乱的手术治疗通常先使用关节镜，以此进行关节的检查、活检以及关节腔冲洗。
- 阻塞性睡眠呼吸暂停（OSA）的诊断需要对患者的主观和客观症状进行综合考虑，包括进行多导睡眠图检查（PSG）。
- OSA 的手术治疗根据患者阻塞的严重程度及解剖位置，分多个阶段治疗。
- 通过 Le Fort I 型截骨以及下颌双侧下颌升支矢状劈开，进行上下颌前移术（MMA），这是手术治疗的最后阶段。该手术的成功已经使其成为治疗 OSA 患者的主要外科手术方式。

颞下颌关节紊乱

关键点

- 颞下颌关节部位的疼痛可能由咀嚼功能障碍、疼痛综合征或关节内部紊乱引起。
- 通过询问病史和体格检查明确哪些患者需要进行影像学检查。
- 饮食干预，非类固醇药物治疗，粭板是治疗的首选。
- 手术治疗针对的是颞下颌关节紊乱的基本病因。

美国最近对 30 000 人进行的流行病学调查中，颞下颌关节（temporomandibular joint，TMJ）以及肌肉不规律疼痛的发生率为 4.6%[1]。许多研究已经表明该疼痛与性别、年龄、社会经济因素、之前的牙科及正畸治疗有关。颞下颌关节紊乱的患者通常存在关节盘移位，学术上称之为颞下颌关节的"内紊乱"[2]。然而，在肌筋膜疼痛综合征、先天性畸形、炎症以及创伤中，疼痛及功能性张开受限同样存在相同的症状。许多患者的症状可以通过药物及咬粭治疗得以控制。对于那些需要进行外科介入的患者，治疗方式包括关节镜及关节复位。对正常 TMJ 功能及其病生理退行性变的理解是指导治疗的关键。

基础科学/疾病进程

解剖

下颌骨可以通过 TMJ 进行旋转及移动。下颌髁突与颞骨鳞部在 TMJ 处相关联。附着于颏结节的颏肌及二腹肌前腹起到使下颌后缩及下降的作用。使下颌前伸及上升的肌肉有咬肌、颞肌、翼内肌、翼外肌。翼外肌的下头附着于颏颈部，肌肉收缩时下颌前伸。翼外肌的上头附着 TMJ 的关节囊及关节盘，在下颌运动过程中起到稳定关节盘的作用。这些肌肉由第 V 对脑神经支配。TMJ 的表面排布着纤维软骨及无血管的纤维，与包含软骨细胞的组织相交联。与其他滑膜关节不同,TMJ 表面衬垫着透明软骨。

关节盘由致密结缔组织组成,将关节腔分为两个部分[14]。关节上腔体积约为 1ml,由关节窝延伸至关节结节。关节下腔体积约为 0.5ml,前方起始于翼外肌附着处并包裹髁突。关节盘是一块包含软骨成分的、无血管及神经的纤维薄片。中间带是中央的薄层区域。关节盘前带上方附着于关节结节以及翼外肌上头肌腱;前带下方通过翼外肌附着处的滑膜附着于髁突。关节盘后带是高度神经血管化的区域,称之为双板区。双板区上层附着于颞骨的鼓板,下层起始于关节盘后方,终止于髁突颈部。关节盘内外两侧并不附着于关节囊,而是附着于关节盘髁突的内外极。

下颌骨基本的运动包括铰链运动,以双侧髁突的中轴连线为轴进行的旋转;以及滑动,包括下颌的前伸后缩及向内外侧的运动。关节的旋转运动由关节下间隙完成(铰链关节),而关节的滑动由关节上间隙完成(滑动关节)。在张口过程中,髁突及关节盘沿关节结节向前下方移动,在张口度最大时,这些结构位于关节结节的最高点。闭嘴时,下颌回复咬𬌗位置,下颌的前伸及后缩主要通过关节的滑动完成,翼外肌使髁突及关节盘沿关节结节向前移动,而下颌骨的升颌及降颌肌群相互拮抗,保持下颌骨的位置稳定。

关节盘后区被认为是颞下颌关节紊乱(temporomandibular disorder,TMD)时疼痛的起因。如果关节盘的疾病造成关节表面异常的应力负荷,就可能引起颞下颌关节的紊乱。关节囊纤维附着于髁突下方及颧弓表面[15]。前方及两侧的颞下颌韧带可以起到稳定关节的作用。TMJ 由三叉神经的分支支配,包括耳颞神经、咬肌神经和颞深神经[16]。

肌筋膜问题

肌筋膜疼痛功能紊乱(myofascial pain dysfunction syndrome,MPD)的原因通常归结于咀嚼肌。MPD 最早由 Laskin 描述[17,18],其特点为运动受限、剧烈疼痛以及肌肉触诊的极度触痛。咀嚼肌的特定扳机点可诱发疼痛。由咬肌造成的咬𬌗疼痛最常见;其次是颞肌,造成头部一侧的疼痛;翼外肌可以引起耳痛或眼睛后部疼痛;翼内肌通常会造成吞咽疼痛及耳阻塞感。

在 MPD 的患者中,下颌的运动受限通常伴有剧烈的疼痛。MPD 的病因可以归为过度咬𬌗、咬𬌗早接触、磨牙症以及严重的精神紧张。这些因素都会造成咀嚼肌的痉挛,造成 TMJ 的疼痛。

炎症

关节囊后方是神经血管丰富的双板区以及关节囊后韧带。这个区域发生炎症的原因通常是急性创伤、咬𬌗早接触或者感染造成的关节盘后区组织的水肿。关节囊韧带的扭伤通常在几周内可以恢复,但慢性的扭伤会使韧带拉长。咬𬌗治疗通常可以解决这些问题。

骨关节病

骨关节病是一种慢性病,会影响滑膜关节的关节软骨,造成软骨下方骨组织改建并引起继发性滑膜炎。它是 TMJ 最常见的疾病,其发病是一个渐进的过程,通常单侧受累。影像学检查可见软骨下骨质硬化、升支高度明显降低[19](图 4.1)。慢性的关节盘前移位与髁突后上极的吸收有关,髁突后上极是髁突磨平及发生骨丧失的区域。开𬌗畸形以及下颌后缩可能出现该症状。治疗通常包括药物治疗、𬌗垫治疗、理疗,当症状严重时进行手术。

风湿性关节炎

风湿性关节炎是一种慢性炎症疾病,最初影响关节周围组织,如滑膜、关节囊、肌腱以及韧带。50% 以上的风湿性关节炎患者存在一系列症状的同时病变会累及 TMJ[20]。

当 TMJ 受累时,患者描述耳前区剧烈的钝痛、肌肉触痛、下颌运动受限、关节弹响以及清晨关节僵硬。

风湿性关节炎的病程包括髁突的吸收以及纤维性或骨性的关节强直。咬𬌗异常常是由髁突高度的丧失引起。青少年风湿性关节炎患者多发生在 16 岁之前,40% 以上的青少年风湿性关节炎患者会出现 TMJ 症状,异常的下颌发育造成了小颌畸形[21]。MRI 检查可见关节盘破坏、髁突骨质吸收、软骨变薄。TMJ 的影像检查显示关节间隙的丧失及伴发髁突前方半脱位的髁突骨吸收。

风湿性关节炎的治疗目标是缓解疼痛、减轻炎症、恢复功能以及防止继发畸形。治疗方式包括药物治疗、𬌗垫治疗、理疗、牙科治疗、下颌骨及关节的手术治疗。大多数的手术用于治疗关节强直及严重的错𬌗。

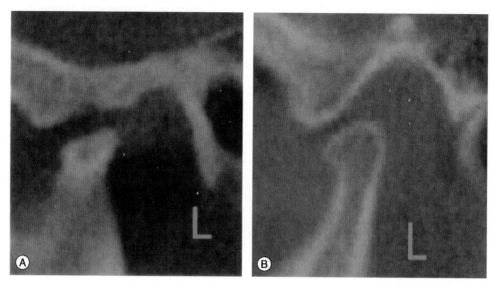

图 4.1 （A）张口位 CT 显示严重的骨关节炎改变，几乎整个髁突消失。（B）同一患者的正常关节 CT

髁突问题

髁突骨折在第 2 章中进行了讨论。陈旧性的髁突骨折会引起继发疼痛及关节运动受限。

先天性的髁突吸收在儿童及成人中都有发生，他们都会发生髁头的变短。青少年先天性髁突吸收的病因是多因素的，且尚不明确。它会造成下颌生长的减慢以及 II 型错𬌗。成人髁突的吸收可继发于正颌手术造成的下颌骨及关节盘的移位。两种类型的病情都是自限性的，且在症状稳定前应采用保守治疗，之后再行手术[22,23]。

关节内紊乱

基于临床及影像学，Wilkes 提出了关节内紊乱的五个阶段[24]。在早期阶段 I 的患者中，主诉通常是张闭口时的关节弹响（图 4.2）。在影像学检查方面，在张口过程中，关节盘显著的前移位，但在最大张口时关节盘会回复到正常的位置。下颌的偏斜及侧向移位则在正常范围内。所听到的弹响是由关节盘复位引起。

在阶段 II 中，患者开始时主诉间歇性的关节绞索。疼痛是常见症状，且位置局限于关节区。关节盘出现变形，但在最大张口是基本还可回复。骨组织轮廓显示正常。在阶段 III 中，患者存在慢性的张口受限及频繁的关节绞索、头痛、咬𬌗痛，在张口及前伸运动时下颌偏向患侧。关节内紊乱是由关节盘前部移位引起。

尚未造成关节盘萎缩的慢性关节内紊乱也可以

引起关节盘后区的组织损伤。由于关节盘后区组织发生了纤维样改变，疼痛可能有所减少[25]。由于关节盘阻碍了髁突的运动，张口受限是很常见的症状。在阶段 V 中，会发生颞骨和髁突骨组织的改建。这通常是关节破坏的最终阶段，其他疾病的骨组织改建也会共同发生，例如骨关节病。然而现在依然还没有长期的观察数据用以描述关节盘位移的过程，可复性的关节异常可能维持许多年[26]。

与 TMJ 疼痛相关的鉴别诊断包括其他的许多疾病，对于疼痛的检查诊断必须排除风湿性关节炎、结缔组织疾病以及肿瘤的影响。

诊断

病史以及体格检查

患者可能会描述自己的疼痛来源于 TMJ、关节前区或咬肌周围，其他不适的区域可能会辐射至耳、牙齿或颈部。通常情况下，若初始疼痛发生于早上，一般与夜间磨牙相关，这种咬𬌗后的持续疼痛提示关节囊内的病变。TMD 的患者有如下三个主诉，关节前区的疼痛、关节弹响或杂音以及下颌运动受限。一些患者描述日常的下颌运动也会出现关节杂音。在 40% 的正常人群中，这种弹响有可能是良性的单纯弹响。当张口发生关节盘前方半脱位时，髁突与之接触而发生弹响。在关节盘半脱位的情况下，在髁突复位于关节窝时会发生这种弹响。这种异常的关节表面情况会造成关节的磨损以及摩擦音。闭口时的

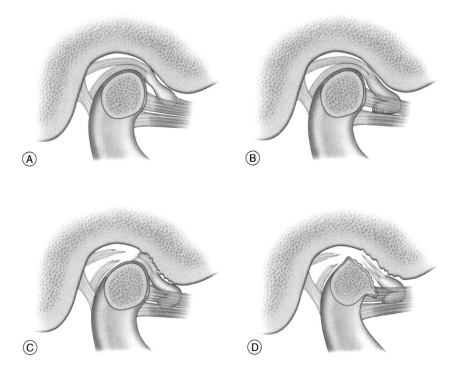

图 4.2　颞下颌关节内紊乱的典型进展分期。（**A**）可复性关节盘前移位。（**B**）不可复性关节盘前移位。（**C**）双板区穿孔。（**D**）骨关节病

绞索是一种突发的不可逆的关节盘前半脱位,限制了下颌的运动。其他限制下颌运动的因素包括肌肉功能异常、关节骨或纤维硬化、喙突被颧骨阻挡。

　　TMJ 疼痛的患者检查的重点是头部、颈部及关节。面部检查包括面部对称性和骨骼的情况;进行颅脑神经检查以排除中枢神经性异常;外耳道及鼓膜检查排除原发的良恶性疾病。

　　口腔检查评估是否存在口腔黏膜病损、肿胀、牙周病、牙槽突异常,以及咬颊及咬唇情况。牙齿的检查包括龋齿、牙齿松动、缺失牙、修复体、磨牙嵌体、过长牙、咬殆不良以及牙齿接触过程中的下颌移动。切牙的关系可以用于描述深覆殆、开殆,这些情况都会造成关节症状。关节区的触诊可以发现弹响及摩擦音。关节的杂音需要明确为爆音、弹响音(双向或单向)、摩擦音。

　　关节区的触诊可以发现肿胀、触痛及关节杂音。听诊在分辨杂音类型方面更加敏锐。颈部肌肉及咀嚼肌需要检查以排除这些区域的压痛或痉挛。此外,还需要记录疼痛是否存在,疼痛的位置,是否有牵扯痛。

　　关节运动的幅度也需要测量,张口过程中所有的疼痛及左右偏斜都需要注意。正常张口的切牙间距离在 40~50mm,下颌的侧方移动距离中线的距离在

10mm 以内。任何张口后切牙间距离的减小、侧移受限、张口偏斜以及前牙开殆的增大都提示着关节受累的程度。在这个时候,则需要进行影像学诊断。

影像学诊断

　　全景片或经颅投射片经常在牙科临床工作使用,可以识别骨折、关节炎的变化、骨囊肿或肿瘤以及畸形。

　　患者张口或闭口拍摄的断层片冠状位及矢状位的 X 线片,可以展示骨的病理变化及髁突运动的范围,但对于软组织疾病则不能提供信息。一项研究表明,85% 与 TMJ 疾病患者有正常的断层片影像[27]。

　　评估 TMJ 软组织及关节盘的传统方式是关节造影。关节镜可以用于进行关节下腔[2]或关节上下腔关节镜治疗[28]。由关节镜所获得的信息可以可靠地诊断关节盘疾病,然而现在已经被非介入式的 MRI 检查所取代,它可以同时提供关节肿胀及炎症的信息。在矢状位影像中,关节盘闭口位时位于髁突的前方(图 4.3,图 4.4)。对一些无症状志愿者的 MRI 研究显示,有 20%~30% 的人存在关节盘的移位[29],但这种关节盘的移位不同于有症状者。关节受累患者的关节盘移位表现为更严重的完全前移位或前侧方移位,MRI 同时可以发现髁突骨质内部的

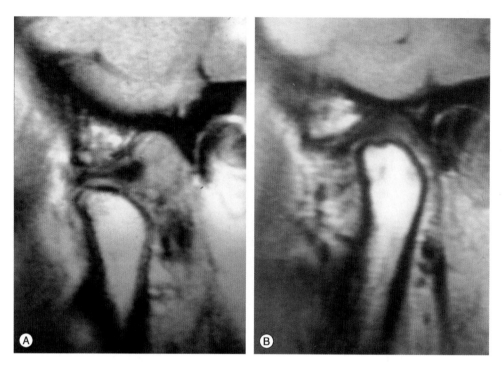

图 4.3　磁共振成像检查显示正常的颞下颌关节。(**A**)张口位。(**B**)闭口位

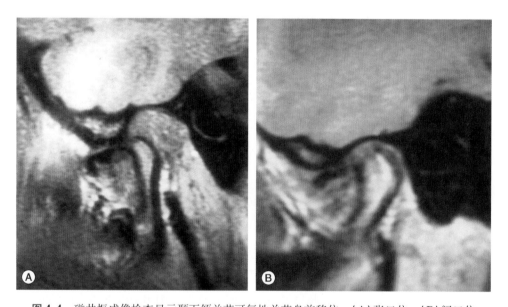

图 4.4　磁共振成像检查显示颞下颌关节可复性关节盘前移位。(**A**)张口位。(**B**)闭口位

异常。如果髁突的中央是低信号的,则可能提示髁突发生了病理性的缺血性坏死。

　　CT 扫描有助于发现骨组织异常,骨性强直以及急性创伤。然而,CT 观察关节盘很困难。MRI 相较于 CT 的优势在于没有电离辐射,减少来自密质骨及金属物体的阻射,更多层面的图像,以及更好的软组织细节。锥形束 CT(CBCT)运用的增多,提供了一种辐射剂量低于 CT 的检查方式。全景片和其他牙科投照方式在使用重建软件处理后都是可以使用的。

　　TMJ 疼痛及功能障碍患者影像学检查的第一步是平片,包括曲面断层片;之后则应该拍摄张口位及闭口位的关节区 CBCT 或者 MRI,以观察软组织及关节盘。

患者的选择

　　在完成 TMJ 疼痛及功能障碍的检查之后,疼痛、扭伤、炎症以及早期关节内紊乱的患者开始药物及咬𬌗的治疗。如果患者非介入式的治疗方式失败,或出现进一步的关节变性,则需要进行手术介入。手术治疗是针对关节紊乱病基本病因的治疗方法。

治疗

非介入式治疗

治疗的目的是阻断疼痛以及因焦虑造成的肌筋膜功能异常之间的恶性循环,为此可以将非甾体类抗炎药与软质食物相结合使用。肌松药物、抗抑郁药物以及局部麻醉药是诊断关节绞索的辅助手段[30]。最近也有使用肉毒毒素来治疗肌肉痉挛的报告[31,32]。口服糖皮质激素是应对急性疼痛的有效手段,然而长期使用可能造成关节骨质疏松。在关节内注射糖皮质激素也是诊断和治疗急性关节疼痛的有效方法,然而重复注射存在出现髁突软骨破坏的风险。理疗通过进行热疗、按摩、超声、经皮电刺激以及生理反馈也会对患者有所帮助。

使用𬌗夹板可以减少关节的应力、肌肉紧张以及关节变性造成的磨牙症。患者佩戴𬌗夹板时的舒适程度以及患者依从性都影响着咬𬌗治疗的成功与否。𬌗夹板的类型有许多种,包括肌肉相关装置、前伸位𬌗垫和软𬌗垫。这些𬌗夹板是目前治疗 TMJ 疼痛的常用方法。然而,有一个回顾性研究显示,使用𬌗夹板或使用某一种特定的𬌗夹板并没有明确的受益。

手术治疗

急性关节脱位是由关节前脱位越过关节结节造成的。如果没有自发地复位,则通常需要在肌松药或麻醉下进行手法复位。操作者向下用力的同时沿下颌骨下缘向后推送将髁突复位至关节窝内。

关节穿刺术以及关节镜技术使外科医师可以在内镜下对患者进行关节的检查、活检及冲洗。除了内镜(直径为 1.8 ~ 2.6mm)外还需要高强度的光源、摄像机以及显示器等设备。TMJ 入路的测量标志点已经有所报道[34],穿刺入路的标志点位于耳垂和眼外眦连线下方 2mm、耳垂前方 10mm 处。使用此体表标志点有助于避免因触及面神经颞支及三叉神经耳颞支所造成的并发症。将注射器由后方的入路点扎入,并在内下颌关节内注入林格液。当关节上腔膨胀时,关节镜由相同的入路点进入,或称之为单孔法(图 4.5)。双孔法需要预先置入另一个插管,以便于内镜及手术器械可以交替进出(图 4.6)。同时需要检查滑膜衬里、关节软骨、关节间隙以及关节盘。为了分离粘连组织并清除碎屑,可以将流出

针道堵住,用压力灌洗反复间歇性的扩张关节腔[35]。虽然不能直接进入检查关节下腔,但如果发生关节穿孔,还是可以对其及髁突进行有限的检查。可以在关节镜下复位关节盘,通过激光固定关节后区的附着,或使用硬化剂及缝合进行固定[36,37]。

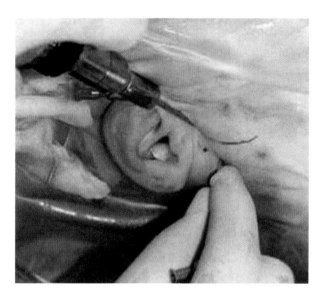

图 4.5　耳屏前 10mm 放置关节内镜:单管入路法(引自 Dolwick MF. Temporomandibular joint surgery for internal derangement. Dent Clin North Am 2007;51:195-208.)

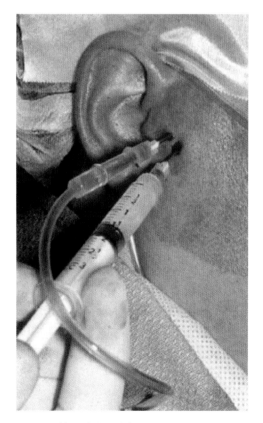

图 4.6　双管入路法(引自 Dolwick MF. Temporomandibular joint surgery for internal derangement. Dent Clin North Am 2007;51:195-208.)

耳前入路是关节切开术及关节开放手术最常用的手术入路,在颞深筋膜深层进行剥离,从而避免损伤面神经。如果关节盘完整且可以无张力的移动,则可以进行关节盘的复位。对于慢性关节盘移位造成的粘连需要进行松解。在松解过程中,翼外肌或颌内动脉可能会出血。对于不能复位的病变或畸形的关节盘部分,需要将其切除。自体移植材料,例如颞肌筋膜瓣、耳郭软骨,以及皮肤瓣都被运用于替代关节盘[38]。如果关节结节过突以至于影响关节运动,则需要修整关节结节外形(图4.7)。在外形修整后,暴露的骨髓可能增加异位骨形成的风险。

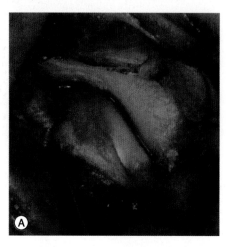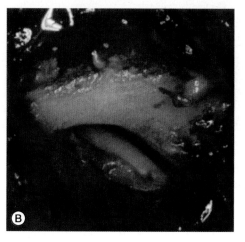

图4.7 (A)暴露关节上腔显示髁突的突点以及移位的关节盘。(B)磨除关节突点并行关节盘复位后的关节间隙(引自 Dolwick MF. Temporomandibular joint surgery for internal derangement. Dent Clin North Am 2007;51:195-208.)

术后护理

关节镜治疗术后,患者需要保持几天软质饮食,并即刻开始进行开口训练。关节开放手术治疗后,肿胀麻木以及张口受限和咬𬌗改变是常见症状。术后即刻开始锻炼是康复的重点,软食需要维持6周。

结果、预后和并发症

目前尚无可用于指导手术治疗的前瞻性研究[39]。几个回顾性研究中,通过对患者疼痛改善情况的长期随访,发现关节穿刺术及关节镜手术成功率为70%～90%[40~42]。目前尚无关于关节镜下关节盘复位的远期随访报告[36],但是 Zhang 等通过术后 MRI 的检查确认了该技术的有效性[37]。

文献报道关节盘的复位有较高的成功率[2,43]。关节切开术常见并发症是面神经损伤。完全性面瘫比较少见,而由颞支造成的颞部麻痹较为常见。耳前区的麻木通常在3个月内恢复。为避免张口受限,积极的张口练习是必需的。外科治疗 TMD 的meta 分析显示,所有的外科治疗方式,包括关节镜手术、关节盘复位,以及关节盘摘除术,都可以改善疼痛和下颌运动[44]。组间比较显示并没有某种治疗方法明显优于其他。多中心前瞻性研究显示在所用的分组中,治疗后患者的症状均有改善,组间并没有显著差异[39]。

二期治疗

对于多次手术失败、伴发严重残疾、进行性的关节强直、骨吸收造成的下颌垂直高度缩短,及开𬌗畸形的患者,需要进行 TMJ 重建。

关节强直的治疗包括髁突切除、关节间隙重建、植入式关节重建。关节间隙重建包括骨切除或者降低关节高度且不置入任何材料。通常关节强直有比较高的复发率。自体或异体材料的植入以维持垂直高度保持髁突功能。可用于移植的自体材料包括皮肤、脂肪、筋膜和肌肉。

肋软骨瓣可用于儿童患者的治疗[45]。由于自体瓣移植修复的方式有潜在的发育能力,对于处于生长期的患者,这是首选的治疗方法。在患者的一生中,假体都有失败、感染、移位的风险。

异体关节可以在 CT 数据的帮助下进行个性化加工(图4.8)。放置人工关节时需要行耳前及颌后切口,以便于暴露关节及升支(图4.9)。治疗关节强直时,髁突、强直骨以及喙突需要切除,然后使用螺钉固定植入物,以保证足够的稳定性并促进骨愈合。通常将脂肪垫覆盖于髁突表面[46]。并发症与其他的关节切开手术类似,即为神经损伤。当没有使用脂肪垫时,容易发生异体骨的吸收及异位骨形成。

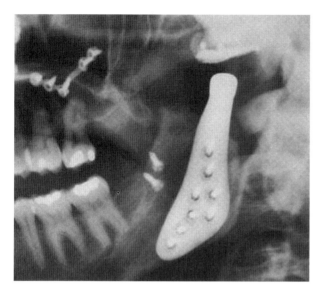

图 4.8　颞下颌关节概念化修复体(引自 Dolwick MF. Temporomandibular joint surgery for internal derangement. Dent Clin North Am 2007;51:195-208.)

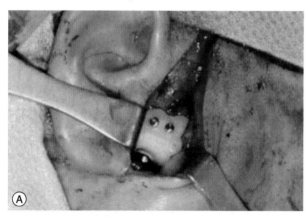

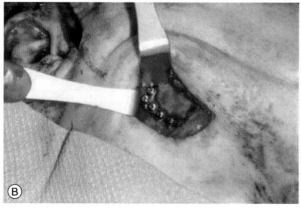

图 4.9　整个关节的修复需要重建关节窝(A)和关节(B)

阻塞性睡眠呼吸暂停

关键点

- 阻塞常发生在三个特定的解剖区域:鼻、腭部、舌根。
- 持续性的加压气道通气(CPAP)是 OSA 患者的首选治疗方法。
- MMA 的目标是通过颌骨的前移,扩大口咽通气道。

中枢性呼吸暂停的特点是呼吸功能的减弱或消失。相对地,阻塞性呼吸暂停的特点是发作时伴有呼吸运动的增强。通气不足是指通气量较标准线降低 30% ~ 50%。低通气指数(AHI)是指在睡眠的一个小时中发生低通气的次数,AHI 高于 5 即可诊断为 OSA,24% 的男性及 9% 的女性罹患该病[47]。睡眠障碍会伴发生理和心理上的变化,包括心血管疾病、白日嗜睡、注意力及行动力下降。

成年患者的初期治疗方法是 CPAP,这种治疗失败的主要原因是患者的依从性差。手术治疗可以直接从鼻、腭部、舌根三个方面开放通气道。过去首选的手术包括鼻中隔成形术、腭垂咽成形术以及颏舌肌提升术。初步手术失败的患者则需要进行 MMA 治疗,由于 MMA 有效性的证据越来越多,MMA 及其他与之配套的手术治疗方式已经成为 OSA 的一线治疗方法[48~50]。

基础科学/疾病进程

OSA 的发病与年龄和性别有关。然而体重则是最常见的流行病学因素。上呼吸道动态影像可以显示小通气道以及其呼气过程中增加的坍塌[54]。通气受阻出现在三个主要的解剖区域,偏曲的鼻中隔、肥大的鼻甲以及塌陷的鼻翼都可能减少鼻腔的通气。咽部通气减少的原因包括咽侧壁的狭窄、扁桃体肥大以及扁桃体侧壁的松弛。最后是睡眠时颏舌肌的作用,巨舌症及颌后缩也可以造成舌根部的阻塞。清醒时肌肉张力的增加对气道狭窄有代偿作用,然而在睡眠中肌肉松弛、通气道塌陷,气道阻力增加。上下颌后缩的患者有气道狭窄的风险。其结果是呼吸的减弱或消失。每个阻塞的发生都伴有呼吸的中断,这将导致局部兴奋增加、潜在气道开放,以及睡眠阶段性变化。

OSA 和心血管疾病间的关系已经被许多研究证实[55~57],尽管其准确的机制尚不清楚。反复的血氧饱和度降低及其伴随的二氧化碳浓度升高会刺激神经中枢并造成血管收缩。间歇性的低血氧会刺激炎性通路,造成血管内皮的功能改变以及白细胞附着。随机前瞻性试验比较了治疗性及假性 CPAP 在 OSA 患者中的治疗效果,发现只有治疗性的 CPAP 患者系统性血压有降低[58,59]。OSA 已经被证实是左心房肥大[60]及卒中[61]的独立危险因素。

研究历史

下颌前移用于治疗当时所说的嗜睡性呼吸暂停的最早记录出现在 1979 年。Kuo 等[51]报道了 3 例由创伤、肿瘤及先天畸形造成的下颌后缩患者,在进行下颌延长后,患者的睡眠质量提高,睡眠中惊醒及打鼾症状消失,并且在白天的疲倦感减轻。Bear 和 Priest 报道了 1 例先天性睡眠呼吸暂停患者,在进行下颌前移后又进行了腭垂软组织的分段切除。在手术之后,患者主观症状消失,并且 PSG 表现正常[52]。

Riley 等[53]在 1986 年首先描述了使用双颌手术治疗了 9 例 OSA 患者。据其所述,双颌手术,例如腭部软组织手术,可以治疗多个水平的气道阻塞。这些患者在术后 6 周需保持颌间固定。和以往的研究不同,颌骨前移的原理也被运用于正常颌骨发育的患者。患者的 PSG 指数改善,症状缓解。所有患者的气道后方间隙增宽。

诊断及临床表现

OSA 的诊断首先是询问病史及睡眠史。睡眠史的要素包括打鼾、窒息、日间嗜睡以及睡眠的质量及数量。其他的并发症可能影响生活质量,包括早晨头痛、记忆力减退、工作效率降低、家庭关系的不融洽,以及性欲的变化。Epworth 睡眠量表(ESS)从如下八个方面主观地评价睡眠习惯[62]。OSA 可能会造成一些继发性疾病,例如高血压、卒中以及机动车事故史,这些都需要进行记录。

体格检查包括体重指数的测量、血压的测量及颈部周长的测量。检查鼻腔通气道并评估鼻内部及外部的通畅情况,以及是否存在鼻中隔偏曲和鼻甲肥大。口腔检查包括扁桃体、腺样体、咽侧壁以及腭部软组织的大小和质地。错𬌗畸形、下颌后缩以及巨舌症在口腔检查中也需要注意,鼻咽纤维镜可以用来对难以直视的阻塞部位进行检查,例如舌根。

PSG 被用于明确诊断和评价手术治疗的效果。PSG 可以记录脑电图、眼电图、颏肌电图、气流、氧饱和度、呼吸效率以及心电图。呼吸阻塞发生的频次被记录为 AHI 或呼吸紊乱指数(RDI)。如果 RDI 大于 5 次则可以诊断 OSA。获得的其他数据包括各个睡眠阶段的时间,以及出现氧饱和度低于基础值的时间占总睡眠时间的百分比。一项有效的整夜研究,建议需要检测至少 240 分钟的总睡眠时间(TST)。在分夜研究中,单纯进行下半夜的 CPAP 治疗,可能会低估一些严重的 OSA。该结果通常是由于 TST 记录的是夜间早期发生的情况,然而深度的睡眠多在后半夜。只有阻塞的发生次数很严重(两小时内 AHI≥40 次/小时),才应该进行分夜研究。

在自然头位下,下颌保持正中关系,放松软组织,进行侧位片及 CBCT 扫描。如果影像学及临床检查发现咽部软组织存在气道狭窄,同时伴有上颌骨及下颌骨的后缩,则该患者应该考虑进行 MMA。然而,MMA 也用于颅骨发育正常的个体,并通过头影测量预测上颌骨和下颌骨的运动,以达到扩大通气道的同时保存面部正常比例[63,64](图 4.10)。三维 CT 及 CBCT 结合分析骨组织及软组织情况,以辅助治疗计划。手术后效果的评价包括气道分析以及颌面部变化的预测[65]。

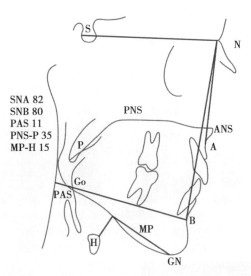

图 4.10 阻塞性睡眠呼吸暂停综合征患者头影测量。通过头影测量可以预测扩大咽部气道以及维持面部平衡的上下颌骨活动范围。S,鞍点;N,鼻根点;PNS,后鼻棘;点 A,上颌牙槽突深部;P,软腭;Go,下颌角点;点 B,下颌牙槽突深部;PAS,咽气道间隙;Gn,颏下点;MP,下颌平面;H,舌骨

患者选择

OSA 的手术适应证包括患者 OSA 症状明显(AHI>15 或者 RDI>20),并伴有如下相关症状:白日嗜睡;氧饱和度小于 90%;上气道解剖异常;高血压或心律不齐。以及在非手术治疗中,由于依从性差或不愿意接受手术治疗的治疗失败患者[66]。

治疗技术

手术准备

咽喉的间接检查以及纤维镜检查可以让外科医师和麻醉师一同评估插管及拔管的难度。如果需要行气管切开术,则建议气管切开的时机不要距离双颌前徙术太久,因为这有可能会增加误吸的风险,特别是在气管已经受损的情况下。鼻咽插管时使用的是 Ring Adair Elwyn 管,并将其固定在额部和头骨上。由于大多数的 MMA 手术同期会进行颅骨移植术,气管插管需要固定在与制备移植骨的同侧头皮上。移植骨的制备是手术的第一部分。低血压麻醉将平均动脉压控制在 70mmHg 左右,对于减少出血及保证视野清楚是很有必要的。由于需要使用降压药,习惯上会置入动脉管和尿管。合理的静脉补液可以限制水肿。如果计划进行双颌前移手术,需要安排准备自体或异体输血[67]。

鼻部手术

鼻部手术的目的在于改善由于骨、软骨、肥厚组织造成的气道堵塞。由于鼻腔气道狭窄使用口呼吸的患者,会加重上呼吸道狭窄,这是由于下颌骨向下向后旋转,推舌体后移至咽后间隙。对这类患者可以进行鼻中隔成形术、鼻翼重建术或鼻甲切除术,鼻甲的射频治疗也是减少黏膜肥厚的有效手段。单纯的鼻部手术很少能解决中度及重度的 OSA,但是其仍然是 OSA 治疗中重要的一部分,它也可以增加 CPAP 的治疗效果。

腭垂腭咽成形术(UVPP)

腭垂腭咽成形术(uvulopalatopharyngoplasty, UVPP)需要进行腭垂的切除以及咽后壁的修整(图 4.11)。如果同时存在扁桃体的肥大,则还需进行扁桃体摘除术。腭垂腭瓣是一种改良的 UVPP,将腭垂的部分切除,之后将其回复至上方软腭组织(图 4.12)。这种瓣产生的瘢痕少,并且手术后早期如果发生鼻咽功能不全,该手术的操作是可逆的。针对轻至中度的 OSA,UVPP 的成功率达 40% ~ 50%[68],尽管成功率可能会随时间降低。该手术的风险包括腭咽闭合不全、吞咽困难、持续口干及鼻咽狭窄[69,70]。

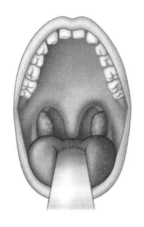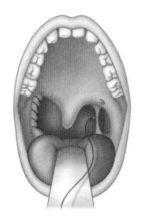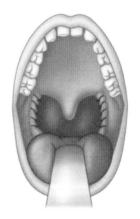

图 4.11　腭垂腭咽成形术缩短腭垂,摘除增大的扁桃体并将其前后缝合改善阻塞的上呼吸道

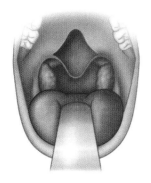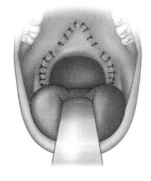

图 4.12　腭垂腭瓣将腭垂缝于软腭上

颏舌肌前移术

颏舌肌是附着于下颌骨舌侧表面颏结节和舌骨之间的肌肉。将其向前移动可以使舌根前移。在下颌骨前部行局部截骨术。向前牵拉所截骨段以及附着的颏舌肌,旋转使骨段可以固定于下颌骨前部(图 4.13)。该手术经常和 UVPP 或 MMA 同时进行,并且比舌骨悬吊术更加容易接受。其潜在的并发症包括下颌骨骨折、牙根损伤、肌肉附着撕脱以及颏部永久性麻木[71]。

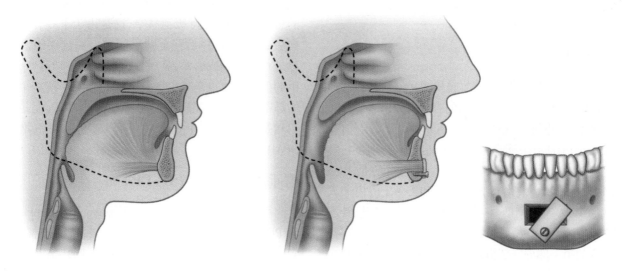

图 4.13   下颌骨颏部的截骨术将颏舌骨肌和舌体拉向前方。截骨骨块使用螺钉固定

双颌前移术(MMA)

MMA 术式使用了 LeFort Ⅰ 型截骨联合双侧下颌升支矢状劈开术(图 4.14)。它可以通过改变颌骨的结构、咽部软组织及舌附着来扩大通气道,以此减少呼吸时由负压造成的气道塌陷。除非是 Ⅱ 类或 Ⅲ 类的错𬌗畸形需要被矫正,否则都选择上下颌的同步前移,以保持其术前的咬𬌗状态。OSA 的患者通常需要 10mm 的前移量。术前通过模拟外科制作中间𬌗夹板

及终末𬌗夹板,用于术中定位骨块位置[72](图 4.15)。

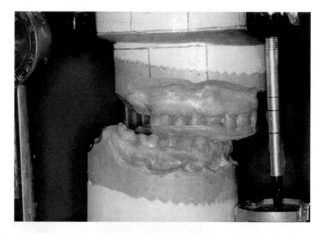

图 4.15   双颌前徙术术前的模拟手术,显示上颌骨前移 10mm 和中间𬌗夹板(引自 Boyd SB. Management of obstructive sleep apnea by maxillomandibular advancement. Oral Maxillofacial Surg Clin North Am 2009;21;447-457.)

首先在上颌前庭沟行水平切口,从一侧第一磨牙到对侧第一磨牙。骨膜下剥离,暴露上颌前壁、翼突以及梨状孔前缘。暴露眶下神经,并注意不要使用直接暴力牵拉神经。去除前鼻棘,剥离鼻底,并将鼻中隔从上颌骨分离。

首先行上颌骨截骨术,在折断降下上颌骨前,使用弯骨凿凿断翼板。之后在牙根水平上方至少 5mm 处截骨,此时可以使用 Rowe 钳,将上颌骨折断降下(图 4.16A)。此时使用中间𬌗夹板精确定位上颌骨位置,防止出现中线偏斜,以及下颌侧方及垂直向的偏斜。沿梨状孔及上颌骨骨壁边缘去骨,以减少上颌前移时的骨干扰。切除前鼻棘,以减少由上颌前移造成的鼻旁软组织的增宽(图 4.16C)。将上颌骨

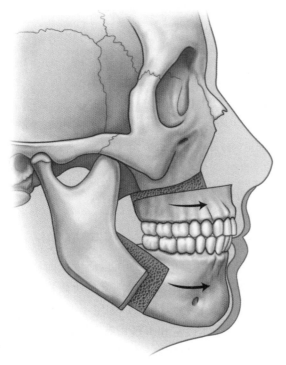

图 4.14   双颌前徙术采用了上颌骨 Lefort Ⅰ 型截骨术和下颌骨矢状劈开术

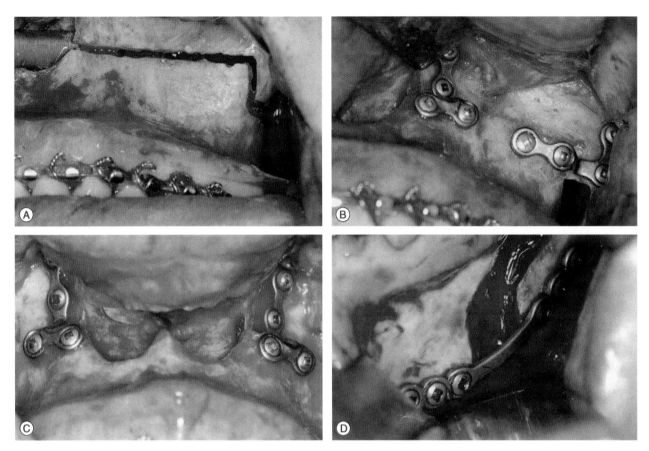

图 4.16 双颌前徙术。(**A**)上颌骨 Lefort Ⅰ型截骨术。(**B**)于梨状孔边缘和颧牙槽嵴处固定。(**C**)梨状孔边缘成形，修整前鼻嵴。(**D**)下颌骨下缘固定减少损失神经的可能性(引自 Boyd SB. Management of obstructive sleep apnea by maxillomandibular advancement. Oral Maxillofacial Surg Clin North Am 2009;21:447-457.)

于新位置牢固地固定在梨状孔边缘及颧上颌连接(图 4.16B)。然后行下颌骨矢状劈开术，切口位于下颌升支外侧，从上颌升支中部延伸至第一磨牙。于骨膜下分离，以暴露下颌骨外侧以及升支的前缘。将颞肌从喙突上剥离，以便于到达升支内侧的神经管。于神经管前上方暴露升支内侧，该位置很容易

地通过神经钩确定，并且通常和下颌𬌗平面位于同一水平。在舌侧神经管上方 4～5mm 使用锯或钻针进行截骨，直至升支前缘，沿外斜线，继续在下颌骨颊侧表面截骨，直到第一磨牙位置，此处骨嵴转向并且骨质变薄。然后进行垂直向截骨，向下方贯穿下颌骨下缘，通常在角前切迹位置，然后使用骨凿完成

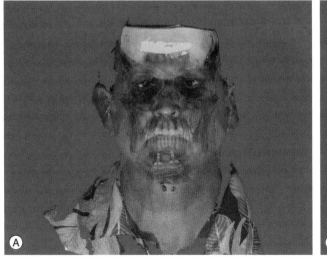

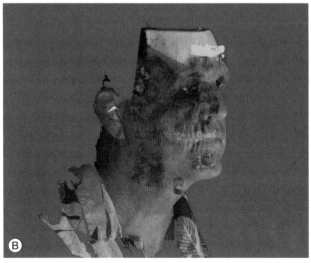

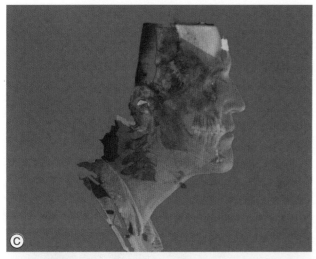

图4.17   56 岁男性重度睡眠呼吸暂停综合征患者颏舌骨肌前徙后锥形束 CT 和软组织合成影像。(A) 正面,(B) 侧斜位,(C) 侧面,(D) 从硬腭到会厌的 1mm 厚度气道测量,气道最狭窄处面积为(60.32cm²) 使用粉红色显示

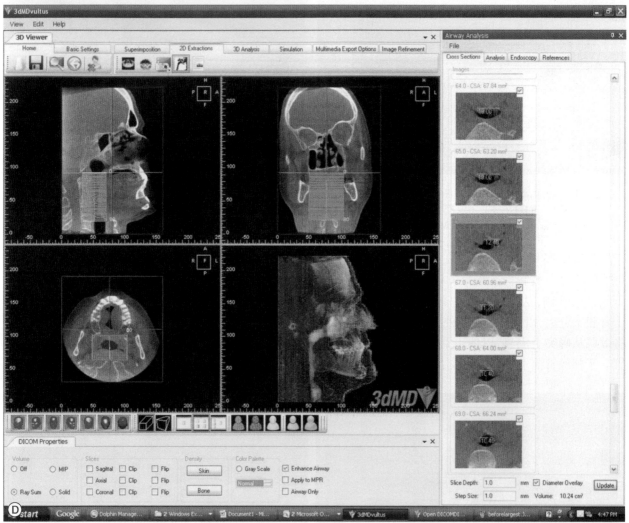

骨劈开。此时需要十分留意下齿槽神经的位置,在该手术中神经通常保留在近中骨块中,需要轻柔地处理神经,以避免损伤。之后,在殆夹板的辅助下,下颌骨被安放至咬殆位置。之后使用钛板或固位钉固定下颌骨。移植骨被放置在前移造成的骨缝中。使用鼻翼基底缩窄缝合以及前庭组织的 V~Y 瓣关闭上颌前庭沟切口。这可以防止鼻腔增大及唇缩窄。下颌伤口进行常规缝合(图 4.17,图 4.18)。

术后处理

OSA 患者的术后处理比常规正颌患者要复杂。拔管时,外科医师和麻醉师都必须在场,并且准备必要的设备,以便可以立刻进行再次插管。患者需要被送入特护病房进行整夜的监控。患者控制的镇痛泵不推荐使用,因为即使是低剂量的麻醉剂,在 OSA 患者身上,都可能造成呼吸抑制。可以通过口服及肌内注射药物以控制疼痛。使用 CPAP 可以维持气道,控制水肿,并可以减轻患者的焦虑情绪。可以使用弹力圈以维持咬𬌗,但是弹力圈的使用需要延迟 1 ~ 2 天,直到气道的急性症状得到控制并保持稳定。术后第一天就可以鼓励患者下床活动经口进流食。通常住院时间在 2 ~ 3 天,并进行每周的复查直到康复。CPAP 继续使用 1 ~ 2 周,之后改为 PSG,PSG 在之后 3 ~ 6 个月内完成,以评价术后治疗效果。

治疗结果

就患者的主观感受来说,经 MMA 治疗的患者满意程度高,并可以改善日间嗜睡的症状[74]。患者表述症状的改善以及 ESS 的分数都比 CPAP 以及软腭手术好[51,74]。

Rily 等人对治愈的定义是术后 AHI ≤ 20,并和术前值比较,AHI 减少 50%[75]。此外,最低氧分压需要 ≥ 90%,白天嗜睡症状减轻。据他们报道,在 6 ~ 12 个月内治愈率为 87%。对于那些长期随诊(12 ~ 132 个月)的患者,生活质量、AHI 以及最低氧分压的改善都得以维持。头影测量结果显示,在颌骨前移术后的长期随访患者中,有 34% 的复发率。然而气道的增宽并不是手术成功的标准,复发对于长期随访的临床效果并没有影响[76]。对于建立及维持正常睡眠结果,在 6 ~ 12 周及 2 年内,相似的手术成功案例也有报道,并且可以停用 CPAP。头影测量分析以及 CT 扫描都证明 MMA 后气道大小得到

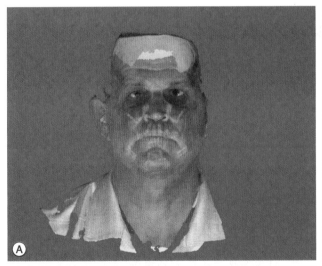

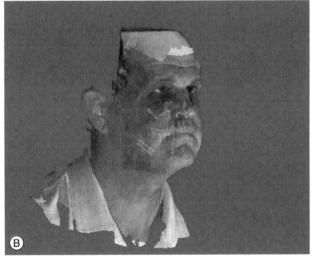

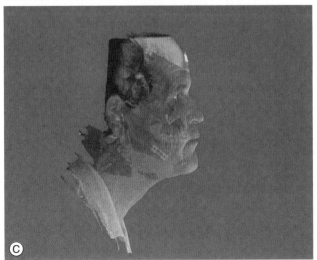

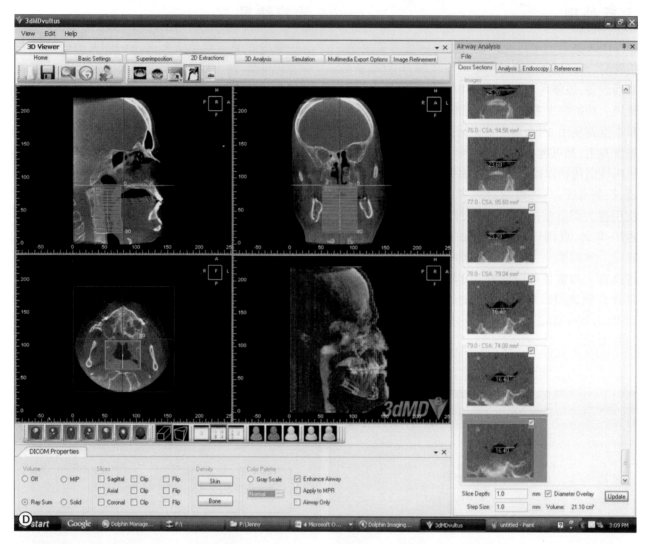

图 4.18 双颌前徙手术后，上颌骨前徙 10mm。(**A**) 正面, (**B**) 侧斜位, (**C**) 侧面, (**D**) 气道最狭窄面积为 72.6cm^2。呼吸影响指数从 62 好转至 5

改善。MMA 治疗 OSA 的 meta 分析结果显示，AHI 术后的减少在 9.5 ~ 63.9 次/小时。手术的成功率及治愈率(定义为 AHI≤5) 分别为 86% 及 43.2%。年轻、术前体重轻以及上颌前移量大，均可增加手术成功率[78]。

唇及颏部的感觉丧失及麻木是 MMA 常见的并发症[79]。大约 50% 的患者会在平均 18 个月内恢复正常感觉。其他的并发症有 TMJ 疼痛及张口受限。

MMA 有 60% ~ 90% 的骨块、面部软组织前移前移率[80,81]，大多数患者表示术后面型发生了变化[79,82]。50% 的患者对于面型的变化表示满意。可以观察到的变化包括鼻尖向上旋转、鼻孔变大、上唇的高度下降。

二期治疗

对于颌骨前移量大的患者，需要进行牵张成骨术。已证实下颌骨牵引的方式可以有效地治疗儿童 OSA[83~85]。在成年人中，一些有经验的医师使用 1mm/d 的速度进行牵张成骨，并且没有稳定期。通过下颌骨矢状劈开骨块及 Lefort I 型截骨进行牵引。可以通过使用不同的牵张器进行咬𬌗调整。无需骨移植，并且可以使用不需手术取出的体内式牵张器。

横向的上颌骨牵引可用于改善缩窄的鼻腔通气道。对一组中度 OSA 的患者进行研究，结果显示手术辅助的上颌横向扩张是有效的，AHI 平均从 19 降低至 7[87]。和其他的鼻道手术相同，鼻腔气道的自行调整只适用于中度病变。

参考文献

2. Farrar WB, McCarty WL. Inferior joint space athrography and characteristics of condylar paths in internal derangements of the TMJ. *J Prosthet Dent.* 1979;41:548–555.

   An early description of the anatomy of internal derangement of the articular disc. The authors report on the success of disc repositioning in over 300 patients.

24. Wilkes CH. Internal derangements of the temporomandibular joint: pathological variations. *Arch Otolaryngol Head Neck Surg.* 1989;115:469–477.

    A retrospective analysis of 740 joints with correlations drawn between clinical symptoms, radiographic, surgical, and pathologic findings.

35. Dolwick MF. Temporomandibular joint surgery for internal derangement. *Dent Clin North Am.* 2007;51:195–208.

    A succinct review of the diagnosis and treatment of TMJ disease related to disc derangement.

39. Hall HD, Indresano AT, Kirk WS, et al. Prospective muticenter comparison of 4 temporomandibular joint operations. *J Oral Maxillofac Surg.* 2005;63:1174–1179.

44. Reston JT, Turkelson CM. Meta-analysis of surgical treatments for temporomandibular articular disorders. *J Oral Maxillofac Surg.* 2003;61:3–10.

65. Schendel SA, Hatcher D. Automated 3-dimensional airway analysis from cone-beam computed tomography data. *J Oral Maxillofac Surg.* 2010;68:696–701.

67. Schendel SA, Powell NB. Surgical orthognathic management of sleep apnea. *J Craniofac Surg.* 2007;18:902–911.

72. Boyd SB. Management of obstructive sleep apnea by maxillomandibular advancement. *Oral Maxillofacial Surg Clin North Am.* 2009;21:447–457.

74. Goodday R. Diagnosis, treatment planning, and surgical correction of obstructive sleep apnea. *J Oral Maxillofac Surg.* 2009;67:2183–2196.

    The author's surgical planning and technique of maxillomandibular advancement are outlined with illustrative cases. Outcome data of sleep symptoms, appearance, and airway analysis are reviewed.

76. Li KK, Powel NB, Riley RW, et al. Long-term results of maxillomandibular advancement surgery. *Sleep Breath.* 2000;4:137–139.

    The follow-up of a previously reported cohort demonstrates long-term success in the majority of patients. Polysomnographic data are correlated with change in body mass index and cephalometric data.

第二篇　头颈重建

5

头皮和额部的重建

Mark D. Wells and Carla Skytta

概要

- 解剖学上,额部和头皮有一个复杂的三维解剖结构,只有透彻理解其解剖结构,重建手术才能取得成功。

- 此区域复杂的组织学特性,导致各种独特的先天性、外伤性、炎症性疾病和肿瘤等情况的发展。

- 重建的原则应是只要有可能即应用类似的组织直接代替。鉴于其独特的有毛发被覆的特性,在头皮这是特别重要的。

- 在头皮切口应平行于毛囊的方向,并尽量少用电刀,以减少瘢痕和脱发。

- 当重建额部美容关键区域时,应考虑面部的美学亚单元原则,以避免得到一个"拼接"的效果。

- 当制订重建计划时,应当避免破坏活动的结构,如眉毛或眼睑。

- 重建的内容包括二期关闭,负压辅助闭合(VAC)治疗,缝合,组织扩张,皮肤移植以及各种局部和远位皮瓣。

简介

头皮和额部属于暴露部位,因此易受到各种创伤和环境损伤。此区域复杂的组织学特点为多种肿瘤和炎症的发生、发展提供了条件。头皮被覆毛发的独特特点和额部美容关键区域使得重建手术成为特殊的挑战。

此区域畸形的范围包括,从很小的可以直接封闭的缺损,到较大的需要二期转移组织来关闭的缺损。

一个成功的重建计划,需要深入了解相关的解剖结构,认真分析缺损以及掌握各种重建手术的知识。每个重建计划必须精心定制,以满足患者和相关的损伤的独特特点。

在本章中,我们将重点放在阐述和重建外科医师相关的解剖上。对额部和头皮特有的疾病特点进行回顾讨论。最后,将概述并提供各种各样的重建手术方案,供治疗医师选择。

基础科学/疾病进程

解剖

在解剖学上,头皮和额部在前方从眶上缘起源,向后延伸至颈项线。横向上,它从额部延伸至颞骨,跨过颧弓延伸到乳突。

头皮的五层结构可以通过辅助记忆符"SCALP"容易地记住,其中 S 是皮肤,C 是皮下组织,A 是腱膜层,L 是疏松结缔组织,而 P 是骨膜(图 5.1)[6,7]。

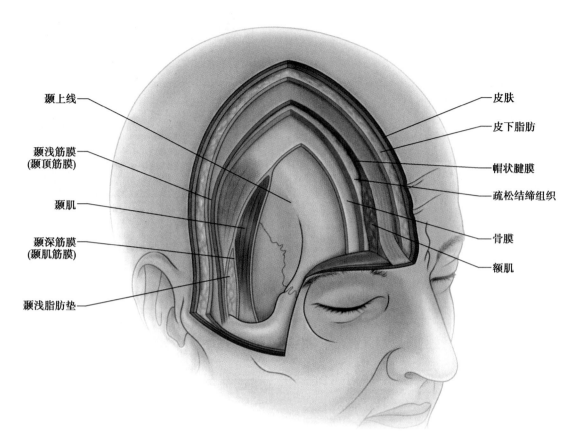

颞上线
颞浅筋膜
(颞顶筋膜)
颞肌
颞深筋膜
(颞肌筋膜)
颞浅脂肪垫

皮肤
皮下脂肪
帽状腱膜
疏松结缔组织
骨膜
额肌

图5.1　头皮的层次:S,皮肤;C,皮下组织;A,腱膜层;L,疏松结缔组织;P,骨膜(转载自 TerKonda RP,Sykes JM. Concepts of scalp and forehead reconstruction. Otolaryngol Clin North Am. 1997;30:519-539.)

头皮的最外层是由皮肤和皮下组织组成。该层内包含毛囊、汗腺和脂肪。皮下层的结缔组织隔牢固地连接到其下层的肌肉腱膜层。

皮下层下方是帽状腱膜。这是从前方额部延伸到后方枕肌的肌肉腱膜层。横向的帽状腱膜延续为颞筋膜。此组织高度血管化,并发现已在头部和颈部重建手术中有非常重要的作用。

如 Mitz 和 Peyronie[8] 所描述,而后被 Jost 和 Levet[9] 修改的,帽状腱膜在前方与面部的表浅肌肉腱膜系统相延续。该层的肌肉由成对的额肌和眼轮匝肌以及横向的耳肌组成。额肌起于帽状腱膜,在眉弓水平止于真皮下。额肌的收缩可使眉毛抬高,并形成横向额纹。额肌在其最前下方与降眉间肌、皱眉肌和眼轮匝肌融合。成对的皱眉肌源自于附近中上眶缘额骨,肌肉在止于中部眉毛皮肤真皮下之前浅浅地穿过眼轮匝肌和额肌的肌纤维。皱眉肌拉动眉毛内侧和下方,使眉毛下降,形成纵向的眉间纹。降眉间肌是一层插入眉间和额部中下部的肌肉,它也可使眉毛下降,形成横向鼻根皱纹。在头皮后方,成对的枕肌起于上项线和乳突,插入到头皮。

在头皮的每一侧各有三组耳部的肌肉:耳前肌,耳上肌,耳后肌。它们共同起源于颞筋膜和乳突,止于外耳的软骨膜(图5.2)。

帽状腱膜下层在头皮下是一个疏松的结缔组织层。此组织在颅顶部位很薄,在颞区逐渐增厚。这一层富含血管并在重建手术中可以作为独立的层次被掀起。

头皮的最下层是骨膜,即颅骨的骨膜层。这是一个有着充足血供的厚的胶原层,它在骨缝处与骨牢固地附着。在本章中,应用颅骨膜瓣作为重建的组织,有着详细的描述。

颞区的解剖

颞部区域有四个不同的筋膜层,每层都有独特的解剖意义。最表面的一层是颞浅筋膜。该层是头部被盖皮下组织的直接延伸,它与其上的皮肤和其下的组织紧密相连,使得解剖较困难。除非非常小心,否则很容易损伤其上的毛囊,导致颞部秃发(图

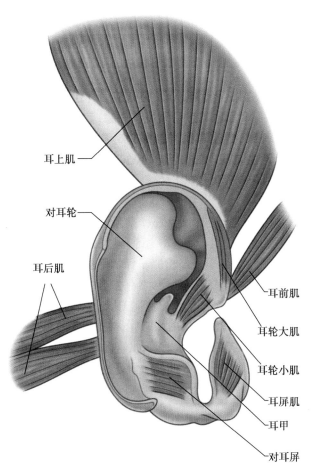

图 5.2　耳的外部肌肉：耳前肌、耳上肌和耳后肌

耳上肌

对耳轮

耳后肌

耳前肌

耳轮大肌

耳轮小肌

耳屏肌

耳甲

对耳屏

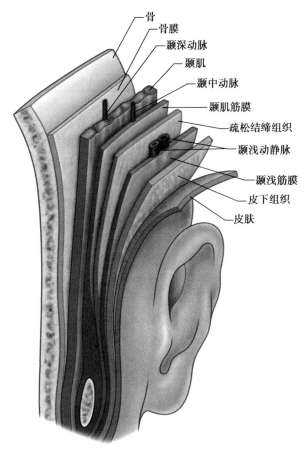

骨

骨膜

颞深动脉

颞肌

颞中动脉

颞肌筋膜

疏松结缔组织

颞浅动静脉

颞浅筋膜

皮下组织

皮肤

图 5.3　颞区解剖

5.3）。

颞浅筋膜的下方是帽状腱膜，在这个容易被分离出来的层次中包含颞浅动脉和面神经的额支。在帽状腱膜下是颞浅筋膜脂肪垫。大量的大穿支静脉穿过这个层次，给分离造成一些困难。

颞浅筋膜脂肪垫下是颞深筋膜，这是围绕颞肌的一层厚的筋膜层，它在骨膜上与颞肌相融合。在其下方，它在颞额缝水平分成两层。颞深筋膜浅层附着于颧弓外侧缘，深层与颧弓中央部分相连。在半冠模式下保留深筋膜的浅层，可在暴露颅面骨骼的同时，不损伤穿过颧弓的面神经额支。

在两层颞深筋膜之间存在着颞肌纤维和一薄层脂肪。这些脂肪与面中部的颊脂肪垫相延续，颞肌起于颞筋膜，止于下颌骨的喙突，它由两个上颌内动脉的颞深分支供血：中央和深部颞动脉。

血液供应

头皮和额部有着由颈内和颈外动脉分支形成的

丰富的血管丛。眶上动脉和滑车上动脉是颈内动脉的终末支，为额部和头皮前部提供血液供应。颞浅动脉、耳后动脉和枕动脉是颈外动脉的分支。这些血管供应头皮的侧面和后面。在每一个血管区域之间的交通是单一血管供血的整个头皮再植的基础。静脉系统与动脉系统相似，最终回流到颈内和颈外静脉（图 5.4）。

神经

面神经的额支为额部的运动提供神经支配。神经从耳屏前 2.5cm 处的腮腺前缘潜出，从颧弓的中央部分骨膜上方上行，经过眶外缘 1.5cm 处，分布在额肌深面。它穿行在颞浅筋膜深面，在解剖颞区的时候增加了损伤面神经的风险（图 5.5）。面神经的耳后支支配枕肌。这个分支起源于面神经从茎乳孔穿出处。颞肌由颞深神经前后两支支配，它是三叉神经的分支。这种双分支的神经支配被成功地用于面瘫患者的渐进复苏治疗中。

滑车及眶上神经是三叉神经的第一个分支，为

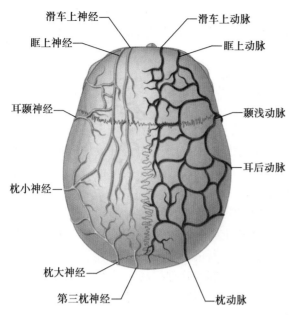

图 5.4   头皮的动脉和神经支配

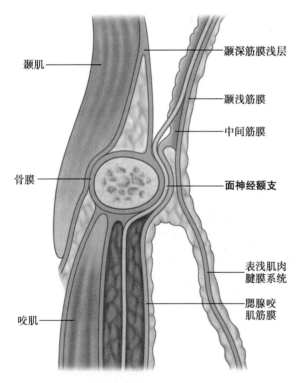

图 5.5   面神经额支的分布。左图,在颧弓水平的组织学截面。右图,描绘颞部和颅部的筋膜示意图。SMAS,表浅肌肉腱膜系统(复制于 Agawal CA, Mendenahall SD, Foreman KB, et al. Plast Reconstr Surg. 2102;125;532-537.)

额部和头皮前部提供感觉。滑车神经在眶内走行于上斜肌的滑轮和眶上孔之间。它在皱眉肌深面上升支配额部的中央部分、上眼睑和结膜。眶上神经在穿过眶上孔之后离开额骨,分成两个分支之前。眶上神经浅支越过额肌表面,提供额部中央部的感觉。

头皮剩余部分和顶部是由眶上神经深支支配,它横向穿行于骨膜和帽状腱膜之间。Knize[10] 曾经描述了眶上神经深支的解剖。眶上神经深支走行在内侧与颞顶线相邻的宽约 1cm 的条带中支配额顶部的头皮(图 5.6)。

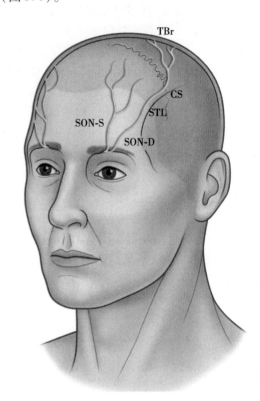

图 5.6   眶上神经深支(SON-D)和浅支(SON-S)的走行。深支向上或斜跨额部的帽状腱膜和骨膜之间,在额部中央水平距离颞顶嵴 0.5~1cm。它在冠状缝之前穿透帽状腱膜(CS)。浅支穿过额肌下半部,走行于肌肉表面。TBr,终末分支;STL,颅骨的上颞线(复制于 Knize DM. A study of the supraorbital nerve. Plast Reconstr Surg. 1995;96;564-569.)

颧颞神经是三叉神经在上颌的一个分支。耳颞神经是三叉神经的第三个分支,供养耳部及头皮的侧面。

枕大神经为脊髓神经,在第一和第二颈椎骨之间上行,伴随着枕小神经。它从枕骨粗隆的枕下三角 3cm 处穿出,横向供养距中线 1.5cm 直到头顶的头皮后部。

头皮和额部的美学单元

Gonzalez-Ulloa[11] 最早提出了面部美学单元的假说。面部美学单元和亚单元是基于面部轮廓变化形成的边界。沿着这些边界走行设计切口可将整个瘢痕隐藏在面部光反射区和阴影中。

在设计头颈部的重建手术时,中面部的美学亚单元必须得到重视。

面部的上 1/3 在历史上被细分为五个单元:前颞顶后方的两个颞部,一个额部中央单元(图 5.7),和沿着眶上缘的两个眉毛单元。最近,额头已经被细分为正中、横向和侧颞部亚单元[12]。必须小心不要引起亚单元的移动,如在额头上或头皮操作时眉毛的移位。

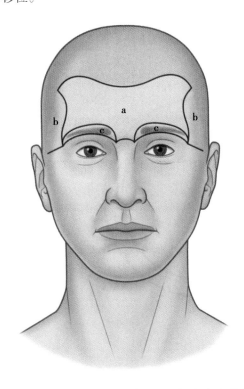

图 5.7　额部区域的审美单元。a,额头中央的单元;b,双侧颞部单元;c,眉单元

生长头发的头皮是一个自己的美学单元。严格注意颞部和前部的发际线应该会防止不必要的继发畸形。

头发的结构和生长周期

头发是头皮解剖最明显的特征。头发有两个独立的结构:在皮下组织中的毛囊和我们所看到的发轴。人体约有 5 000 000 个毛囊,约 100 000 个存于头皮内。

人类的头发主要由角蛋白组成。可见的毛干是无生命的。它是一个包含在皮下组织中的称为头发基质细胞分泌的蛋白质的最终产物。基质中的活细胞可迅速增殖。细胞分裂层上紧邻的是角化区域。在这个区域的细胞发生脱水和化学变化,从而角化

形成密集、致密的毛干。角化细胞作为新的部分加入头发的毛干根部,促进头发生长。头发生长速度平均为 0.35mm/d,也与年龄、营养、妊娠及环境变化等因素相关。

毛囊是一个含有几个不同层次的椭圆形的结构[12]。在毛囊的底部是毛乳头,有毛细血管循环灌注以使毛囊增长。头发生长所需的氧气和营养从毛乳头发出的血管网而来。毛球覆盖乳头形成一个球状膨大并以此形成毛干。

在真皮乳头的影响下,表皮细胞分化产生角化毛纤维。基质细胞分化以形成毛皮质和周围的头发角质层。在发轴的中心是大多角形细胞即所谓髓质。围绕毛干的细胞组成内根鞘(IRS)。内根鞘包括三个不同的组织层次:角质层,Huxley 层,Henley 层。在附着皮脂腺的水平以上 IRS 分解形成毛发皮质和角质突出于表皮之上。

外根鞘(ORS)与毛囊的其他表皮附件明显不同,与表皮相连续。在毛囊的“隆起”区域,竖毛肌连接于 ORS 和表皮之间。当受到寒冷时竖毛肌收缩,使得头发直立并在皮肤上形成“鸡皮疙瘩”。此“隆起”区域被认为是存储毛囊干细胞的区域。

从 ORS 延伸出来的也有皮脂腺,它由专门的细胞集中在一起产生脂类。皮脂腺的产物可以分解 IRS。ORS 围绕着毛纤维和 IRS。正好在上述含真皮乳头的隆起区域,ORS 的逐渐减少并终止。因此,ORS 并不完全覆盖毛纤维和 IRS。

正常人的毛发有两种基本类型。一种为毳毛,比较好、软、短、色素减退,无髓,并且几乎看不见。它覆盖了额头和秃发区的头皮。另一种为终毛,分布于头皮、胡须、眉毛的终端,比较粗、长,通常为有髓的,并有不同的色素。一些毳毛会转变成终毛,如在青春期男性的胡须。另外,终毛也可以转变为毳毛,如雄激素性脱发。睾酮和双氢睾酮可以使额顶角质头皮的乳头细胞和 ORS 的体外增殖减少。

所有的毛囊基质均经历生长周期和变性(图 5.8)。毛发生长周期有三个阶段:生长期(生长阶段),退行期(更年期)和休止期(休眠阶段)。在任何一个时期,90% ~95% 的毛发处于生长期,5% ~10% 是在退行期,和 1% ~2% 处于休止期。人类毛发的生长期持续约 1000 天。退行期发生 2 ~3 周,休止期为 2 ~3 个月。每天高达 100 根休止期的毛发从头皮脱落,其数量接近于每天进入生长期的毛发数量。

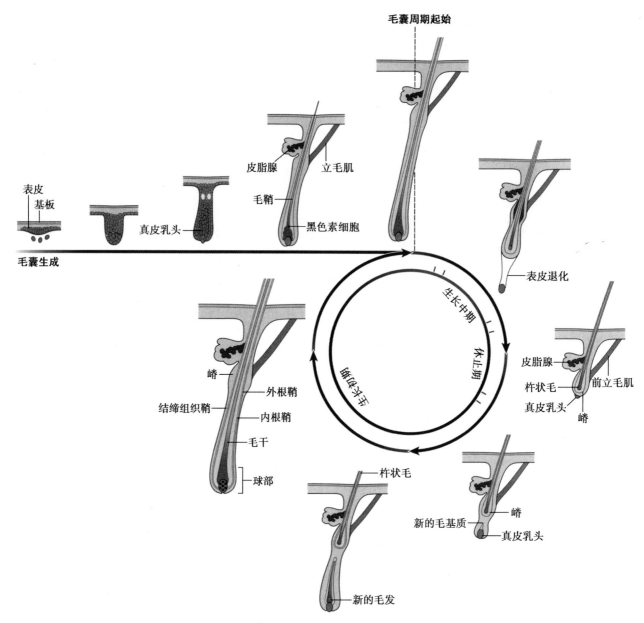

图 5.8   毛发周期。毛发周期的各阶段,从第一个生长期开始。毛囊经过破坏性的阶段(退行期),在此期间,少于 2/3 的卵泡发生变性。经过休止期后,干细胞被激活,形成一个新的增长卵泡(生长期)(复制于 Fuchs E. Scratching the surface of skin development. Nature. 2007;445:834-842.)

头皮和额部的病变

瘢痕性秃发

瘢痕性秃发的特征在于头皮形成瘢痕与产生脱发。它是由许多病理条件所导致的[13~14]。然而,最终结果是基本一致的:干细胞在毛囊的基底处衰竭,抑制滤泡从休止期复苏。病因可以分为 5 个类型:先天遗传性、自身免疫性、获得性以及肿瘤、感染。

对于这些情况的完整的讨论不在本章范围内,仅讨论执业医师特别感兴趣的内容(表 5.1)。

先天性表皮发育不全(ACC)

此疾病于 1176 年首次被描述,此后,文献报道了超过 500 例患有这种情况的患者。它是皮肤和头皮的皮下组织的一种罕见的先天性缺陷。它可以涉及婴儿头皮的骨膜、骨和硬脑膜[12,13]。头皮是 ACC 最常发生的部位,头皮病变发生于 65% 的患者中。在出生的时候这个病变常常被一个薄的、脆弱的透

表 5.1　瘢痕性秃发的病因

先天性

a. 先天性表皮发育不全
b. Jadassohn 的皮脂腺痣
c. 痣样基底细胞癌综合征
d. 先天性黑色素瘤
e. 发育不良痣综合征
f. 多毛巨痣
g. 色素性干皮病
h. 线状硬皮病
i. 血管畸形
j. 自身免疫性
k. 硬皮病
l. 结节病
m. 慢性皮肤红斑狼疮
n. 扁平苔藓
o. 瘢痕性天疱疮

肿瘤

a. 恶性
　ⅰ. 基底细胞癌
　ⅱ. 鳞状细胞癌
　ⅲ. 恶性黑色素瘤
　ⅳ. 肉瘤
b. 良性
　ⅰ. 脂肪瘤
　ⅱ. 皮肤纤维瘤
　ⅲ. 角化棘皮瘤
　ⅳ. 神经纤维瘤
　ⅴ. 表皮样囊肿
　ⅵ. 毛发上皮瘤
　ⅶ. 血管瘤
　ⅷ. 汗管瘤

感染

a. 局部
　ⅰ. 细菌
　　1. 脱发性毛囊炎
　　2. 麻风
　ⅱ. 病毒
　ⅲ. 真菌
　　1. 脓癣
　　2. 头癣
b. 系统性

获得性

a. 创伤
　ⅰ. 物理性
　ⅱ. 烧伤
　　1. 热
　　2. 化学
　　3. 电气
　　4. 辐射

明膜所覆盖(图 5.9)。在年龄较大的儿童,通常有一个头皮内的无毛的类似补丁的萎缩性瘢痕。个别病例的病灶发生于腹部、膝盖、躯干、下肢和面部。一些有 ACC 的患者还有终端横向肢体的畸形。

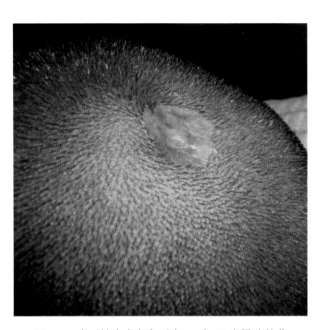

图 5.9　先天性表皮发育不全:一个 10 岁男孩的萎缩性头皮瘢痕,可以二期关闭

也有并发指甲发育不良,脐膨出,心血管和中央神经系统异常。其病因尚不清楚。病因假说包括神经管的畸形或在子宫内皮肤的机械性破碎、血管意外、直接的压力、羊膜条索已经证明为致病因素。大多数情况下为散发;然而,一种常染色体显性遗传模式已被证明。产妇接触甲流咪唑和卡比马唑也可能导致 ACC。

患者表浅的溃疡创面处理一般是保守的定期换药。较大缺损,特别是其下的骨缺损,易导致感染、脑膜炎、矢状窦血栓形成和出血。如有这些更深层次的病变,需要进行硬脑膜重建、颅骨修补和皮瓣重建,可以挽救生命[15~16]。

Jadassohn 的皮脂腺痣

Jadassohn 在 1895 年最先描述了一种皮脂腺痣[17]。皮脂腺痣的界限清楚,是主要发生在婴儿面部和头皮上的黄色或橙色病变。在新生儿中,有 0.3% 出现皮脂腺痣。在各个种族的男性和女性中发病率基本相同。临床上,病变表现为一个独立的无毛补丁,在出生时可引起注意(图 5.10)。在青春期时,可以发生隆起,增厚,呈结节状[18]。

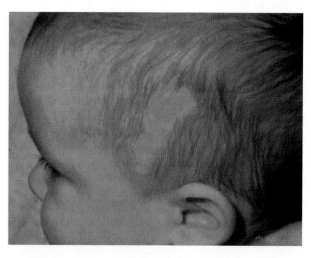

图 5.10   Jadassohn 的皮脂腺痣。注意在婴儿的头皮上橙色的无毛区域

组织学上，它是一种错构瘤性病变，主要包括皮脂腺、流产毛囊和异位的大汗腺腺体。对这一组织的认识很重要，因为其倾向于发生恶性变性。恶性转化的发生率占 10% ~ 15%[19]。在所引起的最常见的恶性肿瘤是基底细胞癌。最常见的良性肿瘤是毛芽瘤。其他良性和恶性肿瘤包括由大汗腺转化而来的乳头状汗管囊腺瘤、角化棘皮瘤、囊腺瘤、平滑肌瘤和皮脂腺细胞癌。

恶性汗腺肿瘤和大汗腺癌也偶有报道。

痣样基底细胞癌综合征(NBCCS)

这是一个与常染色体显性遗传相关联的皮肤多发性基底细胞癌(图 5.11)。首先由 Gorlin 和 Goltz 在 1960 年报道[20]。它是一种遗传性疾病，涉及多个器官系统的缺陷，包括皮肤、骨骼、内分泌和神经系统。患者必须满足两个主要标准，或满足一个主要标准和两个次要标准，才可诊断为该疾病(表5.2)[21,22]。

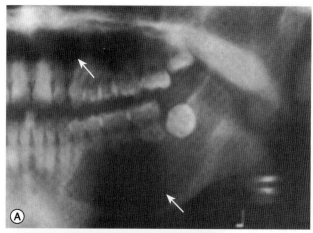

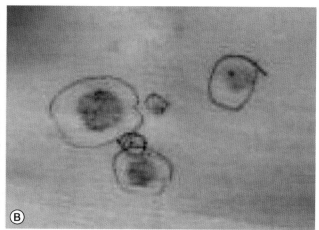

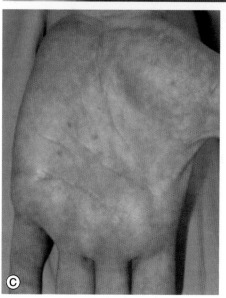

图 5.11   痣样基底细胞癌综合征:与手掌斑点相关的多发性基底细胞癌和颌骨囊肿

表 5.2　痣样基底细胞癌综合征（NBCCS）

主要标准
超过两个基底细胞癌或 BCC 年龄小于 20 岁
在腭部的牙源性囊肿
三个或更多的手掌凹陷
大脑镰双层钙化
分叉、融合或明显张开的肋骨
一级亲属有 NBCCS

次要标准
大头畸形
先天性畸形，如唇裂或腭裂，正面隆起，面宽或眶距增宽
轮廓畸形，如 Sprenge 畸形，漏斗胸畸形或多指畸形
影像学异常，如缩小的蝶鞍，脊椎畸形，手和脚典型的缺陷，卵巢纤维瘤或髓母细胞瘤

BCC，基底细胞癌

已发现该疾病是由在染色体短臂 9q 上的 PTCH 基因的突变造成的。它具有完整的外显率和可变的表现力。大约 1/3 的患者是新发的基因突变。

患者应意识到有必要避免在紫外线下的暴露，并做好防晒。基底细胞癌需要频繁随诊以做到早期诊断和治疗。NBCCS 的患者治疗涉及对于相关病变的监控治疗（牙源性囊肿，卵巢纤维瘤，髓母细胞瘤）以及治疗多发性基底细胞癌。这通常需要应用植皮或皮瓣进行复杂的修复。

着色性干皮病（XP）

XP 是一种常染色体隐性遗传病，其特点是皮肤对紫外线的耐受性差。它的发病率在美国为 1/250 000[23]。某特定人群中有较高的发病率。例如，在日本的发病率大约为 1/40 000。这种疾病是由于患者的染色体不能修复日晒对其造成的损伤而引起的。正常情况下，DNA 的受损段被切下并用碱基序列替换。在 XP 中最常见的缺陷是一种常染色体隐性缺陷。由于核苷酸切除修复酶（NER）的突变，导致 NER 减少。若任其发展下去，由紫外线造成的损伤引起个体细胞的 DNA 的突变。其中七个修复基因，XPA 至 XPG 已经被定位。根据这些基因发生变化的频率，XPA 是最常见的突变。此外，还有一个 XP 变种已经被描述。在此条件下的缺陷不在修复序列中，但在复制后修复。在 XP 变体，突变发生在 DNA 聚合酶（图 5.12）。

XP 无法治愈。DNA 损伤是累积和不可逆的。

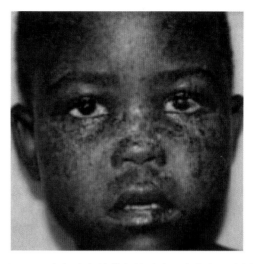

图 5.12　年轻患者的着色性干皮。注意在阳光暴露部位的斑、痂皮和色素减退

其结果是这些患者在很年幼时发生多个上皮恶性肿瘤，最常发生在身体的阳光暴露部位。肿瘤包括鳞状细胞癌、基底细胞癌、恶性黑色素瘤和纤维肉瘤。两种最常见的死亡原因为 XP 患者转移性黑色素瘤和鳞状细胞癌。

眼部问题发生在近 80% 的 XP 患者中，包括畏光、结膜炎、睑球粘连、睑外翻和皮肤恶性肿瘤。

预防措施仅限于避免暴露在紫外线辐射区，包括防晒霜、防护服装和太阳镜。定期监测肿瘤是非常重要的。基因治疗 XP 仍还处在理论和实验阶段。应用病毒载体携带该基因的更换序列，矫正 XP 的缺陷的各种方法已经开始尝试。

多毛巨痣——先天性痣性黑素细胞痣

先天性痣性黑素细胞痣（CNN），俗称先天性多毛痣，是在出生时即有的表面着色性病变[24,25]。它是由黑素细胞（neveomelancocytes）的衍生物组成。此病变可分为三种类型：小（<1.5cm），中（1.5 ~ 19.5cm），大（>20cm，青少年和成人或预计至成年达到 20cm）。CNN 随着孩子的生长而增大。

黑色素瘤发展的风险和先天性痣（图 5.13）的大小成正比。

对于大型先天性痣可能发展为恶性病变，在文献中曾经进行过各种讨论。一生中发生率在 6% ~ 12%。在巨痣中，50% 的恶性肿瘤从 5 岁开始，由童年开始的占 60%，开始于青春期的占 70%。恶性黑色素瘤的儿童经观察大约 40% 发生于大型先天性痣。如有局灶性生长、疼痛、出血、溃疡以及显著的

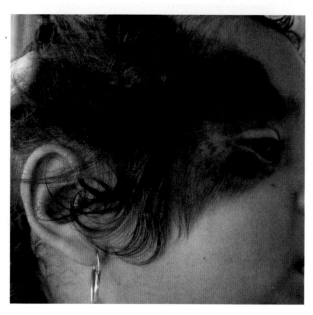

图 5.13　一个年轻的女孩，涉及额部、颞区以及眼睑的多毛痣

色素变化，应高度怀疑恶性肿瘤。

　　预防性切除仍然是治疗的重要手段。手术切除有两个目的：第一，改善患者外观；第二，减少恶变的可能性。手术治疗一般开始于 6 个月的年龄，通常需要多个阶段。治疗方法包括分次切除，植皮，组织扩张，旋转皮瓣和游离组织移植。多毛巨痣切除后成功地使用培养的自体表皮和真皮再生模板来修复。

发育不良痣

　　发育不良痣是细胞和结构发育不良的复合痣。可以是平的或凸起的，大小不等，但通常比正常复合痣大（5 ~ 15mm），并缺乏色素的均匀性。非典型痣可能出现在身体的任何部位上，但最常发生在头皮、前胸、后背和臀部。它们可能发生在光暴露部位和光保护部位。非典型痣可遗传或散发。已报道白种人群中的非典型痣患病率高达 10%。家族性非典型痣可以呈常染色体显性遗传。此家族性发育不良痣也被称为家族性非典型痣和黑色素瘤综合征（FAMMM）（图 5.14）[26,27]。

　　黑色素瘤可以发展为非典型痣。单个痣转变为黑色素瘤的风险在 1/200 000。多发非典型痣转化为黑色素瘤的风险比单个非典型痣的概率要高。有黑色素瘤家族史的风险要更高。

　　有 FAMMM 的个体的黑色素瘤的风险接近 100%。患者的非典型痣应每年进行皮肤测试，可疑病变行彩色摄影。病变发生变化或怀疑转变为黑色素瘤，应进行连同窄条边缘的切除。任何色素性病变应避免备皮及活检，因为它不提供必要的深度信息。在对病变进行研究和判别后可能会进行更广泛的切除。

线性硬皮病

　　线性硬皮病是局限性线性硬皮病的一种，主要

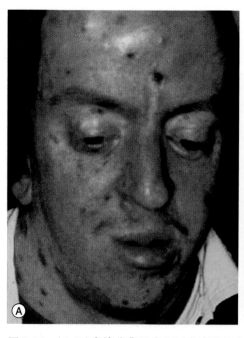
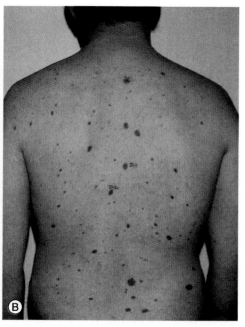

图 5.14　（A，B）家族非典型痣和黑色素瘤综合征（FAMM）。以前被称为发育不良痣综合征，FAMM 具有非典型痣黑色素瘤的多发家族史

影响患儿的额部。它表现为萎缩的、垂直的、无色的皮肤线。外观似深的军刀伤痕。这是一种罕见的不明原因的疾病，其特点是进行性的颅面部萎缩[28]。其活跃期一般持续 3~5 年。皮肤萎缩，肌肉甚至骨骼也可发生萎缩。已在线性硬皮病患者中观察到各种眼科和神经异常，包括癫痫发作和脑神经麻痹。线性硬皮病和 Parry-Romberg 综合征之间的区别还不清楚。Parry-Romberg 综合征的特征是一个渐进性的面部偏侧萎缩。在完全发育成熟的情况下，存在显著的畸形，即面部的一侧小于另一侧。而与此形成鲜明对比的是，典型的线性硬皮病，其中半侧萎缩仅限于额头（图 5.15）。其病因不明。

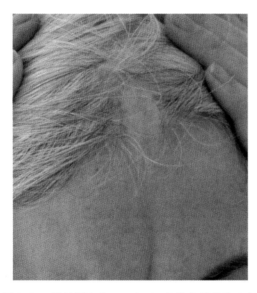

图 5.15 线性硬皮病。一名 54 岁的女子伴发 3 年逐步进展的色素脱失和额部头皮压痕

最被广泛接受的病因理论是，在额头和头皮的外胚层衍生物存在自身免疫现象。其他可能机制包括感染或遗传因素。

治疗此疾病并不理想。已经尝试了不同的治疗方式（局部治疗、药物治疗、免疫抑制和光疗），均没有完全成功。一旦条件具备，最需要利用显微外科技术进行软组织填充。

盘状红斑狼疮

盘状红斑狼疮（DLE）是一种慢性皮肤病，病灶表现为红色炎症、收缩和结痂的外观。皮肤中心颜色较正常浅，周围出现一圈较深色的边缘。好发于面部、头皮和耳；但是身体的其他区域也会受到影响。当病变发生在有毛的区域，如胡须或头皮，可发生永久的瘢痕及脱发（图 5.16）[30,31]。DLE 可能发生在系统性红斑狼疮（SLE）的基础上，一些 DLE 患者（<5%）也可能会发展为 SLE。

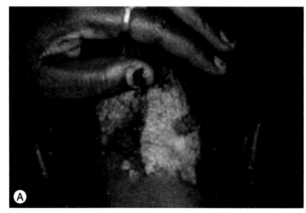
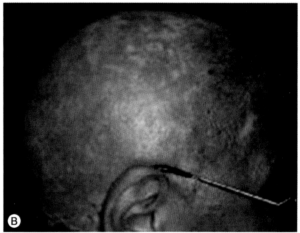

图 5.16 （A，B）盘状红斑狼疮引起广泛的瘢痕脱发

DLE 的病理生理还不是很清楚。有人建议，用紫外光诱导产生热休克蛋白，蛋白质能充当宿主的 T 细胞介导的免疫靶向。

DLE 在非裔美国人较白人和亚洲人更常见，女性比男性更普遍，最常发生的年龄在 20~40 岁。

治疗包括防晒剂，外用类固醇、外用钙调磷酸酶抑制剂、咪喹莫特和抗疟疾药物，通常是有效的。有时免疫抑制剂可能起效。已经尝试过手术切除使瘢痕消失，偶尔会在随后的瘢痕处复发。

皮肤结节病

结节病是一种原因不明的多系统疾病，可能涉及几乎所有的器官系统。它通常被称为伟大的模仿者。皮肤结节病有许多形态表现并经常与其他皮肤病相似。皮肤受累患者中有 20%~35% 发生全身性结节病，但也可能没有全身受累的情况。

大多数作者基于活检时是否存在干酪肉芽肿，将皮肤结节病划分为特异型和非特异型。在非特异性病变，无肉芽肿被找到。具体病变显示为非干酪性肉芽肿。

冻疮样狼疮是为数不多的皮肤表现之一，具有结节病的特征。皮损表现为硬结斑块，影响面中部，特别是鼻翼缘。皮肤结节病的病变也可以出现在先前存在的瘢痕中。这种情况被称为瘢痕结节病。因此，结节病应与逐渐增大的以前不活动的瘢痕诊断进行鉴别诊断。通常情况下，病变被误认为是瘢痕疙瘩。头皮部位的结节病会导致瘢痕和非瘢痕性秃发（图5.17）。它常被误认为 DLE，扁平苔癣或硬皮病。局部破坏和结节病毛囊瘢痕可能导致永久性脱发[32,33]。

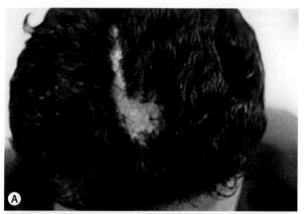

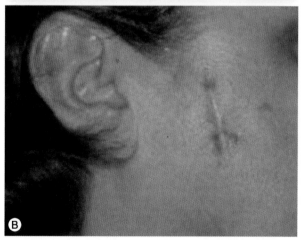

图5.17 （**A**）造成头皮瘢痕性秃发的皮肤结节病。（**B**）一个在先前面部瘢痕上发生的结节病，所谓瘢痕结节病

肿瘤

头皮的皮下组织病变的鉴别诊断是多方面的。头皮的多数肿瘤是良性的。头皮的主要的恶性肿瘤是上皮来源的，而从附属器和结缔组织来源的肿瘤也会发生。约2%的上皮性皮肤肿瘤发生于头皮，以基底细胞癌为主，其次是鳞状细胞瘤和恶性黑色素瘤。头皮可能发生的其他原发肿瘤包括肉瘤（纤维肉瘤、皮肤恶性纤维组织细胞瘤、平滑肌肉瘤、横纹肌肉瘤），皮肤 T 细胞淋巴瘤，以及初级附属器肿瘤。头皮是转移性肿瘤的共同好发部位，很可能是因为其丰富的血液供应。

与大多数皮肤癌相同，光暴露的累积和皮肤白皙是其风险因素。约65%的肿瘤好发于男性。正如一直以来的预测，大多数皮肤癌发生在头发覆盖的区域，而不是秃头区域。大约50%的肿瘤发生于颞区，其次是耳后和枕区。

脂肪瘤

脂肪瘤是脂肪组织构成的良性肿瘤，是在体内最常见的软组织肿瘤。脂肪瘤好发于40~60岁的成人。一直没有令人信服的证据证明脂肪瘤可以恶变。脂肪瘤有几个亚型。浅表的皮下脂肪瘤是最常见的类型，位于皮肤表面的下方。最常发生于躯干、大腿和前臂。然而，它们也可能发生于身体脂肪堆积的任何地方。面部和头皮的脂肪瘤报道很少，小于2%[34]。在临床上往往被误认为表皮囊肿。除了发生于皮下的位置，脂肪瘤曾被报道发生于额肌的下方和帽状腱膜的下方。

表皮样囊肿

表皮样囊肿是最常见的皮肤囊肿，可发生于身体任何部位，最常发生于面部、头皮、颈部和躯干（图5.18）。是由表皮细胞在真皮的空间内增殖导致的结果。表皮的来源多为毛囊的漏斗部。囊肿内容物会引起强烈的炎性反应。表皮样囊肿是良性病变。

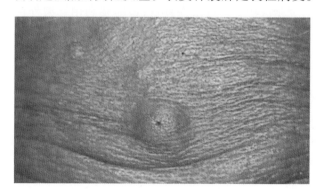

图5.18 额头的表皮样囊肿

然而,在罕见的情况下,也与恶性肿瘤相关[35]。无症状的表皮样囊肿不需要治疗。当发炎或疼痛,建议单纯切开囊肿壁。如果不切除整个囊壁,囊肿会复发。如果囊肿感染应行切开引流,必须在解决了感染之后,二期再切除囊壁。

毛发上皮瘤

毛发上皮瘤被视为毛胚细胞系的低分化错构瘤,表现为直径 2~8mm 的圆形皮肤着色结节。超过50%的皮损好发于面部和头皮(图5.19)。与染色体的短臂相关[9]。大多数毛发上皮瘤增长缓慢。多发毛发上皮瘤病变可导致毁容。单个病灶可以切除。在多发的情况下,完全切除肿瘤是不可能的。建议进行断层皮片移植和激光烧蚀。但是,用后面的这两种技术,可能会出现再生的丘疹。

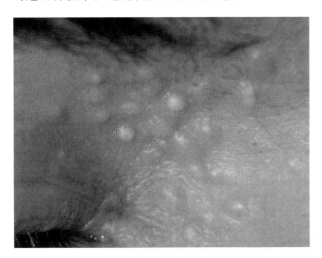

图5.19 4 岁女孩颞区的毛发上皮瘤,具有小巧圆润的结节外观

汗管瘤

汗管瘤是从汗腺衍生的良性皮肤肿瘤。病变通常在青春期或成人出现,为直径 1~3mm 的小丘疹(图5.20)。在眼睑是最常见的,也可发生在身体的任何部位[36]。当出现于头皮上,可形成一个瘢痕脱发的表现。

主要病因是化妆品,特别是用于面部导致汗管瘤。已提出许多治疗方法,包括手术切除,电灼,磨皮,三氯乙酸和激光烧蚀。目前尚没有对这些治疗方式进行比较研究。

基底细胞癌

如前所述,基底细胞癌是头部和颈部的最常见的皮肤癌。头皮基底细胞癌通常是缓慢渐进的,很少发生转移。被忽视的肿瘤能够继续发展,并导致显著的组织破坏。基底细胞癌最常发生在光暴露的区域,包括头皮和额部。危险因素包括日光暴晒,皮肤白皙,非黑色素瘤皮肤癌既往史,电离辐射暴露,砷暴露,免疫抑制和多种遗传综合征。

肿瘤在向深面发展之前会有一段时间向周围进展。头皮的真皮层较厚,且有帽状腱膜层,是阻止皮肤恶性肿瘤垂直生长的天然屏障(图5.21)。一旦侵入帽状腱膜下的疏松结缔组织,因阻力减小而发生横向传播。头皮和颅骨外的骨膜还提供了一个有效的屏障,以抵挡肿瘤的侵袭。但是一旦被入侵,肿瘤可以在板障空间传播并通过穿通管进入硬脑膜[37~39]。

治疗的手段通常是手术切除。莫氏显微外科手

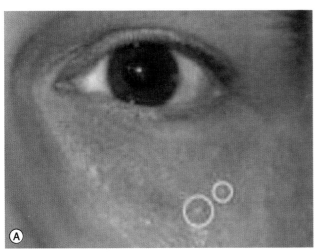
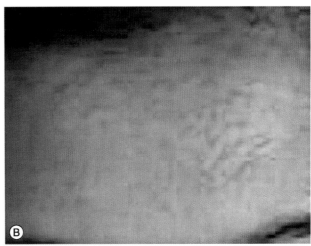

图5.20 (A,B)汗管瘤是汗腺良性肿瘤。最常发生于眼睑,但也可能涉及额部和头皮

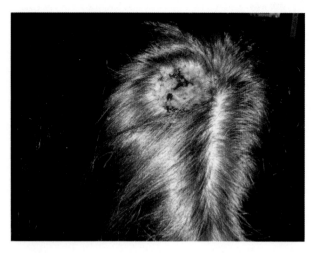

图 5.21   头皮基底细胞癌，与底层骨膜相固定

术已被用在头皮上。通过这种技术治疗过的基底细胞癌的治愈率为 99%。更大和更深的肿瘤治愈率降低。该技术的适应证包括瘢痕基底细胞癌或硬化基底细胞癌。临床上怀疑骨浸润是此种技术的禁忌。

放射治疗通常是不太有效的，尤其对大的病变，但对身体衰弱而不适合手术的患者是一种选择。

皮肤鳞状细胞癌（cSCC）

鳞状细胞癌是第二种最常见的皮肤癌类型。它通常表现为头皮和额部的溃疡型或蕈伞型病变（图 5.22）。男性比女性更常发生，比例为 2∶1。发病率随着年龄增长而增加，峰值在 66 岁。发病率随纬度的降低而增加。风险因素与基底细胞癌相似：肤色白皙，紫外线曝露，室内日光浴，光化性角化病的既

往史，放射治疗，免疫抑制，人类免疫缺陷病毒，人乳头瘤病毒，煤焦油和砷曝光。如前所述，很大一部分遗传综合征与 cSCC 的发展相关联。

cSCC 的发病机制尚不清楚。在美国 90% 以上的确诊病例显示 TP53 肿瘤抑制基因功能的缺失。紫外线照射可破坏宿主 DNA，导致 TP53 基因突变[38]。

病变大小是 cSCC 患者预后的最重要的决定因素。病变大于 2cm 具有更高的复发率（15%∶7%）和更大的区域转移发病率（30%∶9%）。此外，组织学浸润深度是关键的变量[40]。肿瘤浸润深度大于 4mm 有 45% 的转移扩散的风险。与此相比，深度小于 3mm 的癌症风险减少到 7%。其他较弱的预后变量包括分化差，周围神经浸润，淋巴血管受累以及宿主的免疫减弱。

14% 的 cSCC 表现出神经浸润。肿瘤最常涉及的脑神经是面神经和三叉神经，因此每位 cSCC 患者均应接受完整的面部运动和感觉的神经系统的检查评估。

2% ~ 18% 的 cSCC 患者会发生区域淋巴结转移。转移的风险与肿瘤的大小和分化程度相关。最常受累的淋巴结包括腮腺及上颈上淋巴结[41]。细针穿刺，计算机断层扫描（CT）和磁共振成像（MRI）可以帮助确定疾病转移的程度。

手术切除和莫氏手术是主要的标准治疗方式。区域性淋巴结清扫只用于淋巴结临床阳性病变或前哨淋巴结活检后阳性的淋巴结区域。

放射治疗通常用作一种手术的辅助措施，以增强对高危病变的局部区域控制。对基底细胞癌，可以用于高风险的个体。化学治疗对于 cSCC 的治疗，一直不是特别有效。

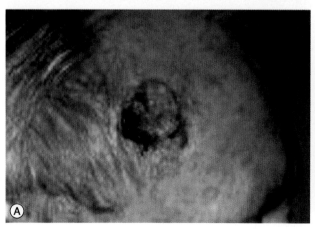
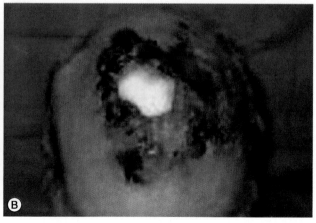

图 5.22   （A，B）颞区鳞状细胞和头皮癌

恶性黑色素瘤

在过去的 20 年恶性黑色素瘤的发病率在白种人中翻了三番。在美国黑色素瘤是目前最常见的癌症的第六位。风险因素包括白皙的皮肤表型,在儿童期晒伤起疱。其他因素包括发育不良痣,先天性巨痣,黑色素瘤癌前病变,现有非黑色素瘤皮肤癌,男性,年龄 50 岁以上,XP 或 FAMM 综合征。

头皮和额部的恶性黑色素瘤的侵袭性强并且很难控制(图 5.23)。丰富的血液供应和头皮丰富的淋巴管丛导致了肿瘤的早期纵向延伸。

通常是通过皮肤活检进行诊断。如果可能的话,应在距离病灶周围 1～3mm 的正常皮肤范围内,做一个切除活检,以提供准确的诊断和病理分期。应放弃浅表的搔刮活检,因为部分切除原发的黑色素瘤,可能无法提供精确的肿瘤厚度。

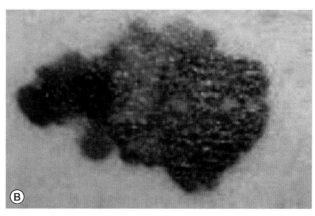

图 5.23　(A)头皮的恶性黑色素瘤。(B)额部的浅表扩散性黑色素瘤的近距离观察

手术是治疗局部皮肤黑色素瘤的主要方式。对于黑色素瘤,现在推荐 5mm 的手术切缘。对于黑色素瘤原位癌和 1cm 的肿瘤可达 1mm 厚。对于 1～4mm 厚的黑色素瘤,随机试验表明,2cm 的边缘是适当的,对浅表的黑色素瘤(1～2mm),用 1cm 的切除边缘治疗是有效的。对于深黑色素瘤(4mm),切除边缘大于 2cm 不会改善区域复发率或提高整体存活率。因此,对于该组患者,仍推荐 2cm 的边缘[42,43]。

在主要的病理分期为原位肿瘤大于或等于 1mm 的深度区域节点时,一般建议进行前哨淋巴结活检。较浅的黑色素瘤如果含有高危组织学特征(溃疡、广泛的退化、高有丝分裂率和血管淋巴浸润)也建议进行前哨淋巴结活检。如果前哨淋巴结活检呈阳性,有必要进行淋巴结清扫。

干扰素 α2B 是食品和药物监督管理局对高风险黑色素瘤唯一批准的辅助治疗(阶段 ⅡB,ⅡC 和 Ⅲ)。高剂量干扰素的潜在好处,必须和其实质性的毒性相权衡。

感染

全身性肉芽肿性疾病,如麻风病,可能会导致永久性脱发。局部的毛囊炎和毛囊周围炎可导致脱发,有时甚至是永久性的。化脓性感染,如耐甲氧西林金黄色葡萄球菌可引起脓肿形成继发性瘢痕,更进一步的情况下可能导致头皮肌肉的坏死性筋膜炎。结果往往导致显著的软组织缺损,必须使用复杂的重建技术治疗。病毒疾病,如疱疹和水痘,造成头皮瘢痕和脱发。真菌感染如脓癣和黄癣可能导致瘢痕脱发。脓癣是宿主对真菌癣感染的反应的结果(皮肤真菌病)。脓癣可表现为头皮厚的糊状区域。其表面常常布满脓疱。可以将脓疱挑破并将脓液排出。如果不及时治疗,脓癣可导致永久性脱发[44]。黄癣是一种多因断发毛癣菌的慢性皮肤癣感染。在大多数患者黄癣是一种严重的头癣。它以一个黄癣壳为特点,黄色杯状壳围绕毛发并贯通其中心。黄癣痂形成致密的盾牌,每一个都包括菌丝和表皮碎片。清除菌斑后会留下潮湿基底的红斑。可能导致大量脱发和瘢痕形成[45]。

身体创伤和烧伤

瘢痕可能继发于创伤性撕裂或头皮撕脱。用于去除良性或恶性皮肤肿瘤的皮瓣或植皮手术可能会导致术后脱发。

头皮的热损伤,可能导致大面积的皮肤缺损和坏死。热水、咖啡和油的烫伤烧伤,占儿童中头皮受伤的多数。在成年人,直接热损伤导致更多的头皮烧伤。烧伤的深度决定了头皮的最终缺损面积。Ⅱ度烧伤,尽管表皮再上皮化,也可能会损坏毛囊。更深层次的Ⅲ度烧伤可破坏皮下层,因此有必要使用皮肤移植物来实现闭合。在Ⅳ度烧伤,坏死延伸到骨膜或骨。创面无血管,预示需要一个更复杂的重建方法。

头皮电烧伤不如热损伤常见(图5.24)。电烧伤的创面更加局限,但常表现出更深的破坏。如果骨膜是完好的,所述创面可以应用清创和植皮修复。对于全颅骨厚度损伤,死骨清创是必需的,暴露的硬脑膜用皮瓣覆盖。一旦患者已恢复,创面变为稳定的,即可进行二期颅骨修补[46]。

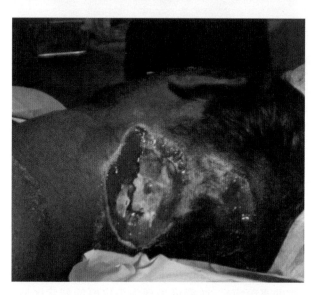

图5.24 枕部和颈部的电烧伤

头皮接触有毒化学品可造成组织接触性损伤和脱发。化学工业品和有些染发、漂白和矫直的美容操作有可能损坏头皮和毛囊。

暴露于电离辐射可导致暂时或永久性脱发。重度辐射创面更容易发展为轻微外伤和感染。坏死能向下延伸到底层颅骨和脑。在一般情况下,建议对所有没有再生能力的组织进行广泛清创。这些创面不利于局部操作,因为相关的创面无血管,直接闭合、皮肤移植或或局部皮瓣都不利于组织愈合。游离组织移植一般用于对发生感染和创面生物学改变的缺血特性[47]。Luce和Hoopes[48]推荐保存辐射骨并用血供良好的组织覆盖。如果有骨髓炎发生,要去除骨,用同样的方式修复创面。二期颅骨重建推迟到3~6个月之后。

诊断和病理表现

详尽的病史和仔细的体格检查是至关重要的。包括相关的医疗既往史因素,如吸烟史,冠状动脉疾病,糖尿病,免疫抑制剂或辐射。缺损的病因是很重要的。恶性肿瘤可能需要一个比之前预想的更广泛和更深入的切除,从而影响了切除和重建的计划。获得先前的工作报告可以让外科医师了解创面床的破坏程度和残余的有限的血液供应。

如肿瘤有区域性或远处转移的迹象,必须进行仔细地触诊。通过体检发现肿瘤和其下方的骨骼相固定,可以比辅助影像学检查更可靠地明确诊断。

在肿瘤浸润之前必然有超过60%～70%骨矿物质丢失掉,可以通过普通平片检测出来。但轴向CT扫描不能可靠地表明肿瘤是否侵犯到骨或其程度。CT扫描的结果被组织学证实的患者只有73%[5]。

骨扫描和正电子发射断层扫描可能对一些被筛选出的患者有帮助。虽然邻近癌症的局部炎性反应和较差的分辨率相结合减少了这些研究的临床效用。但是它们在评价转移性疾病、区域淋巴结转移和复发性疾病有一定作用[49]。

MRI可帮助检测累及骨髓腔的癌症,因为它不依赖于骨质密度的变化[50]。通过MRI检查可以在术前判断骨切除的程度,但也可能有很多假阳性的概率[51]。因此,是否开展肿瘤下方骨切除术的决定在很大程度上依赖于体检和外科医师的临床判断。

为诊断良性和恶性病变,可以进行切开或切除活检。据报道,在头部和颈部的前哨淋巴结节检查的成功率为90%～96%[52]。腮腺会吸收锝。位于腮腺范围内的淋巴结很难探测定位[53]。在疑似腮腺淋巴结引流的病例中,使用蓝染料是非常有价值的。

患者选择

当考虑为额部或头皮制订重建治疗计划时,应考虑几个因素。这些因素汇总在表5.3中,从Temple和Ross的原创出版物中修改而来[54]。

缺损的大小和深度是至关重要的因素。如果骨膜已丢失并有骨质暴露,必须考虑用皮瓣重建。如果存在骨缺损时,应考虑到颅骨整复。根据骨表面覆盖的软组织是否有成活力,可以首先考虑或者延迟骨重建。

表 5.3　考虑缺损分析

损伤原因	分　　析
缺损头皮的位置	头皮 额部 结合
审美亚单元	正中/旁正中/外侧额部 颞部/头顶/枕部头皮
暴露的结构	皮下 骨膜 骨 硬脑膜 骨皮质
周围软组织	发际线的位置 眼睑和眉毛 秃发的类型 瘢痕/既往的手术 烧伤 放射损伤
创面大小	小 中 大
轮廓	坏死位置

围绕缺损区域的皮肤活力可能影响重建计划。此前放射治疗或以前的手术瘢痕可能基于对血供的影响而限制重建的内容。应用头皮瓣,更大就更好,往往是对的。

头皮的弹性相对较差,往往需要更大的皮瓣来分担张力,并为重建提供更多的血供。

如 Millard 所说,重建组织应尽可能用相似的组织替代[55]。如果被毛发覆盖的头皮发生缺失,最好是用相邻的头皮组织重建。当重建额部美容关键区域时,Gonzalez Ulloa 的面部审美亚单元的概念[11]应当加以考虑。应考虑到切除整个亚单元,并在一个亚单元内修复缺损。这样切口位于更加美观的位置,避免仅切除和修复亚单元重的一部分,从而避免产生一个"拼接"的效果。制订重建计划时必须注意不要损伤可移动结构,如眉毛或眼睑。发际线必须仔细对齐,避免美学上不可接受的一步之差。发际线边缘小面积的脱发通常可以用微毛发移植修复技术。

治疗/外科技术

重建方案

二期愈合关闭

在头部和颈部小的美容关键部位的缺损可以允许通过二次愈合关闭。理想情况下,缺损小于直径1cm 且无骨外露时,依靠瘢痕创面挛缩及缺损下方的组织血管化而实现二期愈合。创面挛缩常可使这些缺损很难察觉。

这种重建方法需要每天适当换药和患者的依从。头皮二期愈合的一个缺点是脱发。在移动结构处应该谨慎使用,避免取代美学单元[57]。

负压辅助闭合

负压辅助闭合(vacuum-assisted closure,VAC)系统是通过非侵入性负压促进难治性创面愈合的治疗方式。该系统基于在创面表面上施加负压的原理。该设备可消除慢性水肿,增加局部血供,增强肉芽形成和创面愈合。间歇性或循环治疗比连续治疗更有效。使用 VAC 时和未使用单纯控制创面相比,创面

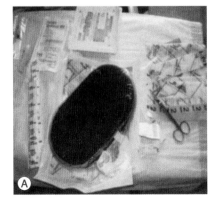 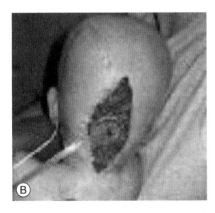 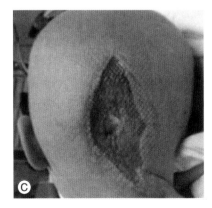

图 5.25　(A,B)将无菌负压敷料放置到头皮后方创面。(C)注意在刺激治疗 1 周后创面基底的肉芽组织

细菌计数减少(图 5.25)[58]。

VAC 可用于创面二期愈合或采用皮肤移植技术时。它在创面边缘不规则和不适合用移植物时尤其有效。VAC 将移植物牢固贴附在受区创面血管床上,防止组织液淤积,否则积液将阻止移植物的再血管化。当把 VAC 直接放置在有活力的骨膜时应小心。在骨表面使用超过毛细管闭合压力的负压时,可导致骨膜和移植物的缺血性坏死。

Molnar 等[59]描述了头皮全层病变切除后应用 VAC 结合皮肤移植治疗。他们结合剥脱术在颅骨的外表面立即植皮 4 例,成功完成移植。

一期封闭

对于较大的缺损(小于 3cm),一期闭合可能受到影响。理想情况下,切口应设计在皮肤张力线上,以使术后瘢痕最小化。如果张力过大,往往有可能发生瘢痕变宽和增生。血供丰富的头皮和面部通常允许存在少许张力,而不发展为创面坏死。一些医师主张在切口边缘分离底层的帽状腱膜作为降低张力的方法[60]。此技术可能导致其上覆盖的皮肤血供显著减少。必须注意分离后采取细致的止血以防止血肿形成。分层缝合技术,包括帽状腱膜的关闭,减少切口缝合的张力。以这种方式关闭切口可以降低脱发的发生率和潜在的瘢痕变宽。

组织扩张

在头皮切除时可进行即刻组织扩张。放置该装置之后,对扩张器进行 3 ~ 4 个周期 3 ~ 5 分钟的扩张和回缩的处理。膨胀装置可以取出,之后进行有效的一期缝合。虽然组织通过这种技术产生的量是少的,但通常可使切口得以一期缝合,否则可能会需要更复杂的方式才能关闭[61]。

在进一步的组织扩张技术中,可膨胀的硅胶装置被放置在皮下或帽状腱膜下,并连接到一个单向阀。为防止血清肿形成,部分扩张器在置入时就使其膨胀起来。放置后 2 周开始进行扩张。以每周一次或每两周一次的速度进行扩张,直到膨胀后的组织满足修复缺损的要求。扩张要持续进行到扩张皮瓣比缺损的尺寸大于约 20% 的大小,以弥补骨骼的曲率和皮瓣初次缝合后的挛缩(图 5.26)[62]。

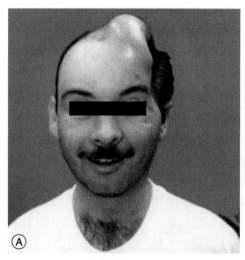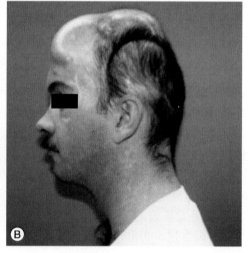

图 5.26   (A,B)置入组织扩张器以重建一个头皮后部的皮肤移植组织。扩张法可使操作者用一个类似质地和厚度的组织替换缺失的组织

组织扩张是一个强大的工具,因为它允许外科医师用相似的组织来代替缺损。该技术增加了局部可利用组织的量并保存了感觉功能,保持了毛囊和附件结构。此外,组织扩张产生了延迟作用,增加扩张皮瓣的血供。高达 50% 的头皮缺损可以被重建。扩张相邻头皮,可使秃发的头皮被类似组织代替,尽管毛囊密度降低了。同理,扩张额部皮肤使得转移的组织具有相似的纹理和色泽。

扩张的时间往往取决于的缺损的病因。如果要切除的病变是良性的,扩张相邻的组织往往能够一期覆盖。在面部创伤或恶性肿瘤的病例中病变被切除并应用植皮或皮瓣暂时关闭。一旦有稳定的覆盖面即可启动组织扩张。Austad 反对在急性损伤时应用组织扩张,因为有污染和植入物暴露[63]的风险。

在组织扩张器置入前,应注意在头皮上标出血管区域。扩张器的位置不是随机的。在扩张器放置之前建议标记出所设计皮瓣的位置。这将最大限度地提高皮瓣的长度,避免瘢痕可能危及皮瓣的血管。

如置入切口的位置在缺损边缘,有扩张器外露的风险。它通常是在扩张前方 90°较远的放射状切口以最大限度地减少扩张器外露的机会。内镜辅助分离有利于在腔内的视野清晰及止血[64]。

直观地看,人们可能会认为对于覆盖的头皮缺损最有效的方案是将一个从扩张皮肤设计为推进皮瓣。然而,Joss 等注意到,推进皮瓣在皮瓣的两侧都有浪费的组织。通过设计一个旋转或换位皮瓣,这些猫耳组织可以更有效地分布在缺损部位[65]。

组织扩张的主要缺点之一是扩张邻近组织需要花费时间,常常需要 2~3 个月的扩张期。在此扩张期间,头部和颈部的轮廓会发生变形,导致外星人般的外观。如果患者不谅解,这种变形可以使其相当不安。另一个缺点是需要两次手术,一次用于置入扩张器,第二次取出扩张器并形成皮瓣覆盖缺损。

头皮的组织扩张也不是没有问题。已报道的并发症发生率高达 48%[66]。常见问题包括血肿、假体外露、感染、皮瓣坏死、脱发和广泛的瘢痕。扩张的压力可使颅骨变形。这可能需要将颅骨的棱角去除以改善轮廓。在儿童中,这些骨嵴常常可在几个月后自行消失。

皮肤移植

一期断层皮片移植,可以无法应用更复杂的修复方式时使用。它可以在肿瘤切除后且肿瘤复发的风险很高时使用。薄的皮片移植比厚的皮瓣移植更容易检测肿瘤的复发。另外,移植可以与分级手术相结合,如组织扩张,提供临时的创面覆盖。

植皮的一个必要前提是有一个充分血管化的创面。保留颅骨骨膜或头皮的底层皮下组织可以成功地"进行"移植(图 5.27)。如底层骨质暴露,通常需要用带血管的皮瓣覆盖,或者可以在骨皮质层至板障层做多个钻孔,还可以被包扎创面或应用 VAC,直到肉芽组织受到刺激。当创面血管床令人满意时可以进行断层皮片移植。这种覆盖方法的长期稳定性还是有问题的[67]。

断层皮片移植的主要优点是技术简单。缺点是与周围软组织的颜色、纹理和等高线不匹配。在头皮处,这点尤其明显,植皮的代价是永久性秃发。此外,已证实植皮在不利的创面环境中是不稳定的,如放射治疗过的创面。

局部皮瓣

对于小至中等大小的头皮缺损,局部皮瓣可提

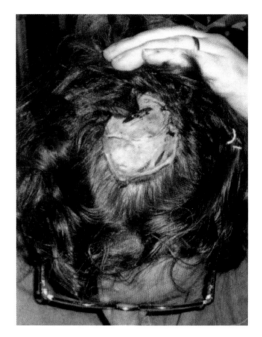

图 5.27　将邻近皮肤移植到骨膜头皮上

供重建的方法,包括邻位、推进和旋转皮瓣。

应用起重机原理可以治疗无毛发覆盖的额部皮肤撕脱。该技术包括将毛发覆盖的皮肤旋转到额部裸露骨质的缺损区。供区缺损用断层皮片移植临时覆盖。数周后,掀起皮瓣,留下一层含有供区血管的组织。切除之前的中厚皮片移植物,覆盖头发的皮瓣重置于其原始解剖位置。形成的新血管床采用全厚或厚中厚皮片移植[68]。

在头皮上应用较大的具有广阔基底的皮瓣通常比较小的皮瓣更可取,可为头皮提供一定的厚度,减少并发症的发生。如果一个知名血管(颞浅,枕部或眶上动脉),可以包含在皮瓣里,存活的长度往往会增加[69]。小的周边缺损常常可以用一个皮瓣关闭。对于修复大于 50cm^2 的较大顶部缺损时,常常需要通过多个皮瓣获得闭合。Orticochea 发表了基于头皮已知血管的 4 个皮瓣头皮重建术[70]。后来改进为三皮瓣技术,最大限度地提高了皮瓣血管的供应(图 5.28)[71]。在这种技术中两个皮瓣被用来重建缺损,每个均由颞浅动脉供血。一个大的以枕部动脉供血的皮瓣是用来关闭供区缺损。颅骨面积的30% 大小的缺损可以通过这种技术封闭。帽状腱膜分离是一个有效的技术,可获得有效的皮瓣长度并减低张力。必须注意操作时勿损伤头皮下血管。

对于额部发际线内的缺损,可以应用 Juri 皮瓣[72](颞枕瓣)(图 5.29)。虽然它最初应用于美容手术,但也适用于头皮前部肿瘤切除后的缺损。该被覆头发的皮瓣是由颞浅动脉顶支供血。为确保皮

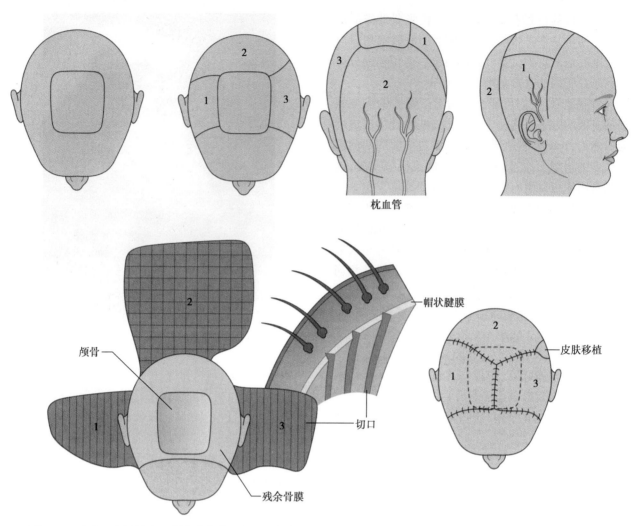

枕血管

颅骨

帽状腱膜

切口

皮肤移植

残余骨膜

图 5.28 头皮三皮瓣技术。颞浅动脉供血的两个皮瓣被用于重建缺损。后方为蒂的枕部血管供血的皮瓣用来修复转移前两个供区皮瓣造成的缺损（转载自 Arnold PG，Rangarathnam CS. Multiple flap scalp reconstruction：Orticochea revisited. *Plast Reconstr Surg.* 1982；69：607.）

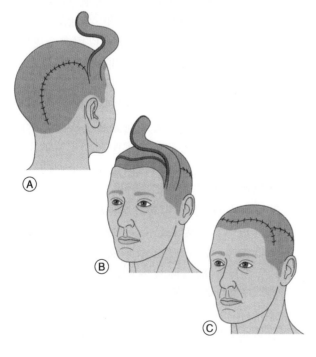

图 5.29 Juri 瓣。经过两个初步延时程序（**A**）颞旁枕部皮瓣被掀起（**B**）用于重建前部发际线（**C**）

瓣尖端的存活,在转位之前需进行两个预备延迟手术。

长 28cm、蒂部宽 4cm 的皮瓣已经报道。对于较大的缺损可以采用双侧皮瓣。头皮前部的切口应做成斜面,使皮瓣上的头发可以从切口长出来。Nordström[73] 通过将颞浅动脉后的耳后动脉血管蒂包含进来,能够将蒂部缩窄到 2cm。但其缺点包括皮瓣坏死的风险增加,供区脱发,锐利的额部发际

线,以及皮瓣的头发生长方向和周围的头皮不同(不是朝向前方,皮瓣的头发朝向后方)。这种头发不同方向的结果可使患者遇到头发造型的问题。

由 Unger[74] 推广的头皮还原技术可用于重建头皮正中线的缺损。在颞深筋膜浅面进行双侧颞顶叶皮瓣的制备。皮瓣血管由颞浅动脉供应。在头皮层正中线修复帽状腱膜可以最大限度地减少皮瓣退缩和凹陷性瘢痕形成(图 5.30)。

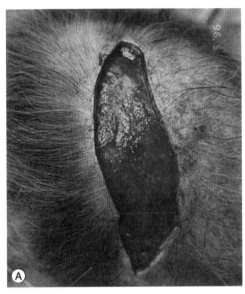 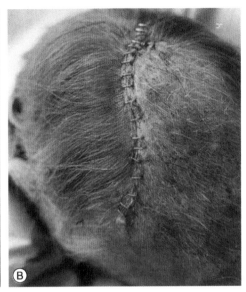

图 5.30 头皮减少。(**A**)椭圆形中线切除术已经完成。两边进行广泛的分离。皮瓣前进到中线,头皮被关闭,以防止回缩。(**B**)使用钉皮钉最终关闭头皮

文献中已经在描述了多个头皮瓣的设计。皮瓣的数量似乎是和设计它们的外科医师的创造力成正比,包括旋转推进皮瓣、风筝皮瓣、双反向推进皮瓣、大双蒂额枕皮瓣、O-T 皮瓣和 Y-T 皮瓣。这些皮瓣都有各自的适应证以及优缺点。皮瓣选择应根据缺损的位置和大小来决定。皮瓣的稳定性,供区缺损的情况,和所得的瘢痕形状均应予以考虑(图5.31)[55]。

当旋转一个大的头皮皮瓣时,应在帽状腱膜下分离,保留其下的骨膜。如果供区不可能缝合,骨膜被证明可能是一个用于皮肤移植非常宝贵的受床。在皮瓣的旋转点常形成大的猫耳。应该制止修改猫耳的企图。此操作通常会缩窄转移皮瓣的血管蒂,从而导致远端坏死。随时间推移猫耳常会变得扁平。如果不能变扁平,可以在以后的时间点进行修整。应避免过大的张力,这将妨碍愈合并增加皮瓣尖端坏死的可能性。

小的邻位皮瓣,如 Limberg 和 Bilobe 瓣,在头皮上应用很少。邻位皮瓣取决于局部邻近组织的松弛

度,是否可关闭供区缺损。这在头皮不适用。Bilobe皮瓣在颞区应用很好,因为供区可以沿着鱼尾纹区域的张力线关闭。另一个用于颞区重建的皮瓣是面颈部推进皮瓣。它最多应用于老年人,因为供区存在多余的组织。通过从颊部和颈部动员软组织,整个颞部美学单元都可以被覆盖(图 5.32)。

术后放置引流,可防止液体积聚在转移皮瓣下方。应注意头皮术后的包扎不要太紧,以防影响皮瓣循环。如果需要的话,临时环形装置可放置在头颅部,通过将负荷转移到环形圈,以保护皮瓣,能够避免患者在护理中平卧位时对皮瓣的直接压力。

一些学者描述了头皮的分层分离,以关闭小的缺损。该头皮的层次被剥离,从而提供有血供的组织来覆盖颅骨外露的邻近区域。示意图包括帽状腱膜额部皮瓣,骨膜帽状腱膜皮瓣和颞筋膜皮瓣(图5.33)。

帽状腱膜皮瓣在颅面外科中已被证明是一个非常有用的富含血管的组织。帽状腱膜瓣通常是基于一个知名血管或组合血管。皮瓣长度往往能越过中

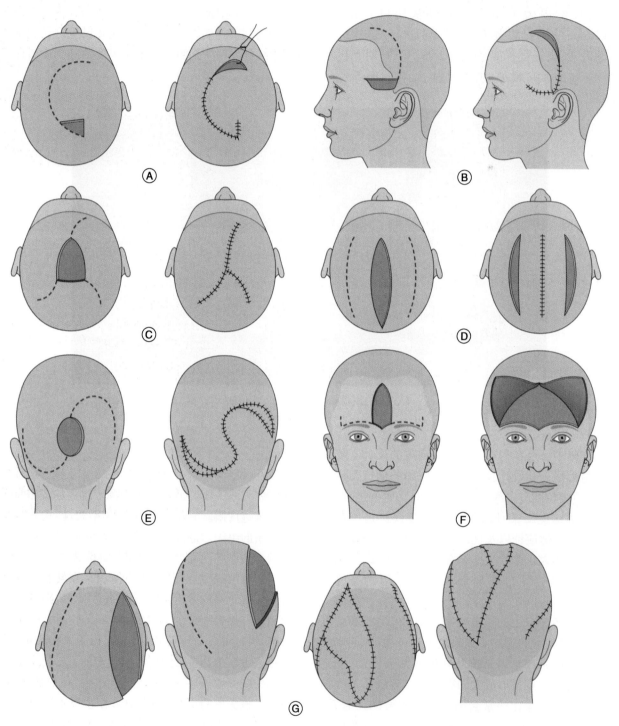

图 5.31   (**A,B**)头皮旋转皮瓣。(**C**)风车皮瓣。(**D**)双侧推进皮瓣。(**E**)双侧对立旋转皮瓣。(**F**)Y-T 皮瓣。(**G**)双蒂额枕皮瓣

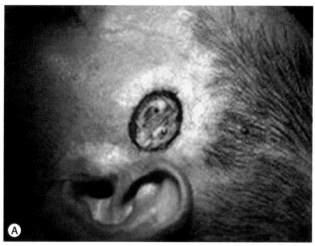 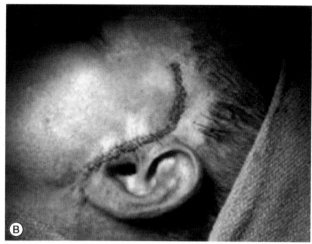

图 5.32 （A, B）颞部缺损使用面颈部推进皮瓣修复

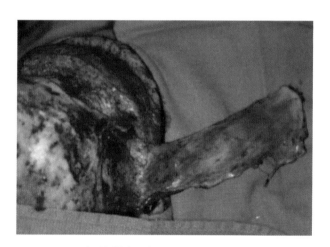

图 5.33 颅骨膜瓣。头皮可以分层，以提供带血供组织覆盖裸露骨面。颞筋膜是颅骨骨膜的横向延伸。如果需要的话，它可以与颞肌同时被掀起

线。它可以和额部的额肌一起掀起，重建前颅底。帽状腱膜皮瓣的优点包括具有非常好的血液供应以及最小的供区并发症，皮瓣较薄，柔顺性较高，可适应复杂的三维缺损[75]。

颞筋膜瓣最大的用处是耳再造。它可单独或与骨质一起用于修复各种颅面问题。皮瓣的血管蒂是基于颞浅动脉和静脉。动脉分叉成前、后两支，供给大部分的颅骨顶骨区域。应当注意避免将前支纳入皮瓣的设计中，因为面部神经额支分布在该血管附近。损伤该分支可能导致眉下垂和术后一侧额头麻木。分离其上的皮肤和颞浅筋膜往往是非常困难的。分离得太浅可导致破坏被覆的毛囊。结果导致术后脱发。尽管存在上述缺点，该皮瓣在重建手术中仍然是有用的，因为它有可靠的血液供应和一个不显著瘢痕的供区。皮瓣有弹性且很薄，它能够紧密地贴合各种缺损。当它与其深面的颅骨一起使用时，可

以提供一个血管化颅骨，用来重建眼眶和面部骨架。

帽状腱膜下筋膜是超薄的血管结构，位于帽状腱膜和底层的颅骨骨膜之间。这一网状层分出穿支血管，分布于其上的帽状腱膜，并使颅骨骨膜上的帽状腱膜运动。帽状腱膜下筋膜浅层和深层表面上是由血管和神经组成的网状层。这两个组织之间是胶原纤维组织。虽然有一定的难度，这一层可以在帽状腱膜和骨膜之间分离出来。帽状腱膜的边缘通常有穿支血管，应防止血管的意外损伤。此菲薄的皮瓣适用于重建复杂的三维结构，例如耳[77]。它也可以作为一个翻转皮瓣，与其下的骨膜一起掀起，来重建裸露的颅骨。

颞筋膜是颅骨骨膜的直接横向延续。该结构从颞中动脉获得血液供应，颞中动脉是颞浅动脉的分支。因此，一个颞浅筋膜和颞筋膜复合组织瓣可以从同一血管束中分离出来。通过分离两个筋膜结构，可以增加皮瓣的整体面积[78]。

颞肌起源于颅骨外侧的颞窝。它穿过颧弓深面止于下颌骨的喙突。它从成对的颞深动脉获得血液供应，颞深动脉是下颌内动脉的分支。由于没有从肌肉到表皮的穿支血管，如果用于重建侵犯皮肤或口腔内部的病变，可能需要移植肌肉。颞肌在眼眶重建中有重大作用[79]。通过释放颞肌的起点，可以旋转去填补远处的缺损（图 5.34）。尽管一侧颞肌损失，对功能影响不大，但转移颞肌后颞部会出现明显的凹陷。此凹陷可用商品化的颞部移植物来填充。

区域皮瓣

在头皮和额部重建方面，局部皮瓣作用比较局

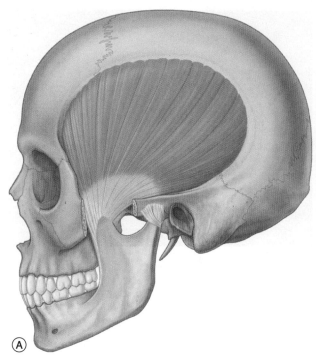
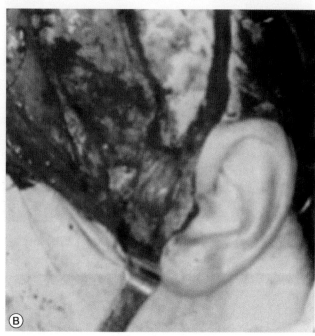

图 5.34 （A,B）颞肌瓣的血液供应来自成对的颞深动脉。它最适用于眼眶和中面部的重建。释放喙突的止点可以用于修复眶上缘的缺损

限,不能用于重建顶部缺损,但局部皮瓣适用于创面愈合不良。

也许,对头皮重建最有效的局部皮瓣是斜方肌皮瓣。斜方肌的血液供应来自颈横动脉、肩胛背动脉和枕动脉。斜方肌皮瓣包括两个皮瓣,前面已有描述:一个蒂在肌肉上部的横向皮瓣和一个由斜方肌中下纤维构成的垂直皮瓣。横向皮瓣可能导致肩部下降,这适用于副脊神经受过损伤的患者。横向皮瓣最适用于覆盖颞部和颈部。垂直皮瓣对功能的损伤最少,更适用于头皮后部的重建。通过设计脊柱和肩胛骨之间的岛状皮瓣可以修复枕骨区的缺损。供区通常可以直接缝合[80]（图5.35）。

带蒂和各种游离的背阔肌皮瓣也可以用于重建头皮。利用腋下的肌肉可以修复眼眶和颧骨的缺损[81]。皮瓣的风险包括臂丛神经损伤及腋部血管损伤。较大的缺损最好使用肌肉显微移植。

胸大肌可以到达颞部和乳突区。包括直肌筋膜和锁骨横断面的胸大肌皮瓣,可以延长肌肉旋转的长度。缺点包括蒂部较厚、皮肤颜色差异较大、皮岛臃肿。在女性患者中可能出现乳房变形。

头颈夹肌被用于修复小的头皮缺损。它的血液供应来自枕动脉、颈横动脉和椎动脉。在枕动脉上方的肌肉可以修复颈部和枕部的缺损。

显微重建手术

范围较大的重要组织的暴露和复杂的缺损,不能使用局部皮瓣修复。在这种情况下可使用游离组织移植,其存活率超过 95%,并且并发症发生率较低。

肌肉和筋膜皮瓣可用于修复复杂的头部和颈部缺损[83]。每个皮瓣都有其独特的优点和缺点。常用的肌瓣包括背阔肌皮瓣、前锯肌皮瓣和腹直肌皮瓣。筋膜瓣包括前臂皮瓣（图 5.36）、肩胛皮瓣和股前外侧皮瓣。其他皮瓣包括大网膜瓣、预制皮瓣和从同卵双胞胎得到的毛发皮瓣。

Beasley 等[84]已经提出了基于缺损的位置、大小以及邻近的创面环境分型和治疗方案。不利的创面环境是指严重的创伤、辐射和之前失败的皮瓣。如果额部缺损超过 50cm²,建议应用肩胛皮瓣。如果它延伸到头皮,则建议应用肩胛皮瓣或背阔肌皮瓣加植皮手术。对于 200～600cm² 的头皮缺损,则应使用背阔肌皮瓣加植皮手术。对于大于 600cm² 的大缺损,则应采取双侧游离背阔肌皮瓣。

这些数字只是指导方案。每个患者都应有个体化的治疗方案。决定使用哪种游离皮瓣取决于多种因素,包括该缺损的大小、位置、创面条件、组织的可用性和供区的并发症,以及外科医师和患者的偏好。

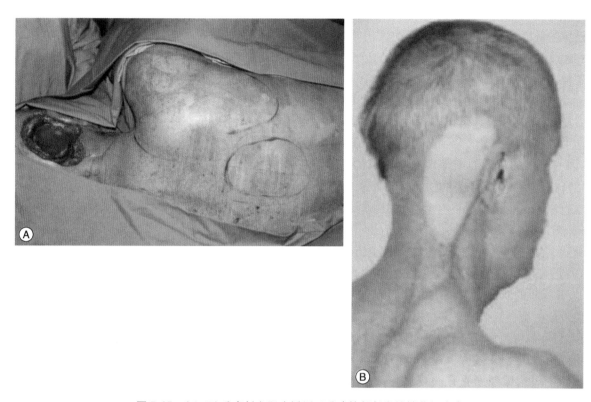

图 5.35　(A,B)垂直斜方肌皮瓣用于重建枕部复发性鳞状细胞癌

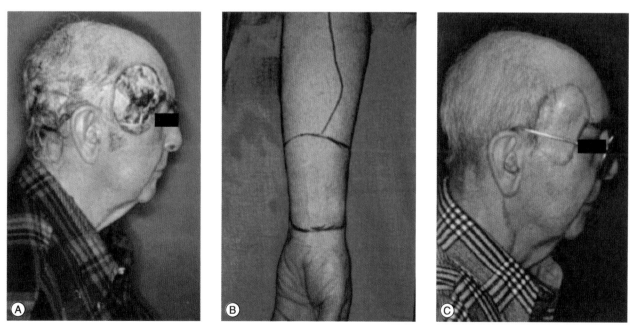

图 5.36　(A ~ C)72 岁男性,莫氏手术切除颞区浸润性鳞状细胞癌,使用前臂筋膜瓣重建

头部和颈部有一个广泛的双边血管网,这对游离组织移植是有利的[85]。在面部的上 1/3,首选的受区静脉是颞浅动脉和静脉。如果难以获得,颈外动脉系统的低级分支也可以使用(面动脉、甲状腺上动脉和颈横动脉)。内部和外部颈静脉的分支提供各种各样的静脉吻合的选择。受区静脉应制备的极为贴近受区动脉,以防止血管蒂的过度分离。当头部位置变化时,这种设计可以防止动脉和静脉在不同方向上的扭曲或拉动。应尽量避免使用长静脉移植物,因为会增加皮瓣的围术期血栓形成的概率。前文已经描述了几个用于头部和颈部的微脉管通路的补救技术。这些措施包括 Corlett 动静脉环、头静脉移植、胸背动脉移植和游离皮瓣蒂的应用[86,87]。

背阔肌瓣加植皮术是头皮重建的主要方法(图5.37)。它有很长的血管蒂,可以在颈部行血管吻合[88]。背阔肌的肌间血液供应可使肌肉被分成不同的肌皮瓣去覆盖复杂的三维缺损。如果需要更多的组织,可在肩胛下血管蒂分离前锯肌瓣和肩胛瓣。虽然可以作为肌皮瓣掀起,但在大多数西方人群中,皮下脂肪的厚度限制了它在头皮和额部重建的应用。一般来说,肌皮瓣加植皮术比同等大小的筋膜皮瓣和肌皮瓣有更好的长期美学效果。由肌肉及筋膜皮瓣提供的皮肤与头颈部皮肤色泽和质地差异较大。此外,大多数这些皮瓣可导致外形的扭曲。

相比局部皮瓣来说,头皮所有游离皮瓣重建的美学效果都较差。总有些区域不长头发。有多种方法可用于改善重建效果,包括连续切除、局部皮瓣换位、组织扩张和毛发移植等。

重建额部缺损,筋膜皮瓣效果更好。毛发少使得它们不太适合头皮重建。肩胛部、肩胛旁、前臂和大腿前外侧游离皮瓣是常见的选择。前臂皮瓣具有比背部或大腿更薄的真皮,使之更适合该区域。然而,供区组织有大小限制,颜色相差较大[89]。

自从 Song 等[90]报道了股前外侧皮瓣后,其在重建手术中的应用日益普及。它有一个较长的血管蒂及与显微吻合相适应的血管直径。它的供皮区较大。血管蒂有一些变异,但这些已在文献中得到很好的说明。皮瓣的厚度可根据需要进行调节,首次手术中,除了围绕血管蒂入口 2~3cm 的区域或肌肉缘不可去除,以防损伤血管蒂,但可去除深筋膜和皮下脂肪。皮瓣上较多的毛发可以通过激光脱毛去除[91]。

大网膜被用于覆盖头皮缺损。它能够覆盖大面积的颅骨。该瓣的不足包括缺乏足够的厚度来保护大脑,以及采取网膜相关的并发症[92]。

游离有毛发被覆的皮瓣在文献中已有描述。一个颞枕头皮皮瓣可以以颞浅动脉和静脉为蒂掀起。皮瓣可以移植到对侧,并吻合到颞部血管,为脱发侧提供毛发覆盖。优点为毛发生长方向和密度正常。前期的组织扩张可以确保供区直接缝合。

显微血管吻合重建术的缺点包括该过程持续时间长以及患者的麻醉风险,技术要求较高,有皮瓣不成活的风险。此外,成本、高强度劳动和缺乏显微外科医师都会阻碍这种重建手术的进行。

头皮再植

第一个成功的头皮显微再植记录是在 1976 年。自那时起,再植一直是完全和几乎完全性头皮撕脱的治疗方案。没有其他头皮重建的方法可以获得再植的效果。头皮撕脱通常是由长发卷入机械中造成的。撕脱发生在帽状腱膜下,因为额肌和枕肌起始于眶上和颈部,附着不牢固。耳、眉毛和鼻部上方部分皮肤也可以被附着。头皮撕脱通常并发大量失血,应充分补液和补充血液制品。

如果需要再植头皮时,需要两个团队同时进行手术。一个团队需要确认供区血管,另一个团队需

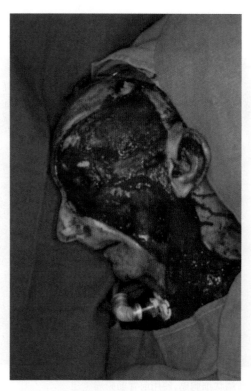

图 5.37　背阔肌皮瓣加植皮修复头颈部坏死及感染。数次清创术和左眼眼球摘除术后,使用游离背阔肌皮瓣和胸大肌皮瓣加植皮来修复创面

要寻找适合吻合的血管断端。因为受伤的机制需要同期切除受损血管并行静脉移植。两个团队可以减少缺血时间,首先要完成动脉修复,并确认适宜的静脉(图 5.38)。通常显微外科修复使用颞浅动脉。一个颞浅动脉可以供应整个头皮的血运,也可以使用枕、眶上和耳后血管。当行静脉吻合时,应用显微血管夹夹住回流静脉,防止血液流失。至少要吻合两个静脉,以防止皮瓣出现静脉淤血和静脉回流不足。

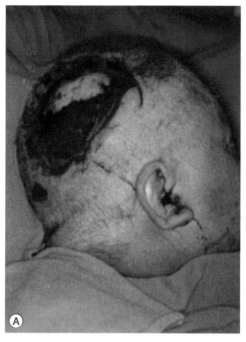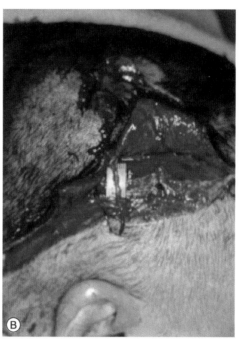

图 5.38　(A,B)暴露颅骨的头皮撕脱再植

头皮再植的不良反应很少,包括血流动力学的不稳定和严重的血管多段损伤。伴有其他威胁生命的创伤时,也不能行再植这一耗时较长的手术。

面部同种异体复合软组织移植

复杂的面部畸形复合组织移植已经产生了巨大的价值[94]。自从法国首次报道部分面部移植,已在 3 个不同的国家进行了 7 例手术。但在伦理、免疫学和心理问题上仍存在较大争议。大多数移植是为了重建外伤造成的中面部缺损,只有一个患者是因巨大的丛状神经纤维瘤接受重建手术。鉴于移植手术在该区域的成功,类似的技术被应用到面部的上1/3 的复合缺损已不是空想。仍有许多问题未解决:受体的选择、供体的选择和免疫抑制方案。只有长时间随访和仔细研究分析,才能证明这些显微手术和移植技术对有复杂面部损伤患者是否有益。

术后监护

术后治疗方案取决于重建过程。缺损的二次愈合往往需要每天两次、持续数周的换药以完成上皮化。

如果行植皮术,术后皮片需打包或使受区的负压保持 5 天。有时为确保植皮成活需要换药数周。

组织扩张器术后通常需引流 3 ~ 5 天,拆线后 2 周开始扩张。扩张过程的个体差异很大。很大程度上取决于患者的耐痛性和组织的顺应性。通常大多数患者每周都需扩张。频繁的小剂量扩张比大剂量快速扩张的耐受性要好。

局部皮瓣、筋膜瓣、肌瓣在术后 7 ~ 10 天要避免直接受压。依从性较好的患者可保持一定姿势制动。对于依从性较差的患者,如儿童或头部损伤的患者,需要安装临时保护装置以避免受压导致坏死[95]。

除了避免受压,游离组织移植和头皮移植需要密切监控,以避免围术期的血栓形成。各种监控设备都有各自的优缺点[96]。在我们的机构,我们将传统监控技术(观察颜色、毛细血管充盈和应用手持多普勒行临床评估)与植入式多普勒系统(Cook 医疗)或使用近红外光谱(ViOptix)定量测量组织血氧相结合,来进行术后监控。

结果、预后和并发症

潜在并发症

- 二期愈合可能会导致美观上不能接受的瘢痕和秃发。使用局部皮瓣往往能解决这个问题。应注意不要损伤相邻结构。

- VAC与植皮术相结合应用时,压力过大可能会损伤底层的骨膜血管床。采用较低的压力(10~25mmHg)可预防这一并发症。

- 切口裂开和感染是重建的死敌。可以通过清创和定期换药处理。当创面条件改善时可行二期缝合和引流。

- 多数情况下组织扩张的并发症发生概率较小,不会干扰扩张过程。然而,可能发生感染。如果出现显著的疼痛、红斑、发热、寒战,需取出扩张器。冲洗创面,扩张组织应充分引流。再次扩张应推迟到3个月后。

- 通过恰当的分离解剖和保守的扩张,可以预防扩张器暴露。如果在扩张早期出现扩张器暴露,应取出扩张器。如果在扩张晚期出现皮肤裂开,可以在裂口处涂抹抗生素软膏继续扩张。需要仔细监测感染并发症。

- 如果植皮处无血供或发生术后感染,会导致植皮失败。血肿、血清肿和过分修剪植皮床也会导致植皮失败。只有在血运良好且无感染时才可考虑植皮。植皮成功的先决条件是恰当的固定和细致的止血。

- 皮瓣手术后最常见的并发症包括血清肿、血肿、坏死、感染以及缺损覆盖不足。这些通常是因判断、技术或对患者评估错误导致的。对解剖或缺损评估的不足也会导致手术失败。仔细地处理组织,保护血管蒂和细致的止血会预防这些并发症的发生。

- 游离组织移植的失败率通常小于5%。头颈部游离组织移植比择期乳房再造的并发症发生率要高。曾经行放射治疗,麻醉时间超过10小时,年龄超过70岁,和其他既往病史会增加并发症的发生率[97]。如果检测到血管损伤,有必要立即返回手术室。抢救成功率在54%~100%[98]。使用辅助监控设备可比临床检测提早探测到血管损伤,缩短缺血时间和无血流状态。

二期修复

额部或头皮重建后患者可能发生有以下继发畸形:

- 在头皮皮瓣旋转后,最常见的继发畸形是猫耳畸形。在首次手术时,修剪猫耳可能有皮瓣尖端坏死的风险。通常,小的猫耳可随时间好转,无须进一步手术。如果猫耳较大,应在首次术后至少6周行猫耳修剪。

- 如果用厚皮片植皮术用于重建美学关键区域,如额部,其结果可能是颜色和质地与周围组织的不匹配。如果厚皮片面积比较小,可以将组织扩张器放置在植皮区域的邻近部位。扩张后,可切除原植皮区域,行皮瓣重置。如果原植皮面积较大,可考虑颈部全层皮肤预扩张。预扩张后可行一期缝合,颜色也比较匹配。也可行预扩张游离皮瓣重建,在皮瓣设计中要考虑受区皮肤特点。

- 较宽的瘢痕可导致患者的不满。通常在张力较大时缝合导致的。这种情况要等到瘢痕成熟后将其切除,再行分层缝合,往往能获得满意的效果。如果在美学关键区域形成瘢痕,可行Z成形术或W成形术。

- 脱发可能是由于张力过大、皮瓣血管损伤或头皮植皮造成的。这种情况可以通过使用局部皮瓣和组织扩张术来综合处理。

- 额部重建后可活动的结构,如眉毛和眼睑可能发生移位。虽然每一个案例都不同,局部皮瓣的使用、全层植皮或皮肤扩张术都可取得良好的效果。

- 如果皮瓣设计不佳,发际线可发生移位。应用组织扩张并将皮瓣固定于骨膜,可以恢复发际线对称并防止继发挛缩。

- 头皮和额部恶性肿瘤的患者需要术后的仔细监测。应告知患者需要定期随访,并可能行进一步手术干预。

- 颞区的损伤或肿瘤会造成面神经额支损伤并导致眉毛下垂。这需要行二期眉提升术来达到双侧对称。此外,可使用肉毒素麻痹健侧来达到对称。

- 头皮外伤或肿瘤可导致颅骨损伤。使用同种移植物或自体骨的二期颅骨成形术可以恢复颅骨的完整性,前提是骨缺损上有良好的血运覆盖。

参考文献

6. Seitz IA, Gottlieb LJ. Reconstruction of scalp and forehead defects. *Clin Plast Surg.* 2009;36:355–377.

   Techniques in scalp and forehead reconstruction are detailed in this review.

7. TerKonda RP, Sykes JM. Concepts in scalp and forehead reconstruction. *Otolaryngol Clin North Am.* 1997;30: 519–539.

   Anatomy and technical versatility are stressed in this primer on scalp reocnstruction. The roles of diverse methods in achieving optimal coverage are discussed.

54. Temple CL, Ross DC. Scalp and forehead reconstruction. *Clin Plast Surg.* 2005;32:377–390, vi–vii.

    The authors propose an algorithm for scalp reconstruction.

Surgical antomy of the scalp is reviewed.

57. Angelos PC, Downs BW. Options for the management of forehead and scalp defects. *Facial Plast Surg Clin North Am.* 2009;17:379–393.

    This review covers methods in scalp wound management ranging from allowing for secondary healing to performing free tissue transfer.

69. Leedy JE, Janis JE, Rohrich RJ. Reconstruction of acquired scalp defects: an algorithmic approach. *Plast Reconstr Surg.* 2005;116:54e–72e.

    A multifaceted algorithm for scalp reconstruction is presented. The reconstructive surgeon is urged to achieve not only wound closure, but also an aesthetically optimal result.

6

鼻整形美容重建

Frederick J. Menick

概述

- 整形外科源于早期面部,尤其是鼻部的修复重建。
- 面部轮廓展示给世界我们是谁,并实际上影响着我们将成为什么。
- 恢复鼻部正常的形态、建立舒适的通气功能是鼻修复重建的目的。
- 治疗方式的选择依赖于对鼻畸形和创面修复的理解,对缺损的解剖层次、可供选择的供区和手术方式的评估,以及医师对组织重塑的能力,技术的优劣和局限性,以及该技术取得期望结果的可能性。

简介

鼻部的主要功能是视觉上看起来正常,便于通气。

鼻重建手术的成功取决于缺损的部位、大小和深度,供区的选择,最重要的是医师在材料、方法和入路的选择。需要从解剖和美学两个层面评估缺损、创面愈合以及移植组织的修复方法。必须理解每种材料、每种技术和不同阶段都存在优缺点和局限性。缺损的组织必须被修复——鼻部皮肤色泽、质地与周围局部组织相一致,具有软组织、骨、软骨和衬里多层支撑。被覆的皮肤需比较薄,相似的组织并有良好的血供。衬里也需薄,质地柔软,血供良好,不能阻塞气道,也不能因为组织过量或过厚造成外鼻形态的改变。坚强的中层肌肉组织需有良好的支撑、塑形及修复后的抗重力、抗张力和预防瘢痕收缩的能力,从而防止塌陷和变形。医师需选择与缺损相似的组织来修复。但是,即使供区组织在一些特性上与待修复的组织相同,所有的供区组织也需要调整、修薄和塑形以成为真正"相似"的组织。平坦的额部皮肤、耳郭或肋软骨以及传统的衬里替代物与"正常"鼻部相同性还是很少。

基础科学/疾病进程

鼻畸形可源于先天性鼻畸形、外伤(包括烧伤)、皮肤肿瘤切除或放射治疗引起的并发症、感染或免疫性疾病[25]。必须控制感染,根治肿瘤和使免疫性疾病处于缓解期才能进行鼻修复重建。因此,重建手术常延迟数周或几年以等待创面的稳定、成熟,并确认疾病得到控制。

分期切除延期修复尤其适用于面积广泛需要复杂重建的肿瘤。最好是肿瘤切除手术前就开始接诊患者介入修复。明确诊断,可能切除的程度和重建的方法予以讨论,并扼要地介绍治疗方式的选择。如果必要,需要进行术前的体格检查。安排未来的手术时间。实施手术并安排术后随访以评估肿瘤切除后的缺损。在术后就诊中,真正缺损的程度、解剖和美学亚单位缺失的范围得以确定。48~72小时内进行重建手术。因为缺损的程度在修复前已经确定,患者能够理解重建的需要,并知晓手术情况,积极配合手术。

这种协调性的切除和修复使得患者在进入手术室前有机会去思考、计划并与患者在轻松的环境下讨论治疗方案的选择。术前制订好手术方案，降低了患者和术者的焦虑情绪，保证了最佳的疗效。因为修复前已确定肿瘤彻底切除，麻醉和手术时间也将大大地缩短。最主要的是，更改手术计划或术中临时决策的可能性也大为降低。

诊断／患者表现／病例选择

术前咨询能够明确诊断，确定解剖和美容亚单位的缺损，保证健康的创面和心智健全的患者，提供患者教育，增强患者的自信心和主动参与度，从而形成手术方案，确定合适的供区、手术方法和分期。了解患者既往病史，进行体格检查特别关注鼻损伤的病因、疾病的缓解期或肿瘤完全切除情况。面部照片结合面部标准化摄像和测量，可以确定具体解剖缺损，美学单位损伤，陈旧性瘢痕，解剖标志点错位，可供选择的供区损伤，提供对术中有价值的测量数据。在复杂的三维损伤病例，术前获取面部石膏模型以及设计预期效果的泥塑模型，能够让医师直观地观察需要修复缺损的三维轮廓。原来的病理检查和过去的手术记录采集检查。重建鼻部和面颊部复合缺损偶尔需要进行面部 X 线摄片、CT 扫描或 MRI 检查以了解面中部骨性和软组织损伤的程度。

设计鼻美容重建

传统方法

传统上[22,25]，外科医师主要是想办法"补疮"取得伤口愈合。修复方法取决于缺损本身。皮片或皮瓣的设计和大小是由明显但常常是变形的缺损决定的。会优先考虑产生的瘢痕和附带的供区损伤。多元的、独立和三维缺损缺乏统计考量。重点放在组织移植（皮片或皮瓣）、血供和解剖层次的替代修复（被覆、衬里、支撑）。若缺乏主要的支撑，不受控制的愈合应力一定会导致瘢痕挛缩、局部组织突出和气道阻塞。

这种传统的方法未能考虑到患者希望恢复到原来面貌的强烈愿望，只遵循"少即多"的谨慎思路，很少期盼恢复到正常形态。

错误的原则

从缺损的模样设计皮瓣

传统上，皮片或皮瓣用来修复存在的缺损。但是缺损并不能真正反映损失和需要修复的组织结构。新鲜的创面可能因为水肿、局部麻醉、组织张力和重力作用而扩大。陈旧性创面会因为二期伤口愈合、前期损伤或既往不成功的修复手术而挛缩。

成功地修复面部，一定是明察"真正"的组织缺损，予以彻底修复。外科医师再创造一个"真实"的缺损范围，让正常的结构复原到正常位置。然后产生的缺损予以精确测量修复。

多转位组织以便安全

转移额外的组织作为增添或担心血供欠佳只会使重建手术复杂化。如果转移过多的组织，邻近的解剖标志会向外移位。需要后续的额外手术切除多余的组织，恢复鼻部单位的轮廓。

使皮瓣尽量小以保护供区

转移富余的组织到缺损部位是基本的外科手段。医师需尽量避免为了保护供区使受区的组织量不足。中面部结构例如鼻、唇，有确切的边缘界限和位置。缺损的组织需要精确地修复以避免组织量不足，缺损边缘向内牵拉所导致的大小、形态和位置的改变。

使用组织扩张器保存供区

鼻是面部比较困难修复的器官，不能出错。额部是可以作为牺牲的部位。在发际线非常低、额部存在瘢痕或额部以前作为供区切取过，常规应用扩张器是不必要的。鼻部永远是第一位需要的。额部供区是第二位的。只有对整个鼻修复是有利的情况下才使用扩张器。

永不摒弃组织

医师从学生开始就被告知尽量保留组织。但是，如果转移皮瓣仅仅是修复面部结构的一部分，那便可能成为引人注意的补丁，且周边为瘢痕包绕。在做修复之前修整创面缺损，并除去多余的皮肤常常有助于修复效果，即便如此操作会造成缺损创面扩大。去除的组织可挪为他用，作为翻转皮瓣衬里,或皮下组织填充,或转移修复邻近缺损创面。

出现瘢痕或瘢痕数量增加决定最终的效果:将切口放在原有瘢痕之上,减少瘢痕,害怕瘢痕。

一个不良的面部修复源于不正确的大小、比例、体积、位置和外形,不在于瘢痕。瘢痕置于各亚单位的交界处可以有效地掩盖痕迹。

在软组织愈合和成熟后再二期放置支架和修薄多余组织

传统上,被覆和衬里修复后可以不做支架支撑以避免支架外露和感染。偶尔,也将薄弱的软骨条置于预购皮瓣内,其下植皮覆盖。数月后,骨和软骨移植物作为粗制的支架用来支撑鼻尖和鼻背。不幸的是,未得到支撑的软组织很快因为重力和张力作用而变形,并被瘢痕固定。后期的再次软骨移植再扩张和修薄手术不易成功。

一个缺损、一个皮瓣和(常常)一次手术

使用一个皮瓣很难再造多个面部单位的三维精细特征。单一皮瓣从外科角度省事,但不能提供足量的皮肤再造三维轮廓。皮瓣下瘢痕床内的成纤维细胞收缩使单个皮瓣成穹隆样块状突起。因此,常优选采用精确大小、比例和皮瓣质地的不同皮瓣或移植物来修复面部各单位的缺损。

现代鼻修复重建的方法

美容修复的效果依赖于医师和患者的选择[22,25]。目前方法需从解剖和美学两方面构画“正常”的轮廓,并决定缺失的部分[28]。区域单位的修复理念强调审慎的抉择,调整供、受区比例达到面部单位的精确修复。面部重建的原则已由传统的创面修复认知(大小、深度、解剖和皮瓣的血供)转移到视觉美学的高度。创面愈合、组织成活、解剖层次修复是必要的,但不足以恢复正常的形态和功能。一个训练有素、经验丰富的成熟外科医师可以“预知未来”。他/她能够从可用的术式选择中想象出哪些方法有效,同时构思出期待的结果。依次制订手术计划,提出修复的基本原则,选择修复的技术和方法。

幸运的是,虽然每一缺损迥异,所有的修复手术因为“正常”是恒定的而得以简化。通常对侧正常作为参照标准,若对侧不正常,则理想的形态作为标准。“正常”的鼻形视觉上的定义包括大小、比例、体积、位置、突出度、基底、不对称性以及期望的皮肤质地、边界轮廓和三维形态。以面部主要解剖标志作为面部分区的依据,各形态分区彼此相邻,各具特征性的皮肤质地、外形和三维轮廓。以单位修复帮助医师构思修复目标,界定修复内涵,平衡选项和评估手术的成功。理想的正常形态了然于心使修复目的、优先选择、手术阶段分期、材料的使用和组织转移的方法等更加明确(图6.1和表6.1)。

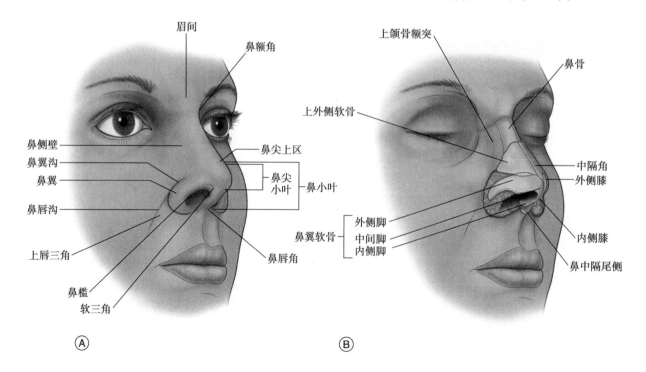

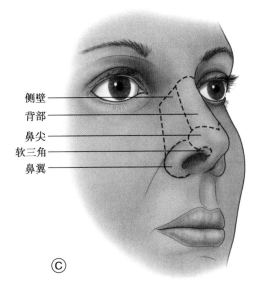

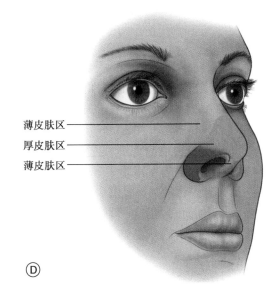

图 6-1　鼻的解剖、表面轮廓和亚单位

表 6.1　Gillies 和 Millard 整形外科基本原则

- 缜密观察是诊断的基础
- 治疗前须明确诊断
- 只做缺损的模板,制订诊疗计划
- 将正常组织归位并稳定保持
- 做正能量之事
- 治疗原发性损伤为上,勿让继发性缺损殃及最终结果
- 拆东墙补西墙,若东墙能承受
- 缺损一定需要相同组织修复
- 除非你确认真的不需要,绝对不要摒弃任何组织
- 千万不让常规方法成为你的主宰
- 今天绝不做能体面地延迟到明天实施的手术
- 当有任何疑问时,千万不要做

（引自 Gillies HD, Millard DR. The principles and art of plastic surgery. Boston: Little Brown, 1957.）

20 世纪后半叶, Gonzalez-Ulloa 等[29] 基于面部皮肤的厚度将面部分成不同的区域。Millard[30] 设想面部主要标志区域作为各分区"单位",建议采用"相似"的组织按单位整体修复,使之具有相同的色泽和质地,避免补丁样外观。

Burget 和 Menick[31] 依据鼻的皮肤质地、边界外形和三维形态将鼻部分为不同的亚单位。

周围和中央面部单位的概念

面部基于其皮肤特征、边界和三维形态分为不同的区域,可大体分为中央区和周围区。从实践上讲,面部分区概念为临床观察和治疗选择提供了合理的解释[22,25]。

周围单位

额部和颊部是面部周围单位,像"画框"一样,它们位于面部周边区域,不太引人注目。其表面大体平坦、面阔,边界因为发际线和眉的位置高低而不同。由于额部和面颊部的边界不是从所有的视野都能观察到,因此一般其边界不能与对侧正常部位比较对称性和轮廓。

因为面部周围单位的特征不像中央单位那么精细和恒定,其修复要求没有那么严格,也居于次要考量。修复原则也与中面部迥异。其成功修复取决于确切恢复皮肤大小和色泽,而不是边界和三维特征。

不像鼻部创面,中度额部缺损可允许其自行愈合。最终形成的光洁、平坦的额部瘢痕因为其下有坚硬的额骨支撑,与额部正常光亮、紧致的皮肤浑然一体,不会造成明显畸形和邻近解剖标志错位。罕见需要全额部或侧面亚单位植皮修复,若如此,一般是切除单位内剩余的皮肤。植皮的均一光泽特征模拟了整个额部单位或亚单位所期望的皮肤质地和形态,将其周围瘢痕隐藏在发际线和眉,轮廓线置于额部中、外亚单位交界处。

最常见的是用面颊部松弛、多余的邻近皮肤以非亚单位旋转、推进皮瓣修复缺损。扩大创面以达到整个额部和面颊部用单一皮瓣修复是不现实的,因为缺乏局部充裕的供区皮肤来源和可靠的皮瓣血供。亚单位概念很少用于颊部和额部修复。

中央单位

包括鼻、唇和眼睑的面部中央单位对整个面部外形起更大的作用,也需要不同的重建方法。局部亚单位重建的原则主要适用于面部中央单位缺损的修复,而不是周围单位。

鼻具有固定的边界,三维形态,需要维持两侧的对称性。虽然恢复皮肤缺损很重要,但鼻的轮廓标志、形态和对称性更重要。中央单位为第一眼所见的部位,需要放到修复重要性的首位。

大的鼻部缺损采用精确大小、形态的局部转移皮瓣修复,避免张力、塌陷和邻近可移动的解剖标志变形。为达到以亚单位缺损修复需去除亚单位残存的多余皮肤,从而创面的大小和形状可能有所改变。被覆的外层皮肤须具有三维结构形态,辅以软骨支架作为支撑维持外形。

区域亚单位修复原则[25,28]

- 人希望有正常的外貌。
- 正常以三维形态、边界、皮肤特征所界定,称之为区域分区。它们并不与皱纹或静态皮肤引力线相关。
- 鼻部单位包括鼻尖、鼻背、鼻小柱和一对鼻翼、侧鼻和软三角亚单位。
- 恢复缺损的单位,不是仅仅填充缺损。
- 位于中央单位的缺损若不顾亚单位的外形单纯修补,补充的组织会成为亚单位里一个显眼的补丁。重建的目的必须是恢复亚单位的特征而不是简单地补“缺”。
- 在位置、大小、形状和深度上调整创面,摒弃突出的鼻亚单位内的正常组织以提高手术效果。

当鼻部中央区部分缺损时,常常是做整个单位或亚单位的修复,而不是简单地修补缺损。创面的大小、形状和深度会做些修整。亚单位内的残存正常组织可能需要予以切除扩大创面。或者通过局部旋转推进皮瓣来减小创面,或通过组织切除和再分配相结合改变创面边缘形状。亚单位修复可以将瘢痕置于隐蔽的亚单位交界处。最重要的是,皮瓣下受床的成纤维细胞收缩,使转移的皮瓣高出周围正常皮肤。如果做整个突出的亚单位修复,那么突起的皮瓣紧贴其下方的软骨支架收缩,结果是抬高而不是使突出的亚单位轮廓变形,这符合亚单位的期望形态。

“亚单位概念”[22,31]

如果是中央突出的亚单位缺损,如鼻尖和鼻翼超过50%亚单位面积,则把亚单位内残存的正常组

织切除,做整个亚单位的修复,而非仅仅是“补疮”。

亚单位修复原则的结果是:

1. 缺损可能被扩大,供区的组织量增加。缺损更大后不可能应用局部皮瓣关闭伤口,需要区域皮瓣转移修复。
2. 手术分期和修复的复杂性会提高。
3. 需要支撑软组织的软骨量会增加。
4. 如果需要转移区域皮瓣和软骨,患者的供区损伤可能会增加。

但是如果这些原则应用适当,最终的修复结果会大大地改善。然而需要强调的是,好的手术效果并不能依赖于单一手术操作。其他重要因素包括:适应证选择、手术方法、被覆皮瓣的组织处理与转移、转移皮瓣是否与周围组织相匹配等,从而以精确的大小、比例和形态修复缺损部位,重建鼻的三维形态。按照面部单位修复面部缺损是有益的,不过它只是单一工具。

使用正常的对侧或者理想的形态作为参照

明显的外观缺损并不一定是反映真实的组织缺失。由于水肿、张力、重力、瘢痕或既往修复手术,创面可能会增大、缩小,或者性状发生改变。外科医师常采用正常的对侧——对侧鼻翼、半侧鼻尖、半鼻和半唇亚单位以设计反映缺失亚单位的大小、形状的箔片模板。如果正常的对侧也不存在,那么可以依照患者面部印模,从一个理想形状的黏土模型设计模板,或从另外一个正常人面型设计模板。

以精确的大小、比例和外形作组织修复

如果皮瓣大于缺损创面,其多余的组织量推动邻近的解剖标志外移,造成移位和不对称。多余的皮块也会掩盖其下支架结构形成的精细体表标志,使其不能显示。如果皮瓣小于创面,邻近结构则会向内牵拉,造成的张力会使下面的软骨支架塌陷。

设计精确的三维模板适应“真实”的组织缺损需要,而不是因为水肿、张力、瘢痕和既往修复所导致的已变形的创面。

应用模板

以正常的对侧或理想形态做出来的精确箔片模板用于皮瓣和支架材料设计。这类模板决定了皮瓣的大小、边界和形态,面部解剖标志的位置(鼻翼基底、鼻唇沟或鼻翼沟)。

选择供区和应用理想的组织转移方法

Millard 的"以牙还牙"（相似修复相似）的箴言同样适用于鼻修复[30]。唇部修复唇部，颊部修复颊部，额部皮瓣或鼻唇沟皮瓣修复鼻部。远位组织用来做衬里，充填死腔，创建面部基底平台，或者为缺血、污染或放射治疗后的创面提供血运。但是远位皮肤与面部皮肤特点不匹配，不能用来修复面部。局域皮瓣可用来替代面部皮肤。

理解创面愈合和组织移植

传统上，组织移植方式的选择基于缺损的血供和深度。植皮适用于覆盖良好血供的浅表创面，仅有皮肤和少量的皮下组织缺失。皮瓣用来为深部缺损提供组织量，或覆盖缺乏良好血供的受区，以及有重要结构外露的创面，或存在骨、软骨暴露包括移植修复的骨、软骨。然而，即便供区皮肤色泽、质地与受区匹配，与植皮成活相关的短暂的组织缺血会导致不确定性的皮肤色泽和质地的改变。植皮术后显示典型的发亮、营养不良、脱色素或者色素沉着。不过，全厚皮肤移植较少回缩，且不会呈现"陷阱门"样外观。与此相对，皮瓣保留了原有的血供，也保有了供区皮肤的特点。但皮肤与受床之前的瘢痕挛缩导致局部突起的外观。因此，植皮最好用于覆盖平坦或者略有凹陷的受床，如侧鼻；而皮瓣常用语修复突出的表面结构，如鼻尖或鼻翼，尤其是当整个突出的单位或亚单位作整体修复时。这样，外科医师利用创面愈合和组织移植最大限度地发挥优势，为己所用。

创建一个稳定的基底

如果鼻部缺损涉及唇和面颊部，那么唇部和面颊则优先修复。不利的是，唇部/面颊部术后随着水肿消退，后期重力作用，张力和瘢痕挛缩会移位。创面越深大，其发生的风险越高。若唇部/面颊部不稳定，而鼻部是同一手术过程重建，那么鼻可能会随着时间向内、外侧牵拉。

虽然鼻、颊部和唇部较小面积的浅表缺损常可以一期重建，但创伤较深、面积偏大颊部、唇部创伤比较可靠的方法是先行修复创造一个稳定的平台，然后二期行鼻再造。

再造软组织和硬组织皮下支架结构

因为呈现鼻形，所以鼻部看起来正常。一期或

延迟放置支架移植物以支撑、塑形或加固皮肤被覆组织和衬里预防塌陷和收缩。虽然鼻翼和软三角区不包含软骨，鼻孔缘一定需要放置软骨支撑。鼻翼条状移植物为鼻翼缘提供支撑，防止向内、外回缩和鼻孔气道塌陷。一旦软组织精确地切除，有助于塑造三维形态，改善整体鼻形态。

不管旧瘢痕

为了避免附加切口瘢痕，臃肿的皮瓣常二期修薄，方法是后期修整手术以原边缘瘢痕入路掀起皮瓣边缘。然而，最好是不管原瘢痕，按照需要增加切口。基于正常的对侧或理想的形态使用精确的模拟，期望的鼻翼沟和鼻唇沟用墨水予以标记。一旦理想的解剖标志位置切开后，切口创缘两侧掀起，直视下将下面的软组织修剪塑形，再造平坦的侧鼻、圆润的鼻翼和丰满的内侧面颊。然后将皮肤在新形成的皮下组织床上用褥式缝合，关闭切口创面。尽管新增加了切口，但它隐藏于新形成的亚单位之间的边界上。视觉上，因为鼻形优良，如果轮廓不发生塌陷，周边的旧瘢痕不太明显，新增的瘢痕往往比较隐蔽的。

合理利用手术分期

每一期手术都有机会改造创面使之符合修复原则，将正常组织归位，保证组织成活，把多余组织准备他用（翻转衬里皮瓣，软组织充填），延迟手术，预置、转移和通过时间间隔修薄组织或组织塑形来修整组织，增加或调整支撑移植物，改善不完美之处，或处理并发症以及后续其他手术。

考虑初期的手术

在正式鼻再造之前的预备手术是有助于鼻再造的。常常，畸形的程度被原来二期创面愈合或过去的植皮或皮瓣移植的效果所掩盖。将创面改造，残留的组织回归到其正常的位置。这样缺损的大小、位置就会得到更好的评估，需要移植的组织更准确地确定。虽然既往病史、体检、原来的手术记录或者X线照片能提供一些信息，但其真正缺损的程度只有创面扩创后才会清楚。

瘢痕或臃肿时的软组织切除可以打开因此阻塞的气道，创面用植皮或局部皮瓣修复。残存的局部组织或邻位皮瓣可被放置备后期使用或延迟以增加血供，尤其瘢痕位于皮瓣区域或者怀疑对皮瓣蒂有损伤时。缺血或有慢性感染的组织需要清创。不成

熟的组织让其再血管化,软化并稳定。缺损的唇部和颊部优先修复,建立一个稳定的平坦基底以便在其基础上进行鼻再造。如果指征需要,须进行创面活检以保证肿瘤切除完全。

当缺损复杂,患者可能焦虑,医师也不能确定所需要的组织或可供选择的治疗方案。诊断需要明确,创面需要准备,也需要分析问题以制订详细的治疗计划。有效地利用时间。

缺损的分类

缺损的位置、大小和深度决定了修复的需要和难度。鼻缺损分为小面积、表浅、大面积、深层或复合缺损[22,25]。

小缺损

小缺损直径小于 1.5cm。尽管植皮可用来覆盖大创面,但如果缺损大于 1.5cm,那么局部皮瓣就不能用,因为在不产生过度缝合张力和解剖标志移位的情况下,局部皮肤不足以作皮瓣设计。

表浅缺损

表浅缺损包括皮肤和少量皮下脂肪组织和肌肉组织。良好血运的软组织居于创面深层,适于植皮成活或皮瓣覆盖。如果存在骨膜和软骨膜缺失,尽管小创面可以自行愈合,但不适于植皮,而常要具备有良好血运的皮瓣。

位置不佳的缺损

位置不好的缺损是指其位置需要邻位皮瓣修复。如果缺损距离鼻孔边缘小于 0.5 ~ 1.0cm,局部皮瓣会导致鼻尖和鼻孔变形。局部皮瓣不能覆盖到鼻尖下部或者鼻小柱。邻位皮瓣用来修复这些位置不佳的创面,即使创面并不是很大。

大创面

大创面指大小超过 1.5cm 的创面。鼻部残存的皮肤不足以设计局部皮瓣,需要植皮或者以面颊部或额部转移剩余皮肤增加组织量。

深部缺损

深部缺损是指深面的支撑结构或衬里缺乏需要修复以防止软组织和气道塌陷,标志性结构移位变形。

这包括鼻翼,即使其边缘没有正常软骨,如果大面积的鼻翼皮肤和其致密的纤维脂肪层缺损,那么需要放置软骨支撑。

但是如果应用软骨移植物,那么就不能再植皮或局部皮瓣转移。游离植皮于裸露的软骨上不能成活。排除局部皮瓣修复是因为与其相关的伤口综合张力会造成脆弱的软骨支架塌陷,原因为鼻背表面皮肤剩余组织不足以设计无张力的局部皮瓣。因此,虽然一个小的鼻翼缘缺损能用复合皮肤组织移植修复,但全层组织缺损需要血供良好的邻位皮瓣修复。

复合组织缺损

复合组织缺损[32]从鼻部累及邻近的面颊部和上唇。鼻部、颊部和唇部在视觉上、解剖上和功能上不同。每个面部亚单位其皮肤质地、外形和轮廓也迥异。鼻部居于中部,以面颊部和唇为基底,具有特征性突出、体表位置以及角度关系。

组织缺失的程度单位与单位不同,需要的组织覆盖、衬里、支撑和软硬组织也有差异。

对于医师而言,最简单的办法是"补疮"。用一块皮瓣修复所有的皮肤和软组织缺损。但是很难用一块皮瓣重现负荷缺损的三维结构特点。集合上,两点之间最短的距离是直线,单一皮瓣常是"外科手术的捷径",但不能提供足够的皮肤来重建三维结构。包括多个亚单位缺损的瘢痕收缩常致使一个皮瓣穹形突起,周边为补丁样的瘢痕包绕。每一个面部亚单位分别植皮或皮瓣修复能使瘢痕比较好地隐藏于亚单位标志的连接处,有助控制皮瓣针垫样突出。

治疗/外科技术和手术后护理

尽管看起来简单,小的和表浅缺损修复同样困难。医师和患者容易不能充分理解鼻形态的复杂性,缺乏多余的组织在颜色和皮肤质地上与其余皮肤相匹配,可能导致鼻尖和鼻孔缘变形的风险。有许多选项可供选择。所花费的时间,付出的辛劳,不良的效果,供受区瘢痕,手术次数,创面愈合的时间和花费都应综合考虑平衡以防止继发畸形的可能性。

鼻皮肤质地的分区

鼻部被覆皮肤、皮下脂肪和鼻部肌层,后者位于坚硬的具有弹性的软骨支架之上,并有纤维脂肪支撑,但是鼻部皮肤的质地并不是均一的,除非皮肤因为年龄老化、阳光照射损伤或者放射性损伤。在正常鼻部,可分为光滑的薄皮肤区和厚的存在毛孔的区域。注意皮肤质地区域并不与鼻亚单位分区一致,鼻亚单位是靠轮廓区分的。

上半部鼻背和侧鼻的皮肤薄、光滑,具有延展性和活动性。皮肤相对松弛,常能直接缝合伤口或局部皮瓣应用闭合小创面而不会造成相邻组织变形。也可以从面颊部动员皮肤闭合侧鼻,鼻翼的较小创面。虽然通过同期鼻整形减小鼻支架的大小以期相对增加鼻皮肤量,推荐在大鼻子的患者中用来闭合小的创面,这很能起作用。

下半鼻区域皮肤较紧,富含皮脂腺,且存在小凹坑,与深层结构紧密联络。皮肤开始于鼻翼沟,鼻尖上区 5~10mm,向下到鼻尖尾部边缘和鼻翼亚单位。在鼻翼上缘 2~3mm,鼻尖最突出点下几个毫米到鼻小柱,皮肤变薄没有皮脂腺。下半部鼻尖下小叶,包括软三角和鼻小柱皮肤较薄,并与深层组织连接紧密。鼻尖和鼻翼缘活动变大,瘢痕挛缩或不适当的组织转位很容易变形。

修复鼻部皮肤缺损

小、浅表缺损

二期愈合

机体对损伤的反应是上皮化、肉芽组织形成以及肌纤维细胞收缩。整个过程比较简单,花费少,只是过程有点缓慢,但效果常常比较满意。

二期愈合适用于不能一期缝合的损毁伤,包括电灼伤,剐蹭伤或者伤口不连、感染或者坏死。为避免由干燥或创伤导致的进一步损伤,如果有对生命至关重要的深层结构暴露于创伤基底时不适用二期愈合。

二期愈合没有组织量的增加,创面收缩使周围组织向缺损部位牵拉。剩余部分创面胶原纤维填充上面由一光亮的薄层表皮覆盖,包含少量的黑色素细胞和皮肤附属器。最终形成光洁、平滑的灰白色瘢痕。二期愈合可适用于位于鼻旁皮肤表面平坦或凹陷的创面,与可移位的标志部位有一定距离,最适于受阳光损伤或放射损伤的皮肤区域内,在此处因为自发愈合产生不完美的皮肤质地不是很明显。

鼻背、侧鼻和深在的鼻翼沟的小创面可通过二期愈合获得满意效果。然而,色泽、质地不匹配或者轮廓凹陷在鼻尖、鼻翼厚的皮肤区域就比较明显。容易移位的鼻尖、鼻孔边缘会因瘢痕挛缩而变形。

虽然有一些局限性,但在特定情况下二期愈合是一种很好的选择,如患者患有严重内科疾病、无法承担治疗费用或缺乏治疗医院等,几乎所有创面都能自行愈合。若患者不满意,则延期修复。

一期伤口缝合

鼻上 2/3 比较松弛,存在多余的皮肤,如果缺损小于 5~6mm,那一期缝合伤口是可行的。在鼻尖和鼻翼区皮肤厚且比例固定,缺乏多余皮肤,一期伤口缝合会导致变形和比较宽的凹陷性瘢痕。

植皮术

植皮具有诸多优点[22,25]。鼻背表面不增添新的瘢痕,不受局部可利用的组织量限制。供皮区通常取自耳前、耳后或锁骨上区域。

但是,植皮需置于有良好血供的受床上才能保证成活,在裸露的软骨或软骨移植物上成活是不可靠的。植皮在狭窄的软骨移植物上可以依靠桥梁作用再血管化,但这样做是有风险的。软骨移植物必须限制到比较小,可能会发生部分或全部皮肤移植坏死。

皮肤移植的美容效果是不可控的。因为伴随皮肤移植过程的暂时性缺血会使供区皮肤的质地退化。皮片表现为灰色、光滑和缺乏营养状态。耳后皮肤可能一直泛红,锁骨上皮肤显示棕褐色光亮。耳屏和鬓角之间的无毛发供区匹配性比较好,尤其是移植于鼻背、侧鼻和鼻小柱时。

传统的全厚皮片移植鼻背和侧鼻薄皮肤区域与之吻合度较好,因为本身鼻上部皮肤相对光滑、不厚。但是将其移植到鼻尖和鼻翼这些厚皮肤区域,会出现凹陷,而且植皮区域存在明显的色差。

耳前耳后表皮移植

无毛发的耳前皮肤是一个很好的供体部位。能在该部位获得宽 2.0~2.5cm 的表皮。当选择较大面积表皮移植的供体时,对于女性,选择有微小毫毛的皮肤,或对于男性,选择长有胡须的皮肤。能从耳后和乳突部分,包括耳后褶缝,获得可供移植的耳后皮肤。特殊情况下,整个耳后部位的皮肤均可成为供体,与更远部位的皮肤一起被用于表皮移植。

全层额部表皮移植(图6.2,图6.3)

尽管额部皮肤不是传统的表皮移植供体,但额部皮肤在小浅表缺损修复上用处很大,特别是被用于修复鼻尖和鼻翼的小浅表缺损。额部皮肤被认为是鼻部皮肤最好的移植匹配皮肤。额部皮肤以及其皮下紧凑的皮下纤维脂肪层比其他供体部位更厚、更硬。大量的软组织可以被用于移植,能被用于深层软组织的更换。额部表皮移植的血管重塑情况正常,移植处的颜色逐渐从白色变为蓝色,最后变为粉色。一般情况下,移植顺利。然而,当移植失败时,额部表皮移植的临床发展是独一无二的。不像从其他供体部位获得的移植表皮,额部表皮移植失败时不会发生早期分离。移植部位会发展为一个硬而紧

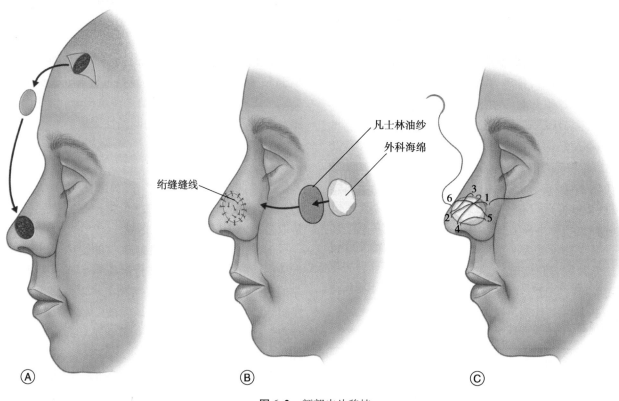

图6.2　额部皮片移植

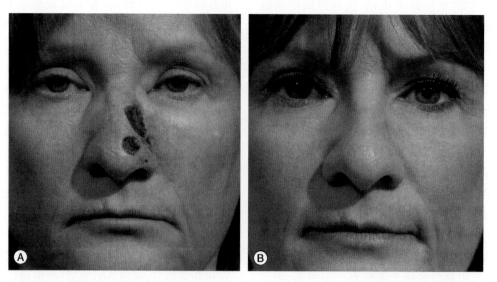

图6.3　(A)术前。(B)额部全厚皮片修复鼻尖缺损、耳后全厚皮片修复鼻背、鼻侧壁缺损术后外观

紧附着的焦痂。应保持焦痂原样，不要进行清创。焦痂会在下层组织上附着 4～6 周。焦痂与下层组织自然分离后，医师常发现伤口愈合、被填充并且最后表象较为美观。能从额部发际线下方轻易获得 1.0～1.5cm 的移植表皮，供体部位能原发性闭合。瘢痕通常愈合良好，并且容易被头发遮盖。

表皮移植技术

表皮移植需在血管床上操作，以确保成功获取表皮移植供体。被移植的表皮必须直接接触伤口，如果被移植的表皮浮于缺损表面或被血肿、血清肿隔离，则表皮移植不成功。被移植的表皮必须被固定在移植处，以保证血管连接到受体部位。

如果可能，避免受体部位过度凝结。常常将表皮移植延迟 10～14 天，以确保电灼伤焦痂的自然脱落以及生成肉芽组织。应保持受体部位湿润，每天用肥皂、水以及多种抗生素或凡士林保持软组织、骨膜或软骨膜湿润。随后进行表皮移植，这种移植为延迟原发性移植，在移植准备清创过程中，需避免下层软骨的暴露。

在伤口清创前对缺损部位进行处理。伤口的边缘和底部变得新鲜。创造一个干净的、不圆滑的直角皮肤边缘，以及一个血管床。清除旧瘢痕、表皮移植或肉芽组。从皮下层取出耳前或耳后表皮移植片，从额肌上取出额部移植皮片。用弯形手术剪清除移植皮片下的脂肪，但移植皮片的皮下厚度不一定要薄至真皮层。表皮移植皮片的厚度以及其皮下脂肪的厚度需与受体部位的深度相符。移植皮片被放置于处理好的伤口表面，修剪移植皮片，嵌入移植皮片，并用单层细缝线在移植皮片外周进行缝合。为防止皮片横向位移，纡缝缝线穿过移植皮片，将移植皮片与受体部位一起缝合。在修复处涂抹一层抗生素软膏，用细纱布覆盖。接着，用一个软质泡沫填塞物填充。传统上，伤口表面固定单个缝线上的填塞物，并且每个填塞物敷料相互包压固定。然而，更快更有效的缝合方法是，将单 4-0 或 5-0 丙纶缝线从伤口边 5～10mm 处打结，然后在填塞物上十字形来回交叉缝合。每次交叉，从伤口边缘几毫米处进针，最后缝线自打结。外科医师只需在一个或两个区域缝合缝线，以便以后能轻易去除敷料。

术后，用塑模敷料固定移植皮片，并加强了纡缝缝线。然而，它不是一个"压力"敷料，不能用于止血或预防血肿。最初，移植皮片呈现白色，几日后，血流灌注增加，移植皮片的颜色从蓝色变为肉眼可见的粉色。尽管填塞物可以被早早移除，但是最好保持填塞一周。如果用无张力细缝线修补缺损，则无缝线痕迹。

局部皮瓣

不像移植皮片，血管化皮瓣移植保持了移植物原有的特性。所以可预测皮瓣的颜色和质地。皮瓣比移植皮片厚，能更好地提供丢失的皮下组织。

鼻部背面和侧面有多余的活动性较好的上部较薄皮肤区域，能移植至上部较薄皮肤缺损的区域。但是鼻尖和鼻翼处没有多余的较厚皮肤区域。

记住，就近瓣没有添加新表皮，仅有可被分享的，但数量有限的皮瓣，这些皮瓣从上鼻区移至缺乏的区域。如果缺损部位尺寸大于 1.5cm，剩下的皮肤表面因没有多余皮瓣被用于闭合缺口部位，表皮不能重新分布、覆盖鼻骨，导致修复失败。指南，适用于所有鼻就近瓣，应仔细遵守。就近瓣适用于小浅表缺损，缺损位于鼻孔边缘 5～10mm 外，鼻尖上方。通常描述的就近瓣不适用于鼻尖以下部位。不幸的是，经常有外科医师不遵守这些规则，导致鼻塌陷，鼻尖和鼻翼边缘错位。为避免局部皮瓣的病变或分期，就近瓣不适用于大面积缺损部位的表面重塑，也不适用于鼻尖或鼻边缺损部位的表面重塑。在这种情况下，最好是让伤口二次愈合或采取制皮手段。

单叶易位皮瓣（图6.4）

上鼻部有大量多余的可移动的松垂皮肤。单叶易位皮瓣，即 Banner 皮瓣或 Romberg 皮瓣，被用作小开放式缺损部位的修复[33,34]。这些皮瓣 90° 弧度翻转皮肤，截取这个轴的多余部分来填补另一个轴的部分。因为上鼻部的皮肤相对可移动、可用，并且远离鼻孔边缘，这些小就近瓣不会扭曲鼻尖或鼻翼边缘。然而，如果皮瓣供体的瘢痕横穿鼻梁，则会产生一个肉眼可见的凹陷瘢痕。单叶瓣不适用于修补鼻尖或鼻翼部的不可弯曲的厚皮肤，该处皮肤转移不良。常用变形狗耳缝合或邻近可移动表皮替代修补。

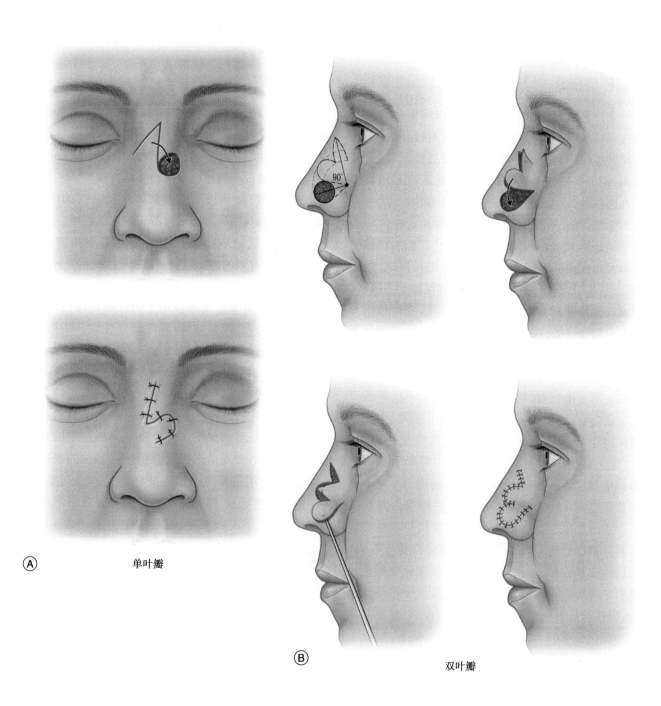

Ⓐ　　　　　　　　单叶瓣

Ⓑ　　　　　　　　双叶瓣

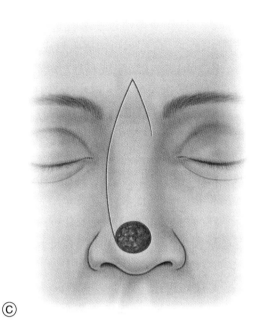

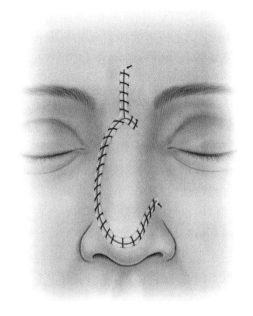

图 6.4　（A）单叶瓣。（B）双叶瓣。（C）鼻背皮瓣

鼻背皮瓣

鼻背皮瓣提升软骨膜、骨膜上的皮肤、皮下组织以及肌肉,可将眉间多余的部分表皮移至鼻尖。鼻背皮瓣最适合用于修补鼻背和鼻上部鼻尖亚单位[35~37]。鼻背皮瓣从面部血管和角血管沿着鼻侧壁和内眦分化血管。向上提升面颊皮肤至鼻侧壁来促进缺损部位的闭合。可用鼻背皮瓣局部表皮重塑鼻尖和鼻背以及部分鼻翼或部分鼻侧壁的表面。不幸的是,当将眉间较厚的皮肤及软组织向下移动至靠近内眦的鼻侧壁时,若皮肤厚度不匹配,则可能导致医源性内眦赘皮的褶皱。鼻根的深度可能被消除,可能会导致鼻根消失。最近的修改已经删除使用眉间部位供体的建议。因鼻背皮瓣似尾巴般滑动,狗耳缝合被轻度干扰。理论上,计划沿着鼻侧壁的交界处缝合鼻背皮瓣的边缘。鼻背皮瓣边界的上部可能看上去像穿过鼻尖光滑表面的凹陷瘢痕。像所有就近瓣,鼻孔边缘的缺损部位尺寸越大,离鼻孔边缘的距离越近,鼻尖或鼻翼越容易因为张力或不良设计的移植修复而变形。

几何双叶皮瓣

双叶瓣被推荐用于修复下鼻部厚且硬的皮肤缺损部位。

应用双叶原理[38~40]。第一叶皮瓣,将有多余表皮部位的皮肤移至靠近鼻尖或鼻翼缺损处。第二叶皮瓣是远离缺损的鼻上部可用组织,第二叶皮瓣有着连续的轮廓。第一叶皮瓣修复缺损部位,第二叶皮瓣在第一叶皮瓣的基础上重塑缺损部位的表面。第二叶皮瓣的第三缺损部位原发性闭合,表皮供体部位也原发性闭合。

传统上,双叶瓣被设计为180°旋转。这种旋转导致较大的狗耳痕迹。狗耳切除使皮瓣血管基底变窄,妨碍血液供应。McGregor 和 Soutar[39],以及后来的 Zitelli[40] 提出一个几何设计方案,将皮瓣旋转的角度缩小至90°~100°,并且施行狗耳切除。这种设计方案不妨碍血液供应。这个方法适用于下鼻部0.5~1.5cm 大小的缺损部位修复。

旋转推进的皮瓣可以被定位至缺损周围任意位置,但是皮瓣的蒂底必须远离鼻孔边缘以防失真。第二叶也必须位于鼻上侧壁或鼻背松弛多余表皮里。它能被作为内侧基础或随后修复的基础。修复不应延伸至面颊或下眼睑。

适用规则:

1. 皮瓣的支点位于距离缺损部位1/2 缺损直径(或缺损半径)的地方。皮瓣位于鼻尖缺损侧面,以及鼻翼小叶中间。皮瓣支点距离缺损部位越远,皮瓣面积越大。在鼻部皮肤上画两个同心圆,一个小内圆,一个大外圆。外圆的外周距离缺损部位3倍缺损半径远。第二个小内圆标记位置离缺损部位的距离等于从支点到初始缺损中心的距离（缺损的直径）。因为鼻表面是圆的，不平，不能用直尺作为模板，需用一个箔条或弯曲的纸尺作为模板。将模板围绕支点旋转，就像车轮的单个辐条一样旋转，直到确定两个同心圆的周长。

2. 圆形鼻缺损的精确修复模式被立即定位于缺损旁，沿着外同心圆。第一叶需完全修复缺损部位，防止鼻尖或鼻翼边缘因伤口闭合而变形。因为第二叶位于上鼻部移动的表皮内，所以能将第二叶的大小设计得比缺损大小较小。第二缺损因上鼻部相邻缺损部位的松弛表皮的补充而闭合。延伸至外圆的横向狗耳切除，被添加到第二叶。

从缺损至支点标记狗耳切除部位，为旋转和推进皮瓣提供空间。皮瓣旋转角度小于100°，底部宽，以维持皮瓣血液供应。

3. 切除支点处缺损部位延伸的狗耳。第一叶和第二叶皮瓣，包括末端的狗耳，被提升至骨膜上。这些皮瓣，包括表皮、皮下脂肪和鼻肌。软骨膜和骨膜上残留的正常鼻表皮被逐渐破坏。

4. 重要的针垫层很少有双叶瓣，如果它被仔细地修复，针垫层分层分布。位于较活动的上鼻部的第三缺损是层层闭合的。它推动皮瓣向下，防止皮瓣有回归其供体位置的倾向。适当地"打薄"第一叶皮瓣后，第一叶的表皮表面匹配邻近正常表皮水平。第一叶皮瓣被移至原发性缺损处。第二叶皮瓣被用来填补第一叶皮瓣制造的缝隙。每个皮瓣被固定在直径1.5cm的地方，固定的地方离鼻孔边缘超过1cm。这个方法不适用于鼻翼缺损的修复。尽管鼻翼缺损尺寸相对较小，但修复十分耗时，需动刀的地方多，瘢痕多，肿胀明显，并且常伴随修复失真。

一期鼻唇沟皮瓣

一期鼻唇沟皮瓣能重塑鼻侧壁和鼻翼的缺损的表面，可重塑的缺损大小达到2cm[25]面颊中间、鼻唇沟皱侧部多余的皮肤被转移，以一种推进面颊瓣的随机模式延展方式转移。不像就近瓣，就近瓣重新分布残留的鼻部表皮，这个技术"添加"局部面颊表皮至鼻部表面。这个技术使修复边界失真的风险最小化，确保鼻翼支撑移植物不因过度张力而塌陷。

1. 用笔标记出鼻侧壁和鼻翼亚单位。移除鼻翼亚单位表皮，该表皮位于鼻孔下缘，缺损部位中

间，清除缺损部位中间的表皮有助于扩大鼻孔下缘的缺损面积。这样使瘢痕位于鼻孔边缘，增加受体部位皮瓣的混合。底层衬里用鼻中隔或耳软骨移植物支撑，预防鼻孔边缘塌陷或收缩。软骨移植物末端埋入鼻翼底部边缘的皮下口袋中，用经皮的5-0丙纶缝线缝合。软骨移植物被埋至下衬层来固定支撑移植物，以支撑鼻孔边缘。

2. 标记鼻唇沟。缺损位于鼻唇沟附近，所以手术后瘢痕位于鼻唇沟中。下方标记狗耳切除部位，标记远离模板。确保面颊皮瓣有足够的长度来摆动，使面颊皮瓣能被正确地放置于鼻唇沟，使鼻唇沟延伸至鼻缺损处。皮瓣最重要的尺寸是皮瓣的宽度，皮瓣的宽度需等于缺损的宽度。皮瓣末段将在伤口愈合时被修剪，这种修剪根据当时情况而定，不需预先确定。提高皮瓣，保持皮瓣与远端狗耳的连续性。鼻翼或鼻侧壁上，侧壁切口的皮瓣延伸不应高于鼻翼残留部分，皮瓣应"越过"鼻翼残留部分到达受体位置。不需要较高的切口，且较高的切口影响血液供应。

3. 鼻唇表皮延伸和面颊皮瓣逐渐被破坏，皮下脂肪厚度为几毫米，横向宽度为3～5cm。面颊被提升，沿着鼻面沟固定面颊底层原始表面，将其固定至深层组织。这个缝合固定推进面颊皮瓣，使供体缺损部位闭合，恢复鼻唇沟。鼻唇延展处横向和纵向的张力消除，面颊皮瓣重新覆盖原始缺损。随机延展的血管分布良好，但血管分布可能受张力的负面影响。

4. 多余的皮下脂肪被切除，使皮瓣的厚度匹配受体部位的深度。如果保留了血管，用可吸收缝线轻轻地将皮瓣深面固定至理想鼻翼褶皱下的软组织。如果有必要，褶皱可被二次构型。轻轻地放置末端皮瓣于鼻部伤口下，并修剪末端皮瓣至合适的尺寸。层层缝合切口。

最终的瘢痕融入鼻侧壁或位于鼻唇沟中。出现这个无亚单元皮肤的针垫层置换，但是，如果鼻翼被原软骨移植物支撑，控制鼻孔边缘形状和位置，这种置换能被最小化。

一期鼻唇沟适用于鼻侧壁和鼻翼处缺损部位的修复，这鼻侧壁和鼻翼处缺损不能被其他就近瓣有效修复。同样，在修复鼻、唇和面颊复合缺损时，一期鼻唇沟也被用于重塑上嘴唇和鼻槛表面[41～43]。它经常与Millard脂肪翻转皮瓣一起[15,16]，铰链翻转

侧颊部多余的皮下脂肪,来修复缺失的皮下软组织伤口。

大的、深的以及位于不利位置的缺损

上部二期亚单位鼻唇沟皮瓣(图6.5)

二期鼻唇沟皮瓣[22,44]转移自内侧颊部多余皮肤(仅在鼻唇沟外侧),二期鼻唇沟皮瓣由源自面部和角部下动脉血管供血,穿过皮下组织,位于提肌上方和下方。尽管狭窄的表皮蒂有适度的随机血液供应,该皮瓣仍是一个皮下底层岛状皮瓣。如果皮下血管完整,即使在鼻翼表皮有瘢痕或鼻翼表皮被清除的情况下,皮瓣仍可用。皮下蒂允许简易的换位,狭窄的表皮消除了上部的狗耳,并且消除了伤口闭合时,延伸至鼻侧壁的伴随瘢痕。设计二期鼻唇沟皮瓣的内侧缘正好沿着鼻唇沟,最后的瘢痕正好在鼻唇沟皱褶处。年轻的患者或鼻唇沟皱不明显的患者,鼻唇沟皱褶可能不清晰,需在手术前镇静或全身麻醉前将鼻唇沟皱褶标识出来。

二期鼻唇沟皮瓣是重塑凸起鼻翼亚单位表面最好的供体。切除残留皮肤以及鼻翼亚单位,重塑整个亚单位表面,而不是仅仅修补缺损处。

阶段一

标记鼻亚单位和鼻唇沟。根据对侧的鼻翼,设计精确的修复模板。模板位于鼻唇沟旁,与口结合处相邻,以确保有足够的翻转弧度。皮瓣上蒂逐渐变细,最后皮瓣固定点刚好位于鼻唇沟的上部末端

位置。在鼻唇沟侧面远端处设计一个三角形的狗耳切除。

丢弃鼻翼亚单元残余表皮。根据对侧鼻翼,设计一个尺寸合适,鼻孔边缘轮廓正确的软骨支撑移植物——通常用耳郭软骨作为移植物。移植物的中部和侧面被埋入皮下袋,经皮缝合至软三角骨和鼻翼根部。移植物被缝合至下层衬里。

用2~3mm脂肪从表皮皮瓣远端至皮瓣近端提升表皮皮瓣。

为了保护皮瓣的根部,下刀要深,皮瓣比近端表皮蒂有着更大范围的皮下脂肪。清除皮下纤维带。逐渐扩大清除范围,直至皮瓣能被顺利地移植至缺口部位。切除远端狗耳后,面颊被向前推进,供体部位层层闭合。用一单层表皮缝合覆盖皮瓣。用抗生素药膏覆盖裸露的肉蒂。

阶段二

3周后,断蒂。用2~3mm的皮下脂肪重新提升表皮,表皮覆盖鼻翼侧部。切除皮下脂肪和瘢痕。皮瓣重新靠近受体部位。鼻唇、面颊瘢痕上部被重新打开,清除表皮和软组织,面颊闭合。

实际上,鼻唇皮瓣在鼻部重塑上的用处不是很大。因为中间面颊可用的多余部分很少,这个部位的鼻唇组织仅可修复约2cm宽的缺口。尽管鼻唇皮瓣是一个可靠的皮瓣,但是过度地皮瓣修薄或拉伸可能导致皮瓣坏死。如果折叠鼻唇皮瓣,将折叠后的鼻唇皮瓣用于表面覆盖和铺衬,那么表皮移植物不一定能再次形成血管,不一定能维持表皮移植物

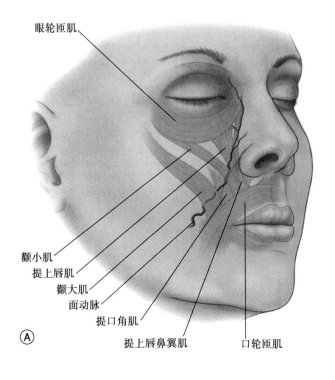

眼轮匝肌

颧小肌
提上唇肌
颧大肌
面动脉
提口角肌
提上唇鼻翼肌
口轮匝肌

Ⓐ

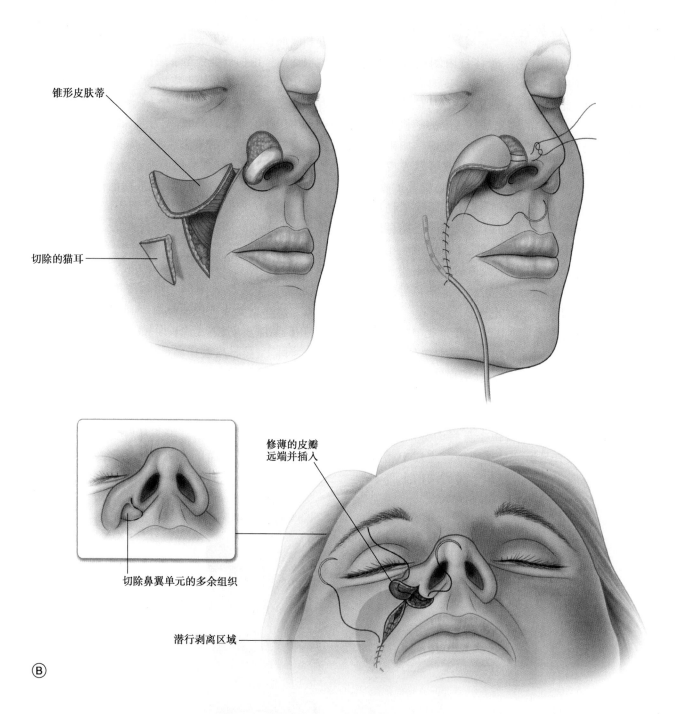

锥形皮肤蒂

切除的猫耳

修薄的皮瓣
远端并插入

切除鼻翼单元的多余组织

潜行剥离区域

Ⓑ

图 6.5　二期鼻唇沟皮瓣修复鼻翼亚单元缺损。皮瓣邻近缺损区域,可以一期修复鼻翼亚单元的皮肤缺损。蒂位于上部的鼻唇沟皮瓣血供来自于深部肌肉内的轴型血管。如果全层缺损,则需要一期重建软骨支架,1 个月后应用鼻唇沟皮瓣重建软组织缺损

的血供。鼻唇皮瓣翻转的弧度有限，并且它能达到的范围有限。鼻唇皮瓣能被移植至鼻翼、鼻小柱，或被用于重塑上嘴唇表面，但是不能被安全地延伸至鼻尖或鼻背。然而鼻唇部瘢痕能被藏在鼻唇沟中，面颊变得平坦，可能需要切除对侧面颊组织、提升对侧面颊，得到一个对称的面部。修复男性患者时，常在胡须部位获取鼻唇皮瓣。

二期鼻唇皮瓣被用于整个鼻翼表面的重塑，如鼻翼亚单位或在鼻翼褶上延伸数毫米至鼻侧壁的鼻翼部位缺口。然而，如果缺口延伸至鼻侧壁，鼻翼沟将被消除，将施行第二次手术来修复鼻翼褶。二期鼻唇皮瓣也能重塑鼻小柱或唇部非鼻部缺口或鼻底平面的表面。

额部皮瓣

额部因其优越的颜色、质地、大小、移动范围、血管、衬里应用以及较大的供体范围等优点，成为大多数鼻部修复的首选受体获取部位。额部是多层的，由表皮、皮下脂肪、额肌和一层与前骨膜隔离的薄薄的结缔组织层组成。尽管额部表皮与鼻部在颜色、质地和厚度方面匹配，但是额部皮瓣比鼻部表皮厚。需清除多余的额肌和皮下脂肪，使额部皮瓣变薄，使额部皮瓣的厚度与相邻面部表皮厚度一致。

额部由眼眶上动脉、滑车上动脉、浅表颞动脉和耳后动脉灌注。额部皮瓣的蒂可以是这些皮瓣的蒂——正中额部皮瓣、水平额部皮瓣、上下额部皮瓣或头皮瓣。

现如今，常使用旁正中额部皮瓣。它来源于滑车上血管，沿着单侧垂直轴供应移植物血流。旁正中额部皮瓣的旋转支点是旁正中额部皮瓣下方至内眦的中间点。McCarthy 等[13]和 Reece 等[14]的解剖学研究表明，旁正中额部皮瓣被来自滑车上动脉、眼窝上动脉、眼眶下动脉、鼻背动脉和内眦动脉分支的吻合口灌注（图 6.6）。

旁正中额部皮瓣因其血管、尺寸、移动范围、可靠性和相对最小发病率，成为鼻部表面重塑的首选皮瓣[22,25,45,46]。旁正中额部皮瓣从额部高点获取表皮，获取部位在发际线下，获取的表皮有一个狭窄的下蒂根，获取的表皮包含眉毛内侧表皮或眉毛下表皮。供体部位的下方能原发性闭合。如果间隙较大，则允许施行二次修复。伤口收缩和上皮再形成闭合了上部残留缺口。因为间隙远离可移动的眉毛，眉毛不会失真。因为皮瓣近端蒂窄，眉毛被医学处理的痕迹不会太明显。

旁正中额部皮瓣能重塑任何鼻部缺口表面，并且供体不会明显变形。旁正中额部皮瓣蒂位于右或左侧滑车上血管上方。中心鼻部缺口能用左侧皮瓣或右侧皮瓣修复，但是除非同侧皮瓣上有旧瘢痕，需用单侧鼻部缺口修复同侧的皮瓣，来减少皮瓣支点到缺口的距离。如果发际线很低或额部有瘢痕，考虑皮瓣预扩张，但是这种做法是非常规做法[47~50]。

二期额部皮瓣（图 6.7，图 6.8）

在解剖学上，滑车上血管经过眼眶边缘，位于骨膜外，位于皱眉肌和额肌中间。血管垂直向上进入额肌。在天庭水平面上，血管穿过肌肉，位于发际线浅表皮皮下。

一期额部皮瓣可被作为岛状皮瓣移植[51]，但是一期额部皮瓣的多余部分自紧致的眉间表皮下经过，可能会阻碍皮瓣血液供应或扭曲鼻根。最重要的是，一期移植很少获得美观的修复效果。

传统上，额部皮瓣经过两个阶段移植[22]。第一阶段，皮瓣被提升至骨膜上方。切除皮瓣远端 1~2cm 范围内额肌和皮下脂肪。远侧薄皮瓣被移植至受体部位，穿过皮瓣较厚的近端。第二阶段中，术后 3 周或 4 周，当受体部位的远端皮瓣已经生成血管，断蒂。皮瓣上部被重新抬高，削薄，完成表皮嵌入。

不幸的是，在移植前阶段，切除皮瓣下肌肉和皮下脂肪，去除皮瓣肌肉皮肤的血液供应，可能减少血管的形成。尽管，二期额部皮瓣移植相对安全，但是如果皮瓣被拉伸，吸烟患者可能出现皮瓣坏死的情况，或对于修复需求大、需降低软组织体积或需多个狭窄延伸至鼻翼或鼻小柱的皮瓣的患者，可能出现皮瓣坏死的情况。最重要的是，尽管第一阶段中可能放置软骨支撑鼻尖和鼻翼，鼻远端表皮——鼻尖和鼻翼——不能被重新抬高。不能在断蒂前改变鼻部最漂亮的部位。

尽管二期额部皮瓣被常规应用于半鼻缺口和全鼻缺口的修复中，这两个手术阶段均需要将皮瓣削薄。皮瓣削薄存在一定的风险，偶尔可导致皮瓣坏死，特别是吸烟患者，皮瓣坏死的情况经常发生。当缺口面积大，或者缺口创面深时，很难重建多个亚单位的三维轮廓，需要复杂的支撑物和衬里更换。

二期额部皮瓣最适用于小缺口的修复，如鼻尖、鼻小柱或鼻翼，这些部位不需要重做精确的轮廓，不需要复杂的支撑移植物，也不需要复杂的衬里更换。

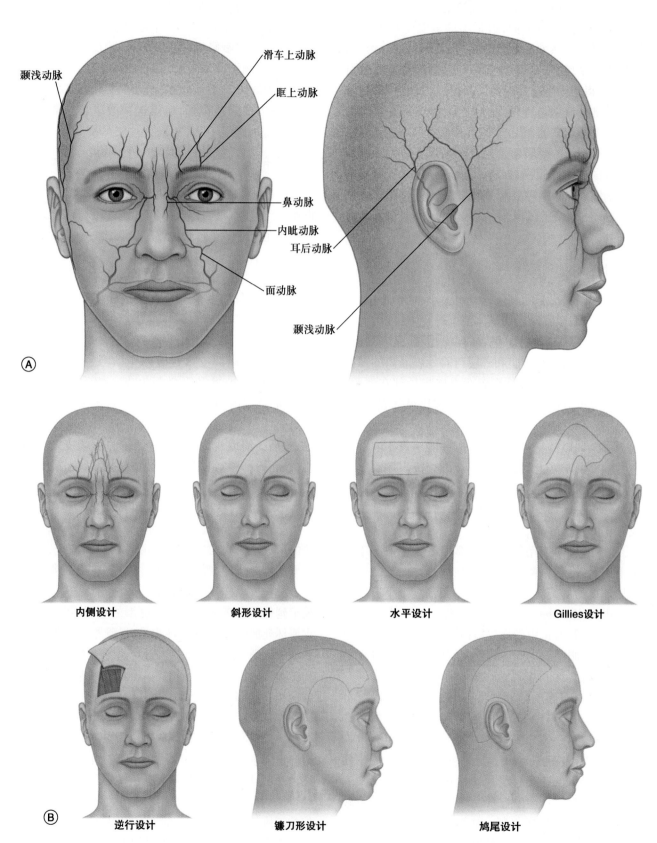

图 6.6 （**A**）额部血供。（**B**）额部皮瓣设计。额部存在很多穿支血管，可以从外周灌注头皮

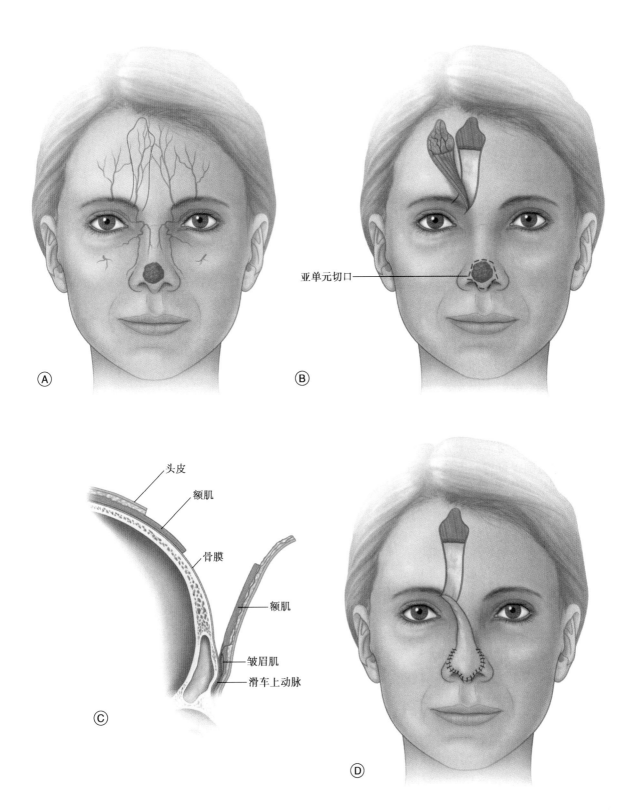

图 6.7 （ A ~ D）二期额部旁正中皮瓣。以滑车上血管为蒂设计额部垂直旁正中皮瓣。去除皮下脂肪及额肌，修薄皮瓣以适应鼻部皮肤厚度

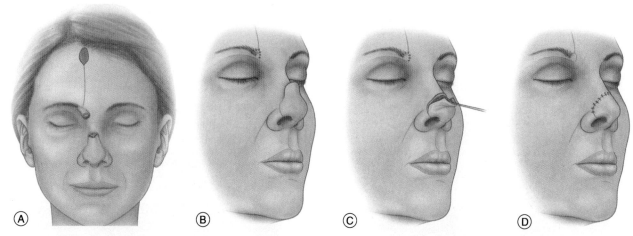

图 6.8 （A～D）额部皮瓣断蒂，额部皮瓣的二期或三期断蒂方式类似。将皮瓣蒂部分离，去除多余的皮下组织，将近端蒂部的表皮去除以便可以通过眉间隧道向下转移。需要将远端皮瓣修薄以适应鼻部较薄的皮肤

二期额部皮瓣技术

步骤一：皮瓣移动

标记鼻亚单位。清除鼻尖凸起亚单位或鼻翼部位（亚单位原则）残留的正常表皮，不清除鼻背或鼻侧壁残留的正常表皮。定位主要软骨移植物，如果必要，在血管衬里上放置软骨移植物。在发际线下，根据对侧正常部位或理想模板，标记缺口的精确模板。模板位于滑车上动脉正上方，紧贴眉间皱纹外侧。可以用彩超确定位置。下移皮瓣近端蒂，移至缺口，穿过内侧眉头。眉毛处皮瓣蒂的宽度为1.2～1.5cm。验证皮瓣是否到达预期位置的方法是简单纱布法，用纱布测量眉毛下旋转支点到额部皮瓣远端的距离。皮瓣能被相对延长至发际线或，常常，皮瓣蒂被向下延伸穿过眉毛直达内眦。

切除皮瓣远端1.5～2.0cm范围内的额肌和多余的皮下脂肪，并制备一个有2～3mm厚脂肪层远侧的表皮皮瓣，该表皮皮瓣可能将会被应用于鼻部缺口下部的修复。在眉内侧的额肌下、骨膜上进行解剖操作，直至皮瓣无张力地到达缺口。将皮瓣与受体部位缝合，自皮瓣远端至皮瓣近端。缝合为单层细缝。如果皮瓣变白，停止缝合，让未缝合侧皮瓣边缘在受体部位二次愈合。为避免过度渗出、结痂，皮瓣蒂裸露的表面可植皮。额部广泛潜行至两边颞部，层层闭合。头皮狗耳被切除。发际线下任何留存的缝隙被凡士林纱布覆盖一周，使伤口二次愈合。如果需要，稍后修饰瘢痕。

阶段二

3～4周后，断蒂，皮瓣的近端部位用2～3mm的脂肪垫高，并且切除受体部位皮下多余软组织（脂肪、额肌和瘢痕），修复缺口上部的外形。通过嵌入皮瓣远端，皮瓣保持着良好的血供。上部嵌入完成。皮瓣近端蒂无血管，并将皮瓣近端返回内侧眉毛处，使皮瓣形成一个倒置的V状，切除多余部分（表6.2）。

表 6.2   二期额部皮瓣完美地适用于小缺口修复

- 受限于一个或两个软骨亚单元
- 需要适度的软骨替换
- 完整的衬里
- 低局部缺血风险——不吸烟者，额部无旧瘢痕，有限的复杂远端皮瓣延伸

三期全层额部皮瓣（图6.9）

Millard 在20世纪70年代时[30]，以及 Burget 在20世纪90年代时[22,26]，在传统二期额部皮瓣的移植步骤和分割步骤之间添加了一项中间步骤，提高血管的安全性，允许更积极的软组织外形修复。在移植步骤中，他们将皮瓣远端削薄，但是3周后，将这个皮瓣从其固定位置提高，跨过中鼻。皮瓣近端蒂保持不变，远端嵌入处向左牵拉，附着在鼻尖、鼻翼边缘和鼻小柱处。清除鼻背和鼻中穹隆轮廓下的脂肪和肌肉。

尽管目测这个办法很管用，但是鼻背中央的切除处被皮瓣近端蒂和远端嵌入遮挡。更重要的是，一旦皮瓣在第一阶段被应用于鼻翼和鼻尖，不能施行进一步软组织塑形和软骨修改操作。

20世纪90年代末期，Menick[25,52]改良了修复方法，用三个步骤来移植全层皮瓣。这三个阶段的中间步骤是完整皮瓣重提升，并在整个鼻表面完成

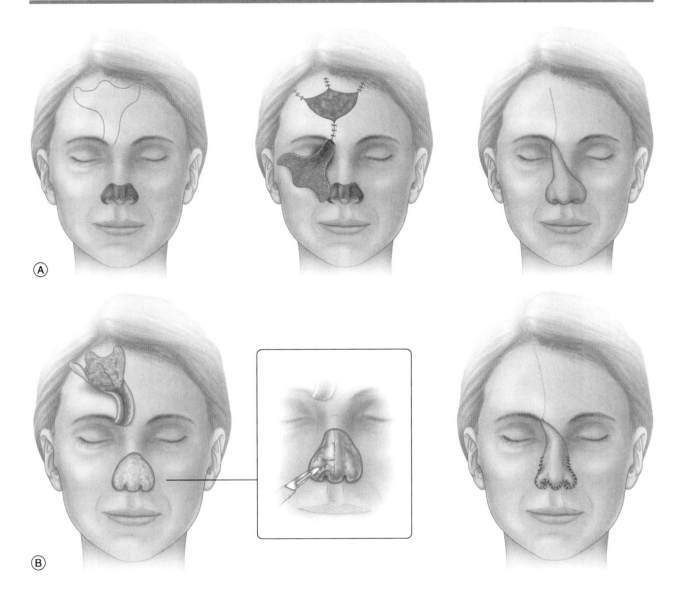

图6.9　三期法旁正中全厚额部皮瓣。额部皮瓣远端无需削薄。用皮下组织和额肌填补鼻部复杂缺损。1 个月后,中期操作中,皮瓣再从受区完全提升 2 ~ 3mm 皮下组织。切除多余的皮下组织和额肌,建立正确的三维轮廓。软骨移植可通过雕琢、重置和增大来修饰。皮瓣回到供区。1 个月后(带蒂转移 2 个月后),断蒂

三维硬组织和软组织塑形。额部是多层的,额部由表皮、皮下脂肪和额肌组成。它由肌筋膜血管、轴向血流以及随机血流灌注。最初的皮瓣远端削薄操作是去除深部内容物,创造一个创面深的软组织表面,该表面收缩倾向于大,承受张力的能力低。然而,如果皮瓣全层移植,血管被最大限度地保留,只要全层皮瓣皮下平面没有受损或额肌被切除,甚至移植后数月,都没有发生预期的结痂。移植后一个月,因延迟术(全层皮瓣周围切口、提升和移植),全层皮瓣的血流增大。额部表皮,有 2 ~ 3mm 厚皮下脂肪,能被完整地从整个鼻嵌入处提升,提升过程中保留皮瓣近端蒂。额部表皮下多余的皮下脂肪和额肌,事前固定的软骨移植物以及衬里愈合在一起。三维轮廓

精修步骤均为完全可视操作:组织切除,软骨移植物塑形、复位或增强。随后薄而柔软的额部表皮被用于鼻部表面重塑。一个月后进行断蒂操作。

尽管这个全层皮瓣三期方法在断蒂前添加了一个额外的操作,这个操作确保了皮瓣在每个操作阶段最大的血流供应。薄而厚度均匀的皮瓣,不妨碍手术暴露,在断蒂前控制软组织形成,维持软骨移植物位于整个鼻表面上方。外科医师能在每个阶段进行术中修饰,能在皮瓣分离前进行"修饰"。提高了修复结果的美观性,最小化后期外形修饰需求。

有中间步骤的三期全层额部皮瓣技术被应用于重塑Ⅱ度或全层鼻部缺口,并且不用考虑缺口的大小和深度。这个技术特别适用于吸烟患者。当吸烟

患者的皮瓣有瘢痕或鼻部缺口面积大需大面积薄覆盖皮瓣时,特别是有鼻翼和鼻小柱延伸的情况时,这个技术很适用。然而,在小缺口和浅表缺口修复中,如独立的鼻翼或鼻尖修复,最初的远端和后来的近端削薄操作能在两个阶段里安全地重塑鼻部表面。

三期全层额部皮瓣技术(图6.10~6.19)

　　阶段一
　　标记局部单位、旧瘢痕以及规划的血管蒂位置。在适当的情况下,切除亚单位残留的正常组织。标

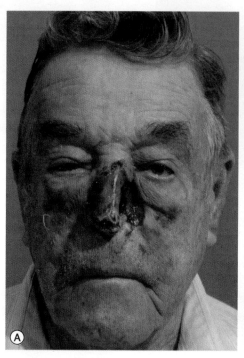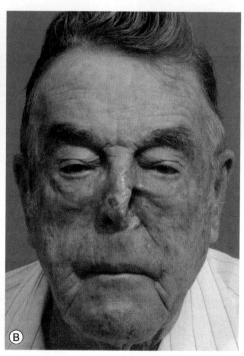

图6.10　(A,B)用三期全厚额部皮瓣和鼻衬里皮瓣修复复杂全层鼻部缺损。从鼻背、左鼻翼到中面颊皮肤缺损。鼻尖软骨和左侧上外侧软骨缺损。左侧鼻翼衬里缺损。面颊部缺损可用脂肪翻转皮瓣修复,面颊部的优势是可以在稳定的平面进行重建。这里可用鼻衬里皮瓣和三期全厚额部皮瓣

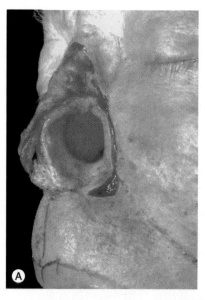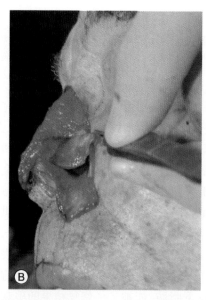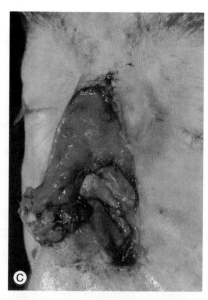

图6.11　(A~C)6周后,同侧的鼻中隔黏膜软骨膜被里面的中隔软骨支撑,由左外侧唇动脉的间隔支供应。鼻中隔软骨的获取,保持了鼻背和鼻中隔尾部的支撑。对侧隔膜是切入的,成为由筛前动脉供应的良好基底。同侧鼻中隔瓣固定于鼻孔边缘和鼻翼,对侧鼻中隔瓣连接于鼻侧。由于缺损累及部分右侧鼻翼,右侧鼻翼的多余皮肤需要舍弃以使其作为一个亚单位进行重建

记用于鼻部表面缺口修复的精确模板,模板位于额部发际线,下穿眉内侧,位于滑车上蒂上,有 1.2 ～ 1.5cm 厚近端蒂。如果存在血管化鼻内衬里,或已经用鼻内皮瓣、铰链翻转皮瓣或游离皮瓣修复,放置主要软骨移植物。如果计划用折叠的额部皮瓣或表皮移植-衬里技术修复全层缺口,第一阶段不放置主要软骨移植物,软骨移植物在第二阶段放置,放置位置为随后的主塑形位置。

皮瓣被全部提升于骨膜上。穿过内侧眉毛至内眦切割皮瓣,直至皮瓣远端能无牵拉地到达缺口处。通常,不用切除额肌或皮下脂肪。如果皮瓣僵硬明显,沿着鼻孔边缘或远端鼻翼裁剪额肌,将额肌填充至皮瓣下。一层皮瓣被缝合至受体部位。广泛破坏后,额部供体部位闭合。上部的间隙,不能自我修复的部位,允许进行二次修复。

阶段二:中间操作

4 周后,额部皮瓣在受体处的愈合被生理延迟。整个鼻部嵌入处的额部表皮用 2 ～ 3mm 脂肪(鼻厚度)抬高。皮下表面脂肪中的轴向皮下血管被留下来,血管附着于表皮皮瓣,操作过程中应避开皮下表面脂肪中的轴向皮下血管。皮瓣被完全重新抬高,被放置在面部一侧,维持滑车上蒂。

皮瓣下支撑框架和衬里中残留的皮瓣下多余皮下脂肪和额肌愈合在一起,形成一个存活的硬结构,该结构易出血。随着完全暴露,整个暴露的鼻下表面被三维塑形,突出鼻背线,鼻翼褶以及鼻尖轮廓。通过塑形、复位或扩大范围,移除事先放置的主软骨

移植物。通过折叠的皮瓣或表皮移植物技术,在衬里上重置延迟主要软骨移植物。放置额部表皮皮瓣于受体部位,绗缝缝合死区,使其与轮廓等高。

尽管额部皮瓣通常被提升至整个嵌入面上,但仍要额部皮瓣维持附着于鼻小柱和鼻孔边缘,以维持二蒂血液供应,额部皮瓣在额部和远端嵌入处暂时缝合,这个技术对于重度吸烟者适用。当皮瓣有一个陈旧瘢痕时,这个技术同样适用。当皮瓣要经过非常复杂的牵伸时,如果从鼻小柱延伸至鼻根高处的缺口需大范围削薄,或如果考虑吻合血管,同样适用这个技术。这个技术很少有施行的必要。在非常罕见的情况下,施行两次中间操作可能更有用。皮瓣在远端被重新提升,保持皮瓣近端嵌入鼻梁,在塑形鼻尖和鼻小柱时或放置延迟主要软骨时提供血管。在第二步中间操作中,皮瓣被提升,跨过鼻梁中间和鼻根,如同一个二蒂皮瓣,保持鼻小柱和鼻边缘的嵌入。如果皮瓣近端有明显的瘢痕或外科医师考虑血管时,这个方法适用。如果修复的最后结果良好且修复操作不复杂,修复施行的操作阶段数并不重要。

阶段三:断蒂

4 周后(初始皮瓣移植 8 周后),断蒂,鼻部嵌入完成,通过二期技术将近端皮瓣返回至额头(表 6.3)。

表 6.3　全层三期额部皮瓣适应证

- 需大范围皮瓣减积或轮廓重建的大面积缺口或深缺口
- 全层缺口
- 皮瓣上有明显的瘢痕
- 重度吸烟者

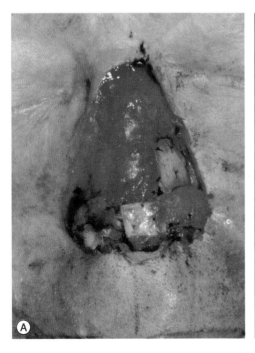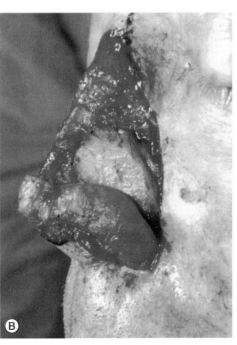

图 6.12　(A,B)主要的耳郭和中隔软骨用来塑形,支撑重建。这里包括鼻小柱和鼻尖移植,双侧鼻翼边缘移植和侧壁支撑

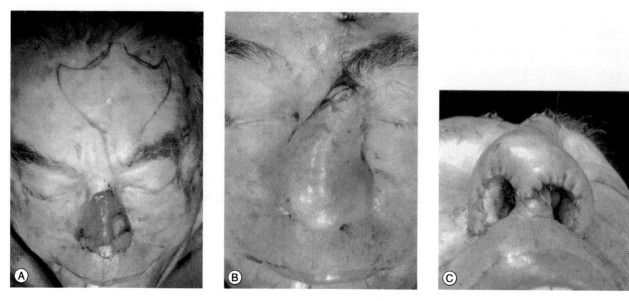

图 6.13　（A ~ C）应用全厚额部皮瓣将鼻部缺损作为一个亚单位进行重建

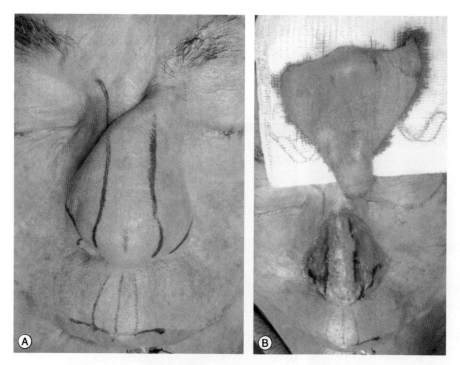

图 6.14　（A,B）1 个月后,修复处体积大且外形不佳。额部皮瓣被皮下组织提升 2 ~ 3mm。多余的皮下组织和额肌被暴露出来

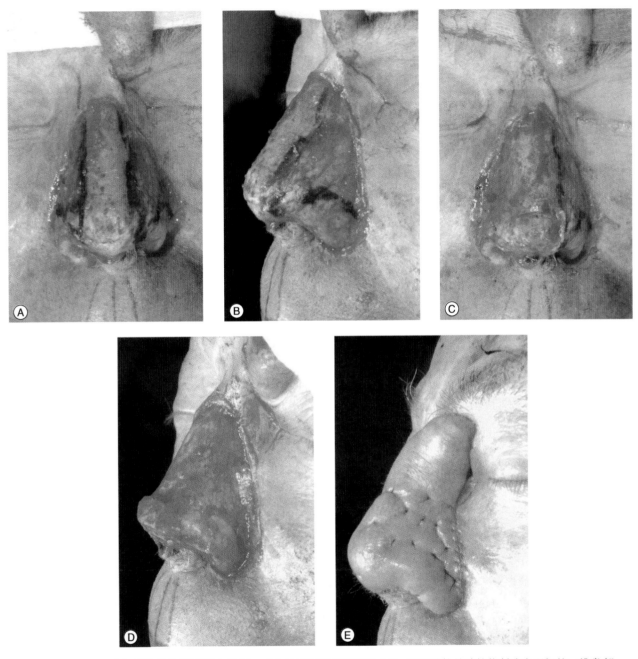

图 6.15 （A ~ E）鼻部的轮廓线用墨水标记。多余的皮下脂肪和额肌去除，下面的软骨移植物制造出理想的三维鼻部轮廓。"打薄"的额部皮瓣再次覆盖受区，用缝线固定

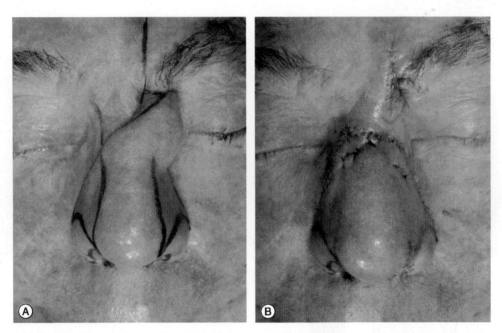

图 6.16　（A，B）1 个月后，蒂被断掉，鼻部上方高出的部分可修饰一下。邻近的蒂以一个倒 V 形嵌入

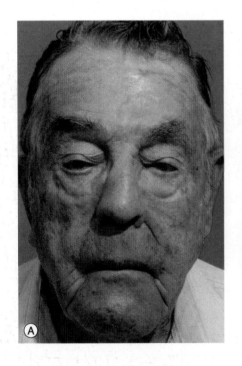
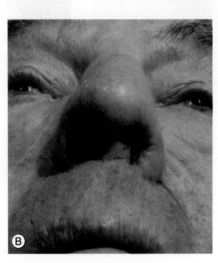
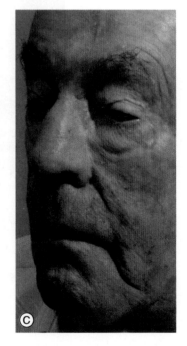

图 6.17　术后效果，未修饰

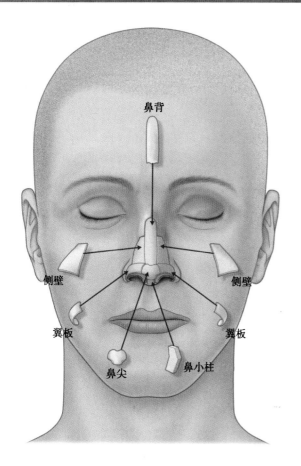

图 6.18　亚单位支撑。鼻部重建的表面和衬里都必须有支持、塑形和支撑以对抗伤口挛缩、张力和重力。中间层必须被替换。尽管鼻翼没有软骨，修复过程中鼻孔边缘必须被支撑起来。鼻背、鼻尖、鼻翼、鼻小柱和鼻侧壁的骨性或软骨移植物需设计成正常的形状和尺寸。当放置在薄软的皮肤下时，能形成正常的表面轮廓，从而保持鼻孔正常位置、形状和气道

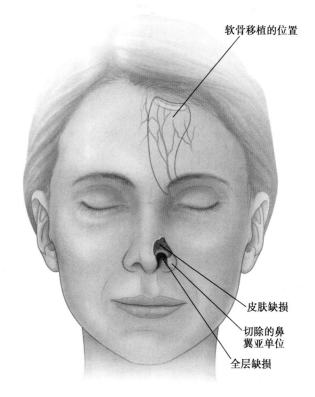

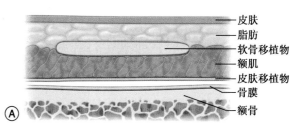

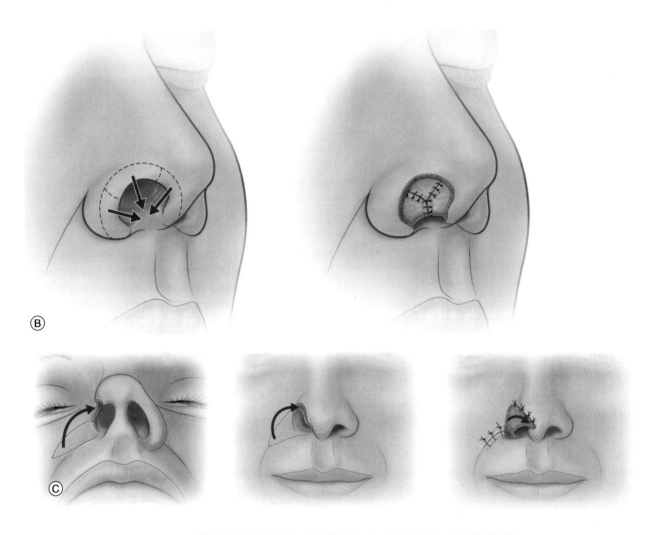

图6.19   传统的鼻衬里选择:(A) 分层皮瓣。(B) 铰链皮瓣。(C) 鼻唇皮瓣

处理额部供体部位

额部具有不同的高度、宽度、松弛度、瘢痕、旧伤或过去额部皮瓣获取的情况。

额部主要闭合

额部是一个适用范围很广的供体部位——额部范围大、血管丰富、可自我修复并能为第二次修正供给材料。通常不需要初步延迟术或扩张操作。

旁正中额部皮瓣,血供来源于滑车上血管,表皮来源于发际线下。皮瓣蒂宽 1.2~1.5cm,可以进行原发性闭合,在额头有一个单线瘢痕。因为是根据眉毛位置设计近端皮瓣位置,眉毛不会变歪曲或中断。用一些关键的平头钉缝线制造适中的压力,使额部伤口分层愈合。切除上部狗耳部分。如果留有间隙,允许间隙二次愈合。用凡士林绷带来覆盖裸露的骨膜,并用缝线暂时缝合一周。开放伤口区域

因上皮的形成和继发性收缩而愈合。邻近正常额头自动扩张。通常,在断蒂时或皮瓣修改时,可切除二次愈合的部位,前移相邻的额部部位。偶尔,如果缺口向上延伸至鼻根或向两边的内眦横向延伸,在最初的皮瓣移植过程中,下额部供体部位不能闭合。该部位维持打开状态或暂时用表皮移植物覆盖。断蒂时,未使用的近端皮瓣被返回至供体部位,恢复内眦,重塑下额部缺口表面。上述所有缺口维持暴露在外的状态,使这些缺口二次愈合。

额部上的瘢痕

如果计划使用的皮瓣上有一个瘢痕,确定这个瘢痕的位置、方向、深度和长度。

横向瘢痕增大皮瓣移植失败的风险。既往手术报告可能阐明该损伤是否仅在浅表面延展,损伤是否仅有随机表皮血流供应,损伤是否深过额肌,或损伤是否直接与血管蒂连接。彩色多普勒超声检查能

确认滑车上是否有动脉。

如果皮瓣上的瘢痕短、瘢痕呈纵向分布、瘢痕位于浅表位置或彩色多普勒超声检查确定了滑车上动脉，则可以忽略这个瘢痕。或外科医师可以通过转移额部对侧蒂上的表皮来完全避开这个瘢痕区域。通过皮瓣延迟术来增大皮瓣血液供应。皮瓣能像全层皮瓣一样提升，维持所有血管源。可扩张相邻的无瘢痕区域来避免旧瘢痕区域。在罕见情况下，当两侧滑车上血管已脱落，下额部被严重创伤，其他未受伤的额部表皮能被移植至继发血管蒂上——头皮或镰刀状皮瓣。

额部皮瓣延迟术

如有以下情况可考虑额部皮瓣延迟术：

- 计划使用的皮瓣区域有明显的旧瘢痕
- 皮瓣蒂的血流供应已经被损坏
- 需要异常复杂的皮瓣延展（非常罕见）
- 患者为终末期吸烟者或患者接受过高电压放射治疗
- 非旁正中皮瓣穿过血管部位伸展进入其他皮瓣位置（如：镰刀状皮瓣）。（滑车上血管确实灌注额部和头皮，让旁正中皮瓣能被设计成任意尺寸或长度而不用延迟）
- 如果皮瓣供血不足，或者因其他原因需要对皮瓣血管进行初步操作（衬里预制、铰链翻转皮瓣延迟）。

然而，除非需要，否则应该避免延迟。延迟增加了额外的手术阶段、增加成本并且延长了整个鼻部重建的时间。直到最终的修复，才能确定缺口精确的要求。一旦为施行延迟术切割下的皮瓣，不能改变其尺寸和轮廓。

延迟术技术

模板位于发际线下，计划皮瓣的轮廓切割深至骨膜。确保完整暂时地保留鼻小柱和鼻翼尖表皮 2~4mm 的血管。随后分割这些皮桥。因为所有额部供应的血流主要来自于周围轴向血管供应，所以不需要提升皮瓣，并且因皮瓣深表面的瘢痕而减少皮瓣的柔韧性。3~4 周内，皮瓣底部的血管扩展，总血管分布增加。

额部扩张

预扩张，尽管不经常用，但是预扩张能扩大移植至鼻部的额部皮瓣可用表面的面积。

如有以下情况，则考虑额部扩张：

1. 一个特别紧的额部，额部上因瘢痕的存在或前期额部皮瓣截取，其可用表皮面积小。扩张能增加计划皮瓣可用表皮的长和宽。

2. 偶然情况下，特别是对于短额部（额部高度小于 3~4cm），增加皮瓣长度，最大限度地减少移植至鼻部的头发数量。

3. 扩张设计皮瓣相邻的区域，促进非扩张额部皮瓣移植后额部缺口的闭合。

然而，扩张有很多缺点——修复延迟，增加操作阶段数，增加费用，门诊访问量上升，有感染和移植物挤出风险以及皮瓣弹回风险。扩张的表皮，如果没有硬组织支撑框架刚性支撑，扩张部位回缩，导致修复部位收缩，鼻部变短。在临床上扩张不能增加皮瓣血流供应。

扩张和延迟

扩张和填充后，可在填充后的扩张部位画出计划额部皮瓣的轮廓。分期切开皮瓣的边界，穿过表皮和皮下组织，切割至下层扩张囊，延迟皮瓣。随后，调换皮瓣，拆除扩张器。

额部扩张技术

在皮瓣蒂范围内标志出扩张器放置范围。穿过头皮远距离辐射切口或穿过旧瘢痕制造一个亚额肌袋。放置引流后，插入排气扩张器，闭合头皮切口后，在扩张器中注满盐水。几周后，每周向扩张器注入盐水，这个操作施行时间超过 6~10 周。测量扩张器顶部距离，直至扩张器顶部距离足够覆盖缺口。如果皮瓣因旧瘢痕而供血不足，应在扩张后分阶段对皮瓣施行延迟术。移植时，在扩张后的表皮上选定模板。必须抬高皮瓣，跨越眼窝边缘，在皮瓣底部横切扩张囊，以调换皮瓣，使皮瓣有足够的长度。切除扩张囊。皮瓣平面立即出现回弹，必须用硬质鼻软骨框架来避免皮瓣收缩和表皮回缩。

多额部皮瓣获取指南

检查旧瘢痕的位置和长度。确定可用的额部表面区域，并将可用的额部表面区域与受体需求面积相比较。考虑是否使用对侧皮瓣蒂。使用全层额部皮瓣移植来增加血管的安全性，或延迟皮瓣横跨旧瘢痕。考虑皮瓣组织扩张。考虑使用非旁正中额部皮瓣。扩张残留额部，使额部供体处更容易闭合。

如果供体部位不能在发际线下原发性闭合，让间隙二次愈合。如果下额因为鼻部缺口的尺寸和位置而不能原发性闭合，要将未用的近端皮瓣蒂返回至下额，促进下额缺口闭合，维持眉毛的形状。在极端情况下，当额部有旧伤或额部因多皮瓣截取而被广泛破坏时，切除皮瓣上的瘢痕和残余表皮，用一片扩张的全层锁骨上表皮移植物重塑整个单元表面。

恢复鼻外观和支撑：重建表面下结构

三维轮廓和鼻梁轮廓定义"正常"鼻部外观。"不正常"鼻部外观有着错误的尺寸、外形、位置、凸出部位或对称性。这些不正常鼻部大多数表现为有一个尺寸不合适、畸形或位置不对的骨骼（图6.26）。

鼻部的中间平面，位于鼻面和衬里之间，由两层组成。表面一层为由脂肪、鼻肌、纤维韧带和蜂窝组织组成的可变厚度的三维软组织层。深层为硬软骨和骨架，包括鼻骨、上外侧软骨、鼻翼软骨、鼻小柱和鼻中隔分区以及鼻翼紧密的纤维脂肪组织。外部表皮和内部衬里只为鼻部提供最小强度的支撑，形成鼻部框架。鼻翼骨骼、软骨和紧密的纤维脂肪组织确定鼻部的轮廓。

必须牢记鼻部位于嘴唇和面颊的骨骼和软组织平面上。鼻部的重建必须对称定位和对称设计，并且鼻部的大小应与其他面部特征成比例。所以如果面部骨骼和软组织缺少，必须在重建鼻部前，恢复面部平面，鼻部必须在一个稳定的基底上重建。

硬组织支持物更换

如果软组织和硬组织的中间层缺失、变脆或变形，必须恢复软组织和硬组织之间的中间层。一个完整的软骨和骨骼框架，在水平方向，从鼻骨下延伸至鼻小柱基底，在垂直方向，从一侧鼻翼基底和侧壁延伸至另一边。尽管鼻翼通常只含有软组织，但必须添加软骨支撑位来防止鼻部的塌陷和鼻部的回缩。软骨移植物支撑鼻部以及鼻部的腔道，塑造鼻部的外观，并且支持修复，对抗重力作用、张力作用和伤口收缩作用。不像正常的鼻部，受伤的鼻部有水肿、血肿、张力和纤维化的情况，这些不自然的增厚、僵硬覆盖物以及衬里更换负面影响了鼻部的重建。重建鼻部使用的框架的硬度一定要比正常鼻部的框架硬度大[22,25,53~57]。

放置时间

尽管在后续的修改中放置支撑物替代了传统的二次闭合，一旦瘢痕收缩，很难对上部和衬里进行倒模。理想情况下，如果底层骨或软骨结构缺失，在皮瓣移植过程的中间操作中或断蒂时，放置主要支撑移植物和延迟主要支撑移植物。

设计

每个支撑移植物都按照将要替换的亚单位的形状和尺寸进行设计。对侧正常或理想的模板被用来确定软骨移植物合适的长度、宽度和边界轮廓。移植物在尺寸上比模板要小几毫米，这样能通过薄薄的表面支撑物看到移植物，这些移植物重建底层亚单位的三维轮廓。

当重塑非亚单位缺口表面时，仅需部分亚单位软骨置换（表6.4）。

表 6.4　硬组织框架功能

- 支撑上部和衬里，创造凸出部位，防止塌陷
- 塑形软组织
- 支撑软组织以防回缩或挛缩

材料

恢复鼻支撑物形状的操作比选择支撑物组织更重要。但是选用的材料必须有正确的尺寸、体积、外形、轮廓以及硬度来满足缺口修复的需求。

在鼻整形术中，避免使用异质移植物，因为异质移植物常引发感染，并且常被排出。

隔膜可以提供适量的（2~3cm×2~3cm）、薄的（2~3mm）、平的、软硬适中的软骨。在开放的鼻整形术中，通过一个单 Killian 切口或通过一个鼻背途径来获取移植物。隔膜软骨尤其有用，它能成为一个单层或分层的高嵌体鼻背移植物、一个鼻尖移植物、一个鼻侧壁支撑物，或它能成为鼻小柱支撑物，它能被弯曲，并且可被缝线固定形成解剖学上的鼻尖移植物或鼻翼撑条移植物。

耳软骨是鼻尖修复的主要移植材料。整个外耳能作为供体部位，从耳前或耳后途径可获取基本不变形的移植物。在大多数情况下，整个外耳被切除，根据模板，照着缺口的精确大小和轮廓来设计理想的移植物。像隔膜和肋骨软骨一样，通过水平褥式缝线塑形来增加或减少耳软骨凸度。其杯状形能被合并至鼻翼撑条移植物的曲线中，或被合并至解剖学鼻尖移植物曲线中。很难用耳软骨创建一个直鼻小柱、直鼻背或鼻侧壁高嵌体移植物。

传统上，肋软骨从第六、第七、第八肋骨的软骨

结合部位中获取。肋软骨获取遵守平衡雕刻的 Gibson 原则。然而，浮动的第九和第十肋骨因其固有长度、宽度和曲率成为肋软骨移植物的最佳供体。肋骨软骨移植物可被用作鼻尖移植物、鼻小柱支撑物、鼻背移植物或鼻翼撑条移植物。如果鼻背移植物由 50% 骨和 50% 软骨组成，则后期变形的风险最小。不幸的是，从肋骨部位获取移植物的过程比从其他部位获取移植物的过程更痛苦。

获取移植物

根据一个亚单位模板，检查移植物，确定移植物获取的理想区域，该理想区域能最好地提供适当轮廓和尺寸的移植物。随后从供体材料上切下精确的移植物。放回头皮或胸部表皮下的软组织袋内的剩余移植物或供体部位的剩余移植物。

移植物固定

精确定位和延迟移植物，用缝线将移植物固定至残留的正常骨骼上，用缝线将移植物相互固定，并用缝线将移植物固定至衬里。晚期二级软骨移植物能被放置于闭合的皮下袋中，或周围切除或直接切除后，抬高皮瓣，放置晚期二级软骨移植物。

从悬臂鼻背移植物中分化高嵌体移植物是很重要的操作步骤。如果保留中央支撑物，在保留的固体基部放置一个形状和厚度合适的嵌体移植物来替代鼻背高度。如果鼻中隔丢失或塌陷，必须固定一个硬鼻背移植物，像一个悬臂，移植物根部用螺钉或平板固定，来支撑鼻背外形。如果残余的鼻中隔留在鼻前孔中，其可能被旋转至鼻部外，就像鼻中隔复合皮瓣一样，在鼻中隔血管根部来提供中央鼻支撑。添加高嵌体皮瓣来进一步塑形鼻背亚单位。

软组织支撑和外形修复

正常的皮下软组织能为所有鼻部单位提供塑形和一定强度的支撑。它在底层支撑，并且帮助外部皮肤形成轮廓。紧密的软组织是鼻翼和软三角的主要支撑物，软组织通常不含硬组织。

分阶段减积全层额部皮瓣，在中间操作中进行软组织塑形，在断蒂阶段对近端嵌入部位进行外形修复，形成明显的鼻部三维轮廓[25]。

恢复鼻部衬里

在鼻部修复过程中，很容易忽略衬里的重要性。如果裸露的区域随后愈合，鼻部的外形因为瘢痕和气道收缩而扭曲。鼻部需要尽可能多的表皮来覆盖其裸露的表面（图 6.27）。

应系统地审查所有衬里物，并且为每种情况都准备一个清单，防止漏掉任何方法。

衬里可用如下材料替换：

1. 复合表皮移植物
2. 前移的剩余衬里
3. 预制的额部皮瓣
4. 远端额部皮瓣褶皱
5. 亚皮瓣（额部皮瓣、鼻唇皮瓣、面部动脉黏膜皮瓣或任何可用的被丢弃的多余局部组织）
6. 铰链翻转衬里皮瓣
7. 鼻内衬里皮瓣
8. 衬里的表皮移植物
9. 远端组织的微血管移植

复合表皮移植物

表皮和软骨的复合表皮移植物是从耳获取的，它能修复软三角和鼻孔边缘表皮和软骨缺失或修复鼻孔底单独的缺口[58,59]。大多数情况下，从耳轮根、耳轮边缘或小叶处获得一个两层或三层的皮片，皮片包括软骨或脂肪。如果皮片被置于一个有良好血管环境的受体部位，小心地用缝线缝合、固定，则皮片能存活。如果皮片小于 1.5cm，则皮片移植更安全。已经有研究建议使用较大面积的皮片，但是没有皮片移植后的预测结果。这些较大的移植物由重塑相邻浅表缺口的大全层表皮移植物以及沿着鼻孔边缘为修复全层丢失缺口而向远端适度复合延伸的全层移植物组成。

检查鼻部缺口和耳。创建一个形状、大小和轮廓合适的精确模板。找到与缺口轮廓最匹配的区域。通常从耳轮根部获取移植物。如果出现明显的凝固损伤，允许伤口粒化 7 ~ 14 天。

再建缺口，将移植物移植至清洁的伤口。在患者局部麻醉、局部麻醉加镇静或全身麻醉后，施行修复操作。获取移植物，避免压力性损伤，单层缝合移植物至受体部位。通过缝合耳轮外表皮修复耳部的缺口，或用局部耳前或耳后易位皮瓣修复耳部缺口。

最初，这些皮瓣发白。24 ~ 72 小时后，皮瓣渐渐地变蓝，随着血管生成，皮瓣变粉。已推荐在最开始的 48 小时内，使用冷冻湿敷技术来降低移植物的新陈代谢需求，虽然这个方法的临床意义仍值得商榷。

复合移植物的"获取"、颜色和质地是不可预测的。然而,复合移植物对于沿着鼻孔边缘或软三角中的小缺口(0.5~1.0cm)的修复很有用,因为这些地方的修复操作简单,并且复合移植物足够应对这些地方的修复。复合移植物能够与较薄皮肤区域匹配。

剩余衬里的前移

偶尔,鼻孔边缘的表面缺口伴随适度的衬里缺失。如果缺失的衬里面积很小,从残余的血管衬里上覆的附件中,延伸残余的血管衬里至鼻翼软骨,并向下拉伸直至它能达到理想鼻孔边缘水平。当残余的血管衬里前移距离达2~3mm时,需保留一个刚性主要软骨移植物支撑来防止回缩。用带血管的覆盖皮瓣来取代外表表皮缺失缺口。

预制的额部皮瓣

预制技术(以前被称为预制)中,鼻部被"建于额部上"[60~62]。预备操作中,将全层皮瓣放置于额部额肌的深窄表面上,为鼻翼边缘提供1~1.5cm的远端衬里。仅适度提高皮瓣来定位表皮移植物,表皮移植物用一个小海绵填塞物固定。在额肌和上覆表皮间的皮下袋中埋一个单独的软骨移植物,来支撑未来的远端鼻孔边缘。沿着外侧皮瓣边缘切口埋种该软骨移植物。如果需要,取自耳部或隔膜的复合移植物能被用来替代单独表皮和软骨移植物。

一旦愈合6周后,移植复合额部皮瓣来覆盖缺口、衬里以及单组支撑。尽管预制添加了一个预备的过程,但表皮和软骨移植物的植入操作需要轻柔,随后皮瓣移植与分割也需要轻柔,这些程序可以镇静下进行。该移植避免了过多的鼻内操作。

传统上,预制操作被用于修复明显单侧或两侧全层缺口,并且预制皮瓣与旧全层缺口边缘瘢痕上的铰链翻转皮瓣相结合。缺口远端部位成为预制皮瓣的衬里,翻转的衬里替代缺口上部。不幸的是,预制皮瓣的软骨移植物没有鼻部的形状,并且软骨移植物在额部愈合,被移植物周围的瘢痕固定。这些软骨有限的大小、形状以及位置仅对鼻孔边缘提供支撑。不完全支撑的表皮移植物衬里缩短,边缘回缩,缩小鼻孔。

预制的额部皮瓣在修复全层缺口上作用有限,但是能被应用于以下情况:

- 小尺寸-中尺寸缺口。
- 老年患者或衰弱患者,最大限度地减小麻醉用量,最大限度地降低发病率。

- 在没有其他选择的抢救情况。

铰链翻转衬里皮瓣

当创造一个全层缺口,不管是初步缝合缺口或让缺口二次愈合,残留的覆盖物和衬里在缺口边缘位置相邻。6~8周后,外部的表皮,这个旧表皮移植物被应用于相邻表面表皮缺失缺口的表面重塑,或与愈合边缘相邻的瘢痕能被铰链翻转,将外部覆盖物翻转至内部衬里。尽管外部表皮数量不够,但是被用作覆盖物的额部皮瓣近端蒂能轻易地提供表皮,用于重塑近端鼻表面。

伤口边缘翻转的皮瓣生成横跨瘢痕的血管。由于它们相对的乏血管性,当皮瓣长度超过1~1.5cm时,皮瓣不可用。铰链翻转瘢痕不可能存活。甚至一个较小的远端缺失可能导致感染,特别是如果同时放置有其他软骨支撑移植物时,易造成感染。为改善这些皮瓣有限的血管分布,建议修复初期的3~4周,施行初步延迟操作。切割铰链翻转皮瓣,抬高皮瓣下层,然后返回皮瓣至皮瓣自己的底部来增进生理上的血液供应。然而,在这种情况下,手术延迟的有用性值得怀疑。它增加了附加的手术阶段,增加纤维化,并不一定能提高生存率。

铰链翻转皮瓣厚、僵硬、不柔软。不易被主要软骨移植物造型,并且铰链皮瓣的厚度可能使鼻部外观变形。

铰链翻转衬里皮瓣指征

- 当伤口边缘的表面和衬里已经愈合至一起时,铰链翻转衬里皮瓣被用于铺衬小全层缺口。
- 抢救情况下,鼻部塌陷和鼻部收缩,鼻部的所有层组织可能受损。这个情况多见于多次鼻部整形失败,伴随鼻内衬里坏死,软骨感染和塌陷(如可卡因鼻),或先前失败的鼻部重建后能遇到这种情况。这些情况下,极少衬里仍然存在。因为有瘢痕的外部表皮将被一个皮瓣替代,有瘢痕的表皮能被翻转,成为变形部位远端边缘的衬里,而不是被丢弃。
- 儿科鼻部重建:应避免触碰鼻部生长中心的损伤,直到身体发育接近成熟。残留表皮的铰链翻转皮瓣,使缺口的边缘变宽,能提供衬里,防止幼儿患者额外的鼻内损伤。铰链翻转皮瓣仍然是小全层缺口衬里修复的有用工具。
- 幼儿患者中,能用复合表皮皮瓣修复的小缺口。

铰链翻转皮瓣的缺点:

- 不适用于新鼻损伤的修复。至少需要 6 ~ 8 周的时间来让鼻部的内外表面愈合,并且形成横跨瘢痕的血管连接。
- 铰链皮瓣厚、僵硬,不能根据软骨移植物塑形。
- 如果最初的缺口包绕大多数气道周围,如瘢痕收缩,气道变得狭窄。虽然翻转外部表皮,使外部表皮成为衬里的操作可能使重塑的鼻孔边缘变大,需损伤铰链翻转皮瓣血管基底才能初步打开内部狭窄。后期打开鼻部深部收缩部位进行修订是困难的工作。

在这些情况中,在正式修复鼻部前,先打开鼻部收缩的部位。一旦气道被打开,在后期操作中,翻转相邻外部表皮形成衬里。然而,这进一步推迟鼻部的正式修复。

第二皮瓣作为衬里的使用

如果上覆物缺失,外部表皮能被额部皮瓣替代。第二皮瓣能替代缺乏的衬里,并且第二皮瓣拥有独立的血流供应。

尽管第二皮瓣不常用,但当鼻侧部鼻翼根部小的、单独的缺口需要衬里时,或因可卡因、感染或自身免疫疾病导致鼻部塌陷、瘢痕收缩和鼻部的垂直变形时,第二血管化皮瓣能被用作为衬里。

鼻唇皮瓣

Millard[15]普及面颊表皮随机鼻唇皮瓣成为衬里的修复应用。对于鼻部大缺口,包括 50% 鼻中穹隆和 50% 鼻部下部缺口,他将鼻部上部残留的表皮铰合成为鼻中穹隆衬里,并且翻转鼻唇沟中的表皮和脂肪至缺口远端部位成为衬里。对于次全鼻缺口,延迟术后,两边的鼻唇皮瓣向内翻转,成为每侧鼻翼和 50% 鼻中穹隆的衬里,将两侧鼻唇皮瓣远端中心缝合至一起,成为鼻小柱衬里。

如果使用鼻唇皮瓣作为鼻翼外侧小缺口衬里,则鼻唇皮瓣长度不能超过 1.5cm,这样鼻唇皮瓣能存活,这仅适用于鼻前孔周围的瘢痕。较长的鼻唇衬里皮瓣应包含角动脉和面部动脉在底层的瘘孔。不幸的是,这些皮瓣厚且僵硬,并且不能对这些皮瓣进行削薄,否则危害血液供应。主要软骨移植通常因多余的软组织体积和感染坏死的风险而被排除。需要后续的修复来使鼻孔边缘变薄,开放气道,修复鼻表面轮廓。这些皮瓣增加面中心的瘢痕,这些皮瓣不能被恰好放置于鼻唇沟皱处。现如今这个技术很少被使用。

第二额部皮瓣[25]

根据对侧滑车上血管或颞浅动脉,用第二额部皮瓣做鼻部的衬里。应截取重建鼻部需要的任何额部表皮。然而,额部表皮最适用于覆盖。如果可能,应避免损伤剩余的额部表皮,以减少瘢痕,为将来第二次鼻部重建获取第二皮瓣提供条件。

面部动脉黏膜(FAMM)皮瓣

FAMM 皮瓣[63]是轴向的口腔肌黏膜皮瓣,位于面部动脉上,能作为嘴巴和鼻部的衬里。它由口腔内黏膜、黏膜下层、小量颊肌、口轮匝肌深丛以及面部动脉和静脉丛组成。以鼻翼根部和面部动脉中心为基础,从远端到近端提高口腔黏膜以及下层面部动脉,然后在鼻翼根部进入鼻腔。皮瓣长 8 ~ 9cm,宽 1.5 ~ 2.0cm,可以为可卡因损伤或 Wegener 疾病继发的鼻中穹隆衬里缺失提供衬里。其主要优点是它的血管分布以及在不需要增加面外表肉眼可见的瘢痕情况下提供鼻内衬里。两侧面部动脉黏膜皮瓣均可被使用。

鼻内衬里皮瓣

鼻内多层扁平上皮和鼻黏软骨膜由面部动脉和角动脉供血,上唇动脉间隔支或下筛骨血管灌注[64~70]。

鼻侧面由来自面部动脉和角动脉的支流灌注,这个支流为同侧鼻翼根部和鼻中穹隆供应血液。中央放置的隔膜由上唇动脉的两侧间隔支下层灌注,这个分支从面部动脉分支分流而来。上唇动脉沿着上唇唇红缘从口轮匝肌中间穿过。间隔支恰好位于人中嵴侧面,血流垂直向上移动,鼻棘侧面,供应同侧隔膜黏膜软骨膜。间隔支位于鼻小柱底部,鼻棘内 1.0 ~ 1.2cm 处,上唇前平面和鼻前孔下缘之间。整个隔膜,包含鼻中隔软骨,内衬双侧黏膜软骨膜,由两侧上唇血管灌注。鼻背背部由部分前筛骨血管灌注,这些部分的前筛骨血管从鼻骨下穿过,灌注两边的鼻中隔黏膜软骨膜背侧(图 6.20)。

如 Burget 和 Menick 描述,根据缺口和皮瓣蒂的位置、大小、尺寸以及到达每个衬里皮瓣的距离,残余的鼻内黏膜能被移动,被用来做衬里缺乏处的衬里[22,25,71,72]。如果前期手术或外伤阻断了它们相应的血管或黏膜表面,则皮瓣有可能不可用。

如果残余的前庭表皮在一个边缘缺口上残留,

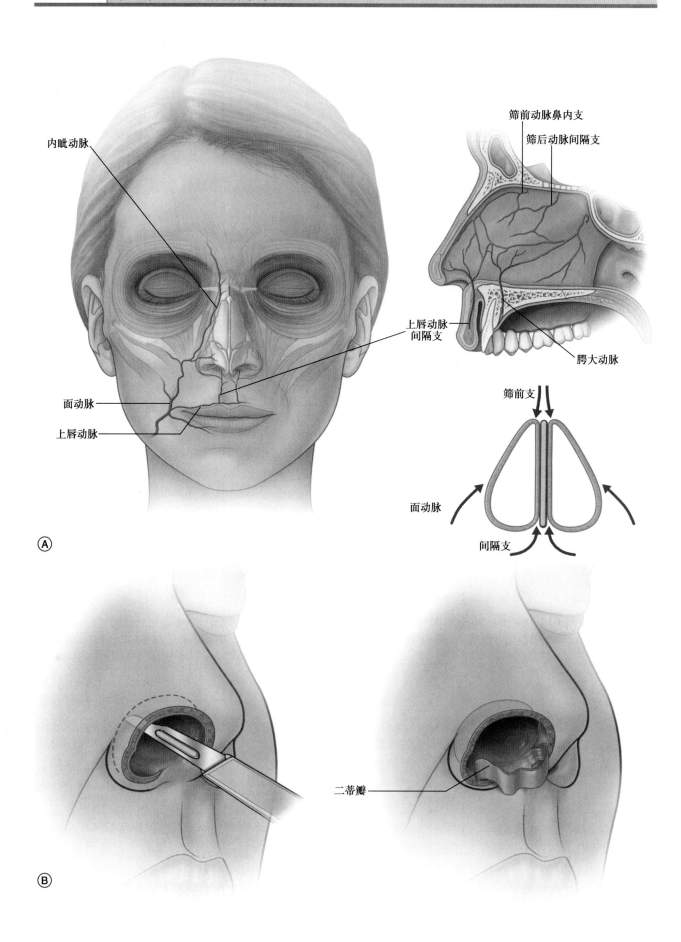

内眦动脉

筛前动脉鼻内支

筛后动脉间隔支

上唇动脉间隔支

腭大动脉

面动脉

上唇动脉

筛前支

面动脉

间隔支

Ⓐ

二蒂瓣

Ⓑ

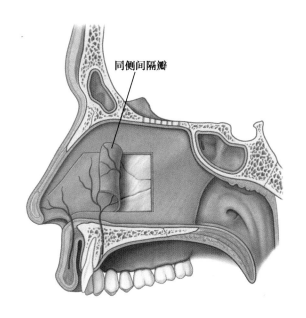

同侧间隔瓣

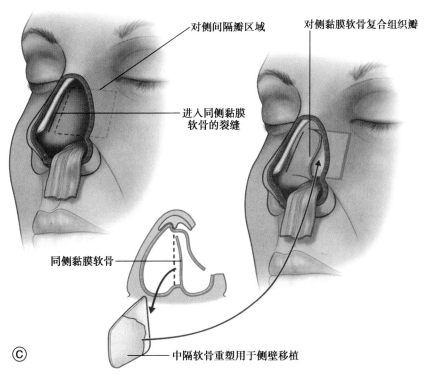

对侧间隔瓣区域

对侧黏膜软骨复合组织瓣

进入同侧黏膜软骨的裂缝

同侧黏膜软骨

ⓒ

中隔软骨重塑用于侧壁移植

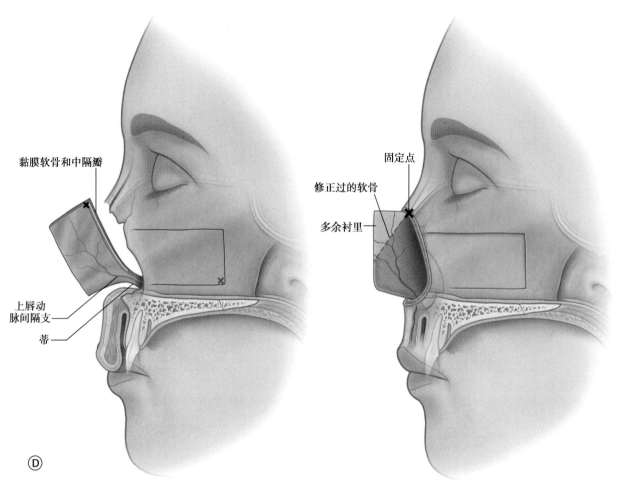

黏膜软骨和中隔瓣

上唇动脉间隔支

蒂

固定点

修正过的软骨

多余衬里

Ⓓ

图 6.20 血管供应和鼻衬里皮瓣设计

则可用双蒂前庭表皮皮瓣。它在软骨间空间被完美切割,在鼻中隔中间和鼻底侧面创造一个双蒂皮瓣。其中间由上唇动脉间隔支灌注,其由面部角动脉分支横向灌注。皮瓣被向下拉,如同裙子的下摆,成为鼻孔缘的衬里。推进双蒂皮瓣产生的上层缺口,用同侧鼻中隔皮瓣,表皮皮瓣或对侧面膜软骨膜皮瓣填充。

位于右侧或左侧上唇动脉的同侧鼻中隔黏膜软骨膜皮瓣,它能从鼻中隔软骨上被抬起,横向、向下移动,成为前庭和横侧壁的衬里。

位于鼻中隔的对侧黏膜软骨膜皮瓣,由同侧筛骨血管灌注,能被横向转动成为对侧鼻中拱的衬里。如 Quervain 最初描述的那样[73],同侧鼻中隔黏膜被丢弃,软骨皮瓣和鼻中隔黏膜层通过一个大鼻中隔瘘被横向摆动。去除鼻中隔软骨的操作更实用,维持了鼻中隔 L 支撑,并通过同侧鼻中隔黏膜传递皮瓣,维持对侧鼻中隔黏膜。截取到的鼻中隔软骨被重新应用于移植后的黏膜修复,促进黏膜造型和定

位。这个对侧鼻背鼻中隔皮瓣能作为鼻中穹隆、鼻中穹隆独立缺口、双蒂前庭皮瓣上间隙的衬里,或在同侧鼻中隔皮瓣上转移成为鼻下部衬里。但是它大小不合适,不能达到鼻孔边缘或鼻翼根部下方成为衬里。

一对上唇动脉的鼻中隔分支紧紧相邻靠近鼻棘。这允许整个鼻中隔能像下皮瓣蒂根部复合鼻中隔皮瓣一样,被抬高。它被摆出鼻前孔,替代支撑物和两侧衬里之间的"隔膜夹层",来恢复基本的中间支撑以及两侧前庭衬里、鼻小柱和鼻中穹隆和鼻背。它没有合适的长度来到达鼻翼根部,必须用其他皮瓣横向补充,这些补充的皮瓣最常来自于残留鼻翼或鼻唇沟(表 6.5)。

虽然鼻内衬里皮瓣能提供重要的衬里,但是这个衬里没形状,没结构,易塌陷。然而,这些皮瓣薄、柔软、有血管,这个皮瓣与主要软骨移植物一起能立即被用于支撑物的修复操作。这种鼻内衬里皮瓣和主要软骨移植物相结合的修复手法是鼻再造术的一

个重要的发展。最开始,这种可靠的、薄的、柔软的、有血管的衬里,因不会堵塞气道或使外观变形而被应用于修复,并且在修复初期,主要软骨移植物能作为支撑物支撑、塑形软组织。

**表 6.5　根据鼻内衬里皮瓣的位置和尺寸,
其能被应用于各种缺口**

1. 鼻中穹隆独立单侧缺口——对侧鼻中隔黏膜皮瓣
2. 鼻下 1/3 部分的单侧缺口——双蒂前庭皮瓣和同侧鼻中隔皮瓣
3. 鼻上 1/2 部分的单侧缺口——双蒂前庭皮瓣和对侧鼻中隔皮瓣
4. 前庭、鼻中穹隆中部和上部的单侧缺口——同侧和对侧鼻中隔皮瓣
5. 鼻背和鼻尖中心缺口——鼻中隔复合皮瓣
6. 中心缺口合并侧面鼻翼衬里丢失——鼻中隔复合和翻转鼻翼残余物或鼻唇皮瓣

　　然而,必须了解鼻内皮瓣的局限性,以确保其正确的应用。鼻内衬里皮瓣在尺寸和可用性受限于鼻内衬里皮瓣的尺寸,到达位置,或因创伤或以前的操作导致的血供旧伤。尽管鼻内皮瓣富有血管,但吸烟患者的修复预后不可预测,并且当多个皮瓣被拉撑至极限后被用作为大缺口衬里时,修复预后不可预测。较小软骨暴露可能导致严重的感染和组织丢失。

　　鼻内衬里皮瓣脆弱,应该提高其下周围软骨来保护皮瓣的血液供应。这些皮瓣应用主要软骨皮瓣

支撑和塑形。获取鼻内衬里皮瓣的过程是一个损伤鼻部的过程,因为短暂的出血、结痂和阻塞,增加了鼻部修复的整体发病率。幸运的是,手术瘘自发地沿着边缘愈合。鼻部变得自我清洁。因瘘管尺寸大,患者呼吸时不会发出嘘嘘的口哨声。

　　在主要修复中,鼻内皮瓣相对复杂并且操作耗时。最后可能因后期收缩、外部变形或气道狭窄而导致修复结果受损。鼻内衬里皮瓣缺乏刚性,并且尺寸有限,多缝合固定移植物的相对不稳定软骨结构、死腔以及瘢痕拳缩限制了最后的修复结果。可能发生晚期鼻孔狭窄。但是,在独立鼻中穹隆修复或大单侧全层缺口修复中,当其他方法不太适用时,鼻内衬里皮瓣仍为一个有用的工具。

鼻内皮瓣技术(图 6.21 ~ 6.25)

独立的单侧鼻中穹隆衬里丢失

　　为修复鼻中穹隆,从全层缺口中截取对侧鼻中隔黏膜软骨膜。或者如果鼻翼保持完好但是因瘢痕或旧切除已错位,全层切割暴露对侧正常鼻侧相应的剩余鼻下部。鼻背上同侧鼻中隔黏膜软骨膜被横向切除,暴露鼻中隔软骨。抬高同侧的黏膜。保持 8 ~ 10mm 上部鼻背支撑,下部鼻中隔软骨被沿着前鼻背边缘横向切除,截取鼻中隔软骨作为移植物材料。保留对侧黏膜,保护前筛骨血管。切割对侧鼻

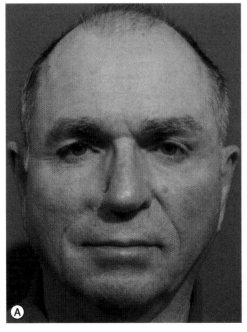
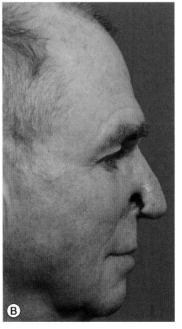

图 6.21　(**A,B**)用脂肪翻转皮瓣和推进颊瓣修复内侧颊部和右侧上唇后,遗留右鼻翼全层的侧壁缺损

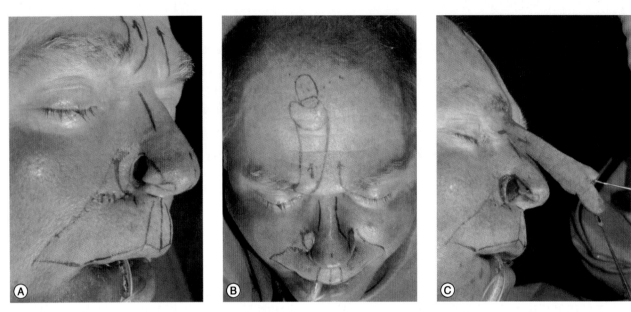

图 6.22 （A～C）鼻部的局部单位和理想的鼻翼基底位置根据对侧正常上唇的模板用墨水标记。全厚额部皮瓣远端延长作为衬里，衬里和皮肤缺损都要基于精确的模板

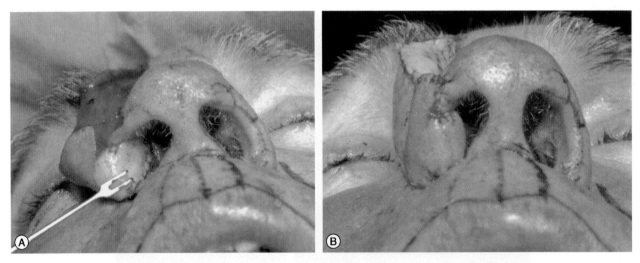

图 6.23 （A，B）全厚额部皮瓣远端延长的部分折叠以替代缺损的鼻衬里，靠近近端的端侧皮瓣翻转回来覆盖缺损部位。没有软骨移植

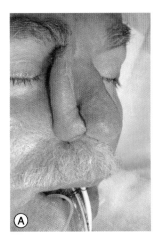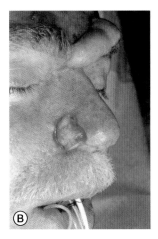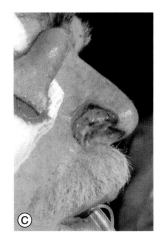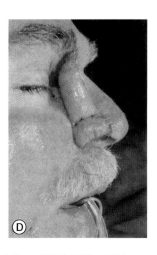

图 6.24　(A～D)1 个月后,重建组织体积大且无支撑机构。用墨水标记并切出理想的鼻孔边缘。近端的额部皮瓣被皮下脂肪抬高 2～3mm。折叠的双层的脂肪和额肌显露出来。多余衬里的切掉,用耳郭软骨移植进行支撑和塑形。打薄的额部皮瓣重新覆盖缺损,用连续褥式缝合和周边缝合固定

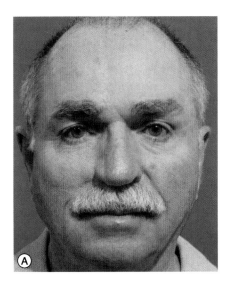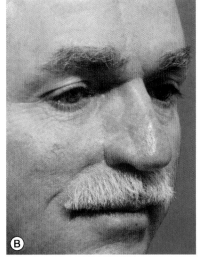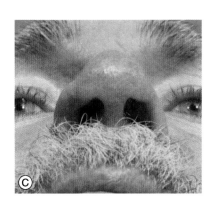

图 6.25　(A～C)断蒂后的术后效果。右侧鼻翼褶皱可直接切开修饰

中隔黏膜的鼻背基础皮瓣,保留鼻背的血液供应。对侧皮瓣穿过同侧鼻背处,侧拉至鼻中穹隆衬里缺失缺口周围。与对侧气道一起暴露的同侧皮瓣的裸露表面自行愈合。截取的鼻中隔软骨和骨被塑形为鼻侧支撑物,来支撑和塑形鼻中穹隆,确保术后鼻翼不向上收缩。拉伸面颊表皮来补上缺失的外部表皮,或从额部获取表皮来重塑外部表皮丢失部位的表面。

单侧衬里丢失

如果鼻孔边缘的单层缺口高度小于 1cm,残留的分层鳞状上皮仍保留在缺口上方。残留的前庭皮瓣的双蒂皮瓣,位于缺口边缘和内鼻瓣之间,向后移

动成为鼻孔边缘的衬里。鼻中隔黏膜比血管皮瓣的复层鳞状上皮更易受损,如术后鼻中隔黏膜发生磨损,则术后出现不正常红色,分泌黏液,出血的情况。一般地,皮瓣通过与鼻中隔角同侧鼻中隔衬里连接而被血管灌注。从横向看,这个皮瓣的血管来自于鼻翼根部面部角动脉多个分支。

一个双蒂皮瓣,8mm 宽,被设计成包含现存衬里,位于缺口上方。从前庭获得的皮瓣上缘切口(类似于鼻整形术中的软骨间切口)成为上覆软组织的衬里。鼻翼软骨内侧脚可能需要被分割,以能充分适当地调动皮瓣。皮瓣从上覆的皮下组织中分离,在中间和横向铰链转动,如同双蒂皮瓣,至计划的鼻孔边缘水平。双蒂皮瓣推进后留在表面的次缺口,

被同侧鼻中隔皮瓣填充。同侧鼻中隔皮瓣,尺寸为3cm×3cm(长×宽),穿过内眦,鼻背下6～8mm,然后直角移动,移至鼻底,向前回到鼻棘。用直行剪纵向切割皮瓣。其远端尾部用直角剪切割。鼻棘附近保留一个1.2cm软组织皮瓣蒂来维持上唇动脉的同侧鼻中隔分支。从鼻中隔软骨和骨处提升黏膜软骨膜,并横向摆动。它被缝合至缺口上部,沿着鼻前孔横向缝合,并且在双蒂皮瓣前为单侧鼻部缺口创造一个完整的衬里套。皮瓣的大小主要由医师在鼻前孔范围切割的能力限制。皮瓣能向上延长至内眦及鼻底前。留下一个坚固的L形鼻中隔,截取中心鼻中隔软骨为移植材料。

在大缺口处,二级缺口变得太大,而不能用同侧鼻中隔皮瓣替换,同侧鼻中隔皮瓣的长度被扭曲的皮瓣蒂限制。皮瓣的宽度可能不能填补残留缺口的高度。在这种情况下,使用对侧鼻中隔皮瓣。首先,前庭表皮和黏膜的双蒂皮瓣被向前摆动。鼻背下同侧鼻中隔黏膜被切割,并且沿着鼻桥提高下层黏膜。鼻中隔下部分软骨被切割,保护对侧黏膜。截取鼻中隔软骨,留下坚固的L形支撑物。定向平行切割两次,鼻背黏膜被完整留存,然后与鼻底连接。在前庭上部,沿着鼻中穹隆,皮瓣被拉至同侧黏膜处,双蒂皮瓣修复鼻孔边缘。皮瓣相互缝合,并用鼻翼撑条和主要软骨移植物的侧壁物支撑皮瓣。鼻背上的对侧鼻中隔皮瓣能被设计成拉伸至鼻底的皮瓣,来增加皮瓣长度,让其能达到横跨鼻前孔侧部中线的皮瓣。能沿着整个鼻背设计一个宽皮瓣,确保皮瓣有适当的垂直尺寸来填充缺口的高度。然而,对侧鼻中隔皮瓣没有足够的长度或宽度来达到鼻孔边缘前部。对侧鼻中隔皮瓣仅适用于适度的鼻中穹隆侧部鼻部缺口的修复。

如果衬里缺口从鼻孔边缘延伸至鼻骨,同侧鼻中隔黏膜皮瓣能被用于铺衬鼻孔边缘前部,对侧鼻中隔黏膜皮瓣能被同时摆动去铺衬鼻中穹隆和下穹隆。这个技术创造了一个永久的、通常能被忍受的鼻中隔瘘。黏膜软骨膜,如在黏膜下层切除术中,被从整个同侧鼻中隔上剥离。皮瓣被侧向摆动,暴露鼻中隔骨和软骨,这是移植材料取材的地方,保留鼻背和鼻尾支撑的L形支撑软骨。然后切除鼻背和前筛骨血管上的一个对侧皮瓣,保留皮瓣鼻背皮瓣蒂,并且横向摆动皮瓣来铺衬鼻中穹隆。同侧鼻中隔皮瓣横向垂至鼻翼根部,铺衬前庭。对侧鼻中隔皮瓣穿过鼻中隔瘘,被缝合至鼻部缺口侧缘,然后被缝合至同侧皮瓣。同侧皮瓣的蒂可能部分阻塞气道,需

要随后对其进行分割来打开气道。

中央衬里丢失

如果鼻上部有一个适当的中央缺口,上部和中部穹隆的高的、收缩的内侧和侧面,可能允许侧向鼻侧壁黏膜和鼻中隔内侧简单的边对边接近。这可能使鼻拱高度降低,但不会明显减少鼻功能。用软骨移植物修复鼻桥的高度。

鼻下方中央鼻部缺口能被分为大部分缺口(留下鼻根部分凸出的鼻中隔和骨)或完全缺口(所有软组织结构,前鼻中隔和鼻骨以及同平面腭骨、额骨缺失)。幸运的是,前鼻中隔的很大一部分可能仍凸出于面部平面或隐藏在鼻前孔中。这个残留的鼻中隔能被拉出来为鼻部凸出部分提供衬里,其鼻中隔软骨能被用作于鼻背支撑的基础。鼻骨的缺失有着特别重要的意义,因为鼻骨通常为悬臂鼻背支撑移植物提供支点。这些情况下,Millard完成了一个重建鼻根骨基底的预手术,他用局部铰链翻转衬里和一个骨移植物来重建鼻根骨基底,用正中额部皮瓣初步覆盖。在其他情况下,他用鼻前孔铰链翻转的上层L形全层鼻中隔皮瓣来重建有限的鼻背和鼻尾鼻中隔支撑物和衬里。随后,局部组织铰链翻转的皮瓣以及鼻唇皮瓣向内翻转,铺衬鼻中穹隆、鼻翼和鼻小柱。一个悬臂骨移植物被固定至预定的支点处,来建立鼻背支撑物,第二额部皮瓣覆盖。然而,由于血管、体积或不充分的支撑,这种传统方法是不可靠的。

鼻中隔复合皮瓣,位于两侧上唇动脉上,从鼻腔中调动整个鼻中隔,将鼻中隔前凸于面部。放置一个垂直骨片和软骨片来支撑鼻背。鼻背对侧肋骨移植物能被放置于硬组织底上,被固定至残留的鼻骨上,或用一个平板和螺钉固定硬组织于鼻根部。两侧多余的鼻中隔黏膜被横向铰链翻转来铺衬缺口侧部。鼻中隔全层被上下切割。远侧,用直角剪切断。保留鼻棘和上唇部黏膜,来保留右和左鼻中隔,来分割含1.2cm软组织皮瓣蒂的上唇动脉。在皮瓣根部,两侧的鼻中隔软骨黏膜软骨膜被分离,在鼻棘上去除一小块骨和软骨。这允许在软组织边界鼻前孔中的鼻中隔复合皮瓣被抽出。皮瓣深部被固定至上侧软骨残端,或永久性缝合或金属丝固定的鼻骨上。鼻内供区用黏膜修复闭合。制造出一个大的永久的鼻中隔瘘。

如果缺口仅限于鼻上部或鼻中穹隆部,用复合皮瓣修复中央骨平面,而鼻中隔左右两侧黏膜横向

折叠,被缝合至缺口侧缘,来提供完整的穹隆衬里。放置主要亚单位软骨移植物,来支撑和塑形覆盖的额部皮瓣。在大部分或全部鼻部重建中,当鼻尖和鼻翼也丢失,安全的做法是移动和固定鼻中隔复合皮瓣至鼻根或上侧部软骨。确保血管生成后,血管与残留鼻根愈合,6～8周后,暴露的鼻背黏膜边缘在其中央被分离,两侧皮瓣被横向翻转。向上,鼻中隔黏膜能充足地铺衬上穹隆和中穹隆。然而,更向下,其将达不到鼻翼根部。它将不能横向铺衬整个前庭和鼻翼。铰链翻转皮瓣提供额外的鼻翼衬里,从剩余的鼻翼残留处向上翻出或者从鼻唇皮瓣向上翻出。这些局部皮瓣的外科手术前延迟可能增加皮瓣的血管生成。

改良折叠式额部皮瓣在衬里中的应用(图 6.26～图 6.27)

传统方法中,折叠额部皮瓣远端,使额部皮瓣既能提供外部覆盖物,也能提供内侧衬里。不幸的是,因其软组织体积以及有限的暴露面积,很难在折叠额部皮瓣上固定软骨或骨骼移植物。重建的鼻部厚,没有形状并且气道塌陷阻塞。然而,全层额部皮瓣的移植有三个阶段的操作,在移植和断蒂两个操作之间有一个中间操作,这个中间操作已经为用改良折叠方法混合主要和延迟主要软骨移植物和皮下软组织雕塑提供了机会。它已经成为了一个简单有效的方法,适用于多种衬里缺口的修复。

就像 Menick 描述的那样[25,52,74,75],一个延长的全层旁正中额部皮瓣,根据衬里缺口的正确模板,向

内折叠,因为供体位置位于额部区域,该区域通常作为狗耳部分被丢弃,所以取这个地方的皮瓣作为移植物,能最大限度地降低额部的损伤。如果衬里模板必须延长至发际线,必须将毛囊修剪,以防止术后毛发刺激鼻腔。可在术后被修剪。

皮瓣,如一个简单的覆盖和衬里单位,如全层皮瓣,从远端提升至皮瓣近端底部。拉伸远端衬里(能被局部减积,如果全层皮瓣特别僵硬且难以向内翻折),向内折叠,并被缝合至缺口残余黏膜衬里。更多的皮瓣近端部分被折回至皮瓣本身上,来提供鼻覆盖物,创建一个外表皮层,皮下脂肪和额肌,这些替代丢失的衬里位于额肌、皮下脂肪和表皮的内层上。折叠的皮瓣无主要软骨移植物。然而,主要软骨移植物被放置于更浅表损伤附近区域,这些区域有完整的血管衬里。

在第二阶段,4周后,根据对侧正常鼻翼边缘或理想鼻孔边缘标记计划的鼻孔边缘。在折叠区域切割鼻孔边缘,将近端覆盖表皮从其远端衬里延伸物中分离开来。用 2～3mm 皮下脂肪抬高覆盖皮瓣近端部分。因为移植过程中,没有切除额肌,或没有损伤皮瓣皮下脂肪,覆盖和衬里的表皮柔软且不收缩。更重要的是,折叠的远端延伸部分,被设计为鼻部修复的铺衬物,愈合并且整合至残余正常衬里中。它不再依赖附近的额部皮瓣,以及为额部皮瓣供应血流的滑车上蒂。软组织下两层——残余的皮下脂肪和额肌被切除,暴露出薄的、支撑的、血管丰富的衬里。放置延迟主要皮瓣来创造一个完整的亚单位支撑框架。近端皮瓣薄的、支撑的、无瘢痕的表皮被放回至受体部位。在第三阶段,4周后(鼻部修复开始

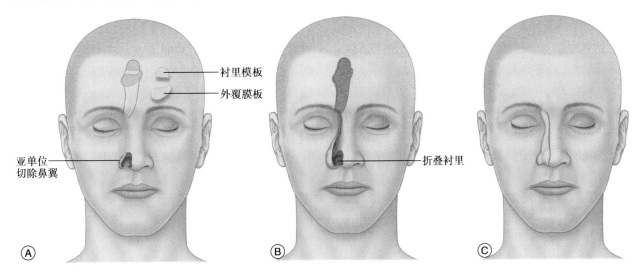

图 6.26 (A～C)折叠的额部皮瓣作为衬里——设计和转移。基于精确的模板,全厚额部皮瓣没打薄会被抬高,提供外面的皮肤覆盖,而远端延长向内折叠覆盖缺损的鼻衬里。没有软骨移植

衬里模板
外覆膜板
亚单位切除鼻翼
折叠衬里

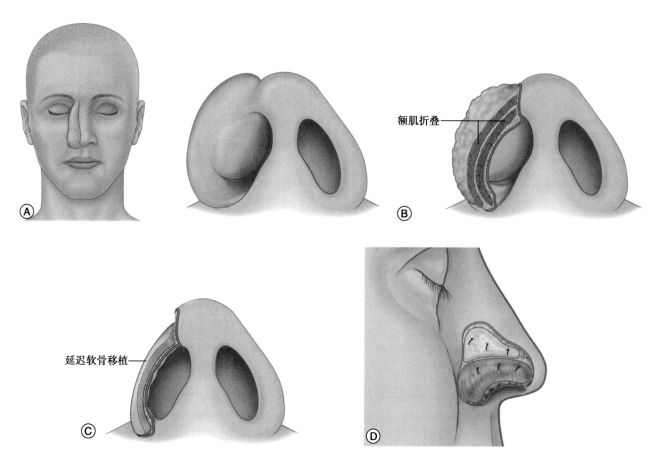

图6.27 （**A～D**）改良折叠额部皮瓣的中间手术步骤。1个月后，折叠的额部皮瓣衬里延长部分与邻近正常鼻衬里愈合在一起，而不再受滑车上血管供血。用墨水标记区域单位和理想的鼻孔边缘。沿鼻孔边缘切开额部皮瓣的外覆和衬里。外覆皮瓣被皮下脂肪抬高2～3mm。这样就暴露了下层无支撑的皮下脂肪和额肌，然后从折叠的额部皮瓣上切除。延迟软骨移植支撑鼻翼（如果需要还可以支撑侧壁）。打薄的额部皮瓣重新覆盖受区。1个月后（从最开始皮瓣转移2个月后），断蒂

后6～8周），断蒂。这个改良折叠额部皮瓣衬里技术是一个可靠的、有效的、修复单侧和双侧全层缺口方法。它被用于尺寸高达3.0cm的衬里缺口修复，并且适用于所有小至中度的全层缺口的修复。它避免了复杂的鼻内操作，使术后出血或鼻部阻塞的风险降到最低，经常与其他技术联系在一起。手术的时间被缩短，鼻内并发症少。如果缺口从鼻翼延伸至鼻底，可以添加一个附加的远端延伸，在鼻翼衬里延伸的直角处，铺衬鼻翼，重塑鼻孔底表面。这种复杂表皮延伸的安全性体现在全层额部皮瓣的血管分布上。

尽管所有可用的衬里应该都适用于任何特殊缺口，但是改良折叠额部衬里技术已经被每天应用于复杂鼻问题的修复中，这是鼻重建的主要技术。因改良折叠额部衬里的血管分布，改良折叠额部衬里特别适用于吸烟者的鼻修复。因为该技术缩短了手术时间，并且鼻内操作有限，所以该技术适用于无相

关疾病的老年患者或衰弱患者的鼻修复。当重新打开一个愈合了的缺口，将正常的组织放置于正常的位置，这个操作提高了外科医师定义缺口的能力，提高了外科医师立即提供与新创缺口相适的尺寸、位置和轮廓血管化衬里的能力，改良折叠额部衬里皮瓣不像预制皮瓣或铰链翻转皮瓣那样需要延迟操作或鼻内衬里皮瓣，不受血管基底损伤或缺口位置的影响。它是一个简单的方法，但也是一个高度有效的方法。

在移植时，表皮移植物已经被用于铺衬二期额部皮瓣。不幸的是，虽然表皮移植物薄且柔软，却不可再生血管。为避免这个问题的发生，在移植6周前，大多数外科医师会在患者额部皮瓣的深表面上施行一个初步的预制操作。随后，一旦"获取"皮瓣，预制的额部和额部下表皮移植物被移植至受体部位。支撑不良的鼻部移植物皱缩，也是这个技术的一部分。

作为衬里的表皮移植物

Gillies 发明了一项表皮移植物嵌入方法[16]。如果衬里和支撑物丢失,但是上表皮完整存在(如梅毒鼻或麻风鞍状鼻),瘢痕暴露于外表皮的下表面,用一个表皮移植物来修复暴露的下表面。一个永久的鼻内假体,从颊瘘穿过,并固定至齿列,固定移植物来维持气道开放以及鼻部的形状。

最近,Burget 和 Menick[22] 报道应用穿过额肌和外部表皮间的含皮下脂肪的软骨移植物修复鼻孔边缘和鼻翼的鼻缺损。软骨因有良好的血管软组织而存活,并且支撑鼻孔边缘。全层耳后表皮皮瓣被缝合至衬里缺口的向外裸露的表面上。额肌深表面为下部表皮移植物供应血流。埋入的软骨移植物"伸展"表皮移植物衬里,就像 Gillies 的外部夹板。

在小单侧缺口的修复中,他结合衬里表皮移植物和鼻内皮瓣进行修复。当缺口上明显残留表皮时,残余前庭皮瓣的双蒂皮瓣,位于鼻中隔中间以及鼻翼根部侧面,双蒂皮瓣被切除,并移至计划的鼻翼边缘下方。因为边缘的双蒂皮瓣有自己的血供,一个主要软骨移植物被固定至它生成的血管的外表面。前庭皮瓣上继发的衬里缺口被全层表皮移植物修复。这个区域没有主要软骨。全层额部皮瓣重塑整个缺口表面,并且再血管化衬里表皮移植物。3~4 周后,表皮移植物衬里被合为一体,并从附近残余衬里生成血管,断蒂时,鼻翼上部和侧部由延迟主要软骨移植物支撑。额部皮瓣,沿着鼻孔边缘,保留了一个从眉毛到远端皮瓣的皮瓣蒂,在中间操作中,也能被抬高至鼻中隔上方,为延迟原发性支撑提供条件。偶尔伴随有内表面附近的瘢痕,导致鼻阻塞,很难矫正。这些表皮移植物保留了大部分原始尺寸。有些移植物出现挛缩,导致较小的鼻部修复部位变形。操作简单是这个方法的主要优点,使得这个方法得以用于年老患者或衰弱患者的鼻部缺口修复中,当鼻内衬里皮瓣不可用时,避免了更复杂的鼻内操作,或者对于低要求患者,该患者不需要太复杂的精致修复,这个方法适用于这种情况。

根据与改良额部皮瓣技术相似的原则,三期全层额部皮瓣已经扩大了衬里表皮移植物的应用范围。

如 Menick 所描述[25,76],全层额部皮瓣高度血管化,并且在全层额部皮瓣深裸露表面常规"获取"表皮移植物。标记出衬里缺口的精确模型,并将全层皮下表皮移植物缝合至衬里缺口边缘。清除表皮移植物和皮瓣底面之间的主要软骨移植物。在全层丢失缺口旁的完整的衬里上放置软骨支撑物。不将支撑移植物放置于额部皮瓣的软组织通道中,来避免形成厚鼻孔边缘或产生软组织损伤和瘢痕。很难设计、放置或固定打开了的软骨移植物。全层额部皮瓣重塑鼻部表面。它被缝合至覆盖皮瓣中,为衬里表皮移植物提供血管。同时,也用海绵填塞物固定,放置于鼻孔 3~4 天,固定修复,并提供轻微压力。

4 周后,表皮移植物愈合至相邻正常残留衬里,并不再依赖覆盖皮瓣的血供。在第二阶段,有着 2~3mm 厚皮下脂肪的覆盖表皮被完全地从鼻部上抬高。表皮移植上的多余的皮下脂肪和额肌被切除,切口直达新重建衬里。表皮移植物薄,相对柔软,由相邻残余衬里血管灌注。一个延迟的主要鼻翼边缘撑条移植物被固定,来支撑鼻孔边缘,并且在鼻中穹隆上放置一个侧壁支撑物来防止鼻孔边缘向上回缩。薄覆盖皮瓣被延迟的软骨移植物替代,并且恢复表皮移植衬里。4 周后(额部皮瓣移植 8 周后),断蒂。

有时表皮移植失败。如果是这样,延迟中间步骤,完全清除额部皮瓣底面的肉芽组织,并应用第二移植物移植。额部皮瓣不需要被抬高。表皮移植被简单地应用于其裸露的深表面。因为不切除额肌,或全层额部皮瓣皮下平面受损,覆盖皮瓣没有出现纤维化或挛缩。虽然需要一个附加的操作阶段来替代表皮移植操作,整体修复结果没有受到负面影响。

衬里技术中的改良表皮移植物是可靠的、有效的、修复小至中等全层鼻缺口的移植物。瘢痕适度的挛缩和继发变形,并创造了一个精致的鼻翼边缘。这个技术仅限应用于 0.5~1.5cm 大小的衬里缺口的修复。表皮移植的"获取"是常规操作,虽然 20%~30% 的病例需要二次移植。然而,初始表皮移植物丢失预计延迟断蒂 8~12 周的时间。不良表皮移植物获取的风险以及挛缩的风险随衬里缺口尺寸的增加而增加。如要最小化鼻内衬里皮瓣暂时阻塞鼻部的风险,或旧鼻部损伤阻止鼻内衬里皮瓣的使用,这个方法特别适用于无相关疾病的老年患者或衰弱患者的鼻修复。

总的来说,衬里的折叠皮瓣技术发病率最低。因为能在折叠额部皮瓣衬里技术中获得相同的结果或更佳的结果，没有表皮移植物丢失的风险，它是表皮移植衬里的首选方法，并且能被应用于大衬里缺口的修复。大衬里缺口最大能达到 3cm。然而，两种方法都可靠，不复杂，操作时间短，并且发病率最低。

在抢救情况下，当用任何衬里技术修复后，缺乏额部皮瓣移植衬里，这时改良表皮移植技术起关键作用。与其接受一个缺乏的气道，还不如在断蒂操作前进行衬里表皮移植操作，来增大衬里表面尺寸。如果已经在修复初期使用全层额部皮瓣，在中间操作中，皮瓣被提升，切断一侧或两侧鼻翼根部缺乏的衬里。用全层表皮移植物填充衬里皮瓣。全层皮瓣不用减积就可以再应用于表皮移植的再血管化操作中。一旦愈合到位，在第二阶段中间操作中，额部皮瓣被微微抬高，切除多余的软组织，放置延迟主要移植物去提供永久支撑，并且在扩张的表皮移植衬里上塑形。

远端组织微血管衬里

特别"难修复"的面部伤口的定义依据伤口位置、大小、深度和伤口特征（血管、污染、辐射、免疫抑制以及重要结构曝光）。这种复杂的缺口，常伴随相邻面颊和嘴唇损伤，可能导致鼻部修复局部组织缺乏或不可用，需要借用远端组织，通过微血管移植，重建面部中部平面或提供鼻部衬里[77,78]。局部额部皮瓣能提供覆盖的表皮，但是远端组织，如微血管移植物，能提供衬里。不能忽略丢失组织的体积需求以及表面面积的需求。将需要大量的健康血管组织来保证伤口原发性愈合。

在鼻部修复前需要一个初步操作，将正常组织放回正常位置，建立一个稳定的平面，或延迟或重新放置残余组织。

游离皮瓣鼻部再建原理

1. 如果患者无鼻，应该在鼻部重建前重建面中部平面。当有疑问时，先重建嘴唇和面颊，后重塑鼻部。鼻部必须被放置于面中部的正确位置上，鼻部凸出位置正确。

2. 不恢复鼻中隔，避免鼻内体积过大，避免鼻阻塞，接受鼻中隔瘘。

3. 鼻小柱衬里仅被用于提供软组织袋，来放置软骨支持物，并"返回"将来覆盖额部皮瓣的裸露表面，未修复深鼻中隔。

4. 必须确定丢失的鼻衬里的位置和尺寸。鼻穹隆从一侧鼻翼底横跨至另一侧鼻翼底，并从缺口上部横跨至鼻小柱根部。如果鼻穹隆完全消失，测量的范围从鼻到嘴唇，尺寸为横向 7~8cm，纵向 4cm，另有 3cm 的鼻小柱。直接重建鼻穹隆衬里，因为鼻穹隆衬里必须简单地垂悬跨过一个中间支撑，防止鼻穹隆衬里塌陷至鼻前孔。鼻小柱必须足够长，来保护鼻部，鼻小柱也应足够窄，以保持通气通畅。鼻底或鼻基是鼻部必须被放置的位置上的表皮平面。很多情况下，在建立鼻平面的预操作中，鼻底保持完整或已经被重建。也可以在游离皮瓣与局部组织或部分游离皮瓣一齐移植时重建鼻底。切除或外伤后，鼻底缺乏可能明显，特别是有开放创口或过去嘴唇受到大范围损伤时，鼻底缺乏可能明显。这个情况很少发生在可卡因或其他鼻内操作损伤后。临床上，上嘴唇被向后上方拉伸，通过位移以及嘴唇上部后方嘴角形成上嘴唇形状。必须解决组织缺乏的问题，表皮放置于未来鼻翼和鼻小柱的位置下。

5. 计划分阶段进行鼻重建操作。尽管 Gillies 劝告使用近似组织，然而衬里应用表皮、支撑用大块肋骨移植物或一个外部覆盖的厚脂肪额部皮瓣并不是近似组织。将这些不同的供体材料改良至"鼻样组织"并将这些材料整合至一起是一项挑战，恢复每个解剖层来再创造一个外观和功能正常的鼻部。最初的目的是在预操作中，为鼻部内表面提供衬里。这个使整个重建操作简易化。一旦被放置到位，远端衬里有效地将一个复杂全层缺口转变为一个浅表缺口，转变来的浅表缺口仅需支撑和覆盖，通过传统方法用局部和分区组织来支撑和覆盖缺口。

6. 远端组织能闭合死腔，填充腔体，保护重要结构，在中枢神经系统和口腔之间形成屏障，闭合瘘，或创建一个稳定的平面。然而，当远端组织在残余正常面部表皮内部时，远端组织总是不协调的、褪色的。游离皮瓣无面部形状。

7. 微血管远端皮瓣被用来提供鼻衬里和血管。多余的微血管远端皮瓣被用于伤口再填充，并为其他需要提供材料——软组织大面颊皮瓣、上唇表皮、鼻底等。面部表皮，是额部皮瓣，与表皮有正确延伸和质地匹配，被移植用于鼻部表面重塑。

不充分平面的面中部缺口

局部或分区组织不能被用于这种混合缺口和远

端组织的恢复，局部或分区组织常从躯干截取，提供充足软组织和表皮——肩胛皮瓣、肩胛周围皮瓣、背阔皮瓣或直肌皮瓣。手术的直接目的是提供足够体积和凸起的多余组织，如果有必要，需抹去开放上颌窦。最初只恢复面部平面。可提供骨和软组织。延迟鼻部重建直至重建一个稳定的平面。

用游离皮瓣恢复鼻部衬里

如果面中部平面稳定，直接开始鼻部修复。在较小的复合损失中，较小的嘴唇和面颊缺口可能被局部组织替代，或被延展的游离衬里皮瓣替代。

仅有鼻中穹隆缺口

如果缺口仅限于鼻穹隆位置，在修复的第一阶段，仅需要穹隆衬里和预制的中央支撑物。因为前臂桡侧皮瓣的厚度和长血管蒂，优先选择前臂桡侧皮瓣。

一般而言，如果鼻孔边缘完整，且缺口仅包含鼻中穹隆，衬里缺口能用游离皮瓣填充，表皮向内翻折成为衬里。其外表面是表皮移植物。

如果残余的鼻中隔完整，并有足够的高度，它能暂时支撑衬里皮瓣直到额外的软骨移植物和覆盖额部皮瓣被确切放置。

如果正常鼻孔边缘衬里丢失，皮瓣沿着未来的鼻孔边缘翻折至皮瓣自身上。这为放置支撑物自身鼻背悬臂骨移植物，直接中央支撑提供空间。随后，在最后鼻部修复中，切除外部表皮移植物或折叠表皮。放置完整亚单位支撑框架，并用额部皮瓣重塑鼻部表面。

如果鼻中隔已被部分切除，预制操作中，它能从像位于鼻下层的混合鼻中隔皮瓣一样构建鼻腔。然后，一旦确认混合皮瓣的血管分布，游离皮瓣被移植为衬里。

如果大多数鼻中隔分区丢失，则不能重建丢失的鼻中隔分区。局部或远端组织太厚而不适合放置于鼻中隔位置，因为这些组织会阻塞气道。接受永久鼻中隔瘘。外科医师仅提供鼻穹隆衬里，以及鼻小柱背面。

次全鼻缺口和全鼻缺口——鼻穹隆、鼻小柱和鼻底衬里

远端组织已被应用为表皮的游离皮瓣，复合螺旋的游离皮瓣，骨膜游离皮瓣或预制游离皮瓣，限制了远端组织在鼻修复中的应用，限制了使用远端组织进行鼻修复的成功率[61,62]。Burget 和 Walton[26,79]开拓性地使用复合的、纵向前臂表皮皮片来修复鼻部缺口。放置 2 ~ 3 片独立表皮皮瓣，表皮向内，单独地铺衬鼻穹隆、鼻小柱和鼻底。每个皮瓣从下层桡侧血管处形成血管，就像一个"串珠"。其外部裸露表面被全层表皮移植物覆盖，不需主要软组织支撑。随后，单个表皮皮片被缝合至一起，减积，用软骨移植物支撑，并用远端减积的二期额部皮瓣重塑表面。Millard 描述，断蒂前，额部表皮被抬高至鼻中穹隆上方，鼻部上 2/3 部分的软组织被切除[30]。施行第二中间操作来减积气道。然后，断蒂并校正。6 次或更多次的修复操作后，获得好的修复结果（图 6.28）。

然而，这个方法有明显的局限性[9]。提升鼻穹隆、鼻小柱和鼻底三个分开皮片的技术是烦琐的，并且为连接留下了一个短近端血管皮片。提升过程中血管皮片受损或这些复合皮瓣放置过程被扭曲，负面影响血流。随后的操作中，每个皮片的血管蒂也被暴露受损，影响血供，血供已经被表皮移植之间的瘢痕限制。在修正阶段，需要第二个游离皮瓣来补救鼻小柱衬里坏死。每个皮片之间的表皮瘢痕可能导致表皮收缩，并限制衬里的柔软度。因为主要支撑物不能被放置于最初的外部表皮移植物下，可能出现软组织塌陷和表皮收缩。最重要的是，没有多余的组织去抢救皮瓣的设计缺陷或修复后并发症。

1974 年 Millard 独特地建议使用二期额部皮瓣，该方法有一个中间操作过程[68]。他在断蒂操作前，将传统额部皮瓣的远端减积操作与一个附加操作结合。额部皮瓣被提高至鼻中穹隆上方，成为一个双蒂皮瓣，保留鼻尖、鼻翼和鼻小柱嵌入部分。重新塑形鼻上 2/3 的部位。然而，这种额部皮瓣方法将额部皮瓣初期远端减积与随后的鼻中穹隆抬高相结合，有很多缺点。初期额肌远端切除可能降低额部皮瓣的整体血供。当分阶段减积额部皮瓣，很难创造一个薄的、均匀的表皮皮瓣。二蒂瓣妨碍鼻中穹隆的精确外形修复，限制了暴露面积。最重要的，远端嵌入物的轮廓——鼻部最有美感的部位——被固定。不能在初期额部皮瓣移植后改变鼻尖、鼻翼和鼻小柱的形状。

Menick 和 Salibian[27]最近已经描述了一种折叠

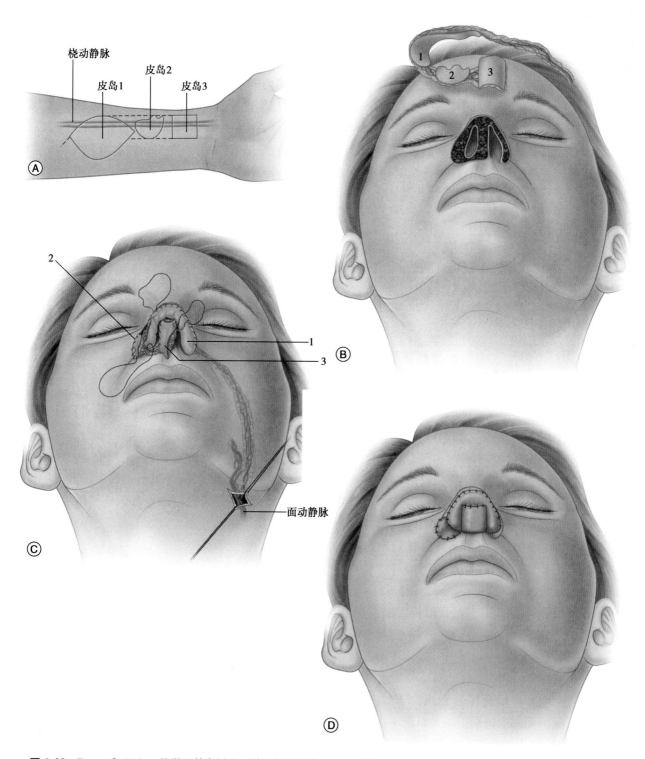

图6.28 Burget和Walton的微血管鼻衬里。单独的前臂桡侧皮瓣覆盖鼻穹隆,鼻小柱和鼻衬里。每个皮岛都由桡动脉供应,设计成串珠样覆盖鼻穹隆,鼻小柱和鼻腔底。无支撑的外表面暂时由全厚皮瓣覆盖。然后切除皮肤和多余的皮下脂肪,皮岛缝合在一起,软骨移植,鼻部用薄的额部皮瓣重新覆盖。在中间手术步骤,皮瓣会被中穹隆抬高以行减容手术,保留近端滑车上血管蒂,远端皮瓣修复鼻小柱和鼻翼

的单皮片前臂皮瓣方法,与上覆的三期全层额部皮瓣相结合,是一个可靠有效的微血管设计,适用于各种缺口的修复(图 6.29~6.35)。

操作 1

在前臂和面颊上标记修复衬里缺口的皮片,来检验皮片的尺寸、轮廓、方向、蒂长、折叠区域以及为修复鼻底延伸表皮的位置。

为修复鼻底,从远端前臂标记一个单个的、水平方向的前臂表皮皮片(宽 8~10cm,长 6~9cm),皮片近端延伸或不延伸。

前臂皮瓣能像表皮皮瓣一样被抬高,仅留筋膜皮肤与桡侧血管相连。然而,为保留最大血供,限制

主要筋膜切除是安全的。垂直设计鼻底延伸,与主皮瓣相连,仅远离未来内折位置。当主皮瓣被向内翻折成为衬里,这固定了延伸皮瓣的位置,重塑鼻底表面。因为单个表皮皮片位于浅表远端,可用一个12~15cm 动脉蒂和一个长静脉蒂(从头部并行的静脉通过相连的静脉延展)。首选大血管、高流量血管,选择的血管能与接受的第一支颈外动脉和颈内静脉或颈外静脉吻合。当患者颈部短而肥时,使用颞表面动脉和颈外静脉或面部血管。

前臂皮瓣薄的远端尺骨边缘在中间捏在一起,缝合其后端裸露的表面,"制造"一个表皮鼻小柱,表皮鼻小柱随后为额部皮瓣鼻小柱延长提供后侧背衬。未修复鼻中隔分区。

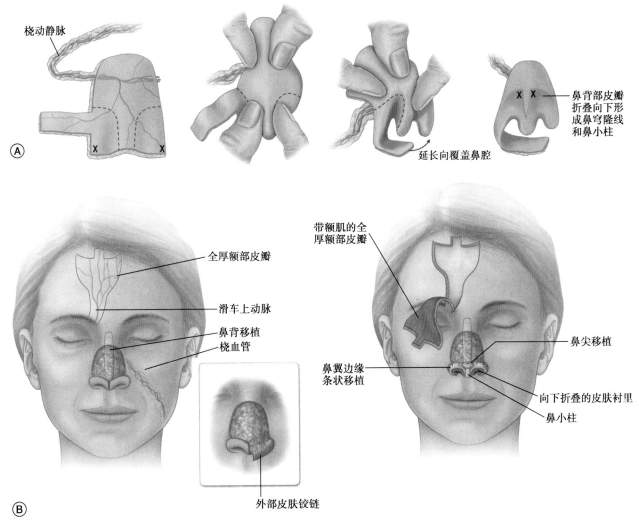

图 6.29 (A,B) Menick 和 Sallbian 的微血管衬里。鼻衬里设计成延长的远端单皮岛的桡侧前臂皮瓣来修补鼻底。皮瓣折叠向下到鼻小柱和鼻穹隆,延长部自然旋转覆盖鼻底。近端皮肤转回覆盖表面,形成一个软组织袋给鼻背初级支撑。然后,外部桡侧皮肤可以转移向下到鼻翼基底的鼻孔边缘。多余的桡侧前壁皮下组织切掉,保留完整的桡动脉蒂。完整的亚单位支撑结构需要添加以成形鼻小柱、鼻尖鼻翼边缘和侧壁。这是用全厚额部皮瓣来修补的。在接下来的中间手术步骤中,额部皮肤被完全抬高,保留滑车上血管蒂。切除下方软组织形成三维结构覆于整个鼻表面,以放置或调整软骨移植物。打薄的皮瓣重新覆盖受区,之后再断蒂

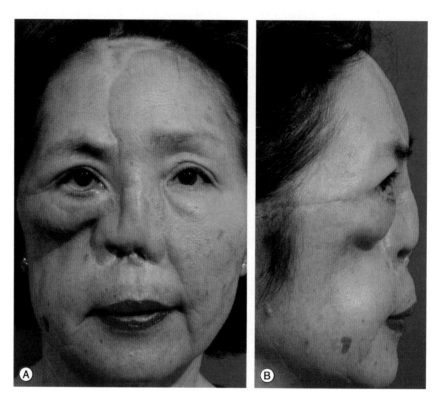

图 6.30   （A，B）癌症复发切除后的畸形。前面的上颌骨切除，几乎全部的鼻切除，用局部不充足的衬里，支撑结构和右侧旁正中额部皮瓣进行重建。鼻部远端用头发覆盖。气道受阻，鼻形不正常

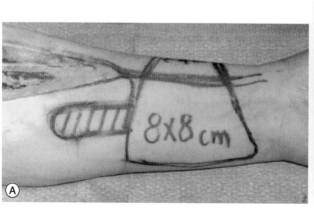

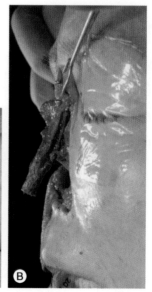

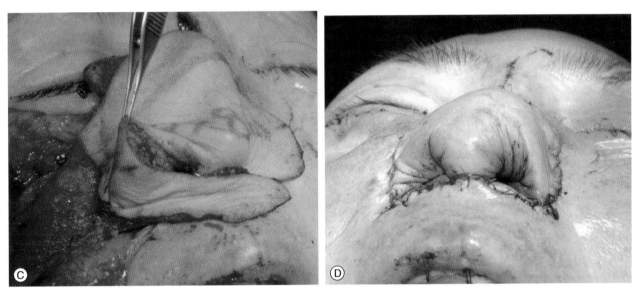

图 6.31　（A ~ D）远端桡侧前臂皮瓣设计成鼻底延长。尺骨侧边缘向内折叠形成鼻小柱和衬里。皮肤延长重新覆盖鼻底。近端前壁皮肤和桡血管转回暂时覆盖以备后期的鼻背骨软骨移植

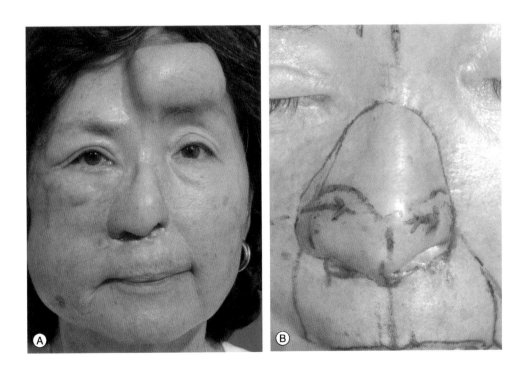

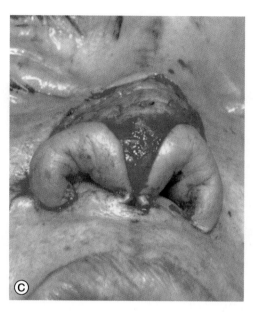

图 6.32　（A～C）2 个月后，额部扩张后，外部桡侧皮肤铰链向下。重建的鼻小柱在中线裂开。调整鼻孔边缘和鼻翼基底。桡血管粘连与下层的折叠衬里。多余的软组织切除，修剪衬里

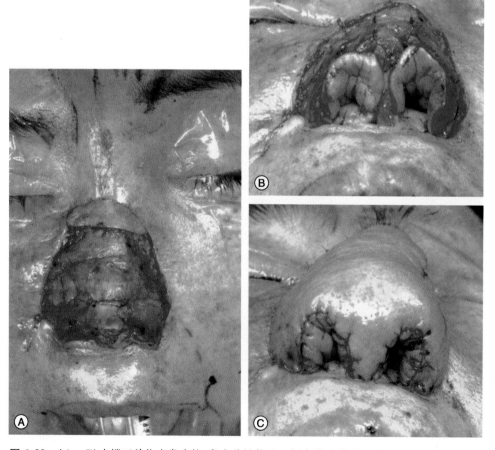

图 6.33　（A～C）支撑亚单位由鼻小柱、鼻尖移植物及双侧鼻翼边缘肋骨移植完成。用全厚额部皮瓣重新覆盖

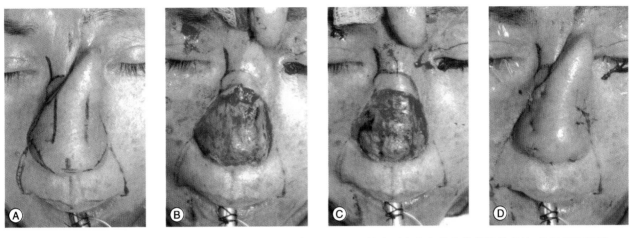

图 6.34　（A ~ C）在接下来的中间步骤操作中，额部皮肤及 2 ~ 3mm 的皮下脂肪在整个鼻部是抬高的，保留了近端滑车上血管蒂。切除下层多余的额部皮下脂肪和额肌，重塑鼻部形状。打薄的额部皮肤重新覆盖受区

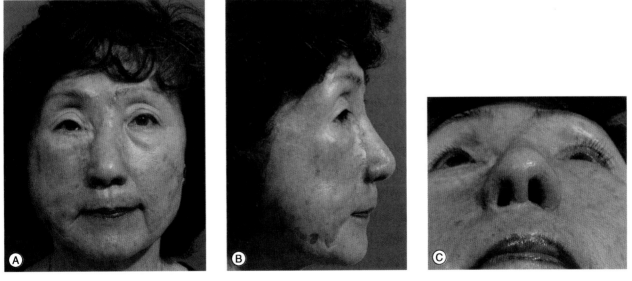

图 6.35　（A ~ C）断蒂后的术后效果。患者面颊部是用表皮化近端桡侧筋膜皮瓣延长，肋骨移植和真皮脂肪移植进行重建的

折叠远端表皮至更近端表皮皮瓣下，来铺衬两侧鼻穹隆。皮瓣横向的远端尖部被固定至衬里缺口正中，然后向鼻翼根部缝合，从中间缝合至侧面，完全嵌入衬里。调节鼻小柱高度和鼻穹隆尺寸，通过改变内折范围，轻微扩张。当皮瓣向内翻折来铺衬鼻穹隆时，延展的表皮自发地向内旋转，来重塑鼻底表面。避免张力、紧密的塑形缝合或过度减积。

近端桡侧表皮，有血管蒂，被翻回至折叠衬里上。这将血管蒂外覆于鼻中穹隆上，位于修复部位的外表面，气道外，远离鼻下 1/3 部分。缝合外部表皮，将外部表皮缝合至鼻缺口周围来提供遮盖。需要一个衬里外膜的、光滑的、无缝的、无瘢痕的拱形覆盖物重新创造鼻穹隆、鼻小柱以及鼻底。

次全鼻和全鼻缺口需要鼻背支撑，首先将骨软骨肋骨移植物固定至残余鼻骨，或固定至外部及内部前臂表皮的软组织袋内的前部骨上。残余的肋骨软骨在面颊上"堆放"。

向残余或重塑表面的鼻底嵌入重建的鼻小柱。

操作 2

2 个月后，丢弃多余的外层表皮，或将外层表皮向下翻转来调节鼻部长度，修饰鼻孔边缘，修饰鼻翼根部位置和鼻翼对称性。不可避免地，若皮瓣设计错误，折叠的鼻孔边缘位置不正，鼻翼根部不对称，瘢痕挛缩或其他并发症如边缘坏死或裂开，需要进行纠正。外部前臂表皮，皮下有几毫米厚脂肪，被抬高并向下翻转。如果需要，精修铰链翻转表皮，或重新放置鼻孔边缘或鼻翼底。鼻小柱表面外部表皮中间裂开。如果初期鼻穹隆设计中不包含鼻小柱衬里，或因组织丢失或伤口回缩分离，鼻小柱衬里不可用，在未延迟修复阶段或不影响最后修复结果的阶段，能翻转多余的外部穹隆来提供鼻小柱或鼻翼衬里。

不抬高血管蒂，保留与下层衬里黏附的血管蒂。通过血管外表皮表面灌注折叠皮瓣的桡侧血管，被有效预制至下层衬里。在提高外部桡侧表皮后，衬里仍通过桡侧蒂以及受体部位周围嵌入物被灌注。

下层衬里暴露表面的多余皮下脂肪和筋膜被切除，保护桡侧血管。这暴露了薄的、柔软的、无瘢痕的衬里。延迟主要肋骨支撑物（鼻小柱支撑物、鼻尖移植物、鼻翼板条以及鼻侧壁软骨移植物）被相互固定，被固定至事先放置的鼻背移植物上，来完成亚单位支撑框架。鼻小柱支撑物的底部通过面颊切口被缝合至鼻棘。移植一个延伸或不延伸的无远端减积

的全层额部皮瓣，作为鼻表面永久覆盖物。

操作 3

1 个月后，额部皮瓣被生理上延迟。含 2~3mm 皮下脂肪的额部表皮被从受体部位完整地抬高，保留完整的滑车上蒂。在完全暴露的情况下，下层暴露的皮下脂肪和额肌在整个鼻部表面美化切割，包括鼻尖和鼻翼。事先放置的软骨移植物被塑形、被重新放置或被增大来形成一个理想的三维支撑框架。额部表皮，与薄鼻部表皮一起，被放置于受体位置。

操作 4

1 个月后，额部皮瓣断蒂。通过切除衬里和软骨移植物之间多余软组织，穿过断蒂时鼻孔边缘切口进一步进行气道减积，或在后期修订中，进行进一步气道减积。

操作 5

4 个月后，施行修正操作来改善额部瘢痕，通过直接切开，增加第二鼻尖移植物，或修整鼻孔边缘或鼻小柱来定义鼻翼褶。任何重建结果取决于供体材料的选择，移植方法，皮瓣设计以及外科医师根据缺口需求改良组织的能力。调节每个解剖层的尺寸和外形，纠正缺陷或并发症急救的能力是关键。这种远端折叠前臂桡侧衬里、同步支撑肋骨移植物以及覆盖的局部三期全层额部皮瓣三种物质的混合，允许"不像"组织的整合，能恢复鼻部正常的外观和功能。这个方法可靠、有效并且可再现。好的修复结果——有明显气道的魅力鼻部——能在复杂半鼻、次全鼻损伤和全鼻损伤的修复中获得。

结果、预后和并发症

并发症少见[22,25,80,81]。幸运的是，面部丰富的血供减轻了缺血或感染。然而，伤痕累累的组织，多操作病史，前异体植入，或既往感染增加了并发症发病的风险。

如果发生并发症，修复结果几乎都可以被抢救过来。然而，应重视宝贵重建材料丢失的风险以及患者和外科医师情绪上的压力。校正可能延长重建时间，增加操作步骤。患者可能不得不忍受未断蒂皮瓣挂在面部，直至问题解决，直至组织成熟，直至

未计划操作的施行。这个可能需要一个早期再手术或推迟预定手术。但是必须处理并发症。最重要的是，保住修复结果。如果保不住修复结果，则要限制损伤程度。至少在其他时间保持可用的供体材料。全层额部皮瓣软组织血管分布丰富，分三阶段移植，可能减少并发症发病风险，并允许更可靠的治疗得到施行。

额部皮瓣坏死少见。受体部位皮瓣的不恰当尺寸或过度缝合，未确定皮瓣区域旧瘢痕或血管蒂损伤，移植物过度减积或断蒂时受体上皮瓣过度抬高，导致过度的伤口闭合。为避免下层软骨感染以及进行性损伤，在明显的覆盖皮瓣坏死处（大于几毫米）施行早期局部清创术，并且直接用第二血管化皮瓣（通常为亚单位）重塑表面，观察等待，警惕严重软组织变形的发生，严重软组织变形导致需进行二次重建，或导致慢性软骨感染和继发软骨破坏。

爆发性急性感染极少见，但是在不规范无菌操作或衬里坏死后，可爆发急性感染。如果在总感染前确定衬里有限的坏死，应尽早清理坏死的衬里，去除上覆主要软骨移植物，移植表皮修复衬里缺口。替换额部皮瓣。1 个月后，表皮移植物从相邻衬里再次生成血管，抬高额部皮瓣，并用延迟主要移植物再支撑。如果感染严重，积极清除感染以及坏死鼻组织，将额部皮瓣放回供体，为后期修复维持额部皮瓣的生命活性。

慢性软骨感染呈局部红肿，在术后流脓数周。如果感染，应快速再次抬高有限的皮瓣并清创。感染处简单的抗生素涂抹处理方式不奏效。一旦控制感染，6～8 周后，放置第二软骨移植物，重新支撑缺口区域。

警惕涂抹抗生素或不涂抹抗生素情况下，组织丢失或感染的转化，这种情况下鼻修复很少成功。

第二程序

将常常需要修订复杂的鼻部重建，重建理想鼻部形状和功能。根据对侧正常部位或理想鼻部来制定精确的模板引导修订，修订操作在全身麻醉下进行，不施行局部麻醉，避免修复部位术中扭曲和供血不足（图 6.36～6.39）。

修订能被分为如下几类：

- 小修订：基本特性、外形以及轮廓已经被修复，但鼻部立体感不强。
- 主要修订：鼻部尺寸、体积、轮廓、对称性或功能修复失败。
- 修复重做：覆盖物和衬里严重不足。正常组织必须被放回正常位置，并用第二局部皮瓣重新修复。

小修改

当鼻部的整体尺寸和体积正确，可以忽略旧瘢痕，通过亚单位之间隐藏的直接切口来施行"小修订"。定义鼻翼褶或鼻唇折，放置第二支撑物。小修订往往是在一个阶段中完成。

鼻孔边缘和鼻小柱可能厚，且气道狭窄。切割鼻孔边缘，分割覆盖物和衬里。轻轻地抬高衬里进入气道。切除事先放置的支撑移植物衬里层和深表面之间的多余皮下脂肪和瘢痕，使气道变窄。从前庭和（或）鼻底的衬里向鼻孔边缘直角切开。从厚的重建鼻翼边缘和鼻小柱或从嘴唇、鼻底下方得来可丢弃的多余材料，这些多余材料被移位，如小皮瓣，被用于填充缝隙，增加衬里差量，开放气道。

主要修订

当鼻部没有形状，体积很大时，沿着皮瓣边缘的周围切口进行"总减积"。旧皮瓣的随机血供允许重新抬高至少80%嵌入物，允许广泛暴露。通过塑形切除技术和二次软骨移植技术改良下层软组织以及支撑物。

当所有解剖层结痂，额部皮瓣用几毫米厚的皮下脂肪重新抬高。完全切除结痂的软组织和不良设计的支撑物。切除瘢痕后，减积的覆盖物以及衬里经常被重新扩张，并用一个新的、完全坚固的支撑物重新塑形。

在改善鼻部的立体感时常常需要应用通过直接切口的第二个技巧修订。

重做

如果组织严重不足，必须用另外一个局部皮瓣重新修复。重新创建缺口，组织被放回至其本身正常位置，在预制操作或随后确定的二次重建中，重新修复缺少覆盖物、衬里，重新确定支撑物以及重建计划。

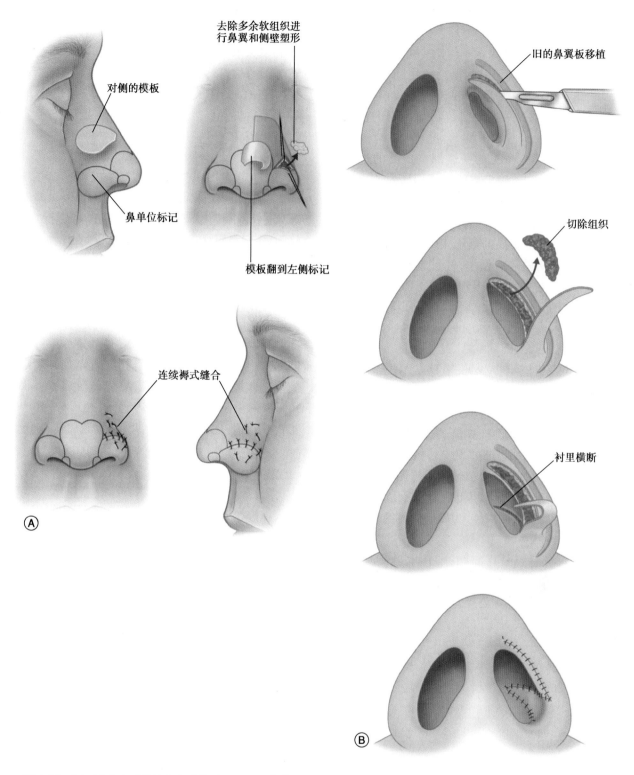

图 6.36 （**A,B**）重建后的轮廓和功能可以通过二期修整来提升。重建后 4～6 个月,软组织可被修整并二期软骨移植。如果鼻部的最大尺寸、位置和体积合适,可以直接切开进行修整,建立良好的外形标志。如果不合适,在边缘部位重新抬高转移皮瓣,这是基于插入受区血供的位置。切除软组织,增加二期软骨移植,皮瓣重新覆盖受区。二期修整可能是进一步确定鼻翼返折的需要。鼻翼返折可以通过直接起开重新形成,这要根据对侧正常模板或理想形状。除了旧的瘢痕,切口需在理想的鼻翼返折的位置,薄皮瓣向上抬高,向下修整,保留鼻翼凸起的形状,挺括的返折和平直的侧壁。厚的鼻翼边缘和狭窄的鼻孔可以改善,理想的鼻翼边缘能被修整,衬里薄薄地抬高。衬里和旧鼻翼边缘支撑移植物深面的多余皮下组织可以切除,以使衬里和鼻孔边缘变薄。狭窄的衬里修成与鼻孔边缘成直角。鼻孔边缘下缘多余皮肤可以转化为上方或下方的皮瓣填补衬里间隙,增加鼻孔尺寸

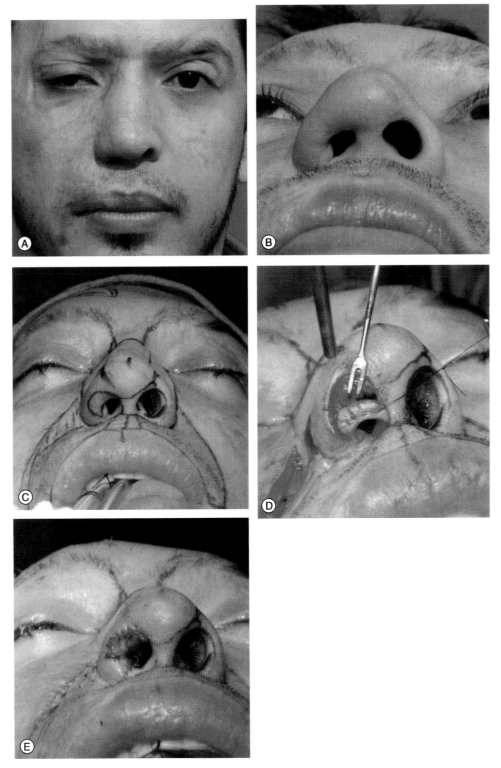

图 6.37　（A～E）额部、面颊部和鼻部的复杂面部骨折和软组织撕裂，右侧鼻尖鼻翼全层缺损，用颈部管状皮瓣和软骨移植进行修复。右侧鼻翼缘较厚，鼻孔较小，鼻孔边缘对称，鼻翼返折和鼻唇返折缺失。按照对侧正常的模板标记理想的鼻翼返折、鼻唇返折和鼻孔。鼻孔边缘修饰，衬里微微地抬高。去除衬里与先前位置的鼻翼边缘支撑移植物之间的多余组织。鼻翼基底的衬里外侧横断，较厚的鼻孔边缘多余组织转至下方基底填充衬里缺损

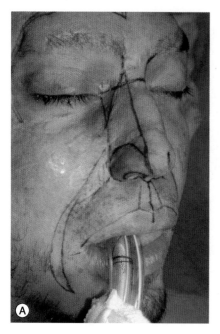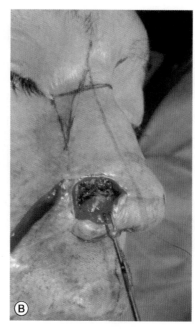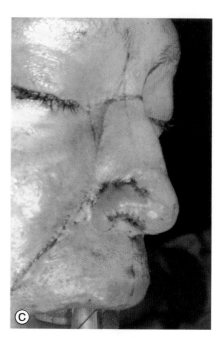

图 6.38 （A～C）同时，根据对侧正常模板直接切开成形理想的鼻翼返折和鼻唇返折。皮瓣抬高，切除多余软组织，塑形成圆形鼻翼，平直的侧壁和平滑的上唇三角

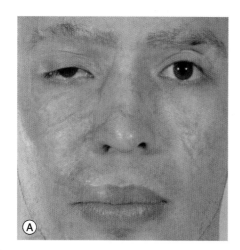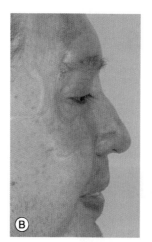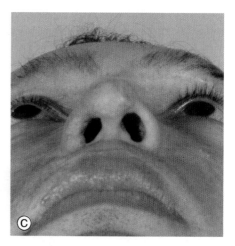

图 6.39 （A～C）术后效果

参考文献

1. McDowell F. *The Source Book of Plastic Surgery*. Baltimore: Williams & Wilkins; 1977.

   Modern surgeons differ from their ancient predecessors because of the knowledge that developed over time. This book combines reproductions of the early literature in plastic surgery with biographies and modern commentary. The origins of skin grafting, rhinoplasty, cleft lip and palate, cross lip flaps, otoplasty, and facial fractures contributors are provided. Such a history provides perspective and insight.

8. Gillies HD. *Plastic surgery of the face*. London: Oxford Medical Publishers; 1920.

   Gillies, the modern father of plastic surgery, clearly describes his experience caring for the massive facial injuries which followed the trench warfare of World War I. The modern

   principles of facial reconstruction developed and are presented through clear case analysis with excellent photography. His results are superior. Historical but pertinent today.

15. Millard DR. *A rhinoplasty tetralogy*. Boston: Little Brown; 1996.

    Millard presents his 50-year experience during the second half of the 20th century. Difficult corrective, secondary, congenital and reconstructive nasal problems are presented to provide specific answers, guided by principle, and illustrate the innovative techniques which he developed over his lifetime.

16. Gillies HD, Millard DR. *The principles and art of plastic surgery*. Boston: Little Brown, 1957.

    Gillies and his student, Millard, present a comprehensive

overview of principle and treatments between the two World Wars into the early 1950s. Core principles and ingenious solutions remain pertinent to any surgeon interested in facial reconstruction.

22. Burget G, Menick F. *Aesthetic reconstruction of the nose.* St. Louis, MO: Mosby, 1993.

The first modern text dedicated to nasal reconstruction. The principles of facial repair are presented with indepth details of varied cases and solutions for small and superficial defects and large deep defects. The indications and use of local and regional flaps, intranasal lining, and primary support are illustrated. The treatment of complications and secondary late revision are detailed. This book is comprehensive, yet useful, as an atlas for the surgeon looking for a solution to a specific clinical problem.

23. Burget G, Menick F. Nasal support and lining: the marriage of beauty and blood supply. *Plast Reconstr Surg.* 1989;84:189.

The use of thin supple intranasal lining, combined with primary cartilage grafts, and subunit resurfacing with a two-stage forehead flap revolutionized nasal reconstruction in the 1980s. This paper illustrates the technique with superb clinical case presentations.

25. Menick FJ. *Nasal reconstruction: art and practice.* London: Saunders-Elsevier; 2008.

This text complements and expands the fundamental principles and approaches described in Burget and Menick's "Aesthetic Reconstruction of the Nose." Analysis, principles, materials and recently introduced techniques are presented to repair simple or the most complex defects with both traditional and more recently developed techniques. The use of the full-thickness forehead flap for nasal resurfacing of more difficult defects, the modified folded flap lining and skin graft

lining techniques, the treatment of complications, and late surgical revision are presented in depth. The "table of cases" (a compendium of patient photographs repaired by case example within the text) provides a quick and easy reference to specific problems and their solutions to help readers find the information needed to treat their patient's presenting defect.

30. Millard DR. *Principalization of plastic surgery.* Boston: Little Brown; 1986.

Millard outlines an approach to both cosmetic surgery and reconstruction based on principles. Every clinical problem or defect is different. Principles provide a tool to analyze the difficult problem and guide repair. Millard describes his approach, based on these principles, with wide and varied case examples that can be applied to clinical problems and how to live life, in general.

31. Burget GC, Menick FJ. Subunit principle in nasal reconstruction. *Plast Reconstr Surg.* 1985;76:239.

The nose is divided into adjacent areas of characteristic surface quality, border outline, and three-dimensional contour. This paper introduced a subunit approach to nasal repair which positioned scars within the contours of the nasal surface and provided a rationale to harness wound healing by subunit resurfacing.

32. Menick FJ. Defects of the nose, lip, and cheek: rebuilding the composite defect. *Plast Reconstr Surg.* 2007;120:887.

Composite defects of the midface are those which combine nasal, cheek, and lip. Their repair is especially difficult due to the complex aesthetics and tissue requirements. The basic principles of repair and current approaches are presented to satisfy the unique needs of these defects.

7

耳郭重建

Burton D. Brent

概述

- 最常见的后天耳郭畸形是部分缺损。
- 区别于后天耳郭畸形,先天性小耳是最常见和最复杂的耳郭重建手术之一。
- 先天性小耳患者常可能合并其他相关畸形。
- 再造手术需分期进行。
- 再造手术成功的关键是在于塑造适宜的软骨支架。

简介

用自体组织进行全耳郭再造是每个整形再造外科医师可能面临的最能展现医师精湛技艺的工作之一。软骨的雕刻和设计直接影响着手术的成功,应严格遵循整形外科和组织移植的基本原则,二者是同等重要的。

在过去的数十年里,耳郭再造手术激励着一批又一批医师不断做出改进。这个章节旨在回顾既往文献的各种能经受住时间考验的手术技巧,以此为读者提供处理耳郭畸形处理的指导原则。

解剖

耳郭难以通过手术再造,因为它包含具有复杂沟回结构的弹性软骨支架,其外部被菲薄的皮肤所覆盖。去除皮肤后的耳郭软骨支架几乎与耳郭外形轮廓完全一致,除了纤维脂肪组织构成的没有软骨的耳垂部。

在大多数的先天性小耳畸形残耳组织中,残留的耳垂在修复手术中具有重要价值(图 7.1,图 7.9)。当耳郭完全撕脱致耳垂缺失时,那么最好通过雕刻出耳郭软骨支架的底部来重塑耳垂外形。

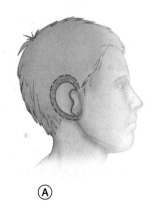

(A)

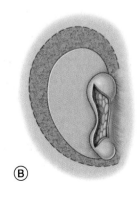

(B)

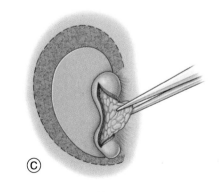

(C)

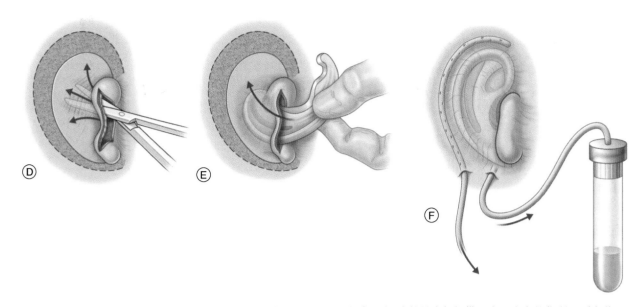

图 7.1 （A~F）皮肤"口袋"。原有的残耳软骨剔除后形成一个皮肤口袋，为软骨支架提供一个无张力的住所。剥离范围应远远超过再造耳郭应在位置。用两个硅胶管行负压吸引，通过负压吸引形成的真空将皮肤与软骨支架紧密贴合

耳郭丰富的血液供应来自颞浅、耳后血管，它可通过一个惊人地狭窄的组织蒂滋养一个几乎脱失的耳郭。

耳郭感觉主要由走行于耳郭下方的耳大神经支配，其上部则由枕小神经和耳颞神经支配，耳甲区感觉由迷走神经的分支支配。

了解上述解剖结构有利于实施耳郭局部麻醉，首先通过注射皮丘阻断耳垂下方的耳大神经，等待药效发作的同时，术者在耳郭上方沿着颅耳沟注射麻药，从耳顶部到对耳屏。最后，针头自麻醉好的颅耳沟穿过耳甲软骨，并在外耳道正后方形成皮丘，从而将迷走神经分支阻滞，且患者并无不适。

实用胚胎学和了解中耳的问题

在门诊咨询中，小耳患者的父母通常最关心的是听力问题，他们或认为孩子患侧听力完全丧失，或希望通过在皮肤上开个小洞使听力得到恢复，这些观念都是错误的。医师可以从头开始，不厌其烦地向家长解释耳郭的胚胎发生学，从而减轻家长的焦虑。

由于人的内耳相对于中耳、外耳起源于胚胎组织的不同部分，先天性小耳患者内耳往往是正常的，或者至少有着部分听力。

问题处在传导系统。声音的传导被畸形的中耳和外耳所阻断。通常情况下，这些患者患侧听力阈为 40~60 分贝以上，而健侧为 0~20 分贝以上。

中耳和外耳主要起源于第一鳃弓（颌弓）和第二鳃弓（舌弓）。耳郭由位于鳃弓之间的 6 个突起所形成，最早可见于 5 周龄胚胎[35~37]（图 7.2）。

内耳出现在第 3 周，起源于明显分离的外胚层始基组织。这或许可以解释先天性小耳畸形患者几乎毫无例外地存在中耳畸形，而内耳常常能幸免于难的现象。随着 X 线照相术（计算机断层扫描，CT）的进步，也仅仅能偶尔发现内耳的发育不良和发育不全[38~39]。大约 10% 的先天性小耳畸形和外耳道闭锁患者会合并内耳的异常，不过畸形程度常常比较轻微（例如，外侧半规管的扩张）。有趣的是，笔者观察大约 1500 例先天性小耳患者，时间跨度超过 25 年，仅发现 3 例患儿听力完全丧失。值得注意的是，这 3 例患儿均为没有家族史单侧先天性小耳患者。由于内耳是正常的，即便是双侧小耳畸形患者仍然存在有效听力，且可借助骨传导助听器帮助他们克服传导障碍。一旦他们求助于听力矫治专家，即可尽早使用助听器，从而使这些患者常常可以具备正常的语言能力。生后等待几个月毫无意义，助听器应该在出生后数周内就开始使用。因为骨传导助听器佩戴麻烦，并且会让孩子跟他的小伙伴相比显得不正常，因此，最好是通过手术矫正听力缺陷，去掉助听器。但手术矫正是困难的，因为在封闭的皮肤下方的中耳是不正常的。

在坚硬的颅骨上钻孔时应仔细探查以避开面神经。鼓膜可通过颞筋膜移植重建；扭曲或融合的听小骨是无法挽救的。由于移植并覆盖于钻开的骨性

外耳道的游离皮片往往不能完全成活，慢性渗出是常见的并发症，外耳道口狭窄也很常见。最后，除非术者能通过手术修复使患耳与正常耳的听力差别在15~20分贝以内（这是绝大多数外科医师的双手所无法完成的壮举），否则正常对称的双耳听力仍无法达到。

虽然如此，即便是单侧小耳，在拥有丰富临床经验的本领高强的耳外科医师手中，手术恢复中耳功能有助于改善听力[40,41]。

由于很多未接受中耳手术的小耳患者的听力问题不大，其中8/9为单侧小耳，他们生后即适应了单声道状态，因此，目前，大多数学者认为单侧小耳的中耳重建手术的潜在风险和手术并发症的危险超过手术的潜在收益，中耳重建手术应只为双侧小耳患者保留。

一旦考虑实施中耳手术，术前必须与经验丰富的耳外科医师共同策划手术的团队合作问题，耳郭再造手术必须先于中耳重建手术实施。因为外耳开窗后，使该处"处女"皮肤遭到破坏，以至瘢痕累累，将影响耳郭再造的手术效果。水平植入式声学设备可为上述患者提供听力解决方案。其中，对于不宜行耳道闭锁矫形术者，骨锚式助听器（BAHA）较之骨传导助听器效果更佳[42,43]，但手术须分两次实施，以便为金属杆植入颅骨创造最佳条件。

病因学

发病率

根据 Grabb 所作的范围广泛的研究，小耳畸形的发病率约为1/6000[44]。在日本人中，约为1/4000，在那瓦霍印第安人中，其发病率可高达1/1200~1/900[45]。

遗传因素

根据 Rogers[46] 所作的一项研究，小耳、环缩耳和招风耳之间存在形态学、解剖学和遗传学相关性。在这项深入研究中，Rogers 发现上述畸形存在关联且可遗传。

耳前凹陷伴窦道；耳前凹陷合并附耳，杯状耳畸形，耳聋等疾患均为显性遗传[1,47]。耳聋合并多种耳郭畸形病例中，有些为显性遗传，有些为隐性遗

传[48]。在颌面骨发育（Treach-Collins 综合征）不良患者的家族成员中，耳郭畸形非常常见[49]，通常是环缩耳，一种已知的遗传疾患[12,50~52]。Hanhart[51] 曾发现有一家族，在其可供研究的家族成员中，有10%的人罹患严重小耳畸形合并腭裂或腭弓高耸。Tanzer 发现在他所研究的43例小耳患者中，25%的病例在其亲属中可找到具第一、第二鳃弓综合征（小面畸形）症状者，4 例患者亲属中有小耳畸形患者[53]。

在作者本人的最初1000例小耳畸形患者中，约4.9%的病例在其直系亲属中可找到严重耳郭畸形患者，包括父母、兄弟姐妹、叔舅姑姨和祖父母[23]。如将远亲包括在内，这一比例上升至10.3%。6%的患者在其直系亲属中，可找到附耳或轻度耳郭畸形患者，如将全部亲属包括在内，这一比例同样上升至10.3%。1.2%的患者在其直系亲属中，可找到虽耳郭正常但下颌或面神经发育不良者[23]。

在 Takahashi 和 Maeda 所完成的一项全面深入的研究中，经过对96个家族的171例小耳患者的调查，作者排除了染色体畸变的可能，认为其遗传特征为多因素遗传，再发概率为5.7%。在此前的研究中，其他作者发现，在一级亲属中，其多因素遗传度为3%~8%。如果一对夫妇已经生育了2名小耳患儿，则再次生育小耳患儿的风险高达15%。

特定因素

McKenzie，Craig[55] 和 Poswillo[56] 等推测产生耳郭畸形的病因可能是镫骨肌动脉毁伤或由其出血至局部组织所导致的宫内组织缺血。这表明，耳郭畸形系由于胚胎发育过程中的意外事故所导致，而非单纯遗传因素所致。有趣的是，经作者本人手术的小耳患者中，至少有15例，其确认无误的同卵双生伙伴的双侧耳郭正常[23]。作者本人的病例中，只有两对同卵双生患者具有一致的外耳畸形，一对是同卵镜像对称双胞胎，另一对则均为右侧小耳畸形患者，令人感兴趣的是，后者对右侧小耳患儿均在生后2天之内出现幽门狭窄的症状和体征，并在生后第6周完成手术（图7.2）。

妊娠头3个月内如遭受风疹感染可致胎儿耳聋，偶尔还可导致小耳畸形的事实早已广为人知。此外，在此一关键时期服用的某些药物，也可成为导致畸形的病因，比如，作者本人发现了至少3例小耳患儿的母亲在此一时期服用了镇静剂——沙利度

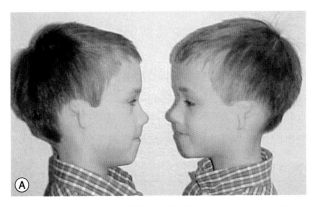

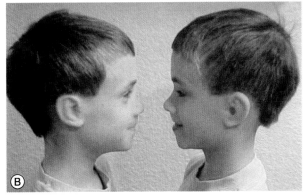

图 7.2 患有小耳畸形的为同卵镜像对称双胞胎的一对 6 岁男孩，采用自体肋软骨雕刻移植之后（自 Brent B. Repair of microtia with sculpted rib cartilage grafts in identical, mirror-image twins: a case study. *Ann Plast Surg*. 2011;66:62-64.）

胺[57,58]。妊娠头 3 个月内服用异维 A 酸也可导致胎儿耳郭畸形[59]，孕妇常常用此药来控制痤疮，而对上述风险毫不知情。据文献报道，可导致胎儿小耳畸形的其他药物还包括柠檬酸克罗米芬[60]和视

黄酸[61]等。

诊断

分类

Rogers 注意到，绝大多数形式的耳郭发育不良皆可依畸形程度的逐渐降低而进行分类[46]，这与 Streeter 所描述的耳郭的胚胎发育模式相一致[37]。Rogers 将耳郭发育缺陷分为以下四个类型：①先天性小耳畸形；②垂耳，即外耳轮及耳舟上半部向下折叠或缺损；③杯状耳或环缩耳，耳甲过深合并外耳轮上半部及对耳轮脚缺损；④招风耳。

Tanzer 则采用了一套与胚胎发育相关的，出于区分临床手术途径的需要的先天性耳郭缺陷的分类体系（框 7.1 和图 7.3）[62]。

框 7.1 耳郭畸形的临床分类（Tanzer）
Ⅰ 无耳
Ⅱ 完全性发育不良（小耳）
A 伴有外耳道闭锁
B 不伴有外耳道闭锁
Ⅲ 耳郭中 1/3 发育不良
Ⅳ 耳郭上 1/3 发育不良
A 环缩耳（杯状耳和垂耳）
B 隐耳
C 耳郭上 1/3 全部发育不良
Ⅴ 招风耳

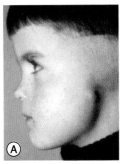 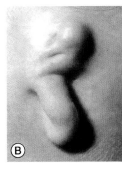 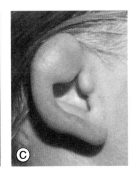 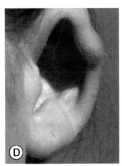 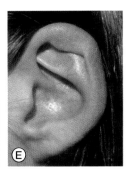

图 7.3 不同程度的耳郭畸形。（**A**）无耳；（**B**）三度小耳；（**C**）中度环缩耳；（**D**）一度环缩耳；（**E**）垂耳

合并的相关畸形

如前所述，胚胎的发育过程决定了小耳畸形往往伴有中耳异常。完全异常的典型小耳畸形通常伴有外耳道闭锁和听骨链异常。中耳畸形包括外耳道口径缩窄，轻度听骨链异常至融合，听小骨发育不良，乳突气化不全，不一而足。

由于外耳自颌、舌弓发育而来，顺理成章，由于面部同样由上述胚胎学构件发育而来，因此，小耳患者中，有相当高比例的患儿同时表现面部部分发

育不全。所有这些面部畸形都被归类为"小面畸形"（第一、第二鳃弓综合征）。在作者本人的最初1000 例小耳患者中,35% 的病例可见明显面部不对称[23]。上述面部畸形的最完整的遗传表达包括,外耳和中耳异常,下颌骨、上颌骨、颧骨、颞骨发育不良,面横裂和面斜裂,面部肌肉和腮腺萎缩[44,63,64]。此外,Brent 发现在他的 1000 例小耳患者中,有 15% 合并面神经麻痹[23]。Dellon 等发现此综合征患者的腭部肌肉大多存在发育不良[65]。

小耳患者中发生泌尿生殖道异常的概率较正常人群增高,特别是当合并第一、第二鳃弓综合征的其他症状时[67],作者在其本人接诊的头 1000 例患者中所发现的其他相关畸形归纳于表 7.1。

表 7.1   小耳畸形:病例材料(作者的 1000 个小耳病例)

	例数	百分比	再造耳总数		例数	百分比
右侧	582	58.2%	582	男性	631	63.1%
左侧	324	32.4%	324	女性	369	36.9%
双侧	94	9.4%	188			
总数	1000	100.0%	1094	总数	1000	100.0%

小耳畸形

临床表现

小耳畸形的临床表现可以是耳郭组织完全缺如,也可以是耳郭略小但外形大致正常伴有外耳道闭锁,以及介于二者之间的各种残耳表现。

最常见的是垂直走向的香肠状残耳(图 7.1)。男性小耳畸形的发病率为女性的两倍,右侧、左侧、双侧发病之比约为 6∶3∶1(框 7.2)[23,29,68]。

框 7.2   合并畸形(作者的 1000 个小耳病例)

腮弓畸形
  A 明显骨和软组织缺陷,36.5%
    家长认为差异显著,49.4%
  B 明显的面神经缺陷,15.2%
  其中,一个以上分支受累者,42.6%
大口畸形 2.5%
唇裂和(或)腭裂 4.3%
泌尿生殖道缺陷 4.0%
心血管畸形 2.5%
其他畸形 1.7%

大多数情况下,其残耳耳垂位置高于对侧健耳之耳垂,但偶尔可由于残耳转位不全,其耳垂位置低于健侧。1/3 ~ 1/2 小耳患者表现为广义小面畸形体征,但 Converse 与其同事通过 CT 扫描已经证实,所有小耳病例均存在面部骨骼发育不良[69,70]。无论是哪一类小耳畸形,作者都能深刻

体会到此症带给患者家庭的潜在的心理创伤,从患者本人的情绪不稳定,到患儿父母的深刻负罪感,不一而足。

总体考虑

在首次门诊咨询中,应毫无例外地如实向患者及其家属解释用于矫正小耳畸形的手术技术的局限性,并勾勒应对每一例患者的独特畸形所应采取的治疗方案。就个人经验而言,作者本人强烈主张采用自体肋软骨重建耳郭,虽然采用此法需额外的手术步骤,包括胸部手术。但必须注意到,与采用异质材料不同,成功地采用自体组织所再造的耳郭,更能耐受外伤,因此消除了在日常活动中所需秉持的谨小慎微。

耳郭重建的手术时机受到心理和身体的双重制约。由于对身体外形特征的意识始于 4 ~ 5 岁[71],因此理论上应在学龄前完成耳郭再造,以避免患者遭受同学的粗鲁嘲笑所致的心理创伤,但手术应推迟至肋骨可提供足够软骨以供塑造一个质量更好的耳支架。

作者本人的年龄涵盖 1 个月至 62 岁的超过1700 例小耳患者中,患儿和(或)其家长一致指出,其心理障碍很少始于 7 岁之前,通常发生于 7 ~ 10岁。焦急的父母总是希望尽早手术,但术者须耐心等待,直至技术上切实可行,通常到 6 岁以后即可有足够肋软骨以供雕刻耳支架,许多术者将此刻作为耳再造的年龄起点。如果患儿身材较其实际年龄矮

小和(或)健侧正常耳郭过大,则应谨慎地将手术推迟至数年以后,如果没有遭到来自患儿父母的压力,手术的最佳起始年龄为 8 岁左右。当有的患儿表现出比他人更强的对畸形的认知和关切时,他们往往会像其父母一样迫切希望得到救治,这有助于术后护理阶段获得他们的配合。

6 岁时,正常耳郭的垂直高度与成年后相比,其差别在 6~7mm[72],从而允许在此时再造的耳郭能与对侧正常耳郭长期保持对称。Tanzer[16,73] 在后续通信调查中发现,使用自体肋软骨的再造耳的生长速率与对侧正常耳郭相同,可能的例外是 6~7 岁时手术的患儿,这些病例中有 50% 再造耳的生长落后于健侧几个毫米,至于软组织和软骨在再造耳生长中所扮演的角色目前尚无定见。在评估我本人于 5~10 岁手术的且随访 5 年以上的病例时[29],我发现 48.1% 的再造耳能与对侧正常耳郭保持同步,41.6% 较健侧大几个毫米,10.3% 较健侧落后数毫米。经过对于数量有限的经长期随访的于这一年龄组手术的病例的研究,我发现大多数再造耳有生长,其中许多不仅能与对侧正常耳郭的剩余生长保持同步,甚至可以略有超越[29]。作者没有发现一个术后再造耳挛缩、软化或细微结构丧失的病例,有上述依据了然于胸,作者的结论是术者在术前设计时,应尽量使再造耳与对侧正常耳郭匹配,而忽略年龄因素。当然,如某些学者之前所主张的那样是毫无必要的,使再造耳大于健侧,甚至可以使那些最年幼患儿的再造耳软骨支架较健侧小数毫米,因为此刻正常的原位生长的肋软骨的生长速度快于耳郭软骨。

作者本人的手术方法

耳再造手术的分期

软骨支架是耳郭再造的基础,如同建房的地基,因此必须在理想状态下构建完成后才能着手进行后续各步骤手术或局部改形。将埋置软骨支架作为耳郭再造的第一期手术,可有弹性和血运条件处于最佳状态的,未经扰动的"处女型"皮肤口袋可供利用。由于上述原因,我选择避免将耳垂转位或残余软骨剥除作为第一期手术,因为手术导致的瘢痕不仅无助于而且损害皮肤的血运和弹性,并因此削弱皮肤安全地容纳一个三维软骨支架的潜力。和早已埋在下面的软骨支架相比较,无论是确定耳垂的正确位置,还是将其拼接至这一位置,似乎更容易办到。尽管 Tanzer 在其职业生涯的最后 3 例手术将耳垂转位和支架埋置同期完成[74],而 Nagata 常规采用这一方法[32],但作者发现,如将耳垂转位作为二期手术,组织坏死的风险大大地下降,转移位置的准确度大大地提升[75~77](图 7.4)。如果残余软骨较短,由于切口较小,不致牺牲耳前血运,故可在耳垂转位的同时,将再造耳连同植皮自头部掀起[23,29](图 7.5)。第三期手术时,将再造耳与头部分离,在其背面植皮,从而创造颅耳沟。

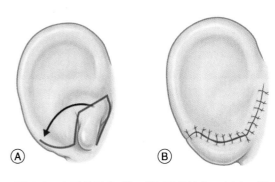

图 7.4　全耳郭再造,第二期:耳垂转位。(**A**)一期手术痊愈后,耳垂转位后的预定位置,将此处皮肤去上皮化,以接纳转位后的耳垂。(**B**)二期手术完成后,将耳垂形成一下蒂皮瓣,然后转位

一般而言,第四期手术包括耳屏重建,耳甲腔成型,如要获得最佳的正面对称效果,可同时完成对侧耳整形术。由于与上述步骤同期完成,故而通常在耳整形术被丢弃的组织,可作为游离移植,用于耳屏重建。

术前谈话

首次谈话,应与患儿及其父母讨论对于手术效果的期待,心理因素的考量,重建手术的问题应给以强调。

虽然肋软骨可被雕刻成精致的支架,但请记住,雕刻完成的三维软骨支架的体积和突起度要受到覆盖软骨支架的二维皮瓣的限制,而且由于覆盖支架的耳后乳突区皮肤较之正常耳郭的纤薄的前外侧皮肤稍厚,雕刻精致的软骨支架的细微之处往往变得模糊不清。对患者及其家人强调这些限制是非常重要的。应告知哪些结构可借手术创造,哪些不能,以此消除某些不切实际的期待。

整形外科医师的目标是创造出精准的视觉效果。这意味着要创造出一个可被接受的足以乱真的

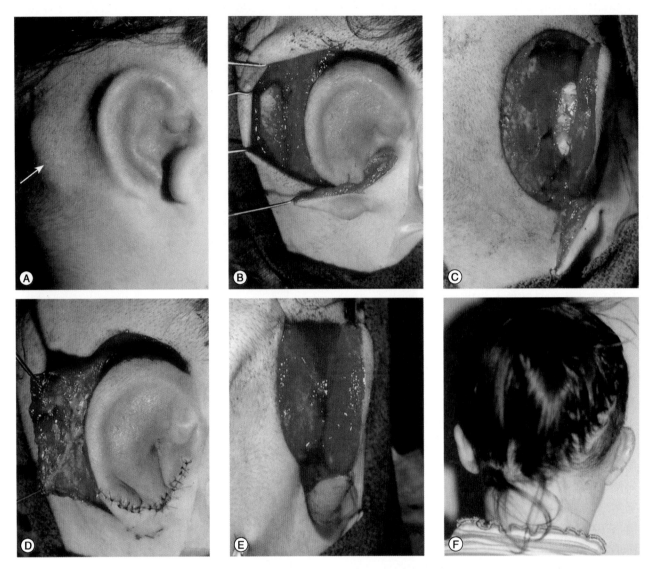

图 7.5　以预先埋藏于头皮下的肋软骨和筋膜瓣移植,增加再造耳的突起度,同时进行耳垂转位。**A.** 小耳畸形患儿,一期手术伤愈后,注意埋藏于耳支架后方的肋软骨(箭头所示)。**B.** 二期手术:掀起耳后头皮,取出肋软骨,耳垂开始转位。**C.** 将预制肋软骨植入已掀起的再造耳后方,以增加其突起度,耳垂通过其下方的蒂部而被悬挂。**D.** 耳后筋膜瓣已被掀起,耳垂转位完成。**E.** 筋膜瓣翻转覆盖软骨楔子,为在其表面植皮提供滋养。**F.** 手术完成后,再造耳竖起,植皮成活(自 Brent B. Technical advances in ear reconstruction with autogenous rib cartilage grafts:personal experience with 1200 cases. Plast Reconstr Surg. 1999;104;319.)

耳复制品,其大小、位置适宜,和其他面部标志和谐统一。

　　术前谈话中应告知术后的种种不适和不便,诸如预期的胸口疼痛,持续地使用敷料,须限制活动 4~6 周等。最后,应就手术风险和可能发生的并发症进行深入讨论,包括软骨感染坏死,皮瓣坏死,血肿等。应强调,采取适当的预防措施后,上述风险和耳郭缺如所带来的心理创伤相比,就不那么严重了。通过我本人早年的逐步学习过程之后,目前,我使用自体肋软骨移植所完成的耳郭再造手术中,并发症的发生率低于 1%。

手术计划,术前准备和其他缺陷的矫正

　　耳郭再造的最终效果不仅取决于医师的手术技巧,甚至更重要的是,需要仔细的术前规划。在为活体患者进行软骨雕刻之前,先在人类尸体上进行一定量的练习,对于软骨雕刻技术的学习是必须的。或者,可以在大块土豆片上练习雕刻耳支架,红萝卜可用来形成薄而弯曲的耳轮,以此来演练耳支架雕刻技术。正常耳郭的丙烯酸或石膏复制品也是很好的练习雕刻的模型。

患者第二次来办公室咨询时，要完成术前研究拍照，将对侧正常耳郭图案描画于 X 线胶片或薄塑料片上，把上述图案颠倒过来，即为再造耳所绘制的耳支架图案。经消毒后，上述图案将作为术中构建耳支架的参考模本。

首先观察对侧正常耳郭与面部解剖标志的三维地形关系，将其位置复制到再造耳一侧，从而预先确定再造耳的位置。首先，从正面观察，比较残耳与对侧正常耳郭的高度，从侧面观察，应注意到耳郭轴线通常与鼻外形轮廓线平行[34,78]（图 7.6）。最后，应观察并记录外眦至耳轮脚的距离，6 岁小儿的这一距离通常为 65~67mm。

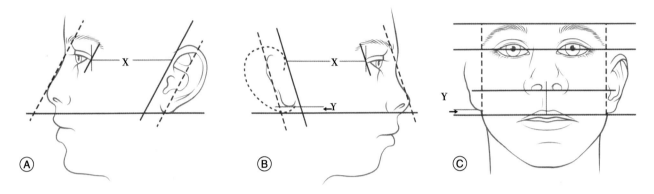

图 7.6　（A~C）耳位置的术前判断。耳的轴线应与对侧匹配大致与鼻背侧面轮廓平行；耳轮脚位于外眦水平

确定再造耳位置时，先用胶带把耳模片颠倒后贴在术区，然后不断调整，直至与对侧正常耳郭保持水平、对称。接下来，将耳郭图案直接画在头上，注意再造耳长轴与鼻部的关系，与外眦的距离，耳垂的位置，后者较之健侧，常常向上方移位。再造耳的位置对于单纯小耳畸形患者，往往一目了然且容易确定，但在合并严重半侧小面畸形时，往往非常困难。不仅两侧面部的高度是不对称的，而且患侧面部前后径也较健侧短小。对这些患儿，再造耳最高点最好由应与健耳上极平齐的原则确定，因为其与外眦的距离一定程度上是不确定的。

对于单纯小耳畸形患者，残耳至外眦距离对应于对侧正常耳郭耳轮脚至外眦距离。不过，对于严重半侧小面畸形患者，残耳明显更靠近眼睛，这样，如将再造耳前缘置于残耳处，则显然离眼睛太近了；如以健侧测量数据为依据，则再造耳在头部的位置看起来太过靠后了。对于这些病例，我认为最好采取折中的方案，即选择上述两点连线的中点作为再造耳前缘。

如耳郭再造和上、下颌骨修复均在治疗计划之内，那么，仔细周密地选择各自手术的时机是至关重要的。

大多数情况下，患儿父母希望首先进行耳郭再造，以确保为耳再造医师提供未经扰动的无瘢痕的"处女型皮肤"，颅面外科医师辩称，如首先完成面部对称手术，将使再造耳定位更为容易[79]，依据前文所述各项原则，我认为这是不必要的。

第一期手术

作者本人几乎无一例外地将拼接和埋置耳软骨支架作为小耳畸形矫正手术的第一步，即基础。正如前述，瘢痕可能对手术造成重大妨碍，因此，作者极少在此期手术之前采用任何预先手术步骤。

切取肋软骨

肋软骨应自对侧肋部整块切取，以便利用肋软骨的自然形态。可通过肋部水平切口或肋缘稍上方的略斜切口切取肋软骨。在外斜肌和外直肌切断后，将耳模片放在已暴露的肋软骨上，以便确定切取范围。耳轮缘由取自第一浮肋的软骨单独塑造（图 7.7）。第一浮肋取出后，为整块同步切取第 6，第 7肋软骨创造了便利，从而可为雕刻软骨支架体部提供大小足量的软骨块。最好采用骨膜外剥离，以便获取完整的软骨。我认为，在已能保证耳郭的基本外形的情况下，尽量保留第 6 肋软骨上缘，哪怕是很小的一条，可以大大地降低术后各种常见胸部畸形[80,81]的发生（图 7.7）。上述预防措施使肋骨在胸骨上保留了一个系绳，从而在患儿成长过程中，肋骨不致向外张开，导致胸廓变形。如果须整

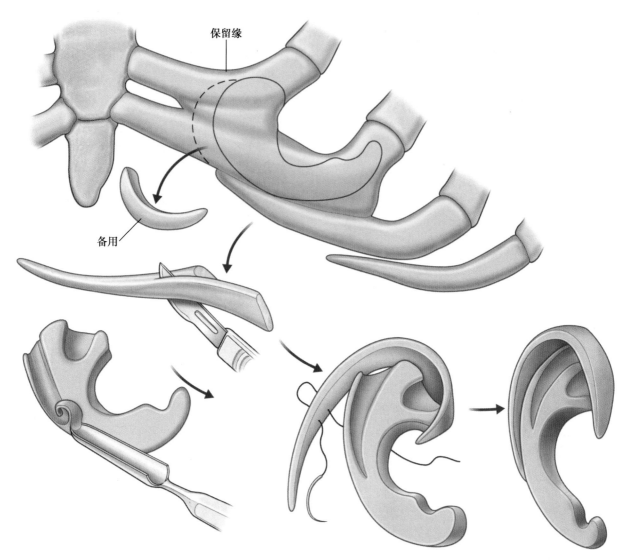

图 7.7 切取肋软骨用于拼接耳支架。注意保留第 6 肋软骨上缘,这样有助于防止患儿长大后继发胸廓畸形。整条浮肋软骨用于塑造外耳轮,将外耳轮软骨外表面或凸面修薄,则整条软骨向另一面定向翘曲。外耳轮修薄后,用 4-0 透明尼龙线以水平褥式缝合固定于耳支架体部,线结打在支架底面

块同步切除区域宽度不足,可将弯曲的耳轮置于支架体部以外("膨出"设计[82]),借此弥补宽度不足,而不应破坏第 6 肋软骨上缘,从而牺牲胸廓完整性。

软骨支架的拼接

拼接耳支架时,医师应致力于创造出夸张的外耳轮和复杂的对耳轮的若干细节,这有赖于手术刀片和圆刃木刻刀的使用,为尽量减少软骨细胞损伤,应严格禁止使用电动雕刻工具。请铭记在心:软骨雕刻不同于普通木工雕刻,良好的长期效果最终取决于活体组织。

将耳郭基本结构的剪影雕刻在先前切取的大块软骨上面(图 7.7),小儿的耳支架的基本结构如需修薄,也应尽量少修薄,而对于大多数成年患者而言,支架修薄是非常必要的。必须修薄时,应注意将骨膜留在外侧,即耳支架的外表面,以促进粘连和增加从周围组织获得营养。

必须对软骨翘曲问题加以考虑[83],软骨经雕刻和修薄后,会在有利方向上发生定向翘曲。此特点可被用来塑造急剧弯曲的外耳轮,后者以水平褥式缝合固定于耳支架体部;线结应埋在支架底面,因此,我选择使用 4-0 透明尼龙线作为耳支架缝合材料,只引起过很少量的问题,而使用不锈钢丝的话,则会频繁发生钢丝外露的问题。

成年患者耳支架的改良

　　成人肋软骨往往融合在一起,且质地坚实,这就要求术者在一整块材料上雕刻耳支架,有点类似木工雕刻。以我的经验,这是有利的,因为成年肋软骨通常是钙化的,如果不是完全不可能,至少也是很难制作一个单独的可以弯曲而不折断的外耳轮。如果整块雕刻的外耳轮突出度不足,可将外耳轮切下来再叠加到耳支架体部上面,以此增加耳轮缘的突出度。为了维持这种改良耳支架的外形轮廓,须将外耳轮用数针不可吸收缝线固定于体部(图7.8)。

耳支架埋置

　　剥离皮肤口袋时,操作要精细,从而为移植后的耳支架提供良好的受区血运覆盖。通过残耳背面的一小切口,以锐性剥离,掀起一超薄皮瓣,注意不要破坏真皮下血管网,出于评估皮瓣的血运状况,以及精确止血的需要,应避免使用肾上腺素。必须非常小心地将粗糙的残耳软骨与表面皮肤剥离并去除。最后,剥离范围应超越耳支架标记范围 1 ~ 2cm(图7.1)。

　　残耳软骨切除后,由于皮肤松弛所产生的宝贵空间即被埋入口袋中的软骨支架所占据。此时,耳

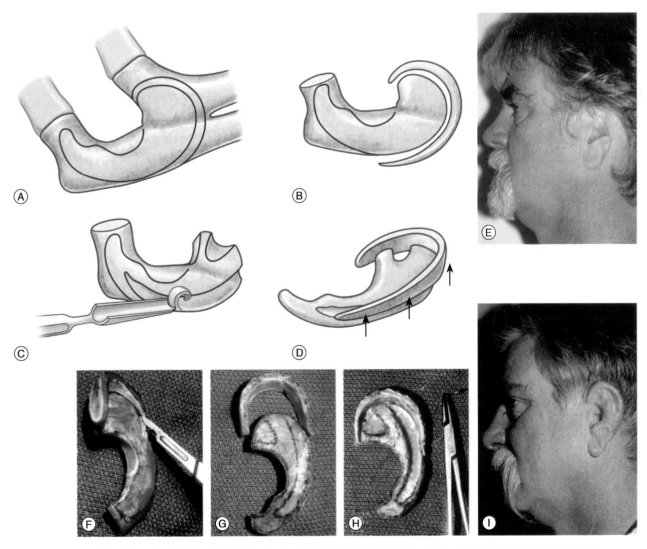

图7.8　对于成人患者采用外耳轮叠加技术,最大限度地增加耳轮缘的突出度。(**A,B**)将融合的肋软骨块取下,将不能弯曲的外耳轮部分自软骨块分离。(**C**)雕刻耳支架体部。(**D**)将外耳轮叠加并固定至体部,以最大限度地增加其突出度。(**E**)50 岁男性,由于狗咬伤失去左耳。(**F ~ H**)采用本图示方法塑造耳支架。(**I**)手术完成后。此患者在肋软骨移植之前,曾接受激光处理,以使发际线更有利于耳再造(见图 7.14)(自 Brent B. Technical advances in ear reconstruction with autogenous rib cartilage grafts:personal experience with 1200 cases. *Plast Reconstr Surg*. 1999;104:319.)

支架将此处松弛皮肤向其后上方向牵拉移位,使发际刚好位于耳轮缘后方,这种通过耳前切口将松弛皮肤离心的方法最早由 Tanzer[15] 介绍,此法使术者可尽量利用无毛皮肤覆盖支架,而且避免了耳轮缘处切口和瘢痕,从而使此处血运保持原状(此段原文如此,译者认为有待商榷)。

尽管 Tanzer[15,84] 最初建议采用支撑缝线的办法使皮瓣与其下面的耳支架接合紧密,作者认为采用负压吸引的办法则更为安全,同时防止液体积聚,最大限度地减少耳轮边缘处皮肤坏死的风险。

为达到通过负压吸引使皮肤接合紧密的目的,用硅胶管连接针头并插入橡皮头真空管,后者保留在挂架上,以便随时观察引流物量和质的变化。虽然包扎敷料应与再造耳的沟回紧密贴合,但加压包扎有危险,不必要,因此应该避免。负压引流能达到止血和使皮肤紧密贴合的目的[17,27,75,77]。

术后即时护理及并发症的处理

我采用凡士林纱布作为一种有一定体积的非压迫性敷料,将再造耳表面的沟回填实。由于负压吸引不仅能使皮肤紧密接合,还能止血,所以,加压包扎不仅不必要,而且应该禁止。术后第一天,病房护士每隔几小时为患者更换引流管,接下来每隔4~6小时或每当引流管1/3充满时更换一次,目前,我让患儿术后第一天出院,同时教会患儿父母更换引流管(一天三次)。负压引流应维持数天,直至引流物仅为血清样液体时拔除。我常规于术后第五天拔出引流管。届时,覆盖皮肤已与软骨支架粘连,血肿不再是威胁,保留更长时间似乎并无必要,特别是引流管还可能像灯芯一样,方便细菌沿引流管进入术区。

术后,再造耳须检视并更换敷料数次,在术后11~12天去除敷料。细心的术后管理对于耳手术再造的成功是必须的,因为此时再造耳仍然受到某些灾难性并发症的威胁。新造耳郭须频繁地认真检视是否存在感染征兆或血管危象。

一般情况下,再造耳感染的早期征兆既无发热,也无疼痛,而表现为局部红斑,水肿,轻微波动感,局部渗出,或上述征兆的组合。因此,经常检视和可供立即采取的积极治疗措施可阻止发生不可逆转的感染。

一旦怀疑感染,应立即在皮瓣下放置冲洗引流管,并开始持续抗生素冲洗,当药敏试验结果报告后,应对全身使用的和局部冲洗的抗生素种类做出

必要调整。Cronin[17] 采用此法挽救了1例使用硅胶支架的病例,在我最初使用支撑缝线的15~20个病例中,曾经成功处理过罕见于使用肋软骨支架的再造耳感染病例。当改用负压吸引装置以来,近30年,我从未遭遇1例使用肋软骨支架的再造耳感染病例。

皮肤口袋尺寸不足所致张力过大,支撑缝合线过紧,解剖皮瓣时所致真皮下血管网损伤,均可导致皮瓣坏死。这一并发症最好通过精细的手术操作加以避免,尽管如此,一旦发生明显的皮瓣坏死,就应及时采取相应措施。

虽然有时需要局部小皮瓣覆盖暴露的软骨,局限性的小溃疡仍可通过良好的局部伤口护理治愈。包括抗生素油膏持续涂抹伤口以防止软骨干燥,使用约束带,以防止患者睡觉时躺在这侧耳上。

然而,对于大面积皮瓣坏死,若要挽救软骨支架,则必须采取更积极的措施。坏死皮肤应及时切除,局部小皮瓣转移或小筋膜瓣转移加游离植皮覆盖耳支架。

术后活动及护理

使用自体组织的再造耳伤愈后,无须特别护理。为避免外耳轮变平坦,应鼓励患者睡觉时采取健侧卧位。软枕垫可以在睡眠中翻身时起到保护作用。

患儿术后2周可返校上学,此后3周内应避免奔跑和运动,因此时胸廓伤口还在愈合中。这对于所有需加固伤口的大型手术都是必须的。

再造耳也能承受创伤,像对侧正常耳郭一样,再造耳包含自体软骨组织构建的支架。多年以来,作者亲眼目睹了大量再造耳遭受创伤的病例,诸如,棒球或橄榄球击伤,蜜蜂叮咬,狗咬伤等,所有病例伤口愈合良好[29]。因此,作者不建议佩戴惹人注目的防护帽,除非参与橄榄球或摔跤,此时,即便双耳正常者也须佩戴护具。

耳郭再造的其他手术步骤

在耳支架植入以后,耳再造的其他手术步骤包括:耳垂转位,竖耳,加深耳甲腔,耳屏成形。上述步骤可独立实施,也可相互组合实施,这取决于如何能达到理想的最终手术效果。

耳垂转位

笔者倾向于将耳垂转位作为第二期手术，因为有一个塑造完成的耳支架在下面作为参考，更容易确定耳垂的正确位置，也更容易将其拼接至这个位置。虽然作者偶尔也把耳垂转位和支架植入同期完成，但发现作为二期手术时更安全，且转移位置远较同期手术时精准。

为旋转或复位这一正常但错位的组织，通常使用 Z 改形术或下蒂窄三角瓣(7.9)。

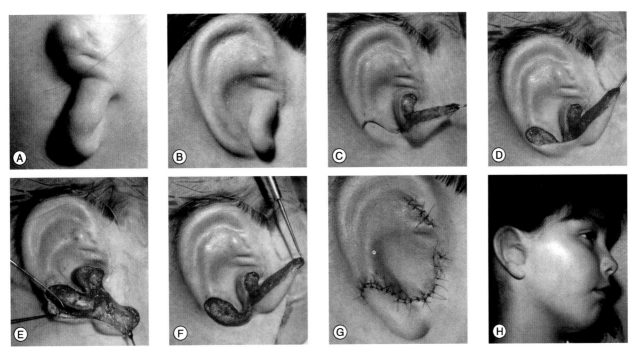

图 7.9　耳垂转位。(**A**)小耳残迹。(**B**)支架埋入后数月，伤愈后的再造耳。(**C**)沿其周缘切开，将耳垂游离为一下蒂皮瓣，沿此皮瓣预定插入位置的上缘切开。(**D ~ F**)再造耳下部表面皮肤已被松解，并滑落至被拉钩提起的支架尖端底下，从而覆盖此处创面，注意支架尖端表面结缔组织已经小心保留。(**G**)伤口经双层缝合，耳垂已将支架尖端包绕，耳垂原址伤口已缝合，残耳软骨已自三角窝处去除。(**H**)耳再造伤愈后(自 Brent B. Auricular repair with autogenous rib cartilage grafts:two decades of experience with 600 cases. *Plast Reconstr Surg*. 1992;90:355.)

Nagata[32] 和 Firmin[85] 将耳垂转位在第一期手术中完成，他们利用耳垂背面皮肤作为支架耳屏部分的衬里，这的确能塑造一个外形完美的耳屏，但代价是皮肤坏死风险的增加，有时外形不尽人意，常常无法穿戴耳环。后者对于我的年轻女性患者不是小问题，她们常常将术后耳垂穿孔选择作为手术并发症可耐受度的最高级别[23]。如果残耳较短，在转位时可将相对较大面积桥连皮肤保留在其上方(译者注:可不动用耳垂背面皮肤)，故可在竖耳、塑造颅耳沟的同时安全转位[23,29]，同时在耳垂背面保留足够皮肤供穿戴耳环(图 7.5)。

耳屏重建和耳甲腔成形

术者可将耳屏重建，耳甲腔成形，仿真外耳道成形安排在一次手术中完成。先在耳甲区做 J 形切口，将一薄片椭圆形软骨-皮肤复合组织瓣移植至切口下方[75,77](图 7.10)。J 形主臂应置于预定的耳屏边缘后面，J 形的钩子对应于耳屏间切迹。将耳屏瓣下方多余软组织去除，以加深耳甲腔，这一挖空后的区域，当被新造耳屏投影遮盖时，看起来很像外耳道开口。

复合组织瓣可取自健耳前外侧耳甲区，后者由于其理想的形状，其菲薄皮肤与相邻软骨间缺乏皮下组织等优势成为候选供区。

此法对于健耳耳甲过于突出的病例尤其适合，因为供区伤口缝合后，可被视作完成了一次耳整形术，为获得正面形象左右对称，后者经常是必须的。

有时我也采用另一种方法塑造耳屏，即在当初拼接支架时，将其拼接到支架上成为其中的一部分。我首先用一小片肋软骨固定于支架体部，塑造出对

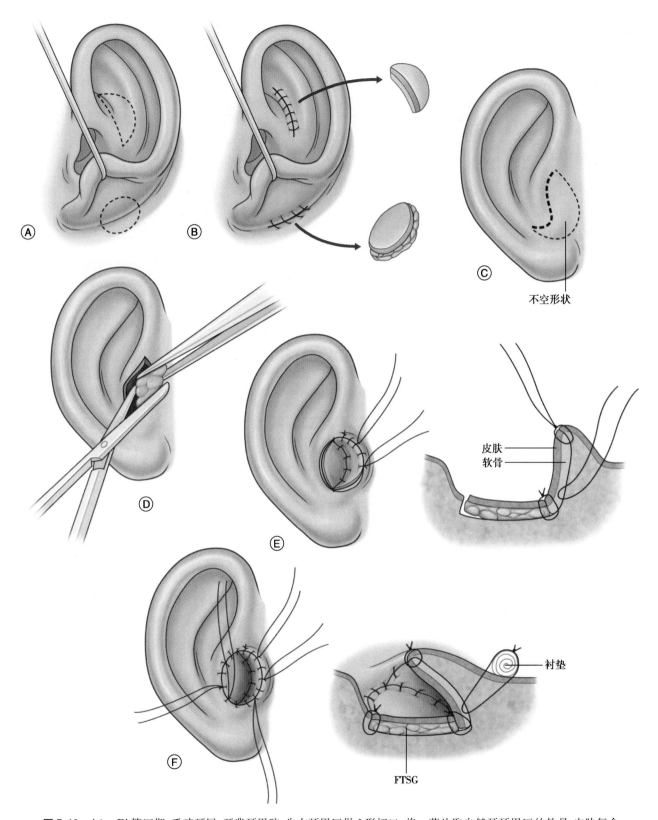

不空形状

皮肤
软骨

衬垫

FTSG

图 7.10　（**A ~ F**）第四期：重建耳屏，开凿耳甲腔，先在耳甲区做 J 形切口，将一薄片取自健耳耳甲区的软骨-皮肤复合组织瓣移植至 J 形薄皮瓣下方，从而重建耳屏，用取自健侧耳垂后面的一小块全厚皮片（FTSG）移植于耳甲腔底部。将耳屏瓣下方多余软组织去除，以加深耳甲腔

耳屏的隆起,然后将其一侧表面修薄,令其弯曲,远端与耳轮脚用透明尼龙线缝合固定。结果是一个精致的耳屏通过耳屏间切迹自然地自支架体部延伸出来(图7.11)。此耳屏重建方法特别适用于双侧小

耳畸形,因为这种情况下无法获得复合组织瓣。Nagata也采用支架体部附加软骨片的办法重建耳屏(图7.12),并在一期手术支架植入时以耳垂残迹处皮肤为其衬里。

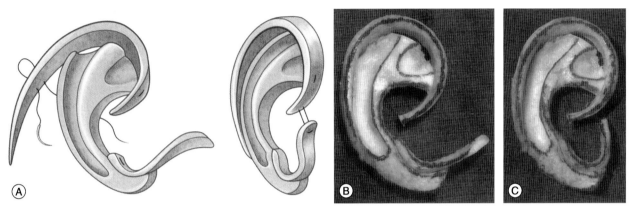

图7.11 具有完整耳屏支柱的耳郭支架。(**A**)支架的构建。一条单独的软骨构成耳轮,另一条软骨构成对耳屏、耳屏间切迹和耳屏。将第二条软骨的尖端通过水平褥式缝合固定于耳轮脚,形成了完整的耳郭弓状结构。(**B,C**)应用自体肋软骨构建的耳郭支架结构

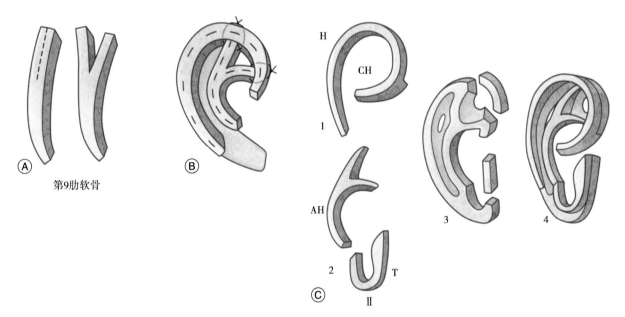

第9肋软骨

图7.12 用软骨材料拼接再造耳支架。(**A,B**)Spina于1971年首先报道采用对耳轮复合体固定于支架体部的方法(本图复制自 Spina V, Psillakis JM. Total reconstruction of the ear in congenital microtia. *Plast Reconstr Surg.* 1971;48;349.)。(**C**)经 Nagata 改进并复活的 Spina 法,但他在缝合软骨时使用数针钢丝缝合线,使其处于耳郭菲薄的皮肤之下,多少有些不安全。H:耳轮,CH:耳轮脚,AH:对耳轮,T:耳屏(自 Nagata S. Modification of the stages in total reconstruction of the auricle. *Plast Reconstr Surg.* 1994;93;221.)

　　双侧小耳畸形耳屏重建的另一个选择是采用改良的 Kirkham 法,即前蒂耳甲瓣自身折叠法[11]。

竖耳

　　将再造耳后面与头部分离并植皮,目的就是通过塑造出一个颅耳沟的办法,改变其地穴式外形,使

之成为边界清晰的真正的耳郭。如制作耳支架时软骨厚度不足,竖耳后效果不会满意。

　　使再造耳郭后缘轮廓清晰的办法就是将其与头部分离,后表面游离植皮。过去,我采用厚中厚皮片移植,目前,我一律采用全厚皮片移植。此期手术应待水肿显著消退,再造耳细节清晰后才能实施。手术开始后,先沿耳轮缘外侧数毫米处切开,注意在软

骨支架表面保留一层结缔组织,将耳后皮肤向前推进至新生的颅耳沟处,从而可将需植皮区域限制在耳郭背面。我选择从下腹部或腹股沟处切取全厚皮片,缝合至耳后创面,打包包扎,使皮片紧贴受床。

再造耳竖立后,在其后方楔入一段肋软骨,可使再造耳突出度增加,但楔入的软骨必须以组织瓣覆盖,否则,在其表面植皮无法成活。Nagata[32]采用轴型颞顶筋膜瓣覆盖楔入软骨(图7.13),但利用该筋膜瓣并非毫无风险,我认为该筋膜应该保留,以备耳郭遭受严重外伤或因效果不满意须再次手术的病

例,此时,已无其他选择而只能使用该筋膜瓣[29]。与 Firmin 和 Weerda 一样,我采用翻转一个耳后枕筋膜"书页瓣"来覆盖楔入软骨[23](图7.13)。

当软骨楔入技术被采用以来,已无必要像 Nagata 那样,在二期手术中重新切取肋软骨,从而使患者再次遭受胸部手术的不适[87]。代之以在一期手术时,将一块肋软骨埋藏于胸部切口皮下,当二期竖耳时,可轻易通过原胸部切口将其取出。或者,我有时也将此软骨楔埋藏于头皮下,就在埋藏耳支架的皮肤口袋后方[23](图7.13A)。此处的特别优势在于距离再造耳很近,以后竖耳时很容易取出。另外,此

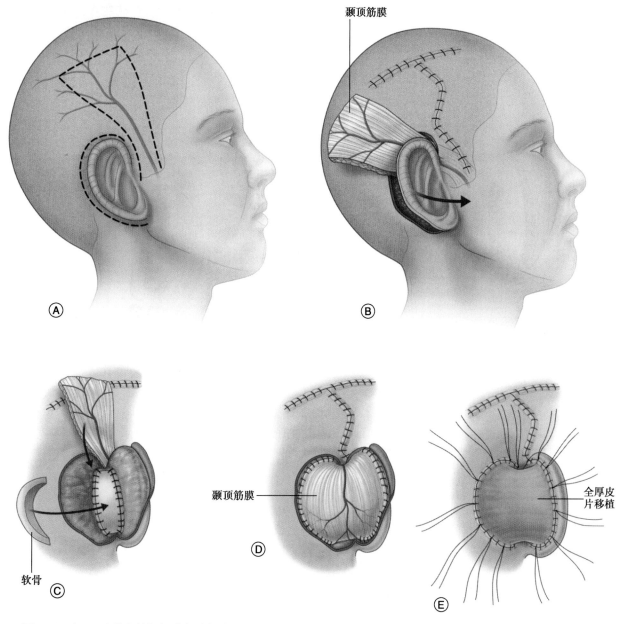

图 7.13　(A ~ E)分离并竖起手术再造耳,Nagata 法。再造耳在二期手术中与头部分离,楔入一片自胸部重新获取的肋软骨,以加强再造耳突出度,并以包含血管的颞筋膜瓣和皮片移植将其覆盖

处血运似乎较胸部更为丰富,可为储存之软骨提供更多滋养。

当一期手术切取软骨楔时,可原位劈开获得较宽的软骨,以期在竖耳后获得再造耳最大突出度。术中,将肋软骨外层劈下来,从而有意识地破坏了 Gibson 横截面平衡原则,使得劈下来的软骨向一侧卷曲,刚好是以其重建的耳甲腔后壁的理想形状。这种将内层软骨板原位保留的软骨切取法,最大限度地保留了胸壁的完整性,减少了畸形发生的可能性。

发际线的处理

发际过低是耳再造手术中最常见且令人烦恼的问题之一。因为正常发际线通常低于正常耳郭顶点,但某些小耳患者,其发际线相当低,以至于当耳支架被植入耳周皮肤后,再造耳表面部分皮肤携带毛发。为避免带毛皮肤覆盖耳轮上部,某些术者可能被迷惑,将再造耳位置降低。另一并发症是将耳支架置于发际线之前,而后者是耳后无毛薄皮肤与头皮厚皮肤交界处的隔离带,避免的方法是剥离皮肤口袋时限制向前的剥离范围,以及在关闭切口前检查耳支架位置。

在历史上,Letterman 和 Harding[88] 曾采用过"头皮卷"以及游离植皮的办法为再造耳提供无毛皮肤覆盖,但这种新生皮肤明显缺乏原始皮肤的弹性。因此,作者本人的做法是先埋入支架,日后再想办法将讨厌的毛发根除。可供选择的方法有电解法、激光法,或用皮肤移植取代带毛皮肤[29]。

术者如在术前预计皮肤口袋张力大,头发遮盖半截再造耳,则应考虑动用主要筋膜瓣[89]。

如何处理这些令人讨厌的毛发,取决于再造耳被其涉及的范围的大小,如毛发仅涉及外耳轮,则是电解法或夹除法的明确适应证,如毛发覆盖超过 1/3 再造耳,我通常采用游离植皮[29](带或不带筋膜瓣)。如果不考虑毛发数量多寡的话,采用非手术方法根除毛囊是理想的方式,因为可避免再造耳外形拼装过的痕迹,保留了正常美感和局部皮肤的防护作用。

如果脱毛术能同时使包含毛囊的头皮变薄,从而为再造耳提供精细的皮肤覆盖,那就更理想了。未来可能无须通过手术就能实现上述两个目标。

近年来,激光已成为处理皮肤及其附属器的有效手段[90]。业已发现激光治疗腋臭,不仅能通过去除顶泌汗腺改善症状[91],还能通过削减这些皮肤附属器所占有的体积,使皮肤变得更细腻和柔软(与 Sasaki 的个人通讯,1998)。同样的道理,如果再造耳被部分带毛囊皮肤所覆盖,那么,毛囊的显著减少也会使皮肤变得更细腻和柔软,从而提升再造耳的种种细微结构的最终效果,我对此充满期待。

虽然目前就激光去除毛囊的效果是否长久还不能达成一致意见,但激光治疗确实可以颇为有利地改变毛发的生长,使之更纤细,生长更缓慢。此外,对比金属针电解疗法,在一个特定疗程中,患者可以耐受更大面积的激光治疗。上述两种疗法,前者是将真皮深度范围以内的黑色素作为靶标(从而将那些色素沉着严重的毛囊设为靶标)[92],而后者则只将毛囊设为靶标,通过凝胶介质将碳粒子加载于毛囊,然后将激光聚焦于碳粒子[93,94]。其诀窍在于通过激光输出足够的能量密度,在破坏毛囊的同时不造成皮肤损伤,后者可产生瘢痕和(或)色素减少。目前,激光治疗可减少头发密度,改善皮肤质地,每年只须数次"维持治疗"。激光技术随冷却技术的进步而不断完善,后者使安全输出更高能量密度成为可能,不久的将来,或可实现激光治疗不对周围皮肤产生有害不良反应的同时实现永久去除毛发的效果[95]。我主张在重建外耳郭之前用激光对发际皮肤进行预处理,从而在手术之前塑造一个理想的发际线(图 7.14)。为了帮助激光技师准确定位(俗话说,隔行如隔山),我制作了一个模板,从而使在系列治疗中,准确定位靶区变得容易。

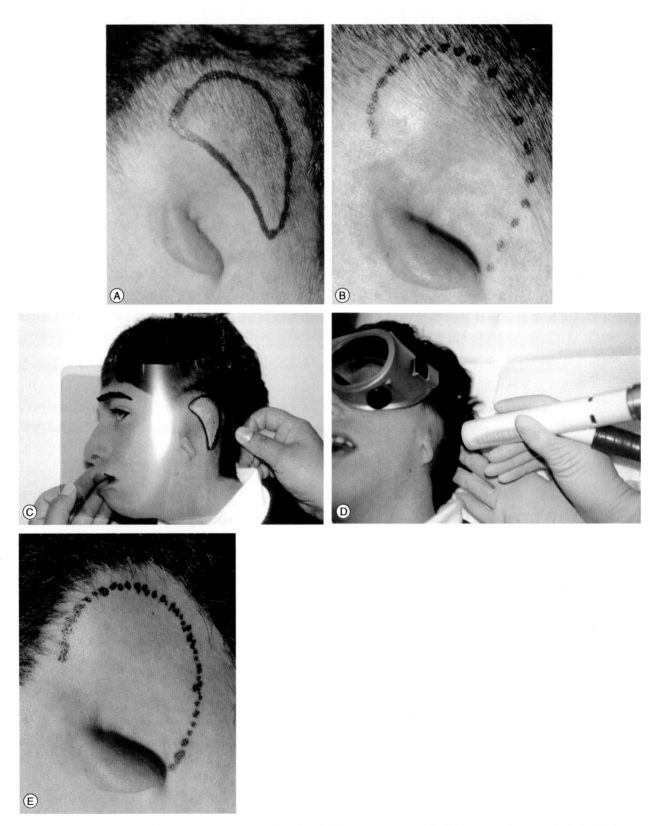

图 7.14　术前激光处理使发际线理想化。(**A**)小耳畸形伴低发际,再造耳上半部将被毛发遮盖。(**B**)着手耳再造之前,对此新月形区域用激光脱毛。(**C**)在激光系列治疗过程中,使用胶片模板有助于准确地定位脱毛区域。用模板辅助治疗时应注意,应使镂空区位于残耳上方,应在模板上勾画出眼眉,外眦和口角。(**D**)正在进行激光治疗。(**E**)同一小耳畸形患儿经数次激光治疗后,发际线明显改善,耳郭重建手术可以马上开始(自 Brent B. Technical advances in ear reconstruction with autogenous rib cartilage grafts:personal experience with 1200 cases. *Plast Reconstr Surg.* 1999;104:319.)

全耳郭再造术的各类术式

多年以来,众多手术技术的变异形式不断涌现而且还将继续涌现。近来被广泛采用的一种是 Nagata 法,即用两期手术完成耳郭再造[32,87]。采用这种方法时,软骨支架埋入,耳垂转位,耳屏重建均在第一期手术中完成;二期手术时,将再造耳自头部分离,楔入软骨块(自胸部再次切取),以筋膜瓣覆盖并植皮。

虽然此法减少了手术次数,但在第一期手术中完成所有对软组织的处理,显著增加了组织坏死的风险。虽然 Nagata 本人报道的并发症发生率较低,但采用此法的其他术者报道的并发症发生率高达 14%(相比之下,我本人采用侵袭性更小的耳再造技术所完成的 1800 例手术中,并发症发生率为 0.25%)。手术步骤的合并还牺牲了耳垂的品质,因为此法将宝贵的耳垂背侧皮肤用于为耳屏提供衬里。我认为,耳垂的最终外形和品质远较在第一期手术中再造一个耳屏更重要。

Nagata 法采用另外一块软骨以钢丝固定于支架体部的办法塑造对耳轮(图 7.7),因此再造耳过于厚重且须自胸部切取更多软骨,从而导致胸部供区畸形[80,81]。但是,Nagata 声称他所采用保留软骨膜的切取软骨的办法可减少胸壁畸形的发生[96,97]。

用于将两块软骨固定在一起的众多的钢丝缝线(也包括用于固定外耳轮者)位于支架外侧和菲薄的耳郭皮肤下方(图 7.7),因此须承担钢丝刺穿皮肤的风险[98]。Tanzer[53] 报道,44 例手术中,有 20 例发生钢丝外露,而 Tanzer 每只再造耳所使用的钢丝数量只有 Nagata 的 1/4。

为获得理想的外耳突出度,Nagata 在每一例手术中均采用包含血管的颞浅筋膜瓣(图 7.13),由此导致供区头皮瘢痕以及头发稀薄的风险[29]。由于 Nagata 法手术须再次切取肋软骨(为获取软骨楔),因此,患者须再次遭受令人痛苦的手术。

Nagata 法较之作者本人的方法,确实能塑造出更大的外耳突出度,在作者本人的方法中,面部正面位的对称是通过在重建耳屏时自对侧健耳切取组织瓣移植至患侧而实现的(图 7.10)。这就使调整健耳与患侧一致并实现正面为对称成为可能,由于将

其安排在最后一次手术中完成,再造耳经竖立后的最终位置已经确立,术者可据此在耳屏重建手术过程中确立对侧健耳的位置,实现面部正面位的左右对称。Nagata 法对于全耳郭再造技术做出了有趣和有用的改进,并且还在不断发展之中[30,85]。随着对耳再造手术效果的要求的提高,新的技术改进还会不断出现。Walton 和 Beahm 发表了对于 Nagata 法和 Brent 法手术所作的平衡比较研究,欢迎读者阅读[99]。

二次耳郭再造

尽管医师们持续不断地努力,令人沮丧的结果仍不断出现,这足以证明耳再造手术的难度之大。不幸的是,有时再造的外耳除所在位置以外,与正常耳郭毫无相似之处,而且多次手术遗留瘢痕所导致的损害,远远超过先天畸形本身。这种失败的手术对于患者情感的影响是灾难性的,一定程度上对术者而言,也是非常令人沮丧的。

Tanzer[100] 做二次耳郭重建时,首先将瘢痕切除,创面植皮,待皮片成熟后,再植入一个新的软骨支架。然而,这种方法往往被各种不利条件所困扰,此时,移植皮片弹性不足,因此难以在形成皮肤口袋后无显著张力的情况下埋入一个雕刻精致且有一定厚度的软骨支架。

此外,深度瘢痕增生的植皮底部创面可能已遭严重损伤,导致此法根本无法实施,看起来,这似乎是一个无法解决的难题。

为了解决皮肤覆盖的难题,Brent 和 Byrd 采取了更佳方案完成二次耳郭重建,将整个外耳瘢痕组织全部切除,立即移植软骨支架,以颞浅筋膜覆盖支架并在其表面植皮[89]。

双侧小耳畸形

虽然少见,但双侧小耳畸形经常见于 Treacher-Collins-Franschetti 综合征,双侧颜面短小畸形以及其他罕见颜面畸形患者。双侧小耳畸形的手术重建的原则与单侧小耳畸形相同。

为使双侧小耳患者获得最佳功能和美容效果,术者应周密计划手术步骤,从而不使上述二者之一

受到牺牲。耳再造手术必须在中耳手术之前实施，否则耳开窗后，宝贵的处女皮肤将变得伤痕累累，并使耳再造手术获得满意效果的机会大大地降低。

对于双侧小耳，我采取分次移植软骨支架，中间间隔数月，因为一侧胸部软骨仅够拼接一只令人满意的耳支架，如同时切取双侧肋软骨，术后双侧胸部伤口加压包扎可导致呼吸困难。此外，两侧小耳同时再造后，由于头部向一侧枕压可使两一侧再造耳受到损伤。由于以上原因，我选择将每一侧耳再造的第一期手术分别进行。

在第二次软骨支架移植数月以后，一次手术中完成双侧耳垂转位，伤愈后，完成双侧再造耳竖起，耳后植皮，最后一次手术再造耳屏，且要在中耳手术之前完成。10例小耳畸形中有9例为单侧患儿，大多数情况下，无须中耳手术，因为这些患儿生后即可自动适应其单声道状态。

中耳手术在确保手术的收益大于本身的风险和并发症时，如患者本人意愿强烈，有中耳发育良好的影像学证据时可以实施。但必须经手术团队精心策划[23]，且须与具有丰富的外耳道闭锁手术经验的耳外科医师合作。

在团队合作手术中，整形外科医师首先掀起再造耳，同时仔细保留软骨支架背面的结缔组织，然后，耳科医师上场，先钻一骨孔，继而完成听骨链重建，移植颞筋膜修复鼓膜。最后，整形外科医师重新登场，于耳甲区切除部分软组织，形成外耳道开口，切取游离皮片供耳科医师用于外耳道衬里，完成中耳修复。

环缩耳

Tanzer使用环缩耳一词定义一组耳郭畸形，表现为外耳郭环绕外耳轮貌似存在张力，好像被荷包缝合一样，有时也被宽泛地称为杯状耳或垂耳，此类畸形的共同特点是都有外耳轮和耳舟的帽状畸形和不同程度的对耳轮低平。

尽管Tanzer根据其严重程度，对畸形作了一系列的分类[62]，就实际手术名称而言，必须确定是否通过对现有组织重新塑形完成修复，还是须补充皮肤覆盖和（或）支持软骨。环缩耳修复手术须针对每一特定畸形而因地制宜。如果主要表现为外耳轮碗盖畸形而耳郭高度与健耳差别不大，则将过度下垂的组织切除即可。有些时候，呈碗盖畸形的软骨可被用作旗状软骨瓣移植，以增加耳郭高度（图7.15）。中等耳郭高度差异须矫正患侧耳郭软骨[101,102]或采用对侧耳甲软骨移植[76]，以增加患侧耳郭软骨高度。修复此类中等环缩耳的关键之处在于，发现导致该畸形的软骨枢纽之所在，这只有在包绕软骨的皮肤脱套后才能做到（图7.16和图7.17）。

当严重环缩耳畸形，其高度与健侧耳郭相差1.5cm以上时，无论皮肤还是软骨，均须补充，手术矫正时，则应被视为普通小耳畸形（图7.18）。

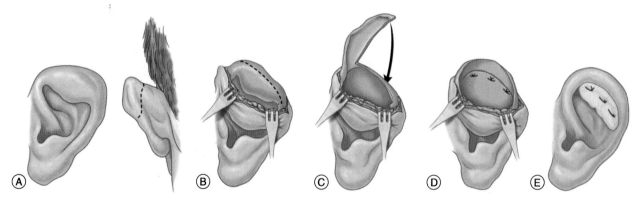

图7.15 一度环缩耳的矫正。（**A**）切口设计，为方便暴露软骨畸形。（**B**）变形的软骨自被覆软组织剥离，对于须切开的成角畸形的软骨段的切口线给以标记。（**C**）变形软骨段切开后，以内侧软骨为蒂，上提并旋转至与切缘成直角。（**D**）软骨复位后与耳舟软骨缝合。（**E**）皮肤重新披挂，以贯穿缝合线打结在棉纱上，借以维持耳轮沟（来自Tanzer RC, Edgerton MT, eds. *Symposium on reconstruction of the auricle*. St. Louis：CV Mosby，1974：141.）

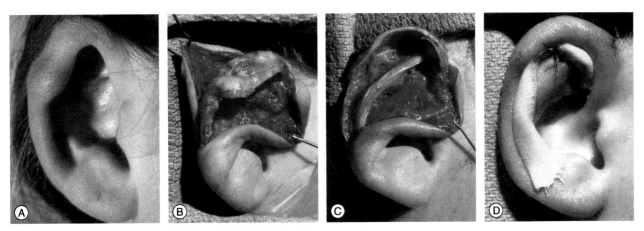

图 7.16 中度环缩耳的修复。(**A**)术前外形。(**B**)耳郭皮肤脱套,暴露扭曲的软骨。(**C**)将扭曲的软骨展开,形成外耳轮,将对侧耳甲软骨移植至外耳轮上 1/3,修复缺损。(**D**)皮肤重新披挂,手术结束(来自 Brent B. The correction of microtia with autogenous cartilage grafts. Ⅱ. Atypical and complex deformities. *Plast Reconstr Surg.* 1980;66:13.)

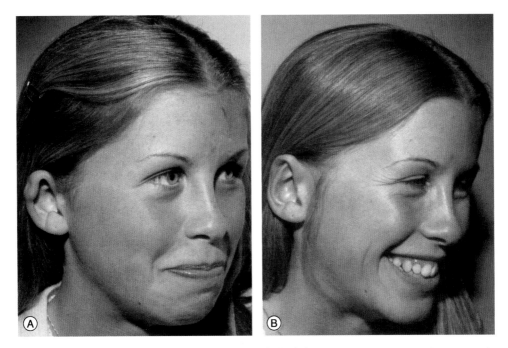

图 7.17 采用图 7.16 所示技术矫正中度环缩耳畸形(来自 Brent B. The correction of microtia with autogenous cartilage grafts. Ⅱ. Atypical and complex deformities. *Plast Reconstr Surg.* 1980;66:13.)

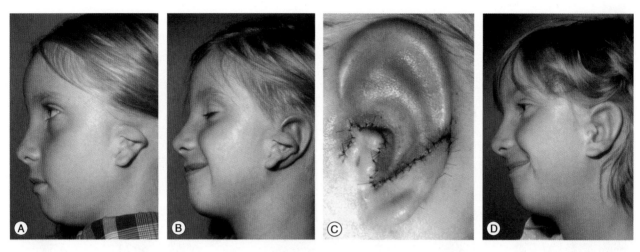

图7.18　严重环缩耳畸形采用经典小耳畸形重建技术。(**A**)一例严重环缩耳畸形病例。(**B**)全耳郭软骨支架埋入后。(**C**)利用残耳形成耳屏和耳垂。(**D**)竖耳并植皮后的最终效果(自 Brent B. The correction of microtia with autogenous cartilage grafts. Ⅱ. Atypical and complex deformities. *Plast Reconstr Surg*. 1980;66:13.)

隐耳

隐耳是一种不常见的先天畸形,表现为耳郭软骨上极被头皮埋没(图 7.19),颅耳沟上半部分消失,而当手指施压将耳郭提起后重现,上述特点启发

了日本学者发明了矫正这一畸形的非手术疗法[103],日本人隐耳发病率约为 1/400[104]。

此后诞生的大多数耳郭整形技术专注于塑造一个平滑的对耳轮,而不是 Luckett 技术将软骨直接折断所塑造出的锐利的对耳轮[110,119~121]。

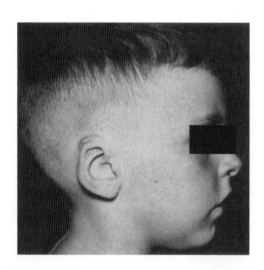

图7.19　隐耳

此一非手术疗法系采用外置的塑形材料完成的,如在 6 个月龄之前采用,或可成功塑造出永久性的颅耳沟[105]。Tan[106] 等也将这种非手术塑形技术成功地应用于环缩耳畸形(图 7.20)。Yotsuyanagi[107] 等采用这种非手术方法为年长于新生儿的患儿成功地矫正了一系列各类耳郭畸形。

手术修复则须通过游离植皮,Z 改形术,V-Y 推进瓣[108] 或旋转皮瓣[105] 等办法将皮肤附加至颅耳沟缺陷处,如皮肤缺损的同时还伴有软骨畸形,须采用各种软骨塑形技术,以利畸形的修复[104,109]。

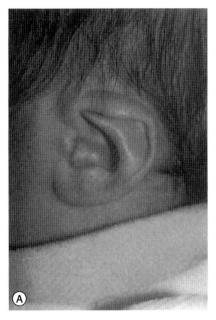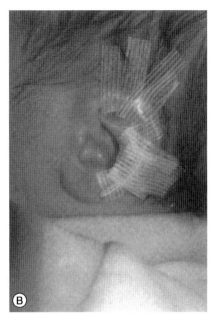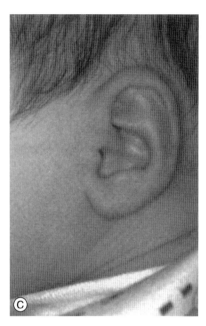

图7.20　（**A**）患有垂耳畸形的新生儿。（**B**）用于塑造外耳轮折叠的特定塑形方法。（**C**）经10周耳郭塑形,塑形结束后2个月的随访照（自 Tan ST, Abramson DL, MacDonald DM, et al. Molding therapy for infants with deformational auricular anomalies. *Ann Plast Surg.* 1997;38;263.）

招风耳

病理

胎儿三月龄时,外耳郭凸起开始增加,六个月末时,外耳轮开始卷曲,对耳轮折叠,对耳轮脚出现。

任何干扰上述过程的事件发生,都会导致招风耳。

导致畸形的最常见原因是对耳轮失去折叠,从而使耳舟角变得宽大,可达150°甚至以上（图7.21）,造成对耳轮上脚平坦,严重时连同体部和下脚平坦,极端严重病例,对耳轮缘甚至消失,呈现出一个缺乏卷曲的平坦的贝壳状外耳郭。

由于耳甲宽大所造成的耳郭中1/3异常突出,可以单独发生,也可与上述对耳轮畸形同时发生,招风耳畸形一般为双侧,常可见于患儿父母和兄弟姊妹。

治疗

修复招风耳畸形时,设法保持双侧对称是最重要的。令人不解的是,单侧畸形较双侧往往更难做到两侧对称,矫正后的耳郭卷曲应平滑自然而不露雕琢,其最远点与头部距离应介于1.7~2.0cm,自正面为可见对耳轮后面的外耳轮[110]。

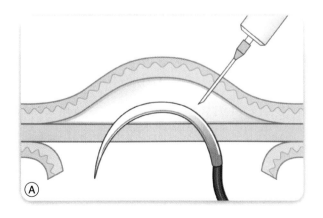

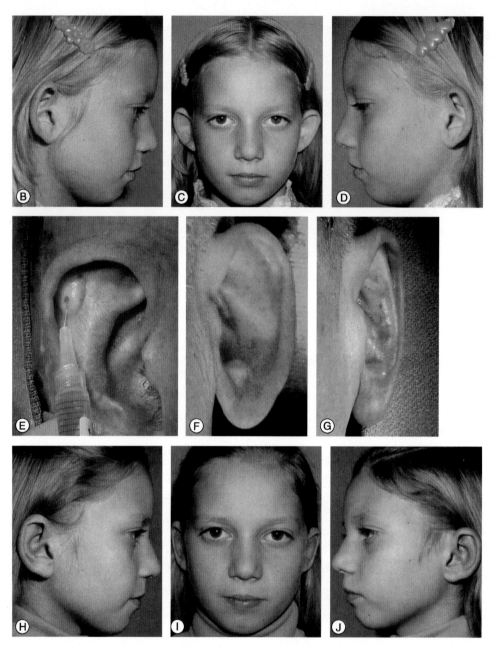

图 7.21　采用单纯缝合技术(Mustardé)的耳郭整形术,通过水剥离使手术易于操作。(**A**)在耳郭整形手术中,使用水剥离使缝针易于穿过,用 30 号针头和生理盐水对皮肤进行水剥离,以使缝针可安全穿过软骨和软骨膜。(**B ~ D**)患有招风耳畸形的 10 岁女孩。(**E**)水剥离应在 Mustardé 缝合线即将穿过之前操作,注意皮肤上两个蓝色标记点,标示的是缝针进出已经水剥离的皮肤下方的软骨的预定位置。(**F**)招风耳畸形的对耳轮模糊不清。(**G**)在水剥离帮助下完成的 Mustardé 耳郭整形术后即时像,对耳轮清晰自然。(**H ~ J**)耳郭整形术后效果像(来自 Brent B. Hydrodissection as key to a natural-appearing otoplasty. Plast Reconstr Surg. 2008;122;1055.)

为实现上述目的,一系列手术方法应运而生,其中多数效果满意。尽管如此,作者奉劝大家,应把注意力聚焦于如何处理某一特定患儿的具体问题,而非一般性地照方抓药。

如果是由于对耳轮平坦或缺失所导致的耳郭上 1/3 招风,则须形成一个折曲过度的对耳轮,如系中 1/3 招风,通过软骨切除或缝合固定消减耳甲腔[111]。最后,如系耳垂招风,则须切除或后移耳轮末端的尾部软骨和(或)耳垂后方皮肤。

耳甲整形

Dieffenbach[3]是第一个有案可查的尝试完成耳郭整形术的耳外科医师,时间是 1945 年。当时,手术内容包括切除颅耳沟处皮肤,将耳甲与乳突骨膜缝合。

作为缩窄颅耳沟的补充,Ely 和其他作者还将一条耳甲壁一并切除(1881),此一方法最早由 Morestin 于 1903 年报告[113],这种将耳甲拉向乳突骨膜固定的古老的手术方法,穿越时空,历久弥新[111,113~117]。

或者,也可切除一块对耳轮体部下方的耳甲软骨,以此矫正宽大之耳甲,但这可能会造成需手术切除的多余皮肤皱褶。

重建对耳轮折叠

Luckett 于 1910 年首先提出招风耳系对耳轮失去折叠所致,他采取的用来重建对耳轮折叠的办法是沿内侧切除一条新月形皮肤和软骨[118]。

重塑内侧软骨外观

为了使其塑形后表面平滑,可通过某些手术技术对耳舟软骨进行重塑,McEvitt[122] 和 Paletta 等[115]采用数条平行的软骨切口降低削弱耳舟,而 Converse 等[123]则使用软骨刷磨刷。

Becker[124,125],Converse 等[123] 和 Tanzer[126] 采用平行切口和保留缝合线技术,借以形成柔顺的羊角状对耳轮。颇为有利的是软骨管被大量瘢痕组织包绕,从而将其位置锁定,防止畸形复发。

Mustardé[127,128]将很久无人问津的 Morestin[113]的方法重新复活,术中不切开软骨,用软骨保留褥式缝合重新塑造对耳轮。作者认为此法尤其适用于童年患者柔顺的软骨。至于批评此项技术的医师所指称的畸形复发问题,大概是由于缝线将软骨切割撕裂。此并发症很大程度上可以避免,只需将保留缝合线同时穿过并结扎软骨和软骨膜,以造成牢固缝合。尽管如此,由于附着于软骨膜的耳郭前外侧皮肤菲薄,皮下组织缺乏,缝线或刺破皮肤,或自软骨穿过,缝针很难做到完美走行,使上述目的难以实现。我解决这一问题的方法是通过局部注射生理盐水进行水剥离。保留缝合之前,为使缝线安全穿过软骨和软骨膜,用 30 号针头加压注射生理盐水,使皮肤膨胀后与软骨分离(图 7.21A)。为避免液体很快消散,我只在每一缝针即将穿过之前于缝针将要穿过的位置进行局部注射(图 7.21E),而不是将需要重新塑形的全部皮肤膨胀起来。此法对于防止畸形复发并塑造出自然完美的对耳轮非常有用(图 7.21G)。

重塑外侧软骨外观

利用软骨具有的一侧表面切割后会发生翘曲的特性[83],Chongchet[129]在耳舟前部软骨表面划开数个切口,使之卷拢汇合成对耳轮。Chongchet 使用刀片在直视下完成上述操作,而 Stenstrom[130]则用短齿锉于耳轮尾端背侧刺入,在盲视下划开对耳轮,能收到同样效果。软骨外侧表面还可以通过外侧切口在直视下给以刮擦或使之颗粒化[131]。

最后,Kaye 报道了一种耳整形手术方法,该法综合使用了外侧软骨划开和保留缝合固定两种方法。他均通过微小切口完成上述操作[132]。

后天畸形

后天畸形的全耳郭再造中,会遇到小耳畸形手术难以遇到的特殊问题,以下分别进行讨论。

缺少皮肤覆盖的问题较先天性小耳畸形更为严重,因为业已存在的外耳道开口使耳前切口不能被采用,通过去除皱缩的残耳软骨所获得的多余皮肤此时无法获得。这一因素与上文提到的发际问题结合在一起,趁火打劫。

如果残存皮肤可以利用,应自预定的再造耳上方和(或)下方做切口,并由上述切口剥离皮肤口袋。如局部组织瘢痕严重或不能为术者提供容量充裕的皮肤口袋,则须动用颞浅筋膜瓣[89](图7.22)。皮肤扩张器也可用来扩张延展局部覆盖皮肤,但要承担扩张器外露和瘢痕性包膜挛缩的风险。

离断耳郭的再植

对于现代整形外科医师,离断耳郭的处理方法受到离断部分的大小和条件,以及残留部分和邻近组织,特别是耳后区域的条件等因素的影响。由锐利整齐的离断耳郭,再植后成功率较高。当耳郭遭受血肉模糊的外伤或撕脱伤,甚至颅骨外露时,再植将非常困难,如果不是毫无可能的话。小块耳郭组织离断后,可被当作游离复合组织瓣原位植回,尚有成功希望。大段耳郭组织离断或次全离断,须另外讨论。

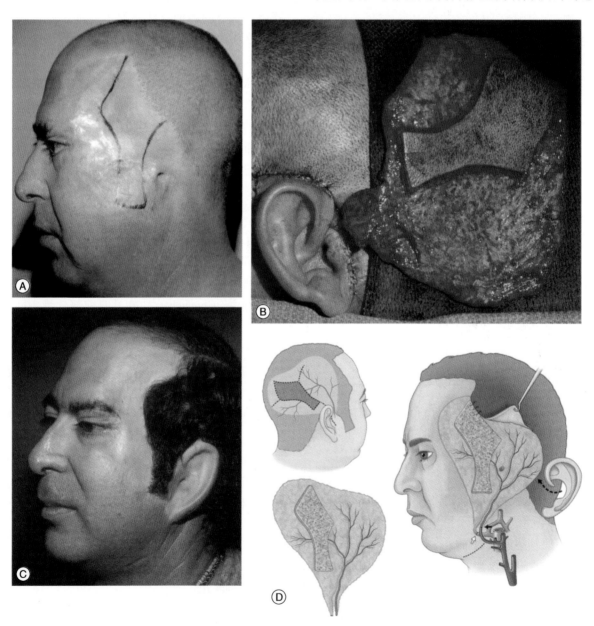

图7.22　包含头皮岛的对侧游离筋膜瓣经显微外科技术转移至患侧耳郭区域,结合肋软骨移植和游离植皮再造耳郭和颞部发际线。(**A**)严重电击伤。(**B**)颞部血管游离后的包含头皮岛的筋膜瓣。(**C**)修复后效果。(**D**)手术示意图(来自 Brent B. The artistry of reconstructive surgery. St. Louis:C. V. Mosby,1987.)

有窄蒂相连的离断耳郭组织的再植

因为耳有丰富的血管,并有大血管延伸到周边,部分撕脱耳郭组织可以成功地再植,即使仅有纤细组织相连(图7.23)。

将离断耳郭组织作为复合组织瓣回植

尽管成功的案例报道有限,但即便很大段完全离断的耳郭组织,如作为复合组织瓣回植后,仍可能成活[134~136](图7.24)。

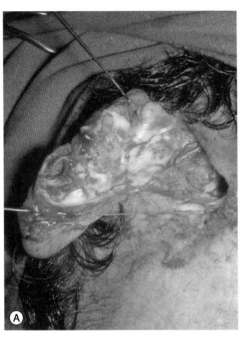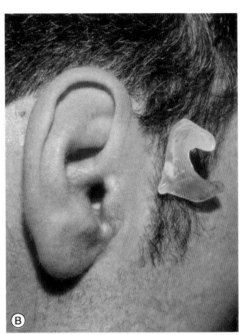

图7.23　耳郭严重撕裂伤的修复。(**A**)被撕裂的耳郭仍留有一窄蒂与头部相连,借此保持其活力,外耳道已被横断。(**B**)外耳道修复后,以丙烯酸模型支撑4个月后的随访像

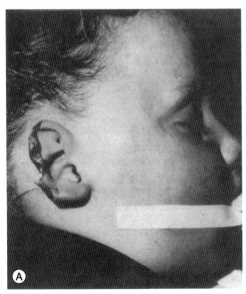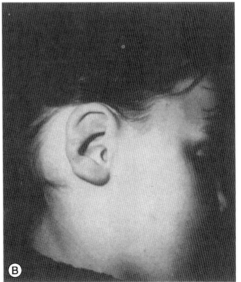

图7.24　离断耳郭组织作为复合组织瓣原位回植。(**A**)狗咬伤致部分耳舟和外耳轮离断。(**B**)离断耳郭组织取回后,作为复合组织瓣原位植回,术后2年的随访像(Andries Molenaar 医师所治患者)(来自 Clemons JE,Connelly MV. Reattachment of a totally amputated auricle. *Arch Otolaryngol*. 1973;97:269. Clemons JE,Connelly MV. Reattachment of a auricle. *Arch Otolaryngol*. 1973;97:269.)

耳郭软骨回植

由于耳郭的软骨支架难以复制,因此,许多医师主张挽救并利用裸露的耳郭软骨[137~140]。有很多方法可用来保护来自撕脱耳郭的软骨组织,皮肤可以丢弃,而将软骨埋置于腹部口袋[141],颈部口袋[142]之中,或者埋置于耳后区皮下[143]。后者这种软骨原位回植术,只有当局部皮肤组织条件很好时方可采用。

虽然听起来符合逻辑,但据作者看来,上述方法是徒劳的。因为居于紧贴软骨而又不能完全重合的二维结构的皮肤覆盖之下,耳郭软骨不可避免地会变得平坦。更有甚者,一旦离断耳郭软骨组织被埋置于耳后区,由于软骨与局部表面皮肤的粘连,将在耳郭表面产生不应有的、不规则的结构,从而妨碍后期耳郭重建。

将离断耳郭组织去上皮化后再回植

Mladick 等[144],Mladick 和 Carraway[145]曾主张对此类离断耳郭组织首先进行皮肤去上皮化,然后与残耳连接后将其埋入耳后皮下口袋,从而使去上皮化的耳郭组织通过其表面真皮获得再血管化(图 7.25)。

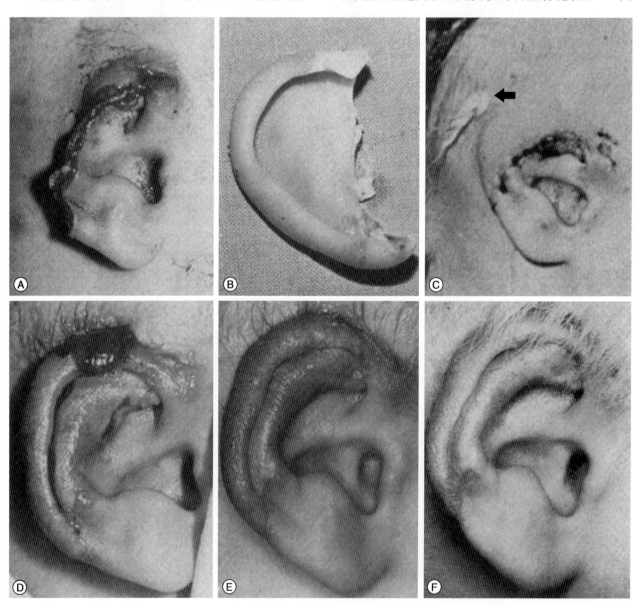

图 7.25 离断耳郭组织去上皮化后,经皮下口袋回植。(A)离断后的残余耳郭。(B)被割掉的耳郭组织。(C)离断耳郭经皮肤去上皮化后与残耳连接,再将其埋入耳后皮下口袋,外耳轮处的牵引缝线(箭头)的目的是使耳郭延展,以增加组织接触面。(D)耳郭取出后,几乎全部上皮化(细节见文字),只是可见小块肉芽创面。(E)伤后 1 个月,回植的耳郭再灌注后表面红润。(F)伤后 5 个月之耳郭外形(来自 Mladick R,Carraway J. Ear reattachment by the modified pocket principle. Plast Reconstr Surg. 1973;51:584. Copyright . 1973,The Williams & Wilkins Company,Baltimore.)

数周后，经钝性剥离将其自口袋中取出，口袋皮瓣可自耳轮缘后方滑出，此时，耳郭内侧面仍与皮下组织相连而未离断，裸露的耳郭创面给以包扎，数日内可上皮化。

　　Mladick 早期主张数周后将耳郭内侧面与头部分离，任其自然再上皮化，而作者主张应等待数月后再将耳郭与头部分离，届时再在颅耳沟处植皮，正如经典耳再造一样。

耳后皮肤切除，软骨开窗后将断耳再植

　　几乎毫无例外，游离移植大型复合组织瓣注定失败，除非设法增加受区血供，除了前述的去上皮化技术可增加血供以外，Baudet[147] 等为达到上述目的，将离断耳郭组织背面皮肤切除，软骨开窗，耳后乳突区掀起一皮瓣，将离断耳郭置于皮瓣掀起后形

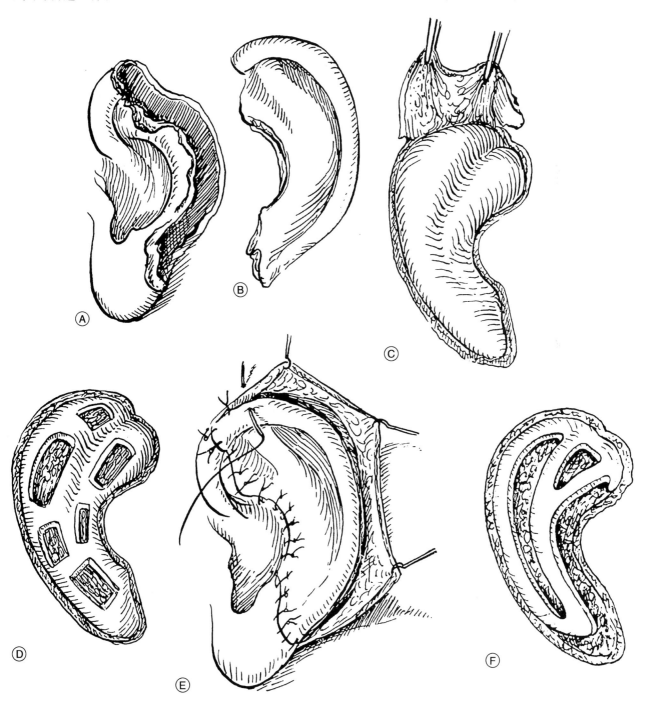

图 7.26　耳后内侧皮肤切除，软骨开窗后将断耳再植（来自 Baudet J，Tramond P，Goumain A. A propos d' un procédé original de réimplantation d' un pavillon de l' oreille totalement séparé. Ann Chir Plast 1972；17：67.）（**A 和 B**）耳郭离断的范围。（**C**）将离断耳郭后内侧皮肤去除。（**D**）软骨开窗。（**E**）断耳再植，耳郭之去皮部置于耳乳突区创面。（**F**）Brent 所建议采用的软骨开窗方法，可避免图 7.27 中所见的畸形

成的创面(图 7.26),软骨开窗后,使耳郭前面皮肤与受区创面直接接触,促进其再血管化。虽然外耳轮上缘有一定程度的扭曲(图 7.27),不过,整体效果令人满意。

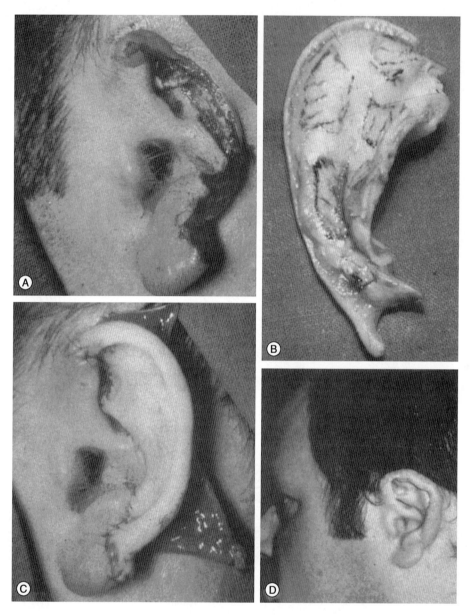

图 7.27 耳郭后内侧皮肤去除,软骨开窗后行断耳再植术。(**A**)耳郭离断后之残耳外形。(**B**)去皮后的软骨内侧面,画线标记处显示软骨将要开窗部位。(**C**)离断耳郭回植后即时像。(**D**)伤愈后之最终效果(承蒙 J. Baudet 医师提供病例,并向其致意)

耳郭软骨回植,即时以筋膜瓣和植皮覆盖

在某些特定情况下,如伤口清洁,头皮完整,患者一般情况稳定,此时,术者可尝试将离断耳郭表面皮肤全部去除,剥离出的耳郭软骨立即以筋膜瓣和植皮覆盖。由于我每每见到剥除皮肤的耳郭软骨皮下埋藏后的糟糕效果,所以,作者主张采用 Baudet 的软骨开窗术作为首选方案,而将筋膜瓣留待一旦首选方法失败后的二次修复时使用。

显微外科断耳再植

虽然有几个显微外科断耳再植的成功案例[148,149],但由于离断耳郭内的血管如此细小,很容易导致手术失败。因此,最初看起来手术很成功,最终由于静脉充血导致失败,这种情况下,有人将水蛭引入充血处,并挽救了再植手术[150]。

由于上述危险,作者认为,吻合血管时应与颞侧血管行端-侧吻合,而不要将其离断后行端-端吻合,从而保留了轴型筋膜瓣,留待一旦手术失败二次修复时使用。

不伴有组织丢失的耳郭畸形

轮廓不规则

最常见的没有组织丢失的外伤性耳郭畸形是意外接触导致的全层撕裂伤,表现为耳轮缘扭曲和切迹。

将组织仔细对准缝合,无论对于撕裂伤的初次修复还是二次矫正错位组织时都是非常重要的。Z改形术,跨步法,等分法,鸽尾式软骨缘成形术,软组织切口等方法都可被用来预防耳轮缘畸形复发。

耳郭血肿即“菜花耳”畸形

常见于拳击手,系由于直接暴力打击或过度牵拉致出血所致。血液聚集于软骨与软骨膜之间,纤维凝固后,使耳郭表面沟回加厚并消失。上述过程与同样常见于拳击手和摔跤手的鼻中隔增厚的病因类似。

一旦发现血肿,应立即引流凝血块和血浆,仅以针头穿刺抽吸,多数情况不能避免液体重新积聚,通过一小切口,即可在直视下清除血肿。

考虑到伤口回缩和检视的需要,切口应够长,应使用大号吸引头吸引凝血块。塑形加压纱布垫置于耳郭两侧,并以水平褥式缝合(4-0 尼龙线)打包固定 7~10 天,缝线应横贯纱布垫和耳郭(图 7.28)。

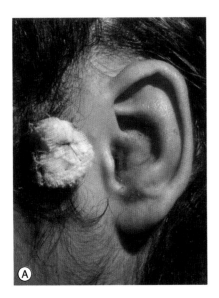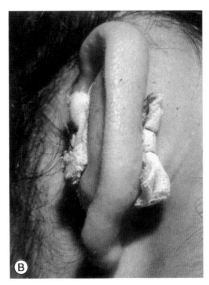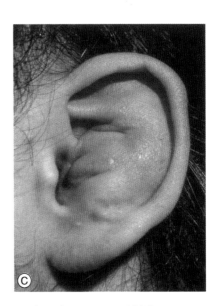

图 7.28　耳郭血肿的处理。(**A**)急性耳郭血肿。(**B**)贯穿缝合,加压包扎。(**C**)加压布垫于 10 天后撤除

菜花耳畸形的晚期治疗包括用刻刀切除多余的增厚组织,改善外耳轮廓,自精心选择的切口处掀起一个皮瓣,以此暴露手术视野。组织切除后,必须使用类似上述敷料,借以使软骨支架与软组织贴合,避免血肿的发生。

外耳道狭窄

耳甲通过耳孔被外耳道向内拉长,撕裂伤也可通过耳孔向内延伸,导致外耳道狭窄。

只要可能,环形撕裂伤口,应予以仔细缝合,将外耳道重新塑形成管状,并在伤口愈合期间将其严密填塞。准备好一个小型模具,确保外耳道保持畅通,用牙科材料制作模板,据此由丙烯酸材料树脂制作一个带有穿孔的模具,患者应佩戴假体 3~4 个月,直至耳道狭窄的趋势消失为止(图 7.29)。

瘢痕性外耳道及开口狭窄,可将瘢痕带行 Z 改形术加以矫正[151]。重度狭窄者,耳孔闭塞,外耳道被瘢痕填塞,瘢痕必须切除,皮肤缺损必须嵌入植皮,耳后全厚皮移植是独一无二的选择。

为便于植皮,须使用两只由牙科材料制作的外耳道模型。一只用于塞入外耳道,使皮片紧贴创面直至成活,另一只用于复制丙烯酸模具供患者佩戴

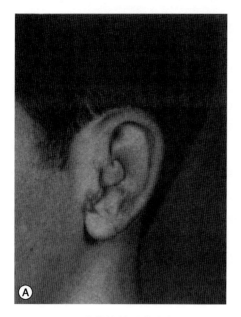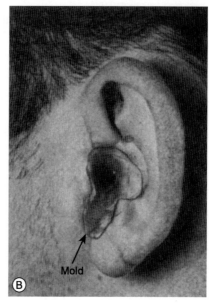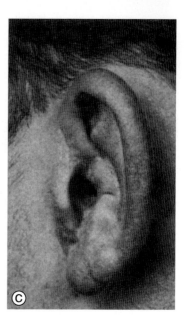

Mold

图 7. 29　外伤性外耳道狭窄。(**A**)撕裂伤导致的外耳道狭窄。(**B**)植皮后佩戴丙烯酸模具。(**C**)最终效果,外耳道仍然清晰明显(来自 Converse JM. Reconstruction of the auricle. *Plast Reconstr Surg.* 1958;22:150. Copyright. 1958,Williams & Wilkins Company,Baltimore.)

至 3～4 个月以后,以此抵消皮片收缩的趋势以及由此导致的外耳道狭窄。一个值得注意的细节是,制造模具时,应使模具远端充满耳甲腔,以确保模具在使用时的稳定性。

伴有耳郭组织丧失的耳郭畸形

这类畸形往往由于皮肤、软骨或全层耳郭组织的丧失所导致。

耳郭皮肤丧失

耳郭外伤只导致皮肤丧失的情况通常见于烧伤,如耳郭后面皮肤丧失,可导致外耳与乳突区粘连,如耳郭前外侧皮肤丧失,可致耳郭向前卷曲。烧伤破坏皮肤时,同时也破坏软骨,从而造成耳郭全层缺损(见下肢、躯干与烧伤分卷第 21 章外耳烧伤的处理)。耳郭部分层次烧伤后,如处理得当,愈后仅会遗留一定程度的挛缩和耳轮缘变薄。

耳郭全层缺损

出于分类需要,耳郭全层缺损可被分为六类:①上 1/3 缺;②中 1/3 缺损;③下 1/3 缺损;④部分丧失;⑤全部丧失;⑥耳垂丧失。

外伤造成耳郭大部丧失

耳郭大部或全部丧失可见于剃刀或飞行玻璃割伤、枪击伤、火焰或放射烧伤,人或狗咬伤。创伤致全部耳郭丧失并不常见,通常情况下,即便是严重创伤,耳甲和外耳道也能幸存。

当外耳郭大部或全部被外伤摧毁时,重建工作中须有步骤地克服一系列的障碍。包括:①不含有毛囊的适宜的皮肤覆盖;②软骨支架,使耳郭重建后仍处于直立位,并能凸现其表面的沟回特征;③耳支架自乳突区掀起后,其后内侧之皮肤覆盖(图 7.39),以及为获得满意的效果,在耳郭重建后所应采取的某些必要的局部修饰。

皮肤覆盖

存在可利用的血供良好的柔顺的皮肤是耳郭重建必不可少的条件。

局部残余软组织的条件因创伤及缺损差异而有所不同。整齐切割伤造成的耳郭离断,局部残留皮肤相对较少瘢痕,从而可以利用。同样,中度烧伤愈后遗留轻微瘢痕的皮肤,条件足以满足需要,可避免游离植皮。相反,如耳郭被撕脱,烧毁或遭枪击伤,局部可遗留线状或面状瘢痕,则需要在耳郭再造之前,以游离植皮取代局部遗留皮肤。一旦需要,则自对侧耳后移植全厚皮是理想的选择,当然,其他供区

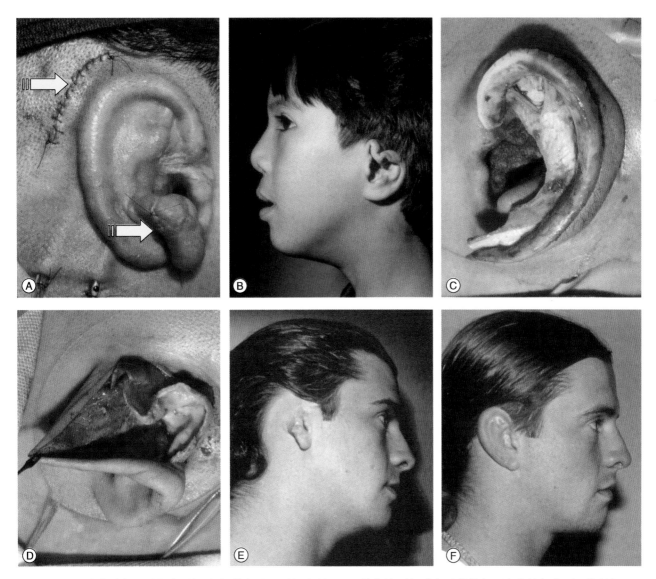

图 7.30　自体肋软骨移植全耳郭再造,修复后天耳郭畸形。(**A**)外伤性耳郭丢失及其修复。注意掀起皮下口袋的切口(箭头)位置。(**B**)中耳乳突根治术后感染所致皱缩耳。(**C,D**)将皱缩的耳郭软骨脱套去除,以雕刻好的肋软骨支架取而代之。(**E,F**)狗咬伤致耳郭撕裂及其修复

也可以考虑。覆盖软骨支架的皮肤必须血运充足,松弛适度,足以容纳形状良好的三维软骨支架。因此,游离植皮数月后,才能考虑移植软骨支架,以待皮片成熟。有时,局部皮肤表面瘢痕无可挽回,或皮片成熟不充分,如果没有附加的软组织覆盖无法容纳耳支架植入,此时,必须采用筋膜瓣移植[89]。

首先,将所有严重瘢痕和无用组织一律切除,同时必须尽最大努力保护颞部血管,因为,此时颞部血管有可能被裹挟在瘢痕之中,然后,切取肋软骨,雕刻软骨支架,一如修复单纯小耳畸形一样(图 7.5～图 7.7)。最后,掀起筋膜瓣。

首先对耳郭周围皮肤进行评估,目的是了解要实现充分覆盖,需要多大的一块筋膜瓣。有时,瘢痕

切除范围非常广泛,以至于耳支架必须全部由筋膜瓣覆盖。

但有时候,耳支架的下半部可被插入到可以利用的皮肤口袋里面,因此,只有大小不等的耳支架上半部需要筋膜瓣覆盖。

使用筋膜瓣时,术者必须熟悉颞部血管走行,动脉走行于皮下组织下面的颞顶筋膜内,直至前外颅耳连接点上方 12cm 处走向表浅并与真皮下血管网相交联[152]。因此,此处是筋膜血管供血范围的边界,如再向远处剥离,可能导致筋膜血运中断。

首先用多普勒测出血管之后,于预定再造耳区域上方作切口并向上延伸,显露颞筋膜。筋膜的解剖始于毛囊深面,并连续向下解剖至皮下脂肪与颞

顶筋膜附着的平面。最初时辨认这一平面较为困难,应加倍小心不要损伤毛囊和其深面的轴型血管。尽管这一过程费时耗力,不过一旦头皮剥离完成后,则可轻松地将下蒂的颞顶筋膜与底面的覆盖颞肌的深筋膜游离。

首先将筋膜瓣披挂于耳支架之上,然后,通过起抽吸作用的小输液管将二者紧密贴合,再将筋膜瓣像紧身内衣一样贴附于周围皮肤,以确保严实封闭切口。最后,将依设计剪裁好的厚中厚皮片移植于被筋膜覆盖的耳支架之上,再造耳沟回填以凡士林纱布,并以敷料敷盖头部(图7.22)。

义耳

义耳的使用是在手术重建不切实际或存在手术禁忌证的情况下的备选方案。在大多数情况下,义耳对儿童来说没有多少实际意义。但对于经历了癌症广泛切除手术或严重烧伤的老年患者而言,值得一试。尽管如此,许多佩戴义耳的成人在经过短暂的试用期后,都认为不如预期,因为期间始终担心发生义耳掉落的尴尬时刻,以及存在身体装有人造零件的心理不适。新近出现的经皮骨种植假体,为义耳的佩戴方式提供了新的解决方案[153]。

但是新的问题又出现了,粘合胶经常引起局部皮肤的刺激反应,使义耳的使用中断一个时期,这反而使患者更为尴尬。另外,义耳在气候和环境改变时,其颜色与周围皮肤的显著差异同样惹人注意,比如,当患者由室内来到室外时,义耳周围皮肤颜色随之改变,义耳则始终保持恒定。

当确定为年轻患者使用义耳时,考虑到日后手术重建耳郭的可能,所以,应先试用一个阶段,明智的话,先不要如某些作者所建议的那样,只是为了获得安装义耳的理想平面,匆忙切除残余耳垂或其他残耳组织,因为一旦患者日后要求手术再造耳郭,这种情况屡见不鲜,则已丧失的耳垂,皮肤的缺乏以及残留的瘢痕都将成为巨大的遗憾。

部分耳郭丧失

平常所见的大多数耳郭畸形是后天性部分耳郭缺损。术者将面临各种层出不穷的独一无二的问题,其手术重建过程受到诸如病因,部位,残余耳郭的条件等因素的影响。

利用残余组织

在处理急性耳郭创伤时,最初的细致的组织复位,恰当的伤口护理,可预先为日后的耳郭重建手术大大地创造条件,同样道理,对于外伤性耳郭畸形病例,创造性地利用局部残余组织可使重建手术大大地简化,并因此获得满意效果。

结构支架

对侧耳甲软骨

有多种组织可为耳郭再造提供支架材料,全耳郭支架所需软骨较多,只能切取肋软骨,通常小的,部分性耳郭重建可不必采用肋软骨作为支架材料,可以利用耳郭软骨移植,通常取自对侧耳甲,小的部分性耳郭缺损的矫正不像全耳郭再造手术范围那样广泛。

耳郭软骨原位移植,可提供细腻、柔软、菲薄的支架材料,因而优于肋软骨。

耳甲软骨可自后内侧切口切取,如 Adams[2] 和 Gorney 等[34] 所描述。或采用作者本人所较常采用的前外侧入路。后者须沿耳甲外侧壁-对耳轮下脚连线内侧做一数毫米长切口,此为在直视暴露下获取形状精确的软骨的简单办法[155]。

同侧耳甲软骨

某些特定的部分耳郭重建手术,采用同侧耳甲软骨较对侧更为有利。取用同侧耳甲软骨而不出现耳郭塌陷或远期畸形的先决条件是作为支柱的对耳轮必须完整。

同侧耳甲软骨移植还有一个特别有利之处,就是当掀起耳后皮瓣用于修复耳轮缘严重缺损时,由于皮瓣掀起后,就可为切取耳甲软骨提供暴露,而无须另做附加切口,而且这块软骨被移走后,将使耳郭低平,从而更靠近乳突。

从实际效果来看,等于增加了耳郭长度,当移植软骨与外耳轮缘拼接后,可立即被皮瓣覆盖而无须在皮瓣供区植皮。

此外,同侧耳甲偶尔还可用作皮肤-软骨复合组织瓣(图7.31),Davis[33] 所提出的这项独创技术,可用于修复耳郭上 1/3 缺损,当然,同样,对耳轮支柱

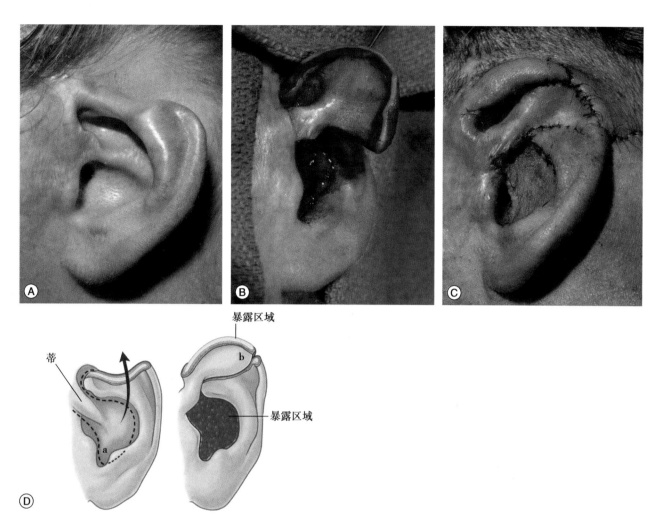

图 7.31 采用耳甲软骨-皮肤复合组织瓣修复耳郭上半部缺损。(**A**)耳郭缺损。(**B**)耳甲复合组织瓣切取后。(**C**)术后效果。(**D**)手术示意图,图示切口和须植皮创面位置,前方的皮肤蒂(耳轮脚)使复合组织瓣保持血运(来自 Davis J. Reconstruction of the upper third of the ear with a chondrocutaneous composite flap based on the crus helix. In:Tanzer RC,Edgerton MT,eds. *Symposium on reconstruction of the auricle*. St. Louis:CV Mosby;1974:247.)

必须保持完整。

复合组织瓣游离移植

中小型耳郭缺损可用正常侧耳郭复合组织瓣移植加以修复,特别是当正常侧耳郭较大而且招风时[154,156,158]。自正常侧耳甲,耳轮处切取宽度小于1.5cm 的楔型皮肤-软骨复合组织瓣,移植至伤口整齐的耳郭缺损处。为提高移植的成功率,可去除楔型组织的部分皮肤和软骨,从而其中部分组织成为全厚皮片移植,后者很容易通过动员耳后松弛皮肤形成的推进皮瓣而再血管化[159]。必须将一段耳轮软骨保留在移植物内,为修复耳郭缺损提供外形轮廓和内在支撑。

尽管移植后会略有收缩倾向,但复合组织瓣移

植为部分性耳郭缺损的修复提供了一种简洁而快速的修复方法。

特定局部性缺损

外耳轮

外耳轮缘后天缺损,可自小型缺损至大部缺失不一而足,前者通常由于肿瘤切除或轻度外伤所致,此时,最好是采用 Antia 和 Buch 所介绍的方法[160],将缺损两侧外耳轮分别向缺损处推进,从而修复耳郭缺损。如此绝技能否成功,首先取决于能够将外耳轮通过耳轮沟切口自耳甲彻底游离,耳轮沟切口只穿过软骨而不穿透耳郭背面皮肤。其次,剥离耳郭后内侧皮肤时,剥离平面须位于骨膜浅面,这样,

最终使整个外耳轮成为悬挂于游离后的松动皮肤之上的软骨皮肤复合体(图7.32C,D)。

　　通过对耳轮脚 V-Y 推进术,可获得耳郭长度的额外增加,从而可以令人惊讶地修复耳郭大型缺损,且缝合时没有张力。虽然这项技术是为修复耳郭上1/3 缺损而设计[160],但我发现对于修复耳郭中 1/3 缺损更为有效。重建较大的外耳轮,需要使用更为

复杂的技术,术中须移植耳郭软骨重塑耳轮缘,并用邻近皮瓣给以覆盖,上述内容前文已述。虽然局部软组织推进瓣可用来重塑耳轮缘,但作者发现,如没有软骨支撑,此法的长期效果令人失望。另一种重建耳轮缘的复杂技术是利用小口径皮管,如将精细的手术操作和恰当的病例选择相结合,皮管技术可成功塑造出精致逼真的耳轮缘(图 7.33)。

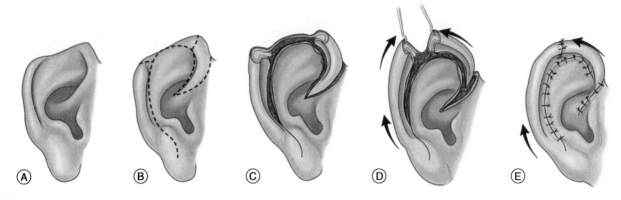

图7.32　耳郭皮肤-软骨推进修复外耳轮缺损。(A)上半部耳郭缺损。(B)沿软骨及皮肤的切口线。(C)切口切开后,注意切口应延伸至耳垂。(D)皮肤-软骨复合瓣已被游离。(E)修复完成后(来自 Antia NH,Buch VI. Chondrocutaneous advancement of flap for the marginal defect of the ear. *Plast Reconstr Surg.* 1967;39;472. Copyright . 1967,The Williams & Wilkins Company)

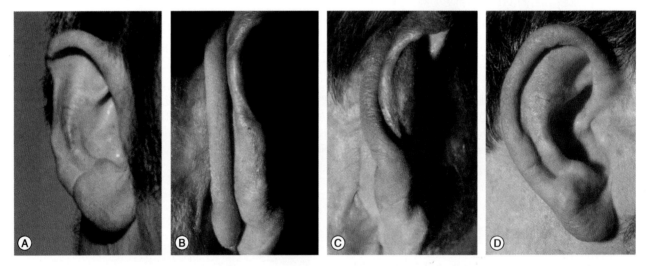

图7.33　以小口径皮管重建外耳轮。(A)烧伤致外耳轮缘缺损。(B)用耳后皮肤形成皮管。(C)皮管下半部移植至耳郭。(D)皮管及修复完成后(Brent B. The acquired auricular deformity;a systematic approach to its analysis and reconstruction. *Plast Reconstr Surg.* 1977;59;475.)

　　轻度烧伤经常毁损耳轮缘而颅耳沟皮肤保持完好,从而为使用皮管重建耳轮缘提供了绝佳供区[161],大大地降低了皮管迁徙次数,失败风险和继发畸形发生的概率。

上 1/3 耳郭缺损

　　上 1/3 耳郭缺损可有多种方法修复,通常情况

下,局限于耳轮缘的轻度缺损,可用前述的耳轮推进瓣解决[69],或采用容易且可被利用的耳前皮瓣解决。

　　上 1/3 耳郭中度缺损可由 Crikelai[162] 所介绍的旗形皮瓣修复,后者以其前上方的颅耳沟皮肤为蒂,应用此法时,应联合使用小块软骨移植,否则,长期效果不佳。

　　正如 Adams 在他的经典文献中所描述的那

样,耳郭上 1/3 大型缺损,有时可由对侧耳甲软骨成功修复[154],采用这一技术时,必须将移植软骨与耳轮根部残余软骨通过位于此处的小切口缝合,防止移植软骨处于漂浮状态并确保外耳轮的连续性。

一旦残存皮肤不适用上述技术,则可将整个耳甲作为以其前方对耳轮脚为蒂的复合组织瓣向上旋转[33],此法对于外科技术要求苛刻,因此,应严格限制用于保有很大耳甲的个体病例。通常情况下,支撑材料的最佳选择是切取肋软骨并将其雕刻成所需形状。

耳郭中 1/3 缺损

耳郭中 1/3 大型缺损,通常可由移植软骨修复,后者或由邻近皮瓣覆盖(图 7.34),或通过 Converse[163] 的隧道法插入皮下(图 7.35),偶尔,局部条件有利的话,可采用前述的精心制备的复合组织瓣。

隧道手术对于修复中度耳郭缺损是有用的技术,如用于修复中度缺损,其优势在于可保留耳后沟,在手术时,将耳郭压向乳突区,用亚甲蓝沿缺损边缘在乳突皮肤上划线。沿乳突皮肤切口线及缺损边缘分别切开。耳郭切口内侧缘缝合至乳突切口前缘。将移植软骨置于皮肤口袋内,并与缺损软骨边缘缝合。乳突皮肤经剥离后,推进并覆盖软骨支架,皮瓣游离缘缝合至耳郭皮肤外侧缘。伤口愈合及再血管化通常须 3 ~ 4 个月,在此期间,必须时时以棉签对耳后隧道进行清洁。待二期手术时将耳郭与头部分离,由此产生的乳突区椭圆形创面须游离植皮。

耳郭中 1/3 肿瘤的切除和缝合,或者采用楔形切除和多余三角切除缝合法,或者采用前文描述的外耳轮推进瓣法。

下 1/3 耳郭缺损

修复包括耳垂的耳郭下 1/3 缺损,是一项具有挑战的工作,修复过程必须包括软骨移植作为支撑,从而保证长期效果。虽然,Preaux[164] 报告的一项的修复耳郭下 1/3 缺损的技术让人印象深刻,即上蒂皮瓣自身折叠法,不过在我看来,在耳郭缺损重建区域内预先插入移植软骨的方法较之前者,对于外形轮廓的塑造和维持更为可靠(图 7.36)。

后天性耳垂缺损

耳垂穿孔导致的耳垂裂和瘢痕疙瘩是最常见的后天性耳垂缺损。前者往往由耳环的突然剧烈拉扯所致,可以采用 Pardue 所介绍的邻近皮瓣法,该法巧妙地将一切缘皮瓣反转至缺损顶端,形成一圆孔,以为日后继续佩戴耳环所用[165]。

耳垂的另一常见畸形是耳垂瘢痕疙瘩,迄今为止,可通过放射治疗和激素注射获得不同程度的治疗效果[166,167]。

有明确证据表明,表面压力可抑制瘢痕疙瘩的形成[168,169],所以,在瘢痕疙瘩切除后,使用轻压弹簧耳环装置可减少复发概率,因此值得一试[170](图7.37)(有关瘢痕疙瘩和增生性瘢痕的详细讨论见于原理与原则分卷第 16 章)。

先天性小儿畸形者通常很少需要重建耳垂者,因为通常可通过残耳转位形成耳垂。但外伤可导致部分或全部耳垂缺损,各种修复方法也应运而生。

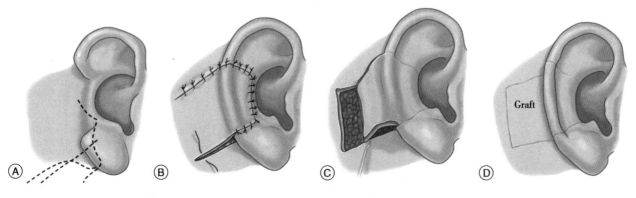

图 7.34 Dieffenbach 法修复耳郭中 1/3 缺损,根据其本人描述绘制。(**A**)耳郭缺损及皮瓣设计(1829—1834)。(**B**)皮瓣推进后覆盖缺损处。(**C,D**)二期手术时,将皮瓣断蒂后翻转,覆盖耳后创面,头皮供区创面以植皮覆盖

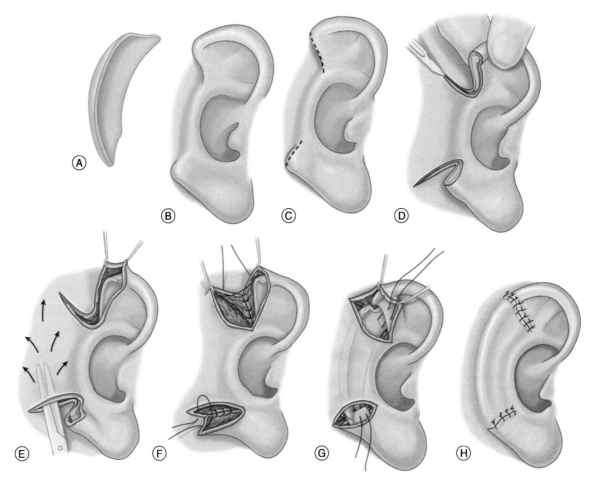

图 7.35　耳郭中 1/3 缺损的修复,隧道法。(**A**) 雕刻好的移植肋软骨。(**B**) 耳郭缺损。(**C**) 缺损边缘的切口线。(**D**) 切口通过缺损边缘向后延伸到耳后乳突区皮肤。(**E**) 潜行剥离两端切口之间的乳突皮肤。(**F**) 将耳郭缺损边缘切口内侧缘缝合至耳后切口边缘,以相似办法处理耳郭缺损下缘。(**G**) 将移植软骨置于耳后乳突区皮肤下,与耳软骨锚定缝合。(**H**) 缝合皮肤切口(来自 Converse JM. Reconstruction of the auricle. *Plast Reconstr Surg*. 1958;22:150, 230. Copyright . 1958,The Williams & Wilkins Company,Baltimore)

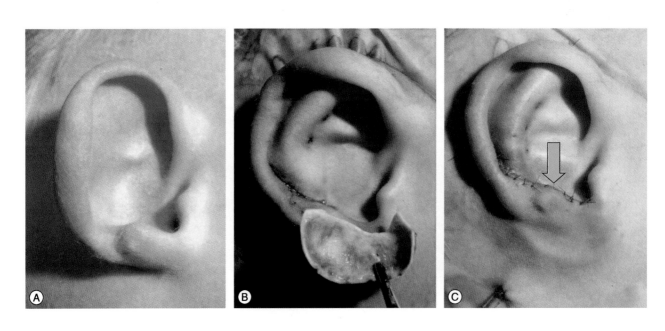

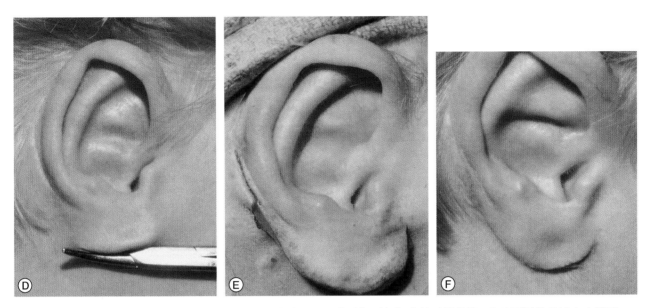

图7.36 以耳甲软骨重建耳垂。(**A**)先天性耳垂缺如。(**B**)自对侧耳郭切取的耳甲软骨。(**C**)耳甲软骨插入皮瓣下方,注意切口位置(箭头),已通过 Mustarde 缝合术将对耳轮塑造完成,位于皮下的耳垂轮廓已初露端倪,术后给以负压引流。(**D**)伤口愈合后的外形,以止血钳提起移植软骨尖端。(**E**)新耳垂已在术中自头部分离,等待植皮。(**F**)最终效果(来自 Brent B. *The artistry of reconstructive surgery.* St. Louis:C. V. Mosby,1987.)

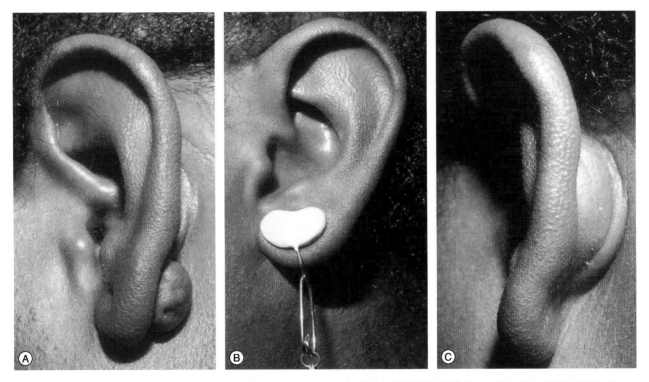

图7.37 为防止耳垂瘢痕疙瘩复发,采用局部压迫治疗。(**A**)由耳垂穿孔所致的瘢痕疙瘩。(**B**)瘢痕疙瘩切除后,佩戴弹簧加压耳环。(**C**)术后1年,成功抑制了瘢痕疙瘩的复发(来自 Brent B. The role of pressure therapy in management of earlobe keloids. *Ann Plast Surg.* 1978;1:579)

早在 1907 年,即有人采用局部皮瓣技术修复耳垂缺损,且效果明显[171]。其后,各种手术方法层出不穷[164,172~174]。

耳郭肿瘤

良性肿瘤

耳郭皮脂腺囊肿常常处理不当或漏诊,大多数情况下,其位于耳郭内侧面,特别是耳垂,应在休眠期通过耳郭内侧切口将其完整切除,消除畸形。

最常见的耳郭病变是光化性角化病,如同皮肤癌一样,好发于肤色白皙的户外工作者。其他良性病变,如化脓性肉芽肿、铍肉芽肿、传染性疣、老年疣、圆柱瘤、痣、乳头状瘤、脂肪瘤、淋巴管瘤、平滑肌瘤与软骨瘤,均需要手术切除。

恶性肿瘤

超过 5% 的皮肤癌累及外耳郭[175],其中绝大多数是皮肤来源的,通常基底细胞癌或鳞状细胞癌,另外一少部分是恶性黑色素瘤。当初次就诊时,约 1/3 的耳郭皮肤癌直接侵犯软骨,由于上述原因,还由于软骨是癌症组织侵犯的分界线,因此许多医师主张在手术时必须将软骨一并切除[176]。

耳郭基底细胞癌很少累及颈部淋巴结,但在鳞状细胞癌和恶性黑色素瘤,约 1/3 病例有颈部淋巴结受累。

多数恶性病变位于耳轮缘处,可以楔形切除以根治,或采用前述的耳轮缘推进瓣法。许多位于耳郭外或内侧表面的肿瘤,可在切除后,以游离植皮或局部皮瓣加以覆盖。其他情况则须采用本章前文所述的种种特定的耳郭重建手术方法。放射治疗对于抑制复发和转移无效,且耳郭对其耐受性很差。当肿瘤较大且侵犯软骨时,应将整个耳郭连同周边软组织一并切除。耳郭切除后,应行颈部淋巴结清扫术。已有淋巴结转移者,应将耳郭连同所有颈部淋巴结一并切除。黑色素瘤须早期彻底根治,有时,唯一可有望治愈耳郭癌症的措施是颞骨切除术[177~179]。

需要行全耳切除者通常是老年患者,一般不是耳郭再造的适应证,可佩戴义耳,如确实有耳郭再造的手术指征,建议将手术推迟至肿瘤复发的危险确实消失之后。

参考文献

22. Reinisch RF, Lewin S. Ear reconstruction using a porous polyethylene framework and temporoparietal fascial flap. *Facial Plast Surg*. 2009;25:181.

30. Firmin F. Ear reconstruction in cases of typical microtia. Personal experience based on 352 microtic ear corrections. *Scan J Plast Reconstr Hand Surg*. 1998;32:35.

32. Nagata S. Modification of the stages in total reconstruction of the auricle. *PlastReconstr Surg*. 1994;93:221.

    Total auricular reconstruction for microtia is dependent on the fabricated three-dimensional costal cartilage framework, with all the auricular features and the skin flaps formed and utilized to cover the three-dimensional framework, in which extreme caution is required. Furthermore, other factors, such as contraction of the skin graft, use of the remnant ear cartilage in construction of the tragus, and the number of surgeries required, all affect the final results of total auricular reconstruction for microtia, especially with reference to the contour of the constructed ear, morphologic locations of the auricular features, contraction, circulatory dysfunction, and resorption.

    The grafting of the three-dimensional framework is the first stage of a two-stage surgical method for total auricular reconstruction without resorting to skin grafts, free composite grafts, and additional surgical procedures.

44. Grabb WC. The first and second branchial arch syndrome. *Plast Reconstr Surg*. 1965;36:485.

79. Lauritzen C, Munro IR, Ross RB. Classification and treatment of hemifacial microsomia. *Scand J Plast Reconstr Surg*. 1985;19:33.

96. Kawanabe Y, Nagata S. A new method of costal cartilage harvest for total auricular reconstruction: part I. Avoidance and prevention of intraoperative and postoperative complications and problems. *Plast Reconstr Surg*. 2006;117:2011–2018.

    The authors developed a new method of costal cartilage harvest where the perichondrium is left completely intact at the donor site and the remaining costal cartilage after fabrication of the three-dimensional costal cartilage framework is returned to the perichondrial pocket to fill the dead space formed. By leaving the perichondrium completely intact, the most ideal environmental condition for regeneration of cartilage is attained.

    The findings of the authors' study involving over 270 cases performed with the new method of costal cartilage harvest revealed that there were absolutely no postoperative chest wall deformities identified, and there was a significant decrease in intraoperative complications.

97. Kawanabe Y, Nagata S. A new method of costal cartilage harvest for total auricular reconstruction: part II. Evaluation and analysis of the regenerated costal cartilage. *Plast Reconstr Surg*. 2007;119:308–315.

    The authors describe how regenerated cartilage can be used during the second-stage operation. Secondary auricular reconstruction was thought to be impossible because of the lack of costal cartilage for fabrication of a three-dimensional costal cartilage framework but this work proves that theory wrong.

99. Walton RL, Beahm EK. Auricular reconstruction for microtia: Part II. Surgical techniques. *Plast Reconstr Surg.* 2002;110:234–249; quiz 250–251, 387

    Reconstruction of the microtic ear represents one of the most demanding challenges in reconstructive surgery. In this review the two most commonly used techniques for ear reconstruction, the Brent and Nagata techniques, are addressed in detail. Unique to this endeavor, the originator of each technique has been allowed to submit representative case material and to address the pros and cons of the other's technique. What follows is a detailed, insightful overview of microtia reconstruction, as a state of the art. The review then details commonly encountered problems in ear reconstruction and pertinent technical points. Finally, a glimpse into the future is offered with an accounting of the advances made in tissue engineering as this technology applies to auricular reconstruction.

159. Brent B. The acquired auricular deformity. A systemic approach to its analysis and reconstruction. *Plast Reconstr Surg.* 1977;59:475.

160. Antia NH, Buch VI. Chondrocutaneous advancement flap for the marginal defect of the ear. *Plast Reconstr Surg.* 1967;39:472.

    This paper is the classic publication in which Antia and Buch describe their repair for marginal defects of the ear. Three cases of partial defect of the helix reconstructed by an advancement of the chondrocutaneous helical flap are presented. The operative technique employed in these cases is described. The principle underlying the operative procedure is that of advancement of the adjacent, intact helical margin as a flap based on a wide postauricular skin pedicle. The defect is in fact transferred to the extensile lobule. The reconstructed helix is more consistent with the architecture of the normal ear than when repair has been accomplished by some of the other methods proposed. Safety is combined with economy of tissue and time.

8

获得性颅面部骨缺损

Renee M. Burke, Robert J. Morin, and S. Anthony Wolfe

概述

- 获得性颅骨及面部骨缺损的治疗应当首先进行完善的体格检查,其次是影像学检查。
- 切口入路应当充分暴露整个缺损。
- 手术治疗应当遵循骨膜下暴露的 Tessier 原则,正确使用自体骨移植以及坚固固定。
- 尽量避免使用异体材料。
- 获得性骨缺损的远期重建可能需要将缺损处截骨后复位。

简介

获得性颅面部骨缺损可由多种原因造成,如创伤、感染、肿瘤切除手术或放射治疗。随着颅颌面外科专业的发展,手术治疗获得性颅面部骨缺损的方法在过去 30 年间发生了显著的变化。颅颌面外科几乎完全是在 Paul Tessier 的工作基础上发展起来的,基于对先天性畸形如 Crouzon 病[1]、Apert 综合征[2]、Treacher Collins-Franceschetti 综合征、垂直向眶异位及眶距过宽等[3~8]的治疗经验,他革新了颌面部骨骼手术技术。Tessier 总结的面部骨骼手术基本原则如下[9]:

要点

- 通过冠状切口、下睑或口内切口充分在骨膜下剥离暴露术区。
- 在复位移位骨块时结合坚固固定技术及自体骨

移植以获得稳定的重建[10]。应当避免掩饰性的遮盖植骨,因其无法从三维方向上修复缺损。

- 仅使用新鲜的自体移植骨,可从肋骨、髂骨前后、胫骨和颅骨获取[11~12]。颅颌面部重建尽量不用骨替代物,无论是异体材料还是尸骨[13]。
- 如果一个结构完全缺失,可在原来位置进行重建,或重建后移至合适的位置。
- 颅腔与面中部间的区域曾被认为是禁区,现在只要适当注意,也可以安全跨越。在一个颅颌面手术团队中,与整形医师以及神经外科医师经常地合作可降低经颅入路相关手术的风险。
- 和先天性颅颌面畸形的治疗一样,团队中的其他成员如眼科医师及正畸医师同样应当参与到获得性颅面部骨缺损的治疗当中来。

基础科学/疾病进程

入路

暴露面部骨骼的入路主要有冠状切口、下睑切口以及口内切口。以下将详细介绍做这些切口的正确技巧。

冠状切口

冠状切口应当位于发际线后方 3cm 处,接近颅顶。切口的端点位于耳轮脚前上方,可向外眦方向缩进 8~10mm,以使冠状瓣可充分向前掀起。紧邻或沿着发际线的切口可能会很明显,位于秃发区的瘢痕将很难或不可能去除。在骨膜上层次进行分离至眶上嵴后,行骨膜下分离,分离颞浅筋膜暴露颞深筋膜,在此层面上可到达颧弓及颧骨。颞肌应自颅骨分离单独翻起,在关闭伤口时应缝合在眶外侧缘、颞前线以及冠状切口的后部。在关闭伤口时也应悬吊颞浅筋膜。以恰当张力缝合颞肌后,穿过颞肌筋膜将外眦悬吊至正确的位置(图8.1)。

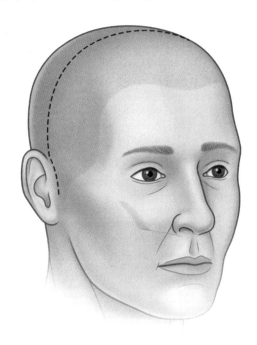

图 8.1　冠状切口

一旦使用冠状切口,后续的手术都应沿原切口进入。否则,多个切口会给头皮增加难以修整的瘢痕。另外,以前描述的沿额部延长的半冠状切口已经过时,不应在现代颅颌面外科手术中继续使用。

下睑切口

经结膜[14]或下睑皮肤[15]的切口可到达下睑、眶下缘以及眶底。使用皮肤切口时,应当将切口置于睑板水平以下,避免过度接近睫下区域[16],以防造成术后下睑外翻。

口内切口

做上颊前庭沟切口时应当留有充足的黏膜袖口以保证伤口关闭。在分离时应保护眶下神经以及颊脂垫。通过下颊前庭沟切口基本可以暴露整个下颌骨,包括乙状切迹、喙突下1cm以及髁突。

移植骨来源

保证面部骨骼复位及重建成功的要诀在于保证骨块自由移动以及使用新鲜的自体移植骨。颅骨是首选的供骨源,具有易于获得且距术区近的优点。

对于右利手的患者,最好选择右侧顶骨区域作为供区[18]。当需求骨量较大时,前至冠状缝,后至枕骨区皆可作为取骨范围;随着需求增加,对侧顶骨也可作为取骨区。取骨范围应当较缺损范围稍大。将取下的颅骨沿板障间隙劈开,即获得相同大小的两块骨块,板障内侧骨板可被其中的一块骨块替代。根据使用的锯片厚度不同,骨块之间会出现一条数毫米的缺损,可使用碎骨屑、细小骨片及骨粉进行填塞后以颅骨膜瓣覆盖[19]。根据缺损形态修整骨块,为获得健康的骨接触,可适当用球钻调整缺损边缘。推荐使用钢丝结扎固定(图8.2)。

如果不能使用颅骨,那么可首选髂骨,最后考虑肋骨。髂骨骨皮质较薄,且松质骨具有较强的可塑性,是眶底重建的优良供骨源。在对松质骨需求量较大时,髂骨是较理想的选择,例如充填额窦(图8.3)。

软组织覆盖

进行成功游离骨移植的关键在于移植骨能与移植骨床以及移植骨表面软组织充分接触并获得充足

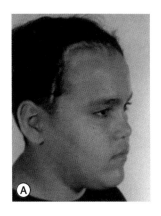
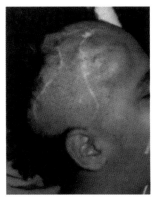
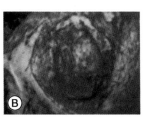
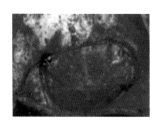

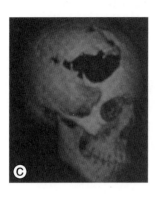
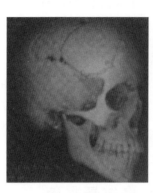
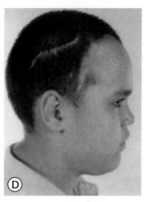
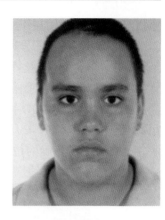

图8.2　这名12岁男孩因在古巴遭遇机动车事故造成右侧额部开放性骨折。可见原撕裂伤瘢痕于发际正中附近沿发际延伸至右侧鬓角上。之后接受的一次神经外科手术采用的沿右侧发际线靠前的入路，而另一次手术则使用了靠后的冠状切口入路(**A**)。在此前一次修复颅骨缺损的手术使用了异体修复材料，但由于感染而被移除。颅骨缺损重建使用了前发际入路并向左侧延伸，与左侧靠后的冠状入路切口相连。于左侧顶部取骨，取骨范围稍大于右侧额骨缺损范围，于体外沿板障间隙将骨块劈为两份，精细修整外板，固定于缺损处。内板则置于供区。(**B,C**)术后CT扫描重建显示，颅骨缺损得到颅骨外板的精确重建。(**D**)伤口顺利愈合。在这个病例中可得到两个重要的教训：首先，使用靠后的冠状切口入路并在后续的所有治疗中使用这个切口；其次，尽可能地使用自体颅骨移植来进行颅骨缺损的重建

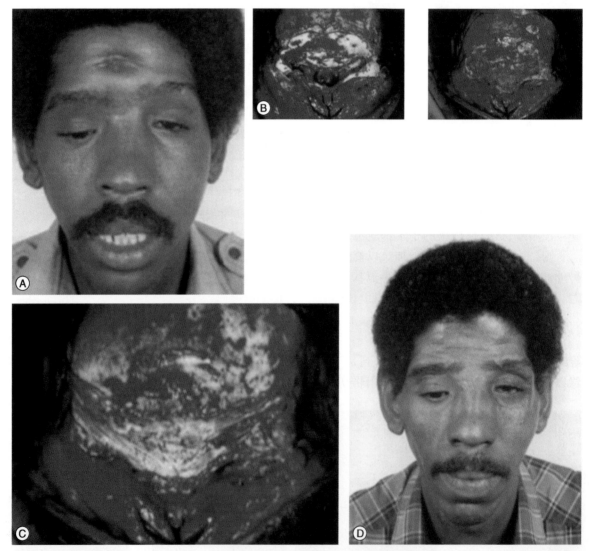

图8.3　25岁男性患者，在额眶骨折治疗后遗留额部皮肤慢性窦道，深部与额窦相通，反复渗液(**A**)。慢性皮肤窦道存在了数年。通过冠状切口入路暴露术区，行皮肤窦道切除，发现巨大额窦窦腔，范围至双侧眶外侧缘，将额窦黏膜彻底清除(**B**)。应用自体髂骨移植封闭额窦窦腔(**C**)。应用颅骨骨膜瓣修复创面，愈合良好，未再进行其他治疗，术后6年随访，形态功能恢复良好(**D**)。松质骨移植是封闭额窦窦腔的良好移植物，即使在慢性感染创面也能愈合良好

的血供。这就意味着术中应当对移植骨床严格止血，并保证术后引流通畅。在软组织量不足的情况，如既往放射治疗史或创伤同期修复的病例中，充分软组织覆盖是植骨的先决条件。通过充分显露术区、获取充分的自体移植骨、使用坚固内固定技术可保证颌面部骨缺损畸形重建顺利进行。

治疗/外科技巧

各类缺损的治疗

获得性颅颌面骨骼缺损可分为两组：骨折移位造成的缺损和组织缺失造成的缺损。接下来将讨论颅颌面不同部位的骨骼缺损及其治疗。

颅骨

2 岁以上的患者，当缺损厚度超过颅骨的 50% 时，需要进行修复。2 岁以下的患者，其缺损可随生长发育自行愈合，不需治疗。自体颅骨的骨质量较好，且与术区接近，是颅骨缺损重建的最佳选择[20]。笔者认为，可进行体外劈开颅骨成功获取自体移植骨的最小年龄可达 3～4 岁。使用劈开肋骨的方法同样可以获得较好的结果（图 8.4）。肋骨移植可以用于 4～5 岁的患者，取决于缺损的范围。

儿童患者的缺损同期重建不应选择异体移植材料。在使用自体骨移植重建了颅骨缺损且所有重建工作已完成一年以后，一些小而不规则的表面缺损可用异体移植材料如 Norian、BoneSource 或羟基磷灰石材料进行充填。在成人，远离额窦的小型缺损也可以使用这类材料进行修复。

当缺损位于额窦附近，仅可使用自体移植骨进行重建[21]。在额窦附近累及颅骨全层的缺损，当额窦后壁完整且鼻额导管阻塞时，应当将窦腔进行充填（颅骨化），将窦腔内衬黏膜全部刮除后，使用自体松质骨填满窦腔（图 8.5）[27]。

鼻

本区域包括鼻骨、骨性鼻中隔及鼻中隔软骨以及上外侧软骨。骨折移位较小时，通常使用闭合复位及鼻夹板固定（图 8.6）。粉碎性骨折则应当进行开放性鼻成形手术入路，且通常需要自体骨移植[23～28]。使用这一入路可轻易分离、获取鼻翼软骨并将其移植覆盖在鼻骨移植骨块上。于鼻背凹陷处

切开分离皮肤，形成隧道，置入移植骨块即可。通常移植骨无法进行坚固固定；因此应当使移植骨的背部平坦以避免滑动。双侧鼻前庭切口同样可以提供合适的腔隙以容纳移植骨、使它们固定于鼻部正中。若术后移植骨出现移动，则可以在局部麻醉下，使用经皮克氏针将其复位并固定，直至骨块稳固结合（图 8.7）。

如果需要延长鼻长度，如在 Binder 综合征[29]或创伤后挛缩短鼻畸形的情况下，仅仅游离皮肤所能获得的长度有限。内衬黏膜同样需要进行延长。Tessier 等曾报道，通过剥离鼻骨下内衬黏膜至咽部延长了可观的长度，甚至适用于先天短鼻的情况[30]。此外，也可通过在鼻额部解剖游离内衬黏膜（和骨组织），类似 LeFort Ⅲ 型截骨术中的方法来获得延长[31]。

移植骨的下表面可能会暴露在鼻腔内，但是不影响愈合，与 LeFort Ⅲ 类似，Le Fort Ⅰ 中多余的移植骨也会暴露在上颌窦中，眶底移植骨过量的情况也如此（图 8.8）。这类治疗对于长期使用可卡因导致的挛缩短鼻畸形无效。因为这种情况下，内衬黏膜缺失或形成肉芽、甚至感染。在进行骨移植之前，应当从别处移植组织形成内衬，如鼻唇沟瓣、额瓣或颊前庭沟瓣等[32]。

鼻筛区

尽管从定义上看筛骨骨折包括眶部的受累，但该区域的骨折还是经常被称为鼻筛眶骨折。因眶内侧壁的移位及鼻短缩可造成内眦距过宽，是此类骨折常见的临床表现。医师应当摒弃任何通过夹板保守治疗此类骨折的方法，因为这会将鼻根部向内推，加重挛缩短鼻畸形。除在面部有大型撕裂创口可保证视野的情况下，均宜使用冠状切口以保证术区充分暴露。在纠正由于内眦韧带附着的骨折块移位所造成的内眦距过宽时，无需剥离韧带附着，通过解剖复位骨折块，并行跨鼻内眦固定术即可[33,34]。

当内眦韧带附着被剥离时，必须行跨鼻内眦固定术。与纠正眦距过宽时一样，对眶内侧壁进行过矫正是有必要的。当眶内侧壁的组织缺损较大时，则应进行自体骨移植和内眦固定术。通常也应当对鼻背进行植骨以避免骨折造成的短鼻挛缩畸形（图 8.9）。

在骨折移位并错位愈合后的二期重建往往更困难。在这种情况下，应当广泛剥离，通常包括冠状入路、下睑及颊前庭沟切口入路。找到移位骨块的边

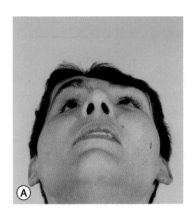
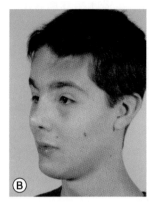
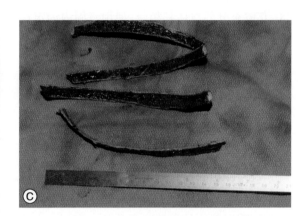
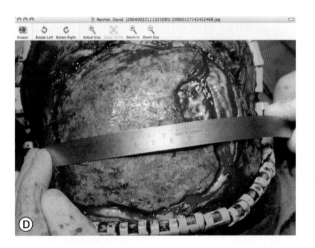
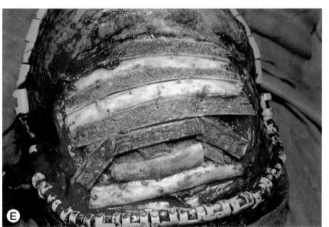
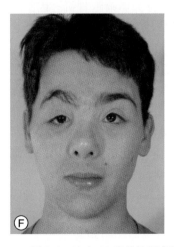
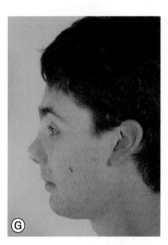

图8.4 这名22岁男性因车祸造成颅、面部多发骨折。因硬膜外血肿接受了开颅减压术,术后形成了额后部的黏液囊肿,需要移除感染的额骨瓣(**A,B**)。6个月后,使用单层肋骨移植重建了额部缺损(**C~E**)。术后8个月,缺损处的外形得到了改善(**F,G**)

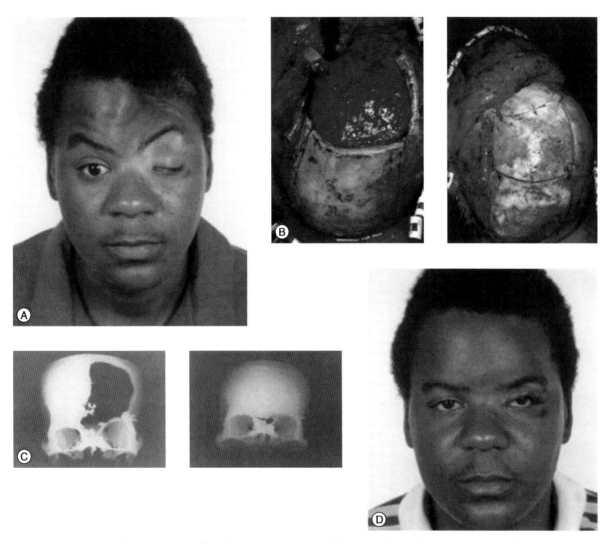

图 8.5 这名 23 岁男性遭受枪击,子弹自右侧额部穿过。广泛清创后表现为左侧额骨、眶上区及眶顶缺损(A,C)。他接受了单层颅骨移植修复术(B),重建了眶顶、眶上缘,通过重新悬吊提上睑肌至睑板矫正了上睑下垂(D)

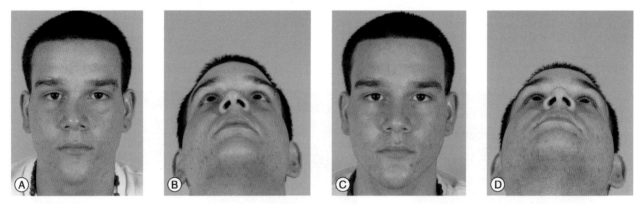

图 8.6   这名 20 岁男性在踢足球时受伤致鼻骨骨折,表现为鼻偏曲及轻微的鼻背塌陷(**A,B**)。他接受了闭合式骨折复位。术后 1 个月照片展示畸形得到了矫正(**C,D**)

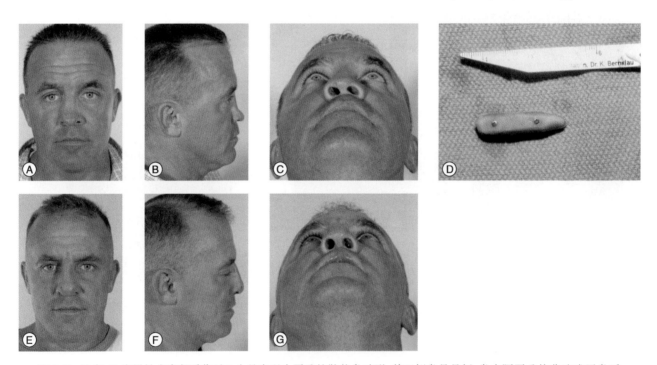

图 8.7   这名 42 岁男性在鼻部受伤后 2 个月表现为严重的鞍状鼻畸形,其双侧鼻骨骨折、鼻中隔严重偏曲造成了鼻呼吸困难(**A ~ C**)。颅骨移植重建鼻背塌陷(**D**),并进行了扩展移植、鼻小柱支撑延长术及鼻中隔修整术。术后 1 个月照片显示其鼻部功能及美观均恢复(**E ~ G**)

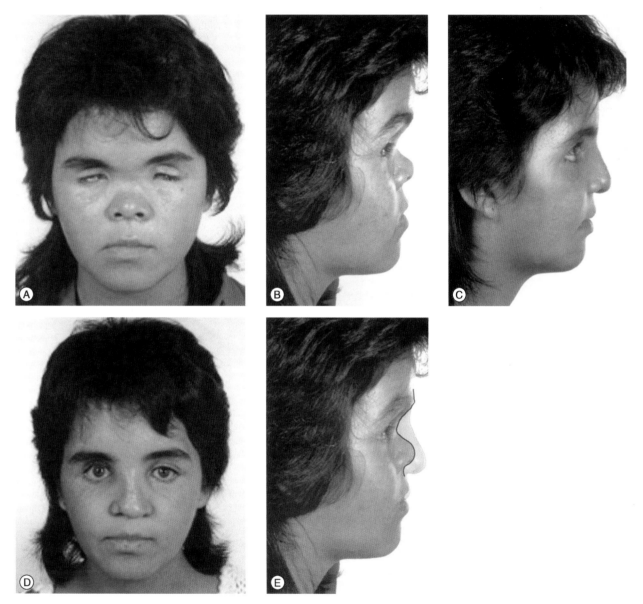

图 8.8 这名 17 岁女性在南美遭遇车祸后,接受了某种头帽钢丝牵引复位颧骨的治疗。她的双侧眼球均受到严重损伤以致失明(**A,B**)。通过冠状切口、下睑下缘及口内入路,于眶腔及面中部骨膜下完全剥离并松解、复位所有移位骨块,进行自体髂骨及颅骨广泛移植及坚固固定。行短鼻延长术,在 Le Fort Ⅲ 水平松解挛缩的内衬黏膜,在形成的腔隙内移植髂骨形成鼻背,使用耳郭软骨形成鼻尖。同时,纠正了她的 Ⅲ 类错殆畸形。患者术后 6 个月的面相(**C,D**)中,她佩戴了义眼。通过计算机拟合患者的术前及术后侧貌,发现其鼻长度获得延长(**E**)

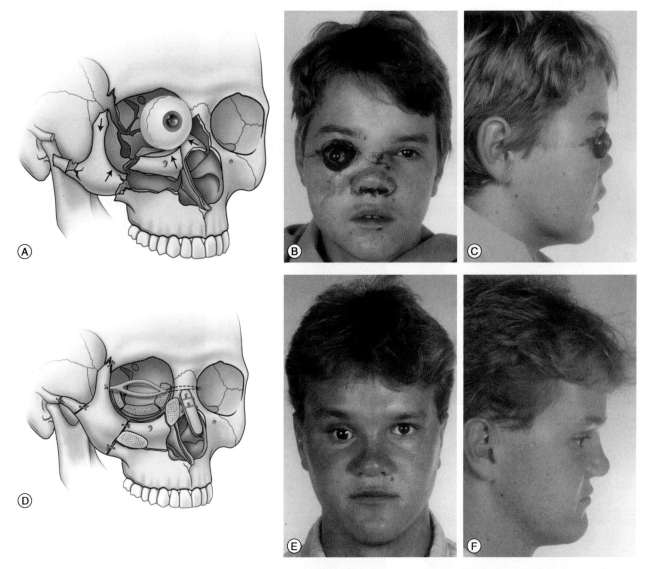

图 8.9　这名 13 岁的海地男孩在骑自行车时,被一根自汽车伸出的管子击伤。受伤后 2 天,其右眼球脱垂,并伴有视力丧失,但仍保留部分眼外运动功能(**A ~ C**)。还伴有右侧内直肌的撕脱伤。右侧眼眶及筛骨区域骨折,内眦间距增宽(**A**)。治疗措施包括经头部、右侧下眼睑和上颊龈沟切口进行的骨折部位暴露,并复位及固定骨折部位。将右侧眼球复位至右眼窝内需要在眶周做多个切口。将髂骨移植至鼻部、眶底、眶内壁及上颌骨前壁。经鼻通过眶内壁骨移植行内眦韧带固定术(**D**)。术后 5 年右眼外观以及经骨移植修复后的鼻部外观均良好(**E,F**)

界进行截骨,并将其复位,使用钛板及钛钉进行固定[35]。鼻骨移植通常用于支撑鼻背,且软组织应当与周围的美学亚单位协调。

颧眶区

当急性单纯颧弓骨折无法通过经皮复位手法治疗时,应当进行开放式复位。使用冠状切口入路可到达这一区域,并对骨折进行复位和固定,必要时可在同一术区进行自体取骨植骨。

单纯眶底骨折在年轻患者中更常见,与成年人相比,他们的眶下缘更具弹性(图 8.10)。受到撞击时,眶下缘的弹性使其弯曲并弹回原位,而较薄的眶

底则因此骨折。此类损伤多伴有下直肌嵌顿、复视,需要在术中进行复位。

颧眶区骨折可有多种表现形式,取决致伤力的方向及大小。少数损伤可表现为非移位性颧骨骨折及眶底轻微挫伤。这种情况,仅需要随访观察。但是如果低估了眶底骨折的程度,则可能出现继发眼球内陷[36],但不需要仅仅因为存在着骨折的可能性就手术。一些学者认为,应在眼球内陷畸形无法自行恢复时进行手术[37,38]。

致伤力越大,创伤越大,由于骨骼具有弹性,患者在受伤瞬间的骨移位可能比患者首次就诊时更甚。同样,当创伤没有得到合适的治疗时,可能会继

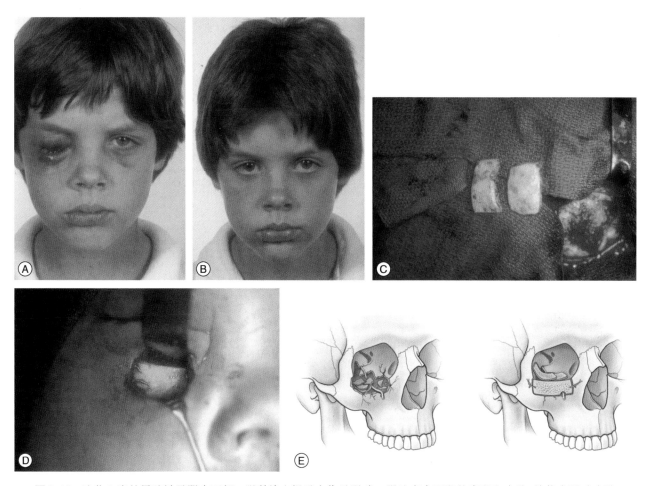

图 8.10　这位 9 岁的男孩被马踢中面部。眼科检查提示未伤及眼球。眼睑有大面积的瘀斑和水肿，并伴有眼球内陷（**A**）。有眶下缘的明显下垂。CT 提示有眶下缘和上颌骨前壁的粉碎性骨折，眶底的大面积缺损。颧骨未受损伤。治疗措施包括下眼睑切开，移除眶下缘的粉碎性骨折碎片，探查眶底部，恢复眶内容物的位置，将颅骨移植至眶底、眶下缘/上颌骨前壁（**C ~ E**）。术后 1 年未发现眼球内陷（**B**）

发眼球内陷（图 8.11）。将移位的眶周结构解剖复位并进行坚固内固定，使用自体骨移植修复眶内缺损，可防止眼球内陷的发生。

在颧骨体向外移位的颧眶骨折中，可在伤后第一周去除骨折线表面的骨痂，在骨块坚实处使用骨夹固定。当颧骨向眼球方向移位，患者初诊表现为突眼或无眼球内陷。有些情况下很难做到骨折复位，在这种情况下，术者需要沿原骨折线截骨方可充分使骨折块复位至原解剖位置。

大部分逾 3 周以上未复位的骨折会形成骨愈合，应在截骨之后再进行复位。冠状切口、下睑下缘及颊前庭沟切口入路可为截骨提供充分的暴露，以帮助术者充分辨识眶内结构，包括眶内侧壁及眶外侧壁。眶外侧壁的蝶骨部分应当进行精确的复位。可使用钢丝穿过颧额缝进行固定，复位眶下缘。在颧额缝区域，通常一根钢丝固定即可，同时使用一块小钛板以固定眶下缘。应在口内检查颧上颌支

柱[39,40]并进行充分复位，使用大型钛板固定。最后使用钛板固定颧弓，应当暴露健侧颧弓以明确其形态。在双侧颧弓骨折的情况下，复位颧弓以呈直线型，而非弓形，以恰当重建面中部侧貌。

创伤继发眼球内陷

创伤后继发眼球内陷可由单纯眶底或眶内侧壁缺损造成眶内容物疝入上颌窦及筛窦，也可因颧眶骨折移位使眶内容物疝入鼻旁窦[41]。即便是颧骨仅有轻微的移位，也应当截骨后进行复位。自体骨移植可用于替代缺失或移位的眶内结构[42~44]。在眼球有视力时，通过重建骨性眶结构使眶内容物还纳入眶腔，可充分纠正创伤继发的眼球内陷[45]。考虑到术中眶内容物的水肿，应在垂直及矢状方向进行数毫米的过矫正。

对眼球内陷纠正不充分时，即便程度很轻，也可

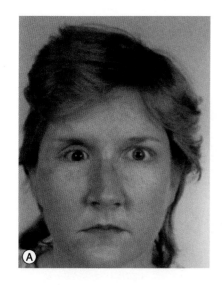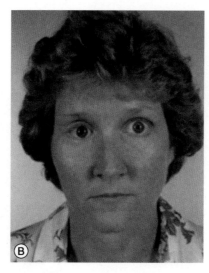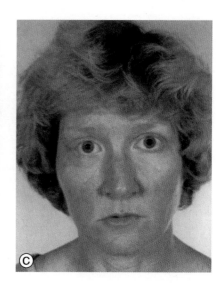

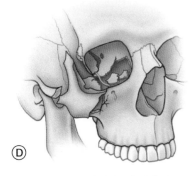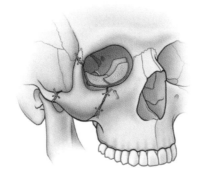

图 8.11   32 岁女性,行右侧颧骨截骨及复位,并进行了髂骨移植(**A**)。术后 6 年发现矫正不足(**B**)。CT 提示后眶内侧壁缺损以及眶下裂的增宽。少量的颅骨移植完全矫正了眼球内陷,二次术后 4 年如图所示(**C**)。(**D**)右侧颧骨的复位

以通过 CT 扫描发现,这些缺陷可通过进一步骨移植纠正。当进行二次植骨时,应当记住眶腔内所有与鼻旁窦的通路已被移植骨块封闭。于眶底放置小型引流导出至鬓角区,有助于减缓因血肿造成的眶腔高压(图 8.12,图 8.13)[46]。

放射治疗后的眶区

幼年时期眶部的放射治疗,如视网膜母细胞瘤等,将会造成小眶畸形及颞窝的发育受限。当患侧眼有视力时,应使用软组织瓣进行颞窝重建,最有效的方法是使用复合组织移植。眶部不应进行修整。对于患眼失明的小眶畸形,则可考虑扩增眶腔以获得正常的眶部形态[47],术后进行眼窝再造和义眼放置。

所有二期重建入路的原则与一期重建相同:充分暴露,合理复位,坚固固定,如有任何骨缺损应充分利用自体骨移植。主要差别在于软组织在放射治疗后形成瘢痕挛缩包裹于畸形的面部骨块外,剥离难度较大。颊脂垫及面中部周围的其他软组织可能

经由缺损疝入上颌窦内,应当在术中充分纠正复位。自体骨移植可用于重建上颌窦前壁,保持软组织的位置。

如前所述,剥离后的面中部组织应当悬吊于颞肌腱膜,并行外眦固定术。

上颌骨

在评估上颌骨骨折时应当明确上颌支柱的重要性,Gruss 和 Mackinon[48] 及 Manson 等[40] 均曾对此进行阐述,这些增厚骨结构将咀嚼及面中部所承受的其他力量传导至厚实的颅骨,可将上颌支柱分为以下四类:

1. 正中:鼻中隔-犁骨-筛窦-额窦
2. 旁正中:上颌-鼻-额
3. 侧面:上颌-颧-额
4. 后部:上颌-翼突

当任何一个上颌支柱仅有一处横断骨折,但其完整性未被破坏,可通过颌间结扎与下颌固定、在骨折线上坚固固定来复位。颌间结扎决定了骨复位的

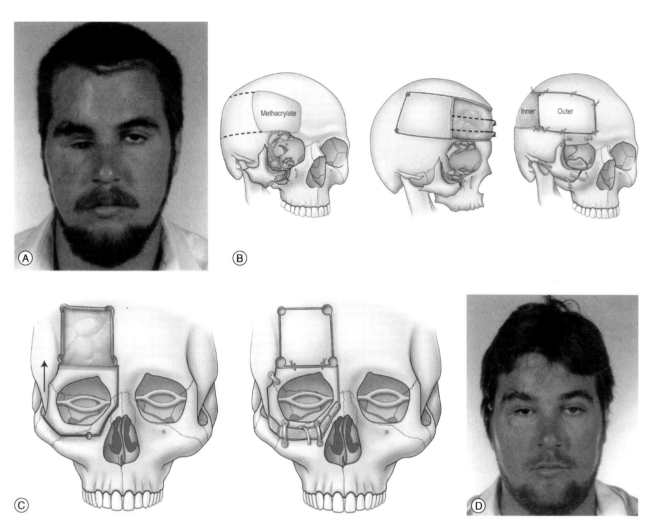

图 8.12　这名 23 岁男性因车祸造成了右侧颅眶大范围骨折。右侧额骨缺损曾使用 MMA 材料重建。可见右眼眼球内陷及下移,但仍有部分视力(A)。首次手术中将移植材料去除,额骨缺损由颅骨外板游离移植重建(B)。不建议在眶周仍存在任何异体移植材料的情况下进行眶部重建。与此同时,颧骨重新截骨、复位,使用颅骨移植衬垫眶内侧壁及眶底缺损。这样的手术纠正了眼球内陷,然而患者仍会有眼球下移畸形。这样的情况可以使用经颅眶腔提升术,类似纠正垂直眼球移位的方法,将已重建完整的眶腔上移(C)。内眦韧带于其附着处与眶腔同时抬高。这是患者第二次手术三年后的面相(D)

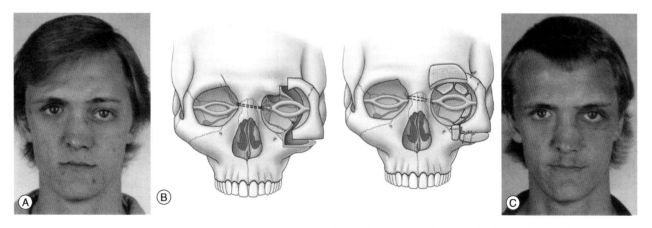

图 8.13　这名创伤后的患者可见左眼的眼球下移以及眼球内陷(A)。眶顶被推入眶腔,造成了轻微的突眼。通过截骨及复位颧弓、复位眶顶、眶底植骨及跨鼻内眦韧带固定术,眼球获得复位(B)。在眶内侧壁、泪囊窝上后方处钻一小孔,经此小孔将内眦韧带悬吊至对侧。术后面相可见眼球下移获得矫正(C)

稳定性。当支柱粉碎性骨折，伴面部高度降低，治疗包括同期自体骨移植重建骨缺损。使用单纯颌间结扎治疗 Le Fort I 型骨折并不罕见，最终通常可获得满意的咬合关系，但会缩短面中部的高度。这通常是由于上颌支柱骨折后上颌挤压移位至骨接触位置造成的[49]。通过骨折同期进行上颌支柱的重建可避免这样的畸形愈合发生。

当上颌骨骨折后首次复位固定术矫正不足时，需要进行二次手术：沿 LeFrot I 水平截骨，移动上颌骨复位，并颌间结扎。当患者麻醉程度较浅、未予肌松时，通过颌间结扎为一体的上下颌骨很容易找到其原始位置，继而确定维持面部原始高度的上颌骨位置，使用钛板固定即可。充分的自体骨移植可保证上颌骨在其新位置上的稳定性。

上颌骨重建

与创伤后畸形矫正类似，上颌骨肿瘤术后缺损的同期或二期重建，包括在使用颞肌瓣重建时[52]，均可使用前述的入路。初次使用冠状入路时，将颞肌解剖游离至后缘，通常在耳上部后方 5cm 以外。将颧弓完全解剖暴露，自眶外侧壁将肌肉剥离至颞窝。移开颧弓及部分的颧骨体，在手指钝性分离扩大通道后将肌瓣（通常是颞肌的 1/2）转移至口腔。

半侧上颌骨缺损通常可使用颞肌瓣关闭。颞肌瓣的创面可迅速黏膜化，不需要黏膜移植或皮肤移植覆盖创面。在有前部或后部的牙槽骨缺损的情况下，肌瓣可被轻易地转移到受区。当牙槽嵴完整时，则需要在上颌骨前壁打孔或经上颌结节后将肌瓣转至受区（图 8.14）。不能被局部腭瓣关闭的大型腭部正中缺损，建议使用显微外科手段解决。皮瓣选择包括桡侧前臂皮瓣[53]。待软组织完全愈合后，可进行游离髂骨移植或血管化骨瓣移植（常见腓骨或肩胛瓣）[54~56]。当骨愈合完成后，可植入骨结合种植体，进行义齿修复，完成重建。

下颌骨

对疑似下颌骨骨折患者的评估，通常仅靠临床检查即可确诊。常见的临床表现包括咬合紊乱、咬合平面台阶、牙齿轴向改变、颏神经麻痹、骨折表面皮下血肿或颊黏膜撕裂伤、触诊疼痛及骨折区异常动度。为了定位骨折及其他继发损伤的位置，应行曲面断层及 CT 扫描[57]。

对于依从性较好的非移位性下颌骨骨折患者，可嘱进流食、密切观察，4~6 周定期做影像学检查。当患者依从性不好时，应当进行 4~6 周的颌间结扎。

下颌骨正中联合、体部或升支的移位骨折，通常

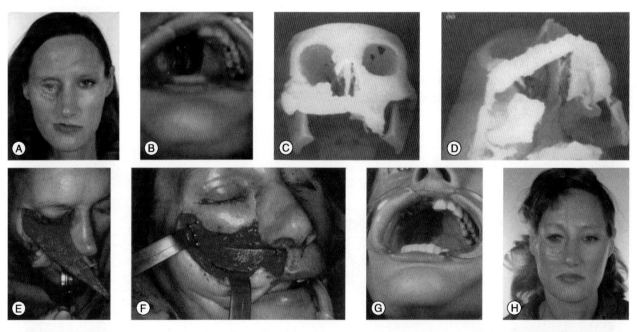

图 8.14　29 岁女性，因嗅神经母细胞瘤接受了上颌骨半侧切除术及术后放射治疗（A）。术后腭部缺损（B），术后 CT 如图（C，D）。初始术前照片拍摄不久后，患者因右眼球自发性穿孔接受了右眶内容物剜除术（剜除所有眶内容物至骨膜）。右侧上颌由颞肌瓣重建并关闭腭部缺损（E）。右侧下睑、颊部因放射治疗损伤的皮肤被切除，以颞肌瓣被覆游离植皮重建。第二次手术进行髂骨游离移植，与剩余牙槽嵴及翼突固定（F），此时颞肌瓣血供已稳定，使用额部瓣重建了下睑。于移植骨块内植入种植体后，完成本阶段重建（G）。其后，再次使用额部瓣对下睑进行重建，患者术后照片如图（H）

伴随咬𬌗错位,需要进行开放式复位及坚固内固定。1976 年,Spiessl[58] 提出了用"张力带"理论治疗下颌骨移位性骨折。该理论认为骨愈合线的一个固定点应被视作支点,以使骨块间接触更紧密,为骨愈合提供稳定性,应保证沿下颌骨上缘及下缘的双层固定。无牙区(升支及下颌角),通常使用两块钛板。在有

牙区,可使用牙弓夹板以保证上缘的稳定性,下缘用钛板进行固定。正中联合及正中联合旁的区域,两块钛板分别置于切牙根方及下颌骨下缘(图 8.15)。小型钛板适用于非粉碎性骨折的情况。在粉碎性骨折时,应当使用较大型的下颌骨钛板,当伴有骨缺损时,使用重建板是必要的。

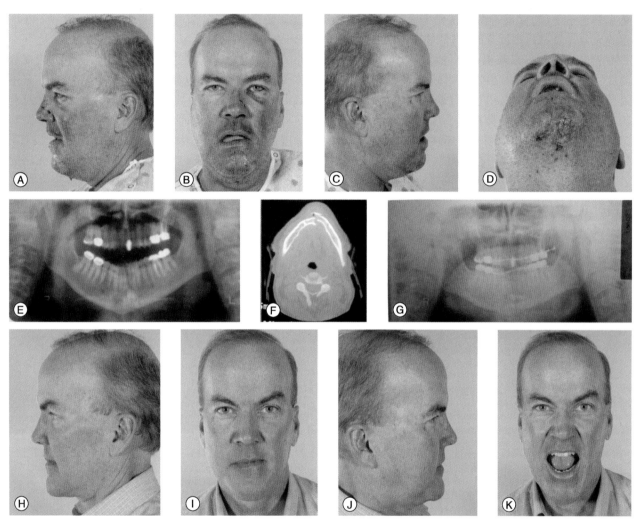

图 8.15　这名 51 岁男性因高处坠伤造成左侧颧眶部、下颌骨正中联合、右下颌骨髁突骨折(A ~ D)。曲面断层及 CT 扫描显示下颌骨骨折(E,F)。他接受了下颌骨正中联合骨折开放式复位,使用小型钛板坚固固定;髁突骨折复位及颌间结扎;左侧颧眶骨折开放式复位及游离髂骨移植,使用小型钛板坚固固定。术后曲面体层片显示骨折复位效果(G)。术后 2 周颌间结扎去除,患者面部高度恢复正常,Ⅱ类咬𬌗关系,下颌骨动度正常(H ~ K)

无牙颌通常伴有牙槽骨的降低,可造成下颌骨垂直高度低至 1cm 或更甚。正中联合区及升支区的骨质厚度改变较小,故无牙颌患者下颌骨骨折好发于正中联合旁区和下颌骨体部。由于骨量缺乏,这类患者即便使用了坚固固定,骨折也很难愈合。在某些病例中,同期进行自体骨移植可加强骨折区的骨强度。

关于髁突骨折的治疗争议较多。对于 12 岁以下的儿童,因其存在髁突改建的可能性,通常不需治

疗[59,60]。对 12 岁以上的患者手术治疗的适应证包括:髁突移位至颅中窝,双侧髁突骨折伴前牙开𬌗,上下颌多发骨折的情况下下颌骨稳定性对于维持面部高度具有重要意义,同样适用于患者无法用微创手段恢复咬𬌗的情况。当患者有髁颈部骨折,髁突位于关节窝内,无咬𬌗紊乱,可以使用牙弓夹板进行弹性或钢丝牵引,进软食,佩戴𬌗板 4 ~ 6 周,辅助积极物理治疗。如果髁突自关节窝中移位,开放式或闭合式治疗何种治疗方法更有利尚存在争议。

下颌骨重建

下颌骨连续性完整、被覆健康黏膜且长度小于 3 ~ 4cm 的缺损重建可使用游离植骨[61,62]（首选髂骨[63]及颅骨）并用小型钛板坚固内固定。在有牙列的区域应当保证有充分的垂直高度（大于 20mm）以备骨结合种植体置入。当仅有牙槽嵴缺损时，无论是上颌还是下颌，要通过游离植骨来获得可保证种植的充分骨量都是很困难的，当骨量充足时，进行水平截骨牵张成骨可以获得最好的结果，因为牙龈将随成骨同步扩张，此时再进行过矫正就更容易了。过矫正可能会造成（已纠正的）缺损的最高点与过长的后方磨牙之间的早接触。

虽然长于 5cm 的下颌骨的连续缺损可以使用游离非血管化植骨重建[65]，在被覆软组织情况较差或放射治疗后，这类大型缺损还是最好使用血管化的骨瓣进行重建。腓骨瓣是修复下颌骨长缺损的理想选择，因为它可被反复截骨、塑形至任何想要的形态，而髂骨游离皮瓣则适用于前部的缺损。桡侧前臂皮瓣及肩胛皮瓣可提供的骨量有限，因而不那么理想。

颏

对于颏部获得性缺损进行手术的最常见原因是颏部假体植入失败。许多患者都曾因假体感染或移位而接受过数次假体的植入、取出、更换、再取出[66]。在这样的情况下，实施颏成形术[67]是有必要的[68~70]，而非再次更换假体。应当完全去除在假体周围形成的假性包囊，以在移动骨块的同时获得软组织的充分延长。对于一些患者，首次诊疗没有获得正确的诊断，然而矫正性手术需要针对原发畸形进行纠正，比如先天短颏时应延长颏部长度（图 8.16）。极少情况下，当颏部接受了多次手术无法提供足够的骨量进行颏成形术时，唯一的解决办法是使用血管化游离骨瓣（图 8.17）。

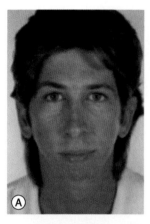
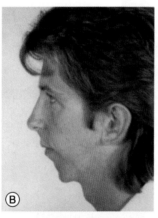
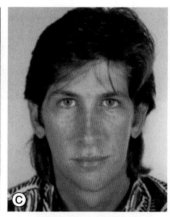
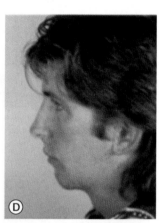

图 8.16 这名 30 岁男性曾接受过多次颏部假体植入术（**A，B**），他最后一次植入的是衬垫于下颌骨下缘的长"包裹式"假体。与之前的植入体一样，患者对这一次的植入体也感到不满。在这次治疗中他接受了假体取出术和跳跃式截骨颏成形术（**C，D**）。如果患者要求颏部进一步前移，6 个月后可在原手术的基础上再次进行颏前徙术。颏部假体仅对于纠正轻度颏后缩有效，当颏后缩严重时，需要对颏部垂直及侧向进行整体调整，因此该患者之前的假体均失败，患者应当接受颏成形术

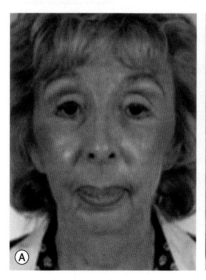
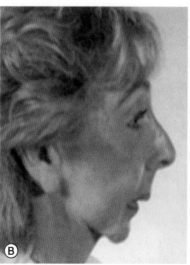
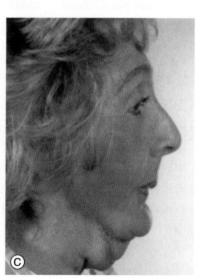

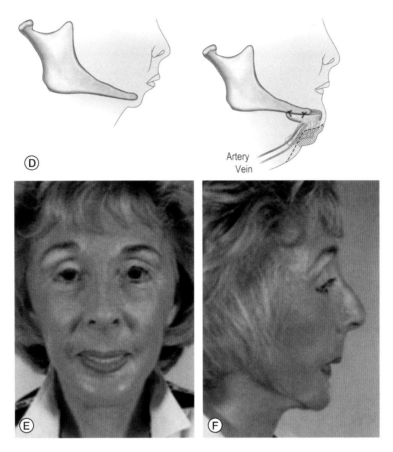

图 8.17 这名 67 岁女性说她在儿童时期下颌骨遭受了某种创伤(可能是髁突骨折),其后接受了包括凤凰城的 Robert Ivy 及波士顿的 VaraztadKazanjian 医师在内的许多治疗。她总共接受过 26 次以上的手术,以求恢复颏部。沿其下颌骨体进行的羟基磷灰石移植已获得成功,然而颏部的植入物则由于感染或口内暴露而取出(A,B)。在旁正中联合处,她的下颌骨仅有薄薄的一层骨质连接,口内黏膜非常薄且瘢痕化;这样的软组织和硬组织条件,不具备开展任何一种传统的颏成形术。在向患者及其丈夫介绍了情况后,她决定接受目前唯一可行的重建颏部的治疗方法:运用游离髂骨骨肌皮瓣进行显微外科重建。U 形的髂骨段被置于她原先的正中联合下缘,皮岛及软组织附着随着一起转移至受区(C)。术后 1 个月,皮岛仍在时(D),术后一年,将血管蒂周围组织去脂减薄、移除了皮岛(E,F)

术后护理

除了单纯眶部或鼻骨骨折之外,所有患者均应在术后 2 周进流食或软食。鼻夹板应在术后 1 周去除,牙弓夹板通常在 4~6 周后拆除。所有面部的缝线均应在 7 天内拆线。

结果、预后和并发症

建议在术后获取影像学资料以便分析骨折是否得到充分复位。当影像学提示骨折未获得充分复位时,术者应当计划再次手术以使缺损获得适当的纠正。复位不充分可能造成眼球内陷、咬𬌗错乱,失去正常的面部比例。

二次手术

二次手术应当安排在初次手术后至少 1 周以后进行,最好是通过截骨创造缺损,使用游离骨移植来恢复面部和谐。

参考文献

9. Wolfe SA. The influence of Paul Tessier on our current treatment of facial trauma, both in primary care and in the management oflate sequelae. *Clin Plast Surg.* 1997;24:515–518.

   This article reviews the principles of facial skeletal surgery taught by Paul Tessier, the father of craniofacial surgery. His principles, such as obtaining complete subperiosteal exposure and the use of autogenous bone grafts, have withstood the test of time and remain critical for the education of all craniofacial surgeons.

11. Wolfe SA. Autogenous bone grafts versus alloplastic materials. In: Wolfe SA, Berkowitz S, eds. *Plastic Surgery of the Facial Skeleton.* Boston: Little, Brown; 1989:25–38.

14. Tessier P. The conjunctival approach to the orbital floor and maxilla in congenital malformation and trauma. *J Maxillofac Surg.* 1973;1:3.

31. Wolfe SA. Lengthening the nose: a lesson from craniofacial surgery applied to post-traumatic and congenital deformities. *Plast Reconstr Surg.* 1994;94:78.

   This article describes a variety of causes of nasal hypoplasias, from traumatic to congenital and the author's treatment strategies. The article stresses the liberal use of bone and cartilage grafts in rebuilding the nose.

32. Millard DR Jr. Reconstructive rhinoplasty. In: Millard DR Jr. *A Rhinoplasty Tetralogy.* Boston: Little, Brown; 1996:482–490.

36. Wolfe SA. Application of craniofacial surgical precepts in orbital reconstruction following trauma and tumor removal. *J Maxillofac Surg.* 1982;10:212.

   This article describes the principles of craniofacial surgery, as described by Paul Tessier, in working with the orbit and their application to management of the reconstructive or trauma patient. These include the use of subperiosteal exposure and liberal use of autogenous bone grafts when reconstruction of the floor is necessary to prevent enopthalmos.

40. Manson PN, Hoopes JE, Su CT. Structural pillars of the facial skeleton: an approach to the management of Le Fort fractures. *Plast Reconstr Surg.* 1980;66:54.

   This landmark article describes the facial buttresses and their relationship to facial structure. It describes the importance of these relationships in treating Le Fort fractures.

48. Gruss JS, Mackinnon SE. Complex maxillary fractures: role of buttress reconstruction and immediate bone grafts. *Plast Reconstr Surg.* 1986;78:9.

49. Wolfe SA, Baker S. Fractures of the Maxilla. In: Wolfe SA, Baker S, eds. *Operative Techniques in Plastic Surgery: Facial Fractures.* New York: Thieme Medical Publishers; 1993:61–71.

70. Cohen SR, Mardach OL, Kawamoto HK Jr. Chin disfigurement following removal of alloplastic chin implants. *Plast Reconstr Surg.* 1991;88:62, discussion 67.

   This article describes the risks involved with the use of alloplastic chin implants, particularly the associated changes in the mandible. It advocates the use of the osseous genioplasty.

9

中面部重建

Constance M. Chen, Joseph J. Disa, and Peter G. Cordeiro

概述

中面部缺损的重建目标

- 关闭伤口。
- 恢复鼻窦腔与前颅窝之间的屏障。
- 分隔口腔与鼻窦腔。
- 支撑眼眶内容物/维持眼球位置。
- 口腔节制。
- 语言。
- 咬𬌗。
- 避免睑外翻。
- 维持鼻腔气道开放。
- 面部外观:对称,轮廓,瘢痕,眼睑位置。

简介

中面部重建最好从弄清上颌骨的复杂三维解剖结构入手[1]。一般而言,上颌骨可被视为六壁盒状几何图形,包括顶(构成眶底),底(由半侧硬腭前部和牙槽嵴构成),内侧壁(构成鼻道的外侧壁)(图9.1)。上颌窦位于上颌的中央部位。颅底位于上颌后翼区之上。上颌的两个水平和三个垂直立柱构成面部的宽度、高度和前突度。上颌骨表面的软组织包括面部表情和咀嚼肌群,该肌群附着于上颌,产生面部表情及功能。

重建的目标是恢复形态和功能。大多数广泛的中面部缺损需要采用游离组织瓣修复,瓣的选择由皮肤、软组织及骨缺损的量来定[2~7]。小的缺损可

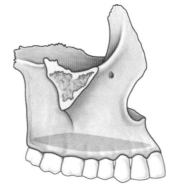

顶(眶底)

外侧壁　内侧壁

底(硬腭前部和牙槽嵴)

图9.1 上颌骨可被视为六壁盒状几何图形,包括顶(构成眶底),底(由半侧硬腭前部和牙槽嵴构成),内侧壁(构成鼻道的外侧壁)

采用桡侧前臂筋膜皮瓣或骨皮瓣修复[5,8],大量缺损可采用腹直肌肌皮瓣修复[7,9]。唇部、眼睑和鼻部等重要结构需分别重建,一般用局部组织瓣修复,无需采用游离瓣[10~14]。按中面部缺损分类而定的处理规则去做,即使非常大的、复杂的缺损患者也能恢复很好的功能(图9.2)[1,15]。

中面部缺损的目标不是要去重建被切除的上颌

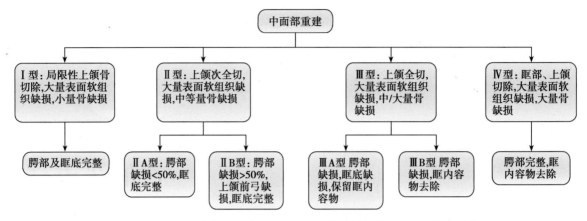

图 9.2   按照中面部缺损系统分类,大的、复杂的缺损均可良好地恢复功能

各壁,而应遵循以下原则:

1. 关闭伤口
2. 填补上颌切除后的缺损
3. 支撑眼球(眼球保留时)或填补眶腔(眼球被剜出)
4. 保持鼻窦与前颅窝之间的屏障
5. 恢复面部形态
6. 重建腭部

基础科学/疾病进程

眶腔及鼻窦黏膜鳞癌等肿瘤切除术后多需要重建。一部分小的唾液腺肿瘤和腺癌切除术后的缺损常需要作重建。高能量中面部创伤及颅面外伤有时也需要重建。

诊断/患者表现

我们依据上颌骨切除的规范制订复杂中面部缺损的修复规则。评估骨缺损的同时应兼顾软组织缺损的评价,包括皮肤、肌肉、腭部及颊黏膜。最后,处理腭部、口裂、鼻道等重要结构时要注重恢复功能。

Ⅰ型:局限性上颌骨切除后缺损

Ⅰ型或称部分上颌缺损是指仅限于上颌一或两个壁缺损的类型,多为前壁或内侧壁的缺损(图9.3)。腭部及眶底是完整的。缺损常包含颊部软组织和皮肤,甚至涉及唇部、鼻部和眼睑。有时需要切除眶缘,需同时采用非血管化游离植骨修复。Ⅰ型上颌骨切除缺损的骨缺损量小而表面软组织缺损量

大,常需要一或两个皮岛修复。我们常选择桡侧前臂皮瓣,因其可提供大量皮肤覆盖和少量骨块,皮瓣可形成多种皮岛,可部分去上皮,还可折叠包绕骨块及形成鼻腔衬里(图9.4)。

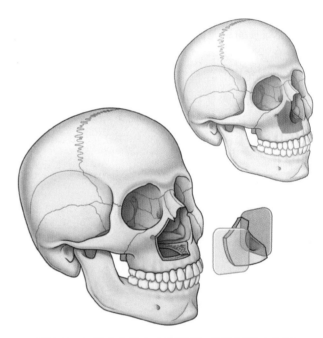

图 9.3   Ⅰ型或称部分上颌缺损,是指仅限于上颌一或两个壁缺损,多为前壁或内侧壁

Ⅱ型:上颌次全切后缺损

Ⅱ型或称上颌次全切后缺损是指上颌下五个壁(包括腭部)切除后的缺损,保留眶底完整(图9.5)。此型可进一步细分为两个亚型,ⅡA型和ⅡB型。ⅡA型是指包含腭部小于50%的缺损,ⅡB型是指包含腭部大于50%和(或)上颌前弓的缺损。ⅡA型和ⅡB型都是中等量的缺损,伴有大面积的表面皮肤缺损,一般需要一个皮岛修复。

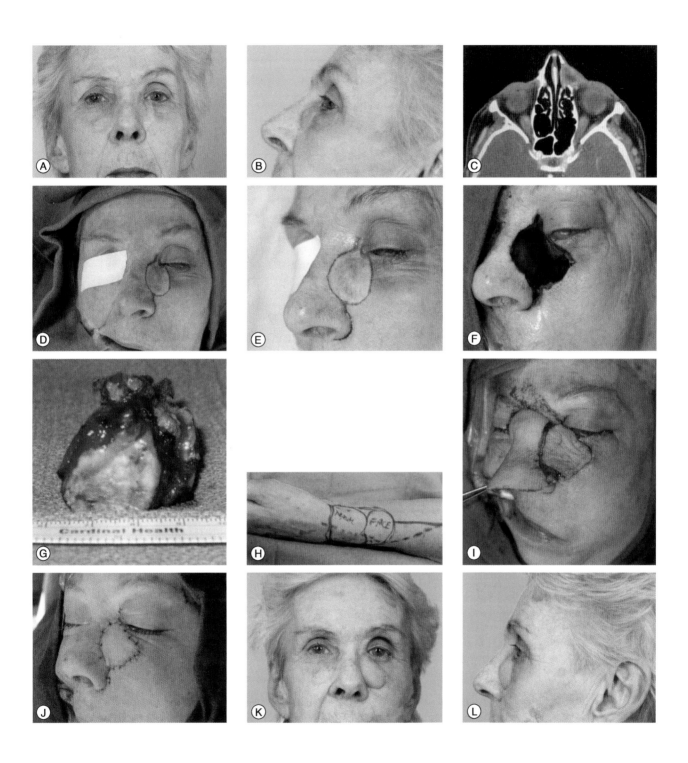

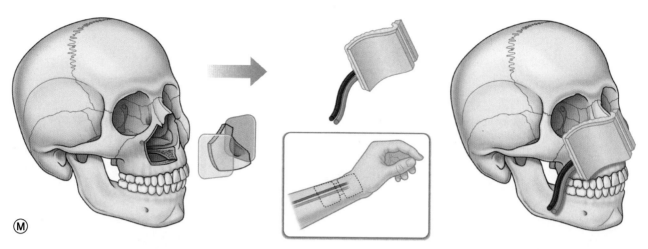

图 9.4　Ⅰ型缺损,采用桡侧前臂皮瓣修复,因其可提供大量皮肤覆盖和少量骨块,皮瓣可形成多种皮岛,可部分去上皮,还可折叠包绕骨块及形成鼻腔衬里。(**A**)Ⅰ型缺损:皮瓣覆盖前,正位像。(**B**)Ⅰ型缺损:皮瓣覆盖前,侧位像。(**C**)术前 CT 扫描,轴位。(**D**)术前设计,正位像。(**E**)术前设计,侧位像。(**F**)Ⅰ型缺损,术中。(**G**)Ⅰ型缺损,切下的标本。(**H**)带两个皮岛的桡侧前臂皮瓣,修复鼻腔内侧壁和前颊部。(**I**)放入带两个皮岛的桡侧前臂皮瓣。(**J**)带两个皮岛的桡侧前臂皮瓣植入缺损区。(**K**)Ⅰ型缺损,桡侧前臂皮瓣修复术后,正位像。(**L**)Ⅰ型缺损,桡侧前臂皮瓣修复术后,侧位像。(**M**)桡侧前臂皮瓣,可提供大量皮肤覆盖和少量骨块,皮瓣可形成多种皮岛,可部分去上皮,还可折叠包绕骨块及形成鼻腔衬里

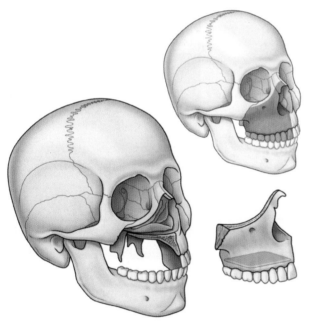

图 9.5　Ⅱ型或称上颌次全切后缺损,包含上颌下五个壁(包括腭部),保留眶底完整

ⅡA 型包含腭部小于 50% 的缺损,依据医师或患者的偏好可选择带血管蒂的组织瓣移植或植皮加赝复体修复。如为了避免术后不适及维持腭部封闭而选择带血管蒂组织瓣时,我们常选桡侧前臂游离筋膜皮瓣(图 9.6)。皮肤衬里很重要,皮岛应等于或小于原始缺损,以保持软腭紧致及重塑颊沟。如果没有紧致的皮肤衬里,皮岛很可能向口腔滑脱。如有足量的牙齿或骨段保留,可种植牙或植骨结合

种植牙修复。

ⅡB 型包含腭部大于 50% 和(或)上颌前弓的缺损,需采用游离骨皮瓣修复。此类缺损需要骨块作结构支撑和皮肤覆盖新的腭部和鼻底。单用假体修复是不够的,因为需要用骨支撑上唇。我们常选择桡侧骨皮复合瓣修复(图 9.7)[8]。桡骨块可被塑形以重建上颌牙槽嵴和支撑上唇,薄且软的前臂皮肤可包绕骨块,形成腭和鼻的衬里。如能获取足量的骨块,可行种植牙或常规方式镶牙。

Ⅲ型:上颌全切后缺损

Ⅲ型缺损是指上颌全部六个壁切除后的缺损。Ⅲ型分为两个亚型,ⅢA 型和ⅢB 型。ⅢA 型不包括摘除眶内容物,ⅢB 型包括摘除眶内容物。ⅢA 型和ⅢB 型都是中到大量的缺损,伴有大面积的表面皮肤缺损,至少需要一个皮岛修复。

ⅢA 型是上颌全部六个壁切除后的缺损,包括腭部和眶底,但眶内容物保留(图 9.8),需植骨重建眶底,同时用带有一个或更多皮岛的游离皮瓣重建腭和鼻的衬里及颊部。其目的是支撑眼球,分隔眼眶与鼻咽,重建腭面。作为重建上颌突及眶底的供骨来源,我们多选择颅骨外板和髂骨,偶尔也将肋骨劈开使用。皮肤和黏膜衬里的重建常选取腹直肌肌皮瓣,将其包绕骨块后分隔眼眶与口腔(图 9.9A)。肌皮瓣的肌肉用于填塞上颌窦的死腔,保持腭部密

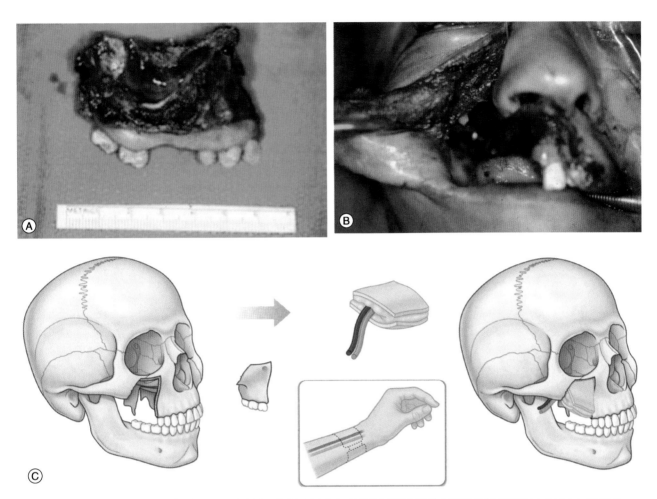

图 9.6 （**A**）ⅡA 型包含腭部小于 50% 的缺损,依据医师或患者的偏好可选择带血管蒂的组织瓣移植或植皮加赝复体修复。如为了避免术后不适及维持腭部封闭而选择带血管蒂组织瓣时,我们常选择桡侧前臂游离筋膜皮瓣。（**B**）Ⅱ型切下的标本,术中缺损。（**C**）Ⅱ型切下的标本,术中缺损

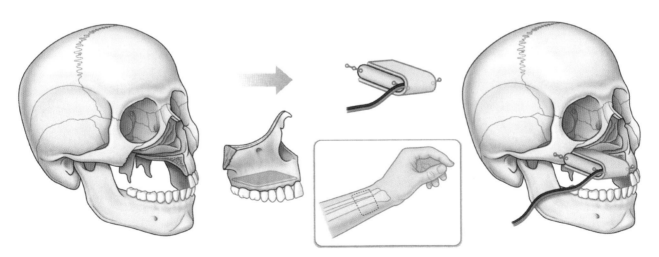

图 9.7 ⅡB 型包含腭部大于 50% 和(或)上颌前弓的缺损,需采用游离骨皮瓣修复。此类缺损需要骨块作结构支撑和皮肤覆盖新的腭部和鼻底。单用假体修复是不够的,因为需要用骨支撑上唇。我们常选择桡侧骨皮复合瓣修复

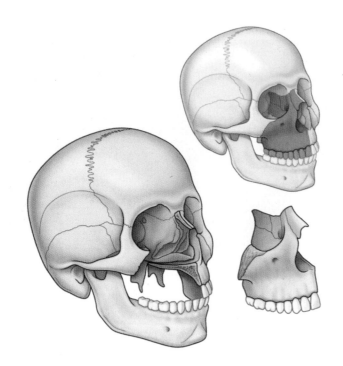

图 9.8   ⅢA 型是上颌全部六个壁切除后的缺损,包括腭部和眶底,但眶内容物保留,需植骨重建眶底,同时用带有一个或更多皮岛的游离皮瓣重建腭和鼻的衬里及颊部

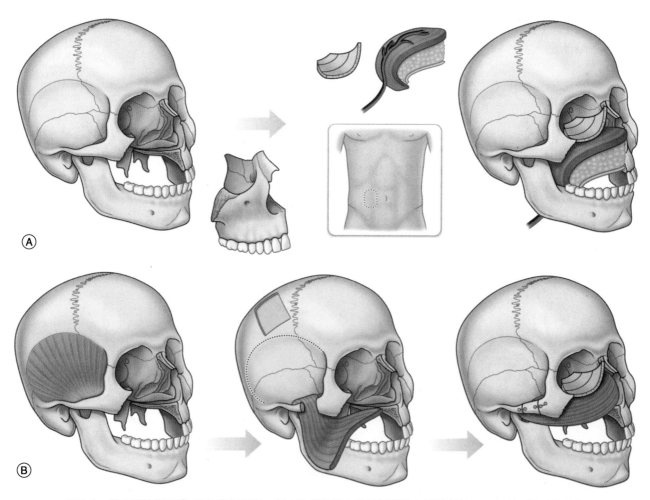

图 9.9   ⅢA 型缺损重建,植骨修复眶底。(A)腹直肌肌皮瓣封闭腭部和覆盖骨块。(B)颞肌瓣覆盖骨块

封。对于不适合采用游离组织瓣修复者，可用颞肌瓣覆盖眶底骨块及填补一部分中面部缺损（图9.9B）。用颞肌瓣修复时，还需使用腭部填塞器。

ⅢA 型缺损的重建目标是：

1. 支撑眼球
2. 分隔眼眶与鼻咽
3. 重建腭面

ⅢB 型包括切除整个上颌及眶内容物，又称为上颌扩大切除后缺损（图9.10）。这种广泛、大量缺损的重建目标是封闭腭部、恢复鼻腔衬里及重建眼睑、面颊和上唇。如前颅窝底暴露，必须覆盖脑组织。我们常用带一个或更多皮岛的腹直肌肌皮瓣修复腭部、外侧鼻道及皮肤缺损（图9.11，图9.12）。背阔肌肌瓣也可提供足够的组织量，其蒂也够长，但皮岛不好灵活设计。

Ⅳ型：眶部及上颌切除后缺损

Ⅳ型包括上颌上五个壁及眶内容物切除，硬脑膜及脑组织暴露，而腭部一般能保留（图9.13）。此类缺损组织量大，而且需要覆盖面积也很大。我们

多采用腹直肌肌皮瓣修复，带一个或更多皮岛覆盖体表和（或）作鼻衬里（图9.14）。

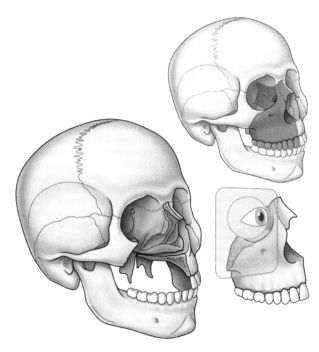

图9.10　ⅢB 型包括切除整个上颌及眶内容物，又称为上颌扩大切除后缺损

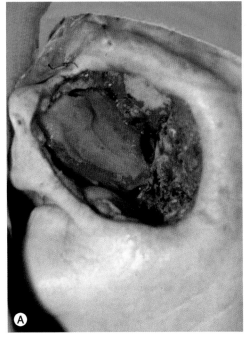
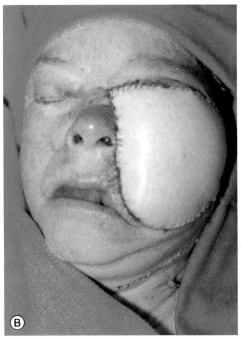

图9.11　ⅢB 型包括上颌上五个壁及眶内容物切除，硬脑膜及脑组织暴露，而腭部一般能保留。（A）ⅢB 型上颌缺损术中图。（B）ⅢB 型上颌缺损术后图

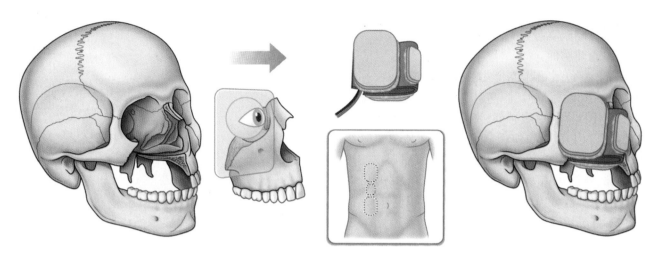

图9.12   我们常用带一个或更多皮岛的腹直肌肌皮瓣修复腭部、外侧鼻道及皮肤缺损

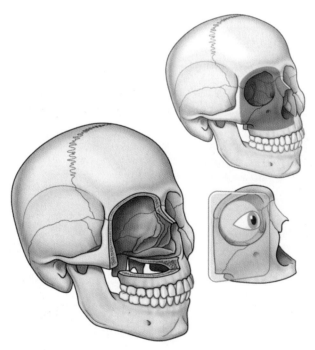

图9.13   Ⅳ型或眶部及上颌切除后缺损,包括眶内
容物和上颌上壁,腭部完整

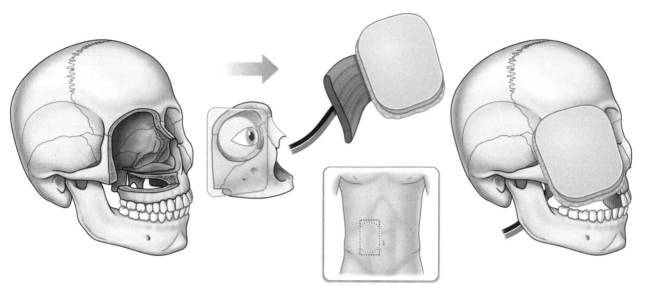

图 9.14　Ⅳ型缺损,我们多采用腹直肌肌皮瓣修复,带一个或更多皮岛覆盖体表和(或)作鼻衬里

功能和美学结果

语言

对 44 例腭部切除患者进行语言评估,结果为:正常 22 例(50%),接近正常 15 例(34.1%),可理解 6 例(13.6%),言语不清 1 例(2.3%)。上颌切

除后的语言评估结果见表9.1。

饮食

伴腭部切除的中面部缺损重建后,26 例(52%)患者饮食不受限制,21 例(42%)可进软食,3 例(6%)只能进流食,1 例(2%)需要管饲(表9.1)。

表 9.1　功能和美学结果

上颌缺损	Ⅰ 型 (n = 20)	ⅡA 型 (n = 8)	ⅡB 型 (n = 8)	ⅢA (n = 22)	ⅢB 型 (n = 23)	Ⅳ型 (n = 19)	全部 (n = 100)
语言	N/A = 18	N/A = 2	N/A = 3	N/A = 8	N/A = 8	N/A = 17	n = 44
正常	2	3	2	8	5	2	22(50%)
接近正常		2	1	5	7		15(34.1%)
能听懂		1	2	1	2		6(13.6%)
不能听懂					1		1(2.3%)
饮食	N/A = 18	N/A = 1		N/A = 6	N/A = 7	N/A = 17	n = 50
不受限	1	4	3	9	7	2	26(52%)
软食		3	4	7	7		21(42%)
流食			1		2		3(6%)
喂饲	1						1(2%)
眼球位置和功能	N/A = 16	N/A = 8	N/A = 8	N/A = 4	N/A = 23	N/A = 19	n = 21
正常	1			4			5(23.8%)
异位				1			1(4.8%)
复视				4			4(19%)
眼球内陷	1						1(4.8%)

续表

上颌缺损	Ⅰ型(n=20)	ⅡA型(n=8)	ⅡB型(n=8)	ⅢA(n=22)	ⅢB型(n=23)	Ⅳ型(n=19)	全部(n=100)
睑外翻	1			9			10(47.6%)
轻度				4			4(19%)
中度				3			3(14.3%)
重度	1			2			3(14.3%)
口腔感知性	N/A=20	N/A=6	N/A=6	N/A=21	N/A=17	N/A=18	n=12
好		2	2	1	5	1	11(91.7%)
差					1		1(8.3%)
小口畸形	N/A=20	N/A=6	N/A=6	N/A=21	N/A=21	N/A=14	n=12
有			1		1	1	3(25%)
无		2	1	1	1	4	9(75%)
美学结果	N/A=8	N/A=1		N/A=5	N/A=9	N/A=7	n=70
非常好	6	6	5	12	5	7	41(58.6%)
良好	5	1	1	4	9	5	25(35.7%)
一般	1		2	1			4(5.7%)
差							0(%)

眼球位置及功能

在 42 例切除眶底而眶内容物保留患者中,21 例接受了评估。所有患者视力保留。1 例(4.8%)有轻度垂直向异位,但不需处理。4 例(19%)有轻度水平向异位,无功能障碍。10 例(47.6%)有下眼睑外翻,其中轻度 4 例(19%),中度 3 例(14.3%),重度 3 例(14.3%)。这些睑外翻患者均未做其他处理(表 9.1)。

口腔感知性

接受口裂切除和重建的 12 例患者中,11 例(91.7%)术后 1 个月恢复了很好的口腔感知性。3 例(25%)患者放射治疗后有轻度小口畸形,无需处理(表 9.1)。

美学结果

70 例患者接受了美学结果评估,其中 41 例(58.6%)非常好,25 例(35.7%)良好,4 例(5.7%)外形尚可。尽管没有提及外形恢复欠佳的患者,经历皮肤、眼睑及上唇切除重建后的外形实际很难达到满意。美学结果及上颌切除的分类如表 9.1。

结论

每种类型的上颌切除后缺损需要特定的皮肤、软组织和骨修复。对于复杂的上颌切除后缺损的修复而言,游离组织移植是最有效和最可靠的修复方式。腹直肌瓣和桡侧前臂皮瓣结合游离植骨或骨皮瓣能获得稳定的美学和功能效果。小至中度的容积缺损伴大面积的表面缺损者,最好选桡侧前臂筋膜皮瓣或骨皮瓣。大的容积缺损伴中至大量的表面缺损者,选用腹直肌瓣比较好。所有上颌切除后缺损的修复中,软组织瓣均可结合植骨修复眶底。

在按上颌切除范围对中面部缺损分类时,我们建立了一个简便的分类法则以便指导修复工作。此法则以上颌切除的解剖学范围为基础,由此建立了一套可靠且有效的中面部重建方法。

参考文献

3. Wells MD, Luce EA. Reconstruction of midfacial defects after surgical resection of malignancies. *Clin Plast Surg.* 1995;22(1):79–89.

   Oncologic resections of the midface generate devastating deformities. Local reconstructions are preferred when sufficient support is available for osseointegrated implants; otherwise, osteocutaneous tissue transfer should be considered.

4. Foster RD, Anthony JP, Singer MI, et al. Reconstruction of complex midfacial defects. *Plast Reconstr Surg.* 1997;99(6):1555–1565.

   A series of 26 consecutive midface reconstructions over 5 years was assessed. An algorithm for free flap selection in this setting is advanced based on this experience.

6. Dalgorf D, Higgins K. Reconstruction of the midface and maxilla. *Curr Opin Otolaryngol Head Neck Surg.* 2008;16(4):303–311.

7. Zhang B, Li DZ, Xu ZG, et al. Deep inferior epigastric artery perforator free flaps in head and neck reconstruction. *Oral Oncol.* 2009;45(2):116–120.

   The DIEP flap is described as a reliable means of head and neck reconstruction with reduced donor site morbidity.

8. Cordeiro PG, Bacilious N, Schantz S, et al. The radial forearm osteocutaneous "sandwich" free flap for reconstruction of the bilateral subtotal maxillectomy defect. *Ann Plast Surg.* 1998;40(4):397–402.

   Advantages of the osteocutaneous radial forearm free flap in maxillary reconstruction are discussed. "Sandwiching" the osseous component between the skin paddles provides for nasal and palatal lining as well as support for osteointegrated implants.

10. Cordeiro PG, Disa JJ. Challenges in midface reconstruction. *Semin Surg Oncol.* 2000;19(3):218–225.

12. Kusumoto K, Kakudo N, Ogawa Y. Success of the orbicularis oculi myocutaneous vertical V-Y advancement flap for upper eyelid reconstruction. *Plast Reconstr Surg.* 2009;123(1):423–424.

13. Herford AS, Cicciu M, Clark A. Traumatic eyelid defects: a review of reconstructive options. *J Oral Maxillofac Surg.* 2009;67(1):3–9.

15. Cordeiro PG, Santamaria E. A classification system and algorithm for reconstruction of maxillectomy and midfacial defects. *Plast Reconstr Surg.* 2000;105(7):2331–2346.

    Maxillary defects are classified, based on a series of 60 patients presenting for reconstruction after oncologic resection. Free flap selection is discussed in this context.

10

颊部和唇部重建

Peter C. Neligan

概述

唇部重建：

- 分三层准确地关闭唇部缺损是保留功能的关键。
- 尽可能地使用局部组织。
- 小缺损可直接关闭。
  - 缺损宽度小于 25% 的上唇缺损可直接闭合。
  - 缺损宽度小于 30% 的下唇缺损可直接闭合。
- 中度缺损最好用局部组织瓣修复。
- 全部或次全唇部缺损最好用游离组织瓣修复。

颊部重建：

- 尽可能地使用局部组织。
- 局部和区域组织瓣效果好。
- 注重颜色匹配。
- 唇颊部复合缺损需分别修复。

简介

作为下面部主要的美学特征，红唇缘、唇联合及唇弓的微小改变都会引人注目。因此，唇癌切除或撕脱伤后缺损所致唇部形态和功能改变将影响患者自我形象和生活质量。神经肌肉损伤或功能障碍时出现面部静态和动态不对称，并导致面部相应功能异常。唇部功能缺失的特点是发音、吹口哨、吸吮、亲吻和控制唾液分泌等功能受影响，甚至流涎。外科医师很早就认识到唇部功能和形态的重要性，因而设计了很多有创意的方法重建各种唇部缺损。这些方法在不断进步，更新的方法也已经开发出来，可

以有效地修复小到中度唇缺损。虽然目前的许多治疗手段对小到中度唇缺损的修复效果良好，但对于较大唇部缺损的最终修复方法仍是难以捉摸，而目前的治疗方法均不够理想[1]。相对于有特别的外形及位于面部突出位置的唇部而言，颊部面积更大且没有特征。鼻唇沟位于唇颊交接处，是一个重要的面部美学标志，鼻唇沟的对称反映出面容的和谐。相对而言，颊部的重建没有唇、鼻或眼睑那么复杂，但在修复时要更注重对称和平衡。面颊靠外侧部的重建允许有一定误差。双侧颊部不会以一个整体出现，而唇部的双侧对比则无时不在。只要鼻唇沟是对称的，按对侧颊部做相应的重建即可达到满意效果，而不精确的唇部修复不会令人满意。颊部由皮肤、皮下组织、肌肉和颊黏膜组成，颊黏膜覆盖骨性结构，最突出部为颧突。腮腺、腮腺导管及面神经包埋于颊部软组织中。颊部结构具有性别差异，女性皮肤光滑柔软，男性局部多毛且皮肤欠光滑。在计划颊部重建时要考虑的首要特征可能是肤色，在考虑一些常规因素如缺损大小及供区(头、颈及面部)时，要想到我们是在面部暴露处做修复。颊部重建有时可能搞糟，如修复区肤色与周围有明显差别。还有一点，我们将颊部作为一个独立的美学单元考虑时，应注意颊部重建对周围单元的影响，如做颊部推进瓣可能牵拉下眼睑。深面骨骼的重建也是颊部重建的重要部分，其完整性对维持面部对称至关重要。颊部重建很少为单一的骨缺损修复，尤其在肿瘤切除后的重建。此时，我们不但要处理骨缺损，而且要包含整个上颌，包括眶、腭及鼻部。详细的上颌

重建内容不在本章,但应注意,颊部与上颌往往无法分开讨论。

唇部重建时解剖与功能的思考

唇部由皮肤、肌肉和黏膜三层结构组成。唇部外层由皮肤环绕并向黏膜过渡。皮肤与黏膜过渡区为红唇缘,上唇中线上有一 V 形切迹,名为唇弓。唇弓上方有一垂直走行的沟,名为人中,其两侧突出的边缘为人中嵴或柱(图 10.1)。红唇是上、下唇的重要美学特征,由缺少小唾液腺的特殊黏膜构成。红唇的特殊颜色缘于其菲薄的上皮下有丰富的血供。三叉神经的上颌支和下颌支分别支配上下唇的感觉。上唇边界中部为鼻基底,外侧为鼻唇沟。下唇下界为颏唇沟,颏唇沟是下唇与颏的分界[6]。下唇为单一的美学单元,而上唇有多个亚单元。按照 Burget 和 Menick 的描述[7],上唇的每一侧有两个美学亚单元:内侧为 1/2 人中,外侧则由人中、鼻槛、鼻翼基底及鼻唇沟围成。也可将上唇分为三个亚单元:人中及双侧人中外侧区(图 10.1)[8]。

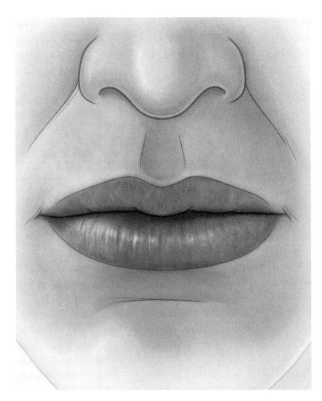

图 10.1　唇的美学标志。上唇曲线像一个弓,称为唇弓。上唇中央凹陷为人中,两侧界为人中嵴。上唇外侧单元内侧界为人中嵴,鼻前庭和鼻翼基底为上界,外侧界为鼻唇沟。颏沟将下唇与颏部美学单元分开

唇的厚度主要取决于其下方的口轮匝肌。此肌夹在皮肤和黏膜之间,形成一个功能性括约肌环。口轮匝肌有两个完全相反的功能,浅部肌纤维起到前伸作用,而深部斜行纤维则起后缩作用[9]。颊肌中部向前延伸到口角与口轮匝肌交叉,下部肌纤维与上唇轮匝肌融合,而上部肌纤维与下唇轮匝肌融合[9]。有几块肌肉上提口唇,最重要的两块是颧大肌和提口角肌,颧小肌和提上唇肌亦有此功能。下降肌群包括降口角肌和颈阔肌,降下唇肌也起一点作用。所有这些肌肉的交错运动形成了面部各种复杂形态、表情及功能。口角轴位于口裂外侧约 1.5cm 处,为一厚约 1cm 的纤维血管区,由提肌和降肌交错形成并紧密附着于真皮。可采用拇指和示指捏唇联合处的皮肤和黏膜定位口角轴[10]。口角轴的运动是提肌和降肌交互作用的结果,直接影响唇联合的外形[11,12]。此处有时会有一酒窝。酒窝的形成缘于该区真皮层与下方的颧大肌肌束有交联[13,14]。提唇肌和降唇肌分别由面神经颊支和下颌缘支支配。与口角轴相连肌肉受损(或神经支配异常)会改变唇联合静息状态下的外观,严重影响嘴的形态,往往是面瘫患者的第一主诉。口角轴的运动可用作分析面神经功能恢复的衡量指标[15]。

唇的血供来自面动脉发出的上唇动脉和下唇动脉。解剖学研究显示,这些血管在走行和存在方面有很大变异。双侧上唇动脉走行于黏膜和肌层之间或肌肉层内,汇合于上唇中部。而下唇动脉比较恒定地走行于黏膜和肌层之间[16]。两个独立的解剖研究报告,一侧下唇动脉缺如的比例分别为 10% 和 64%[16,17]。双侧下唇动脉都存在时,并非如人们所预见的总是发生端-端吻合,经常发现有面动脉的其他分支与其吻合(如颏唇动脉、颏下动脉)[16,17]。尽管唇部血管分布多变理论上可能影响局部皮瓣的存活率,但实际上几个世纪以来皮瓣的存活率都极高。唇部除了在下面部扮演重要的美学特征点外,它还是表现面部表情的重要角色。口唇的感知性对吃喝功能而言是必要的,神经肌肉功能的协调是完成语言、吹口哨及吸吮等动作的必要条件。在保存唾液和防止流涎方面,下唇起到了类似水坝的作用。而上唇则在与下唇起对抗作用时完成闭口的功能[18]。唇的感觉还可在摄入食物前检测其质地和温度。

唇的功能

唇部是下面部的重要美学标志,任何唇部畸形

都会被很快发现,即使再小的畸形也容易被注意到,但唇部功能更为重要。唇部对语言流利非常重要,我们只要有过在牙医那里做过局部麻醉经历的都了解这一点。唇部对口腔的感知性也是非常重要的[18]。唇的感觉还可在摄入食物前检测其质地和温度。

患者选择及表现

唇部重建目标

唇部重建目标有几个(表10.1)。功能是首要的,不管重建后的形态多好,如果不能保持唇的感知性就是失败的。同样重要的是,要保持适度大小的口裂,以促进口腔卫生和便于牙齿的运动。唇前庭是唇部的重要解剖结构,其保护和再生功能对口腔卫生、牙齿防护和牙列调整有重要意义。保留唇的感觉是维持这些功能的关键。由于唇部在面部美学中扮演重要角色,重建时应尽量顾及其形态[19]。

表10.1　唇部重建目标

- 保护功能
- 重建口轮匝肌
- 三层关闭
- 精确对齐红唇
- 保持上下唇关系
- 改善外观

在口轮匝肌受损时,应尽力恢复其连续性。仔细对拢肌肉断端,保持运动神经支配的完整,往往能完全恢复口轮匝肌的运动功能。尽管有学者认为上唇仅起到帘子样的作用,重建时用静态皮瓣重建即可,但达到完整的括约肌功能和感觉的重建无疑更完美[7,20]。在无法重建括约肌时,非动态的重建必须达到拥有一定感知性。唇部修复或重建的一个主要风险是可能造成小口畸形。轻度小口畸形可能功能良好,但应尽量减小其严重程度,因其不仅干扰功能,而且妨碍口腔卫生。重建术前应告知患者,小口畸形可能妨碍或无法进行镶牙、拔牙等操作。唇前庭形状或深度减低可能加重不适及流涎,还可能妨碍佩戴活动义齿。保留唇部的感觉对最大限度地保存口腔感知性及其他感觉功能极其重要。

由于其解剖形态尤其是其美学亚单位独特,上唇重建较下唇更具挑战性。缺少人中嵴和唇弓是明显畸形,其重建难度极大。从侧面看,上唇应超出下唇,如重建时改变了这种关系将会导致外观欠佳。相反,下唇缺损对侧面形态不会造成太大影响,即使1/3宽度的缺失亦不会造成下唇紧张和不对称。

早期的唇部修复技术主要集中在一期关闭手术缺损,现代技术更注重恢复功能和美观。重建如Burget和Menick[7]所述的美学亚单元是有意义的,必须仔细恢复唇弓和人中嵴。未恢复这些标志点将导致明显异常外观,很容易被人眼识别的一个特征是不对称。术后不对称往往比对称性改变更易引起注意。例如,双侧口裂呈圆形就没有单侧口裂呈圆形显眼。应尽可能地恢复唇的高度、突度及上下唇之间的关系,邻近组织或交叉唇瓣修复比较容易达到此目标[21,22]。

患者选择没有像选择修复方法那么重要。如创伤患者,损伤已经发生,医师的任务就是尽可能地恢复患者唇部的功能和美观。对因疾病需做唇切除的患者而言,医师的任务也是尽可能地恢复患者唇部的功能和美观。但就后者而言,医师术前有充裕时间设计最佳修复方法。选择修复方法需考虑的因素包括预后、一般情况、可用的局部组织、放射治疗史及坏死率。重建唇的必要性与修复其他组织(如乳房)不同。口腔完整对进食、语言、交流至关重要,唇部不做修复是不可能的。本章后面(图10.17)将提出依据特定缺损选择最佳修复方法的指导原则。

唇部缺损重建的手术技巧

一般原则

唇部外伤或疾患切除所致缺损有几种常用修复方法[9,23]。如缺损不大,当然首选唇部剩余组织修复,这也是最佳方案。其前提是剩余唇组织量够用,且不会导致小口畸形。另要考虑的是缺损是否为全层,是否皮肤、肌肉及黏膜均需修复。不管什么缺损,局部组织都是最佳选择,因为其色泽、厚度及结构都最匹配。上唇低于25%的缺损均可拉拢缝合,而下唇即便达到30%的缺损亦可直接闭合。需仔细分层关闭各层。口轮匝肌的修复及口周括约肌的重建是恢复功能的最重要内容。

唇部全层缺损无法直接拉拢缝合时,首选交叉唇瓣修复。几种交叉唇瓣方法将在后面讨论,此法可提供与缺损区类似结构和外形的组织。在唇部组织量不足时,需使用邻近的颊部、鼻唇沟或颈部组织修复。在修复唇部非全层缺损时,颏下区也是一个常用的供区。对于极端的缺损病例,只能采用局部、远位或游离组织瓣修复。

红唇缺损

唇部修复有一些注意点。其一是人眼能非常准确地识别不对称。唇部非常对称,其不同组成部分以一种非常完美的方式糅合在一起。比如,红唇和白唇之间的连接就是平滑且无缝的。当红唇缘断裂或红唇嵌入白唇时,畸形非常明显。在修复唇部撕裂伤时,外科医师要做的工作并不多。精确修复红唇缘和白唇的起伏可使术后瘢痕不易被察觉。在切除跨越红唇区的病灶时,有一些注意事项。由于瘢痕挛缩的原因,经过红唇的直线瘢痕不仅会收缩,而且会产生明显畸形。为避免发生这种情况,可在切除病灶时插入一个小瓣打断直线瘢痕,能避免出现挛缩,使修复更容易,术后瘢痕不明显(图10.2)。

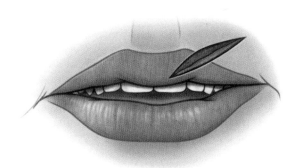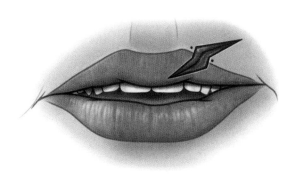

图 10.2　切除病灶时采用一个垂直瓣可打断直线瘢痕,红唇缘能精准缝合(用点标记)。其结果是不会产生直线瘢痕,很少发生挛缩

红唇切除术是指切除红唇上非常表浅病灶的手术,如表浅鳞癌,或切除有恶变可能的病损如光化性唇炎。与唇切除术不同,还有一种称为唇刮除术的方法,可通过颊黏膜瓣推进的方法覆盖缺损,重建皮肤黏膜连接(图10.3)[1]。如推进时黏膜有些紧,可采用回切的方法缓解。由于黏膜回缩或瘢痕挛缩的原因,这种修复方法可能导致唇过薄及黏膜感觉减退[6,24]。但总的说来,唇刮除术的结果是良好的。其他红唇修复方法还有黏膜 V-Y 推进瓣、交叉唇瓣、来自颊黏膜或舌腹侧面的旋转瓣[6,25]。颊黏膜比红唇颜色更红,与周围颜色并不匹配[24]。舌黏膜瓣需要在术后 14～21 天做一次断蒂和瓣舒展的手术。颊肌黏膜瓣包括颊肌和颊黏膜,以面动脉颊支和眶下神经感觉支为蒂,可恢复缺损区的感觉及口轮匝肌功能[26]。

小的全层缺损

上唇1/4缺损或下唇1/3缺损可一期关闭(表10.2)[18]。V形设计常用于小的缺损,而底部 W 形设计则有利于稍大一些的缺损闭合,这种改良还可使瘢痕留在颏沟上方,有助于保持颏部美学亚单位的完整性(图10.4)。外侧唇部的楔形设计应尽量倾斜,以利伤口闭合线与皮肤张力线平行。如果用 W 形瓣修复外侧唇部缺损,W 瓣的 V 形角应尽量设计大一些[6,19]。仔细分层对合伤口可使形态和功能恢复更理想。如缺损周边唇部出现光化性唇炎时,可采用红唇切除联合楔形切除,使用唇黏膜推进瓣重建红唇缘(图10.5)。这种红唇修复方法一般能获得满意的外形。上唇楔形切除后很少获得满意外观,缺损较小才能在张力不大的情况下关闭伤口,上唇或下唇往外突是由于关闭伤口时存在张力。梨状孔缘软组织与下方骨骼结合紧密也限制了上唇组织的移动。采用 T 形切除法可减小这种不利因素,此法还有利于外侧唇做推进。人中区很小的缺损也容易造成唇弓不对称。Webster[27] 星月形鼻翼旁颊区切除法是 T 形切除法的延伸,其可增加上唇移动度且不干扰外侧肌肉的功能(图10.6)。如上唇缺损区从外侧延伸到人中时,常规修复方法会出现畸形和凹坑。在此情况下,下唇扇形瓣是一种好的选择,即使在唇缺损宽度低于1/3时亦适合。此法尤其适用于年轻患者,因其唇部组织很紧且外观很重要。

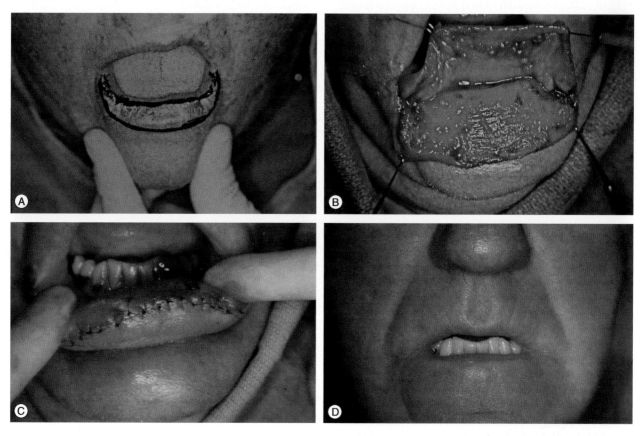

图 10.3   （A）标记红唇切除区域。（B）红唇已被切除,从颊黏膜掀起黏膜瓣。（C）黏膜瓣推进后与白唇缝合,重建皮肤黏膜连接。（D）后红唇外观恢复良好

表 10.2   唇部的楔形切除:手术技巧

- 切除上唇 25% 可直接关闭
- 切除上唇 30% 可直接关闭
- 仔细对合肌层有利于功能恢复
- 用 W 形替代大的楔形切除以将瘢痕留于颏沟上方

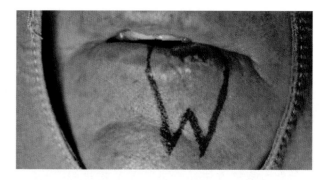

图 10.4   下唇鳞癌患者,设计楔形切除,做 W 形切口,以使瘢痕留在颏沟上,脱离颏部美学亚单元

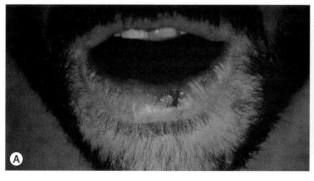

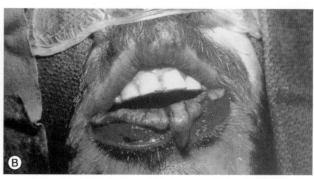

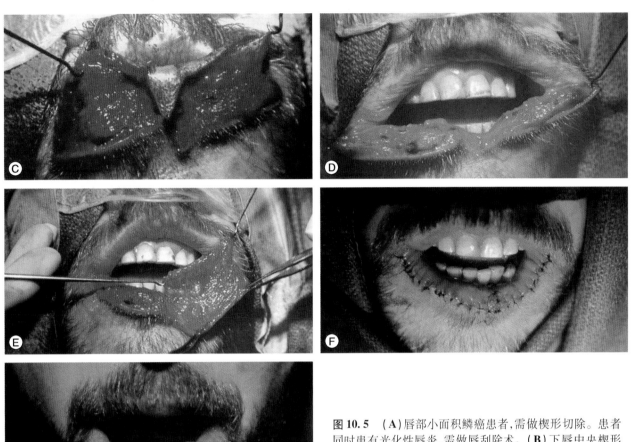

图 10.5　（A）唇部小面积鳞癌患者,需做楔形切除。患者同时患有光化性唇炎,需做唇刮除术。（B）下唇中央楔形切除,连同红唇。（C）掀起黏膜瓣。（D）手术缺损。（E）左侧黏膜瓣推进。（F）两侧黏膜瓣推进,关闭楔形缺损区,重建皮肤黏膜连接部。（G）术后外观

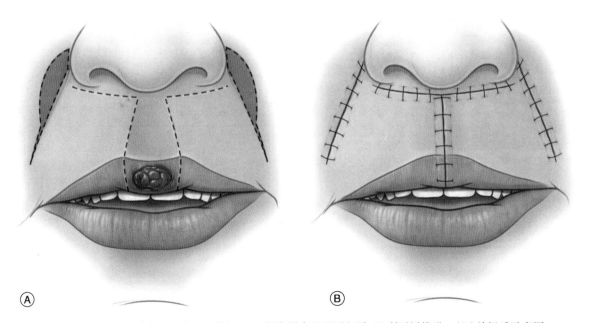

图 10.6　（A）上唇中央切除。T 形切口,双侧鼻翼旁星月形切除,以利唇瓣推进。（B）关闭后示意图

中度全层缺损

如前所述,局部组织瓣是修复大至 2/3 宽度唇缺损的最佳方法。这些方法包括交叉唇瓣、旋转瓣及推进瓣等。交叉唇瓣是以唇动脉为蒂的轴型瓣(表 10.3)。供区与缺损有相同的外观和三层结构。经典的 Abbé 瓣可修复唇内侧或外侧缺损,此瓣可修复全部三层并恢复红唇的连续性[28]。手术技巧很重要,要达到满意的手术效果还需遵循一些原则。第一点是皮瓣与缺损不必一样宽,这种技巧是利用了邻近组织的弹性,减少供区的组织量,有利于关闭供区伤口。在上下唇均提供一部分组织后,唇整体会变小,但上下唇会达到更好的平衡。第二点是皮瓣高度需与缺损一致。高度不足会出现凹坑,影响手术效果。最后,皮瓣与对侧唇的相对位置关系需要留意。在做 Abbé 瓣时尤其重要,因为皮瓣的位置决定蒂部的位置。蒂部应大致放在缺损中部,这是

表 10. 3　交叉唇瓣:关键技术

* 瓣的宽度为缺损宽度的 50%
* 瓣的高度与缺损高度一致
* 交叉瓣蒂部应放在缺损中部
* 14 ~ 21 天断蒂

因为供瓣区宽度应为缺损的 50% ,在关闭切口后,蒂部正好位于缺损的一端。图 10.7 可说明此点。术后 14 ~ 21 天断蒂,见图 10.8。

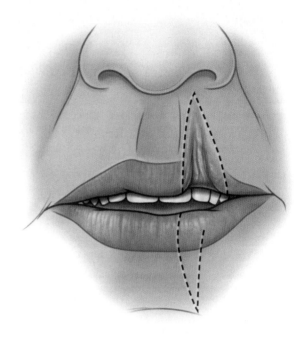

图 10. 7　Abbé 瓣由下唇转移至上唇示意图。注意:供瓣宽度是缺损的 50% ,高度与缺损一致。蒂部放在缺损中部对应点,皮瓣旋转后,蒂部位于缺损内侧端

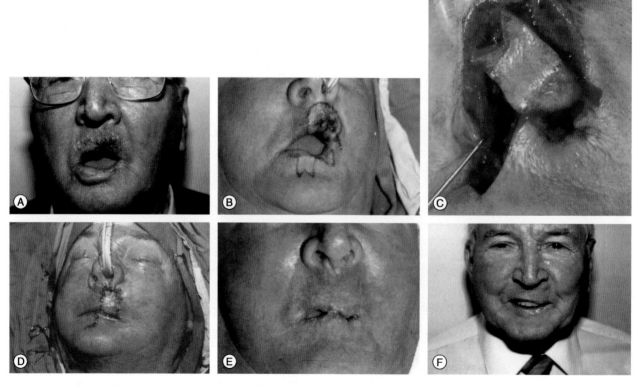

图 10. 8　(**A**)左侧上唇鳞癌患者。(**B**)标记切除区及 Abbé 瓣。(**C**)切除完成,从下唇旋转 Abbé 瓣。(**D**)交叉瓣插入完成,保持蒂部连接,有效固定上下唇。(**E**)3 周断蒂时,蒂部仍有活力。(**F**)术后外观

　　Estlander 瓣实际上是位于口角区的 Abbé瓣[29]。同样,供瓣区宽度为缺损的 50%,供区与受区高度一致。采用此法重建口角或上下唇 50% 的缺损均可获得满意的功能和外观。此瓣为旋转瓣,无需断蒂。缺点是口角形态比较钝,但很少需要矫正(图 10.9)。还有几种改良的交叉唇瓣。重建需

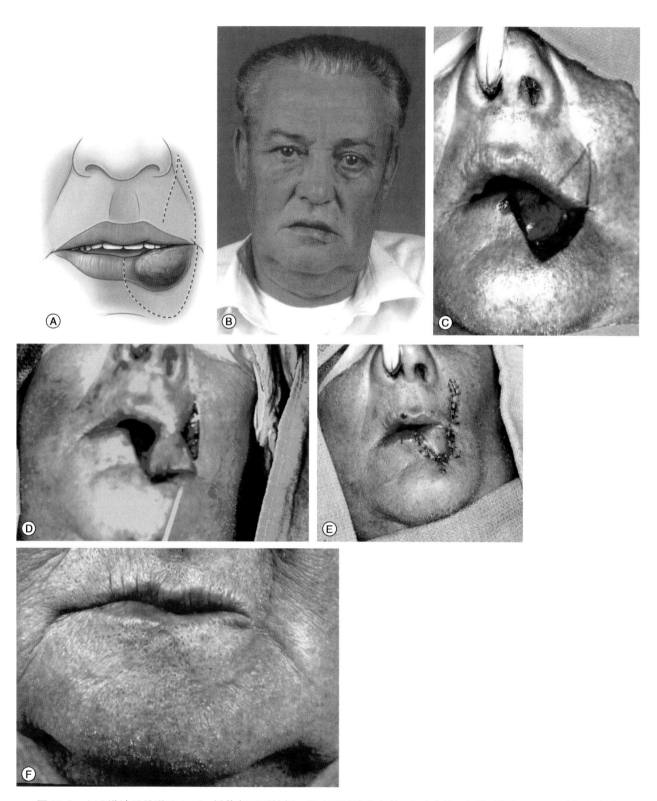

图 10.9 (**A**) 设计星月形 Estlander 瓣修复下唇缺损。(**B**) 下唇鳞癌患者。(**C**) 病灶已切除,设计 Estlander 瓣,注意瓣的面积。宽度是缺损的 50%,高度与缺损一致。(**D**) 瓣旋转至缺损区。(**E**) 插入瓣,关闭供区缺损。(**F**) 最终外观,注意口裂略显圆钝

遵循美学亚单元原则，如 Burget 和 Menick[7] 提出，上唇缺损如超出亚单元 50% 时，需切除此亚单元的残余部分，可用缺损的布样辅助设计下唇交叉瓣。

交叉唇瓣也有一些局限性。尽管此法恢复了口轮匝肌及口周括约肌的连续性，但由于失去了运动神经支配导致唇部运动异常，瓣很小时这种异常不明显，但瓣很大时异常会很显著。由于受瓣区比邻近唇组织厚，受区有可能出现活页门样或大头针垫样畸形[6,7,24,28,29]。Gillies 和 Millard[5] 在 1957 年描述的扇形瓣是 von Bruns 鼻唇沟下方四边形瓣的改良[3]。如同 Estlander 瓣，此瓣绕口周旋转，包含较多鼻唇沟区组织[9]。供瓣区要做一个垂直减压切口[6]。可用单侧扇形瓣重建唇缺损，而双侧瓣多用于修复唇部完全或次全缺损（图 10.10）[9]。尽管唇部缺损达 80% 以上者可用 Gillies 扇形瓣修复，其缺点是会导致小口畸形和没有红唇，而且由于口轮匝肌失去神经支配，口腔功能可能出现不协调。但在恢复 12 ~ 18 个月后，至少有部分肌肉恢复神经支配[6,9,30]。von Bruns 1857 年提出的口周旋转推进瓣会导致口轮匝肌广泛失去神经支配[3]。尽管该法可修复下唇巨大复合缺损，代价是感觉、运动和协调性的丧失。因而此法名声不佳，直到 1974 年 Karapandzic[4] 对其做出改进。Karapandzic 瓣的切口设计与 von Bruns 相同，仔细解剖并保留支配唇瓣的神经血管束，仅切开皮肤和肌层、黏膜层不切开（图 10.11）。大多数学者报道，用此法修复唇部高达 2/3 的缺损，还有人报道修复达 4/5 的缺损[1,6,9,22]。然而用此法修复巨大缺损可能导致明显的小口畸形，此瓣可按如下方式修复上唇或下唇缺损：于缺损底部设计口周弧形切口向两侧延伸，切口在颏沟和鼻唇沟的位置。这种切口可保持双侧瓣的厚度一致。由于鼻唇沟接近口角，切口应略设计靠鼻唇沟外侧一些以保持瓣的厚度一致。如果缺损偏向一侧，对侧瓣应设计长一些。仔细解剖肌层和潜行分离有助于在瓣推进时不需切除黏膜，注意保护神经血管束。小的唇缺损用单侧瓣即可，而 50% 以上的缺损需采用双侧瓣修复。因仅切开了口轮匝肌外侧及保留了颊肌，唇的功能得以保留。Karapandzic 瓣常导致双侧口角变圆钝，这样反而比一侧口角变圆钝不明显。一定程度的小口畸形不可避免，其对安放义齿有妨碍。上下唇的宽度加起来约 15cm，5cm 的缺损修复后口角会变圆钝，口周径将只有原来的 2/3[6,9,18,19]。由于能获得非常好的功能和外观，Karapandzic 瓣适用于大多数唇缺损。

有时会碰到这种情况，缺损宽度无法直接闭合，但又没到需要使用交叉唇瓣的程度。Johanson 等[31,32] 建议使用阶梯状推进瓣。虽然理论上讲此法适合于小的缺损修复，但实际上其还可修复下唇宽达 2/3 的缺损（图 10.12）[32]。具体方法是：从缺损底部向两侧由内向外成 45°角按阶梯状切除 2 ~ 4 个小长方形。如缺损靠外侧，仅在唇残留多的一侧做阶梯即可[33]。如缺损位于中线附近或水平长度超过 20mm，则将阶梯设计在两侧。第一条水平切口线与红唇缘平行，宽度为切除区的 50%。一般在垂直方向有 2 ~ 4 个阶梯，每个阶梯宽度约为高度的 50%。最后要做一个尖端朝下的三角形切口。每个

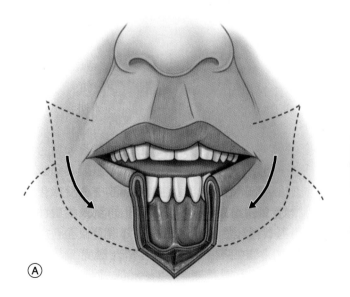

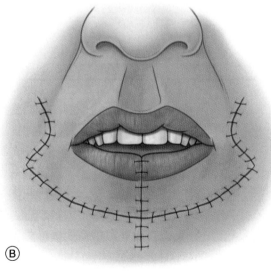

图 10.10　Gillies 扇形瓣示意图。注意上唇松弛切口，允许皮瓣旋转推进

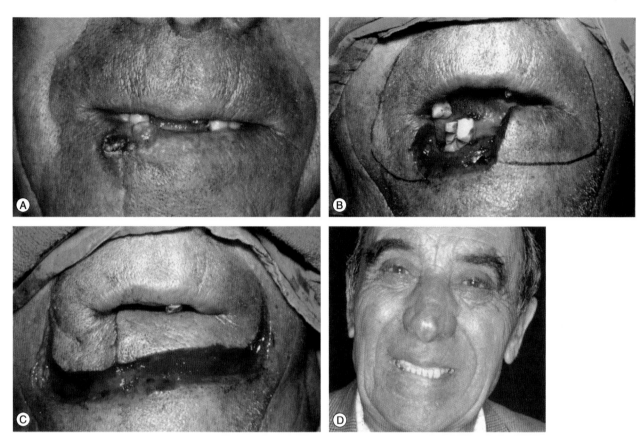

图 10.11　（A）下唇鳞癌患者,注意以前楔形切除瘢痕。（B）切除已完成,标记 Karapandzic 瓣。（C）皮瓣旋转推进。此瓣并非全层切开,能保留感觉和运动神经。（D）术后外观显示良好的形态和功能

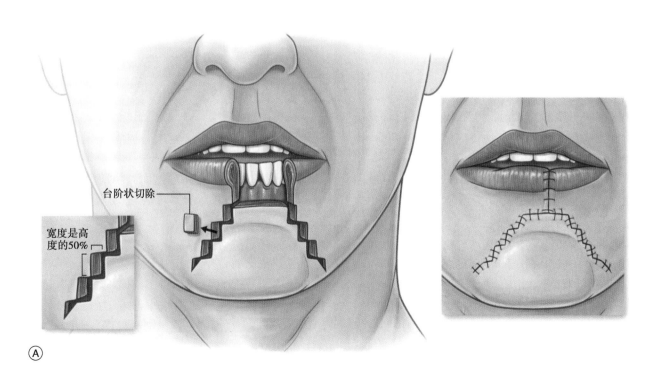

台阶状切除

宽度是高度的50%

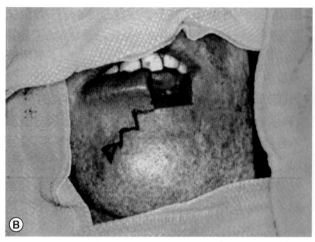

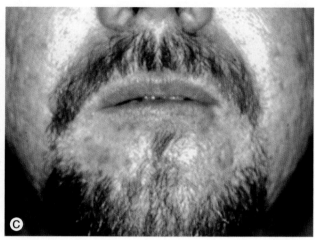

图 10.12　（A）阶梯瓣重建示意图。注意阶梯状切除以利皮瓣推进，瘢痕留在颏沟之上。（B）下唇鳞癌切除后，标记单侧阶梯切口。（C）术后外观

矩形和三角切口都要切透下唇全层，这样有助于皮瓣向缺损方向逐级推进。将台阶切口设计在颏沟之外能保留颏部美学单元（图 10.12）。由于楔形切除的方法会破坏颏部美学亚单元，故效果不及阶梯法。阶梯状设计有助关闭切口且能减小挛缩。

大的全层缺损

如前所述，长度高达唇部 80% 的缺损可用 Gillies 扇形瓣或 Karapandzic 瓣修复[9]。超过 80% 的唇全部或次全缺损重建后的形态欠佳且缺乏口腔感受性。由于缺乏神经支配，唇部不能运动。Dieffenbach（1845）[35]，Bernard（1853），von Burow（1855）von Bruns（1857）[3,9] 都描述了颊部推进瓣的方法，包含目前仍在使用的水平颊部推进瓣。Bernard 和 von Burow 描述用交叉唇瓣修复上唇或下唇，用黏膜推进瓣修复红唇[9]。重建上唇在皮瓣转位时需要切除颊区四块三角形皮肤，而下唇重建需要切除三块三角。此法被称为"Bernard 唇成形术"或 Bernard-von Burow 推进，切除的三角区称为"Burow 三角"[6,27,34]。Webster[27] 对此法加以改良，将瘢痕隐藏在皮肤松弛线上。尽管此法可避免小口畸形，但口轮匝肌没有功能，口腔的感觉性将取决于既紧又无动力的下唇的恢复情况。鼻唇沟瓣在全唇重建中优于游离组织瓣，是一种非常好的方法。Dieffenbach[35] 最早描述了用鼻唇沟瓣修复上唇。von Bruns 1857 年描述了用蒂在下方的三角形鼻唇沟瓣修复下唇[3]。Fujimori[36] 1980 年首次设计并发表了"阀门瓣"，将双侧鼻唇沟瓣旋转 90°后对合在一起。此瓣以角动脉为蒂（图 10.13）。虽然 Fujimori 的方法是用于修复下唇缺损的，但其经改良后也可用于

全上唇重建[37]。任何一种鼻唇沟瓣都不会有太好的外观和口腔感觉性，皮瓣没有神经支配也是无法避免的。为改变局部皮瓣修复唇部大缺损的局限性，许多医师尝试使用多个局部皮瓣。Kroll[38] 提出用扩大的 Karapandzic 瓣结合两个连续 Abbé 瓣重建大的下唇缺损，重建口轮匝肌。Abbé 瓣放在下唇中央，3 周断蒂。后期再做口角成形开大口裂。Abbé 瓣从上唇人中嵴取瓣，以使瘢痕相对隐蔽，红唇瘢痕挛缩形成的突起可由唇弓掩饰。Kroll 认为，采用此法将上唇多余组织转移至下唇可改善下唇（尤其是中线区）外观及增加下唇组织量。与 Kroll 不同，Williams 等[21,22] 采用改良 Bernard-Burow 颊部推进瓣结合以内侧为蒂的 Abbé 瓣修复此类缺损。他们认为此法很少遗留小口畸形且不会改变口角位点。Kroll 的方法适合于修复下唇缺损，而 Williams 法对上下唇均适用。

桡侧前臂皮瓣是一种游离组织瓣，最常用于修复整个下唇的缺损。Sakai 等[39] 1989 年报道了采用桡侧前臂皮瓣结合掌长肌腱修复下唇缺损。皮瓣折叠包绕肌腱，形成唇侧和颊侧面。将前臂外侧皮神经与颏神经末端吻合，可恢复皮瓣的感觉功能[40,41]。可采用舌腹侧瓣重建红唇缘，也可采用文身形成红唇[42,43]。

虽然桡侧前臂皮瓣多用于修复整个下唇缺损，其也可用于整个上唇缺损[43]。用掌长肌腱保持一定张力可提高口腔感知性和外观，张力太大可导致唇内翻，而张力过小则可能出现唇外翻。Sakai[44] 将掌长肌腱缝在口轮匝肌和鼻唇沟区的真皮上起到悬吊作用。也有人将肌腱缝在颧突骨膜或上唇人中嵴附近的口轮匝肌上，效果良好[40,45]。作者本人的方

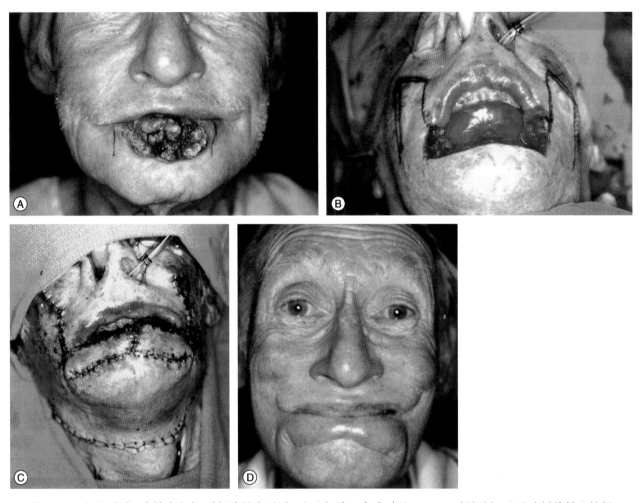

图 10.13 （**A**）下唇巨大鳞癌患者,需切除整个下唇。（**B**）切除已完成,标记 Fujimori 阀门瓣。（**C**）皮瓣旋转入缺损区,关闭供区。（**D**）术后下面部畸形明显

法是将肌腱穿过残余的口轮匝肌,绕回后与自身缝合[46]。保持肌腱张力适当,残余口轮匝肌的运动可传递到新唇部,使其恢复运动。由于残留的口轮匝肌保留了部分功能,与之结合的肌腱也能恢复一定程度的动力（图 10.14）[46]。也有一些医师喜欢选择口角轴点作为肌腱固定点[47]。皮瓣的设计直接影响重建后的功能和外观。作者的经验是肌腱张力略大一点可保持良好的悬吊支撑。在皮瓣围绕肌腱折叠时需确保蒂部不受压。皮瓣太宽时,掌长肌腱的悬吊不能消除下垂和外翻,故皮瓣宽度应设计较缺损窄一些,约为缺损的 75%。由于切除皮肤和黏膜的高度经常不同,皮瓣设计应作相应调整。术后 6～12 个月后,手术及放射治疗产生的纤维化常导致唇部高度降低,故皮瓣高度设计应略大于缺损高度。黏膜高度一般要低于皮肤高度。这些问题在皮瓣设计时都要考虑到。重建肌层和红唇的游离皮瓣技术本章不作描述。复合掌长肌腱的桡侧前臂皮瓣

较带蒂皮瓣有几个优点。此法能一期完成皮肤侧和口腔内覆盖。前臂皮瓣充裕的皮肤量可使修复后的口裂够大,不会出现小口畸形。尽管皮瓣颜色与周围皮肤有差异,但由于在病灶切除和修复时充分考虑到了美学亚单位,重建后的外观还是可接受的。日本人在使用前臂皮瓣修复唇部时,为恢复更好的运动功能,不采用掌长肌腱,而使用颞肌、咬肌或降口角肌[48～50]。二者获得的功能差异还没有作严格评估,应在后期口腔感知性和运动功能恢复方面做进一步研究。

二期处理

有时需要做二期处理。瘢痕突出明显或瘢痕挛缩引起功能障碍时需做瘢痕修复术。处理瘢痕的基本方法包括:Z 成形、W 成形、植皮及局部皮瓣转移等。瘢痕挛缩出现唇内翻或外翻时,需做植皮修复。

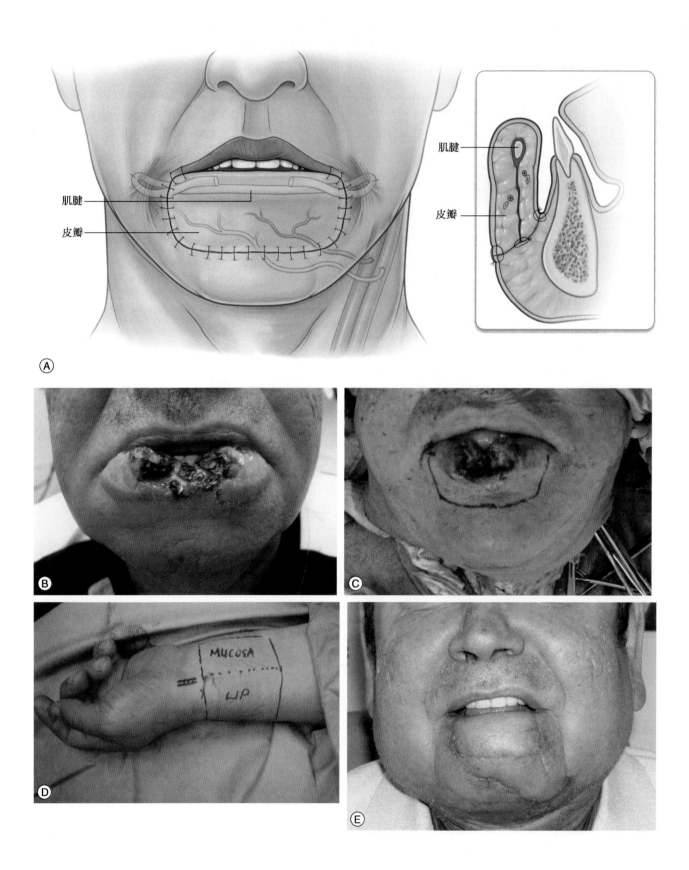

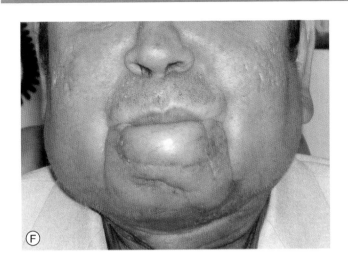

图 10.14 （A）掌长肌/桡侧前臂皮瓣重建下唇示意图，掌长肌腱编织穿过残余的口轮匝肌。（B）下唇大面积鳞癌患者。（C）下唇切除设计。（D）设计桡侧前臂皮瓣。注意皮肤与黏膜面积不同。（E）术后外观。（F）患者可将嘴唇缩拢，显示功能良好

偶尔，下唇因失去神经支配会出现下垂，需要做唇缩短处理。这些手术并非常规要求，应具体问题具体分析。然而，小口畸形的处理倒是二期经常要碰到的。图 10.15 是一个烧伤后小口畸形患者，采用双侧口角成形术矫正，通过延长口裂增大开口度。以瞳孔中点向下做垂线，定口角延长位置。从水平方向全层切开口角，锯齿样缺损区将用菱形黏膜瓣覆盖（图 10.16）。如小口畸形继发于病灶切除或 Karapandzic 瓣修复后，可用此法解决。要尽可能地保留口轮匝肌的连续性，此时肌肉的边界往往很难判定。图 10.15 小口畸形由瘢痕挛缩引起，小口开大后需用支具持续扩张 6 个月。

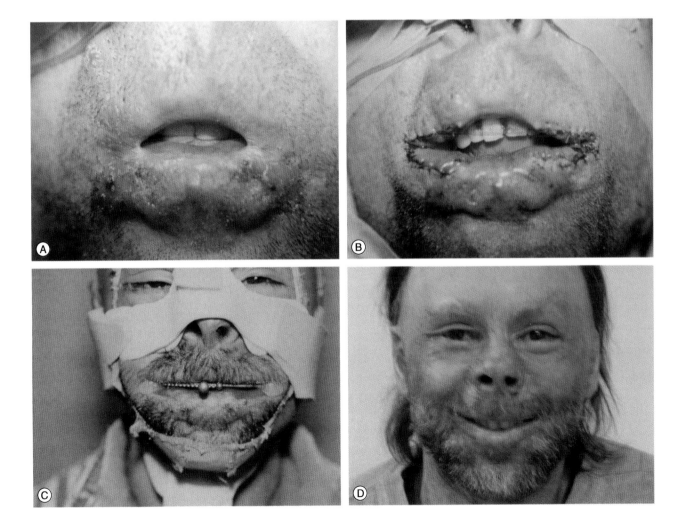

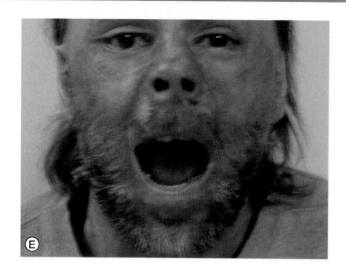

图 10.15　（A）严重烧伤后小口畸形患者。（B）口裂成形术后外观。菱形瓣缝在上下唇皮肤与黏膜连接处（图 10.16）。（C）患者术后佩带支具，除吃饭摘除外，一直带 6 个月。（D，E）10 年后随访，口裂位置及功能良好

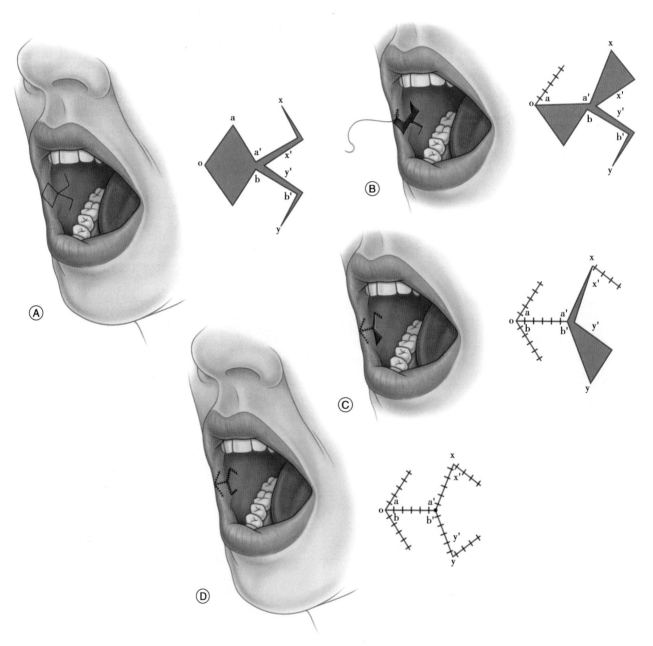

图 10.16　（A）菱形瓣示意图。（B）掀起皮瓣。（C）皮瓣旋转至缺损区。（D）供区直接拉拢缝合

并发症

唇部重建的多数并发症已在本章前文提及。常见手术并发症应告知患者,如伤口感染、裂开及出血等。对于交叉唇瓣手术而言,存在蒂部撕脱的风险,要让患者知道蒂部不会完全骨骼化。蒂部不仅可能撕脱,而且可能形成血栓或出血。幸运的是,这种并发症极少出现。对游离皮瓣手术而言,常见的显微外科手术风险是存在的,包括皮瓣部分或全部坏死及供瓣区的并发症。最常见的并发症是小口畸形、失神经支配、口腔欠协调及外观不佳等,本章前文已对此进行过讨论。

术后注意事项

术后注意事项根据不同手术存在差异。无论采取何种术式,口腔卫生都必须要注意,尤其在口腔内有缝线时。在较大的重建术后几天内,患者需要进流食或软食。患者经常发现用吸管吸流食很舒适,接受交叉唇瓣手术患者尤其如此。不管所做的手术如何复杂,作者均要求患者在术后 4~5 天内饭后用漱口水漱口。需要指导患者保持牙齿卫生,术后早期使用牙刷不仅不舒服,而且可能使伤口裂开。术后患者的饮食要依据所做的手术个性化安排。图 10.17 为唇重建的具体术式选择规则。

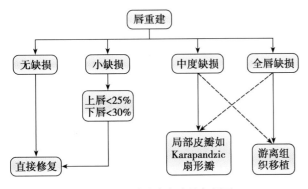

图 10.17　唇重建方法几何图示

颊部重建的手术技巧

一般原则

如同身体其他部位一样,在非常显眼的颊部重建中,局部皮瓣依然是最佳选择。它提供的是相同质地、相同颜色及相同特征(如皮肤附件、毛发)的组织。只要有可能,局部皮瓣都是颊部重建的首选。在局部组织量不够时,组织扩张也可考虑,当然要在重建时间允许的前提下。虽然扩张器法很少适用,但在颊部重建时要想到此法。只有在局部组织量不够时,才考虑使用远位组织瓣。

颊部重建的局部皮瓣

颊部重建使用的皮瓣组织量取决于几个因素。缺损大小无疑是首要的,但患者年龄也是一个重要因素。老年患者皮肤很松弛,局部皮瓣易于操作。相反,年轻患者则操作相对复杂,甚至无法进行。小的颊部伤口经常能被转换成椭圆形,能直接闭合。要懂得皮肤松弛线,尽量让瘢痕与之平行。老年人的松弛线容易识别,切口也好设计。各种局部皮瓣均可用于缺损修复,需遵循的原则包括:①切口应与皮肤松弛线平行;②不要牵拽重要结构,以免出现继发畸形。受颊部重建影响最明显的是下眼睑,微小的牵拉也可能造成下睑外翻。术前仔细设计且注意操作细节有助于避免此类问题出现。

颊部旋转推进皮瓣

以内侧或外侧为蒂的旋转推进瓣最常用于颊部缺损修复。一些基本原则要遵守。颊部有一些松弛线,尤其在老年患者。但松弛的量是有限的,故皮瓣的旋转单元非常重要。皮瓣可以前部为蒂,如 Juri 和 Juri[51,52] 所述;亦可以后部为蒂,如 Stark 和 Kaplan 所述(图 10.18)[53]。皮瓣以后方为蒂时(图

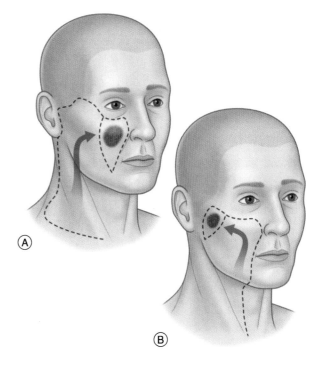

图 10.18　(A)以内侧为蒂的颊部旋转瓣。(B)以外侧为蒂的颊部旋转瓣

10.18B),颏部多余的皮肤可向上转移到面部;而以前方为蒂时(图 10.18A),颈部皮肤可向上转移到面部。将切口向下延伸到胸部时,皮瓣旋转弧度可显著增大(图 10.18A)[54,55]。结合应用回切的方法有利于皮瓣移动及关闭供区。

颊部旋转推进皮瓣产生睑外翻并发症是真实存在的。这是由于皮瓣重力对薄弱的下眼睑牵拉导致。为避免出现睑外翻,皮瓣应悬挂固定在下方

骨骼或骨膜上(图 10.19A)[56],或使用一种类似 Mitek 锚样装置[57]。采用此法关闭伤口,可使眼睑完全无张力闭合(图 10.19B)。女性患者要特别注意,勿将鬓角有毛发区皮肤推进到颊部(图 10.18A)。切口设计在鬓角之外可避免此问题,而且还便于关闭伤口,鬓角形态也不会受影响。皮瓣旋转遗留的猫耳可予切除,瘢痕将隐蔽在鼻唇沟或与之平行区域。

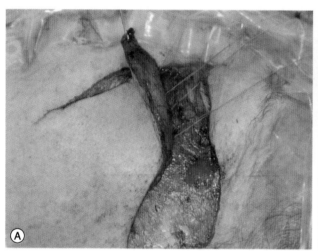
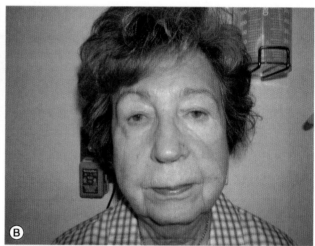

图 10.19　(A)颊部旋转瓣缝合固定在眶下缘骨膜上。(B)患者术后外观

颏下动脉皮瓣

颏下皮瓣也是一种修复颊部缺损的好方法。与旋转瓣一样,颏下皮瓣也可提供同样质地和颜色的组织,而且瘢痕非常自然地隐藏在颏部下方,患者亦容易接受。此瓣容易通过隧道转移至颊部,要注意男性颏部是长胡须区。颊部小到中等缺损非常适合用此瓣(图 10.20)。以面动脉颏下支为蒂,颏下皮瓣可通过皮下隧道转移至颊部(图 10.21)[58]。顺行和逆行转移均可增加旋转弧度[59]。面动脉在向上越过下颌缘时发出颏下支。如面动脉在头侧发出颏下分支,则可向后解剖至其颈外动脉发出处。由于面动脉在跨过颌下腺时走行弯曲,逆向解剖可使血管蒂增加数厘米长度。如面动脉在尾侧发出颏下分支,皮瓣可通过面动脉反流供血。反流供血足以供养颏下皮瓣[59]。

游离组织转移

对于旋转皮瓣无法修复的大缺损,需寻找其他修复方法。此时往往需要用游离皮瓣修复,需重建的缺损也不仅限于软组织。上颌缺损的重建本章不作论述,要清楚地了解临床上影响选择重建方式的

因素。

颊部软组织重建

选择最适合重建颊部的游离软组织瓣需考虑几个方面:颜色匹配、质地和厚度。缺损的特征决定选择修复皮瓣的类型,如洞穿型缺损比单纯皮肤缺损的修复难度要大得多。洞穿型缺损需要覆盖黏膜和皮肤两面。供区厚度不是一个主要问题,太厚的皮瓣可以削薄。选择供区最重要的是看颜色,颜色匹配是重建成功的关键。如颜色很相近,许多缺陷都不易被发现;而当颜色差别很大时,重建区很容易引人注意,每个缺陷都会被注意到。颜色匹配与种族有关,深色皮肤人种身体各个部位肤色差异很小。Fitzpatrick Ⅱ ~ Ⅲ型[60]患者的最佳供区已有研究报告[61,62]。在多数情况下,躯干上部是最好供区。在颜色不太匹配时,采用去上皮技术或中厚头皮移植有助于改善外观[63,64]。

肩胛和肩胛旁皮瓣

肩胛和肩胛旁皮瓣能修复最大的颊部缺损且供区能直接关闭。此瓣可折叠修复颊部洞穿型缺损的黏膜和皮肤两面(图 10.22),亦可按旋肩胛动脉的

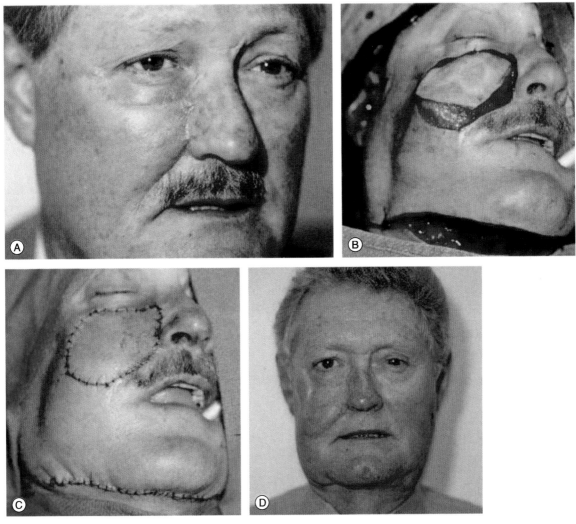

图 10.20　（**A**）右侧颊部复发性硬斑形基底细胞癌患者。以前曾做过颊部旋转瓣,组织太紧,不能再做旋转瓣。（**B**）颏下皮瓣通过皮下隧道转移至颊部关闭缺损。（**C**）皮瓣插入颊部,关闭供区缺损。（**D**）患者术后外观

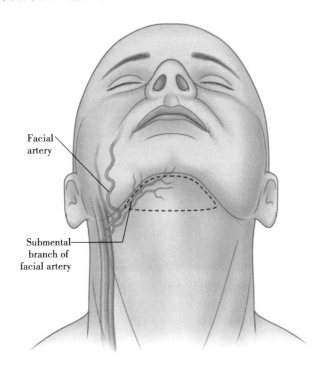

图 10.21　颏下皮瓣血供示意图,注意皮瓣的静脉回流

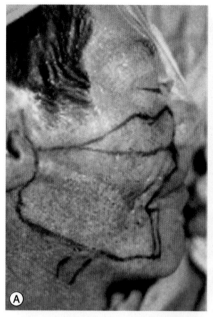

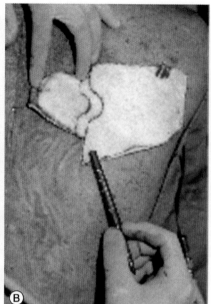

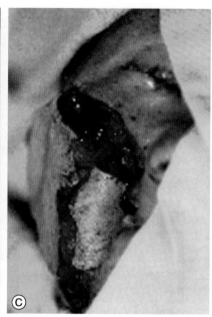

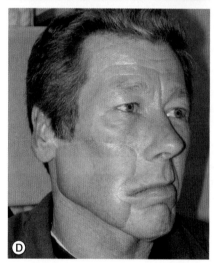

图 10.22 （A）右颊部基底细胞癌复发患者。缺损为贯穿性。（B）制作缺损模板,转移至后背。（C）皮瓣折叠后形成衬里和外面。皮瓣折叠部去除表皮。（D）患者术后外观。注意颜色不太匹配

横支和降支设计成两个瓣分别修复内外两面。这种设计可使皮瓣分别转移更灵活。胸背动脉穿支皮瓣与旋肩胛血管供应区域有重合。图 10.23 显示胸背动脉第一穿支与旋肩胛动脉的关系。有时需要依据蒂的位置和长度对采用哪种皮瓣做出取舍。选用肩胛皮瓣的最大缺点是取瓣和病灶切除不能同时进行。患者取侧卧位、手臂架起,这样可避免术中变换体位。可同时取肩胛骨重建颊部骨性轮廓。

股前外侧皮瓣

股前外侧皮瓣可替代肩胛/肩胛旁皮瓣。浅肤色患者该瓣与受区颜色匹配欠佳,但在深肤色患者差异不明显。此瓣的优点是取瓣与病灶切除可同时进行。股前外侧皮瓣提供的组织量大,质地好,但男性患者有毛发是一个不利点。皮瓣带或不带筋膜均可。在浅筋膜层分离可形成较薄的皮瓣[65],适合于

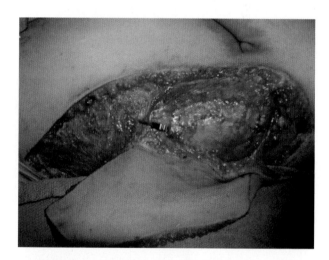

图 10.23 肩胛旁区血供。可见两处血管蒂。右侧为旋肩胛动脉。左侧带血管夹者为胸背动脉穿支。两处血管供应同一皮肤区

颊部修复。女性患者,尤其是老年女性,皮下组织过

于臃肿需引起注意。这些皮下脂肪可在不破坏皮瓣血运的前提下进行修剪[66]。供瓣区易于为患者接受，供区缺损几乎都可以直接关闭。此瓣是重建颊部大缺损的一个理想方案。

其他皮瓣

桡侧前臂皮瓣也可用于颊部重建。该瓣较薄，便于折叠以修复洞穿性缺损。但作者认为该瓣即使折叠也太薄。腹直肌肌皮瓣也常用于修复颊部，其可提供足量组织，但颜色差别大且臃肿，不太令人接受。

面神经

讨论颊部重建不考虑面部神经是不全面的。面部神经的处理本章不作全面论述，但在颊部重建时要考虑到面部神经。在必须牺牲面部神经时要了解其功能。重建的方法包括早期神经移植、功能肌肉转移及静态悬吊等。采用何种方法取决于几个因素。例如，一个预后不好的老年患者就不太适合早期神经移植或功能肌肉转移。然而，采用静态悬吊的方法则可明显改善患者的生活质量。最后，轮廓也是颊部重建的重要方面。一些病灶切除术，如腮腺切除术（极端情况下可能切除整个腮腺和面神经），术后轮廓塌陷会严重影响患者外形。此时采用相应组织瓣填充塌陷区会收到良好的效果。

复合缺损

关于唇和颊部缺损修复的章节不讨论唇颊部同时缺损的重建是不全面的。图 10.24 就是一个这样的例子，其中还包括面神经的处理。此例患者包括上唇、颊部、下眼睑和面神经缺损。在处理此类缺损时，最好根据需做修复的单元入手。图 10.24 患者需切除上唇、颊部和下眼睑。上唇需用 Estlander 瓣

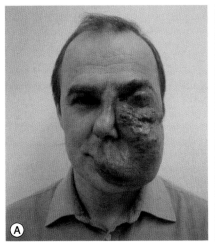
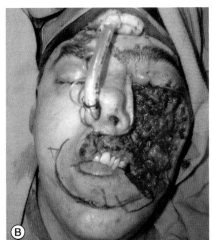
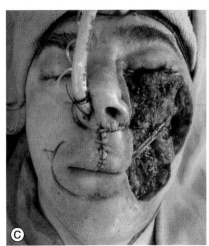
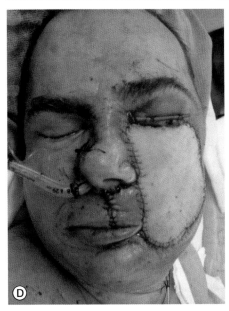
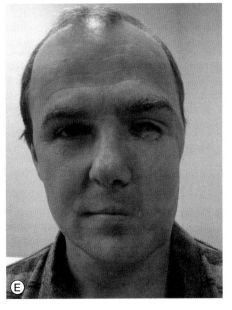

图 10.24　（A）左颊部大面积静脉血管畸形患者。（B）切除范围包括上唇、颊部和下眼睑。（C）上唇用下唇 Estlander 瓣重建，眼睑暂时缝合关闭，用跖肌腱悬吊固定口裂。（D）关闭伤口后外观。（E）下睑重建术后的最终外观

（口角区的交叉唇瓣）修复，而颊部要用游离肩胛皮瓣修复。眼睑修复要延期进行，暂时采用睑缘缝合的方法关闭。后期采用 Hughes 睑板-结膜瓣（上睑结膜交叉推进瓣）修复。跗肌腱在一期用作静态悬吊，以固定新的口角位置。通过将缺损分解成几个单元后，重建就变得相对容易。

结论

唇部病灶切除后的重建应按缺损特点选择修复方法，尽量恢复口腔感觉性和唇部自然形态。每个缺损都是独特的。依据组织缺损要素去分析每个缺损十分重要。尽量采用局部组织瓣修复，因为其获得的形态和功能最好。理想的唇部修复包括恢复高度、厚度、感觉、运动、括约肌功能及美学亚单元。小缺损可采用来自唇部残余组织或颊部的局部皮瓣修复，而大缺损则需要用游离皮瓣或多个局部组织瓣修复。修复唇部大缺损的传统方法有其固有的缺点，最常见的是小口畸形，需对传统方法加以改进或使用新方法，如采用桡侧前臂皮瓣复合掌长肌腱修复。唇部肿瘤切除后恢复唇部外形和功能的重要性是不可否认的，外科医师应认识到手术对重建结果的重要意义。

颊部重建应强调轮廓、颜色和动力。尽量使用局部皮瓣修复，因为修复组织与缺损相同。向内侧或向外侧旋转的皮瓣均可修复颊部大缺损。其他局部皮瓣，如颏下皮瓣，也可使用。游离皮瓣的缺点是颜色和质地不容易匹配。

参考文献

1. Neligan PC. Strategies in lip reconstruction. *Clin Plast Surg.* 2009;36(3):477–485.
   Injury or surgical trauma can result in significant alterations of normal lip appearance and function that can profoundly impact the patient's self-image and quality of life. Neuromuscular injury can lead to asymmetry at rest and during facial animation, and distressing functional disabilities are common. Loss of labial competence may interfere with the ability to articulate, whistle, suck, kiss, and contain salivary secretions. For smaller defects, reconstruction can be very effective. Reconstructing an aesthetically pleasing and functional lip is more difficult with larger defects.

4. Karapandzic M. Reconstruction of lip defects by local arterial flaps. *Br J Plast Surg.* 1974;27(1):93–97.

18. Langstein H, Robb G. Lip and perioral reconstruction. *Clin Plast Surg.* 2005;32:431–445

20. Cordeiro PG, Santamaria E. Primary reconstruction of complex midfacial defects with combined lip-switch procedures and free flaps. *Plast Reconstr Surg.* 1999;103(7):1850–1856.
   Free flaps are generally the preferred method for reconstructing large defects of the midface, orbit, and maxilla that include the lip and oral commissure; commissuroplasty is traditionally performed at a second stage. Functional results of the oral sphincter using this reconstructive approach are, however, limited. This article presents a new approach to the reconstruction of massive defects of the lip and midface using a free flap in combination with a lip-switch flap. This was used in 10 patients. One-third to one-half of the upper lip was excised in seven patients, one-third of the lower lip was excised in one patient, and both the upper and lower lips were excised (one-third each) in two patients. All patients had maxillectomies, with or without mandibulectomies, in addition to full-thickness resections of the cheek. A switch flap from the opposite lip was used for reconstruction of the oral commissure and oral sphincter, and a rectus abdominis myocutaneous flap with two or three skin islands was used

for reconstruction of the through-and-through defect in the midface. Free flap survival was 100%. All patients had good-to-excellent oral competence, and they were discharged without feeding tubes.

27. Webster J. Crescentic peri-alar cheek excision for upper lip flap advancement with a short history of upper lip repair. *Plast Reconstr Surg.* 1955;16:434–464.

28. Abbe R. A new plastic operation for the relief of deformity due to double harelip. *Plast Reconstr Surg.* 1968;42(5):481–483.

38. Kroll SS. Staged sequential flap reconstruction for large lower lip defects. *Plast Reconstr Surg.* 1991;88(4):620–627.

45. Jeng SF, Kuo YR, Wei FC, et al. Total lower lip reconstruction with a composite radial forearm-palmaris longus tendon flap: a clinical series. *Plast Reconstr Surg.* 2004;113(1):19–23.
   Large, full-thickness lip defects after head and neck surgery continue to be a challenge for reconstructive surgeons. The reconstructive aims are to restore the oral lining, the external cheek, oral competence, and function (i.e., articulation, speech, and mastication). These authors' refinement of the composite radial forearm-palmaris longus free flap technique meets these criteria and allows a functional reconstruction of extensive lip and cheek defects in one stage. A composite radial forearm flap including the palmaris longus tendon was designed. The skin flap for the reconstruction of the intraoral lining and the skin defect was folded over the palmaris longus tendon. Both ends of the vascularized tendon were laid through the bilateral modiolus and anchored with adequate tension to the intact orbicularis muscle of the upper lip. This procedure was used in 12 patients.

55. Shestak KC, Roth AG, Jones NF, et al. The cervicopectoral rotation flap – a valuable technique for facial reconstruction. *Br J Plast Surg.* 1993;46(5):375–377.

58. Curran AJ, Neligan P, Gullane PJ. Submental artery island flap. *Laryngoscope.* 1997;107(11 Pt 1):1545–1549.

11

面瘫

Ronald M. Zuker, Eyal Gur, Gazi Hussain, and Ralph T. Manktelow

概述

- 临床问题评估:功能、社会心理、美学。
- 了解面瘫的病因学、疾病演变过程。
- 必要的解剖知识。
- 制订现实、可行和实际的治疗计划。
- 针对具体患者制订手术方案。

简介

面瘫负面影响广泛,包括功能丧失、形态破坏及心理阴影。其既可能是先天亦可能是继发,老年人或年轻人均可能发生,病情有轻有重。本章将重点讨论临床问题和目前的手术方法。

历史回顾

面瘫的手术治疗方法在不断发展进步。早期的治疗工作主要是静态悬吊,解决眼睛和口周的功能问题。早期肌肉移植是非血管化的,其功能欠佳,后来改为带血管和神经蒂的肌肉移植。起初使用同侧神经,后来改用对侧神经。由于面部肌肉具有恢复神经支配的潜力,神经移植是重获神经功能及恢复肌肉运动的一种有效方法。近来,神经和肌肉同时移植的技术已取得进展。

目前恢复面神经功能的手术方法包括神经修复、神经移植、神经转移、静态悬吊、肌肉转移、功能肌肉转移。几种方法结合使用以及寻找更新更有效的方法以促进此项复杂疾病的治疗。

基础科学

解剖是面瘫临床治疗的基础,下文将详细阐述面神经和面部肌肉的解剖。

面神经

第Ⅶ对脑神经的颞外支起自茎乳孔。其出颅后位于耳垂深面,在穿过腮腺浅层与深层间之前走行表浅,在此处分为两个主干,在进入腺体后进一步发出分支。通过一系列解剖研究,Davis 等描述了面神经的几种分支方式[1]。面神经传统上分为五支:额颞支、颧支、颊支、下颌缘支和颈支。但实际上,颧支和颊支在走行及肌肉支配上都没有明确的区分。

离开腮腺后,面神经发出组成 5 支的 8～15 束。这些分支之间成树枝状相互联系,其网状分布必然产生功能重合(图 11.1)。例如,单一的颧颊支可能同时支配眼轮匝肌和口轮匝肌。

颞支由 3～4 支组成,越过颧弓后在颞顶筋膜深面眶外缘后方 3～5cm 斜向上行[2]。下支沿眼轮匝肌上部深面走行 3～4mm 后进入肌肉并支配其运动[3]。Ishikawa 认为,颞支的上 2 支在眶上缘水平(外眦上 3cm)处进入额肌[2]。神经一般位于颞浅动脉额支下方 1.6cm。额肌外侧皮下脂肪很少,因此神经实际上位于皮下,易受损伤。

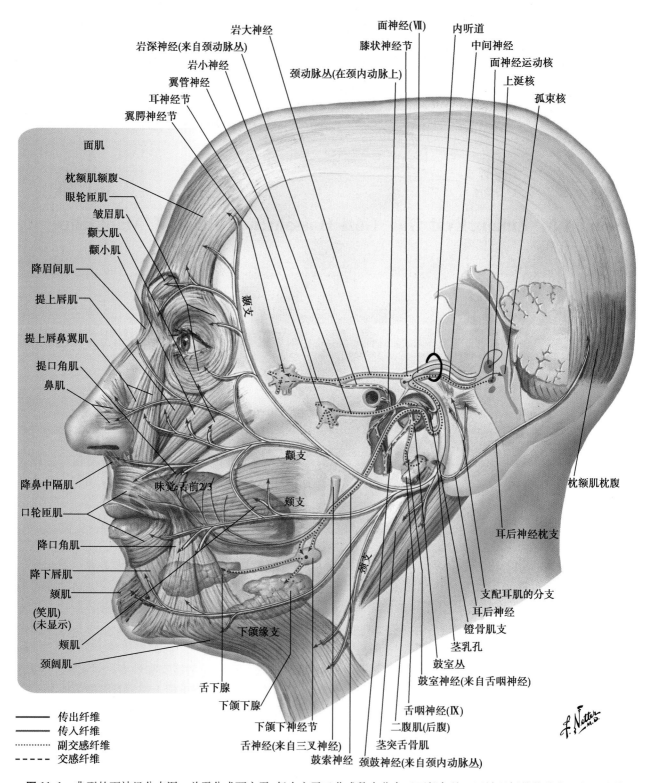

岩深神经(来自颈动脉丛)
岩大神经
岩小神经
翼管神经
耳神经节
翼腭神经节
面神经(Ⅶ)
膝状神经节
颈动脉丛(在颈内动脉上)
内听道
中间神经
面神经运动核
上涎核
孤束核

面肌
枕额肌额腹
眼轮匝肌
皱眉肌
颧大肌
颧小肌
降眉间肌
提上唇肌
提上唇鼻翼肌
提口角肌
鼻肌
降鼻中隔肌
口轮匝肌
降口角肌
降下唇肌
颏肌
(笑肌)
(未显示)
颊肌
颈阔肌

颞支
颧支
颊支
味觉:舌前2/3

枕额肌枕腹
耳后神经枕支
支配耳肌的分支
耳后神经
镫骨肌支
茎乳孔
鼓室丛
鼓室神经(来自舌咽神经)

颈支
下颌缘支
舌下腺
下颌下腺
下颌下神经节
舌神经(来自三叉神经)
鼓索神经
颈鼓神经(来自颈内动脉丛)
舌咽神经(Ⅸ)
二腹肌(后腹)
茎突舌骨肌

———— 传出纤维
———— 传入纤维
·········· 副交感纤维
- - - - 交感纤维

图 11.1 典型的面神经分支图。总干分成两主干,每个主干又分成数支分布于面部各处。远端呈树枝状分布且相互连接

颧颊支由 5~8 支组成,在肌肉支配上多有重合,故一支或几支神经受损时肌肉力量不会减弱。这些神经支配提上唇肌、降口角肌、口轮匝肌和颊肌。面神经功能图及跨越面神经移植需要精确鉴别和刺激面神经以明确在完成微笑类动作时起作用的具体神经分支。这些神经分支和腮腺导管一样位于

腮腺咬肌筋膜深面。下颊支与下颌缘支之间有时有交通支。

下颌缘支由 1~3 支组成,在下颌升支后方上行 2cm 后弧形走行跨越下颌体中部[4]。据文献记载,下颌缘支在颈阔肌深面走行,在距腮腺前缘 3.5cm 处跨过面动静脉[2,3,5]。Nelson 和 Gingrass 描述了支

配降口角肌、降下唇肌、颏肌、上部分颈阔肌及下口轮匝肌的具体分支[5]。

颈支由 1 支组成,在下颌角下方出腮腺后走行于颈阔肌深面,于颈阔肌中上 1/3 处进入肌肉。此穿入点位于供应颈阔肌的血管束后方 2 ~ 3 cm 处[6]。

面部肌肉

面部肌肉由 17 对肌肉和一块不成对的括约肌(口轮匝肌)组成(图 11.2)。表达面部表情的各种微小运动需要这些肌肉的协调运行。

影响额部和眼睑运动的主要肌肉是额肌、皱眉

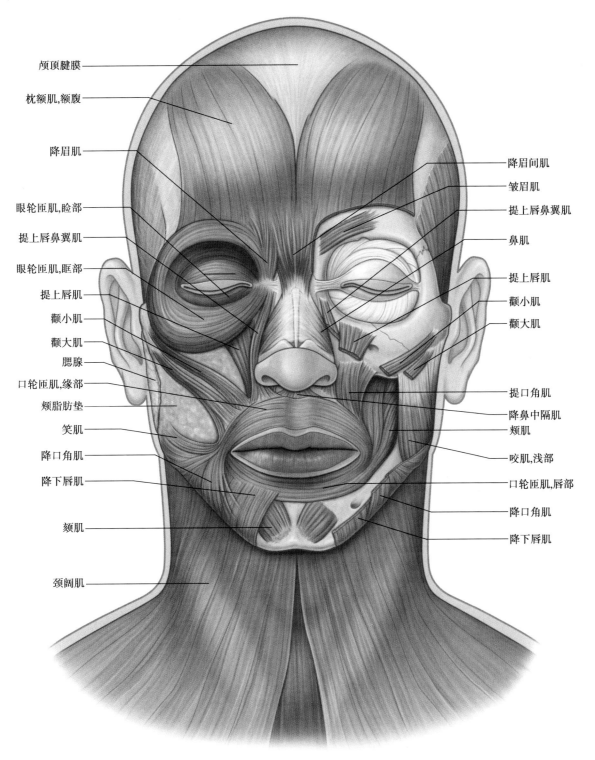

枕额肌,额腹
颅顶腱膜
降眉肌
眼轮匝肌,睑部
提上唇鼻翼肌
眼轮匝肌,眶部
提上唇肌
颧小肌
颧大肌
腮腺
口轮匝肌,缘部
颊脂肪垫
笑肌
降口角肌
降下唇肌
颏肌
颈阔肌

降眉间肌
皱眉肌
提上唇鼻翼肌
鼻肌
提上唇肌
颧小肌
颧大肌
提口角肌
降鼻中隔肌
颊肌
咬肌,浅部
口轮匝肌,唇部
降口角肌
降下唇肌

图 11.2　面部表情肌分两层。颊肌、降下唇肌、提口角肌和皱眉肌位于深层

肌和眼轮匝肌。

唇部运动主要受二组肌肉控制。外扩上唇的肌肉包括提上唇肌、提口角肌、颧大小肌，外扩下唇的肌肉包括降下唇肌和降口角肌。与唇部外扩肌群相拮抗的是口轮匝肌，其主司口腔节制和部分唇部表情运动功能。

Freilinger 等证实，面部肌肉分四层排列[3]。降口角肌、部分颧小肌及口轮匝肌在最浅层，而颊肌、颏肌和提口角肌位于最深层。除位于深面的三对肌肉外，其他面部肌肉受进入其深面的神经支配。

临床上很重要且面瘫患者需要手术处理的肌肉包括额肌、眼轮匝肌、颧大肌、提上唇肌、口轮匝肌和降下唇肌。

额肌有两块，呈薄片状，宽 5 ~ 6cm，厚约 1mm[4]。此肌在冠状缝水平起自帽状腱膜，止于额骨眉上缘，肌纤维与眼轮匝肌、降眉肌和皱眉肌融合。额肌通过纤维隔与皮肤结合紧密，但与其下方的骨膜结合疏松，可以推动。左右两块在中线下方融合，多为纤维连接。额肌的重要功能不仅有提眉，而且能在静息状态时防止眉下垂。面瘫时这种平衡被打破，出现眉下垂及向上视物不清。

眼轮匝肌是眼睑闭合的括约肌。抬上睑由受动眼神经支配的提上睑肌和 Müller 肌完成，后者为平滑肌，受交感神经支配。眼轮匝肌分三部分，即睑板前部、眶隔前部和眶部。睑板前部和眶隔前部在眨眼时起作用，而眶部只在用力闭眼和降眉时起作用。Jelks 等认为，眼轮匝肌眶隔前部是受意识支配的，而睑板前部只提供反射运动[7]。

眼轮匝肌睑板前部覆盖上下眼睑睑板。睑板是一种薄长条状结缔组织板，起支撑眼睑作用。上睑睑板中部最宽处宽 8 ~ 10mm，两侧逐渐变窄，下睑睑板中部最宽处只有 3.8 ~ 4.5mm。睑板前眼轮匝肌直接与皮肤相连，此处为全身最薄皮肤。眶隔前部和眶部皮肤较松弛，活动性好。眶部肌肉表面的皮肤相对要厚一些。眼轮匝肌眶隔前部起支持眶隔作用，除内外眦处以外均容易活动，肌肉与皮肤结合紧密。眼轮匝肌眶部以宽的圆形环绕眼眶。其内侧起自眶内上缘、额骨上颌突、内眦韧带、上颌骨额突及眶内下缘。在上睑部，肌纤维向上跃至额部，覆盖额肌和皱眉肌；向外则可到达颞肌筋膜表面[8,9]。此肌为面部浅表肌群之一，在下眼睑部，眼轮匝肌眶部位于颧大肌起点、提唇上肌、提唇上鼻翼肌和部分咬肌起点之上[10]。多个运动神经支经眼轮匝肌外缘内侧进入肌肉，支配肌肉的上部

和下部。

Freilinger 等广泛研究了三块主要提唇肌、颧大肌、提唇上肌及提口角肌，给出了其长度、宽度和厚度数据[3]（表 11.1）。

表 11.1　提上唇诸肌的大小

肌肉	长度（mm）	宽度（mm）	厚度（mm）
颧大肌	70	8	2
提上唇肌	34	25	1.8
提口角肌	38	14	1.7

颧大肌起自颧骨体的下外部，眼轮匝肌和颧小肌覆盖其上部。其走向大致为自耳轮角至口角连线。颧大小肌、口轮匝肌、颊肌、提口角肌及降口角肌纤维在口角轴点交汇。颧大肌深部纤维自口角轴点成角向上与提口角肌融和，而下方肌纤维则与降口角肌交联。支配颧大肌的主要神经自肌肉的上 1/3 处深面穿入。

提唇上肌起自眶下孔上方的眶下缘。此肌部分向下插入鼻唇沟，外侧部分纤维向下进入口轮匝肌，最深部纤维参与形成口角轴点。支配提唇上肌的神经纤维于颧大肌下方走行，自肌肉深面穿入。

提口角肌是第三提唇肌。起自眶下孔下方的上颌骨，止于口角轴点。由于此肌位于最深层，支配肌肉的神经自其浅面穿入，该神经同时支配颊肌。

与颧小肌相伴的三块肌肉司提唇功能。颧肌以约 45° 角上提口裂，提口角肌垂直偏内上提口裂，提唇上肌垂直偏外上提口裂并暴露上牙。

口轮匝肌是一块复杂的肌肉，其功能远超普通括约肌，能将嘴唇缩拢和起皱。口轮匝肌是唇部的主体，其浅面为皮肤，深面为黏膜。人中嵴由口轮匝肌形成，有部分提唇上肌纤维嵌入[11]。提唇上肌沿口轮匝肌浅面向下走行，进入人中嵴和唇红缘，内侧到达唇弓的唇峰。按解剖和功能来划分，口轮匝肌可分为浅深两部分。深层肌肉环绕口周，起收缩功能。浅层肌肉也起收缩功能，但其可独立收缩，表达表情[12]。

降下唇肌群由降下唇肌（又名下唇方肌）和降口角肌（又名口三角肌）组成（图 11.3）。颏肌不是降唇肌，间接起上提唇部作用[8]。降下唇肌起自下颌骨颏孔的下外侧，向内上走行，止于口轮匝肌的下缘和浅面，通过纤维隔与一侧下唇中 1/3 的皮肤及唇红连接[9]。其作用是向下外牵拉下唇，外翻唇红，

显露下牙。降口角肌比降下唇肌表浅，起自下颌骨外侧。其内侧纤维直接插入唇下颌沟区皮肤，剩余部分与口角轴点相连，起降口角作用[13]。

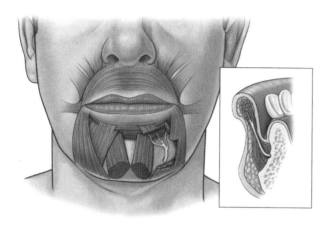

图 11.3　降口角肌位于口角处。肌肉收缩将口角向下牵拉表达悲伤的表情。降下唇肌在下唇中外侧进入口轮匝肌，向下牵拉下唇。其功能是开口微笑显露下牙。颏神经位于降下唇肌深面

诊断和病情描述

面瘫是一个复杂的临床问题，其后果包括影响功能、自我形象、对社会和家庭的负面影响等（图 11.4），眼球保护、鼻腔气道维持、口腔控制及发音等

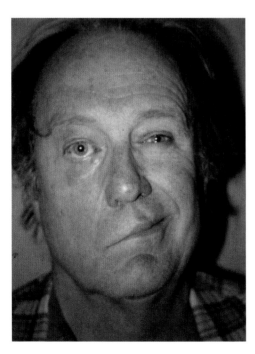

图 11.4　面瘫导致静态下健侧与患侧不对称，老年人更明显

功能都将受到影响。面部肌肉在静息时起支撑面部作用，动态则包括眨眼，缩唇，表达惊讶、欢乐、生气和悲伤等表情。

眉下垂在老年患者很常见。额肌的重力会导致眉向眶上缘下垂，进而出现双侧不对称和向上凝视障碍。对侧眉的过度运动将导致两侧眉的高度差异进一步加大。在静息状态下，下垂的眉部给人一种不高兴和过分严肃的印象。在运动状态下，眉部及额部皱纹的不对称会更明显。

眼轮匝肌是保护眼睛的关键。眼轮匝肌起闭眼作用，是抵御风吹和异物的一道生理屏障。重复眨眼可使泪液在角膜表面平铺，以防角膜干燥。引流泪液是眼轮匝肌的另一独立功能，其作用于泪囊起到泵吸作用，可有效地吸除泪液。

睁眼时，上下睑间最宽点距离为 9～11mm。平视时，上睑覆盖角膜上缘 2～3mm，下睑缘位于角膜下缘水平。因此，正常情况下巩膜不会外露。

闭眼时，主要运动发生在上睑，下睑相对静止。但在斜视和微笑时，下睑向上移动约 2mm。下方眼轮匝肌的主要功能是维持睑缘与眼球接触，辅助泪液排泄。

由于角膜暴露及干燥，面瘫患者受到眼部不适的困扰。干燥导致反射性流泪，麻痹的眼睑不能处理过多的眼泪进而出现眼泪泛滥。因此，干眼患者多表现过度流泪。流泪问题令人非常痛苦，面部下垂（如阅读时）还会让其加重。

麻痹眼睛的外观也在困扰患者。其睑裂变宽，无法表达表情。当患者微笑时，麻痹的眼睑保持睁开而不是轻闭。随着病情发展，下眼睑将出现外翻，引起下泪点脱出。外翻进一步加重流泪，增加角膜过度暴露的风险。

面瘫患者的另一个主要麻烦是不能控制嘴唇，其语言、进食及饮水等功能受影响。例如，许多面瘫患者难以发 b 和 p 的读音。颊肌麻痹患者难以控制大团食物。由于食物容易卡在麻痹侧的颊沟里，许多患者只用健侧咀嚼。此类面瘫也严重影响正常面部表情，患者多主诉无法微笑。这已不是单纯美学的问题，因其直接影响交流而成为功能问题。口轮匝肌麻痹会导致流涎和难以控制口唇（如用杯子喝水）。

面瘫患者情绪的影响不能低估。单侧麻痹患者在静息时面部明显不对称，试图微笑时加重。其结果是患者会尽量避免出席需要笑的场合（图 11.5）。他们出现严肃和不高兴的特征化，其社会心理功能

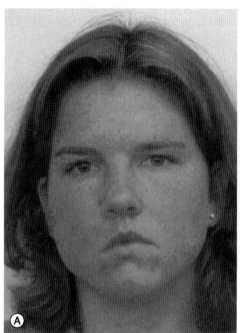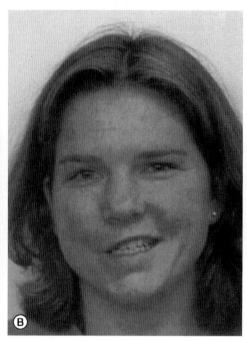

图 11.5 （A）静态下,年轻女性患者右侧部分面瘫不明显,嘴略向左偏,右眼睑裂略变宽。（B）微笑时,不对称更明显

也随之低下。双侧面瘫患者则严重失能,其面部不能传递任何表情。

分类

根据临床实际做一个分类有助于制订治疗计划,有利于做出正确决定和实施现实的手术计划。面瘫有多种形式,可按解剖分类,也可按先天或继发分类,还可进一步分单侧或双侧[14]。此外,还可按肌肉受损程度分为部分及全部麻痹。50% 以上面瘫患者为 Bell 麻痹,多能完全恢复。

先天性面瘫在出生时即出现,这是儿科病房最常见的面瘫类型。此型可表现为面神经麻痹或仅为肌肉受损,或是某种综合征的一部分。

据估计,面瘫在新生儿中的发病率为 2%[15]。大部分病例被认为是由于胎儿在子宫内受到来自骶突的压力。面神经表浅,容易受压。这将导致全面型或颊支型面瘫。下颌缘支型和综合征型有不同病因。按作者经验,单侧面瘫患者 2/3 为先天型,1/3 为继发型。继发型面瘫 50% 源自颅内肿瘤,一部分源自颅外创伤。大多数创伤为医源性损伤,最常见于囊性水瘤切除术。婴儿面神经表浅,外力或手术意外容易致伤。相对而言,成年面瘫患者多为继发型,缘于颅内病损或炎症,如 Bell 麻痹。

先天面瘫可能是综合征。最常见的伴有单侧面瘫的综合征是半侧颜面发育不良,一侧面部的所有组织都受到不同程度的影响,包含面神经和肌肉。最常见的双侧先天面瘫是 Mobius 综合征,随重力和年龄影响,面瘫所致功能障碍日渐加重。

双侧面瘫可能缘自双侧颅内肿瘤或双侧颅底创伤,但多见于先天性或 Mobius 综合征。与面神经相邻的其他脑神经也常受累,如第 Ⅵ、Ⅸ、Ⅹ、Ⅻ 对脑神经。1/3 的 Mobius 综合征患者合并有躯干或肢体畸形,如马蹄内翻足、各种手畸形、Poland 综合征等。受累脑神经多为双侧,程度重,但不是完全性损伤。下面部常有部分功能保留(如下颌缘支和颈支区)。Mobius 综合征在新生儿中的发病率约为 1/20 万。

继发型面瘫也可能是单侧或双侧,源自面神经在各个部位的局部受损。神经受损可能是颅内神经核或周围神经,颅外周围神经,或肌肉本身受损。颅内和颅外肿瘤、Bell 麻痹和创伤是成年人的主要病因。尽管 Bell 麻痹大多能康复,但至少 10% 患者遗留一定程度面瘫。双侧继发型面瘫多发生于颅底骨折、颅内病变(常见于脑干)、颅内手术。

综上所述,面瘫可被看作一个独立体系,可表现为完全瘫和不完全瘫,程度各异,轻重不一(表 11.2)。

表 11.2 面瘫分类

颅外
创伤因素
面部撕裂伤
钝器伤
刺伤
下颌骨折
医源性损伤
新生儿面瘫
肿瘤因素
腮腺肿瘤
外耳道及中耳肿瘤
面神经鞘瘤
转移瘤
面部肌肉系统先天性缺损
颞骨内
创伤因素
颞骨岩部骨折
刺伤
医源性损伤
肿瘤因素
血管瘤
胆脂瘤
面神经鞘瘤
鳞癌
横纹肌肉瘤
蛛网膜囊肿
转移瘤
感染因素
耳部带状疱疹
急性中耳炎
恶性外耳炎
特发性
Bell 麻痹
Melkersson-Rosenthal 综合征
先天性:骨硬化症
颅内
医源性损伤
肿瘤——良性、恶性、原发性、转移性
先天性
运动单元缺乏
综合征
半侧颜面发育不良(单侧)
Mobius 综合征(双侧)

患者选择

面瘫的症状和体征在不同患者差异很大,治疗亦为对症施治。详细询问病史和体检能揭示完全性面瘫或部分面瘫,如为部分面瘫,需检查受累肌肉的麻痹程度。功能是否有恢复?病情在加重还是已稳定?病史应包括眼部症状,如干眼、溢泪、闭眼不全、户外眼部不适及眼液使用情况等。还应询问鼻腔气道、口腔控制、语言、社会心理功能水平及社交等。

患者的关切和期望点应予以重视。在许多患者看来,获得静态的面部对称比完成微笑更重要。与年轻患者不同,老者更担心眉下垂、眼睑外翻和颊下垂。

如神经损伤程度未知,可通过临床检查来评估。骨管内的神经损伤可能导致单侧味觉丧失、听觉过敏以及由于鼓索和支配镫骨肌的神经受损而致听力减弱。面神经周围的神经节受损还可导致鼻、口和泪腺的分泌功能减弱。

面部查体从眉开始。眉部静态和动态位置应作记录。眉下垂可能导致向上视野减小。

眼部需作全面评估。双眼视力应作记录。要测量患侧睑裂高度并与健侧比较。兔眼的程度及出现 Bell 反射预示角膜暴露的风险。应测量下眼睑的位置。下眼睑的强度可通过牵拉实验来评估。其方法是将下睑向离开眼球方向牵然后释放。正常下睑会弹向眼球,而下睑强度差者则不能弹回。下泪点的位置应予评估。位置正好、偏离还是暴露?另外,还应检查患者角膜有无刺激征或溃疡。

下一步应做鼻腔气道检查。吸气费力显示鼻孔塌陷,因鼻孔开大肌张力丧失和颊下垂所致。鼻腔内检查也需要做。

口腔及周围结构检查,需记录人中嵴偏斜的量、鼻唇沟存在或消失、口裂下降及偏离的量、上唇下垂的程度及唇红内翻等。动态检查,需记录双侧口裂的活动度、患者微笑时上切牙暴露的量。应评估语言能力。口腔内检查主要关注牙齿卫生和寻找颊部咬痕。

连带运动是指正常时不会一起收缩的两块或更多肌肉出现了同时收缩运动,应予记录[16]。连带运动据推测是由于神经轴向错误的方向再生所致。最常见的连带运动形式是微笑时闭眼[17]、张口时皱眉、闭眼时口部表情怪异[18]。

应作其他脑神经的评估,尤其是三叉神经。其他脑神经受累会加重面瘫程度。尽可能地评估这些神经的运动神经功能。

治疗：手术与非手术

计划，优先，预期

如前文所强调，治疗应个性化安排。总的来说，治疗目标是：保护眼睛、提供静态对称和产生运动。基本目标是：恢复本能、独立和同步的面部表情。眼部治疗目标是：保持视力、提供保护、维持眼睑功能、改善外观和使眼睛能表达感情。口部治疗目标是：纠正不对称、维持口腔控制性、改善语言及提供适合于社交场合的平衡且对称的微笑。很显然，达到所有这些目标是困难的，也不可能完全达到。

必须告诉患者治疗所能达到的真实效果。恢复面部所有肌肉的精细运动是不可能的，了解实情的患者容易对治疗结果感到满意。

非手术处理

面瘫患者的非手术处理在眼部的应用与否，直接关乎眼部舒适还是疼痛。非手术处理可在计划手术期间保护眼睛及配合手术治疗，有时甚至不需手术。眼部非手术处理包含保护眼睛和保持眼球润滑两方面（表 11.3）。

表 11.3　保护眼睛的非手术处理

眼睑轻叩，尤其在睡觉时
柔软眼镜
湿盒子，能扣在眶周皮肤上
能提供侧方保护的变形眼镜
闭眼功能差者进行用力眨眼训练
眼罩
临时睑缘缝合术

市场上出售的多种眼液可保持眼球润滑。这些眼液包含羟丙基甲基纤维素或聚乙烯醇及其他如防腐剂类添加剂。眼液被角膜吸收，对其起到润滑作用。各种眼液的持续时间各异，大多数在眼球表面能停留 45～120 分钟[19]。因此，为达到最佳效果，每天需要经常滴眼。眼膏含有凡士林、矿质水或乙醇脂，其作用时间更持久，可在夜间睡眠时起到封闭眼睑的保护作用。溢泪患者实际上患干眼症，可用人工泪液治疗。角膜溃疡需尽快找眼科处理。

不完全面瘫或面神经损伤后肌肉功能正在恢复的患者，如能由有经验的治疗师持续监测治疗，其功能会不断改善。这些方法包括生物反馈，肌电图记录，镜前训练微小、缓慢及对称的动作[20]。患者经常能再次学会一些面部动作或加强一些已减弱的动作。

手术处理

决定手术起初总是令人害怕。可选择的方案很多，选择最佳往往很困难。要仔细倾听患者，找出困难所在，分别治疗面部各区。患者年龄、病程、面部肌肉和软组织状况及潜在供区的神经肌肉状况等都影响治疗方法选择。必须仔细考虑患者的需求，患者的需求要与医师的能力相匹配（表 11.4）。

表 11.4　面部各区的常用手术方法

眉（眉下垂）
直接提眉（直接切除）
冠状切口眉提升结合静态悬吊
内镜辅助提眉
上眼睑（兔眼）
上睑放置金片
颞肌转移
弹簧
睑缘缝合
下眼睑（外翻）
肌腱悬吊
外眦成形术
水平眼睑缩短
颞肌转移
软骨移植
鼻腔气道
静态悬吊
鼻翼基底上提
中隔成形术
口裂和上唇
直接神经转移或通过神经移植重新支配近来麻痹的肌肉
带血管神经蒂的肌肉移植，使用同侧面神经、跨-面神经移植或其他脑神经作为动力
颞肌转移结合/不结合咬肌转移
静态悬吊
软组织平衡法（除皱术、黏膜切除或推进）
下唇
降下唇肌切除（健侧）
肌肉转移（二腹肌肉、颈阔肌）
楔形切除

眉

眉提升至少有三种方法:直接切除眉上组织(直接提眉),冠状切口开放眉提升,内镜辅助提眉。单侧额肌麻痹可导致双侧眉高度差异达 12mm,这种差异可通过直接提眉矫正。直接提眉是指切除眉上缘与眉平行的一块皮肤和额肌。如正好沿第一排毛囊做切口,术后瘢痕将非常隐蔽。通过额肌切除缩短的提升能产生可靠的松弛状态下的矫正效果,但有时需要矫枉过正。在面部做表情时健侧额肌很活跃者患侧做过度矫正更有意义。注意识别和保护眶上神经分支,因其位于额肌深面(图 11.6)。

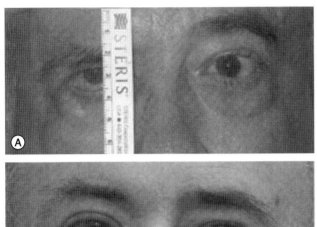

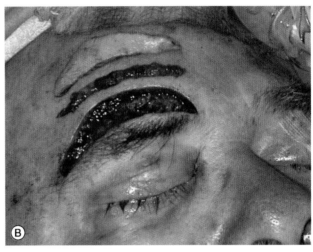

图 11.6　(A)与左侧(健侧)眉部比较,评估麻痹侧眉下垂的量。(B)切除一条皮肤和额肌矫正眉下垂。(C)术后外观

经冠状切口做眉提升时,可用筋膜将眉悬吊于颞肌筋膜或额骨上。这种手术较直接眉提升风险大,效果不确定,但瘢痕更隐蔽。

作者对内镜辅助提眉治疗面瘫经验不多。内镜辅助提眉提升效果有限,很可能随时间推移逐渐失效。因此,其远期效果还不确定,尤其在患侧需做大幅度提升时。

通过处理健侧面神经额支或切除部分额肌条减弱额肌的方法有时用于解决皱纹不对称。

上睑

有几种处理兔眼的方法,这些方法主要集中在对抗提上睑肌。由于方法简便且可逆,上睑放置金片是最常用的方法。患者睁眼时金片是否显得突出取决于眼睛的形态。如果睁眼时睫毛上方眼睑皮肤暴露宽度超过 5mm,金片容易被人注意到。如果此宽度低于 5mm,金片上移时容易被上睑皮肤皱折盖住(图 11.7)。

由于惰性很好,24K 金比较常用。其免疫排斥反应很少见,如果发生时,可用白金片替代。金片假体重量一般为 0.8~1.8g。0.8~1.2g 的力量就可

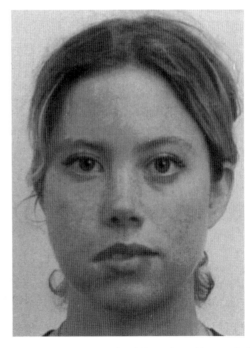

图 11.7　年轻女性患者,右侧面瘫,眼轮匝肌完全麻痹,眼睑植入金片后形态良好

让眼睑闭合,患者眼睛会觉得很舒适,不会有沉重的感觉[21]。可在患者清醒时将金片贴放在睑板区皮

肤上测试所需假体的重量。此重力需能将上睑下降至距下睑 2 ~ 4mm 距离，切上睑能完全覆盖角膜。只要患者存在 Bell 反射，让眼睑完全闭合是不必要的。假体需缝合固定在上半个睑板上。注意不要损伤 Müller 肌止点（图 11.8）。假体应放在睁眼时上

睑皱褶的下方。金片重力所产生的闭合是缓慢的，要指导患者有意识地放松提上睑肌 1 ~ 2 秒以使上睑下降（图 11.9）。并发症有：假体脱出，包膜过厚致局部肿块出现，眼球刺激征。一旦出现，可将假体取出、替换或再固定。

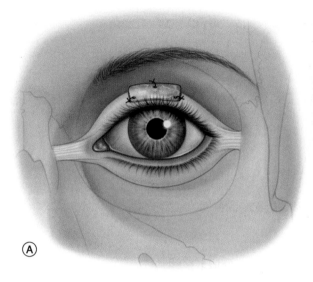
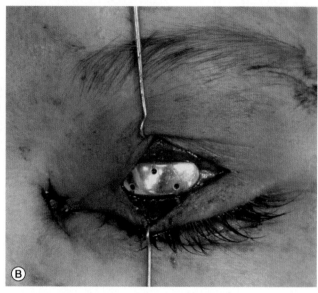

图 11.8　（A）金片直接放在角膜上方睑板上半部。（B）缝合固定金片，线结埋在皮肤深面

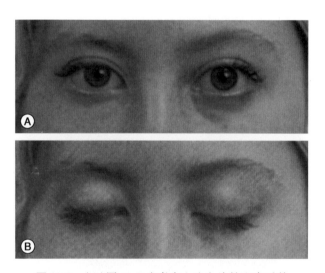

图 11.9　（A）图 11.7 患者右上睑金片植入术后外观。（B）闭眼时外观

睁眼时，双臂靠拢，眼睑放松时，金属环的记忆另双臂分开，引起眼睑闭合（图 11.10）。

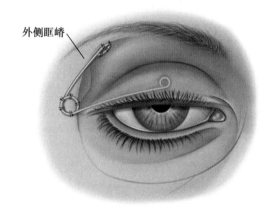

外侧眶嵴

图 11.10　右上睑弹簧装置

　　作者做过 27 例上眼睑金片移植。并发症情况为：2% 取出假体，8% 需调整假体重量。52% 效果满意。本组病例中，64% 需行下睑静态悬吊术。其结果是，金片移植与下睑静态悬吊同时进行，95% 效果满意。

　　Morel-Fatio 描述了另一种闭合眼睑的方法，该装置是由一个金属环和两个臂组成的弹簧，一支臂缝在上睑缘，另一支臂固定在眶外缘的内侧面[22]。

　　上述方法的优点是不依靠重力。然而，其问题也很多，如弹簧错位、断裂或力量减弱，力量过大可能出现假性上睑下垂，皮肤腐蚀等。此法比放金片复杂，其结果取决于术者的专业水平。

　　还有一些可短期使用的装置，包括可插入上下睑的磁化棒和缝在内外眦韧带上的硅胶带。

　　颞肌移植的优点是使用自体组织，不需异体材料。Gillies 最早描述此法[23]，有几位学者后来对其

做了改进[24]。颞肌瓣以下方为蒂,宽约 1.5cm,带颞筋膜一起翻瓣。供应颞肌的血管和运动神经均在肌肉下方深面进入,故以下方为蒂能保留肌肉功能。将颞筋膜从肌肉表面分离,然后在肌肉远端做肌肉筋膜缝合(图 11.11)。颞肌瓣穿过皮下至外眦,颞筋膜再穿皮下隧道经上下睑缘与内眦韧带缝合(图 11.12)。肌肉收缩时将筋膜条拉紧,造成眼睑闭合。这种技术的优点是产生上下睑闭合和下睑的静态悬吊。用 2mm 的肌腱条更好,筋膜容易拉伸,后期眼睑的运动会减弱。颞肌筋膜瓣法的缺点为肌肉收缩时,睑裂的形态将由椭圆形变成一道缝,外眦部皮肤会起皱,眶外缘将出现明显的肌肉突起。咀嚼时眼睑的运动也会令人不快。但此法能提供一种极好的静态支撑,能控制眼睑闭合,还能通过控制泪流起到润滑眼球保护角膜的作用。带血管神经的肌肉移植重建眼轮匝肌功能是一种较新的方法。带颞浅动静脉和面神经的颈阔肌移植只在简单方法失败时考虑

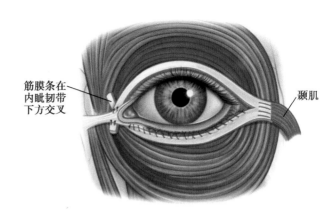

图 11.12　颞肌及筋膜向上下眼睑转移

使用,此法手术时间长,操作复杂。颈阔肌会增加眼睑的厚度,外观不佳。

过去,外侧睑缘缝合法是治疗眼睑麻痹的主要方法。McLaughlin 外侧睑缘缝合法[25]能产生可接受的外观,然而水平睑裂减小会减少眼部魅力和妨碍外侧视野。此法需切除外侧睑缘部分皮肤、睫毛、下眼睑的部分眼轮匝肌及对应上睑部的睑板和结膜。上下睑创面对拢缝合,保留上睑睫毛。外侧睑缘缝合法目前主要适用于角膜感觉缺失、角膜暴露、没有其他能达到更好外观的办法。

下睑

眼轮匝肌从其附着点至内外眦韧带将眼睑向眼球牵拉,肌肉收缩时可将睑缘上抬 2~3mm。下睑缘一般紧贴着结膜下缘。眼轮匝肌麻痹后,肌肉张力消失。重力导致下睑下垂,巩膜外露。下睑缘和下泪小点脱开眼球,出现睑外翻(图 11.13)。因此,处理重点是将下睑缘拉紧和令下泪小点贴回眼球。

睑缘明显外翻及巩膜外露 2~3mm 常伴有干眼症和畸形。这种情况需要支撑整个睑缘,最好通过睑缘灰线下方 1.5~2.0mm 悬吊下睑于内外眦部(图 11.14)[26]。肌腱强度较筋膜更持久。取 1.5mm 宽的肌腱条(取自掌长肌或跖肌)缝在眶外

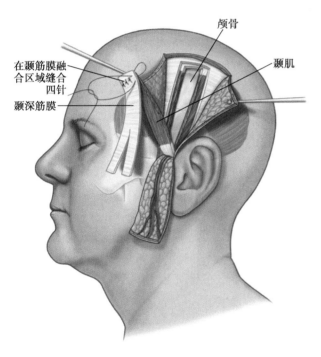

图 11.11　掀起颞肌向眼部转移

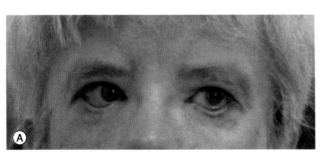

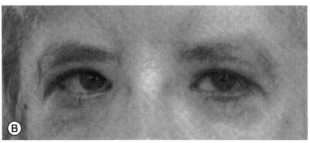

图 11.13　(A)52 岁女性 Mobius 综合征患者,双侧下眼睑明显外翻。(B)下眼睑肌腱悬吊术后外观

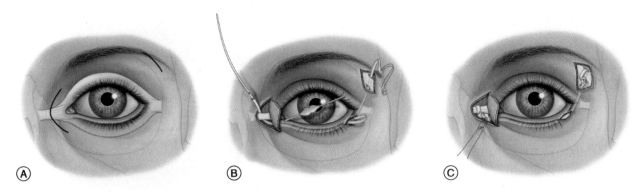

图 11.14 (A)静态悬吊切口。(B)内侧固定于内眦韧带,外侧固定于眶外缘骨膜上。(C)固定完成后

缘颧额缝上方,经皮下隧道自睑板前方穿过。腱条放置的位置很重要,太低会加重外翻。对于老年且皮肤松弛的患者而言,腱条位置太浅或太高会导致睑内翻。腱条环绕内眦韧带前肢后,与之缝合。腱条穿过皮下隧道可用克氏针辅助完成。此法可很好地支撑下睑,不会出现眼睑畸形,不易被察觉,效果持续时间长。如腱条太松,可自眶外缘将其收紧。

侧位检查眼睛和眼睑可判断其矢状位情况[7]。眼球位于睑缘前方为阴性矢量,睑缘位于对照突度之前。眼球向前下垂时,下睑腱条移植可矫正外翻,但不能减轻巩膜外露。眼球位于睑缘后方为阳性矢量,睑缘位于对照突度之后,腱条悬吊有效。腱条在眶外缘固定需在眶骨上钻孔,腱条从孔中穿过绕回后与自身缝合。需在眶外缘后 2~3mm 处固定,因为如将腱条直接固定在额骨骨膜上会将眼睑外侧抬离眼球。

作者采用下睑悬吊结合上睑金片移植治疗 25 例患者,95% 症状得到改善(图 11.13B)。2 例下睑悬吊患者出现并发症,需将腱条受紧。1 例患者因悬吊加重外翻需作修复,1 例患者因出现睑内翻需要拔除部分睫毛。下睑腱条悬吊术后 1 周以上如位置不满意可以调整。

下睑松弛及轻度巩膜暴露等眼睑轻度异常可采用外眦成形治疗。Jelks 等[27]描述了几种外眦成形的方法,如睑板带法、真皮条法及下支持带外眦成形法等。需将外眦韧带重新固定到 Whitnall 结节位置,即瞳孔中线水平上方眶外缘后方 2~3mm 处。

下睑过剩及拉长的组织可采用水平方向眼睑缩短法处理。Kuhnt-Szymanowski 法是在下睑外侧做一基底在睑缘的楔形切除。其改良方案是不仅切除睑板和结膜,而且将外眦重新悬吊。缺点是可能导致泪阜变形和暴露,效果不能持久。

也有人使用软骨移植支撑睑板。将软骨植入睑板中部并与之缝合,可减轻下睑下移的趋势。但实际结果往往并不理想,软骨倾向于向水平方向旋转,而不是做垂直方向转动,将在下睑形成明显的膨出,对下睑的支持作用减小。

单纯下睑内侧外翻(泪小点外翻)可通过睑板结膜椭圆形切除的方法矫正。下睑内侧的垂直向缩短有助于泪小点向眼球侧复位。内眦成形亦可支持泪小点。

鼻腔气道

鼻肌及提鼻翼肌麻痹伴麻痹侧颊部下垂和向内侧倾斜导致患侧鼻孔失去支持、鼻翼塌陷和气流减少。先天性面瘫患者发生鼻中隔偏曲将进一步加重呼吸困难。症状明显的患者在矫正气道塌陷时,最好同时用肌腱向上外提起鼻翼基底及上提上唇和颊部。中隔成形术亦有助于改善气道。

上唇和颊部:重建微笑

大多数面瘫患者的治疗目的为矫正面部静态不对称或重建微笑。口腔肌肉系统麻痹会带来严重功能问题,如流涎及说话困难。唇颊部松弛会导致咀嚼困难和容易误咬颊部,颊肌麻痹还易导致颊沟滞留食物。然而,手术治疗的重点还是重建微笑。

神经转移:原则及目前应用

动力重建在于尝试恢复静态和微笑时的对称。形成微笑的三个元素是:神经传入、受神经支配的功能肌肉、适当的肌肉位置。任何面瘫患者的治疗均需考虑此三元素。

面瘫的治疗模式可根据两个基本标准分类。其一，重建基于面神经还是其他脑神经[28]，其二，功能肌肉单元是选取面部肌肉还是转移肌瓣[29]。选用同侧还是对侧面神经取决于是否还具备功能且可供使用的分支或残干。是否有必要做肌肉转移或移植取决于麻痹时间的长短。如麻痹期在 12 个月内，一般认为肌肉可恢复动力。如麻痹到 24 个月，肌肉将发生不可逆的萎缩，需做肌肉替代。面部肌肉的功效可采用静态悬吊或动力重建的方法替代。最近有报道局部肌肉转移结合静态悬吊的方法[30]。

面神经损伤早期做神经修复是可能的[31]。面神经近心残端与远心颞颊残端间的缺损可用腓肠神经端-端吻合移植修复。

同侧面神经近心残端无法使用(脑肿瘤、头颅外伤及骨折、Bell 麻痹、手术)且面部肌肉尚存活力时，可将舌下神经或三叉神经咬肌支与面神经远心端连接。这种方法可能使瘫痪的面部产生不自然的运动，其结果是静息状态下面部肌肉形态及对称性良好，但其运动既难看又不自然。这种状况出现在患者做舌部运动(舌下神经转移)或咀嚼(咬肌神经转移)时。

短期发生的面瘫且只有对侧面神经有功能时，可采用腓肠神经跨面部将健侧面神经分支与患侧肌肉连接。健侧面神经轴突通过移植神经的髓鞘再生及支配肌肉需 4~8 个月时间。面神经再生过程中，患侧肌肉可能发生萎缩。Terzis[32,,33] 提出可用同侧神经(舌下或咬肌神经)转移充当临时支配或"保姆"角色，肌肉的形态及功能可同时得到保留(图 11.15)。手术第一步是将健侧面神经上下干借移植

神经经上唇皮下隧道跨越至患侧。暂时将其储存在麻痹侧颞前区，用 3-0 蓝色尼龙线缝合标记。同时，将患侧咬肌神经或部分舌下神经与面神经残端用游离神经条连接。2~3 个月内，麻痹的肌肉将恢复形态和功能。

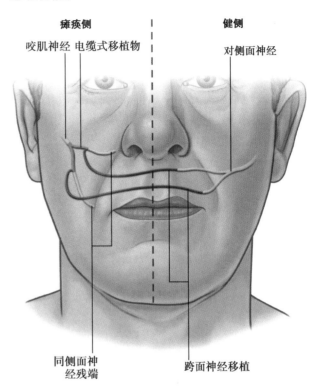

图 11.15　"保姆"法图示。P,麻痹侧；N,健侧；MN,咬肌神经；CNG,跨-面神经移植；IFNS,同侧面神经残干；CFN,对侧面神经

一期手术后 6~9 个月[34]，面瘫侧将接受第二次手术。找出跨面转移的神经，分成束，与早期已做咬肌-面神经吻合的面神经远端对接。3~6 个月内，健侧面神经的冲动将能传导至患侧，其动作受意识支配(图 11.16)。如咬肌神经仍起作用，可将其

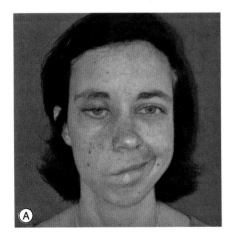
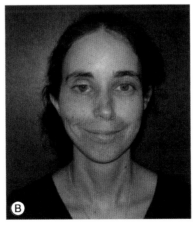
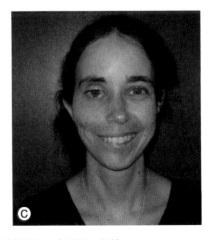

图 11.16　(A)"保姆"法术前照。(B)"保姆"法术后闭口微笑。(C)"保姆"法术后张口微笑

切断。

带血管神经蒂的肌肉移植

由于面部肌肉相互作用复杂且涉及大量肌肉,恢复面部全部运动的对称性是不可能的。面部有18种特定的表情肌,其中提上唇的有5种,降下唇的有2种。转移的肌肉只能产生一种功能,只能朝一个方向运动。

如面神经能再支配移植的肌肉,微笑将能自然发生。当使用其他脑神经(第Ⅴ、第Ⅺ、第Ⅻ)时,咬紧牙关或其他运动可产生微笑,至少开始如此。随时间推移,微笑将越发容易而且更自然。

患者对肌肉移植和神经再支配的承受力需仔细评估,包括对手术、麻醉及术后并发症等多方面的评估。还应告知患者恢复运动所需的时间,

一般要18个月左右。一般认为,老年患者不是经常能恢复神经再支配。如何界定"老"很困难,因为肌肉恢复神经支配能发生于任何年龄。作者一般不愿意给65岁以上患者做功能性肌肉移植手术。

微笑分析

术前计划是关键。人们发现在患侧重建后,健侧在微笑时肌肉的运动很夸张。因此,仔细分析健侧的微笑运动对建立对称的微笑有指导意义。Paletz等[35]描述了各种不同的微笑。评估口裂和上唇的运动方向很重要。垂直方向如何运动?微笑的力量是什么?口周的力量最集中于何处?微笑时鼻唇沟的位置在何处?是否存在颏唇沟?判定这些特征后,评估肌肉的大小、起点、张力、运动方向及位置等均可按计划进行(图11.17)。

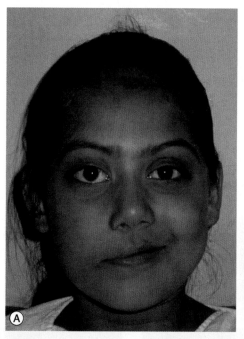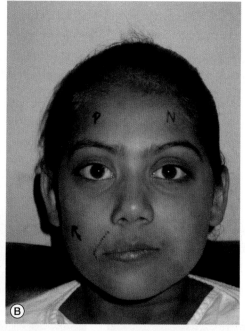

图11.17　(**A**)患者微笑。注意口裂和正常(左)侧上唇中部的运动方向、鼻唇沟的位置及上下唇形态。(**B**)按左侧(N)对称点标记出右侧(P)鼻唇沟的位置及运动方向。颊部两点连线显示理想的肌肉运动方向

技术选项

游离肌肉移植一期重建微笑最有吸引力。然而,由于受许多因素影响,此法往往并不能收到最好的效果(表11.4)。如果同侧面神经干还可使用时,其可作为肌瓣移植神经再生的起源。提上唇肌的确切神经分支是很难寻找的。如接错了神经,患者将在面部做其他表情时发生肌肉收缩而非在微笑时,

如闭眼或缩嘴唇时。

一期由对侧面神经再支配的肌肉移植已有报道。这种方法需要用神经很长的肌肉,如背阔肌或腹直肌[36],也有使用股薄肌的报道[37]。神经经唇部皮下隧道穿行至患侧,与面神经残端吻合。此法的优点是只需一次手术,只有一处神经轴突再生。肌肉在待神经再生期间并未出现明显的去神经萎缩。尽管肌肉能在面部运动时行使功能,其可能在

微笑时并未发生收缩。这是由于所使用的面神经靠近嘴唇,健侧切口选在鼻唇沟区。这种方法不是按面神经分布的全貌去重建,一些重要的分支可能没有涉及。这种方法也无法评估哪些分支还保持连接。

当同侧及对侧面神经均不能作为供区时,如Mobius 综合征或其他双侧面瘫,需要用其他脑神经支配移植的肌肉。作者喜欢用支配咬肌的神经[37]。Zuker 等[37]报道,在儿童患者采用此方法可产生对称的微笑,肌肉活动度非常好。这些患者可能从来没有完成过无意识的运动或真正自发的微笑。然而,许多儿童及 50% 成年患者似乎能发生脑皮质层的再通,不需咬牙及有意识地努力即可做出微笑。

在处理较年轻的单侧面瘫患者时,我们采用二期重建的方法,即一期做面神经定位及跨-面神经移植,二期做带血管神经的肌肉移植。

作者常用的方法:二期显微血管神经移植

跨-面神经移植

一期包括解剖健侧面神经,采用耳前向下颌下延伸的切口(图 11.18)。面神经颧颊支位于腮腺中间,需仔细加以鉴别并逐一用微电极探头刺激,电极连接于一个电压及频率可调的刺激仪上(图11.19)。鉴别运动神经的刺激仪不能产生可靠、强烈且可控的肌肉收缩,不能摸到或看到哪块肌肉受到刺激。面神经定位可清楚鉴别支配口轮匝肌、眼轮匝肌及引起唇收缩的神经支。通过刺激方法,可选出只产生微笑而无其他运动的面神经分支(图

11.20)。有时很难找到不连带眼轮匝肌运动的微笑支。不包含眼轮匝肌运动的神经分支一般有 2 ~ 4支。支配颧肌及提上唇肌的分支也是 2 ~ 4 支。这就能保证在取 1 ~ 2 支神经与移植的神经连接时,面部肌肉的正常功能不受影响(图 11.21)。

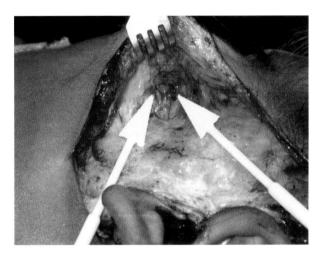

图 11.18　耳前切口行跨面神经移植。左耳前面即可看见腮腺,支配口和眼部肌肉的面神经分支在背景材料的浅面可见

常取腓肠神经供神经移植,可用神经剥取器获取神经(图 11.22)。剥取器似乎不会影响移植神经的功能[38]。

供区面神经的近端与移植神经的远端吻合,轴突再生的方向将是由远及近。目前常用 10cm 长的短神经条供移植,神经的游离端存储于上颊沟中。此法将产生再生功能良好的移植。短跨-面神经移植可使一期与二期之间的等待期由 12 个月缩短至 6个月。短跨-面神经移植产生的肌肉收缩比传统长

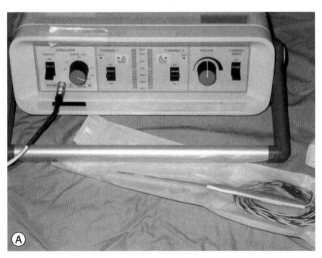

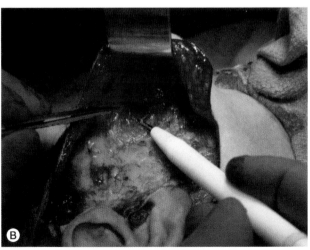

图 11.19　(**A**)一个轻便的电压可调及频率可控电刺激仪放在一个靠近术区的无菌塑料袋内,医师可按需调节电压。(**B**)双极探头之间可产生电流,能定位一小片受刺激区域

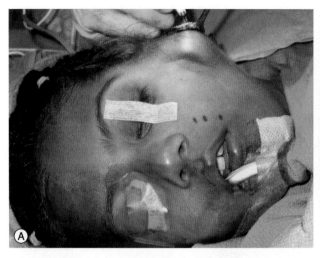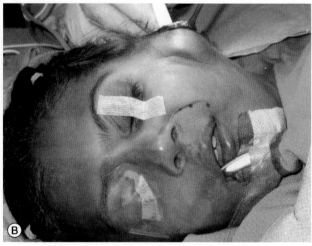

图 11.20 （A）左侧面瘫患者在全身麻醉状态下。准备右侧面神经功能神经定位的面神经分支。（B）刺激面神经支配颧大肌的分支，这是一个理想的跨面神经移植接入点

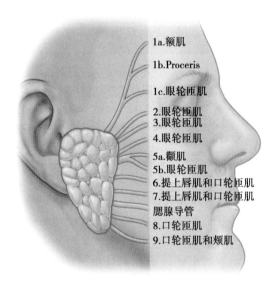

1a.额肌

1b.Proceris

1c.眼轮匝肌

2.眼轮匝肌
3.眼轮匝肌
4.眼轮匝肌

5a.颧肌
5b.眼轮匝肌

6.提上唇肌和口轮匝肌

7.提上唇肌和口轮匝肌

腮腺导管

8.口轮匝肌

9.口轮匝肌和颊肌

图 11.21 支配眼和口部面神经分支功能图。通过刺激每个分支产生相应肌肉收缩来确定

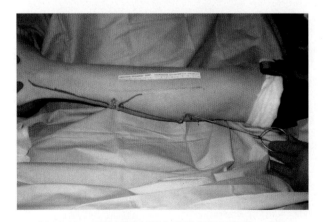

图 11.22 用神经剥离器获取腓肠神经节段。在小腿后方做切口，找到腓肠神经，解剖至腘窝，切断。将神经放进剥离器，剥离器推进至小腿中部。做第二个切口，找出神经，切断，抽出神经

神经移植更强（表 11.5）。

表 11.5 带血管神经蒂肌肉移植方法

一期	肌瓣由同侧面神经支配（可能的话）
	带长神经蒂的肌瓣由对侧面神经支配
	肌瓣由咬肌神经、舌下神经或副神经支配
二期	肌瓣转移及跨面神经移植

有位前辈曾使用腓肠神经近心端作为短跨-面神经移植供体。腓肠神经自腘窝至小腿中部节段很细，少有分支，非常匹配面神经分支及股薄肌运动支。

股薄肌移植

许多肌肉适合做下面部重建的功能性肌肉移植（表 11.6）。这些肌肉需做血管吻合移植，且需带有可与面部神经吻合的运动神经支。起初，医师们努力寻找与面部尺寸非常匹配的肌肉，但更实际的方法是在移植时将肌肉修整至适当的大小[39]。这种观念使医师们能使用许多不同的肌肉，并可按面部功能要求将肌肉做修整。例如，只有部分面瘫的轻微异常面部只需要一小块肌肉移植。健侧口唇运动强烈的完全性面瘫需要大块肌肉移植。

表 11.6 可用作带血管神经蒂移植的肌肉

股薄肌
胸小肌
腹直肌
背阔肌
桡侧腕短伸肌
前锯肌
股直肌
拇展肌

股薄肌适用于面瘫重建。其神经血管蒂可靠，且相对容易准备，可根据神经血管蒂将肌肉节段修剪成需要的大小。医师将能按照患者面部所需修整肌肉。腿部功能不会受到影响。由于切口在大腿内侧，术后瘢痕相对隐蔽，但瘢痕经常会变长。大腿离面部距离较远，二处手术可同时进行。股薄肌是移植常用肌肉，因其解剖清楚，取瓣方法已有详细描述（图 11.23 ~ 11.26）[40]。

肌肉一般需做纵向劈开，多取用肌肉前部。一般取用肌肉横切面 30% ~ 70%，具体取决于肌肉大小及面部所需的量。肌肉可做纵向劈开没有争议，

但有时血管蒂在深面进入肌肉中部。此时需去掉肌肉部分前部和后部，以达到合适宽度。面部受区测量完成后，切取较受区略大一点的肌瓣。肌肉末段插入面部与受区做褥式缝合，插入唇部点需严密缝合。

将肌肉与口唇结合是治疗的关键步骤（图 11.26）。一般将肌肉沿上唇移植于瘫痪的口轮匝肌之上、口裂之后（图 11.27A，B）。术前通过分析微笑确定插入点。术前微笑分析也是确定肌肉起点的关键，可将其附着于颧骨体、颧弓、颞筋膜或耳前筋膜。术中观察牵拉口轮匝肌时口唇的运动以验证缝

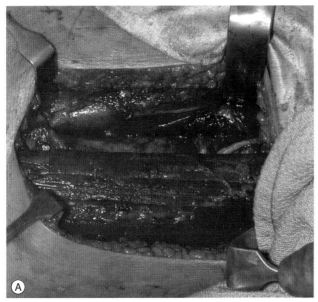
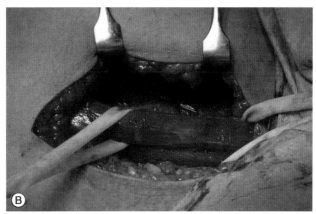

图 11.23 （**A**）准备右腿股薄肌。运动神经在右上方邻近血管蒂处。（**B**）纵向劈开股薄肌前半部

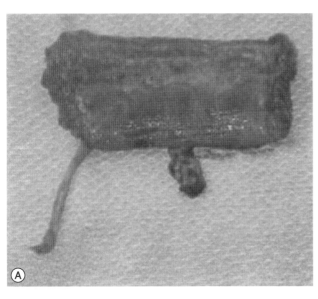
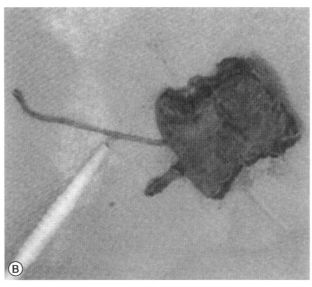

图 11.24 （**A**）取下股薄肌段，运动神经位于左下方，血管蒂的下方。右侧为肌肉远端，已做多个褥式缝合。（**B**）刺激运动神经时肌肉明显缩短

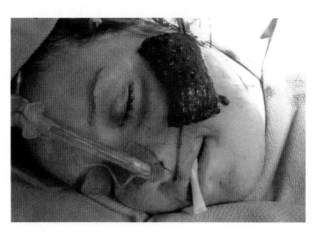

图 11. 25　肌肉移放至面部,运动神经放在拟行跨-
面神经移植的上颊沟处

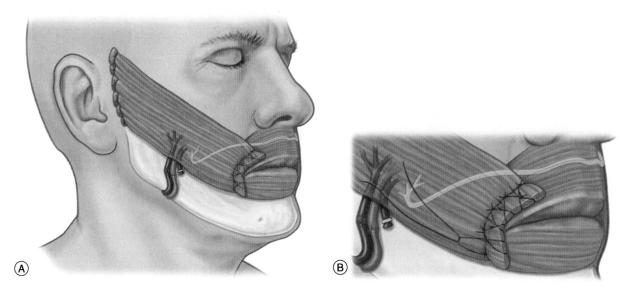

图 11. 26　(A)肌肉移至面部,血管蒂与面动静脉吻合。神经做跨-面神经吻合。肌肉与口及耳前和颞浅筋膜缝合固
定。(B)腓肠肌肉插入麻痹的口轮匝肌,做八字缝合,末端再做褥式缝合。这样固定很牢靠,可防止裂开

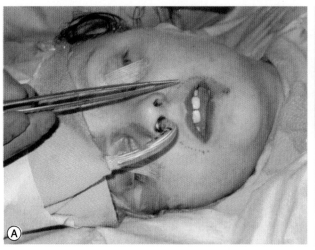

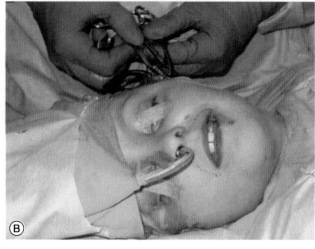

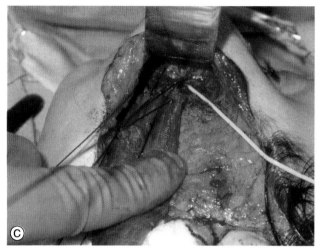
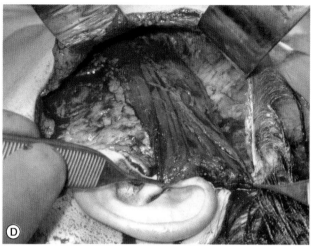

图 11.27 （A）在口裂和上唇做定位缝合,图片上方可看见缝线。牵拉口裂可达到与健侧（右侧）平衡。（B）牵拉口裂和上唇的定位线,可看见虚拟的微笑。手术的目标是尽可能地使垂直方向的运动接近正常并形成鼻唇沟。（C）肌肉插入口裂和上唇。定位缝线放在褥式缝合线后,以将肌肉准确定位,避免术后移位。（D）肌肉固定于口裂和上唇,血管神经已接入。肌肉另一端与耳前及颞浅筋膜固定,保持适当张力。肌肉拉伸长度要适度,以有效移动口裂为度。冲洗伤口,放置引流

合位置。确定张力大小很困难,因为肌肉内部机械张力、肌腹收缩幅度、重力、面部肌张力等因素都将影响最终位置(图 11.27C)。

血管蒂一般与面动静脉吻合,但面静脉有时缺如,常常可用一条粗大的面横静脉代替,有时也可用颞浅静脉。股薄肌中心放在口唇部,运动神经经隧道进入上唇。打开上颊沟切口,找出跨面移植神经末端,与股薄肌的运动神经连接。

术后 6 个月以上才会发生运动,达到最大运动幅度一般需 18 个月。在此期间,可评估肌肉的静息张力和微笑动作。有时需做第三次手术调整肌肉状态(太紧或太松),同时可做其他一些修整,如将肌肉削薄或调整插入点。

按照此法,患侧一般可达到健侧运动幅度的50%。患者可获得满意的静息形态和同步的微笑。

缺乏面神经传入时的肌肉移植

缺乏面神经传入时肌肉移植的方法可应用于双侧面瘫及 Mobius 综合征。需要用有效的运动神经支配肌肉。过去曾有过使用副神经和迷走神经的报道,现在多喜欢使用支配咬肌的运动神经。其为三叉神经的分支,双侧面瘫及 Mobius 综合征患者的该神经总是正常。此神经沿咬肌后上缘斜向前下走行,并总是位于咬肌表面下,在颧弓下 2cm 进入肌腹。神经在肌肉表面穿过时,发出许多分支。

移植肌肉起点与接入点的再血管化过程是一致的。支配移植肌肉(股薄肌节段)的运动神经与咬肌的运动神经连接,二者的大小非常相似,神经再生效果良好。Bae 等展示了一例 Mobius 综合征患者,采用咬肌的运动神经支配移植的股薄肌,口裂运动幅度与正常人的差异在 2mm 之内。正常人口裂运动幅度一般为 15mm。32 例患者采用股薄肌移植及咬肌运动神经支配后,双侧口裂运动幅度分别为13.8mm 和 14.6mm,而另一组采用跨面神经移植者的运动幅度只有 7.9mm。当然,跨面神经移植的优点是能产生同步运动,而咬肌神经则只能靠意识控制。就跨面神经移植的肌肉而言,能产生同步表情是因为肌肉受健侧面神经控制。然而在使用咬肌运动神经时,微笑运动要靠意识努力。有一些患者经过训练及生物反馈,在不做下颌运动及靠意识努力时亦可产生面部表情。这是一个有待进一步研究的领域,但我们觉得在肌肉开始收缩后做康复训练有重要意义。

Mobius 综合征患者非常适合这种手术,因为他们一般只有有限的或根本没有面神经运动,而其三叉神经及咬肌是正常的。我们喜欢间隔至少 2 个月来完成两侧手术,肌肉运动及活力恢复非常满意。用咬肌的运动神经支配移植的股薄肌是目前常用的修复方法。此法还可有效地提高下唇功能、改善流涎及语言不利。最重要的是,此法可给患者带来满意的微笑,这是其他方法无法企及的(图 11.28,图 11.29)。

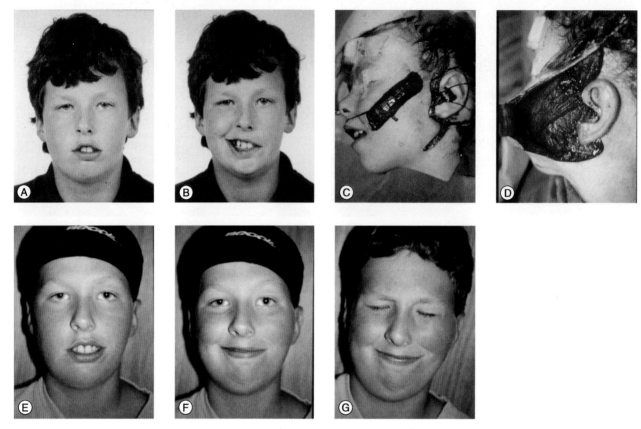

图 11.28 （A）先天性面瘫患儿术前静息状态照。注意患侧上唇略下垂,向健侧偏斜。（B）微笑时,患侧略有张力,但没有上抬。（C）带血管神经蒂的节段性股薄肌跨-面神经移植至颊部。注意,血管蒂与面动静脉吻合,运动神经于上颊沟做跨-面神经吻合。（D）术中照,带血管神经的肌肉蒂两端已固定妥当,血管神经已吻合。（E）跨-面神经移植的带血管神经肌肉瓣移植术后静息状态照。注意双侧非常对称,没有局部突出。（F）适度微笑。注意,活动度良好,口裂上提良好,突起很小。（G）用力微笑时,移动度很好,鼻唇沟形态满意

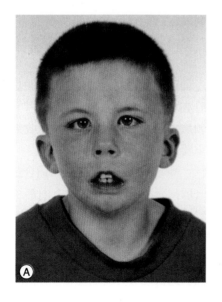

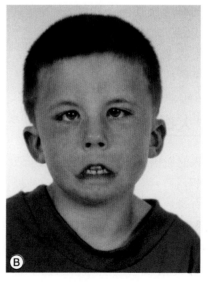

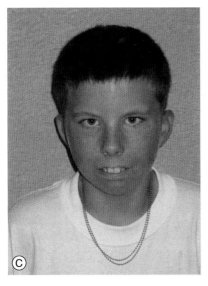 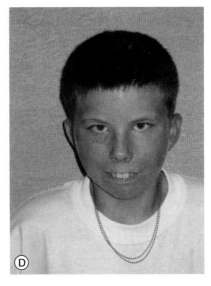 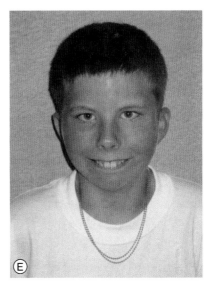

图 11.29　（**A**）Mobius 综合征患儿术前静息状态照。（**B**）尝试微笑。口裂实际下移，呈苦笑怪相。（**C**）带血管神经蒂的节段性股薄肌游离移植，运动神经与咬肌神经吻合，术后静息状态照。注意口裂的静态支撑。（**D**）轻度微笑，注意口裂对称上抬，拉紧。（**E**）用力微笑。口裂运动非常对称，鼻唇沟形态满意

局部肌肉转移

　　不适合做游离肌肉移植的患者可采用局部肌肉转移。这种方法已使用了数十年，包括颞肌转移、咬肌转移及二者同时转移。由于这些肌肉受三叉神经支配，患者要通过咬牙来产生微笑。通过训练，患者可在不移动下颌时产生表情，而一些患者还可达到一定程度同步。

　　颞肌逆行或翻转移植由 Gillies 描述[23]，即将颞肌从颞窝起点剥离，经颧弓翻转延伸至口裂。有时可能肌肉长度不够，需同时作筋膜移植。颞区出现的凹坑可植入假体填平，Baker 和 Conley[42] 提出可将部分颞肌前部后移以填充凹陷。颞肌转移的另一个缺点是肌肉跨越颧弓处出现突起。为避免这些并发症出现，McLaughlin[25] 描述了颞肌顺行转移的方法。做口腔内、头皮或鼻唇沟切口，将颞肌从下颌骨喙突剥离、前移。颞肌需通过筋膜移植才能到口角。

　　Labbe 和 Huault 对上述方法做了改良，不用做筋膜移植即可达成固定起点、活动插入点的真正肌肉成形[43]。进一步改良避免了潜行剥离颞肌前部，简化了程序且能增强血供。目前可通过鼻唇沟切口做喙突截骨，避免做与颧弓平行的横向切口和做颧骨截骨[44]。关键区别之一是颞肌止点经颊脂垫穿过，有助于口裂运动时肌腱滑动。对于老年人及不能做肌肉移植的患者而言，此法是一个很好的替代方案。

　　咬肌转移由 Baker 和 Conley 描述[42]，即将咬肌全部或前部从下颌骨剥离，插入口周。Rubin[45] 提出可仅分离咬肌前半部，转移至上下唇。在做解剖分离操作时，需注意勿伤及咬肌神经，此神经在中点上方深面进入肌肉。

　　咬肌转移可在口角形成很好的静态位置，但缺点是动力不足，不能完全产生微笑，运动方向过于水平。患者下颌角区经常出现凹陷。

　　Rubin[45] 主张同时转移颞肌和咬肌（图 11.30），

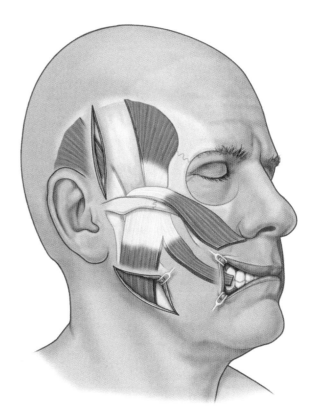

图 11.30　颞肌和部分咬肌转移至眶周

颞肌管上唇和鼻唇沟的运动,咬肌支持口角和下唇。

静态悬吊

　　静态悬吊用于达成静息时的对称,不能产生运动。其可单独使用或作为动态方法的一个附加支持。其目标是产生与健侧等同或在静息时略高的位置。悬吊材料可使用筋膜(阔筋膜)、肌腱或人工材料如 Gore-Tex。作者发现,Gore-Tex 会产生对人不利的炎症反应。从大腿取阔筋膜后,供区最好做修复,否则会出现不适或肌肉疝出。作者喜欢使用肌腱(掌长肌、跖肌、趾长伸肌)(图 11.31)。肌腱易于切取和缝合固定。可用弯的尖血管钳经口裂、上唇、颞肌和颞筋膜将肌腱插入。可经鼻唇沟联合耳前切口或单用耳前切口显露。

　　移植物上需保持一定张力,口周的拉力应过矫一点。这么做是为了补偿清醒时面部存在表情差异及术后有牵拉。移植物可固定于颞筋膜或颧骨,选择哪种取决于牵拉方向。作用于口角及上唇的力量要保持平衡(图 11.29),移植物的位置对维持口角及上唇的适当拉力非常重要(图 11.32)。静态悬吊过紧是可能的,尤其在上唇,这样可形成一气液流出的通道。

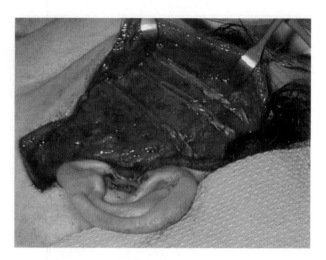

图 11.31　跖肌腱静态悬吊,支持口和颊部

软组织再平衡

　　软组织处理是动态和静态手术的有效补充,包括对疏松组织的悬吊及位置调整。常用处理方法为除皱术(应用或不用表浅肌肉腱膜系统悬吊)及中面部骨膜下提升术。鼻唇沟处理无助于改善这些重要结构。上唇不对称可通过黏膜切除矫正,这些小操作对患者大有益处。

下唇

　　面神经下颌缘支麻痹引起的下唇畸形可能是全

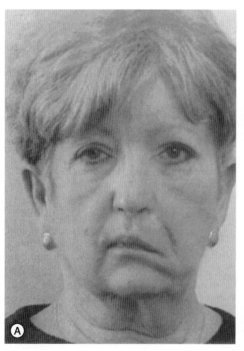
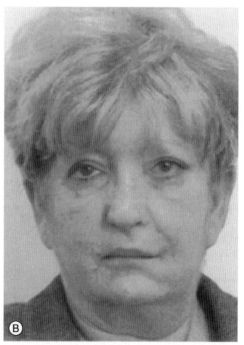

图 11.32　(A)老年患者静息状态面部明显不对称,术前照。以前在别处手术后在鼻唇沟区遗留明显瘢痕。(B)静态悬吊术后面部对称性明显改善

面瘫的一部分,也可能单独发生。既可能为先天缺陷,也可能继发于创伤或手术,尤其是除皱术、腮腺及上颈部手术。面神经下颌缘支有 1～3 支,支配降下唇肌、降口角肌、颏肌及部分下唇口轮匝肌。口轮匝肌还接受颊支和对侧下颌缘支的支配。肌肉功能丧失最多的是降下唇肌。这些肌肉麻痹将导致下唇不能下降、侧移和外翻。在正常休息状态下,畸形不易觉察,因为此时口唇闭合,肌肉处于松弛状态。但当患者说话时,患侧下唇会出现下降及牙齿外露。患者微笑时畸形及牙齿外露更明显。

语言及进食可能发生问题,但大多数患者更关心说话及微笑时下唇的不对称外观。由于需要对称的下唇下降运动,此类患者不能表达愤怒和悲伤情绪。

有许多矫正下颌缘支麻痹的方法,包括恢复患侧神经活力及减小健侧功能。Puckett[46] 等描述了一种方法,即楔形切除健侧部分皮肤和肌肉,保留口轮匝肌。而 Glenn 和 Goode[47] 则提出了全层楔形切除患侧部分下唇的方法。Edgerton[48] 描述了转移二腹肌前腹的方法,将麻痹侧二腹肌在下颌骨上的起点劈开,用筋膜条将其与下唇皮肤黏膜缘连接。Conley[49] 改良了此法,保留二腹肌起点,将腱性部分

与下唇外侧方连接。由于支配下颌舌骨肌的神经分支支配二腹肌前腹,只有下颌运动而非微笑才能驱使肌肉运动。这种协调对多数患者都很困难,其结果是二腹肌主要起到被动限制下唇作用而非主动下降。Terzis 和 Kalantarin[6] 采用二腹肌转移结合跨面神经的方法,将患侧面神经下颌缘支与健侧连接,因而能产生同步的微笑运动。

面瘫发病在 24 个月之内、肌电图证实降肌存在功能者,Terzis 提出可采用舌下神经转移至面神经颈面支,将颈面支近心端及残端与舌下神经部分断面(20%～30%)吻合。长期面瘫但同侧颈阔肌保有功能(面神经颈支完整)者,Terzis 提出可将颈阔肌转移至下唇。

通过健侧降下唇肌选择性部分切除,麻痹的降肌可恢复静态及动态的对称。Curtin[50](1960)和 Rubin[45] 最早提出此方法,但没有详细报告。降肌切除术可在门诊局部麻醉下完成,也可预先在降下唇肌上注射长效局部麻醉药物或肉毒素。这种注射可让患者选择是否决定做丧失降肌功能的肌肉切除术。手术的结果是健侧微笑形态发生改变,而下唇表现对称(图 11.33)。

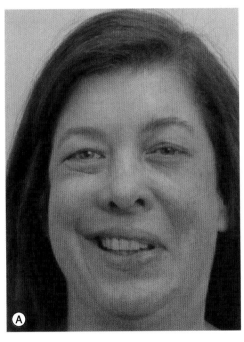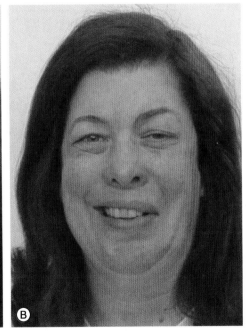

图 11.33　(A)降肌切除术前露齿微笑。(B)术后下唇对称性明显改善

术前通过让患者露齿及触摸整个下唇来标记降下唇肌。此肌呈自下唇侧方向外下走行至颏部的条带状。一般通过口内颊沟切口寻找降下唇肌,其部分被口轮匝肌覆盖,将口轮匝肌提起后,垂直及斜行分布的肌纤维即为降下唇肌,宽度约 1cm。操作时

需注意保护颏神经分支(图 11.3)。找到降下唇肌后,将其肌腹中央部分切除。单纯肌肉切开术效果不持久,而肌肉切除术效果是永久的。

作者曾做过 27 例降下唇肌切除术,这些患者均接受了问卷调查随访。77% 患者表示微笑时下唇对

称,50% 患者认为其微笑由明显不对称转变为完全对称。肌肉切除前,53% 患者表示很在意做表情(如悲伤、愤怒)时下唇不对称。肌肉切除术后,80% 的患者认为表达感情时下唇对称更让人乐意接受。73% 的患者术后语言无变化,只有 27% 的患者有提高。一些学者认为,降下唇肌切除会导致口腔感识性下降。但在作者的病例中,89% 患者表示其感识性没有变化或有提高。3 例患者肌肉切除术后流涎轻度加重。

术后处理

患者术后处理要根据其身体基本健康状况和麻醉后恢复制订个性化方案。相对于一些特殊处理而言,有一些一般处理。肌肉转移术后,维持适当的循环血容量、少量活动防止低血压、适度控制疼痛及围术期使用抗生素等都是重要的。我们一般限制吸烟及喝咖啡 6 周,因为它们可能引起血管收缩和增加血栓的风险。表 11.7 是一个典型的面部肌肉转移术后处理提纲。

表 11.7　肌肉转移术后生活制度

尽量进流食、软食
卧床 1 天,然后在别人帮助下起床坐立,逐渐下床活动
按剂量使用头孢唑林 3 次
48 小时内视情况使用吗啡
泰诺林常规大剂量使用 3 天
禁止吸烟 6 周
禁止喝咖啡 6 周
术区不能受压
限制可能导致术区受伤的运动及剧烈活动 6 周
肌肉开始恢复功能后,积极运动是有益的,正反馈可使运动幅度增大、更对称及活动更自然

结果、预后和并发症

对于手术处理的各方面,医患双方需考虑风险与收益比例。面瘫患者不可能完全恢复正常。但我们可改善因缺少角膜保护出现的问题、缺乏口腔感识性出现的流涎、语言问题及面部表情等。面部不对称可导致严重的社会心理问题。当手术效果甚微时,手术利弊需仔细权衡。Bae 等[41]研究发现,跨面神经移植和肌肉转移后,患侧口裂运动幅度为健侧的 75%(患侧 12mm,健侧 15mm)。因此,当健侧运

动幅度为 7～8mm 时,这两个复杂手术仅能给患侧增加 4～5mm。这个幅度在有些患者是值得的,但有些则不然。每个患者都应做独立评估。

潜在的并发症很多,但幸运的是发生率不高。肌肉转移或移植的早期并发症是出血、感染和血管方面的问题。后期并发症更常见,也更难处理,如肌肉位置欠佳。肌肉在口裂和上唇的插入点需准确和持久。要准确固定起点,均匀铺开以避免出现突起,垂直向上悬吊。要注意减少肌肉移植侧膨隆,可仅使用一小条肌肉(5 岁小儿 5～15g,成人 15～25g)。肌肉要在起点展开,去掉颊脂垫及肌肉上方一条深层脂肪有利于减小膨隆。转移或移植肌肉与医师或患者的期望值之间的偏差有时会令人失望。作者认为这种偏差与运动神经及肌肉的物理位置及张力等因素有关。肌肉功能不好可能与血供或神经支配有关,也可能二者都有关。此类问题很难处理,下一节再做阐述。

二期处理

肌肉转移或移植后问题的二期处理只是治标而非治本。这些问题包括肌肉位置不当、突出、运动幅度小等。

肌肉插入点滑脱是最难处理的。手术再次固定可能导致口裂太紧和口唇偏斜,用肌腱将滑脱的肌肉与口裂和上唇连接可避免出现此问题。肌肉固定太紧可将起点处放松,整体向下滑动。此法需松解肌肉瓣,有损伤神经血管蒂的风险。如果方向不对,也可调整位置,但操作有难度且损伤蒂部的风险也很大。肌肉位置调整必将导致运动幅度下降,但这种代价是值得的。

转移或移植后肌肉膨隆可通过去脂肪和肌肉外层削薄矫正。在肌肉移植手术时将神经蒂放在深面有利于二期调整。行跨面神经移植术时尤其如此。

出现运动幅度小的问题时,处理办法很少。如插入点太松时做适当收紧会有改善,但应注意不要将口拽歪。

如果以上方法都无法进行时,需要与患者坦诚地沟通。充分的支持和移动对减轻功能障碍和静息时口唇位置平衡是否有用?目前肌肉活动度有多少?改善很难或根本不可能时患者对目前状况是否满意?

如讨论后要做进一步手术,能改善多少很难预

测,患者需要再做一次肌肉移植手术。如果失败原因不清,最好用以前没用过的运动神经去支配新移植的肌肉。如为跨面神经移植失败,可用咬肌的运动神经结合肌肉移植。肌肉移植于瘢痕受区和利用以前的血管和神经都不易取得成功,但有些患者可能会有效。

进一步思考

　　面瘫与许多附属专业有交叉。眼闭合不全、泪道不通及睑外翻与眼科及眼部整形等学科相关。鼻内气流受限或有症状需要有耳鼻喉专业背景的鼻科

医师介入。听力丧失、镫骨功能异常及其他中耳方面的问题需要找耳鼻喉医师会诊。脑干受损可能引起口腔分泌、误吸、吞咽等方面的问题。此类患者多为先天性,如 Mobius 综合征,也可能发生于颅内肿瘤。这些情况需要耳鼻咽喉科医师参与。

　　有些功能方面的问题需要求助于一些亚专业医师。例如,婴儿或一些成年患者可能有进食的问题。职业营养专家可提供技术及辅助设备方面的帮助。手术干预后,康复方面的训练会有助于改善肌肉运动和微笑的对称度。面瘫经常影响语言,语言治疗有助于改善发音错误及提供适当的唇部位置。

　　面瘫的社会心理方面问题是巨大的。外科医师主要集中于身体方面的治疗,但治疗患者应有全局

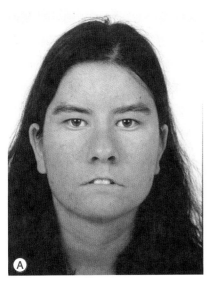
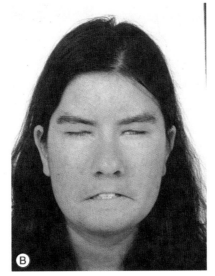
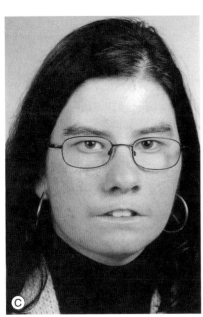
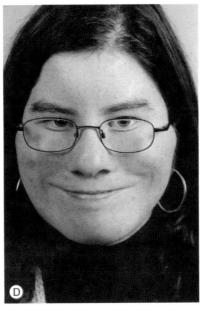
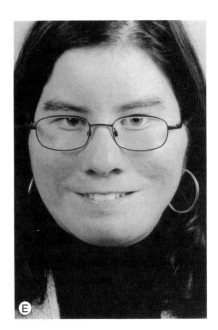

图 11.34　(A)和(B)术前照,Mobius 综合征静息状态和兴奋表情。(C)下面部肌肉移植术后静息状态照。(D)患者闭口微笑。(E)患者露齿微笑

观念。外科医师与心理医师团队合作非常有益于患者。这个团队应包括社会工作者、临床心理医师、高级心理学家。不仅要从生理方面，而且要从心理方面对患者的需要分类。只有这样手术才能真正取得成功。大多数面瘫患者为单侧或孤立的神经受累。人们认为由于胎儿期面部受压导致面神经的发育障碍，与遗传无关。面瘫患者的父母没有遗传缺陷，也没有增加面瘫发生概率的因素。单侧面部综合征（如半侧颜面发育不良）患者情况类似。据推测，畸形出现是由于胚胎早期受环境因素的影响，没有遗传性。就Mobius综合征而言，这些推测并非完全正确。尽管Mobius综合征多为散发，但还是存在遗传表现[51]。家谱分析显示，某些类型的Mobius综合征存在常染色体控制的基因遗传，呈变异性表达（图11.34）。

不完全侵入可能与遗传不连续有关。有些患者身上可检测出某种同源染色体[52]，其13号染色体长臂与1号染色体短臂存在互逆的易位[53]。Mobius综合征遗传及其与其他行为的相关性引起了人们很大兴趣。在此领域的研究必将对Mobius综合征的遗传特征及病因学研究有很大意义。

结论

尽管面瘫的治疗已取得了重大进展，可接受的口裂运动已能达到，但上唇还是很难抬起。肌肉运动幅度太小仍然难以克服。尽管如此，新方法还在不断涌现，研究继续前行。

跨越式神经修复会导致轴突连续性的大量丢失。采用神经营养因子对提高神经帽接技术无疑会有帮助。从生理学角度讲，神经移植的长度是否会影响恢复？血管特性或取材技术是否对功能有影响？实验室研究的进展可能再次提高恢复水平。肌肉的安置点、固定地及方向都是成功的关键。这些领域已取得进步，但不对称的问题仍很困难。下一步应注意微笑的方向及肌肉相对于口裂和鼻唇沟的取位。

任何领域进步的根基是评价工具可靠、能被大众接受和使用简便。评价面瘫的修复重建效果需做如下检查：测量肌肉活动幅度、运动方向、大体对称性和形态差异。不同研究中心需使用相同工具来评价研究结果。从社会心理学角度评价来看，要得到有意义的结论，使用可靠且相同的检测仪器是必要的。身体测量和心理检测工具都已取得进展[54]，未来有望被普遍接受且能广泛地应用。

除技术方面以外，观念也是新的发展领域。眼部表情是口裂和提上唇之外尚未涉及的领域。口轮匝肌功能或降肌重建还无人提及。目前还没有处理连带运动的有效方法。从心理及功能上讲，这都是令人心烦的现象。我们刚开始注意到肉毒素可有效处理肌肉的过度活动，或许此法可处理某些连带运动。针对面瘫还有大量工作要做，在此领域的研究和发展还将继续进行。

参考文献

In summary, facial paralysis reconstruction continues to be an exciting evolving area of surgical development.

9. Rubin L, ed. *The Paralyzed Face.* St. Louis: Mosby-Year Book; 1991.
   This is a classic text on facial expressions and how to produce them surgically. Although it predates current muscle transplantation techniques, it still offers the surgeon insight into smile analysis and surgical decision-making.

14. Westin LM, Zuker RM. A new classification system for facial paralysis in the clinical setting. *J Craniofac Surg.* 2003;14:672–679.
   This classification of facial paralysis was created as an aid to the clinician in understanding the breadth of this diverse condition. As such it can facilitate treatment planning.

16. May M. Microanatomy and pathophysiology of the facial nerve. In: May M, ed. *The facial nerve.* New York: Thieme; 1986:63.
   This classic text is a must for all students of facial paralysis. The concepts are still valid today and aid in treatment planning.

26. Carraway JH, Manktelow RT. Static sling reconstruction of the lower eyelid. *Operative Techniques Plast Reconstr Surg.* 1999;6:163.
   Eyelid surgery must be precise and well executed to be successful. This article describes in detail the technique and potential undesirable effects.

28. Manktelow RT, Tomat LR, Zuker RM, et al. Smile reconstruction in adults with free muscle transfer innervated by the masseter motor nerve: effectiveness and celebral adaptation. *Plast Reconstr Surg.* 2006;118:885–899.
   In this paper, evidence is presented to suggest cerebral adaptation is a real entity in the adult population. It sets the stage for further exploration of this fascinating concept.

30. Michaelidou M, Chieh-Han J, Gerber H, et al. The combination of muscle transpositions and static procedures for reconstruction in the paralyzed face of the patient with limited life expectancy on who is not a candidate for free muscle transfer. *Plast Reconstr Surg.* 2009;123:121–129.
   This is an excellent article that provides the surgeon with practical alternatives to complex microsurgical procedures.

They are particularly helpful when the patient is elderly or has a limited life expectancy but still would like a surgical correction to improve the quality of life that remains.

33. Terzis JK, Tzafetta K. The "babysitter" procedure: minihypoglossal to facial nerve transfer and cross-facial nerve grafting. *Plast Reconstr Surg.* 2009;123:865–876.

    This is the first article to resurrect the nerve transfer principle for facial paralysis. Use of the entire hypoglossal had serious and permanent negative effects on speech, food manipulation, and tongue bulk. This article addresses these issues and the partial use of the hypoglossal avoids these problems.

37. Zuker RM, Goldberg CS, Manktelow RT. Facial animation in children with Möbius syndrome after segmental gracilis muscle transplant. *Plast Reconstr Surg.* 2000;106:1.

    This article describes the problems of the Moebius syndrome from a reconstructive surgeon's viewpoint and suggests a surgical procedure for function and animation.

41. Bae Y, Zuker RM, Maktelow RM, et al. A comparison of commissure excursion following gracilis muscle transplantation for facial paralysis using a cross-face nerve graft versus the motor nerve to the masseter nerve. *Plast Reconstr Surg.* 2006;117:2407–2413.

    In this paper the strong input of the masseter motor nerve is shown to translate into increased commissure excursion.

43. Labbe D, Huault M. Lengthening temporalis myoplasty and lip reanimation. *Plast Reconstr Surg.* 2000;105: 1289–1297.

    This paper clearly outlines the technique of temporalis myoplasty that has evolved over the years. It has a role in a select group of patients.

12

口腔、舌及下颌重建

Ming-Huei Cheng, Jung-Ju Huang

概述

- 在头部和颈部重建中,全面检查口腔、舌、下颌缺损,患者的疾病状态,整体状况及预后是实现理想的重建效果及减少并发症的关键步骤。全面评价其缺损,包括大小、形状、结构及与可用的受区血管的关系。为精准地修复口腔缺损和恢复患者术前功能和美学状态,皮瓣选择和设计的策略方法需一并评价。

- 进行下颌重建时有几方面需考虑,如患者危险因素、缺陷特点、供区皮瓣的选择和手术技术。在下颌重建时,不同组织成分实现复合重建对成功的功能重建至关重要。了解不同可选用的骨皮瓣解剖特点能增加选择合适下颌重建供瓣的可能性。

- 几种方法可以重建下颌骨Ⅲ型缺损,包括使用软组织皮瓣+重建板;骨皮瓣+带蒂皮瓣;双游离皮瓣;嵌合皮瓣;复合肩胛皮瓣;以及腓动脉为蒂的骨肌皮瓣(OPAC 系统中)。腓骨皮瓣的发展从单纯骨瓣到骨皮瓣再到腓动脉为蒂的骨肌皮瓣可能会增加这类皮瓣在修复Ⅲ型下颌缺损中的应用。由于腓骨断面是三角形的,固定在腓骨侧面的钢板和螺钉会减少对皮瓣蒂部和肌间隔穿支的损伤发生率。

简介

由于要兼顾功能和外观,因此口腔和下颌的重建极具复杂性和挑战性。理想的重建应模拟缺失的组织结构、形状和组织特点。对不涉及骨骼的口腔重建,理想的重建需找到与缺失组织在大小、形状、组织质量相似的软组织皮瓣。

口腔解剖复杂,且每个结构在说话、吞咽、和面部表情等均有一个特定的作用。此外,在一个特定功能单位的缺陷也可以影响毗连结构。术前,全面系统的缺损评估是必要的。疾病状态和肿瘤分期也可能影响术后治疗和结果。全面了解疾病过程也有助于选择最佳的重建方法。

舌重建的困难是因为它在发音、吞咽和气道保护方面的重要作用[1]。在西方人中,舌是原发性口腔癌最常见的部位。在亚洲国家,由于受大众欢迎的习惯性的咀嚼槟榔、吸烟和饮酒,舌癌同颊癌保持着一样的高的发病率。舌的任何重建尝试均为了恢复体积和动度等功能。

在功能上,下颌在咀嚼、吞咽、演讲和微笑中发挥着关键的作用。从美学上讲,下颌骨维持着面部下 1/3 的形状、轮廓和垂直高度。下颌缺损可能缘于肿瘤切除、骨髓炎、骨放射性坏死病变或枪击创伤。由于涉及下颌骨周围软组织,由此造成更大的和更复杂的缺损需要用精确外形的软硬组织复合皮瓣来用于重建。影响下颌骨的进展期口腔肿瘤广泛切除会牵涉许多毗邻结构,如口腔衬里、舌头、口底、颊外皮肤、下唇、咬肌、颊脂肪垫、腮腺、部分上颌骨。这些复合缺损使得重建复杂化。

复合下颌重建的目的包括骨支架的修复、适当的口腔扩约、吞咽、封闭的死腔、理想的外观。由咀嚼肌,颊脂肪垫,腮腺切除产生的死腔会导致积液和感染。当肿瘤切除后软组织缺损不充分被取代,会导致因软组织挛缩而外观凹陷、张口困难、钢板外露,进而损害说话和吞咽功能。这些状态可能因术后放射治疗而进一步加剧。

咬肌、颊脂垫和腮腺缺损会导致积液和感染。如果肿瘤切除后软组织重建不充分,可因软组织收缩、张口受限、钛板暴露造成面部畸形,同时影响语言和吞咽功能[2]。如果进行术后放射治疗,这些状况会进一步加重。

基础科学/疾病进程

口腔的境界,前方是唇、后方是口咽、上部为口腭、下部为舌和口底、两侧为颊部。口腔内部覆盖了黏膜。颊黏膜下方的肌肉支配面部表情,口腔运动,维持口腔封闭。上下颌骨位于软组织内,组成并维持了面中下部的结构。

大约 86% 的口腔肿瘤是鳞状细胞癌,其他肿瘤,如疣状癌、肉瘤、恶性黑色素瘤和淋巴瘤发生较少。依照 1975—2008 年美国的统计数据,经年龄标化后口腔及口咽癌发病率为 11.9/100 000。在吸烟和咀嚼槟榔流行的区域,发病率会相应增高[63]。在美国,2008 年头颈癌占所有癌症的 2% ~3% ,占所有癌症死亡病例的 1% ~ 2%[64,65]。多数患者在诊断头颈癌的同时已经发生了转移(局部淋巴结转移 43% ,远处转移 10%)。另外,头颈癌患者常并发其他肿瘤,年发生率为 3% ~7%[66,67],口腔癌和口咽癌发病的男女比例为 3∶1[65]。

十年来的统计数据表明,头颈癌早期诊断的比例在提高。目前的标准治疗方法为手术治疗,联合/不联合放射治疗和化学治疗[68]。从 1959 年[10]首次使用游离小肠瓣,以及 1976 年首次使用游离皮肤筋膜瓣修复头颈部缺损以来,游离皮瓣移植由于其高成活率、优秀的美学和功能效果,以及有限的供区并发症,目前是头颈部缺损重建的金标准[12]。这些技术也为局部切除大型肿瘤提供了保障[69,70]。

口腔卫生不良及细菌污染增加了感染风险,影响了任何非血管化组织的成活[71]。放射治疗造成的急性和远期效果影响了骨膜、下颌骨骨髓、口腔黏膜及周围软组织[72~75]。长期慢性低氧、细胞和血管损伤引起皮肤萎缩,增加伤口裂开的可能,减少了创伤愈合潜力。血管系统改变不仅发生在微循环,同时也影响了大血管。带有丰富血管的骨和皮肤移植会一定程度改善这些状况。血管化的骨抗感染能力优良,极少吸收,其成活不依赖于受区的血管状况[76]。

诊断/患者表现

目前多数口腔癌患者就诊时,已经为肿瘤中晚期[77,78],患者的主诉包括口腔溃疡、咽喉酸痛、舌部肿块及吞咽疼痛等。Cuffari 等证实患者疼痛的类型和舌及口底肿物 TNM 分期正相关[79],肿瘤医师以及重建医师在术前需要进行充分的临床检查、放射评价、组织学诊断以及 TNM 分期。术前设计还需考虑是否有枪伤史,以往的 X 线检查及三维 CT 资料,除传统 TNM 分期外[80],基于 DNA 修复基因的基因表达[81,82]亚分类对于判断放射治疗后的预后提供了有一定价值的信息[83]。Liao 等描述了着丝粒特异性蛋白 H 高表达和舌癌患者预后不良相关[84]。某些肿瘤常表现为慢性溃疡、白斑及进展性肿块[85]。Foroozan 报道了舌鳞状细胞癌初期表现为视觉丧失[86]。一些罕见的症状需要进行鉴别诊断,如舌部肿瘤或脓肿有可能是非典型肺癌转移[87,88],最近 Cohen 以及 Wang 报告一例罕见的舌部神经鞘瘤[89],Rapidis[90]等报道了舌部的恶性纤维组织细胞增生症。

患者选择及治疗决策

肿瘤扩大切除会造成颊黏膜、舌及下颌骨缺损,在修复前,需要充分考虑缺损大小、患者健康状况以及供区状况。综合考虑缺损组织范围、其解剖组成以及功能及美观等因素,有助于我们选择最适当的重建方法(表 12.1 ~ 12.3)。医师的技术和治疗选择以及患者的全身状况决定了重建的最终效果。

患者因素(表 12.4)

很多口腔癌患者有吸烟及饮酒史,这增加了围术期肺部及全身并发症的风险,这些因素也影响了游离皮瓣微血管吻合的效果[91,92]。糖尿病会造成周围血管病变,增加术后感染风险。有终末期肾病的患者接受长时间手术会引起术后液体负荷过大,及其他相关并发症。有肝硬化病史(Child 分类 B 和

表 12.1　颊部黏膜和舌重建的软组织瓣比较

皮瓣类型 \ 皮瓣特点	皮肤或黏膜	皮瓣大小	皮瓣厚度	血管蒂大小	血管蒂长度	解剖难度
局部/邻位瓣						
鼻唇沟瓣	++	+	++	−	−	−
颊脂垫瓣	−	+	+	−	−	−
面动脉黏膜肌瓣	++	+	++	−	−	−
颏下瓣	+++	+++	++	−	−	−
胸三角瓣	++	+++	+++	−	−	−
胸大肌瓣	++++	++++	++++	−	−	−
游离皮瓣						
桡侧前臂皮瓣	++++	++++	++	+++	++++	++++
尺侧前臂皮瓣	++++	++++	++	+++	++++	++++
上臂外侧皮瓣	+++	++	++	++	+	+++
腹直肌瓣	++++	+++	++++	++++	+++	++++
大腿前外侧皮肤筋膜瓣	++++	+++	+++	++++	++++	+
大腿前外侧肌皮瓣	++++	++++	++++	++++	+++	+
胸背动脉穿支皮瓣	++++	+++	+++	+++	+++	++
腓动脉内侧皮瓣	++++	+++	++	+++	++++	++

　　皮瓣特点分类标记为:++++优秀,+++好,++一般,+差,−不可用

　　解剖难度分类标记为:++++无困难,+++略有困难,++重度困难,+很困难

表 12.2　颊部黏膜重建的软组织瓣选择

皮瓣类型 \ 缺损特点	小型黏膜缺损	大型黏膜缺损	黏膜三角	穿通缺损	黏膜和部分上颌骨	黏膜和下颌骨部分切除
局部/邻位瓣						
鼻唇沟瓣	+	−	−	−	−	−
颊脂垫瓣	++	++	−	−	−	−
面动脉黏膜肌瓣	++	−	−	−	−	−
颏下瓣	++	++	−	−	−	−
胸三角瓣	−	+++	++	+++	++	+++
胸大肌瓣	−	++++	++	+++	++	++++
游离皮瓣						
桡侧前臂皮瓣	−	++++	++	+	+	+
尺侧前臂皮瓣	−	++++	++	+	+	+
上臂外侧皮瓣	−	++	++	+	+	+
腹直肌瓣	−	++	++	+++	++++	++++
大腿前外侧皮肤筋膜瓣	−	+++	+++	+++	++	+++
大腿前外侧肌皮瓣	−	++	+++	++++	+++	++++
胸背动脉穿支皮瓣	−	++++	++++	++	++	+++
腓动脉内侧皮瓣	−	+++	++	+	+	+

　　推荐度分级为:++++优秀,+++好,++可以,+差,−不可用

表 12.3　舌缺损和可选择的修复方式

	舌缺损	倾向性	首选方法	可选方法
I	半侧	薄、柔软,活动性好	桡侧前臂皮瓣	尺侧前臂皮瓣 大腿前外侧皮瓣
II	次全			
IIa	2/3	大型皮肤瓣	大腿前外侧皮瓣	腹直肌瓣
IIb	3/4	大型肌皮瓣	大腿前外侧肌皮瓣	腹直肌瓣
III	全舌缺损	较大的肌皮瓣,提供足够的 体积供吞咽	五角形大腿前外侧肌皮瓣	–

–不可用

表 12.4　下颌骨重建的选择因素

	选择因素	细　节
1	患者危险因素	吸烟,高龄,糖尿病,营养不良,心血管病,肝硬化,局部侵袭性疾病,远处转移,复发 或多原发癌,术后放射治疗
2	缺损	骨缺损的长度和位置 软组织的大小、体积和组成 放射治疗对皮肤和血管的影响,既往瘢痕,局部外形
3	受区血管	同侧或对侧
4	皮瓣选择	参见表 12.6
5	技术因素	
	固定钛板	重建板或者小钛板,术前三维 CT 扫描 皮瓣断蒂前或断蒂后钛板塑形 颌间结扎稳定咬𬌗关系
	截骨	长度和骨段数量 断蒂前或断蒂后截骨
	皮瓣置入	吻合前或吻合后置入 首先确定骨的位置,其次是黏膜或皮肤
	显微外科缝合	先吻合动脉还是静脉
	骨结合	即刻或延期植入 种植体数目

C)的患者较 A 型相比,并发症较多,包括肺炎、急性肾衰竭以及感染性休克(80%:19.1%)[93]。高龄不是长时间显微手术的禁忌证,但是高龄所带来的其他全身问题包括心肺疾病、动脉粥样硬化和卒中史增加了术后并发症的风险[86]。晚期口腔和下颌骨癌症患者常常营养不良,造成伤口难以愈合、肺功能差、术后恢复困难。大型手术前两周需要戒烟以减少肺部并发症,对于营养不良患者术前需短期鼻饲,以增加营养,促进术后伤口生长及恢复。

缺损因素(表 12.4)

重建的原则是用相似的组织来恢复缺损组织。对缺损区域的评价和对患者病史的评价同样重要。

在患者缺损较大而全身状况不佳时,医师应立刻降低修复的标准。缺损区域的评价包括大小、容量、组织成分、下颌骨缺损的长度和位置、受区血管以及皮肤质地。

下面介绍常见的重建方法:

植皮

植皮是一项简单操作,但它在口腔内的应用逐渐被带蒂皮瓣和游离皮瓣所取代。口腔内环境不利于植皮成活。另外,植皮后的瘢痕挛缩影响口腔和舌运动,术后口腔功能欠佳[94]。

局部/区域皮瓣

在游离皮瓣技术发展之前,局部皮瓣和区域皮瓣是首选方法,目前带蒂皮瓣仅限于修复小型缺损或用于不宜接受游离皮瓣的患者(表12.1,表12.2)。

游离组织移植

　　显微游离组织移植增加了重建选择,提供了各种类型皮瓣满足不同缺损的需要。使用游离组织移植可以一期修复复合组织缺损且可同时满足功能和美观要求。不同常见口腔状况的皮瓣选择如下。

颊部缺损的治疗决策(表12.2)

　　如果缺损仅仅在颊部黏膜,修复方式相对简单。在张口最大时测量缺损面积,需要使用开口器撑开上下颌,选择合适大小的皮瓣以获得理想效果。如果皮瓣面积不足,术后会造成难以矫正的开口受限。弹性较好的软组织皮瓣是最佳选择,皮瓣顺应性有利于适应缺损区外形,另外它为术后口腔运动、咀嚼、言语及面部表情提供软组织基础(图12.1～12.3)。

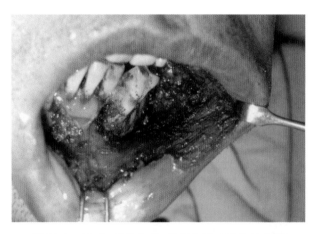

图 12.1　40岁,男性患者,诊断为同时发生的左颊及下唇鳞状细胞癌。缺损范围5.5cm×8cm,自左侧下唇内侧至左颊黏膜。现已经完成肿瘤切除及颈淋巴结清扫,等待重建手术

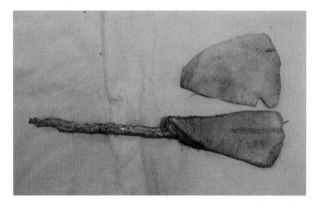

图 12.2　游离前臂皮瓣,6cm×9cm,依照模板制作,已制备好术重建用。之后皮瓣转移至缺损区,血管蒂吻合于左侧面动静脉

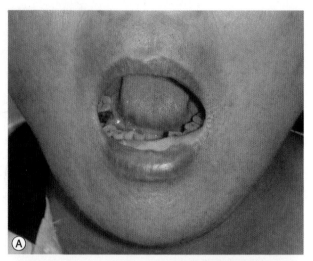

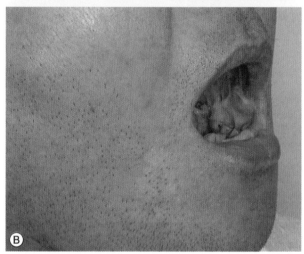

图 12.3　(A,B)42个月后随访,患者对于功能和外形都非常满意

　　如果颊部缺损波及颊侧移行沟,需要重建移行沟结构。移行沟的功能是咀嚼时储存食物,以及吞咽时协助引导唾液及食物进入口咽。在某些情况下,需要反折皮瓣形成移行沟外形。上唇和(或)下唇内侧面缺损也很常见(图12.1和图12.3)。尽管唇边缘和下牙龈的缺损可以直接缝合,但这样处理后外观不自然、术后功能差。

　　如果黏膜缺损超过颊黏膜进入磨牙后区,手术可显露下颌骨,此类缺损经常波及舌后缘,直接关闭部分切口会影响舌根及舌乳头的正常解剖位置,扁桃体分隔了口咽和鼻咽,解剖改变会造成食物反流至鼻腔,舌根处缝合也会限制咀嚼和言语功能。

　　单纯颊部黏膜缺损的皮瓣选择主要依据为皮瓣厚度。依照作者的经验,桡侧前臂皮瓣和尺侧前臂皮瓣可提供足够的软组织覆盖(图12.4～12.7)。较厚缺损可选择相对较薄的大腿前外侧皮瓣,腓肠肌内侧穿支皮瓣(MSAP)也是不错的选择[95]。

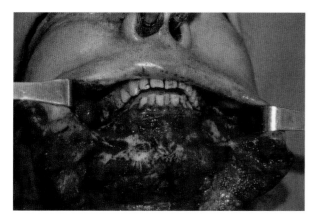

图 12.4　36 岁,男性,双侧黏膜溃疡性病变。病理活检提示右侧为鳞状细胞癌($T_2N_1M_0$),左侧颊部为疣状癌。双侧肿瘤切除,双侧颈淋巴结清扫以后,余留两处颊部组织缺损

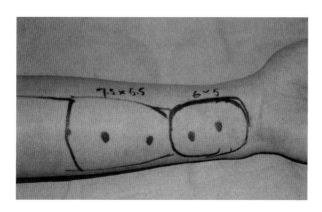

图 12.5　多普勒测量发现尺动脉有 4 支隔皮穿支(红点)。沿尺侧前臂皮肤设计基于独立穿支的两个皮岛,分别为 6cm×5cm 及 7.5cm×5.5cm

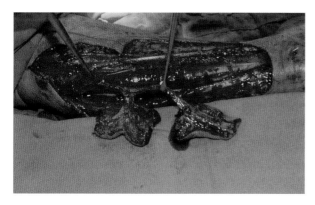

图 12.6　皮瓣完全分离以后,皮岛分为两部分,每部分包括两个独立穿支。分别切断血管蒂

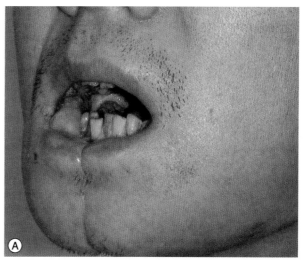

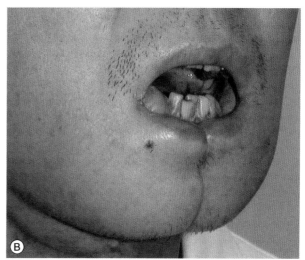

图 12.7　(A,B)远心端的较小皮瓣用于修复左侧颊黏膜缺损,使用左侧面动静脉作为受区血管。较大的皮瓣吻合于右侧甲状腺上动静脉,修复右侧颊部缺损。术后 4.5 个月随访,患者很好地耐受了术后康复过程,已恢复正常生活。口腔功能和面部对称性均可接受

在严重的外伤或颊癌扩大切除后,缺损可以包括黏膜及皮肤(洞穿缺损)。此时需要肥厚的肌筋膜皮瓣或较厚的去上皮筋膜皮瓣。另外,选择双皮岛的皮瓣设计同时修复口内及颊部缺损可获得较好的美学效果(图 12.8～12.11)。两个皮岛可以根据缺损个性化设计,避免术后口角移位。

如果颊部黏膜缺损,伴随下颌骨方块截骨,充分覆盖暴露的下颌骨非常重要。足够的皮瓣面积有助于预防术后舌运动受限。重建不仅需要覆盖缺损,还须代替切除的牙齿及颌骨,以保证术后面型对称,因此携带/不携带股外侧肌的大腿前外侧皮瓣是此类缺损的最佳选择。

有些情况下,颊癌扩大切除需同时进行低位

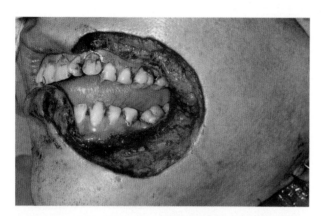

图 12.8　35 岁,男性,左颊鳞状细胞癌($T_4 N_2 M_0$),肿瘤切除后,左侧洞穿性缺损,累及口角

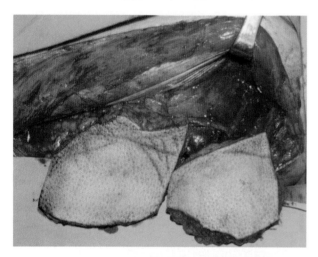

图 12.9　术前多普勒检查确定穿支位置后,设计两个独立皮岛。远端皮岛血管来自旋髂外侧动脉的降支,近端皮岛血管来自于旋髂外侧动脉的横支。两个分支汇聚成为血管蒂,供血管吻合用

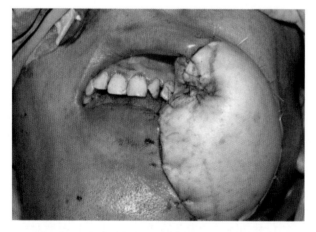

图 12.10　术后即刻表现。两个皮岛分别用于修复口内黏膜和颊部缺损。口角处用两个皮岛共同修复,外形并不理想

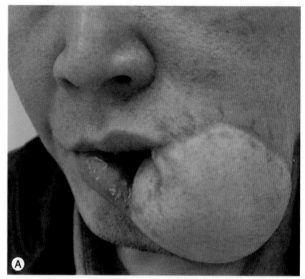

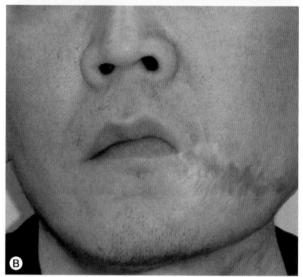

图 12.11　(A)术后 8 个月,重建皮岛非常臃肿(B)术后 18 个月,肿瘤没有复发。多次修整以后,患者对于外形非常满意。手术包括下唇唇红推进瓣,大腿前外侧皮瓣 V-Y 成形,皮瓣减薄,瘢痕修整

上颌骨切除,这会造成上颌骨区域的死腔,需要使用软组织填充以避免积液及感染。术中切除部分软腭及硬腭并不少见,腭部缺损极少可以直接缝合,软组织覆盖不足可导致口鼻腔瘘,引起食物反流及过高鼻音。对于累及上颌骨的颊部缺损,肌皮瓣可提供足够的肌肉,填充死腔,同时覆盖颊部及腭部软组织,作者倾向于选择带股外侧肌的大腿前外侧皮瓣。另外,也可选择 TRAM 和 VRAM 皮瓣。

表 12.1 总结了颊部黏膜缺损可用的各种类型皮瓣的特点及应用,表 12.2 是颊部缺损皮瓣的选择指南。

舌重建的治疗决策(表 12.3)

舌对于咀嚼、吞咽和气道维护都有重要作用,因此舌重建非常困难[1]。近期的几项研究,使用了皮瓣插入技术重建舌获得了更接近天然舌的外形。Hsiao[96] 描述了细颈部的前臂皮瓣设计,重建了舌冠状切面 Ω 样外形。Chepeha[97] 使用矩形模板,证实了这种方法设计简单、术后运动功能更好。最近,Davison[98] 等联合残余舌尖旋转以及楔形皮瓣去上皮分别起到了改善了舌尖的感觉、减少口底食物堆积的作用。Chiu 及 Burd[99] 进一步发展了这项技术,他们使用半月形的设计以及楔形去上皮或部分切除以增加舌体运动度、加深口底、重建移行沟。很少有研究探讨全舌功能的重建效果,因为多数观点认为这种重建的目标仅仅是恢复组织容量[100,101]。

很多学者将舌缺损分类为半侧舌缺损、次全缺损及全舌缺损[96,97,102~106]。一项有效的舌缺损分类方法不应仅是一种描述,而应有益于选择治疗方式。Chen 的改良分类法(Ⅰ,Ⅱa,Ⅲ)将舌缺损分为三个主要大类,指导选择相应的皮瓣类型(表 12.3)[107]。

现有的重建方式或者运动功能较好,或组织充足,运动功能较好的皮瓣包括舌下肌筋膜瓣[108~110]、MSAP 瓣[111,112]、桡侧前臂皮瓣[96,103,105,106,113~117] 和尺侧前臂皮瓣[118]。组织量充足的皮瓣包括腹直肌瓣[119]、背阔肌瓣[100]、胸大肌皮瓣[5] 以及三角肌岛状瓣[6],近几十年来,大腿前外侧皮瓣由于其高度可靠性、血管蒂较长、供区并发症少逐渐成为头颈部缺损的最常用选择。它的功能多样,此皮瓣可在保持运动功能的同时提供充足的组织量[97,103,106,114,120~130]。

很多文献仅仅报告,使用单一类型皮瓣重建有限范围的舌缺损[100,101,116,118,125,131,132],有些文献比较了两种皮瓣,但是对于如何选择皮瓣,很少提供依据[103,106,111,116]。

对于Ⅰ型患者(缺损≤50%),推荐选择前臂皮瓣,因为它较薄,弹性好,血管蒂长[96,115,116,128,131,133~136](图 12.12),有些情况下,如果患者很瘦,也可选择大腿前外侧皮瓣。Ⅱ型患者缺损达到舌体积的 75%,将本组进一步分为Ⅱa(66% 切除)和Ⅱb(75% 切除)将有助于我们选择对应的皮瓣。对于Ⅱa 组,大腿前外侧穿支皮瓣体积大,优于前臂皮瓣,特别是伴发口底及颊部缺损时更为适用(图 12.13);对于Ⅱb 组,残存舌组织(约 25%)不能提供功能,仅仅在维持舌腹的解剖外形中提供一定作用,根据它位置的不同可位于磨牙后区或翼突窝的一侧,大腿前外侧

皮下组织较厚,能够有效地支撑此类跨中线缺损重建后舌的外形。

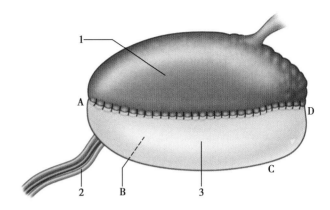

图 12.12 舌的外形。Ⅰ型舌缺损(半舌缺损)采用三角形薄型皮瓣修复(表 12.3)。A. 舌尖,B. 口底,C. 舌侧缘,D. 舌根,1. 天然舌,2. 桡动脉及其伴行静脉,3. 桡侧前臂皮瓣

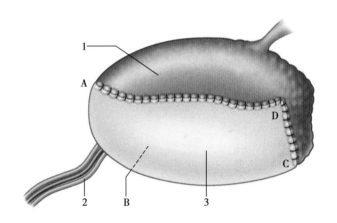

图 12.13 舌缺损Ⅱ型(次全缺损),使用大腿前外侧皮肤筋膜瓣或肌皮瓣修复(表 12.3)。A. 接近舌尖部。B. 口底。C. 舌侧缘。D. 舌根,1. 天然舌,2. 旋髂外侧血管束,3. 大腿前外侧皮肤筋膜瓣或肌皮瓣

对于全舌缺损(Ⅲ类),个性化设计的五边形大腿前外侧肌皮瓣有利于皮瓣插入、提供足够体积、外形更加美观(图 12.14)。五边形的后部设计成 V 形,有助于在冠状位形成弧度,增加前后方向舌的突度,这样的设计在侧方和前方更加接近于正常舌形态,前方设计为 Ⅰ形,抬高舌尖,使重建舌的舌尖呈游离状,模拟创建了移行沟,可减轻唾液堆积和流涎,这些患者术后多数在饮食和外形方面评价为良好(图 12.15~12.17)[107]。

在Ⅱb 和Ⅲ型缺损中,大腿前外侧皮瓣优于其他皮肤筋膜瓣,它为舌体提供了更大的体积,舌根部的足够体积对于吞咽时的口咽正常封闭非常重要,

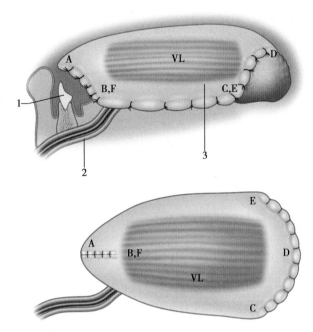

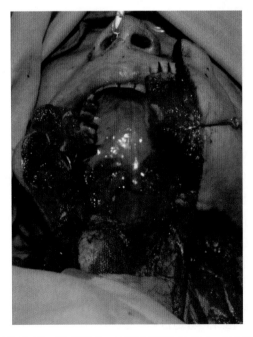

图 12.14 10cm×15cm 大小的五角形大腿前外侧皮瓣，包括部分股外侧肌，用于修复全舌缺损。B 和 F 之间的距离为 10cm，A 和 D 之间的距离为 15cm。股外侧肌的大小为 5cm×10cm。B 和 F 缝合于口底，A 点形成新的舌尖，BC 间和 EF 间与下颌骨内侧黏膜边缘。缝合。CDE 形成舌根及磨牙后三角区。血管蒂位于前部，与颈部血管吻合。A. 舌尖，B 和 F. 口底，C 和 E. 磨牙后三角区，D. 舌根，VL. 股外侧肌，1. 牙齿，2 旋髂外侧血管束，3. 大腿前外侧肌皮瓣

图 12.15 41 岁男性，左侧舌癌（$T_4N_0M_0$），全舌切除及双侧改良根治性颈淋巴结清扫术后。全舌缺损范围 9cm×14cm

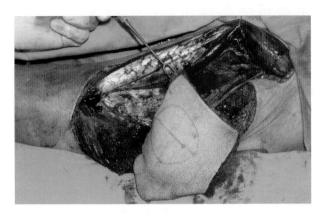

图 12.16 制备五角形大腿前外侧皮瓣（10cm×15cm）及股外侧肌肌袖用于全舌重建。血管蒂长 12cm。两支肌皮穿支为皮岛供血。受区血管为左侧甲状腺上动脉

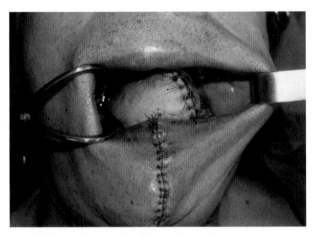

图 12.17 五角形大腿前外侧肌皮瓣重建后的新舌外形。组织丰满，有舌尖

也有助于舌骨正常运动，腹直肌皮瓣[119]和背阔肌皮瓣[100,137]也是近全舌切除或全舌切除后的有效选择，但是他们的供区并发症较多发。

下颌骨缺损的治疗决策

Daniel 将下颌缺损分为单纯、复合、复杂、扩大及全下颌骨缺损[138~140]。单纯缺损指仅有骨组织切除；复合缺损指两种组织类型缺损，例如骨和口腔黏膜或骨及皮肤；复杂缺损指三种类型的缺损，包括黏膜、骨及皮肤；最后，扩大或全缺损包括了更多的软组织缺损[138,139]。

Jewer 等将下颌骨缺损分类为[141]中心、侧方及半侧缺损。Urken 将此分类方法与软组织缺损相结合后进行了改良[61]，Boyd 进一步将其分类为黏膜、皮肤或联合缺损[142]。这些分类方法基于重建

类型的选择,所以更容易理解。随着显微外科技术的发展,穿支皮瓣概念不断普及,可选择的重建手段越来越多。作者推荐使用一种改良的分类方法（表12.5）。这一分类方法以及不同分类所适合选择的皮瓣在表12.6和表12.7中进行了总结和比较。

表 12.5　下颌骨缺损的分类

Cheng 分类	Daniel 分类	Jewer 和 Boyd 分类	缺损	可选处理方式	举例
I a	独立缺损	中心 C	骨缺损	重建板、骨移植或骨瓣移植	良性肿瘤,外伤
I b	独立缺损	侧方 L	骨缺损	重建板、骨移植或骨瓣移植	良性肿瘤,外伤
I c	独立缺损	半侧 H	骨缺损	重建板、骨移植或骨瓣移植	良性肿瘤,外伤
II a	复合缺损	HCL 及黏膜	骨及口腔黏膜	骨皮瓣	3~4 期口腔下颌骨癌
II b	复合缺损	HCL 及皮肤	骨及外部皮肤	骨皮瓣	下颌骨放射性骨坏死
II c	复合缺损		骨、皮肤及软组织*	骨皮瓣,OPAC 瓣	下颌骨放射性骨坏死
III a	复杂缺损	HCL 黏膜及皮肤	三层复合缺损	表 12.7	4 期口腔下颌骨癌,枪伤
III b	大范围复杂缺损		三层复合缺损及部分舌组织	表 12.7	4 期口腔下颌骨癌,枪伤
III c	大范围复杂缺损		三层复合缺损及部分上颌骨	表 12.7	4 期口腔下颌骨癌,枪伤

OPAC,腓动脉骨肌皮复合瓣

*软组织:咬肌、腮腺和颊脂垫;4 层组织:黏膜、骨、软组织和皮肤

表 12.6　可选骨皮瓣的比较

	骨			皮肤		能否带肌肉	血管蒂长度	供区损伤	缺点
	高度	强度	长度	可靠性	柔软度				
腓骨	++	++++	++++ (25cm)	++++	++++	++++ 比目鱼肌	+++	++++	皮瓣置入复杂
髂骨	++++	++++	+++	+	+	−	+	++	供区并发症,部分皮岛缺失
肩胛骨	+	+	++ (7cm)	++++	+++	++++ 背阔肌	+++	+++	术中需改变体位
桡骨	+	++	+ (10~12cm)	++++	++++	−	++++	+	桡骨骨折
肋骨	++	++	++ (8~10cm)	++	++	++ 胸大肌,前锯肌	++	+++	骨膜供血较弱
第二跖骨	+	++++	+ (6cm)	++++	++++	−	+++	++	供区并发症

++++,优秀;+++,好;++,可用;+,差;−不可用

表 12.7　Cheng Ⅲ 类下颌骨缺损可选择的修复方式

Cheng 分类法	缺损	选择 1 软组织瓣联合重建板	选择 2 单独的游离皮瓣或带蒂皮瓣	选择 3 双游离皮瓣	选择 4 旋髂外侧动脉皮瓣	选择 5 复合肩胛骨瓣	选择 6 复合 OPAC 瓣
Ⅲa	骨	重建钛板	腓骨	腓骨	髂骨	肩胛骨	腓骨
	黏膜	ALT 瓣或 RA 瓣	腓骨皮岛	腓骨皮岛	ALT 瓣	肩胛骨/肩胛骨周围皮肤	腓骨皮岛
	软组织	股外侧肌腹直肌	胸大肌瓣胸三角瓣	股外侧肌腹直肌	股外侧肌	LD	比目鱼肌
	皮肤	ALT 瓣或 RA 瓣	胸大肌瓣胸三角瓣	前臂皮瓣或 ALT、RA	腹股沟皮肤	肩胛骨/肩胛骨周围皮肤	腓骨皮岛
Ⅲb	舌	ALT 瓣或 RA 瓣	腓骨皮岛	腓骨皮岛	ALT 瓣	肩胛骨/肩胛骨周围皮肤	腓骨皮岛
Ⅲc	上颌骨	股外侧肌腹直肌	胸大肌瓣胸三角瓣	股外侧肌腹直肌	股外侧肌	LD	比目鱼肌

软组织瓣包括：ALT，大腿前外侧皮瓣；RA，腹直肌皮瓣；OPAC，腓动脉骨肌复合皮瓣；LD，背阔肌

治疗/手术技术

软组织瓣

局部皮瓣

颏下瓣

颏下瓣位于颏下，为软组织瓣，可带蒂或游离转移至口内。

颏下瓣的血供来自于颏下动脉，它是面动脉的分支，距面动脉起始部 5~6.5cm。这一分支在颌下腺深部穿过，经下颌舌骨肌处在下颌角下方走行，自近中深面穿越二腹肌前腹。在经过下颌骨下方时，它发出皮肤穿支，穿过颈阔肌，进入皮肤。这一解剖非常稳定，它对颏下皮肤的血供是可靠的[143,144]。

皮瓣的范围通常上方位于下颌骨下缘（图 12.18），皮瓣的长度可达两侧下颌角，皮瓣的宽度取决于皮肤的弹性，通常可达 5cm，对于老年，皮肤松弛患者可设计更大的皮瓣。这一皮瓣可设计为轴型皮瓣或穿支皮瓣，简单的手术方式是设计轴型皮瓣，避免解剖穿支。这种情况下，切口沿下颌骨下缘至颈阔肌深面，将二腹肌前腹包括在皮瓣内，以保护颏下动脉穿支。识别血管蒂后，细心结扎进入颌下腺的分支，最后，在下颌下缘避免损伤面神经下颌缘

支。之后将血管蒂骨骼化，皮瓣制备完成。如果需要游离移植，可进一步将血管蒂分离至面动静脉，以为血管吻合提供足够的血管直径及长度[143~145]。

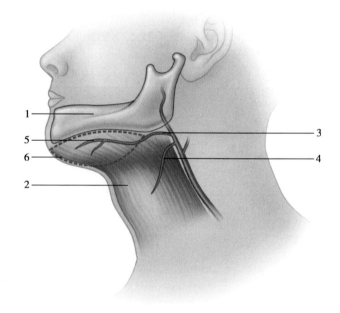

图 12.18　颏下瓣的设计。颏下瓣基于颏动脉(5)，它是面动脉(3)的分支。皮瓣制备自下颌下缘(1)开始，位于两侧下颌角之间。血管蒂位于颈阔肌(2)和二腹肌前腹的深面，皮肤穿支穿过颈阔肌进入皮肤。皮瓣制备时需要将颈阔肌和二腹肌前腹包括在内以简化制备过程。1. 下颌骨，2. 颈阔肌，3. 面动脉，4. 甲状腺上动脉，5. 颏下动脉，6. 皮瓣设计位置

颏下瓣可直接旋转至面下 1/3 以及整个口腔。它可作为带蒂皮瓣修复各种类型口腔缺损,[145,146]。唯一的问题在于,许多口腔缺损是由于癌症手术造成的,多数需要同时进行颈淋巴结清扫,在颈淋巴结清扫的过程中,颏下瓣的连续性及主血管蒂往往被破坏(表 12.1 和表 12.2)。

区域瓣

胸三角瓣

Bakamjian[7] 在 1965 年左右推广了胸三角瓣。它位于胸壁前方,其血管蒂位于第二及第三肋间隙的胸廓内动脉穿支。皮瓣可扩展自胸壁中部至三角肌区域。

皮瓣可在穿支周围进行设计,可使用笔式多普勒在第 2 及第 3 肋间隙内定位穿支。皮瓣基底位于胸壁前方向上方及侧方扩展至三角肌区域,具体的皮瓣设计需要进行测量,以确保它能够转移至缺损区,对于口腔内缺损,通常需要较长的皮瓣,但是皮瓣远心端血供不确切,往往是随意皮瓣,为了延长皮瓣,通常需预制或延期手术以减少皮瓣远端坏死的风险(图 12.19)[147]。

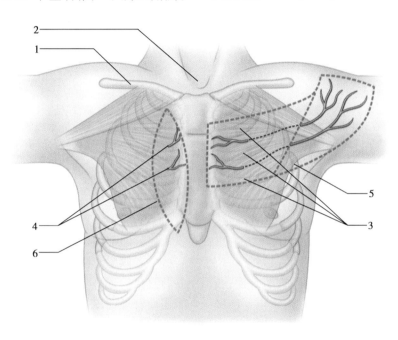

图 12.19　胸三角瓣的设计。胸三角瓣的供血来自于胸内侧动脉的穿支,通常走行于第二及第三肋间(4)。皮瓣设计自胸骨旁至同侧三角肌区域(5)。但是,该皮瓣的远端接近于随意皮瓣。如果需要较长的皮瓣,建议最好采用延期断蒂的方式。传统的此种皮瓣设计时应保护基底处完整。随着穿支皮瓣技术的发展,该皮瓣也可以设计为胸内侧动脉的穿支皮瓣(6)。这样皮瓣位置更加灵活,可以移动至更远的位置,甚至可以断蒂后形成游离皮瓣。1. 锁骨,2. 胸骨切迹,3. 第 2、第 3、第 4 肋,4. 第 2 和第 3 胸内侧动脉穿支,5. 胸三角皮瓣设计,6. 胸内侧动脉穿支皮瓣的设计

胸三角皮瓣的缺点包括:供区瘢痕,二次手术,需进行皮瓣延迟以延长皮瓣。现在多数都已被胸大肌皮瓣所替代(图 12.1 和图 12.2)。

胸大肌皮瓣

Ariyan 在 1979 年首次介绍了胸大肌皮瓣(pectoralis major flap,PM 瓣)[8],PM 瓣血供稳定,可提供巨大的皮岛及足够的软组织用于大型缺损的修复。这个皮瓣能够转移至颈部及面下 1/3,它对于口内及颊部缺损非常实用,目前胸大肌皮瓣在挽救性手术或颈部血管缺如、不可使用游离皮瓣的患者中广泛应用。

PM 瓣是一个肌皮瓣,包括胸大肌及表面的皮肤,其血供来自于胸肩峰动脉以及胸骨侧方穿支。胸外侧动脉沿胸大肌外侧缘走行,其分支进入胸大肌的血液循环。胸肩峰动脉自锁骨中点向下方走行,这在设计皮瓣时可作为参考(图 12.20)。

因为皮岛设计在胸壁前方,供区的美观是其主要问题,尤其对于女性更要慎重。改良的方法是设计半月形的皮岛绕过乳头,经胸骨侧方进入乳房下

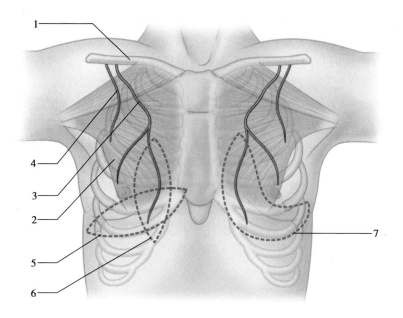

图 12. 20　胸大肌皮瓣的多样化设计。胸大肌呈扇形分布,起点在第 5、第 6、第 7 肋骨,锁骨(1)和胸骨,止点在肱骨。胸大肌的供血来自于胸肩峰动脉(3)和胸外侧动脉的胸大肌分支(4)。皮瓣游离以后,通常是依靠胸肩峰动脉供血,因为此血管供血量充足且稳定。皮瓣可以设计成皮岛及肌肉复合瓣。考虑到缺损的范围和保存乳头乳晕复合结构的需要,尤其是女性患者的需求,皮岛可以设计成水平(5)、垂直(6)或新月形(7)。1. 锁骨,2. 胸大肌,3. 胸肩峰动脉,4. 胸外侧动脉的胸大肌支,5. 水平皮瓣设计,6. 垂直皮瓣设计,7. 新月形皮瓣设计

区,但是需要注意,如果皮瓣如此设计,其下方血供并不稳定(图 12. 20)。

皮瓣可以由侧方切口翻起,显露胸大肌外侧,在胸大肌深面分离将胸肩峰血管包括在皮瓣内。在确定肌肉及血管位置后,再切开内侧边缘。进一步内外分离肌肉,向血管蒂方向翻起皮瓣,通常需 2～3 周后断蒂。PM 瓣也可设计为岛状瓣,将血管蒂骨骼化后埋藏于颈部皮肤下,避免二次手术断蒂。在颊部或舌缺损不可行游离皮瓣时,PM 瓣是很好的选择(表 12. 1 和表 12. 2)。

游离皮肤筋膜瓣或肌皮瓣

桡侧前臂皮瓣

游离桡侧前臂皮瓣自 1981 年 Yang 所介绍以来已成为头颈部重建最常用的皮瓣之一[148]。该皮瓣皮岛面积大,血管蒂长,血管直径大,制备简单,因此应用广泛。它因较薄、柔软,因此在颊部黏膜缺损和小型舌缺损中成为首选(图 12. 1～12. 3 和表 12. 1～12. 3)[149]。

桡侧前臂皮瓣是 C 型皮肤筋膜瓣,源自于桡动脉。在取皮瓣前需行 Allen 试验确定尺侧皮瓣可提供供血。通常伴行静脉可提供足够的静脉引流[150]。一些学者倾向于取头静脉或其他静脉作为引流。头静脉直径远远大于桡静脉,静脉吻合简单。皮瓣感觉由前臂外侧皮神经支配,可设计感觉皮瓣。

首先需触诊桡动脉的位置,以桡动脉轴向为中心设计皮瓣。通常不超过前臂桡侧边缘,以保证供区外形。上止血带后,自桡侧边缘在筋膜上层分离皮瓣[151],筋膜上分离有助于保存肌腱及桡浅神经完整,减少供区并发症[152]。在腕部,分离血管远心端后从近中向远中细心游离,在桡侧腕屈肌和肱桡肌之间保存肌腱表面的深筋膜。皮瓣制备完成后松止血带,再灌注皮瓣 15 分钟,同时评价手部循环。通常切除桡动脉不会对手部供血造成严重影响。但是,如果远端手指灌注不佳,可选择静脉移植重建血供[152]。

前臂皮瓣的主要问题在于供区并发症及供区不美观,尽管采用筋膜上分离可有效地减少供区并发症,但供区植皮后极不美观。

尺侧前臂皮瓣

尺侧前臂皮瓣位于前臂尺侧,它的优点与桡侧前臂皮瓣相似,但相对供区瘢痕稍隐蔽。尽管这一

皮瓣在桡侧前臂皮瓣后两年就开始应用,但它的使用更少,主要原因是皮瓣制备时需分离尺神经。

尺侧前臂皮瓣的供血来自于尺侧腕屈肌深面的尺血管束,和桡侧前臂皮瓣类似。术前须行 Allen 试验以确保桡侧血管供应手部循环。尺动静脉在尺侧腕屈肌深面走行,发出数个穿支至皮岛,和桡侧皮瓣相同,伴行静脉足以提供引流,贵要静脉可作为备用静脉。

皮瓣设计首先标注尺静脉,皮岛以尺血管束为中心设计,包括隔皮穿支。首先上止血带,在皮瓣桡侧边缘切开,进行筋膜上分离至指浅屈肌韧带,此处可辨别数个穿支血管,切开筋膜,牵拉尺侧腕屈肌韧带,分离血管蒂。整个皮岛均可由这些穿支供血,也可依照穿支将其分为双皮岛(图 12.4 ~ 12.7)。皮岛可设计得更为灵活、复杂。在尺血管分离后,游离尺神经,在尺侧切开皮瓣边缘,翻起整个皮瓣。

Allen 试验提示,取桡侧皮瓣影响手部供血时可考虑尺侧前臂皮瓣。供区瘢痕位于前臂内侧面,较为隐蔽。尽管分离尺神经对手术操作要求较高,一旦熟练,皮瓣分离也是直接、简单的,它可用于口腔、舌缺损的重建(图 12.7)。作者推荐在较薄的口腔黏膜缺损及 I 型舌缺损(半侧舌切除)中应用此皮瓣(表 12.2 和表 12.3)。

上臂外侧皮瓣

上臂外侧皮瓣的供血来自后桡侧副动脉的皮肤穿支,该血管走行于上臂外侧肌间隔内,发出 4 ~ 7 条穿支至表面皮肤[153]。

皮瓣设计时自三角肌结节至肱骨小头侧方连线,隔皮穿支位于此线下方。设计皮瓣后,自后向前分离探查肌间隔,识别穿支以后,向近中追踪,找到主血管。

上臂外侧皮瓣曾经常用于头颈部重建,但其血管蒂短,穿支细小,随着其他软组织瓣的流行,上臂外侧皮瓣逐渐较少用。

腹直肌瓣

腹直肌瓣(rectus abdominis musculocutaneous flap,RAM)可根据皮岛要求设计为水平向或垂直向(图 12.21)。通过使用穿支分离技术,可在不损伤腹直肌的同时在同一供区制备腹壁下动脉穿支(deep inferior pigastric peforator,DIEP)皮瓣。

RAM 瓣有两个血供:腹壁下动脉及腹壁上动脉。当制备游离皮瓣时,通常以腹壁下动脉穿支作为供血,通常在确定血管蒂后自下往上分离皮瓣。

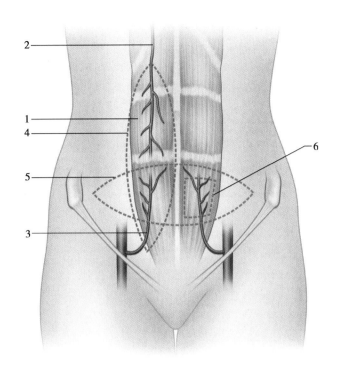

图 12.21　腹直肌皮瓣(RAM)的设计。腹直肌瓣的主要血管蒂是腹壁上动静脉的深支(3)。它走行在腹直肌的深面(1)。腹壁上动脉的深支上方和腹壁上动脉相连。由于该血管供血充足,直径大,常作为游离皮瓣的血管蒂。它发出穿支穿过腹直肌进入皮肤筋膜瓣,营养下腹部的皮肤。该皮瓣可设计包括腹直肌及表面皮肤的不同的形式。常见的设计为垂直的腹直肌皮瓣(VRAM)(4)或水平的腹直肌皮瓣(TRAM)(5)。通过解剖穿支血管,可以保留腹直肌,制备腹部上动脉深支的穿支血管(DIEP)(6)。1. 腹直肌,2. 腹壁上动脉,3. 腹壁上动脉的深支,4. 垂直设计的腹直肌皮瓣,5. 水平设计的腹直肌瓣,6. 腹壁上动脉深支的穿支皮瓣

RAM 瓣在修复大型头颈部缺损时可提供足够的皮岛,它在颊部缺损常用(特别是联合下颌骨方块截骨时),也可用于全舌缺损重建。其血管直径大,皮瓣可靠,唯一的缺点在于术后腹壁薄弱。仔细修补腹部筋膜,使用补片修补大的筋膜缺损可减少腹部松弛及术后疝的发生率。设计不带肌肉的 TRAM 或 VRAM 瓣可减少供区并发症。

大腿前外侧皮肤筋膜或肌皮瓣

Song 等在 1984 年首先介绍了大腿前外侧瓣(anterior lateral thigh flap,ALT 瓣)[154],随着重建医师认识到该皮瓣可靠度高、血管蒂长、血管直径大、可获取较大的皮岛、可携带肌肉用于中至大型口腔及下颌骨缺损修复后,该皮瓣使用日益广泛(图 12.8)[123]。

ALT 瓣的血管蒂通常来自于旋股外侧血管的降

支(图 12.9),有些情况下其穿支来自于旋股外侧血管的横支或斜支。ALT 瓣的血管蒂在股外侧肌及股前外侧肌的肌筋膜内侧走行。一个合适的穿支通常可供应直径 15cm 的皮岛。股外侧肌是由同一血管蒂供血,因此在需要较大体积组织时可同皮瓣一起切取。旋股外侧动脉横支同样供应阔筋膜张肌和筋膜,如果需要筋膜组织进行悬吊,可在皮瓣中包括阔筋膜张肌[129]。

ALT 瓣通常包括多个穿支,因此可设计为不同外形以分别覆盖两个或多个缺损区[129,130,155,156]。这在颊部多处黏膜缺损或洞穿缺损重建时非常有用(图 12.8 ~ 12.11)。ALT 瓣还可分离为两个独立的小型皮瓣,同时修复两处缺损[130,157]。

ALT 瓣常用于头颈部重建,通常在软组织缺损较大或前臂皮瓣不适用的情况下使用。下肢与头颈部间隔较远,可分组开展手术。ALT 瓣较厚时可减薄、增加柔软度[129,158]。

皮瓣设计首先在髂前上棘和髌骨外侧角间画线,穿支多数位于以该线中点为圆心的 3cm 范围内,可用手用多普勒寻找穿支。

皮瓣分离可经筋膜下或筋膜上,筋膜下分离适用于初学者,可减少误伤穿支的风险。穿支血管可以是隔皮穿支(13%)或肌皮穿支(87%)[123]。显露肌皮穿支,细心地做肌内分离是此皮瓣制备的要点。如需同时获取股外侧肌,应注意保留运动神经,避免术后膝部运动功能障碍[159,160]。

胸背动脉穿支皮瓣

胸背动脉穿支皮瓣(thoracodorsal artery perforator,TAP)是传统的背阔肌皮瓣的改良[161~163]。TAP优势在于皮肤颜色与面部接近,可用于面部重建。

TAP 的肌皮穿支来自于胸背动脉的内侧和外侧分支,穿支可由笔式多普勒寻找,位置分别在肩胛冈下方 4cm(内侧分支)或腋窝下 10cm 及腋后线内侧 2cm(外侧分支)。

皮瓣分离由上方开始,首先在背阔肌上部切开,识别穿支后,在肌肉内分离直至主血管,切开下部边缘,在背阔肌表面翻起皮瓣。

TAP 血供稳定,瘢痕位于背部,较隐蔽,但是术中需改变体位,延长手术时间,限制了其临床应用。

腓肠肌内侧穿支皮瓣

腓肠肌内侧穿支皮瓣(medial sural artery perforator,MSAP)在 2001 年由 Cavadas 首先介绍,相对而言是头颈部重建中较新的皮瓣[164]。它是腓肠肌皮瓣的改良,原皮瓣本用于下肢缺损的修复[165]。

MSAP 的多数穿支位于膝后窝皮纹下方 8 ~ 12cm[111],皮瓣制备首先在前方切开沿筋膜下分离,识别穿支。MSAP 是多数肥胖患者小型颊部缺损和中等大小颊部缺损的最佳选择。因为 ALT 过厚,使用困难(表 12.2)。当皮瓣宽度小于 5cm 时,供区可直接缝合。

该皮瓣的缺点是供区瘢痕明显。另外,制备皮瓣时需将患者臀部外展、屈膝,医师需在极不舒适的角度下进行操作。

骨瓣

带蒂骨瓣

胸大肌骨肌皮瓣

传统的 PM 瓣可带第五肋骨用于下颌骨骨重建[27,166]。第 5 肋骨的血供来自于肌肉骨膜间血管丛,该血管细小、不可靠。瓣置入困难,第 5 肋骨较腓骨和髂骨相比,难以坚固内固定;供区血胸和气胸风险大[167]。胸骨也可与 PM 同时切取用于下颌骨骨重建,未见该技术长期随访效果的报道[29,167]。

斜方肌骨肌皮瓣

制备带蒂斜方肌皮瓣时可连同肩胛冈(至多10cm)作为骨肌皮瓣[168~175]。尽管这一技术相对切取简单,但肩胛骨骨量有限,术后肩部运动功能受损,尤其在取骨涉及肩峰时更为明显,限制了该方法在下颌骨重建中的使用。

颞部骨肌瓣

依靠颞浅动脉供血的血管化颅骨曾被用于修复下颌骨,它可联合颞肌单纯切除外侧骨板[176]或全层骨移植[177]。颞部骨肌瓣仅切取外侧骨板通常骨量不足、难于固定、塑形困难,全层颅骨强度更佳,但供区畸形会造成严重并发症。

血管化骨皮瓣

血管化髂骨肌皮瓣

游离髂骨肌皮瓣首先由 Taylor 在 1979 年在临床上应用[178],腹股沟皮岛可连同髂嵴一同切除修复下颌骨缺损,修复成功率达 94% ~ 95%(图

12.22)[141,179,180]。髂骨肌皮瓣的优点在于血供稳定,髂嵴天然的弧线外形,可直接用于下颌骨不需塑形。近年来,Dorafsha 等[181]描述了基于旋股外侧动脉供血的仅包括外侧半层髂嵴及软组织的复合皮瓣以修复下颌骨缺损,尽管其用于下颌骨缺损成功率高[182~184],但皮岛臃肿、可能的供区并发症限制了其应用。并发症包括腹壁薄弱、疝气以及供区畸形(表12.6,表 12.7)。Shenaq 等[185]成功制备了内侧骨皮质的髂骨瓣以减少供区并发症的发生。

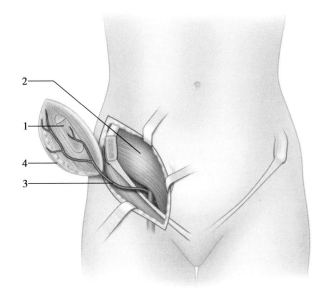

图 12.22　髂骨瓣的供血来自旋髂深动脉。髂骨的外形对于 Ⅰa 和 Ⅱa 类小型和中型下颌骨缺损重建是很好的选择。腹股沟皮肤的血液灌注并不都很稳定,并且皮肤软组织过于肥厚不利于二期植入种植体。1. 髂骨,2. 腹外斜肌,3. 旋髂深动脉,4. 皮瓣设计

肩胛骨肌皮瓣

肩胛骨肌皮瓣包括侧方肩胛骨、肩胛和(或)肩胛旁皮肤以及背阔肌,其血供来自于肩胛下动脉(图12.23)[186]。肩胛和肩胛旁皮岛可有效地覆盖大型复杂口腔下颌骨缺损[187,188]。肩胛骨的侧方边缘是旋肩胛动脉所供血,可切取长度长达 14cm[49],一些肩胛骨皮瓣的改良技术包括使用内侧骨边缘[189]或使用双蒂皮瓣[190]。但是,肩胛骨的骨量差于髂骨或腓骨。该技术的最大缺点在于术中需要改变体位,增加手术时间(表 12.6 和表 12.7)。

带桡骨的桡侧前臂皮瓣

桡骨远端的掌侧内侧骨皮质(10~12cm)可与桡侧前臂皮瓣共同制备为骨皮瓣[149,191~195],术后需

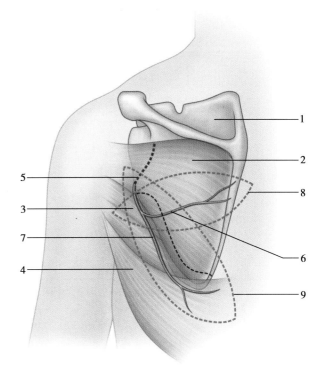

图 12.23　肩胛骨瓣可以设计包括三类组织成分,包括肩胛骨的外侧边缘,肩胛骨或肩胛骨周围的皮肤和背阔肌。三者同时依靠肩胛骨下动脉供血。肩胛骨外侧边缘的供血来自旋肩胛动脉,该血管稳定,长度最长达 14cm。皮岛范围的多样性提高了该皮瓣用于修复口腔下颌骨复杂缺损的价值。1. 肩胛骨,2. 肩胛肌,3. 小圆肌,4. 背阔肌,5. 肩胛下动脉,6. 肩胛动脉,7. 肩胛旁动脉,8. 肩胛瓣设计,9. 肩胛旁皮瓣设计

石膏外固定 3~4 周,或使用动力加压板进行坚固内固定以预防术后桡骨骨折(表 12.6)[193,196,197]。

腓骨肌皮瓣

Taylor 在 1975 年介绍了腓骨瓣[52]。游离腓骨瓣之后经过多年的发展,现在已被广泛接受并成为下颌骨修复重建的标准[53]。Wei 等阐述了利用隔皮穿支制备的带皮岛的腓骨瓣的可靠性[54]。腓骨瓣的皮岛为骨组织提供了可靠的软组织覆盖,可用小型板或重建板固定并植入骨结合的种植体。

手术技术:腓骨瓣重建下颌骨(表 12.6~12.8)

确定下颌骨缺损范围及预制模板

首先进行简单的颌间结扎,维持正常咬合关系。将重建板塑形,连接残留下颌骨断端,双侧各固定

2~3颗螺钉,使用带刻度的纸模板塑形,测量所需腓骨长度、角度以及截骨位置;使用1~2块治疗巾测量口内及口外软组织所需覆盖的面积。血管蒂走行的位置也在模板上进行标记[62]。

表12.8   腓骨瓣修复下颌骨不同的皮瓣设计和受区血管选择

分组	编号	腓骨位置	受区位置	皮岛位置	右侧受区血管	左侧受区血管	要点
1	LLI	左侧	左侧	口内黏膜	FA,STA	STA	
2	LLC	左侧	左侧	颊部皮肤		STA,STpA	
3	LRI	左侧	右侧	口内黏膜	STA,STpA		并发症率高
4	LRC	左侧	右侧	颊部皮肤	STA	FA,STA	
5	RLI	右侧	左侧	口内黏膜		STA,STpA	并发症率高
6	RLC	右侧	左侧	颊部皮肤	FA,STA	STA	
7	RRI	右侧	右侧	口内黏膜	STA	FA,STA	
8	RRC	右侧	右侧	颊部皮肤	STA,STpA		

FA,面动脉;STA,甲状腺上动脉;STpA,颞浅动脉

受区准备

双侧颈部可用的动脉有4支:面动脉、甲状腺上动脉、颞浅动脉、颈横动脉。颈外动脉因其压力过大,极少作为首选动脉。受区血管可能由于既往手术瘢痕、放射治疗以及颈淋巴清扫等原因而受损。颞浅动脉往往位于放射治疗区外,较为可靠[198]。对于二期下颌骨重建,对侧血管也可供选择。

供区选择

腓骨在横切面上是特殊的三角形(图12.24)。腓血管一般包括一支动脉和两支伴行静脉,位于腓骨的前内侧面,胫骨后肌筋膜的后方,小腿后肌间隔的前方。皮岛血供来自于走行在小腿后肌间隔内的穿支(图12.24)。腓骨外侧面非常安全,是重建板固定的最佳位置(图12.24)。在重建腓骨的后上方

确定肌间隔的位置,将皮岛转移至口内时保护间隔内穿支。如在前内侧或后内侧面使用钛板固定腓骨,则可能造成血管蒂或穿支不可逆的撕裂、拉伸或阻断。皮岛用于修复口内还是皮肤缺损决定了最终骨置入的角度以及血管走行的方向,因此,在下颌骨缺损的侧方骨与钛板的相对位置仅有两种选择:如图12.5,或旋转180°,如图12.32。若腓骨上下颠倒,血管蒂或穿支在固定时容易被钛板或钛钉所损伤。

若是左侧的腓骨瓣用于修复左侧的下颌骨缺损,而皮岛需要置于口内(LLI组,表12.8),则血管蒂朝向右侧(图12.25)。此时血管蒂可吻合与同侧的甲状腺上动脉、对侧面动脉或甲状腺上动脉(图12.25~12.31和表12.8)。若为左侧腓骨瓣用于修复右侧的复合下颌骨缺损,则皮瓣必须将近心端的腓骨朝向升支方向,如此皮岛方可修补口内缺损

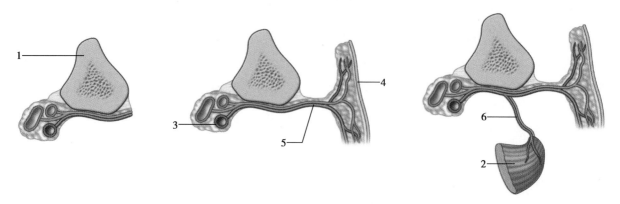

图12.24   腓骨瓣可以单独设计为骨瓣,包括隔皮穿支形成骨皮瓣,也可设计包括肌肉穿支肌及比目鱼肌的骨肌皮瓣。
1. 腓骨,2. 比目鱼肌,3. 腓血管,4. 皮岛,5. 隔皮穿支,6. 肌皮穿支

（LRI 组，表 12.8）。此时,血管蒂位于腓骨的后侧下方,如与右侧的甲状腺上动脉和颞浅动脉吻合,则血管蒂需弯折,增加血管阻塞的风险（图 12.32 ~ 12.36 和表 12.8）。当下颌骨缺损超过升支时,唯一可行的受区是右侧的颞浅动脉,其直径与供区血管

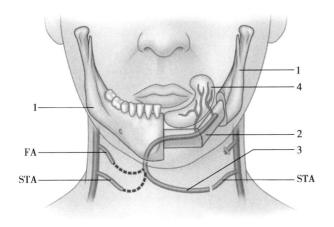

图 12.25　左侧腓骨皮瓣转移修复左侧 Ⅱ a 类下颌骨缺损（表 12.8 中 LLI 组）。腓骨的外侧面用于重建板钉固定。皮岛用于修复口内。腓血管蒂朝向右侧,可以与同侧甲状腺上动脉、对侧甲状腺面动脉及对侧面动脉吻合。1. 剩余下颌骨,2. 腓骨,3. 腓动脉,4. 腓骨瓣的皮岛,5. 受区血管-同侧甲状腺上动脉（STA）,对侧面动脉（FA）和 STA

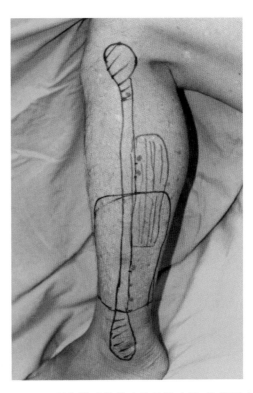

图 12.27　制备腓动脉供血的骨肌皮瓣,依靠两个隔皮穿支供血设计 12cm×8cm 皮岛。腓骨两端各保留 6cm。依靠肌皮穿支供血,拟切取近端 1/3 的比目鱼肌（10cm×5cm）

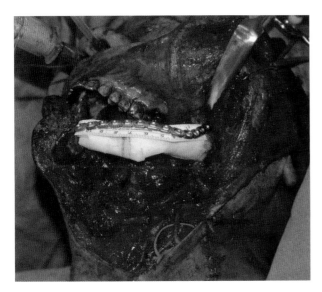

图 12.26　70 岁男性患者,下牙龈鳞状细胞癌（$T_4N_0M_0$）,左侧下颌骨区段切除及改良颈淋巴结清扫术后。下颌骨缺损类型为 Ⅱ a,骨缺损长度为 9cm。口腔黏膜和软组织缺损为 9cm×4cm。临时颌间结扎稳定咬𬌗后,以重建钛板固定下颌骨断端。钛板位于下颌下缘上方 1cm 左右,为将来种植修复提供空间。采用纸质测量尺测量长度、角度和截骨段数目

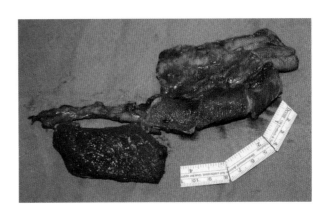

图 12.28　依照纸尺模板将腓骨截骨为三段,分别为 3.5、4.5 和 3cm。血管蒂位于后内侧,方向向右侧。将血管蒂游离骨骼化 10cm 长,确保其可吻合至对侧血管。腓骨外侧面有充足的空间供钛板钛钉固定,而不会损伤血管蒂及穿支。同时切取外侧部分比目鱼肌,大小约 10cm×5cm,依靠独立的肌皮穿支供血

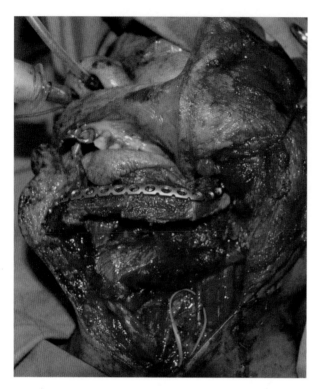

图12.29 三段腓骨各以钛钉一颗固定于重建板上。血管蒂位于右侧,弧形走行可到达同侧甲状腺上动脉和面静脉(蓝色线圈,面静脉)

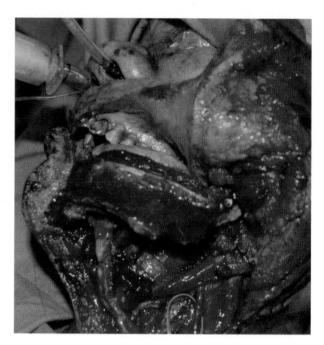

图12.30 比目鱼肌放置于重建板和腓骨表面,预防重建板暴露及可能的放射性骨坏死,同时支撑颊部外形

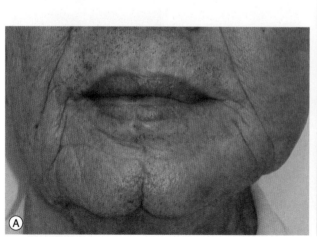

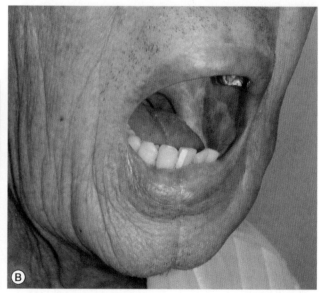

图12.31 24.4个月以后随访,患者对于功能和外观都满意。(A)前后位。(B)开口像

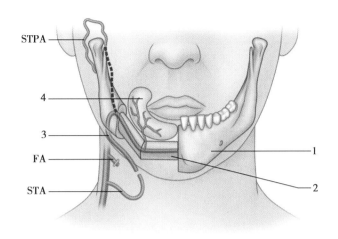

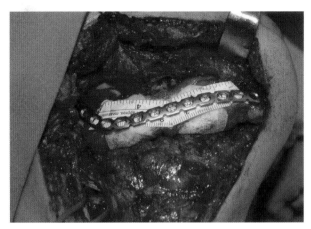

图 12. 32 左侧腓骨皮瓣转移修复右侧下颌骨缺损Ⅱa 类（表 12.8，LRI 组）。腓骨的外侧面用于钛板钛钉固定。皮岛用于修复口内缺损。血管蒂位于后侧，可吻合于同侧甲状腺上动脉或颞浅动脉。1. 残余颌骨，2. 腓骨，3. 腓动脉，4. 腓骨瓣的皮岛，5. 受区血管——同侧甲状腺上动脉（STA）和颞浅动脉（STpA）。FA，面动脉

图 12. 33 20 岁男性，右侧下颌骨成釉细胞瘤切除，游离髂骨修复术后，植骨骨块吸收。清除残余髂骨，松解颊部黏膜挛缩。骨缺损范围经纸尺测量为 8cm

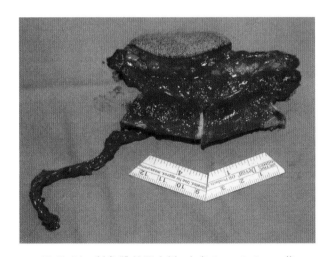

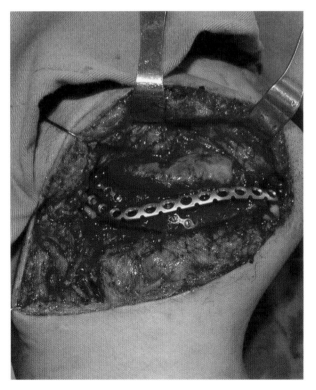

图 12. 34 制备腓骨肌皮瓣，皮岛 8cm×2.5cm。依照模板将腓骨截骨为 4cm 的两段。血管蒂游离10cm 利于血管吻合。修整腓骨的外侧面用于重建钛板钛钉固定

图 12. 35 腓骨采用重建板固定，骨段间加小钛板一块。皮岛用于修复口内黏膜

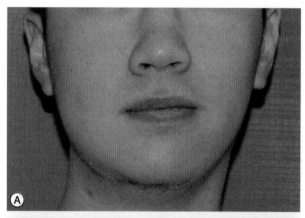

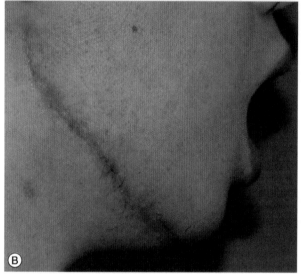

图 12.36　（A,B)18 个月随访,下颌骨外形对称

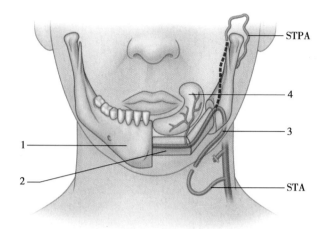

图 12.37　右侧腓骨皮瓣用于修复左侧下颌骨Ⅱa类缺损(表 12.8 中 RLI 组)。皮岛用于修复口内。腓血管位于左侧,吻合于同侧的甲状腺上动脉或向上吻合于颞浅动脉。1. 残余下颌骨,2. 腓骨,3. 腓动脉,4. 腓骨瓣皮岛,5. 受区血管——同侧甲状腺上动脉(STA)或颞浅动脉(STpA)

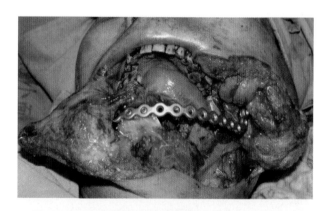

图 12.38　55 岁男性患者,左颊鳞状细胞癌($T_2N_2M_0$)。扩大切除术后,下颌骨缺损为Ⅱa型(表 12.8 中 RLI组)。颌间结扎后以重建钛板连接两端下颌骨,骨缺损为 6cm

差异较大,易造成血管痉挛,尤其是在颞浅静脉翻折向下吻合时更易发生(图 12.32)。需要向近心端小心分离静脉,避免血管走行中出现任何死角。

　　从另一方面讲,若右侧腓骨瓣用于修复左侧下颌骨缺损,皮岛需置于口内(RLI 组,表 12.8),血管蒂经侧后下方走行,左侧甲状腺上动脉及颞浅动脉是最佳的受区血管(图 12.37 ~ 12.41,表 12.8)。若右侧腓骨瓣用于修复右侧下颌骨缺损而皮岛需要置于口内,则可吻合于同侧面动脉、甲状腺上动脉和对侧甲状腺上动脉,以保证血管蒂走行平滑,避免痉挛(RRI 组,表 12.8,)(图 12.42)。如果同侧血管不可用,尤其对于放射治疗后患者,对侧颈部血管是最优选择(图 12.42 ~ 12.46,表 12.8)。骨骼化的血管蒂通常较长,可以无困难地与对侧颈部血管吻合。

皮瓣制备

　　腓骨瓣的优势在于骨长度及骨量充足,可修复大范围缺损及植入种植体;稳定的骨膜及髓腔内供

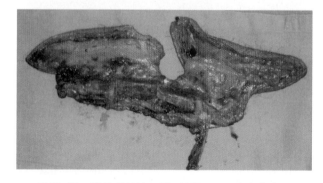

图 12.39　腓骨截骨为三段,每段 3cm。皮岛分为两部分。一部分 11cm×8cm,用于口内修复,一部分7cm×6cm,修复口外。血管蒂朝向左侧,长度 6cm

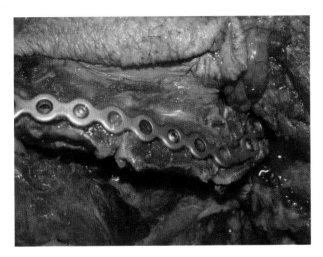

图 12.40　腓骨固定于重建板上，每段采用钛钉 1 颗，骨段间接触良好，下颌骨外形理想

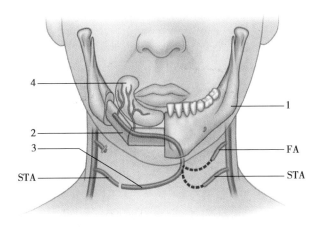

图 12.42　右侧腓骨皮瓣用于修复右侧骨缺损 Ⅱa 型（表 12.8 中 RRI 组）。腓骨外侧面用于钛板钛钉固定。皮岛用于修复口内。腓动脉血管蒂朝向左侧，可吻合于同侧甲状腺上动脉、对侧甲状腺上动脉或面动脉。1. 残余下颌骨，2. 腓骨，3. 腓动脉，4. 腓骨瓣的皮岛，5. 受区血管—同侧甲状腺上动脉（STA）、对侧甲状腺上动脉和面动脉

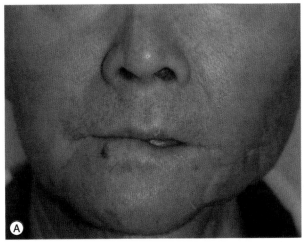

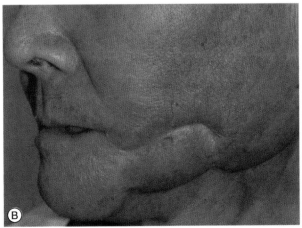

图 12.41　患者接受术后放射治疗后 10 个月复查（A，B）。患者对于功能及外形满意

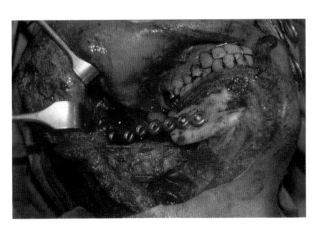

图 12.43　35 岁男性，右侧下颌骨成釉细胞瘤广泛切除术后，下颌骨缺损 Ⅱa 型，长 6cm。颌间结扎稳定咬𬌗关系，重建板连接颌骨断端

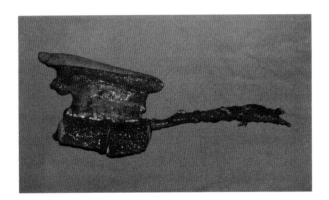

图 12.44　制备右侧腓骨皮瓣，皮岛大小为 6cm×3cm，参照模板制备为 3cm 长的两段。血管蒂充分游离后朝向左侧

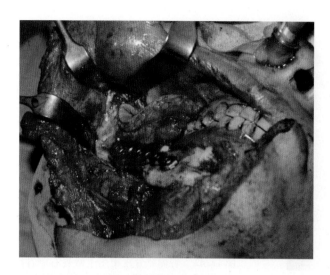

图 12.45　两段腓骨固定于重建钛板,血管蒂向左吻合于右侧甲状腺上动脉及中静脉

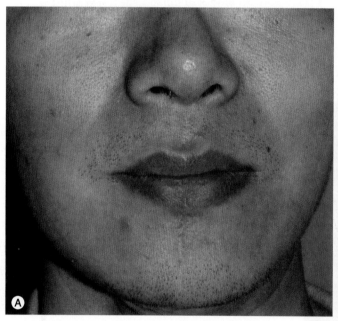

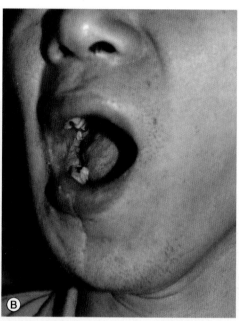

图 12.46　(A,B)16 个月复查,功能及外形满意

血使截骨塑形成为可能;皮岛可靠;可提供充足软组织覆盖口内外缺损;供区距术区较远,允许双组手术;供区并发症轻微。尽管存在以上优势,该皮瓣最大的局限在于软组织量不足以修复大型复合下颌骨缺损。广泛的肿瘤切除,足以造成骨、口腔黏膜、皮肤、舌及咬肌的巨大缺损。尽管初期修复效果较好,放射治疗常造成皮瓣变薄、组织挛缩引起颊部、颈部畸形凹陷。另外,伤口愈合不良,可引起钛板暴露及放射性骨坏死。

为了减少采用腓骨瓣时以上问题的发生,可有两种解决办法:一种是另外制备带蒂或游离皮瓣,增加软组织量和皮肤量。这需要另一组受区血管,增加了手术时间和术后并发症风险。另一选择是增加腓骨切取时的组织量,通常可选择由腓动脉肌皮穿

支供应的腓肠肌的一部分,即 OPAC 瓣[62,199]。OPAC 瓣优势在于单一皮瓣、单一供区以及一次血管吻合,组织量大,减少了手术时间。

游离腓骨瓣的制备过程,Wei 与 Cheng 进行过详细的描述[56,62,199]。首先于皮肤进行标记,近心端及远心端各保留 6cm,以保证膝关节的稳定性(图12.27)。隔皮穿支多数位于小腿中下 1/3、腓骨后缘,术前可由手用多普勒测量并标记。皮岛以穿支为中心进行设计,皮肤切开至皮下层,在前方筋膜上方分离,部分掀起皮瓣,越过前交叉韧带后,切开筋膜。自腓骨骨膜表面掀起腓骨长短肌,分离前交叉韧带,在截骨线处移除腓骨骨膜,使用电钻截骨,向侧后方牵拉腓骨,显露趾长伸肌、趾短伸肌和胫骨前肌,将这些肌肉自骨膜浅面分离。此时切开后方皮

肤切口,小心保持位于小腿后肌间隔内隔皮穿支完好。腓动脉的远心端可由腓骨表面分离,结扎并切断。血管蒂自蹑长屈肌内分离,可将示指置入蹑长屈肌及小腿后肌间隔之间以保护穿支血管。无穿支参与的小腿后肌间隔可切断,可依靠腓动脉近中 1/3 肌皮穿支供血,切取腓肠肌[62,199]。腓肠肌最多可切取 6cm×14cm,甚至其全长的 50%,而不会产生严重的后期并发症。

截骨

当充分游离了近心端腓血管蒂后,即可参照受区模板以电钻进行截骨(图 12.28,图 12.34)。若有两支穿支血管,可制备双蒂皮瓣(图 12.39)。移除近心端不需要的骨及骨膜后,进一步将血管蒂骨骼化。Yagi 等强调了在下颌骨修复中,腓骨形态对于术后效果的重要性[200]。由于组织动度的限制,在塑形及置入腓骨瓣时可能遇到阻碍。在截骨同时需要注意保护血管蒂以及穿支。另外,在植入腓骨时,如果需要牵拉肌间隔及穿支以越过腓骨和钛板进入口内可能会影响皮岛供血。截骨的最小长度为 2.5cm,以保证骨膜内有血管供应。有研究证实了在多次截骨后远端骨段供血量下降。因为近心端有骨膜供血及滋养动脉供血,而远心端仅仅有骨膜供血。另外,当钛板穿过骨膜进行固定时,进一步减少了远端骨段内的血流。

置入皮瓣

置入 OPAC 瓣或腓骨瓣时,首先将截骨后骨段置入预成型的重建板内。作者推荐每一骨段仅适用单一螺钉固位,以减少螺钉对腓骨血供的影响(图 12.29)。一个隔皮穿支供血的皮岛置于口内,如有需要可用另一皮岛修复皮肤缺损。

对于一些患者,比目鱼肌置于腓骨及重建板的上方,可改善外形,预防可能的放射性骨坏死以及术后钛板暴露(图 12.30)[62,199]。推荐腓骨瓣的缺血时间小于 5 小时,以减少皮瓣失败及其他并发症的发生率[201]。

为简化手术设计,许多医师倾向于使用对侧腓骨作为下颌骨重建的供区,因为两组医师可同时手术而不冲突。作者发现使用左侧腓骨瓣修复右侧下颌骨血管并发症发生率高,这可能是由于腓骨植入后,腓骨瓣与受区血管间空间局限。取骨侧受区血管及软组织缺损位置影响了腓骨植入位置。推荐采用同侧腓骨瓣修复下颌骨缺损,以减少血管并发症

风险。肿瘤切除时保留同侧甲状腺上动脉,这最好的受区血管。对侧甲状腺上动脉同样可用,因为腓动脉血管蒂可制备达 10~15cm。

钛板固定

采用颌间螺钉或钢丝结扎均可获得稳定的咬殆关系。采用重建板连接两侧断端,每侧至少固定两枚螺钉(图 12.26,图 12.33,图 12.38 和图 12.43)。依照钛板外形制作模板,需注意固定时避免损伤血管蒂或穿支。在大量水冲洗冷却的同时,打孔并进行单皮质螺钉的固定,避免过热损伤重建骨[17,202,203]。钛板需位于下颌骨下缘上方 1cm,以获取足够的咬殆高度利于种植(图 12.26,图 12.33,图 12.38 和图 12.43)。如果移植骨高度不足,可选择双层腓骨以获得足够的骨高度利于种植[204~206]。最近,三维重建技术的发展可辅助医师进行复杂的下颌骨重建[206~208]。另外,快速成型技术可使用计算机辅助设计及三维打印制作物理模板[208]。垂直骨牵引技术是增加重建术后骨高度的另一选择(图 12.47~12.50)[209]。

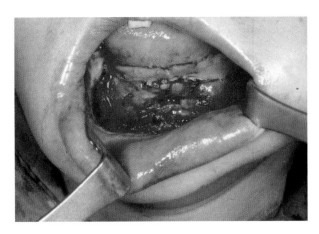

图 12.47 26 岁,女性,下牙龈成釉细胞瘤。经口内入路切除下颌骨,骨缺损为 7cm,Ⅰa 型

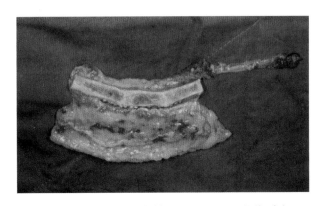

图 12.48 左侧腓骨皮瓣 12cm×5cm,三段分别为 2cm、2.5cm 和 2.5cm,采用小钛板固定

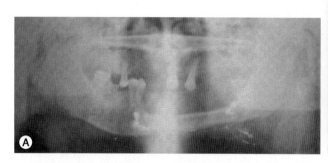

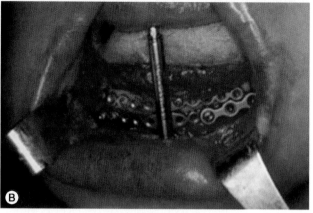

图12.49 术后两年,患者骨高度不足,要求种植修复。切除皮下脂肪,部分游离下颌骨骨膜,沿长轴截开腓骨,置入口内垂直牵张器

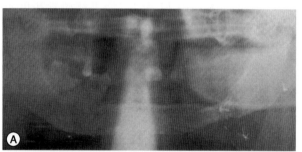

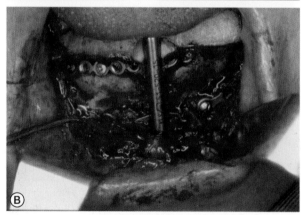

图12.50 (A,B)牵张器稳定后一周开始牵引,每天0.5cm,增加高度10.5mm。牵张器进一步稳定6周。义齿修复前还需进行前庭沟加深手术。牵引术后下颌骨高度2.5cm,足以支持种植修复

缺血时间

缺血时间从断蒂开始包括截骨,成形和皮瓣置入,动脉吻合后结束。腓骨修复下颌骨缺损的缺血时间取决于如下因素:医师的经验、腓骨截骨成形是在断蒂前或后完成、血管吻合是在皮瓣置入前还是皮瓣固定前或固定后、动静脉吻合的顺序。如果缺血时间长于5个小时,皮瓣部分失败风险显著增加[201]。腓骨瓣成活率与缺血时间相关不明显[201]。

皮瓣部分失败主要表现为腓骨瓣皮肤部分失败,其可能原因是在皮瓣置入和固定中,隔皮穿支过分扭转、折叠或牵拉。

颞下颌关节重建

颞下颌关节重建效果往往不满意。如果切除了髁突,下颌骨的运动主要依靠对侧关节,最终会造成倾斜,引起咬殆紊乱和张口受限。重建髁突的方法如下:非血管化骨移植、将腓骨瓣末端修整为圆形、肋软骨联合腓骨移植或采用钛人工关节[210]。置入人工关节需要充分暴露骨组织,可能造成感觉神经性听力下降[211]。文献报告腓骨瓣重建颞下颌关节的功能及美学效果都是可接受的[212]。

牙列重建:骨结合口腔种植体

在下颌骨重建以后,修复牙齿,可以增加功能和美学效果。重建牙列有两种方法:种植体支持的固定义齿或活动义齿。这些治疗通常由口腔外科和修复科医师完成,简单地说,首先,采用植皮或腭黏膜移植进行前庭沟成形,获取颊舌侧1.5cm深的移行沟。重建骨体积需要满足种植体的最低需求(10mm×6mm)。自骨膜下翻瓣显露骨面,应有钻针修整形成骨平面。备洞,植入种植体深度为5mm,通常种植体植入后需等待3个月后再行固定修复。Chang认为良性病变可即刻植入种植体[204,213,214],恶性肿瘤患者因需要放射治疗推荐延期植入。

术后护理

皮瓣移植术后,患者转送至重症监护病房,观测

皮瓣。根据患者情况,通常为 3~7 天。术后行气管切开或留置气管插管,呼吸机支持过夜。术后第一天,通常给予镇静,有时要求限制颈部运动,预防牵拉或压迫血管吻合口。

预防性给予抗生素对抗革兰阳性、革兰阴性及厌氧菌 7 天。根据手术时间的不同,必要时给予质子泵抑制剂 3 天,预防应激性溃疡。补液量略高于生理需要,以维持皮瓣内足够的血液流动。年轻患者更应如此。细心记录出入量,尽早采用肠内营养以保证足够的营养供应。如果患者术前营养状况差,单纯肠内营养实施困难,推荐采用短期(3~5 天)肠外营养。

术后 24 小时每小时观测皮瓣一次,之后 24 小时,每 2 小时观测一次。自第 3 天至出院,每 4 小时观测一次。皮瓣的临床检查足以支持判断皮瓣状态(包括颜色、温度、毛细血管再灌注以及针刺试验)。如果皮岛位于口外,可用多普勒测量皮瓣内血流。其他的监测方法有植入式多普勒、激光多普勒和血氧饱和度等。

抗凝药物或扩血管药物,例如肝素、低分子肝素、银杏提取物注射剂或低分子右旋糖酐都不是常规使用,仅在血管蒂有血栓或手术医师感觉必要的情况下使用。

术后 7 天开始进行轻柔渐进的张口恢复锻炼,预防术后开口受限。

结果、预后和并发症

皮瓣转移至口内的并发症不常见,急性并发症通常与手术有关,慢性并发症可能是由于皮瓣设计及放置不当、术后护理不佳或与癌症治疗例如术后放射治疗有关。

颊、舌修复后的并发症

急性并发症

显微游离皮瓣移植的成功要点包括完善的术前计划,精细的皮瓣制备,准确的血管吻合,正确置入皮瓣以及术后完善的监测。早期探查和治疗并发症非常重要,急性并发症包括皮瓣循环不良需要探查,伤口愈合差和伤口感染。

由于循环问题而需要探查的皮瓣比例,文献报告为 5%~25%。抢救成功率取决于手术干预的时间和医师的经验[215]。多数血管并发症发生于术后当天或数天以内[215],50% 以上的血管危象在术后 4 小时以内发生,而 80% 以上的危象病例发生于术后 24 小时以内[216],早期干预整体皮瓣抢救成功率可高于 80%。血管危象可能是由于吻合技术不佳而形成血栓引起,但多数情况下,它和皮瓣位置不当,血管蒂扭转或弯折有关。

头颈部修复重建后,伤口感染是常见并发症,它占所有并发症的 48%[70,217],颈部充分有效的引流,消灭死腔对于减少术后血肿及继发感染非常重要。

口腔癌患者通常营养较差,这对于伤口愈合不利。在手术中,要严密关闭口内切口,预防唾液经口腔渗入颈部,因为这是颈部伤口感染及不愈合的主要原因。尽管头颈部修复重建后口内外瘘发生率仅为 3%,但这严重影响了皮瓣存活[218~221]。血管蒂长期暴露于口腔分泌物和口腔菌群下,感染风险增加,甚至威胁吻合口安全。这是伤口感染引起继发皮瓣失败的主要原因。尽早开始肠内营养有助于减轻营养不良及其他相关慢性并发症。

慢性并发症

张口受限是最常见的口腔重建后并发症,它的原因是瘢痕挛缩、术后恢复训练不足和(或)术后放射治疗。皮瓣术后会有一定程度萎缩,如接受放射治疗,该情况会加重。皮瓣过分收缩可造成面部凹陷,这在洞穿性缺损患者中常见。

口内外瘘会造成长期唾液自口腔流至颈部,引起口内愈合不良、牙齿坏死或放射性骨坏死。此类患者典型表现为口内伤口不愈合,颈部伤口持续分泌物,经过充分的伤口护理及抗生素治疗仍不好转。治疗方法包括肠内营养以及手术清创、皮瓣覆盖,有时瘘管极小难以看到,可用亚甲蓝试验或颈部 CT 寻找瘘口。

下颌骨重建的并发症

急性并发症

急性并发症在术后 1 周内出现,包括皮瓣探查、伤口裂开及部分皮岛坏死。亚急性并发症通常在术后 1 周至 1 个月内出现,包括感染、皮岛坏死、伤口裂开、供区并发症和腓骨失败。

Chang 报告了 116 例下颌骨腓骨重建患者,成功率为 98.2%,部分皮岛坏死为 29%,部分骨坏死为 3%,平均缺血时间为 3.6 小时[209]。

慢性并发症

慢性并发症指 1 个月后出现的并发症,如感染、咬𬌗紊乱、供区并发症、皮岛坏死、放射治疗相关口内外瘘或放射性骨坏死。放射性骨坏死表现为微循环缺血、细胞活性下降以及局部组织低氧[222],放射治疗引起的骨坏死、颈部挛缩以及伤口愈合困难、继发钛板暴露,在腓骨瓣修复下颌骨的患者中很常见[223,224]。由于牺牲下齿槽动脉和放射治疗引起的骨膜纤维化引起放射性骨坏死的发生率为 0.8% ~ 37%[225]。放射性骨坏死通常累及残余下颌骨,多发于颊侧骨皮质[226]。

一旦发生放射性骨坏死,治疗方法包括广泛切除坏死骨,使用肌瓣或另一骨瓣覆盖创面。高压氧曾被用于治疗此疾病,但效果一般,因其可能增加复发风险,对于癌症患者禁忌使用。

预防放射性骨坏死的一种方法是在放射治疗区使用大量软组织和骨覆盖。带腓肠肌的 OPAC 瓣与传统的腓骨瓣相比,放射性骨坏死、开口受限、钛板暴露发生率降低(29%:53.1%)[227](表 12.7 选择 6)。通过使用腓骨瓣联合大腿前外侧皮瓣也可增加骨及钛板表面软组织量、减少并发症发生(表 12.7 选择 3)。

二期治疗

口腔修复重建后,二期手术的主要目的是改善功能或增加美观。如肿瘤切除累及口角,易发生口腔封闭不良,这会造成日常生活不便,因此需要进一步手术改善流涎、增加整体美观效果。若上下唇组织多数获得保留,唇部推进瓣可解决此问题(图 12.11)。但如果唇组织不足,则可用韧带移植(常为掌长肌韧带作为支撑,使用颊部邻位瓣重建口腔封闭)。

连续 Z 成形术是松解瘢痕、减少挛缩、柔化皮瓣边缘的有效手段。另一常见问题是皮瓣过大或过小而引起面下 1/3 不对称。皮瓣减量可通过直接切除或吸脂完成。如果皮瓣组织量不足可选择脂肪移植,对于个别患者表现为严重软组织量不足、骨组织暴露者,可考虑进行另一游离组织瓣移植[228]。

致谢

作者感谢 Miffy Chia-yu Lin MSc,Shu-Wei Kao,Drs. Holger Engel,Dung Nguyen 和 Wee Leon Lam 在准备文字、视频和图表时提供的帮助。

参考文献

8. Ariyan S. The pectoralis major myocutaneous flap. A versatile flap for reconstruction in the head and neck. *Plast Reconstr Surg.* 1979;63:73–81.

49. Swartz WM, Banis JC, Newton ED, et al. The osteocutaneous scapular flap for mandibular and maxillary reconstruction. *Plast Reconstr Surg.* 1986;77:530–545.

50. Urken ML, Vickery C, Weinberg H, et al. The internal oblique-iliac crest osseomyocutaneous microvascular free flap in head and neck reconstruction. *J Reconstr Microsurg.* 1989;5:203–214; discussion 15–16.

54. Wei FC, Chen HC, Chuang CC, et al. Fibular osteoseptocutaneous flap: anatomic study and clinical application. *Plast Reconstr Surg.* 1986;78:191–200.

This paper defined the septocutaneous perforators of the peroneal artery and developed the new concept and technique of elevation of the fibular osteoseptocutaneous flap. This discovery expanded the applications of the fibula flap to complex composite tissue defect reconstruction, most notably in head and neck reconstruction.

55. Hidalgo DA. Fibula free flap: a new method of mandible reconstruction. *Plast Reconstr Surg.* 1989;84(1):71–79.

This is a landmark paper that reported the first successful clinical series using the free fibula osseous flap for mandibular reconstruction. It revolutionized the surgical treatment of mandibular reconstruction. Hidalgo showed that the fibula osseous flap is a reliable flap that can give good reconstructive and aesthetic results, and can be harvested without significant donor site morbidity.

62. Cheng MH, Saint-Cyr M, Ali RS, et al. Osteomyocutaneous peroneal artery-based combined flap for reconstruction of composite and en bloc mandibular defects. *Head Neck.* 2009;31:361–370.

The inclusion of the soleus muscle with the fibula septocutaneous flap based on separate musculocutaneous perforators defines the concept of a chimeric flap for head and neck reconstruction. This significant contribution allows for three-dimensional reconstruction of complex mandibular defects with better functional and aesthetic outcomes than previous reconstructive options.

107. Engel H, Huang JJ, Lin CY, et al. A Strategic Approach for Tongue Reconstruction to Achieve Predictable and Improved Functional and Aesthetic Outcomes. *Plast Reconstr Surg.* 2010;126:1967–1977.

This paper provides a practical algorithm for the assessment and treatment options for tongue reconstruction. This is the first paper that comprehensively and logically outlines a decision-making tree to select the most appropriate flap for reconstruction, based on the size of the tongue defect and the involvement of the adjacent tissues. It also outlines the appropriate flap design to use for each type of tongue reconstruction to give predictable, evidence-based, good functional and aesthetic results.

141. Jewer DD, Boyd JB, Manktelow RT, et al. Orofacial and mandibular reconstruction with the iliac crest free flap: a review of 60 cases and a new method of classification. *Plast Reconstr Surg.* 1989;84:391–403; discussion 4–5.

148. Yang GF, Chen BJ, Gao YZ. The free forearm flap. *Chin Med J.* 1981;61:4.

154. Song YG, Chen GZ, Song YL. The free thigh flap: a new free flap concept based on the septocutaneous artery. *Br J Plast Surg.* 1984;37:149–159.

Song et al. outlined the anatomical basis of the anterolateral thigh flap as a new donor site for a free flap or pedicled flap. This paper introduces the first perforator flap based on the lateral circumflex femoral vessels. This contribution is pivotal to the understanding and eventual development of other flaps based on the lateral thigh system. The anterolateral thigh flap and its various modifications have since became a workhorse flap in head and neck reconstruction.

13

咽部、食管及颈部重建

Peirong Yu

概述

- 气管食管缺损多见于因喉部、下咽部鳞状细胞癌而进行的全喉切除术，其他的病因有良性缩窄、喉部皮肤瘘以及累及食管的甲状腺癌。

- 放射治疗是此区域早期鳞状细胞癌的主要治疗手段，很多咽部食管缺损是由于放射治疗失败后挽救性全喉切除术造成的，因此重建非常困难。气管食管的重建需要极端重视细节，没有容错空间，任何小的差错都会引起雪崩效应，造成难以预料的后果。

- 常用于喉部食管重建的皮瓣包括空肠瓣、前臂皮瓣、大腿前外侧皮瓣（ALT 瓣）。近年来，ALT 瓣已成为此类重建的最常用选择。

- 咽部食管重建后的主要并发症包括解剖缩窄和瘘管形成，因此需极其小心防止出现这些并发症。

- 重建的终极目标是实现饮食的连续性，保护颈部重要结构如颈动脉，恢复语言和吞咽功能。很多患者（超过 90%）在术后可以经口进食，无需鼻饲管进食。

- 语言重建多数通过气管食管穿刺实现，80% 以上的患者可以获得流利的语音效果，皮肤筋膜瓣术后的语音质量远好于空肠瓣。

- 很多需要行气管食管重建的患者之前有过放射治疗或手术史，因此颈部固定，使得重建手术极其困难，风险很大。

- 详细的术前设计，使用颈横血管作为受区血管，选择双皮岛的 ALT 岛状瓣同时恢复颈部及穿通缺损，可简化治疗过程，降低治疗风险。

简介

下咽部和颈部食管的重建是目前修复重建外科最困难的领域，因为此区域结构复杂、患者常有既往放射治疗病史，功能要求高，操作中存在危及生命的风险如颈动脉撕裂，因此在手术计划时应十分小心，备选多套解决方案。手术计划的要点是将复杂的病例转化为经典的、简单的方式，以控制手术风险，获得最好的手术效果。在设计手术时应考虑如下要点：

- 食管的非环形缺损不可转化为环形缺损，尽管以前使用空肠瓣时常如此。部分缺损重建极少发生解剖缩窄。

- 皮瓣与食管远端吻合处应尽量减薄，制备成斜面以尽量减少缩窄风险。

- 可使用 ALT 皮瓣中血管丰富的筋膜层覆盖缝合线，特别是远心端吻合处，可减少术后渗出及形成咽部皮肤瘘的风险。

- 皮肤筋膜瓣比小肠瓣在恢复术后语言功能方面表现更佳。

- 对于患有多种全身疾病的高风险患者，禁忌选择空肠瓣，皮肤筋膜瓣对于全身情况的影响更小。

- 在食管重建时，小肠愈合得很快，但皮肤筋膜瓣需要较长时间愈合。在唾液中浸泡超过 24 小时后，愈合时间延长，这是二期出现瘘管的主要原因。因此，建议延迟口腔进食时间，对于放射治疗患者尤其如此。

- 正确处理术后并发症是非常重要的,这可以避免出现危及生命的症状,最大限度地保存功能。

基础知识/解剖

　　咽部解剖可分为鼻咽、口咽和下咽,鼻咽主要是包括在软腭以上的鼻腔,它的缺损常常是由于上颌骨切除造成的,会在其他章节讨论。口咽的界限上为鼻咽、前为口腔、下为下咽及喉。口咽的上部边界为软腭水平,下部边界是舌骨水平,其中的结构包括舌根、扁桃体、口咽侧壁、后壁以及软腭。由于肿瘤造成的口咽缺损多是由于舌根癌手术造成,范围常常延伸至咽侧壁,或扁桃体癌延伸至软腭。上颌或腮腺癌也可侵及翼突及颊间隙。由于肿物切除,累及口咽部包括扁桃体、咽侧壁、软腭及硬腭以及下颌骨的后部。下咽上为舌骨水平,下为环状软骨,下方与颈部食管相连续(图 13.1)。这是一个十分重要的结构,它为呼吸、吞咽和发音功能提供了保障。造成下咽以及颈部食管缺损的原因有:下咽及喉部癌的切除、进展性的甲状腺癌切除、放射治疗后并发组织挛缩以及化学性损伤。单纯的颈部食管肿瘤非常少见,但同样需要节段性食管切除和重建(表 13.1)。咽部食管缺损可为环形或部分缺损(图 13.2)。

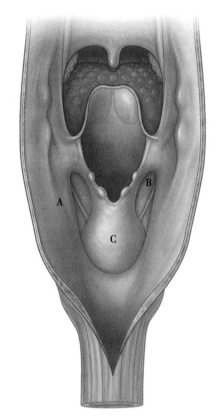

图 13.1　下咽部位于喉部后方,上方与口咽延续,下方与颈部食管延续。下咽部为肿瘤分类需要人为分为三个区域。**A.** 咽壁。**B.** 梨状隐窝。**C.** 环状软骨后区

表 13.1　需要重建的咽部食管缺损类型

病理	缺损位置	缺损类型
原发 SCC	下咽及颈部食管	常为部分缺损
复发 SCC	下咽及颈部食管	常为环形缺损
进展性或复发甲状腺癌	下咽及颈部食管	常为环形缺损
单发食管肿瘤	颈部食管、喉部完整	常为部分缺损
咽部食管或气管食管瘘	颈部食管或下咽部	常为部分缺损
解剖缩窄	颈部食管	常为环形缺损
放射治疗相关狭窄	下咽或颈部食管	可为部分或环形缺损,取决于缩窄的程度

SCC,鳞状细胞癌

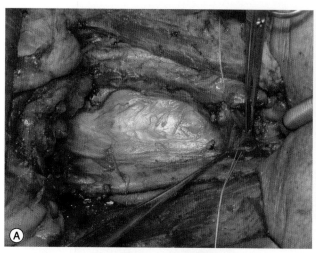
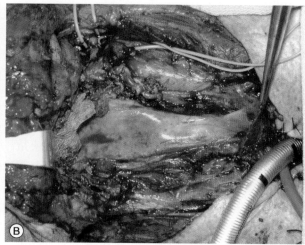

图 13.2　咽部食管缺损可以是环形（**A**）或部分（**B**）缺损。前者上界是舌根,下界是胸骨切迹上方食管,后界（深面）是椎前筋膜。部分缺损通常有保留 2cm 咽后部黏膜

患者选择

术前评价

全身情况评估

心血管和肺部疾病如肺炎、呼吸衰竭、长期使用呼吸机、心律失常、心肌梗死、肺栓塞、卒中等是头颈手术以及微血管重建后花费高、情况严重的全身并发症。很多头颈部癌的患者有长期吸烟和酗酒史,同时多数患者高龄,因此系统的全身检查非常重要。患者有明显的伴发疾病者可能可耐受初期手术,然而,一旦发生血管栓塞将难以耐受再次手术。对有慢性阻塞性肺疾病的患者需详细评估肺功能,同时需要进行系列的心血管功能评估。颈动脉病变非常常见,椎动脉病变病史需详细记录,同时需行颈动脉造影。注射静脉增强剂的头颈部 CT 检查常常可反映颈部动脉的状况,用于判断是否可作为受区血管。建议患者就诊时戒烟、戒酒,必要时转入戒烟、戒酒门诊治疗。

既往放射治疗及手术史

放射治疗是目前早期下咽及喉部鳞状细胞癌的首选治疗方法,但是需要接受咽部食管重建的多数患者都是放射治疗失败的患者。他们常在放射治疗后还接受颈淋巴结清扫术,因此重建医师面临着同时存在放射治疗及手术的双重困境。这些缺损是头颈部缺损中最难修复的,详细地回顾之前放射治疗

及手术的病程有助于我们对可能存在的并发症做更好的准备。术前 CT 检查可用于评估是否存在可能的受区血管。

供区评价

常见的供区包括大腿、前臂、腹部以及前胸,需评价皮肤质地及厚度,既往手术史或创伤史以及血管病变史。女性患者的大腿皮下组织厚度通常是男性的 2 倍[60],因此在选择皮瓣时需综合考虑。如选择前臂皮瓣,需要行 Allen 试验评估尺动脉对于手掌的代偿供应,之后在拟手术的前臂区域佩戴不可静脉注射的标志手环。通常首选非优势手。既往腹部手术或严重全身伴发疾病是空肠瓣的相对禁忌证。详细的计划是手术成功的基础,对于此类复杂病例,常常备选多套方案。

咽部食管重建需要极度重视细节,没有容错空间,任何微小错误均可能导致雪崩效应,最终引起重建失败。头颈部重建后失败会严重影响患者的功能及生活质量。患者及家属应充分了解术后可能的功能缺损,包括长期管饲、语言功能丧失。咽部食管重建的并发症发生率可以很高,术后功能极差,仅仅覆盖了缺损是不够的,我们应尽一切努力,尽可能地恢复功能,减少供区并发症,改善美观效果。全喉切除术后不仅仅是失去了语言功能,重建后的并发症还有咽部皮肤瘘、解剖缩窄会导致患者长期依靠管饲。

皮瓣选择

随着显微技术的发展,游离组织瓣已经广泛代

替了带蒂皮瓣用于修复肿瘤术后大范围头颈部缺损。如果患者接受过放射治疗，局部带蒂瓣可靠性会很低。20 世纪 50 年代常用的胸部皮肤瓣以及 20 世纪 60 年代发展的胸三角皮瓣，在当代临床中已不再用于咽部食管重建。目前仅仅用于一期缺损或挽救手术的带蒂皮瓣是胸大肌皮瓣，它在 20 世纪 80 年代非常盛行。尽管它制备简单，不需显微技术，在有经验的医师手中对男性部分咽部食管缺损可获得极佳的效果，但是皮瓣过于肥厚、皮肤不可靠，这点对于吸烟者更为明显，术后瘘管发生率高，功能重建效果有限。常见的游离皮瓣包括前臂皮瓣、空肠瓣以及近来常用的 ALT 瓣，尽管前臂皮瓣获取容易、血管可靠，但多数人认为瘘管发生率高，尤其是二期瘘管多见。在 20 世纪 90 年代早期，空肠瓣由于稳定，成为环形咽、食管缺损的首选皮瓣。它的主要缺点在于增加了腹部切口。自从 2002 年作者首次实施了 ALT 瓣修复咽部食管缺损以来[54]，它迅速普及，替代前臂皮瓣及空肠瓣，成为部分及环形缺损修复的首选。各种皮瓣的优缺点列于表 13.2，咽部皮肤缺损的重建指南见图 13.3。

表 13.2 常用皮瓣的优缺点

	ALT	空肠	桡侧前臂
皮瓣制备	中等困难	中等困难	简单
可靠性	良好	良好	良好
厚度	过厚	良好	良好
一期愈合	好	极佳	好
供区并发症	低	高	中等
恢复时间	快	可能较慢	快
瘘口发生率	低	低	中等
狭窄发生率	低	高	中等
TEP 发音	好	差	好
吞咽	好	好	好
修复环形缺损	是	是	备用选择
修复部分缺损	是	否	是
禁忌证	肥胖，大腿脂肪过厚	严重伴发疾病，既往腹部手术史	患者瘦弱，前臂小，前臂供血全部来自桡侧

ALT:大腿前外侧皮瓣,TEP:气管食管穿刺

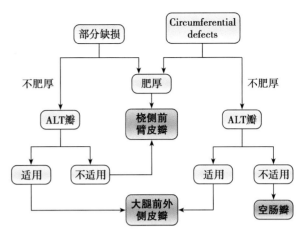

图 13.3 咽部食管缺损皮瓣选择指南

如果 ALT 瓣由于缺乏穿支而无法使用，对于全身可耐受的患者及环形缺损的患者，空肠瓣是其第二选择。对于过于肥胖，或之前有过腹部及胃肠道手术的患者或部分缺损的患者，前臂皮瓣是第二选择。胸大肌皮瓣主要用于男性患者的部分缺损以及游离皮瓣失败后的挽救性手术。对于全身并发症风险极大的患者，也可选择胸大肌皮瓣。就作者 119 例咽部食管重建的经验[59]，仅有 5 例患者未使用 ALT 瓣，原因是 ALT 过于肥厚或探查后没有合适的穿支。

由于患者不适合接受重建手术，或在重建失败后不想再进行二次手术，可在上颈部造瘘，引出唾液，颈部食管封闭，使用胸大肌皮瓣覆盖缺损，制备永久性的胃造口或空肠造口提供营养。

外科技术

大腿前外侧皮瓣重建

皮瓣设计和制备

两侧大腿均可用于制备大腿 ALT 瓣，右腿便于右手优势的术者操作，可更好地解剖血管蒂。在设计 ALT 瓣时应将腿放置于自然位置、不可旋转。患者全身麻醉后，腿倾向于自然向外旋转，因此在消毒铺巾前应确认腿的位置，否则可误判穿支走行，从而难以识别到皮肤的穿支血管。防止腿旋转的简单方法是用毛巾将双足裹起并夹紧。

在大腿位置正确时，识别髂前上棘和髌骨上外侧角，两者相连取其中点，在此位置通常有三个可用的皮肤穿支：中部穿支（B 穿支）位于中点外侧

1.4cm[60,61];穿支 A 位于穿支 B 的近心方向5cm;穿支 C 位于穿支 B 的远心方向5cm(图13.4)。皮瓣以穿支 B 为假想中心设计,可用多普勒协助确定皮肤穿支的位置,但其准确性很差,假阳性率很高,超过25%以上的多普勒信号都在真正穿支位置的10mm以外,对于肥胖患者的准确度更差[61]。我们发现使用这种 ABC 点确定穿支的方法比手动多普勒法更为准确。

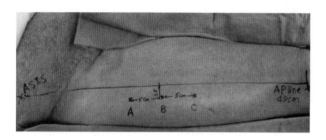

图13.4　用于修复喉部气管缺损的大腿前外侧皮瓣设计。标记髂前上棘和髌骨外上角连线的中点。穿支 B 位于中点外侧1.5cm,穿支 A 及穿支 C 位于B 点近心端和远心端各5cm。ASIS,髂前上棘;AP,前后的

　　皮瓣制备与肿瘤切除为双组手术,同时进行。新建食管的直径应为3cm,因此对于环形缺损,皮瓣宽度应为9.4cm(3×π),以形成3cm 直径的食管(图13.5)[54]。对于部分缺损,瓣的宽度应以9.4cm 减去剩余的后部黏膜宽度,如残余黏膜宽度为2cm,则皮瓣应为7.4cm。皮瓣长度应比实际缺损略长,因为两端常设计成锥形。皮瓣暂时以 B 点为中点,在内侧直线切开约15cm,至筋膜下。在皮瓣置入时通常需分层缝合,因此筋膜层需宽于皮肤,因此筋膜切口相较皮肤切口应扩大1~2cm(图13.6)。筋膜下分离直至识别皮肤穿支,使用5-0缝合线在皮肤上定位真实皮肤穿支位置,必要时应重新设计皮瓣。

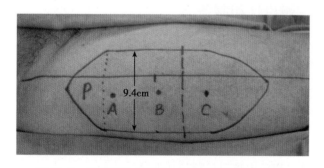

图13.5　皮瓣设计包括2~3处可能的穿支血管。第二皮岛,以穿支 C 供血,可用于颈部外侧修复及观察用。近心端(P)形成舌形结构,在皮瓣卷起后开口处为斜形,与口底开口处相匹配

为了代偿喉部入路及近心端吻合的需要,在皮瓣近中设计延长的皮肤三角,使得将皮瓣卷起后形成斜向的角形开口(图13.5 和图13.7)。在确定好皮肤穿支及主血管蒂之后,可切开其余皮肤,在可能的情况下应至少包含两个皮肤穿支,从而可以设计双皮岛皮瓣(图13.8)。其近心端常基于穿支 B 或 A,可用于修复咽部食管缺损,远端皮岛依靠穿支 C,可用于皮瓣观察或修复颈前部或气管缺损。如果仅有一个穿支而颈前部缺损同时需要重建时,可携带股外侧肌浅层以支持皮肤移植覆盖颈部缺损,如此可避免设计两个皮瓣[62]。该肌肉层通常厚度不多于1cm,是比胸大肌而言更好的选择(图13.10)。旋股外侧动脉的降支通常在肌肉内走行,因此手术过程中通常需要分开肌肉,分离降支。

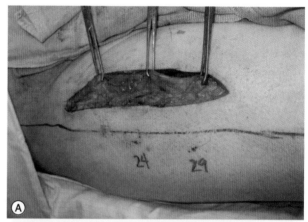

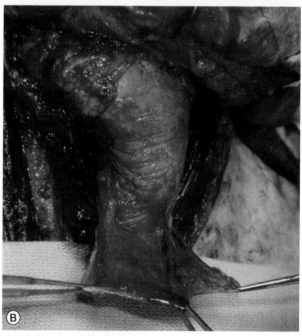

图13.6　制备大腿前外侧皮瓣时,筋膜宽度大于皮肤(A)。从而筋膜可用于覆盖切口线(B)

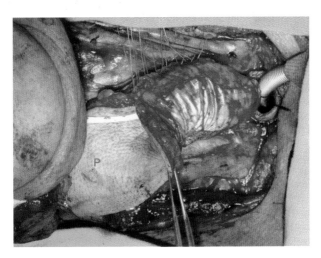

图 13.7　将皮瓣卷起，近心端包括延长部分（P）形成斜形较大开口

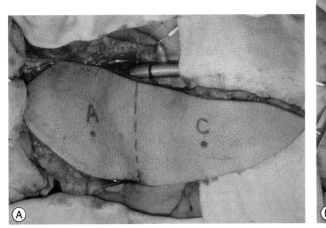

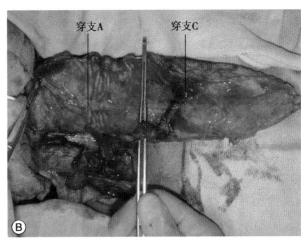

图 13.8　**A.** 如果在皮瓣内包括两支穿支血管，就可分别依靠不同血管供血进一步分为两个皮岛。**B.** 止血钳所指示的是分割线位置

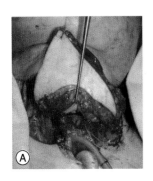

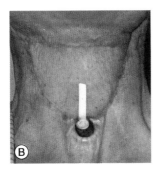

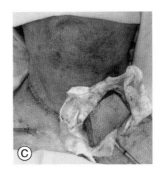

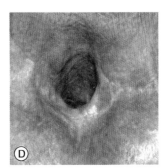

图 13.9　依靠穿支 C 的第二皮岛，可用于颈部皮肤修复（**A**）。此方法避免使用双皮瓣修复，颈部臃肿不明显，不会阻塞气管切开口（**B**）。第二皮岛也可单纯用于观察（**C**）。在患者出院前切除，亦可用于重建气管后壁（**D**）。愈合后可见毛发生长

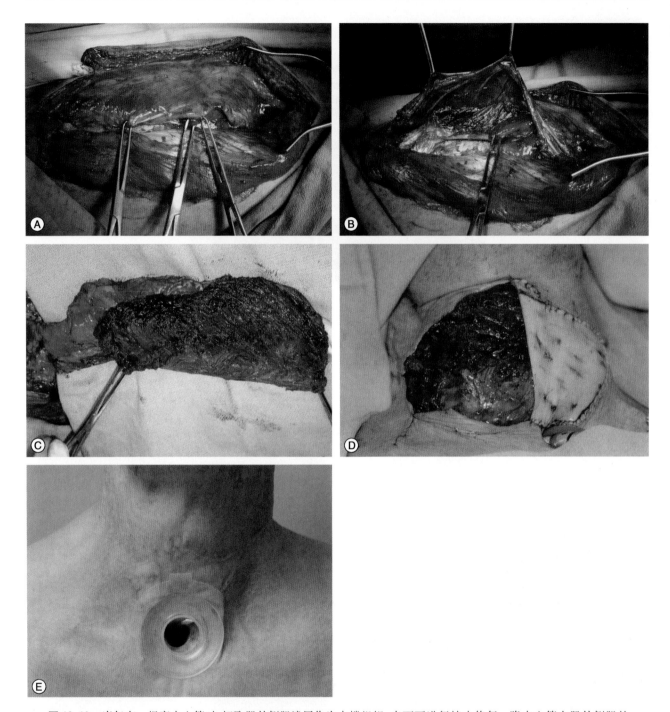

图 13.10　当仅有一根穿支血管时,切取股外侧肌浅层作为支撑组织,表面可进行植皮修复。降支血管在股外侧肌的内侧边缘走行(**A**)。在肌肉分支正下方将股外侧肌浅层与深层分离(**B**)。获得薄而宽大的肌肉组织(**C**)。肌肉联合植皮修复颈部缺损(**D**)。薄型肌组织修复后局部臃肿不明显,避免阻塞气管切开口(**E**)

皮瓣缝合

　　部分或全部的皮瓣缝合应在血管吻合前进行,以避免操作中牵拉引起血管损伤。多数病例中,首先进行舌根或后咽部黏膜近心端的吻合(图13.11)。如果皮瓣长于缺损,穿支应放置于缺损的中部,将多余的皮瓣修整切除。尽管一些医师倾向于在移植前将皮瓣卷成管状,笔者认为首先进行皮

瓣及近心端的吻合更容易。笔者通常选择 3-0 可吸收缝线进行简单间断缝合,沿管径长轴的缝合口应置于侧后方 4 点或 8 点方向(图 13.11)。吻合自 3点和 9 点方向缝合开始,先完成后壁,再缝合前壁,缝合时间距应宽,使得皮肤及黏膜边缘向管腔内反折,在舌根处缝合时需小心避免损伤舌下神经。之后完成管径长轴缝合直至远心端,同样选择简单间断缝合方式,对于部分缺损近心端缝合于舌根及残

余后咽部黏膜的边缘(图 13. 12)。

多数患者的 ALT 瓣都比需要的厚,可以通过切除皮瓣周围的皮下脂肪来减薄。多数情况下这种减薄都可达到理想的效果,同时,在减薄后对于置入受区的操作更有利,减少因压力影响灌注的风险。当需要充分减薄时,应在放大镜或显微镜下观察,充分保护穿支。不仅在穿支进入皮瓣位置需要观察,同时也需保护其进入皮肤的分支。穿支通常分为筋膜支、皮下支,它主要的分支终止于真皮下血管网(图 13. 13)。这些分支在较厚的皮瓣皮下层通常是斜行走行,盲目地在穿支周围去除脂肪会损伤血管,影响皮瓣血供,在皮肤穿支周围应保留充足的皮下组织,在真皮下至少应有 2 ~ 3mm 皮下组织以保护真皮下血管网(图 13. 13)。

有些医师喜欢选用 Montgomery 唾液旁路管以减少环形缺损修复后渗出及缩窄的风险。它的价值尚不确定。笔者认为使用该工具的适应证有皮瓣过

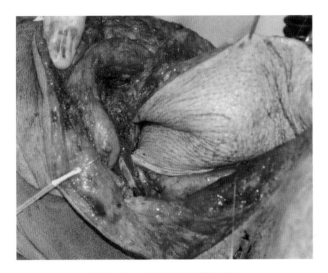

图 13. 11　首先缝合近端和舌根

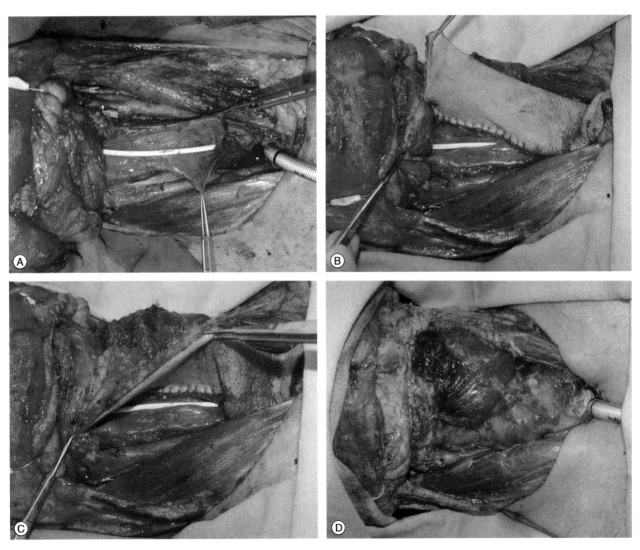

图 13. 12　修复部分咽食管缺损时(A)。皮瓣缝合于咽后黏膜的边缘(B,C)。皮瓣筋膜层和少量股直肌可用于覆盖重建部位(D)

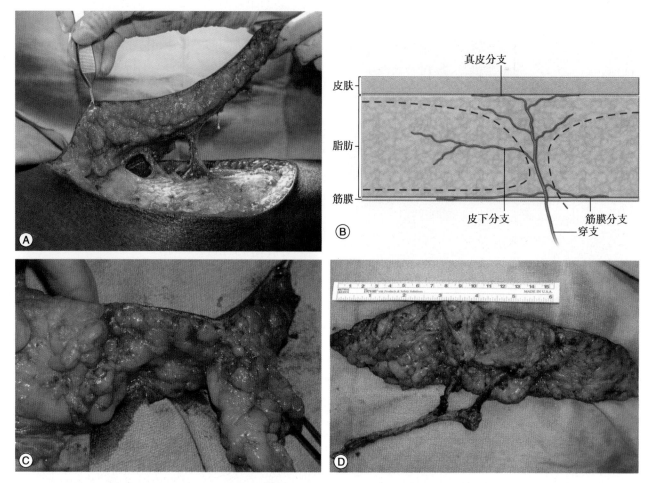

图 13.13　大腿前外侧皮瓣减薄。远端皮瓣比近端厚（**A**）。在进入皮瓣时，皮肤穿支发出数个分支至筋膜、皮下组织和真皮血管丛（**B**）。皮瓣减薄的方法是在主穿支和真皮下血管丛（虚线）以外切除皮下脂肪。必要时可保留筋膜完整。在真皮下，保留数毫米皮下组织保护真皮血管丛（**C,D**）

厚（管腔狭窄）、皮瓣置入困难、颈部食管切除平面过低、放射治疗后颈部食管过细或组织质量差。通常选用 14mm 直径的 Montgomery 唾液旁路管，管路在沿长轴切口缝合前自口内放入（图 13.14），近端边缘位于近端吻合口的上方，远端应放于吻合口以下的食管内，使用 1 号线缝合于管边缘，自口内引出，以胶带固定于颊部，以避免管向远中移动，同时利于二期取出。如果此时尚未放置胃管，可自鼻腔内置入胃管，经过管状皮瓣放于唾液旁路管内进入胃部。

之后，取下垫肩使颈部由过伸位置恢复至正常位置，不需要屈曲颈部。将颈部食管断端前壁垂直切开 1.5cm，再与皮瓣的远端吻合（图 13.15）。增加远端吻合的直径非常重要，这有助于减少术后吻合口缩窄的风险。在皮瓣上应设计三角形的皮肤以与食管的纵向切口相匹配缝合（图 13.16）。皮瓣稍稍旋转使得远端吻合处沿管径长轴的缝口位于后

方 6 点处，这种放置方法使得穿支血管位于前方 11 点和 1 点位置，以避免椎前筋膜压迫穿支（图 13.17）。必要时可将远心端的皮瓣修整成锥形，以适合颈部食管残端的形状。将皮瓣拉直，以避免组织堆积，但是也要小心不宜过分牵拉，与空肠瓣修复时相同，应避免吻合时切口张力。远心端吻合完成后，使用皮瓣筋膜覆盖切口线（图 13.17）。

颈部创口充分大量温盐水冲洗（2L 或 3L），需注意不可用盐水直接冲刷血管蒂，避免血管痉挛，严密止血，以防术后血肿压迫血管蒂。需详细检查术区所有位置，即使肿瘤医师已检查的位置也不例外。双侧颈部各放一条引流管，置于颈内动脉的侧方。此时稍屈曲颈部（取出垫肩屈曲颈部）再次检查血管蒂，因为在手术过程中颈部一直处于过伸，而屈曲颈部使颈部位于正常姿势可能改变血管蒂的位置，有可能造成血管蒂扭结或受压，因此需改变血管蒂位置避免此类问题。如果血管蒂过长，可使其形成

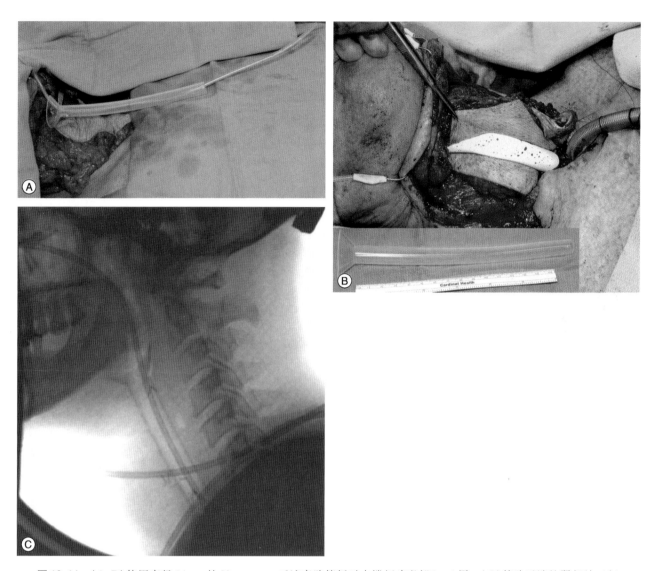

图 13. 14 （A,B）使用直径 14mm 的 Montgomery 唾液旁路管暂时支撑新建喉部 2 ~ 6 周。（C）管路近端的翼部放于新建咽部开口处

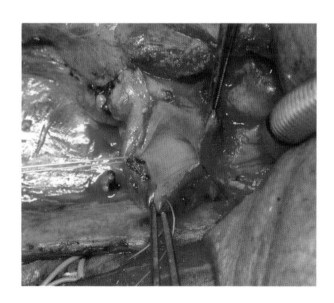

图 13. 15 颈部食管末端纵行切开约 1. 5cm,形成铲形,备吻合用

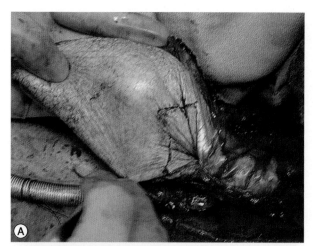

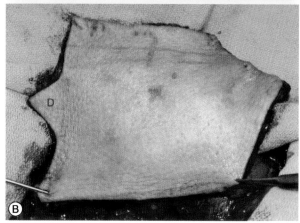

图 13. 16 （**A，B**）皮瓣上制备三角形小舌（**D**），以与颈部食管铲形末端吻合

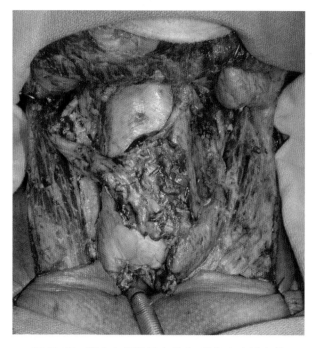

图 13. 17 穿支血管放置在前方，避免在皮瓣和椎前筋膜之间受压的风险。设计筋膜较宽，皮瓣置入后可作为另一层次覆盖缝合线

自然弧度，避免扭转（图 13. 18）。

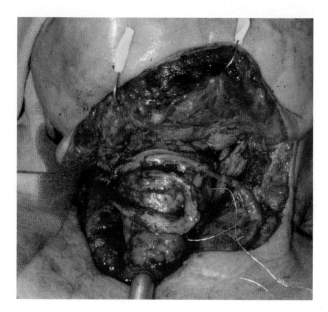

图 13. 18 当血管蒂过长时，可设计为自然弧度走行，避免扭结

第二皮岛向外旋转置于颈部，作为皮瓣观察窗，或修复气管及颈部皮肤缺损（图 13. 9）。也可将皮瓣远心端部分皮肤去上皮后置于皮外作为观察（图 13. 19），它增加了形成瘘管的风险[54]。为了观测没有外侧皮岛的埋藏瓣，可使用埋入式多普勒探针（Cook Swartz），探针固定于静脉附近及颈部皮肤。另外，还可选择手用多普勒经颈部皮肤监测主血管。两种方法均不可靠，埋入式多普勒假阳性率高[63]，因为任何颈部运动甚至于咳嗽均可导致探针移位，

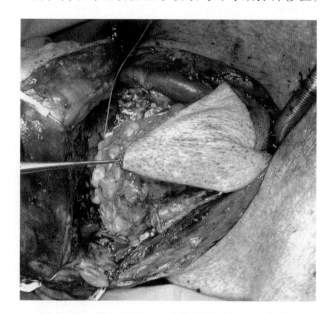

图 13. 19 避免通过去上皮将部分皮瓣置于体外，这可显著增加出现术后瘘管的风险

造成非必要的手术探查。另外,在探针与血管之间微小的凝血块可引起信号消失。手用多普勒仅能探测到动脉信号,而静脉危象更为常见,这可能导致错过最佳探查时期。在静脉栓塞出现后,两种多普勒测量仍有信号并不少见。因此,推荐选择设计第二穿支的皮岛外置作为观察。如果颈部皮肤不需要修复,第二皮岛可仅仅经颈部切口引出,作为观察使用,在 5 ~ 7 天后,于患者出院前切除(图 13.9C)。近年来,流量监测吻合器(Synovis Micro Companies Alliance,Birmingham,AL)可用于观测埋藏瓣。它在静脉吻合器上附加了多普勒探针(图 13.20),因此减少了探针与血管壁分离的风险。尽管如此,它的有效性尚有待检验。

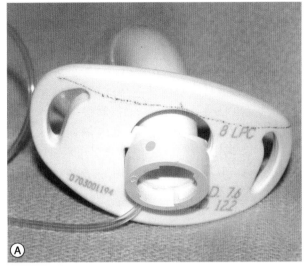

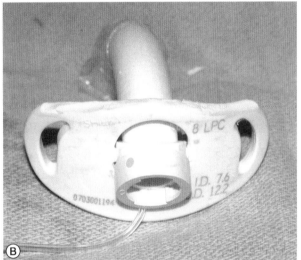

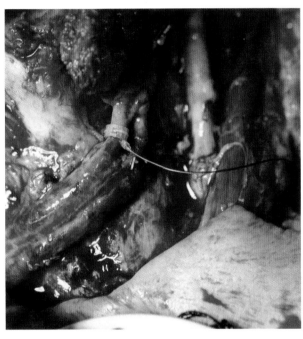

图 13.20　新型的血管吻合器在静脉吻合处有多普勒探针,用于埋藏皮瓣监测

颈部缝合后气管切开口缝合于颈部周围皮肤以及胸前皮肤,置入 8 号气管套管缝合固定,如果患者颈部较粗短,可修整气管套管边缘,避免压迫颈部皮肤及下方皮瓣(图 13.21)。如压力过大,可导致皮肤坏死以及瘘管形成。

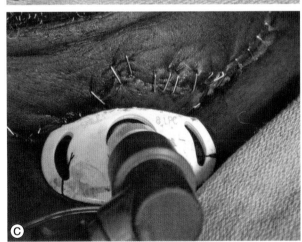

图 13.21　因皮瓣略肥厚,修改 Shiley 气管切开套管上部边缘,避免翼部压迫皮瓣

前臂皮瓣重建

前臂皮瓣是笔者修复全喉切除术后咽部食管缺损的次选。它主要用于 ALT 瓣过厚的肥胖患者。前臂皮瓣很薄,所以它是治疗咽部皮肤瘘或游离皮瓣修复术后狭窄(ALT 或空肠)的首选。

皮瓣设计

皮瓣设计和 ALT 瓣相同,皮瓣可以在近心端设计成舌形以适应舌根处外形。前臂在腕横纹处环形平均周长为 15 ~ 16cm,对于环形缺损其皮瓣宽度至少要求 9.4cm,这就要移除大约 2/3 的前臂皮肤,术后造成供区显著瘢痕。喉、食管缺损通常不超过10cm,对于较短的缺损,可以将皮瓣在传统设计的方式上旋转 90°,以减少供区损伤。例如对于 6cm 长的环形缺损,前臂皮瓣通常为 6cm 宽(由内至外),9.4cm 长(近心端至远心端),当皮瓣卷起时,我们自近心端卷起至远心端,而非由内侧向外侧(图13.22)。游离皮瓣修复术后长期瘘口和挛缩导致的缺损通常 3~4cm 长,但多数是环形,所以设计旋转90°的前臂皮瓣只会造成供区 3~4cm 宽的组织缺损。

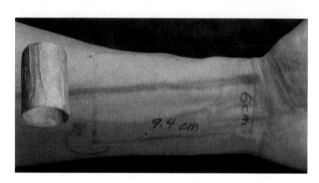

图 13.22　修复较短环形咽部食管缺损时,前臂皮瓣可设计为利用宽度作为新形成食管的长度,以减少供区并发症

皮瓣制备

　　皮瓣制备方法在文献中已有详述,这里有一些改良。多数情况下,桡动脉的伴行静脉足以提供静脉引流,不需解剖头静脉。尽管如此,伴行静脉在个别患者中会十分细小,因此笔者的方法是暂时以桡血管束为中心设计皮瓣,在肘部腕横纹处水平小切口切开探查伴行静脉(图13.23)。如果其中之一直径不小于 1mm 就不需使用头静脉,否则将皮瓣设计向外侧移动,将头静脉包括在内。建议采用筋膜上分离[64],在止血带下制备皮瓣。伴行静脉在汇合之前直径通常小于 1.5mm,在汇合处多数情况下直径大于 2.5mm,而我们获取的静脉位置通常在二者汇合的上方。在皮瓣和血管蒂完全分离后松开止血带,观察皮瓣及手的灌注情况数分钟,再考虑断蒂。

　　前臂皮瓣也可设计另一小皮岛,放置于颈部皮肤作为观察窗(图13.24)。

　　皮瓣置入的方式和 ALT 瓣相同,前臂皮瓣出现瘘口的概率很高,可达 50%,通常是二期出现瘘口,许多最近的研究证实其发生瘘的概率和空肠瓣接近[50~53]。皮肤筋膜瓣在唾液浸泡 24 小时/天的情

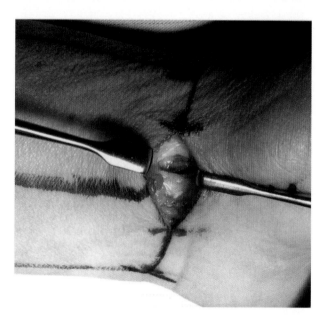

图 13.23　首先在腕横纹处行小切口,确定桡动脉伴行血管的直径。如果两支伴行静脉直径均小于1mm,应将皮瓣向侧方移位,将头静脉包括在内

况下,愈合速度不及空肠瓣,在皮瓣边缘某些位置可能因浸泡而脱皮,导致二期愈合。这就解释了其延期皮瘘高发的原因。如果术后 1 周后就经口腔进食,因皮瓣尚未愈合会形成瘘口。

空肠瓣重建

皮瓣设计

　　通过上腹部中线切口入路,经纤维镜后方透照肠系膜检查经肠系膜至空肠的供血(图13.25),所获取的空肠通常是基于来自屈氏韧带的第二支肠系膜血管束。自肠系膜血管起始处进行分离,首先解剖上部动静脉,靠近拱形血管束时分离肠系膜至浆膜边缘,取所需要的空肠节段 10~15cm(图13.26)。在空肠的近中段的浆膜上缝合以标志其方向,置入受区时应保持其正常蠕动的方向。在受区准备完毕后结扎切断肠系膜血管束,将空肠瓣游离放置于手术台上,使用大量冷盐水冲洗管腔至清洁。

皮瓣置入

　　由于空肠和喉部缺损直径不匹配,通常在近心端行 2~3cm 纵向切口,该切口设计于系膜小肠游离部,以增宽空肠,设计成类似端侧吻合的形态(图13.27)。近端的吻合通过 3-0 Polyglactin 间断缝合完成,缝合后再吻合血管。部分术者倾向于双侧浆

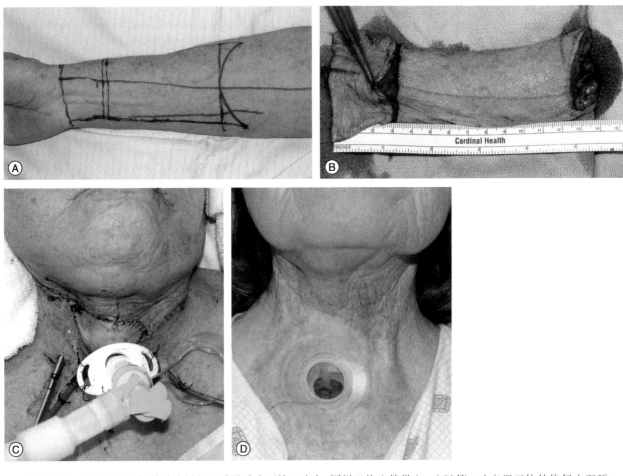

图 13.24　（A，B）在桡侧前臂皮瓣的远端设计小型第二皮岛，同样以桡血管供血。（C）第二皮岛置于体外修复小型颈部缺损。（D）颈前部长期效果理想

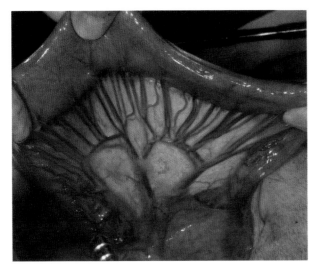

图 13.25　在制备空肠皮瓣时，使用光纤背光透照观察肠系膜血管弓，便于分离血管

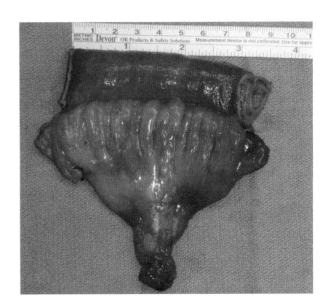

图 13.26　用于环形咽部食管重建的一段空肠

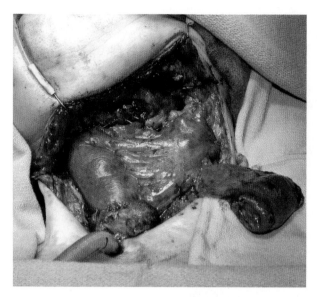

图 13.27　在放入空肠时,近端纵向剖开以适应舌根部分较宽的外形。向足方略拉伸,减轻移植组织局部堆积

膜缝合。缝合至舌根处需注意保护舌下神经。为了避免空肠过长或过短,术后导致吞咽困难,颈部的吻合应在颈部正中位时进行。空肠瓣应在向足方牵引略有张力的情况下缝合远端[65,66]。将颈部食管沿轴向略切开,(与 ALT 瓣相同)满足远端吻合,远心端吻合采用 3-0 可吸收线单层间断缝合。

在剩余空肠的血管束支配下设计 3~4cm 的观察段(图 13.27 和图 13.28),观察段自颈部侧方切口引出,避免影响气管切开,使用油纱覆盖避免干燥。观察两端保持开放,避免张力,甚至可以选择将

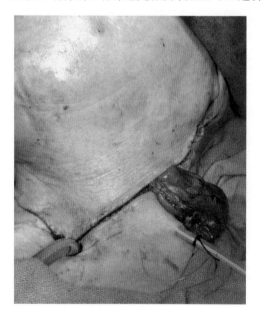

图 13.28　小段肠道置于体外用于皮瓣观察,患者出院前切除

其完全纵向剖开。使用 2-0 丝线将观察段的血管蒂固定于皮肤,这样便于二期切除观察段,同时重建腹部空肠的连续性。设计空肠造口置管和胃造瘘置管以维持营养,然后关闭腹部切口。

受区血管选择

颈外动脉的分支和颈内静脉是最常用的受区血管。笔者倾向于使用舌动脉,其直径与 ALT 瓣匹配度高,面动脉是另一选择。有时舌动脉与面动脉共干,其直径更大,甲状腺上动脉通常小于舌动脉和面动脉,其多数情况下约 1.5mm,应用较少。汇入颈内静脉的面总静脉是使用 Coupler 进行端端吻合的最佳选择。颈内静脉的端侧吻合也是常用选择。对于接受过颈淋巴清扫术和放射治疗的患者,由于颈部纤维化,难以找到供区血管。强行解剖颈总动脉可能引起动脉破裂出血。选择颈横血管可以避免进行困难而高风险的解剖[62]。

多数患者的颈横血管起自锁骨下动脉的甲状腺颈部分支(图 13.29)。经颈丛前方和中斜角肌至肩胛提肌外侧边缘。它在肩胛舌骨肌与前斜角肌后方走行。锁骨上方的肩胛舌骨肌是确定其深面颈横动脉的重要标志点(图 13.30)。颈横动脉常常分支出锁骨上动脉供应表面皮肤。它是锁骨上皮瓣的血管蒂。颈横血管的主支继续向侧方走行,进入并营养斜方肌,它是斜方肌瓣或肌皮瓣的血管蒂。颈横动脉的解剖变异较多[67~69],21% 的颈横动脉起自锁骨下动脉,2% 起自乳内动脉[67]。颈横血管在甲状颈干和锁骨上分支之间部分外径为 2~3mm[70](表

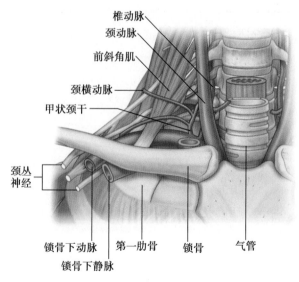

图 13.29　颈横动脉解剖

13.3)。依据作者的经验，它的直径从未超过 3mm。当动脉直径小于 1.5mm 时，当它倾向于在锁骨后垂直向下走行而非水平走行时，提示其可能起自锁骨下或乳内动脉，而非甲状颈干。

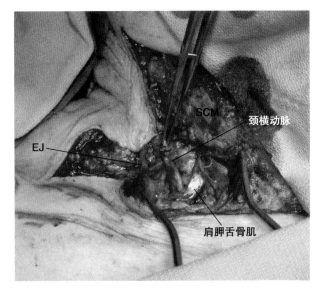

图 13.30　肩胛舌骨肌是识别颈横血管的重要标志点。EJ，颈外静脉；SCM，胸锁乳突肌

表 13.3　颈横血管的存在与直径

颈部	右侧[22]		左侧[11]	
	动脉	静脉	动脉	静脉
缺如	0	1	0	1
已切除	2	2	0	0
<2mm	4	1	4	1
2~3mm	16	12	7	6
>3mm	0	6	0	3

尽管颈横动脉常常走行于肩胛舌骨肌和前斜角肌后方，颈横静脉的路径则变化较大[71]。这一静脉可能在肩胛舌骨肌的深面（75%）或浅面（25%）走行，颈横静脉可能引流进入颈外静脉或锁骨下静脉。依据作者的经验，颈横静脉在锁骨上通常直径足够，可用于吻合，这与其引流方向无关（表 13.3）。只有 2 例（26%）患者静脉直径小于 2mm[70]。总体而言，颈横血管在 92% 的患者中可用，其直径与皮瓣血管蒂接近[70]。由于同侧血管缺失或不足，被迫行对侧血管探查的概率为 23%。

右侧颈部作为首选，以避免左侧手术时不慎损伤胸导管。选择使用 Visor 颈清切口时，锁骨上区（Ⅴ区）通常不暴露，因此需追加与原切口垂直的朝

向锁骨中部的附加切口（图 13.31）。锁骨上区域/颈后三角在当代颈淋巴结清扫术中不常涉及，其接受放射治疗剂量有限。尽管如此，在胸锁乳突肌外侧，锁骨上区域显露颈横血管风险很小。在颈部左侧需尤其注意避免损伤胸导管，从上部进行解剖，在锁骨上脂肪垫浅面剥离至深方，如果颈横动脉过于细小，可在胸锁乳突肌深面解剖显露甲状颈干，甲状颈干的直径常常大于颈横动脉，处于 2.5~3.5mm。颈外静脉常在进入锁骨下静脉前汇入颈横静脉，这一部分的颈外静脉位置较深，通常质量很好，如果两处静脉均不可用，例如经历过根治性颈部放射治疗的患者，锁骨下方刚刚分开的颈内静脉上端通常长度足够进行端侧吻合。

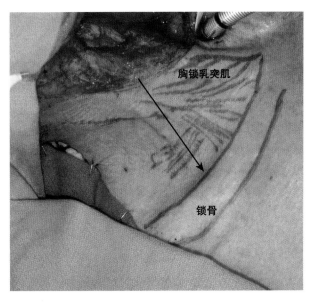

图 13.31　探查颈横血管。切口位于胸锁乳突肌侧方，朝向锁骨中点

当在锁骨上区进行了颈横血管束的吻合后，血管蒂通常可直线走行，最大限度地减少血管蒂折叠的风险。同时，没有下颌骨干扰，调节放大镜更为容易。对于喉部食管缺损重建，皮瓣血管蒂如经胸锁乳突肌下方到达颈横血管，其血管蒂为直线走行。对于颈部僵硬的患者，胸锁乳突肌经常易发生纤维化和挛缩而丧失功能，建议切除纤维条带，松解肌肉挛缩，为血管蒂提供坚实的组织支撑。需要强调的是，对于颈部僵硬的患者颈内静脉和纤维化的胸锁乳突肌同样会受到向中线的牵拉力量。纤维化的肌肉可在胸骨和肩胛骨头位置进行分离，避免损伤颈内动脉。手用多普勒探针可帮助确定颈外动脉的位置，因为在一些病例中很难触及动脉搏动。在纤维化的胸锁乳突肌和颈内动脉之间，无法识别正常组

织边界时,皮瓣血管蒂可仅仅自肌肉浅面走行至颈横血管束。在准备血管吻合时,颈横血管应努力修剪至其起始位置,以获得更通畅的血流。

喉食管重建时颈部僵硬的处理办法

颈部僵硬常常表现为:颈部严重的纤维化,组织平面丧失。颈部僵硬是颈部手术(尤其是颈淋巴结清扫术)联合放射治疗的结果。长期咽皮肤瘘也常造成严重的颈部僵硬。在重建手术过程中,处理颈部僵硬的主要风险如下:①颈总动脉破裂;②缺乏受区血管;③同侧颈部皮肤或气管缺损。对于颈部僵硬的患者,颈总动脉和颈内静脉通常埋藏在纤维组织内,在已经有瘘口或瘢痕组织附近解剖大血管,很容易使这些已受损的血管破裂,造成严重的并发症及死亡。避免颈总动脉损伤的最佳方法是避免解剖它。作者倾向于使用颈横血管作为受区血管,这样,除非肿瘤切除需要,可避免同时解剖颈总动脉和颈内静脉。

选择颈横血管束解决了颈部僵硬的前两个问题,成功地处理第三个问题也变为可能。在已接受过放射治疗区域的颈部皮肤翻瓣,常可引起颈部皮肤坏死。松解挛缩、切除瘢痕往往造成更大范围的皮肤缺损。因此,当选择使用空肠瓣或前臂皮瓣重建喉部食管缺损时通常需要第二个游离皮瓣来重建外部皮肤缺损[65,66,72]。这将本已困难的病例变得更加复杂。带蒂的胸大肌皮瓣是解决这一问题的主要选择[65,66],这一皮瓣的最大缺点是过于肥厚,即使在仅仅使用肌肉层的情况下也无法解决。它常造成颈部轮廓畸形,有时可能阻塞气管切开口。对于女性,供区缺损是无法接受的。尽管胸三角皮瓣较薄,但由于常常需要植皮修复供区限制了其应用,且其远心端血供不可靠,通常需要延期断蒂。

ALT瓣同时可修复喉部食管,颈部皮肤以及气管切开处的缺损。78%的患者有不止一个皮肤穿支[60,61],因此ALT瓣设计两个独立皮岛,依靠不同穿支供血:一个用于修复喉部食管缺损,另一个用于颈部皮肤。在仅有单一皮肤穿支的情况下,可同时切取部分股外侧肌用于支持颈部外侧组织植皮(图13.10)。ALT瓣的肌肉部分可自皮肤筋膜处完全分离,仅保留皮肤穿支。这可增加皮瓣的灵活性。

总之,选择颈横血管联合多皮岛的ALT瓣可将极其困难的颈部僵硬的病例转化为相对简单的病例,降低手术风险以及供区并发症,改善生活质量。

喉切除术后咽部皮肤瘘的重建

从放射治疗成为早期喉癌和下咽癌的首选治疗方式后[73],医师们在这些患者中遇到了新的问题:癌症复发行挽救性全喉切除术后咽部皮肤瘘发生率极高。对于喉癌和下咽癌,放射治疗后的局部和区域复发率高于30%,具体取决于肿瘤的位置以及初期肿瘤分期[74,75]。尽管喉切除术后咽部皮肤瘘的总体发生率在过去十年间显著下降了,但对于接受过放射治疗的患者,发生率仍居高不下[76~80]。McCombe和Jones报告在联合治疗中,结合放射治疗则其发生率自4%上升至39%[77]。

一旦发生瘘口,放射治疗的作用会将情况变得极为复杂:唾液自瘘口污染颈部导致颈部皮肤慢性感染;水肿、充血坏死引起颈部皮肤缺损;进一步影响咽部气管造口,甚至造成颈总动脉破裂。长期瘘管形成最终会导致瘢痕,引起喉部挛缩,这些极端严重的病例对于经验丰富的重建医师也是严峻的考验。保守治疗通常是无效的。使用局部瓣或区域瓣结果也令人失望。因此这些患者中多数都无法治疗。

最近的研究表明,全喉切除术后的患者平均整体生存时间为7.2年[81],平均2、5及10年的生存率分别为70%、55%和40%[73,82,83]。这一数据说明,对于这些人群仍然拥有一定的期望生存时间,所以应尽可能地恢复其功能,改善生存质量。术后死亡的主要原因为心肺和颅脑血管意外,包括颈总动脉破裂[80,83]。手术重建的目的应为在尽量控制手术并发症及死亡率的同时提供有效的重建,获取一期愈合、重建可接受的外形及恢复吞咽及语言功能。

因为接受全喉切除术的所有患者都有放射治疗史,故颈部僵硬不可避免(图13.32A),因此重建策略与处理颈部僵硬的方式相同。在手术中,切除瘘管及瘢痕组织,如颈部没有肿瘤,应避免显露大血管(图13.32B)。所有患者都有不同程度的喉部挛缩,尤其是瘘管存在时间较长的患者更为严重。下咽部在舌根上方显露,咽部自侧方切开扩宽2~3指,这非常重要,因为全喉切除术后一期缝合不可避免地缩窄了咽部。对于咽部结构及颈部食管相对正常,没有并发症的患者,轻度狭窄不会造成吞咽困难。在咽部食管重建后,无论食物如何通过重建区,无论何种皮瓣,均会造成一定的吞咽困难。在咽部任何狭窄以及舌根处力量薄弱都会进一步加重吞咽困难的情况。在下方气管造瘘处后壁细心地与颈部食管分离,二者间距 1cm 以利于皮瓣、食管的吻合。应尽量减少分离的范围,以避免影响残余食管的供血,以及造成气管水肿。严谨的组织处理技术在复杂的病例中非常重要,这里没有犯错的空间。在咽部食管缺损分离显露后,解剖颈横血管,选择多皮岛的 ALT 瓣重建缺损,具体如前所述(图 13.33)。

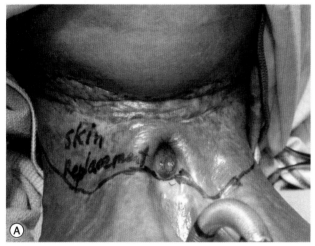
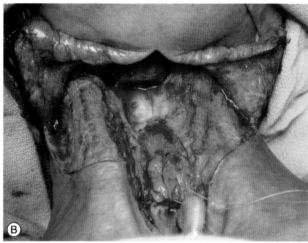

图 13.32　全喉切除及放射治疗后,长期咽部皮肤瘘。颈部明显放射治疗后灼伤和瘢痕(A)。(B)该患者无肿瘤复发。仅仅切除颈部瘢痕,无需探查大血管显著降低了手术风险

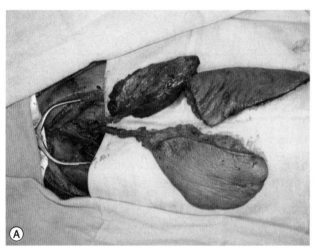
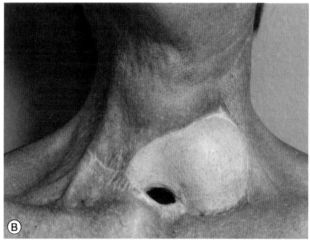

图 13.33　咽部皮肤瘘患者在切除瘘口后,颈部形成穿通缺损。多皮岛的大腿前外侧皮瓣(A)可以同时重建食管和皮肤(B)

这些患病人群的颈部缺乏血供充足的组织,所以咽部皮肤瘘与口内瘘不同,它对于保守治疗反应很差,有些未及时修复的喉切除术后瘘常常造成严重的颈部僵硬,以及环形喉部食管缺损。因此,强烈推荐在瘘管形成早期即进行手术干预[84]。重建手术可在瘘管形成后短期内进行(如果手术安排允许的话,应在 3 天内进行),避免形成严重的纤维化。此时,在颈部进行手术分离更为容易。充分清除感染及坏死组织、大量冲洗颈部创口是重建手术的基础。尽管此时组织仍有部分水肿,但在正确处理的前提下吻合仍然是安全可靠的。使用相应体积的血供充足的股外侧肌充填颈部缺损,有助于形成一期愈合。

重建喉部完整的单纯颈部食管缺损

颈部食道肿瘤中,绝大多数是恶性的,因此为了达到肿瘤安全边界常同期行喉切除术。同时,对于良性肿瘤如神经鞘瘤或巨细胞瘤,为避免环咽肌切除后造成呼吸困难[85],切除边界可缩小,但切除部分环咽肌增加了食物反流和呼吸困难的风险。重建单独的颈部食管缺损是很有挑战的,因为喉部和器官完好,颈部食管的显露有限,使得重建技术难以操作。由于食管周围空间很小,游离组织移植能够提供最佳的灵活性,因此首选薄型皮瓣。前臂皮瓣是笔者对于此类部分及环形缺损的首选。这些缺损通

常只有数厘米长,因此前臂皮瓣可以在传统的基础上旋转90°,将其宽度作为新食管的长度,沿其血管蒂走行的方向卷起,成为管状(图13.22)。

因为颈部食管的缺损通常位于下颈部,颈外动脉不会显露,可选择颈横血管或锁骨上动脉作为受区血管,颈横静脉和颈内静脉是常用的受区静脉。血管蒂长度通常比所需要的长,因此需仔细设计避免扭转及弯折。

术后护理

整体术后护理

显微外科重建喉部及食管后,患者常常进入重症监护病房过夜,镇静、呼吸机辅助通气至第二日上午。次日下午转入皮瓣监护病房。高龄患者及心肺功能不佳者常在术后唤醒,避免整夜镇静及辅助通气,因为镇静可能造成低血压,需要液体复苏。他们容易发生补液过量、充血性心力衰竭以及呼吸衰竭。对于有慢性酒精成瘾的患者需预防颤抖性谵妄,这在头颈部癌的患者中非常常见。对于有酒精滥用以及药物成瘾的患者,术后意识错乱、易激惹很常见,会造成血压过高、血肿、吻合口断裂、血管蒂损伤。因此,及时处理这些问题十分重要,需要精神科专家予以支持。

传统预防深静脉血栓是从手术室开始的,方法是弹力袜以及加压设备。因为多数头颈癌患者是高风险患者,药物预防也应考虑使用。游离皮瓣重建后不常规应用抗凝药。术后如发生血栓,需要去除血栓,再次吻合血管。返回病房前应静脉给予肝素2500~3000U。之后给予低剂量肝素化50U/h,3天,阿司匹林325mg/d,持续1周。

皮肤筋膜瓣重建术后第一天即可开始管饲。术后第二天可下地步行。广谱抗生素使用3天以上。观察皮瓣每小时一次2天,多数病例观察可减少至每2小时一次2天,其后可每4小时一次直至出院。在游离空肠瓣修复术后,胃管保持低负压吸引,在肠鸣音恢复后使用空肠造瘘管喂食。胃造瘘管保持向下,当肠功能完全恢复后,夹闭、消除引流。有些患者在术后数天会发生肠梗阻,因此应严密观察其胃肠功能。避免反复呕吐,因其可能影响咽部空肠吻合口。颈部空肠观察段通常在出院前切除。

经口进食

口腔进食通常延期至语音病理学家完成改良钡餐造影(modified barium swallow, MBS)、充分评价吞

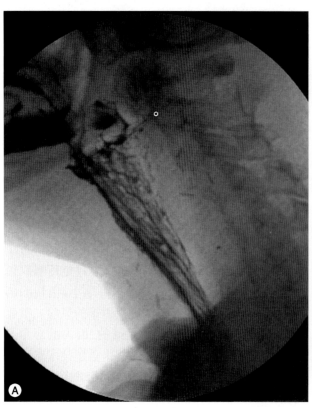 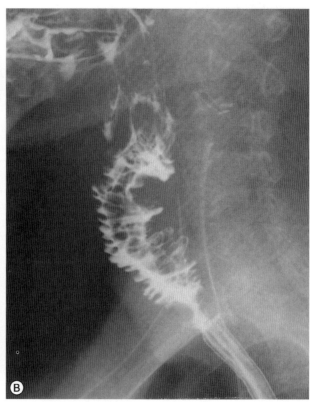

图13.34　大腿前外侧(A)和空肠瓣(B)修复术后,采用改良钡餐造影观察新建的喉部

咽功能及愈合过程后开始(图 13.34)。MBS 在重建后 1~6 周进行,取决于皮瓣类型以及是否有放射治疗史(表 13.4)。对于筋膜皮肤瓣,二期出现瘘口概率较高,MBS 应延期进行[53,54]。如果重建中使用了 Montgomery 唾液旁路管,应在 MBS 检查前移除。如果患者没有造影剂渗漏或瘘口表现,即可尝试进流食,没有并发症则在 3 天后改进软食。如果患者可耐受则逐渐过渡至正常饮食。对于有渗漏及瘘口的患者,应继续禁止经口进食,管饲 2 周或更长时间后,重复 MBS 检查,多数渗漏可在 2 周内自行愈合。

表 13.4　术后改良钡餐检查的时间

皮瓣类型	放射治疗	未放射治疗
空肠瓣	14 天	7 天
ALT	6 周	2 周
RFF	6 周	2 周

ALT,大腿前外侧皮瓣;RFF,桡侧前臂皮瓣

语音重建

　　TEP 是语音重建的首选方法,在全喉切除未经皮瓣修复时常用,大量接受了皮瓣重建的患者也使用 TEP。TEP 可在手术中同时进行或手术数月后采用内镜完成。同期 TEP 联合 ALT 或空肠瓣失败率很高[59],延期 TEP 通常在手术后观察无并发症 4~5 个月后进行。笔者倾向于采用这种方法。选择同期 TEP 应详细评估患者情况,只有组织质量好、残余颈部食管长度足够、依从性好、吹气试验结果良好且能很好地适应发音装置的患者可考虑。

　　TEP 是在气管造瘘边缘下方 1.5~2cm 穿刺食管以及气管壁(图 13.35)。对于颈部食管切除位置低的患者,其切除范围在器官造瘘以下,穿刺应穿过皮瓣及气管后壁,操作略为困难,早期使用 14-F 红色橡皮管穿过气管至食管并固位。2~4 周后由语音病理学家更换为发音装置。患者应由语音病理专家随访调整发音。常见并发症有穿刺点过宽、发音装置周围渗漏、黏液阻塞发音及真菌感染。笔者的经验提示选择皮肤筋膜瓣 TEP 的成功率及语音质量明显好于空肠瓣[59,86]。由于黏液分泌、组织臃肿、肠壁薄弱限制了足够的振动,空肠瓣重建后患者发音常常模糊、费力。语音重建需要患者的良好适应和配合,因此应当谨慎选择病例。

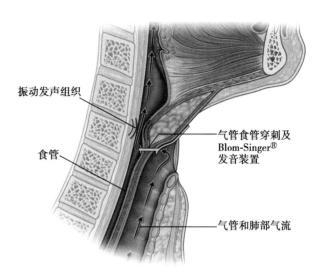

振动发声组织

气管食管穿刺及 Blom-Singer® 发音装置

食管

气管和肺部气流

图 13.35　经气管食管穿刺将两者连通,用于语音重建。在穿刺处放置单向瓣发音装置,使肺部气流通过该装置进入新建食管,引起振动而发音。皮肤瓣比小肠瓣振动效果更佳

结果和并发症

结果

　　就我们最近连续对 114 例 ALT 瓣重建咽部食管缺损的结果来看[59],平均 ICU 住院时间为(1.9±2.2)天,平均病房住院时间为(9.0±4.7)天。两例患者皮瓣失败,一例患者部分皮瓣坏死。咽部皮肤瘘和局部缩窄的发生率分别是 9% 和 6%。91% 的患者可以经口进食,不需管饲。51 例患者接受了 TEP 重建发音功能。二期 TEP 的患者语音清晰的有 81%,同期 TEP 的仅有 41%。

　　空肠瓣重建术后平均住院时间为 13 天,平均 ICU 时间为 3 天。肠梗阻和肠道阻塞的概率为 9%,腹部疝 6%,解剖缩窄 19%。当“经验不足的医师”被排除在外以后,瘘管发生率仅有 3%[56]。这提示在这种复杂的重建手术中,认真对待所有的技术细节十分重要。和 ALT 瓣不同,大约 50% 的瘘口发生于近心端的吻合处[46,48]。原因可能是在置入皮瓣时,空肠的薄壁受到了轻微的牵拉。

　　总的来说,65% 的患者可以经口进食不需要管饲,23% 的患者部分管饲,12% 的患者完全依靠管饲。接受 TEP 的患者中,22% 可获得流利的语音。空肠瓣移植重建术后的发音和皮肤筋膜瓣重建或不修复的患者相比,会有“湿润不清”的感觉。

前臂皮瓣修复术后出现瘘口的概率为 17% ~ 40%，出现狭窄的概率为 17% ~ 50%[50~53]。功能效果差异较大。

术后并发症的处理

咽部皮肤瘘

在以前的文献报告中可以看到，咽部皮肤瘘在 ALT 皮瓣修复术后发生率约为 9%。它在部分缺损及环形缺损修复后的发生率是接近的。在 ALT 修复后近心端出现瘘很罕见，而在前臂皮瓣修复后出现瘘的发生率很高。其原因可能是将皮瓣卷起后的纵行缝合线处容易发生裂开，如果用皮瓣修复部分缺损，有两处纵行缝合线，瘘发生的概率更高。但就笔者的经验来说，用 ALT 皮瓣修复后出现瘘的概率并不比空肠瓣高，并且在纵向缝合线处从未出现瘘。瘘口通常在术后 1 ~ 4 周内出现，表现为唾液溢出或饮水后溢出，在部分患者表现为颈部感染。出现瘘口的危险因素包括：不正确的缝合技术、吻合部位组织质量差、放射治疗史以及术后恢复过程中的干扰。因此，在手术过程中，近心端和远心端有问题的组织都应去除，直至显露血供良好的组织。笔者缝合时选择了单层简单间断缝合，使用 3-0 可吸收薇乔缝线固定皮瓣，边距较大，将皮肤及黏膜边缘向管腔翻转，每针间距为 5 ~ 7mm，避免打结过紧。一旦出现瘘管，立即停止口内进食，加强局部伤口护理。小的瘘口，如果没有肿物复发或远心端阻塞，通常可在 2 周内愈合，只需保守治疗即可。在渗漏停止两周后，重复进行钡餐造影检查。大的瘘口或者有感染的瘘口需要进行 CT 检查，排除是否存在深部脓肿，以及判断瘘或脓肿是否接近颈总动脉。在颈总动脉区域，任何死腔以及脓肿，尤其在放射治疗术后、放射治疗联合化学治疗术后的患者，应充分小心清创，避免损伤颈总动脉。手术缺损采用肌瓣，例如胸大肌瓣填充。这一操作应尽快进行，以避免损伤颈内动脉。此外，任何修补渗漏或伤口的尝试都将是失败的，而且都将会造成更严重的组织缺损。肌瓣足以消除瘘管通道，并且迅速黏膜化。一旦明确局部有感染或脓肿，最重要的是立即开始清创，早期干预能获得快速的愈合，避免出现危及生命的并发症。

通过正确处理，顽固的瘘口是很罕见的。但是一旦出现顽固的瘘口，应当重新评价是否有肿瘤复发，或远端阻塞或狭窄的可能。长期的瘘口会最终造成周围瘢痕组织形成而引起组织缩窄，同时反过来会造成瘘口处的不愈合。在这种情况下，使用前臂皮瓣修复应作为可选的方法。这一方法最适用于全身情况较好、预后较好的患者。

解剖缩窄

如果选择 ALT 瓣，在远心吻合端极少发生组织缩窄，除非是重建时选择的皮瓣过小。远心端解剖缩窄通常可在治疗后几个月甚至几年后发生，采用 Montgomery 旁路管可减少缩窄形成的风险。就笔者的经验而言，缩窄最常见于环形缺损术后的修复，对于部分缺损修复中仅有一例发生（图 13.36）。因此需尽量避免切除残余的咽后壁条带组织将部分缺损转化为环形缺损，尽管这种方法在空肠瓣流行时很常见。如前所述，额外增加纵向切口线，与瘘的形成关系并不明显。

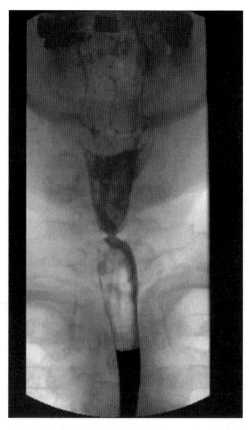

图 13.36　皮瓣与远端食管吻合处狭窄。现在内镜下扩张是标准的治疗方式

如果患者在重建术后几个月出现吞咽困难，应怀疑存在解剖缩窄的风险，进行钡餐造影检查以验证诊断。在过去全身麻醉下进行手术扩张曾用于修

复解剖缩窄,但常伴发严重的并发症例如食管穿孔等。在过去的几年里,内镜引导下球囊扩张成为常用的治疗方法,这通常是由消化内科医师完成的,部分患者需要多次扩张才能达到理想的效果。对于一些顽固的病例,可采用前臂游离皮瓣手术修复。

颈部伤口感染

颈部伤口感染多数是由于长期创口暴露以及术中口腔环境污染造成。头颈部肿瘤的患者多数口腔卫生状况极差,既往的放射治疗和化学治疗增加了感染的风险。术区大量冲洗、消除死腔对于预防术后感染非常重要。感染通常发生在术后 5 ~ 7 天。一旦发生感染,早期引流,充分清创和冲洗,能够确保伤口一期愈合。如果伤口较为复杂,部分切口可敞开,以利于更换敷料。通常在感染处理的过程中,不需要制备额外的皮瓣。早期识别伤口感染及时干预,对于避免延迟支持治疗十分重要。例如,术后放射治疗通常在手术后 2 ~ 4 周内开始。对于既往有糖尿病的患者,伤口感染的症状可能是十分轻微的。他们可能没有发热或颈部红肿的表现,仅仅是白细胞升高伴发血糖升高就提示了感染的发生,因此必要时可进行 CT 检查。

二期治疗措施

常用的二期治疗包括皮瓣减薄,以及气管造口成形术。

皮瓣减薄

对于 ALT 皮瓣来说,外部皮岛可能会很肥厚,对于肥胖患者尤其如此。肥厚的皮瓣不仅会造成美学问题,也可能阻塞气管切开口,因此经常需要减薄皮瓣。可选用吸脂术减少皮下脂肪,多余的皮肤可以手术切除。减薄手术通常在重建术后 6 ~ 12 个月进行。术后放射治疗通常会明显缩小皮瓣,因此如果皮瓣在缩小过程中,减薄的操作应延迟至 1 年以后。

气管造口成形术

在气管造口处需要有环状边缘以固位 TEP 语音发声装置。很多情况下,后部气孔处的边缘不足以支撑按钮,因此需要在气管造口处的皮下增加韧带、筋膜或阔筋膜张肌移植以重建环形固位结构(图 13.37)。

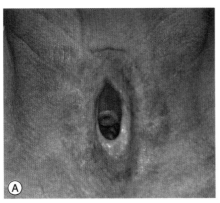
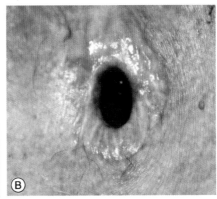
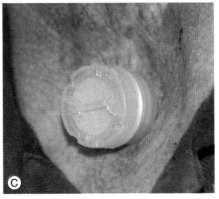

图 13.37　很多患者在气管切开后,损失了气管后嵴,无法支撑发音阻塞器(A)。在皮下环绕气管切开口行筋膜移植,重建边缘支撑(B)。保证阻塞器稳定(C)。患者不需要用手指阻塞气管切开口就可发音

参考文献

37. Seidenberg B, Rosenak SS, Hurwitt ES, et al. Immediate reconstruction of the cervical esophagus by a revascularized isolated jejunal segment. *Ann Surg.* 1959;149:162–171.

    The authors report a series of free jejunal transfers for esophageal reconstruction in a canine model. Having refined the procedure in this preclinical model, they go on to describe the first application of their technique in a human patient.

43. Coleman JJ, Searles JM, Hester TR, et al. Ten years experience with the free jejunal autograft. *Am J Surg.* 1987;154:389–393.

    This is a retrospective review of 96 jejunal free flaps. A critical assessment of outcomes and complications led to the conclusion that free jejunal transfer is a valuable reconstructive approach whose efficacy can be enhanced by careful patient selection.

46. Reece GP, Schusterman MA, Miller MJ, et al. Morbidity and functional outcome of free jejunal transfer reconstruction for circumferential defects of the pharynx and cervical esophagus. *Plast Reconstr Surg.* 1995; 96:1307.

    A series of 96 free jejunal transfers was assessed in the context of challenges to the procedure's efficacy and compatibility with radiotherapy. The authors conclude that the jejunal free flap is reliable for pharyngoesophageal reconstruction and is tolerant of radiation.

50. Anthony JP, Singer MI, Mathes SJ. Pharyngoesophageal reconstruction using the tubed free radial forearm flap. *Clin Plast Surg.* 1994;21:137.

    The authors discuss their preference for the tubed free radial forearm flap in laryngopharyngectomy reconstruction. They note a higher leakage rate, but conclude the procedure's superior functional outcomes outweigh this risk.

54. Yu P, Robb GL. Pharyngoesophageal reconstruction with the anterolateral thigh flap: a clinical and functional outcomes study. *Plast Reconstr Surg.* 2005;116:1845–1855.

56. Yu P, Lewin JS, Reece GP, et al. Comparison of clinical and functional outcomes and hospital costs following pharyngoesophageal reconstruction with the anterolateral thigh free flap versus the jejunal flap. *Plast Reconstr Surg.* 2006;117:968–974.

59. Yu P, Hanasono MM, Skoracki RJ, et al. Pharyngoesophageal reconstruction with the anterolateral thigh flap after total laryngopharyngectomy. *Cancer.* 2010;116:1718–1724.

60. Yu P. Characteristics of the anterolateral thigh flap in a western population and its application in head and neck reconstruction. *Head Neck.* 2004;26:759–769.

    This is a retrospective review of 72 consecutive anterolateral thigh flaps. The authors identify consistent vascular patterns and conclude the procedure is an efficacious restorative modality in western patients as well as for those in Asia.

62. Yu P. One-stage reconstruction of complex pharyngoesophageal, tracheal, and anterior neck defects. *Plast Reconstr Surg.* 2005;116:949–956.

70. Yu P. The transverse cervical vessels as recipient vessels for previously treated head and neck cancer patients. *Plast Reconstr Surg.* 2005;115:1253–1258.

14

涎腺肿瘤

Stephan Ariyan, Deepak Narayan, and Charlotte E. Ariyan

概述

- 在美国,涎腺肿瘤的发生率为(1~3)/100 000[1]。
- 确诊涎腺增大性疾病较为困难,需要系统的检查及适当的检验。
- 涎腺肿瘤可根据细胞类型和生物学特性进行分类。
- 治疗决策取决于病变的自然发展过程。
- 预后多种多样,往往取决于肿瘤的类型和分期。

简介

1. 多数腮腺肿瘤是良性的,而颌下腺肿瘤和舌下腺肿瘤更倾向于恶性。

2. 细针穿刺活检非常有助于肿瘤的术前诊断。

3. ⁹⁹Tcᵐ核素扫描有助于 Warthin 瘤的诊断。

4. 高分化的黏液表皮样癌和鳞状细胞癌有很高的淋巴结转移风险。

5. 了解面神经分支的解剖和分布对于安全切除腮腺非常关键。

基础知识/疾病进程

解剖

涎腺是由很多小叶组成,其中含有黏液细胞(产生黏液)、浆细胞(产生稀薄的唾液)以及浆细胞及

黏液细胞的复合体。浆细胞比较小,其细胞质是嗜碱性的,而黏液细胞较大,呈圆形,其细胞质是嗜酸性的。

腮腺

腮腺是最大的涎腺,位于面部颧弓和下颌角之间(图 14.1)。从组织学上讲,腮腺是外分泌腺(图 14.2A),尽管腮腺表面覆盖着源于肌肉下腱膜系统(SMAS)致密的被膜,但并不属于有包膜的腺体。有很多小的节段、生长点及组织岛,位于包膜外皮下组

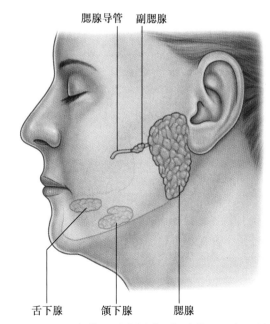

图 14.1　面部的三对大涎腺。腮腺位于上方,下颌骨升支后缘。颌下腺位于下颌骨体部下方。舌下腺位于下颌骨内侧,口底深面。腮腺前方腮腺导管(Stensen 导管)上方可有副腮腺

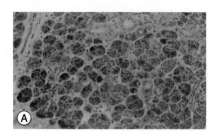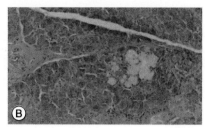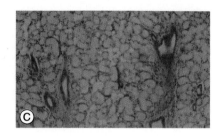

图 14.2　腮腺主要是浆液性腺体(A)。颌下腺是浆液和黏液混合性腺体(B)。舌下腺基本是黏液性腺体(C)

织。另外,腮腺并非分叶状,是单叶腺体,呈 C 形。从下颌骨表面绕过升支,进入升支深面。深面的部分称为腮腺深叶(图 14.3),而在下颌骨表面的腺体部分,由面神经分支构成的平面分隔,在面神经浅面的部分称为腮腺浅叶。

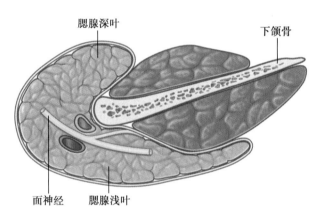

图 14.3　腮腺包绕下颌骨升支,内侧为深叶,面神经浅面为浅叶

　　面神经自位于茎突后部的茎乳孔处出颅,分出第一个分支——耳后神经,支配耳周的肌肉(某些人可摆动耳),同时发出一分支至二腹肌后腹(二腹肌前腹是由三叉神经支配的),还有一个分支至下颌舌骨肌。神经主干的剩余部分,穿过腮腺实质呈束状形成五个分支(图 14.4)。

　　1. 颞支支配额肌。

　　2. 颧支支配眼轮匝肌。

　　3. 颊支支配颊部和上唇的肌肉。

　　4. 下颌缘支支配下唇及颏部的肌肉。

　　5. 颈支支配颈阔肌。

　　腮腺的主要分泌导管称为腮腺导管,穿过颊部组织结构,开口于第一上磨牙或第二上磨牙牙冠相对的颊黏膜处(图 14.1)。腮腺导管走行位置的体表投影相当于自耳垂至鼻孔侧缘的连线。个别情况下,在腮腺导管区会有一个副腮腺,表现为腮腺导管浅层发育不良的组织小片。

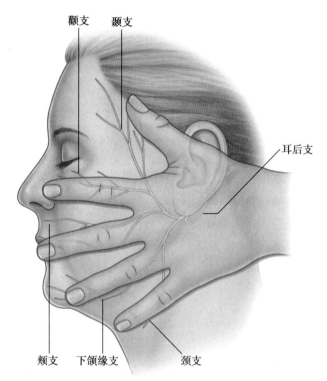

图 14.4　面神经出颅后发出一个分支。耳后支支配耳后肌。面神经继续向前进入腮腺内发出五个分支。简单的记忆方法是以五根手指放在面部指示神经走行

　　腮腺外表面有数个淋巴结,有些淋巴结位于腮腺筋膜深面、腺体内。偶然情况下可在面神经深面部分腺体内发现一个淋巴结。

颌下腺

　　颌下腺也称为下颌下腺,位于下颌体部下方深面,两侧各一,是腮腺体积的 1/4 ~ 1/3(图 14.1)。颌下腺通过双侧的颌下腺导管分泌唾液,颌下腺导管经过口底走行,开口位于口底下方,舌系带两侧的黏膜表面。在组织学上,颌下腺主要是由浆液腺和黏液腺混合而成(图 14.2B)。

　　面神经的下颌缘支走行于颈阔肌的深面,平行于下颌缘,在其下方 1 ~ 2cm 走行于颌下腺的表面,穿过面动静脉。通常在颌下腺的外表面会有一

个淋巴结。

舌下腺

舌下腺是最小的涎腺,通常是颌下腺的 1/2 大小。它位于口底的两侧黏膜下,下颌骨舌侧面,颌下腺的前方。腺体有数个分泌导管开口于口腔黏膜,但是有时它们也会汇合成一导管开口于颌下腺导管。从组织学上,舌下腺主要是由黏液腺构成的(图 14.2C)。

小涎腺

口腔内还散在分布着很多小的涎腺分泌组织,位于腭部、唇、颊黏膜以及口腔黏膜下。

流行病学

涎腺肿瘤在美国的发生率位于(1～3)/100 000[1]。它占全身肿瘤总数的比例不足 3%,其中多数的涎腺肿瘤发生于腮腺。实际上,肿瘤发生在腮腺、颌下腺、舌下腺的比例是 100∶10∶1[2]。

涎腺肿瘤的绝大部分发生于腮腺,而且其中 80% 是良性的[3]。另一方面,40% 的颌下腺肿瘤和 60% 的舌下腺肿瘤为恶性[4](表 14.1)。小涎腺肿瘤较为罕见,其中 60%～80% 是恶性的[5~7]。涎腺肿瘤的发生原因目前尚不明确,但是有证据表明,对于以往接触过放射的人群,其发生涎腺恶性肿瘤的概率相对较高[8]。

表 14.1　涎腺肿瘤

	良性	恶性
腮腺	80%	20%
颌下腺	60%	40%
舌下腺	40%	60%
小涎腺	20%	80%

关于放射暴露和腮腺肿瘤之间关系的报道,首先见于广岛核弹爆炸后的幸存者中。一项有关放射暴露是否增加恶性腮腺肿瘤发生的研究选择了 66 例患者,52.8%(19/36)的核弹爆炸幸存者发生了腮腺恶性肿瘤,而在未暴露人群中,仅有 16.7%(5/30)发生了腮腺恶性肿瘤[9]。对于这一数据的进一步分析发现,黏液表皮样癌的风险最高,但不仅限于此[10]。近期发表的一项有关核弹辐射剂量对于个体影响的研究发现,黏液表皮样癌和 Warthin 瘤随着放射剂量的增加,发病率有所增加(采用辐射计量系统测定辐射剂量)。黏液表皮样癌的暴露风险为 9.3(11 例),Warthin 瘤的相对风险为 10.1(12 例)[11]。

另外,低剂量的放射也与腮腺肿瘤继发恶变有关。一项回顾性研究发现,在 1949—1990 年间移民过程中的以色列儿童接受了低剂量放射治疗治疗头癣,而这一人群中腮腺肿瘤的发生率有所增加(放射组为 4/1000,对照组为 0/1000)[12]。另一项研究发现,在洛杉矶一批接受 X 线治疗痤疮的患者的腮腺肿瘤的发病率增高,接受了 15 次以上治疗的患者的相对风险度为 8.0,而 1976—1984 年在洛杉矶发生的恶性肿瘤中有 28% 与放射有关[13]。所有这些研究表明,在放射暴露和腮腺及内分泌腺恶变转移之间存在潜伏期。一项关于头颈部扁桃体或鼻咽部放射治疗后的患者的研究结果发现,放射暴露和肿瘤诊断期间间隔为 7～32 年[14]。由于这些原因,接受放射治疗的患者应进行持续复查,因为他们存在发生涎腺肿瘤的风险。

诊断/患者检查

根据增大的涎腺这一表现很难做出临床诊断,其中一个原因就是很多涎腺区的良性增大是炎性反应或涎腺囊肿。尽管如此,任何症状都要采用必要的检查和测试进行详细和系统地评价和测试。

细针穿刺活检

应用细针穿刺活检明确诊断涎腺肿瘤是争论焦点,很多外科医师认为肿瘤的存在本身即手术指征。而支持一方认为该方法对于术前医患沟通有一定价值,能够充分地告知患者面神经损伤的风险、预后,以及如肿瘤一旦诊断为恶性时辅助治疗(如颈淋巴结清扫术)的必要性(例如对于高分化黏液表皮样癌)。另外,通过细针穿刺活检可以鉴别炎症疾病和肿瘤性疾病,避免不必要的手术。对于手术风险很大的患者,如细针穿刺明确诊断出 Warthin 瘤,则可以继续观察。

与这一争论密切相关的是细针穿刺活检对于涎腺肿瘤诊断的准确度。文献报道的,细针穿刺活检对于涎腺肿瘤诊断的敏感度和特异性差异较大,Bhatia[15] 报告其敏感度为 99%,特异度为 100%。而 Cohen 及其同事[16] 报告的较低,敏感度为 90%,而特异度为 75%。总体而言,近期的系列研究倾向于认为该方法有较高的敏感度和特异度[17,18]。其在良性肿瘤中的诊断准确度较高[19~21]。

常见的诊断难点包括良性的囊实性肿瘤和腺泡

细胞癌的鉴别、多形性腺瘤和腺样囊性癌的鉴别、高分化黏液表皮样癌和转移性鳞状细胞癌的鉴别以及低分化黏液表皮样癌和 Warthin 瘤的鉴别（图14.5）。黏液表皮样癌是细针穿刺活检最难做出诊断的[22]。为了增加穿刺诊断的准确性，可采用特殊的免疫组织染色方法，例如，使用神经胶质纤维酸蛋白诊断多形性腺瘤[23]，以及使用银染色对细胞核仁形成区进行染色[24]。

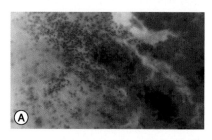 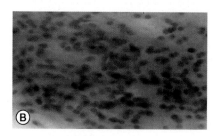 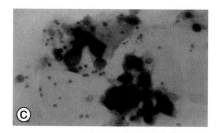

图14.5　细针穿刺活检的细胞学检查见浆液细胞和间叶细胞基质（**A**），提示为多形性腺瘤。恶性鳞状细胞（**B**）提示黏液表皮样癌。淋巴细胞（**C**）和涎腺组织内的淋巴细胞群落提示为 Warthin 瘤

如果细针穿刺活检诊断为淋巴瘤，有必要进行开放性的活检或者腮腺浅叶切除术，以判断淋巴结结构并获取足够组织供免疫组化特征分类，以鉴别淋巴瘤的类型。

细针穿刺活检风险较低，仅有一例淋巴瘤[21]和一例 Warthin 瘤[25]在穿刺后出现出血或肿瘤组织坏死报道，但是这种情况极其罕见。很多作者详细研究了对于肿瘤沿穿刺针道种植转移的问题[23,26,27]，发现其发生率极低，不必担心。

目前细针穿刺活检的技术方法与1981年我们所发表的方法本质上相同：选择21G针连接于10ml注射器，排空空气，通过牵引活塞在针管内制造负压。至少需选择2处不同的进入肿瘤的针道。穿刺完成后，取下针头，针管内吸满空气，重新置入针头，给予压力将针管内小的组织颗粒挤出，置于载玻片上以制作涂片。将制备好的涂片立即放于95%或纯酒精中。之后用注射器将酒精吸出，以纯酒精冲洗数次，为之后进行细胞学研究做准备。

放射检查

高清晰度的放射检查手段发展迅速，CT 及磁共振成像（MRI）检查给我们判断全身各种病理过程的范围提供了革命性的工具，涎腺肿瘤也不例外。矛盾的是，尽管检查技术手段不断进步，这些方法仍然不是解决涎腺肿瘤的常规选择。因为就目前的复杂程度而言，依然难以做到基于影像学检查进行病理学诊断。其他的可以用于判断腮腺肿瘤病理类型的检查包括超声、腮腺造影以及 $^{99}Tc^m$ 核素造影扫描。

计算机体层摄影（CT）

医师要求增加 X 线检查时，CT 检查由于其简单、价格低廉逐渐被大家广泛接受。选择 CT 还是 MRI 检查的最终标准可能是由非临床因素所决定的。调查发现 CT 检查对于感染性疾病的患者效果更好，而 MRI 则更适于可触及的肿块[29,30]。下面所述的一些特殊的临床状况，可以是使用 CT 检查的理由。

CT 检查对于探测涎腺内钙分布尤其敏感，这一特色对于诊断难找的涎腺导管结石很有帮助。这是其较 MRI 检查的一大优势。两种方法对于观测肿瘤的腺体外侵犯有同样好的效果。当观察潜在的骨吸收或硬化需要使用 CT，而观察肿瘤对于软组织侵犯时采用 MRI 效果更好。

囊性唾液性病变更适合采用 CT 检查而非 MRI。多数涎腺肿瘤中富含大量的水分，这就导致常规 MRI 检查难以鉴别囊性肿物和实性肿瘤。

口腔种植义齿可对 CT 图像成像质量有所影响，这一影响可通过特殊的观察角度来控制。面神经结构常规在 CT 检查中无法观察，这在我们治疗有嗜神经性的肿瘤时是一项较大的缺陷。

磁共振成像

在 MRI 检查中，良恶性肿瘤的判断是基于组织中水含量的不同。然而这种差异并不是绝对的。Som 和 Cortin[30] 指出高度恶性的肿瘤倾向于在各个序列成像中呈现低至中的信号强度。而分化良好的肿瘤，包括良性肿瘤和低度恶性的肿瘤倾向于表现为 T_1 的低信号和 T_2 的高信号（表14.2）。这一现象可以解释为，低度恶性的肿瘤通常分化程度较好，能够产生分泌物，因而含有较多的水成分，表现为 T_2 的高信号。

表 14.2　磁共振成像对良恶性肿瘤的鉴别

	T_1	T_2
淋巴瘤	低	高
恶性（高度）	低	低
脂肪瘤	脂肪信号	脂肪信号
Warthin 瘤	中等	高
多形性腺瘤	低至中等	高
血管瘤 *	中等	高

* 信号空白提示为血管内较大静脉结石。静脉畸形适合于 MRI 检查。真性动静脉瘘需要血管造影辅助诊断

　　一些造影剂可以增强核磁成像的分辨率，其中应用最为广泛的是钆复合物。钆复合物的优势在于，钆离子有较高的弛豫效能，同时钆离子螯合形成的复合物相对毒性较低[31]。因而钆造影剂可以增强病变组织的识别程度以及改善其影像学的表现。有一些作者曾经推荐在涎腺肿瘤的 MRI 研究中常规使用钆造影剂，以提高获取数据的质量。然而，目前的共识认为这种方法对于大多数患者并不是必要的[30]。

　　Kramer 和 Masee[32] 注意到在 T_1 加权像、质子密度加权像和 T_2 加权像中，腮腺信号略低于皮下脂肪，略高于肌肉，而颌下腺在质子密度加权像上和 T_2 加权的图像上信号略低于舌下腺。这可以帮助我们在影像学上将颌下腺的深部与舌下腺相鉴别。这些作者推荐使用传统的 T_1 加权和快速自旋回波或不需钆造影剂的短 T_1 反转恢复 T_2 加权技术，进行肿瘤检查。然而，在 MRI 检查中静脉注射顺磁性增强剂对于评价沿神经系统的侵犯及颈淋巴结转移极其重要。MRI 在判断病变的边缘时具有优势，可以帮助临床医师区分多发的肿块和单发分叶状病灶。这些在 MRI 信号密度表现的差异可以帮助我们鉴别包括涎腺在内的不同类型的肿物（表 14.2）。

超声检查

　　超声成像在鉴别囊性肿物与实性肿物时最为有效。可以由超声检查识别的囊性肿物包括：简单的淋巴上皮囊肿、累及涎腺的囊性肿物、舌下腺囊肿、涎腺囊肿、与 HIV 相关的多发淋巴上皮囊肿等。对于实性肿物来说，这种形式的诊断能力低于 CT 及 MRI。一些彩色多普勒的研究尝试将肿物的病理类型与相应的血流类型相关联，结果令人失望。

锝核素扫描

　　涎腺可以浓缩锝 99（$^{99}Tc^m$）高锝酸盐的特点是核医学方法检查涎腺肿瘤的基础。细胞代谢活动越活跃，摄取率越高。Warthin 瘤细胞中代谢活动的增强可以产生特异性的高摄入图像。涎腺嗜酸性粒细胞瘤是另一种可能在周围腺体内超量摄取这一标志物的肿瘤。在非常罕见的情况下，多形性腺瘤中的嗜酸性细胞以及嗜酸细胞转移瘤也有可能有类似的影像学表现。除了 Warthin 瘤之外，$^{99}Tc^m$ 扫描对于涎腺肿瘤的影像学不是特别有帮助。

涎管造影术

　　涎管造影术是一种有创的检查方法。包括确定待查腺体的导管开口、置入导管、注射造影剂，之后在不同层面获取图像。相对于 MRI 和 CT 扫描，涎管造影术是接近完美的成像技术，而且并发症很少[33]。涎管 X 线片对于显示外伤后继发的导管结石和导管损伤非常有帮助。文献报告证实，腮腺导管造影在诊断早期干燥综合征（Sjögren's syndrome）时比 MRI 更敏感[30]。干燥综合征的涎腺造影表现很有特点，表现为造影剂在整个腺体内呈点状聚集，其经常被形象的描述为"没有叶子确果实累累的树"[30]。

肿瘤分类

　　最简单的肿瘤分类方法是根据组织细胞类型（上皮细胞或非上皮细胞）和（或）生物学表现（良性或恶性）（表 14.3）。

表 14.3　涎腺肿瘤

原发肿瘤	
良性	
上皮	多形性腺瘤（良性混合瘤）
	单形性腺瘤
	淋巴乳头状囊腺瘤（Warthin 瘤）
	嗜酸细胞瘤
非上皮	血管瘤
恶性	
上皮	黏液表皮样癌
	腺样囊性癌（圆柱瘤）
	腺泡细胞癌
	恶性混合瘤
	鳞状细胞癌
	腺癌
	嗜酸细胞癌
非上皮	淋巴瘤
转移肿瘤	
恶性黑色素瘤	
甲状腺	
肾	
乳腺	
肺	
结肠	

非肿瘤性病变

涎腺病

　　涎腺肿大可能是由于营养因素造成的,而非瘤性细胞增生所致。这种肿大与组织硬化、营养不良或维生素缺乏有关。

涎腺炎

　　腺体也有可能因感染而增大。感染的主要原因可能是颌面部的外伤、病毒感染(最常见的是流行性腮腺炎或 HIV)[34]或由于细菌造成脓肿(最常见的是链球菌感染)(图 14.6)。结节病引起的腺体增大并不常见[35, 36]。一旦出现,它可表现为多个涎腺腺体共同增大。

涎腺结石

　　涎腺导管结石(图 14.7)是引起腺体内肿块或唾液分泌阻塞继发腺体增大较常见的原因。这种情况最常见于颌下腺(图 14.8),而在腮腺中发生较少。有些情况下,涎腺导管造影没有看到结石影像,确切地说是由于之前的创伤造成了导管狭窄引起阻塞或限制了唾液的排出(图 14.9)。

黏液囊肿

　　这种潴留性的黏液囊肿最容易发生于小涎腺。常见部位为下唇,它们最常继发于下唇外伤、裂伤和缝合修复后,或二期愈合后。

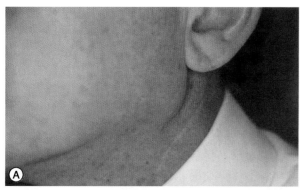
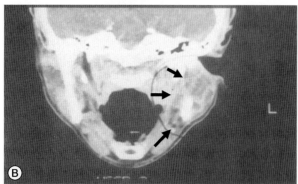
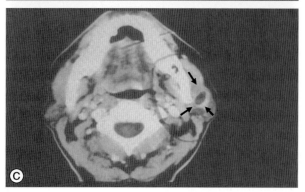

图 14.6　(A)腮腺内囊肿表现为下颌角区域边界平滑的肿块。CT 检查(B,C)见多房性脓液积聚

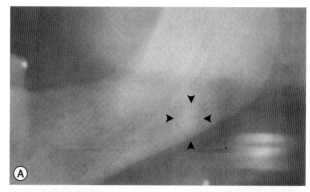
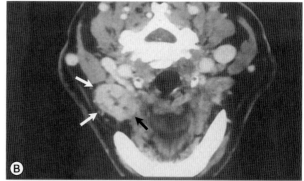
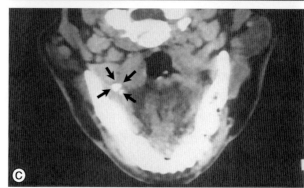

图 14.7　下颌骨平片见钙化结石(A)。CT 检查见颌下腺增大(B)和钙化结石(C)

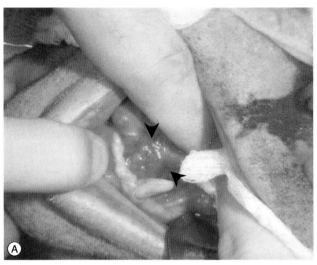
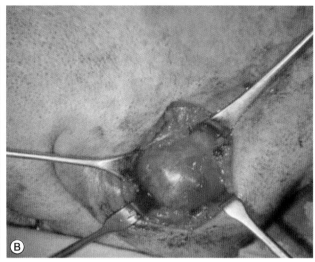

图 14.8 口底阻塞水肿的颌下腺导管（A）引起颌下腺内唾液积聚增大（B）

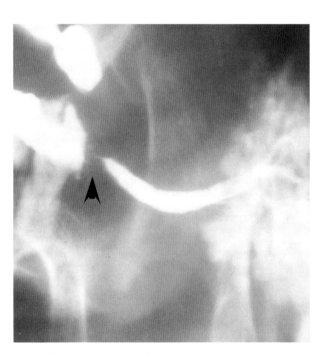

图 14.9 腮腺造影所见腮腺导管狭窄导致腮腺增大

坏死性涎腺化生

这是一种原因不明并不常见且很困扰临床医师的疾病。可能与口腔黏膜的损伤有关，也可能无关。表现为不断增大的通常为无痛性的溃疡[37,38]，最常发生于腭部黏膜（图 14.10），但也可能发生在颊黏膜或唇部。

良性肿瘤性病变

多形性腺瘤

多形性腺瘤是涎腺组织中最常见的肿瘤，也被称为良性混合瘤。最初的研究认为该肿瘤源自于导管上皮细胞和肌上皮细胞，是一种混合性的肿瘤。但目前证实，该肿瘤是单纯源自外胚层细胞的肿瘤。

该肿瘤最常发生于腮腺（80%～90%），表现为无痛性、橡皮状的直径 1～2cm 的肿块，位于深部组织内。它和皮下组织没有粘连，不会因为压迫面神经的小分支而引起肌肉功能障碍，很少双侧发生[39]。

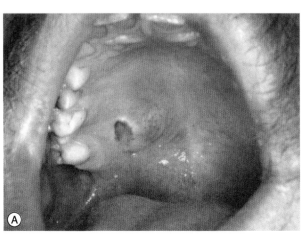
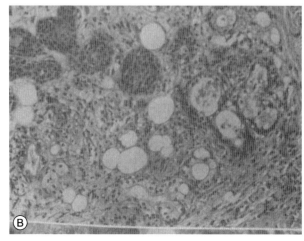

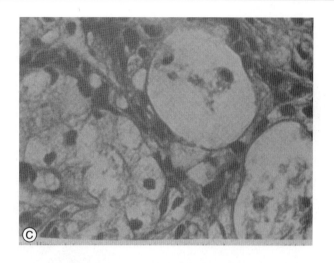

图14.10　（A）坏死性涎腺化生表现为腭部边界清晰的溃疡。男性,56岁。（B）组织学检查低倍镜下见黏液细胞液化坏死,有炎性反应。（C）高倍镜下见腺体破坏,黏液溢出和急性炎症(引自 Gahhos F, Enriquez RE, Bahn S etal: Necrotizing sialometaplasia: report of five cases. Plastic and Reconstruct Surg. 71: 650-3, 1983. 经作者授权)

从组织学上讲其中主要成分为基质样成分(间叶细胞和上皮)。肿瘤中的间叶细胞的区域可由软骨样或透明样基质构成,在组织学检查可表现为透明样的软骨。

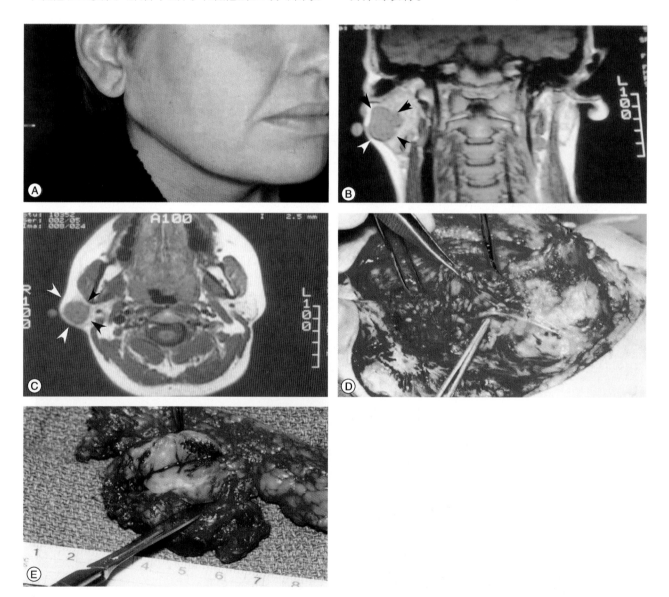

图14.11　磁共振成像检查(B,C)所见腮腺浅叶单形性基底细胞腺瘤(A)。腮腺浅叶切除术(D)移除肿瘤(E)

单形性腺瘤

虽然和多形性腺瘤（良性混合瘤）有关，但这类肿瘤通常表现为单一细胞组分的良性混合瘤。不同学者对于此类肿瘤有不同分类方法，但接受最广泛的方法是 Batsakis[40] 所提出的。他认为此类肿瘤通常源自于导管细胞，因此它们或来源于上皮（基底细胞腺瘤）（图 14.11）或单纯来自于间质（肌上皮瘤）。组织学上，这些肿瘤表现为膨胀性生长，挤压腮腺组织，但没有浸润。Batsakis 认为，此类肿瘤如果不加处理，最终可能发展为不同类型的多形性腺瘤。

Warthin 瘤（乳头状淋巴性囊腺瘤）

这种良性肿瘤是第二常见的腮腺肿瘤，几乎均发现于腮腺，多见于 50～60 岁男性[41]。

临床表现为一光滑的肿块，直径 3～4cm，位于腺体浅叶（图 14.12）。其中大约 10% 的患者为双侧发病[42,43]。

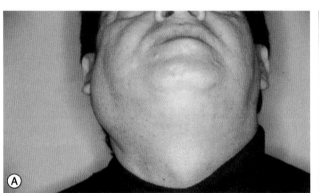
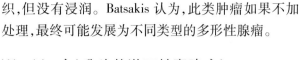
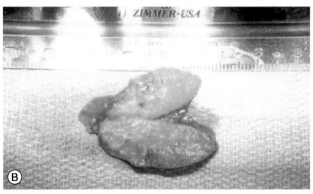

图 14.12　中年男性，单侧 Warthin 瘤（**A**）。肿瘤切除标本剖开后见囊性淋巴组织（**B**）

这些肿瘤来源于腮腺周围或腮腺内淋巴结中淋巴组织的增殖，因此被认为是一种增生性的肿瘤，而非新生肿瘤。术前锝同位素扫描可有助于确诊，肿瘤组织会持续摄取此同位素，因而呈现热结节[44]。术前细针穿刺活检结果如为淋巴组织可以确定诊断。

嗜酸细胞瘤

这些良性的嗜酸细胞增生占所有腮腺肿瘤的不足 1%[45]，它通常表现为腮腺组织内的包膜状的小叶组织增生，好发于老年患者。多数学者认为，这是一种腮腺组织增龄性改变的结果，而非真正的肿瘤。

血管瘤

此类肿瘤大多数发生于腮腺，50% 的肿瘤发现于儿童期[46]。实际上，它是儿童期最常见的腮腺肿瘤（图 14.13）。这类肿瘤可在出生时即存在，通常在出生后几个月就可发现。病损为毛细血管的、海绵状的或混合型血管畸形。其中毛细血管瘤最为常见，在最初 6 个月生长迅速，其后 5～6 年可自行消退。海绵状或混合型血管畸形则可能会持续增大。

恶性肿瘤性病变

黏液表皮样癌

此类肿瘤源自腺体的分泌性导管，是最常见的涎腺组织的恶性肿物（表 14.4，表 14.5）。黏液表皮样癌是发生于腮腺的最常见恶性肿物，一般来讲，该肿瘤表现为涎腺内缓慢生长的固定的硬质肿块。如果早期没有得到重视，瘤体将不断增大，可伴随疼痛（源自感觉神经受侵）或同侧某个表情肌肌力减弱（源自肿瘤侵犯面神经分支）。

该肿瘤的组织学表现为黏蛋白生成细胞、源自于导管或腺泡的鳞状细胞以及其他的分化程度较低的少胶质细胞。根据肿瘤内优势细胞类型病理分级为低分化、中分化和高分化恶性病变[47,48]。

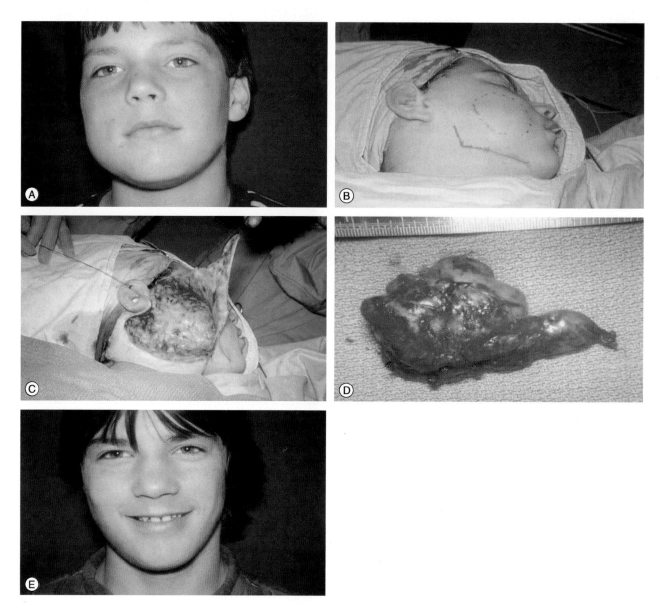

图 14.13   12 岁男性颊部血管瘤(**A 和 B**),经颊侧瓣入路(**C**)切除腮腺浅叶(**D**)。3 年随访未见复发(**E**)

表 14.4   腮腺恶性肿瘤

类型	比例%
黏液表皮样癌	24
腺样囊性癌	16
腺细胞癌	15
腺癌	13
鳞状细胞癌	5
未分化癌	27

表 14.5   颌下腺和舌下腺恶性肿物

类型	颌下腺	舌下腺
腺样囊性癌	50	45
黏液表皮样癌	25	40
腺癌	20	
恶性混合瘤	3	

腺样囊性癌(圆柱瘤)

这类肿瘤是腮腺组织内第二常见的恶性肿瘤,而它在颌下腺和舌下腺中是最常见的恶性肿瘤(表

14.4 和表 14.5）。此类肿瘤得名于在组织学表现上为囊性或筛状,类似于瑞士奶酪的外观(图 14.14)。临床上,该肿瘤表现为直径 1~3cm 的质硬且固定的肿块。

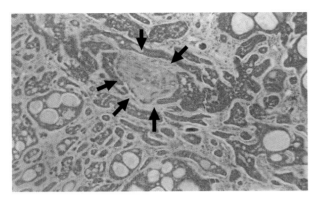

图 14.14　腺样囊性癌表现为囊性和筛状,常被称为"瑞士奶酪状"。此切片中部可见肿瘤细胞侵犯神经(箭头处)

腺泡细胞癌

腺泡细胞癌是源自于涎腺组织内腺泡细胞的恶性肿瘤,绝大多数发生于腮腺。表现为直径 1~3cm 的实性肿块,偶尔也可表现为囊性。肿瘤可以是多叶的,3% 病变可发生于双侧[49]。

腺癌

该肿瘤由于其天然特性不同,被排除于以上所有腺源性肿物之外。其真正发病原因不清楚,占据所有涎腺肿瘤的 3%~5%。

恶性混合瘤

此类肿瘤通常大多数是由良性多形性腺瘤恶变形成的。虽然有学者认为恶性细胞可能主要以混合肿瘤的基本模式发展,但是目前的共识仍认为恶性混合瘤与多形性腺瘤恶变而形成的肿瘤是同一种肿瘤。

然而复发性良性多形性腺瘤与恶性混合瘤间区别还是有区别的。前者是由生长在瘢痕组织中局限性的结节所组成,表现为良性的细胞学形态;而后者则没有局限性,可见对邻近组织及神经的侵犯[50]。

鳞状细胞癌

这是一类非常罕见的涎腺肿瘤,必须与转移至涎腺的鳞状细胞癌和未明确诊断的黏液表皮样癌相鉴别。真正原发于涎腺内的鳞状细胞癌应来源于涎腺导管组织。

嗜酸细胞癌

这是嗜酸细胞瘤的恶性变,非常罕见(占所有腮腺肿瘤的比例少于 1%)。

淋巴瘤

临床上这一类肿瘤是全身性疾病的局部表现,当该疾病累及涎腺时,常常发生于腮腺。因为腮腺是唯一含有淋巴结及淋巴组织的涎腺。通过淋巴结活检切除肿瘤,根据组织学评估进行淋巴瘤类型的诊断和分级。

目前很多的获得性免疫缺陷综合征(AIDS)是通过这种病毒性疾病的淋巴结表现而诊断的[34]。HIV 患者经常伴发涎腺肿大,而这一表现也可能是该疾病的首发症状,常表现为双侧肿大的无痛性囊性病变。推测其病因为腮腺内淋巴组织增生造成压迫而引起的,或自身免疫过程引起的局部肿胀[51,52],研究表明涎腺囊性病变是 HIV 的聚集灶[53]。另外,AIDS 患者也可以在腮腺区发生卡波西肉瘤[54]。

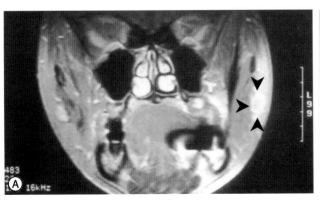

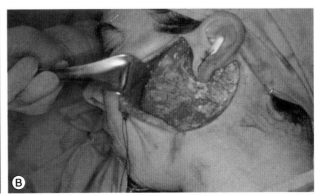

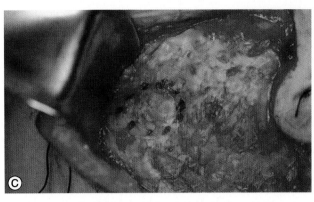

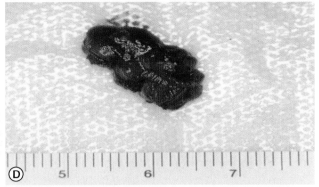

图 14.15 　颊部磁共振成像检查见腮腺内淋巴结（A）。术前细针穿刺活检见非典型淋巴细胞。肿块位于腮腺浅叶（B，C），切除后发现肿物是内含淋巴瘤组织的淋巴结（D）

转移性肿瘤

涎腺组织的转移性肿瘤占所有涎腺肿瘤的 5%~10%。腮腺是最常见的转移部位，因为其中富含淋巴组织。这也帮助我们更好地理解为何头颈部的恶性病变经常转移至腮腺内。对于腮腺的转移性肿瘤的最早的研究是由 Conley 和 Arena 在 1963 年所做的[55]。在 81 例转移性的腮腺肿物中：46% 为恶性黑色素瘤，37% 为鳞状细胞癌，14% 为其他来源的肿瘤，在最后一组中最常见的肿瘤类型为肉瘤，其中也包括来自于外耳道的圆柱瘤和基底细胞癌。

血行性的肿瘤累及涎腺也有所报道，其中腮腺也是最常见的受累区。很多癌症都可以转移至腮腺，其中文献报告最常见的是甲状腺腺癌。

治疗及手术技术

非肿瘤性病变

坏死性涎腺化生

尽管该疾病的表现很复杂，但坏死性涎腺化生是一种自限性的疾病，可以自行愈合。另外，如果长期不愈，可在切除之后通过组织学检查进行诊断。

良性肿瘤性病变

多形性腺瘤

这种肿瘤可以通过术前细针穿刺活检的细胞学检查明确诊断。但是，临床中通常是在切除术后才确定诊断。常用的手术方法是切除面神经平面浅层的整个腮腺浅叶部分，包括肿瘤及周围的健康腺体组织（图 14.16）。这一手术方法通常会有较低的复发率（1%）[56]。有时肿瘤可位于腮腺深叶（图 14.17），需要游离面神经以保护神经，之后再切除深部肿瘤。

复发性多形性腺瘤并不常见，但是一旦发生需小心处理。最好的处理方法是积极的手术切除，必要时行全腮腺切除术。这种方式的长期治愈率可达 90% 以上[57]。对复发风险较高的患者，术后放射治疗可以有效地提高患者的术后治愈率。复发偶尔也可能是病变转为恶性混合瘤的提示[58,59]。

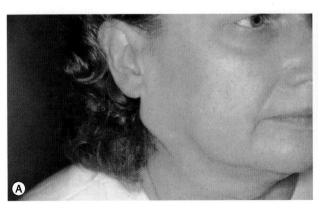

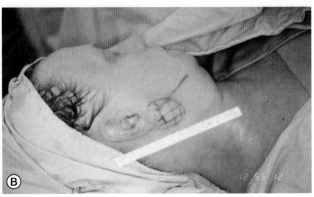

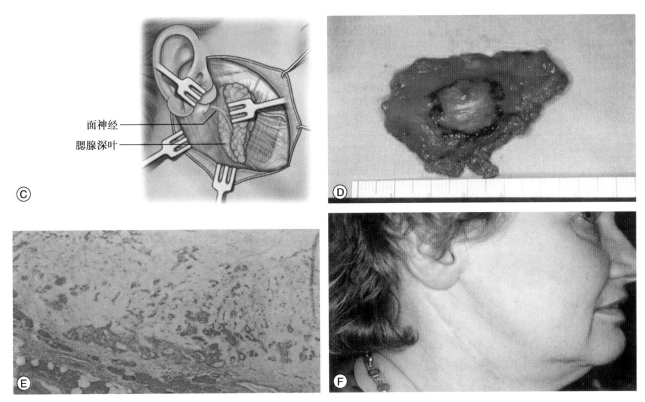

图 14.16　下颌角位置的较大多形性腺瘤（A，B）与腮腺浅叶一起切除（C）。切除平面沿面神经浅面。切除的肿瘤及腮腺浅叶（D）。组织学检查（E）见软骨样结构（上 1/2）。术后切除腮腺区域可见凹陷（F）

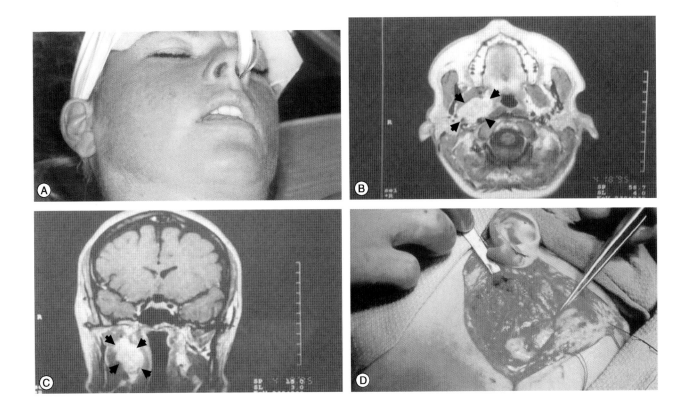

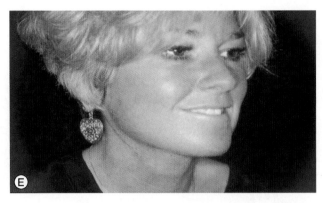

图 14.17   下颌角处可见较小肿块(A)。磁共振成像检查显示这是位于腮腺深叶的较大肿瘤(B,C)。这需要分离及牵引面神经以切除在腮腺深叶中的肿瘤(D)。因为腮腺浅叶组织完好,术后没有局部凹陷(E)

单形性腺瘤

单形性腺瘤通常表现为良性,如果采用手术切除肿瘤其复发率和多形性腺瘤类似,均较低。其恶变非常罕见。

Warthin 瘤

该肿瘤可以紧邻腺体组织边缘切除,术后复发非常罕见[60],表现为多中心灶性淋巴组织增殖[22]。另外,如果在术前能够明确诊断,而患者能接受饱满臃肿的面部外观,该肿瘤也可保留观察。

嗜酸细胞瘤

治疗嗜酸细胞瘤,切除病变区域的腮腺组织通常是有效的。当手术切除的范围足够时,复发及恶性变都极为少见[61]。

血管瘤

毛细血管瘤通常可自行缓解,而静脉及动静脉畸形可持续增大。使用粒子放射、激光或冷冻治疗的适应证并不明确。当肿物在迅速增大时,口服激素治疗是有效的[62]。如果治疗 2 周后,肿物有所缩小,可以逐渐减量,继续服用药物 1 周。如果服药后肿物继续增长,可以进行早期手术干预,防止病变过度增长导致外耳道阻塞。

恶性肿瘤性病变

黏液表皮样癌重新翻译

黏液表皮样癌的治疗方案和肿瘤细胞的分化级别有关。低度恶性的黏液表皮样癌的生物学行为与多形性腺瘤类似。其隐匿转移至区域淋巴结的风险小于 10%。因此,如肿瘤冰冻切片边缘未见肿瘤的情况下,这种分型的肿瘤可以仅采用腮腺浅叶切除术治疗(图 14.18 和图 14.19)。如果术后病理切片提示手术边缘仍有肿瘤存在的迹象,可采用术后放射治疗以降低术后复发率。这些患者需要长期随访,观察是否有远期局部复发及局部淋巴结转移。

中分化的肿瘤其局部及区域侵袭性的生物学行为会更显著,总的来说如果肿瘤没有侵及面神经,则可在保留面神经的前提下切除肿物。如果颌下腺或颈内静脉二腹肌淋巴结群中发现有肿瘤转移的迹象,则应选择颈淋巴结清扫术。因为此种类型肿瘤的复发率为 15%~20%,需要考虑术后进行肿瘤区域及颈部的放射治疗。

高度恶性的肿瘤的生物学行为表现得更加具有侵袭性,它转移至颈淋巴结的风险更高(60%),更易侵犯面神经(25%),导致面部瘫痪。此类型肿瘤的治疗需要更激进的手术方式,包括全腮腺切除术,切除所有肿瘤累及的面神经分支(图 14.20),考虑应用耳大神经的分支来重建修复面神经。由于其颈淋巴结转移的风险很高(表 14.6),因此为控制肿瘤须行颈淋巴结清扫术。这些患者手术后需进行全程的原发区及颈部的放射治疗[63]。

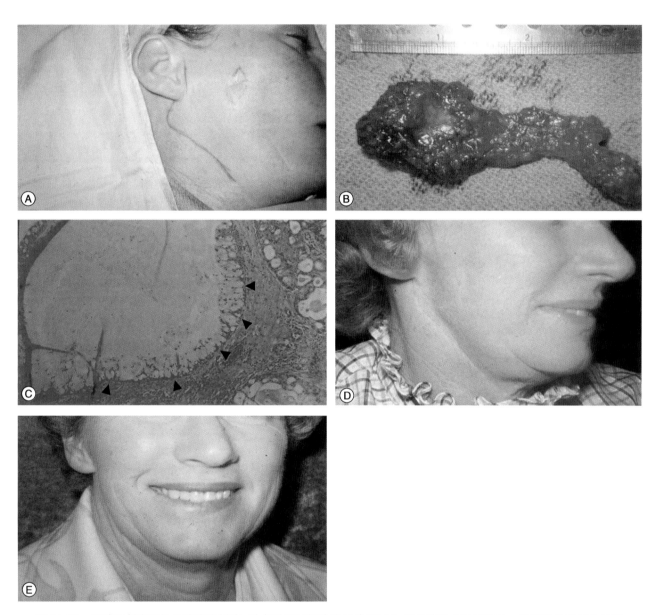

图 14.18 腮腺区低度恶性黏液表皮样癌,手术时需要切除取活检区(**A**)、腮腺浅叶和肿瘤(**B**)。组织学检查(**C**)见肿瘤分化好(箭头),术后 6 年(**D,E**)未见复发

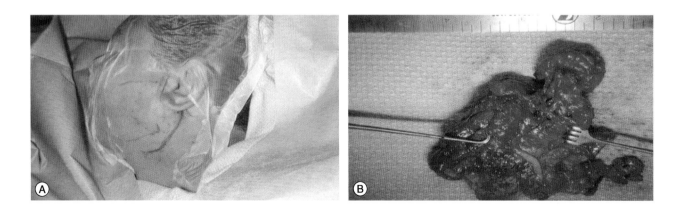

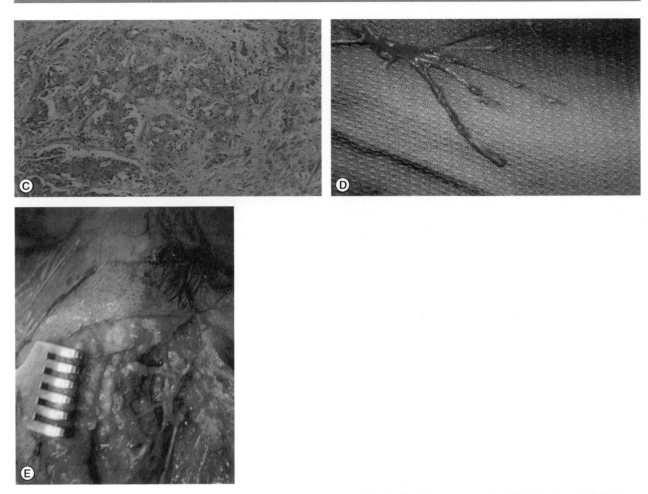

图 14.19   高度恶性腮腺内黏液表皮样癌(A)需要进行全腮腺切除术,牺牲面神经(B)。组织学检查(C)显示分化差的上皮细胞,无黏液腺。耳大神经(D)用于修复面神经分支(E)

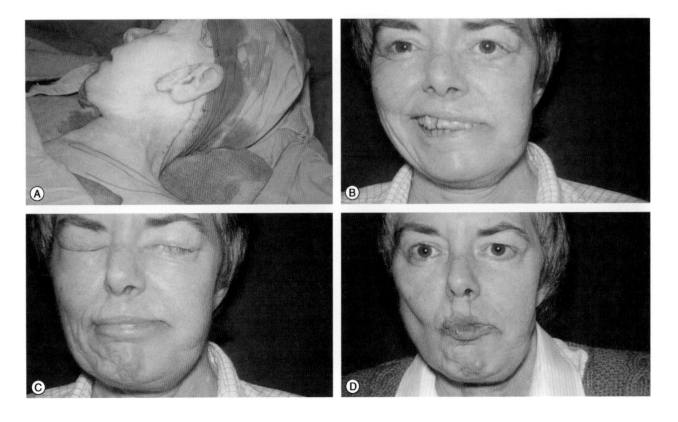

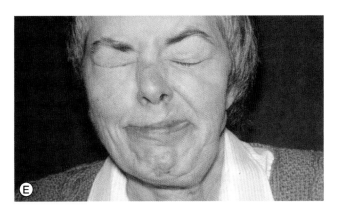

图 14.20　复发性腮腺黏液表皮样癌(**A**)采用全腮腺切除治疗,切除面神经,神经移植修复,颈淋巴结清扫及术后放射治疗。术后左侧面瘫(**B,C**)12 个月后有所恢复(**D,E**)

表 14.6　各型肿瘤的颈淋巴结转移率

肿瘤类型	转移率
鳞状细胞癌	70
黏液表皮样癌(高分化)	60
混合恶性肿瘤	30 ~ 50
腺泡细胞癌	30
腺癌	25
腺样囊性癌	10 ~ 15

腺样囊性癌

这类肿瘤的发生和发展较为隐匿,因此,针对此类肿瘤的手术治疗需更加激进的切除腺体及肿瘤。因为此类肿物有较强的神经侵袭性,无论在原发肿瘤的局部还是在距原发肿瘤距离较远的远处,所有肿瘤区域途径内的神经组织都应被切除[64]。这就要求我们切除面神经分支,甚至面神经主干,甚至切除至颞骨内段。

通常认为腺样囊性癌是抗放射治疗的肿瘤,它是否复发与术后放射治疗无关。但是,放射治疗仍然是手术治疗的重要补充,因为该手段可减缓或抑制肿瘤的生长速度[65]。另外,这种治疗方案对于无法切除的复发性肿瘤也有帮助。

腺泡细胞癌

腺泡细胞癌需要积极地切除,包括全腮腺切除、切除面神经神经移植重建。如果可触及肿大的淋巴结,则需要进行全颈淋巴结清扫。如果患者临床检查淋巴结为阴性,则需考虑考虑选择性的颈淋巴结清扫术。放射治疗对于降低此类肿瘤的复发率效果并不明显。

腺癌

位于腮腺内的腺癌通常的治疗方式为广泛切除(图 14.21),包括切除面神经、神经移植修复以及颈部淋巴结清扫。由于该肿瘤复发率高、速度快,因此术后应进行放射治疗。

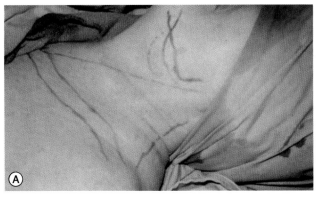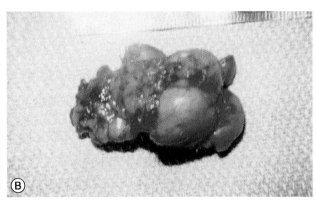

图 14.21　颌下腺(**A**)切除,结果为腺癌(**B**)

混合性恶性肿瘤

该病变应进行彻底全腮腺切除术、面神经切除和神经移植术。冰冻检查很难做出正确诊断，因其最初可被认为是多形性腺瘤，而术后石蜡切片结果则可显示恶性细胞的特征和侵袭性生长的特点。

嗜酸细胞腺癌

嗜酸细胞腺癌常用的治疗方式是局部扩大切除，如果颈部淋巴结有累及，则行颈淋巴结清扫。

淋巴瘤

累及腮腺区的淋巴瘤的治疗方式主要是非手术治疗（切除淋巴结组织供病理诊断除外）。其具体治疗方式是由淋巴瘤的组织学类型所决定的。

结果、预后和并发症

恶性肿瘤性病变

黏液表皮样癌

低度恶性的黏液表皮样癌主要是由黏液细胞以及分化良好的腺细胞囊构成。中度恶性的黏液表皮样癌是由很多不同类型的细胞所构成的，其中最常见的是囊性或腺泡样的细胞，其有局部侵袭性，而且可能发生转移。中度恶性的黏液表皮样癌5年治愈率报道高达90%以上。高度恶性病变主要是由鳞状细胞的实性成分构成，腺细胞或黏液细胞极少或没有。这种肿瘤更容易侵及周围组织、生长迅速并容易发生转移。

腺样囊性癌

浸润周围神经是该肿瘤的一个明显特点，25%~30%的患者会出现面部活动幅度减弱和麻痹[66,67]。

淋巴结转移并不常见（10%~15%），淋巴结侵犯通常仅局限于邻近肿瘤的第一站淋巴群内[67,68]。该病变的生物学表现特征难以预测，有些病例生长迅速，患者很快死亡，而有些病变生长缓慢，即便伴肺部转移，也可存活20年以上。研究表明其5年生存率为75%~80%，10年生存率为10%~30%，而15年生存率仅为1%~10%。

腺泡细胞癌

腺泡细胞癌的生物学行为具有侵袭性，通常会指状侵袭生长至邻近组织中。30%的患者会发生淋巴结转移，而肿瘤远处转移常发生于肺、肝及骨。

腺癌

腺癌通常表现为质硬的侵袭性肿块，生长缓慢。在确诊时面神经常常受累，颈部淋巴结转移以及全身器官转移。其预后较差，5年生存率为25%~50%[69]。

恶性混合瘤

此类肿瘤预后较差，5年生存率约为40%[70]。

鳞状细胞癌

鳞状细胞癌有较高的发生局部淋巴结转移的风险[71]。

味觉出汗综合征（Frey综合征）

味觉出汗综合征是由于腮腺手术过程中切口处腮腺组织内的副交感神经纤维与分布在颊部皮肤的支配汗腺的交感神经纤维之间发生交叉支配造成的。因为支配汗腺的交感神经纤维是胆碱能神经纤维，当患者进食时，腮腺腺体内的副交感神经纤维刺激了汗腺的胆碱能纤维导致其分泌。患者主诉为进食时手术区的颊部出汗。

这一症状的影响较轻微，由于诊断所采用的症状分级标准不同，文献报道其发生率在7%~50%[72~74]。偶然会有严重的出汗需要干预，重新翻起颊侧瓣，切断这些神经纤维，同时在操作中形成的瘢痕可以减轻症状。最好的治疗方法是在手术过程中使用阔筋膜或颞肌筋膜作为中间隔离层。

自1978年以来，在腮腺切除时掀起腮腺表面SMAS筋膜瓣，从而大大地减少此并发症的发生率（图14.22A）。术中将SMAS筋膜覆盖于术中暴露的残存的腮腺深叶组织表面（图14.22B~D）来隔绝腺体内的副交感神经和皮肤的交感神经。实际上将筋膜边缘折叠填入也有助于减轻切除浅叶后局部组织的凹陷。

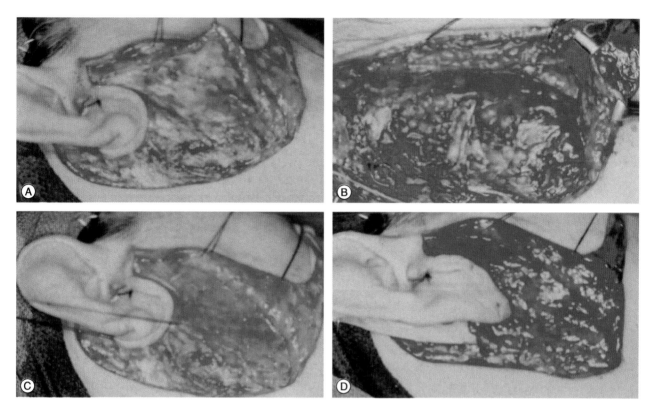

图 14.22　在腮腺切除术中翻起颊瓣后,将肌肉下腱膜系统翻起(**A**)并保留。腮腺切除术后(**B**),腱膜复位覆盖腺体表面(**C**),再关闭颊瓣。如果腱膜范围较大,则可向下反折缝合,作为软组织充填腮腺切除后缺损(**D**)

参考文献

11. Land C, Saku T, Hayashi Y, et al. Incidence of salivary gland tumors among atomic bomb survivors 1950–1987. Evaluation of radiation-related risk. *Radiat Res.* 1996; 146:28.

27. Qizilbash AH, Sianos J, Young JEM, et al. *Acta Cytol.* 1985;29:503.

38. Fowler CB, Brannon RB. Subacute necrotizing sialadenitis: report of seven cases and a review of the literature. *Oral Surg Oral Med Oral Path Oral Radiol Endod.* 2000;89:600.

41. Yoo GH, Eisele DW, Askin FB, et al. Warthin's tumor: a 40-year experience at the Johns Hopkins Hospital. *Laryngoscope.* 1994;104:799.

   The authors report their experience with 132 cases of Warthin's tumor, and describe an increasing occurrence of this entity in women and African Americans. Nearly 90% of patients with Warthin's tumor were found to be smokers.

44. Higashi T, Murahashi H, Ikuta H, et al. Identification of Warthin's tumor with technetium-99m pertechnetate. *Clin Nucl Med.* 1987;12:796.

48. Goode RK, Auclair PL, Ellis GL. Mucoepidermoid carcinoma of the major salivary glands: clinical and histopathologic analysis of 234 cases with evaluation of grading criteria. *Cancer.* 1998;82:1217.

   This study assessed the applicability of outcome predictors in minor salivary gland mucoepidermoid carcinoma to occurrences of this lesion in the major salivary glands. Parotid gland tumors of a given histopathologic grade were found to have a better prognosis than similar tumors in the submandibular gland.

55. Conley J, Arena S. Parotid gland as a focus of metastasis. *Arch Surg.* 1963;87:757.

   This is a widely cited primer on the anatomy, treatment, and prognosis of metastatic disease as it involves the parotid gland. The authors conclude that involvement of the parotid by any malignancy is associated with a grave outcome.

56. Laccourreye H, Laccourreye O, Cauchois R, et al. Total conservative parotidectomy for primary benign pleomorphic adenoma of the parotid gland: a 25-year experience with 229 patients. *Laryngoscope.* 1994; 104:1487.

   This series reports an extensive survival and complications analysis of patients presenting with primary benign pleomorphic adenoma of the parotid. Interestingly, surgeon experience, tumor spillage, and patient age/sex did not correlate with recurrence or facial nerve injury.

71. Spiro RH, Huvos AG, Strong EW. Malignant mixed tumor of salivary origin: a clinico-pathologic study of 146 cases. *Cancer.* 1977;39:388.

   Malignant mixed tumors were found to account for 6% of the salivary tumors examined over 30 years. The 15-year cure rate was 19%, with local recurrence being the most common cause of treatment failure.

15

面部骨骼的肿瘤:骨纤维异常增殖症

You-Wei Cheong and Yu-Ray Chen

概述

- 颅面部肿瘤类型较多,可分布在颅面部区域的不同位置。本章讨论颅面部骨纤维异常增殖症的处理,以此为代表来说明颅面部肿瘤的常规处理方式。

- 颅面部骨纤维异常增殖症是一种良性的纤维骨性病变,表现为正常的颅面部骨被纤维骨组织所取代。

- 骨纤维异常增殖症可表现为单骨性或多骨性,也可能与全身其他病变相关,例如 Albright 综合征(McCune-Albright 综合征)。

- 病变组织的快速增大伴发疼痛提示囊性改变或恶性变。

- 临床检查和 CT 扫描是标准的术前评价方式,如果怀疑恶变,则可进行术前组织活检。

- 治疗骨纤维异常增殖症需采用多学科协作的方式,包括颅面外科、神经外科、眼科以及正畸科专家。

- 手术干预的指征包括美观问题、功能受损、减轻症状或无法排除恶性变。

- 手术干预不应造成较术前更差的美学及功能影响。

- 对于手术入路而言,颅面部骨可分为四个不同部分,完整切除病变将有效降低复发的风险,但在有些病例中需要将病变切除塑形。

- 骨纤维异常增殖症是进展性的、可复发的病变,需要长期观察及治疗。

简介

考虑到颅面部解剖的复杂性,颅面部肿瘤的范围是非常复杂而广泛的。在处理颅面部肿瘤时有几个要点需要考虑,包括正确诊断、深入了解肿瘤的病理学特性、严格的手术适应证及禁忌证、了解不同手术选择方式的技术要点、可选择的其他治疗方法以及正确的术后处理。手术治疗计划应该包括切除范围、预测术后缺损程度以及可选择的重建方法。因为切除的缺损可能显露重要的解剖结构或者切除了解剖间隙或窦腔的支持骨壁,很多病例中需要进行即刻修复重建。因为在颅面部有不同的组织类型和细胞类型,在这一区域发生的肿瘤类型是多种多样的。

在本章,我们主要关注于颅面部的骨纤维异常增殖症。从严格的定义来说,它并不是一种肿瘤,但是它的临床表现很像肿瘤。因此,以此为例,很多相应的处理原则可以应用于其他的肿瘤的治疗。另外,治疗该疾病的技术可以作为切除和重建其他类型颅面部肿瘤的标准手术方式。

基础科学/疾病进程

骨纤维异常增殖症是一种良性骨病变,表现为正常骨被纤维骨组织所取代。它占所有良性骨肿瘤的 5%~7%[6]。骨纤维异常增殖症可以发生在单块骨或累及多块骨,同时也可以与其他症状并发,如

McCune-Albright 综合征。

　　骨纤维异常增殖症通常在骨骼发育时同时发生，它具有不同的自然生长过程。可发生于任何年龄，多数在 30 岁左右被发现。这一疾病通常在 10 岁左右出现，逐渐进展至青春期。该病变早期表现为无痛性的肿胀。生长过程可表现为休眠期及生长期相混合。很多病例中，疾病在青春期之后就不再发展，但也有在青春期之后仍有进展[7]。该疾病的性别差异不明显，但 McCune-Albright 综合征主要发生于女性[8]。

　　单骨性的骨纤维异常增殖症较多骨性的更常见，它占所有病例的 80%[8]。尽管在全身的任何骨都可能被累及，但最常见的是肋骨、长骨、髂骨、颌骨以及颅骨。累及颌骨的病变多数为单骨性病变。另外，颅骨病变发生于 27% 的单骨病变患者以及约 50% 的多骨病变患者[7]。在颅面区域，骨纤维异常增殖症常累及的骨，按照降序排列为上颌骨、下颌骨、额骨、蝶骨、筛骨、顶骨、颞骨及枕骨[2]。上颌骨病变可扩展累及颧骨、蝶骨、上颌窦以及眶底。在下颌骨中，下颌骨体最常被累及。

　　多发的皮肤棕褐色斑、内分泌异常，例如性早熟、甲状腺功能亢进或甲状旁腺功能亢进，提示 McCune-Albright 综合征。在 McCune-Albright 综合征中，皮肤色斑的边缘典型表现为锯齿状或不规则状，这和神经纤维瘤病患者所表现的咖啡牛奶斑的平滑边缘是不同的[9]。骨纤维异常增殖症病变附近软组织伴发黏液瘤，常发于肌肉组织内，此病变称为 Macabraud 综合征。狮面骨病描述的是一种罕见的累及多骨的骨纤维异常增殖症。其病变发生于额骨及面部骨，造成的畸形像狮子的面部[7]。巨颌症是遗传性的纤维骨病变，对称累及上下颌骨。尽管巨颌症常被分类为骨纤维异常增殖症的一种，但它常是巨细胞修复性肉芽肿的表现[10]。

　　骨纤维异常增殖症中的骨病变的主要表现为编织骨样组织成分。其中有骨基质的结构，但没有正常矿化。含有大量的松质及纤维组织。因为骨组织没有成骨，所以残留了大量的未成熟的孤立的骨小梁被纤维组织所包绕。它们会不断生长，但是永远不会正常完成骨改建的过程。

　　基于组织学特点，骨纤维异常增殖症可分为主要的三种类型：①中文字型；②变形性骨炎型；③高细胞型[2]。不同类型的区别在于其中骨组织的量、结构以及细胞类型。中文字型常发生于长骨或轴形骨（肋骨、椎骨）。其中骨小梁结构较薄弱，相互之

间没有连接，有活跃的破骨细胞导致骨吸收。在骨小梁内部可以看到明显的骨吸收（称为分离性吸收），这和甲状旁腺功能亢进中观察到的症状类似。其中成骨细胞成星型，可见大量的 Shapey 纤维。变形性骨炎型常发生于颌骨之外的颅颌面骨，其表现和 Paget 病的组织病变表现类似，骨内有致密及硬化的骨小梁组织。高细胞型表现为不连续的骨小梁结构，其分布是有规律的，甚至是平行的。其典型表现为骨小梁结构的侧方有多个成骨细胞层状排列，这一类型常常见于颌骨。和变形性骨炎型一样，这种类型当中也含有大量的骨结构。研究表明，累及颅面部的骨纤维异常增殖症较全身其他区域更易表现为影像学上的高密度病变[11]。

　　很多学者的观念是：骨纤维异常增殖症是由于骨细胞行为异常而引起的非肿瘤性的错构样增生。有研究表明，在骨纤维异常增殖症患者的骨组织内的成骨细胞中，可见 GS-alpha 基因的突变[12]。这一基因突变最早发现于患 McCune-Albright 综合征的患者，但之后在患有单骨性或多骨性骨纤维异常增殖症患者中也分离得到。这一突变可导致异常的成骨细胞增殖，或细胞功能异常。GS-alpha 基因在成骨细胞中突变可导致腺苷酸环化酶激活，提高环腺苷酸（cAMP）水平，增加异常的成骨细胞增殖，从而造成过量形成异常的软骨基质。某些情况下，高度活化的 GMP 信号通路也会刺激某些组织增殖，例如性腺、甲状腺、肾上腺皮质以及黑色素细胞，引起内分泌功能异常以及皮肤着色，正如在 McCune-Albright 综合征患者中所见[13]。Yamamoto 等指出，在骨纤维异常增殖症病变中，cAMP 水平的异常增高可导致 McCune-Albright 综合征患者体内白细胞介素 6 水平提高。白细胞介素 6 水平增高后，刺激破骨细胞活化导致骨吸收，这是我们在骨纤维异常增殖症中常见的表现[14]。这可能解释了为何帕米膦酸二钠，一种双膦酸盐，可以抑制破骨细胞活性，潜在增加骨纤维异常增殖症患者的骨密度，延缓该病变向周围骨的扩展速度[15]。

　　骨纤维异常增殖症的恶性变相对不常见。恶性病变通常发生在 30～40 岁[16]，恶性病变可发生于单骨及多骨性骨纤维异常增殖症中，其发生率的范围自 0.5%（在单骨患者）至 4%（在 McCune-Albright 综合征患者中）[17,18]。恶变后最常见的组织类型为骨肉瘤，其他类型包括纤维肉瘤、软骨肉瘤以及恶性纤维组织细胞瘤[19]。肉瘤变的常见症状为肿胀、疼痛，通常发展迅速。X 线表现为部分区域边缘不清

晰,有溶骨破坏,而病变可自骨皮质内扩展至周围软组织中。骨膜反应通常不常见。骨纤维异常增殖症伴发动脉瘤样骨囊肿或囊肿样改变在临床表现上和肉瘤样变类似。CT 及 MRI 检查有助于鉴别恶性病变和前述的良性囊性骨改变。组织活检可用于组织学诊断及分级。

辐射能否诱发骨纤维异常增殖症目前尚存争议,在一篇研究中,其对象为 28 例骨纤维异常增殖症恶变的患者,其中 13 例(46%)在诊断恶性变前曾接受过放射治疗。通常认为放射治疗对治疗骨纤维异常增殖症无效。同时,辐射也有引起骨纤维异常增殖症恶变的风险,因此不推荐在治疗该病的过程中使用放射治疗[19,20]。源自于之前存在的骨纤维异常增殖症的恶性病变通常侵袭性较强,在骨纤维异常增殖症病变区域内出现的快速肿胀及疼痛需要及时进行评估[21,22]。Russ 和 Jesse 指出,在治疗颌骨的恶性病变时,根治性手术治疗通常意味着切除上颌骨和下颌骨,具体方式取决于肿瘤的位置和范围[23]。辅助放射治疗和化学治疗的作用尚存争议[19,23],即使采用了激进的治疗方式,局部复发和远处转移依然很常见[16]。

诊断/患者表现

评价颅颌面骨纤维异常增殖症的患者的手段包括病史、临床表现、影像学表现以及组织活检。对于首次就诊的有骨纤维异常增殖症的患者,病史的要点包括症状首发的年龄、疼痛的时间及特点、快速增大的时期、之前治疗的过程及方式,以及病变累及局部带来的症状,例如眼球移位、复视、眼球突出、失明、鼻堵、鼻窦炎、听力受损、头疼、牙齿脱落以及错颌畸形。病变快速增大提示了囊性变或恶性变。临床检查需评价病变的位置、范围以及病变增生局部压迫所带来的后果。

所有患者均需进行影像学检查。平片上骨纤维异常增殖症的表现没有特异性,差异较大。其典型表现为透射性病变,均匀毛玻璃样,边缘不清晰。偶然情况下,影像学可以表现为大量的硬化区域,伴或不伴细胞溶解病变。这些非特异性表现使得很难将骨纤维异常增殖症与其他病变相鉴别,例如硬化性骨瘤及 Paget 病[24,25]。

在我们中心,对于颅颌面的骨病变,需要常规进行 1mm 层厚的 CT 检查以及进行重建。通过

CT 检查的表现,外科医师可以获取肿瘤大小、位置、局部侵袭及压迫等相关信息。依照病变类型中骨组织及软组织成分的不同可以将骨纤维异常增殖症分为三个不同的亚型[26]。变形骨炎样病变表现为高密度区域及纤维骨质为主的透射性区域混合体,硬化型表现为均一的致密结构。囊性病变型包括一个或多个被致密外围组织所包绕的透明区域。

有些学者建议将 MRI 检查作为骨纤维异常增殖症的诊断工具[27]。病变区域在 T_1 及 T_2 加权序列中均表现为低信号区域,边缘有锐利的边界线[28]。但有些学者认为 MRI 检查有潜在误诊的风险[29]。骨纤维异常增殖症在颌 CT 平片上所表现的特点在 MRI 上并不能表现出来。事实上,骨纤维异常增殖症的 MRI 表现常和肿瘤类似。这在注射了对比剂后尤其明显,表现为 T_1 加权图像中中等信号密度及 T_2 加权图像中的高信号密度。仅有在注射对比剂后,T_1 及 T_2 加权序列中信号密度均较低时,MRI 诊断骨纤维异常增殖症的准确率才较高[30]。

骨扫描在诊断骨纤维异常增殖症中有一定的作用。骨纤维异常增殖症在骨扫描中的表现为,病变骨对于示踪剂的摄入增加。放射性核素扫描的敏感性较高,但特异性较低,但可用于评价多骨病变的波及区域[31]。有文献报道称,单光子放射计算机断层成像技术(SPECT)较传统 CT 相比对于诊断此病变更加敏感[32]。

组织学标本可以由单独的活检术获得,也可在手术切除肿物的同时获取组织标本。后者的风险在于,容易发生没有组织学病理支持的情况下而进行的根治性扩大切除。为了避免这种状况,推荐手术前单独进行组织学活检术,等待最终病理结果再决定手术。当考虑在手术过程中获取组织标本时,如果术中对于病变的特性有任何疑,应暂停,等待最终病理结果明确后再行手术。尽管骨纤维异常增殖症的组织学表现非常明确,但对其细胞学表现的描述较少。有一组研究报告了骨纤维异常增殖症的细针穿刺活检细胞学表现。病理压片中可见血细胞,偶见破骨多核巨细胞,以及常见的 C 形纤维结构,其中包括暗色的中央区域及浅色的周围区,提示其为编织骨[33]。目前,细针吸活检细胞学诊断对于骨纤维异常增殖症的作用尚不明确。

生化标志物,例如血浆碱性磷酸酶或尿羟基脯氨酸偶尔可用于检测疾病发展的进程以及非手术治疗后的反应[24]。

患者选择

颅面部骨骼内单独的骨纤维异常增殖症的表现并不是干预的指征。很多小的实性病变长期无症状而稳定,并不需要治疗。颅面部骨纤维异常增殖症的手术干预指征包括美观需要、功能异常、缓解症状、无法排除恶变等。手术干预的最常见指征是由于病变骨组织的进行性增大引起视觉及面部外形改变。这一畸形可表现为单独的病变畸形以及继发的内眦增宽、眼球移位、眼球突出以及口角歪斜等。在很多病例中,手术治疗的目的是重建更美观、理想和对称的面部外形。如出现功能异常,也需进行手术。例如错𬌗畸形或视觉异常。持续性的疼痛是另一手术指征。对于一些诊断不明确,同时无法排除恶变的病例,也应进行手术干预。

发生在前颅底的骨纤维异常增殖症有可能压迫视神经导致视觉异常甚至失明。但是处理累及视神经管周围骨质的骨纤维异常增殖症充满了争议,对于视觉正常的患者尤其如此。Lee 等建议,当放射诊断图像显示视神经管被病变包绕时,可造成管腔狭窄,但该单因素并不一定导致视觉丧失[34]。此种影像学检查的结果与视觉丧失并没有直接关系,因此对于有视神经周围病变存在而没有视觉症状的患者,不建议

进行预防性的视神经管减压术。另外,尽管对于有经验的医师,并发症发生率极低,但视神经减压术依然存在视觉改善不明显,甚至失明的风险[35]。对于视神经管受累而无视觉症状的患者,定期复查、影像学检测更加合适。预防性减压术不建议作为主要的手术方式,但在切除前颅底的骨纤维异常增殖症的过程中可共同进行。另外,对有进行性视觉损失的患者,建议进行治疗性的减压。对于突然性视觉丧失的患者,推荐在症状发生后的 1 周内尽快进行神经减压术以尽量增加视觉恢复的机会[35]。

有些患者可表现为快速的临床过程,之前诊断过的骨纤维异常增殖症可能会发生病变区域的囊性变,这通常表现为疼痛或病变的快速增大(图15.1)。根据病变位置的不同,可能造成严重的并发症,例如急性的视神经受压会造成快速视觉丧失。由于其快速增长的特点,囊性变在临床表现上类似于恶性变。CT 检查及 MRI 检查有助于辅助鉴别二者,有时在非恶性变中可以看到液平面。需要进行组织学活检以获得确切的诊断结果。囊性病变建议进行手术全切除[24]。

手术干预的禁忌证包括:①患者全身情况不适合接受全身麻醉及手术;②患者不希望进行手术;③手术不能达到患者的期望值。

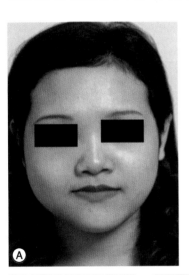
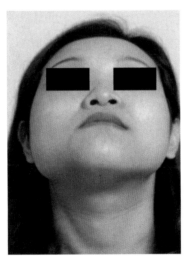
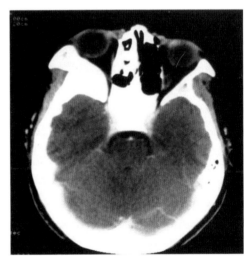
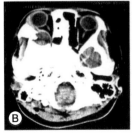
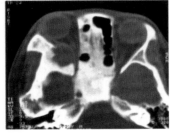
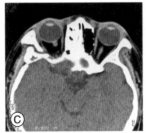
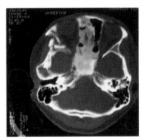

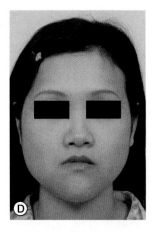
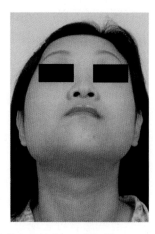
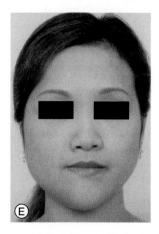
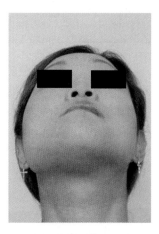

图 15.1   骨纤维异常增殖症伴发囊性变,压迫视神经。(**A1,A2**)22 岁女性,骨纤维异常增殖症发生在蝶骨、颅底、上颌骨、颧骨和下颌骨。(**A3**)最初行 CT 检查时,她有轻度眼球突出但无疼痛。(**B1,B2**)10 个月后出现眼部疼痛,再次行 CT 检查见右侧蝶骨边缘和蝶鞍处囊性肿块,压迫右侧视神经。经颅内入路切除病变、视神经减压、采用颅骨外板重建眶壁和眶顶。(**C1,C2**)术后 6 个月行 CT 检查。(**D1,D2**)术后 3 年复查拍照。(**E1,E2**)术后 7 年复查情况。在此过程中,从首次手术之后,患者经历了眶底囊肿刮治及上颌骨前部病变切除,局部缺损采用肋骨移植修复。她还接受过下颌骨囊性骨纤维异常增殖症刮治及下颌下缘内侧骨移植。该病例说明三点:①骨纤维异常增殖症囊性变;②视神经受压;③需要长期密切观察,必要时再次手术(引自 Chen YR, Morris DE. Craniofacial tumours(fibrous dysplasia). In: Guyuron B, Eriksson E, Persing JA. eds *Plastic Surgery*: *Indications and Practice*. Philadelphia, Saunders Elsevier. 2009;437-454.)

治疗及手术技术

非手术治疗

骨纤维异常增殖症的治疗目标是改善或预防功能受损、改善症状、增加美观度。治疗主要依靠手术,但一些学者提出了辅助手术的药物治疗方案。双膦酸盐,例如帕米膦酸二钠,可以减轻疼痛、改善影像学表现。其作用是通过抑制破骨细胞产生的。Liens 等报道,帕米膦酸二钠 60mg/d 经静脉滴注,连续 3 天,间隔 6 个月再次给药,持续 18 个月,共完成了 9 例患者。他们观察到这种治疗方法可以减轻骨疼痛的强度,减缓骨吸收,改善影像学表现,例如溶解性病变的再充填[36]。有些学者推荐使用维生素 D 及钙补充剂,因为在部分患者中血浆钙的浓度较低[20]。在手术进行视神经减压后应选用激素作为辅助治疗的手段[2],但是目前没有任何证据证明,药物治疗对于预防该疾病的进展有效。如前所述,在治疗骨纤维异常增殖症中不推荐放射治疗。

术前评价

对于颅面部骨纤维异常增殖症的患者而言,最理想的方式是多学科协作治疗。根据疾病位置的不同,应选择合适的学科共同讨论及合作。颅面部上部的病变应参考神经外科及眼科专家的意见,术前应进行正式的眼科学检查,对于此类患者一旦考虑手术,需获得神经外科医师的意见。这些手术通常是由神经科医师和颅颌面外科医师共同完成的。对于面中部和面下部的病变,需请口腔正畸专科会诊。

在进行了充分会诊及讨论后,最终形成患者的治疗方案。尽管整体的治疗模式是多学科合作的,但需要有指定的唯一的医师来负责协调所有参与治疗的医师。他将作为首要治疗者,确保所有参与的团队都能理解治疗目标及患者期望值。在我们中心,这一主要治疗者是由颅颌面医师担任的。

手术时机

需要根据每个患者具体情况个性化设计手术时机。大的原则是手术应推迟至青春期以后进行。这是为了减少复发率,在面部发育完成后再进行干预。然而有些情况下,需要早期进行干预。年轻患者,如发生囊性变、病变迅速增大、伴发功能及美学问题,应尽快手术。对于有视神经压迫风险的病例,推荐进行早期及更加激进的治疗方式。有潜在可疑恶变风险的区域应及时探查、正确处理。

患者可能在疾病的任何阶段的任何时机来找颅颌面外科医师,常见的时间为儿童期。因为病变的生长速度、患者年龄(这影响了上学及就业),患者对于病变的关注程度都有很多不同。通常对于手术时机的设定会有一些余地。通常医师基于其本身的知识经验以及该病变的临床表现提供相应的指导意见。最终手术时间的确定多数选择患者及其家属认为合适的时间。对于非恶性病变来讲,我们认为如果患者在身体和精神没有充分准备时,这就是禁忌证。正如在之后的病例中所看到的,患有颅颌面骨纤维异常增殖症的患者通常需要在手术医师的整个执业生涯中进行长期随访。为了增强外科医师及患者之间的长期合作,保持一定程度的灵活性、承认患者的角色、控制整个治疗的过程是非常重要的。

骨纤维异常增殖症导致的畸形的程度有很大差异,通常这是患者主观感觉所决定的,手术医师必须理解他的能力以及治疗该病变的局限性。在该疾病发展过程中的某个时间点里,医师可能观察到畸形的存在,无论是原发的或是残留的,但畸形的程度可能较轻,它不能获得足够的改善程度以满足患者的期望值。在这种情况下,最好推迟手术时间。尽管进行了一系列的检查以及照片比较,反复对照了患者与医师的期望值,双方还应共同决定最合适的手术及再次手术的时间。具体时间可能是数月或数年以后。

手术入路

手术入路取决于肿瘤的位置。必须确保手术治疗后美学及功能的影响不能比术前更差。讨论颅颌面的手术入路时可将颅颌面骨分为四个区域(图 15.2)[37]。一区由额、眶、颧骨以及上颌骨上部区域组成;二区包括毛发生长的颅顶部;三区指颅底中部、岩部乳突及翼骨区域;四区指有牙齿生长的骨骼,包括上颌牙槽突及下颌骨。这一分类方式适合于颅颌面的骨纤维异常增殖症的手术治疗。因为它代表了针对不同区域手术入路的逻辑考虑。一区是整个颅颌面中美学最明显的区域,推荐在该区域内完整切除病变以减少复发的风险。需即刻进行重建,通常采用植骨重建。二区是指有毛发、头皮覆盖的颅骨区域,这一区域的美学要求不高,因此二区内的病变通常会采用更加保守的手术方式,例如通过削薄以重建正常的骨外形。三区包括重要的血管结构以及各种脑神经,在可能的情况下尽量避免在该区域手术,该区域的病变多数可以观察直至它们引起症状,例如由于视神经压迫造成视力受损,这种情况下需要进行视神经减压。对于四区的病变,倾向于选择更加保守的治疗方式,尤其是在初始治疗时。这是由于在有牙区域进行扩大切除会导致患者牙齿丧失而佩戴义齿,其术后功能较天然牙列差。

由于骨纤维异常增殖症切除导致的颅颌面缺损须即刻进行骨移植重建。传统方式上颅骨、肋骨及髂嵴是常见的供骨区。很多外科医师包括笔者倾向于使用颅骨移植,尤其适合于头皮切开翻瓣暴露术区的手术。颅骨位置合适,切取方便,其植骨后的吸收率较低。除了骨移植以外,将切除的标本分块也可作为重建缺损的材料。

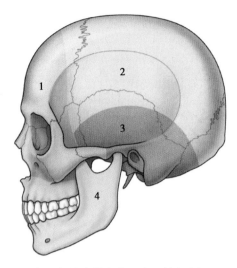

图 15.2　颅面部异常增生的四个区域(引自 Chen YR, Morris DE. Craniofacial tumours (fibrous dysplasia). In: Guyuron B, Eriksson E, Persing JA. eds *Plastic Surgery*: *Indications and Practice*. Philadelphia, Saunders Elsevier. 2009,437-454)

一区

手术入路

采用暂时性睑缘缝合术保护眼睛,头放置于 Mayfield 头部休息位,整个头部均需消毒铺巾以保证手术过程中可自由活动头部,这有利于获取移植骨,同时利于观测面部对称度。

采用双侧冠状切口入路以充分暴露病变区域,在眶上缘上方 1.5cm 处,分离的范围自帽状腱膜下改变至骨膜下层。分离软组织翻瓣的范围超过眶底、鼻背、颧弓以及上颌骨前部以获取足够的暴露区域。操作过程中需注意识别及保护泪腺复合体。

标记计划的截骨线,通过截骨,完全切除所有异常表现的骨组织。浅部病变,可通过截骨术切除实际存在的骨病变。而位于颅底深度的病变可通过截骨以获得入路。在这种情况下,移动截除的骨块以显露深面潜在的病变区(例如位于颅底中部或鼻中隔区域),在病变区域完全切除后,截骨部分可以复位至原位。

眶上区截骨用于切除眶上 1/2 中的病变(图 15.3A,图 15.4),神经外科医师可以进行额骨切除移除骨板,显露额叶。小心牵引额叶,使用可塑性板保护眶内容物,通过眶上缘及眶底截骨切除病变组织,该截骨通常是通过钻及锯来完成。使用眶上颌截骨术切除波及眶外侧壁、上颌骨、颧骨体及颧弓的病变。额颞颅骨截除术联合应用眶上缘颧弓截骨有利于充分切除病变(图 15.3B)。

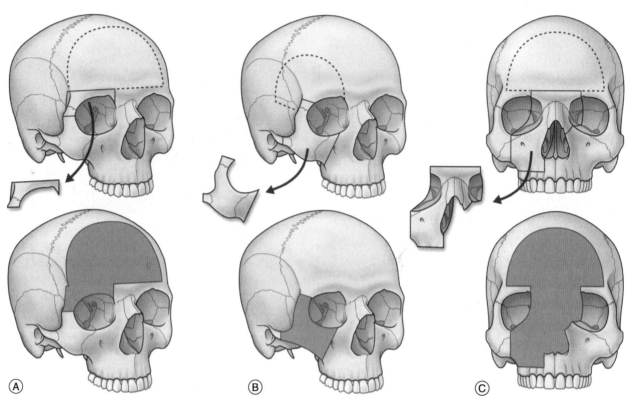

图 15.3　切除颅面部骨纤的截骨方式。(**A**)眶上区截骨,(**B**)眶上颌骨截骨,(**C**)经眉间、眶、鼻骨、上颌骨根尖上截骨(引自 Chen YR,Morris DE. Craniofacial tumours (fibrous dysplasia). In: Guyuron B, Eriksson E, Persing JA. eds *Plastic Surgery: Indications and Practice*. Philadelphia, Saunders Elsevier. 2009:437-454.)

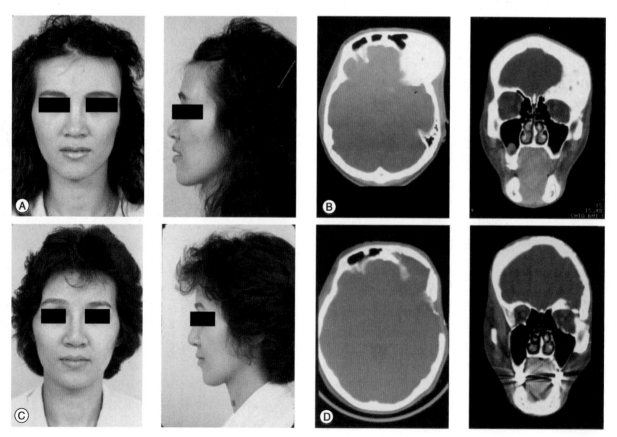

图 15.4　(**A,B**)26 岁患者,主诉左侧额眶部骨纤维异常增殖症,位于一区。(**C**)扩大切除同期颅骨移植修复术后 3年。(**D**)CT 检查未见复发(引自 Chen YR,Noordhoff MS. Treatment of cranio-maxillo-facial fibrous dysplasia: how early and how extensive. *Plast Reconstr Surg*, 1990, 86: 835-842.)

对于累及一区下方的病变而言，仅仅采用冠状切口入路不足以充分显露病变。采用冠状切口联合 Weber-Ferguson 切口或沿颊部移行沟的面部脱套状切口均可（图 15.5，图 15.6），截骨通过眉间、眶、鼻骨以及牙根上方的上颌骨来进行（图 15.3C）。这种情况下，封闭鼻咽部的硬膜外区域非常重要，通常可选择额肌帽状腱膜瓣来进行（图 15.7）。

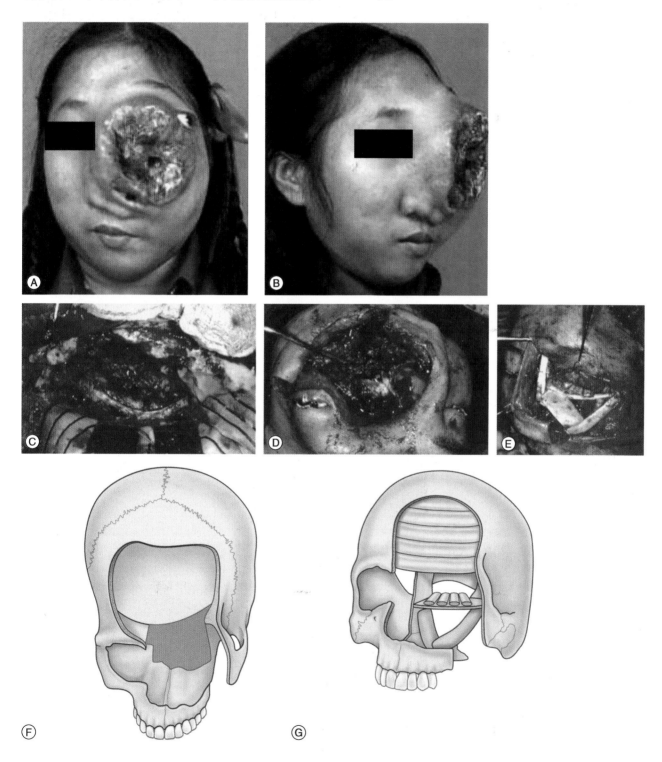

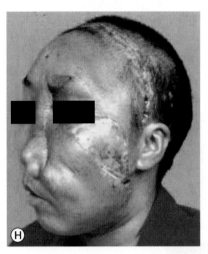
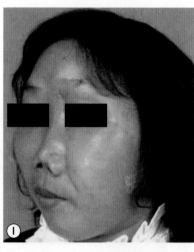
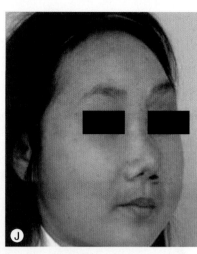

图15.5 20岁女性,左侧额、眶及上颌骨病变、因局部使用草药引起皮肤坏死。(**A,B**)活检提示没有恶性变。(**C**)近全切除肿物,肋骨及髂骨移植重建左侧眶部、颧骨及鼻骨。(**D**)切除后的缺损。(**E**)放入移植骨。(**F**)缺损的解剖图示。(**G**)移植骨块的图示。(**H**)初期手术1个月后行面部瓣修复及全厚皮片移植。(**I**)术后19个月,患者接受了两次软组织成形手术。(**J**)1期手术后7年,其间,患者接受了正颌外科手术以降低面中部高度(引用自 Chen YR, Fairholm D. Fronto-orbito-sphenoidal fibrous dysplasia. *Ann Plast Surg.* 1985 Sep; 15(3):190-203.)

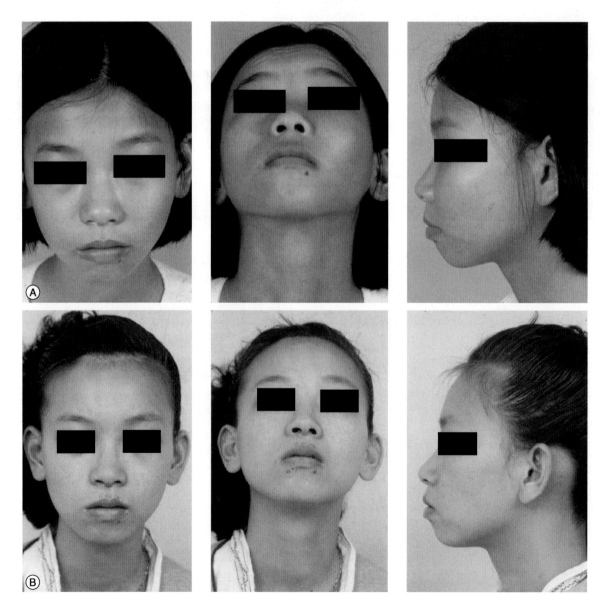

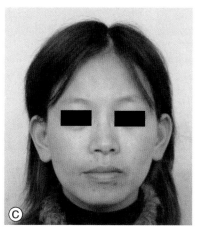
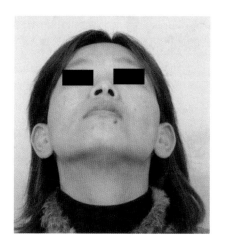
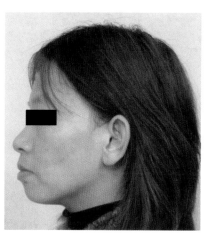

图 15.6　（**A**）14 岁患者左侧颧上颌骨区域骨纤维异常增殖症（一区）。采用上颌移形沟入路彻底切除病变并且以肋骨移植修复。（**B**）术后 5 年。（**C**）术后 21 年（引用自 Chen YR，Noordhoff MS. Treatment of cranio-maxillo-facial fibrous dysplasia：how early and how extensive. *Plast Reconstr Surg*，1990，86：835-842.）

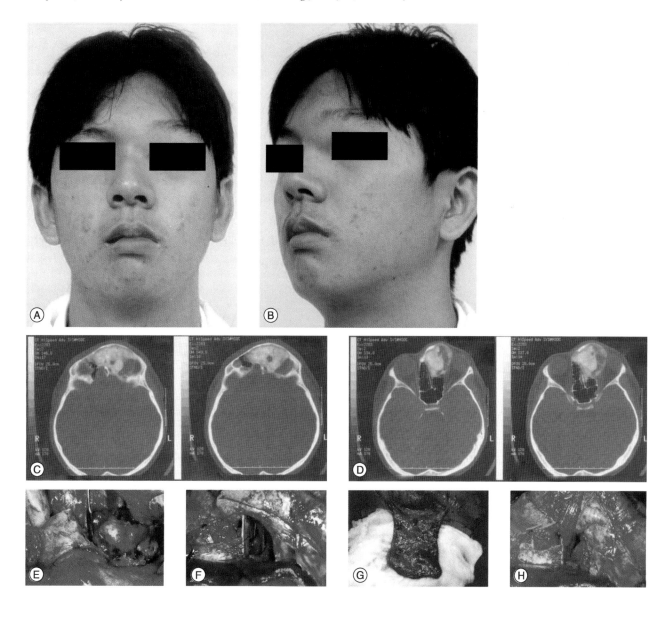

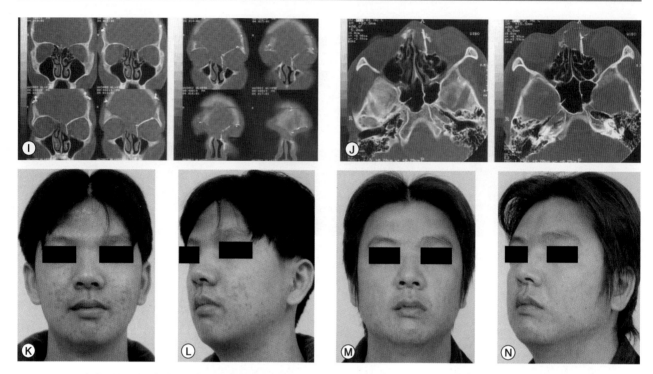

图 15.7　年轻男性,额-鼻-筛区骨瘤。初诊时的(**A,B**)照片和(**C,D**)CT。1 个月后,他接受了筛骨和鼻腔的根治性切除。(**E**)采用额肌-帽状腱膜瓣及颅骨移植修复缺损。(**F**)切除术后缺损。(**G**)骨移植支撑左侧眶内壁。(**H**)额肌-帽状腱膜瓣覆盖骨表面。(**I,J**)术后 3 年的 CT 检查。(**K,L**)术后 1 年和(**M,N**)术后 9 年照片(引自 Chen YR,Morris DE. Craniofacial tumours(fibrous dysplasia). In: Guyuron B, Eriksson E, Persing JA. eds *Plastic Surgery: Indications and Practice*. Philadelphia, Saunders Elsevier. 2009,437-454.)

在病变区的骨段被移除后,重新评价缺损区域并设计重建方式。累及眶的缺损重建目标是恢复骨骼外形的对称性,恢复眶位置的对称性及眶容量、恢复正常的解剖区域,同时保护重要的解剖结构(例如眼球及脑组织)。我们倾向于使用断层颅骨移植。另外,也可用钛网来重建一侧眶壁。

修整移植骨边缘保证其光滑,没有骨尖。采用硬脑膜封闭缝合方法以尽量减少硬脑膜和移植骨间的死腔(图 15.8)。为了避免术后看到或触及固定装置,我们倾向于在发际线前的区域使用低高度的钛板及钛钉。有些情况下,需要在植骨区域以及相应的自体骨上制备小沟以放置固定用钛板钛钉,以使其不超过移植骨以及邻近骨的骨表面(图 15.9)。在放置移植骨时,可在邻近的正常骨边缘制备台阶,有利于植骨块放入(图 15.10)。这是为了增加移植骨块的支撑度,同时增加移植骨和自体骨之间的接触面积。

充分止血,使用生理盐水冲洗创面,确保移除所有的骨碎屑。所有的脑膜撕裂处均需缝合修复。在颅骨膜瓣下放置两个引流管(前方及后方各一),两者均通过耳周发迹内的头皮表面引出。冠状瓣分层缝合,在手术完成后拆除睑缘缝合处缝线。

Munro 指出,骨纤维异常增殖症可引起眶容积

减小、推眶底向下,他建议重新制备新的眶顶,其高度与对侧眶顶对称。通过眶底骨移植将眼球向上移动至正常区域,扩大眶腔使其足以矫正眼球前突[38]。采用透明尼龙线进行眼角成形术。眼角位置可参考正常侧。

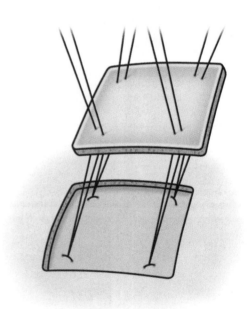

图 15.8　硬膜悬吊缝合。缝线穿过硬脑膜打结。在骨块上打孔,缝线穿过骨孔再次打结

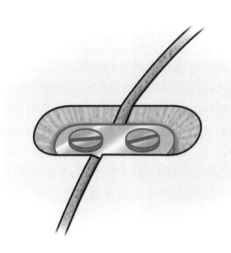

图 15.9　钛板置入骨内，保证表面平滑。在植骨块和邻近自体骨制备沟槽，其大小稍大于钛板，将钛板放入

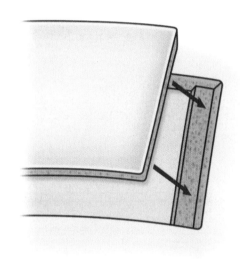

图 15.10　在植骨区邻近天然骨边缘制备台阶，利于植骨块放入并提供支撑。注意皮质骨内侧台阶（箭头所指）允许放入重建骨块，避免出现台阶畸形

视神经减压

在之前我们曾提到视神经减压术的适应证，如需视神经减压术，暴露眼眶的方法如前所示。神经外科医师通过放大镜或显微镜来进行视神经减压，使用微型钻沿视神经全程松解所有受骨组织侵犯的区域（图 15.1）。

二区

手术入路

二区通过上述的冠状切口入路，位于发际线后

方的病变治疗方法是使用钻修整外形。治疗目标是恢复其解剖形态、外形及对称度。在这些病例中需要充分暴露两侧以确保我们可以直视下进行比较以及触诊以判断对称性。

对于前方的靠近一区的病变需进行更激进的治疗方式，因为这些区域更容易被看到。通过切除病变及即刻的自体骨移植重建可获得更好的美学效果。在二区内进行植骨重建比一区更简单，因为通常需单一骨块即可完成。

三区

这一区域包括主要的血管及脑神经，在可能的情况下尽量避免在此区域切除骨纤维异常增殖性病变。此区域的手术指征主要是针对于引起功能性问题的病变，例如视觉受损。一旦需要手术，需联合神经外科专家共同对患者进行视神经减压，该手术可通过额骨及眶顶截骨入路完成。其他的选择方式包括额颞部截骨或鼻内镜或穿蝶骨入路。颅骨截骨的方式已经在一区部分内进行了讨论。

四区

手术入路

对于四区病变（例如上颌骨或下颌骨），手术目的是重建正常的三维形态的骨的对称性、保存稳定的牙弓支持。在可能的情况下尽量采用保守的手术方式，例如打磨外形。根治性的切除可能会造成比病变更严重的畸形或功能受损。

对于上颌骨的病变，最佳的手术入路是通过上颌龈颊沟切口。沿骨面自骨膜下掀起软组织，充分、广泛暴露病变，标记病变累及的范围或引起畸形的部分。需小心注意，避免损伤眶下神经及牙根，助手保护上方软组织，使用钻修整病变。大量生理盐水冲洗创口，移除残留骨碎屑。可吸收线关闭切口。

有些情况下，单独切除成形并不足够，这时需切除病变区（图 15.11，图 15.12），我们尝试在术中保留上颌骨牙齿生长的区域，如果正中和（或）侧方的支柱结构在术中被牺牲，这一部分需要重

建。重建的目标是为面中部及面下部骨骼提供垂直支撑,同时重建正常的解剖及轮廓外形。我们推荐使用肋骨移植进行即刻重建,这可避免在口腔内手术区域的旁边切取颅骨移植而造成硬膜暴露、细菌污染。放入移植骨块重建近中及外侧的上颌骨支柱,垂直支撑面部高度。在缺损的外侧应用钻制备植骨床,以利于放入移植骨,这增加了移植骨块与邻近自体骨的接触面积,增强了移植骨的稳定性(图 15.10)。放入其余的移植骨段,以修复剩余骨缺损。参考对侧以及没有病变的标志部位(例如眶下孔、梨状孔边缘)以获取对称性。移植骨块采用钛板钛钉进行固位。对于下颌的病变采用下颌龈颊沟切口作为入路,标记并修整病变区,须尝试保存下颌骨外形的对

称性。采用这一方式,下颌骨可维持其结构的连续性。标记牙根水平及颏孔以避免手术中损伤这些结构。

尽管上述的重建方式看起来很理想,但有些患者需要进行正颌手术以改善他们不对称的垂直高度及错𬌗畸形(图 15.5,图 15.11)。这可能引起移植骨吸收或病变增长。这种情况下,手术应和正畸医师共同商讨决定,此类手术的目标是改善错𬌗畸形,摆正倾斜的𬌗平面。这通常需要进行不对称的 LeFort I 型截骨,左右两侧降低或抬高至不同角度。我们发现,在术中采用面弓联合直接测量有助于确保对称度[39]。我们使用的直接测量的方法是暴露双侧眼球,测量其下睑下缘至口角的距离,将两侧进行比对。

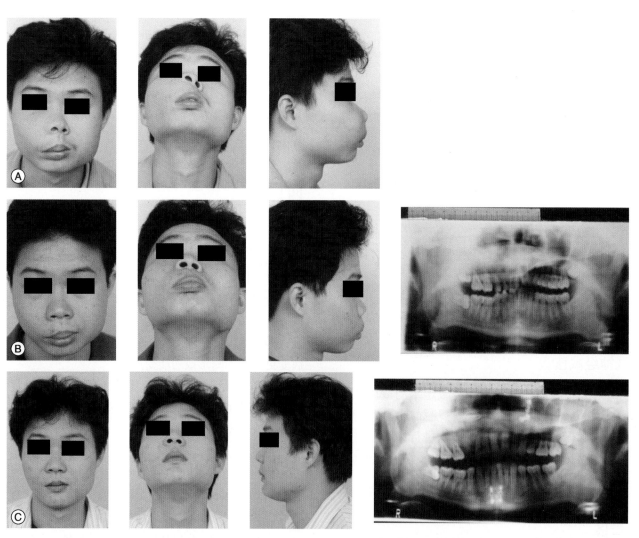

图 15.11 (**A**)21 岁患者,右侧上颌骨骨纤维,进行病变切除和肋骨移植。(**B**)术后 1 年,前牙区存在错𬌗畸形(**B4**)。Wassmund 和 Kole 前部根尖下截骨术矫正畸形。(**C**)初次手术后 3 年。(**C4**)截骨术后曲面断层片

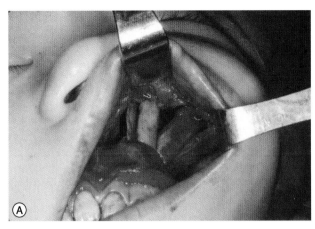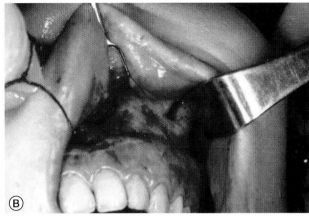

图 15.12　（A）患者因上颌骨骨纤维接受肿物切除和肋骨重建。（B）术后 3 年再次手术探查是否有病变残留，上颌骨和移植肋骨已经完全融合

术后护理

总体而言，患者在手术室即可拔管，如果手术涉及颅骨截骨及显露硬脑膜，则患者须收入神经外科重症监护病房以监测其神经系统状况，术后当晚或次日上午进行 CT 扫描。术后须即刻检查视觉敏感度，并在整个患者住院期间持续观测。为减少水肿，患者卧床时头部抬高至少 30°。术后立刻开始在面上部进行冰袋冷敷，之后每小时更换，持续直至 24 小时。

所有的患者须进行静脉抗生素治疗 2 天，之后更改为口服抗生素治疗 1 周。如果放入了负压引流管，引流放置 2～3 天。之后每 6 个月复查，检测患者是否有肿瘤复发以及潜在的术后远期并发症，例如秃头等。接受了视神经减压术的患者需要重复多次进行眼科评价。

结果、预后和并发症

可能的并发症

1. 如果截骨线过于靠近中线，可能损伤上矢状窦。如发生该情况需联合神经外科医师共同处理，常规方法是明胶海绵填塞、局部压迫及缝合。

2. 鼻咽部与颅内腔交通可以导致硬膜外感染以及脑膜炎。在重建过程中需选用血供丰富的组织来隔离咽部及颅内腔隙。额肌帽状腱膜瓣可满足这一要求。

3. 眶重建过程中的失误可导致眼球位置不正确。可引起眼球内陷、眶距过宽或眼球位置异位。最容易发生的情况是眼球位置过于向下，可采用眶底条状骨移植以避免这种状况。

4. 患者可能主诉在皮下可摸到甚至看到固定的板、钉。如果没有感染迹象可向患者说明，在骨完全愈合后移除固定装置。通过几种方法可避免该问题产生：如果可能，尽量将固定装置放置于发迹内；使用低高度钛板；使用最少的固定装置来获取稳定性；也可在植骨区以及相应的自体骨处制备沟槽，将钛板放入，其中保证外形表面光滑。

5. 在显露眶上缘及其下方组织时，轻轻地向前、下方牵引头皮组织瓣有助于避免眼球损伤。

6. 在治疗完成后应保证双侧内眦水平平齐。采用直视对比或测量的方法保证内外眦水平与对侧一致。实现内眦固定术时，采用不可吸收缝线将内外眦韧带固定于对应的骨膜上。

7. 如果为了显露骨区域进行了扩大的分离，患者术后可能发生软组织的臃肿或下垂。在重建过程中需要在骨膜切口处进行缝合，同时重建附着及悬吊软组织。

8. 术后脱发是应避免的并发症。我们认为在包头时使用棉垫支撑治疗巾接触头皮的部分有助于分散压力，将整个头部进行消毒有助于我们在术中间断抬起以及轻轻地旋转头部，避免在某一部位产生长期压力。皮肤缝合应做到无张力，任何位置的张力都应使用帽状腱膜缝合来缓解。在关闭伤口的过程中首先应当确定颅顶点的位置。从两侧向中线进行缝合。这会使我们将颅顶皮瓣略向中线推进，可减少颅顶区的张力。脱发发生后,可通过延期的二期手术治疗,间隔至少 6 个月。小区域的脱发可以用单独的切除和邻位瓣解决,大面积的脱发需要使用组织扩张器。

9. 对于涉及上颌骨牙槽突及下颌骨的切除而言,通过正确的手术设计及细心的手术操作可以避免损伤牙根及下齿槽神经和(或)颏神经。神经的轻微损伤会造成暂时性的下唇麻木,通常可在数个月后缓解。严重的神经损伤可能造成永久的感觉丧失。

10. 口内入路的切除术早期并发症包括局部血肿及早期伤口裂开。这可以通过手术技术进行预防。我们倾向于分双层组织关闭口腔切口。对于上颌骨创口在关闭黏膜前进行数针间断缝合以关闭骨膜肌肉层。对于下颌骨,在关闭黏膜前应重新悬吊游离的骨膜边缘。对于累及颌骨的操作特别是显露双侧下颌骨的情况,必须放置双侧的闭合式引流装置。其引流的尖端放于下颌角处,通过口内黏膜创口的前部进行引流,将引流管固定于下颌牙齿上或正畸装置上。引流可以减轻水肿,减少腔隙内的液体积聚。通常可在术后第一天移除,如果患者发生伤口裂开,须回手术室进行冲洗及重新缝合。如有可触及的血肿,也需回手术室进行清理及重新缝合。

11. 口内切口的感染一旦发生,通常表现为亚急性,持续至手术后数周甚至数月。有时会有病灶存在,例如有游离骨块感染。小的局限性的脓肿可经口内引流,可在门诊进行治疗。在局部麻醉下打开波动区的部分创口,采用敷料对创口进行加压。广泛的感染,脓液形成,需要在手术室进行探查冲洗。感染迁延不愈的患者,建议进行系统的探查以排除可能存在的坏死骨段。

二期治疗方式

患者在一期手术后,可能由于外形处理不足,残余不对称或由于骨纤维异常增殖症的进行性增长导致不对称复发,这些可能性须在术前与患者进行详细的讨论。医师须决定是否重新手术以改善畸形。建议等待至少 6 个月再做出决策。这可让肿胀有充分时间消退,使我们更准确地评价术后效果。

四区病变的患者可能在初期手术后的数周至数年内就诊,出现殆平面偏斜。可能的原因是疾病复发或移植骨吸收。医师需要评定再次手术是否能达到足够的改善,如果可以,需要行 CT 检查评价当前状况。依照复发畸形原因的不同,治疗方式可以为切除、进一步骨移植或正颌手术。患复发性下颌骨骨纤维异常增殖症的患者可通过半侧下颌骨切除及即刻显微骨瓣重建来治疗(图 15.13)。对于暂时未安排再次手术的病例,需建议患者谨慎随访观察。

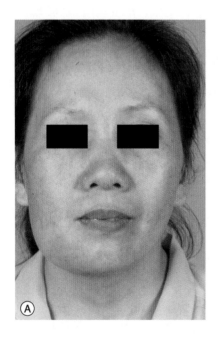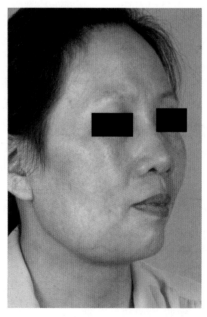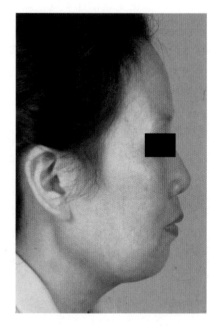

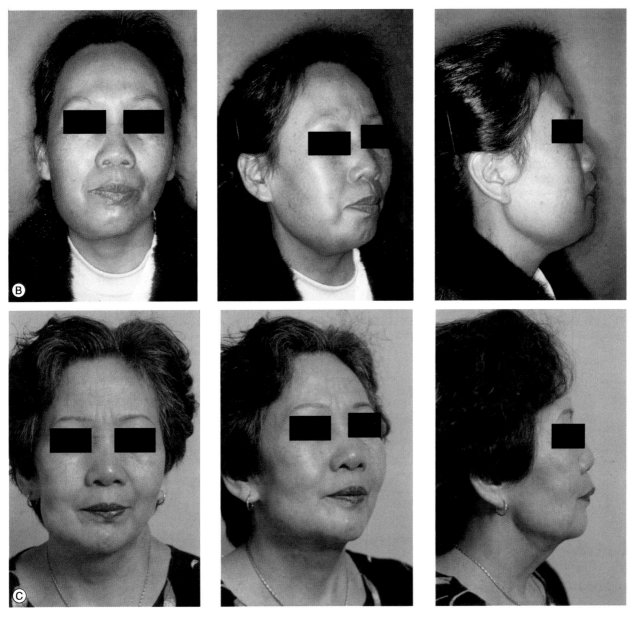

图 15.13 （A）42 岁患者，右侧下颌骨骨纤维异常增殖症。采用部分切除术。（B）5 年后病变复发。行右侧下颌骨半侧切除术，采用旋髂深动脉游离骨皮瓣移植修复。（C）术后 10 年的外形

结论

颅面部的骨纤维异常增殖症可以引起极其严重的功能及外观畸形。在我们中心，过去两年内至少治疗了 120 例以上的该类疾病患者。我们的治疗原则和手术入路方式有了革命性的进步，其中，多数患者都由第二作者在长庚医院进行随访观察。在这里强调了很多治疗中的要点。由于这些病变通常位于颅面部重要解剖结构的附近，最好的治疗方式是多学科协作治疗。以颅面外科医师为主，与其他协作组内的成员共享信息。同时与患者及家属进行沟通，决定是否进行手术以及决定最佳手术时机。一旦决定进行手术，应努力切除病变并重建缺损至术前形态。

在决定手术入路前，明确诊断非常重要。虽然本章重点讨论了骨纤维异常增殖症，但本章所讨论的手术原则可以作为模板，在治疗其他类型的颅面部骨肿瘤时也可进行参考。手术医师应当考虑到所治疗的肿瘤所对应的病生理学类型，根据切除的范围和边缘进行合适的调整。考虑是否同时行颈淋巴结清扫术，辅助或新辅助治疗

由于骨纤维异常增殖症表现为进行性及复发性的特点，患有此疾病的患者应有专人进行长期随访，这样治疗人员才能够更了解患者个体疾病的状态以及他们对疾病的态度。

参考文献

2. Valentini V, Cassoni A, Marianetti TM, et al. Craniomaxillofacial fibrous dysplasia: conservative treatment or radical surgery? A retrospective study of 68 patients. *Plast Reconstr Surg.* 2009;123:653–660.

   An overview of craniofacial fibrous dysplasia. The article suggests that modern surgical technique allows an aggressive but definitive treatment with good aesthetic and functional results.

6. Dicaprio MR, Enneking WF. Fibrous Dysplasia. Pathophysiology, evaluation and treatment. *J Bone Joint Surg Am.* 2005;87:1848–1864.

7. Ozek C, Gundogan H, Bikay U, et al. Craniofacial fibrous dysplasia. *J Craniofac Surg.* 2002;13:382–389.

11. Riminucci M, Liu B, Corsi A, et al. The histopathology of fibrous dysplasia of bone in patients with activating mutations of the Gsα gene: site-specific patterns and recurrent histological hallmarks. *J Pathol.* 1999;187:249–258.

    The underlying pathogenesis of fibrous dysplasia involving the mutation of Gs alpha gene is discussed. Detailed descriptions are given regarding three different subtypes of fibrous dysplasia based on their histopathological characteristics, depending on the amount and structure of bone tissue within the bone lesion.

19. Ruggieri P, Sim FH, Bond JR, et al. Malignancies in fibrous dysplasia. *Cancer.* 1994;73:1411–1424.

    A retrospective study of 28 patients presented with malignant transformation occurring within fibrous dysplasia lesions. Clinical presentation, radiographic appearance, and microscopic features of the malignant lesions are discussed.

    The controversial role of radiotherapy in the pathogenesis of these malignancies is also mentioned.

20. Kruse A, Pieles U, Riener MO, et al. Craniomaxillofacial fibrous dysplasia: A 10 year database 1996–2006. *Br J Oral Maxillofac Surg.* 2009;47:302–305

24. Chen YR, Chang CN, Tan YC. Craniofacial fibrous dysplasia: an update. *Chang Gung Med J.* 2006;29:543–548.

    Provides a comprehensive overview of craniofacial fibrous dysplasia, including the pathology, clinical features, diagnosis, and treatment.

26. Chen YR, Wong FH, Hsueh C, et al. Computed tomography characteristics of non-syndromic craniofacial fibrous dysplasia. *Chang Gung Med J.* 2002;25:1–8.

35. Tan YC, Yu CC, Chang CN, et al. Optic nerve compression in craniofacial fibrous dysplasia: the role and indications for decompression. *Plast Reconstr Surg.* 2007;120:19571962.

    Management of visual disturbance secondary to optic nerve compression is presented. The role of prophylactic and therapeutic optic nerve compression is discussed in detail.

37. Chen YR, Noordhoff MS. Treatment of craniomaxillofacial fibrous dysplasia: how early and how extensive? *Plast Reconstr Surg.* 1990;86:835–842.

16

唇、口腔、口咽及下颌骨肿瘤

John Joseph Coleman Ⅲ and Anthony P. Tufaro

概述

- 口腔和咽部肿瘤的始动因素是烟草中的毒素作用引起持续性的基因改变,在美国,酒精滥用加速了该进程。

- 肿瘤的分期采用 TNM 系统,具体取决于肿瘤位于上消化道亚分区中的位置、(T)原发肿瘤的大小及周围侵及范围、(N)两侧的淋巴结状况,(M)是否有远处转移。

- 对于早期肿瘤,手术、放射治疗均有效果。对于Ⅲ期以上的肿瘤,手术联合术后辅助放射治疗是首选方案。

- 原发部位及颈部转移,或在某些病例上出现的颈部隐匿转移,可通过联合切除或切除原发肿瘤联合颈淋巴结清扫进行治疗。

- 由于头颈部解剖的特殊性,手术及放射治疗经常会累及重要的功能,例如呼吸及营养。因此,切除和重建需要进行严格的设计,保证在完整切除癌症的同时保护或重建尽可能多的功能。

- 无论之前是否接受放射治疗,扩大切除均可能造成严重而危险的并发症,例如放射性骨坏死、瘘管形成、颈动脉暴露以及出血。

简介

　　口腔及口咽癌会给患者造成严重的损伤,影响核心的生存功能:呼吸和营养,以及它们所相关的功能:语言和吞咽。美国和全世界的头颈癌患者经常在晚期才寻求治疗,这需要进行根治性手术以及联合术后放射治疗。因此,即使进行了成功的治疗,也大大地增加了继发并发症、畸形以及术后功能异常的风险。这批患者与正常人群相比,存在贫困、精神压抑和营养不良比率较高,这增加了他们术后康复的困难。治疗时应考虑这些因素,同时也需要认识到,晚期肿瘤就诊会有高复发率的事实。如果肿瘤未得到完全控制,通常会在 2 年内复发。尽管在过去 30 年间对于该疾病的治愈率没有显著的改变,但随着新的重建技术的发展,特别是全世界都在应用的游离组织瓣移植,大大地提高了术后功能和外形重建的效果。

　　早期疾病(T_1、T_2)手术及放射治疗均可;晚期病例应采用手术联合术后辅助放射治疗。一期根治性手术切除同时行修复重建,辅助放射治疗是标准的治疗程序。显微外科技术早期重建面部上下颌骨、口腔及咽部可获得较好的功能和外形。尽管同时应用新辅助化学治疗或诱导化学治疗或后续进行放射治疗有一些成功的报道,但根治性手术和放射治疗仍是治疗的标准。其控制率在一期和二期为70% ~ 90% ,三期为 40% ~60% ,四期为 40% ~50% 。

基础知识

　　头颈部癌是经典的化学性致癌的范例。可简单分为两步过程,一种致癌物启动了该进程,而另一种物质促进了癌症的发展。烟草是最常见的始动因素,在吸烟时产生的多环芳烃化合物例如苯并芘有致癌作用。吸入过程中会影响喉部及肺的上皮,它们可进入血液系统,随唾液分泌流出,特别影响了口腔和咽部,唾液池所在区域,尤其是口底、舌侧缘、舌腹、声门上的喉部以及梨状隐窝区。这些碳氢化合物影响了由于促进剂的作用本已处于炎症状态黏膜细胞的基因结构。在西方国家最常见的促进剂是酒精。在该疾病的患病人群中存在高比例的长期烟草及酒精滥用。在南亚区域,头颈部癌高发,其中烟草引起的黏膜下纤维化是促进因素,而咀嚼槟榔表现为始动因素。其他的相关致病因素有:在北美多见的 Plummer-Vinson 综合征、继发的缺铁性贫血、维生素 A 缺乏。很多职业暴露因素也可能促进肿瘤发生,例如镍、镭、芥子气和木屑粉尘[32]。

病毒感染与头颈部癌的关系研究较多。EB 病毒与鼻咽癌的关系十分明确。近期,一项说服力很强的流行病学研究发现,人类乳头瘤状病毒(HPV)与扁桃体癌和舌根癌有密切关系。理论上,HPV16、HPV18 和 HPV31 的 DNA 有高度活性,能够关闭肿瘤抑制基因、导致肿瘤生长。在头颈癌中其他的基因改变也很常见。有文献报告,癌基因细胞周期蛋白的放大作用。TP53 基因突变也增加了早期致癌因素的作用效果。嗜烟酒患者的早期复发率高于 HPV 患者,提示有不同的基因通路造成肿瘤发生[33]。头颈癌的发展与 CDKN2A 或 p16 基因的扩增有关。上皮生长因子受体(EGFR)高表达和个别 EGFR 突变提示疾病预后差,并且此类型肿瘤对治疗用西妥昔单抗不敏感。

头颈部癌的发生过程中,最后共同的通路是由于 DNA 修复基因的多态性导致黏膜细胞中 DNA 修复能力下降。随着致癌因素代谢的不断积累,干扰了细胞周期的控制系统。

化学致癌的模型提示上消化道和呼吸道的所有黏膜区域都有发生癌症的风险。有明确的临床及组织学证据可见头颈部癌的患者的区域性改变。早期或癌前病变表现有白斑或白色斑块,其中有过角化的轻度异常增生细胞。红斑是更严重的改变,其所在区域可能已经发生侵袭或原位恶变。红色斑块中有黏膜细胞的结构异常,一些细胞核有异常增生改变但没有侵及基底膜。原位癌指有明确的细胞恶变表现,但病变区域位于基底膜之上。疣状癌是一种生长较慢的恶性改变,有侵袭性,已经侵袭进入下方基质。这一发病机制提示在上呼吸道消化道区域有较高概率存在多发癌(5% ~ 7%),也有较高概率出现再发原位癌(20% ~ 30%)。尽管少数患者没有颈部转移直接发生全身癌播散,但最常见的发展过程是局部生长、转移至区域淋巴结,最终转移至远处(图 16.1)。

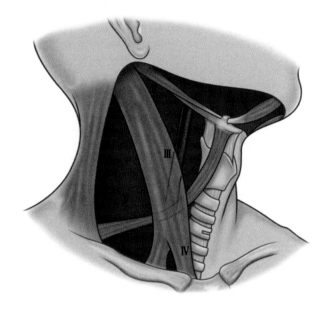

图 16.1 标准颈部淋巴结解剖

流行病学

在美国,头颈部癌是相对少见的疾病,它占所有新发癌的 3.2%(40 000 例/年)以及所有肿瘤死亡病例的 22%(12 460)[32]。在美国人群中发病率为270 例/百万人口,结肠癌的发病率为 520 例/百万人口,而肺癌是 620 例/百万人口。如果我们将所有头颈部癌都包括在内,在美国最常见的为甲状腺癌(29%),之后分别是喉癌(15%)、口咽黏膜癌(12%)、舌癌(10%)。甲状腺癌的病理来源与黏膜癌来源完全不同[34]。上呼吸道消化道的癌症多数来自于上皮,表现为鳞状细胞癌(80%),如唇、舌、甲状腺、口咽、下咽、喉部及颈部食管的癌症。腺癌是第二常见的组织学类型,通常源自于此区域的小涎腺组织。不同类型的肉瘤比较少见。

就全球而言,特别是发展中国家,头颈部癌是严重的公共卫生问题。每年统计约有 644 000 新发病例以及 300 000 例死亡病例[32]。就全球数据来说,最常见的发病部位是口腔,头颈癌人均发病率最高的为印度,之后是澳大利亚、法国、巴西和南非。在印度约有 1/4 的新发癌为头颈癌。在美国,由于公共卫生系统的不断努力,成功减少了烟草的应用,所以该疾病的整体发病率逐年下降。在全球来说,该疾病的发病率和死亡率逐渐增加。2008 年记录的口腔及口咽癌死亡例数为 371 000,预计到 2030 年该数字可增长到 595 000。这是因为在非洲及南亚的很多国家近期开始大量应用烟草产品,而烟草应用有 40 年的延迟期[35]。收入及教育程度与头颈癌的发病率间成负相关,贫困及营养缺乏的患者中发病率较高[36]。

在美国,男女发病比例为 3:1,黑人中的人均发病率高于白人,并且黑人整体人群预后较差。在欧洲 90% 的患者在 40 岁以上,50% 在 60 岁以上。全球来讲发病年龄略低。在发达国家,青年年龄组发病率有所增加,这可能与性传播引起的 HPV 感染有关。HPV 感染在有家族史的患者以及有 6 个及以上性伙伴的人群中很常见。在发达国家,头颈癌的发病率与 HPV 感染的增长速度是平行的。HPV 相关的肿瘤其生存率要好于烟酒相关的肿瘤[37]。

如前所述,吸烟是该疾病的主要危险因素,是剂量相关的。吸烟者较不吸烟者患病风险高达 5.25 倍。酗酒既是共同作用因素,也是该疾病的单独危险因素。不吸烟的饮酒人群发病率是正常人群的 2 倍。对于一个每天吸烟 40 支以上、饮酒 5 杯以上的患者,他患头颈癌的风险高于正常人群 40 倍[38]。戒烟或同时戒烟戒酒可使疾病的风险逐渐降低,在 20 年内就可以接近于从未吸烟或饮酒的人群[39]。戒烟也会降低上消化呼吸道肿瘤的细胞异时性。

患者表现

不幸的是,头颈癌患者多数就诊时已处于晚期。25% 的口腔及口咽癌以及 50% 的鼻咽癌患者就诊时的症状是颈部肿块,这代表了区域淋巴结转移或肿瘤至少已发展至Ⅲ期。颈部肿块的位置可帮助预测原发肿瘤。颌下或颏下区域(Ⅰ区)提示原发肿瘤位于唇、舌前部或口底。颈静脉二腹肌及上颈静脉区域(Ⅱ区)淋巴结提示肿瘤位于口腔、口咽或鼻咽。颈静脉中部淋巴结(Ⅲ区)提示口咽、下咽及舌侧方肿瘤。颈内静脉下方区域淋巴结(Ⅳ区)提示甲状腺、内脏或乳腺原发肿瘤。颈后三角区淋巴结(Ⅴ区)提示肿瘤位于头皮、鼻咽或腮腺。对 40 岁以上有吸烟饮酒史的患者,如发现固定不移动的颈部淋巴结,应首先考虑头颈部癌。

其他的症状不具有特异性,但也必须进行分析,当某一症状持续超过 3 个月时就应引起重视。这些症状包括咽喉痛、声音嘶哑、呼吸喘鸣及吞咽困难。单侧的耳痛提示是病变累及三叉神经或迷走神经支配区域所引起的放射痛。吸烟史、饮酒史、既往的感染和其他疾病史、既往的恶性肿瘤史以及工作类型也十分重要。远处转移的证据有可能在物理检查时即可明显看到,也有可能是潜在的,需要化学或影像学检查才能发现。需要对上消化道进行小心而系统的检查,可采用直接触诊、视诊或采用喉镜、鼻咽纤维镜。在过去,推荐选用三种内镜检查排除恶性变(喉镜、气管镜、食管镜)。但现在该方法性价较低,不作为疾病监测的常规方法。恶性肿瘤的症状可表现为黏膜表面白色或红色斑块,舌、甲状腺区、腭部和其他位置的溃疡或硬结,牙列缺损或单颗及多颗牙松动,舌或其他口腔结构水肿,鼻腔阻塞、眼球前突或颅内肿块,或单侧耳内渗出物。触诊可发现肿块或诱发疼痛,提示肿物浸润生长或侵及骨组织。有目的地对颈部及全身其他部位进行检查十分关键,这可用于评价区域和全身的转移。

通过影像学检查可进一步确定原发肿瘤的范围,如侵及骨组织适合选择 CT,如肿物侵及软组织内,则适合选用 MRI 检查。所有患者必须进行胸片检查,因为有肺部原发或转移的病变概率很高。对于晚期的局部区域性疾病特别是怀疑远处转移时,PETCT 检查很有帮助。PETCT 检查的敏感度远大于其特异度。有几项研究证实,在颈部应用 PETCT 时并没有增加诊断的准确度[40]。颈部未见淋巴结转移的患者中,行前哨淋巴结活检目前尚未得到认同。触诊可及的可疑颈部肿块需要进行穿刺细胞学进行评价,它有很高的敏感度和特异度。因为头颈癌的患者很多有营养不良、贫血以及相应的脱水情况,所有患者都需监测营养指标,包括血红蛋白水平。如果存在吞咽困难以及上消化道阻塞,不可行肠内营养时,尽管有证据表明肠内营养可能降低远期存活率,仍需术前进行以提供食物和补充水分。头颈癌患者发生抑郁的概率大于正常人群 10 倍,因此需进行小心的精神状态评估及给予合适的治疗,之后再开始进行手术及放射治疗。

分期

为了临床应用的目的,头颈癌和其他实性肿瘤一样,采用分期进行描述。美国癌症联合协会(AJCC)以及国际联合癌症中心(UICC)建立了一套称为 TNM 分期的分期方法(T:肿瘤;N:淋巴结转移;M:远处转移)。该评价标准基于初次就诊时,病变区域所在的解剖位置(表 16.1)。该系统可有效地用于判断预后,决定治疗方案,比较不同治疗方法的有效性。对于头颈部,已有标准定义的解剖亚位点:唇、口腔、咽、喉、鼻腔及上颌窦、甲状腺。T 分区主要取决于肿瘤的位置,但在部分区域取决于肿瘤侵及的结构;N 取决于颈部淋巴结的大小、数量以及所在侧;M 所指的远处转移较易理解[41]。这些特点的组合描述了病变的分期。患者初诊时准确地判断和记录分期非常关键,因为它使我们更好地解读患者信息、判断预后以及选择治疗方法。

表 16.1 唇及口腔 TNM 临床分期系统

T_x	原发肿瘤无法评价	N_x	淋巴结无法评价
T_0	无原发肿瘤证据	N_0	无淋巴结转移证据
Tis	原位癌		
T_1	最大直径≤2cm	N1	单侧单一淋巴结<3cm
T_2	2~4cm	N_{2a}	单侧单一淋巴结 3~6cm
		N_{2b}	单侧多发淋巴结 3~6cm
		N_{2c}	双侧或对侧淋巴结<6cm
		N_3	任何淋巴结>6cm
T_3	>4cm		
T_{4a}	唇:肿瘤侵犯下颌骨、皮肤、口底、神经。 口腔癌:肿瘤侵犯下颌骨、舌外肌、颅底或颈鞘		
T_{4b}	侵犯咀嚼肌间隙、颅骨基底或颈静脉鞘		

分期			
0	$TisN_0M_0$	ⅣA	$T_{4a}N_{0~2}M_0$
Ⅰ	$T_1N_0M_0$		$T_{1~3}N_2M_0$
Ⅱ	$T_2N_0M_0$	ⅣB	T_{4b}任何NM_0
Ⅲ	T_3N_0M0		$T_{1~4a}N_3$
	$T_{1~3}N_1M_0$	ⅣC	任何 T 任何NM_1

引用自 Patel SG, Shah JP. TNM staging of cancers of the head and neck: striving for uniformity among diversity. CA Cancer J Clin 55 242-258 242-258[41].

有很多研究尝试改进头颈部癌分期系统的准确度。按 TNM 系统的解剖位置分区方法可能是欠准确的。因为头颈部复杂结构较多,很难进行检查。这可能导致低估了肿瘤的大小。对于肥胖患者,颈部淋巴结是否存在很难判断。另外,TNM 分期不考虑肿瘤本身的生物学和组织学特性所带来的变化。有人建议在 TNM 系统中增加其他的变量,如不同的组织学表现、肿瘤的厚度(和 Breslow 的恶性黑色素瘤分类一样)等,但并未被广泛接受。目前的研究的都基于如下概念:头颈部癌和其他的癌一样,是不断

的基因变化积累的结果,其结果表现为细胞克隆扩增,有独立的生长调节机制,从而在正常组织内得以生长。这一理论认为,可在 TNM 分期之外增加额外的提示恶性变的分子标志物,例如异常表达的EGFR,CyclinD1, HPV DNA,p53 基因等,与 TNM 联合诊断肿瘤,有助于预测肿瘤的生物学行为和预后,指导选择有针对性的治疗方法。将来在这一方向上的深入研究将会决定该方法是否有效[42]。

治疗方式选择

在完成检查、肿瘤分期之后,基于肿瘤的位置、程度、原发肿瘤的大小、是否累及重要结构等来决定治疗的方式。由于头颈部是一个复杂的区域,有各种重要的结构,同时会影响外观及功能,因此必须有详细而易于理解的知情同意。上呼吸道消化道的主要功能是呼吸和营养,所有治疗方式都应在尽可能保留功能的前提下切除肿瘤。很多生活质量量表(QOL)可以用于量化评价头颈部肿瘤的影响及其所需要的治疗方式。理解这些工具以及它们的正确使用方式,可帮助手术者更实际地与患者沟通。

肿瘤手术治疗的原则是切除原发肿瘤时保证周围有正常组织包被,如颈部有淋巴结转移或引流淋巴结有高转移风险或有临床潜在转移,则应行整体的淋巴结清扫。肿瘤放射治疗的原则类似,对原发肿瘤区应行根治性剂量,而在周围区域给予低剂量,引流淋巴结区域也应接受放射。对于 T_1 和 T_2 期肿瘤(直径<4cm),无淋巴结转移,选择手术切除可行或不行颈淋巴结清扫术,原发灶的放射治疗也可包括/不包括颈部,其生存率基本接近。当有颈部淋巴结转移时,如Ⅲ期或Ⅳ期的疾病,手术联合放射治疗和化学治疗是最恰当的方式。放射治疗适合用于喉部、下咽部及鼻咽部的 T_1 或 T_2N_0 的患者。对于口咽、口腔及鼻窦区T_1 及 T_2N_0 的患者,手术更为适合。不同的治疗选择主要基于功能的考虑。因为对于喉部及相应的食管及邻近位置的肿瘤,如进行手术,其对功能的影响远远大于放射治疗。而对于其他位置,手术治疗术后功能影响极小,同时可避免放射治疗所带来的并发症,例如口干、进行性纤维化、放射性骨坏死等。

出于保存功能的需要以及新的化学治疗药物的出现,以及针对头颈癌细胞毒性更明显的靶向治疗方式的出现,更多学者对于选择诱导化学治疗及精确放射治疗以保存功能有了更多的兴趣。VA 研究

结果证实可成功保存喉部，该研究及其他类似研究大大地推动了将这一治疗原则应用于其他的区域，以尝试避免手术，但其成功率尚不确定。术前放射治疗和联合化学治疗的应用，可达到62%的器官保存率[43]。如联合治疗不成功，仍可选择挽救性手术（针对顽固及复发病例的手术）。也有学者推荐在手术后应用化学治疗联合放射治疗，但结果发现其有效率并不确定[44,45]。采用新的手术切除及重建技术有效减少了放射治疗和化学治疗之后患者再次手术的风险及并发症[46]。

手术入路

尽管内镜技术及机器人手术技术有了长足进步，但为了达到理想的肿瘤切除边界、充分地显露和直视下操作仍然十分关键。入路设计的要点在于，在狭窄的上呼吸道消化道区域层层打开内部组织，同时避免切断重要的血管神经结构以保留感觉运动及其他功能。

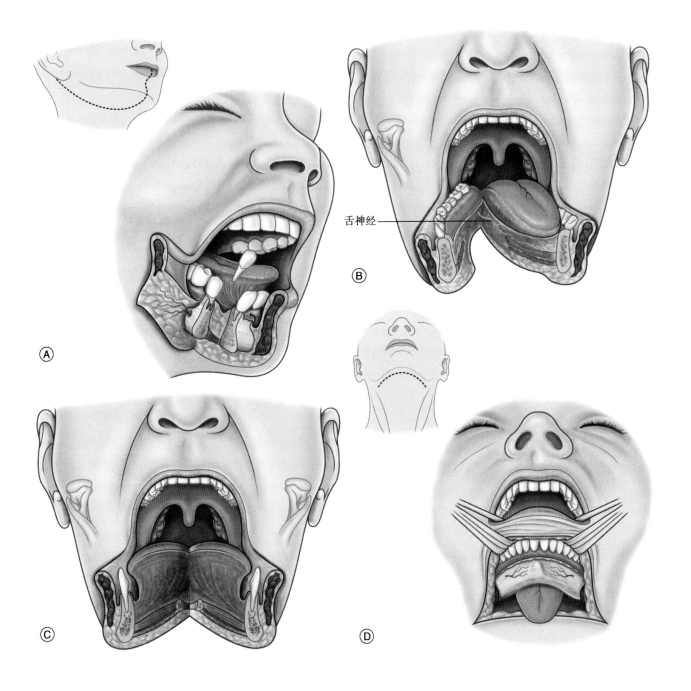

舌神经

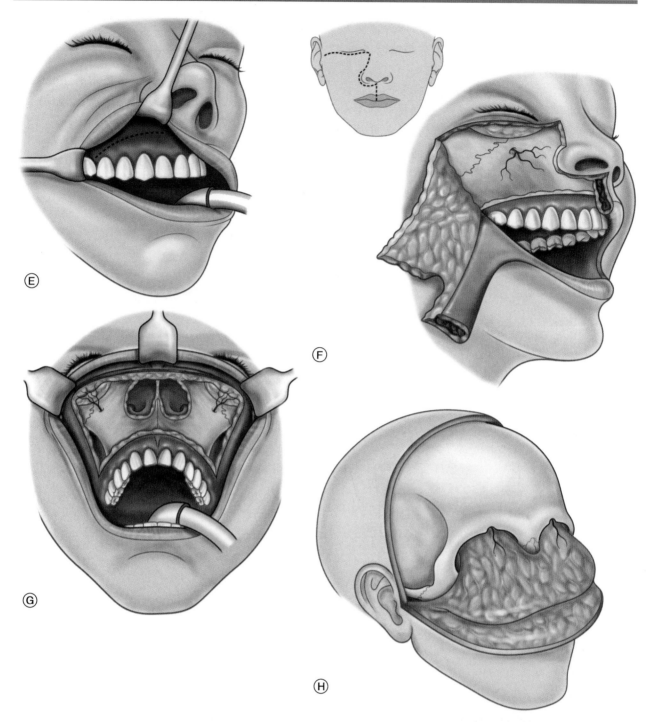

图 16.2 头颈部肿瘤的不同入路方法。(**A**)正中唇切开,旁正中下颌骨截骨。(**B**)中线唇及下颌骨劈开,舌侧延长切口。(**C**)中线唇下颌骨及舌劈开。(**D**)正中联合后入路。(**E**)上颌颊侧移形沟入路(Caldwell-Luc)。(**F**)Weber-Ferguson 入路。(**G**)面中部脱套入路。(**H**)双侧冠状切口入路

　　唇切开的切口通常在中线进行,以保证最佳的对称性,避免影响周围血管。下颌骨切开通常在中线或中线旁,颏神经以前,以保存下唇的感觉。在必要时须牺牲颏神经,在下齿槽神经入口的上方升支处进行下颌骨截骨,以显露舌根。下颌骨切开后可沿口底进一步延长,以暴露扁桃体、磨牙后三角;或沿舌及腭部中线延长,显露鼻咽、后咽、声门上喉部(Trotter 入路)。为了显露鼻腔、鼻窦以及眶部可选择上牙槽嵴移形沟切口

(Caldwell-Luc),可显露单侧上颌骨,上达眶下神经及其上方区域。将这一切口延长过中线至对侧移行沟,则可称为面部脱套切口,可暴露整个面中部。此切口与双侧冠状切口相组合能够很好地显露面中部、眶部、颅底以及鼻窦。可以通过 Weber-Ferguson 切口显露单侧鼻腔、鼻窦、腭部及眶部。它自上唇中线劈开,沿唇颊和鼻旁的皮纹走行。之后可沿眼睑上方或下方延长,或穿过内眦向上延长,这取决于所需要暴露的组织结构(图 16.2)。

从颈部入路暴露口腔可以通过正中联合后水平切口完成,该切口可向两侧后方延长,直至暴露充分可将舌拉出而不会损伤舌神经。类似向侧方扩展可避免损伤舌下神经及喉上神经。它可有限显露口咽、下咽及喉部。

口腔癌

唇

评价及计划

唇的恶性肿瘤可以包含不同的组织病理类型,包含小涎腺、神经来源及结缔组织来源。但和其他口腔癌类似,超过 90% 的肿瘤为鳞状细胞癌(SCC)。本章节主要讨论鳞状细胞癌的诊断和治疗。

口唇的范围起自于红白唇缘联合向后延伸至颊黏膜及牙龈区。唇部恶性肿瘤最常见病因是吸烟、长期日照及病毒感染。相邻区域病变侵犯也是原因之一。

除皮肤恶性病变之外,唇是头颈部癌的最常见区域。最常见的表现是下唇的溃疡样或外生样病变。大的侵袭性病变可能因侵及颏神经导致局部感觉异常(图 16.3)。

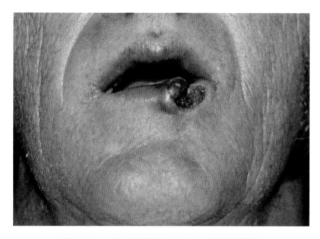

图 16.3　大型浸润性舌病变致感觉异常

术前评价包括完整的头颈部检查。多原发病灶及异常增生并不少见,手术时需详细考虑。对原发肿瘤的充分临床评价是至关重要的。肿瘤的大小和浸润深度是决定切除范围及修复方式的主要因素,所有 T_1 以上的、有浸润的、大于 3 ~ 4mm 的或有感觉异常症状的病变均需进行影像学检查。临床触诊可能会漏诊颈部转移的增大淋巴结。对于颈部脂肪较多或有既往手术瘢痕的患者,单纯临床体检是不可靠的。通常需进行增强 CT 扫描。它可提供足以判断转移及病变范围的信息。如果人工义齿存在,不可行 CT 扫描,可选择 MRI 代替。它也可观察到软组织病变、淋巴结受侵、神经周围转移以及骨侵犯。通常,PET 检查不作为评价和治疗唇部恶性病变的常规检查。

治疗

手术治疗是唇部恶性病变的首选方式。根治性放射治疗仅限于不能耐受手术的少量患者。采用放射治疗作为根治治疗手段,其术后并发症的风险大于手术。在选择这一方式前需充分考虑到术后张口受限、口干、龋齿及放射性骨坏死的风险。选择该治疗方式的另一问题在于,在将来的治疗中限制了辅助放射治疗的应用或无法再行放射治疗。虽然通常认为手术治疗和放射治疗的效果相同,但未见大样本的前瞻性研究证实此结果[47]。

一期和二期的唇鳞状细胞癌预后很好,十年无复发生存率分别为 94% 和 27%[47]。原发肿瘤大小决定了最终美学及功能的效果。位于下唇正中、小于唇长 1/2 的部分切除可直接缝合。对于较小病变,应至少切除 5mm 的边界;局部侵袭性病变,大于等于 T_2,则需要 1cm 的边界;小型病变可楔形切除或全层 V 形切除,切除时应标记皮肤唇红边界,在重建时将其准确复位。唇红缘 1 ~ 2mm 的位置异常会十分明显。楔形切除的尖部不应穿过邻近的重要解剖结构,例如颏唇沟(图 16.4)。这种情况下需设计 W 形切口以保存美学结构完整。在送病理学检查前,切除组织应明确标记其近中及远中边缘。切除后从患者创面部分取冰冻病理标本以确定切除边界是否足够。

缺损重建应自修复口轮匝肌开始,首先采用可吸收线修复肌肉,之后用可吸收缝线缝合黏膜,皮肤唇红缘边界处用单纤维不可吸收缝线修复,在切除时应在白唇区域做水平标记,可确保重要的解剖结构恢复至理想位置,最后关闭真皮及皮肤。

侵及口角的病变须用上唇的带蒂全厚瓣修复。重建的体积应略小于切除范围。在标本切除后,标记并制备重建皮瓣。需尝试保存上唇动脉,小心切开皮肤及皮下组织形成近中皮肤切口,将皮瓣尖部切开,旋转至修复位置。在口腔侧保存 1cm 黏膜桥非常重要,因为如果动脉不明确,黏膜桥仍可维持皮瓣营养。细心地分层缝合,首先修复肌肉黏膜层,然后对齐唇红缘,最后缝合皮肤(图 16.5)。

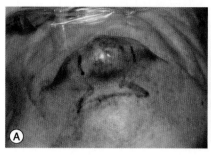
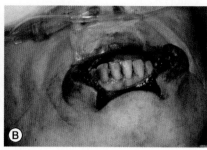
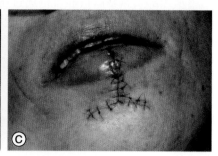

图 16.4　（A）唇正中病变。（B）切除后缺损。（C）修复术后。注意对齐唇红缘

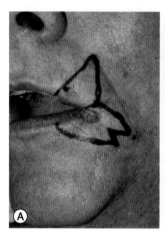
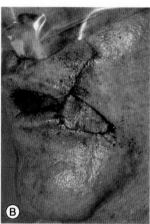
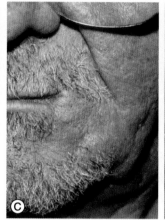
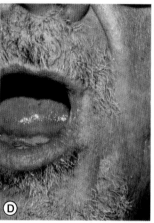

图 16.5　（A）口角复发鳞状细胞癌。切口设计为 W 形，保证切除范围在单一美学区域内。（B）上唇瓣转移入缺损区，W 形切口以 V 形缝合，保存美学单位。（C）术后 6 个月的闭口像。（D）功能像见轻度开口受限

超过 50% 的上下唇缺损需要采用邻近的组织重建。一般来说，对于高龄患者，颊部区域是理想的供区。大型缺损的重建可采用 Karapandzic 瓣或扇形瓣。这些方法的主要缺点是可能造成严重的小口畸形。游离组织移植联合韧带悬吊或软组织悬吊可有较好的功能和美观效果。

对于既往有长期日晒的患者，在下唇恶性病变的同时常伴发波及整个下唇的癌前病变。这种情况下，手术中须同时切除恶性病变及癌前病变。可同时进行唇全层切除及唇红切除，之后采用颊部黏膜推进瓣缝合于皮肤边缘。术后黏膜区域易发生干燥结痂，需要长期用凡士林保持湿润。

颈部淋巴结转移

该部位疾病的颈部淋巴结转移概率低于其他口腔部位。仅有少量的唇原发病变的患者伴发或继发颈部淋巴结转移，仅有 10%～12% 的患者颈部淋巴结阳性。发生于上唇及口角处的癌，淋巴结转移的风险较高，但尚缺乏决定性的证据。

原发肿瘤的大小和组织学分级是两项影响转移的因素。直径大于 2cm 的肿瘤有 16%～35% 的概率发生淋巴结转移，而直径小于 2cm 的肿瘤仅有 4%～7% 的概率发生淋巴结转移[48]。颈淋巴结有转移的患者须行根治性颈淋巴结清扫术。如果腮腺内的淋巴组织呈阳性，须在颈清时同时处理。

颊部黏膜

评价及计划

颊黏膜鳞状细胞癌在美国及西欧很少见，在西方它仅占所有口腔癌的 10%。在中亚和南亚，它是最常见的肿瘤类型[3]。其原因是咀嚼烟草与酸橙和槟榔的混合物。通常原发颊部的病变较少，多数是相邻区域侵犯颊部引起。T_1 和 T_2 类型肿瘤的 5 年生存率通常分别为 78% 和 66%。肿瘤向深部侵犯肌肉或腮腺导管提示预后不佳[49]。

治疗

小型肿瘤可自口腔入路直接切除，切除的缺损

可直接拉拢缝合或植皮。大的病损可扩展至上下颌的牙槽嵴,需要处理骨组织。因此,需进行下颌骨边缘或区段截骨或上颌骨部分切除。大型缺损最好采用游离皮肤筋膜组织瓣进行修复。

区域淋巴结的处理对于术后长期生存率很重要。一项研究中提示,隐匿性淋巴转移的概率至少为26%。有/无阳性淋巴结的5年生存率分别为49%和70%[49]。对于任何大于T_1的肿瘤,即使颈部为N_0,也应进行选择性颈淋巴结清扫。对于多个淋巴结转移、淋巴结被膜外侵犯或最终病理证实切除边缘不足时,须常规建议患者进行辅助放射治疗。如边缘呈阳性,需再次手术扩大切除。

该疾病治疗后最显著的并发症是张口受限,即使使用了薄型、弹性较好的皮肤筋膜瓣,术后也需尽快开始高强度的恢复训练,如错过最佳时机则会导致患者无法恢复正常功能。

口底区域

评价及治疗计划

原发于口底的肿瘤很难进行评价,由于牙列及口底的影响使得肿瘤边界很难界定。须通过细心的检查才能略有概念。可以采用纱布牵引舌向外,分别向两侧移动,使用另一只手的示指牵拉软组织触诊病变。使用口镜观察舌侧牙槽嵴。

较大比例(43%)患者就诊时为Ⅰ期或Ⅱ期。自Ⅰ~Ⅳ期病变的5年生存率分别为95%、86%、82%、52%[50]。其淋巴结转移的风险很高,隐匿性淋巴转移的发生率在Ⅰ期患者中为21%,Ⅱ期患者中为62%[50]。

治疗

小型病变可以自口内入路切除,切除创面可任其自行愈合或采用断层皮片移植修复。在切除口底区域病变时,易损伤舌神经及舌下神经。这些神经走行较为表浅,须小心鉴别这些组织,以避免损伤。

大的病变需要更好的入路,下颌骨劈开可以更好地显露整个下颌骨的舌侧面、口底、舌腹部。病变切除有时须行下颌骨边缘切除以获取安全的组织边界。较大的病变切除后须行断层皮片移植,避免其自行愈合形成严重瘢痕挛缩。对于大型缺损的重建

采用较薄的皮肤筋膜瓣可获得最佳效果,例如桡侧前臂皮瓣。皮瓣可以保护下方骨组织,避免创口裂开、骨面暴露。对于既往放射治疗失败或拟辅助放射治疗的患者意义更为明显。

口底癌的患者区域淋巴结转移风险高,约30%患者就诊时有阳性淋巴结存在[51]。小型病损(T_1或T_2)、浸润深度较浅(1~2mm)、初诊时N_0可选择扩大切除后密切随访观察。浸润较深的病变(>3mm)则应行选择性肩胛舌骨上颈淋巴结清扫术。对于越过中线至对侧的病变,应进行对侧肩胛舌骨上颈淋巴结清扫。

存在阳性淋巴结的患者需要辅助放射治疗,因为局部区域复发是此类患者治疗后失败的主要原因。辅助放射治疗的标准适应证为多颗淋巴结阳性、病变侵及淋巴结外、软组织内病变、神经或血管周围浸润以及边缘不足或显微镜下见阳性边缘。

牙槽嵴区或磨牙后区病变

评价及治疗计划

仅有少量的口腔恶性病变发生于牙槽嵴部,通常发生于下颌骨牙槽嵴的后部。磨牙后三角指的是覆盖在下颌第三磨牙区后部与升支之间的小部分口腔黏膜组织。与颊黏膜、上下牙龈、扁桃体窝、软腭、舌以及翼肌相连续。

此区域病变患者就诊时常处于晚期。近期文献报告颈部淋巴结转移率为26%[52]。由于黏膜与骨间相距较近,因此早期病变易侵犯骨组织,肿瘤侵犯至咬肌间隙提示预后较差。

治疗

小型病变可以经口内切除,自行愈合、植皮或局部瓣修复。不幸的是多数患者就诊时已处于疾病的晚期[52]。大型肿瘤需要对颌骨进行处理。通常须行颌骨劈开以更好地显露后部口腔。邻近下颌骨的肿瘤或轻微侵犯皮质骨的肿瘤须行下颌骨边缘切除术。发生在有牙区域的牙龈肿瘤易早期发生侵犯,因为肿瘤可通过牙槽窝及牙周韧带进入松质骨(图16.6)。在无牙区,肿瘤需穿破牙龈,通过牙槽嵴才可进入松质骨。如肿瘤已侵犯松质骨,须进行下颌骨区段截骨。

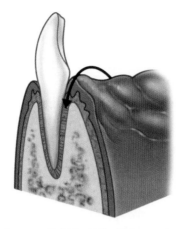

图 16.6   肿瘤沿牙周韧带进入牙槽骨内

当病变累及上颌牙槽突时,需行上颌骨部分切除术,缺损可由局部瓣关闭或采用赝复体修复缺损(图 16.7)。

牙槽嵴处鳞状细胞癌患者总体 5 年生存率为 50% ~ 65%。上下颌骨病变之间生存率差异不明显。Backstrom 随访了 125 例牙槽嵴鳞状细胞癌的患者,结果发现在有淋巴结转移的患者 5 年生存率自 41% 降至 7%[53]。对于切除边缘不足或显微镜下见阳性边缘、神经周围或血管周围侵犯、多个阳性淋巴结转移以及包膜外浸润的患者,须行辅助放射治疗。

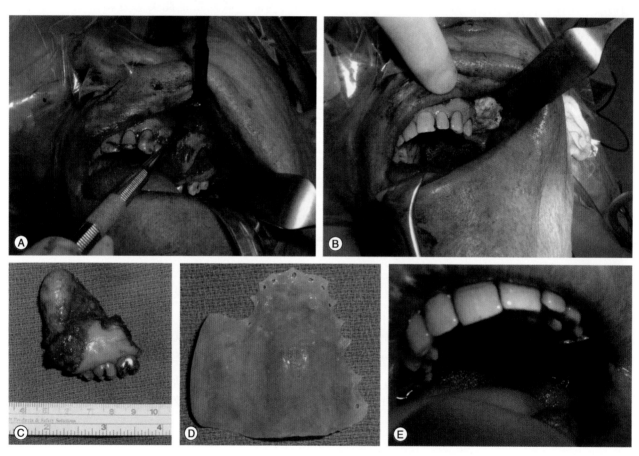

图 16.7   (**A**)部分上颌后部截骨术。(**B**)碘仿敷料填塞缺损。(**C**)整体切除标本。(**D**)预制腭护板。(**E**)护板带入口内

硬腭区

评价及计划

硬腭鳞状细胞癌在美国较为少见,而在印度和南亚非常常见。在美国仅占所有口腔癌的 0.5%,而在印度,其占所有口腔癌中的 40%[54]。

硬腭小涎腺发生恶性肿瘤的概率与鳞状细胞癌类似。

此区域鳞状细胞癌通常分化较好,其隐匿性颈淋巴结转移率低,仅有 10% ~ 25% 的患者就诊时存在阳性淋巴结。常累及的淋巴结为 Ⅰ 区及 Ⅱ 区。肿物常表现为腭部的无痛性肿块。大型肿瘤可以侵犯鼻窦及鼻腔。须行组织活检以排除涎腺来源的肿物(图 16.8)[55]。

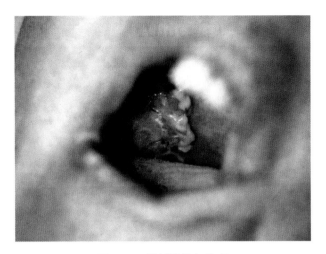

图 16.8 腭部鳞状细胞癌

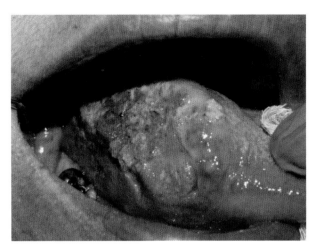

图 16.9 舌浸润型鳞状细胞癌

治疗

多数小型肿瘤可自口腔切除,术前可为患者制备个性化的腭护板,在切除腭部肿物后可以用腭护板保护创面,待其二期自行愈合。如肿瘤侵犯骨则需要切除至足够大的边界。重建的方式包括邻位瓣和(或)阻塞器及义齿。大型侵袭性肿瘤须行上颌骨切除术以及游离组织瓣转移或阻塞器/赝复体修复。

区域淋巴结转移须同期行颈淋巴结清扫术。隐匿性转移并不常见,如患者存在疾病侵袭性强、边缘不足、神经周围或血管周围侵犯或淋巴结被膜外病变等,需联合辅助放射治疗。

Evans 和 Shah 证实,原发肿瘤的大小是存活率的决定因素,病变范围大于 3cm 的患者其 5 年治愈率明显下降(54% : 16%)[56]。

舌

评价和治疗计划

舌鳞状细胞癌的发生率超过口腔其他区域同类型疾病的总和。最常见的原发肿瘤部位是舌中 1/3 的侧缘。发生于舌前 1/3 及中 1/3 的癌多数表现为外生型或溃疡型。发生于舌后 1/3 的癌多数为较深的浸润型,侵犯至舌内肌(图 16.9)。

肿瘤多数发生于原有白斑及红斑区域,在慢性舌炎的位置可有多个不关联的疾病位点。随着疾病发生在舌位置的不同,其组织学类型也随之改变。口腔内的舌癌通常是高分化或中分化,而发生于舌根的癌通常分化较差。

舌癌的区域淋巴结转移发生率远高于其他口腔原发肿瘤。舌中 1/3 的病变较舌前 1/3 更易转移,舌腹癌转移率高,可以侵及双侧颈淋巴结[57]。

有阳性淋巴结的患者需要在初期手术干预时设计明确的方案。颈部淋巴结的处理方式取决于其阳性淋巴结的大小及数量。在多数病例中,彻底切除原发病灶及颈部淋巴结,必要时追加辅助放射治疗,是最佳的治疗模式。对于存在多个阳性淋巴结、淋巴结被膜外侵犯、病理显示有淋巴结完全被肿瘤所替代、原发肿瘤较大以及有神经周围、血管周围淋巴结侵犯的患者需要追加放射治疗。对于有些患者,如其原发病灶较小,准备采用放射治疗作为根治性治疗手段,而同时存在单个颈部小于 2cm 的阳性淋巴结时,颈部淋巴结也可选择采用外照射治疗。如选择外照射治疗作为首选治疗方案,一旦发生局部及区域肿物复发再考虑治疗时就无法选择此治疗方式了。

就诊时没有明显淋巴结转移证据(N₀)患者的治疗决策更为复杂。综合考虑潜在区域转移风险等因素,医师才能制订全面的治疗方案。其中包括潜在淋巴结转移的风险、原发肿瘤的大小、肿瘤浸润的深度、肿瘤的分化程度、原发肿瘤的位置等。如患者颈部粗短会使临床检查难以实施。有些患者难以坚持复诊及随访观察,在医师为 N₀ 患者决策是否行颈淋巴结清扫术时,应将此因素考虑在内。

隐匿性淋巴结转移的风险为 20% ~40%[58],舌部原发肿瘤的患者,其隐匿性淋巴结转移的风险高。其淋巴结转移可以发生在 I ~ III 区。如果决定对 N₀ 的患者进行观察,决策前需了解一旦这些患者发生局部病变,其远期控制率会较低[59]。

最谨慎的治疗方式是,如颈部潜在性淋巴转移风险在 15% ~20%,应选择性清扫有风险的淋巴结区域。Spiro 等发现,即使肿瘤深度仅有 2mm,其淋巴结转移的风险也有相应增加[60]。因此,即使相对较小的浸润性肿瘤也有较高的区域转移风险。

使用选择性肩胛舌骨上颈淋巴结清扫术联合局部肿瘤切除，不仅是治疗方式，也是理想的诊断分期手段[61]。该治疗方式术后功能受损的风险极小。舌部恶性肿瘤的正确处理依赖于对于原发肿瘤及颈部的准确分期。

对于 T_1 及 T_2 的病变，放射治疗和手术可起到同样的效果，两种治疗方式的 5 年无复发生存率达 80% ~ 90%。采用放射治疗作为根治性的治疗手段，可能在人群中带来严重的问题。40% 的人群有可能出现第二原发癌[62]。放射治疗后的长期并发症也较常见，其包括口干、龋齿、继发放射性骨髓炎的风险、张口受限以及其他。根治性放射治疗的最严重的问题源自于一旦疾病复发，在进一步的治疗方案中再也无法选择放射治疗。

治疗

多数患者的最佳治疗方法是在正常边界外 1cm 切除肿瘤，切除边缘应在舌部测量并标记。在原发肿瘤切除后，自患者组织边缘取标本行冰冻病理切片检查。如存在阳性边缘则进一步扩大切除。

舌前及中 1/3 的 T_1 或 T_2 病变可以选择楔形切除及分层缝合。缝合后舌体会变短，舌尖可能偏向切除侧。年轻患者可以快速适应新的舌体外形，不需要语言及吞咽训练。老年患者初期语言及进食都可能发生困难，因此进行训练是有意义的。

跨中线的大型病变问题较多，应注意切除时需保留至少一侧的舌动脉及一侧舌神经及舌下神经。修复重建后，常造成舌不能移动，没有功能。这些问题会严重影响语言及吞咽功能，降低患者生存质量。

大型后部病变需要行下颌骨劈开入路，因切除造成的缺损较大，应植皮或皮肤筋膜游离组织移植重建。使用小的薄型桡侧前臂皮瓣可以获得很好的运动效果。由于重建部分没有功能，因此使得移动食团较为困难。术后患者通常需要进行语言及吞咽训练。

大型病变或晚期病变需要同时进行手术及辅助放射治疗以改善预后。Ⅲ期和Ⅳ期患者的 5 年生存率分别为 54% 和 34%[63]。

上下颌骨的处理

边缘切除

邻近下颌骨舌侧面的肿瘤需要进行边缘切除术，未累及的下颌骨成为肿瘤切除的边缘。下颌骨边缘切除术需要保存下颌下缘完整，以减少功能受损的程度。

影像学检查或临床检查中见肿瘤大面积侵犯骨组织，转移性骨肿瘤（例如肾细胞、甲状腺）。有证据表明，下齿槽神经及其内容物受侵、有感觉异常表现，都是下颌骨边缘切除的禁忌证。下颌骨区域既往放射治疗史也是下颌骨边缘切除的禁忌证之一。无牙颌的下颌骨残存骨块有明显萎缩，因此行下颌骨边缘切除非常困难。由于下颌骨吸收的特点，随着时间延长，可能患者仅有铅笔细的下颌骨，如尝试进行骨切除有可能引起骨折。如在这种情况下仍需进行下颌骨边缘切除时，应使用重建钛板加强剩余的部分下颌骨。

在边缘切除后应将所有骨表面打磨圆滑，这会有效地降低术后局部坏死及伤口暴露的风险（图 16.10）。这一小的步骤可以有效地改善患者术后佩戴义齿的舒适度。下颌骨边缘切除术后的缺损通常可由局部组织直接拉拢缝合。切除降低了骨高度，可通过移动颊侧软组织和口底一期关闭创口，分层缝合关闭伤口以降低伤口裂开风险及切除边缘暴露的可能。桡侧前臂皮瓣是复杂重建的较好方式。该皮瓣较薄、较软的特性使得其能够覆盖骨面，在术后辅助放射治疗时为骨提供保护。

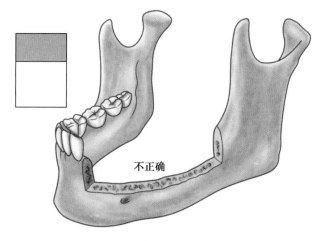

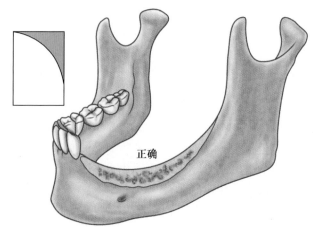

图 16.10 下颌骨边缘切除的正确方法

下颌骨劈开术

对于源自于舌中部或后 1/3 的肿瘤以及口底病变,原发自口咽或侵及口咽的病变均需获得广泛暴露,有利于肿瘤切除。使用下颌骨劈开术可以广泛安全地显露口腔后部直至椎前间隙。

术前行下颌骨曲面断层检查以设计最佳的截骨线位置。截骨应避免损伤牙根及其他重要的解剖结构和口腔内可能的障碍(牙桥、感染牙齿、阻生牙)。

截骨线常设计于颏神经的前部,将截骨线放置于前磨牙与尖牙之间,两者之间有天然的分叉,这使得截骨较为容易。这一入路可以保护下齿槽神经、下唇及下牙龈的感觉。如果将截骨线置于后部,则术后放射治疗时,截骨区会位于放射治疗区域内。另外,还需要切断下齿槽神经。如将截骨线向前移,则通常需要拔牙以利于截骨。如勉强截骨不拔牙,在截骨时易损伤前牙区的牙根,术后可能引起继发感染。

下颌骨劈开术从纵向切开下唇翻起颊部瓣开始,识别颏神经、将预定的截骨线标记在颌骨骨面上。将骨固定钛板置于下颌骨下缘,使用 2.0 螺钉双皮质固定。预定的截骨线应当恰巧放置于七孔接骨板的中央处,使截骨线两侧各有三个螺钉。钻孔、放入螺钉,另选一五孔或七孔小钛板,放置于截骨线的张力带处,此区域采用单皮质螺钉固定,避免损伤牙根,同样钻孔、放入螺钉(图 16.11A ~ D)。

移除钛板放置于台面,采用矢状锯进行截骨。当截骨靠近牙槽嵴处时,在骨面上做标记,使用小型骨凿完成最终截骨。现在下颌骨区域可以打开,能够较好地暴露口底、舌后部以及咽部。使用电刀小心切开黏膜,切开舌骨舌肌时,应细心保护舌下神经及舌神经。它们走行的层面较表浅,方向自外侧朝向口底中线。肿瘤切除完成后,软组织重新对位,使用可吸收缝线缝合,肌肉采用间断缝合重新对位,争取重建口底外形,保证其恢复正常功能。使用预制的螺钉孔引导固定钛板的位置,固定后骨块之间可有微小间隙,因为这是截骨锯的厚度。

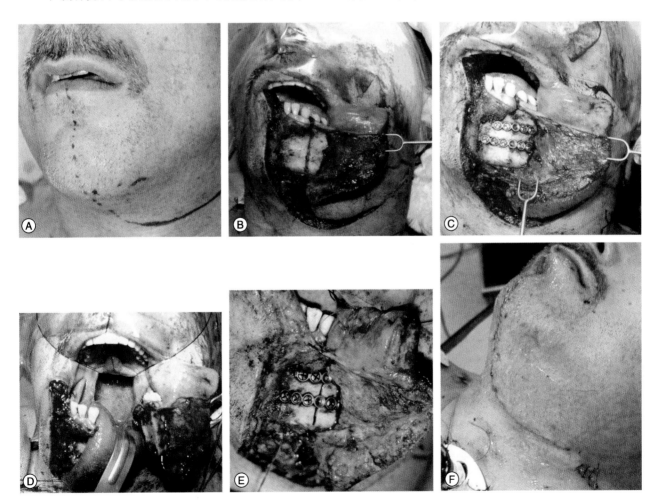

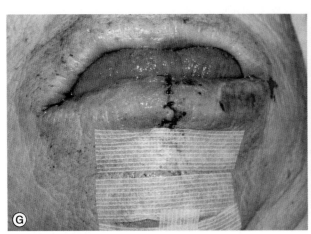
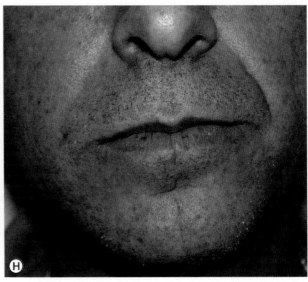

图 16. 11　（**A**）下颌骨劈开标记，下唇自中线切开。（**B**）标记下颌骨劈开位置，在颏神经前部。（**C**）在截骨术前预先置入钛板。（**D**）通过劈开下颌骨，切开口底获取良好的入路。（**E**）使用预成的钉孔置入钛板。注意骨间间隙是截骨锯的厚度。（**F**）关闭侧方颈部切口。（**G**）关闭唇部，注意对齐唇红缘。（**H**）下颌骨劈开术后 1 年

上颌骨的处理

　　源自于牙龈、软硬腭或上颊部移行沟的肿瘤，是上颌骨切除的适应证。如肿瘤粘连或侵犯骨性上颌骨，则需进行上颌骨截骨。根据肿瘤侵犯程度的不同，上颌骨切除可能是简单的也可能是极为复杂的。其方式包括牙槽嵴切除术、扩大切除范围至腭部穿通，部分或中等的上颌骨切除术，最大为全上颌骨切除术（图 16. 12）。在这里我们主要讨论局部肿瘤的上颌骨切除范围。

　　在设计手术时需要行 CT 的轴向及冠状位检查和曲面断层检查。术前取口腔模型、预制腭护板非常重要。

　　黏膜小型病损可在足够的边界外切开至骨面。骨面可以使用裂钻或手术用具进行分块、切割。最后的切除采用骨凿完成，小型缺损可以采用油纱覆盖引导肉芽组织长入。敷料在 1 周后移除。该区域可自行黏膜化。使用口腔护板或阻塞器可减少不适感，加速愈合。

　　大型肿瘤需要行上颊瓣 Weber-Ferguson 切口以获得入路。皮肤切口所在的位置非常重要，由于该切口范围处于所有人群社交过程中凝视的正中位置，因此切口应沿解剖单元边缘线进行设计。保留足够的软组织边缘翻起颊瓣，尽可能地保存眶下神经，裸露的颊瓣部分采用植皮覆盖，如剥离了上颌骨黏膜则也可使用植皮覆盖窦腔。使用铬制肠线缝合固定植皮，采用油纱将植皮固定于所需要的区域。戴入预制的腭护板覆盖缺损、保持敷料稳定。腭护板及敷料在 1 周后拆除，指导患者每天进行冲洗，视愈合情况可在术后 2 ~ 4 个月后制作永久修复体（图 16. 13）。

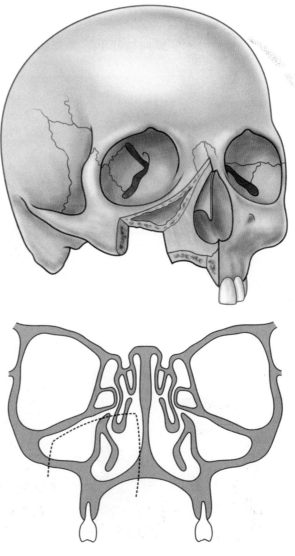

图 16. 12　上颌骨切除

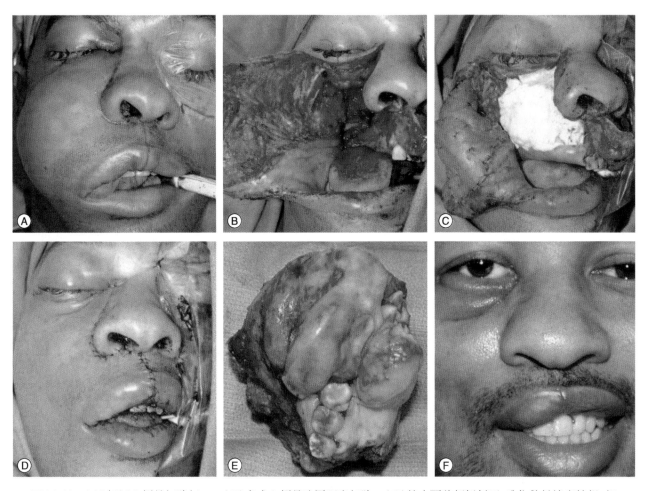

图 16. 13　（A）标记上颌骨切除切口。（B）完成上颌骨连同眶底切除。（C）植皮覆盖颊侧创面，碘仿敷料填塞缺损，钢丝固位手术护板。（D）术中关闭切口即刻。（E）肿瘤较大，超过咬殆平面。（F）术后 2 个月，已戴入赝复体

口咽

　　口咽是指累及软腭、扁桃体、舌根、咽后壁及咽后窝的肿瘤，口咽的恶性病变较不常见，占所有恶性病变不足 1%。吸烟和饮酒是主要致病因素。近期的发病趋势提示年轻的非吸烟饮酒者也可能患此类疾病，这应与 HPV 感染有关。

　　口咽肿瘤分化程度极差，有高度的早期淋巴结转移风险。舌根和扁桃体区域病变尤其如此[64]。

舌根

　　舌根处病变占所有舌部鳞状细胞癌的 25% ~ 30%，因为肿瘤发生的位置以及肿瘤浸润性生长的特点，该区域病变就诊时多为 T_2 ~ T_3[57]。绝大多数患者在最初诊断时即有颈部阳性的区域淋巴结，在 20% ~ 30% 的患者中有双侧或对侧的淋巴结病变[65]。

　　Ⅰ期和Ⅱ期癌可选择手术或放射治疗作为初始单一治疗方案，两者局部控制率及远期生存率接近。采用激光和机器人辅助处理舌根病变以及其他难以入路的区域可显著增加医师进行手术的意愿及患者接受手术的意愿。目前，根治性放射治疗是常用的手段。

　　由于淋巴结潜在转移率较高，颈部 N_0 的患者也应行选择性治疗。通常单一治疗手段已经足够，如果选用放射治疗处理原发部位，则同侧颈部也需放射治疗。如果选择手术，则适合进行肩胛舌骨上颈淋巴结清扫。如肿物过中线则需考虑治疗双侧。

　　舌根癌 5 年疾病相关的生存率和总体生存率对于Ⅰ期疾病分别为 65% 和 45%，而Ⅱ期为 54% 和 62%[66]。软腭癌的 5 年局部控制率、疾病相关生存率及总体生存率对于Ⅰ期病变是 84%、89% 和 52%，Ⅱ期病变为 85%、87% 和 61%。扁桃体癌 5 年局部控制率、疾病相关生存率和总体生存率为Ⅰ期病变 92%、100%、54%，对于Ⅱ期病变为 88%、86% 和 61%。进展期的口咽癌治疗需要多学科协作分步处理，其总体治疗框架倾向于放射治疗和化学治疗，可选择的四种方式包括：

　　1. 手术追加辅助放射治疗。

2. 根治性联合放射治疗和化学治疗。

3. 手术追加辅助放化学治疗。

4. 诱导化学治疗追加联合放射治疗和化学治疗，或分期的放射治疗及化学治疗。

患进展期口咽癌的患者，选择非手术器官保存治疗方案的目标在于降低术后功能障碍，改善生活质量。选择手术联合辅助放射治疗还是手术联合放射治疗和化学治疗是需要手术医师、肿瘤内科医师以及肿瘤放射

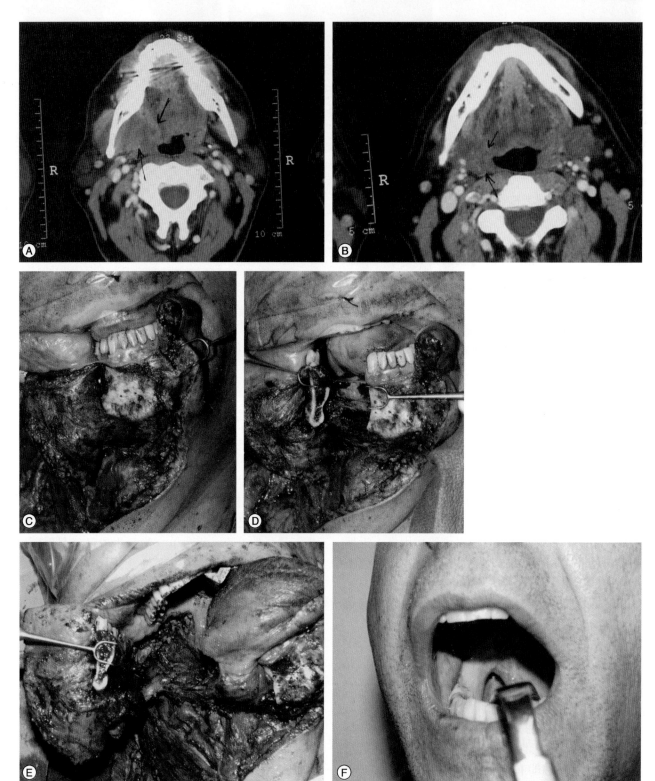

图 16.14　（**A**）大型口咽肿瘤的 CT 检查。（**B**）新辅助化学治疗后的 CT 检查。（**C**）下颊瓣供下颌骨劈开。（**D**）下颌骨劈开提供入路。（**E**）切除口咽肿瘤。（**F**）桡侧前臂皮瓣修复口咽肿瘤后长期效果

学医师基于他们的经验共同决策的。患者的全身状况以及患者期望值也是应该考虑的因素。一项针对进展期口咽癌的随机研究比较了联合放射治疗和化学治疗与手术追加辅助放射治疗的效果,两者 3 年无瘤存活率没有显著性差异。手术追加放射治疗组与放射治疗和化学治疗组比例分别是 50% : 40%(图 16.14)[67]。

手术入路

颈淋巴清扫术

隐匿颈淋巴结转移对于患者生存率有潜在的负面影响,它将 5 年无瘤生存率降低了 50%。美国牙医学会证实,患有口腔癌或咽部鳞状细胞癌的患者中 40% 在初始就诊时就存在区域性转移。对多数原发的口腔癌来说,隐匿性转移的风险相对较高,这也与原发肿瘤的浸润深度有关。2~5mm 厚的肿瘤有 30% 的概率存在隐匿性淋巴结转移。

Ⅰ、Ⅱ、Ⅲ区是原发口腔癌隐匿性转移的高风险区。对于临床检查颈部 N₀ 但存在隐匿性转移风险的患者来说,接受肩胛舌骨上颈淋巴结清扫术有助于诊断分期及治疗设计。这些患者中如进行术后病理检查,约有 30% 存在阳性淋巴结。

临床检查有颈部转移的患者,需进行治疗性颈淋巴结清扫术,包括 Ⅰ~Ⅴ区(图 16.15)。多数情况下,口腔原发肿瘤的治疗性颈淋巴结清扫式是改良颈淋巴结清扫术,保留胸锁乳突肌、颈内静脉以及副神经。

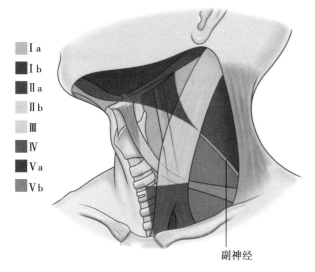

I a
I b
II a
II b
III
IV
V a
V b

副神经

图 16.15 颈淋巴结分区图示

手术技术:肩胛舌骨上颈淋巴结清扫术

切口放置于正常皮肤皱褶处,两侧扩展至乳突以及中线、靠近舌骨位置。切口处应位于下颌角下方两横指。切开直至颈阔肌,向上向下分别进行颈阔肌下翻瓣。耳大神经以及面神经的下颌缘支须细心鉴别以保护。面神经的下颌缘支常可在颌下腺包膜的上方观察到,采用双极电凝和剪刀游离神经,将神经向颅侧牵引。之后切开胸锁乳突肌前的筋膜将肌肉游离。在二腹肌后腹的深面分离副神经,追踪该神经至其进入胸锁乳突肌处,使用剪刀或双极电凝切开筋膜,游离神经,使用神经钩牵引神经。含 Ⅱb 区淋巴结的纤维脂肪组织位于该神经深面。沿颈内静脉向下分离至肩胛舌骨肌。沿肩胛舌骨肌前腹分离至舌骨,采用电刀进行分离。使用电刀将颏下区纤维脂肪组织翻起。须小心注意进行术区止血,避免损伤舌神经及舌下神经。使用电刀沿二腹肌前腹自前向后分离,向后游离直至下颌舌骨肌的后缘。向前方牵引下颌舌骨肌显露颌下三角区。向后牵引颌下腺,在颌下腺三角的头侧可见舌神经。小心鉴别进入腺体的分泌纤维,将其钳夹、切断、结扎。可在二腹肌韧带深面见走行的舌下神经。识别切断面动静脉,颌下腺导管可走行于两神经之间。向后翻起标本,将 Ⅰ、Ⅱ、Ⅲ区的内容物整体切除。

手术技术:改良颈淋巴结清扫术

上方水平切口与肩胛舌骨上颈淋巴结清扫相同。在锁骨中点处追加垂直切口,外形呈 S 形,切口应放置于胸锁乳突肌的表面。因术后有切口线裂开的风险,这有助于保护深部血管组织。这也有助于减少术后追加放射治疗时的风险(图 16.16~16.18)。

手术自 Ⅴ区开始,翻起后部瓣,注意避免损伤副神经。寻找副神经的方法是先识别斜方肌,副神经位于该肌肉的深面。它在其中、后 1/3 交点处进入肌肉。也可在胸锁乳突肌后界,埃尔布点处识别副神经。找寻的方法是先识别耳大神经,追踪至其出胸锁乳突肌处,向耳大神经尾侧细致分离,此区域进行分离时使用神经刺激器非常有助,该方法更适合颈部粗短的患者。神经刺激器应该在患者未接受肌松剂的情况使用。一旦识别神经并自周围组织内游离,可进一步向颈后三角内的尖端游离。将纤维脂肪淋巴结组织自深部肌肉表面游离,包括头夹肌和肩胛提肌。继续向下方分离,标本穿副神经下方直至锁骨水平。向前方翻起标本至肩胛舌骨肌的后腹,需要游离并翻起此肌肉以保证Ⅳ区淋巴结完整移除。此区域须缓慢进行分离避免损伤颈丛、迷走

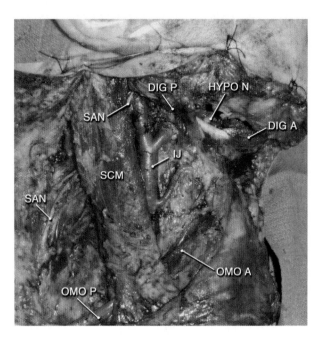

图 16.16 颈部淋巴结分区。SAN，副神经，SCM，胸锁乳突肌，DIG. P，二腹肌后腹，DIG. A，二腹肌前腹，HYPO. N，舌下神经，IJ，颈内静脉，OMO. A，肩胛舌骨肌前腹，OMO. P，肩胛舌骨肌后腹

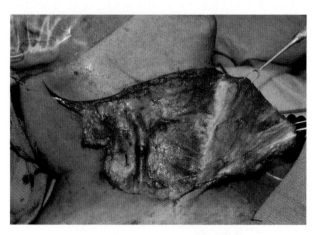

图 16.17 颈清扫术，颈阔肌下翻瓣

神经及颈内静脉。颈内静脉在左侧颈部与甲状腺下静脉汇合，此区域所有组织均需钳夹、结扎分离，以避免术后淋巴瘘及损伤胸导管。整个标本自胸锁乳突肌内侧穿过与前方Ⅰ、Ⅱ、Ⅲ区标本联合，之后的操作和肩胛舌骨上淋巴清扫类似。放置封闭负压引流，缝合皮瓣。二腹肌采用间断缝合，使用可吸收材料缝合深面真皮，使用皮内缝合技术缝合皮肤(图 16.18)。

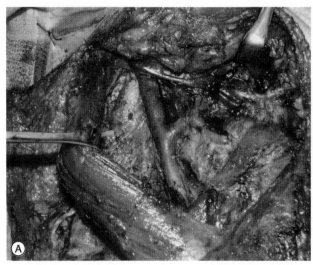

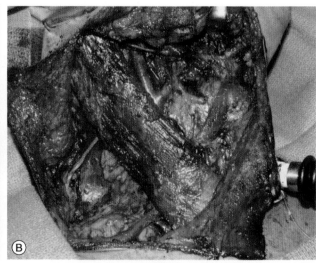

图 16.18 （A）颈淋巴结清扫完成后，牵拉胸锁乳突肌显露Ⅰ、Ⅱ、Ⅲ、Ⅳ区。（B）颈淋巴结清扫完成后，显露Ⅴ区

主要存在的问题，如何避免及处理

　　手术治疗口腔及口咽的恶性病变会有多种并发症的风险，包括局部肿瘤治疗失败、伤口裂开、继发感染、涎瘘。广义的并发症也包括新辅助或辅助放射治疗的并发症，如软组织纤维化、开口受限、放射区的骨损害。由于颅面部的特点，很多进展性或侵袭性的疾病难以做到理想的完整切除，有时这些并发症是不可避免的。但通过严格的手术计划、注意细节、遵守肿瘤切除的原则（如前所述）可减少并发症。

局部复发

　　在原发切除部位重新出现肿瘤称为局部复发。诊断依靠临床检查及影像学检查。患者常有与原发疾病一致的主诉症状。复发率在术后 2 ~ 3 年内最高。其原因可能是原发病灶未能完整切除，在手术边缘有微观的或宏观的瘤细胞残留。坚持在各个层面上、肿瘤周围切除至少 1cm 的边界是预防复发的最常用方法。通常情况下，口腔癌附近组织会有促结缔组织增生反应，使得肿瘤边缘扩展范围不明确，临床很难界定。当扩大切除术后，肿瘤边界难以确定时，应在可疑层面进行术中冰冻病理检查。对于冰冻病理呈阳性的位点应进一步扩大切除 1cm。对于局部复发的病变，处理方式应遵循与原发病变一致的原则，目标是获得至少 1cm 的切除边界。通常局部复发病变手术时，患者常已接受过放射治疗。治疗中常关注切口愈合的问题而低估了切除足够范围的重要性。局部复发病变是一项严重的问题，需要尽快开始处理。初始治疗后，2 年内的随访的目标应是采用临床检查及影像学检查的手段（CT、MRI、超声）早期诊断，发现复发。

区域复发

区域复发是指在原发病灶切除后，淋巴引流区域及淋巴结内出现恶性肿瘤的发生及扩散。这可与局部复发同时发生。但多数情况并非如此。区域复发通常是在术后随访过程时，常规临床检查及影像学检查发现的。避免区域复发的关键是在初始治疗时对患者进行准确的分析及清扫对应颈部淋巴结。可疑的转移淋巴结应在术前行细针吸穿刺活检。活检结果提示有淋巴结病变的患者，需要在初始治疗时即根据淋巴转移的分布进行同侧和双侧的颈淋巴结清扫。另外，患者初始肿瘤浸润超过基底膜 2 ～ 3mm 时需接受同期的肩胛舌骨上颈淋巴结清扫术。因为其易于产生隐匿性转移，如果患者的肩胛舌骨上淋巴清扫标本中有阳性淋巴结，则患者需要接受颈部的辅助放射治疗。

伤口感染

伤口裂开可能是由感染引起。单独抗生素对于此类感染治疗效果较差。如出现涎瘘可使情况更为复杂。预防伤口裂开的关键步骤在于关注缝合的细节。缝合线应完全对位，将组织恢复并全层缝合伤口至其滴水不漏。细心进行分层缝合，这些层次包括口底肌肉组织、黏膜下层及口腔黏膜层、颈阔肌、真皮及表皮层。可保证理想缝合效果。口腔切口线长期浸泡在唾液微生物环境中，如果切口线在任何

情况下出现问题，口腔内切口就会成为感染的传导通路进入下方软组织及骨组织内。对于肿瘤切除追加放射治疗引起伤口愈合不良的患者，认真处理缝合线尤其关键。另外有证据表明，正确的术前抗生素应用有助于消除术后感染的风险，但是它并不能替代正确的缝合。广谱抗生素、感染组织清创、包扎，等待其自行二期愈合是伤口感染的初始处理方法。创口区域内的骨固定装置如果比较稳定可留在原位，如果位于感染区内有松动，那么必须拆除，在感染得到控制后再重新固定。难治性的创口常需要进行皮瓣移植以便于解决局部感染。

放射性骨坏死

在处理口腔癌时，放射治疗是手术切除重要的补充方式。它可提高局部侵袭性病变的控制率，但并非没有并发症。所有在放射治疗区域内的软组织都有可能失去活性。处于低血管及低氧状态。在口腔内，这可能会延迟软组织伤口愈合，引起骨组织失活及坏死，通常称为放射型骨髓炎（ORN）。ORN 与不可避免的伤口裂开会继发感染。ORN 的发生率与患者接受放射治疗的强度有关（>6000Gray）。放射性骨髓炎的发生可以是自发性，或与局部创伤有关，例如拔牙、取活检以及局部手术，这些影响了骨的再生能力。下颌骨是放射性骨髓炎最常累及的骨，多在口腔癌切除术后发生。认真关注下颌骨切除时的细节，可以协助避免一些问题。如前所述，所有骨截面需要修正圆滑，避免有锐利的边角。截骨线位置应置于离放射区域尽量远的区域。骨面表面的软组织需要进行缝合，使用健康的肌肉组织覆盖骨面。对于可能会接受放射治疗的口腔癌患者，进行系统的口腔检查，拔除所有感染的和不可修复的牙齿，可有效地降低 ORN 发生率。至少在放射治疗前 3 周拔除患牙。接受过放射治疗的患者需终身坚持每天使用氟化物以预防放射性龋齿。放射性骨坏死的治疗包括，早期病变选择高压氧或局限性死骨切除术，进展性病变可有骨坏死、软组织缺损及皮肤瘘口，这需要彻底清除坏死和感染的组织，骨缺损可植骨修复。考虑其植骨区低氧状态，个别患者可能接受进一步放射治疗，使得植骨并不是最佳选择。血管化的游离骨皮瓣是重建放射性骨坏死引起下颌骨缺损的最佳选择[68]。

术后观察

对于肿瘤患者来说，术后观察治疗是非常重要

的部分。这一时期的主要目的是监测复发，识别第二原发癌也是随访中的关键步骤。第二原发癌是初期治疗后 36 个月内失败的最常见原因，定期进行全面的头颈部检查。术后第一年应每 6~8 周复查一次，第二年应每隔 8~10 周复查，第三年每 10~12 周复查。如患者在四年内均没有症状，则可将复查间隔延长至每年两次。五年后仍存活的患者可每年复查一次，重点观察是否存在第二原发癌。

每次复诊均需记录完整的病史及检查情况。病史应重点关注反应患者症状的改变，包括吞咽疼痛、开口受限、声音嘶哑、气短或任何呼吸问题。治疗后患者体重没有增加或持续性体重下降需详细检查排除复发。

单纯体格检查会受身体特性和既往治疗的限制。放射治疗和手术治疗后软组织呈板状，使得触诊感受下方组织十分困难，即使是有经验的医师也很难做到。CT 检查和 MRI 检查对局部及区域复发比单纯体格检查更为敏感。须注意到头颈部 CT 有较大的放射剂量，因此应限制应用其作为常规检查的手段。MRI 对软组织改变敏感性高，不存在放射。超声检查对于探查需要细针吸活检的可疑位置非常有用。肺是头颈部癌转移的常见位置，头颈部癌患者是肺癌的高风险人群，因为这一人群的原发肿瘤易转移至肺，同时他们的吸烟史也易导致肺癌高发。因此在检测远处转移时，胸部 CT 比胸片更有优势，同时也更易观察到第二原发癌。

PET 检查在头颈癌患者中有一定价值，可观察局部区域复发以及远处转移。术后早期 3 个月内不适合选择 PET 检查，可能因为手术后及放射治疗后的局部炎症而引起误诊。当选择 PET 检查时，最有效的方法是选择 PET/CT 检查，将 PET 数据与 CT 的解剖数据融合。

选择 PET/CT 作为常规监测工具效果不佳。

口腔随访

头颈癌的患者需要每隔 6 个月进行一次系统的牙齿检查和清洁，这些患者局部复发和第二原发肿瘤风险极高。口腔检查可以作为观察黏膜改变的监测方式。放射治疗会改变唾液腺功能，其中一些无法恢复正常，因此这些患者发生龋齿风险较高，如果没有及时治疗可能会引起极其严重的后果。牙医及牙科治疗师应指导患者在日常口腔保健中使用氟化物。

参考文献

22. Byers RM, El-Naggar AK, Lee YY, et al. Can we detect or predict the presence of occult nodal metastases in patients with squamous carcinoma of the oral tongue? *Head Neck.* 1998;20:138–144.

A continuation of the work of this group at MD Anderson using a technique of careful orientation of the neck dissection specimen by the surgeon for the pathologist. They have calculated the risk of nodal metastasis in the N0 neck and demonstrated that the site of the primary tumor consistently predicts the site of lymph node metastases. Their data justifies the use of less than radical neck dissection in both the N0 and N+ neck. These anatomical studies are important since sentinel node biopsy has not been as specific and sensitive a diagnostic tool in the upper aerodigestive tract as it has been in the breast for breast cancer or on the skin for melanoma.

23. Coleman JJ. Complications in head and neck surgery. *Surg Clin N Am.* 1986;66:149–168.

24. Fletcher GH. Basic principles of the combination of irradiation and surgery. *Int J Radiat Oncol Biol Phys.* 1979;5:2091.

29. Ketcham A, Chretien P, Van Buren J, et al. The ethmoid sinuses: a reevaluation of surgical resection. *Am J Surg.* 1973;126:469–476.

This is the landmark paper demonstrating the feasibility of intracranial–extracranial resection of tumors of the ethmoid sinuses. The authors present their series of resections showing a relatively low incidence of complications and mortality in patients with primary disease. This paper fostered the development of the craniofacial approach to skull base tumors, *which was further enhanced by subsequent advances in reconstructive surgery. Of 56 patients with widely different histologies 54 underwent combined en bloc craniofacial resections Median survival was 8 years, with 49% 5-year survival and two hospital deaths, both after CSF leak. There were 32 major complications with CSF leak, representing five major and 12 minor complications. Putative advantages of this technique which have been further refined were: (1) accurate evaluation of the intracranial tumor extension; (2) protects the brain; (3) avoids cerebrospinal fistulization; (4) provides adequate hemostasis; (5) facilitates the en bloc tumor resection, and (6) selectively conserves the orbital contents.*

32. Marur S, Forastiere A. Head and neck cancer: changing epidemiology diagnosis and treatment. *Mayo Clin Proc.* 2008;83:489–501.

A detailed and comprehensive description of the epidemiology of squamous cell carcinoma of the head and neck, describing genetic, infectious chemical and other risk factors and highlighting the interactions of smoking, alcohol consumption and the mutation of tumor suppressor genes, as well as the infectious agents HPV and EBV. It also contains a well illustrated guide to disease presentation, diagnosis, and treatment although more heavily weighted toward chemoradiation rather than toward conventional therapies.

47. McCombe D, MacGill K, Ainslie J, et al. Squamous cell carcinoma of the lip: A retrospective review of the Peter

MacCallum Cancer Institute experience 1979–1988. *Aust N Z J Surg.* 2000;70:358–361.

In this retrospective series of 323 patients, the authors demonstrate many of the special characteristics of cancer of the lip, emphasizing its risk factors as smoking, chronic sun exposure, and advanced age. A subset of younger patients were found to have poorer prognosis than the overall group. Metachronous malignancy was found in 12.8% of the population and was best prevented by vermilionectomy at the time of excision of the index squamous cell carcinoma. Larger primary tumor size (T stage) and higher histologic tumor grade correlated with poorer prognosis. Local recurrence occurred in 3.3% of the T1 lesions and 6.5% of the T2; 2% of patients presented with clinically positive cervical lymphadenopathy and 4.3% of patients with N0 necks subsequently manifested metastatic disease to the neck. Recurrence-free survival was 92.5% and cause-specific survival 98% at 10 years. These authors felt that surgery and radiotherapy provide equivalent results and recommend that radiotherapy be employed when surgical extirpation would cause great disability or in the elderly patient.

48. Zitsch R, Park CW, Renner GT, et al. Outcome analysis for lip carcinoma. *Otolaryngol Head and Heck Surg.* 1995;113(5):589–596.

This paper shows that SCCs of the upper lip and commissure have a poorer prognosis, grow more rapidly, ulcerate, and are more likely to metastasize.

50. Hicks WL, Loree TR, Garcia RI, et al. Squamous cell carcinoma of the floor of the mouth: a 20 year review. *Head and Neck.* 1997;19(5):400–405.

It is shown in this paper that SCC of the floor of the mouth tends to be locally invasive. Surgery is the preferred treatment modality over radiation due to possible radiation injury to the mandible.

57. Ildstad ST, Bigelow ME, Remensnyder JP. Squamous cell carcinoma of the tongue. A comparison of the anterior two thirds of the tongue with its base. *Am J Surg.* 1983;146:456–461.

58. Vikram B, Strong EW, Shah JP, et al. Failure in the neck following multimodality treatment for advanced head and neck cancer. *Head and Neck.* 1984;6:724.

This paper shows a decrease in failures in the neck when multimodality therapy is used. Irradiation must be started within 6 weeks after surgery.

60. Spiro RH, Huvos AG, Wong GY, et al. Predictive value of tumor thickness in squamous carcinoma confined to the tongue and the floor of the mouth. *Am J Surg.* 1986;152:345.

This paper strongly suggests that measurement of tumor thickness may be a better way to select those oral cancer patients who are most likely to benefit elective treatment of the N0 neck.

61. Spiro JD, Spiro RH, Shah JP, et al. Critical assessment of supraomohyoid neck dissection. *Am J Surg.* 1988;156:286.

63. Franceschi D, Gupta R, Spiro RH, et al. Improved survival in the treatment of squamous cell carcinoma of the oral tongue. *Am J Surg.* 1994;166:451.

64. Jacobs CD, Goffinet DR, Fee Jr WE. Head and neck squamous cancers. *Curr Probl Cancer.* 1990;14(1):1–72.

67. Soo KC, Tan EH, Wee J, et al. Surgery and adjuvant radiotherapy vs concurrent chemoradiotherapy in stage III/IV nonmetastatic squamous cell head and neck cancer: a randomised comparison. *Br J Cancer.* 2005;93(3):279–286.

68. Jacobson AS, Buchbinder D, Hu K, et al. Paradigm shifts in the management of osteoradionecrosis of the mandible. *Oral Oncol.* 2010;46(11):795–801.

This paper gives a thorough description of this complication of radiotherapy including its pathogenesis clinical and pathologic presentation and associated problems. It also presents a classification system, of osteoradionecrosis. Most important, however, it emphasizes the efficacy of microvascular tissue transfer as definitive early therapy and calls into question the previously widely accepted but rarely effective use of hyperbaric oxygen.

17

上呼吸道消化道癌

Micheal E. Kuferman, Justin M. Sacks and Edward I. Chang

概述

- 头颈癌发病率在美国呈下降趋势,头颈部鳞状细胞癌(HNSCCS)是全球男性中第五大好发的恶性病变。
- 一些头颈部鳞状细胞癌与人乳头状瘤病毒(HPV)间有关联。人乳头状瘤病毒相关的头颈部鳞状细胞癌在美国的流行病学发生率未来将超过宫颈癌。
- 吸烟及咀嚼致癌物质是全球的主要致病因素。
- 酒精也是重要的促癌发生因素,在至少75%的头颈部鳞状细胞癌中有促癌作用。
- 依靠病史、临床检查及适当的影像学检查可作为诊断。
- 任何主诉为颈部肿物的成年患者在证实任何其他诊断前都应考虑恶性可能。
- 机器人辅助手术在处理上呼吸道消化道鳞状细胞癌中逐渐崭露头角。

简介

治疗累及上呼吸道消化道的恶性病变是一项巨大的挑战。这些挑战包括:需要了解局部详尽的解剖,需要了解影响该区域数种病变的类型,需要采用多学科协作方式进行诊治,其中包括肿瘤内科医师、放射治疗医师、语音病理专家、营养学专家以及能够行切除及重建手术的外科医师。团队合作能够使恶性病变的治疗更为理想。

上呼吸道消化道包括口腔、鼻、鼻窦、咽部、喉部、气管以及食管。手术治疗的目的不仅仅是彻底切除肿物,还需考虑术后功能及美观。因此,在治疗中需要考虑在切取足够的肿瘤边界以尽量减少复发风险,与避免形成过大严重缺损使得患者难以接受之间取得平衡。治疗后的语言及吞咽功能至关重要,这对患者的感受和生活质量有巨大的影响。无论使用化学治疗、放射治疗、手术切除及手术重建,所有治疗的终极目标应为在保证最大可能的生存率的同时,保证理想的功能及生活质量。

2008 年美国约有48 000 例新发的头颈癌,超过11 000 名美国人死于此恶性病变[1]。头颈部癌主要是鳞状细胞癌,它仅占美国每年新发癌症病例的3%和死亡癌症病例的2%。这类恶性病变是全世界男性中第五大好发的恶性病变[2]。在美国,整体该疾病的发生率逐年下降,其趋势与公众对于烟草和上消化道癌症之间关联的意识不断增强相关。头颈部癌仍然在世界很多区域高发。特别高发的区域是吸烟特别严重和(或)有咀嚼促癌物质习惯的地区。因此,头颈部癌仍然是全球主要的癌症之一[2,3]。此类癌症的发病率上升(特别是口咽部)应与 HPV 致癌有关[4,5],人群中广泛应用 HPV 疫苗是否会降低疾病发病率尚不明确。目前美国 HPV 相关癌症是头颈部癌中发病增长最快的部分。有证据表明遗传因素和其他环境暴露因素会增加致癌风险,例如铬、镍、木粉尘、工业物质、甲醛等。对这些因素的认知可以帮助改善未来的预防策略[3,6,7]。

本章的目标是将上消化呼吸道作为解剖区域描述癌症特点,但不意味着我们将面面俱到。我们将回顾相关解剖、美国癌症联合学会的分期标准、重要的治疗指南和考虑因素等。涎腺肿瘤将在其他章节中介绍(第 14 章)。本章的目的是总结适合于所有呼吸消化道癌症患者的手术治疗原则,特殊重建方式会在后续章节中介绍。

发病率及流行病学分布

统计表明,2012 年在美国有 26 740 例新发口腔癌,13 510 例新发咽部癌,以及 12 360 例新发喉癌[4]。尽管在美国头颈部恶性病变的发病率曾略有下降,但近期研究发现其发病率有所增长[5~8]。特别注意的是,诊断头颈部鳞状细胞癌的中位年龄约为 60 岁,而 50 岁以下年轻患者发病率有所增加。这可能与 HPV 病毒相关性癌有关[9,10]。就癌症存活率而言,2007 年 11 月的统计表明,在美国有 35 万人有头颈部癌病史(240 176 例有口腔-咽癌病史,93 096例有喉癌病史)。在 2008 年,美国因癌症而死亡的病例,口腔癌为 5390 例,咽癌为 2200 例,喉癌为 3670 例。尽管如此,头颈癌仅占美国每年死亡病例的 2%。其死亡率也成下降趋势。

危险因素

烟草

无数的病例对照研究和序列研究证实,吸烟和头颈部鳞状细胞癌的发病有关,它们的相对危险度和比值比范围在 3 ~ 12 倍[11~16]。另外,这些随访研究也发现两者之间有剂量相关性,年吸烟数(每天吸烟包数×吸烟年数)与患病风险增加有关,而戒烟后时间越长,发生恶性病变的风险越低[12,13,15,17]。尽管烟草使用和上呼吸道消化道鳞状细胞癌之间有确定的关系,但和其他黏膜恶性病变,例如鼻咽癌和鼻窦癌,相关性较弱[18]。相关病因包括雪茄及烟斗,但二手烟的风险尚不清楚[16,17,19,20]。除吸烟外,还有其他的使用烟草的方式,有咀嚼烟草或烟草替代物习惯的区域也是恶性病变好发的区域。这些患者经常在相应的解剖部位出现鳞状细胞癌,例如口底、喉部和下咽部[21]。同样,在南亚这些产品非常流行,所以牙龈、颊部区域是最易发头颈部鳞状细胞癌的位置[3,22]。另外,在南亚,"Pano"(槟榔叶、石灰、儿茶、槟榔果)常常用于咀嚼,它是与吸烟无关的诱发口腔癌的强危险因素,口腔癌也是这一区域最好发的癌症[3,23,24]。

酒精

酒精是重要的促癌因素,也是至少 75% 的头颈部鳞状细胞癌的共同诱发因素[12,15,17]。另外,酒精似乎也是独立于香烟之外的头颈部鳞状细胞癌的另一危险因素,但是它的效果只有在长期高剂量应用时才较明显[6,12,15,16]。当考虑饮酒类型和头颈部恶性病变发生的关系时,发现真正的致病因素是酒精本身以及其摄入量,与其摄入的方式无关(例如啤酒、葡萄酒)[15,25]。临床上最重要的认知在于饮酒是烟草致癌的促进因素,无论吸烟量多少都能起作用。但是在高暴露剂量时效果更加显著。这一放大效果至少是成倍的,其致癌效果会协同增强[12,15]。

感染因素

虽然各种感染因素都可能在头颈部癌发生中起作用,仅有 EBV 与 HPV 明确被认为是头颈癌的诱因。近期的临床证据表明 EBV 与多数鼻咽癌相关,而 HPV(16、18 型)与大约 50% 的口咽癌相关[5,6]。HPV 相关的头颈部鳞状细胞癌有其明确的生物学特性。其预后较好,对放、化学治疗敏感度极高。HPV 在鼻腔鳞状细胞癌发生中也可能有一定作用[26]。尽管其他的感染来源,例如人类疱疹病毒和幽门螺杆菌,也被怀疑有致癌性,但没有明确的证据证明之间有因果关系[27~30]。与之相反,没有长期吸烟及烟草暴露史的患者常常可检测出为 HPV16 相关的肿瘤,这提示在传统的口咽癌致病因素——烟草及酒精与 HPV16 之间有复杂的相互关系[31]。预防宫颈癌的 HPV16 疫苗,能否同时起到预防上呼吸道消化道恶性肿瘤的作用,仍是一个需要进一步研究和探索的领域[10]。

咽、喉部反流

胃食管反流将上呼吸道消化道黏膜同时暴露于胃内容物及菌群(幽门螺杆菌)之下,这是否与头颈部恶性肿物发生相关,是一个一直以来热议的话题。较长时期上网观察及非正式研究认为,采用 24 小时 pH 探针检测到的胃食管反流可能与喉癌相关[32~37]。进一步的一项基于美国老兵事务部数据库的回顾性病例对照研究证实,该因素增加了上呼吸道消化道癌(喉癌)发生的风险[38]。该研究是以患有喉癌的 10 140 例住院患者及 12 061 例门诊患者为研究对象,以 40 561 例住院及 48 244 例门诊患者作为对照的。但是瑞典的一项队列研究选择了 66 965 例有胃灼热、食管裂孔疝及食管炎的患者,随访了 376 622 例/年,结果发现没有明确证据证实胃食管反流与喉癌或咽癌之间有相关[39]。

职业暴露/空气污染

尽管职业暴露可能在头颈部鳞状细胞癌发生中仅起到很小的作用,但它是鼻腔区域恶性病变的主要危险因素[40~44]。重要的暴露因素常发生于金属工艺、抛光、木工以及皮革加工工业[40~43]。很多发展中国家的室内空气污染也是一个严重的问题。因为这些区域经常用燃烧生物或化石燃料的室内火炉作为烹饪及取暖的方法。这些暴露因素不仅仅是头颈部鳞状细胞癌的危险因素,它还是鼻窦癌、肺癌、慢性肺病及儿童患病的危险因素。

解剖

口腔

口腔的范围自唇红缘开始,向后延伸包括颊黏膜、舌前部、口底、硬腭、上下颌牙龈(图 17.1)等区域。后界至舌轮廓乳头,舌游离部占据口腔的大部分空间,与口底相延续,牙龈黏膜覆盖上下颌牙槽嵴,并与深方骨膜紧密附着。硬腭形成了口腔的上壁,是由黏膜及深方上颌骨腭突构成。两侧为上颌牙槽嵴,其后方与软腭相连,软腭常归于口咽部。尽管口腔和口咽的分界是人为定义的,但两者的区分非常重要,因为在发病危险因素、疾病发生时个性化的治疗方式以及功能方面,两个区域均有差异。

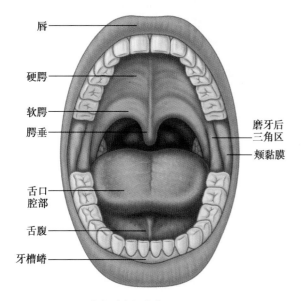

图 17.1 口腔解剖(引自 Guyuron B, Eriksson E, Persing JA, et al. Plastic surgery: Indications and Practice. Philadelphia, PA, Elsevier. 2008.)

咽部

咽部指自颅底至第六颈椎水平的肌肉黏膜管道,它是由咽部缩肌(上、中、下)及其他源自茎突及颅底的肌肉共同支撑形成的(图 17.2)。这些肌肉黏膜管道在前方与口腔连通,在上方与鼻腔相连,在下方与下咽及喉部相连。鼻咽的上界是颅底,是咽部最近颅的部分,包括软腭、腺样体。咽壁上部包含咽鼓管的开口。

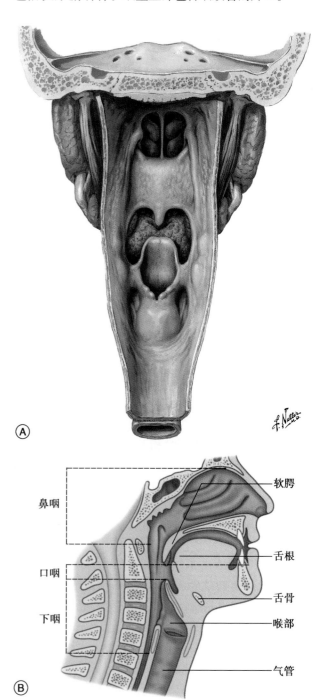

图 17.2 咽(A)后面观。(B)矢状位(Netter 图谱来自 www.netterimage.com copyright Elsevier Inc, All right reserved)

口咽的起始部是舌轮廓乳头,侧方边缘是咽侧壁,上方为软腭,下方为舌骨。口咽与舌后部轮廓乳头相连,包括舌根、咽隐窝、腭垂、扁桃体及扁桃体弓。

口咽按照临床的重要程度分为四部分:①扁桃体区域,占据了咽侧壁的大部分,与舌根、软腭及磨牙后区相连续;②舌根;③软腭;④咽后壁。咽神经丛支配咽部,它源自司感觉的舌咽神经(第Ⅸ对脑神经)及司运动及感觉的迷走神经(第Ⅹ对脑神经)。

下咽分为三个区域:①梨状隐窝;②喉部后表面,环状软骨后区;③下方、后方及侧方咽壁。梨状隐窝指陷入喉部成对的黏膜凹陷,它引导喉部周围的食物进入食管,上部与咽会厌皱襞相连,下部与环状软骨相连。该窦腔在第六颈椎处与食管开口及颈部食管相延续。

喉部

喉部由黏膜覆盖的软骨支架构成(甲状软骨和环状软骨),上方由甲状舌骨膜悬吊于舌骨,与气管相连(图 17.3)。喉部开口与咽部气道和咽部不同,喉部的黏膜多为纤毛柱状上皮,星形鳞状上皮附着于会厌后上部、杓状会厌皱襞及真性声带表面。尽管在上咽部有淋巴组织,但其仅仅散在分布于真性声带和声门区。喉部分为三个解剖区域:声门上、声门及声门下。声门上区域包括会厌、杓状会厌皱襞、杓状软骨的喉侧面、假性声带和喉室。声门处的咽部与气管、支气管有共同的胚胎来源,包括真性声道以及前后联合处的黏膜,其范围自喉室侧方尖端至真性声道边缘下方,朝向环状软骨处约 1cm,此区域极少有淋巴组织。声门下区域上部边缘为声门,下方为环状软骨的下界。声门下区域的淋巴组织丰富,位于两侧。声门下区域的淋巴引流经环甲膜引流至颈部淋巴结。而声门上区域的淋巴引流是经甲状舌骨膜引流的。

鼻及鼻旁窦

鼻及鼻旁窦为上呼吸道消化道的部分区域,前方起自鼻前庭,表面覆盖鳞状上皮,后方至鼻后孔,与鼻咽部相连续。鼻腔起自鼻孔,后至鼻后孔,与鼻咽相连,包括前庭、鼻甲、鼻中隔和鼻后孔(图 17.4)。严格定义上的鼻旁窦恶性病变并不包括鼻咽,但可能侵犯至鼻咽。鼻旁窦包括上颌窦、筛窦、额窦及蝶窦。虽然鼻及鼻旁窦中最常见的恶性病变是鳞状细胞癌,但也可能发生其他特殊的病变,需要对症考虑。

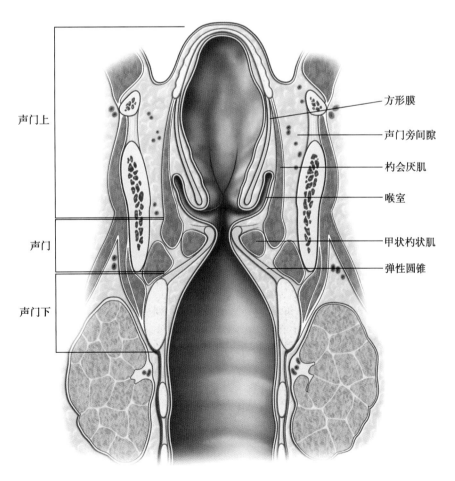

声门上

声门

声门下

方形膜

声门旁间隙

杓会厌肌

喉室

甲状杓状肌

弹性圆锥

图 17.3 喉部及其亚结构的冠状位

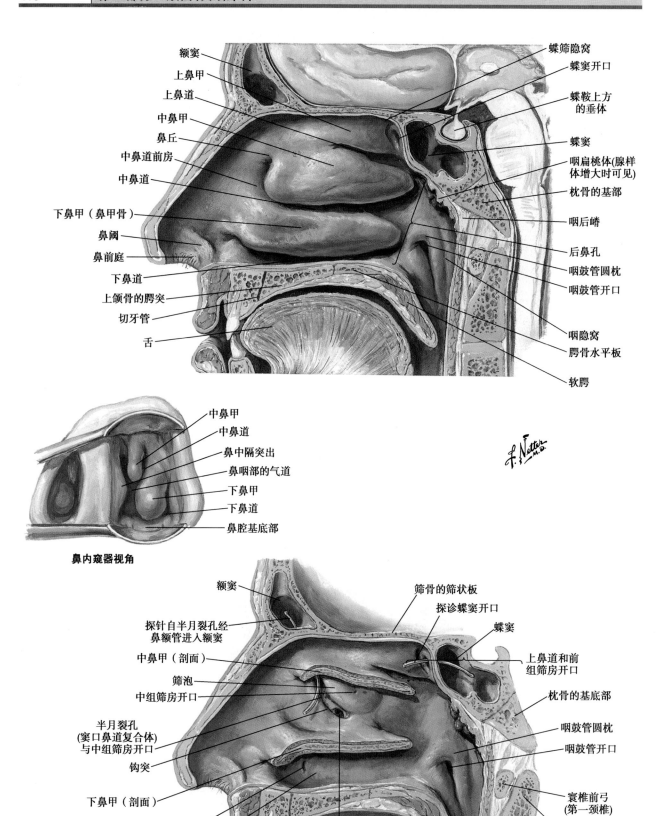

额窦
上鼻甲
上鼻道
中鼻甲
鼻丘
中鼻道前房
中鼻道
下鼻甲（鼻甲骨）
鼻阈
鼻前庭
下鼻道
上颌骨的腭突
切牙管
舌

蝶筛隐窝
蝶窦开口
蝶鞍上方
的垂体
蝶窦
咽扁桃体(腺样
体增大时可见)
枕骨的基部
咽后嵴
后鼻孔
咽鼓管圆枕
咽鼓管开口
咽隐窝
腭骨水平板
软腭

中鼻甲
中鼻道
鼻中隔突出
鼻咽部的气道
下鼻甲
下鼻道
鼻腔基底部

鼻内窥器视角

额窦
探针自半月裂孔经
鼻额管进入额窦
中鼻甲（剖面）
筛泡
中组筛房开口
半月裂孔
(窦口鼻道复合体)
与中组筛房开口
钩突
下鼻甲（剖面）
鼻泪管开口
下鼻道

筛骨的筛状板
探诊蝶窦开口
蝶窦
上鼻道和前
组筛房开口
枕骨的基底部
咽鼓管圆枕
咽鼓管开口
寰椎前弓
(第一颈椎)
枢椎齿突
(第二颈椎)
上颌窦开口

Ⓐ

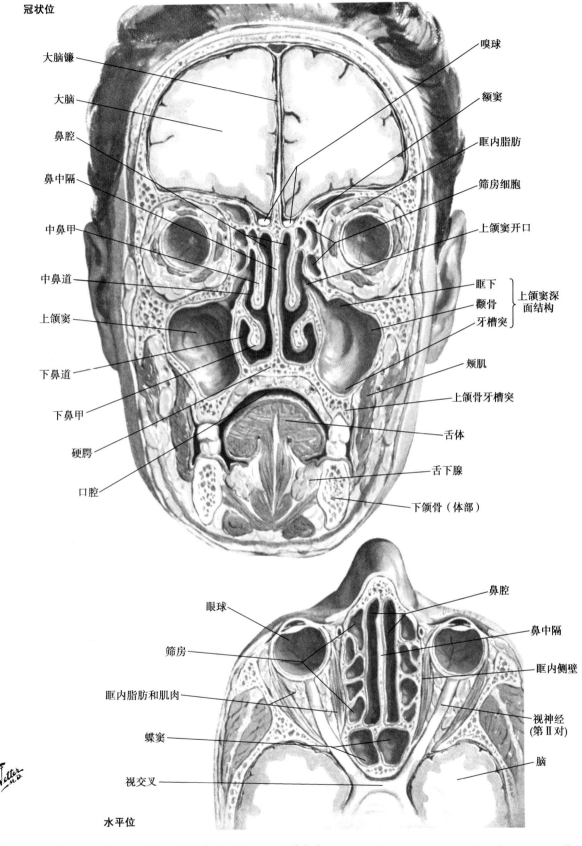

图 17.4　鼻旁窦(A)矢状面。(B)冠状和水平面(Netter 图谱来自于 www.netterimage.com copyright Elsevier Inc，All right reserved)

颈部

　　治疗头颈部鳞状细胞癌的解剖要点必须深入理解颈部的神经血管及淋巴结构。二腹肌、肩胛舌骨肌、胸锁乳突肌及斜方肌可协助将颈部分为特定的解剖区域。头颈部的这些解剖区域及该区域肿瘤的淋巴引流传统上认为是稳定而可预测的。但采用前哨淋巴结活检治疗头颈部鳞状细胞癌时发现这并不可信,目前前哨淋巴结活检在处理头颈部鳞状细胞癌中的价值尚在评议之中[45]。在头颈部有六组大型淋巴结群(双侧成对)[46],但仅有Ⅰ~Ⅴ区在上呼吸道消化道鳞状细胞癌中起主要作用(图17.5)。

　　头颈部黏膜主要区域的初级和次级淋巴引流范围明确。经验认为淋巴引流和相应区域的动脉供血一致。唇、颊及前部牙龈引流至颌下及颏下淋巴结群;颊部及上唇也可引流至腮腺下部及面部淋巴结。后部牙龈及腭部引流至颈内静脉链及咽后侧壁淋巴结群。舌的淋巴引流至颈内静脉、二腹肌下方、肩胛舌骨肌、颌下及颏下淋巴结。中线病变通常向两侧引流,口底病变的引流和舌部类似。咽部上份淋巴引流至颈内静脉链上方的颈上部淋巴结。口咽及扁桃体经咽旁间隙引流入静脉中区,特别是颈内静脉二腹肌淋巴结。咽后淋巴结(Rouviere 淋巴结)及咽侧壁淋巴结如临床可见也可能被病变所侵犯。下咽及喉部区域主要沿其供血方向引流至颈静脉中部的颈深淋巴结(上咽、喉部),或至颈内静脉下方的深部淋巴结及气管旁区域(下咽、喉部)(图17.6)。

　　为临床治疗的目的,颈部的不同淋巴结组有相应的分区,Ⅰ区包括颏下淋巴结(ⅠA)——位于双侧二腹肌前腹及舌骨前方的中线三角区内、颌下淋巴结(ⅠB)——境界为二腹肌及下颌骨体之间。Ⅱ

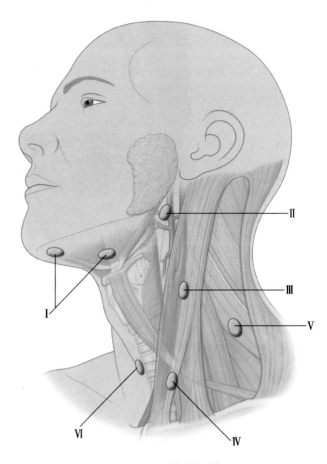

图17.5　颈部淋巴结

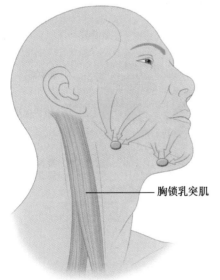

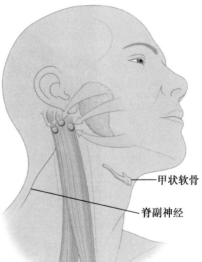

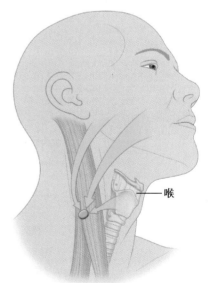

ⅠA区
• 口底,舌前部,下颌前部牙槽嵴,下唇
ⅠB区
• 口腔,鼻腔前部,面中部软组织,颌下腺

ⅡA & ⅡB区
• 口腔,鼻腔,鼻咽,口咽,下咽,喉部,腮腺
口腔和喉部肿瘤高风险转移至ⅡA区,
口咽肿瘤高风险转移至ⅡB区

Ⅲ区
• 口腔,鼻咽,口咽,下咽,喉部

甲状软骨
脊副神经
胸锁乳突肌
喉

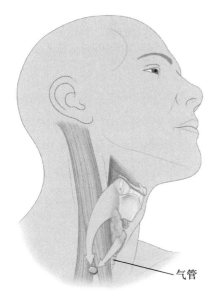
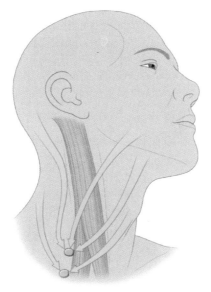
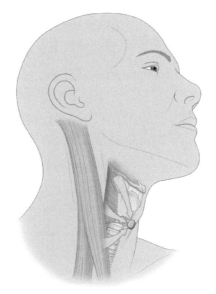

Ⅵ区
· 下咽,甲状腺,颈部食管,喉部

ⅤA&ⅤB区
· 鼻咽,口咽,头皮后部/颈部皮肤

Ⅵ区
· 甲状腺,声门下喉癌,梨
  状隐窝尖部,颈部食管

图 17.6　头颈部淋巴结的引流类型

区淋巴结包括颈内静脉上淋巴结群,位于颈内静脉上 1/3,上至颅底,下至颈总动脉分义点,前后区域的边界是胸锁乳突肌前后缘。Ⅱ区可进一步分为副神经前下方淋巴结(ⅡA)及副神经后上方淋巴结(ⅡB)。Ⅲ区淋巴结包括颈内静脉中 1/3 的淋巴结,上起自颈总动脉分叉点,下至肩胛舌骨肌与颈内静脉交叉处(环状软骨水平),前后边界与Ⅱ区相同。Ⅳ区淋巴结包括颈内静脉下方淋巴结群,上自肩胛舌骨肌,下至锁骨。Ⅴ区指位于颈后的三角区,在二腹肌及颈横动脉附近的淋巴结,其边界后方为斜方肌,前为胸锁乳突肌后缘,下界为锁骨。这一区域可进一步分为ⅤA 和ⅤB,ⅤA 区指环状软骨下缘平面上方淋巴结群,包括沿副神经分布的上方淋巴结链,位于胸锁乳突肌后方。ⅤB 区淋巴结指环状软骨平面下方淋巴结群,包括颈横动脉以及锁骨上方淋巴结群。

患者评估

　　上呼吸道消化道区头颈部癌患者的初始评估包括:了解危险因素、症状、体征、头颈部不同亚区域肿瘤相关的临床检查。除可能的危险因素外,需要关注有潜在头颈癌可能患者的病史以及与其诊断相关的临床症状。所有患者均需询问是否存在吞咽困难、吞咽疼痛、体重下降、声音嘶哑、咽喉痛(特别指局限于特定位置及一侧的疼痛)、耳痛、新发咳嗽、咯血及咽喉部球状感(感觉有异物阻塞喉部)。还应询问患者是否存在下列症状:包括胃食管反流、胃灼热、反酸及反胃。多数咽部癌患者有单侧淋巴结肿大症状,因此

在证实其他诊断前不应排除恶性可能。早期喉癌常表现为声音嘶哑,进展期的喉部肿瘤会导致吞咽困难、吞咽疼痛以及咯血。但咽部癌患者的首发症状可能是单纯颈部肿块,提示已存在颈部淋巴结转移。舌根、咽侧壁及会厌上肿瘤也可引起耳痛。喉上神经的内侧支支配声门上的喉部、邻近咽壁以及舌根的感觉,此区域的疼痛可经 Arnold 神经节放射至颈部,它是迷走神经支配外耳道的分支。舌根及口咽处肿瘤产生疼痛可经舌下神经传导,舌下神经经 Jacobson 神经发出分支至骨膜及中耳,因此疼痛也可放射至耳部。

　　患者也可呈现耳闷、听力丧失、鼻出血、单侧或双侧鼻腔阻塞等症状。这些均指向于鼻腔及鼻咽肿瘤。如果成人主诉单侧听力丧失,耳部检查需要注意观察是否有中耳渗出物,如果存在液体须行鼻咽纤维镜检查,排除是否有阻塞咽鼓管鼻咽开口的肿物。最后,所有主诉颈部肿物的成年患者,在证实其他诊断前均不排除恶性可能。

诊断及治疗

口腔

　　口腔起自于上下唇向后至舌轮廓乳头,该区域易于检查,但也易受阳光和紫外线暴露的影响,从而造成鳞状细胞癌。由于口腔位置表浅,因此易发生放射相关的口腔干燥。早期肿瘤(T_1、T_2)通常采用手术治疗,局部侵袭性病变(T_3、T_4)常选择联合治

疗。唇的癌前病变和小型肿瘤有时可采用放射治疗以及使用外用药物如氟尿嘧啶及咪喹莫特治疗。唇癌的标准治疗方式是手术。唇的恶性病变多为鳞状细胞癌,而唇周皮肤的恶性病变多为基底细胞癌。所有唇癌均需检查颈部,但仅有大型唇部病变才需考虑选择性颈淋巴结清扫的可能性。颈淋巴结清扫通常经围裙或 Visor 切口进行。通常只有晚期病变才需选择颈淋巴结清扫。同时行颈部及唇部手术需考虑相应的重建方案(图 17.7)。唇癌切除同期颈淋巴结清扫会影响重建方式的选择。因为唇癌颈淋巴隐匿转移的风险较低,因而患者可选择长期随访,观察颈部状况。上唇及口角的恶性病变可能引流至腮腺周淋巴结,因此需评估此区域,必要时行腮腺浅叶切除。唇重建方式将在其他章节讨论(第十章)。

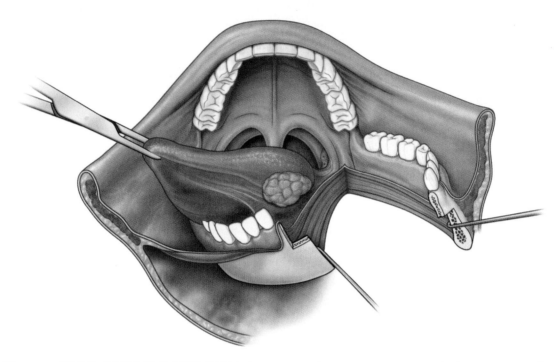

图 17.7　下颌骨劈开入路切除舌后部肿瘤(引自 Guyuron B, Eriksson E, Persing JA, et al. Plastic surgery: Indications and Practice. Philadelphia, PA, Elsevier. 2008.)

所有发生在唇及口腔的肿瘤均可采用 TNM 分期(图 17.8)。口腔癌术后常需要放射治疗,这对术后牙列重建及功能恢复可能造成影响。口腔癌辅助放射治疗的指征包括:边缘不足或阳性边界、神经周围侵犯、多个淋巴结转移、骨及软组织受侵以及 T_3 及 T_4 期肿瘤。

唇癌约占口腔癌的 30%,而游离舌部癌占 25%~50%。由于舌部没有明确的解剖结构限制,因此舌癌倾向于弥漫性、浸润样生长,使得临床难以准确测得其边界。治疗性切除应确保有足够的边缘(至少 1cm)。T_1 及 T_2 病变通常可由水平楔形切除,直接缝合或植皮修复。大于 T_2 期或更大的病变需要行下颌骨劈开以充分显露,利于切除及重建,通常需要游离组织瓣移植(图 17.9)。

口底及牙槽嵴处癌占口腔恶性肿瘤的 30%,其位置邻近牙列及下颌骨。如果癌侵犯骨,它可沿下齿槽神经管生长。磨牙后区及颊部癌由于位置所限,治疗较困难,常需要行下颌骨劈开以获取足够的显露,其术后肿瘤控制率略差。

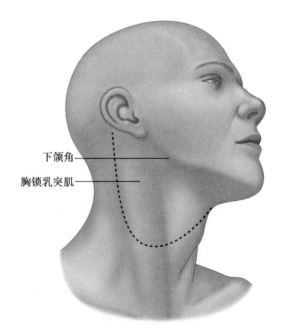

下颌角

胸锁乳突肌

图 17.8　颈淋巴结清扫术的围裙切口(引自 Guyuron B, Eriksson E, Persing JA, et al. Plastic surgery: Indications and Practice. Philadelphia, PA, Elsevier. 2008.)

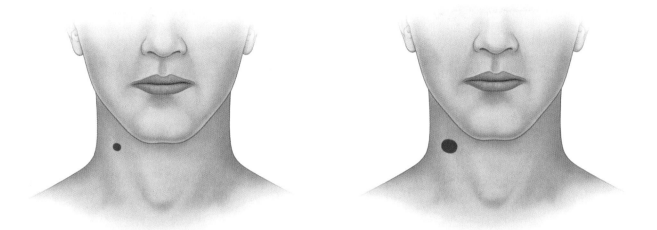

N₁≤3cm,单个,同侧

N₂ₐ>3≤6cm,单个,同侧

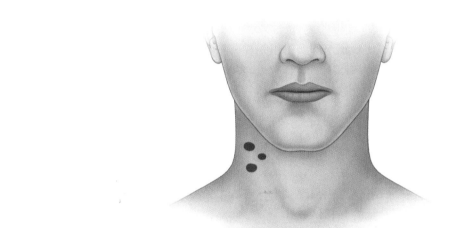

N₂ᵦ≤6cm,多个,同侧

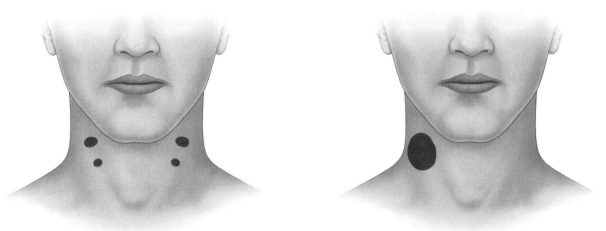

N₂𝒸≤6cm,双侧或对侧

N₃≥6cm

图 17.9 淋巴结状况的确定方式

最后,硬腭部癌较不常见,它常源自小涎腺,将于本章后部分讨论。根据肿物大小的不同,切除可经口内进行或经面部脱套入路或 Weber-Ferguson 入路进行。切除后常需要进行硬腭重建(保证语言、饮食以及隔离鼻口腔),鼻腔衬垫和眶底重建。由于隐匿性淋巴结转移较高,手术切除应同时行选择性颈淋巴结清扫,如有明确淋巴病变则应行治疗性颈淋巴结清扫。

口咽部

口咽包括舌根、咽门弓、扁桃体窝、咽后壁及咽侧壁。咽门弓包括咽腭弓、软腭及腭垂。口咽上方是软腭平面,下方是舌骨平面。前界是由舌根轮廓乳头、侧方为舌腭弓、上方为软硬腭之间边界。口咽癌的临床分期方式与口腔癌类似。尽管在口咽任何部位都可能发生肿瘤,但其最好发于腭弓,也包括扁桃体窝及舌根。传统的口咽癌患者多为 60~70 岁,有长期吸烟病史。但现疾病分布由于 HPV 相关的口咽癌增加而有所改变。最常见的症状是病因不明的颈部肿块,伴发慢性吞咽疼痛(常为单侧)及放射性耳痛。声音改变、吞咽困难及张口受限是晚期表现。区域性淋巴结转移非常常见,它与肿瘤浸润深度及大小有关。通常第一站侵犯上颈部淋巴结群,但是个别情况下也可直接侵犯至颈下部淋巴结。对于软腭癌、舌根癌以及中线处咽壁癌而言,也可能出现双侧淋巴结转移。咽后淋巴结也是常见的转移区域,在制订治疗计划时应予以考虑。

分期

美国癌症联合协会原发口咽肿瘤分期系统如下:

T_{is}:原位癌

T_1:最大直径 ≤2cm 的肿瘤

T_2:>2cm,<4cm

T_3:>4cm

T_4:侵犯骨、舌神经及皮肤

淋巴分期:

N_0:无临床可见的淋巴结

N_1:单侧单一淋巴结,直径 ≤3cm

N_{2a}:单侧单一淋巴结,直径 >3cm 但 <6cm

N_{2b}:多发单侧淋巴结,≤6cm

N_{2c}:双侧或对侧淋巴结,≤6cm

N_3:一个或多个淋巴结,直径 >6cm

美国癌症联合协会分期系统(TNM 系统)如下,可用于所有头颈部原发肿瘤。

一期:$T_1N_0M_0$

二期:$T_2N_0M_0$

三期:$T_3N_0M_0$ 或 $T_1/T_2/T_3N_1M_0$

四期:任何 T_4 或 N_2 或 N_3 或 M_1 病变

扁桃体

早期扁桃体肿瘤(Ⅰ期或Ⅱ期)首选放射治疗。经口腔扩大切除局部小型表浅病变,局部有效,但没有考虑其高潜在性隐匿淋巴结转移的风险,因此如果选择手术作为首选治疗方案,应行颈淋巴结清扫术。手术及原发区域放射治疗对于小型肿瘤的区域控制率类相近,很多患者需要追加术后放射治疗[47]。经口腔机器人辅助手术目前已用于口咽部的个别肿瘤,特别是扁桃体区域肿瘤。进展性癌的手术治疗需要扩大切除咽壁及下颌骨[48,49],行游离组织瓣移植及术后放射治疗。较激进治疗术后功能较差,多数需要鼻胃管提供营养,气管切开保证肺部洁净,因此目前更倾向于选择非手术治疗,采用联合放射治疗和化学治疗扁桃体癌。但是,放射治疗尽管短期并发症较少,但其长期影响,特别是进展性放射相关性纤维化,可以影响伤口愈合,造成长期吞咽困难、声音嘶哑、疼痛、口干,同时放射治疗也会使二次挽救性手术及重建手术极具困难。

Ⅲ期和Ⅳ期肿瘤更适合采用联合治疗,但少量Ⅳ期肿瘤最好的治疗方式是保存器官的联合放射治疗和化学治疗。与全舌切除类似,需行永久鼻胃管及气管切开。

手术切除的指导原则是保证足够边界,整体切除。与其他头颈部位置相同,口咽癌切除需保证1cm 的黏膜及深部组织边界,如肿瘤位置靠近重要解剖结构如下颌骨、椎前筋膜、颅底及喉部时,切除范围常难以达到。小型病损可以经口腔切除,但大型或后部病损经常需要行侧方咽切开术,穿舌骨或舌骨上咽切开术和下颌骨劈开入路,联合/不联合正中舌劈开以显露足够范围。可以选择下颌骨切除入路,但这可能造成功能及美学障碍。另外,如无肿瘤原因切除下颌骨缺乏根据。这些方式多数需要行暂时性气管切开术,因为术后肿胀有导致气管阻塞的风险。同时,暂时性气管切开术可更好地保证肺部清洁、保证气道安全、防止术后出血。一旦患者可以自行维持气道及肺部清洁则可拔管。

舌根

舌根癌比扁桃体癌治疗更困难。此肿瘤通常无症状,多数患者就诊时常已属晚期。常见局域淋巴结转移。其治疗并发症较多,术后生存率差。因为全舌切除术后功能受损明显,而舌根处即使小型病变也需全舌切除,因此多数肿瘤目前选择根治性放射治疗联合/不联合化学治疗。然而随着微创手术方法的发展,特别是机器人辅助手术的发展,该区域手术切除变得更为方便。因为舌根处淋巴组织丰富,75%的患者就诊时已处于 III 期或 IV 期,即使患 T_1、T_2 小型肿瘤的患者也常见发生多区域双侧甚至对侧淋巴结转移。淋巴结受累率为60%。总体 5 年生存率为 11%～45%[50,51],N0 患者 5 年生存率为60%,而 N_1 患者少于 30%[50~53]。未能及时诊断是治疗预后较差的原因[54]。多个临床研究的回顾性分析发现,HPV 阳性患者经联合放射治疗和化学治疗 5 年生存为75%～80%。因此有必要进行针对 HPV 阳性患者的前瞻性研究,因为这些患者更适合于低强度、微创的手术治疗方式。在多数研究中放射治疗后局部复发较为常见[50,53,55]。而局部复发后挽救性手术率较差。对于早期表浅原发的舌根癌(T_1),手术治疗和放射治疗可获得类似效果。多数情况下原发肿瘤常处于进展期,需经颈部切口,下颌切开入路或咽侧壁入路切除。咽侧切开入路原用于显露口咽侧壁及后壁、下咽部,也可用于显露舌根及声门上喉部。一般来讲,大型肿瘤需经下颌骨切开入路。近年来,经口腔机器人辅助手术使得很多此类肿瘤得以切除,且并发症较少,其结果与激进的开放入路类似[56]。口咽病变侵袭性强,通常需要选择性或改良颈淋巴结清扫。颈清需在局部根治性手术前进行。因为颈部转移率高,患者通常需要行颈部术后放射治疗。此种处理的局部肿瘤控制率优于单纯放射治疗[50,53],但如存在临床可见阳性淋巴结,区域控制率较差。

选择性颈淋巴结清扫术也是重要的肿瘤分期手段,为辅助放射治疗提供依据,目前尚无明确前瞻性随机对照临床资料比较单纯手术与手术联合术前/术后放射治疗的效果。对于 T_4 或更晚期肿瘤的患者预后通常更差。即使没有喉部侵犯,传统上全舌切除术的同时也应行全喉切除术以减小术后呼吸道并发症的风险。尽管如此,单独行全舌切除术对部分患者中也有效,但术后严重影响语言、吞咽及味觉功能,极大地降低了患者的生活质量。

软腭及咽壁

发生在软腭及咽壁的癌比其他口咽部癌更为少见,软腭癌可以发生在软腭前壁,较表浅。后壁肿瘤通常较表浅,体积较小,小于发生在口咽部其他位置同等分期的病变。进展性病变浸润较深,常侵犯椎前筋膜、颞下窝及颅底,可伴发广泛黏膜下弥漫性病变。可有临床跳跃区。这些患者常主诉为颅底疼痛及颈部僵硬,多数患者首选以放射治疗为基础的治疗方案,即使 T_3 以上原发肿瘤也应如此[57]。多数软腭肿瘤切除后常伴发严重功能障碍,小型淋巴结肿瘤阳性可通过原发肿瘤及颈部的根治性放射治疗取得较好的疗效。如颈部病变在完成颈部外照射治疗后仍存在,则可进行颈淋巴结清扫。咽侧壁癌及腭癌、扩展至扁桃腺以及有进展性区域转移的病变,如没有广泛侵及下颌骨则首选放射治疗和化学治疗联合治疗。软腭癌和咽弓癌总体 5 年生存率为60%～70%,其中 T_1～T_2 病变的总体 5 年生存率为80%～90%,三期至四期病变的总体 5 年生存率为30%～60%[58],局部区域复发是最常见的失败原因[59]。

下咽部

下咽部包括梨状隐窝、环状软骨后区域以及下咽后壁及侧壁。喉部位于下咽前方,下咽包绕于喉后部。下咽部是头颈部鳞状细胞癌最致命的区域之一。绝大多数患者主诉为吞咽困难以及偶发的耳痛,疼痛源自第 IX 对脑神经的鼓索分支。

分期

T_1:局限于原发部位

T_2:扩散至邻近部位或区域,无声带固定

T_3:同侧声带固定

T_4:大面积肿瘤侵犯至骨或颈部软组织

淋巴分期

N_0:无临床可见淋巴结

N_1:单个同侧淋巴结,直径≤3cm

N_{2a}:单个同侧淋巴结,>3cm 但<6cm

N_{2b}:多个同侧淋巴结,均≤6cm

N_{2c}:双侧或对侧淋巴结,≤6cm

N_3:一个或多个>6cm 的淋巴结

在诊断时 70%～80% 的患者已有临床可见的淋巴结转移[60~62],提示均属于晚期病例。双侧或对

侧淋巴结转移发生于 10%～20% 的患者，其中多为肿瘤过中线的患者。原发肿瘤侵犯超过下咽区域很常见[63,64]，肿瘤生长较快可扩展至黏膜下侵犯口咽及食管，多数（大于 75%）的下咽癌源自梨状隐窝。它易于向周围组织扩散，例如喉部、甲状腺、甲状软骨及环状软骨。因为下咽解剖位置及肿瘤生长方式的特点，且下咽部邻近喉部，所以手术治疗通常选用全咽喉切除术[65]。侵犯至食管的病变必须行颈部食管切除术，其余的下咽恶性病变好发位置为咽后壁 20%，环状软骨后间隙 5%。

诊断时发生远处转移较少见，但进展期下咽癌是所有上呼吸道消化道癌中远处转移率最高的。通常手术需要行全喉切除术，对 T_1 或 T_2 患者可行放射治疗，而 T_3 病变应联合化学治疗[66]。多项回顾性研究均证实，单独采用放射治疗的生存率及局部控制率均低于手术或手术联合放射治疗[61,63,64,67～69]。小型局限性的梨状隐窝病变可以通过放射治疗或部分咽喉切除术完成，这仅会造成下咽部的部分缺损。全咽喉切除术将会影响整个消化道的连续性。重建方式通常选择皮肤筋膜瓣覆盖部分缺损，小肠瓣重建全缺损。但对于多数进展期患者，切除后需追加辅助性放射治疗。切除方式包括部分咽切除术、咽喉切除术及全咽切除术联合颈淋巴结清扫术。术后功能较差，尽管采用游离组织瓣可以改善术后效果，但其仍然存在缺乏感觉及吞咽困难的问题。

源自于下咽及环状软骨后黏膜的肿瘤常易扩散侵犯食管。远端黏膜下肿瘤侵犯进入食管常范围广泛，需要行部分及全食管切除。选择胃移位（食管上移）、空肠游离瓣或管状皮肤筋膜瓣（大腿前外侧或桡侧前臂皮瓣）重建是目前常用的方法[70～73]。术前或术后联合放射治疗能显著增加局部及区域控制率，但其生存率与单独手术比较并无显著增加，这是由于该疾病远处转移率很高所导致。目前术后放射治疗较术前更常用，因为其局部复发率低，并发症少，在术中更易于识别肿瘤边界[60,67,68]。有淋巴结转移、淋巴结被膜外侵犯、原发肿瘤侵及颈部软组织均是预后不佳的指征，也是术后联合应用放射治疗和化学治疗的指征。局部区域复发是该疾病引起死亡的主要原因[74,75]，总体 5 年生存率咽后壁癌为 10%～30%[76～80]，梨状隐窝癌为 20%～40%[60,61,63,67,69,75]。就诊时远处转移不常见，但多出现在初始治疗后 2～4 年，其发生率与局域淋巴结侵犯范围相关[61,81]。远处转移发生率为 20%～50%[61,75]，其随淋巴结侵犯

范围而增加。

喉部

喉部依据胚胎来源不同分为三个不同的解剖亚区域，它们有不同的血管来源、淋巴引流，在局部转移、淋巴结转移和局部控制率上均有不同。喉部前界包括舌骨上会厌、甲状舌骨膜、甲状软骨内侧软骨膜、环甲膜、环状软骨前部。会厌前区域对于声门上肿瘤分期很重要，其前方是甲状舌骨膜，后方为会厌，上部为舌骨会厌韧带。声门包括真性声带前后联合部，声门区域的上界平面是真性声带的上表面，形成了喉室的下壁，其下界人为分界为声带下方 0.5cm 的平面。声门上区域范围自会厌尖部至喉室底部，包括会厌、杓会厌皱襞、楔状骨、小角软骨、杓状软骨、假性声带、会厌前间隙；声门下区域起自真性声带下方 1cm 至环状软骨下边缘。下方为气管，气管处罕见发生原发肿瘤，但大型喉部肿瘤向下侵犯可累及气管。

声门上癌的分期是基于癌症所累及声门上区域亚结构的范围，这些结构包括假性声带、杓状软骨、会厌的舌侧及咽侧表面及杓会厌皱襞。会厌进一步可分为舌骨上区和舌骨下区，舌骨上区会厌肿瘤预后好于舌骨下区，但肿瘤侵犯杓会厌皱襞累及梨状隐窝时除外。其原因在于舌骨下区会厌的淋巴结网络丰富。早期肿瘤（T_1 及 T_2）可累及一个或多个亚解剖区域，但声带运动正常。引起杓状软骨固定、累及环状软骨后区、梨状隐窝内侧壁以及会厌前间隙的肿瘤为 T_3 期。超过喉部侵及甲状软骨的为 T_4 期。

声门上肿瘤分期如下：

T_1：局限于原发部位，声带功能正常。

T_2：侵及周围组织，无声带固定。

T_3，局限于喉部内，但扩展至下咽（梨状隐窝内侧壁或环状软骨后间隙）或会厌前间隙和（或）声带固定。

T_4，肿瘤扩展穿过喉部累及甲状软骨、颈部软组织或口咽部（舌根）。

声门癌的分期也取决于功能及解剖特点。局限于真性声带的癌为 T_1（T_{1a}：一侧声带受累；T_{1b}：双侧声带受累）。侵犯至周围组织导致声带功能受限称为 T_2，声带功能受损原因在于声门周围疾病侵犯肌肉及其他组织，如有杓状软骨固定及声带无法运动则病变为 T_3。肿瘤侵犯软骨及扩展至喉外侧为 T_4。

声门癌肿瘤分期如下：

T_1：局限于一侧或双侧声带，运动正常。

T_2：肿瘤侵犯声门上或声门下，和（或）声带功能受损。

T_3：一侧或双侧声带固定，但肿瘤局限在喉部内。

T_4：肿瘤侵犯甲状软骨或侵犯至喉部以外。

真性声门下癌仅局限于声门下区域（T_1），或自声门下区域至真性声带（T_2），此为早期病变。但多数病例早期无症状，诊断时已属晚期。声带固定（T_3），软骨侵犯或肿瘤侵犯至喉部以外（T_4）通常预后较差。

声门下癌肿瘤分期如下：

T_1：局限于声门下。

T_2：扩展至声带区，功能正常或有影响。

T_3：局限与喉部以内声带固定。

T_4：肿瘤较大侵及软骨，扩展至喉部以外。

真性声带是分隔喉内、声门上、声门下淋巴转移的边界。这一解剖边界可以为肿瘤侵犯所破坏，例如：肿瘤累及前后联合，一些深部侵袭的肿瘤可向垂直向扩展穿过真性及假性声带（穿声门癌）。通常甲状软骨的内侧软骨膜起到阻碍肿瘤扩散的作用，但是侵及前部联合以及穿声门侵犯的肿瘤通常伴发侵犯甲状软骨（40%～60%）[82,83]。初始诊断时声门上癌较声门癌更具进展性，因为它们通常不会表现声音嘶哑的症状。一般早期声门上癌的症状是咽喉痛、吞咽困难、耳周放射痛，颈部肿块提示区域转移。呼吸道受阻是声门下癌的早期症状。

声门癌较头颈部其他区域癌更易早期诊断。原因在于其早期症状明显，常表现为声音嘶哑，因此其治愈率常高于其他区域。早期声门上癌可采用放射治疗，经口腔内镜入路或开放手术。放射治疗对于小型表浅病变、无软骨侵犯的病变有最佳效果，开放手术的方式为水平声门上喉切除术，其对于 T_1、T_2 以及部分 T_3 肿瘤有很好的疗效。早期声门下癌十分罕见，治疗方法和早期声门癌及声门上癌类似，总体上早期喉癌（T_1 和 T_2）常累及声门，占喉癌的 60%。早期声门癌预后较好，T_1 病变 5 年生存率为 90%，T_1 肿瘤的治疗方式包括经口腔由激光切除，以及部分喉切除术。开放的水平部分喉切除术多用于 T_2 肿瘤、放射治疗后失败病例及局部局限性复发病例。另一可选的手术方法是环状软骨上喉次全切除术。保守性的喉部手术方法，如半喉切除术和声门上喉切除术，必要时可以使用，以保留语言及吞咽功能，避免长期气管切开。无论何时，多学科协作治疗（包括外科医师、肿瘤内科医师、肿瘤放射治疗医师，同时考虑病理学、放射学、语音病理学、口腔义齿修复等因素）是治疗复杂头颈部癌患者的标准方式，特定治疗的进一步细节取决于其亚位点。

进展性喉癌（T_3，T_4）的治疗方法在历史上主要为手术联合/不联合放射治疗。前瞻性随机研究明确证实，放射治疗、化学治疗（挽救性手术）对于 T_3 期喉癌的远期生存率与手术联合/不联合放射治疗一致。约 60% 患者可保留喉部结构，大大地改善了患者的生活质量[66,84]。随机保留喉部组的患者术后语言沟通能力大于对照组，而吞咽功能两者未见明显差别[85]。对于 T_4 期肿瘤，局部控制率较差。现有标准治疗方式认为对于此类患者应选择保留喉部的保守治疗方式，因此推断患者诊断时功能较差则采用保守治疗后喉部功能仍然较差是错误的。基于之前吞咽的研究结果，呼吸功能正常的患者应强力推荐采用一期手术治疗。很多喉部癌手术治疗都需要进行器官造口术。这一区域有时是肿瘤易好发的区域，常和气管旁淋巴结转移有关。因此，对于 T_4 期声门癌须行双侧气管旁淋巴结清扫，如果病理证实此区域有淋巴结受侵，则应追加术后放射治疗。一旦发生器官造口处复发，再行挽救性手术预后很不乐观。

声门上癌

针对声门上癌选择治疗方法的考虑因素包括肿瘤位置、是否有声带固定、会厌前侵犯范围等。如肿瘤局限于舌骨上区会厌范围则适用于放射治疗，放射区域应包括可能存在淋巴转移风险的颈部区域。放射治疗也适合于早期肿瘤。声门上肿瘤单独采用放射治疗的局部控制率在 94%～98%，生存率为 50%～89%。舌骨上会厌区域小型肿瘤也适用于内镜引导下激光会厌切除术。累及声门上前部至杓状软骨的病变应选择声门上喉切除术（图 17.10）。侵及双侧杓状软骨扩展超过双侧梨状隐窝尖部的病变需要选择全喉切除术。同时切除双侧杓状软骨会影响呼吸。如果病变向上侵及会厌前间隙、咽隐窝及舌根，侵犯区域需要同时切除，如果声门上病变包括一侧杓状软骨被侵犯，适合采用扩大的声门上喉切除术。所有接受声门上喉切除术的患者术后均有呼吸问题，但症状可随时间而改善。如果切除范围扩大至舌根，问题将更加严重。累及杓状会厌皱襞、梨状隐窝及舌骨下会厌的肿瘤更具有侵袭性、浸润较深，常常也会累及会厌前间隙。单独采用放射治疗局部复发率高,需要行挽救性手术,其效果不及一期手术。对于患有此类肿瘤的患者,追加系统性联合放射治疗和化学治疗对预后有积极作用。

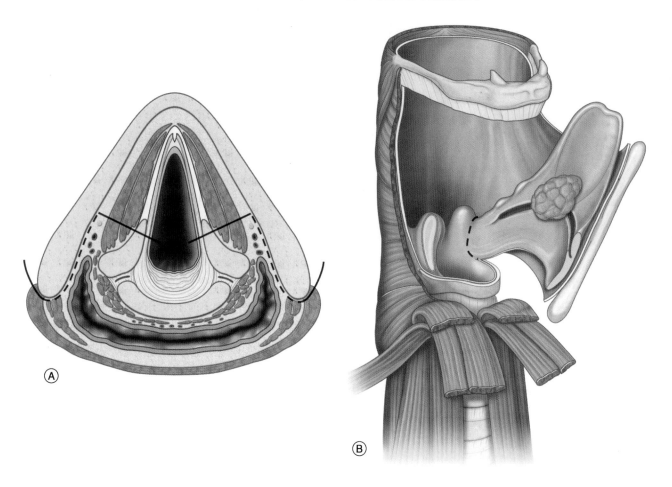

图 17.10 　斜前方及矢状位下的环状软骨上喉切除术

癌扩展至声门前提示预后较差。但如选择声门上水平喉切除术治疗可取得较好的效果,能够保留发音功能,但需要长期负压吸引。声门周围肿瘤难以处理,需要仔细进行评估,因为声门上喉切除术的下界位于喉室的最下边缘、真性声带上方,因此可能造成切除范围不足。声门旁间隙的边界内侧为真性和假性声带,外侧为甲状软骨。甲状杓状肌位于此间隙内,位于真性声带的韧带深面。在喉室及声带深方是声门旁脂肪,发生于声门旁间隙的肿瘤可通过侵犯甲状杓状肌、声带黏膜及杓状软骨影响声带运动。

对于 T_2 以上的肿瘤,颈淋巴结转移的风险至少为 20%。对于临床阴性的颈部也应进行手术或放射治疗。手术应切除双侧高潜在转移风险的原发淋巴结群(Ⅱ~Ⅳ区)。对 T_1 及 T_2 病变,如行选择性颈淋巴结清扫术,多数学者认为总体治愈率为 68%~73%[63,86,87],明确的 3 年生存率为 80%~85%[86~88]。声门上癌可获得较好的局部控制率,但其生存率受到第二原发癌及并发疾病的影响。放射治疗治愈率为 73%~75%[89~92],如追加挽救性手术治疗则可上升至 80%~85%[93~95]。多数复发发生在颈部。行挽救性手术时,65%~70% 的患者可成功保存语言功能[93,96]。声门上癌的 5 年以上生存率为 40%~50%[95,97],10% 的患者发生局部复发,10%~20% 的患者发生区域淋巴结复发。远处转移率为 11%~18%[95,98,99]。四期患者转移率为 30%[100]。第二原发肿瘤(20%~55%)是死亡的主要原因[91],而复发病例占死亡病例的 20%[99~101]。

声门及声门下癌

声门肿瘤患者经常有声音嘶哑症状,晚期症状包括咽喉痛、吞咽困难、咯血、吞咽痛。早期病变可以选择放射治疗或手术,进展性病变可选择单独手术治疗。手术方式取决于浸润深度以及颈部淋巴结状况。声门癌的治疗选择主要受到声带功能的影响,尽可能地保存声带的功能状态是治疗的关键因素。小型肿瘤($T_1 \sim T_2$),声带运动正常,单独放射治疗能够获得理想的局部控制率,尽管放射治疗后声带功能实际会有下降(T_1:85% ~95%,T_2:65% ~ 75%),其总体生存率与手术治疗类似[102~105]。根治性放射治疗后的局部复发可通过挽救性手术处理,侵及杓状软骨和前联合的肿瘤更易发生复发。放射治疗后声门癌较声门上癌更易复发[106],治疗需要行全喉切除术。不幸的是,全喉切除术牺牲了自主语言功能。环状软骨上喉切除术后是声门上癌的另一治疗选择。声门下癌是喉部鳞状细胞癌中较少见的一种类型,它发生气管旁转移、局部复发和死亡的风险极高[107~109]。除早期浅表病例外,手术是最佳治疗方法[107~109]。虽然术后喉部仍存在正常解剖特征,但临时术后喉重建可获得更理想的功能效果。选择气管食管穿刺(TEPs)联合高强度恢复训练可显著改善喉切除术后患者的功能,术后 2 周内即可出现喉部发音。在挽救性手术后,应于术后 3 个月以上再行 TEP 手术,以保证术区组织恢复良好。如早期行 TEP 则会引起局部瘘管,形成影响创口愈合。

　　放射治疗患者的生存数据与手术治疗的局部控制率类似,这反映了挽救性手术的效果。早期声门癌患者极少死于此疾病。T_1 肿瘤无论手术或放射治疗,5 年生存率均为 85% ~95%,T_2 病变的生存率为 75% ~85%,一旦发生声带功能受损[110]或有穿声门扩散[111],则生存率下降 10% ~15%(局部控制率下降 20% ~25%)。侵犯肌肉影响运动功能的病变,其生物学行为类似于 T_3 期肿瘤,单独采用放射治疗预后较差[101,102,112~114]。穿声门癌和侵犯至声门下区的肿瘤局部转移率较高,常选择全喉切除术以达到更好的治疗效果(图 17.11)。对于患有进展性病变的部分患者,选择扩大的声门上喉切除术或环状软骨上部分喉切除术能够有效地挽救患者,同时避免永久气管造口[115,116]。采用这些方式的语言功能较差,常需气管切开。T_3 期声门癌的治疗传统上包括全喉切除术,联合/不联合术后放射治疗。但在部分病例中,T_3 及 T_4 肿瘤单独使用放射治疗可有 70% ~80% 的效果[117]。这一效果可以通过追加系统性应用铂类药物而增强。尽管如此,已有局部转移的患者总体预后较差,颈部复发是单独手术治疗后的主要问题。另外,在一期手术时,推荐同时进行

改良或选择性颈淋巴结清扫,以利于肿瘤分期。追加辅助放射治疗,可提高局部肿瘤控制率[106]。对于没有淋巴结转移的患者,单独手术可以治愈 50% ~ 80%[91,113,118~120]。但一旦发生转移该数字可下降至 40% 以下[113,121,122]。

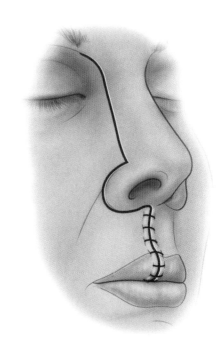

图 17.11　侧方开放鼻切开术或 Weber-Ferguson 入路

　　累及声门及声门上区的癌(穿声门)通常属于晚期,有较高的(30% ~50%)局部转移率[111,123]。总体生存率为 50% ~55%[112,121,124]. 其中 60% ~ 70% 的患者可以保存喉部[111,112,121]。

鼻及鼻旁窦

　　鼻腔及鼻旁窦中鳞状细胞癌是最常见的组织类型,但它在不同组织病变中不足 50%,占上呼吸道消化道恶性病变中的极小部分。整体来讲,此类恶性病变占每年诊断出所有癌症中的 0.2% ~0.8%,占上呼吸道癌的 3%。其文献报告的发病率(0.3 ~ 1)/100 000[125~127]。此类癌症最易发生于 50 岁以后,与吸烟及工业粉尘环境暴露有关。实际也可发生于任何年龄。对于儿童,鼻及鼻旁窦癌很少见,偶见该区域的肉瘤例如横纹肌肉瘤[128,129]。在鼻旁窦区三种最常见的恶性病变是鳞状细胞癌、腺癌和腺样囊性癌,但其他类型恶性肿瘤也可发生于此区域。包括鼻腔未分化癌、神经内分泌癌、鼻腔神经胶质瘤(通常也成为嗅神经母细胞瘤)。

早期症状通常为单侧鼻腔阻塞、鼻漏、上颌窦炎、鼻出血和偶发的牙齿问题,例如牙齿疼痛、麻木和松动。晚期症状包括脑神经受侵、眼球突出、面部疼痛肿胀、腭部溃疡穿通以及开口受限。这些症状均提示肿瘤已处于晚期。早期诊断的难点在于诊断恶性的可疑度较低,需要使用内镜或纤维镜对整个鼻腔进行检查以排除良性病变如鼻息肉、无症状的急性及慢性鼻窦炎等,一旦发现肿物应行组织学活检。另外,病变可能造成出血,特别是神经内分泌癌、恶性黑色素瘤、鼻腔神经胶质瘤,它们出现鼻腔出血的可能性较高。取活检时应避免暴露未累及的结构,因此活检术不可选择 Caldwell-Luc 入路、鼻中隔入路或进入未累及的鼻窦内。在评估鼻窦病变的患者时,影像学起到了重要的作用,不仅可用于诊断还可用于病变分期,同时还可辅助手术设计。CT 及 MRI 检查在评估鼻窦肿瘤时起了互补的作用[125,130],鼻旁窦癌症分期可由影像学确定[126,128,131],需特别注意 Ohngren 线或恶性平面。这一平面指从内眦至同侧下颌角所作的理想连线,穿过眶下孔。位于此线上方肿瘤预后较差,而位于此线下方肿瘤相对预后好。

最常见的鼻窦肿瘤是良性过敏性鼻腔息肉,其次是内翻性乳头状瘤。后者是非感染性病变的主要部分,通常认为内翻性乳头状瘤源自鳞状或复层黏膜上皮。尽管内翻性乳头状瘤是良性的,其局部表现有很强的侵袭性,造成重要组织损伤,侵犯眶,引起复视及严重的畸形,另外,这和恶性病变中15%的病例相关。由于其有侵袭性的特点及恶变风险,因此所有内翻性乳头状瘤均需选择即刻完整切除,尽管完整切除后此类肿瘤可局部复发(9%)或恶性变。手术入路包括:①开放穿面部;②面中部脱套—龈颊沟切口;③内镜。手术切除方式包括:①上颌骨中部切除术;②上颌骨低位切除术;③全上颌骨切除术,联合/不联合眶内容物剜除术;④颅面部切除术。采用鼻侧方切口入路,沿鼻一侧切开,延伸至内眦,可进入鼻前庭,很好地显露鼻腔(图 17.11)。越来越多的鼻旁窦癌可采用内镜入路治疗。采用角度内镜可提供极佳的视野,可采用高速钻针去骨,采用微型清创器切除软组织,同时也可联合术中导航,但是该入路需操作者熟悉内镜操作技术及有丰富经验,才可在必要时将开放手术转化为内镜手术。其局限性在于不能修复大型缺损,不可进入眶周。需要有经验的手术助手来辅助共同操作。

传统来说,除个别意外情况,手术联合术后放射治疗适合于多数肿瘤。尽管对于特定组织类型的小型肿瘤效果较好,这一方法对于进展期肿瘤控制较差。这是因为这些肿瘤通常涉及侵犯眶、颅底以及面部软组织。传统方法的缺点促进了新方法的产生,其中化学治疗、放射治疗也在治疗鼻窦恶性肿物中起了重要的作用。可作为术前及术后辅助治疗,也可在个别病例中作为根治性治疗的手段,适合小型 T_1 及 T_2 病损。特别适合于局限在鼻前庭及前部鼻腔的病损[132]。手术联合术后放射治疗仍是进展期鼻窦肿物的标准治疗方式。鼻窦未分化癌、神经内分泌癌、鼻腔神经胶质瘤代表了一系列的肿瘤,其区别在于神经内分泌的不同,而单靠组织学很难鉴别,常需采用免疫组化以正确诊断这些病变。它们还可与其他肿瘤混淆,例如鼻窦恶性黑色素瘤、横纹肌肉瘤、原发神经外胚瘤或淋巴瘤。鼻窦未分化癌是一种罕见但致命的疾病,发生在高龄患者,诊断时多属晚期。传统的治疗方法是手术联合术后放射治疗,但长期控制率较差。这些肿瘤可能对化学治疗敏感,可选择诱导化学治疗来鉴别患者是否适合选择联合放化学治疗作为根治的手段[53,133~135]。非手术治疗失败后挽救性手术通常预后较差,但传统的手术联合术后放射治疗局部控制率较低,因此多数学者支持进行放射治疗联合化学治疗的研究。神经内分泌癌传统也采用手术联合术后放射治疗,但文献研究似乎倾向于其治疗方式应与全身其他部位的神经内分泌癌相同,例如肺小细胞癌[136~138]。最后,鼻腔神经胶质瘤或嗅神经母细胞瘤是发生在鼻窦腔内的罕见肿瘤,源自筛板的嗅神经纤维。在疾病发展的早期即可侵犯前颅底,最终损伤脑实质[128]。患者通常表现为鼻腔阻塞和鼻出血。化学治疗可用于颅内广泛侵犯及眶腔内受侵的患者,避免进行局部扩大切除。在诱导阶段,化学治疗可发挥其细胞减少特性,使手术切除更完整[139]。手术联合术后放射治疗仍是标准治疗手段。

术后护理

头颈部癌患者治疗后的术后护理方式是根据其肿瘤位置及类型所决定的,术后需重点关注气道、伤口护理及家庭护理。头颈癌患者术后通常血流动力学稳定,很少出现不良反应。接受简单口内肿物切除及颈清的患者可以转送至手术病房,采用常规护理监测。对于接受了大范围扩大切除的,需要气管切开及手术重建的患者,则应进行及时和细致的观察。应专注观察有无气道阻塞,关注游离组织瓣血管蒂以及局部是否存在血肿。如果这些情况都得到控制就不需长期在 ICU 中观察。

对于头颈部癌患者,术后即刻很难自行处理口内分泌物,因此需要有经验的护士辅助进行肺部清洁。定时进行安全、无菌的吸引,对于口腔及气道都非常重要。但如缝合切口延伸至口腔后部,在吸引操作时必须小心。护士、看护人员及手术团队均有指导患者的义务,特别是接受全舌切除及气管造口的患者,需要每隔 6~8 小时即进行细心清洁,避免发生感染及气道阻塞。应告诉患者:在进行喉切除术后,由于解剖改变,他们鼻腔分泌物会相应增加。气管切开面罩可以增加区域湿度,提供湿化空气,这一作用通常是通过口鼻腔完成的。急救装置,例如袋式给氧面罩以及额外的喉切开管,需常备在床旁。一旦发生心搏骤停,即可通过袋式给氧面罩上的转换接口经通气孔给氧。

对于颈部切口及气管切口的细心护理十分重要。在最初 72 小时内应采用无菌生理盐水清洗创口,并在切口处涂抗生素软膏,直至其完成上皮化。颈部皮瓣下放置闭式负压引流,以引流术区血液及组织液,这些引流对于预防血肿及血清肿至关重要。在术后恢复期常规定期检查手术切口,观察是否有感染症状。如果患者进行了喉切除术,并行气管造口,应在喉切开管下方放置无菌敷料、避免压伤皮肤。采用盐水或其他相应药物进行口腔清洁有助于保证口腔湿润,减少口臭。

对于接受上呼吸道消化道肿瘤切除的患者,术后营养非常重要。对于术后无法自行吞咽需要长期管饲的患者,可选择开放手术或内镜手术置入经皮胃管。另外,也可选择术前置入鼻胃管,如患者术后出院前无法改变至口腔进食,再更换成经皮胃管。强调早期的语言及吞咽训练的详尽护理计划对于接受上呼吸道消化道根治性手术的患者十分必要。对于接受喉、食管重建的患者,应与语言及吞咽的专业人员共同进行护理。一旦手术医师认为重建成功,局部创口已愈合,应行钡餐造影观察其功能,排除解剖渗漏区。如果没有瘘管形成,患者可以经口腔进食。如果存在任何问题则仍需管饲,重复进行吞咽检查排除渗漏。对于手术创伤较小的患者,例如口腔肿物切除及颈淋巴结清扫未行重建手术的患者,仍需由有经验的人员随访观察语言及吞咽功能。但是这些患者通常在门诊随访,术后早期即可出院。

结果、预后和并发症

上呼吸道消化道鳞状细胞癌造成死亡的病例多数在诊断后 5 年内发生[2]。因此,有必要采用多学科协作方式治疗此类肿瘤,除可提供辅助治疗如化学治疗和放射治疗外,在不同领域都应由专门人员负责。恰当的根治性手术切除联合非手术治疗方式,可使术后效果更加理想。

疾病发展的阶段直接与患者的预后相关,Ⅰ 期患者生存率超过 80%。小型原发肿瘤伴发颈部淋巴结转移可将患者生存率降低 50%。即使仅有单一淋巴结受累也可明显降低生存率。诊断时局部侵袭性病变,包括 Ⅲ 期及 Ⅳ 期病变会造成生存率衰减至 40% 以下。不幸的是,大多数头颈癌患者诊断时已属于 Ⅲ 期或 Ⅳ 期。这造成了该疾病的治疗结果不良。

即使选择了激进的原发治疗手段,肿瘤复发仍限制了头颈癌的预后。局部和区域复发是原发治疗失败的主要原因。远处转移通常表现在肺部,呼吸消化道恶性肿物患者的总体预后与患者全身健康状况及就诊时疾病分期有关。

上呼吸道消化道肿瘤治疗后的并发症较多,在术前及术后都需强调与营养状态相关的特定问题,密切协调营养支持对于治疗这些患者很关键。保持足够的营养是最重要的。患者接受放射治疗和化学治疗后会发生口腔黏膜炎,限制了他们耐受口腔进食的能力。无论是开放性或经皮放置胃管均有利于改善患者能量摄入情况,增加水摄入量。咽喉部鳞状细胞癌治疗后的患者常发生胃食管反流,必须选择理想的干预方式对其进行治疗,术后照顾此类患者时提高警觉性,有助于改善整体治疗效果。

未来方向及结论

尽管在多种治疗方案和手术技术上都有了长足的进步,上呼吸道和消化道恶性肿物患者的生存率仍然不佳,易发生区域复发及远处转移。改变生活方式例如减少酒精摄入、戒烟或控制吸烟有助于预防。靶向分子治疗有改善无病存留率的潜力,一些早期研究展现了令人鼓舞的效果。使用最恰当的资源，多学科协作治疗，能更好地处理上呼吸道消化道恶性病变。所有相关学科医师及相关人员的共同努力是优化患者治疗效果、减少治疗相关并发症的有效手段。

参考文献

5. Chaturvedi AK, Engels EA, Anderson WF, et al. Incidence trends for human papillomavirus-related and -unrelated oral squamous cell carcinomas in the United States. *J Clin Oncol.* 2008;26:612.

   Investigates the impact of human papillomavirus (HPV) on the epidemiology of oral squamous cell carcinomas (OSCCs) in the US, and assesses differences in patient characteristics, incidence, and survival between potentially HPV-related and HPV-unrelated OSCC sites.

7. Carvalho AL, Nishimoto IN, Califano JA, et al. Trends in incidence and prognosis for head and neck cancer in the United States: a site-specific analysis of the SEER database. *Int J Cancer.* 2005;114:806–816

   Despite recent advances in the diagnosis and treatment of head and neck cancer, there has been little evidence of improvement in 5-year survival rates over the last few decades. To determine more accurate trends in site-specific outcomes as opposed to a more general overview of head and neck cancer patients, the authors analyzed the site-specific data collected in the Surveillance, Epidemiology, and End Results (SEER) Public Use Database 1973–1999. The site-specific analysis allows for a more accurate description of incidence, staging, treatment, and prognostic trends for head and neck cancer.

10. Sturgis EM, Cinciripini PM. Trends in head and neck cancer incidence in relation to smoking prevalence: an emerging epidemic of human papillomavirus-associated cancers? *Cancer.* 2007;110:1429–1435.

    The trends in head and neck cancer incidence and smoking prevalence are reviewed, discussing where such trends parallel but also how and why they may not. In the US, public health efforts at tobacco control and education have successfully reduced the prevalence of cigarette smoking, resulting in a lower incidence of head and neck cancer. Vigilance at preventing tobacco use and encouraging cessation should continue, and expanded efforts should target particular ethnic and socioeconomic groups. However, an unfortunate stagnation has been observed in oropharyngeal cancer incidence and likely reflects a rising attribution of this disease to oncogenic human papillomavirus, in particular type 16 (HPV-16). For the foreseeable future, this trend in oropharyngeal cancer incidence may continue, but with time the effects of vaccination of the adolescent and young adult female population should result in a lower viral prevalence and hopefully a reduced incidence of oropharyngeal cancer. To hasten the reduction of HPV-16 prevalence in the population, widespread vaccination of adolescent and young adult males should also be considered.

45. Côté V, Kost K, Payne RJ, et al. Sentinel lymph node biopsy in squamous cell carcinoma of the head and neck: where we stand now, and where we are going. *J Otolaryngol.* 2007;36:344–349.

    Evaluation of the existing literature on sentinel lymph node biopsy (SLNB) for early-stage oral and oropharyngeal head and neck squamous cell carcinoma (HNSCC) in clinically negative (N0) necks. Recent studies consistently showed high sensitivities > 93% for T1 and T2 HNSCC. SLNB has the potential to replace neck dissection in those patients. Data on T3 and T4 tumors were not as promising, although research is currently under way to determine the true metastasis detection rate. Appropriate technique is crucial for the complete detection of the sentinel nodes. For HNSCC sentinel lymphadenectomy, many studies have advocated the use of a colloid tracer and gamma probe detector, as well as the harvesting of a total of three nodes as a good standard technique.

46. Robbins KT, Shaha AR, Medina JE, et al. Committee for Neck Dissection Classification, American Head and Neck Society. Consensus statement on the classification and terminology of neck dissection. *Arch Otolaryngol Head Neck Surg.* 2008;134:536–538.

    Standardization of terminology for neck dissection is important for communication among clinicians and researchers. New recommendations are made regarding the following: boundaries between levels I and II and between levels III/IV and VI; terminology of the superior mediastinal nodes; and the method of submitting surgical specimens for pathologic analysis.

18

邻位瓣修复面部

Ian T. Jackson

概述

- 设计皮瓣时需先考虑缺损范围。
- 评估局部组织的组织量及弹性。
- 拆东墙补西墙时必须考虑到东墙有东西可拆。
- 根据皮瓣的情况修复缺损,而不是根据缺损的情况设计皮瓣。尽量采用最简单的重建方式。
- 美观非常重要,但功能胜于美观。
- 需为二期手术留有余地。
- 无论任何原因,如果不确定如何操作,则先采用临时的手段。

简介

如大家所见,除了预制皮瓣和穿支皮瓣,本章中所有介绍的皮瓣均为传统皮瓣。这是因为利用这些传统的重建方法术后效果很好,在我们的临床治疗过程中发挥了很重要的作用。面部皮瓣外科手术的基本原则是:不可在未考虑缺损时即选择皮瓣;须仔细检查可能供区的位置、皮肤弹性以及皮肤类型;最重要的是了解该区域内的血供,以上原则决定了重建的可行性、类型及成功率。另外,如果可行,应在选择的供区内设计数套重建方案。此外,尤其是在切除恶性肿瘤时,不可根据重建方法确定手术切除范围。需要明确的是复杂的比简单的预后差。如果缺损修复重建难度较大,无论是技术上还是知识上,则应选择全厚皮片移植,至少皮肤颜色和质地会与局部区域更匹配。必须了解到,对于这些病例,功能

损伤经常是微小或可忽略的。在病理诊断不明确时,可暂时用敷料覆盖直至明确诊断。即使伤口愈合,可二期进行更为理想的切除及邻位瓣修复。

面部局部瓣手术的基本原则是可以东墙补西墙,但必须保证东墙可拆。在面部,美观是至关重要的,有人主张在局部瓣手术中不考虑用组织扩张器。手术医师应该考虑必要时使用该技术,因为其提供了理想的皮肤覆盖,皮肤组织量通常较充足。另外手术只涉及单一手术区域,有各种类型的组织扩张器可用于不同的面部重建方式。在强行拉拢缝合创口或所选择的皮瓣过小而强行修复创面时,可以利用皮肤蠕变和应力松弛的生物机械特性。皮肤可随时间慢慢延展(表18.1),但该机制的作用有限,须同时考虑到皮肤供血。了解该技术对于所有皮瓣重建都很重要。不管高年资还是低年资医师,了解该知识是必须的[1~3]。

表 18.1 皮肤的黏弹性

蠕变 应力松弛	当给予突然应力,并持续恒定时,皮肤会延长长期持续应力作用于皮肤会引起皮肤延长。随时间延长,需要维持该长度的力会逐渐减小。这解释了为何早期缺血变白的皮瓣常随时间变为粉红色

根据缺损部位及缺损大小不同,面部皮瓣的设计方式各异。注意组织有特定处理方式,其转换方式包括推进、移位和旋转。必要时可以通过将皮瓣转化成皮岛而改良术式。联合皮下组织血管蒂分离可获得活动性更好的皮瓣。与传统观点相反,这种松解可使皮瓣获得更好的供血。这可能是由于组织充分松解及游离后,减少了皮下组织组织张力。同

样,如果皮瓣松解不充分也可造成皮瓣受压。

　　面部重建面临很多挑战,因为此区域的皮肤有颜色、质地、毛发、皱纹、神经支配以及功能的差异。除了这些明显的挑战之外,还包括鼻、唇、眼、眼睑以及眼眉等解剖区域的三维重建,需要特殊(通常是困难)的重建技术以获取理想的功能及美学外观[2]。

　　肌皮瓣尽管在局部皮瓣里并不常用,但也可考虑为另一种方法。其最初设计目的在于改善血供使皮瓣易于成活,现在我们认为这是不必要的。然而,在某些情况下,肌肉对增加皮瓣的组织量有重要作用。

额部及头皮

　　额部皮肤的特性随患者年龄以及人种而不同。年轻时额部皮肤光滑,而老年后形成皱纹。高加索人额部较高、无毛发生长,而印度及阿拉伯人相对额

部较小、前方有毛发覆盖。重建前者较后者更容易。额部皮肤量有限,因此须行广泛潜行剥离以处理皮肤缺损。另外,额部有明显的发际线,在重建时尽可能不涉及毛发区(表18.1)。

菱形瓣

　　该皮瓣与其他皮瓣相同,在设计前需检查组织量是否足够。在额部,垂直供区优于水平供区,因水平切口可导致眉毛上移或额部发际线下移(图18.1)[3]。也可选择小型旋转瓣和转位瓣,但因这些皮瓣常设计为圆形或椭圆形,术后可产生活页门样改变。如缺损范围较大,可采用三叶菱形皮瓣,这需要将切口设计为六角形(图18.2)。在制备皮瓣前须仔细评估获取皮瓣的三个区域内的皮肤松弛度[3~5],在颞部区域可制备3.5cm的皮瓣,但这需

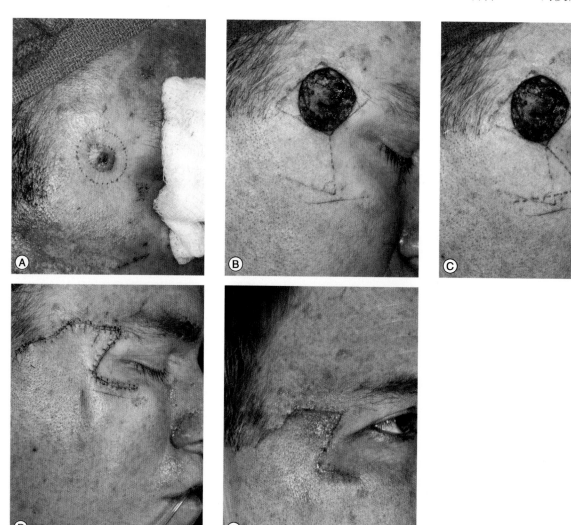

图18.1　菱形瓣。(A)右侧颞部的原位癌。(B,C)切除病变,设计Limberg瓣修复2cm×2cm缺损。(D,E)设计Du-lourmentel瓣转移修复缺损(引自Baker.面部缺损的局部瓣修复,第2版,Mosby,2007)

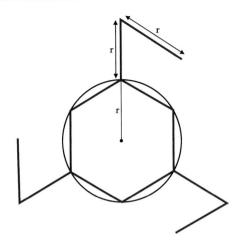

图 18.2　三叶菱形皮瓣。将圆形缺损模拟为六角形缺损。六角形的边和缺损半径相同。皮瓣的第一边以六角形的尖端向外延长,长度和缺损半径一致,每隔一角设计一皮瓣。另一边缘与相邻的六角形边平行(引自 Bray DA,菱形瓣,Baker SR,Swanson NA,面部缺损的局部瓣修复,St Louis,Mosby,1995;155,有授权)

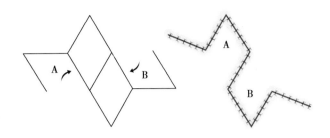

图 18.3　双菱形瓣修复较大缺损。将缺损分为两个相邻的菱形(A,B)再进一步设计皮瓣

要细心设计避免发际线移位。该方法可用于重建任何发际线边缘近端无毛发生长的头皮区(图 18.3)。也可选择直接推进瓣,但仅供修复小型缺损。再次强调发际线生长的方向。偶尔可以考虑岛状瓣,其多靠皮下组织为蒂而非特定的血管,这必须保证皮下蒂完整,尽量减少张力。

可以选择双叶皮瓣,但容易发生活页门样畸形或枕型畸形,这在背光时十分明显。尽管它们仍在临床上应用,甚至在某些缺损修复中是最佳方法,但常规不推荐使用[6,7]。额部面积小,有大量毛发长入额部会使重建较为困难,在这类患者应考虑采用激光脱发。大面积的额部缺损修复应考虑软组织扩张,可采用简单推进瓣进行重建或前述方式修复(图 18.4)[8]。扩张器取出后扩张组织会回缩,因此,在计划采用此方法时应将该因素其考虑在内,强烈推荐进行适量的过度扩张。

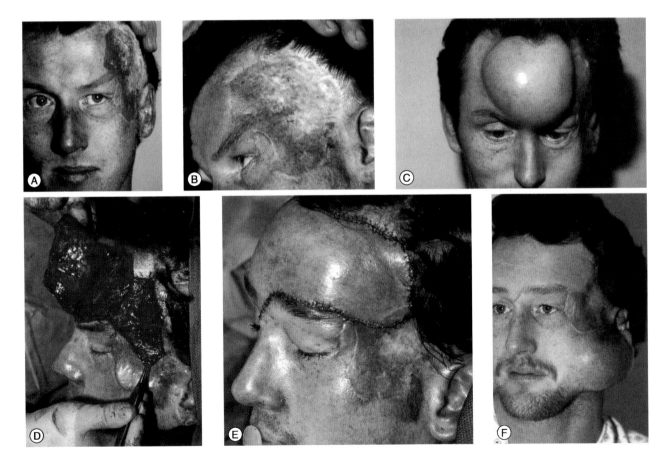

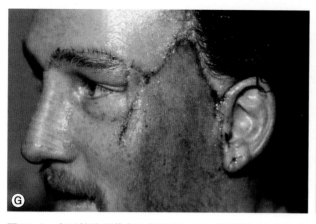
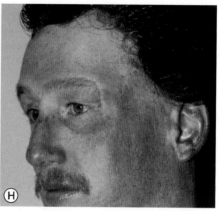

图 18.4　应用扩张器修复左侧缺损。(**A,B**) 颞部、前外侧头皮、侧方颊部植皮覆盖。(**C**) 扩张额部皮肤。(**D**) 扩张完成后,增加的额部皮肤用于修复切除部分植皮区形成的缺损。(**E**) 扩张为颞部修复提供了充足的组织量。(**F**) 侧方颊部皮下扩张器。(**G**) 切除植皮区域,颊部扩张皮肤推进瓣修复术后 6 天。(**H**) 术后 6 个月(引自 Baker. 面部缺损的局部瓣修复,第 2 版,Mosby,2007)

眉重建

　　眉部结构复杂,重建很困难。此区域的毛发按照固定模式生长,并非均匀一致,难以精确重建。可以选择依靠颞部供血的头皮岛状瓣,但头发必须经过修剪。头发多数过密,并且生长方式不正确。尽管如此,患者对重建眉毛的效果较满意,特别是对于烧伤患者,通常双侧眉部都有累及,此类患者可以获得眉部对称性,但其程度不易确定。另一可选方法是微毛发移植配合长期修剪,但其很少能满足眉部毛发的特定解剖形态及密度。眉部皮瓣必须精细设计以保证其正确的解剖关系(图 18.5),不幸的是,此区域可用材料较少,有时难以将眉置于理想的解剖位置或重建出理想大小的眉部。

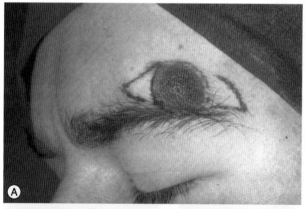
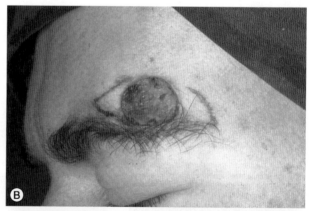
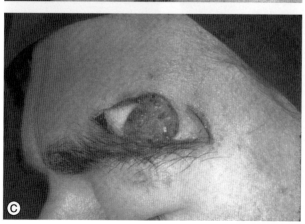
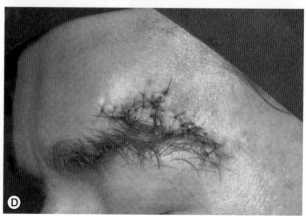

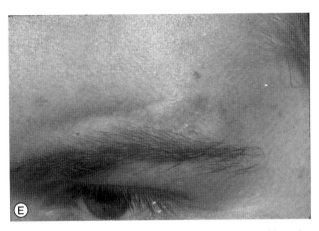

图 18.5 左侧眶上区痣累及眉——设计斧形皮瓣重建。（**A**）标记计划切除的范围和双侧斧形皮瓣。（**B**）切除痣，注意外侧皮瓣蒂在上部，内侧皮瓣蒂在下部。（**C**）翻起皮瓣。（**D**）转移皮瓣，缝合继发缺损。（**E**）理想的最终效果，眉毛的位置理想

鼻重建

很多不同的皮瓣可用于鼻部重建，在中线区，眉间是理想的供区。该皮瓣有多种设计方式，包括：直接推进瓣（图 18.6）、转位瓣（图 18.7）、双叶瓣（图 18.8）或岛状瓣（图 18.9）。在鼻侧方，双叶瓣（图 18.8）、旋转瓣（图 18.10）和转位瓣（图 18.11）[5~8] 均可取得理想效果。幸运的是，该区域皮肤量能够满足手术需求。

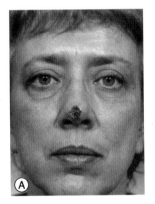
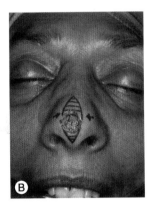
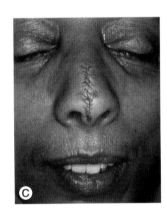
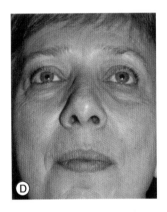

图 18.6 侧方推进瓣修复鼻缺损。（**A**）鼻尖 0.5cm×0.5cm 皮肤缺损。（**B**）计划一期关闭切口。预测可能出现的皮肤畸形（水平线标记）。（**C**）切除并缝合切口。（**D**）术后 1.5 年（引自 Baker. 面部缺损的局部瓣修复，第 2 版，Mosby，2007）

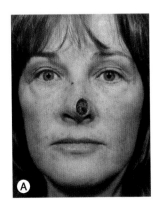
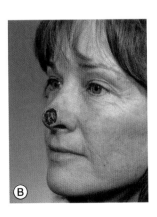
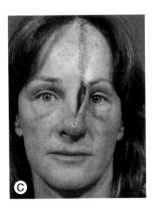
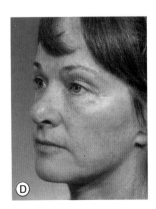

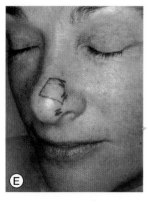
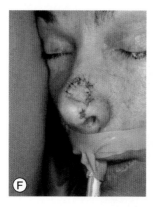
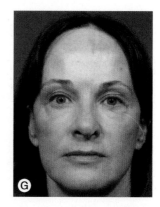
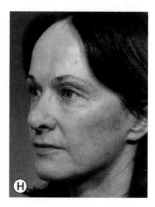

图 18.7　额瓣重建鼻侧方缺损。(**A,B**)鼻尖 1.5cm×1.5cm 缺损。(**C**)使用插入式正中旁额瓣修复缺损。(**D**)术后 9 个月。皮瓣侧方有压迫性瘢痕,存在中度活板门畸形。(**E**)按计划成形方式在鼻部标记。瘢痕处设计 3 个 Z 形瓣。(**F**)皮瓣修薄和 Z 成形术。(**G,H**)Z 成形术及全脸二氧化碳激光剥脱术后 4 个月(引自 Baker. 面部缺损的局部瓣修复,第 2 版,Mosby,2007)

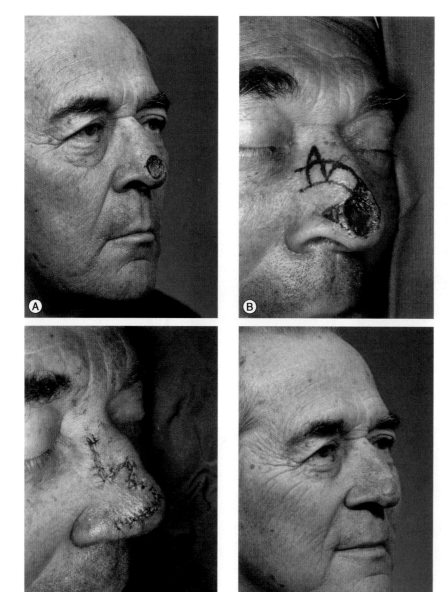

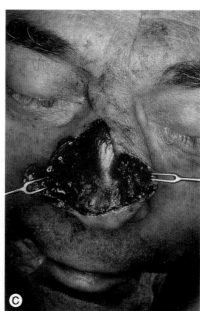

图 18.8　双叶瓣关闭鼻缺损。(**A**)1cm×1cm 鼻尖皮肤缺损。(**B**)设计双叶皮瓣修复缺损。在鼻翼沟内标记预期可能出现的皮肤畸形。皮瓣两叶见长轴夹角 45°,第一皮瓣和缺损长轴夹角 45°。(**C**)需潜行分离全鼻皮肤才可完成皮瓣转移。(**D**)放入皮瓣。(**E**)术后 1 年,未行二期手术修整(引自 Baker. 面部缺损的局部瓣修复,第 2 版,Mosby,2007)

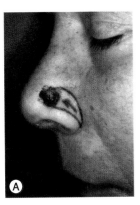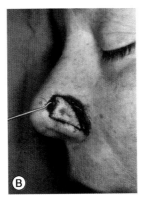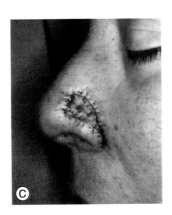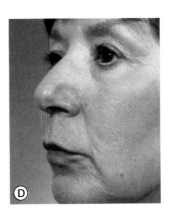

图 18.9　（**A**）0.8cm×0.7cm 鼻翼沟处皮肤缺损。设计 V-Y 岛状皮下组织带蒂推进瓣修复缺损。（**B**）切开皮瓣，依靠鼻肌推进。（**C**）皮瓣置入。（**D**）术后 4 个月（引自 Baker. 面部缺损的局部瓣修复，第 2 版，Mosby，2007）

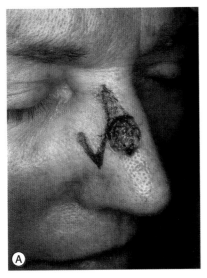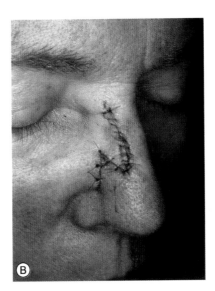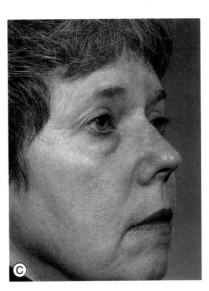

图 18.10　（**A**）1cm×0.8cm 鼻背皮肤缺损。设计转位瓣修复缺损。横线标记可能出现的皮肤畸形。（**B**）皮瓣转位后。（**C**）术后 6 个月，未行二期手术修整（引自 Baker. 面部缺损的局部瓣修复，第 2 版，Mosby，2007）

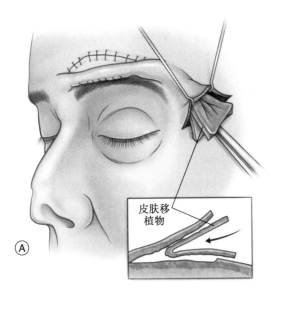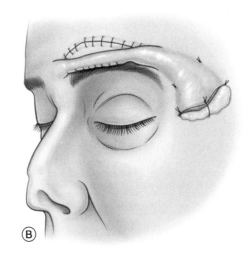

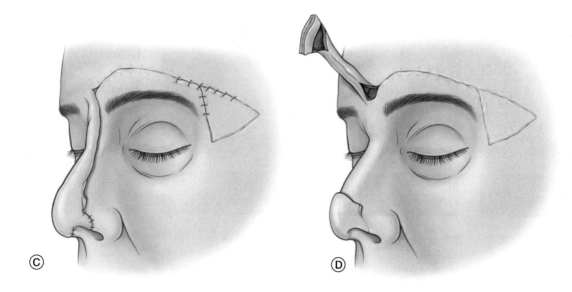

图 18.11　Rintala 鼻背推进瓣修复鼻尖缺损。(**A**)标记鼻尖的基底细胞癌,描记 Rintala 瓣,拟切除的 Burow 三角区在额部以交叉线标记。(**B**)切除肿物,翻起皮瓣。(**C**)切除 Burow 三角区,推进皮瓣。由于局部麻醉药物中的肾上腺素导致皮瓣呈苍白色。(**D**)结果为右侧鼻尖处轻度瘢痕及不平整(引自 Baker. 面部缺损的局部瓣修复,第 2 版,Mosby,2007)

　　为使鼻尖重建达到理想的效果,双叶瓣是最佳选择,但它有出现活页门畸形的可能。Rintala 长推进瓣[9]看起来不可靠,但是通常术后效果较好。因为其皮肤颜色会有变化,会引起患者和医师的担忧(图 18.11)。另一项方法是 Schmidt[10]提出的,在眶上区(仅在眉上)制备长度足够的皮管转移至鼻尖,在侧方通过潜行分离皮下带,采用植皮及软骨移植衬垫形成鼻孔。后者能提供足够的支撑力,在必要时或条件允许时应重建此支撑。注意尽量保证手术简单。初期重建后 2～3 周将此复合体向下移动重建鼻部轮廓及鼻翼(图 18.11)。依笔者经验,该治疗方式可靠,效果良好。

　　当鼻孔需要重建时,耳部复合组织移植是最佳选择。在缺损区制备布样模板转移至耳部,在耳郭处标记理想的大小和形态。按照此标记,切除全厚耳组织。在耳后表面内连续切取一长三角形全厚皮肤与前述组织相连。关闭耳部缺损仅会引起微小形态改变,不存在任何其他问题。连同侧方皮肤一同切除鼻部病变,将耳部移植物缝合固位,保证其位置准确。两者原始皮肤边缘对位,耳郭形成新的鼻孔边缘。通过这种方法,复合组织移植的重新血管化来自于全厚皮片区域,可获得理想效果。复合组织移植的最大径约为 1cm²,对于大于该范围的缺损,耳轮脚处的复合组织皮瓣是理想的选择。较薄的垂直额瓣也可使用,但应注意选择其基底位置(如

下),如果需要进行复杂的重建(例如双侧鼻翼及鼻小柱),则应选择全额中部。供区应仔细测量及标记,确保能够提供组织用于鼻小柱以及鼻翼的重建。翻起皮瓣,保证皮瓣成功的要点是基底的位置,基底应置于内眦或更低水平,通过这种方式,在颊部及额部血管之间鼻侧方的血管交通支可保证皮瓣足以修复缺损。如果选择了合适的基底,中线皮瓣可以轻松用于重建鼻尖。重建效果不佳或失败的原因在于翻起皮瓣时基底位于眉间区,或不理解血管解剖(例如面部和额部血管系统的吻合支位于中线、眶外侧鼻区域的外上部)。额部缺损可直接缝合,但如在发际线前方存在张力,则应保留让其自行愈合。经此方法形成的瘢痕极少需要进一步修整。术后 2～3 周断蒂,具体取决于放置的情况。将鼻尖修整成形,除减薄以外常不需要进一步进行调整(图 18.12)。如果对于供血有疑问,则可延期断蒂。

　　如果需进行全鼻再造,则应获取大面积的额部皮肤供转移使用,但再次强调基底应放置于平行或略低于内眦的水平。可取鼻中隔黏膜作为衬垫。为关闭中线额部缺损经常需要充分游离和推进皮肤,如有需要可植置入组织扩张器扩张整个额部,这可提供大量供血良好的皮肤组织。如鼻腔需要支持可选择颅骨骨外板移植,在一定范围内,选择供骨区的外形与缺损区弧度相匹配[11]。该步骤可以和皮瓣同期进行,将移植骨以螺钉固定于额与鼻部连接处。

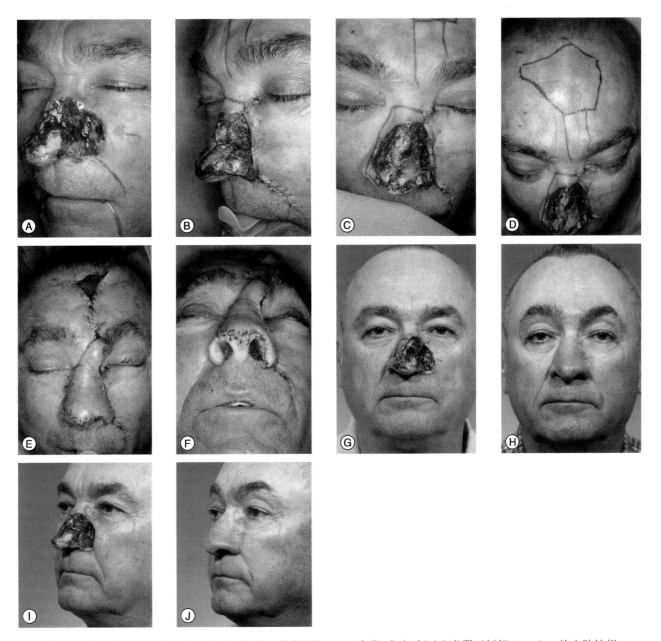

图 18.12　额瓣修复基底细胞癌切除术后鼻尖及鼻背缺损。(**A**)鼻背、鼻尖、侧壁和鼻翼至颊部 4cm×6cm 的皮肤缺损，设计颊部推进瓣修复缺损的颊侧部分。(**B**)颊侧瓣推进至鼻面沟处，耳软骨移植修复鼻翼支架。(**C**)标记拟切除的鼻背和侧壁美学单位内的皮肤。(**D**)设计中线旁插入式额瓣覆盖缺损。(**E,F**)额瓣转移至鼻部，部分供区可二期瘢痕愈合。(**G ~ J**)术前与术后 1 年 4 个月对比。术后进一步修整(引自 Baker. 面部缺损的局部瓣修复，第 2 版，Mosby，2007)

在皮瓣断蒂时，延期行骨移植会更加安全。也可单独增加第三次手术行骨移植。选择颈部作为供区重建鼻尖是较不常用的一种方法，其缺点在于颈部皮肤颜色、质地和皮下组织柔软度与面部不同。

　　在颈部，首先水平翻起带蒂皮管，2 ~ 3 周后，一端延迟，10 天后用于重建鼻尖，2 ~ 3 周后将皮瓣断蒂插入。

　　也可于其他位置预制鼻结构，例如在前臂处使用桡侧皮瓣之后选择微血管吻合技术来转移，早期该方法伴发诸多问题，但随着经验和技术的改进，目前其结果较好，并发症少见[12]。

眼睑

下睑部分缺损

　　通常病变呈 V 形切除，可直接分层缝合。如缝合困难,可经外眦小切口适当分离,松解外眦韧带的下端。这可使眼睑进一步向内部移动,可在无张力下缝合切口。如果仍有较大张力,可进一步向侧方颊侧延长并松解切口,从而达到无张力关闭创面。侧方切口可行 Z 成形术以减少皮肤张力(图 18.13A ~ D)[13]。

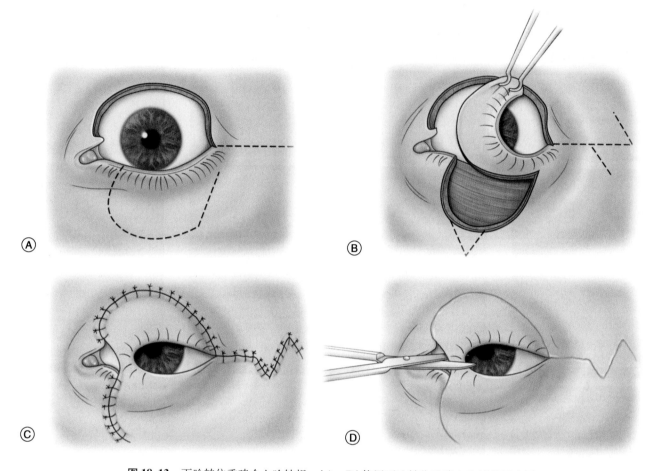

Ⓐ Ⓑ Ⓒ Ⓓ

图 18.13 下睑转位重建全上睑缺损。(A ~ D)使用下睑转位重建上睑过程示意图

较大的缺损可以采用部分鼻中隔移植,鼻中隔一侧带黏膜插入下睑区,黏膜朝向眼球侧,以形成内侧睑板[14]。也可以使用部分耳软骨移植,使用软骨膜替代黏膜,内侧面的黏膜化会迅速完成。使用适当大小的颊侧旋转瓣来覆盖外侧,如果颊侧皮肤量不足,可在颊部外侧皮肤处预扩张,也可选择中线较窄的额瓣作为外部覆盖。后者的优势在于皮肤组织更为坚固,但需要对各个位置做准确的测量,同时会有额部瘢痕。

上睑部分缺损

上睑对保护眼球十分重要,所以上睑缺损的重建更加困难。术者最好坐在手术台的患者头侧,将上睑视作下睑,考虑使用类似上述修复下睑的方法,进行改良以满足上睑形态和大小的需要。

任何失败的重建,特别是垂直高度不足,会引起角膜炎和(或)影响视觉。如果上睑组织量不足会有眼球暴露、瘢痕形成甚至失明的风险。因此眼睑手术需要由经验丰富的医师完成。

推进瓣

对于上睑的三角形缺损(例如肿瘤切除后),可在外眦韧带处行水平切口游离外眦韧带上部[15],也可在上穹隆处角膜上切开,小型缺损可直接关闭。为获得最理想的效果,在水平切口的末端,可采用不对称 Z 成形术以处理局部猫耳畸形。与下睑相同,灰线、睫毛线准确的对位与缝合结膜缘的连接是非常重要的。

眼睑转移瓣（Abbé 瓣）

使用和唇 Abbé 瓣类似的技术,可修复上睑缺损[16]。睑部有边缘血管,在下睑处可制备全厚的 V 形瓣(此缺损可直接缝合),将此皮瓣旋转向上可分层缝合于上睑。保证下睑缺损可通过直接无张力缝合关闭,如果难以关闭,可行小 Y 切口将外眦韧带下端分离。如果仍难以关闭,则可做水平切口穿过外眦到达颞部皮肤(必要时使用 Z 成形术),这可保证局部无张力缝合。术前细心检查下睑部组织张力十分重要。必要时(例如儿童)可在下睑处采用滴眼剂局部麻醉,极少需要全身麻醉。成人可选择眶下神经阻滞麻醉。

游离移植

对于大面积的缺损可选用游离全厚睑重建(复合组织移植),如果采用常规的术式风险较大。如前所述,当部分角膜及角膜下组织可保留时,可选择复合组织移植进行全厚睑重建。采用此方法时需要修复小型垂直缺损。在下睑处切取全厚移植物,移除角膜,注意保留足以修复缺损大小,全厚的皮肤部分足以保证移植部分成活。无论如何,细致的操作是手术成功的前提,下睑缺损可用前述方式修复。

大型或全上睑缺损

对于大型缺损应先使用下睑修复上睑,再采用其他方式修复下睑。依靠下睑边缘血管蒂可将大部分全厚的下睑向上转移,之后须进行部分下睑重建。因为部分下睑向上转移,所以可采用全厚颊部瓣向近中推进,同时以鼻中隔移植衬于内侧以重建下睑[15]。

为重建上睑可切取全部下睑向上转移,下睑重建采用颊侧推进瓣,以鼻中隔软骨及黏膜作为内衬,带蒂睑重建需保留血管蒂 2~3 周,具体时间需取决于转瓣以后再血管化的速度。当上睑重建位置确定后,通常还需要进行小的调整。包括外眦位置、下睑边缘位置以及下睑高度。通过细心操作可获取理想的美学功能及效果(图 18.13)[16]。当眼部功能正常时,可在额部预制睑结构,设计和眼睑大小相同的皮肤囊袋并插入移植黏膜,当重建完成后将其带蒂转移替代眼睑。3 周后断蒂。此方法可保护眼球,但基本不能运动,如有残存的眼轮匝肌则可进一步改善功能。

全下睑缺损

肿瘤切除、创伤或上睑修复可引起全下睑缺损(图 18.13),修复重建的主要目的是恢复美观。

可采用颊侧旋转瓣重建下睑,内侧可衬垫口腔黏膜或软骨膜完整的鼻中隔软骨,后者效果更佳。某些情况下,需要选择额瓣,额瓣的缺点是过于肥厚、不美观。然而,患者恢复一段时间之后,可通过皮瓣修薄改善外形。随着经验积累,修复因缺血引起的皮肤及睑部组织丧失将变得更加容易。

内眦缺损

总体而言,用额瓣修复内眦缺损的效果理想而可靠。由于该皮瓣强度较高,不需额外支持,但皮瓣必须有黏膜作为内衬。在内眦区域置入足够大的皮瓣非常重要,如果组织不足,可造成严重的溢泪。

颊部

颊部为皮肤肿瘤的好发部位,各种类型皮瓣均可使用(旋转、推进、移位以及岛状瓣)。根据该区域缺损的不同,可用各种不同类型的方法进行修复[17]。对于偶尔遇到的大面积缺损需要行游离皮瓣进行修复(这在第十章会详细讨论)。

旋转瓣

因为颊部范围相对较大,旋转瓣可设计成不同的大小,具体取决于需要修复缺损的位置、形态以及面积。当术区是三角形时,简单的小型旋转瓣即可修复缺损。简单的旋转瓣设计方式是,将线的一端置于旋转的顶点,另一端置于缺损的边缘进行测量。通过旋转皮瓣外侧末端,标记所需要的旋转弧度。有些情况下皮瓣旋转距离可能很短,在此情况下最好将部分游离缘作为皮瓣侧缘以关闭切口。通过测量并旋转可获取足够的皮瓣体积,在术中也可沿皮瓣边缘进行必要的调整(图 18.14,图 18.15)。

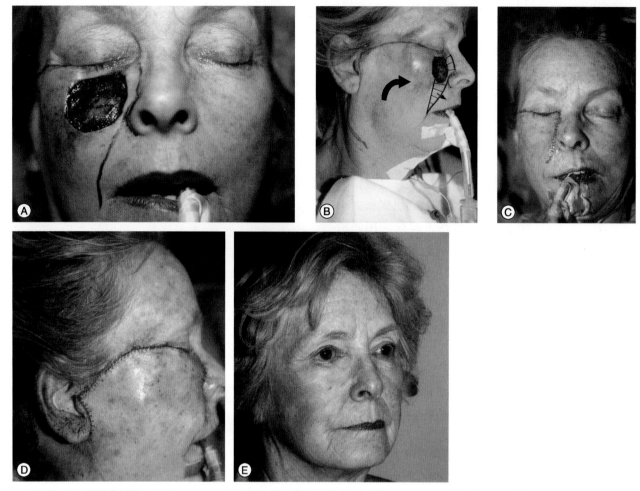

图 18.14 颊部旋转瓣。（**A**）4cm×3cm 颊中部缺损。设计瓣修复，皮瓣切口置于下睑缘、鼻面沟和鼻唇沟内，切除缺损与鼻面沟和鼻唇沟之间的皮肤，以将推进瓣放置于美学单位边界处。（**B**）切开皮瓣，延长经耳前皮纹至耳后区。可能造成畸形需切除的皮肤在鼻唇沟处以横线标记。（**C,D**）置入皮瓣。注意切口线位于外眦水平，中部边界位于鼻面沟和鼻唇沟。（**E**）术后眼睑位置正常，瘢痕隐蔽（感谢 Shaun R，Baker MD）

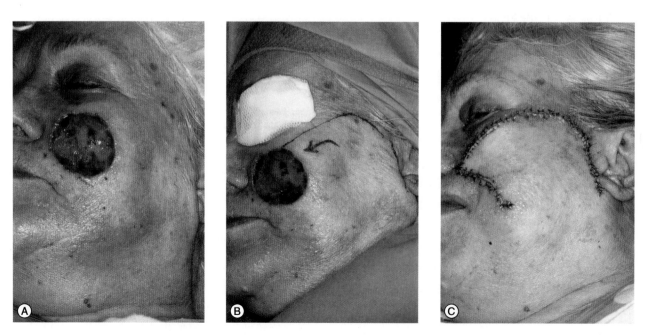

图 18.15 颊部旋转瓣修复颊部缺损。（**A**）颊中部 3cm×3cm 皮肤缺损。（**B**）设计用于重建的旋转瓣。（**C**）置入皮瓣，沿鼻唇沟切除多余畸形皮肤（感谢 Shaun R，Baker MD）

推进瓣

推进瓣可在颊部任何区域使用,推进瓣同旋转瓣一样可设计成不同的大小。即使皮纹的分布因缺损发生了改变,最佳方法仍是沿天然皮纹设计皮瓣,使得术后重建结果更加自然。无论缺损范围的大小,尽量减小皮瓣的张力。标记缺损并切除,通常呈方形、圆形或梯形。自边缘制备皮瓣,向后方分离提供足够大小的皮肤及皮下组织以旋转和关闭缺损。切除前部皮瓣基底的多余皮肤,当选择推进瓣关闭方形缺损时,皮肤多余区域会形成 Burow 三角,这些需要切除。颊部及鼻缺损需要复合组织重建,鼻部采用全厚皮肤移植覆盖,颊部采用推进瓣切除双侧 Burow 三角(图 18.16)。

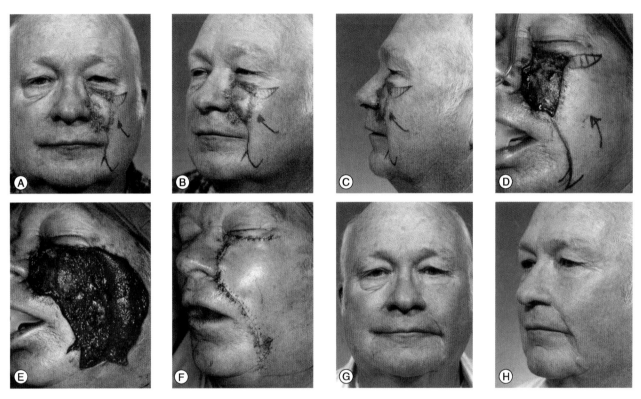

图 18.16　(A ~ C)颊部中部恶性黑色素瘤。标记 5cm×3cm 切除范围,使用直角技术保证切除边界无瘤。(D ~ F)切除后设计中心推进瓣修复缺损,拟切除的多余皮肤用垂直线标记,皮瓣基底部行 Z 成形术,消除 Burow 三角区。(G,H)切除黑色素瘤,置入皮瓣,效果理想(感谢 Shaun R,Baker MD)

转位瓣

转位瓣是在邻近区域制备后移动以修复组织缺损的皮瓣,但皮瓣基底部仍保存完整。必要时可设计几何皮瓣,菱形皮瓣是其中之一。切除范围设计为菱形,在修复之前需确定多余皮肤的位置,通过示指和拇指捏起皮肤来进行感觉,以决定皮瓣进行 120° 旋转的位置。在设计的区域制备皮瓣,应获取尽量多的皮肤组织,皮瓣设计为菱形能完整适合缺损。当将皮瓣置入缺损区时,供区创面会相应减小。因为该设计有角度存在,枕型畸形少见。供区可直接缝合(图 18.1),切除多余皮肤。

指形瓣

指形瓣的设计与菱形瓣类似,但它通常更长、更窄(图 18.7)。该皮瓣设计简单、使用方便。但皮瓣边缘处易发生瘢痕挛缩,从而引起隆起及不规则,成为岛状或枕型畸形。因为影响美观,不推荐在面部重建中使用该皮瓣。

岛状瓣

该方法可以用于推进瓣或转移瓣,但使用时需小心,避免枕型畸形。它和之前提到的无皮肤蒂的瓣类似,岛状瓣可设计为圆形或三角形,三角形皮瓣更少发生枕型畸形。这种皮瓣设计方式的优势在于它可同期手术,比传统皮瓣的灵活性更强。但如果操作中不小心,这些皮瓣较传统带蒂瓣更易发生血供不足。这可能是由于皮瓣蒂受牵引、旋转或由于皮下通道过窄限制了血流通过所引起,最终影响皮瓣存活(图 18.9)。

颊部大范围缺损

当颊部大范围缺损需要重建时,可以翻起颊部及颈部皮下组织,通过推进和旋转两种方式相结合,可将大量皮肤组织向上、向内移动。通过这种方式可以覆盖较大范围组织缺损,皮肤颜色接近,更重要的是张力较小,瘢痕可以隐藏在耳周和发际线内。该方法可获得理想的结果,需要切除旋转过程中侧方三角区的多余皮肤(图 18.23,图 18.24)。男性患者面部重建时应十分小心,尽可能不用毛发生长区皮肤修复非毛发生长区。

唇部

上下唇应分开考虑,因为两者可用的重建方式有所不同(对于唇重建的进一步讨论可见本卷第 10 章)。

上唇

在上唇重建时需考虑到上唇唇弓形态、正中黏膜隆起、鼻底以及口角位置等因素。任何会影响这些区域对称性的方法都是不理想的。但当缺损面积过大时,很难获得理想的效果(在本卷第十章中也会讨论这些技术)。

直接缝合

如条件允许,应首选直接缝合,但需使黏膜皮肤边缘及白唇对位。在某些情况下,为避免游离边缘出现刻痕,可采用黏膜 Z 成形术,但该方法需谨慎使用。干唇应置于口外,湿唇置于口内。如果将湿唇置于口外会充血色红、磨损,干燥时易起痂皮。唇弓是重要的美学结构,应进行特殊处理。除非难以避免,应尽量保存其对称性。对于全厚缺损,准确的肌肉重建是保证上唇对称的基础。

侧方和中部缺损可直接缝合,但在术前应对其进行评估。尽量减小不对称,既往口轮匝肌重建常被忽略,但目前主张肌肉应与黏膜及皮下细心分离,检查肌肉形态并准确重建。每一步骤都需进行测量,而非依靠检查及感觉。放大镜很有帮助,应尽量使用。在唇重建时,美学和功能同等重要。

大面积缺损

可以使用鼻翼旁新月形瓣修复上唇侧方及中心区域的缺损(见图 10.6),它允许无张力下推进唇部组织。在鼻翼基部侧方切除新月形皮肤及皮下组织,该区域可分层缝合。缝合的重点是将新月形的尖端及下方部分与鼻底缝合,可保证上唇垂直高度准确。另外,沿颊部移行沟水平切开黏膜,黏膜边缘位于牙槽嵴处可使整个上唇向中部移动,可在无张力下关闭大面积缺损。如缺损位于中线且范围较大,有时可用双侧鼻翼旁新月推进瓣进行修复。该修复方法的问题在于唇过紧,另外唇弓结构常常受影响,但这不可避免,必要时可行二次手术修整。

Abbé 瓣

传统的 Abbé 瓣是全厚下唇 V 形组织瓣,将其转移来修复,增加上唇宽度[18]。通常该方法用于修复不佳的唇裂术后的水平松解。唇血管束提供供血。通过垂直切开,使用 Abbé 瓣修复上唇的 V 形缺损,可松解上唇下唇血管蒂在 2~3 周后断蒂。尽管该方法可很好地松解上唇并提供足够组织,但它会在皮瓣两侧形成突起,同时会产生两侧上唇侧方组织有运动、而皮瓣处无运动的情况。

为了避免这些问题,重建可运动的上唇,获得理想的美学和功能结果,笔者决定改变 Abbé 瓣的设计。方法是切开皮瓣前部皮肤及内侧黏膜,在皮瓣一边通过唇黏膜切口连接皮肤切口及口内切口,分离下唇肌肉组织使黏膜与皮肤游离,此时下唇肌肉完整,黏膜及皮肤缝合形成皮瓣。在上唇切开后分离口轮匝肌使其两侧游离并在中线处汇合,应尽量大范围游离肌肉直至肌肉可在中线处交叉。需小心不要影响任何神经结构。在此完成后,唇的高度和肌肉厚度均较为理想,然后将下唇旋转至上唇缺损处,缝合固位。因为其血管蒂较窄,所以允许将皮瓣准确放置于所需位置,这类似于全厚皮肤黏膜移植。供血血管可在术后 2~5 天断蒂,通常在第 5 天断蒂,明显早于传统皮瓣[19]。该方法适合于唇裂患者,尤其对于双侧唇裂术后畸形,效果良好。

在二期手术时,必须重新对位黏膜皮肤交界处,进一步修整皮瓣。如果采用了上述的重建方法,下唇的肌肉完整保留,上唇的肌肉良好重建。多数患者术后上下唇的功能良好。

扇形瓣

扇形瓣可用于修复上唇 1/2 至全上唇缺损。缺损可能仅限于皮肤或全上唇缺损。扇形瓣可以是基于口周血管系统的常规皮瓣或全厚皮瓣,保留口角组织,围绕口角其将皮瓣旋转,维持口腔周围解剖结构。扇形瓣在下唇效果更好,然而,此类重建方式大多已被鼻翼旁新月形推进瓣所取代。

下唇

下唇皮肤缺损可以用鼻唇沟瓣修复,可用岛状瓣行一期手术或二期手术完成。无论皮瓣是圆形或方形,术后都会出现枕型畸形。

全厚缺损

下唇与上唇不同,其弹性较好,稍大的缺损也可直接缝合,应按照黏膜、肌肉及皮肤的顺序逐层缝合。

Karapandzic 法

下唇 3/4 以内的缺损均可采用 Karapandzic 法进行修复(图 18.17)[20]。Karapandzic 法与鼻翼旁新月形推进瓣类似,但是优于该方法。此重建方法可以替代下唇全厚及深部组织,在鼻唇沟外侧水平切开皮肤,分离并保护侧方的血管及神经,尽量向侧方分离口轮匝肌,分离完成后就可以向中线甚至更远移动组织。必要时最好行双侧皮瓣,在两端对合后行分层缝合。此方法可使唇部松软、对称,同时可维持血液及神经支配,恢复了下唇的正常解剖及功能。瘢痕位置隐蔽,从美学的角度可以接受。

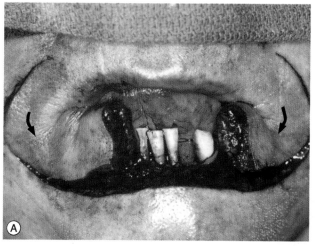
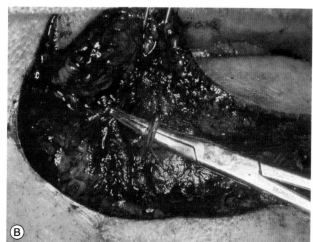
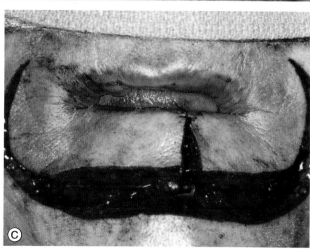
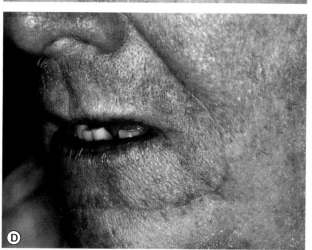

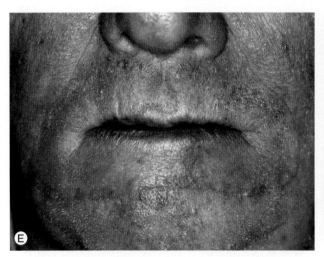
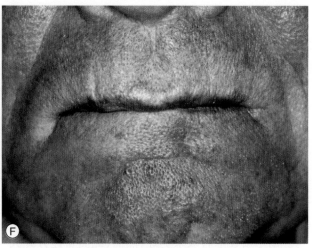

图 18.17　使用 Karapandzic 旋转推进瓣修复下唇部分缺损。（**A**）下唇全厚缺损,设计双侧 Karapandzic 瓣。（**B**）选择 Karapandzic 法时需保护的血管束。与唇中部相比,在邻近口角处的外侧边缘识别口轮匝肌非常困难。在接近口角处侧方松解口轮匝肌和面部肌肉之间的附着,以保证皮瓣内肌肉厚度一致。（**C**）皮瓣对位。（**D,E**）术后 6 个月。为保证合适的唇高度,设计皮瓣时应保证沿其全长宽度一致。因此,皮瓣置于鼻唇沟外侧靠近口角。（**F**）术后 1 年。由于瘢痕挛缩,重建的唇部缩紧。此种远期改变常见(来自 Renner G,Reconstruction of the lip,Baker SR,Swanson NA,Local flaps in facial reconstruction. St Louis. Mosby. 1995;368.)

Gillies 扇形瓣

在前述方法发表之前,Gillies 扇形瓣是首选的方式[21]。该皮瓣可以设计为单侧或双侧。采用依靠唇部血管供血的全厚鼻唇沟瓣,以口角为中心旋转,修复下唇缺损。

Karapandzic 法与 Gillies 法的比较

Karapandzic 法可更好地维持口角结构,口角宽度较理想,无需为下唇提供黏膜,皮瓣有神经支配,可获得较好的下唇功能及感觉。Gillies 法修复使口裂变小,在唇边缘内侧无黏膜覆盖,需要通过口内黏膜推进瓣来提供黏膜;不幸的是,此区域的黏膜通常是红色、易磨损的,暴露于皮肤中会产生痂皮;同时没有保留神经,唇的功能及感觉受到影响;尽管如此,术后功能比预想的更好,尤其适用于下唇 1/2 缺损。

舌瓣

舌瓣可在重建中用于替代唇红缘,在无法提供足够黏膜的情况下使用。舌瓣也适用于有进展性下唇黏膜白斑的患者。传统方法是使用舌背组织,但其色泽及表面不规则使得该方法重建下唇并不美观。

舌下部黏膜表面光滑,颜色理想,容易分期进行转移。

舌瓣的基底置于前面,需要提供足够的长度及宽度,将其缝合于唇部缺损处,10 天后局部麻醉下断蒂,舌缺损可直接缝合。重建黏膜比正常舌侧黏膜颜色更深、表面易磨损。黏膜表面可能形成痂皮需要频繁使用凡士林。采用任何游离移植方法重建下唇均会影响局部感觉。

全下唇重建

Karapandzic 法可用于全下唇缺损重建,但术后的唇部组织张力过大。另一可选的方法是双侧扇形瓣。联合舌下方瓣重建红唇[22]。Webster 推进法是通过双侧全厚颊部水平推进瓣移位修复下唇,其基底部两侧分别切除上、下三角形组织,黏膜同样需要通过舌腹来提供,鼻唇沟及颏部瘢痕均可较好的愈合。该方法主要问题在于重建后的唇较平、过紧,易出现活页门样畸形。偶然也可选择两侧上唇 Abbé 瓣向下旋转增加下唇组织量,但从美学角度看,其结果并不理想。功能(流涎)可在一定程度上有所改善。选择游离组织瓣移植修复全下唇缺损并不少见,对该方法的深入讨论可见本卷第 10 章。

口角重建

口角部极少需要重建,深入分析它可分为上下唇各一菱形。口内颊部黏膜的菱形瓣可用于其表面缺损修复,供区可直接缝合,须注意湿唇黏膜颜色较正常唇更红。修复大型缺损(电灼伤)的另一方法是设计三角黏膜岛状瓣,将其基底扩展至口角以获取足够的所需要的组织量。供区可直接缝合。通常需二期重新修整黏膜。但该方法常可提供足够的组织量。

最后有些情况下,侧方舌瓣可用于覆盖上下唇口角处区域,十天后断蒂。这一方法应用较少,因选择蒂在前部的黏膜瓣已被证实可获得更佳的术后效果,并且术后患者较舒适。

耳部

耳部常常需要切除和重建的是耳郭边缘及耳软骨区,本卷第七章已详细讨论耳部重建的各种材料。

耳郭缺损

切除后的耳郭缺损常常可通过全层切开至耳垂,旋转推进皮瓣进行修复。通过这种方法没有缺损残余(图 18.18),如果考虑到皮瓣尖部形态或如缺损较大可将后部皮肤向上分离至耳郭内。基底较广的较大皮瓣血供充足,易于成活。并非任何耳郭缺损均可如此修复,有些情况下,上部及下部耳郭瓣可单独或联合使用。采用耳周瓣可修复更大的缺损(图 18.19)。将皮瓣翻起缝合于缺损的前部边缘,3周后在耳后区切开形成较大皮瓣,分离足够的组织,转移至耳郭处,将其进行必要的塑形,并缝合于缺损处。深部缝合可以帮助形成所需的外形。在愈合后通常需要进一步调整。

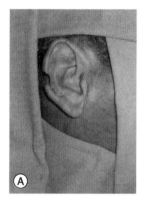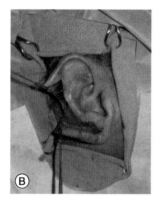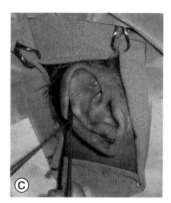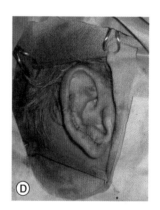

图 18.18　(A)基底细胞癌切除术后耳轮缺损。(B)制备基底在后部皮肤的耳轮瓣。(C)游离皮瓣直至可无张力推进关闭创口。(D)修复后的效果(感谢 Dr. David Mathes)

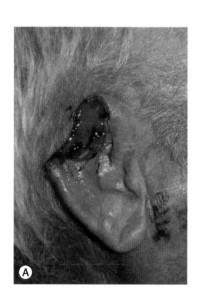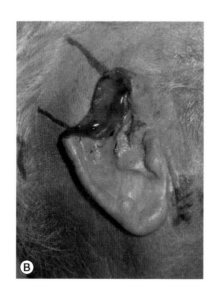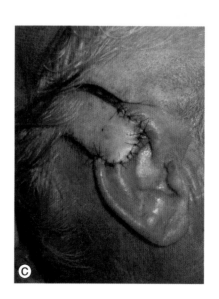

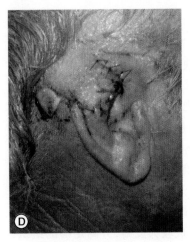
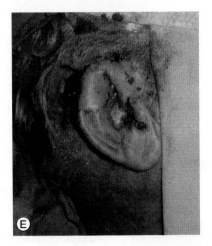
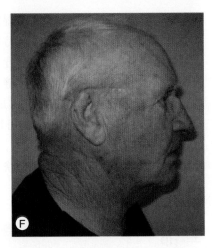

图 18.19 （A）鳞状细胞癌切除术后耳上部缺损。（B）设计耳后瓣。（C）翻瓣置入缺损区。（D）断蒂前外形。（E）断蒂后外形。中间缺损采用缺损下后方区域取皮植皮修复。该技术简单,供区可直接缝合。（F）远期外形（感谢 Dr. David Mathes）

外耳前部

如果外耳前部缺损的范围较大,需要进行修复,可将病损连同下方耳软骨一并切除。牵引耳向前,在耳后乳突沟内设计垂直向皮瓣,将前后皮肤翻起,向上及向下进行皮下分离,旋转进入耳部缺损区。耳后岛状瓣的后缘缝合于缺损后缘,前缘缝合于缺损前缘,耳后缺损可直接缝合。该方法在耳郭前及耳后均可获得理想效果（图 18.20）[23]。

大型耳部脱套伤可选择颞部筋膜瓣覆盖缺损,之后选择全厚皮肤移植覆盖组织瓣。此类损伤较少见,但此技术也可以用于先天耳缺损的重建。因植皮色泽与周围皮肤相差较大,术后效果不理想,如果选择断层皮片移植,表面易磨损。

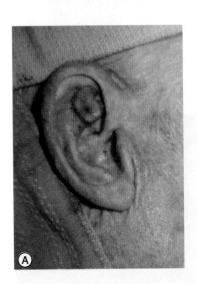
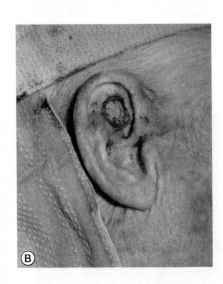
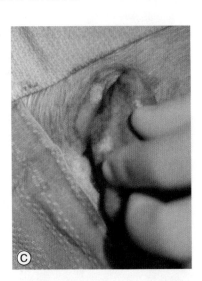

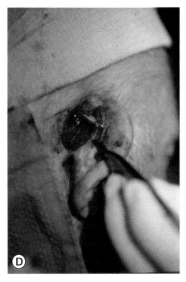
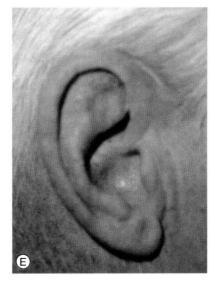

图18.20 (A)72岁男性,耳上部基底细胞癌,标记切除范围。(B)缺损包括前部皮肤和下方软骨。(C)标记耳后瓣,蒂在上方。(D)翻起皮瓣,经隧道进入缺损区。皮瓣中部分去上皮,继发畸形可直接缝合。(E)皮瓣愈合后最终效果(感谢Dr. Peter Neligan)

皮肤扩张

皮肤扩张所需时间较长,很多缺损要求即刻修复,因此在面部缺损的修复中应用受限。另外皮肤扩张的过程中经常引起患者不适而较难忍受。但如果时间允许并且缺损重建仅需额外的皮肤,通过该方法获取皮肤组织是理想的选择。笔者喜欢选择外置扩张器注射壶的方式,这可由患者本人或亲属完成。该方法是安全有效以及相对较舒适的扩张方式,特别适用于儿童。在需要大量皮肤时,该方法更加合适(图18.24)[24]。

面部穿支皮瓣

除了选择游离穿支皮瓣用于头颈部大型缺损的重建外,局部穿支皮瓣也为重建提供了选择。特别是在口周区域[25]。如果我们使用多普勒探头沿面动脉走行区域探查,可能会发现某些沿动脉走行处有噪音渐增的区域,这提示此区域有穿支支配皮肤,其始自面动脉,垂直走向进入皮肤。可以基于此类穿支设计皮瓣,用于重建小型缺损。首先要识别穿支,之后沿所设计皮瓣一侧切开,探查穿支的位置。使用手用多普勒确定动脉是开放的,同时在旋转皮瓣后仍可保持开放。皮瓣沿穿支血管旋转180°可造成穿支血管扭转,如果未能充分松解血管,周围软组织可能造成穿支血管狭窄。使用多普勒检查可确保动脉通畅,保证手术安全。

另一常用修复下唇及面下部的皮瓣是颏下瓣[26]。该皮瓣的设计基于面动脉的颏下分支,其发出的穿支至表面皮肤,这些穿支沿二腹肌前腹分布,可以与皮瓣一并切除,该皮瓣可为面下部提供理想的皮肤、颜色及质地,并且供区位于颏下,较为隐蔽,患者无法看到。

结论

使用面部组织修复面部缺损需要经验、艺术感以及对皮肤生物力学的了解。无论缺损大小都能够进行修复,获取理想的美学效果是对整形外科医师极大的挑战。整形外科医师需储备足够的知识和技术手段去面对这些挑战,为患者提供更理想的功能及美学效果。

参考文献

3. Jackson IT. *Local flaps in head and neck reconstruction*, 2nd ed. St. Louis: Quality Medical; 2007.

4. Limberg AA. The planning of local plastic operations on the body surface: theory and practice. In: Wolfe SA, (ed) trans. *Planirovanie mestnoplasticheskikh operatsiina poverkhnosti tela, 1906*. Lexington MA: Collamore Press; 1984.

7. McGregor JC, Soutar DS. A critical assessment of the bilobed flap. *Br J Plast Surg*. 1981;34:197–205.

13. McGregor IA. Eyelid reconstruction following subtotal resection of the upper or lower lid. *Br J Plast Surg*. 1973;26:346–354.

14. Mustardé JC. Eyelid repairs with costochondral grafts. *Plast Reconstr Surg*. 1962;30:267–272.

20. Karapandzic M. Reconstruction of lip defects by local arterial flaps. *Br J Plast Surg*. 1974;27:93–97.

    In this classic paper, Dr Karapandzic describes the procedure which allows for preservation of the neurovascular bundles of the orbicularis oris in order to reconstruct defects of the lips. This classic description focuses on reconstruction of lower lip defects.

22. Jackson IT. Use of tongue flaps to resurface lip defects and close palatal fistulae in children. *Plast Reconstr Surg*. 1972;49:537–541.

    This paper describes the technique of using an anterior tongue flap to reconstruct the vermillion, as well as more extensive lip defects. It also describes the use of the tongue flap for repair of palatal fistulae. In dentate patients, it is particularly important to ensure that precautions are taken to prevent the patient from biting the flap.

24. Keskin M, Kelly CP, Yavuzer R, et al. External filling ports in tissue expansion: confirming their safety and convenience. *Plast Reconstr Surg*. 2006;117(5):1543–1551.

25. Hofer SO, Posch NA, Smit X. The facial artery perforator flap for reconstruction of perioral defects. *Plast Reconstr Surg*. 2005;115(4):996–1003.

    The concept of the facial artery perforator flap is discussed in a study of five clinical cases. The article concludes that this is a versatile flap due to a large arc of rotation and an aesthetically pleasing donor site. It is an ideal flap for one-stage reconstruction without secondary revisions.

26. Curran AJ, Neligan P, Gullane PJ. Submental artery island flap. *Laryngoscope*. 1997;107(11):1545–1549.

    This paper describes the anatomy of the submental artery perforator flap. The artery is a branch of the facial artery. The perforators run alongside the anterior belly of digastric, which is harvested with the flap. Two cases are presented of lower face reconstruction using the submental flap.

19

二期面部重建

Julian J. Pribaz and Rodney K. Chan

概述

- 二期修复是面部重建过程中不可缺少的组成部分。
- 二期重建时对缺损组织的准确诊断与一期重建时同等重要。
- 从一开始就要有详尽的重建计划,包括意外处理方案。

简介

任何组织重建都只能通过回植或后期移植的方法,使组织的外形和功能恢复正常或接近正常。因组织的特性不同,目前所有的组织重建方法都不能达到理想的修复效果。因此,需要二期、三期或多期修复来获得最佳的功能和外形。"plastic"来源于希腊词"plastikos",它真正的含义是制造或塑形。

本章将探讨提高面部初期重建效果的原则和技术、利用不同技术进行面部组织重建的顺序和时机选择应遵循的基本原则。术前就需要制订一个深思熟虑的重建计划,从而避免出现意外。二期面部重建大致可以分为:①一期重建计划的组成部分;②无重建计划,并且治疗难度较大的病例。

基础科学/疾病进程

二期面部重建假定为术前的一个过程,头颈部

二期组织重建病因广泛,从先天性畸形到多种创伤:包含烧伤、枪击伤、机动车意外伤、动物咬伤等,骨和软组织肿瘤、感染也可能是原因之一。不同原因导致的组织缺损预后各不相同。组织可能缺失、移位或畸形,骨和软组织都可能累及。所有这些病因的共同特点是形成创面并接受过治疗。这些创面可能比较表浅,但是大部分较深而且复杂。一期或二期的伤口缝合、邻近或远位组织的修复可促进愈合。值得注意的是,在每个缺损部位都有肿胀和瘢痕,并且每次手术都会产生新的肿胀和瘢痕,因此,每次手术后的效果都难以预测。需等待组织愈合、肿胀消退、瘢痕成熟后,再进行二期、三期修复手术会比较安全。

诊断/患者表现

对畸形的准确诊断和对缺损组织的评估是非常重要的。将畸形部位与正常组织进行对比,如果缺损是单侧的,最好同对侧比较,如果缺损广泛且累及双侧,则需根据患者的老照片为重建提供指导。然而,必须从一开始就预估重建所能达到的效果。二期面部重建的评估从详细询问患者病史开始,尤其是既往进行过的手术和使用过的皮瓣,并且需要高度关注头颈部的供区血管情况[2]。其次,对需重建的缺损部位进行精确评估,相对于一期重建时切除病损部位,二次重建时牵拉缝合组织或二期愈合过程中,缺损的部位

往往不太明确。这就需要有经验的整形医师来估计判断缺损的组织量以及如何松解挛缩的瘢痕。一期重建后对患者正确全面的诊断非常重要,后期的个体化修复需根据缺损的范围和原因而定。因此,进行二期面部重建的外科医师需掌握重建过程中的每一个步骤,尤其在很多一线治疗方法都已经用过的情况下。

患者选择

应对面部缺损和畸形进行系统的评估,需从以下几个方面着手:

1. 畸形的总体范围、程度及其解剖学位置。

2. 主要面部组织器官的移位,如眉弓、眼睑、鼻、耳、唇。

3. 面部轮廓的扭曲程度。

4. 瘢痕的位置和性质。

5. 皮肤的颜色、质地、性质。

6. 特殊部位皮肤的特点:残留、缺失、扭曲;如发际线、鬓角、胡须。

7. 皮下组织的特点、组织量、分布。

8. 深层肌肉组织的结构或功能缺失。

9. 深部骨或软骨支撑结构的畸形。

10. 口腔和鼻腔衬里的状态和性质。

11. 其他特殊部位的缺损,如泪器、牙齿、舌的完整性和活动性。

在制订最佳的修复方案之前,需对以上各部分因素进行评估。

在考虑进行二期面部重建时,需确保一期重建已完成。应对一期重建的有效性进行评价,必要时需完全去除一期重建的组织,对缺损的组织进行重建。对于复杂的重建,最好有专家来评估并制订阶段化的治疗方案。单一的面部缺损或畸形尽量一次达到最大程度修复,同时,制订一个正确的连续治疗计划非常必要,以避免破坏后续治疗。

治疗和外科技巧

面部分期重建的每一步都应该强调精准的技术和治疗计划,这样才能使后期的手术更具可预测性。治疗计划和早期的皮瓣修整是关键的步骤,影像学检查有助于判断缺失的骨组织。在制订计划时,我们建议尽可能地应用术前和术中模型来模拟缺失的软组织和(或)骨组织[3],这样在手术一开始就能在最理想的供区设计合适的皮瓣。

一般来说,二期面部重建的原则包括:

1. 恢复至正常位置,不改变或部分改变解剖特征。

2. 松解瘢痕挛缩,尽可能地让瘢痕沿着人体自然褶皱线。

3. 恢复面部轮廓,可能涉及去除面部软组织或者用真皮脂肪、自体脂肪进行面部填充[4,5]。

4. 面部轮廓的重建比瘢痕的修复更重要。

5. 近似替换原则,软组织替换软组织,骨组织或人工骨替换骨组织。

6. 局部皮瓣可使颜色、质地更加匹配,如推进或异位皮瓣,可为既往使用的去表皮远位游离皮瓣提供更好的覆盖。

7. 局部特殊皮瓣,例如有毛发的皮瓣可以重建之前由较大的远位皮瓣覆盖的特殊亚单位,也可以用来修复瘢痕,得到看起来更加正常的外观。

8. 如果没有合适的局部皮瓣用于匹配远位皮瓣的颜色,可以考虑应用头部刃厚皮片覆盖去除表皮的皮瓣,从而达到皮肤颜色匹配的目的[6]。

9. 对面部表情肌缺如的部位进行功能恢复,尤其是恢复微笑以及眼睑和嘴的闭合。可以考虑带或不带神经的游离肌肉移植或局部、区域功能性肌肉转移。

10. 用足够的骨质来修复骨畸形,或便于骨融合式种植体的牙齿修复。

11. 不可重建的部分可用赝复体重建,如眼窝和耳赝复体。

在复杂面部重建过程中经常遇到的一些值得关注的情况:口内、鼻腔内衬里的重建;含毛发区域的重建;预构和预置作为辅助技术。

口内和鼻腔内衬里

口腔和鼻腔衬里的缺损很可能发生在口周挛缩、衬里已经切除或受到放射的情况下。口内衬里缺损表现为口干、面部运动缺陷、口腔功能障碍。因此,在进行口周重建前,必须完全松解口内瘢痕并进行衬里重建。否则,任何口周皮肤修复都难以达到效果。口内衬里的修复包括植皮、邻位皮瓣、远位皮瓣。虽然植皮因其易得性和简便性可能最常应用,但我们认为其实用性不足,尤其对于瘢痕化或放射后的部位不适用。远位皮瓣如股前外侧皮瓣和前臂桡侧游离皮瓣移植被认为是修复衬里最可靠的方法,但是,在需多期手术的病例中,这些皮瓣可能已经被使用过或需要用于其他部位。另外,供区血管通常难以探查。面动脉肌肉黏膜(FAMM)瓣,即颊部黏膜肌肉复合组织瓣,可以作为备选,且最好在一期手术时使用,因其可以进行充分地暴露并且容易获得柔软的黏膜组织。当和颊肌一起游离时,此皮瓣可以覆盖 2.0~2.5cm 的宽度。它可以基于上方(逆行支配)或下方(顺行支配)的血管蒂来覆盖多种口鼻黏膜缺损,包括上腭、齿槽、鼻中隔、鼻窦、上下唇、口底和软腭(图 19.1)[7]。

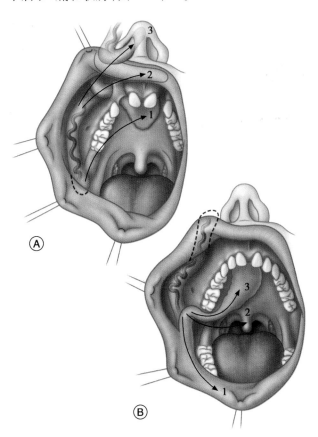

图 19.1　(**A**)基于上方血管蒂的面动脉肌肉黏膜(FAMM)瓣可用于上腭前部、齿槽、上颌窦、鼻腔、上唇、睑结膜缺损的修复。(**B**)基于下方血管蒂的FAMM可用于上腭后部、扁桃体窝、齿槽、口底、下唇缺损的修复[7]

对于涉及口底的大面积黏膜缺损,基于面动脉颏下支的颏下皮瓣是另一个理想的选择,我们的经验表明此皮瓣通常很可靠,且供区代价小,但需明确前期是否进行过放射治疗。此外,可以满足同期进行颈部分离的需求,但必须在进行切除手术前获取皮瓣并保护其血供[8]。

虽然并不要求口腔衬里为红色,但这毕竟是不可再生的特殊组织,当颜色缺失不能通过移植邻近组织修复时,使用非角质化的黏膜修复比应用角质化的皮肤更合适。早期常用空肠和胃黏膜来修复口腔内黏膜,但是遇到了很多问题,如胃黏膜的酸性分泌物易诱发溃疡。FAMM 瓣以上方为蒂修复上唇或以下方为蒂修复下唇,可获得很好的修复效果[9]。另外,舌黏膜或皮肤经过文身后用于修复的效果也可接受。

含毛发皮瓣

面部重建需考虑面部毛发的生长和分布,尤其是对于男性患者,鬓角和胡须需保持对称。然而,可作为毛发移植的供区很少,仅颞部头皮、额部头皮和下颏可选[10]。额部头皮可基于滑车上动脉进行转移,下颏可基于面动脉的颏支来转移,这些区域有时也可能无法使用;颞部头皮含有大量毛囊,需要一期植入异位血管来进行重建(见下文,预构)。

预构

预构是指将其他部位的血管蒂预先植入用来重建的组织瓣下,对无法游离移植的组织瓣可进行预构。为了获得面部重建的最佳外观,通常选用较薄的组织进行预构,其质地接近待修复的区域。供区可以选用任何适宜长度的血管,包括其周围的脂肪组织[11,12]。前臂桡侧筋膜瓣、颞顶筋膜瓣、外侧旋股蒂降支都是管径足够、可靠的供区血管。将这些供区血管置于准备转移的皮瓣下,如果需要,还可以放在扩张器浅面。在二期面部重建中,这是非常有效的一种辅助技术,当需要开发新的供区时可作为首选供区使用,通过该技术可以建立无限个供区。

预置

皮瓣预置由 Pribaz 和 Fine 在 1994 年首先提出,是指将需要的组织一期植入现存的轴形血管床区域[13,14]。预置通常用来组成复合皮瓣,在面部轮廓重建中可作为更接近预重建部位的整体单元来转移[11]。预置对面部复杂多组分缺损的一期、二期重建都是有用的辅助方法。

下面的每一例二期面部重建病例都运用了上述基本技术。二期重建可以大概分为两类:①一期重建方案的一部分;②无重建计划,多次不满意的重建后。我们主要关注第二种情况,在下面的二期重建病例中,我们首先对缺损部分做出诊断,然后根据重建原则完成重建方案。

病例 1

该患者是一位 16 岁的女孩,在婴儿时期被热油喷溅造成严重的面部烧伤。早期重建用腹股沟的多期管状带蒂皮瓣修复鼻部和颏部,但不幸的是术后效果不理想(图 19.2)。

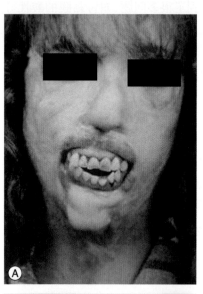
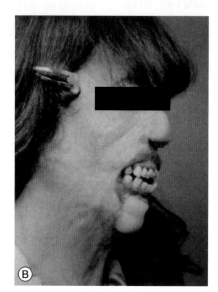
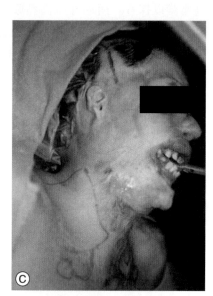
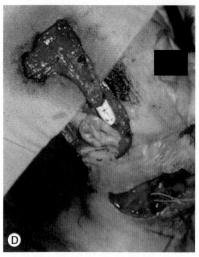
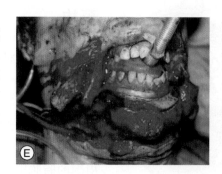
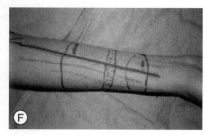

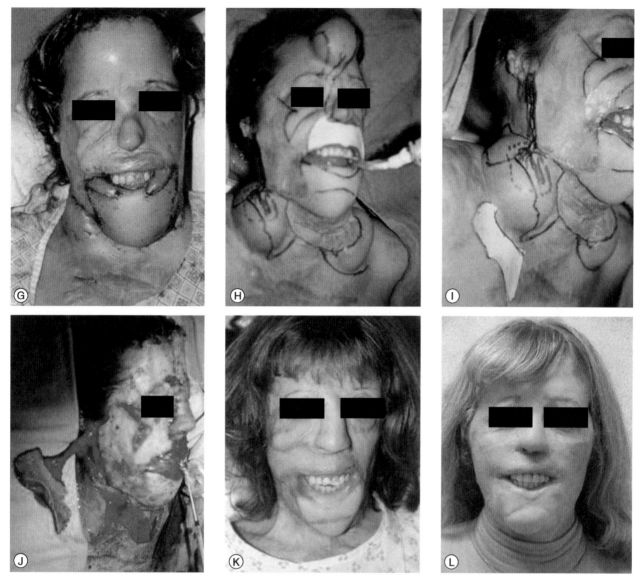

图 19.2　16 岁的女孩在婴儿时期被热油喷溅造成严重面部烧伤。(**A,B**)早期重建用腹股沟的多期管状带蒂皮瓣修复鼻部和颏部,不幸的是对闭口和面部表情修复不足。(**C,D**)第一阶段,在右侧颈部皮下用带蒂浅筋膜瓣预构皮瓣,下方埋置扩张器来重建上唇。(**E,F**)下唇和颏部用折叠游离前臂桡侧皮瓣和双侧面动脉肌肉黏膜瓣重建。(**G**)下切牙暴露此时已明显减少。扩张器置于额部皮瓣下用于鼻的重建。第二阶段,上唇用颈部扩张的预构带蒂皮瓣重建。(**H,I**)可见上唇缺损的试样,转移蒂部的血管走形已标记出。(**J**)用额部皮瓣、衬里皮瓣和软骨移植物来重建鼻部。(**K**)术后 3 个月可见下唇下垂,双侧颞肌动态悬吊来提升下面部和唇部(没显示)。(**L**)2 年后获得满意的效果。可以闭口,且改善了鼻部外形

诊断

1. 上下唇完全缺损,继发性闭口受限,表现为反复口腔溃疡和面部表情欠缺。

2. 鼻畸形:鼻尖突出度欠缺、鼻唇沟消失。

重建方案

上下唇的缺损需用口腔衬里和皮肤组织来修复,但局部没有可用组织。计划用前臂桡侧游离皮瓣重建下唇,预构颈部皮瓣重建上唇。额部皮瓣和软骨移植物可用于增加鼻尖突出度,改善鼻部皮肤质地。第一阶段,在右侧颈部皮下用带蒂浅筋膜瓣预构皮瓣,下方埋置扩张器,用来重建上唇。扩张器埋置在额部皮瓣下来重建鼻部。下唇和颏部用折叠游离前臂桡侧皮瓣重建。松解瘢痕后做缺损组织的三维模板,然后展开为二维模板,在前臂桡侧设计皮瓣。下唇折叠游离前臂桡

侧皮瓣和双侧 FAMM 瓣重建上唇及唇红。第二阶段,上唇用颈部扩张的预构带蒂皮瓣重建。做出上唇缺损的模板,画出蒂部的走行。用额部皮瓣、衬里皮瓣和软骨移植物来重建鼻部。颏下唇沟塑形也在此阶段完成。

患者术后 3 个月出现下唇下垂。通过双侧颞肌动态悬吊来提升面部和唇部,术后立即可见下唇修复和鼻整形的效果,患者咬𬌗时可以闭口。术后随访 2 年效果满意。术后改善了咬𬌗功能和鼻部外形[2]。

该病例展示了二期面部重建的多种原则:

1. 最初全面的诊断。

2. 应用模板制订方案。

3. 通过预构皮瓣增加组织量,避免其他游离组织的转移。

4. 用 FAMM 瓣重建唇红。

5. 延期应用额部皮瓣来覆盖之前的远位皮瓣。

6. 游离组织转移后,通过去除组织和将瘢痕置于自然轮廓线上恢复外形。

7. 用双侧颞肌瓣进行下唇功能重建。

病例 2

该患者是一位 23 岁女性,面部大面积烧伤,既往面部行多处植皮及瘢痕挛缩松解,现需要改善皮肤质地和外形(图 19.3)。

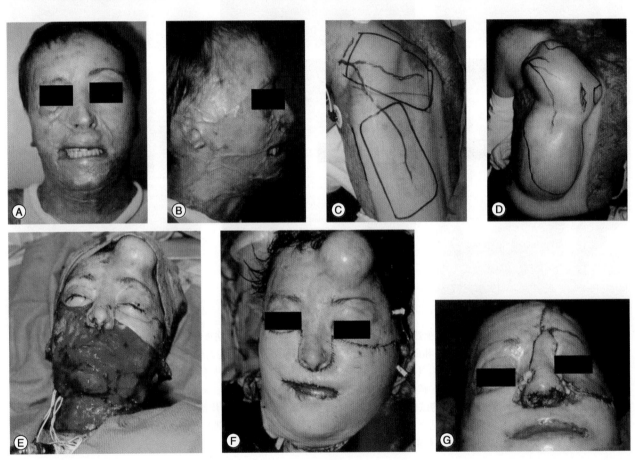

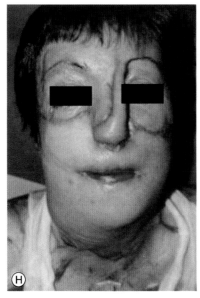
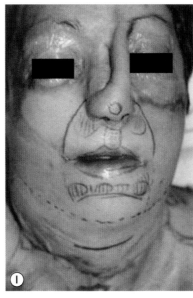
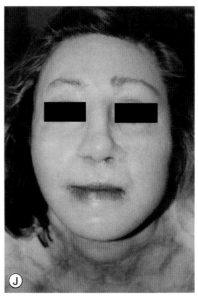

图 19.3　23 岁女性,面部大面积烧伤,既往行面部多处植皮及瘢痕挛缩松解,现需改善皮肤质地和外形。(A,B)面部及鼻部瘢痕挛缩而致面部轮廓及鼻部形态不佳。(C,D)设计并标记扩张的游离肩胛/肩胛旁皮瓣来重建面部组织。(E)扩张完成后,切除面颈部的烧伤后增生瘢痕。(F)游离组织转移后即刻。(G)扩张的额部皮瓣用于鼻部再造。(H)游离皮瓣愈合后仍可见面、鼻部轮廓不理想。(I)面部亚单位通过修薄来重建,瘢痕线置于自然皱褶处,分隔出颊部、人中、上唇、颏部。(J)可活动的皮肤重建面颈部,达到更均一的外观

诊断

面颈部皮肤不规则,因面颈部皮下缺少脂肪不满意。面部及鼻部瘢痕挛缩而致面部轮廓及鼻部形态不佳。

重建方案

由于供区未烧伤的皮肤不足以修复面部,重建的目的在于利用扩张的游离肩胛或肩胛旁皮瓣重建面部组织。扩张后切除面颈部烧伤后增生瘢痕。根据缺损形状制作模板,立即进行游离组织移植。扩张的额部皮瓣用来重建鼻部。游离皮瓣愈合后仍可见面、鼻部轮廓不理想。面部亚单位通过皮瓣修薄来重建,瘢痕线置于自然皱褶处,分隔出颊部、人中、上唇、颏部。面颈部无活动性的皮肤经过重建可达到更均一的外观。部分患者通过激光可成功改变面部肤色,患者再通过化妆可达到满意的效果。

本病例体现了二期面部重建的几项原则:

1. 最初全面的诊断。
2. 应用模板制订方案。
3. 延期应用额部皮瓣来覆盖缺损。
4. 用扩张的游离皮瓣重塑面颈部。
5. 游离组织转移后通过修薄、将瘢痕重置于自然褶皱处来恢复轮廓。

病例 3

该患者为 17 岁男性(损伤前见图 19.4A),自残

性枪伤后,中 1/3 面部和左下颌缺少骨性支持。首次重建在其他医院完成,包括开放减压、多处骨折内固定、肋骨移植、前臂桡侧游离皮瓣移植分离口腔和鼻咽部;骨移植物和额部皮瓣进行鼻再造;上唇缺损用 Abbé 皮瓣修复。患者在伤后 24 个月进行二期面部重建。

诊断

1. 面中部凹陷,缺少骨性支持。
2. 鼻梁缺损,鼻面沟不明显,左鼻翼缺损。
3. 唇部不对称,上唇挛缩,口内挛缩。

重建方案

手术目的在于松解口内挛缩,并用游离腓骨瓣重建骨性平台。标记对侧面动脉用来预估衬里缺损大小。腓骨中段截骨来形成上、下颌骨,作为一个游离骨瓣移植。松解后确实出现较大的衬里缺损。术中可见腓骨皮岛和上蒂 FAMM 瓣。

在第二阶段,左鼻翼缺损用游离的上耳轮和耳轮根游离皮瓣重建。伤后 63 个月,伤口愈合且水肿消退后,用额部皮瓣来二期再造鼻部外形。在创伤后 8 年,可见唇部匀称,口外或口内无任何挛缩,面中部、鼻梁和鼻外形得到改善。

该病例体现了二期面部重建的多项原则:

1. 最初全面的诊断,从一开始建立重建计划。
2. 充分松解口内挛缩的必要性,FAMM 瓣和游离皮瓣的皮肤部分进行重建。

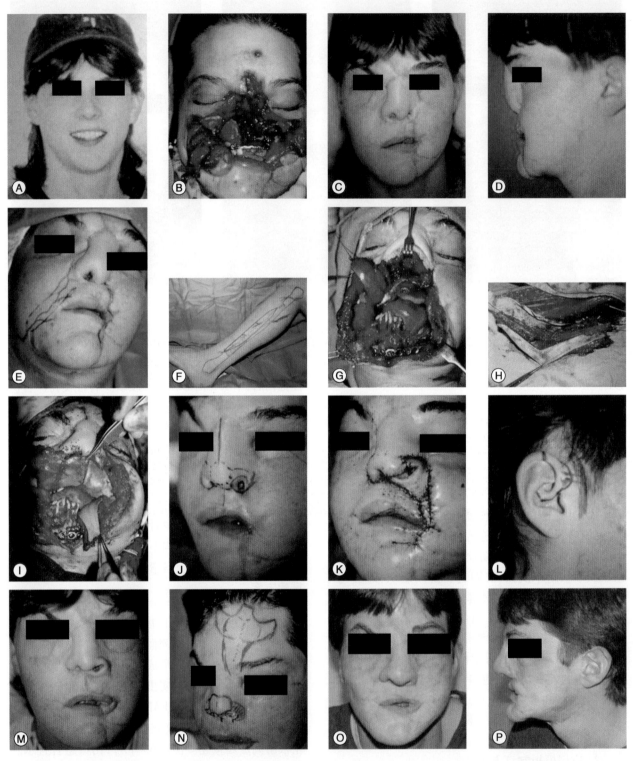

图 19.4 （B）17 岁男性，自残性枪伤后，中 1/3 面部和左下颌缺少骨性支持（A）患者受伤前照片显示面部外观作为参考。首次重建在其他医院完成，包括开放减压、多处骨折内固定，肋骨移植，前臂桡侧游离皮瓣移植分离口腔和鼻咽；骨移植物和额部皮瓣进行鼻再造，上唇缺损用 Abbé 皮瓣修复。（C,D）患者在最初损伤后 24 个月进行二期面部重建，缺少面中部骨性支持、鼻梁、唇部不对称，上唇挛缩、口内挛缩。（F）重建方案包括松解口内挛缩，并用游离腓骨瓣重建骨性平台。（E）标记对侧面动脉用来预估衬里缺损大小。（H）腓骨中段截骨来形成上、下颌骨。（G）松解后确实出现较大的衬里缺损。（I）腓骨皮岛和基于上蒂的右面动脉肌肉黏膜瓣用来覆盖创面。（J～L）在第二阶段，左侧鼻翼缺损用游离的上耳轮和耳轮根游离皮瓣重建。（M,N）伤后 63 个月，伤口愈合且水肿消退后，用额部皮瓣来二期再造改善鼻部外形。（O,P）在最初创伤 8 年后，可见唇部匀称，口外或口内无任何挛缩，面中部、鼻梁和鼻外形得到改善

3. 重建稳定的骨性平台。

4. 延迟应用二期额部皮瓣来修复。

病例 4

39 岁男性患者,大面积的左侧面动静脉畸形 (图 19.5)。

诊断

患者面部组织广泛缺损,包括颊部、上下唇、口内衬里、面部表情肌、上颌骨。

重建方案

这是一例多期重建病例。患者最初用修剪过的折叠桡侧前臂皮瓣重建,用藻酸盐模型来模拟缺损形状。折叠部分用来形成口腔衬里。掌长肌腱用来悬吊唇部,对侧 FAMM 瓣用来形成红唇。利用游离腓骨瓣延期上颌骨重建,种植牙与骨结合为后期的牙齿修复做准备。该步骤通过在外侧鼻翼处劈开前臂桡侧皮瓣来暴露种植板。扩张的额部皮瓣包括含毛发部分,用来重建上唇胡须,也能覆盖颊部缺损。术后 6 个月可见完美的颊部凸起和对称的上唇胡须。此时,仍然缺少面部表情肌,微笑时面部不对称。基于面动脉颏下支和面动脉颈支的功能性颈阔肌-下颌瓣用来重建颊部。一周后,肌肉功能恢复明显;2 年后,微笑时双侧口角对称,毛发生长对称。

该病例体现了二期面部重建的多项原则:

1. 最初全面的诊断。

2. 初期进行多期重建方案设计。

3. 应用藻酸盐三维模型模拟缺损,然后转换为二维缺损模型用于供区,以便于后面的折叠。

4. 用 FAMM 瓣再造上唇。

5. 重建稳定的骨性平台,并将种植牙植入。

6. 延迟应用额部皮瓣重塑颊部和上唇胡须。

7. 二期应用局部皮瓣提供更好的肤色匹配和含毛发部分。

从上述病例明显可见,每一例二期重建病例都很独特,根据具体情况打破常规是非常必要的,但坚持上述基本原则的有助于指导重建。

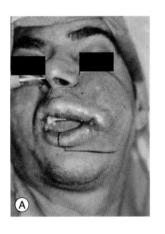

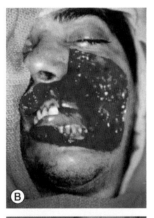

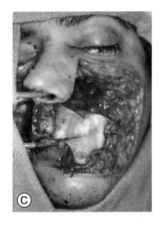

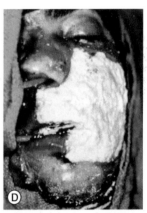

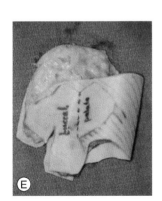

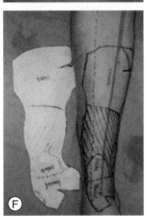

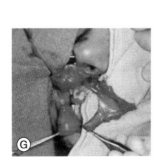

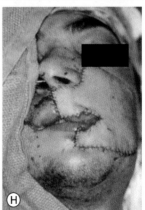

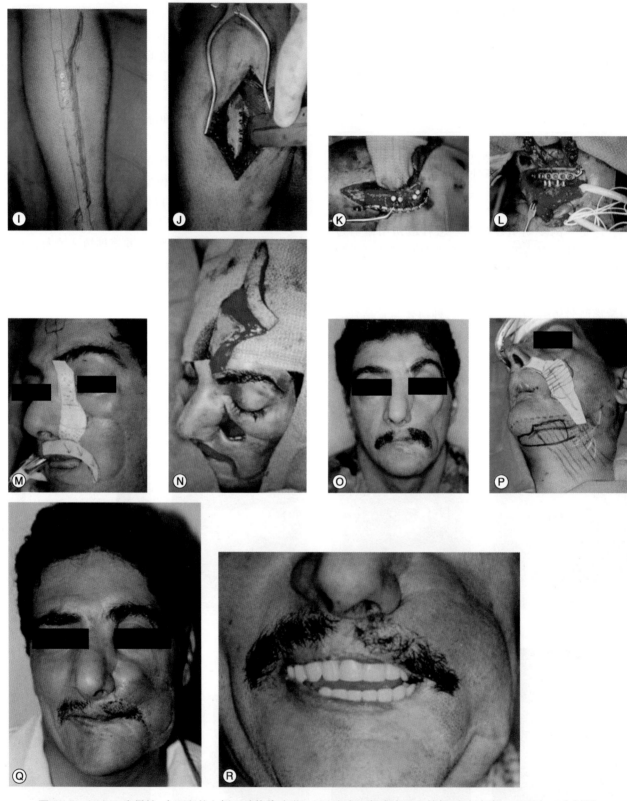

图 19.5 （A）39 岁男性,大面积的左侧面动静脉畸形。（B）患者面部有大面积缺损,包括颊部、上下唇、口内衬里、面部表情肌,上颌骨。（C,D）患者最初用修剪过的折叠桡侧前臂皮瓣重建,用藻酸盐模型来定制缺损的大小、形状和体积。（E,F）折叠部分用来形成口腔衬里。（G,H）掌长肌腱用来悬吊唇部,对侧面动脉肌肉黏膜瓣用来形成红唇。（I～L）利用游离腓骨瓣延期上颌骨重建,种植牙与骨结合为后期的牙齿修复做准备。该步骤通过在外侧鼻翼处劈开前臂桡侧皮瓣来暴露种植板。（O）术后 6 个月可见完美的颊部凸起和对称的上唇胡须。此时,仍然缺少面部表情肌,微笑时面部不对称。（P）基于面动脉颏下支和面动脉颈支的功能性颈阔肌-下颌瓣用来重建颊部。（Q）1 周后,肌肉功能恢复明显。（R）2 年后,微笑时双侧面部对称,毛发生长对称

术后护理

术后护理因患者和手术方式而异,术后早期,包括皮瓣监测、围术期抗生素的应用,适当的瘢痕处理。这些常用而可靠的措施,可使组织愈合、肿胀消退,并在下次重建手术前促使瘢痕成熟。

结果、预后和并发症

通常需要多期手术才能获得预期的效果。这需要从一开始就和患者进行详细的讨论,按需要修改手术计划。实际目标需要沟通。基于重建的复杂性,必要的二期修整手术对于相对简单的缺损需 2~3 次,而对于较复杂的缺损,需 20~30 次。一旦异体复合组织移植推广开,这样缺损的患者,尤其是包含面部中心三角区的缺损,应该成为移植的候选病例。同样,局部和区域皮瓣的选择可能成为"救生船"。

当我们评估手术效果时,作为一名整复外科医师最重要的是考虑患者的想法,因为患者是我们最好的老师。患者术后持续的抱怨提示我们在某些方面应该做得更好。最后,我们必须努力通过重建让患者恢复至常态。

并发症是进行任何复杂重建手术的一部分,尤其在进行过放射治疗和严重瘢痕的区域,这些区域血供欠佳、供区血管缺乏。正如 Millard 在他的文章中提出的,每个重建方案必须有"救生船",甚至在救生船中还要有救生员。因此,当第一次遇到问题时,外科医师应该在头脑中考虑到所有不同的方案,最终选择最佳的一个。将其他的选择充当为"救生船",在需要的时候运用。

参考文献

3. Pribaz JJ, Morris DJ, Mulliken JB. Three-dimensional folded free-flap reconstruction of complex facial defects using intraoperative modeling. *Plast Reconstr Surg.* 1994;93:285–293.

   Multifaceted free flaps are often needed in the reconstruction of complex facial defects. The article describes a simple technique to determine both the volume of tissue required and the localization of the various epithelial surfaces, thereby simplifying these complex reconstructions using an intraoperative alginate moulage.

7. Pribaz J, Stephens W, Crespo L, et al. A new intraoral flap: facial artery musculomucosal (FAMM) flap. *Plast Reconstr Surg.* 1992;90:421–429.

   First description of the FAMM flap by Pribaz et al. combining the principles of nasolabial and buccal mucosal flaps. The flap has proven to be reliable based either superiorly (retrograde flow) or inferiorly (antegrade flow) to reconstruct a wide variety of difficult oronasal mucosal defects, including defects of the palate, alveolus, nasal septum, antrum, upper and lower lips, floor of the mouth, and soft palate.

8. Taghinia AH, Movassaghi K, Wang AX, et al. Reconstruction of the upper aerodigestive tract with the submental artery flap. *Plast Reconstr Surg.* 2009;123:562–570.

   The article demonstrates the versatility of FAMM flaps specifically in lip and vermilion reconstruction.

   While lip and vermilion are specialized tissues that cannot be easily reproduced, FAMM flap has features similar to those of lip tissue that makes it an option when such losses are encountered. In this article, the anatomy, dissection, and clinical applications for the use of the FAMM flap in lip and vermilion reconstruction are discussed.

11. Mathy JA, Pribaz JJ. Prefabrication and prelamination applications in current aesthetic facial reconstruction. *Clin Plast Surg.* 2009;36:493–505.

    A review of prefabrication and prelamination techniques in facial reconstruction. Some of their unique abilities are presented, and their advantages, limitations, and technical pointers are provided. Relevant features and interdependencies among these procedures as they relate to aesthetic facial reconstruction are discussed.

13. Pribaz JJ, Fine NA. Prelamination: defining the prefabricated flap – a case report and review. *Microsurgery.* 1994;15:618–623.

    First paper to coin the term "prelamination" as modification of flaps prior to local or distant transfer were gaining wide acceptance. This article also clarifies the use of the term "prefabrication" which until then was used to describe all possible modifications. In this article, the term "prelamination" is used to refer to the implantation of tissue or other devices into a flap prior to transfer and suggests that prefabrication be restricted to the implantation of vascular pedicles.

20

颜面移植

Laurent Lantieri

概述

- 存在未解决问题的发展中领域。
- 高风险手术。
- 需终身治疗。
- 限于轮匝肌完全破坏的患者。
- 指征有两种：下面部移植为口轮匝肌损伤，多数为枪弹伤；全面部或上面部移植为眼轮匝肌毁损，多数为烧伤患者。
- 需多学科合作及强力的后勤组织。

简介

颜面移植是整形外科中的新兴领域，从 2005 年 11 月—2012 年 2 月仅有 20 例颜面移植手术[1~9]。但是，仅 2009 年就有 6 例，说明数量剧增。在不久的未来颜面移植会继续发展。不过同任何创新手术一样，其仍然存在待解决的问题，并且只有长期随访才能找到问题的答案。风险-获益平衡、指征、技术、免疫、伦理问题的解答正在不断地摸索中。尽管颜面移植的数量仍然很少，但在复合组织移植（composite tissue allotransplantation，CTA）领域中，专家数量的不断增加有助于回答这些问题。多种复合组织移植，如手臂[10]、颜面[1]、骨[11]、关节[12]、腹壁[13]，共有超过 100 例患者，部分患者随访超过 10 年。CTA 移植涉及非致命性器官，大部分是恢复功能。颜面移植的目标是恢复人的外观，不仅仅限于静态组织，还应恢复动态功能。这种动态的移植不

但可恢复患者的交流能力，还可促进其融入社会[3]。

基础科学

免疫抑制

我们很容易忘记法国的第一例肾移植仅存活 3 周[14]，第一例心脏移植[15]和第一例肝移植[16]也很类似。Joseph Murray 首先提出排斥反应主要因为一种免疫现象，后来在免疫学中对这种免疫现象进行了深入的研究[17]。1972 年，在马萨诸塞医学会的声明中，Joseph Murray[18]阐述了他对于器官替代和面部缺损修复的观点。那时肾移植是正在发展的一个领域，而颜面移植还没有形成概念，免疫学还没有为 CTA 做好准备。1963 年，由于没有免疫抑制治疗，第一例手移植存活没有超过 3 周[19,20]。第一例心脏移植后，尽管手术技术已经很健全，但高死亡率使得很多医师团队放弃了移植。从 1976 年开始，环孢素[21]因其可以有效地预防移植物排斥及其低血液毒性，极大地提高了患者的生存率。近年来，其他免疫抑制药物（他克莫司[22]、霉酚酸酯[23]、单克隆抗体[24,25]、抗淋巴细胞血清[26]）的应用扩大了器官移植治疗药物的可选择范围，因此几乎所有排斥情况都可以通过药物应对。CTA 标准的免疫抑制治疗等同于高免疫风险移植，如肺移植[27]。该治疗方案通常使用抗淋巴细胞血清（可使急性细胞排斥的效应细胞，即 CD3+ T 细胞降解）和 3 种免疫抑制药物联合维持治疗。在 Medawar[28,29]的初次实验之后很

久,因为药物产生毒性而不能长期应用,皮肤移植一直是最后的难关,并需要大量的抗排斥药物。另外,人类免疫系统的复杂性和 CTA 移植物[30,31]仍具有免疫能力,由于骨髓或淋巴结参与到免疫反应中,可通过诱导移植物抗宿主疾病(Graft-versus-host disease,GVHD)而产生危害。自 1990 年开始,研究团队进行了大量的动物实验,1998 年,路易斯维尔的一个团队在猪模型[32]的前临床实验研究中得到提示,联合他克莫司、霉酚酸酯和泼尼松的免疫抑制治疗可以预防整个肢体移植的排斥,并且没有明显的毒性。实验中得到的认识催生了相对标准化的治疗方案的产生。因此,由 Dubernard[10,33]带领的里昂团队再次尝试手移植,先进行单侧,而后双侧手移植。单侧手移植因为患者的放弃最终失败,而双侧手移植获得成功,最终实现了 CTA 的临床应用[34]。

我们重点关注 CTA 治疗的临床方面。目前,标准的治疗开始于单克隆或多克隆抗淋巴细胞抗体注射诱导。目前没有足够的数据支持单克隆抗体和多克隆抗体哪个更好[35]。在临床上(表 20.1),抗淋

表 20.1 诱导方案

霉酚酸酯(MMF)(CellCept)
　　术前 1g
　　术后 1~9 天每天 2g,然后每天口服 3g
　　CellCept 剂量随最小 AUC 调整
　　手术 4 天后每周达到最小 AUC,目标 AUC:40~50ng/ml
他克莫司(Prograf)
　　术后第 1 天开始每天口服 0.2mg/kg
　　前 7 天维持 5ng/ml,第 1 个月维持 10~15ng/ml
胸腺细胞免疫球蛋白(TG)
　　手术当天到术后 10 天,每天 1.25mg/kg
　　首次 10 小时泵入(下一次大于 4 小时泵入)
　　马来酸右氯苯那敏静脉给予 2 支,以及泼尼松龙
　　监测 CD3 细胞计数
泼尼松龙
　　手术当天:给予 TG 前 250mg 静脉滴注(术前),术后在 ICU 给予 250mg
　　术后第 1 天:给予 TG 前 250mg
　　术后第 2 天:给予 TG 前 125mg
泼尼松
　　术后第 3 天:给予 TG 前 60mg
　　术后第 4 天至第 10 天:给予 TG 前 30mg
　　术后第 10 天至第 20 天:20mg/d,然后逐渐减少至术后 30 天 10mg/d
预防性抗病毒治疗
　　对于巨细胞病毒(CMV)不匹配的情况,缬更昔洛韦 900mg/d,6 个月
监测 CMV 血症

巴细胞血清注射开始于血管吻合后。诱导后,给予三联治疗,包括霉酚酸酯(MMF)(Cellcept),FK506(他克莫司)和激素。术后治疗需要精确的剂量,抗淋巴血清为针对 CD3+ T 细胞的一次性剂量。他克莫司需要维持血浓度 10~15ng/mL。对于 Cellcept,通过反复监测血浓度,血药浓度曲线下面积(AUC)来估计其平均浓度,范围应在 40~50ng/ml。

其他治疗方案仍处于研究阶段[36]。除了药物,研究方向转向耐受诱导。耐受诱导的概念主要由 Starzl 提出并发展[37~39]。原则是预处理供体或移植物,从而使移植器官的抗原被识别为受体的抗原。很多方案在动物体内可行,但大部分需要通过放射治疗来做准备,不适合临床应用。最近应用于人体的方法是供体来源的造血干细胞的同时输注。这种骨髓移植可以作为清髓方案,如去除受体骨髓,可以改变受体的免疫系统,但可能导致 GVHD 反应。因此,尽管疗效独特的清髓方法适用于内脏器官移植同时需要骨髓移植或同时有骨髓瘤和肾衰竭的患者,但对于功能性移植领域,如 CTAs 并不适用。非清髓方案应用于很多动物模型,并获得了成功[40,41],但对于人体还没有最终的结论。对于一部分患者,手移植过程中组织含有的骨髓属于真正的造血干细胞移植,因而可以解释这些移植具有较好的效果。在免疫抑制下,有或没有造血干细胞移植,在最初的 3 例的面部 CTAs 移植显示了类似的结果。第 1 例进行了骨髓移植,而后 2 例没有进行骨髓移植。对于其他移植,骨髓移植仅对移植血管化骨的病例有效,如手移植和带下颌骨的移植。对于上颌骨移植不适用,因为上颌骨中含有相对较少的骨髓。

更巧妙的方法是通过处理血细胞减轻 T 细胞反应来获得外周耐受,机制是通过凋亡组分使抗原提呈细胞转化为耐受表型。这可以通过体外光化学处理(ECP)完成[42~44],白细胞在体外通过白细胞分离和补骨脂素预处理后,再进行 UVA 放射,这些白细胞立即回输给患者。此时白细胞为早期凋亡阶段,凋亡后的白细胞被巨噬细胞或其他抗原提呈细胞,如抗炎环境中的不成熟细胞吞噬,抗炎模式和没有共刺激分子情况下不成熟细胞的吞噬可诱导无反应状态,可通过去除对提呈抗原反应的效应 T 细胞达到该状态。调节 T 细胞的增加也可以在 ECP 后诱导得到,可能对受体接受异体移植物起到作用。ECP 已经用于大量实体器官移植,治疗急性排斥或

预防和治疗慢性排斥。

　　肝移植的开拓者 Starzl[35~37]认为,不要试图很快获得耐受,应在诱导阶段后和排斥控制后,以快速降低抗排斥治疗的免疫调节的渐进方式进行。受到他在肾和肝移植上的经验启示,他认为在一些病例中,我们可能获得长期低剂量或无免疫抑制的安全治疗方案,在免疫系统恢复或移植物受损前,通过允许排斥发生但快速控制其发展来实现。排斥不仅会激活毒性 T 细胞,也能激活调节细胞。长期的组织嵌合也可以出现,尽管在移植患者中目前从未显现。我们团队通过长期随访的结果支持这种假设,大量降低免疫抑制治疗后,已经实现了免疫稳定状态。

　　诱导后的急性排斥几乎无法避免,T 细胞的数量在 3 周后恢复,但可以通过激素冲击治疗控制。然而,感染事件的发生可以启动其他急性排斥事件,需要进一步具体治疗。对移植物产生破坏的慢性排斥可见于其他移植患者,在颜面移植中虽然还未见到,但仍然是很大的威胁。从手和颜面移植患者的长期随访来看,似乎移植物没有显示出任何退化的迹象。

　　颜面移植必须血型相配。敏感性患者的 HLA 配型是必需的,这种情况见于接受过异体皮肤移植的烧伤患者,或经历过输血治疗的患者[45]。每个备选患者应该在术前每 3 个月进行抗 HLA 血清试验。HLA 抗体甚至可能在未进行过任何移植的患者中出现,可能因为某些病毒模拟了 HLA 抗原[46]。这解释了用非常敏感的检测方法 Luminex[47]检测时,这些抗原也偶尔出现的异常情况。对高阳性水平 HLA 抗体的病例,需尝试脱敏治疗,但通常无效[48]。术前交叉配型是必需的,阴性才可以进行移植,然后还需进行术后交叉配型,如果术后交叉配型为阳性,可通过抗 CD20 单克隆抗体和免疫球蛋白输注治疗来避免体液排斥的发生。

诊断和患者病史

患者选择

　　相对于手移植,颜面移植的指征似乎有些难以确定。对于上肢,我们为手缺损的患者寻找器官替代,而对于面部,颜面缺损的患者大部分可以通过自体组织重建得到修复。但是,面部有些部分无法

重建,如轮匝肌(眼轮匝肌或口轮匝肌)。因此,指征应该限于此类损伤。这些创伤很难孤立分类,见于多种病因例如烧伤、枪弹伤、动物咬伤和肿瘤。很多分类方法被提出来试图评估潜在的患者,以我们从 12 例患者中筛选出的 5 例颜面移植患者中得到的有限经验来看,这些分类方法对确定指征的意义不大。颜面移植的指征包含 3 个因素来综合判定:缺损,患者和移植团队。多种创伤导致多种缺损,难以进行分类,但可总结为两类移植,依赖肌肉损毁的类型分类:包括眼轮匝肌的上面部移植和包括口轮匝肌的下面部移植。全脸移植是二者的结合。当口轮匝肌被破坏,移植限于下面部。此类情况可见于枪弹伤;嘴和鼻有毁损可以进行移植,指征与口部的毁损相关,而不是鼻部。对于上面部,双侧眼睑的毁损(可见于烧伤患者)适合进行移植,可以联合面部其他部分移植,如外耳和鼻部。指征不限于缺损的解剖特征,但应联合免疫因素和心理因素来评估,甚至同样的缺损,因为免疫和心理的禁忌证而不适于移植。在免疫方面,一些患者因输血或异体皮片移植而预先致敏。在预致敏的患者中,对潜在 HLA 相符供体的评估可以估计在适当的时候进行器官移植的可能性。例如,如果患者对 HLA A2 预致敏,HLA A2 存在于 50% 的潜在供体中,因此只有 50% 的潜在供体可能适合受体。应该和器官获取机构联合进行仔细的评估来确定供体,只有移植的机会适合才可以进行供体选择。患者的心理评估当然也是关键因素,禁忌证大多是心理不稳定,边缘化性格,有毒瘾者,或放宽到任何可能因精神疾病导致的无法理解或没有依从终身治疗能力的患者。心理和精神评估需要时间,在此过程中,患者需住院评估,需与团队中不同专业人员建立联络。护士和助理护士需要参与该过程,需不断面对患者,帮助团队建立对患者适应能力的清晰认识。有趣的是,最初显示适应能力最好的患者移植效果最佳。这样一个高难度手术的知情同意书应使患者清晰地理解手术的风险,以及移植意味着终身治疗。对于儿童、青少年及急诊患者存在伦理问题,除非收集到更多数据,否则用自由选择这种简单询问过早介入是不适合的。我们主张应用时间权衡方法(time trade off,TTO)来评估患者的动机,这包括询问患者准备花费多少年的时间来获得完全的健康。但是,TTO 仅是个工具,我们也用生活质量量表,这些全部适合于需要颜面移植的毁容患者的评估。如果缺损、患者的免疫和心理因素都没

有禁忌,那么需要考虑第三个因素,即移植团队。所有的团队成员需要通过几次全体会议达成共识,必须通过排练保持团队的士气,器械需要定期检查,这样才能在整个过程中不出现问题。

外科技术

尽管由于个体缺损的差异,每个受体都有其特殊要求,但所有移植供体都有共同特征。在我们的全部病例中,颜面移植物都是从脑死亡的患者获取。先于供体组织获取前,制作供体面部硅酸盐模型以用于供体的面部重建,然后行气管切开。心脏停搏前组织获取是最有用的技术,相对于手或内脏器官来说,面部的获取是个很长的过程,在心脏停搏的供体获取颜面组织将导致较长的热缺血时间。较长的缺血时间可能破坏肌肉功能,也可能因为缺血/再灌注损伤改变免疫特性,今后器官保存和手术技巧的改善可能会预防此问题。在有心跳供体身上解剖分离有助于发现小的血管分支,如果在获取组织时没有适当地止血可能导致后期出血。供体的重建是最基本的,在任何手术前都应该制作模型。因为术区在头颈部,麻醉医师只能监控供体的其他部位,这使得无法同时获取其他器官,尽管理论上所有移植团队可以同时操作。移植物用含肝素的生理盐水灌注清洗,并转移到有保存液的标准冰盒中。不同的器官保存液已用于不同的移植团队,但还没有在 CTA 中进行研究。当所有器官都获取后,将术中准备的树脂面罩置于面部,尸体归还家属。我们尝试过多种重建方法,其中硬树脂是最有效的,制作时间与获取器官的时间差不多(图20.1~20.5)。

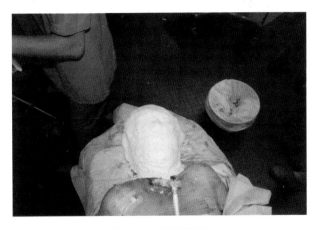

图 20.2　准备模型 2

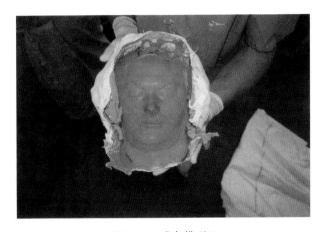

图 20.3　准备模型 3

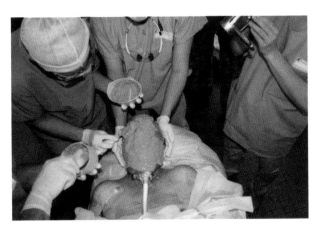

图 20.1　准备模型

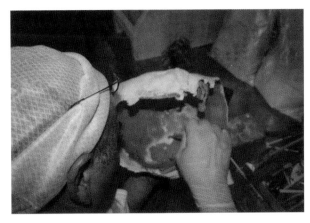

图 20.4　准备面具

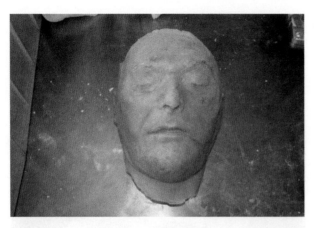

图 20.5   准备面具 2

颜面移植物获取

　　我们建议开发一种可重复的、标准化的技术[49,50]。最好的技术是获取全面部移植物，移除受体不需要的部分。用这种方式，将受体团队有把握去除的受体所有组织都取下来，这样供体重建会更容易。一般来说，范围（图 20.6）从头皮行冠状切口，行向耳后，向下至颈部，从而掀起一个大皮瓣，限于气管切开处以上。分离开始于颈部，找到双侧的颈外静脉（图 20.7，图 20.8）。该静脉的解剖需尽可能低，以用于受体吻合用。需要分离至深部血管，分离颈动静脉，并向上追踪，分离甲状舌面干（图 20.9～20.11）。为了暴露不同的血管分支，需离断舌下神经和二腹肌后部（图 20.12），需要在进行下一步前完成双侧的离断。面神经通过腮腺切除术入路进行分离，解剖至分支处，在茎乳孔出口处切断（图 20.13），8-0 尼龙线用于标记。为便于解剖，需切断外耳道。这样可以清楚地看到面神经，并可以得到最大长度的面神经。在此阶段，颈外血管的几个分支不处理。咽、舌动脉需切断，此时需非常小心，避免切断面动脉，因为面动脉在颈部走行较深。耳后动脉应同皮瓣一起掀起，来供养头皮，切口为矢状，皮瓣从后向前掀起，然后是额部和双耳（图 20.14，图 20.15）。矢状切口可获取整个头皮。不需要保留枕动脉，枕动脉的分离很困难，不易重复，因为它们在胸锁乳突肌后走行很深。我们的解剖研究发现，颞浅血管蒂可以灌注至少 80% 的头皮，耳后动脉比枕动脉对头皮的血供更加重要。矢状切口从枕部走行至头顶，头皮的分离沿骨膜下层由后向前，类似冠状入路。如果不需要头皮，进行标准的冠

状入路，此时，皮瓣侧面被上颌动静脉拉住，刚好在颞颌关节水平。结扎双侧上颌动静脉有助于到达眼眶部（图 20.16，图 20.17）。在皮瓣上部，向下分离至提上睑肌，用 3-0 尼龙线标记后切断，用于简单的修复（图 20.18～20.21）。向前掀起皮瓣，沿着咬肌平面（腱膜下）至口腔黏膜，包括面神经、腮腺、Stensen 导管、腮腺浅叶、部分腮腺深叶、颊神经、口轮匝肌、大部分面部肌肉（包括颧肌和提肌）。在咬肌前缘，分离层次在下颌骨水平支、颧骨、颧弓骨膜下。颏孔处可见颏神经，在颊部与口腔相连。整个颊黏膜沿腮腺孔分离，保留颊脂肪垫。在上下颌骨的牙齿区，沿牙龈切开黏膜。每侧外眦处穿入 2-0 钢丝后切断，可用于再固定（图 20.22）。局部浸润麻醉可使眼结膜容易分离，沿眼球边缘切开。此时，皮瓣内侧仅被内眦拉住。泪管插入导管，内眦通过鼻骨截骨一同掀起。截骨宽于鼻整形截骨以利于掀起内眦、泪管和泪囊。分离双侧眶下神经，在眶下孔处切断。眶下神经可以通过眶缘小的截骨分离较长的距离，但是，如果同时移植上颌骨就不必分离神经。这种情况下，面部皮瓣需与骨连接，包含下颌骨的情况也进行类似处理，尽管上颌骨的血供主要来源于上颌动脉，下颌骨来源于齿动脉也没问题。在实际操作中，血管再通后可见截骨缘的渗血，说明骨膜穿支血供或通过颏下孔的逆行血供足以血管化下颌骨的水平部。对于上颌骨，血管化可能因为面动脉与上颌动脉通过眶下孔的吻合支。此时，皮瓣基本游离完成，下颏处仍然有连接。颌下腺同其下的面动脉和其上的面静脉一起掀起。对于任何皮瓣的获取，都应集中注意力直到最后，因为底部可能在最后时刻被损伤。如果发生损伤，需要找到损伤处并在移植前修复。此时，移植物仅连于供养血管：两条颈外动脉和甲舌面干（图 20.23～20.29）。切断蒂部，获取皮瓣后，移植物用肝素生理盐水灌注，置于器官保存液中，装入标准的冰盒里（图 20.30）。在放入冰盒前，建议检查颈部动脉的分支，面动脉在最后的分离过程中容易损伤。泪管导管也需要确认无误（图 20.31）。如前所述，尸体用术中准备的树脂面罩覆盖面部后归还家属（见图 20.4，图 20.5）。我们建议负责面部重建的人员在所有器官获取完毕后，尽可能完美地复原尸体。在下面部移植的情况下，对于枪弹伤，我们建议作为一个外形单元整体替代所有下面部。皮瓣的设计起始于眉间，沿着鼻侧

缘,眶下缘至耳轮根部(图 20.32),然后在耳前继续向下至下颌角下 5cm,接着向前同对侧对接于颈前,气管切开区上方。截骨在分离血管后进行。上颌骨、下颌骨需要与软组织相连以获得有效的血供(图 20.33~20.35)。

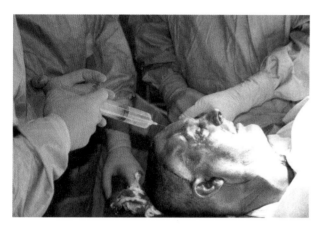

图 20.6　开始的范围标记和局部浸润麻醉

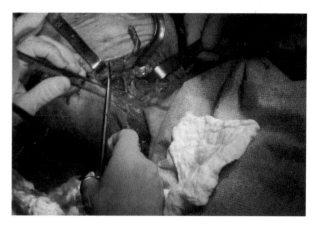

图 20.9　分离甲状舌面干和颈外动脉

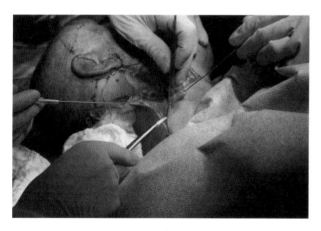

图 20.7　分离颈外静脉

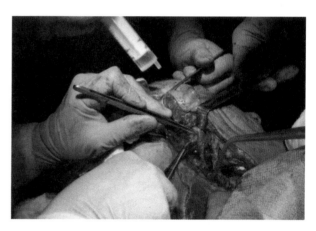

图 20.10　分离甲状舌面干和颈外动脉 2

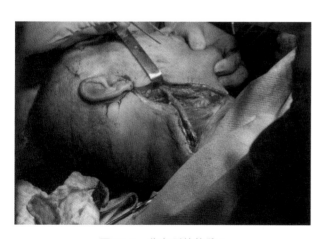

图 20.8　分离颈外静脉 2

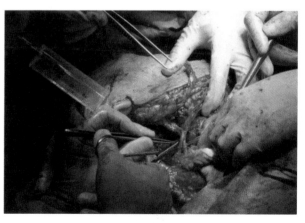

图 20.11　分离甲状舌面干和颈外动脉 3

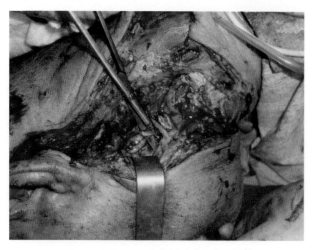

图 20.12   切断二腹肌

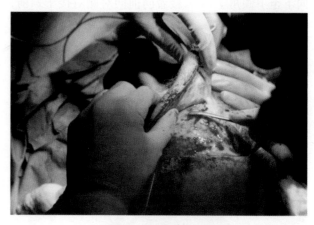

图 20.15   冠状入路 2

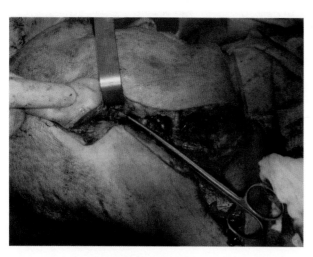

图 20.13   面神经

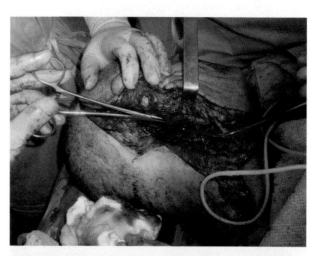

图 20.16   上颌动脉

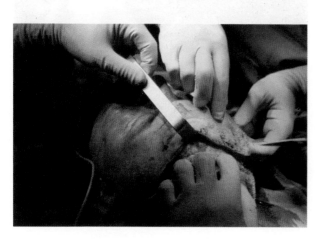

图 20.14   冠状入路

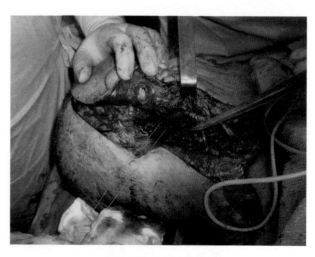

图 20.17   上颌动脉 2

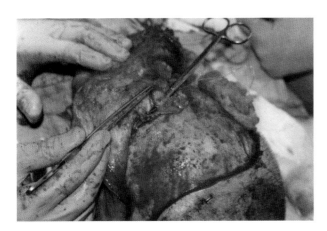

图 20.18 分离提上睑肌

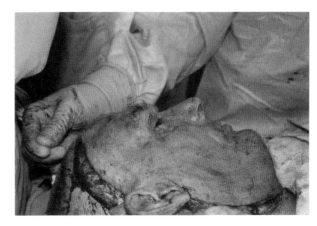

图 20.21 提上睑肌确认 2

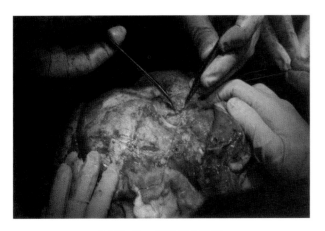

图 20.19 切断提上睑肌

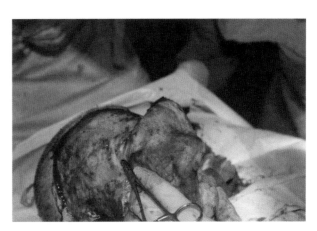

图 20.22 分离外眦

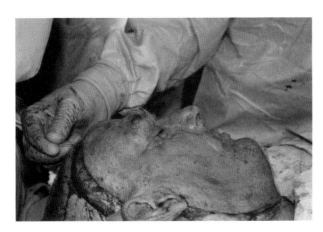

图 20.20 提上睑肌确认 1

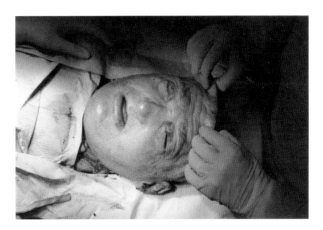

图 20.23 内侧截骨后最终分离

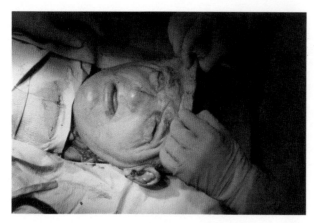

图 20.24   内侧截骨后最终分离 2

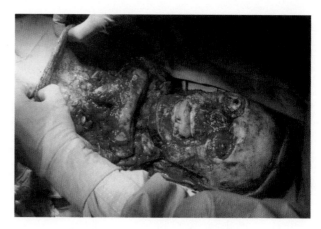

图 20.27   内侧截骨后最终分离 5

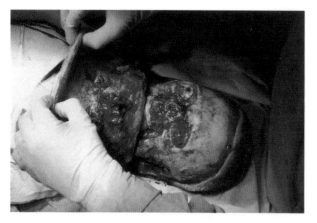

图 20.25   内侧截骨后最终分离 3

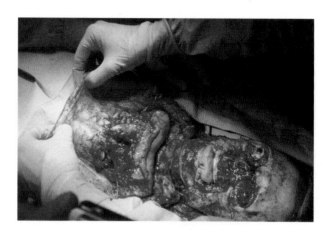

图 20.28   内侧截骨后最终分离 6

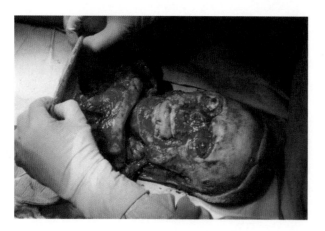

图 20.26   内侧截骨后最终分离 4

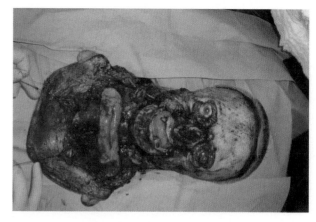

图 20.29   内侧截骨后最终分离 7

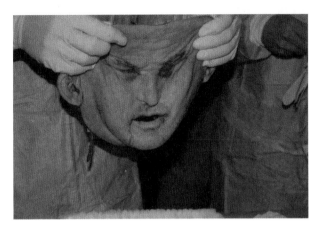

图 20.30　分离后的移植物

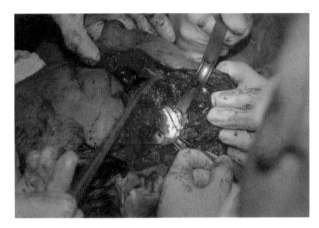

图 20.33　下颌骨截骨

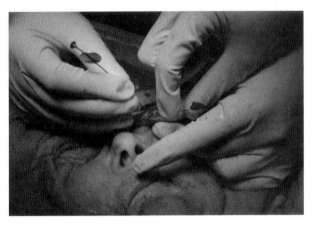

图 20.31　泪道预处理

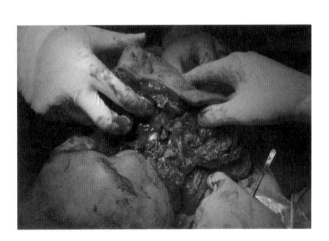

图 20.34　上颌骨截骨

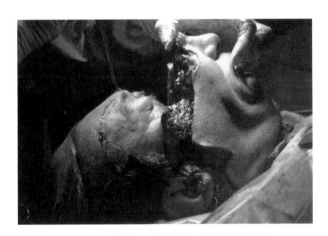

图 20.32　包括上下颌骨颜面移植物的获取

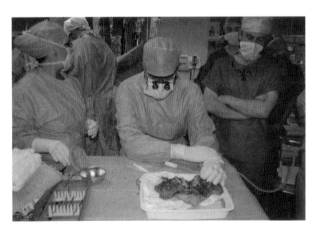

图 20.35　包含下颌骨的下面部移植物

受体准备

　　在受体方面,所有的瘢痕组织都应该清除。在传统手术中,美学单位的考虑是必需的,用来避免补丁样外观,如果同样的原则用于颜面移植受体,去除正常皮肤来达到美学单位的原则,这显然对于其他组分无意义(图 20.36)。任何残留的肌肉都应该保留,因为其功能可能因脱离瘢痕组织而重新恢复。受体需要进行浅表腮腺切除术,可以发现并区分面神经各分支,可使上、下面部移植时,面神经无张力吻合。动脉进行颈外动脉端-端吻合,如果可行,静脉进行甲舌面干和颈外静脉端-端吻合(图 20.37)。因此,每侧需要找到两支静脉,因为静脉大部分沿颈外静脉回流。如果没有浅表静脉,如烧伤患者,甲舌面干可通过端-侧的方式吻合于颈外静脉上,颈外静脉和甲舌面干的连通可得到较长蒂的完全回流。在颈外动脉端-端吻合完成后,移植物被完全灌注,对侧血管的吻合在双侧神经修复后进行。运动神经(面神经)需进行吻合,前提是浅部腮腺切除术正确完成。吻合分支来避免神经障碍理论上可行,但如上述解释过的,在上面部移植中不推荐分离面神经,因为有损伤腮腺颞部血管的风险。感觉神经(眶下和颏神经)如果可能的话也需吻合。在包含骨的复合组织移植物中,不建议吻合感觉神经,因为神经包含在骨组织中(见图 20.33,图 20.34)。应用纤维蛋白胶有助于神经吻合,也可作为封闭剂避免术后血肿。骨的固定可用钛板和钢丝,固定上下颌骨。骨固定可能比较困难,因为供受体间的不匹配,需要非常小心,可通过剪裁后达到最佳的固定。对于下颌骨移植的情况,受体残留组织需仔细的准备。释放咬肌和颞肌肌腱骨附着点的部分离断可能是必需的,如关节僵硬的情况下。所有缝合和固定都在动静脉吻合后进行(图 20.38),对侧最后完成。对于眼睑,如果进行移植,第一步是泪囊鼻腔造孔术,通过在鼻骨侧壁钻孔来完成(图 20.39)。泪管导管穿入鼻腔(图 20.40),该项操作需在缝合和固定骨组织前完成。鼻骨用螺丝固定,以用于内眦的固定,外眦用前述的钢丝固定。手术最后是简单的皮肤缝合(图 20.41)。

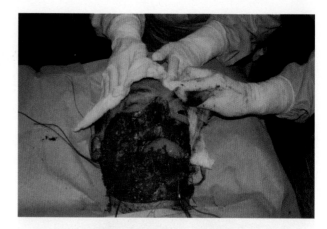

图 20.36　受体下面部清创

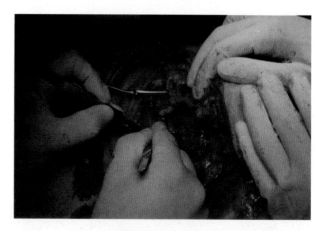

图 20.37　血管吻合

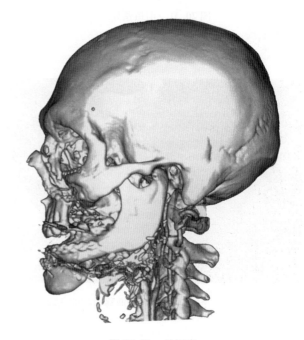

图 20.38　骨固定

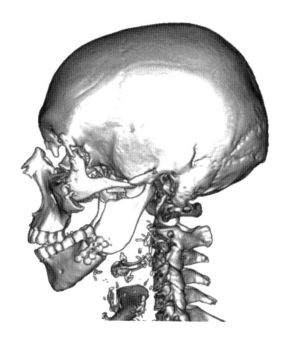

图 20.39 骨固定 2

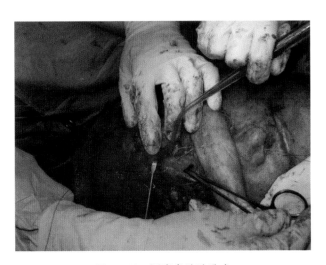

图 20.40 泪囊鼻腔造孔术

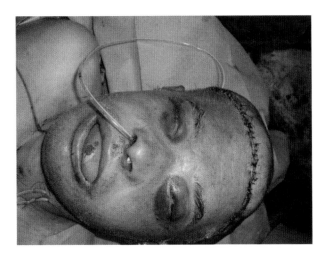

图 20.41 最终缝合

术后护理

感染的预防与治理

移植期间并发感染可启动排斥反应,尤其是巨细胞病毒(CMV)感染[51]。在 CMV 阴性的受体预防性治疗感染是可行的,如果可能的话,我们强烈建议在 CMV 相配的情况下移植。在供受体状态为 D+,R-情况下,CMV 感染预防措施为缬更昔洛韦(900mg/d,6 个月)。对于卡氏肺囊虫性肺炎的预防,患者可服用复方新诺明(400mg/d,6 个月)。我们的第一个受体存在延长的耐缬更昔洛韦病毒血症[3]。根据我们做 CTA 的经验,病毒感染(大部分与 CMV 相关)在内脏器官比较更常见:手移植病毒感染率 34%[52],几个团队报道过面部 CTA 的 I 型疱疹病毒感染[53]。免疫抑制的受体在移植术后阶段暴露于手术相关的高危状态下,感染常常是被忽视的问题。我们的 4 位受体中,3 位早期显示出轻度至重度的细菌感染,1 例患者发生严重的感染。在器官移植患者中,这样的并发症与手术更加相关,而不是过度免疫抑制造成。在手移植患者中,全部感染率仅 11%[46]。根据我们的经验,我们相信细菌感染在面部 CTA 术后更多见,这就需要在术前、术后的护理中进行特殊的预防和治疗。术前应进行细菌计数,术后定期进行细菌计数。对于烧伤患者更为重要,因其通常长期受多种耐药菌感染。

结果、预后和并发症

术后并发症管理

任何显微外科手术都可能发生血栓,如果不处理将导致移植物坏死。为避免这种风险,必须选择大血管。但是,多次手术的患者,其受区血管条件可能很差。术后简单的多普勒监测是可行的。需要注意的是,单侧血栓在临床上很难发现,不像单一血管蒂支配的皮瓣,任何肿胀,尤其是不对称的肿胀预示着可能发生血栓,应进行声像图检查和血管扫描。静脉血栓可因张力而产生,可行静脉移植,或通过吻合头静脉替代静脉移植(图 20.42,图 20.43)。静脉内给予肝素可以避免新生血栓。患者在 ICU 至少 2 周,所有的术后并发症都可见到。心理问题也可见于术后阶段。这些与其他大手术没有什么不同,但思维混乱和精神激动可能与应用激素有关。

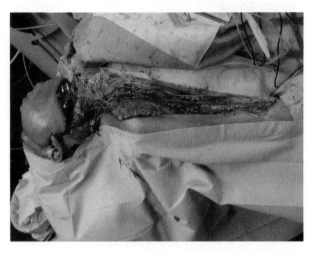

图 20.42　获取头静脉

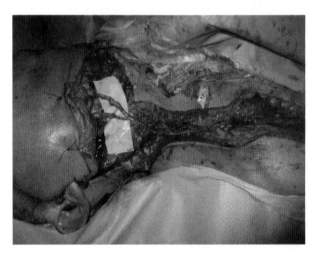

图 20.43　头静脉吻合

随访

移植的特殊性意味着必须长期随访。任何移植都需要监测。CTAs的优点是看得见，可以进行相对容易的临床监测。排斥的特点是由炎症开始，接着出现斑点、红斑、疹子，进而坏死。移植物局部炎症的出现意味着必须进行活检寻找淋巴细胞浸润。移植物的活检应定期完成以发现潜在排斥的迹象。应用组织病理分级，如 Banff 或 Kanitakis 分级[54,55] 很有用，但是临床指征是估计是否存在排斥及是否需要治疗的关键。活检应该在皮肤和黏膜的不同部位取材，因为排斥窗一般并不一致。除了组织学和临床随访，生物学随访也是必需的，对于任何移植都一样。常规的验血和临床试验用来监测免疫抑制治疗的不良反应。糖尿病、高血压和慢性肾衰竭是三个最主要的长期免疫抑制治疗并发症。这些验血试验也是评价患者对治疗依从性的必要措施。在神经恢复期的物理治疗也很重要。语言治疗帮助患者改善及协调唇部运动，通常需要 3~6 个月。任何移植患者都存在癌症的高危因素，大部分是皮肤肿瘤，需要定期的体格检查。移植术后淋巴瘤病也是这些患者的主要威胁，因为如果无法停止免疫抑制治疗，淋巴瘤病死亡率很高，可见于关键器官移植。CTA 目前还没有出现此情况，但随着以后移植患者数量增加出现将成为必然。

心理学

一些学者认为患者术后的心理创伤可能非常大，因此该手术相较受益可能导致更多的伤害[56,57]。我们的病例证明这是错误的。我们没有考虑由正常的脸转换为另一张脸的患者，而是面部严重毁损导致巨大心理创伤的患者。因此，该手术帮助他们克服了所承受的心理问题。在评估阶段，患者的稳定性是选择患者的主要因素，而不是导致畸形的原因。例如，如果患者得到了心理的稳定，自残的枪伤患者就不是禁忌证。边缘或双重个性是禁忌的，应确信患者可以承受终身治疗。在评估阶段，我们看重患者适应畸形的能力。理想的候选患者应有很好的适应能力并且试图融入社会，但同时表达出强烈的改变生活质量的愿望。在我们第一例患者之前，我们考虑到患者需要很长时间来适应新面孔。我们后来发现不是这样，所有患者立即接受了他们的新面孔，部分患者描述他们在术后几周梦见自己有着新面孔的样子。尽管如此，心理支持仍然很重要，可使患者承受需要特别护理和长期住院的任何大手术。

融入社会

融入社会是手术的最终目标，这和外观及功能结果相关。外观结果必须考虑到美学单位和适当的神经修复来恢复面部运动。尽管可以达到很好的外观（图 20.44 ~ 20.48），患者经过手术和观察可以出院后，仍需要社会工作者介入来帮助患者适应新生活。

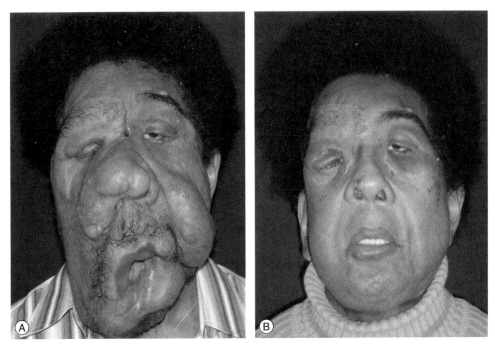

图 20.44　病例 1：(A) 术前。(B) 术后

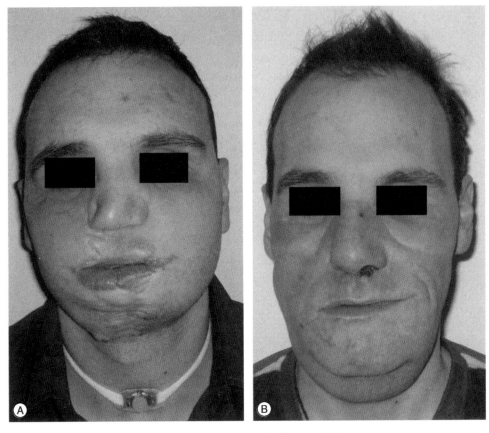

图 20.45　病例 2：(A) 术前。(B) 术后

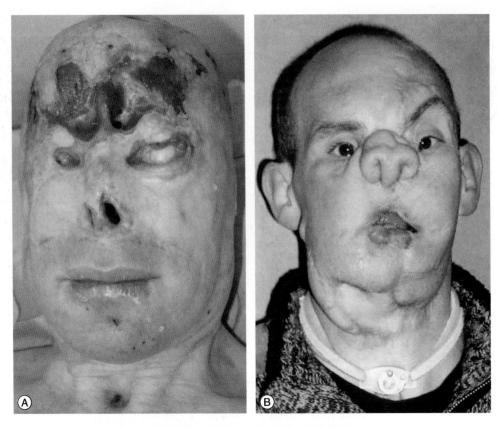

图 20.46   病例 3：(A) 术前。(B) 术后

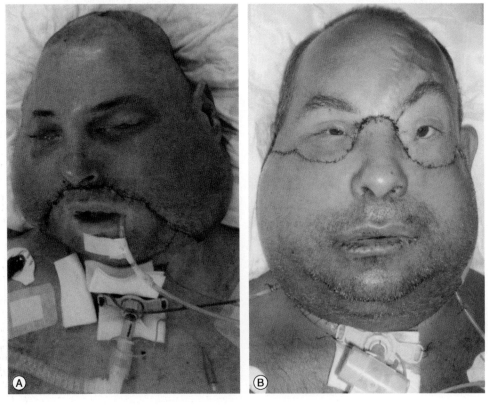

图 20.47   病例 4：(A) 术前。(B) 术后

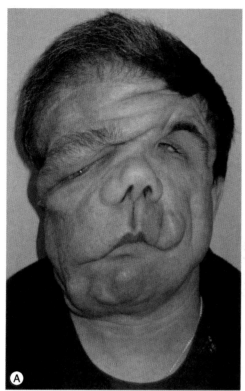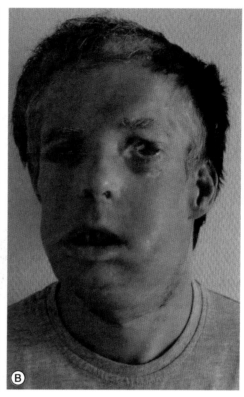

图 20.48　病例 5：（A）术前。（B）术后

修复手术和二次手术

对于任何重建来说，二次手术都可能是必须的。在骨组织方面，如果需要，牙齿种植体可以通过骨切开而安全的应用。瘢痕修复，去除皮肤和吸脂也是可行的手术。所有这些手术应该在潜在的局部或全身的感染评估后进行，因为患者处于免疫抑制状态。术前的 CT 血管扫描是必须的，因为解剖结构可能被之前的手术改变。术后最好等至少 6 个月再行其他手术，因为任何手术都可能引发排斥。术后立即注射泼尼松有利于避免排斥和治疗潜在的肿胀。

结论

我们认为颜面移植应限于少数几个中心，这样前述的条件才能够得到保障。这样的话，该项新技术可以为之前没有改善希望的患者带来很多安慰。生活质量的提高是整形外科的主要目的之一。颜面移植通过还给毁容患者人性来将这一目的引向极致——"多活几年不如好好活几年"。

参考文献

1.　Dubernard JM, Lengele B, Morelon E, et al. Outcomes 18 months after the first human partial face transplantation. *N Engl J Med.* 2007;357: 2451–2460.

We performed the first human partial face allograft on November 27, 2005. Here we report outcomes up to 18 months after transplantation.

The postsurgical induction immunosuppression protocol included thymoglobulins combined with tacrolimus, mycophenolate mofetil, and prednisone. Donor hematopoietic stem cells were infused on postoperative days 4 and 11. Sequential biopsy specimens were taken from a sentinel skin graft, the facial skin, and the oral mucosa. Functional progress was assessed by tests of sensory and motor function performed monthly. Psychological support was provided before and after transplantation.

Sensitivity to light touch, as assessed with the use of static monofilaments, and sensitivity to heat and cold had returned to normal at 6 months after transplantation. Motor recovery was slower, and labial contact allowing complete mouth closure was achieved at 10 months. Psychological acceptance of the graft progressed as function improved. Rejection episodes occurred on days 18 and 214 after transplantation and were reversed. A decrease in inulin clearance led to a change in immunosuppressive regimen from tacrolimus to sirolimus at 14 months. Extracorporeal photochemotherapy was introduced at 10 months to prevent recurrence of rejection. There have been no subsequent rejection episodes. At 18 months, the patient is satisfied with the aesthetic result.

2. Guo S, Han Y, Zhang X, et al. Human facial allotransplantation: a 2-year follow-up study. *Lancet.* 2008;372:631–638.

   The authors did a partial facial allotransplantation in 2006, and reports here the 2 year follow-up of the patient.

   The recipient, a 30-year-old man from China, had his face severely injured by a bear in October, 2004. Allograft composite tissue transplantation was done in April, 2006, after careful systemic preparation. The surgery included anastomosis of the right mandibular artery and anterior facial vein, whole repair of total nose, upper lip, parotid gland, front wall of the maxillary sinus, part of the infraorbital wall, and zygomatic bone. Facial nerve anastomosis was done during the surgery. Quadruple immunomodulatory therapy was used, containing tacrolimus, mycophenolate mofetil, corticosteroids, and humanized IL-2 receptor monoclonal antibody. Follow-up included T lymphocyte subgroups in peripheral blood, pathological and immunohistochemical examinations, functional progress, and psychological support.

   Composite tissue flap survived well. There were three acute rejection episodes at 3, 5, and 17 months after transplantation, but these were controlled by adjustment of the tacrolimus dose or the application of methylprednisolone pulse therapy. Hepatic and renal functions were normal, and there was no infection. The patient developed hyperglycemia on day 3 after transplantation, which was controlled by medication.

3. Lantieri L, Meningaud JP, Grimbert P, et al. Repair of the lower and middle parts of the face by composite tissue allotransplantation in a patient with massive plexiform neurofibroma: a 1-year follow-up study. *Lancet.* 2008;372:639–645.

4. Siemionow M, Papay F, Alam D, et al. First U.S. near-total human face transplantation-a paradigm shift for massive facial injuries. *Lancet.* 2009;374:203–209.

   An innovative approach entailing a single surgical procedure of face allograft transplantation is a viable alternative and gives improved results.

   On Dec 9, 2008, a 45-year-old woman with a history of severe midface trauma underwent near-total face transplantation in which 80% of her face was replaced with a tailored composite tissue allograft. We addressed issues of immunosuppressive therapy, psychological and ethical outcomes, and re-integration of the patient into society.

   After the operation, the patient did well physically and psychologically, and tolerated immunosuppression without any major complication. Routine biopsy on day 47 after transplantation showed rejection of graft mucosa; however, a single bolus of corticosteroids reversed rejection. During the first 3 weeks after transplantation, the patient accepted her new face; 6 months after surgery, the functional outcome has been excellent. In contrast to her status before

   transplantation, the patient can now breathe through her nose, smell, taste, speak intelligibly, eat solid foods, and drink from a cup.

8. Eaton L. Spanish doctors carry out first transplantation of a full face. *BMJ.* 2010;340:c2303.

   This was an article in the British Medical Journal and describes the first full face transplant. The operation was carried out at the end of March 2010 at Vall d'Hebron University Hospital in Barcelona.

   Now Dr Barret, who has specialized in treating burns victims in the past and who has worked at the St Andrews Centre for Plastic Surgery and Burns in Chelmsford, Essex, believes that where someone has severe facial injuries it may be better to perform a full face transplantation than to try to patch them up with skin grafts.

   The patient had lost the centre of his face—his nose, his mouth, the mandibles of the jaw, both cheekbones, his eyelids, and part of his soft tissue—in a "severe, high energy" accident. Dr Barret would not confirm reports that the injury was the result of a gunshot wound.

   "He had sustained the injury in 2005 and had already had nine operations in another hospital in an attempt to restore his oral competence," he said.

   In 2007 the team at the Barcelona hospital was alerted to the patient's plight and began to see whether the man, whose age is given as between 25 and 35, would be a suitable recipient of a face transplant. After psychological investigations doctors decided that he was a good candidate. Approval from the Madrid based National Organ Transplant Body was finally given in August 2009.

10. Dubernard JM, Owen E, Herzberg G, et al. Human hand allograft: report on the first 6 months. *Lancet.* 1999;353(9161):1315–1320.

18. Murray JE. Annual discourse – organ replacement, facial deformity, and plastic surgery. *N Engl J Med.* 1972;287(21):1069–1074.

    Plastic surgery, second only to obstetrics as the oldest surgical specialty, is tested most rigorously in the treatment of facial deformities. Through the centuries the mutilated nose cut off as punishment for murder, theft, or infidelity, the congenital cleft lip, and the face eaten by cancer or torn by trauma have forced the reconstructive surgeon to seek imaginative ways to restore both function and an aesthetically acceptable appearance.

28. Gibson T, Medawar PB. The fate of skin homografts in man. *J Anat.* 1943;77(Pt 4):299–310.4.

37. Starzl TE. Immunosuppressive therapy and tolerance of organ allografts. *N Engl J Med.* 2008;358(4):407–411.

49. Meningaud JP, Benjoar MD, Hivelin M, et al. The procurement of total human face graft for allotransplantation: A preclinical study and the first clinical case. *Plast Reconstr Surg.* 2010;15 June [Epub ahead of print].

21

偏头痛的手术治疗

Bahman Guyuron and Ali Totonchi

概述

- 大约 3 千万美国人承受着偏头痛(migraine head-aches,MH)的痛苦,终身发病率为 11% ~ 32%,其中女性 18% ,男性 6% 。

- 可控的或不可控的偏头痛很少可以手术治疗。

- 在考虑手术治疗之前,需要神经病学家来为诊断和治疗进行评估。

- 手术评估偏头痛患者时,用 A 型肉毒毒素或神经阻滞来确认扳机点。如果病史或 CT 扫描结果确认了具体的扳机点,这步可以省略。

- 四个主要的扳机点为:额部、颞部、枕部、鼻部。

- 在额部扳机点,眶上、滑车上神经在经过皱眉肌时被刺激,此部位可以通过切除眉间肌群(降眉肌、皱眉肌、降眉间肌外侧部)来治疗,并用脂肪移植物填充平整。

- 颞部扳机点通过分离三叉神经额颞支(ZTBTN)来治疗,因为它从深筋膜穿出。

- 枕部扳机点在颈后,枕大神经通过头半棘肌并跨过枕动脉,治疗包括切除部分肌肉、用皮下瓣缓冲神经刺激、切除神经旁动脉。

- 鼻部扳机点用鼻中隔成形术治疗,去除鼻甲和鼻中隔间的连接点,去除部分增大的鼻甲,处理泡状鼻甲或泡状鼻中隔。

简介

偏头痛(migraine headaches,MH)是美国救护医疗护理中排第 7 位的主要症状[1]。有大概 3 千万美国人受偏头痛的折磨,终身患病率为 11% ~ 32%。女性 18% ,男性 6% ,2/3 的偏头痛患者无法通过非处方药物治疗。女性中,偏头痛比哮喘(5%)和糖尿病(6%)的总发病率还要高。世界范围内导致残疾的所有疾病中,偏头痛排名 19 位。很多预防性药物存在不良反应,如镇静、皮肤感觉异常、体重增加、认知能力减退、性功能障碍。与偏头痛相关的头痛治疗和误工时间的花费对患者和社会是个主要的经济负担,总计超过 130 亿美元[1~11]。

基础科学/疾病进程

偏头痛的诊断标准见框 21.1。头痛有两个亚型:伴随先兆、不伴随先兆。先兆显现 5 ~ 20 分钟,但持续少于 60 分钟,然后出现头痛。1/3 的偏头痛患者经历过先兆的情况。偏头痛通常发生在额颞部,尤其是单侧,表现为反复的搏动性刺激,恶心、畏光相关的剧烈疼痛。传统上,偏头痛的非手术治疗包括非药物治疗和药物治疗。非药物治疗包括避免刺激,通常包括避免咖啡因、酒精、烟草,有时也有压力、冷、热的刺激。药物治疗可进一步分为急性期止痛、急性期顿挫治疗、预防性治疗。急性期止痛治疗包括疼痛控制、对乙酰氨基酚、非甾体类抗炎药、镇痛药、安定类、类罂粟碱、巴比妥类。急性期顿挫治疗的一线药物是色胺类,尽管静脉内给予止吐药和麦角胺也有用。预防治疗包括 β 受体拮抗剂、三环类抗抑郁药和丙戊酸[12,13]。

框 21.1   偏头痛诊断标准

无先兆偏头痛

A. 至少五项发作满足标准 B~D

B. 头痛发作持续 4~72 小时(未治疗或未成功治疗)

C. 头痛至少有以下两个特点:

    a. 单侧发生

    b. 搏动性

    c. 中度或重度疼痛强度

    d. 日常活动加重或导致无法进行日常活动(如走路或爬楼梯)

D. 头痛时至少有以下一项:

    a. 恶心和(或)呕吐

    b. 畏光和畏声

E. 不是由其他疾病导致

有先兆偏头痛

A. 至少两项发作满足标准 B~D

B. 先兆至少包括以下一项,并且没有运动无力表现:

    a. 完全可逆的视觉症状,包括阳性特征(如闪电、暗点、暗线)和(或)阴性特征(如失明)

    b. 完全可逆的感觉症状,包括阳性特征(如发麻和针刺感)和(或)阴性特征(如麻木)

    c. 完全可逆的发音困难性言语紊乱

C. 至少以下两点:

    a. 同侧视觉症状和(或)单侧感觉症状

    b. 至少一项先兆症状持续超过 5 分钟和(或)不同先兆症状连续发生超过 5 分钟

    c. 每个症状持续超过 5 分钟,小于 60 分钟

D. 头痛满足标准 B~D,无先兆偏头痛在先兆发生时出现或在先兆发生后 60 分钟内出现

E. 不是由其他疾病导致

(引自国际头痛学会,网址:http://i-h-s.org)

诊断/患者表现

术前病史和注意事项

    偏头痛的手术治疗应该在偏头痛诊断经神经病学医师明确并排除其他导致头痛的重要原因后进行。适合手术治疗的患者是其头痛无法用传统药物控制,并且患者接受手术风险。孕妇和哺乳期女性是典型的手术禁忌人群。成组出现的症状可以让检查者估计潜在的刺激部位(表21.1),并通过进一步的体格检查确认[28,32]。这个重要信息可以帮助我们确定扳机点就是疼痛开始的部位。患者需完成偏头痛表格中的关键问题。术前坚持一个月的偏头痛日记可能提供更可靠的信息。

    皱眉肌的过度增生常伴随纵向皱纹的产生,这可能在有额部扳机点的患者中更明显(图 21.1)。鼻部检查包括通过内镜或不通过内镜的物理检查,内镜用于发现鼻中隔偏曲和鼻甲肥大,及鼻中隔和鼻甲间、泡状鼻甲和泡状鼻中隔之间的连接点,这些情况可通过鼻中隔、鼻窦 CT 扫描来明确(图21.2)。

表 21.1　有助于偏头痛扳机点诊断的成组症状

疼痛起始部位	额部	颞部	眼后	在枕大神经从半棘肌的穿出点(枕骨粗隆尾侧3.5cm,中线旁开1.5cm)
时间	通常在下午	患者通常在早上痛醒	患者通常在早上或晚上痛醒	没有特点
检查,观察	日常状态下皱眉肌强烈运动导致的较深皱纹 从皱眉肌或孔中发出的框上和滑车上神经对触摸敏感点的出现 患者通常在疼痛时患侧有上睑下垂 按压这些部位在早期阶段可以停止头痛 冷敷或热敷这些部位通常减轻或停止疼痛 疼痛通常有汇聚性 心理压力相关	有时与颞肌或咬肌的敏感有关 咬牙/磨牙 早期按摩或按压三叉神经颧颞支从深筋膜的穿出点可以止痛 冷敷或热敷这些部位可能减轻或停止疼痛 疼痛有汇聚性 心理压力相关	通常有天气改变而触发 患侧流鼻涕 过敏相关 激素相关,月经周期相关 疼痛通常有汇聚性	肌肉紧张 高强度运动相关 早期按压这些部位可以止痛,后期这些部位敏感 冷敷或热敷这些部位可能改善疼痛 心理压力相关
CT 扫描			泡状鼻甲、中隔偏曲,鼻甲和中隔相连,泡状鼻中隔	

CT,计算机断层扫描术

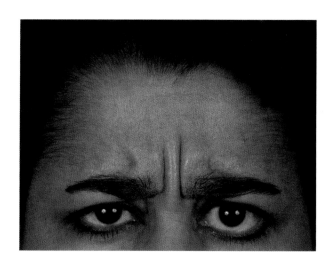

图 21.1　皱眉肌肥大的表现

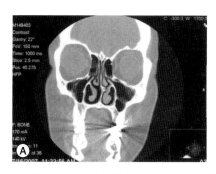
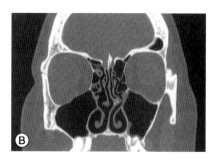
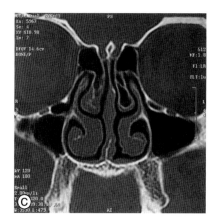

图 21.2　(A)大的突起突入左侧下鼻甲、右侧泡状中鼻甲、广泛的窦腔疾病的联合表现。(B)鼻中隔偏向左侧,触及鼻腔侧壁,左侧中鼻甲合并轻度上颌窦疾病。(C)双侧泡状中鼻甲和 Haller 气房

患者选择

扳机点

目前,我们已经明确了四个常见的扳机点:①额部触发点:眉间肌或血管压迫滑车上和眶上神经,随之释放的 P 物质和神经节细胞因子导致了额部头痛;②颞部触发点:颞肌收缩导致的三叉神经颧颞支压迫引起神经炎,从而导致颞部头痛;③枕部触发点:半棘肌和枕动脉可以压迫枕神经,导致枕部头痛;④鼻中隔触发点:鼻内结构压迫三叉神经末端分支,导致鼻旁、球后头痛。

还有几个少见的扳机点,部分位于神经和动脉的交叉处,例如颞浅动脉和耳颞神经。枕小神经和第三枕神经也可能表现为扳机点[26,27]。

肉毒毒素的意义

BTX-A(Botox,Allergan,Irvine,CA)或 abobotuli-numtoxinA(Dysport,Medicis Aesthetics,Scottsdale,AZ)可阻断神经肌肉接头乙酰胆碱的释放。由肉毒梭状芽孢杆菌产生的神经毒素对偏头痛的治疗应用在过去 10 年流行起来[22,23]。

BTX-A 在 30 年前首次用于治疗斜视[33~36],从此之后用于很多神经肌肉相关的疾病,包括口下颌肌张力障碍、喉肌张力障碍、颈部肌张力障碍、书写痉挛、半侧颜面痉挛,也用于美容[37,38]。

从最初对 BTX-A 应用于偏头痛治疗的报道[19~21]及接下来的对扳机点诊断应用的报道[23],其成功率在神经病学文献回顾上存在矛盾,可能的原因是这些研究对注射部位没有很明确[39~42]。

当 BTX-A 用于明确扳机点时,可在这些部位

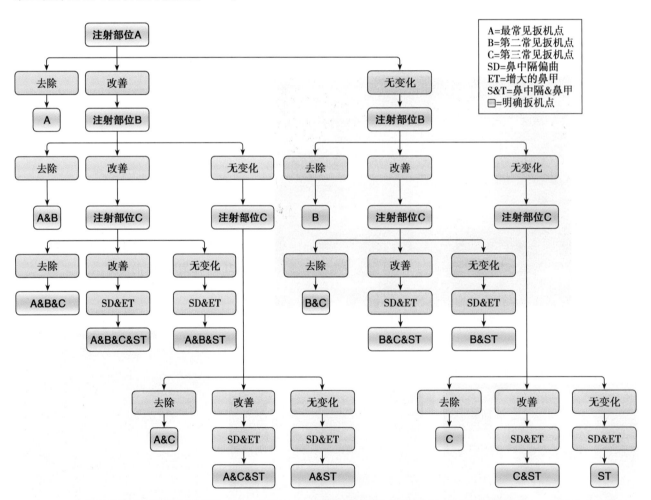

图 21.3 肉毒毒素诊断偏头痛流程图。用 1 英寸(2.5cm)30G 针头在扳机点注射 12.5U 肉毒毒素 A。在操作中头痛强度或频率 4 周内比基线降低 50% 定义为改善(Redrawn from Guyuron B, Kriegler JS, Davis J, et al. Comprehensive surgical treatment of migraine headaches. Plast Reconstr Surg 2005;115:1-9.)

进行系统的注射,基于患者的症状和体格检查,从最常见和最严重的扳机点开始。最常见的是皱眉肌。首先将 12.5U 的 BTX-A 用长的 30G 针头注射于眉间肌。接下来,患者坚持写头痛日记,并保持不服用预防性的偏头痛药物,除非有禁忌证。之后的 4 周时间里根据注射的反应决定下一步治疗。如果头痛完全消失,意味着注射部位可能是唯一的扳机点。如果头痛改善但未消除,意味着患者有其他扳机点。如果患者对注射无反应,意味着头痛的扳机点不太可能是最初的注射部位(图 21.3)。不同扳机点注射间隔 1 个月,最多 3 个注射部位。那些有扳机点的患者如果观察到头痛强度和频率至少降低 50%,可以考虑手术干预[28]。神经阻断的方法类似,但是注射时间很难把握,因为只能用于偏头痛发作时,并且作用维持时间很短。

BTX-A 注射于颞部的主要不良反应是颞肌萎缩,可导致颞部的凹陷,并有沙漏样畸形的报道[43]。这种失用性萎缩是暂时的,应该适当的告知患者。上睑下垂是第二种最常见的并发症。理论上,在颞部或眉部高剂量和过深注射可能导致斜视。一些患者产生了 BTX-A 的抗体,表现为相对无效。据估计,7% 的患者有这种情况[36,44]。非 A 型肉毒毒素用于抗 A 型肉毒毒素患者的研究正在进行中[36]。

虽然 BTX-A 在发现扳机点上起到很大的作用,并可以在发展的初级阶段预测结果,我们仍然不常应用。神经阻断有类似于患者在偏头痛级联反应的初级阶段的作用。相关系列症状对于扳机点的判断类似于 BTX-A 的作用。

治疗/外科技术

额部触发点的失活

在额部部位,眶上和滑车神经通过眉间肌,包括皱眉肌、降眉肌、降眉间肌。手术的目的在于阻止肌肉对神经的压迫,为得到良好的效果,完全切除是必要的[19]。入路可以经眼睑切口[45,46]或内镜。内镜入路更适合于同时有颞部和额部扳机点的患者。

眼睑入路

静脉镇静或常规麻醉,面部铺巾。标记每侧上睑板沟,切口长度约 2.5cm。眼睑局部浸润麻醉(0.5% 利多卡因加 1:100 000 肾上腺素)。10 号刀片切开皮肤、眼轮匝肌。确认眼轮匝肌和眶隔间层次,眼科剪继续向头侧分离。首先可见降眉肌。该肌肉的颜色比皱眉肌浅,容易识别。接着尽可能地将该肌肉切除干净。然后可见其旁的皱眉肌,位于眶上缘,颜色较眼轮匝肌和降眉肌深。在肌肉深面通常可见眶上血管和滑车上血管间的一支小交通静脉。皱眉肌的去除用电刀从外侧向内侧进行,尽可能完全去除。有时用多齿镊去除神经周围的肌肉更有效、更彻底,从而保留眶上和滑车上神经。从上睑内侧区取脂肪移植到去除肌肉的部位。脂肪移植物能达到以下三个目的:①使得去除肌肉后的外观畸形程度最低;②保护暴露的神经;③减少复发。移植物用 6-0 可吸收线固定,皮肤切口用 6-0 普通羊肠线缝合[45,46]。

患者术后 1 天可进行少量活动,术后 7 天可行日常活动,术后 3 周可行大量活动。患者会有适度的水肿和淤青,10 ~ 14 天可消退。

并发症

此入路最常见的并发症是额部和额顶部持续的皮肤感觉异常。每位患者术后即刻都会经历部分麻木或感觉异常,包括整个额部和头皮前部。如果神经得到保留,感觉异常基本会恢复。如果肌肉没有完全去除以及两侧去除的不均匀,也会有不对称和活动性不对称的风险。

内镜入路

镇静状态下,在适当的面部准备后,标记切口部位。总共需要 5 ~ 6 个切口,根据头皮厚度,每个切口长度为 1.0 ~ 1.5cm,1 ~ 2 个额部切口,每侧颞部距离中线 7cm 和 10cm 处做 2 个切口,都置于发际线内。对于额部正常或较短的患者,中线 1 个切口,对于额部较长或弧形额部的患者,中线需 2 个切口。含有 1: 100 000 肾上腺素的利多卡因注射于不含毛发的皮下,含 1:200 000 肾上腺素的利多卡因注射于有头发的皮下。内镜入路装置(EAD; Applied Medical Technology, Cleveland, OH)用来隔离头发。在骨膜下进行分离,至眶上缘、外侧眶缘和颧弓。三叉神经颧颞支(ZTBTN)的切除步骤在后面描述,需要暴露颧弓。对于皱眉肌的去除,应注意眉间区域。暴露眶上、滑车上神经和皱眉肌群,松解外侧骨膜,保留眉间中间部分完整,防止内侧眉毛过度提升。沿着降眉肌内侧纤维尽可能去除皱眉肌和降眉肌,操作时,外科医师的非惯用手指从外面对抗拉钩压住软组织。用我们团队的技术[46,47]将颞部获得的脂肪移植于皱眉肌部位。找到颧弓与上颌骨体的连接处,在颧弓头侧颞深筋膜做一小切口,获取脂肪时由助手按压颊部。

3-0 PDS 可吸收线缝合筋膜来悬吊颞部,如果需要,进一步在外侧和头侧悬吊来达到提升眉部的作用,并在外侧离断神经远端。缝线悬吊颞浅筋膜于颞深筋膜。在切口处放置负压吸引管,用 5-0 平滑肠线固定。切口用 5-0 Vicryl 可吸收线和 5-0 平滑肠线缝合[24]。内镜切口可作为进入颞部和额部这两个常见扳机点的入路。

并发症

引流管口可能发生脱发,但概率很小。每位患者术后即刻都有完全的麻木感,但持续的感觉异常和麻木很少见。肌肉切除不足可能导致症状的复发和额部运动不协调。做表情时可能出现小凹陷[48]。面神经颞支在解剖时容易损伤。

颞部触发点的失活

颞部头痛主要由 ZTBTN 周围的颞肌收缩触发,可能因血管刺激神经而加重。

面部适当的准备后,标记 5 或 6 个 1.0~1.5cm 长的切口,每侧颞部各 2 个,通常在距中线 7cm 和 10cm 处,仅当需处理眉间扳机点时在中线处做 1 个切口。额

部、颞部、颧部注射含 1:100 000 肾上腺素的 1% 利多卡因。含毛发头皮注射含 1:200 000 肾上腺素的 0.5% 利多卡因。用 15 号刀片做切口,直至颞深筋膜,用 Metzenbaum 小剪刀分离。用 Obwegezer 骨膜剥离器继续分离,插入 EAD 装置,开始内镜下分离。在后侧和头侧分离骨膜。右侧分离完成后,左侧同样处理。

内镜影像导引下,在眶上缘、外侧眶缘、颧骨、颧弓处进行骨膜下分离。继续深筋膜浅层分离,直到暴露 ZTBTN(图 21.4)。(这步对于安全性和分离的成功非常关键,避免过深或过浅分离颞深筋膜;脂肪不能附着于颞深筋膜。)用手术钳或长止血钳分离和撕断神经。尽可能地撕断足够长的神经来预防神经再连接对于手术的成功至关重要。我们通常去除至少 2cm 长的神经。电凝充分止血,神经近端缩回颞肌内来降低神经瘤形成的风险。对于年龄大于 35 岁的患者,在眶外侧和眶上区,松解骨膜和弓状缘有助于年轻化[24]。去除内镜装置,单钩置于切口尾侧部分的两侧。3-0 PDS 缝线用来将浅层和中层颞筋膜固定于深筋膜外侧。放置 10 号引流管,皮肤切口用 5-0 Monocryl 缝线和 5-0 平滑肠线缝合间断缝合。

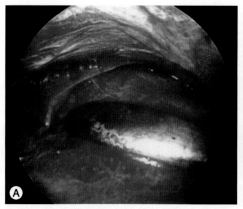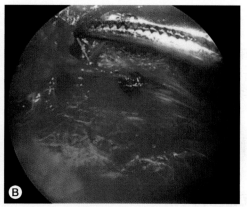

图 21.4　三叉神经颧颞支内镜观。(A)用骨膜剥离子分离。(B)可见神经在颞深筋膜浅面,刚好在组织钳下

引流通常在术后 2 天去除,患者第 2 天可以进行轻度活动,7 天后进行日常活动,3 周后可进行高强度活动。

并发症

每位患者都经历过术后短暂的麻木感和皮肤感觉异常。幸运的是,这些都是暂时的。持续的麻木和感觉异常很罕见。切口周围可能发生脱发,通常都是暂时的。斑秃可能和注射含肾上腺素的局部麻醉药有关,概率很低。这种情况通常是暂时的。面神经颞支的损伤很罕见,可能导致额肌麻痹。这种

并发症通常持续时间很短。尽管撕断神经后可能发生神经瘤,但术后还没发现这种情况发生。

枕部触发点的失活

在枕部尾侧有毛发区中线设计长 4cm 的切口线,患者坐位。麻醉诱导后,患者俯卧位,肩部用凝胶垫垫高,保持颈部稳定。切口周围区域约 3cm 的宽度备皮。切口用 1:100 000 肾上腺素的 1% 利多卡因浸润麻醉(图 21.5A)。皮肤切口用 10 号刀片切开,电凝止血。切口切至中线脊(图 21.5B),在中

线右侧约 0.5cm 处切开斜方肌筋膜(图 21.5C)。斜方肌很少到达中线,肌纤维斜行,如果遇到,分离并向外侧拉开;半棘肌纤维可根据其垂直走向判断,位置在筋膜下。在牵拉斜方肌后进一步暴露半棘肌,继续在筋膜下分离。枕大神经干很容易在中线旁 1.5cm 左右、枕骨隆突尾侧 3cm 左右处发现

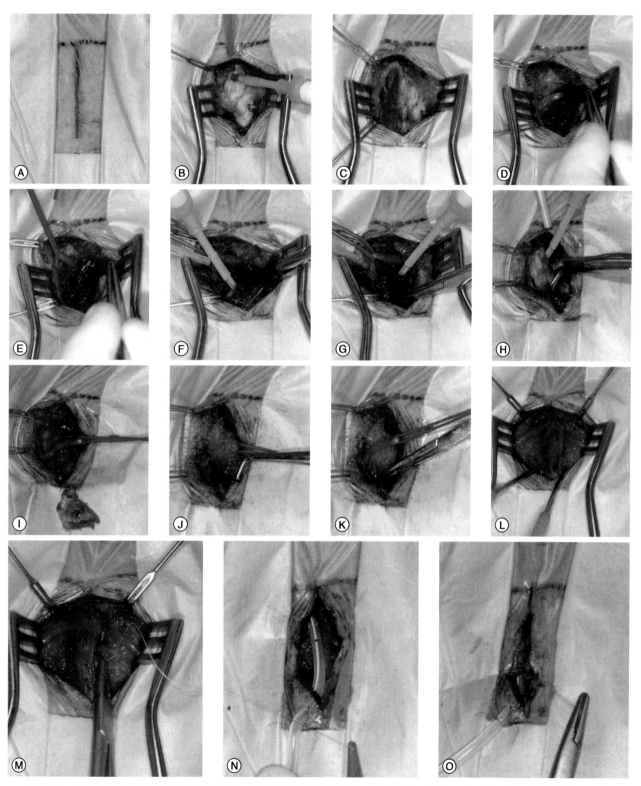

图 21.5　枕部偏头痛枕神经松解手术技术。(A)在枕部尾侧设计 1.6 英寸(4cm)切口。(B)切口切至中线脊。(C)然后稍偏离中线切开斜方肌筋膜;半棘肌纤维可根据其垂直走向判断。(D)继续在筋膜下、肌肉浅层分离,枕大神经干可在中线旁 0.6 英寸(1.5cm)左右、枕骨隆突尾侧 1.2 英寸(3cm)左右处发现。(E~G)在神经内侧分离 1 英寸(2.5cm)长的肌肉并切断。(H~L)设计一个皮瓣置于神经下来保护神经。(M)肌肉缝合于中线脊。(N)并放置引流管。(O)切口分层缝合,将皮下瓣缝合于中线脊上

（图 21.5D）。Munion 钳用来分离神经。血管线圈绕过神经用来牵引（图 21.5E）。在神经内侧分离 1 英寸（2.5cm）长的全厚肌肉，用电凝模式在头侧和尾侧切断。肌肉应切除完全，至神经内侧无肌肉纤维为止（图 21.5F,G）。去除小部分神经上方的斜方肌筋膜和肌肉（图 21.5H,I）。在外侧追踪神经，保证神经浅面没有筋膜带残留，其导致的压迫类似于腕管松解。偶尔，神经在肌肉内分支。这种情况下，有必要去除分支间的肌肉纤维。

　　沿着神经方向向侧面、上方继续解剖，直到神经到达皮下脂肪。枕动脉或其分支如果与神经有接触，用双极电凝止血。将第三枕神经撕断，如果看得见，让断端缩回肌肉。基于尾侧的 2cm×2cm 的皮下瓣置于神经下以隔离神经和肌肉（图 21.5J,K）。

　　另一侧同样步骤，如果患者有症状，可采用距中线 0.5cm 的切口。这样可以保持 1cm 宽中线脊的完整。左侧步骤完成后，两个皮下瓣缝合于中线脊最深的部位（图 21.5L,M）。将一个引流管通过小孔置于左侧，并通过中线脊到右侧（图 21.5N）。0.5ml 的 40mg 曲安奈德注射于神经外膜和两侧的神经旁。伤口冲洗后用 5-0 Monocryl 缝线缝合皮下并将皮肤缝合于中线脊处（图 21.5O）。

并发症

　　感染或出血在术后很少见。将皮肤在中线处缝合减少了神经瘤的形成概率。暂时的麻木和感觉异常会发生。持续的麻木和感觉异常不太可能出现。每位患者都在去除肌肉的部位出现轻度凹陷。

鼻中隔触发点

　　若在其他扳机点注射 BTX-A 却没有改变，疼痛有所减轻但未去除，或主要是眼后疼痛，并常因天气或激素改变而触发，尤其是每天都疼痛，早上加剧时应考虑为鼻中隔触发点。主要触发因素包括：①鼻中隔偏曲，有突起与一个鼻甲相连；②泡状鼻甲；③泡状鼻中隔；④Haller 气房。手术的主要目的是消除接触点或处理泡状鼻甲或泡状鼻中隔。

　　面部消毒，常规麻醉诱导后铺单。鼻腔填充可卡因浸泡过的纱布，开始用 1∶200 000 肾上腺素 0.5% 利多卡因浸润麻醉，几分钟后用 1∶100 000 肾上腺素的 0.5% 利多卡因浸润麻醉。在鼻中隔左侧做 L 形切口，分离黏膜骨膜。对侧黏膜骨膜通过切开软骨进入并分离。如果患者有泡状鼻中隔，去除鼻中隔头侧后部骨骼来暴露蝶窦。去除软骨和骨性鼻中隔的偏曲部分，直的软骨放回原处。移除任何存在的突起和消除鼻甲和鼻中隔任何的连接点是手术的关键步骤。黏膜骨瓣用 5-0 铬线连续缝合回原位。Doyle 夹板支撑鼻腔，用 4-0 Prolene 缝线固定。

　　Doyle 支撑在 3~8 天后去除。患者术后 1 天可行轻度活动，术后 7 天可行重度活动。

　　有些情况下，下鼻甲增大，需要减小。下鼻甲用 1∶200 000 肾上腺素 0.5% 利多卡因浸润麻醉，几分钟后用 1∶100 000 肾上腺素的 0.5% 利多卡因浸润麻醉。用鼻甲剪小心地切除下鼻甲。行部分不全骨折，并电凝术区。有泡状鼻甲或中鼻甲肥大的患者需要部分或全部去除中鼻甲。用中隔剥离子的锋利尖端，切开鼻甲上的黏膜，并在鼻甲的内侧半部分分离。切除泡状鼻甲的内侧壁，电凝边缘，置入 Doyle 支架。

并发症

　　12% 的患者鼻腔有暂时的干燥，未观察到持续的干鼻。粘连和窦腔感染很少见。少量患者经历术后鼻出血，如果很严重，用加压素治疗，不需要填充鼻腔[49]。

总结

　　准备通过手术治疗头痛的患者应该进行系统的头痛评价。扳机点可以通过症状表现来判断，如果可以的话，还可以通过系统性的在额部、颞部、枕部扳机点注射 12.5U BTX-A 来判断。对于额部扳机点，需切除皱眉肌群。对于颞部扳机点，需撕断 ZT-BTN。对于枕部扳机点，枕大神经内侧半棘肌需切除。鼻中隔和鼻甲手术用于那些有鼻中隔偏曲和鼻甲增大，同时临床表现也提示鼻中隔和鼻甲偏头痛触发点的患者。

参考文献

19. Guyuron B, Varghai A, Michelow BJ, et al. Corrugator supercilii muscle resection and migraine headaches. *J Plast Reconstr Surg.* 2000;106:429–434; discussion 435–7.

    In this retrospective review, migraine headache status was assessed in patients undergoing forehead rejuvenation procedures involving resection of the corrugator supercilii. A strong correlation between corrugator removal and relief of migraine headaches was demonstrated.

24. Guyuron B, Tucker T, Davis J. Surgical treatment of migraine headaches. *Plast Reconstr Surg.* 2002;109:2183–2189.

    This is a prospective trial evaluating a surgical approach (corrugator resection, transection of the zygomaticotemporal branch of the trigeminal nerve, and temple soft-tissue repositioning) to managing migraine headaches. A significant improvement in symptomatology was demonstrated with surgery, and preoperative Botox injection was demonstrated to be useful in predicting this response.

25. Totonchi A, Pashmini N, Guyuron B. The zygomaticotemporal branch of the trigeminal nerve: an anatomical study. *Plast Reconstr Surg.* 2005;115:273–277.

26. Mosser SW, Guyuron B, Janis JE, et al. The anatomy of the greater occipital nerve: implications for the etiology of migraine headaches. *Plast Reconstr Surg.* 2004;113:693–697; discussion 698–700.

    It is theorized that trigger points along the greater occipital nerve may contribute to migraine headache symptomatology. This anatomic study assesses the course of the greater occipital nerve to enhance the efficacy of chemodenervation procedures.

27. Dash KS, Janis JE, Guyuron B. The lesser and third occipital nerves and migraine headaches. *Plast Reconstr Surg.* 2005;115:1752–1758; discussion 1759–1760.

28. Guyuron B, Kriegler JS, Davis J, et al. Comprehensive surgical treatment of migraine headaches. *Plast Reconstr Surg.* 2005;115:1–9.

    In this randomized prospective clinical trial, Botox injections were used to identify migraine headache trigger sites in diagnosed migraine sufferers. Site-specific surgical releases were shown to reduce migraine symptoms significantly compared to controls.

29. Guyuron B, Reed D, Kriegler JS, et al. A placebo-controlled surgical trial of the treatment of migraine headaches. *Plast Reconstr Surg.* 2009;124:461–468.

    This is a double-blind, sham surgery-controlled clinical trial that demonstrates the efficacy of trigger-point-specific surgical management of migraine headaches.

32. Guyuron B, Tucker T, Kriegler JS. Botulinum toxin A and migraine surgery. *J Plast Reconstr Surg.* 2003;112(Suppl):171S–173S; discussion 174S-176S.

第二部分 2

儿科

22

颅面部的组织胚胎学

Maryam Afshar, Samantha A. Brugmann, and Jill A. Helms

概述

- 认识人类颅面部的发育是理解颅面部畸形的基础。
- 纵轴和横轴的建立对于颅面部正常发育很重要。
- 神经嵴细胞是一种具有多向分化潜能的、可移行的间充质细胞，并形成大部分的面部骨架结构。
- 面裂是一种多因素疾病。多信号通路中单基因突变可以导致面裂。
- 颅脑是由软骨部分和膜性部分组成。软骨部分起源于胚胎中胚层，膜性部分起源于脑神经嵴。
- 颅缝在婴儿时期通过未分化细胞和有分化为成骨细胞潜能的细胞之间复杂的平衡体系保持未闭合的状态。
- 五对鳃弓衍变成人类面部和颈部。
- 有三种已确定的致畸因子：视黄酸，酒精以及环巴胺可影响颅面部的发育。

简介

　　理解颅面部的正常发育为认识人类颅面部缺陷的基础提供了一个必需的框架。在这里，我们运用系统的方法来描述颅面部的正常发育过程以及异常形态学，同时在适当的地方提供一些基因相关的信息或一些常见畸形的先天性因素。我们的目的是让

临床医师了解以下三者之间的关系：患者表型、导致缺陷的潜在基因突变以及这些基因对形成颅面部细胞的不良影响。

颅面部发育的特点是什么？

　　尽管颅面部的局部解剖学十分复杂，但颅面部结构像大部分体内的器官和组织一样，源于较小的胚胎组织块的生长和融合，而这些原始的胚胎组织块结构更为简单，因此，是否可以认为调控颅面部复合体特异性及形态形成的因素与身体的调控过程有所不同？

　　实际上，颅面部发育相较于身体其他组织的发育有很多独特的地方。首先，颅面部组织是双重起源，骨骼和大部分结缔组织包括血管起源于脑神经嵴细胞，肌肉和颅骨的一些部分起源于中胚层；其次，颅面部复合体的核心，神经外胚层，间充质以及面部外胚层之间的相互作用驱动颅面部的正常发育；第三，消极细胞的取代以及活跃细胞的迁移形成的形态学改变限定了头部的发育（图 22.1）。活跃细胞的迁移是指：颅骨的神经嵴细胞从神经褶背侧移至鳃弓和面部突起部位更靠近腹侧位置的运动（图 22.2）。任何可以影响复合体细胞行为速度、时间点或是细胞行为范围的因素均可以导致出生后颅

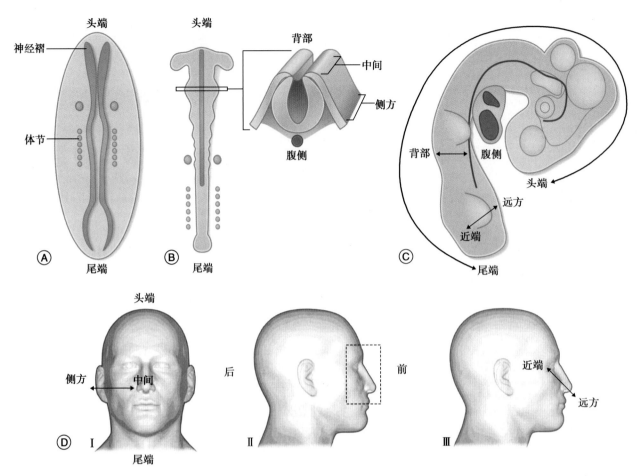

图 22.1   胚胎轴。**A**：人类胚胎的神经胚形成过程中背视图。**B**：人类胚胎的神经胚形成过程中的前视图。**C**：神经胚形成后的人类胚胎轴。**D**：人脸图解：Ⅰ 内-外轴；Ⅱ 前-后轴；Ⅲ 近端-远端轴

概括并进行讨论。

颅面部发育的开始

纵轴及中侧轴原肠胚的形成和建立

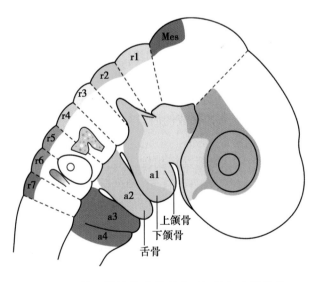

图 22.2   神经嵴从菱脑节迁移至鳃弓相应部位的迁移模式图。菱脑节和对应的鳃弓位置以相同颜色匹配，指示鳃弓或面部突起中的神经嵴细胞来自菱脑节的哪一部分

面部畸形。在接下来的段落中，会对这些早期细胞运动以及控制这些运动的分子路径进行一个简单的

在卵子受精后的第一周，新形成的受精卵不断分裂成一个实性的、桑椹样的桑椹胚。当桑椹胚通过输卵管进入子宫，细胞继续分裂的同时桑椹胚发育成一个胚囊。胚囊内的液性囊腔将细胞分为内外两层，即成胚细胞层和滋养层。滋养层形成胎盘结构以支持和营养发育中的胚胎，成胚细胞层分化成胚胎自身，胚囊在发育的第二周植入子宫内膜。在发育的第三周，胚胎由囊胚继续发育，由原始的单胚层细胞发展成具有双层或三层胚层结构的胚胎，称为原肠胚，最终形成原始的三个胚层（外胚层，中胚层和内胚层）。

然而在胚胎细胞的这种三层结构建立之前，胚胎的头部（也可认为是嘴部或是前部）同尾部（后

部)区分很明显(图 22.1)。在胚胎的尾部末端,有一组来自"原结"的称为"原条"的细胞。这个外胚层衍生的细胞索(脊索-中胚层)通过会聚延伸运动,向头端前进直到它到达脊索前板,即将来形成嘴的部分。第一批向前移动的细胞形成咽部的内胚层部分和头部的间充质部分。

直到妊娠第四周结束第五周开始时,头尾向的轴才建立,中侧轴也是在这个关键时刻开始显示出胚胎的中线并指示着胚胎边缘的外侧线(图 22.1)。脊椎动物中头尾向、纵横向和腹背向轴的分子特性十分复杂[1~3],当这些分子路径被打断时,会产生常见的颅面部畸形,本文主要对这些分子路径进行讨论。

最早的分子理论之一是中侧轴是分泌生长因子中的" Hedgehog "家族的一部分。Sonic hedgehog(shh),它的受体 Patched(ptch)和下游的至少一个靶分子,转录因子 Gli1 在神经板的中间区域有表达(图 22.3)。在这个中线领域,Shh 积极的发送信号抑制 Pax6,Pax6 是一种在前神经板中形成眼睛部分所需要的转录因子。Shh 正常情况下发送信号抑制中线上可能形成眼睛部分的 Pax6 的表达,使其分为两个对称的区域(图 22.4)。通过此机制,单眼区域分为两个分离的眼睛。当 Shh 信号缺失或在胚胎形成阶段被破坏,Pax6 在中线区域持续表达则会形成一个明显的单眼区域(图 22.5)。因此,在这个早期

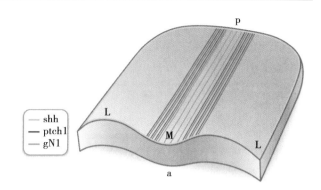

图 22.3　在髓板中 sonic hedgehog(shh),patched(ptch)和 G1 的表达形式

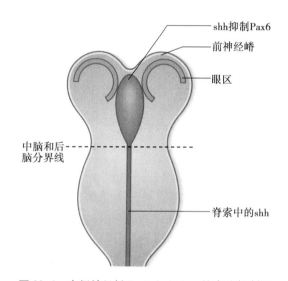

图 22.4　中间神经板 Sonic hedgehog 的表达抑制了 Pax6 的表达且导致了两个分离的眼区形成

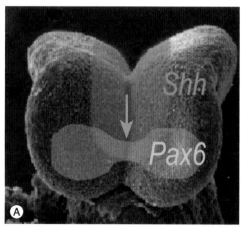

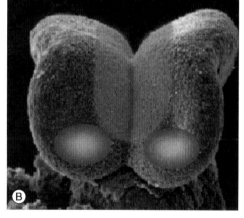

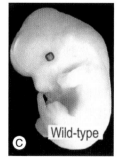

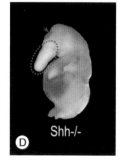

图 22.5　(A)中间神经板的 Shh(粉)和 Pax-6(绿)在同眼部区域特征相应的哑铃型结构区域表达。(B)Pax-6 表达通过 Shh 的表达再分为左右两个区域。(C)在 15.5 胚胎期的野生型小鼠胚胎。(D)有嘴(红色虚线圆圈)独眼胚胎(红色箭头)是 Shh 在维持单个 Pax6 前中线的神经板 Shh 表达缺失的表现

发育阶段中 Hedgehog 功能的缺失会产生独眼胚胎。这是一个在不同物种中,高度保守的途径,并且在所有的脊椎动物中均存在。中间单眼一般缺少视神经束、视交叉及脑垂体[4]。独眼的存在多伴随长鼻,正中缺少鼻中隔的单管结构。

中间外侧结构的破坏产生重度的 HPE 表型

独眼是"前脑无裂畸形"(HPE)中最重度的表现。HPE 是最常见的人类前脑结构畸形,发生率在 1∶(10～20 000)存活的新生儿[5]。除了独眼,HPE 还可表现为其他颅面部畸形,包括猴头畸形,筛颅和正中唇裂。轻度 HPE 表型则是小型畸形,包括小头畸形、小眼畸形、眼距过近、面中部发育不良,及合并或不合并腭裂的唇裂[6]。在最轻度的 HPE 表型中,也许个体的表现仅仅是轻微的正中线畸形,如只有一个上中切牙[6]。

HPE 的病因如同表型一样多种多样(表 22.1),但目前为止几乎所有的基因突变均指向 Hedgehog 信号的破坏。

表 22.1　HPE 基因的病因学

HPE 相关基因	最初报道	人	小鼠
Shh	Chiang 等 1996[7] 和 Belloni 等 1996[8]	X	X
Patched	Ming 和 Muenke 1998[9]	X	
Gli2	Roessler 等 2003[10]	X	
Six3	Jeong 等 2008[11] 和 Geng 等 2008[12]	X	X
Zic2	Brown 等 1998[13]	X	
TGIF	Gripp 等 2000[14]	X	
Alcohol	Aoto 等 2008[15]	X	X
Cyclopamine	Cordero 等 2004[16]	X	X

同中轴一起发育的还有前神经板外侧区域。外侧板的形成主要是受骨形态发生蛋白(BMP)家族的调控,表达 BMP 的细胞位于神经和非神经外胚层之间的交界区(图 22.6)。BMP 发出的信号在头部形成的早期很重要,有人猜想 BMP 激活通过抑制神经外胚层的生长而促进非神经外胚层生长,并通过细胞外拮抗剂如 Chordin 和 Noggin 减弱,BMP 功能的

突变小鼠得到验证,这些突变小鼠的表型同人类 HPE 畸形极为相似[17]。

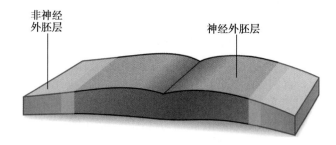

图 22.6　在非神经和神经外胚层的结合处 BMP 表达

神经胚的形成和神经嵴的产生

在神经胚形成过程中,神经板"上卷"形成神经管,随后这样的形态运动将外胚层进一步分成两个分离的组织:①神经外胚层:将来可形成大脑和脊髓;②非神经外胚层(如,表皮):将来覆盖胚胎进一步形成表皮(图 22.7)。

考虑到颅面部组织如何形成它们最后的排列,记住那些曾经位于中心(中间区域),最后位于神经管腹侧的神经板区域是很有帮助的(图 22.7)。移位如此重要的原因是其可以产生一种基因,该基因可以指定形成神经板中线并在形成腹侧神经管中发挥重要作用。同样,调控外侧神经板形成的分子最终在背侧神经管形成过程中发挥关键性的作用。例如,正中神经板或腹侧神经管(图 22.3)中 Shh 和外侧神经板及背侧神经板中的 BMPs(图 22.8)。

神经嵴融合之前,头部发育中十分重要的一组神经嵴细胞出现在神经和非神经外胚层接合部位。在头部区域,神经嵴细胞可以产生大部分的头部神经、成骨组织、黑色素细胞、脂肪细胞以及内分泌细胞,产生整个外周神经系统的神经元和神经节的神经嵴细胞[18]。惊人数量的神经嵴细胞衍生,并同它们早期的胚胎表型配对,从而形成神经嵴第四胚层。

神经嵴细胞起源于外胚层,但是通过一个细微的编辑过程,使它们分离并获得了间充质细胞(如移行细胞)的命运。这个上皮到间充质的转化(EMT)是正常神经嵴细胞独有的特征,在移行细胞中也可见到[19]。这种正常神经嵴细胞的高度侵袭行为同癌症细胞不受组织界限限制的特点相似。目前,大量研究工作已经投入到了解神经嵴细胞形成的分子调控中。

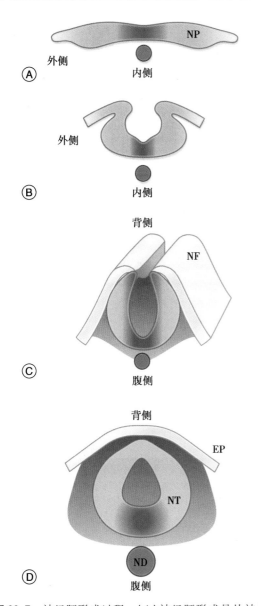

图 22.7　神经胚形成过程。(A)神经胚形成是从神经板(NP)的形成开始。(B)神经板边缘上升并形成神经褶。(C)神经褶(NF)在中线区域相遇形成神经管(NT)和上皮(EP),脊索(ND)诱导神经板的形成

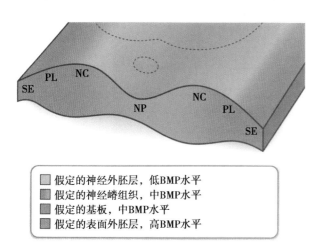

图 22.8　神经板中的 BMP 表达

脑神经嵴向面部突起的迁移

在头部区域,神经嵴细胞从背侧神经褶处开始迁移(图 22.9),从背侧神经管开始向面部突出部位迁移。这种迁移在鸟类分成三个部分:①神经嵴从菱脑原结 2 迁移至第一腮弓;②从菱脑原结 4 迁移至第二腮弓;③菱脑原结 6 迁移至第三腮弓(图 22.9)[20]。哺乳动物的迁移路径与鸟类大致相同。我们对神经嵴细胞行为的详细了解,大部分是通过 Nicole Le Douarin 和他的同事们用小鸡或者鹌鹑进行的精细实验[21,22]。现在,新的影像技术可以让该过程可视化。在单细胞水平,颅脑的神经嵴向面部突起部位迁移,这些研究在很大程度上证实了早期的实验。

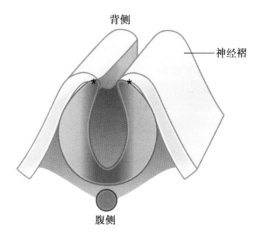

图 22.9　背侧神经褶的图示,神经嵴小包来源于该部位

颅脑部的神经嵴间充质细胞的迁移贯穿整个胚胎形成,尤其在面部突起处。神经嵴细胞如何知道它们该走哪条路径? 应该在哪里停止迁移? 新的数据显示,在上皮细胞连接处发出的信号能够确定它们的迁移方向,如细胞表达 Ephrins 和 Eph 受体、信号素Ⅲ/脑衰蛋白Ⅰ的相互作用。Ephrins 和 Eph 信号受体是两种膜结合蛋白,它们之间是配体和受体的角色[23]。在配体受体的结合下,神经嵴细胞和邻近组织之间的分子通道开放[24,25]。部分过程可通过实验证实,在实验中作为主要的负调节因子 Ephtin 受体在胚胎中过度表达,过度表达的结果则是神经嵴细胞不能够正确的迁移,表明 Ephrin/Eph 信号通道在这些细胞的正常迁移中起到重要作用。在鸟类的实验中提示 Ephrin/Eph 信号通道作为双向引导信号,既可以排斥一些迁移的神经嵴细胞,又可以刺激其

他类型细胞的迁移[26]。对于阐明颅脑部神经嵴细胞在颅面部发育过程中的迁移问题，需要我们进一步详细了解 Ephrin/Eph 信号。

面部突起的形成和融合

面部基本形态的建立在人类发育的第 4 周至第 10 周。面部是正中额鼻突和三个配对的突起即上颌突、侧鼻突和下颌突（图 22.10）融合的结果，这些突起每一个都是由源自于沿着神经管不同位置的颅部神经嵴细胞填充而成（图 22.2）。我们将会对每一个突起的衍生过程进行讨论。

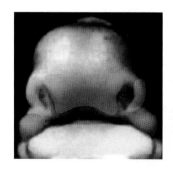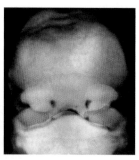

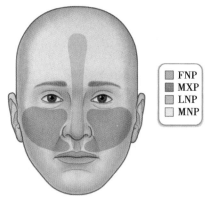

图 22.10　脊椎动物面突：额鼻突（FNP），可发育成额部、中鼻、人中和原腭；上颌突（MXP），可发育成两侧面部、唇和次生腭；侧鼻突（LNP），可发育成鼻的两侧；下颌突（MNP），可发育成下颌

额鼻突

额鼻突将会形成额部、鼻中线、人中、上唇的中间部位及原腭。额鼻突的生长受到干扰后多会形成双侧唇裂且常伴有原腭的外翻（图 22.11）。在轻症的病例中，额鼻突衍生结构的裂可能只表现为唇侧的一个小凹陷，在更为严重的病例中，额鼻裂可包括唇的所有组织结构分裂，通常是由于额鼻突和下颌突融合失败。

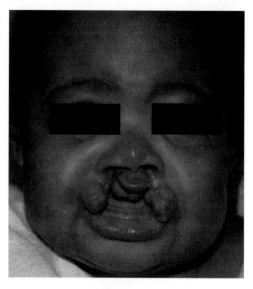

图 22.11　双侧腭裂伴有原腭外翻

侧鼻突

侧鼻突将来发育成鼻翼（图 22.11）。鼻翼发生鼻裂是由于侧鼻突和额鼻突或上颌突融合失败所致（图 22.12）。

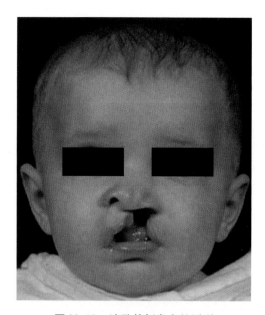

图 22.12　涉及外侧鼻突的唇裂

上颌突

上颌突将来发育成上颌骨以及面部的侧面，上唇两侧以及次生腭。次生腭将鼻道和咽部分开，该骨结构起源于移行为上颌突的脑神经嵴细胞。在分段发育中，腭突在舌的一侧沿垂直方向延伸，继而旋转至同舌面平行的水平面，然后进行融合。起初，腭

突是由上皮细胞线性排列形成,继而发生融合,在融合前,部分脱落最后仅仅留下背侧的上皮层来覆盖腭突。这个基底部的上皮层称作中嵴上皮(MEE),并作为框架沿着中线生长,每个骨架的 MEE 相互接近并形成中线的上皮接缝(MES)。MES 在间充质细胞向上皮转换(MET,相反的则是 EMT)的过程中逐渐移除,从而产生腭突间充质之间的融合。由基因、外力或致畸因子等所产生的干扰可以发生在这些步骤中的任何一步,常导致次生腭的分裂。另一种次生腭裂则是腭发育不全,是由上颌突不适当的生长所致。

下颌突

下颌突可形成下颌骨和唇,下颌裂很少见,表型多样,如侧唇有个小切迹或完全的唇裂。完全唇裂包括舌、下颌骨以及颈部的支持结构还有胸骨柄的裂[27]。最严重的表型是下颌突在早期胚胎期发育不全所致的下颌骨十分严重的分裂,然而大部分良性表型都发生在胚胎发育后期[28]。

总的来说,面突向外生长的速度、时机或广度受到中断均可以产生面裂。然而,较为引人注意的是有一些代偿机制可以克服这些面突细胞增殖的缺陷。另外,尚有一些不明机制可以使面突在子宫中自我修复。在这些罕见的病例中(有时称为微裂),结果只是在侧唇边缘有一点轻度的变形,并证实为软组织裂或硬组织裂。通过了解机体修复这些缺陷的机制,我们可以寻找一个相似的方法以在子宫中修复面裂。

面裂产生的分子机制的认知进展

通过各种实验方法,研究者们正研究着在颅面裂病例中错误的特异性信号和细胞,这个信息正被用来建立更多的有关于颅面形态的产生如何正常调控的精细模型,并形成治疗的基础,最终阻止面裂的发生。

分化缺陷:上腭融合中 TGF-β_3 的作用

TGF-β_3 是一种转化因子 β 亚族中的成员,该基因由内缘细胞(MEE)在腭突融合之前表达(图22.13)。TGF-β_3 对于腭突融合很重要[29~31],因为纯合子的无 TGF-β_3 新生儿表现为次生腭裂[32]。在 TGF-β_3 阴性突变体中双侧腭突逐渐接近并接合,但

上皮缝隙仍然存在,没有发生间充质的融合。对于 TGF-β_3 在腭突融合中所扮演角色的支持来自于生化途径,可以使 TGF-β_3 无效的抗体阻止腭突的融合,这个发现支持了 TGF-β_3 参与了次生腭突融合的调控过程[33]。大部分数据表明,TGF-β_3 在腭形成的过程中的直接角色是调控位于双侧腭突之间的上皮凋亡(图 22.14)。

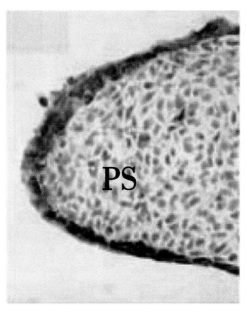

图 22.13　TGF-β_3 表达,在哺乳动物腭突(PS)(淡蓝)中的中嵴上皮(黑色)

面突不当的生长:在 Wnt 信号通路和面裂的缺陷

在一组 Wnt 通路变异的小鼠中呈现出唇裂和腭裂[34]。对于 Wnt9b 变异的小鼠,产生腭裂的基础是上颌突生长不当所致[35]。结果,这些从腭突衍生的突起,不能够相互接近最终形成腭裂[36]。大量实验数据显示,也包括我们自己的实验,发现 Wnt 信号系统在控制面突的脑神经嵴细胞增殖方面起关键作用[37,38]。当 Wnt 信号减少,或一个配体的消失或 Wnt 拮抗剂的过度表达,均可导致细胞增殖不足而形成面裂。

同唇腭裂相关的 FOXE1 变异

FOXE1(叉头蛋白 E1)是影响胚胎结构形成的转录因子家族的一员。通过位置克隆、候补基因序列分析和更高级的基因表达分析,可以发现在 FOXE1 变异和唇腭裂发生之间存在明显的联系[39]。FOXE1 是由小鼠[40]和人类胚胎[41]的次生腭上皮细

正常 骨性腭裂

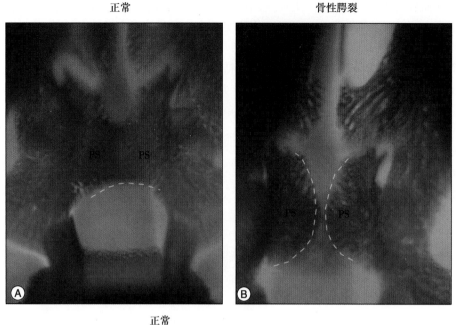

正常 MEE染色

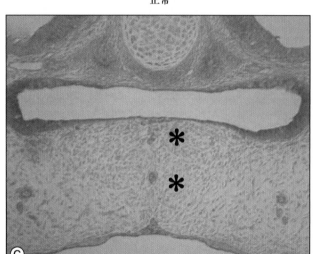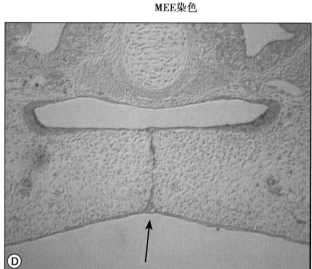

图 22.14   TGF-β₃无效变异小鼠的腭裂。(**A**)发育中的野生型小鼠(e14.5)腭的横切面展示了腭突(PS)之间的融合。(**B**)TGF-β₃无效变异小鼠(e14.5)腭的横切面可见腭突之间没有融合而成次生腭腭裂。(**C**)发育中的野生型小鼠(e15.5)腭的横切面可见腭突内缘上皮的缺失。(**D**)TGF-β₃无效变异小鼠(e15.5)腭的横切面可见内缘细胞(MEE)完整

胞表达。此外,FOXE1 无效突变的小鼠可以发生腭裂和甲状腺记性[42]。FOXE1 基因在上颌突和鼻突之间的融合点处进行表达,进一步支持了它在腭发生过程中的作用[39]。

IRF 基因和面裂

另一个同面裂形成有关的基因是 IRF6(干扰素调控因子)基因,该基因是同特异性 DNA 序列结合调控基因表达的转录因子的一部分。在小鼠中,Irf6 缺失可以导致不同类型面裂[43,44]。在人类中,IRF6 的变异可以引起两种面裂畸形:Van Der Woude 综合征以及翼状赘肉综合征[45]。

IRF6 变异的人类中孤立的唇腭裂发生风险升高[46,47]。在 IRF6 变异小鼠中面裂的发生可能是由于腭突和口腔上皮之间不正确的连接引起腭突上抬不足所导致[44]。

颅脑的生长和骨化

颅脑包括颅骨部分,颅骨的主要功能为保护大脑这个重要器官。颅脑可进一步分成两个部分,腹侧的颅软骨样颅骨(头盖骨基部)和背侧的膜状颅骨,形成两个完全分开的突起。

软骨样颅骨

颅基底形成头盖骨的基底部、蝶骨、筛骨、颞骨乳突及岩突、枕骨基底部。应用小鸡胚胎[22]中的试验以及小鼠[48]中的基因原基座图方法,已经确立了颅基底的胚胎起源。颅基底的骨骼均起源于中胚层细胞,形成枕骨结节的一部分。

在这个骨化过程中,软骨板或软骨基先形成,然后逐渐通过血管侵入并由骨基质替代。另外,大量这些同为中胚层起源骨相关骨骼单元保留了它们的软骨特质,包括脊髓旁软骨、垂体软骨、眶翼以及颞肌(同蝶骨相关)、颅小梁(同筛骨有关)及视周被膜(同颞骨相关)。

膜状颅骨

颅骨的膜状部分形成颅穹隆,由成对的额骨、鳞骨、顶骨以及枕骨组成。于起源于胚胎中胚层的颅基底不同,膜状神经颅骨起源于脑神经嵴。对于顶骨的胚胎起源尚有一些争议,一些学者主张这些骨骼单元[49]来源于中胚层,另有学者认为头盖骨骨骼来源于脑神经嵴[22]。

大多数膜状神经颅骨是通过膜内成骨过程形成的。膜内成骨同软骨内成骨是有所区别的,因为间质细胞聚集并直接分化为成骨细胞,没有形成软骨

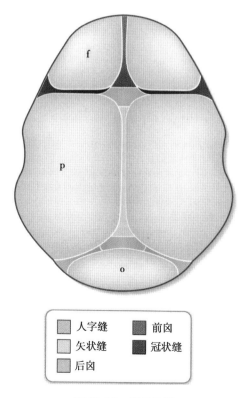

图 22.15　颅骨骨缝

的中间阶段。枕骨为复合结构,其下半部分通过软骨内成骨形成,上半部分通过膜内成骨形成。

组织学上来讲,膜状神经颅骨起源于位于表皮外胚层和潜在的大脑半球之间的骨源间充质。骨骼的形成在神经嵴源性间充质细胞矿化胶原基质时开始。在人类中,初始颅缝包括额缝(额骨之间)、矢状缝(顶骨之间)、冠状缝(在额骨和顶骨之间)以及人字缝(在顶骨和枕骨之间)(图22.15)。在接缝融合之前,存在软结(囟门)区。最常提到的囟门是冠状缝、矢状缝和额骨之间的前囟门,后囟门在矢状缝和人字缝之间,这些骨缝大部分直到30岁和40岁才闭合,额骨间缝在生后第6~8个月闭合。

两个相邻骨骼之间的成骨线最终形成骨缝复合体,接下来我们会进行详细的讨论。

骨缝的正常发育及病理发育

头盖骨在胎儿期进行骨化并继续良好的生长直到成年。其主要是靠脑容量扩张刺激,并通过位于骨骼边缘和成骨线的细胞以及个体骨的持续分化而生长。同时,成骨性分化也在进行,一部分成骨缝之间的间质细胞在一个未分化期受到维护。当骨骼逐渐接近,未分化组织区域形成缝隙,大脑继续增长而骨缝保持开放,这样可以保持一种状态:骨缝复合物中间的细胞一定会维持在一种未分化的状态,同时毗邻的细胞分化成成骨细胞并加入增长的颅盖骨额部。这些增殖和分化的状态是如何保持如此精确的同步状态成为许多研究的主题。

目前,对于这个问题仍然没有定义性的答案,但可以明确的是,细胞增殖和成骨细胞分化之间的平衡状态去稳定化是多数人类病理状态的基础,临床上表现为颅缝早闭(见下方),当骨缝区的间质细胞过早地分化成成骨细胞并将相邻的颅骨融合,即会出现颅缝早闭。在以下病理状态中,如锁骨颅骨发育不全[50]或额鼻发育不良[37],均不能使头盖骨正常生长。在这些状态下,结果是纤维组织覆盖脑半球而不利于骨化,临床上称为隐性颅骨。

平衡骨骼形成和细胞增殖:颅缝早闭的分子基础

颅缝早闭是一种很常见的先天性缺陷,全世界

新生儿中的发生率为 1:(2000~2500)。过早地成骨干扰了颅缝的垂直生长,最终导致颅骨平行方向的代偿性生长。颅缝早闭可以导致形态和功能异常,如颅骨穹隆异常形态以及面部不对称。颅内压升高为颅缝早闭常见的并发症,可以导致失明、失聪以及智力发育落后。

目前已知的颅缝早闭的并发症超过 100 个,这与特异性变异相关。仅有少数的基因变异明确揭示了孤立性颅缝早闭的分子病因机制。Saethre-Chotzen 综合征患者的转录因子 Twist 发生变异,最新的分析提示 Twist 基因单个功能复制的小鼠可以发生颅缝早闭,其产生是由于额骨内神经嵴来源的细胞以及顶骨中胚层来源的细胞不适当的混合所致[51]。考虑到具有相同变异的人类表现出相同的骨骼缺陷,防止这种分子缺陷也许可以抵消基因干扰所导致的颅缝过早闭合。Wnt 靶基因,Axin2 突变与颅缝早闭相关,在此类病例中,试管内数据显示细胞中 Wnt 信号被扩大后,会表现出过早分化成成骨细胞的趋势[52],Axin2 杂合子小鼠鼻短并且额缝早闭;数据证实 Wnt 信号水平平衡对于颅盖骨的正常生长很重要。

在过去 40 年中,对于颅缝早闭的治疗有了很大的进步,但外科手术干预仍是目前的唯一选择。传统的外科治疗方法包括条状颅骨切除术和广泛的颅盖骨重建来建立正常的颅骨形态。基于对维持引导颅缝融合和开放性基因及分子因素的了解,我们将会开发新的治疗策略来治疗孤立的颅缝早闭。

颅面部的发育

面部骨骼组成了颅面部。这些骨骼最初起源于第一鳃弓,源于脑神经嵴的间质细胞。第一鳃弓的颅部发育成上颌部分,该部分接下来发育成上颌骨、颧骨、颞骨鳞部;第一鳃弓的尾部发育成下颌突,形成下颌骨和听小骨。面部骨骼主要通过膜内成骨形成,同下颌骨有着明显的不同。在这里,一个软骨基(Mechkel 软骨)形成一个临时的结构,该结构在出生后即消失,其残留形成蝶下颌韧带。因此,尽管存在软骨前体,下颌骨仍然是通过膜内成骨形成的。

大部分畸形的发生是由于颅面部正常发育受到破坏所致。如,半侧面部发育不良畸形是一种源于第一、第二鳃弓的颅面部结构发育不良导致

的单侧先天性畸形,其发生原因我们考虑是因为孕 30~35 天子宫内鳃弓受到创伤导致;Treacher Collins 综合征(称为下颌面成骨不全)主要是面颅部受影响,这是一种常染色体显性遗传疾病,其特征表现为双侧鳃弓衍生的结构缺陷,该综合征的基因基础是由于核仁糖磷蛋白发生破坏[53],现已经得到确认。

鳃弓的组建

人类颈部和面部一些部分分别起源于五个不同的鳃弓。人类胚胎的鳃弓起初就像鱼类的鳃弓,但人类的鳃裂永远不会变成多孔状。另外,在鳃弓之间的外部鳃裂仍然通过薄薄的咽膜与邻近的内部鳃囊分开(图 22.16)。尽管鳃弓在鱼类中有千变万化,但在人类中发育出的 5 个鳃弓分为 1、2、3、4 和 6,第五鳃弓在人类中没有形成或者说其寿命很短暂,形成后很快退化。类似人体中许多其他结构,鳃弓是沿着头尾向形成的,第一鳃弓在 22 天形成,第 2 和第 3 鳃弓在第 24 天相继形成,第 4 和第 6 鳃弓则是在第 29 天相继形成。每个鳃弓均发育成独立的骨骼、内脏、动脉、肌肉和神经结构,对于每个鳃弓的衍生变化我们在表中有所提供(表 22.2)。

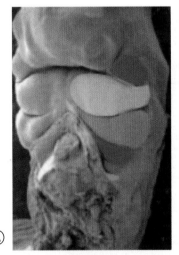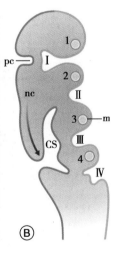

图 22.16　鳃弓臂。A:鳃弓的电子扫描图。不同的鳃弓用不同的颜色表示。第一鳃弓分化成上颌骨(1a,橙色)和下颌骨(1b,黄色);第二鳃弓(2,绿色);第三鳃弓(3,紫色);第四鳃弓(4,粉色)和剩下的第六鳃弓(6,蓝色)。B:鳃裂(pc)向外生长并形成袋状(白色罗马数字),鳃弓(1,2,3,4)以神经嵴(nc,紫色)为中心,周围被表面外胚层(蓝色)和咽部内胚层(绿色)包绕的中胚层组成

表 22.2　鳃弓的衍生

鳃弓	骨骼成分	肌肉组织	神经	动脉
第1(上颌骨和下颌骨)	砧骨,锤骨,颧骨,颞骨的鳞部,上颌骨和下颌骨	咬肌肌群	三叉神经	上颌动脉
第2(舌骨)	镫骨,颞骨的颈突,茎突舌骨肌韧带,舌骨体和舌骨小角	面部表情肌	面神经	镫骨动脉
第3	舌骨体下部和舌骨大角	茎突咽肌(咽部)	舌咽神经	颈总动脉或颈内动脉
第4 和第6	喉部软骨	咽部收缩肌,发声肌肉,腭舌肌(舌),上部食管肌肉	迷走神经	主动脉弓,右锁骨下动脉,肺动脉原芽,动脉导管,肺动脉根部

引自 Moody SA. Principles of Developmental Genetics. Burlington, MA: Academic Press; 2007, Ch. 30, Table 1).

　　随着第一鳃弓(下颌弓)的发育,逐渐形成颅上颌膨大和一个颅下颌膨大(图 22.17)。这些突起分别形成上颌、下颌。颌部形成后,第二鳃弓(舌骨弓)发育成支撑结构,在人类中其功能仍是可以探测到的。Reichert 软骨(第二鳃弓软骨)的衍生物在(图 22.18)中有所说明。第三鳃弓发育形成舌骨的下缘,即舌、会厌、甲状腺和下方的甲状旁腺根部。第四和第六鳃弓一起发育成喉部,由甲状软骨、楔状软骨、小角软骨、杓状软骨以及环状软骨组成。

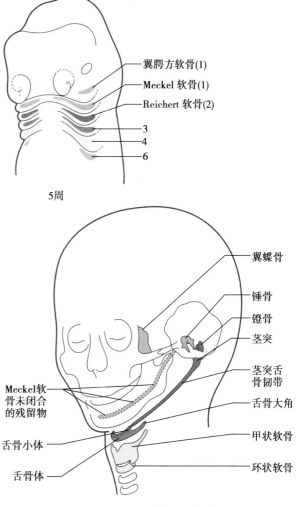

翼腭方软骨(1)
Meckel 软骨(1)
Reichert 软骨(2)
3
4
6

5周

翼蝶骨
锤骨
镫骨
茎突
茎突舌骨韧带
舌骨大角
甲状软骨
环状软骨

Meckel软骨末闭合的残留物
舌骨小体
舌骨体

图 22.18　鳃弓软骨的发育

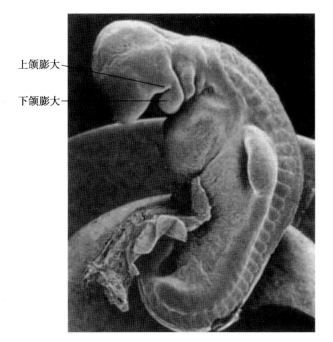

上颌膨大
下颌膨大

图 22.17　第一鳃弓分化为上颌突和下颌突

鳃弓发育畸形

继唇裂和腭裂之后,最常见的面部畸形为第一、第二鳃弓发育不全引起的畸形,统称为颅面狭小症,其临床表现包括外耳和内耳发育不全,同时伴有下颌骨、颧骨、上颌骨以及颞骨、面部肌肉、咬肌、腭肌、舌和腮腺发育不良。根据一个理论,这个发育不良不是起源于上颌突和下颌突原发未融合,而是起源于镫骨动脉系统膨大的血肿引起的继发性缺血性坏死。镫骨动脉提供上颌弓和下颌弓区域的初始血液供应[54]。

此类综合征分类为下颌面骨发育不全,同以上所说的畸形很相似,但是发生机制却完全不同。在这些畸形中,下颌面部发育不全,同时合并因第一和第二鳃弓间充质不足所致的腭部和外耳的畸形[55,56]。这个缺陷是因为神经嵴细胞迁移不足、神经嵴细胞增殖不足或细胞过度死亡所致[53]。下颌面部发育不全的一个例子是 DiGeorge 综合征,其特点是颅面部缺陷,这是第三和第四鳃囊的衍生物(胸腺和甲状旁腺)完全或部分不发育所致,同时还存在心血管畸形。DiGeorge 综合征的一些病例与 22 号染色体部分单体性有关,该综合征也在嗜酒妇女的后代中发生。实验证实,在第三至第六鳃弓形成阶段对动物快速地大剂量酒精注射可以导致类似于 DiGeorge 综合征的畸形。

颅面部发育的致畸因子以及它们的影响

通过学习致畸因子产生影响的分子和细胞机制,我们对正常发育的分子和细胞调控机制有了进一步的了解。当暴露于一种致畸因子之后,发生的畸形可以是多种多样的,它们通常是不能重复的,因为致畸因子有不同的作用机制,并同它们的靶细胞、靶组织以及靶器官有关。大量的物质已被证实在颅面部发育期间有致畸的作用[57]。我们将集中介绍三种众所周知的可干扰面突形成的致畸因子。

类视黄素和维 A 酸诱导的胚胎畸形

过去 60 年所积累的临床和实验数据显示,维 A 酸作为一种维生素 A 的代谢产物,在胚胎形成期间是一种强有力的致畸因子。维 A 酸过量和缺乏均可以导致各种组织的严重畸形[58~60]。大脑和面部在发育期间对于维 A 酸浓度变化尤为敏感[58]。神经系统缺陷如小眼畸形和前脑无裂畸形以及面部畸形如面中部发育不良和唇腭裂,均为暴露于维 A 酸之后可能出现的畸形。

当维 A 酸被传递至发育中的鸟类面部原基时,可产生多种形态学的影响。在 20 周用药剂量的全反式维 A 酸治疗可以产生额鼻部缺失的胚胎。在传递的相同时期给予相同剂量,下颌突是不受影响的。目前较为认可的数据显示,颅面部缺陷的产生主要是因为致畸剂量的维 A 酸干扰了面部上皮的 Shh 基因的表达[59]。相对于额鼻突,下颌突对于维 A 酸没有那么敏感,此机制很难理解。维 A 酸在额鼻突的代谢与在下颌突的代谢是不同的,尽管这个结论还未经证实。有可能是维 A 酸的靶组织在下颌突中没有表达,因此该组织对高剂量的维 A 酸不敏感。

已证实维 A 酸对于颅面部组织的发育很关键。头部的两组维 A 酸受体在神经上皮层、脑神经、感觉基板以及神经嵴细胞中有不同的表达方式。维 A 酸阻滞信号可以在神经管和颅面部区域产生多种畸形,如后脑开放、后脑和前脑异常折叠,则会导致鼻囊的缺失,视轴不重合,耳囊的组成成分减少或位置异常。次生腭分裂是因为个体骨骼单元或缺失或存在严重畸形所致。

酒精的作用

出生前酒精暴露可以导致酒精综合征(FAS),引起终身的生理和心理缺陷。研究 FAS 的模型已经揭示这些发育损害潜在的分子和细胞机制。目前比较公认的理论是酒精通过干扰维 A 酸(RA)合成和引起 RA 分解增加来产生作用[61]。其他的数据显示,酒精暴露可以干扰 Hedgehog 信号的作用,最终导致包括 Ptch、Gli1、Gli2 和 Gli3 在内的 Hedgehog 靶基因在发育中的脑部向下调节,这可以引起神经嵴细胞的死亡以及颅面部的缺陷[62]。

胆固醇生物合成和代谢的干扰

暴露于致畸因子如环丙胺和蒜藜芦碱的胚胎表型惊人的相似,这些胚胎的胆固醇生物合成被破坏。经过大量的检测工作,我们发现所有这些有着相似颅面部缺陷的动物的产生原因是它们的 Hedgehog 信号通路均受到负面的干扰。在过去 40 年间,藜芦属植物的致畸作用已被较为完善的记录,被喂以该类植物的羊所生出来的幼崽都是独眼。在受到影响的时间里,藜芦属所产生的有效化合物已经被确认是环丙胺和蒜藜芦碱[63,64]。任何妊娠的动物接触到这两种东西,幼崽均为独眼。众所周知的是这些分子是甾体类生物碱,可以通过干扰胆固醇的合成或运输来产生致畸的影响[65]。其他可以干扰胆固醇合成或转运的药物或基因突变也可以引起独眼畸形,如 megalin 蛋白,是一种低密度脂蛋白受体,可产生类似于 HPE 的颅面部畸形[66,67]。同样,Smith-Lemli-Opitz 综合征的患者是由于胆固醇生物合成酶缺陷所导致的,表现为野生型的 HPE[4]。这些数据显示在致畸因子之间有一个明确的联系,例如环丙胺和胆固醇干扰剂,该联系在正确形成 Shh 蛋白时需要胆固醇的参与,目前较为明确的是环丙胺可以直接通过干扰 Hedgehog 受体"Smoothened"的功能来影响这个过程[68]。

参考文献

8. Belloni E, Muenke M, Roessler E, et al. Identification of Sonic hedgehog as a candidate gene responsible for holoprosencephaly. *Nat Genet.* 1996;14(3):353–356.

   HPE represents one of the most variable and devastating craniofacial abnormalities. Through work done in this paper the prime genetic candidate for this disorder, Sonic Hedgehog (Shh), was identified. This discovery has led to extensive research on the Hedgehog family of secreted proteins and their role in early patterning of the neural plate and neural tube, and the range of human deformities associated with perturbations in this pathway.

11. Jeong Y, Leskow FC, El-Jaick K, et al. Regulation of a remote Shh forebrain enhancer by the Six3 homeoprotein. *Nat Genet.* 2008;40(11):1348–1353.

    Building off the knowledge of the role of Shh in HPE, authors of this paper used both genetic and biochemical experiments to investigate the mechanism of Shh regulation in the forebrain. Six3 mutations that cause HPE do so by failing to bind and activate the Shh forebrain enhancer. These data establish a link between Six3 and Shh regulation during normal forebrain development and in the pathogenesis of HPE.

12. Geng X, Speirs C, Lagutin O, et al. Haploinsufficiency of Six3 fails to activate Sonic hedgehog expression in the ventral forebrain and causes holoprosencephaly. *Dev Cell.* 2008;15(2):236–247.

16. Cordero D, Marcucio R, Hu D, et al. Temporal perturbations in sonic hedgehog signaling elicit the spectrum of holoprosencephaly phenotypes. *J Clin Invest.* 2004;114(4):485–494.

    Here, the authors demonstrate that the entire range of HPE phenotypes can be recapitulated by modulating the temporal activation of Shh in the brain first, and then within the face. These data establish a distinct role for Hedgehog signaling in facial morphogenesis, separate from its well known role in patterning the forebrain.

38. Brugmann SA, Goodnough LH, Gregorieff A, et al. Wnt signaling mediates regional specification in the vertebrate face. *Development.* 2007;134(18):3283–3295.

    Wnt signaling is required for the generation of cranial neural crest cells; here, the authors show that Wnt signaling is also required for the proper growth and expansion of the facial prominences; specifically, Wnt signaling mediates the mediolateral axis of facial development and perturbations in this pathway are associated with hypertelorism and its related defects.

43. Rahimov F, Marazita ML, Visel A, et al. Disruption of an AP-2alpha binding site in an IRF6 enhancer is associated with cleft lip. *Nat Genet.* 2008;40(11):1341–1347.

44. Ingraham CR, Kinoshita A, Kondo S, et al. Abnormal skin, limb and craniofacial morphogenesis in mice deficient for interferon regulatory factor 6 (Irf6). *Nat Genet.* 2006;38(11):1335–1340.

    Mutations in IRF6 cause two orofacial clefting syndromes: Van der Woude and popliteal pterygium syndromes, and genetic variation in IRF6 confers risk for isolated cleft lip and palate. The authors used a transgenic murine model to demonstrate the role for IRF genes in oral epidermal development.

52. Liu B, Yu HM, Hsu W. Craniosynostosis caused by Axin2 deficiency is mediated through distinct functions of beta-catenin in proliferation and differentiation. *Dev Biol.* 2007;301(1):298–308.

53. Dixon J, Jones NC, Sandell LL, et al. Tcof1/Treacle is required for neural crest cell formation and proliferation deficiencies that cause craniofacial abnormalities. *Proc Natl Acad Sci U S A.* 2006;103(36):13403–13408.

56. Calmont A, et al. Tbx1 controls cardiac neural crest cell migration during arch artery development by regulating Gbx2 expression in the pharyngeal ectoderm. *Development.* 2009;136(18):3173–3183.

23

单侧唇裂修复

Philip Kuo-Ting Chen, M. Samuel Noordhoff, and Alex Kane

概述

- 术前鼻齿槽嵴塑形。
- 手术技巧的进步。
  - 采用 Mohler 旋转切口。
  - 利用黏膜瓣重建鼻底,并修复梨状孔黏膜缺损。
  - 形成推进皮瓣时,应省略鼻翼周缘切口,使切口仅限于鼻翼基底和鼻孔底。
  - 术中应将鼻翼基底适度移位,使与健侧对称。
  - 应通过黏膜瓣转移封闭全部鼻孔缺损,重建鼻孔底。
  - 通过肌肉的游离和重新缝合模拟重建人中嵴。
  - 应将推进皮瓣固定于鼻中隔,以确保术后唇弓位于上唇中央。
  - 用外侧三角形红唇瓣修复红唇中央缺损。
  - 利用患侧倒 U 形切口连同健侧鼻翼游离缘切口,同期完成半开放式鼻整形术。
  - 将纤维脂肪组织与其所附着的鼻下外侧软骨相剥离,同时竭力避免组织损伤。
  - 将患侧鼻下外侧软骨上提,并与对侧鼻下外侧软骨以及皮肤固定于过度矫正位置。
  - 通过贯穿缝合技术重建鼻翼沟。
- 术后使用硅胶鼻模填塞,借以将鼻翼保持于过度矫正位置。

简介

最重要的核心问题是:多学科综合治疗唇裂对于获得满意的治疗效果是必不可少的[1],包括外科医师、口腔正畸医师、语言病理学家、儿童牙医、耳鼻咽喉科医师、社会工作者、心理医师以及一名摄影师。此外,医院相关管理人员为便于患儿就诊,应负责协调各学科专家以及收集重要信息。这些都有助于唇腭裂患儿从婴儿期到成年期的治疗过程。这是一种长期的友谊和关怀,有助于一个人心理、审美、功能和精神的发展。这里所介绍的治疗技巧是长庚颅颌面中心诸位同仁在 30 年来服务中国患者的过程中所获得的,并经过了不同种族的多中心试验。通过术前处理,改进手术技巧,术后处理等多种手段,治疗效果可获得提升。

基础科学/疾病过程

产前诊断

基于产前 B 超检查诊断胎儿异常情况在很多国家非常常见,这有助于发现一系列严重胎儿疾患,如唇腭裂。唇裂的产前 B 超检查通常安排在孕龄 16 ~ 20 周,检出率近年来已有所提高[2~4]。借助三维 B 超性能的提升,唇裂成像更加清晰[5,6]。这有助于产前咨询,因为患儿父母可更早观察到患儿面部情况。对于外科医师来说,花费时间与患儿父母沟通,并提供有关治疗方案和治疗效果的信息非常重要。除了相关专家以外,患者本人或其父母应能认识到并能独立地解释唇裂患儿如何成为能在社会中正常生活、工作的个体。

遗传

先天性口面裂的遗传特征虽然对于为患儿家庭提供咨询意见非常重要,但目前尚不完全清楚。通常认为单纯性腭裂与合并或不合并腭裂的单侧唇裂具有不同的遗传特征[7~9],这一结论有流行病学和胚胎发育学证据支持,引发唇/腭裂与单纯性腭裂的孕龄时段是不同的(分别为3~7周和5~12周)。

目前认为,基因遗传因素和表观遗传因素对于口面裂的发生扮演同样的重要角色,不同种族、地理位置、社会经济状况的人群中,口面裂的发生率不同,这为上述观点提供了佐证[10~12]。双胞胎研究证实唇/腭裂的发病具有基因遗传基础,同卵双生者,成对发病概率为43%,双卵双生者,成对发病概率仅为4%[7,13,14]。

白种人新生儿唇/腭裂的发病率约为1:1000(表23.1),单纯性腭裂的发病率约为0.5:1000;据年报显示,上述发病率在台湾分别为(0.81~1.62):1000和(0.47~0.66):1000[10],虽然有超过250种以上的临床综合征可以合并唇/腭裂,但绝大多数病例为单纯性畸形,即非综合征性唇/腭裂[10]。鉴于对于口面裂的遗传特征并不完全了解,综合征性唇/腭裂和非综合征性唇/腭裂的命名并不准确,因此,对于口面裂患儿合并其他畸形的概率,各家估算数据各不相同。根据 Rollnick 和 Pruzansky 依据其所在医院所做的单中心大型回顾性研究,唇/腭裂患儿合并其他畸形的概率为35%,而单纯腭裂患儿约为54%[16]。唇/腭裂的性别分布并不均衡,男性多于女性,而单纯性腭裂则恰恰相反[17]。唇/腭裂,左侧发病较右侧常见[18,19]。

表 23.1 不同种族唇/腭裂发病率

种族	每 1000 名新生儿病例数
美洲印第安人	3.6
日本人	2.1
中国人	1.7
白种人	1.0
非洲裔美国人	0.3

数据来自 Wyszynski DF,Beaty TH,Maestri NE. Genetics of nonsyndromic oral clefts revisited. Cleft Palate Craniofac J 1996;33:406-417.[15] and Vieira AR,Orioli IM. Candidate genes for nonsyndromic cleft lip and palate. ASDC J Dent Child 2001;68:229,272-279.[12]

一对没有唇/腭裂的夫妇,如果生出了一个唇/腭裂患儿,那么,他们的下一个孩子患唇/腭裂的风险为4%,如已经生出了两个唇/腭裂患儿,那么,这一风险上升至9%;如果夫妇中一方为唇/腭裂患者,那么,他们生出一个唇/腭裂患儿的风险为4%,如夫妇双方均为唇/腭裂患者,且已经生了一个唇/腭裂患儿,他们的下一个孩子患唇/腭裂的风险为17%[20]。随着与唇/腭裂患者亲缘关系代数的增加,其后代再次发生唇/腭裂的风险依次降低,第一代,第二代,第三代,分别为4%、0.7%、0.3%[15]。唇/腭裂患者后代再发风险随疾病严重程度而增加[21]。

有关非综合征性唇腭裂的遗传特征的基因水平驱动机制,目前没有一种理论被广泛接受。比较经典的是,Fogh-Anderson 曾提出唇/腭裂的发生系由于被转染了可变外显率基因,因此,由于个体差异,有人表现为显性,有人表现为隐性[7,15]。多因素和多因素/阈学说曾经流行一时[22],并占支配地位,反对的学者则认为,并无太多证据支持不连续的阈性状可被转染的概念[10]。过去十年,流行的唇/腭裂的基因分析方法是等位基因关联法,根据功能特性、表达模式、染色体定位、同源小鼠基因等因素确定候选致病基因[22]。多个此类研究已发现数个明显关联基因,如转化生长因子-α(TGF-α)[23]、转化生长因子-β₃(TGF-β₃)[24]、维 A 酸受体-α(RAR-α)[25]、同源盒基因 MSX1[24]、BCL3 原癌基因位点[26]。虽然这样的研究有用,但其结果必须谨慎对待,因为目前尚不能确定这些不断被发现的关联位点确定证明有大量的基因参与了唇/腭裂的发生,还是分析研究方法本身制造了假阳性结果[15,22]。在唇/腭裂的病因学研究中,基因与环境因素之间微妙的相互作用仍然有待深入研究,一些新的技术手段,如复杂的连锁不平衡技术的应用,或许有助于解开这些谜团[15,22]。

唇腭裂的分类

Veau[27] 曾提出将唇腭裂分为四类:①软腭裂;②软、硬腭裂;③单侧唇腭裂;④双侧唇腭裂。上述分类遗漏了单纯原始腭裂,对于完全性唇腭裂与不完全性唇腭裂也未加区分。

Kernahan[28] 提出了一种 Y 型分类法,两个上臂分别代表左右原始腭,即上唇、齿槽嵴、切牙孔前方硬腭。下臂代表切牙孔后方硬腭及软腭。Y 型分类法的局限性在于它不能将唇腭裂中次级腭裂部分归纳入左侧或右侧。Y 型分类法经改进后，提供了一个更完善的数字标注体系（图 23.1），可更准确地记录所有类型唇腭裂，无论左侧还是右侧，无论原始腭裂还是次级腭裂；而且更便于计算机进行数据处理。Y 型分类法经改进后，左右臂各个分区中，分别以数字 1 ~ 5 和 11 ~ 15 标注者，代表原始腭，分别以数字 6 ~ 9 和 16 ~ 19 标注者，代表次级腭，10 代表黏膜下裂。

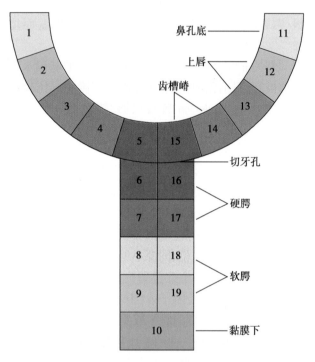

图 23.1 双臂 Y 形图用数字分类唇腭裂，切牙孔前方的原始腭裂由数字 1 ~ 5 和 11 ~ 15 代表，切牙孔后方的次级腭裂有数字 6 ~ 9 和 16 ~ 19 代表。任何类型唇腭裂均可由一组数字组合所代表（据 Noordhoff MS，Huang CS，Wu J. Multidisciplinary management of cleft lip and palate in Taiwan. In：Bardach J，Morris HL，eds. Multidisciplinary Management of Cleft Lip and Palate. Philadelphia：WB Saunders；1990：23.[29]）

另一种方法是将所有类型的唇腭裂用一组字符代码代表，第一个字母代表是哪一侧（R，右；L，左），第二个字母代表部位（P，原始腭；S，切牙孔后方的次级腭），第三个字母代表程度（C，完全性；I，不完全性），对比改良的 Y 型分类法，此法更简单，便于交流和分类，但有失精准。这样一组组字符代码是这样使用的：RPC，代表右侧完全性原始腭裂；LPC，代表左侧完全性原始腭裂；RPI，代表右侧不完全性原始腭裂；LPI，代表左侧不完全性原始腭裂；RSC，代表右侧完全性次级腭裂；LSC，代表左侧完全性次级腭裂；RSI，代表右侧不完全性次级腭裂；LSI，代表左侧不完全性次级腭裂。

本章图示中所有唇腭裂均按字符代码法和改良的 Y 型数字法进行分类，数字法在记录不完全裂时更为准确，任何比较细微的不完全裂均可被一组数字组合所代表。有关分类的举例说明见图 23.2 ~ 23.5。

唇腭裂的各种病理改变

唇腭裂患者的软组织、软骨和骨组织的缺损情况很难获得准确评估，举例来说，术中可供利用的软组织在以下四种情况下差异明显：①左侧原始腭不完全裂（微小唇裂，LPI，13 ~ 14；图 23.2）；②右侧原始腭不完全裂（不完全行唇裂，RPI，2 ~ 4；图 23.3）；

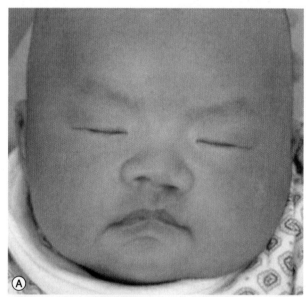

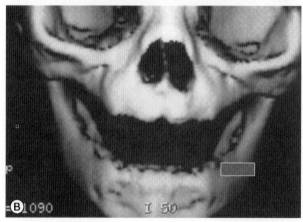

图 23.2 1 个月龄患有原始腭隐性裂的中国男孩（左侧原始腭不完全裂；LPI，13 ~ 14）。表现为口轮匝肌断裂，裂侧唇弓轻度抬高和左侧鼻翼塌陷（A）。这是由于梨状孔部位的骨质缺损所造成，见 CT 扫描图像（B）

③左侧原始腭和次级腭完全裂（单侧完全性唇腭裂，LPC 和 LSC，11 ~ 19；图 23.4）；④面中部发育不良（图 23.5）。术者可根据裂隙宽度、鼻翼软骨偏曲程度、口轮匝肌的厚度和总量等软组织缺损情况以及其下方的骨框情况，做出全面的评估。上述评估虽有价值，但无法量化。

利用人体测量标志进行上唇线性测量。为评估上唇组织缺损量提供了一种手段。鼻翼软骨的质地和缺损情况无法进行精确测量，除非进行"尸检"解剖。骨缺损情况可通过三维 CT 扫描进行测量（图

23.2 ~ 23.5），这是一种评估骨缺损的精确手段，但并非适用于所有患者。CT 扫描发现，不同类型唇腭裂患儿，其上颌骨和齿槽嵴的缺损情况差异很大，在图 23.2 中，可见一貌似隐性裂患儿，其梨状孔缺损明显。从图 23.3 ~ 23.5，可见梨状孔和上颌骨缺损情况逐渐加重。这些患者的骨、软骨和软组织的缺损情况差异很大。这一发现支持了所有的唇腭裂都不尽相同的观点，不同个体之间，其正常生长潜力可能差异很大，组织缺损情况的不尽相同可能是造成这种差异的一部分原因。

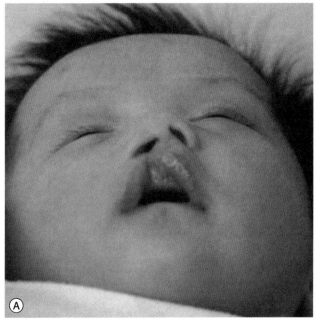
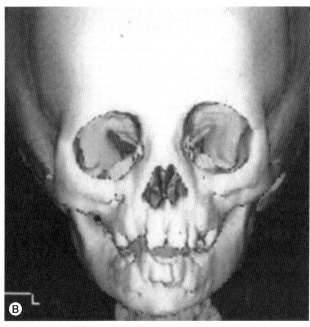

图 23.3　2 个月龄中国女孩患有右侧原始腭不完全裂（右侧原始腭不完全裂；RPI，2 ~ 4），可见右侧鼻翼软骨明显低平、偏曲（A）。CT 扫描图像显示右侧梨状孔和上颌骨存在骨质缺损（B）

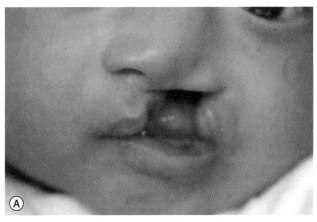
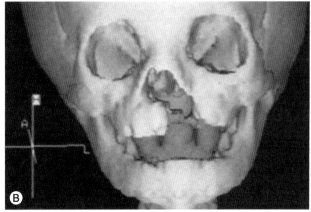

图 23.4　1 个月龄，患有左侧原始腭和次级腭完全裂的中国女孩术前像（左侧原始腭和次级腭完全裂；LPC，LSC，11 ~ 19）（A）。CT 扫描图像显示，裂侧梨状孔和齿槽嵴处骨质缺损情况（B）

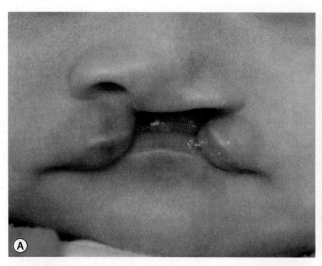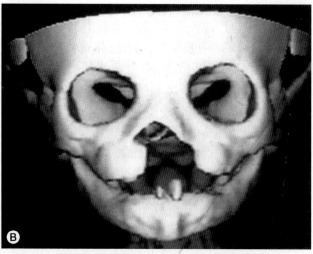

图23.5　1个月龄女孩,左中面部发育不良。裂隙宽大,唇弓不显。上唇组织缺损,唇系带缺如,裂侧鼻翼明显塌陷(**A**)。CT扫描显示,前颌骨、齿槽嵴和梨状孔存在严重的骨质缺损(**B**)

诊断/病例选择

用卡尺对重要人体测量标志点进行测量,可为评估软组织缺损情况提供一个准确而廉价的手段[32]。测量应基于人体测量学标志点,在手术时实施并加以记录。

上唇测量和定点

唇弓和红唇

唇弓的定点(CPHR-右侧唇峰,IS-唇峰中间点,CPHL-左侧唇峰)应标注在真皮与红唇交界线上,即Millard所提出的白唇缘(white skin roll-WSR)[33]。红唇与黏膜的交界线,即红线(red line)[34],也应标记。这样即既清楚地确认二者之间的红唇,又帮助确认裂侧唇弓下方的缺损的红唇。其他的定点还包括鼻翼基底(SBAR-右侧鼻翼基底,SBAL-左侧鼻翼基底),以及口角(CHR-右侧口角,CHL-左侧口角,图23.6)。

裂侧人中嵴基点

裂侧人中嵴基点(CPHL′)是一个明确的解剖位点,但有时难于确定。

裂侧红线总是向白唇皮肤缘逐渐靠近并与之相交汇。白唇缘通常有一转折点,自此处开始,白唇缘开始改变方向,略微弯曲3～4mm后与红唇交汇[35,36],裂侧人中嵴基点即位于此转折点处,同时也是红唇最宽处的起始点,通常位于红唇与白唇缘交汇点外侧3～4mm。这是裂侧人中嵴的重要解剖位点,术中不应轻易移动,除非测得的两侧上唇的长度和宽度存在严重不匹配。

组织量的评估

Pool[36]注意到一些术者必须非常关注的区域,如鼻翼基底内侧的组织量和裂侧唇高。此外,裂侧唇高和从鼻小柱到前颌骨的皮肤宽度也很重要。完全性和不完全性唇裂的所有其他测量数据,应在手术时记录在案,连同一份唇腭裂畸形记录,一并供术者评估。术者须评估的重要测量数据包括唇长(HR、HL)和唇高(VR、VL)。

自鼻小柱中点到两侧唇峰(CPHR和CPHL)的高度是否对称,关系到术后唇弓能否保持水平。通常认为,如果两侧唇峰高度相差4mm以上,则难以通过旋转推进技术使术后唇弓保持水平[33]。

裂侧唇长和唇高

如裂侧唇长(HL)不足,可通过将CPHL′点向内侧移动加以弥补,但将以牺牲垂直高度(VL)为代价。就审美角度而言,唇高较唇长更为重要。因此,通常不应牺牲唇高以补足唇长。如唇高不足,可以通过将CPHL′点向外侧移动加以弥补,但这将导致已经不足的唇长变得更短。将切口上缘沿鼻翼延长,也可增加唇高,但这将导致令人难以接受的鼻翼周边瘢痕,因此不应采纳。需要强调的是,标记点CPHL′是一个解剖标记点[34～36],和人体的其他解剖标记点类似。在所有切口得肌肉剥离和缝合完成以

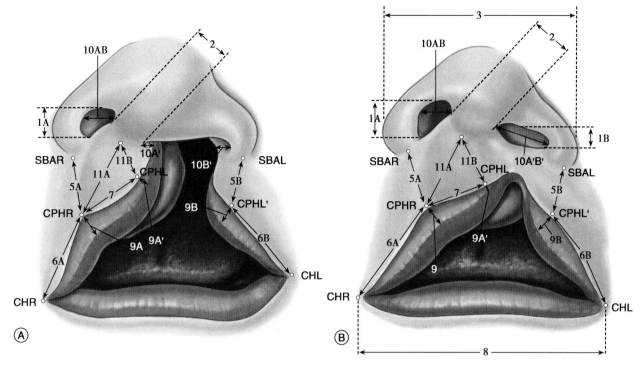

图 23.6　（**A**）单侧完全性唇裂的定点和测量：CHR，CHL，两侧口角；两侧唇长和唇高；CPHR，健侧人中嵴；CPHL，裂侧唇弓；唇弓中点；CPHL′，裂侧人中嵴；SBAR，SBAL，两侧鼻翼基底。（**B**）不完全唇裂的类似定点和测量（数据来自 Noordhoff MS，Chen YR，Chen KT，et al. The surgical technique for the complete unilateral cleft lip-nasal deformity. Plast Reconstr Surg 1995；2；167-174.[35]）

前，不应移动此点位置。其理由是，仅仅通过充分肌肉剥离以及其表面皮肤重塑，即可获得多达 4mm 以上的唇高的增加，如此，即可避免使用鼻翼周边切口或移动 CPHL′点位置[36,37,38]。在不完全性唇裂，经常可见裂侧上唇貌似垂直高度过长，但通过测量可知，实际上，裂侧唇高与健侧大致相等，这意味着裂侧上唇和鼻翼基底存在向下方的移位，导致不完全性唇裂裂侧唇高貌似过长的假象。通过充分游离鼻翼基底和裂侧上唇，可将其整体向内、向上拉抬，以确保术后唇弓保持水平，因此通常不需要缩减裂侧上唇的垂直高度。

鼻小柱和鼻底皮肤

如果鼻小柱过窄，使用 Mohler 旋转切口[39]时，将导致术后鼻小柱底部变得非常窄，因此应尽量避免使用该切口[37]。如果鼻小柱基底外侧皮肤不足，使用 C 瓣延长鼻小柱时，将导致鼻孔过小。另外，据说，可以利用鼻前庭皮肤增加推进皮瓣的垂直高度[40]，不过，缺点是前庭皮肤经常带有毛囊，日后影响外观。如果鼻小柱基底外侧皮肤不足，利用鼻前庭皮肤延长推进皮瓣，将使鼻孔缩小。仔细评估鼻小柱基底外侧、鼻翼基底内侧皮肤缺损情况，将非常

有助于防止出现鼻孔过小。

唇弓下方红唇缺损

裂侧唇弓下方的红唇较之健侧总是存在明显不足（图 23.6）[35]，红唇重建不当，可导致红唇游离缘畸形，往往见于用直线法缝合红唇时[34]。解决办法是将患侧人中嵴基底内侧红唇插入唇弓下方。

治疗/手术技巧

长庚颅颌面中心的唇腭裂整体治疗方案

唇裂的产前诊断一旦确立，就应进行其他系统性疾病的遗传诊断和评估。新生唇裂患儿应及时做儿科评估。患儿父母应被告知有关喂养，后续治疗和护理的相关信息。术前鼻槽塑形应始于生后 2 周甚至更早，鼻槽塑形过程通常需 3～4 周[37]（图 23.7）。

手术路径

多种不同治疗方案可用于畸形的手术矫正[37]

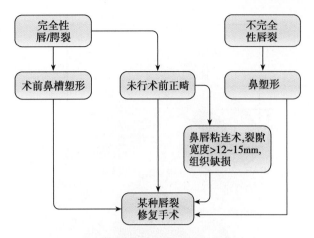

图 23.7   长庚颅颌面中心的唇腭裂整体治疗方案

（图 23.8）。如术前鼻槽塑形有效，应在 3 ~ 5 个月龄实施唇裂修复手术，此时，齿槽嵴裂宽度有所缩窄，鼻畸形有所改善。如果没条件做术前正畸，或 3 个月龄以上患儿，应采用同期完成鼻畸形的唇裂修复手术方法，因为术前正畸往往在 3 个月龄以后无效。如裂隙宽大（>12 ~ 15mm），且伴有相关组织缺

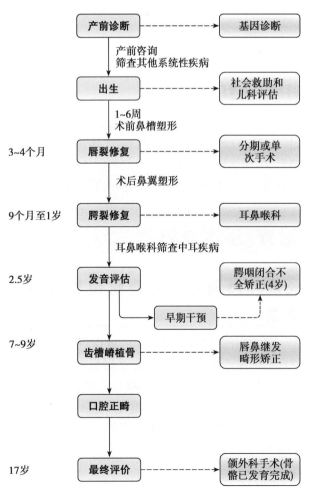

图 23.8   长庚颅颌面中心单侧唇裂治疗路线图

损，则应先在 3 个月龄左右实施鼻唇粘连术，继而在 9 个月龄左右实施唇裂修复手术。

唇裂修复术后的序列治疗

于 9 ~ 12 个月龄，应同期完成两瓣法腭裂修复术和 Furllow 软腭裂修复术。大多数情况下，都应尝试一期闭合全部术区创面。牙槽骨植骨的时机关系到中切牙和尖牙的萌出，通常应在 7 ~ 11 岁完成。两岁半时，应做发音评估，依据发音评估和鼻咽镜检查结果，针对腭咽闭合不全，应尽早开始早期干预。

由于唇裂鼻畸形首次修复技术的持续进步，因此鼻畸形的二次修复通常可推迟至面部发育完成以后。尽管如此，如存在严重鼻唇畸形，或存在充足的心理方面理由，二次修复可在学龄前完成。初次牙科治疗通常无须正畸治疗，除非存在功能紊乱，且可在短时间内能得以矫正。替牙期正畸治疗，目的是矫正前反𬌗畸形；或在齿槽嵴植骨之前矫正切牙偏斜。应避免在替牙期行连续正畸治疗。在大多数情况下，使用固定矫治器的目的是改善恒牙牙列的咬𬌗关系。骨骼发育完成以后，如有上颌骨发育不良伴错𬌗畸形时，可考虑实施正颌外科手术[37]（图 23.7）。

术前牙槽骨和鼻槽塑形

世界各地，实施唇腭裂手术的设备和经验千差万别，在很多地方，设备、人才和资金的不足导致无法开展序列治疗。所以，唇腭裂患儿的术前处理情况各不相同，可以是完全没有，或是复杂的鼻槽塑形。尽管如此，某些简单办法仍可用来为唇腭裂患儿提供很好的术前处理，重要的是，应用以下介绍的这些技术时，一定要在生后尽早开始，最好是生后 2 周以内。

牙槽塑形：带或不带有牙护板的外用胶带粘连术

外用胶带粘连术（非手术唇粘连术）是最简单的上颌骨塑形和牙槽骨对合技术，用一条微孔胶带置于裂隙两侧，借以使上唇对合。胶带的作用是模拟唇粘连术，同时调整两端上颌骨位置，使之排列接近正常[37,41]。外用胶带粘连术是通过将施加于两侧上唇的压力转换成向内侧传导的塑形压力，并施加于前颌骨较大一端的牙槽骨，从而使分离的两端牙槽骨逐渐对合（图 23.9）。外用胶带粘连术同时使用牙护板，可避免舌深入裂隙中，从而避免难以控

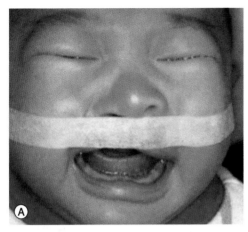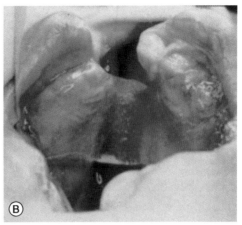

图 23.9　使用外用胶带和牙护板进行术前矫形。（A）微孔胶带横向黏附于上唇和颊部。（B）适宜的牙护板可避免舌深入裂隙中,使分离移位的两侧上颌骨和牙槽突重新归位

制的牙弓塌陷发生。舌深入裂隙产生的中央方向的压力和两侧肌肉的牵拉力对于唇腭裂畸形的形成有一定影响（图 23.10）。牙护板可在其内侧表面逐渐生成某种定向运动,从而将两端上颌骨牵引至正常位置。

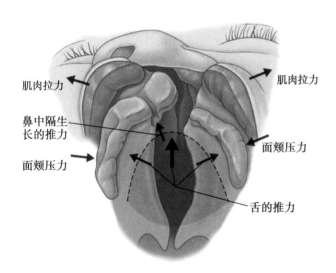

图 23.10　对齿槽嵴裂产生影响的力量:来自中间的是舌的推力,将齿槽嵴推向外侧,位于齿槽嵴裂中央的舌体妨碍两侧齿槽嵴的对合;来自前方的是面部肌肉向外侧的拉力,以及面颊对上腭向后的压力

（图中标注）肌肉拉力　肌肉拉力　鼻中隔生长的推力　面颊压力　面颊压力　舌的推力

鼻槽塑形

刘氏法

该法采用一个塑形球,附着于作为支架的牙护板,连同用于上唇的外用胶带一起对鼻翼进行塑形。这套装置可用牙科粘合剂固定于腭骨。胶带的拉力

和塑形球所受的反作用力合在一起可将牙槽骨塑形至正常位置。这样,鼻塑形和牙槽骨塑形同时进行,约需 3 个月[37,42]。

塑形时,应注意避免裂侧鼻软骨过度拉伸,鼻塑形球和牙护板应每隔 1~2 周调整一次,确保牙弓和鼻翼塑形一直有效（图 23.11）。近年来,长庚颅颌面中心开始使用一种弹簧装置,可将随访间隔从 1 周延长至 1 个月,因而大大地减少了患儿父母的护理负担（图 23.12）。

Grayson 法

为了避免鼻软骨过度拉伸,Grayson[43,44]将鼻塑形安排在牙槽骨塑形之后,所用装置由一块可佩戴于上颌骨牙弓（齿槽嵴）的丙烯酸或树脂板、一个丙烯酸支撑臂或扣带和一个鼻支撑物所组成。鼻支撑物呈肾形或蚕豆形,可安装在一根由树脂板伸出向鼻孔内延伸的钢丝上,这个双叶状的鼻支撑物表面覆以柔软的丙烯酸。此外,鼻支撑物也可全部由丙烯酸制成,通过粘贴于上唇并且连接矫治橡皮圈的微孔胶带将牙护板固定于上颌骨。逐渐增加的颊侧翼内表面的软树脂,以及逐渐被挤压的牙护板腭侧表面,使双侧牙槽嵴相互接近。鼻突出物应紧贴变形鼻软骨下方,并适时加大和调整位置。此法应始于生后 2 周以内,每隔 1~2 周认真检视,全程 3~6 个月（图 23.13）。

术前塑形讨论

术前塑形的主要目的是在手术之前矫正分离的上颌骨的骨骼畸形[45~51]。通过置于舌与裂隙之外,

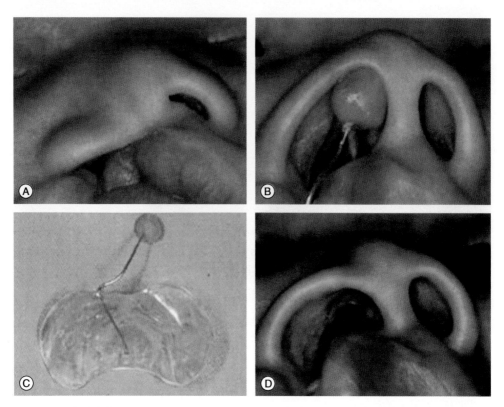

图 23.11 术前鼻槽塑形,刘氏法。右侧原始腭和次级腭完全裂(右侧原始腭和次级腭完全裂;RPC,RSC,1~9)。(**A**)生后 2 周塑形前的齿槽嵴。(**B**)生后 1 个月,正在使用牙护板和连于其上的丙烯酸球进行有效塑形。(**C**)塑形装置和牙护板。(**D**)生后 3 个月,塑形结束,等待手术

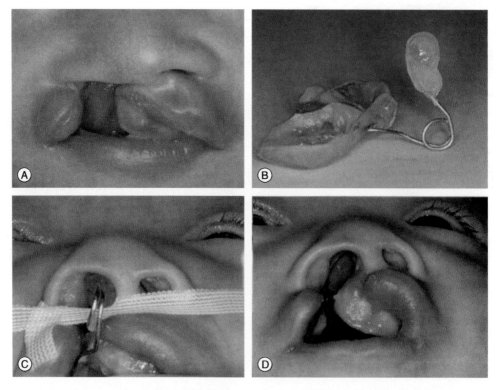

图 23.12 刘氏法最新塑形装置,右侧完全性原始腭和次级腭裂(右侧完全性原始腭和次级腭裂;RPC,RSC,1~9)。(**A**)生后 2 周塑形前初次就诊。(**B**)带有弹簧机构和牙护板的塑形装置。(**C**)生后 2 个月使用牙护板和与之相连的丙烯酸球进行有效塑形中。(**D**)生后 3 个月,塑形结束,等待手术

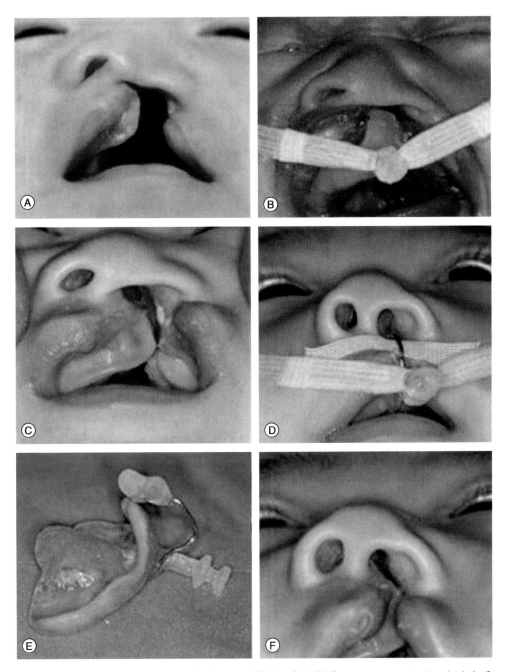

图 23.13　鼻槽塑形,Grayson 法(左侧完全性原始腭和次级腭裂;LPC,LSC,11～19)。(**A**)生后 2 周,鼻槽塑形前的牙槽骨。(**B**)生后 4 周,鼻槽塑形之中。(**C**)生后 6 周,两侧牙槽骨对合。(**D**)鼻槽塑形。(**E**)鼻槽塑形装置。(**F**)生后 4 个月,鼻槽塑形结束,等待手术

以横跨裂唇的胶带向中间的拉力取代两侧裂唇肌肉向外的拉力即可达到上述目的(图 23.9)。不管是否对于面部发育有所助益[52,53],术前塑形可使骨骼框架趋于正常,并使裂隙变窄。大多数术者,如果有选择余地,一般会乐于在手术时两端齿槽嵴紧密接触[54,55]。有人注意到,让唇腭裂婴儿侧卧比之仰卧,能显著缩窄裂隙宽度[56]。术前鼻槽塑形可大大地改善术前鼻外形,从而有利于术中鼻整形[43,44,57～59]。

手术技巧

唇粘连术:两期修复法

　　Johanson 首先使用唇粘连术[60]。在某些医院,唇粘连术已成为唇裂初次手术的常规内容[61～64],也有些医院选择性地使用这一手术[35,65,66]。实施唇粘连术时,有一系列方法可供选择,从简单的唇粘连术[67,68],到唇鼻粘连术[62],到长庚颅颌面中心所使

用的更为复杂的唇鼻粘连术[35~37]。其伤口裂开发生率为 2%～22%[62,67,69]。长庚颅颌面中心的唇鼻粘连术的使用率从 1986 年的 37% 下降到 1999 年的 1%[37]。使用率下降的原因在于,术者手术经验的提升,术前塑形技术的改进,以及将睡眠姿势自仰卧改为侧卧而缩窄了裂隙宽度[56]。

唇粘连两期法唇裂修复术的优缺点

两期法唇裂修复术的优点,一致认为是可缩窄裂隙宽度,降低上颌骨两侧张力,减轻修复鼻畸形的难度,以及可在正式唇裂修复术之前使更多肌肉发育并延长短唇[70]。如果说初次唇粘连术是必要的,两期法就必须比一期法手术效果更好,更少需要再次修正,更少妨碍面部发育。

据 Mulliken 和 Martinez-Perez[62] 报道,两期法术后的患儿中,75% 须行鼻改形术,21% 须行唇改形术。至于两期法和一期法何者效果更佳,则有太多因素须加以考虑。两种方法都可能须再次手术修正,这可能与术者对于矫正畸形的信心、手术时机、患儿父母或家庭期望有关。两期法可能使张力下降,但即便经过唇粘连术,肌肉吊带仍可使张力增加,以更温和的方式对两段上颌骨进行塑形。目前,没有证据证明,由于张力下降,两期法可较一期法获得更好的效果[72~77]。至于两期法可获更好的鼻外形的说法目前也存在质疑[62]。

两期法最大的缺点是瘢痕问题,过多瘢痕使得解剖和游离组织较一期法更为困难。

有人认为,唇粘连术可加长唇高,增加肌肉体量,从而使后续的唇裂修复术难度下降,效果提升。有报道称,唇粘连术可使术后唇高增加 10%,但这不能成为唇粘连术必要性的充分理由。

唇鼻粘连唇裂修复术:手术技巧

在长庚颅颌面中心,常规应用术前塑形技术之后,唇鼻粘连术的使用率不足 1%。目前,我们采用唇鼻粘连术的指征是:①齿槽嵴裂宽度大于 12～15mm,同时,SBAR-CPHR 和 SBAL-CPHL′ 间的垂直落差超过 5mm;②完全性原始腭裂,前颌骨明显突出,使得前颌骨牙槽嵴和上颌骨在矢状面上落差过大[37]。组织缺损程度较之裂隙宽度对于评估是否须行唇鼻粘连术更为重要。

定点

唇鼻粘连术的常规定点和测量与单侧完全性唇裂相类似。尽管如此,某些重要解剖标志点,如 CPHL 和 CPHL′,以及裂侧人中嵴基底内侧的红唇标志点一定不能被破坏(图 23.14)。

C 黏膜瓣的形成和插入

沿健侧皮肤和黏膜交界缘做切口,并向后延

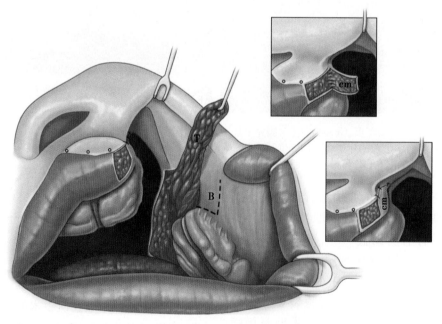

图 23.14 鼻槽粘连术。插图:沿皮肤边缘做切口,掀起一黏膜瓣,在鼻小柱后方沿鼻小柱-鼻中隔连线插入。下鼻甲瓣(T)已被掀起,以前庭皮肤为蒂的颊黏膜瓣(B)术前已被标记,根据裂隙宽度确定 B 瓣长度

伸至鼻小柱皮肤和鼻中隔黏膜交界处,前颌骨表面所有皮肤均须予以保留。C 黏膜瓣以前颌骨为蒂,切开并游离,旋转并插入鼻小柱后方,为动员内侧上唇创造条件。术中肌肉不可解剖(图23.14)。

外侧上唇切口

以前庭皮肤为蒂形成颊黏膜瓣和下鼻甲瓣(T瓣),切开外侧上唇游离缘,保留外侧上唇 CPHL′点

内侧之红唇。肌肉不予解剖。下外侧软骨(LLC)和梨状孔边缘之间的纤维连接应予切断,以便于鼻翼基底和下外侧软骨的动员(图 23.15)。

黏膜瓣

由于穿过上外侧软骨(ULC)穹顶的悬吊缝合线的牵拉,下外侧软骨被上提,且其外侧脚与上外侧软骨缝合固定。T 瓣旋转后与梨状孔边缘缝合,颊黏膜瓣自身折叠后与 T 瓣边缘缝合(图 23.15)。

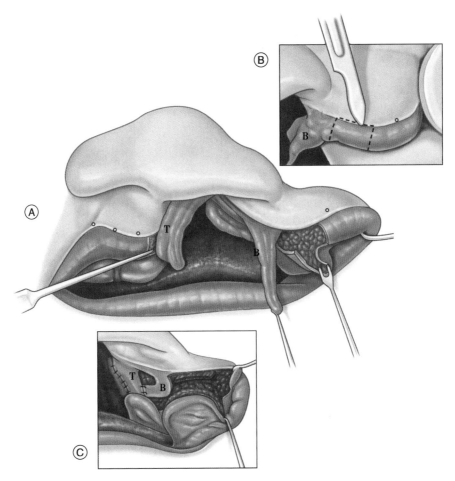

图 23.15　鼻槽粘连术。T 瓣和 B 瓣已被掀起。上图:皮肤缘切口自红线与白线汇合点开始,止于颊黏膜瓣底部。保留外侧红唇,暴露肌肉。下图:T 瓣移转至梨状孔,B 瓣折叠后,其游离缘与 T 瓣下端缝合

封闭鼻孔底

颊黏膜瓣折叠后,将其前缘上提与前颌骨骨膜缝合。颊黏膜瓣上提后,与桥接黏膜瓣和前颌骨的骨膜、黏膜缝合(图 23.16)。

肌肉和皮肤的缝合

以数针间断水平缝合肌肉和皮肤。必须注意,

下外侧软骨与皮肤之间不做剥离,前颌骨表面不做剥离。

粘连术后的正式唇裂修复术

唇粘连术将完全裂转换成不完全裂。正式的唇裂修复术应在唇粘连后 6 个月,瘢痕软化后实施。以下要介绍的手术方法是长庚颅颌面中心从 20 世纪 90 年代后期开始使用的。旋转推进法就其自裂

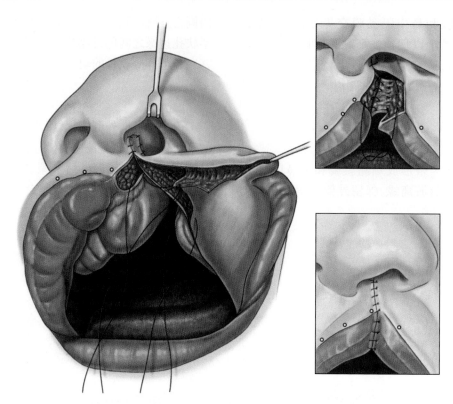

图 23.16 鼻槽粘连术。黏膜瓣折叠后,其前缘与前颌骨骨膜和C瓣边缘缝合。上图:缝合黏膜后面,肌肉无须剥离而以数针直接缝合,缝合皮肤

侧唇弓至鼻小柱基底的切口而言,更像一种直线修复术,其C瓣通常向外侧转移,推进瓣向内侧转移(图23.17)。由于梨状孔缺损已在唇粘连术中以黏膜瓣封闭,此次手术中不在上颌骨表面剥离。必要时,可在鼻翼基底处将下外侧软骨与其表面皮肤剥离。接下来,肌肉重建,小三角红唇瓣加强重建红

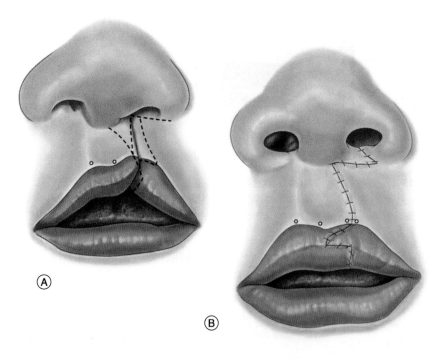

图 23.17 旋转推进皮瓣的切口线。两侧皮瓣切开后,两侧肌肉剥离2~4mm,以外翻缝合黏膜、肌肉和皮肤。梨状孔和上颌骨不做剥离,如需使双侧鼻孔对称,则应自鼻翼基底将下外侧软骨与皮肤剥离

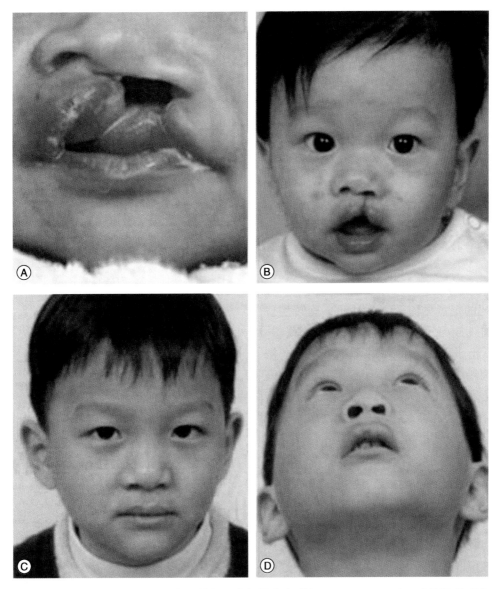

图 23.18　（**A**）1 个月龄患儿,左侧原始腭和次级腭完全裂（LPC,LSC,11 ~ 19）。术前塑形不满意,裂隙宽度达 10mm,且裂侧上唇高度不足。（**B**）7 月龄,鼻槽粘连术后像。（**C,D**）5 岁龄,正式唇裂修复术后像

唇,缝合皮肤,放置鼻填充物依次完成。两期法唇裂修复术举例可见图 23.18。

旋转推进法完全性唇裂修复术

以下应遵循的原则是采用该法修复唇裂畸形的基础:

- 具备对胚胎发育和解剖学的了解。
- 具备对须手术矫正的畸形的特点的了解。
- 具备对各种手术方法及其局限性的了解。
- 掌握轻柔夹持组织,锐性剥离,精细止血等无创手术技术。
- 有限度地解剖技术,避免伤及邻近组织。

- 了解伤口愈合的有关知识。
- 具备术中突遇意外情况或出现并发症时的应急备选方案。
- 具备对于麻醉,术前、术后护理有关知识的了解和认识。

除去上述适用于所有外科手术的基本原则以外,在施行单侧唇裂修复术时,还有以下原则必须遵循:

- 采用 Mohler 旋转切口。
- 采用黏膜瓣修复鼻孔底,矫正梨状孔黏膜缺损。
- 弃用推进瓣鼻翼周缘切口,减少鼻孔底和鼻翼基底周缘的瘢痕。
- 术中应设法游离鼻翼基底。

- 鼻孔底缺损应以黏膜给以完全封闭。
- 肌肉的游离和重建并借以模拟人中嵴。
- 推进瓣应与鼻中隔锚定,以保证唇弓位于上唇正中。
- 以外侧红唇瓣修复红唇中间缺损。
- 术中行半开放鼻整形术,裂侧为倒 U 形切口,健侧为鼻翼缘切口。
- 通过无创操作游离下外侧软骨表面的纤维脂肪组织。
- 将裂侧下外侧软骨上提后与健侧下外侧软骨和皮肤固定于过度矫正位置。
- 通过贯穿缝合技术塑造翼面沟。

内侧切口

解剖标记的定点见图 23.6。Mohler 旋转切口线应描画为曲线,始于 CPHL,向上至鼻小柱基底,并向健侧转折,止于健侧人中嵴的鼻唇交界处(图 23.19)。此旋转切口的高度应等于健侧人中嵴的高度。回切的角度取决于鼻小柱的宽度。如鼻小柱较宽,则回切角度可适当加大。切口线与唇缘相交于 CPHL 点,应与白线呈直角,以便于其后上唇的修复。肌肉应于皮下适当剥离 2~3mm(图 23.20,插图)。

旋转须足量

健侧肌肉剥离应达鼻孔底,以便于游离插入鼻小柱基底的移位的肌肉组织(图 23.18)。

术时牵拉上唇游离缘,以判定旋转是否足量,

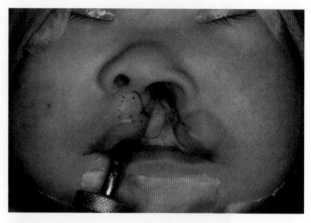

图 23.19 术前定点:CPHR,IS,CPHL,CPHL′和 CHL 等诸点的标记已在图 23.6 中描述。标记 C 瓣和 C 黏膜瓣。上唇之虚线即红线,为红唇与黏膜的交界线。上唇切口线自 CPHL 点开始,于前颌骨表面皮肤边缘,沿鼻中隔软骨表面黏膜和鼻小柱皮肤的交界线向上延伸至鼻小柱外侧。裂侧人中嵴基底同样被标记为 CPHL′,Mohler 旋转切口线亦被标记,在 CPHL′点上方设计一个小三角形白唇缘(white skin roll,WSR)瓣

即唇弓两侧是否保持水平(图 23.21)。即便旋转不足,切口也应避免越过健侧人中嵴,因为其可导致唇高过长。如旋转后,唇弓不能保持水平,则在肌肉重建完成之前,不应采取任何措施。Millard[79]所主张的回切切口,将在旋转切口的顶点遗留较宽的缺损,较之 Mohler 切口,更宽且位置更低。此处缺损最好由矩形推进瓣封闭,这一区域是所有皮肤切口中张力最大、最难处理的。为避免出现这一张力大、难于处理的皮肤切口,不应采用回切。

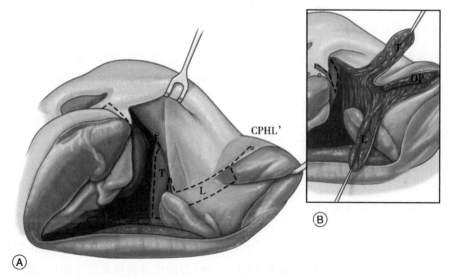

图 23.20 于真皮下剥离口轮匝肌,将异位止于鼻翼基底的鼻肌、降鼻中隔肌和提肌纤维自鼻翼基底游离。插图(A):将肌肉自真皮下与皮肤游离,范围 2~3mm

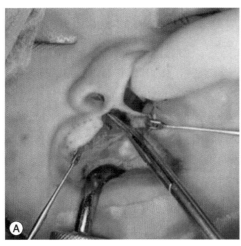
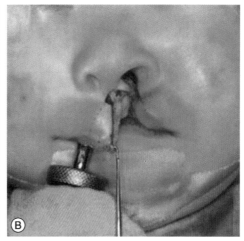

图 23.21　(A)牵拉上唇游离缘,有助于判别旋转是否足量。(B)旋转皮瓣下方的肌肉解剖应达到健侧鼻孔底

C 瓣和内侧脚踏板

C 瓣切口起自 CPHL 点,沿皮肤、黏膜交界线延伸至前颌骨表面皮肤的最外侧点,然后向上方沿鼻小柱皮肤和鼻中隔黏膜交界线延伸约 5mm,甚至更长(图 23.22)。用钝头剪刀分离裂侧下外侧软骨内侧脚,为充分游离 C 瓣,以及将向下移位的下外侧软骨内侧脚重新复位创造条件。C 瓣尖端(CPHL 点)向内侧旋转,填充于 Mohler 切口在鼻小柱基底形成的缺损(图 23.23)。

裂侧上唇切口

标记 L 瓣,应以前颌骨为基底,切口沿上唇游离缘延伸,自 CPHL′点至红线和白线汇合处,将裂侧红唇保留在外。设计白唇缘(white skin roll,

WSR)小三角瓣时(图 23.19),其宽度应等于 CPHL′点上方的白唇缘的宽度,长度仅需 1~2mm,切口继续沿梨状孔处皮肤、黏膜交界线向上延伸至下鼻甲下缘,并转向内侧,从而形成一下鼻甲瓣(图 23.23)。

L 瓣和下鼻甲瓣

下鼻甲切口起自梨状孔边缘,转向内侧,于其上下缘各延伸 1.5cm,与横切口汇合。下鼻甲瓣以前庭皮肤为蒂,逆向掀起。L 瓣和下鼻甲瓣被掀起以后,应将下外侧软骨自上颌骨和上外侧软骨游离,以便于充分游离下外侧软骨和裂侧上唇。即便是宽大的唇裂,上唇和软骨的游离也无须在上颌骨表面做广泛剥离即可轻松完成(图 23.23)。

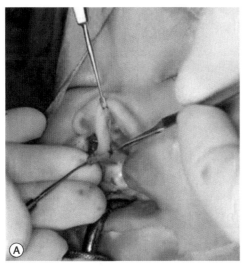
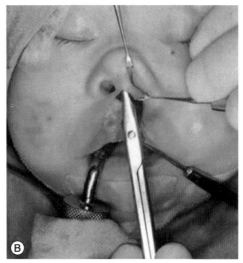

图 23.22　(A)C 瓣切口线。(B)用钝头剪游离裂侧下外侧软骨内侧脚踏板

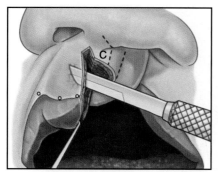

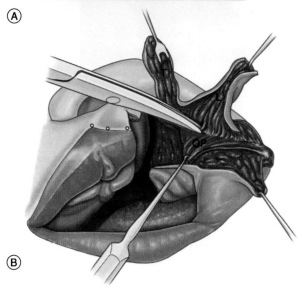

图 23.23   （A）依 Mohler 法切开后，毗邻 CPHL 点的 C 瓣尖端向内侧旋转，用于修复鼻小柱基底缺损。插图（B）以上颌骨为蒂的下鼻甲瓣（T）和黏膜瓣（L）通过广泛剥离已被掀起。T 瓣和 L 瓣应预先标记。L 瓣以上颌骨为蒂部，延伸至红线与白线汇合点，保留此点和 CPHL′点之间的红唇，用于修复唇弓下方裂侧的红唇缺损

口轮匝肌和鼻翼基底的游离

裂唇黏膜切开后，游离约 2mm，广泛剥离易导致瘢痕形成，因此应予避免。口轮匝肌肌束杂乱无章，且含真皮组织成分插入[81]。使用钝鼻剪刀沿鼻翼基底至裂唇人中嵴基点（即 CPHL′点）连线的皮肤缘剥离肌肉，于真皮下层次向上继续游离鼻翼基底和周缘，其目的是游离鼻旁肌的异常插入纤维，包括鼻肌的水平纤维、降鼻中隔肌和鼻翼上唇提肌[62,82,83]。肌肉剥离应以内眦动脉为界，剥离范围应止于内眦动脉外侧，以确保绝大部分鼻翼基底的异常插入肌肉纤维得到充分游离。将上述肌肉与其表面皮肤剥离，以便使彼此栓系、捆扎的肌肉纤维得到舒展，可有效延长裂侧上唇。同时，皮肤也可得到延展，从而使上唇垂直高度得到延长（图 23.20）。

口轮匝肌缘瓣的游离

沿上唇游离缘切开，掀起口轮匝肌缘瓣（OM），使之包含口轮匝肌边缘肌肉纤维、CPHL′点内侧红唇及其后方的黏膜。口轮匝肌缘瓣的蒂部位于 CPHL′点下方，切取口轮匝肌缘瓣时，应使此处所包含的肌肉体积与健侧 CPHR 点处相匹配，刀面应保持垂直而勿偏斜（图 23.24）。

梨状孔缺损的修复

使用可吸收缝线将下外侧软骨向上复位，并与上外侧软骨固定。以前庭皮肤为蒂的 T 瓣旋转 90°后，用以修复梨状孔周缘缺损，其上边与梨状孔边缘

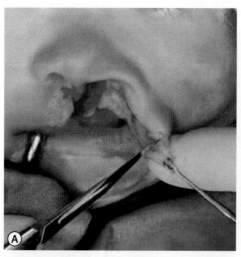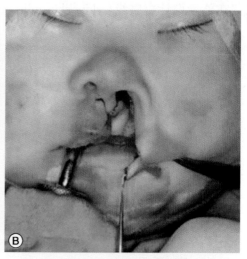

图 23.24   （A,B）起自 CPHL′点至下鼻甲基底的皮肤切口以及裂侧口轮匝肌缘瓣（OM）的掀起。口轮匝肌缘瓣的蒂部位于 CPHL′点下方，切取口轮匝肌缘瓣时，应使此处所包含的肌肉体积与健侧 CPHR 点处相匹配

缝合。T 瓣在修复黏膜缺损的同时,还可使下外侧软骨的复位不受牵制。

鼻孔底的重建和鼻翼基底的复位

L 瓣在鼻小柱后面向内侧旋转,并与鼻小柱后面先前所做的软骨切口缝合。T 瓣下边与 L 瓣上边通过 5-0 可吸收缝线间断缝合。C 瓣黏膜向外侧旋转置于 L 瓣下方,并与上颌骨和 L 瓣下边缝合,这可以为鼻孔底和鼻孔侧壁提供黏膜覆盖,从而可以避免裸露创面和张力牵拉。将前庭皮肤连同鼻翼跨过黏膜桥上提至先前所做鼻小柱后方切口的最高点。前庭皮瓣上边与桥连的 T 瓣和 L 瓣通过 5-0 可吸收线间断缝合,如此可为鼻孔底提供可靠的双层组织修复,从而有效地矫正此处组织缺损。前庭皮肤应尽量上提,以求使裂侧鼻孔宽度达到轻微过度矫正,同时还可使鼻翼尽可能地向上和向内侧旋转,以求

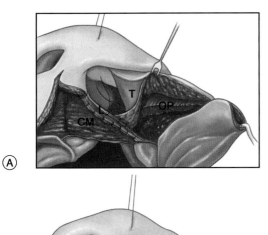

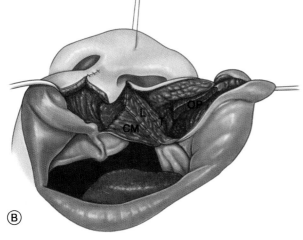

图 23.25　(A)将下外侧软骨自其与上颌骨的纤维连接以及上外侧软骨相游离,无须在上颌骨表面做剥离。将下外侧软骨通过牵引缝合向上复位,并与上外侧软骨固定于上提后的位置。下鼻甲瓣旋转至梨状孔区域,鼻小柱后面的 L 瓣用于修复鼻孔底,C瓣黏膜转向外侧与上颌骨缝合。(B)前庭皮肤上提,鼻翼向内侧旋转,从而完成鼻孔底的修复。此法提供了完美的黏膜覆盖,避免了须二期愈合的裸露创面以及因此而导致的瘢痕挛缩。OP,指口轮匝肌外缘肌肉

使其处于较健侧轻度过度矫正位置。鼻孔底的复位和封闭应在肌肉重建完成以后(图 23.25)。

肌肉重建

以可吸收线缝合两侧口轮匝肌。为确保每一针肌肉缝合都能置于正确位置,应预先于两侧肌肉中心点置牵引缝合相对应的 CPHL 和 CPHL' 两点,并作为牵引线向下牵拉,从而使唇弓保持水平。接下来,第一针应穿过鼻中隔尾端和裂侧推进瓣肌肉尖端(即异常插入裂侧鼻翼基底上方和外侧之部分),并以褥式缝合锚定于鼻中隔。此锚定缝合有助于将裂唇移向内侧,使唇弓处于上唇中央。缝合肌肉时,应将裂侧肌肉重叠于健侧肌肉之上,以便增加肌肉厚度,从而模拟人中嵴。红唇 OM 瓣处的肌肉也应采用褥式缝合,从而避免此处术后出现凹陷畸形(图 23.26)。

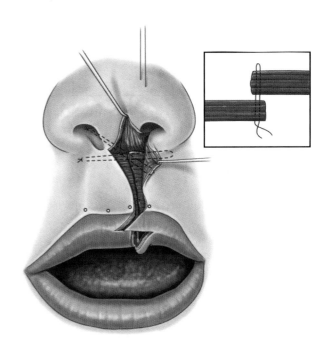

图 23.26　口轮匝肌的缝合(以及鼻中隔锚定缝合)。插图:将外侧肌肉重叠于内侧之上,借以重建患侧人中嵴

人中嵴重建

为正确重建单侧唇裂的裂侧人中嵴,以下关键步骤必须遵循:①皮肤切口应采用 Mohler 切口,较之传统旋转推进法,此切口更为竖直且更靠外侧,从而其缝合后的切口线位置更接近健侧人中嵴。②缝合两侧肌肉时,应采用前文提到的重叠缝合法,以增加肌肉厚度,从而模拟人中嵴。③除了一定的肌肉厚度以

外,较为松弛的皮肤对于重建隆起的人中嵴也是必须的。由于采用肌肉重叠缝合法,使得缝合后的肌肉较皮肤水平方向张力更大,于是出现了貌似"多余"的皮肤,从而为重建人中嵴提供了足够松弛的皮肤。

红唇三角瓣的切口

在张力牵拉口轮匝肌缘瓣(OM)的同时,于 OM 上标记和切取红唇三角瓣。使用 11 号刀片,沿标记线切开,以确保切口位置的精确。

红唇瓣切开后,沿健侧唇峰下方的红线或稍上方切开,从而造成豁口,以便于肌肉缝合后裂侧红唇瓣插入其间,红唇瓣的宽度应足以弥补健侧红唇缺损,其尖端不应超过正常唇珠所在位置(图 23.27)。

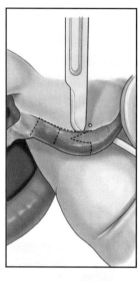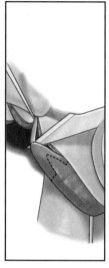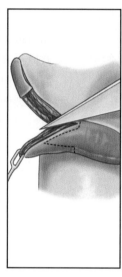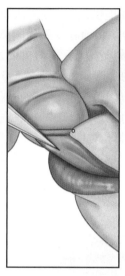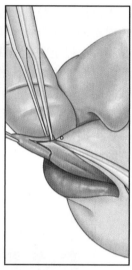

图 23.27　在张力牵拉口轮匝肌缘瓣(OM)的同时,于 OM 上标记和切取红唇三角瓣。红唇瓣的宽度应足以弥补健侧红唇缺损,其尖端不应超过正常唇珠所在位置

上唇游离缘的缝合

首先将 CPHL 和 CPHL′两点用 7-0 可吸收缝线缝合,切除此两点下方多余黏膜,使两侧切口缘相契合,勿使缝合后的上唇游离缘遗留多余组织,这样外侧红唇三角瓣即可顺畅自然地插入唇弓下方的内侧红唇豁口(图 23.28)。切除多余的肌肉和黏膜时,务必精准适度,这一点非常重要。此处最容易犯的错误是在上唇游离缘处遗留过多的肌肉或黏膜。以 7-0 可吸收线连续缝合红唇切口,颊黏膜经适度切除后间断缝合,其上端与 C 瓣黏膜缝合,以桥连两侧齿槽嵴裂隙,从而完整地、无张力地封闭了全部黏膜

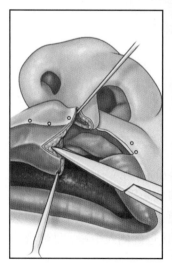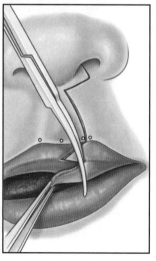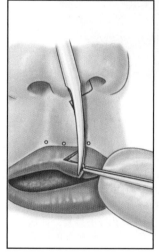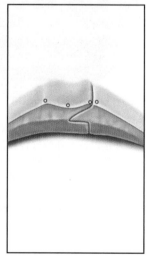

图 23.28　沿唇弓下方的红线将健侧红唇向内侧切开,以便于裂侧红唇瓣插入其间。仔细剪除两侧上唇的多余组织

侧创面。

鼻孔底切口

C 瓣尖端（即前颌骨表面皮肤的最外侧点）应向外侧转移。由于此前在形成外侧推进瓣时，没有采用外侧水平方向皮肤切口，从而使术者此刻可以更好地设想如何通过恰当的切口设计消除鼻翼周缘切口。事实上，鼻翼周缘切口是可以避免的，或在大多数情况下是不必要的。如果患侧鼻翼基底和唇峰仍然位置偏高，可在鼻孔底做一切口（如图 23.29 左图所示），借以增加唇高，并使双侧鼻翼基底和唇弓保持水平。如果在肌肉重建后，双侧鼻翼基底已呈水平，鼻孔底切口应如图 23.29 右图所示以保持鼻翼基底位置。应尽一切努力保留鼻槛的正常形态，因为鼻槛是一种独特组织，很难在二期修复时给以矫正，必须在一期手术时认真加以保护。鼻孔宽度应给以轻微过度矫正（较健侧更窄），依笔者经验，术后假以时日患侧鼻孔会变宽。

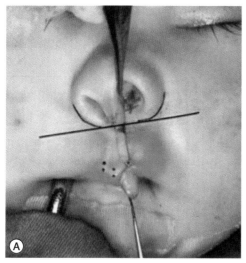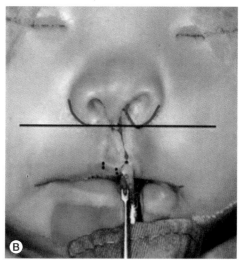

图 23.29　（**A**）如果患侧鼻翼基底和唇峰仍然位置偏高，可如图所示，在鼻孔底做一切口，借以增加唇高，并使双侧鼻翼基底和唇弓保持水平。（**B**）如果在肌肉重建后，双侧鼻翼基底已呈水平，鼻孔底切口如图所示，以保持鼻翼基底位置

皮肤切口的最终缝合

推进瓣尖端应与 C 瓣和旋转瓣交界的最外端缝合。位于旋转瓣外侧的切口线，正好模拟患侧人中嵴。必要时，可切除鼻孔底多余皮肤，同时妥善保留鼻槛外形。以 5-0 可吸收线缝合鼻孔底，7-0 可吸收线缝合上唇皮肤（图 23.30，左图。外侧白唇缘（white skin roll，WSR）小三角瓣应直接缝合至内侧上唇，以重建白唇缘的凸起外形。如内侧白唇缘凸起不足，可紧贴 CPHL 点上方做一小水平切口，这样外侧白唇缘瓣即可插入内侧上唇，从而增加 CPHL 点上方白唇缘的凸起度。

充分的旋转（小三角瓣的使用）

在手术的最终完成以前，进行种种细微的必要校正是非常重要的。裂侧唇弓必须旋转充分，如仍嫌略高，可于白唇缘上方做一横切口，使唇弓下降至水平位，自外侧上唇皮肤切取一大小匹配的小三角瓣，宽 1~2mm，插入白唇缘切开后形成的缺损，并以 7-0 可吸收线缝合固定（图 23.31）。此三角瓣由于将白唇缘上方的皮肤拉紧，从而有助于使上唇适度上翘。

半开放鼻整形术

既往长期随访报告证实，一期矫正鼻畸形，不会对生长发育造成任何不利影响。过去 30 年，长庚颅颌面中心先后采用了多种方法用于矫正单侧唇裂的鼻畸形[34,35,37,84~86]。

我们目前所使用的技术是一种半开放式鼻整形术，依笔者经验，此法术中视野暴露更充分，沿软骨支架表面剥离时出血更少，所造成的创伤更小，更加有利于将移位软骨复位。此法还可凭借组织的精心再分配，保留甚至延长患侧鼻小柱。

切口

于健侧鼻孔标记鼻翼缘切口，在患侧则为倒 U

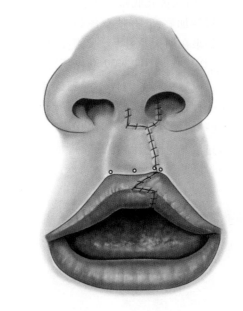

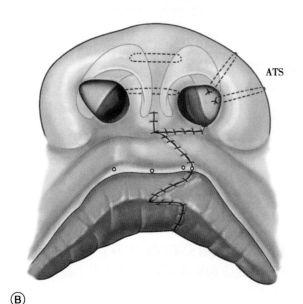

图 23.30　(A)采用 Mohler 切口延长鼻小柱,伤口全部缝合完毕。注意裂侧人中嵴的位置。(B)采用 5-0 单股可吸收线行鼻翼贯穿缝合,用于牵拉下外侧软骨。其中一针置于前庭皮肤,其余各针应穿过下外侧软骨前缘,鼻面沟,近鼻翼缘处折返,于鼻腔内打结。由此形成的皮肤凹陷将在 1~2 周内消失

形切口[87],此倒 U 形切口应比健侧鼻翼缘切口高1~2mm(图 23.32A)。

下外侧软骨与其表面纤维脂肪组织的游离

　　以 67 号刀片划开切口,用锐剪自下外侧软骨表面剥离。通过上述切口,术中两侧下外侧软骨均可轻松暴露,因此剥离造成的创伤更小,并可避免由于

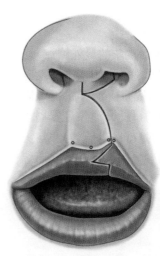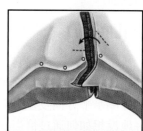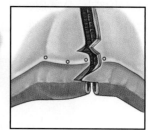

图 23.31　图中显示裂侧唇弓旋转不足以及由此导致的裂侧唇峰高耸。于裂侧唇弓 CPHL 点上方做一水平切口,使唇弓下降至水平位,自外侧上唇皮肤切取一大小匹配的小三角瓣,插入水平切开后形成的缺损,从而矫正上述畸形

手术导致软骨支架损伤的风险(图 23.32B)。将鼻尖的纤维脂肪组织与两侧下外侧软骨游离(图 23.32B),裂侧剥离范围应超过下外侧软骨尾端的凹槽,并矫正这一凹槽[88,89]。

下外侧软骨的复位

　　将双侧下外侧软骨用 5-0 可吸收线予以褥式缝合,从而使裂侧下外侧软骨旋向内侧(图 23.32C)。缝线穿过裂侧下外侧软骨位置应更偏向外侧,以便过度矫正。贯穿缝合内侧脚,从而使两侧下外侧软骨获得进一步的支撑(图 23.32C)。

去除多余皮肤

　　下外侧软骨复位后,裂侧鼻小柱上部,倒 U 形切口下方通常会留有多余皮肤,这是造成唇裂术后各种鼻畸形中软组织三角形蹼状畸形的原因。使用锐剪去除这些多余皮肤,5-0 可吸收线缝合切口(图23.32C)。

鼻翼基底的位置

　　确保双侧鼻翼对称的最重要步骤是游离附着异常的鼻旁肌。

　　修复鼻底时,患侧鼻翼基底被拉向内侧,其宽度会进一步接近健侧。肌肉缝合后,鼻面沟将进一步加深。

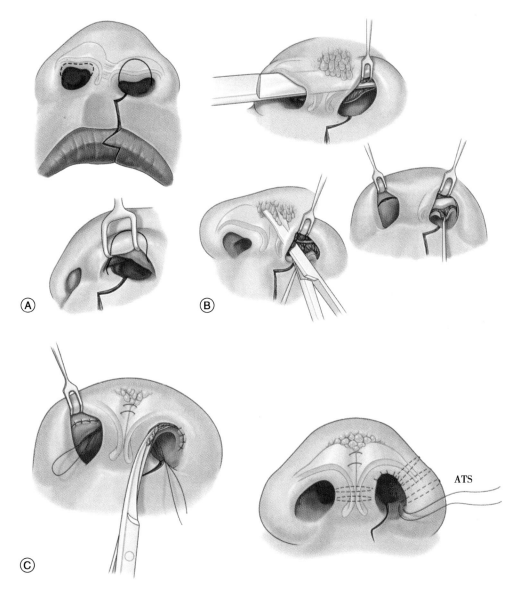

图 23. 32　（A）半开放式鼻整形术,健侧采用鼻翼缘切口,在患侧则为倒 U 形切口。（B）暴露下外侧软骨尾端(右上图),使用锐剪游离两侧下外侧软骨表面的纤维脂肪组织,从而可避免手术损伤软骨支架,术中应将纤维脂肪组织与两侧下外侧软骨完全游离。（C）两侧下外侧软骨缝合后,仔细剪除多余皮肤(左图)。图示两侧内侧脚追加缝合以及下外侧软骨贯穿缝合(ATS)(右图)

鼻面沟成形

　　沿皮肤与下外侧软骨间剥离,以解除二者间的纤维连接[88],因此将在皮下遗留死腔,患侧鼻翼基底的动员将加重裂侧鼻前庭蹼状畸形。鼻翼贯穿缝合技术旨在解决上述问题,并可使鼻面沟轮廓清晰。至少两针是必须的,下面一针用来关闭死腔并矫正鼻前庭蹼状畸形,上面一针应穿过下外侧软骨前缘,用于支撑下外侧软骨。由此形成的皮肤凹陷将在术后 2 周内消失(图 23. 32C,23. 30,右)。

　　采用此法手术效果示例见图 23. 33 ~ 23. 35。

术中微调

　　术中及时采取各种必要的微调才能达到满意的结果,这一过程才是唇裂手术的愉悦和挑战之所在。每一例手术都不尽相同,总是需要及时做出各种微调。

裂侧唇高过长

　　裂侧唇高过长,临床较为少见。可通过鼻中隔锚定缝合将裂侧上唇向上方悬吊,以及去除鼻底多余组织等措施加以矫正。

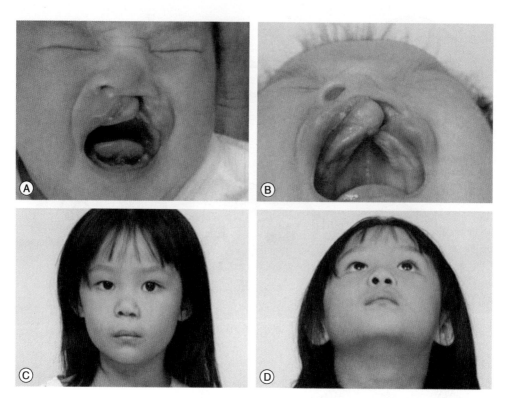

图 23.33　（A,B）女孩,生后 2 周,患有左侧完全性原始腭裂(LPC,11~15)。（C,D)6 岁时术后随访像

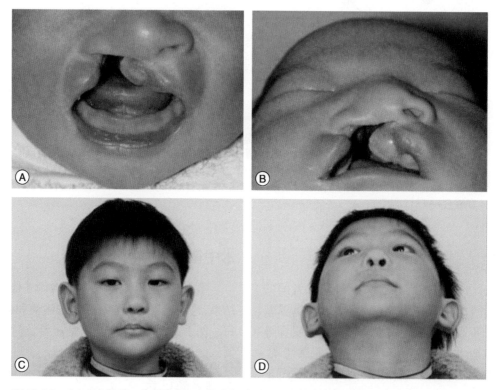

图 23.34　（A,B）男孩,生后 2 周,患有右侧完全性原始腭和次级腭裂(RPC,RSC,1~9)。（C,D)5 岁时术后随访像

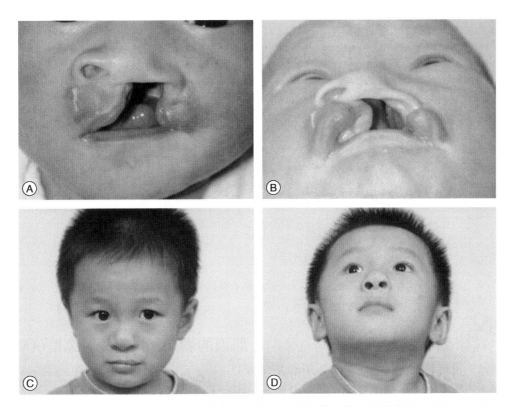

图 23.35 （A，B）男孩，生后 2 周，患有右侧完全性原始腭和次级腭裂（RPC，RSC，1～9）。（C，D）4 岁时术后随访像

裂侧唇高过短

这是大多数完全性唇裂的常见问题。口轮匝肌的恰当游离和缝合可将唇高增加 3～4mm，如此时唇高仍过短，可将 CPHL 点向外侧移位 1～2mm，还可在外侧上唇设计一 1～2mm 大小的三角形皮瓣，插入内侧上唇 CPHL′点上方。最后还可选择鼻翼周缘切口，当然，这是最终无奈的选择。

裂侧唇宽过长

这是一个相对容易解决的问题，只需将CPHL′点根据需要向外侧适度移位，借以缩短横向长度。

裂侧唇宽过短

这是一个几乎无法解决的问题。经过肌肉解剖，游离和缝合后，裂侧唇宽通常会增加几个毫米，通常水平方向过短的上唇，相较于纵向过短且一侧唇峰高耸的上唇，看起来没有那么难看。

健侧唇高过长

任何垂直高度超过 12mm 的健侧上唇都嫌过长，且难以矫正。如要将其缩短，只有切除一段全层上唇，但很少被真正实施。

外侧上唇游离缘

如外侧上唇游离缘过薄或存有缺陷，仅仅游离口腔黏膜通常难以奏效。最好是留待二期手术时，通过颞浅筋膜瓣移植丰唇术加以解决[90]。

更常见的情况见于不完全性唇裂的上唇游离缘凸出，矫正此处组织臃肿的最准确的做法是沿红线做切口，掀起一蒂在下方的黏膜瓣，连带一薄层边缘肌，将该瓣展平，去除多余组织（图 23.36）。

旋转推进法用于修复不完全性唇裂

令人不解的是，某些不完全性唇裂的修复非常困难。当然，此时往往对于手术效果的期望也更高。常犯的错误是低估先天畸形所导致的病理改变，从而在手术中省略某些必要的步骤。另一个常犯的错误是仅凭观察认为裂侧唇高过长，并在术中企图加以缩短。事实上，术中测量表明，两侧唇高通常是近似的。其实，看上去纵向过长的裂侧上唇是由于裂侧鼻翼基底向下移位造成的，此时最重要的是将裂侧鼻翼基底充分游离，向上复位固定，而不是缩短唇高。

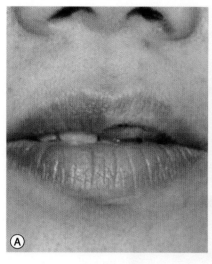 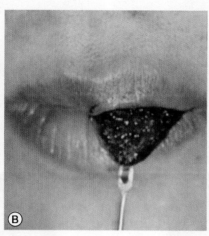 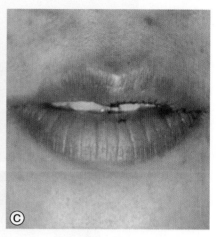

图 23.36   矫正上唇游离缘组织臃肿的最准确的做法是沿内侧上唇红线延长线做切口（**A**）。掀起一蒂在下方的黏膜瓣，连带一薄层边缘肌（**B**）。将该瓣展平，去除多余组织（**C**）

定点和切口设计

其旋转切口的设计和肌肉的剥离应与适用于完全性唇裂的 Mohler 法类似。C 瓣的掀起也与完全性裂类似。推进瓣切口应沿裂缘同样设计一白唇缘（WSR）瓣（图 23.37）。

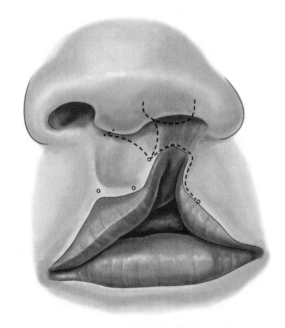

图 23.37   不完全裂切口线的标记，切口线应沿皮肤游离缘

鼻底切口

应沿皮肤和黏膜交界处做鼻底横切口，从而于梨状孔和前颌骨遗留足够组织。自鼻中隔沿鼻底做骨膜下剥离至梨状孔边缘，从而将局部组织掀起，此局部皮瓣可用于修复鼻底缺损（图 23.38）。

肌肉的剥离和口轮匝肌缘瓣（OM）的掀起

剥离肌肉的方法和范围与完全裂手术类似，如肌肉剥离不充分，可能遗留某些移位止于鼻翼的肌肉纤维，并导致鼻翼基底向下外侧移位，造成继发畸形。口轮匝肌缘瓣的掀起与完全裂类似。

鼻底重建

将鼻中隔，梨状孔局部组织翻转后彼此缝合，从而使患侧鼻孔底高度与健侧鼻孔相匹配（图 23.39）。与完全裂一样，在鼻翼基底向内旋转后，将前庭切口前缘与鼻底黏膜缝合。理论上讲，于裂侧鼻底骨膜下放置止血纱布，可刺激新骨形成，从而矫正此处骨缺损，但作者本人的研究表明，藉此法无益于提升整体美容效果[91]。

肌肉重建

肌肉重建方法与完全裂相同，通过与鼻中隔锚定缝合，确保唇弓位于上唇中央。通过肌肉折叠褥式缝合重建人中嵴。

鼻畸形矫正

鼻畸形矫正法与完全裂相同，在健侧鼻孔采用鼻翼缘切口，患侧为倒 U 形切口。软骨剥离、复位、鼻翼缘贯穿缝合均与完全裂相同，同样裂侧鼻孔应予过度矫正（鼻孔更高，更窄）。典型病例如图 23.40。

上唇游离缘组织臃肿

虽然对不完全裂而言，"裂侧长唇畸形"是一种假象，但当唇弓水平复位后，裂侧上唇游离缘出现一

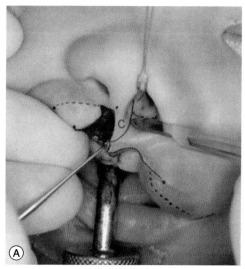
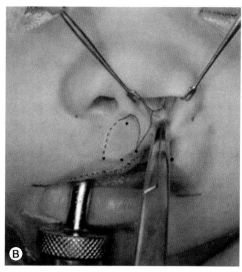

图 23.38　C 瓣和鼻底切口线:沿皮肤和黏膜交界处做鼻底横切口,从而于梨状孔和前颌骨遗留足够组织

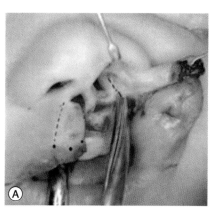
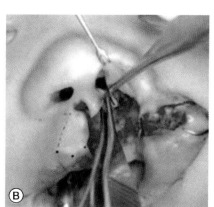
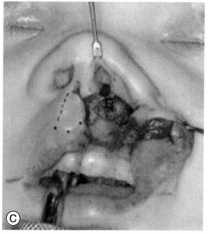

图 23.39　鼻中隔和梨状孔局部组织(A)。局部组织翻转后(B)。彼此缝合,从而使患侧鼻孔底高度与健侧鼻孔相匹配(C)

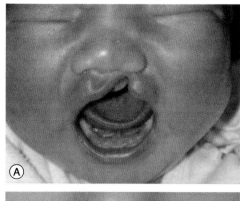
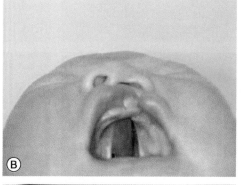
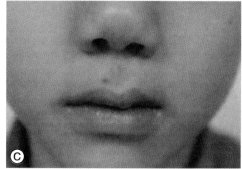
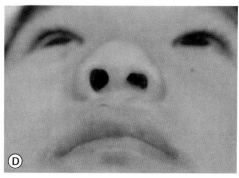

图 23.40　(A,B)男孩,生后 2 周,患有左侧原始腭不完全裂,次级腭完全裂(LPI,LSC,12~19)。(C,D)7 岁时术后随访像

定程度的凸出臃肿却并不罕见。

　　如过于臃肿凸出,应采用图 23.36 所示办法将上唇游离缘多余组织去除。

轻微唇裂

病理改变

　　轻微唇裂所表现的病理改变包括:鼻部不对称,患侧人中嵴沟状凹陷或平行于健侧人中嵴的皮肤条纹,上唇游离缘切迹,白唇缘不整齐伴有一侧唇峰高耸[92],口轮匝肌环顿挫或排列紊乱(图 23.41)。骨质缺损常见,如图 23.2。

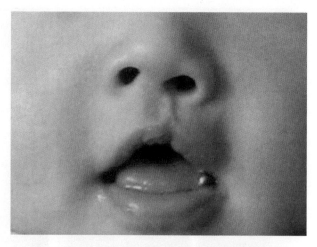

图 23.41　左侧隐性唇裂的典型表现,显示了其病理改变的特点

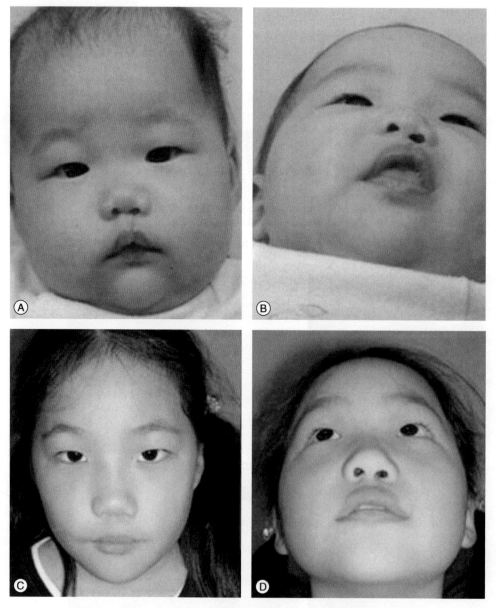

图 23.42　(A,B)3 个月大女孩,患有左侧隐性唇裂。(C,D)7 岁时术后随访像

各种手术方法的探讨

因其畸形轻微,轻微唇裂的手术方法在文献中受到的关注较少,有人试图消除传统的旋转推进或直线修复技术所带来的外部瘢痕。Cho[93]认为可通过口内切口将口轮匝肌交错缝合。Mulliken[92,94]建议采用单臂Z改形术,肌肉缝合,耳后软骨人中嵴填充术。作者的意见是,仍然采用与用于修复不完全性唇裂的方法相类似的改良旋转推进法唇裂修复术。通常认为,此法可更好地松解排列紊乱的肌肉纤维,游离移位的鼻翼基底,恢复人中嵴的正常凸出度和走行方向,还可过度矫正裂侧鼻孔。通过此法还可切除患侧人中嵴沟状凹陷或与健侧不对称的人中嵴皮肤条纹。采用此法时,几乎总要将一皮肤三角瓣插入唇弓上方,借以矫正患侧唇峰高耸。此法引人关注的主要是瘢痕问题,但如果手术早期(3个月)实施,父母术后遵医嘱护理瘢痕(图23.42),术后瘢痕通常令人满意。

术后护理

患儿术后进入恢复室后,应立即开始术后护理和监测,专责护士进入恢复室,抱起患儿后,应立即指导其如何进行呼吸道的维护管理,接下来护理专家应对于患儿回到病房后的呼吸道及后续护理给予进一步指导,如须清除任何口腔内和上呼吸道的黏液,应采用软奶头、流量好的奶瓶喂奶,一旦患儿试图进食,即应喂奶。术后无须使用上肢束带。

每隔2~6小时,用盐水棉签清理伤口的血迹和黏液。伤口清理后涂以抗生素油膏,防止干燥结痂。伤口敷以盐水纱布或可减轻疼痛和水肿。患儿及父

母术后第一天出院回家,5天后来门诊复查,并在口服水合氯醛镇静下拆除缝线。切口贴以微孔胶带和硅胶薄膜(图23.43)。患儿1周后再来门诊,并在其后定期复查,以便随时接受医嘱。按摩可加速上唇瘢痕软化[37],应予鼓励。

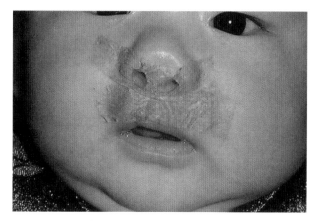

图23.43 术后以微孔胶带覆盖上唇和硅胶鼻模,鼻模以胶带固定于鼻孔内

鼻外形的术后维持

术后鼻模塑形最早于1969年由Osada[95]和Skoog[96]所采用。Friede[97]改用丙烯酸材料制作鼻模,对于改善鼻外形效果显著。Matsuo[98,99]首先报道使用硅胶鼻模对不完全唇裂进行术前塑形,并且全天佩戴至术后3个月,然后仅夜间佩戴,直至1周岁。其理由是,幼年时变形鼻软骨弹性尚好,足以操控,故而更容易塑形。

此后,硅胶鼻模被广泛地用于支撑愈合阶段的下外侧软骨,且可防止瘢痕挛缩以及鼻腔狭窄[35,37,100,101]。长庚颅颌面中心自20世纪80年代后期开始使用硅胶鼻模并沿用至今[102]。可能的话,我们要求患儿父母全天使用鼻模6个月至1年。鼻

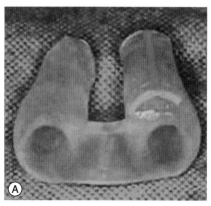
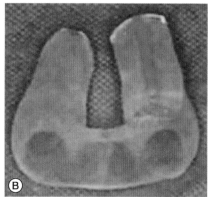
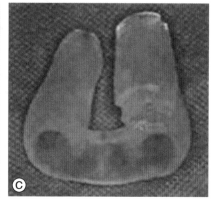

图23.44 硅胶鼻膜的定期调整。将硅胶片添加至裂侧鼻膜,借以增加裂侧鼻孔高度并将其维持于过度矫正位置

模须定期调整,增加患侧鼻孔高度,确保使其维持于过度矫正位置。通过为鼻模裂侧圆顶顶部添加硅胶片(厚约1mmm)对其进行调整,平均每2~4周一次(图23.44)。鼻模塑形是否成功,更多地取决于父母的合作而非患儿本人的依从性。

结果,预后和并发症

上唇形态的长期效果

对称,运动协调的上唇是唇裂修复手术所追求的目标。长庚颅颌面中心近来对一组19例完全性单侧唇裂患者的上唇形态进行了评估,该组患儿均手术于2002年,术后至少随访4年[103]。

除了肌肉与鼻中隔的锚定缝合以外,那时我们所使用的手术方法与本章所描述方法类似。上述研究表明,唇高(VR、VL)、唇长(HR、HL)、鼻小柱基底中点至CPHR和CPHL点距离等测量数据,在术中最初测量时与术后3个月时比较,存在显著统计学差异。术后4年随访表明,右侧唇高(VR)显著大于左侧(VL),右侧唇长显著大于左侧,鼻小柱至CPHR点距离小于鼻小柱至CPHL点距离(尽管并不显著),从而证明,唇弓向左侧产生了偏斜。因此,我们目前采用鼻中隔锚定缝合技术(图23.45)将裂侧上唇拉向内侧,借以确保唇弓位于上唇中央。

鼻外形的长期效果

同样重要的是,必须了解经过术前鼻槽塑形,术中手术矫正,术后鼻模维持等种种措施后,鼻外形的长期治疗效果到底如何。

长庚颅颌面中心为评价唇裂术后鼻外形的长期效果,进行了两项研究工作。最先一项研究中,共25例患者,于1997年至1999年间手术,此组患儿全部经过Liou法术前鼻槽塑形[42]。除术中未做软骨剥离、复位外,手术方法与本章所述相同。虽然在手术刚刚结束时鼻外形看起来非常对称,但3年后随访时发现,两侧鼻孔高度、鼻孔宽度、鼻小柱长度之间均存在显著差异。裂侧鼻孔高度、鼻小柱高度均明显短于健侧,而裂侧鼻孔宽度则明显大于健侧(图23.46)。最近所研究的一组患儿经过改良Grayson法术前鼻槽塑形,手术步骤包括通过双侧鼻翼缘切口复位固定下外侧软骨,这项研究表明,此组患儿鼻外形手术效果好于前一组患儿,尽管如此,其鼻畸形术后复发的趋势是相同的。基于以上研究,笔者目

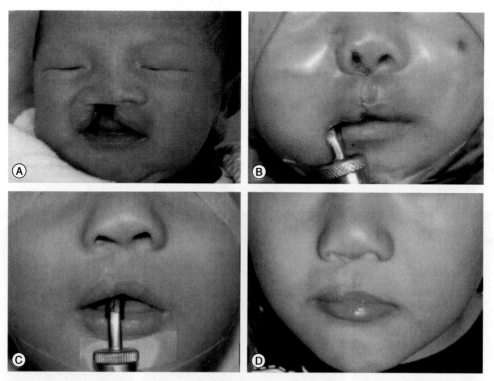

图23.45   患有右侧完全性原始腭和次级腭裂的男孩的手术前后照片。(A)生后两周像。(B)手术结束即时像。(C)1周岁时腭裂术前像。(D)5岁时随访像。唇弓尽管保持水平,但明显向裂侧偏斜

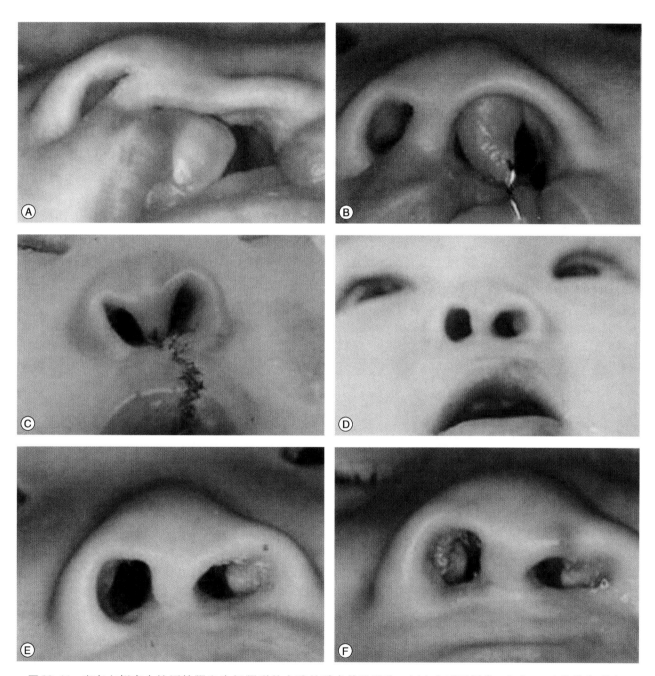

图 23.46　患有左侧完全性原始腭和次级腭裂的女孩的手术前后照片。(A)生后两周像。(B)Liou法鼻模塑形中。(C)手术结束即时像(未做软骨剥离和复位固定)。(D)1 周岁时腭裂术前像。(E)1 岁半时随访像。(F)3 岁时随访像

前采用裂侧倒 U 形切口,且对于裂侧鼻孔高度、裂侧鼻孔宽度、裂侧鼻小柱高度一律给以过度矫正。同时,术后须使用定期调整的硅胶鼻膜将裂侧鼻孔维持于过度矫正位置。

患者满意度

患者及其父母的满意度在很大程度上取决于其心理适应能力。2000 年早期长庚颅颌面中心对于手术于 1996 年的 77 例唇裂患者所做的一项研究表明,24% 的患者无须做鼻或唇的二次修复,36% 的患者须做二次鼻整形,10% 的患者须做二次唇整形,28% 的患者须做二次鼻、唇整形[37],大约 60% 的患者要求学龄前进行鼻或唇二次整形。近年来,通过综合治疗及手术效果的提高,已少有患者于学龄前要求二次整形。

并发症

自 2008 年 1 月至 2009 年 11 月,共有 112 例患儿在长庚颅颌面中心接受了单侧唇裂修复术,通过

术后并发症评估发现,上述病例中未见术后伤口裂开,有 1 例鼻底轻度分离和 2 例鼻唇结合部轻度分离,均顺利愈合。除 5 例缝线脓肿外(4.5%),未见伤口感染。增生性瘢痕见于约 3% 的病例。未见术后伤口出血病例。

二次修复

唇弓切迹

术后裂侧唇峰出现切迹并不罕见,原因有二,第一个原因是由于 CPHL 点位置偏高而 CPHL′ 点位置正常(图 23.47,左),可通过在 CPHL 点上方做一单臂 Z 改形,从而将 CPHL 点降低加以解决。因其结构特殊[104],应注意不要破坏 CPHL 点上方白唇缘。第二个原因是由于 CPHL′ 点向下移位而 CPHL 点位置正常(图 23.47,右),此时,单臂 Z 改形术可能导致唇弓旋转过度,因此不能采用。其矫正方法将在下面介绍。

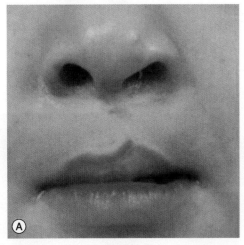
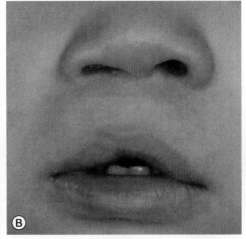

图 23.47 导致唇弓切迹的不同原因:(A) CPHL 点位置偏高而 CPHL′ 点位置正常。(B) CPHL′ 点向下移位而 CPHL 点位置正常

裂侧上唇纵向过长

纵向过长的唇裂,表现为 CPHL′ 点位置低于 CPHL 点,由于非常难于矫正,因此在初次手术时应尽力避免。其矫正方法是,全层切开上唇,充分游离裂唇,将裂唇肌肉悬吊固定于鼻中隔,横向切除部分裂侧上唇全层组织(皮肤、肌肉、黏膜),从而将其缩短。

唇弓旋转过度也可用类似方法矫正。鼻底组织去除量通常超过术者预计,每将过度旋转的唇弓上提

1mm,通常需要切除超过 5mm 的鼻底组织。SBAL 点至 CPHL′ 点距离过短,或纵向过短的裂侧上唇,在施行二次修复时同样需要将上唇全层切开。通过更大的旋转和推进,将鼻翼旁皮肤和肌肉自颊部转移至鼻翼下方,这对于延长纵向过短的上唇是必须的。

裂侧上唇横向过短

裂侧上唇横向过短通常源于术前上唇发育不

良,某些情况下,由于它的存在,使手术无法达到最佳效果。这种术前即已存在的畸形几乎是无法矫正的,重要的是术前应意识到它的存在,从而能对手术效果给以正确评估[105]。唯一可能的解决办法是Abbé瓣,但实际上很少采用。

红唇和上唇游离缘缺陷

上唇游离缘包含口轮匝肌缘肌肉,被覆红唇和黏膜。红唇修复不当,如采用直线法修复上唇游离缘,将在此处造成典型缺陷。红唇缺损通常位于裂侧唇弓下方,红线中断,与白唇缘渐行渐远;而正常情况下,红线应与白唇缘平行走形(图23.48)。上唇游离缘畸形在文献中通常被称为红唇畸形,而没有考虑是否包含红唇缺损、肌肉分离、黏膜多寡等因素(图23.49)。由于红唇三角瓣的采用,术后红唇已无须或很少需要二次矫正[34]。尽管采用了红唇三角瓣,上唇游离缘畸形仍可能发生,但往往并非继发于红唇缺损,而是由于肌肉或黏膜缺陷所导致。真正的红唇缺损可采用本文所介绍的初次手术时针对裂唇横向过长所采用的矫正方法,根据缺损范围将CPHL'点适当向外侧移位,新CPHL'点内侧红唇即可形成三角形红唇瓣,用于插入CPHL点下方,以取代此处的裸露黏膜。

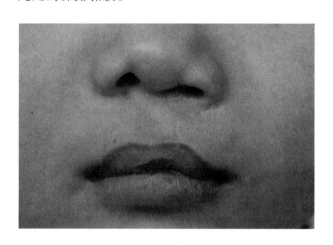

图 23.48 仅由红唇缺损导致的上唇游离缘畸形,注意表面干燥的黏膜组织

如果上唇游离缘薄弱,缺乏足量口轮匝肌缘肌肉,可用颞顶筋膜填充使之丰满[85]。如同时存在黏膜缺损,可采用Z改形术、V-Y改形术或易位黏膜瓣给以矫正。多余的黏膜或肌肉可通过前文所述的沿红线水平切口技术精确地去除。

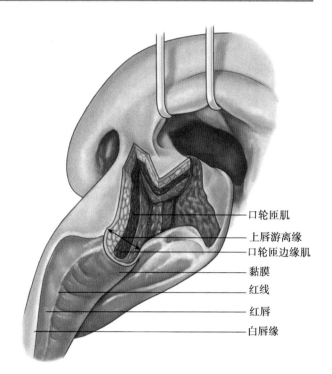

口轮匝肌
上唇游离缘
口轮匝边缘肌
黏膜
红线
红唇
白唇缘

图 23.49 上唇切开后的上唇游离缘。注意口轮匝边缘肌被覆红唇及黏膜并与白唇缘接壤。可见患侧唇弓下方红唇缺损。OM,口轮匝边缘肌;OP,口轮匝肌

鼻孔过宽

作者目前正在采用裂侧鼻孔过度矫正技术(图23.45)。如发现术后鼻孔过窄,可使用硅胶鼻模给以矫形。如鼻孔过宽,可留待二期手术,对鼻翼基底行V-Y推进,并通过滞留线与鼻中隔固定来加以解决。

鼻孔软三角帽状下垂

裂侧鼻孔软三角处帽状下垂,可通过倒U形切口,下外侧软骨准确复位,去除此处多余皮肤加以解决。经改进的术后硅胶鼻模可使鼻孔处于过度矫正位置,这有助于改善上述畸形。如系二期修复手术,简单切除蹼状畸形通常难以奏效。如要正确处理此类畸形,采用裂侧倒U形切口的开放式鼻整形术是必要的。

下外侧软骨矫正不足

此时,所有病例均无法获得满意的鼻外形。这可能是由于软骨缺陷,内侧脚间纤维脂肪组织或鼻

翼软骨的薄弱所导致。初次手术时,应将纤维脂肪组织与软骨剥离,双侧下外侧软骨彼此缝合并过度矫正。如初次手术后鼻翼软骨塌陷,可在5岁左右通过开放式鼻整形术及软骨移植加以矫正。

鼻面沟平坦

平坦的鼻翼基底可使鼻外形观感不佳,若要避免,须在初次手术时,确保将鼻翼基底向内侧充分移位,同样,将异常插入鼻翼基底的肌肉组织充分松解,可避免由于肌肉持续牵拉导致鼻翼基底向下外侧移位。较之鼻孔过宽,二次手术纠正鼻面沟平坦的难度大大地增加。须在术中重新切开上唇,尽量松解鼻翼旁肌肉,将鼻翼向内侧旋转,并于鼻孔底行V-Y改形术,鼻中隔与鼻翼基底间的滞留缝线将有助于将鼻翼基底维持在新的位置。

鼻前庭蹼状畸形

当鼻翼基底自上颌骨被游离,并向内侧旋转后,将使裂侧鼻孔前庭蹼状畸形更形显著,矫正方法是采用钉住蹼状皮肤的贯穿缝合术。尽管如此,术后仍偶尔会复发。初次手术去除蹼状皮肤的办法,前面已经介绍过,可获得比贯穿缝合术更好的效果,不过多余组织在二次鼻整形时有助于解决衬里不足的问题,依笔者看法,这些多余的皮肤应保留至二次鼻整形术时。

鼻槛下方压迹

临床可见沿推进瓣上臂的压迹出现,但罕见于采用本文所述方法手术的患儿,因为本法避免了对推进瓣游离缘真皮组织的不当切除。另外,术中充分的肌肉缝合也是必需的。如须矫正的话,应通过肌肉的充分缝合、真皮移植、脂肪注射等方法加以解决。

二次鼻整形术

唇裂患者鼻畸形的矫正对于任何一位外科医师

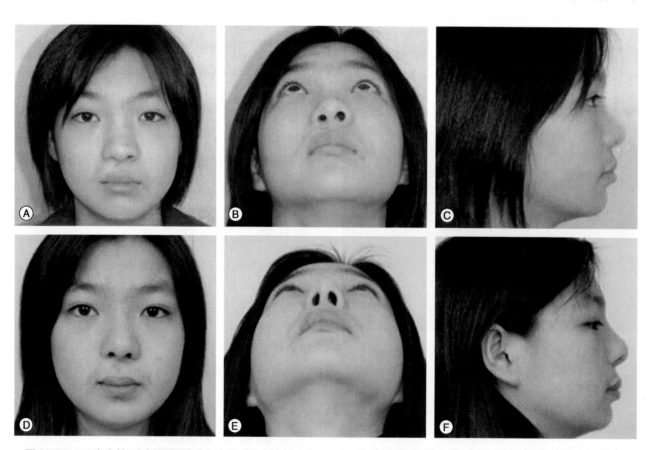

图23.50　18岁女性,右侧唇腭裂继发畸形。(**A**)修复前正面观。(**B**)修复前底面观。(**C**)修复前侧面观。(**D、E、F**)修复后正面、底面及侧面观。修复手术包括上唇瘢痕修复及人中嵴延长。通过开放鼻整形术进行鼻部修复,插入鼻小柱支撑、右侧鼻翼缘软骨移植物,并用切碎的软骨进行鼻背填充

都是颇具挑战性的工作。畸形以其顽固、难以被外科手术所彻底矫正而臭名昭著，因为畸形涉及鼻部的所有层次，覆盖物、支撑物、衬里，以至于难以在一次手术中矫正所有畸形。

对称的骨组织基底对于二次鼻整形术能否获得满意效果是一个关键因素。发育不良的上颌骨使鼻部的基底产生不对称，因此，如有可能应在鼻整形术之前予以矫正。这需要口腔正畸科医师和外科医师一起进行综合评估和讨论。

牙槽嵴植骨术可矫正两侧鼻翼基底间的骨质缺损，手术应在中切牙或犬牙恒牙萌出之际实施。某些情况下，即便存在严重上颌骨发育不良，患者仍拒绝接受正颌外科手术，此时仍应考虑采用鼻整形术，以改善面部外形，减轻心理压力。

对于大多数患者的鼻畸形，可采用开放式鼻尖整形术。此法术中软骨和骨组织框架暴露完美，避免了术野失真。导致畸形的病理改变必须通过结合了多种鼻整形手术技巧的系列化和精准式方法，才能加以纠正。若获完美矫正效果，如下几点非常重要：

- 对称剥离被覆皮肤
- 通过多种方法，将缺损的黏膜衬里尽量松解，如 Potter V-Y 改形术、前庭三角瓣、下鼻甲瓣等。
- 通过松解穹间韧带，上、下外侧软骨间纵向纤维，梨状孔边缘附着组织，尽量游离变形的下外侧软骨。
- 采用结实的软骨组织作为鼻小柱支撑物

- 采用软骨移植对低垂的鼻翼缘进行塑形
- 纠正鼻小柱缺损，同时仔细重塑下垂的帽状组织
- 鼻翼贯穿缝合
- 必要时行鼻中隔整形术。

目前，依此法几乎所有病例均可获得满意效果（图 23.50）。

总结

随着唇腭裂治疗手段的持续进步，大家期待在功能、外观、心理和精神等各个方面都能取得更好的效果。目前通常认为，上颌支渐进的被动运动较之快速强迫运动更符合生理。早期术前鼻槽塑形有助于唇裂患儿的外科治疗，其益处在于，使两侧上颌骨靠近，从而使外科医师可以更从容地实施手术，还可通过塑形使鼻软骨更接近对称。尽管如此，关于鼻槽塑形术的长期效果研究，仍然略显不足。但因为一期手术矫正鼻软骨的长期效果是积极的，所以以鼻槽塑形术的长期效果至少不会是有害的。在长庚颅颌面中心，治疗方案的选择过程通常有患儿父母的参与，特别应使其了解治疗方案所需费用和时间。由于缺乏个人资源，或在某些发展中国家，无法获得这样的治疗，所以这套先进的治疗方案并非能被所有患儿监护人所采用。即便使用了这套治疗方案，也没有哪个医师可以总是获得满意的治疗效果。这可能是由于个体组织固有生长禀赋的差异、组织缺损的巨大的个体差异以及患儿及其父母的依从性的差异所造成的。

参考文献

29. Noordhoff MS, Huang CS, Wu J. Multidisciplinary management of cleft lip and palate in Taiwan. In: Bardach J, Morris HL, eds. *Multidisciplinary Management of Cleft Lip and Palate*. Philadelphia: WB Saunders; 1990:18–26.

33. Millard Jr DR, ed. The unilateral deformity. Cleft Craft: The Evolution of Its Surgery. Vol I. Boston: Little, Brown; 1976.

37. Noordhoff MS, Chen PKT. Unilateral cheiloplasty. In: Mathes ST, ed. Plastic Surgery. Vol 4. Philadelphia: WB Saunders; 2006.

39. Mohler L. Unilateral cleft lip repair. *Plast Reconstr Surg.* 1995;2:193–199.
    This paper introduced a modification of the original rotation-advancement technique by changing the direction of the rotation incision to the "mirror-image of the noncleft side philtral column" that resulted in a more natural looking lip.

42. Liou EJ, Subramanian M, Chen PKT, et al. The progressive changes of nasal symmetry and growth after nasoalveolar molding: a three-year follow-up study. *Plast Reconstr Surg.* 2004;114(4):858–864.
    This paper revealed that in patients with unilateral complete cleft lips, the nasal asymmetry was significantly improved after nasoalveolar molding and was further improved after primary cheiloplasty. However, after surgery, the nasal asymmetry significantly relapsed in the first year postoperatively and then remained stable and well afterward. The authors recommend (1) narrowing down the alveolar cleft as well as possible by nasoalveolar molding; (2) overcorrecting the nasal vertical dimension surgically; and (3) maintaining the surgical results using a nasal conformer.

44. Grayson BH, Garfinkle JS. Nasoalveolar molding and columellar elongation in preparation for primary repair of unilateral and bilateral cleft lip and palate. In: Losee JE, ed. *Comprehensive Cleft Care*. New York: McGraw Hill; 2009:701–720.

57. Barillas I, Dec W, Warren SM, et al. Nasoalveolar molding improves long-term nasal symmetry in

complete unilateral cleft lip-cleft palate patients. *Plast Reconstr Surg*. 2009;123(3):1002–1006.

This paper demonstrated that the lower lateral and septal cartilages are more symmetric in patients with nasoalveolar molding compared with the surgery-alone patients. Furthermore, the improved symmetry can be maintained at 9 years of age.

62. Mulliken JB, Martinez-Perez D. The principle of rotation advancement for repair of unilateral complete cleft lip and nasal deformity: technical variations and analysis of results. *Plast Reconstr Surg*. 1999;104:1247–1260.

86. Salyer KE, Genecov E, Genecov D. Unilateral cleft lip-nose repair: A 33-year experience. *J Craniofac Surg*. 2003;14(4):549–558.

A 33-year experience in over 750 patients with a proven method of repair for primary unilateral cleft lip-nose is presented in this paper. Approximately 35% of them needed a minor revision in preschool age and most of them received an aesthetic rhinoplasty after growth was completed. This long term experience showed that with primary nasal reconstruction, self-esteem was enhanced in cleft patients.

102. Yeow VK, Chen PKT, Chen YR, et al. The use of nasal splints in the primary management of unilateral cleft nasal deformity. *Plast Reconstr Surg*. 1999;103(5):1347–1354.

This paper shows that postoperative nasal splinting in the primary management of the unilateral cleft nasal deformity serves to preserve and maintain the corrected position of the nose after primary lip and nasal correction, resulting in a significantly improved aesthetic result. The authors recommend that all patients undergoing primary correction of complete unilateral cleft deformity use the nasal retainer postoperatively for a period of at least 6 months.

24

双侧唇裂修复术

John B. Mulliken

概述

- 患有双侧唇裂的孩子不应该因为初次手术的错误理念和拙劣技术而遭受痛苦。鼻唇同步修复手术的原则如下：
  - 保持双侧对称性
  - 确保初次手术肌肉连续性
  - 合理设计人中大小和形状
  - 应用侧唇组织重建唇珠
  - 复位/固定下外侧软骨,重塑鼻尖和鼻小柱
- 基于这些原则的技术是任何受过良好的训练,并从事唇腭裂专科治疗的外科医师所必须掌握的。似乎只有人中嵴和人中凹的构建超越了外科医师的技术范围。
- 术前对前颌骨进行正畸治疗是初次手术同步缝合腭裂的必要步骤。外科医师必须在三维方向上修复双侧唇裂及矫正鼻畸形的同时能够预测到四维方向上的变化。常用在双侧完全性唇裂的修复技术需要根据少数变异种类做出调整,例如:Binderoid(上颌骨发育不良综合征)、继发腭完整的完全唇裂、对称性不完全唇裂和非对称性完全/不完全唇裂。
- 手术效果可以通过术前、术后连续摄影和记录矫正率来评估。直接人体测量是定量鼻唇外观变化的"金标准",但这需要培训和经验。术中人体测量用来记录基准尺寸并随孩子成长不断重复。二维摄影测量适用于某些线性和角度测量,但比例要正确。计算机三维摄影测量是一种全新的定量鼻唇外观的方法。这种方法既准确又可靠,

将来可能应用于医疗机构内部和不同医疗机构之间进行比较研究。

简介

James Barrett Brown 和他的团队曾报道修复双侧唇裂的难度比单侧唇裂大一倍,而术后效果只有单侧唇裂的 1/2[1]。现在,半个多世纪过去了,许多外科医师还是接受这个事实:双侧唇裂患者的术后效果无法与单侧唇裂相比。太多双侧唇裂婴儿出生时接受了陈旧的,通常多阶段的手术过程,后来在整个童年和青春期不得不忍受各种各样的矫正手术。尽管外科医师们非常努力,但是双侧唇裂术后继发的鼻唇畸形即使在较远距离仍清晰可见。

相反,我最近报道了双侧唇裂患儿的术后效果不亚于单侧完全唇裂患儿,在许多病例中甚至超过单侧完全唇裂患儿[2]。得出这个乐观的结论源于25 年来双侧唇裂治疗的两项重大进展。首先,大家公认突起的前颌骨需要术前治疗。其次,大家接受双侧唇裂修复的原则和技术,尤其是同步矫正鼻畸形的重要性。

原则

外科原则一旦确立通常比较恒定,而外科技术则不断进展。以下修复双侧唇裂的原则基于文献研究及继发畸形观察而得出[3]:

1. 保证鼻唇对称性。双侧鼻唇之间哪怕一点点的差异都会随着生长变得越发明显。对称性是双

侧唇裂相对于单侧唇裂的一个优点。

2. 确保肌肉连续性。构建完整的口周环有利于唇部发挥正常功能,消除侧向凸起,并最大限度地减轻人中变形和鼻翼之间变宽。

3. 设计适当大小和形状的人中皮瓣。人中即刻得到延长增宽,特别是在鼻小柱和唇部交界处。

4. 应用外侧红唇黏膜组织重建唇珠。前唇没有白线。残存的红唇缺乏正常着色,不能生长到足够高度。

5. 复位塌陷/外扩的下外侧软骨,重塑鼻尖和鼻小柱多余软组织。这是建立正常鼻尖突度和鼻小柱长度/宽度的必要措施。

第 1 ~ 4 条原则需要定义、解释和证实。第 5 条原则,初次手术时矫正鼻畸形,是外科治疗策略的根本改变。所谓"鼻小柱不足"是一种错觉;不需要动员周围唇组织来重建它。目前,外科医师普遍接受"鼻小柱是鼻部的一部分"。鼻小柱可以通过解剖复位固定下外侧软骨及重塑软组织三角区和鼻小柱上部扩张皮肤来重建[4]。

三维和四维方向重建

类似于大理石雕塑家,外科医师必须在人体上构造三维方向上的鼻唇特征。但是不像在石头上雕塑,修复的双侧唇鼻畸形会随时间而变化,其中既有正常的组织生长,也有异常的特征改变。鼻唇畸形是由三维方向上的初次手术和接下来四维方向上的扭曲变形共同造成的。

Farkas 和他的团队用直接人体测量法记录了白种人从 1 岁至 18 岁鼻唇的正常生长模式[5]。鼻唇生长迅速,5 岁时达到成人特点的 75% 以上。例如,鼻部高度和宽度发育最早,5 岁时分别达到成人大小的约 77% 和 87%。所有唇部标志点生长迅速,5 岁时达到成人大小的约 90%。相反,鼻尖突度和鼻小柱长度生长缓慢;5 岁时仅达到成人大小的约 2/3。这些鼻唇生长的差异便是双侧唇裂修复术后鼻部常见畸形和唇部不成比例的原因。唇部特征生长迅速,也就是鼻翼间距离及人中长度和宽度,变得过长或太宽。例如,早期对少量患者的研究中发现从初次手术缝合到 5 岁之间,人中顶端增宽了 2.5 倍,唇峰间距离扩大了 2 倍[3]。相反,按照传统的修复方法,鼻尖突度和鼻小柱长度仍然异常短缩。

应用归纳推理方法,儿童期生长迅速的鼻唇特征必须小范围精细操作,然而生长缓慢的鼻唇特征

应该在婴儿期调整得比正常尺寸稍大一点。构建唇珠不能应用这些原则。这种通常生长迅速的鼻唇特征 5 岁时达到成年高度的 87%,但双侧唇腭裂术后,唇珠生长更加滞后。因为预料到生长不足,所以唇珠必须设计得尽可能饱满[2,6,7]。当然还要考虑中切牙外观在四维方向上难以预料的原因。尽管外科医师努力构建一个饱满的唇珠,但是恒中切牙萌出和上颌调整至正常矢状位后,仍有必要行唇珠增大手术。

表现

双侧唇腭裂有三种主要解剖学形式:双侧对称完全性唇腭裂(50%)、双侧对称非完全性唇腭裂(25%)、双侧不对称非完全性唇腭裂(25%)[45]。腭裂的程度与唇裂的程度对应。原发腭(唇和牙槽骨)的双侧完全性裂通常伴随继发腭的双侧对称完全性裂。双侧对称非完全性唇裂通常见于牙槽嵴轻微缺口或无缺口的病例,且继发腭完整。双侧不对称裂有多种腭裂形式:腭可能为双侧完全性或单侧完全性裂。

对侧不对称唇裂的术语需要进一步完善。通常来说,"非完全性"唇裂指中部(鼻中突)和外侧(上颌突)之间存在皮肤连续性。非完全性唇裂的程度不一。最严重的是存在一薄皮肤带,有些人认为这构成"完全性"唇裂,同时还存在较不严重的非完全性唇裂。Yuzuriha 和 Mulliken 将这些不严重腭裂划分为"轻微型"、"微型"和"极微型"腭裂,具体依据唇红皮肤交界处的断裂程度而定。

轻微型唇裂在正常的唇弓上方延伸 3 ~ 5mm,即 50% 或低于 50% 的正常唇部皮肤高度。其他特征包括:唇裂的内侧缺少唇红、皮沟和肌肉下陷、内侧结节发育不良、轻微鼻部畸形。

微型唇裂表现为唇红皮肤交界处有缺口,唇弓高度小于正常的 3mm。其他特征与轻微型唇裂相似,只是程度较轻。鼻部畸形包括鼻孔基部下陷、轻微塌落的鼻翼缘以及鼻翼基部 1 ~ 2mm 的侧向位移(通常旋转不良)。

极微型唇裂包括唇红皮肤交界处的断裂,且唇弓未抬高。通常游离的黏膜边缘有缺口。与唇鼻畸形类似,肌肉下陷(显著低于鼻孔基部)的程度不一。

对双侧不对称唇裂对侧情况的进一步分类很重

要,因为唇红皮肤交界处的断裂程度决定了手术策略。若对侧有非完全性唇裂(包括轻微型),则需同时进行双侧鼻唇修复。对侧微型或极微型唇裂的修复可推迟至另一侧唇裂闭合后再进行。对侧唇裂(不严重)的类型不仅决定了初次修复,而且决定了需要哪些修正手术(图 24.1)[45]。

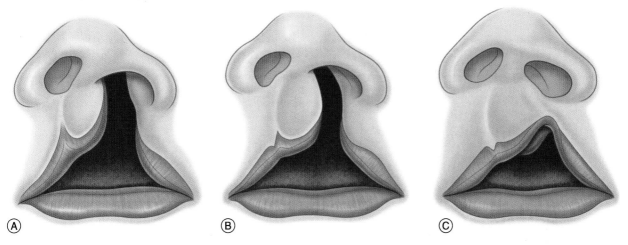

图 24.1   对侧唇腭裂程度较轻的双侧不对称唇腭裂的病例。(**A**)左侧完全性裂,右侧腭裂程度较轻。(**B**)左侧完全性裂,右侧为微型裂。(**C**)左侧非完全性裂,右侧极微型裂

术前颌面矫形

需要将 3 个上颌骨区段对齐,为同步双侧鼻唇修复做好骨骼准备。前颌骨后移和靠拢后,可依据比例设计人中皮瓣,鼻尖软骨也可复位,同时闭合牙槽突裂,这样可稳定上颌弓,并治疗口鼻瘘。此外,前颌骨的复位可减轻幼儿期由于发育速度快导致的鼻唇变形。

目前有两种颌面矫形策略,即被动和主动。被动塑形板可维持上颌骨段的横向宽度。前颌骨的回拉需要借助外力,例如面颊上粘贴胶带,或在头帽上安装皮筋。双外侧唇胶带自 19 世纪中期就开始使用了,但由于缺少张力和前唇肌肉,胶带容易开裂。Cutting 和 Grayson 推广了一种更加复杂的被动塑形板和胶带,称为鼻压槽塑形板(NAM)[44,47,48]。这种塑形板可通过在内侧减少软丙烯酸、在外侧增加软丙烯酸的办法,向上颌骨段施加不同的压力。当牙槽骨缝隙缩小到 5mm 时,可开始鼻部塑形。利用一个固定在不锈钢叉的双叶丙烯酸小片将鼻孔向上推,该不锈钢叉安装在腭板上。跨过鼻唇交界处使用软牙科材料,并在前唇和装置上垂直粘贴胶带,这样可对施加于鼻尖以拉伸鼻小柱的外力形成一向下的反力。通过在支架和面颊或唇上粘贴胶带,可逐渐回拉前颌骨。患儿的父母需每天为患儿更换胶带。牙槽骨塑形板需每周调整,以缩小上颌骨段之

间的间隙。虽然 NAM 对大部分患儿有效,但这个方法费力且见效慢。NAM 无法扩大上颌骨段,也无法将前颌骨回拉到与较小上颌骨段对齐的程度。除非牙弓的空间足够大,否则前颌骨会紧挨牙骨的唇面。

NAM 的并发症包括口腔黏膜和鼻腔黏膜的炎症、面颊起泡、无法进食以及无法将扭曲的前颌骨靠拢。若前唇的水平胶带过紧,则鼻小柱和唇交界处的皮肤可能会发生溃疡。塑形板也可能发生移位,阻塞气道。幼儿只有在 3 个月时才能够通过鼻自主呼吸。因此,在塑形板的中央设置一个 5mm 的小孔,有减少并发症的可能[49]。

目前使用的主动型颌面矫形装置是基于 Georgiade 及其同事的原型设计[50],后经 Millard 和 Latham[51] 的推广,Latham 装置基于上腭的石膏模型制作。过去只有伦敦和加拿大的安大略省制作这样的装置,而现在地方上,具备相应技术的假体修复专家也可制造。该装置在麻醉下安装在上颌突上。每边各有一条弹性链,与装置后上方滚轮下的环形矫正钢丝相连,并与上腭板前端的夹板固定在一起。患儿的父母每天旋转棘齿状的螺丝,以扩大前端腭骨段。第 1、3 和 5 周需要到医院检查,以保证装置的固定良好,并调整两边使前颌骨内倾的弹性链。这一过程通常需要 6~8 周,Latham 装置可有效矫正矢状面的前颌骨位置。但牙齿的移动表现为内倾而不是后移。该装置还可以通过不同的牵引力,矫正前颌骨的旋转,但对垂直位置的影响不大(图

24.2)。

传统的治疗方法过分注意矫形对中面部发育的抑制作用。但唇裂、腭裂或唇腭裂的闭合必然伴随上颌骨的后缩,治疗重点应为鼻唇部的外观和言语

功能。中面部的后缩可由上颌前移术纠正,同时增进鼻部、唇部的美观以及颧骨的前突。

目前关于主动和被动颌面矫形装置的优点的争论还在继续。主动前颌骨矫正装置的批评者认为,装置可导致中面部的后缩[52,53]。对于接受了双侧唇腭裂修复术,并随访至替牙期的儿童,研究人员尚未观察到除了抑制上颌骨的垂直和向前发育之外的其他不良影响[54]。同时,尚未就牙龈骨膜成形术(GGP)的负面影响达成一致意见。

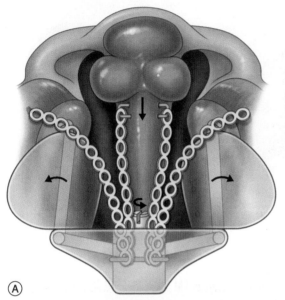

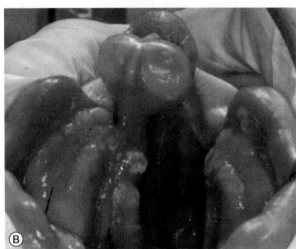

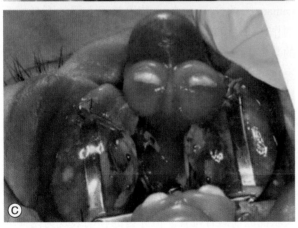

图 24.2 (A)Latham 装置。(B)安装前。(C)颌面矫形术后 6 周

手术方法

双侧唇裂修复术和鼻部畸形矫正术是患儿一生中最重要的手术。手术应于早上进行,且有可能是那天唯一的手术。外科医师需小心、稳步地进行手术,不应被例会、门诊患者或其他事情分散注意力。

本小节首先介绍了双侧唇裂和鼻部畸形修复术的步骤,然后是针对双侧唇裂其他形式的手术方法。读者需注意,手术方法的描述没有依据一般顺序,即作标记、分离和闭合,而是依据手术进行的顺序,即关注顺序为先是唇部,然后是鼻部,再次回到唇部,最后对鼻部进行整理。手术顺序可能有所变化,但除非医师有足够的经验,否则不建议进行这样的变动。

双侧唇腭裂和完全性唇腭裂

标记

用尖头的牙签进行标记,使用浅绿色染色剂(酊)而非甲基蓝染色剂(水性)。用标准的人体测量缩略词标记解剖学部位[6]。用双球拉钩将鼻孔向上推,先标记人中皮瓣,其大小由患儿的年龄而定(通常为 5~6 个月),而不是依据种族而定。人中皮瓣(sn-ls)的长度为 6~7mm[6~12 个月的男婴为(11.4±1.3)mm],通常与前唇皮肤的长度一致。若前唇过长,则应适当缩短人中皮瓣的长度。在鼻小柱和唇交接处(cphs-cphs),人中皮瓣的宽度为2mm,而唇弓两个突起(唇峰)间(cphi-cphi)的距离为 3.5~4mm[6~12 个月的男婴为(6.7±1.0)mm]。人中皮瓣的边缘应稍下凹,以对应发育后唇弓的变化。同时标记出两侧的皮瓣,这些皮瓣将去表皮化,并位于侧唇皮瓣之下,模仿人中嵴。两侧的

皮瓣将增加人中皮瓣的宽度和血管供应。

将唇峰小心地在外侧唇以及白线(唇红皮肤交界处)上方标出,这样随着唇红皮肤交界处内侧的扩展,将形成唇弓的柄以及足够的唇红高度,以重建内结节和人中嵴。在鼻翼基部和外侧唇的交界处画出曲线,并进行人体测量。向鼻部和唇节内注射利多卡因和肾上腺素,等待5~7分钟,用浅绿色酊标记关键点,包括唇红皮肤交界处(图24.3)。

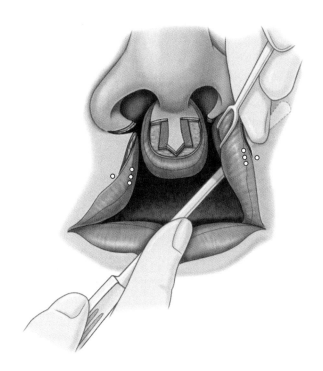

图 24.4 在骨膜下平面将外侧唇与上颌骨分离,并延伸至颧骨突起部

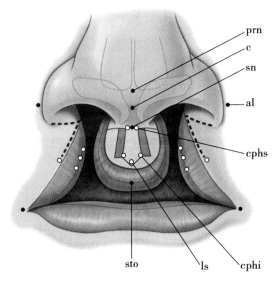

图 24.3 双侧唇裂和鼻部畸形同时修复的标记。未闭合圆表示标记的点。人体测量标记:前鼻(prn);鼻小柱的最高点(c);鼻下点(sn);鼻翼(al);上人中嵴(cphs);下人中嵴(cphi);上唇(ls);两唇中点(sto)

黏膜切口一直沿着牙龈唇沟延伸到前磨牙区。利用肌肉层上的双钩,外侧唇在骨膜上平面与上颌骨广泛分离。当分离延伸至颧骨突起部时,非优势手保持在眶下缘保护眼球(图24.4)。肌肉和皮肤闭合时,外侧唇的广泛松解是减小张力的重要步骤。在皮肤下和黏膜下平面分离口轮匝肌束,分离距离为1cm,或根据需要稍大于1cm(图24.5)。

唇部分离

首先将所有唇部线用浅色标记。人中两侧的皮瓣去表皮化,去除多余的前唇皮肤,将人中皮瓣抬高至前鼻棘(包括皮下组织)。切除侧面白线-唇红-黏膜皮瓣。切口要短于标记的唇峰的距离2~3mm。将外侧唇与鼻翼基部分离,沿着前庭皮肤黏膜交界处下部的切口,将基底皮瓣与梨状连接分离。

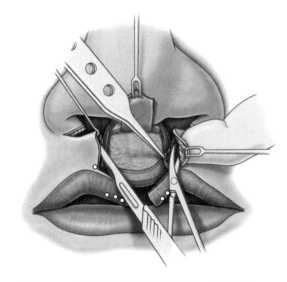

图 24.5 在皮下和黏膜下平面,分离口轮匝肌束

牙槽骨闭合

外侧鼻黏膜皮瓣从下鼻甲骨下方松解,内侧鼻黏膜皮瓣从前颌骨上抬,同时关闭鼻孔底。在每一侧延伸前颌骨黏膜切口,在较小牙骨段的牙龈处作垂直切口。通常前颌骨需要手指的力量以促进牙槽骨的牙龈骨膜闭合。

鼻翼基部的皮瓣靠内侧前移,其内边缘与重建的鼻孔底的前端缝合。从前颌骨黏膜切下一薄片唇红,余下的黏膜边缘固定在前颌骨骨膜上部,重建中

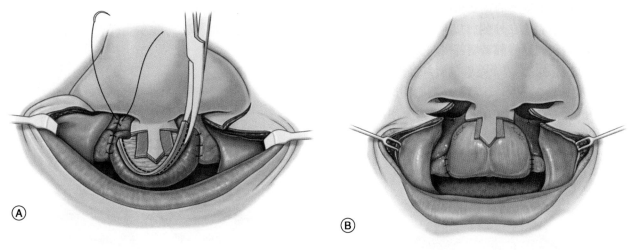

图 24.6

央牙龈唇沟的后侧(图 24.6)。

唇闭合

唇沟闭合时,外侧唇的前移很重要。在唇沟切口的远端做一个切口,当利用双钩将唇瓣靠中部移动时,逐个闭合唇沟。前移的外侧唇黏膜成为中央牙龈唇沟的前壁。

轮匝肌束并列放置(尾对尾),上部对下部,并用二氧六环酮(PDS)线固定。肌肉闭合结束前,用二氧六环酮线穿过鼻翼降肌起始处的上颌骨骨膜,不打结。用聚丙烯线将最上方的肌肉悬在前鼻棘的骨膜上(图 24.7A)。

内结节的重建由铬化线缝合开始,缝合位置为标记的唇峰外侧向内 3mm,在中线位置将白线-黏膜皮瓣固定(图 24.7B)。从每个皮瓣上去除多余的唇

红黏膜,将皮瓣准确对齐,形成中缝。若保留多余的唇红黏膜皮瓣,则将造成人中嵴的褶皱。在缝合人中皮瓣前进行鼻部修复。

鼻部分裂和下外侧软骨的放置

通过两侧的缘切口可看到展开的下外侧软骨("半开放"术式)。将纤维脂肪性组织从软骨的前端和软骨中间分离,实施这一过程时用棉头敷贴器抬高黏膜底面。沿鼻中隔背侧继续分离,暴露上外侧软骨(图 24.8)。

直视下,用 5-0 聚对二氧环己酮线在两膝之间进行水平褥式缝合,不打结。穿过每一个上外侧软骨中进行褥式缝合,然后穿过同侧外侧脚。通常可以进行二次缝合,将外侧脚悬在上外侧软骨上。在膝下使用鼻内棉头敷贴器将鼻孔支起,从而方便缝

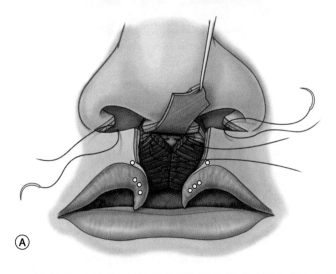

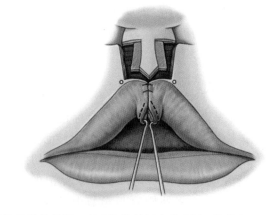

图 24.7　(A)将口轮匝肌并列放置,上部对下部;上部的缝合线穿过前鼻棘的骨膜。(B)修剪外侧白线-唇红-黏膜皮瓣,重建内结节和唇弓

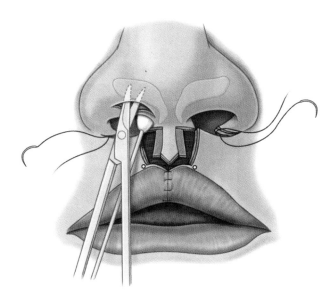

图 24.8　通过边缘切口暴露的下外侧软骨。棉头敷贴器将鼻孔抬起,显示膝盖

合线的穿过和打结(图 24.9)。

　　鼻小柱基部每一侧的 C 形皮瓣修剪到 3 ~ 5mm 长(图 24.10A)。鼻翼基部向中移动,在鼻内旋转,与 C 形皮瓣进行边对端缝合。接下来,修剪鼻翼基部皮瓣的尖端,以完全闭合鼻槛。穿过每个鼻翼基部的真皮,放置聚丙烯 Cinch 缝合线,从人中皮瓣底部穿过并打结,以缩小鼻翼宽度(al-al)至 25mm [6 ~ 12 个月的正常男婴应为(26±1.4)mm]。之前穿入上颌骨骨膜的缝合线穿过肌层,插入鼻翼基部(在 Cinch 缝合线之上),穿过鼻翼基部(在 Cinch 缝合线之上)并打结。这些缝合线模拟了鼻翼降肌,并

形成鼻槛的形状;防止微笑时鼻翼的抬起;减小了术后鼻腔变宽(图 24.10B)。

最后整理

　　人中窝成形看上去超出了外科医师的能力范围,但仍值得一试。一种方法是将人中皮瓣下方 1/3 与轮匝肌层缝合。人中皮瓣的尖端插入唇弓的柄。外侧唇皮瓣的前端在与人中皮瓣并列放置前无需修剪。人中嵴的模拟需要少部分额外的外侧唇组织,然后进行皮肤和皮下间断缝合。应修剪唇皮瓣的夹头边缘,以对应鼻槛的位置和形状(图 24.11)。唇皮瓣在鼻槛的缝合应为外侧对内侧。

　　下外侧软骨复位后,很明显左三角和鼻小柱上部还有多余的穹隆皮肤。将多余的皮肤从原切口前缘以新月形切下,并沿着鼻小柱的每一侧向下延伸(图 24.11)。切除后可使鼻尖变窄,使鼻小柱中部锥化,鼻孔变长。膝的并列放置将强化外侧前庭的多余内衬。对软骨间交际处的皮肤侧进行透镜状切除,可使外侧前庭嵴变平(图 24.11,插图)。

　　术后立即进行鼻唇人体测量,并放入患儿的病历(图 24.12)[6]。重建的鼻小柱通常为 5 ~ 6mm [5 个月的正常男婴为(4.7±0.8)mm]。测量后,用一块 0.25 英寸(1 英寸=2.5cm)的三溴酚铋纱布包裹 19 号硅胶管,并在每个鼻孔内插入 1cm。这些开孔的“支架”48 小时后移除。太长的鼻孔夹板很难保持,有可能伤害鼻槛,可不必佩戴。

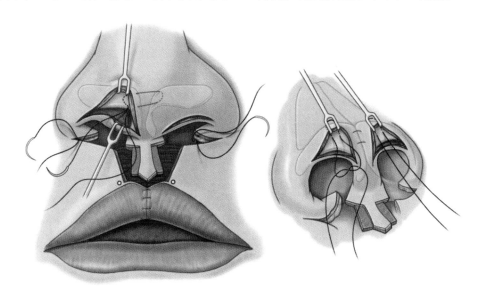

图 24.9　复位错位、展开的下外侧软骨:(**A**)用穹隆间褥式缝合并列放置膝。(**B**)同侧上外侧软骨的悬置通过软骨间褥式缝合

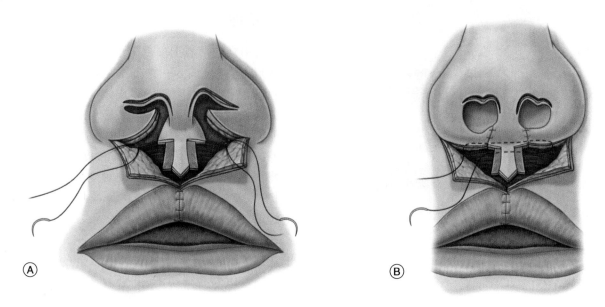

图 24.10 （**A**）缩短并修剪鼻小柱皮瓣和鼻翼基部。鼻翼基部的上颌骨骨膜下进行双侧缝合，这些缝合线在肌肉闭合前放置。（**B**）鼻翼基部的皮瓣在鼻内旋转，并与 C 形皮瓣缝合（端对边）。用 Cinch 缝合缩小鼻翼宽度。右侧上颌骨骨膜与鼻翼基部的缝合线已打结，注意外侧鼻槛的形状（下陷）

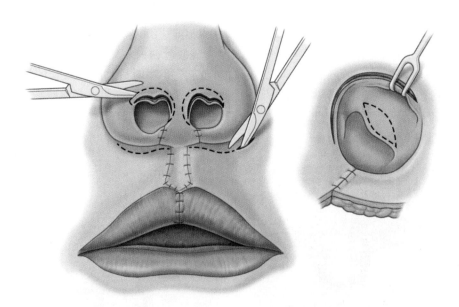

图 24.11 切除多余的穹隆皮肤和伸入鼻小柱的内衬，剪切形状为新月形。将外侧唇的上缘依形状切除，以适应鼻翼基部和鼻的曲线。外侧前庭网的透镜状切除

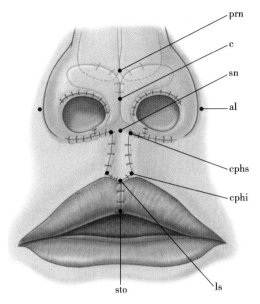

图 24.12　双侧完全性唇裂/鼻修复术后。前鼻(prn);鼻小柱的最高点(c);鼻下点(sn);鼻翼(al);上人中嵴(cphs);下人中嵴(cphi);上唇(ls);两唇中点(sto)

术后护理

　　将唇弓粘贴在面颊上,以便保持唇部的修复效果,并在术后 24 小时在伤口上固定冰盐水海绵。术后第二天患儿即可出院。父母需学习如何对患儿进行缝合线护理以及保持患儿的鼻孔干净。术后 5～6 天在面罩和吹气法诱导的全身麻醉下拆除皮下缝合线。修剪 0.5 英尺(1 英尺 = 0.30 米)的横向免缝胶带(3M Health Care,St. Paul,Minnesota),放置在唇部伤口上。胶带的使用时间为 6 周,并定时更换。接下来的几个月,父母需学习并负责按摩(利用 Pedi-Mederma),并被告知使用防晒霜的重要性(图24.13)。

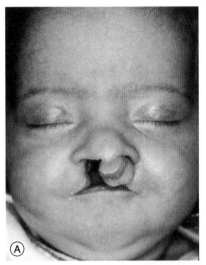

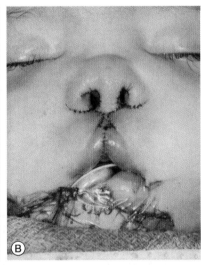

术后即刻人体测量提示,对于快速生长的容貌特征适当矫正不足,对缓慢生长的容貌特征进行过度矫正		
术中	患儿 (7个月)	正常 (6~12个月)
n-sn	20.0[a]	26.9 ± 1.6
al-al	24.5	25.4 ± 1.5
sn-prn	10.5[a]	9.7 ± 0.8
sn-c	6.0[a]	4.7 ± 0.8
cphs-cphs	1.5	NA
cphi-cphi	4.5[a]	6.5 ± 1.1
sn-ls	5.5[a]	10.7 ± 1.1
sn-sto	11.2[a]	16.0 ± 0.8
ls-sto	6.2	5.3 ± 1.4
正常值表达为均数 ± 标准差(SD)[a]表示超过标准差的值,NA表示无数据		

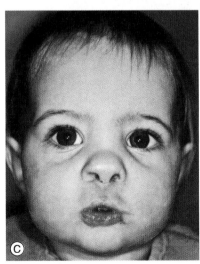

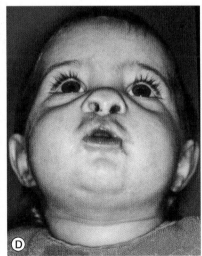

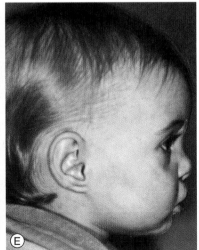

图 24.13　(A)双侧完全性唇腭裂。(B)6 个月时进行同步的鼻唇修复。(C,D,E)术后 4 个月。注意鼻小柱/鼻尖前突,逐渐形成人中窝,以及正常的鼻小柱—唇夹角

其他双侧唇腭裂形式的手术方法

双侧完全性唇腭裂的后期表现

　　发展中国家也许没有条件对患儿进行颌面矫形。即使是在发达国家，双侧完全性唇腭裂的患儿可能在幼儿末期才得到诊断。此时，前颌骨已固定，术前整形已不可能。应考虑截骨术和后移，而不是在前突的前颌骨尝试唇裂口闭合。有两种替代治疗方法：①前颌骨后移和鼻唇修复；②前颌骨后移和腭成形术。只要注意黏膜的血供，前颌骨的后移还是比较安全的，且可实现双侧鼻唇闭合。第一种治疗方法的另一个不太常见的适应证为部分成功的齿面矫形手术。注意：GGP 中进行黏膜切口和抬高，以及切除前颌骨颈部和下中隔软骨后，只有中隔黏膜的

双侧峡部可为前颌骨提供血供。第二种治疗手段，即前颌后移、GGP 和腭成形术，较为安全。建议接近 1 岁或年龄更大的患儿接受这样的手术，因为语言发育是第一重要的。可在上颌骨发育较为成熟后再进行双侧鼻唇修复。

　　首次前颌骨后移可能强化中面部的后缩，但鼻唇外观和言语的发展是最重要的。大部分双侧完全性唇腭裂的患儿需要将上颌前移。

Binderoid 双侧完全性唇腭裂

　　这种少见的双侧唇腭裂形式的鼻部特征包括眶距过窄征、骨质/软骨发育不良（包括中隔短，缺少前鼻棘）以及圆锥形鼻小柱。唇部特征包括前唇/前颌骨发育不良（只有一个切牙），外侧唇唇红薄[55]。若

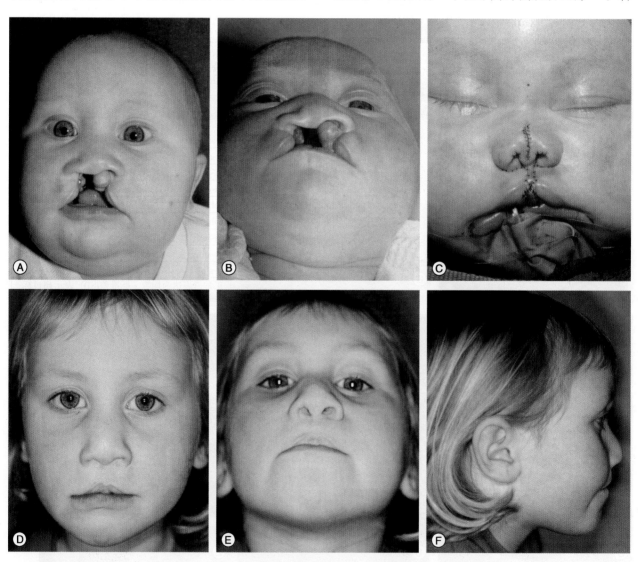

　　图 24.14　（A）一 Binderoid 双侧完全性唇腭裂女婴。（B）前颌骨松软、体积小，偏向左边，用 Latham 装置纠正。（C）同步修复后。外侧唇的唇红较薄。无需中线鼻尖切口。（D ~ F）5 岁时

前颌骨松软,则无法进行齿面部整形。此外,也无需进行齿面部整形,因为前颌骨不是平伏的。

可用之前描述的方法同时进行鼻唇修复,但存在一些不同。有时前颌骨太小,以至于无法在唇闭合时完成 GGP。若有必要,可使用被动腭板在鼻唇闭合后维持前端上颌宽度。标记时,无需将人中皮瓣的高度或宽度画的过小。应缩小鼻翼宽度至比相应年龄正常稍低的水平,因为鼻翼宽度将会变大。虽然下外侧软骨发育不良,但仍可切下、复位或固定。患儿年龄稍大后,可扩大稀薄、锥形的鼻小柱(图 24.14)。

Binderoid 型患者可能需要二次手术,包括安放皮肤移植以扩大内结节,扩宽鼻小柱基部;在鼻尖放置移植软骨和肋骨软骨,重建鼻背,使鼻尖突出,以及上颌骨前移联合鼻侧窝扩大术[55]。

双侧完全性唇裂和继发腭完整

继发腭完整的双侧完全性唇/牙槽突裂比较少见。若前颌骨比较坚实,则无法进行颌面矫形。若前颌骨不是严重前突,则可同时实现鼻唇修复和后前颌骨裂的闭合。若选择这一治疗方案,则应推迟GGP,以便保留前颌骨的血供。但如果前颌骨平伏,应考虑一期前颌骨截骨和后移,同时关闭牙槽突裂以及硬腭前端的缺损。幼儿期可进行二期双侧鼻唇修复,此时安全性较高。另一种方案是前颌骨后移、双侧鼻唇修复以及前颌骨-腭后侧缺损的修复,注意保持牙槽突裂相对面的完整(以保留前颌骨的血供)。第三种方案是前颌骨后移、GGP、鼻唇修复和推迟的前颌骨-腭裂闭合(后者存在技术困难)。首次前颌后移后不容易发生中面部后缩,因为继发腭完整(图 24.15)。

双侧不完全性唇裂

1/4 的双侧唇裂为不完全性,且大部分为对称的[45]。在所有双侧唇腭裂变体中,这一种是最容易修复的。手术设计和实施与双侧完全性腭裂一致,包括基于鼻唇发育变化预测的调整。技术方面需强调两点。第一与内结节的重建有关。通常结节的重建应通过外侧白线-唇红-黏膜皮瓣。但对于不严重的双侧腭裂(<50% 的唇部皮肤高度)以及中央白线明显的病例,可将唇前唇红-黏膜作为中间段。第二,需考虑鼻小柱的高度:测量 sn-c。若鼻小柱长度

正常,且下外侧软骨的位置基本正常,则无需移动软骨或对鼻尖塑形。尽管如此,需要缩小鼻翼宽度,因为鼻翼宽度将随着发育而逐渐扩大。若鼻小柱较短,且鼻翼穹隆为展开型,则下外侧软骨应通过半开放方法并列放置(图 24.16)。

双侧不对称(完整性/不完整性唇裂)

对称性是双侧唇部修复的第一原则,不对称唇裂的手术计划和实施必须严格遵守这一原则。图 24.17 为不对称双侧唇裂修复术时机确定和方法选择的步骤。若双侧均为不完全性唇裂,则可进行同步双侧修复。但若严重侧为不完全性唇裂,对侧为微型或极微型唇裂,则应先对非完全性唇裂进行修复。

若严重侧为完全性唇裂,应初步对其进行单侧颌面矫形,然后进行鼻唇粘合和 GGP。这样严重唇裂就从完全性转化为不完全性,术野变平,更容易确定下一期手术。若对侧(较轻侧)的唇裂属于轻微型或比较严重的非完全性唇裂,则二期手术应为同步双侧鼻唇修复。考虑到对称性,应对完全性唇裂侧加强手术操作,因为这一侧的变形和张力要大于非完全性唇裂侧。即使非完全性唇裂侧的下外侧软骨大致处于正常位置,也应在完全性唇裂侧使用双侧缘切口,并对软骨进行过矫正。内缝接口处的唇红高度可能不一样,可在较不严重侧的唇红设计三角形皮瓣,通过单臂 Z 形整形术解决(图 24.18)。

若对侧属于微型唇裂,则应通过术前颌面矫形,以及一期或二期手术联合 GGP 修复完全性唇裂侧(在初步鼻唇粘合后)。旋转前移修复术中设计牙弓和内侧切口位置时,应观察对侧的微型唇裂。将切口限制在鼻小柱基部,并前移外侧唇,这样人中缝合线将与对侧微型唇裂相匹配。瘢痕塑形后,使用双臂 Z 形成形术矫正对侧微型唇裂,包括肌肉并列放置、皮肤移植以扩大人中嵴,同时进行鼻部矫正[56]。镜像对称是人中形状、唇弓位置、鼻翼基部和鼻孔轴线矫正的目标。

若较不严重侧的唇裂为极微型,则可在严重侧修复的同时通过垂直透镜状切除解决。患儿年龄稍长时,可以很容易地观察出两侧鼻口不对称。一般都需要接受内结节扩大术。若较严重侧的唇峰太高,则应降低唇峰(通过单臂 Z 形成形术),而不是调整较不严重侧。有时需要进行轻微调整以纠正鼻尖的不对称,一般不需治疗对侧的极微型唇腭裂[45]。

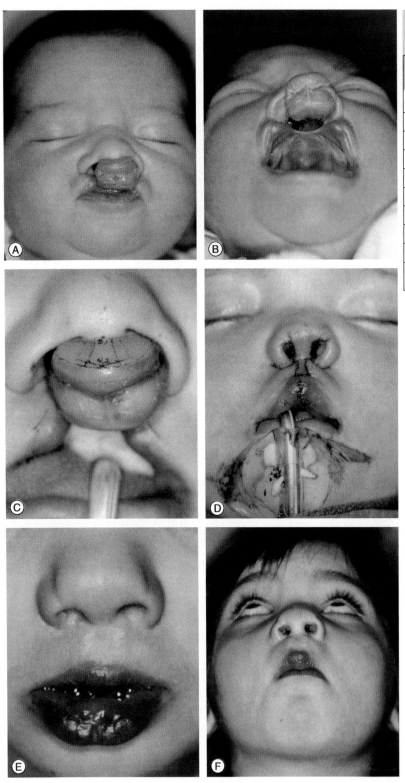

术中人体测量,对于缓慢生长的鼻突度和鼻小柱行过矫正,测量值大于正常值,但低于一倍标准差		
术中	患儿 (6个月)	正常 (6~12个月)
n-sn	21.0[a]	26.9 ± 1.6
al-al	24.5	25.4 ± 1.5
sn-prn	10.5[a]	9.7 ± 0.8
sn-c	5.0	4.7 ± 0.8
cphs-cphs	2.1	NA
cphi-cphi	4.5[a]	6.5 ± 1.1
sn-ls	5.5[a]	10.7 ± 1.1
sn-sto	13.0[a]	16.0 ± 0.8
ls-sto	7.0[a]	5.3 ± 1.4

正常值表达为均数 ± 标准差(SD) [a]表示超过标准差的值,NA表示无数据

图 24.15 (A)一双侧完全性唇裂/牙槽突裂(范德沃德综合征)的女婴。(B)继发腭完整。(C)6 个月时同步修复的标记。(D)接下来的前颌骨后移、GGP 和鼻唇修复。二期手术时关闭了腭-前颌骨缺陷,切除了下唇窦。(E,F)2 岁时外观

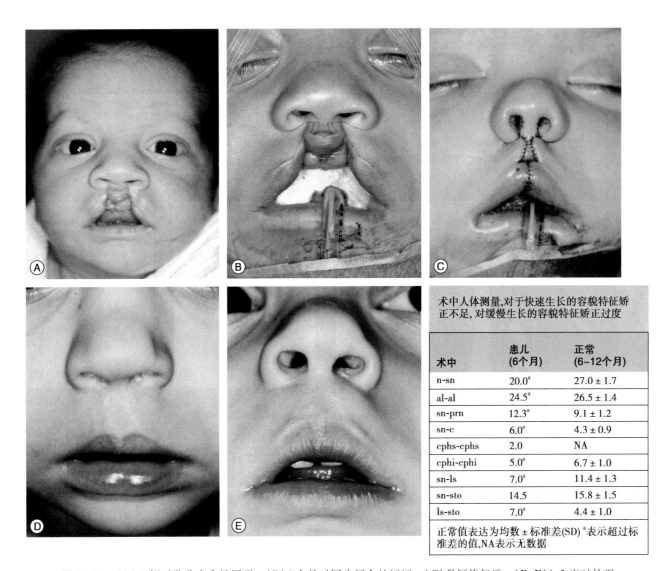

术中人体测量,对于快速生长的容貌特征矫正不足,对缓慢生长的容貌特征矫正过度

术中	患儿 (6个月)	正常 (6~12个月)
n-sn	20.0[a]	27.0 ± 1.7
al-al	24.5[a]	26.5 ± 1.4
sn-prn	12.3[a]	9.1 ± 1.2
sn-c	6.0[a]	4.3 ± 0.9
cphs-cphs	2.0	NA
cphi-cphi	5.0[a]	6.7 ± 1.0
sn-ls	7.0[a]	11.4 ± 1.3
sn-sto	14.5	15.8 ± 1.5
ls-sto	7.0[a]	4.4 ± 1.0

正常值表达为均数 ± 标准差(SD) [a]表示超过标准差的值,NA表示无数据

图 24.16　(A)双侧对称非完全性唇裂。(B)6 个月时同步闭合的标记。(C)鼻唇修复后。(D,E)1.5 岁时外观

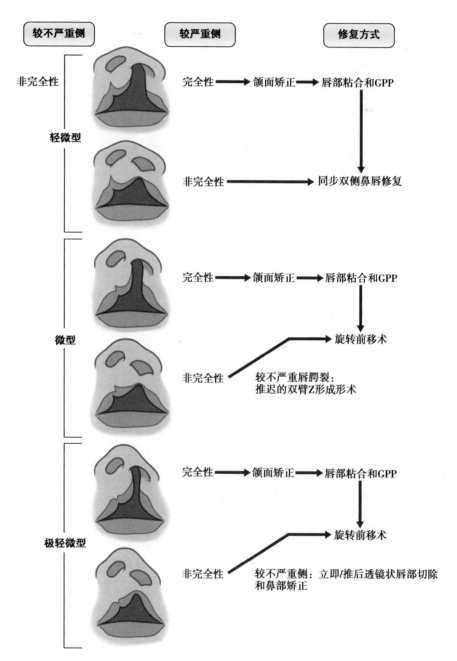

图 24.17   双侧不对称(完全性/非完全性)唇裂、对侧完全性唇裂或较不严重唇裂的纠正步骤。DFO,颌面矫正;R-A,旋转前移术;GPP,牙龈骨膜成形术(修改自 S,Oh AK,Mulliken JB. 双侧不对称唇裂:完整性或不完整性、对侧较不严重缺损:轻微型、微型或极轻微型。整形和重建外科杂志,2008;122;1494-1504.)

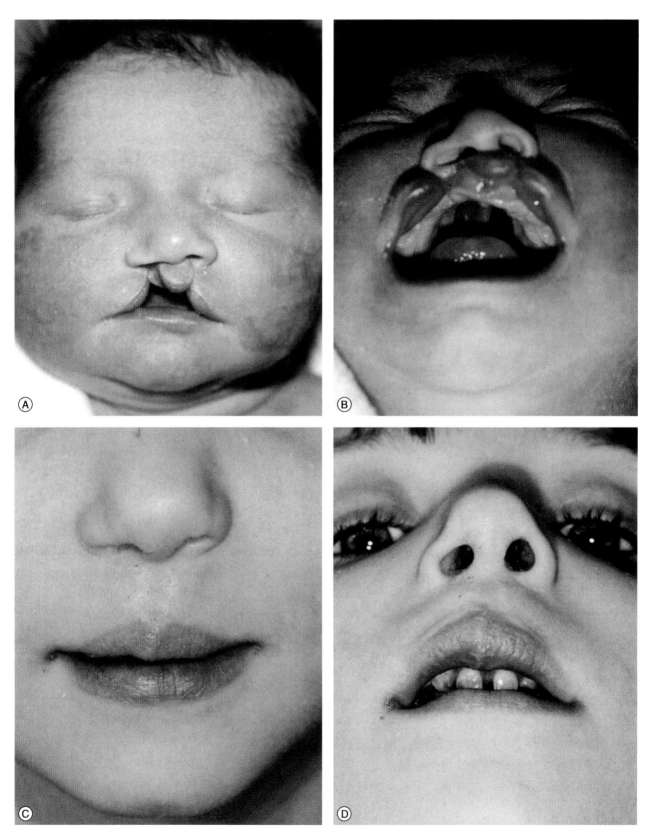

图 24.18　（A）不对称双侧唇裂：右侧完全性、左侧不完全性唇裂。（B）继发腭的双侧完全性裂，颏下照片。（C,D）一期右侧唇部粘合/GGP 和二期同步鼻唇修复后 6 岁时的照片

疗效

外科医师的任务并未在鼻唇修复术后终止。术后应定期对手术结果进行评估,若可能,结果评估应持续到骨骼发育完成。只有这样外科医师才能掌握患者发生的变化、从观察中学习、并将经验运用到今后对其他患儿的治疗中。

照相

术后照相是最低的评估要求。不应对手术台上插着气管导管的婴儿照相。外科医师应找适当的时间,有充足的耐心,在术前对患儿的正面、颏下和侧面照相。皮肤标记后或术后立即照相也是有用处的。颏下照相的标准角度是将鼻尖与内眼角和眉毛间的中点对齐。颏下照片对鼻形状和对称性的评价十分关键。儿童期以及青春期发育前后应定期照相。

双侧唇裂修复后的小组评估需要标准化的照片[57]。虽然使用特定的量表也可进行视觉—感知分析,但这种方法笨拙、耗时,且比较主观。

修正率

大部分外科医师都熟悉唇腭裂修复的各种二次手术,他们可根据这些二次矫正的特点对接下来的手术进行修改,目的是减少二次手术的数量。对于修复后的双侧畸形来说,唇部皮肤不应被再次打开,但鼻部软骨可能需要复位。游离的黏膜边缘通常需要调整,有时鼻部宽度需要缩小。

与单侧完全性唇裂相比,对称性是双侧完全性唇裂的一大优势。学龄前,闭合后和发育带来的鼻唇不对称性可能变得越来越明显。这些不对称性在童年期基本保持稳定,但在青春期将变得十分突出。因此,幼儿园时期是修正手术的关键时期。

一项对 50 例非综合征性儿童(中位年龄 5.4 岁)的研究显示,双侧完全性唇腭裂儿童的修正率为 33%,而双侧完全性唇裂/牙槽突裂伴完整继发腭裂儿童的修正率为 12%[58]。最常见的唇部修正手术为将脱出的前牙龈唇黏膜复位。这一问题已通过修建前唇唇红组织,将剩下的黏膜固定在前颌骨骨膜上的方法解决了。利用皮肤移植体扩大较脆弱的内结节也比较常见,即在牙槽骨移植时(9~11 岁)进行皮肤移植。较厚的皮肤移植体可从后髂骨供体区获得,并同时采集松质骨[59]。

这一过程中最常见的鼻部变形为鼻翼宽度不成比例的变大,但通常不需要在儿童期进行校正。该研究中的儿童均不需要接受二次鼻小柱伸长或修正宽度或长度异常的人中。

由于术前的不对称性,不对称双侧唇裂的修正率也与较为常见的对称完全性唇裂有所不同。我们的研究显示,鼻唇的修正率与较严重侧和较不严重侧的术前不对称性有关。对侧轻微型唇裂组的鼻唇修正频率最低,原因是同步双侧修正更容易实现对称性。对侧极微型唇裂组的鼻部和唇部修正率(通常是较严重侧)均最高。这是因为极微型唇裂与正常形态很相近,恢复原来的对称性更困难。完全性/极微型双侧唇裂与单侧完全性唇裂畸形更相近。在所有的对侧不严重唇裂中,最常见的唇部畸形为内结节较薄,在较严重侧表现为完全游离的黏膜边缘。这一内结节缺损可由较不严重侧的中胚层发育不良解释。

应在骨骼发育成熟后再次统计鼻唇修正手术频率和类型。我们分析了双侧唇裂主要类型的 Le Fort Ⅰ 型截骨术和上颌前移术的频率:双侧完全性或双侧不对称完全性/非完全性唇腭裂为 50%,双侧完全性唇腭裂为 75%[60]。高上颌前移术频率说明,我们倾向于对中面部后缩的患者选择手术性治疗,而不论其咬𬌗关系是什么。Le Fort Ⅰ 型截骨术常与异质性材料覆盖颧骨突起部联合,以达到正常的凸出侧面部。对牙齿进行矫正以弥补上颌骨后缩,可能导致侧面部较平。

修正率或对二次手术的需求是重要的主观评价标准,接下来的治疗决策由医师做出,并经由患者家属或年龄较大的患儿的同意。牙科专家通常使用头影测量法,追踪唇腭裂修复后儿童的骨骼发育。儿童期和青春期鼻唇外观的评估需要基于相似的定量方法。

直接人体测量

Farkas 是第一个将医学人体测量应用于接受双侧唇裂修复术儿童的人[61]。他编订的参考书具有很大价值[62]。书中包括北美白种人出生后(0~5 个月以及 6~12 个月)至 18 岁每年进行的 28 种鼻部和 18 种唇部直线/角度测量的正常参考值。直接人体测量要求操作者接受训练,并具有实践经验和耐心。使用的工具为游标卡尺和 Castroviejo 卡尺。对于 5 岁以上的儿童,可较容易地获得软组织标志点以及鼻唇尺寸,但对于 5 岁以下的儿童,测量就比较困难。术中

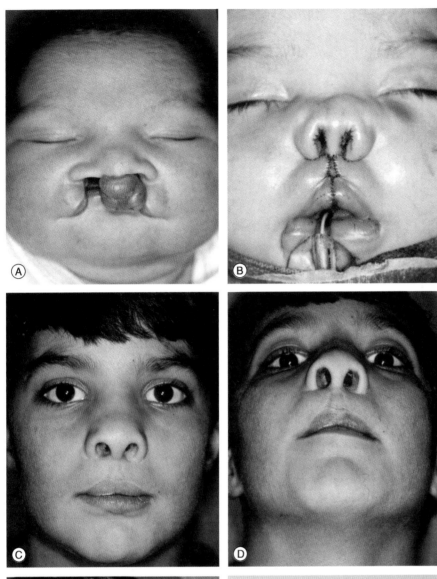

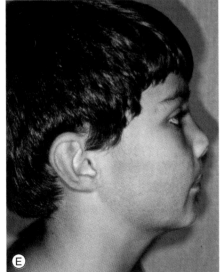

图 24.19　（A）双侧完全性唇腭裂。（B）闭合后的颏下照片。（C ~ E）8 岁时照片。鼻部突出和鼻小柱长度均大于正常值。鼻部宽度和唇弓宽度大于正常值

术中人体测量,对于鼻突度和鼻小柱长度过度矫正,对鼻宽度矫正不足

	术中		术后	
	患儿 (6个月)	正常 (6~12个月)	患儿 (8岁)	正常 (8岁)
n-sn	22.0[a]	27.0 ± 1.7	44.0	42.1 ± 2.4
al-al	26.0	26.5 ± 1.4	36.0[a]	29.8 ± 1.5
sn-prn	15.0[a]	9.1 ± 1.2	17.7[a]	15.9 ± 1.3
sn-c	7.0[a]	4.3 ± 0.9	10.5[a]	8.0 ± 1.1
cphs-cphs	2.0	NA	7.7	NA
cphi-cphi	4.0[a]	6.7 ± 1.0	10.4[a]	8.8 ± 1.1
sn-ls	7.5[a]	11.4 ± 1.3	9.0[a]	14.0 ± 2.2
sn-sto	16.5	15.8 ± 1.5	16.0[a]	19.7 ± 1.8
ls-sto	7.0[a]	4.4 ± 1.0	7.8	8.0 ± 1.2

正常值表达为均数 ± 标准差(SD) [a]表示超过标准差的值,NA表示无数据

人体测量可在操作前和修复后评估畸形的严重长度，留下基线鼻唇尺寸的记录[6]。在一项对46例接受修复术的双侧完全性唇裂患者的研究中，术中人体测量基于发育变化预期，确定三维手术策略。所有发育过快的鼻唇结构都矫正到小于年龄、性别匹配的正常婴儿的水平。中央唇红-黏膜高度（内结节）是个例外，矫正后它将大于正常水平（正常水平的155%）。发育过慢的结构，如鼻部前突和鼻小柱高度，将矫正到大于正常水平，即130%和167%。

直接人体测量可在发育过程中反复进行，并与正常值进行比较。一项回顾性纵向研究纳入了12例双侧完全性唇裂儿童，这些儿童按照描述的方法接受的修复手术[4]。4岁时，鼻部高度和前突，以及鼻小柱长度和宽度，均达到与正常值相差不到一个标准差的水平。未发现鼻部变宽，因为双侧唇裂患者的眶距过宽不严重。有意缩短唇部皮肤，因为与典型的长唇特征相比，这一特征较不明显。4岁时，唇高度为低于正常值1~2个标准差，而内结节高度为高于正常值1个标准差。随着年龄增长，中央唇红的饱满性将低于正常值。根据是否萌出恒切牙，扩大内结节或修剪多余的黏膜。图24.19为一名接受了双侧完全性唇腭裂的8岁男孩，该患者还接受了术中和术后人体测量。

对主要民族需要进行规范性的人体测量。除了白人外，Farkas的书还包括了3个年龄组的新加坡人：6岁，12岁（学龄儿童）和18岁（入伍军人和大学生）[62]。书中还包括了从婴儿期到成人期的印度人的测量数据[63]。针对双侧唇裂的3种变体，Kim及其同事测量了5岁以及低于5岁的正常韩国儿童的6项鼻唇特征，并将平均值与30名接受了改进的Mulliken式修复的儿童进行了比较[64]。他们发现所有鼻唇特征与正常值相比，相差不到2个标准差。鼻尖前突和鼻小柱长度低于相应年龄正常的韩国儿童，而鼻部宽度则略高。

间接人体测量

摄影测量

摄影测量是最初形式的间接人体测量，该方法可去除由于患儿哭闹造成的测量不准。但二维照片的放大、照明、成角、头部位置、对象与照相机的距离等均可造成误差。放大造成的影响可通过在照片中引入标准度量的方法解决。照相测量仅限于某些鼻唇特征的直线测量，以及比例和角度的测量[65]。Kohout及其同事对接受了修复手术的15例双侧完全性唇腭裂患者进行了摄影测量[66]。鼻小柱长度（sn-c）与鼻尖前突（sn-prn）的比率（两个发育缓慢的结构）为0.47±0.08，非常接近2岁正常儿童的平均值0.53±0.02。对一些儿童鼻小柱—唇部夹角的变化进行了分析。儿童早期的夹角为钝角（128.5±6.5°）（正常为102.5±5.2°），从7岁起开始变小，青春期时达到正常。这一变化可解释为前端—尾端隔膜的发育，包括唇部的倾斜或上颌骨后缩的增强。

Liou及其同事利用基底摄影测量技术评估了22例接受NAM治疗的双侧完全性唇裂儿童[67]。他们发现，术后第一年和第二年的鼻小柱长度减小了，然后在第三年开始增加，但与正常相比仍低了1.9mm；其他鼻部测量均显著增加。Lee及其同事也使用摄影测量技术，评估了接受NAM治疗和首次鼻部后退整形的儿童[68]。他们注意到，鼻小柱长度略短，但与平均年龄3岁的对照儿童相比未发现显著不同。

Morovic和Cutting对本章描述的首次鼻部整形术做了一些修改，在摄影测量技术中使用内眼角间距作为缩放标准[69]。他们计算了26名儿童接近正常的鼻小柱长度和鼻尖前突，但与对照组相比，鼻部宽度、鼻小柱宽度和鼻唇角仍明显增大。

立体摄影测量

立体摄影测量是目前最先进的定量评估鼻唇外观的方法，测量系统包括dMDface测量是目前最先进的定量评估鼻唇外观的方法，和Vectra 445（Canfield Imaging Systems，Fairfield，NJ）。这些系统的可靠性和有效性已得到证实[70,71]。同步高分辨率数字摄像机能捕捉千分之一秒内的图像。处理软件可将各个重叠的图像融合重一个三维图像。这个三维图像可在电脑上从各个角度观察和分析。有了三维图像就可以轻松确定标准的人体测量标志点，并测量鼻唇尺寸（图24.20）。通过三维图像可计算软组织前突，得到鼻或唇镜像对称的数值。

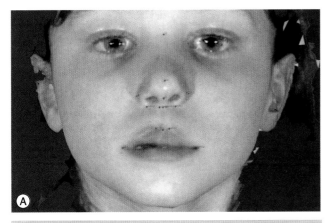 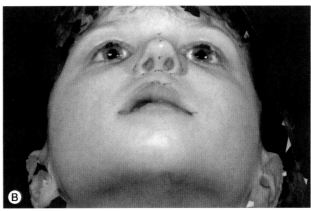

图24.18中患者(6个月)的术中直接人体测量数据		
术中	患儿(6个月)	正常(6~12个月)
n-sn	23.0[a]	26.9 ± 1.6
al-al	24.0[a]	25.4 ± 1.5
sn-prn	12.3[a]	9.7 ± 0.8
sn-c	6.0[a]	4.7 ± 0.8
cphs-cphs	2.0	NA
cphi-cphi	4.0[a]	6.5 ± 1.1
sn-ls	6.8[a]	10.7 ± 1.1
sn-sto	13.4[a]	16.0 ± 0.8
ls-sto	6.5	5.3 ± 1.4
正常值表达为均数 ± 标准差(SD) [a]表示超过标准差的值,NA表示不可获得		

图24.18中患者6岁时的间接人体测量(三维摄影测量)。注意快速发育和发育缓慢的结构		
术后	患儿(6个月)	正常(6~12个月)
n-sn	37.6	39.3 ± 2.7
al-al	26.5	27.5 ± 1.3
sn-prn	15.8[a]	14.5 ± 1.2
sn-c	L, 7.0; R, 6.4	7.5 ± 1.0
cphs-cphs	3.2	NA
cphi-cphi	6.7[a]	8.4 ± 1.3
sn-ls	11.5[a]	12.6 ± 1.3
sn-sto	20.3[a]	18.7 ± 1.7
ls-sto	9.7	8.0 ± 1.1
正常值表达为均数 ± 标准差(SD) [a]表示超过标准差的值,NA表示不可获得		

图 24.20 （A，B）三维摄影测量（Vectra 三维成像系统）：人体测量点位于正面照片和颏下照片上（图 24.18 中的患者）

结 论

一个唇腭裂医疗小组每年只能治疗有限的双侧畸形或其他腭裂变体的儿童。每个唇腭裂儿童都应该由一个有耐心、资质和热情的外科医师进行初次手术。初次手术在很大程度上决定了儿童的外貌和沟通能力。外科医师有责任在患儿进入成年期前提供持续的治疗和评估,这需要极大的使命感。

参考文献

6. Mulliken JB, Burvin R, Farkas LG. Repair of bilateral complete cleft lip: Intraoperative nasolabial anthropometry. *Plast Reconstr Surg*. 2001;107:307–314.

13. Millard Jr DR. *Cleft Craft: The Evolution of Its Surgery*. Vol II. Boston: Little, Brown; 1977.
    One definition of a "classic" is a great book that is often cited, but seldom read. In his conversational style of writing, Millard recounts the history of bilateral cleft lip repair as if he was an observer. The novice may find the organization of the book a little difficult to follow. Nevertheless, reading Millard's text is analogous to watching a master-surgeon in the operating room. The more experienced the visitor, the more gained by the experience.

44. Cutting CB, Grayson BH, Brecht L, et al. Presurgical columellar elongation and primary retrograde nasal reconstruction in one-stage bilateral cleft lip and nose repair. *Plast Reconstr Surg*. 1998;101:630–639.
    The article describes the prototype of a nasoalveolar molding appliance in preparation for synchronous nasolabial repair by Cutting's technique. The authors underscore that expansion of nasal lining is as important as stretching columellar skin. The principle of primary positioning the lower lateral cartilages is applied as described in this chapter; however, the technique differs.

45. Yuzuriha S, Oh AK, Mulliken JB. Asymmetrical bilateral cleft lip: Complete or incomplete and contralateral lesser defect (minor-form, microform, or mini-microform). *Plast Reconstr Surg*.

2008;122:1494–1504.

This paper focuses on a subgroup of asymmetrical bilateral clefts that present with a lesser-form variant that is contralateral to a complete or incomplete cleft lip. The lesser-forms are defined based on extent of disruption at the vermilion-cutaneous junction: minor-form; microform, and mini-microform. These designations determine the methods of repair and correlate with frequency and types of revisions that are usually necessary.

55. Mulliken JB, Burvin R, Padwa BL. Binderoid complete cleft lip/palate. *Plast Reconstr Surg.* 2003;111:1000–1010.
The authors define a rare subset of patients who have complete cleft lip/palate, nasolabiomaxillary underdevelopment, and orbital hypertelorism. One-half of the patients have a bilateral complete deformity, characterized by a diminutive single-toothed premaxilla. Necessary modifications in primary repair and in secondary correction of the hypoplastic soft tissue and skeletal elements are described.

57. Lo L-J, Wong F-H, Mardini S, et al. Assessment of bilateral cleft lip nose deformity: A comparison of results as judged by cleft surgeons and laypersons. *Plast Reconstr Surg.* 2002;110:733–741.

58. Mulliken JB, Wu JK, Padwa BL. Repair of bilateral cleft lip: Review, revisions, and reflections. *J Craniofac Surg.* 2003;14:609–620.

62. Farkas LG, ed. *Anthropometry of the Head and Face.* 2nd edn. New York: Raven Press; 1994.

68. Lee CT, Garfinkle JS, Warren SM, et al. Nasoalveolar molding improves appearance of children with bilateral cleft lip-cleft palate. *Plast Reconstr Surg.* 2008;122:1131–1137.

This study provides further proof of the principle of primary nasal correction. Photogrammetry was used to document columellar length in patients with bilateral cleft lip/palate who had nasal repair by the two-stage forked flap method versus primary nasal correction after nasoalveolar molding; both groups were compared to age-matched controls. Measurements to age 3 years showed nearly normal columellar length in the primary repair group without need for further nasal procedures, whereas secondary operations were recommended for all children who had forked flap columellar lengthening.

71. Wong JY, Oh AK, Ohta E, et al. Validity and reliability of craniofacial anthropometric measurements of 3D digital photogrammetric images. *Cleft Palate Craniofac J.* 2008;45:232–239.

25

腭裂

William Y. Hoffman

概述

- 正常的语言功能是腭裂修复的主要目标;减少对上颌骨发育的影响也很重要,但最终只是次要目标。

- 1 岁内进行腭裂修复(最好是 9 ~ 10 个月)比年龄稍长时再进行修复的言语功能发育要好。

- 腭帆提肌在腭裂患者中是要重视垂直走向的。将腭帆提肌同软腭的横向和后向位置对齐,对功能恢复十分关键。

- 由于腭帆张肌的位置异常,腭裂患者的咽鼓管功能也存在异常,对于每一个腭裂患者,都应利用置管术进行治疗。

基础科学

胚胎学

上颌骨和腭发育的胚胎学可参见第 21 章。宽泛的说,额鼻和上颌突的融合失败可造成原发腭裂,原发腭包括唇、牙槽突以及切牙孔前端的硬腭,导致前颌骨和外侧上颌骨间的裂口。这种情况可见于单侧或双侧。外侧腭突触融合的时间比原发腭融合晚,为胎龄 7 ~ 8 周,融合时外侧腭突触从垂直方向转向水平方向。融合从前向后进行,这可以帮助我们理解继发腭裂的多种形式。

腭帆提肌和其他咽的肌肉从第四鳃弓发出,由第 X 对脑神经(迷走神经)支配。唯一的例外是腭帆张肌,它从第四鳃弓发出,由第 V 对脑神经(三叉神经)支配。

解剖学

考虑腭成形术时,对每一位患者进行详细的解剖学评估至关重要。腭裂诊断的多种解剖学变化将影响手术修复的时间和顺序以及修复的类型。良好的功能效果取决于对解剖结构的准确分析以及结构对功能和面部发育长期影响的评估(图 25.1)。

了解腭帆提肌的解剖学,掌握多种腭裂类型(包括黏膜下腭裂)中腭帆提肌的错位十分必要。正常情况下,腭帆提肌为一横跨软腭后半部分的横向吊索式结构,其收缩可导致软腭的向上和向下移动,在腺样体水平上与咽后壁接触,实现腭咽关闭。从侧面看,运动的腭形成"膝"状结构。

由于裂口的存在,腭帆提肌为不连续的,它在不同程度上沿裂口边缘呈垂直走向,然后异常地插入硬腭的后缘[11~13]。因此,腭帆提肌的收缩异常,无法将腭在咽后壁上关闭。说话使空气从鼻腔漏走,造成明显的鼻音过重。此外,腭帆提肌的位置异常,与腭帆张肌肌腱的融合异常,可影响张肌在咽鼓管形成中的作用,并可能造成耳科问题[14]。本章对腭裂伴随的耳科问题进行了详尽的讨论。

耳科疾病

1878 年,Alt 首次注意到耳部疾病与腭裂的关

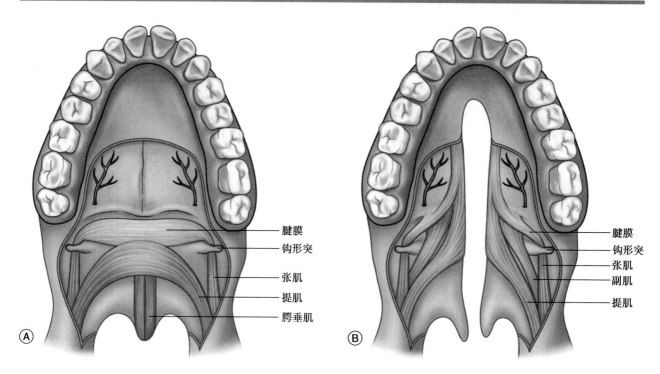

腱膜
钩形突
张肌
提肌
腭垂肌

腱膜
钩形突
张肌
副肌
提肌

图 25.1　（**A**）正常的解剖结构：腭帆提肌在软腭上形成一个吊索式结构；腭帆张肌在钩形突附近与腭帆提肌融合。
（**B**）腭裂：肌肉的走向与裂口边缘为平行

联[15]。很多研究将腭裂与咽鼓管功能异常联系在一起。在多中心研究中，双侧中耳渗出物耳镜检查和阻抗测试，以及中耳针吸活检显示，腭裂患者的分泌性中耳炎的发病率为 96%～100%[16,17]。在腭裂患者中，咽鼓管扩张的损害可能由咽鼓管旁肌肉系统的错位造成[18,19]。放射学和压力计检测均显示腭裂还存在咽鼓管的主动扩张异常[20]。此外，咽鼓管软骨的异常使得咽鼓管更容易塌陷。虽然解剖学研究表明，腭帆提肌不能主动打开咽鼓管开口，但仍可以通过对腭帆张肌的影响以及开口的被动位置施加间接作用。张肌和提肌在钩状突和钩状突的滑轮有一个共同的肌腱止点。在腭裂患者中，提肌与硬腭后部相连；钩状突的滑轮效应无法实现，从而影响了咽鼓管的打开。此外，一些人认为，咽鼓管开口长期暴露在口咽反流物质下，可造成咽鼓管炎症和阻塞。其他研究显示，咽鼓管扩张肌水平上的腺样状组织可能造成机械性阻塞[21]。无论腭裂是哪种形式，总是存在咽鼓管旁解剖学异常以及浆液性中耳炎和慢性听觉后遗症的风险。由于可能伴随听骨畸形，Pierre Robin 序列征被认为更有可能导致听力下降[22]。

　　咽鼓管慢性阻塞将导致浆液性中耳炎，而渗出物的长期存在将造成听力下降。听力描记法显示，腭裂患者的纯音听力损失的发病率为 20%～30%[23]。其他研究人员发现，50% 的腭裂患者存在听力下降[24]。未接受治疗且伴有严重渗出的儿童将导致完全失聪。由于腭裂患者可能存在言语发育异常，因此失聪的后果更为严重。

　　有研究人员认为，腭闭合将降低永久失聪的风险。在回顾性研究中，接受了腭成形术的儿童永久失聪的发病率要比未接受治疗的儿童低很多[24]。虽然腭成形术仍存在争议，但多数外科医师认为腭成形术可降低慢性浆液性中耳炎和失聪的风险。目前尚未就这一结论达成一致意见。腭修复术后，浆液性中耳炎仍可持续很多年。鼓膜切开术联合置管术仍是应对这一难题的主要方法。

表现

伴有唇裂和牙槽突裂的腭裂患者

　　虽然原发腭和继发腭在不同的胚胎发育阶段形成，但腭裂伴随唇裂依然最常见。裂口的牙槽骨段位于上颌侧切牙和犬牙牙根之间。因此，乳牙期和恒牙期均有可能发生上颌侧切牙和犬牙的位置异常[25,26]。80%～90% 的腭裂患者缺少裂侧的上颌侧切牙；即使有，其大小也比对侧牙小，或形态显著异常[26~28]。其他牙齿的缺失也比较常见[29]，但可能与手术本身有关,因为未接受手术的成人未表现出同样的缺牙症[30]。不对称比较常见,可造成第一上颌磨牙位置的改变[31~33]。与非腭裂患者相比,单侧唇腭裂患者的牙冠明显变小[34],恒牙萌发推迟[35]。这些发现说明,腭裂确实给牙齿发育潜能造成全面的影响。有趣的是,乳牙的萌发并未显著推迟[36]。

单侧完全性唇裂表现为鼻腔通道与口咽部的贯通。鼻中隔向裂侧弯曲和偏离。梨状孔下的缺失以及上颌壁外侧鼻骨的发育不良将导致鼻部畸形;鼻基底被向下压,鼻翼塌陷,鼻孔底变宽。因此,单侧完全性唇腭裂是鼻黏膜、骨腭、软腭肌肉系统和口腔黏膜的全层腭骨缺损。腭裂修复或牙槽骨移植时必须处理这些缺损。

在双侧完全性唇腭裂中,前颌骨段包含中央和侧切牙牙根,与牙槽弓不连续。外侧骨段常向内和向舌的方向塌陷,导致前颌骨的闭锁。手术前婴儿骨科(PSIO)管理可帮助预防或治疗外侧骨塌陷,矫正前颌骨的前端位置。若不治疗,则前颌骨的前端位置可能会形成前瘘,最终导致言语障碍和鼻腔的液体反流。接下来对上颌弓的矫治可在骨移植前将骨段对齐。

Kernahan 提出了区分唇腭裂不同表现的标准报告,见图 25.2。

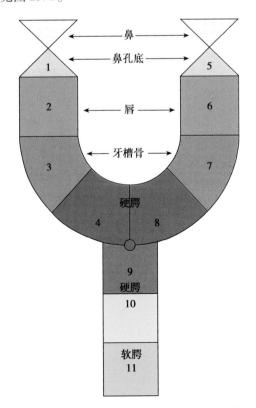

图 25.2　Kernahan 的腭裂分类系统可用于唇腭裂严重程度的标准报告

继发腭裂

继发腭裂又称为非完全性腭裂,可有多种表现形式,包括后软腭开口以及延伸至切牙孔的裂口。硬腭的骨架一般是分离的,分离的程度有所不同,但可能向前延伸至切牙孔。牙列一般正常且对称。

黏膜下腭裂

若腭的黏膜连续,但下面的提肌在中线处不连续且为垂直走向,与明显腭裂的肌肉解剖学相似,则称为黏膜下腭裂。Calnan 的 3 个诊断标准,即中线透明带、双叉腭垂以及硬腭后方的可触及裂隙,适用于这种情况。软腭肌肉系统收缩时可发现明显的中线肌肉分离(图 25.3)。

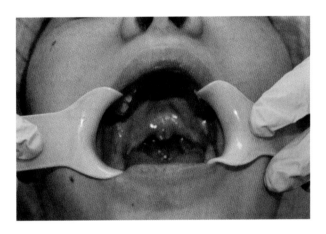

图 25.3　黏膜下腭裂。出现双叉腭垂,腭的中部变薄。在后鼻棘而不是硬腭后方上可触及一缺口

黏膜下腭裂的临床重要性很难评估。患有黏膜下腭裂的儿童在幼儿期很难得到诊断。一项丹佛市在校儿童的大样本筛查显示,人群中黏膜下腭裂的发病率为 1:120 037。另一项队列研究显示,45%~55% 患有不完全性黏膜下腭裂患儿的父母有症状,包括言语障碍、浆液性中耳炎或听力下降[38,39]。对墨西哥黏膜下腭裂儿童的研究中,纤维鼻内镜发现1/3 的儿童伴随腭咽关闭不全[40]。其他评价黏膜下腭裂患者的言语障碍的研究存在问题,因为转到腭裂治疗的病例大部分是由于言语障碍,而不是被诊断为黏膜下腭裂。因此被诊断为黏膜下腭裂的儿童无需进行常规的修复治疗,因为很多黏膜下腭裂的患者不会发展为腭咽关闭不全。应对这些患者进行密切监控、持续的言语功能评价和听力测试。

出现腭咽关闭不全和黏膜下腭裂的患者需要接

受全面的评估,包括言语能力评估和内镜检查[41]。即使临床检查未发现明显异常,但手术时发现多数患者存在解剖学异常(>90%)[42,43]。因此所谓隐蔽的黏膜下腭裂,仅指临床检查没有明显异常。也有少数患者存在腭咽比例失调和腭咽关闭不全,但不存在唇腭裂或黏膜下腭裂。黏膜下腭裂的外科矫正手术主要集中在软腭肌肉分离的矫正。虽然有些研究人员认为咽部皮瓣和括约肌咽成形术可作为主要的治疗手段[40],但多数外科医师主要关注提肌位置异常的纠正[44]。因为不需要克服宽度上的差别,所以对位双 Z 成形术(见下文)是比较理想的治疗手段[45]。若使用咽部皮瓣进行治疗,这种手术可以避免鼻阻塞和睡眠呼吸暂停的风险。

Pierre Robin 序列征

Pierre Robin 描述了 3 个同时发生的病症:小颌畸形、舌下垂和呼吸窘迫[46]。诊断为 Pierre Robin 序列征的儿童中,60%~90% 伴有腭裂[47,48]。腭裂为非完全性,裂口至软腭,可为 V 形,U 形尤为常见[49,50]。过去人们认为这一表现继发于子宫内头部的过度弯曲,导致腭突见舌头的位移,腭突因此无法融合。近期对 Pierre Robin 序列征几个合并症状的广泛研究发现了该病的遗传学基础,指出该病并非是简单机械作用的结果[51~53]。Pierre Robin 序列征婴儿的其他异常,特别是心脏和肾病的发病率较高[54]。

Pierre Robin 序列征新生儿可能有严重的呼吸和喂食困难,原因是舌头向后错位。初步的治疗包括将患儿面朝下放置,用洗胃管将舌头前推[55]。鼻导管也可用于同样的目的,成功率为 80%~90%[56]。若常规治疗无效,可对气道进行外科手术。舌唇粘连术可作为气管切开术的替代治疗,且通常都有效[57,58]。最近下颌骨牵张成骨已用于新生儿,从而避免了使用气管切开术,但该手术对下颌骨发育和牙齿发育的长期有效性尚不可知[59]。若治疗集中在上气道,则应利用支气管镜检查排除其他需要气管切开术的声门下问题(例如咽喉软化)。

Pierre Robin 序列征儿童腭成形术的时机应根据患儿的发育情况而定,特别是下颌骨发育。针对 Pierre Robin 序列征儿童的下颌骨发育是否会在未来赶上正常发育,仍有争论。通常患儿第一年会出现过快发育[60,61],但很快发育速度就与正常儿童一致了。Pierre Robin 序列征儿童的发育程度较低。

后期的头影测量评估显示,Pierre Robin 序列征儿童的下颌骨比正常的要小[62]。腭骨的闭合缩小了有效的呼吸面积,可能造成呼吸窘迫。若下颌骨在第一年可达到正常大小,则一岁前腭裂修复术仍是安全的。对于少数之前接受了气管切开术的患儿,腭裂应在拔管前修复。在某医疗机构,腭成形术后气道缩窄的风险为 25%,急诊气管切开术或重插管率为 11%[63]。

症状

腭裂儿童可伴随多种畸形或病症[64]。50% 不伴随唇裂的腭裂患者,可伴随一种其他病症,而唇腭裂患者其他病症的发病率为 30%。范德沃德综合征与干扰素调节因子 6(IRF6)基因的突变有关,可导致腘翼状胬肉综合征。这是一种下唇窦道的常染色体显性疾病,可伴随不同的外显率,包括唇裂和腭裂。

伴随一种已知病症的腭裂患儿应接受全面评估,制订个性化的手术时间和规划。发育严重受阻或预期寿命短的婴儿应推迟手术干预,或仅在特殊情况下再接受腭成形术。此外,这些儿童可能伴随先天性心脏异常,需要特别的麻醉和术后护理。对于严重畸形的儿童,旨在使患儿恢复正常言语功能的腭裂修复手术只会给父母带来不切实际的期待。如前文所述,应向父母说明修复可帮助发音,但无法保证言语功能的发育。严重畸形儿童通常出现神经肌肉发育延迟,因此腭裂修复可能造成气道的变化,造成上气道阻塞。

染色体 22q 缺失

软腭-心-面综合征与染色体 22q 缺失有关,可用荧光免疫杂交技术(FISH)检测。患儿的脸型像鸟,软腭功能异常,发育迟缓,并伴有心脏病(图 25.4)。染色体 22q 缺失还可能造成 DiGeorge 综合征,伴随 B 细胞和免疫功能异常。这样的患儿应转诊到免疫科并接受随访。软腭功能异常通常与软腭无法正常活动有关,因此很难决定应进行何种手术改善言语功能。

发育

腭裂新生儿和正常新生儿出生时的平均体重一

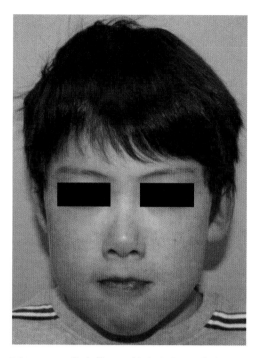

图 25.4　一染色体 22q 缺失患儿,注意内眦赘皮和比正常小的鼻部

样[65,66],但腭裂患儿在幼儿早期的增重缓慢。一项针对唇腭裂婴儿的研究显示,这些婴儿接受唇裂修复术时出现早期发育缓慢。腭成形术前,这些婴儿的发育明显滞后。但纵向研究发现,腭裂修复后,与4岁的正常儿童相比,发育恢复到正常水平。对纵向列队进行风险分层后发现,伴随其他病症的患儿以及继发腭不完全裂的患儿均出现明显的发育迟缓[67,68]。

口面裂儿童的病情稳定,至少在6岁前可保持正常发育,与正常儿童相比没有明显的身高的体重差异。但在儿童晚期,腭裂患儿的体重和身高与正常对照相比下降。一项丹麦的研究分析了骨骼发育成熟后男性腭裂患者的发育情况,测量了他们的体重和桡骨长度,发现青春期开始的时间比平均晚6个月,且青春期骨骼发育的速度较慢,但青春期的持续时间和骨骼发育时间比平均多出1年,因此他们的体重和桡骨长度最终与正常组无差异[69]。

发育差异可由多种因素造成。腭裂修复前存在喂食差异[70],但患儿自身的发育障碍才是出生后发育迟缓的主要原因[71]。耳部和气道炎症的高发与早期发育迟缓相关[65],患儿接受的多次复杂手术也可造成发育迟缓[70]。腭裂患儿的生长激素水平较低,也有可能造成发育迟缓。婴儿期、儿童期和青春期的发育迟缓都是多因素作用的结果。幸运的是,父母会被告知,大部分儿童将达到正常的体重、身高

和发育水平。

进食和吞咽

完整的腭是分隔呼吸道和消化道的屏障。想要了解腭裂婴儿的进食障碍,我们必须先要理解腭在吸吮和吞咽中的作用。进食分为两个步骤,产生吸吮力(负口腔压)和吞咽。为了产生负口腔压,软腭需在后方封闭咽;唇部在前方闭合,舌头离开腭,同时打开下颌骨,从而产生负压。此时口腔内容积增大,产生负压。若无法关闭鼻咽或闭合嘴唇,或在与唇的接触部位腭不完整,则无法产生负压。腭咽闭锁困难是腭裂患儿母乳喂养或奶瓶喂养困难的原因。

母乳喂养时婴儿的吸吮动作可稳定乳头的位置,婴儿舌头贴近乳头的运动将液体送入口腔。但人工奶嘴喂养的情况则不同。婴儿将牙槽骨靠近人工奶嘴,以便从奶嘴吸吮,控制流速。将食物送到咽部需要舌头的运动。腭裂婴儿的口咽部和鼻咽部是连通的,无法用舌头闭合腭,因此无法产生负压,导致吸吮和母乳喂养均无法完成。

大多数腭裂婴儿无法进行母乳喂养。裂口局限在后软腭的婴儿可利用舌头后部产生部分负压封闭。但 Pierre Robin 序列征和非完全性软腭裂的婴儿可以,这些患儿可能由于舌下垂造成呼吸窘迫或无效吸吮。显然,单纯患有唇裂而无腭裂者,不会影响母乳喂养。

腭裂的婴儿无法进行母乳喂养,可采取其他喂养方式,包括专用奶嘴,如羊奶嘴,将奶嘴做十字切,或使用较长的柔软奶嘴将液体直接放到舌头后部。特殊液体流动的奶瓶,如重力流动和挤压型奶瓶可帮助照看人控制流速(图 25.5)。每种方式的关键是减少流动阻力,控制流速以达到最佳喂食量和婴儿的最小吸吮力。以上方法均可使用,方法的选择主要基于使用者的偏好和婴儿的接受程度。其他需要注意的问题包括抬高婴儿头部,控制喂食时间和量[72~75]。

吞咽需要舌头和咽的互相作用。协调的吞咽依靠神经肌肉控制和舌头与咽有节奏的收缩。腭裂儿童通常不存在吞咽和吸入困难,除非舌头和咽的神经肌肉异常。将误吸简单地归因于腭裂是错误的。若存在吞咽时误吸,则应进行诊断性评估,包括钡薄膜吞咽研究、支气管镜检查和胃镜检查。患儿可能咳嗽或喷溅,使食物反流至鼻腔,特别是当喂食量或

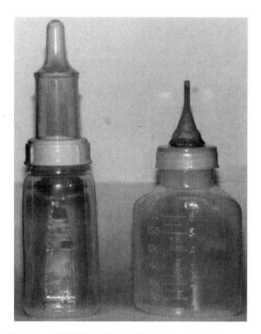

流速过大的时候。正常吞咽时,舌头通过与腭的复杂作用将食物送入咽。但如果腭有裂口,那么食物将反流至鼻腔通道,造成鼻黏膜不适以及鼻窦炎和溃疡。对于年龄稍长的患儿,腭瘘将造成鼻腔与口腔的连通,导致食物反流至鼻腔,这是很尴尬的事情。

患儿的体重增加和骨骼发育证明了喂养策略的正确性。当腭裂通过手术成功闭合时,就不需要特殊的喂养方法了。

图 25.5 腭裂婴儿喂养专用奶瓶。左侧为 Haberman 奶瓶,瓶体与奶嘴连为一体。右侧为 Mead-Johnson 奶瓶,需要通过挤压奶瓶增大流速

言语功能

腭成形术的主要目的是恢复言语功能。虽然存在喂食困难,但患儿仍然可以健康成长,但若不修复腭则无法恢复言语功能。正常发音需要将口咽和鼻咽分离开。发音时腭上抬,需要口咽部的正压。这一动作主要由腭帆提肌完成(图 25.6)。

言语功能涉及多个环节,腭裂患者的言语功能发育受多个因素的影响。此外,言语功能还受运动

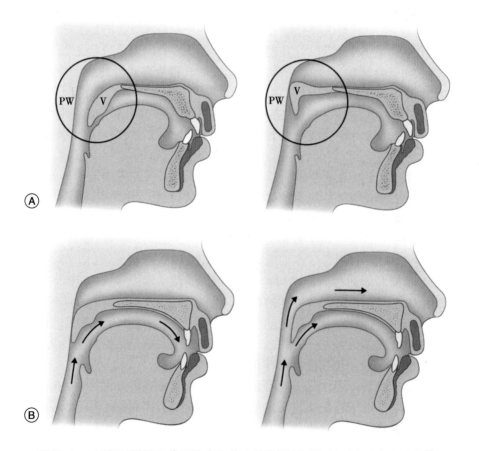

图 25.6 (**A**)侧面测颅 X 线照片中为静止的软腭("V")(左上)或发音中的软腭,发音时软腭与咽后壁("PW")接触(右下)。(**B**)线图显示了正常发音时的气流(左),软腭与咽后壁接触,引导气流从口腔向外流动。若软腭太短或动作不足(右),则气流可能从鼻腔漏走,造成腭咽关闭不全(VPI)

或神经发育迟缓（通常见于伴随其他病症的患儿中）以及听觉刺激和环境刺激的影响。应区分发音和言语功能发育的区别，前者主要依靠正常的解剖学结构，而后者受整个发育情况的影响。正常的发音要求舌头位置、唇部功能和牙齿位置正常，但这些在腭裂患儿中均不正常[76]。

若腭功能没有得到纠正，则可导致腭咽关闭不全，造成鼻音重。由于无法控制口腔中的气流，患者的声音较粗哑。若无法在解剖学或功能上实现完全性闭合，则患儿将逐渐掌握代偿性机制。但这些机制可能影响智力发育，患儿将学会声门闭塞音和咽摩擦音。此外，各种音素对应的舌头位置将会改变，以实现最正常的发音。即便是最好的发音和语言治疗手段也很难去除这些代偿性机制。功能性腭裂修复后代偿性发音仍会持续，特别是修复推迟或腭咽关闭不全的二次纠正手术后。

腭裂的修复时机

腭负责几项重要的功能，均与口咽与鼻咽的分离有关。虽然腭裂修复的主要目标是恢复正常的言语功能，但腭裂手术应在整体发育、齿面发育和耳科方面做出权衡。

言语功能

腭成形术的主要目标是恢复言语功能。为了达到最佳的言语功能，应注意以下两方面：手术方法和手术时间。Victor Veaull 于 1931 年首次报道了修复年龄和言语功能间关系的观察结果。他注意到，与 2~4 岁接受手术的患儿相比，12 个月之前接受修复的患儿更有可能恢复正常的言语功能。9 岁后接受治疗的儿童言语功能最差。但腭成形术的最佳时间尚未得到科学证实。干扰性因素，包括手术方法、医师的技术、缺乏言语功能评价的标准以及其他治疗，导致很难确定修复的最佳时间[77]。

一般认为，在患儿开始学习语言时进行腭裂手术可获得最佳的言语功能，对于发育正常的儿童通常为 12 个月[78,79]。一些证据表明，语音发育要早于 12 个月，即从 4~6 个月开始[80,81]。大部分腭裂修复时间的研究注重二期结果。一项研究发现，若手术晚于 1 岁，则代偿性发音增强；而另一项研究发现，若手术晚于 1 岁，则需要使用咽皮瓣。目前很多

手术在 1 岁前进行，但尚未建立绝对的时间点。修复应基于患儿的言语功能发育。一些研究显示，若矫正手术推迟到 21 个月，则代偿性发音还不明显。虽然缺乏足够的证据支持早期腭裂手术，但越来越多的研究人员认为，对于正常发育的儿童，应在 9~10 个月进行手术[82,83]。一些外科医师反对过早的腭裂修复手术（6 个月或更早）[84~87]，这种手术的目的通常为改善喂养。但目前缺乏这些患者的长期结果。正在进行的回顾性纵向评估试图更好地确定唇裂手术的最佳时间。

上颌骨发育

腭成形术可对上颌骨发育造成不良影响。对未接受腭裂治疗的成人进行的头影测量分析表明，上颌骨的尺寸和发育均正常[88,89]。试验结果显示，唇部修复可能限制上颌骨的矢状面发育[90,91]，但对于大多数患者，腭裂修复的影响更明显。接受腭裂修复后，很多儿童表现出典型的上颌骨横向缺损，当恒牙萌出后，需接受上颌骨扩大术。

与非腭裂儿童相比，腭裂儿童上颌弓的横向生长较窄，造成明显的咬𬌗不良，包括牙列拥挤、侧牙反𬌗以及前牙开𬌗[31,92~94]。目前还无法确定变窄的牙弓和上颌骨发育抑制是由手术瘢痕[95,96]还是自身的上颌骨发育不良造成。比较可能的情况是，两个因素共同造成牙弓变窄和上颌骨发育抑制。在某些研究中，35%~40% 的腭裂儿童将需要 Le Fort Ⅰ式上颌骨前移术。有证据表明，反𬌗的发展和上颌骨发育不良与最初腭裂的严重程度有关[97,98]。

虽然腭裂修复术可以等到患儿长大些再实施，但考虑到对上颌骨发育的影响，术后恢复稍大患儿的言语功能，比用正畸手术联合正颌手术矫正咬𬌗更困难。

伴随其他病症患儿的腭裂修复

腭裂患儿常伴随多种畸形或其他病症[64]。伴随一种已知病症的腭裂患儿应接受全面评估，制订个性化的手术时间和规划。发育严重受阻或预期寿命短的婴儿应推迟手术干预，或仅在特殊情况下再接受腭成形术。此外，这些儿童可能伴随先天性心脏异常，需要特别的术前评估和术后护理。对于严重畸形的儿童，旨在使患儿恢复正常言语功能的腭裂修复手术只会给父母带来不切实际的期待。如前

文所述,应向父母说明修复可帮助发音,但无法保证言语功能的发育。严重畸形儿童通常出现神经肌肉发育延迟,因此腭裂修复可能造成气道的变化,造成上气道阻塞。

治疗/外科技术

技术方面

无论使用何种修复,均需要处理几个围术期问题。患儿的整体健康状况的发育情况对手术时间的确定、麻醉和手术的实施至关重要。术前进行常规的听力评估,这样当存在适应证时耳鼻喉科医师可进行鼓膜置管术,从而不需对患儿进行额外麻醉。

使用 RAE 气管导管有助于放置全口开口器套件而不造成导管的弯曲。应定期评估气道的情况。若存在下中牙,则可能造成牵张器对导管的挤压。全口开口器套件是较常用的工具,由于需要挤压舌头,可能造成缺血。若使用时间超过 2 小时,则术后可能出现明显的舌体肿胀。放置前 7 ~ 10 分钟,向腭注射 0.5% 利多卡因和 1:200 000 肾上腺素。与较大注射器相比,使用 3ml 的注射器可较容易地对硬腭进行注射,最大注射量为 1ml/kg。

外科医师使用纤维头灯或牵张器在患儿头部进行腭裂修复。在肩下放置毛巾可便于颈部的伸展。应确定患儿没有可导致颈椎异常的病症。使用弯曲的针持可使医师在不阻碍视线的情况下进行缝合。

确定腭大神经血管束的解剖学位置很重要,腭神经血管束从腭大孔伸出,穿过硬腭的侧后方。医师最好用对侧手在每一侧做出切口,使切口向远离血管蒂的方向倾斜。在血管蒂周围将腭黏膜轻柔剥离,尤其是小心剥离腭孔处,以获得口内黏膜瓣的无张力闭合[99]。手术的目标是从前到后实现鼻部和口部的完全闭合。对于较大的裂口,可能无法实现完全闭合,特别是在鼻面。最难闭合的区域是软硬腭的交界处,此处最容易发生瘘。

硬腭闭合 vs 软腭闭合

将硬腭闭合和软腭闭合的手术分开,可使我们更好地理解腭裂手术。所有的手术方法通常均对硬腭闭合使用黏骨膜瓣。软腭修复强调腭帆提肌位置的矫正。沿裂口边缘的切口位置可有所变化,包含

的黏膜面积可多可少,这些黏膜最后经翻转成为口腔黏膜。在下面的讨论中,我们首先讨论的硬腭修复术,然后是软腭修复术。

Von Langenbeck 法

19 世纪后期,Bernhard von Langenbeck 提出将黏骨膜瓣应用到继发腭裂的闭合中。手术方法包括用一松解切口模仿裂口边缘,松解切口从上颌结节后方开始,沿着牙槽嵴的后部延展。目前临床仍使用改进后的 Langenbeck 法修复术治疗继发腭裂。下文描述的软腭内腭帆成形术或腭帆提肌修复,如今已用于重现正常的肌悬吊(图 25.7)。

V-Y 型后推法(Veau-Wardill-Kilner)

美国费城的 George Dorrance(1877—1949 年)意识到,很多腭裂患者由于软腭无法接触咽后壁,将发展为腭咽功能不全[100,101]。他倡导肌移位术,但需要破坏钩状突,Dorrance 认为这将改变肌肉收缩的适量,若与 Langenbeck 法修复一起使用,将拉长腭骨。他还建议将腭大神经血管束分开,以方便后推。Thomas Kilner(1896—1964 年)与 Victor Veau 和 William EM Wardill(1893—1960 年)一起,在 V-Y 型后推法的发展中起到关键作用。此外,他还将腭裂修复术提前至 12 ~ 18 个月[102]。

后推法的关键是在硬腭上做出中央 V 形切口,该切口将闭合为一条直线,在闭合的口侧增加长度(图 25.8)。起初,手术步骤包括在腭大孔处对硬腭后方进行截骨,以松解腭血管。后来有研究人员提出进行周向性分离,并松解血管后的骨膜,从而拉长血管。这种方法效果不错,且对主要血供的伤害较小[99,103]。鼻部组织得到松解并打开。一些学者提出用隔皮瓣[104]或口腔黏膜(图 25.9)[105]作为鼻腔黏膜。软腭修复可通过裂口边缘的修复以及提肌的横向闭合。

后推法可延长腭的长度,将提肌放置到更有利的位置。前端和鼻面上会留下较大的开放区域,这些区域在肌肉收缩时将被关闭,因此会丢失很大一部分增加的长度。此外,口腔黏膜缺损的收缩也会在前端造成上颌骨宽度的损失,这比后段上颌骨狭窄更难处理。上颌弓在前端可能会变平,给正畸医师造成操作困难。完全性裂口的前端闭合仅为鼻腔黏膜的闭合,因此与其他手术方法相比,后推法瘘的发病率更高[106]。

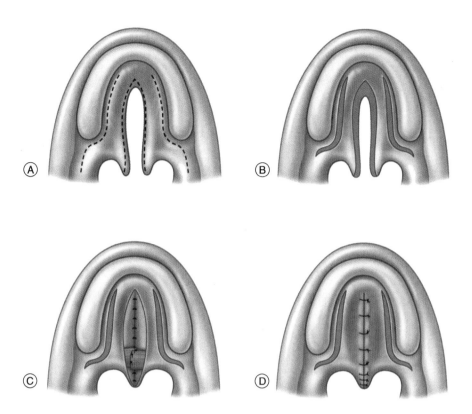

图 25.7　Langenbeck 法修复。(A) 在牙槽嵴后做松解切口,为中线闭合提供双侧双蒂皮瓣。须保留腭大血管。(B) 切下裂口边缘,注意为完全闭合留下足够的鼻腔黏膜。(C) 关闭鼻腔黏膜,并进行肌肉修复。(D) 术后外观

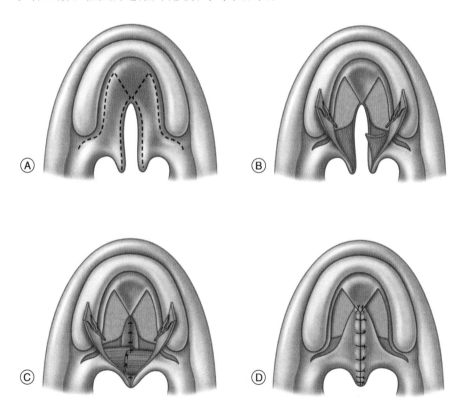

图 25.8　后推法。(A) 前端 W 形切口。(B) 抬起与腭血管连接的双侧黏骨膜瓣。将腭帆提肌从硬腭的后缘松解。(C) 跨过软腭的中线修复肌肉。(D) Y 形闭合增加了长度,但在两侧留下了较大的未覆盖区域

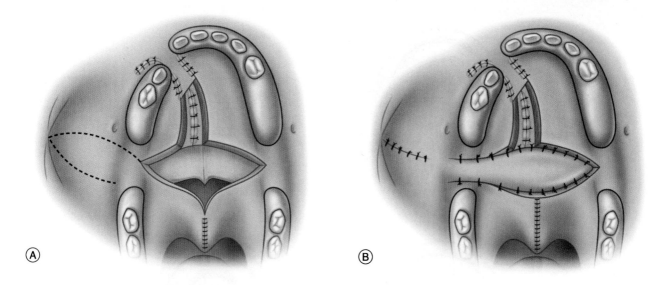

图25.9　(**A**)口腔黏膜瓣。Kaplan建议使用口腔黏膜瓣延长鼻腔黏膜。(**B**)移到鼻面的皮瓣。某些情况下,双侧皮瓣可与口腔表面的第二皮瓣一起使用

两瓣腭成形术

Bardach和Salyer[107]仅在裂口边缘游离黏骨膜瓣的方法,他们认为裂口弓本身可以为中央的闭合提供足够的长度。当然,这一方法也许不是普遍适用,而是适用于裂口较窄的患者。更为广泛的两瓣腭成形术基于Langenbeck法修复,但是将松解切口沿牙槽缘延伸到裂口边缘。因此,皮瓣的设计完全取决于腭血管的血液循环,但放置位置更多变。对于单侧完全性裂口,取自大(内侧)段的皮瓣可跨过裂口,在牙槽缘后直接闭合。这种方法可防止前硬腭瘘的形成[108]。

至于软腭的闭合,可利用典型双瓣腭成形术,以直线的方式闭合。软腭内腭帆成形术是闭合的关键步骤(图25.10)。

通常可以尽量闭合两侧切口,减少暴露区域(图25.11)。

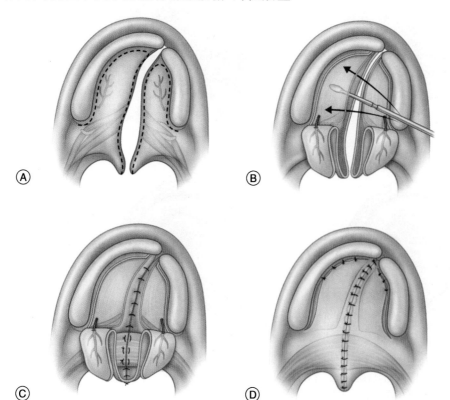

图25.10　两瓣腭成形术。(**A**)切口与Langenbeck法修复相似,但在牙槽嵴后方与裂口边缘汇合。(**B**)两侧均制作黏骨膜瓣,保留腭大血管。(**C**)从硬腭的后边缘游离腭帆提肌,跨过中线缝合。(**D**)最后的闭合

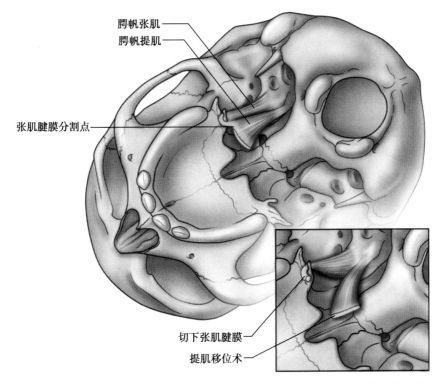

腭帆张肌

腭帆提肌

张肌腱膜分割点

切下张肌腱膜

提肌移位术

图 25.11　Cutting 的提肌移位术；从硬腭后方游离腭帆提肌以及口腔和鼻腔黏膜。在钩状突内侧切下张肌肌腱，使肌肉悬吊完全松解

犁骨瓣

　　完全性腭裂鼻黏膜前端修复的术语目前还比较混乱。最初犁骨瓣被描述为位于下部，在隔上方做一个切口，皮瓣向下翻转，以在口侧实现单侧闭合。几个欧洲医疗中心注意到，很多由于犁骨-前颌骨缝合造成的上颌骨后缩以及瘘的发病率较高，于是这些病例转为双层前端闭合[109~111]。

　　接受上犁骨瓣手术的患者却未出现相似问题。手术方法为将黏膜从裂口边缘的隔翻转，切下的量刚好可以覆盖对侧的鼻腔黏膜。对于双侧腭裂患者，需要沿隔做一个正中切口，两个皮瓣沿各个方向展开，这样即可对硬腭黏膜实现双层闭合，且瘘的发病率较低，对上颌骨发育的影响也较小[106]。

软腭内腭帆成形术

　　Victor Veau 首次提出腭帆提肌向中线移位修复腭裂的方式，Braithwaite[112] 是第一个在后端复位和无张力修复中实施广泛的肌肉剥离的人。Braithwaite 强调在正中修复前，要在硬腭的后端进行仔细的腭帆提肌游离。

　　Cutting[113] 描述了一种腭帆成形术，即分割腭帆张肌肌腱，将肌肉复位到钩状突。这一方法称为提肌移位术，需要对提肌进行广泛分离，从鼻腔黏膜和口腔黏膜游离。虽然口腔黏膜有一定的厚度，但鼻黏膜与肌肉的贴合给分离造成困难，有时甚至导致黏膜穿孔。Sommerlad 提出用显微镜剥离肌肉，以减小对鼻腔黏膜的伤害。在钩状突内侧松解张肌肌腱，重叠提肌，从而为修复创造合适的张力。这一方法与 Furlow 对位双 Z 成形术中的肌肉重叠相类似。在早期评估中，该方法可较好地恢复言语功能。Cutting 和 Sommerlad[114] 均提出，若初次的腭成形术后还是出现腭咽关闭不全，可对提肌进行二次修复。

对位双 Z 成形术（Furlow）

　　Furlow[115] 最早于 20 世纪 80 年代提出了一种腭裂闭合方法，即将 Z 成形术用于腭裂闭合。该方法交替进行鼻皮瓣和口皮瓣的 Z 成形术，并将提肌保持在最后方的皮瓣内，术后患者的言语功能恢复和骨骼发育均取得了初步成功。

　　Z 成形术在软腭的口面和鼻面进行，但方向不同。对于两种 Z 成形术，中央臂均为裂口边缘，后皮瓣包括提肌。Furlow 建议后部口皮瓣位于右手手术

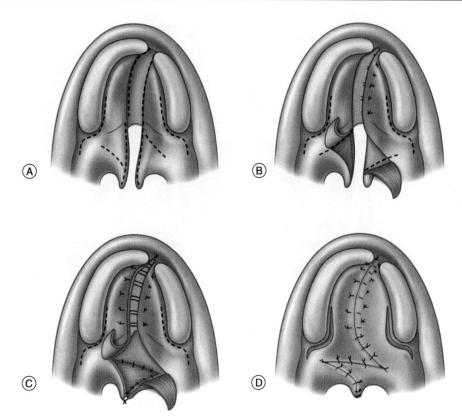

图 25.12　Furlow 的对位双 Z 成形术。(**A**)口皮瓣设计,以及左边的下方皮瓣。若有必要,松解切口可延伸至牙槽骨后方的裂口边缘,与硬腭闭合的双瓣腭成形术(图 25.9)类似。(**B**)左边的口皮瓣与提肌一起抬起,右边的皮瓣抬至肌肉上方。口侧使用相反的方法。犁骨瓣在前端闭合鼻黏膜。(**C**)将鼻皮瓣移位,闭合前端的口腔黏膜。(**D**)口皮瓣移位后的结果

的医师的左侧,因为将肌肉从鼻黏膜抬起是分离的难点(图 25.12)[116]。

　　该方法可实现完全的鼻侧和口侧闭合,并重建提肌悬吊。由于鼻部的 Z 成形术比较靠近外侧,因此可形成位置较高、功能更健全的悬吊。理论上,这种方法的缺点在于,完全忽视小的腭垂肌,但与其他方法相比,言语功能恢复效果相当,甚至更好[117,118]。

　　Furlow 还描述了可能需要做出的松解切口。本文作者倾向于将软腭的对位双 Z 成形术与硬腭的两瓣成形术结合起来,这样可降低瘘的发生率,促进言语功能的恢复。较宽裂口可能存在问题,因为 Z 成形术需要跨过的距离太大了。上方的口皮瓣可与松解切口相连,做一个与腭血管相连的岛状皮瓣,实现更大的活动性,但这一方法可能将闭合移动到下方皮瓣侧。另一种方法是沿软腭的外边缘延伸松解切口,以便实现口侧的闭合,同时用异体脱细胞真皮基质修复鼻缺损。对于较宽的裂口,第三种方法是进行直线形闭合,而 Z 成形术作为二次手术,用于改善

言语功能。

两阶段腭裂修复

　　由于腭裂修复后可能出现上颌骨发育问题,一些外科医师提倡两阶段腭成形术,第一阶段修复软腭,第二阶段修复硬腭。手术方法最先由 Schweckendiek 和 Doz[119] 提出,即 4～6 个月修复唇裂的同时修复软腭,4～5 岁时封闭并修复硬腭。有些学者提出可在早期进行硬腭修复,即 18～24 个月[120]。

　　手术的原则是,硬腭裂口在两次手术间隔内变小,因此减少了剥离操作,对上颌骨的发育影响较小。虽然在理论上这个方法很吸引人,但很多研究表明,言语功能的恢复比其他手术方法要差,对上颌发育的促进作用也很有限[121～123]。如上文所述,随着年龄的增长,言语功能的恢复将变差,而大部分上颌骨发育问题可由正畸操作完成,若有必要,可使用上颌骨前移术。

术后护理

手术结束后,呼吸是最主要的问题。腭裂儿童已习惯比正常要宽的鼻气道,而鼻气道已通过修复术封闭了,特别是那些在鼻腔放置少量血或黏膜进行修复的患儿。术后低氧血症也可能发生,但可在 24～48 小时内解决[124]。拔管后对舌体的牵引缝合可无需口腔内装置维持气道。一些治疗中心使用鼻腔喇叭改善通气。持续的脉搏血氧测定以及减少麻醉剂使用,可避免严重后果的发生。15mg/kg 对乙酰氨基酚和 10mg/kg 布洛芬的交替使用可以镇痛。使用张口器进行手术超过 2 小时的患儿应密切观察,注意舌体肿胀的发生。一些外科医师在手术期间定期松解张口器,与手部手术时定期松开止血带的原理相同。

Pierre Robin 序列征患儿是特殊的群体。即使是在 ICU 中,也应密切关注这部分患儿以及有其他可能影响呼吸的病症的患儿,保证没有严重的呼吸道阻塞发生。出于这一原因,大部分 Pierre Robin 序列征患儿住院的时间较长。

腭裂修复术后,出血也较为常见。由于存在暴露区域,这些区域可能在术后 12～24 小时内流血。若手术时长小于 90～120 分钟,则可减少出血,因为麻醉苏醒期间,肾上腺素还在起作用。手术结束时轻压硬腭,也会减少出血。作者发现,在颈部后方使用冰袋可在苏醒期和观察期较少术后出血。这一方法之前尚未介绍过,但一些有经验的外科医师已经开始采用了(Ousterhout, pers. comm. 1986)。

术后 10～14 天,婴儿的喂养仅限于流食,以防止固体堵在手术开放区域。术后第二天早上减少或停止静脉输液可能造成口渴,因此几乎所有的患儿都会开始进食足够的流食。患儿必须在止痛剂使用后约 30 分钟学会进食。可使用臂夹板防止患儿将手术或其他异物放在口内。

腭裂修复效果

瘘

瘘是一种并发症,学者已对这一并发症进行了较为详细的描述。由于瘘的存在,即使软腭功能正常,仍可造成鼻腔漏气以及液体的鼻腔反流。某机构对瘘的发生进行了广泛的回顾性研究,发现与 V-Y 型后推法或 von Langenbeck 法相比,Furlow 法修复可显著较少瘘的发生。多变量分析显示,裂口宽度是另一影响因素[106],可导致裂口闭合困难,特别是硬腭裂口,建议在口侧使用黏骨膜瓣以达到最佳效果(图 25.13)[125]。若需要推迟手术,可使用腭板帮助瘘的封闭,改善言语功能,直到完成手术矫正。

言语功能/VPI

腭裂修复的主要目标是恢复言语功能,尤其对腭咽关闭不全和鼻腔漏气造成的言语功能障碍。我们很难解读一些研究的结果,因为这些研究经常将"良好"和"非常好"归在一类,或者用数值量表评估鼻音。最好是用存在还是不存在鼻音进行评估,并使用二元评价方式。

在很多实施了肌肉修复的研究中,85%～90% 的患者可实现良好的言语功能,但这仅限于没有其他合并症的患儿。有其他合并症的患儿的手术效果较差,但仍有 50%～60% 的患儿可实现良好的言语功能。裂口宽度与手术效果相关,双侧裂口的患儿的言语功能较差,但相关研究仍十分有限。

一些研究评估了言语功能的长期稳定性。某些患儿可能在青春期或之后出现鼻音,这可能与腺样体的萎缩有关,但根据我们的经验,这种情况很少发生。

上颌骨发育

正常的上颌骨发育是腭裂手术的第二目标。与实施 Le Fort I 型上颌骨前移术相比,在青春期后再纠正鼻音更为困难,但一些正畸医师对此有争议。显然,避免硬腭上出现较大的暴露区域可改善上颌骨的长期发育,减小瘢痕组织也将带来有利影响。若出现需要额外手术的瘘,则可增加瘢痕组织,影响上颌骨发育。

在没有合并症的腭裂患者中,需要接受上颌骨前移术的患者比例为 10%～40%。由于不同的治疗中心的外科医师不同,使用的手术方法也不同,因此很难辨别造成治疗效果差异的关键因素。裂口宽度大、双侧腭裂的患者上颌骨发育不良的比例较高,可能与修复术时剥离程度较大有关[126]。

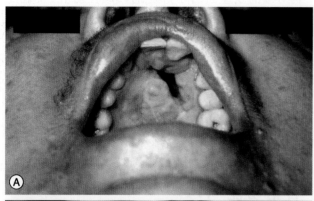

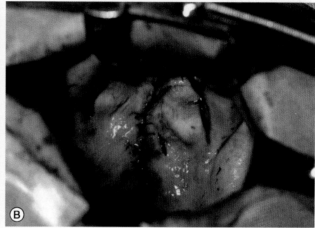

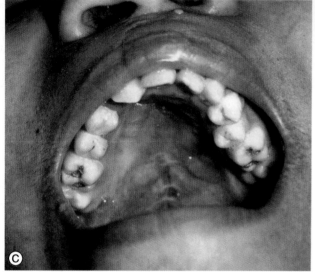

图 25.13   （A）硬腭瘘。（B）口侧闭合所用的较大黏骨膜瓣。（C）修复后的瘘伴有其他合并症的患儿上颌骨发育不良的比例较高,这可能与遗传因素有关。我们回顾了范德沃德综合征的患儿,发现需要接受上颌骨前移术的比例为85%,而没有合并症的单侧腭裂患儿的比例为10%

结论

在过去的 20 多年中,腭裂修复术发生了明显变化。手术效果和言语功能的恢复得到改善,这得益于治疗中心的发展以及技术的进步。以医疗小组的形式进行治疗,可明显减少手术次数,因为外科医师可从小组其他专家那里获得所需信息。通过腭帆提肌重建术,治疗后患儿言语功能的恢复得到改善。当前的趋势是早期进行手术干预,并在术前对齐牙弓,从而提高了治疗效果的可预测性。

参考文献

14. Huang MH, Lee ST, Rajendran K. A fresh cadaveric study of the paratubal muscles: implications for eustachian tube function in cleft palate. *Plast Reconstr Surg*. 1997;100:833–842.
    Cadaveric dissections were performed to clarify possible ramifications of palatal clefting on eustachian tube function. Functional hypotheses are drawn from morphological findings.
43. Kaplan EN. The occult submucous cleft palate. *Cleft Palate J*. 1975;12:356–368.
45. Chen PK-T, Wu J, Hung KF, et al. Surgical correction of

sub-mucous cleft palate with Furlow palatoplasty. *Plast Reconstr Surg*. 1996;97:1136–1146.
    Sleep apnea is a recognized adverse outcome of pharyngeal flaps performed for velopharyngeal insufficiency (VPI). This report demonstrates that Furlow palatoplasty is a reliable alternative to pharyngeal flaps for the correction of VPI in the context of submucous cleft palate.
46. Robin P. Glossoptosis due to atresia and hypotrophy of the mandible. *Am J Dis Child*. 1934;48:541–547.
59. Denny AD, Talisman R, Hanson PR, et al. Mandibular distraction osteogenesis in very young patients to

correct airway obstruction. *Plast Reconstr Surg.* 2001;108:302–311.

This clinical series correlates airway measurements before and after distraction with functional outcomes. The authors conclude that distraction improves tongue base position such that airway space is effectively increased.

91. Bardach J. The influence of cleft lip repair on facial growth. *Cleft Palate J.* 1990;27:76–78.

113. Cutting C, Rosenbaum J, Rovati L. The technique of muscle repair in the soft palate. *Operative Techniques Plast Surg.* 1995;2:215–222.

115. Furlow Jr LT. Cleft palate repair by double opposing Z-plasty. *Plast Reconstr Surg.* 1986;78:724.

Furlow describes his palatoplasty in the context of a 22-patient case series. Optimistic speech outcomes are reported.

120. Rohrich RJ, Byrd HS. Optimal timing of cleft palate closure. Speech, facial growth, and hearing considerations. *Clin Plast Surg.* 1990;17:27–36.

125. Emory Jr RE, Clay RP, Bite U, et al. Fistula formation and repair after palatal closure: an institutional perspective. *Plast Reconstr Surg.* 1997;99:1535–1538.

The authors report an 11.5% post-palatoplasty fistula rate. Local flaps are advocated to repair these lesions.

26

牙槽突裂

Richard A. Hopper

概述

- 目前,牙槽突裂的治疗仍是腭裂治疗中有争议性的话题。
- 治疗方法的时机、技术和植入材料的选择各有不同。
- 目前,金标准是替牙期时利用自体松质骨进行二期骨移植。
- 替代治疗的效果,如牙龈骨膜成形术(GPP)、一期骨移植和骨形成蛋白的使用,应与金标准的效果进行比较。
- 无论使用哪种治疗方法,外科医师和牙齿整形医师的沟通和协调对于手术的成功至关重要。
- 失败或复杂的牙槽骨移植部位仍是一个巨大的挑战。难治型牙槽突裂可尝试通过牵张成骨进行治疗。

简介

- 与软组织修复相比,牙槽骨缺损的手术治疗在唇腭裂患者中的应用还比较少见。
- 早期的方法,包括幼儿期的一期移植,由于可造成医源性面部发育损害而被淘汰。
- 替牙期的二期骨移植和一期 GPP 最早于 20 世纪 60 年代开始使用。
- 二期骨移植已成为评估其他治疗方法的金标准。
- 一期骨移植和 GPP 仍存在争议。

　　不论术式选择的规范是什么,腭裂治疗的从业者应清楚所有牙槽突裂治疗方法的优势和劣势。只有这样,才能对新技术和治疗方法进行相对公正的评估。不同的牙槽突裂治疗方法都有相同的目标,表 26.1 列出了这些目标。本章介绍了每种治疗的概念,讨论了现有关于成功实现这些治疗目标的参考文献。

表 26.1　牙槽突裂的治疗目标

- 上颌弓稳定的骨连续性
- 口腔和鼻腔的分离
- 正常的上颌弓形状以及横向宽度
- 为患侧犬牙的长出提供稳定的环境
- 为所有长出的牙齿提供牙骨支持
- 为长出的牙齿提供角化牙龈
- 鼻翼基部的豌豆骨支持
- 保留前庭
- 不影响面部发育
- 减小供区发病

基础科学/疾病进程

牙槽突裂的解剖学

　　牙槽突裂不仅仅是上颌弓上的直线形裂口。去除软组织后,可看到突裂呈旋风状,其大小从切牙到角齿逐渐增大,进入鼻腔处最宽,导致周围解剖结构的变形(图 26.1)。骨质缺损导致软组织变形,可通过唇腭裂修复将软组织变形程度降到最小,但无法完全纠正。若不进行牙槽突裂的修复,鼻翼基部将缺少对侧的骨质支持;若一期唇修复未实现鼻外侧壁的松解和口轮匝肌鼻段的重建,则鼻翼基部附着在发育不良的梨状孔上,可导致前部和后部的位置不正。

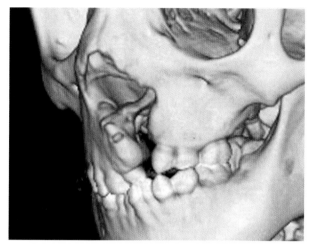

图 26.1　一名 4 岁未接受单侧唇腭裂治疗的儿童。两侧的梨状孔边缘发育不良,导致患侧的梨状孔变宽,出现龙卷风型缺损。上颌骨鼻嵴偏离裂口,导致骨间隔也发生偏离。未移植的上颌弓发生明显塌陷,发生较小牙骨段的舌侧反殆

口腔和鼻腔之间的瘘有三条明显的边界。鼻唇瘘位于突裂的顶端,唇沟上方,包括过渡到鼻黏膜松散和潮湿的唇黏膜。口鼻瘘从切牙孔延伸至牙槽突,是附着的腭黏骨膜到鼻黏膜的过渡。在这两处瘘的边角处,在牙槽突上,附着有牙槽龈,为长出的牙提供仅有的支撑。无论使用哪种方法关闭鼻舌瘘和口鼻瘘的软组织,必须保证牙齿可能外突的部位存在牙龈组织,这样才能保证恒齿的长期稳定。

牙齿发育

牙槽突裂伴随各种牙齿发育异常,在术前准备、时机和术式选择以及术后正畸规划时必须考虑这些因素。发育异常包括牙齿数量异常(缺齿、额外牙)、牙齿位置异常(裂口内侧和远端)、牙齿形状异常(钉状或圆锥形)、牙齿大小异常(小牙)、形成和(或)长出时间异常、牙冠和牙根畸形[9,10]。

牙槽突裂治疗的目标是为恒犬牙提供稳定的支撑环境。术前也应考虑旁边的侧切牙,并制定协调一致的手术-正畸方案。完全性腭裂患者常缺少侧切牙。

若有,位置通常在裂口内侧或远端。多数认为若位于远端,则为多生牙,但这一问题还在争论

中[11]。

患者及其家属应在骨移植术前被告知,恒侧切牙在很多情况下是先天就没有的,它不会长出,并将在手术中拔除[12~15]。若有必要拔除侧切牙,则新移植的部位为恒犬牙挪出空间。若没有侧切牙或该牙不是多生牙,则正畸医师将进行犬牙置换。

诊断/患者表现

牙龈骨膜成形术(GPP)

患儿在牙龈骨膜成形术前应接受术前矫治,并与实施 GPP 的外科医师进行协调。需要注意的是,由于个体的解剖学差异,不是所有患儿都适合 GPP。单侧突裂较宽的患儿可能没有间叶组织。通过矫治和 GPP 压迫和关闭突裂可能缩窄上颌弓。若 GPP 可行,则原腭的单纯腭裂很难预测。由于继发腭的骨性融合,牙骨段可能难以进行术前矫正,对于某些患儿可能无法充分对齐。对于双侧完全性腭裂,有时无法将两边的前颌骨与牙骨段对齐。因此,一侧可接受 GPP,将上颌弓变为与单侧腭裂相似的形状。平行的牙槽骨矫正评估可能存在困难,可进行团队术前评估(图 26.2)。若牙槽骨解剖结构和术前矫正结果比较乐观,可在一期唇矫正的同时建议患儿家属接受 GPP。

一期骨移植

仅有少数医疗中心实施乳牙期的骨移植。Rosenstein 和 Dado 的团队的报道最多,他们将一期骨移植作为牙槽突裂的治疗方法已超过 20 年。患者对术式的选择取决于家庭能够支持分期手术和矫正计划的能力,以便在骨移植术前和术后维持牙弓的解剖学关系[16]。

二期骨移植

在二期骨移植前,颅面矫正医师和外科医师应讨论移植的时间、邻近牙的命运以及牙弓扩大术的时间。术前儿科牙医应处理牙病,如牙齿卫生差或龋齿的问题。对于某些患儿,应在骨移植术前 3~6 周拔除裂口附近的乳牙,保证移植区域的口面形成黏膜封闭。对于大部分患儿来说,可在移植前保留

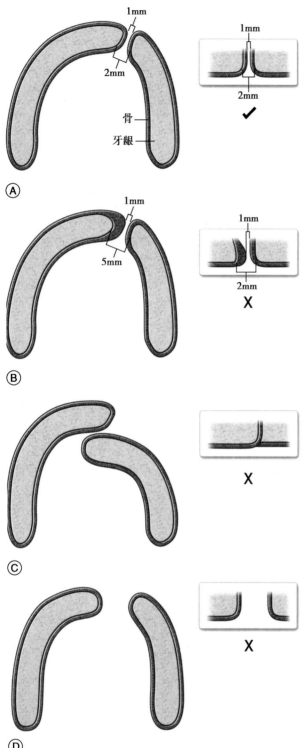

图 26.2　（A）GPP 前进行的单侧牙槽突裂矫正。牙槽突裂边缘与平滑的牙弓进行平行对齐。（B）牙槽突裂伴随的牙龈肥大盖住了一个对于 GPP 来说很宽的骨缝隙。（C）一个 GPP 无法治疗的塌陷的牙弓。虽然边缘相互接触，但裂口内对面的骨段无法对齐以促进骨生成。（D）不适合 GPP 的间叶缺乏牙弓。若对该裂口勉强进行了矫正和 GPP，并使骨融合，则将压缩牙槽弓的突出部分。合适的治疗方法是牙弓扩大联合牙槽骨缝隙的骨移植

牙齿，使骨质得到最大限度的保留，同时避免额外操作，在骨移植术中拔除。

可在骨移植术前和术后进行牙弓扩大术。术前牙弓扩大术可使矫正医师最大限度地利用两个或三个未移植的牙骨段的活动性，实现理想的上颌骨前弓和后弓宽度。在扩大的裂口放置移植体，并待移植体长好后，连续的上颌弓将与下颌骨实现良好的解剖学关系。塌陷、重合的牙槽突裂也可通过牙弓扩大术治疗，为后续外科手术提高可达性和可见性。术前扩大术的缺点包括过度扩大，使牙槽突裂变得难以治疗，原因是扩大术同时扩大了口鼻瘘，给软组织修复带来了额外张力。若外科手术时患者还佩戴扩大器，阻隔了手术区域，则需将扩大器替换为定制的丙烯酸脂保持器。应等到外科手术 6 ~ 8 周后进行术后扩大，裂口移植前不应进行常规的正畸操作，而应在术后 3 周内进行

关于二期骨移植的时间尚存在争议。替牙期的时间因人而异，通常为 6 ~ 11 岁。提倡替牙期早期进行手术的专家认为，犬牙长出前稳定愈合的移植体可带来有利的骨环境（图 26.3）。El Deeb 等[17]发现，当裂口附近的犬牙根部在放置移植体时长到 1/4 ~ 1/2 时，犬牙可成功长出。Bergland 等[18]发现，若移植靠近已完全长出的牙齿，则移植失败和牙间隔较小的发生率较高。Long 等对骨形成进行了回顾性根尖片分析，未发现移植成功率和移植时裂口内犬牙牙冠长出数量之间存在显著相关性[19]。关于二期骨移植的时间尚存在争议。替牙期的时间因人而异，通常为 6 ~ 11 岁。提倡替牙期早期进行手术的专家认为，犬牙长出前稳定愈合的移植体可带来有利的骨环境（图 26.3）。El Deeb 等[17]发现，当裂口附近的犬牙根部在放置移植体时长到 1/4 ~ 1/2 时，犬牙可成功长出。Bergland 等[18]发现，若移植靠近已完全长出的牙齿，则移植失败和牙间隔较小的发生率较高。Long 等对骨形成进行了回顾性根尖片分析，未发现移植成功率和移植时裂口内犬牙牙冠长出数量之间存在显著相关性[19]。

骨形态发生蛋白

重组人骨形成蛋白-2（rhBMP2）是有丝分裂原，可激活成骨细胞，诱导骨小节生成。美国食品和药物管理局（FDA）已批准其在人脊柱融合手术中的应用，功效包括降低不愈合、减少供区发病以及缩短自体移植手术时间[20]。最新的临床应用针对接受牙

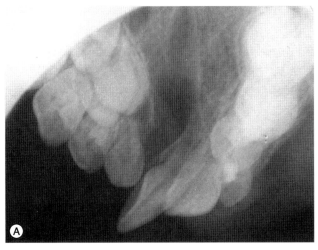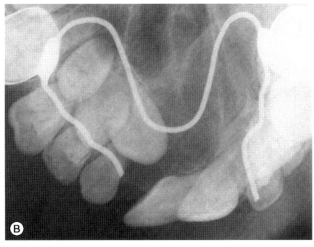

图 26.3 （A）替牙期单侧牙槽突裂,准备接受牙弓扩大术和二期骨移植。恒犬牙在下降,但仍被骨覆盖。裂口从牙槽向上延伸至梨状腔。（B）术前腭扩大术和自体骨移植后的裂口。通过对邻近中切牙行扩大术和整形导萌,可为长出的恒犬牙提供足够的骨支持和生长空间

槽骨增量和移植体放置的患者[21],一些中心现在正在对牙槽突裂治疗开展前期研究。未来十年我们仍无法知晓这些患者使用 rhBMP2 的风险和获益情况。患者选择基于审批委员会批准的研究,并取得患者同意,对患者进行评估,包括独立数据安全监控委员会的监督。

后期骨移植

一些中心提倡对完成骨骼发育时需要进行上颌骨截骨术的患者推迟牙槽骨移植,以便同时实施两种手术。但若存在正在生长的犬牙,则应放弃这一策略,因为骨移植体可提供更好的骨支持和牙周状态[12]。

无论是否接受牙槽突裂治疗,患者都可以长出恒牙。因此,需要将分段整形手术和骨移植术结合在一起。但治疗效果可能不如替牙期恒牙长出前接受骨种植以及整形效果。

牙槽骨牵张

若牙槽突裂的一期或二期治疗成功,则不需要接受牙槽骨牵张。但有些患者存在无法移植或难治型牙槽突裂,除了牙槽骨的传输盘牵张成骨(TDO)外没有其他合适的治疗方法[22]。这样的患者通常有不健康牙龈和瘢痕牙龈、较大的鼻唇和(或)口鼻瘘以及多次骨移植失败并伴随感染和暴露。另一种情况是接受过移植的上颌骨沿着瘢痕黏膜牙龈存在严重的垂直缺损,无法进行移植体增高。对于这两种情况,可进行 TDO。

对于裂口较大无法进行移植的患者(图 26.4),可将带有牙的活动骨段移入裂口内,关闭裂口将问题转化为可通过二期移植解决的狭窄裂口。对于垂直缺损的牙槽(图 26.5),上颌骨的传输盘牵张成骨可通过或不通过前期的骨增量术缓慢下移,同时移动瘢痕牙龈组织,使牙槽嵴变平。

对难治型患者,应考虑引起之前手术失败的原因,以避免 TDO 失败。须处理龋齿或根尖病,以避免放置牵张器时发生感染。须排除酗酒、吸烟和滥

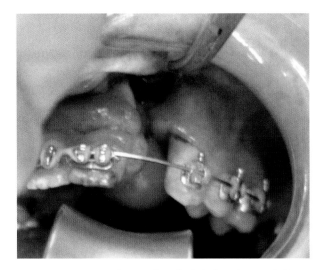

图 26.4 一个适合齿间横向传输盘牵张成骨的病例。该病例已接受 3 次双侧牙槽突裂治疗,包括移动面动脉肌黏膜瓣(FAMM),可看到 FAMM 从上腭垂下。该病例的瘢痕面积较大,且存在龙卷风状口鼻瘘和鼻唇瘘。推荐的治疗方法为用 FAMM 关闭鼻黏膜,同时对带有 3 个牙齿的骨段进行传输盘牵张成骨,见图 26.9。然后对残留裂口进行二期骨移植

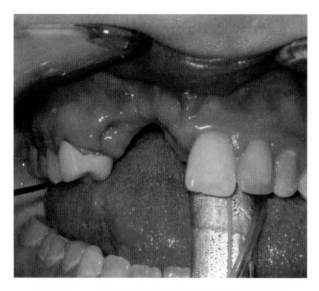

图26.5 一个适合垂直传输盘牵张成骨的病例。该病例已接受了6次牙槽骨移植,并伴有感染和移植体失败,造成牙槽的垂直缺失,失去了3颗邻近的恒齿,牙龈变紧且有瘢痕。该患者接受了皮质骨移植和垂直传输盘牵张成骨,见图26.11

用毒品,并讨论和记录对患者的期待。牵张成骨启动后,需要患者或看护人的积极配合,并定期随访。因此,不可靠、依从性差、无法保证定期门诊随访的患者不予考虑。目前TDO仅限于超过替牙期的患者,因为分段截骨可能造成牙滤泡不萌出。与患者的整形医师或植牙医师的配合,对手术目标以及配合终点达成一致意见有重要作用。治疗方案可能包括牙弓扩大或牙齿拔除,这些操作应在TDO之前进行。应对患者仔细说明书面指导和牵张器转动时间,避免并发症。围术期应用洗必泰(氯己定)漱口,使用软毛牙刷,保证口腔卫生。

治疗/外科技术

牙龈骨膜成形术(GPP)

GPP可在一期唇裂修复中随时进行,但在切除术后和唇修复前进行最为简单。在上部,GPP对上腭(鼻腔底部)从鼻堤向后到切牙孔的部分进行修复,这种手术在多数唇裂修复中都会进行,即将重建的鼻腔外侧壁的下缘与上部的黏膜骨膜瓣(鼻瓣)缝合(图26.6)。沿犁骨做一切口,得到犁骨瓣的前端,该切口与口-鼻黏膜位于同一水平。须尽量减少犁骨瓣的垂直切除,以便关闭鼻腔底部。做出黏膜切口后,可用抬高器切除大部分犁骨,但除外前颌骨缝合处。关闭鼻腔底部可使鼻腔与口腔分离,使鼻腔回到切牙孔,为牙骨段间的组织再生通道制造屏障。从牙槽突裂的口面提起靠下的黏膜骨膜瓣(口瓣),以得到GPP通道的底部。这些皮瓣位于裂口

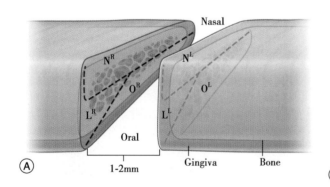

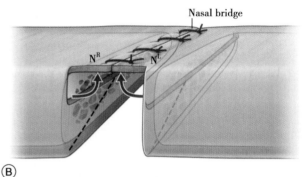

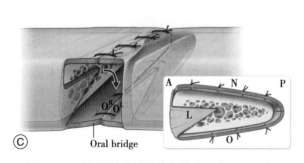

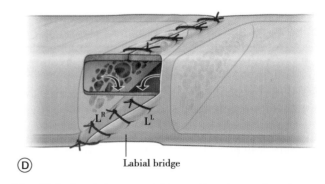

图26.6 牙龈黏骨膜瓣设计和提升以及Millard式GPP。剥离局限在裂口内的组织。皮瓣根据其组成的骨膜通道的部分命名。详情见正文。L^R,右唇瓣;O^L,左口瓣;N^R,右鼻瓣;A,前;P,后

内,从牙槽的唇面向后伸向切牙孔。它们的垂直高度通常为 2~3mm,这样当它们向下旋转时,它们交汇的部位跨过裂口的口部边界,缝合时可使用可吸收 5-0 肠线或薇乔线。

附着的黏膜骨膜位于牙槽突裂内,上部的前后切口旨在得到鼻腔闭合皮瓣,下部的切口旨在实现口腔闭合,而黏膜骨膜恰好位于两个切口中间,用于闭合 GPP 前缘。牙槽突裂可看作金字塔形,顶端位于切牙孔,也是上下犁骨切口汇合的地方。两切口在前方分开,形成一个位于前方的三角形皮瓣,从牙骨段中间伸出。皮瓣前部带蒂,从裂口处翻转,闭合了 GPP 唇缘(唇皮瓣)。设计 GPP 皮瓣时,裂口一边的切口略向上移动,使唇皮瓣能够覆盖裂口唇缘的上半部分。而在对侧,切口向下移动,使唇皮瓣覆盖下半部分。唇皮瓣上半部分的上缘与唇黏膜缝合在一起,下半部分的下缘与两个口皮瓣的前缘缝合在一起。这样就能利用黏膜骨膜,从鼻腔、口腔和唇部闭合组织再生腔,并将两个相对的骨面限制在内侧壁和远端壁上。应在整个 GPP 过程中明确治疗目标,保证在制作皮瓣的同时去除所有的干扰软组织,并正确放置皮瓣,引导骨质跨过裂口生长。

GPP 的缺点在于,需要在黏膜下平面而不是骨膜下平面提升皮瓣,从而影响了前唇皮瓣的成活率;利用镊子进行的挤压操作可能伤害皮瓣。通常在剥离皮瓣时会遇到脱落的牙滤泡。为了避免对恒牙萌出的干扰,须对滤泡和骨膜进行锐性分离。若剥离滤泡时皮瓣太薄或未存活,则应停止 GPP,并替换黏膜。

一期骨移植

一期骨移植有多种方法,通常包括患儿出生第一年进行上颌牙弓的分期矫形,然后利用自体移植骨固定上颌牙弓。Rosenstein 和 Dado 在唇修复前放置上颌骨矫正器[16,23]。6~8 周进行唇修复时,调整矫正器,以防止牙弓的向后塌陷,同时使修复的唇部肌肉系统塑形,像对接接头那样关闭前端裂口。当裂口实现近似矫正时,于 4~6 个月采用自体肋骨劈裂移植术固定骨段。术后 6~8 个月继续佩戴矫正器,1 岁前可关闭腭骨。

二期骨移植

二期骨移植前,作者让患者使用洗必泰(氯己

定)漱口和鼻腔抗生素药膏,以降低细菌负荷。患者取仰卧位,支撑髂后嵴,方便采集移植供体。应有两个灭菌区域,防止口腔区域和供体区域之间的污染。

作者对 Abyholm[24] 等描述的方法进行了修改(图 26.7)。将黏骨膜瓣从较小牙骨段抬起,从顶部切口,进入位于腮腺管前端的松散黏膜。若紧邻切口区域有足够的附着牙龈,则将该区域的牙龈包括在黏骨膜瓣尖端;如没有附着足够的牙龈,则将裂口远端的一颗或两颗牙的牙龈包括在内。提升皮瓣时,将乳头状突起向裂口方向移动 1 颗牙齿的宽度。

在骨膜下平面上提升较小牙骨段的皮瓣。在皮瓣下表面实施骨膜松解,与咬𬌗面保持平行,且距离下缘约 2.5cm,这样可使皮瓣发生移动。由于骨膜与皮瓣的灌注密切相关,因此须在距离皮瓣边缘较远的部位进行骨膜松解。骨膜松解向裂口方向进行,将唇黏膜与裂口黏膜分离开。应使用弯角刀对唇黏膜进行松解,破坏唇鼻瘘上部的切口,注意要切入唇部而不是鼻腔底部。这样可沿较小牙骨段使口腔黏膜活动起来,避免对鼻腔造成损害(图 26.7)。

从切牙孔到牙槽的唇面,切入对面的黏膜面,分成上皮瓣(鼻黏膜)和下皮瓣(口腔内衬)。鼻黏膜黏骨膜瓣的上部伸出切口,进入梨状孔,并使用小弯针互相缝合(图 26.7),从而修复唇鼻瘘。若空间太小不能容纳小弯针,则通过鼻腔进行修复。用一枚较大的针从鼻腔进入裂口,穿过一个内衬皮瓣,然后穿回到裂口处并进入鼻腔,穿过对面的内衬皮瓣,在鼻孔内打结。自裂口内的口腔内衬皮瓣下部进入口腔,这样可以通过翻转缝合线的方法进行闭合,修复口鼻瘘。若裂口太宽,则提升前部硬腭组织,作为以腭大管为蒂的后黏骨膜瓣。缝合后可闭合裂口的口面而不产生张力。

口鼻瘘闭合后可采集移植供体。文献描述了多种骨移植供体[25],但自体髂嵴松质骨被认为是金标准(图 26.8)。切开皮肤后,直接进入髂嵴的软骨帽,不进行肌肉剥离。用 H 形切口打开髂嵴,进入下面的松质骨。使用挂勺或凿子采集骨质,并储存在血液中。若要使用皮质骨板重建梨状孔边缘,并在移植体和鼻腔黏膜之间制造屏障,则应从髂骨的内侧骨板进行采集。然后用浸有丁哌卡因的明胶海绵填充供区,以减轻术后疼痛[26],充当软骨。

若使用皮质骨板,则须放置在鼻腔黏膜下,位于裂口上部梨状孔边缘的对侧缘。然后将移植体填入受区,使用骨捣压实骨质。若将裂口从切牙孔到唇面以及从鼻黏膜到口腔黏膜填充后还剩下骨质,则

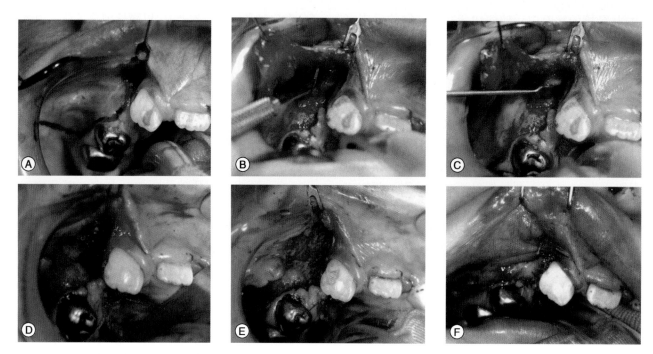

图 26.7　单侧牙槽突裂二期骨移植改进后 Abyholm 法。详情见正文。(A)标明了用于唇面闭合位于上部的较小牙骨段皮瓣。其尖部被牙龈覆盖,以便转移至裂口处。(B)在骨膜下平面将皮瓣从较小牙骨段抬起,用弯角刀将裂口黏膜同唇黏膜分离开。(C)裂口内黏膜的对侧面已从牙槽到切牙孔处进行了分离。使用上皮瓣(已固定)修复鼻黏膜。(D)将两个已伸出的上黏膜皮瓣缝合在一起,以关闭鼻痿,将两个下皮瓣闭合以修复口痿。(E)在裂口内放置髂嵴松质骨。(F)较小牙骨段上的黏骨膜皮瓣在移植体的唇面移动,且不会产生张力,然后松解系带

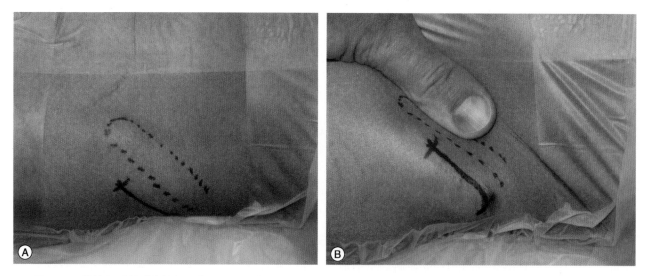

图 26.8　髂嵴松质骨采集的切口位置。(A)髂前上棘用虚线标出。(B)在嵴上的皮肤处放置向上牵张。沿髂嵴标出切口,当皮肤松解时,瘢痕不在髂嵴处,而在裤线迹线下。切口应位于髂前上棘后 2cm 处,以避免对股外侧皮神经造成医源性损伤。神经的过度牵张或离断可造成异常性股痛

用剩下的骨质对患侧梨状孔边缘缺损的上颌骨进行骨增量术。这一盖板式移植体可支撑鼻翼基部,改善单侧腭裂造成的鼻腔畸形的对称性。较小牙骨段上的颊黏膜瓣靠内移动至移植体的唇面,用可吸收线固定至牙槽内侧和腭。骨开裂最常发生的部位是较小牙骨段皮瓣和口腔黏膜修复的结合处,一般是中切牙牙冠的边缘,因此对这一区域应进行严格的

无损伤缝合。

术后护理包括用手动软毛牙刷和抗菌漱口液进行温和口腔清洁。术后 6 周应食用捣碎食物。于 6~8 周进行根尖片检查,评估移植体的情况。若移植部位在术后早期出现小部分裸露,则对暴露的骨片进行清创处理,并用抗菌剂冲洗。若整个移植体出现污染或化脓,则须移除移植体,等伤口愈合后再

进行二次移植。

对于双侧裂口的患者可使用相同的方法,但须保证前颌骨后的 U 形瘘已闭合。若腭裂修复时未完全解决这一问题,则应使用弯角刀横向切开前颌骨的后部,将黏膜分为口腔部分和鼻腔部分。然后利用一期方法修复鼻腔黏膜。提起前端硬腭黏膜作为不带蒂的黏骨膜瓣,并与前颌骨后部的口腔黏膜进行缝合。若前颌骨的血供较少,则应分期实施修复,在不同阶段进行分开移植。同样,软组织口鼻瘘修复也应分阶段进行,然后实施标准的骨移植术。双侧裂口应使用固定夹板,否则前颌骨的移动会影响移植后裂口的愈合。

对于双侧完全性唇腭裂的患者,骨移植时在前颌骨缝合处可能出现过度生长,导致无法实现移植所需的牙弓对齐。某些被收养的儿童由于腭裂治疗被推迟或未接受治疗,可能出现这种情况,这是由于缺少口腔括约肌修复,未在幼儿期矫正突出的前颌骨。该手术将前颌骨与犁骨分离,切除部分犁骨和隔,使整个前颌骨后退与较小牙骨段对齐[27]。但该手术可能造成前颌骨坏死或失去前牙,因此最好在其他手术均不适用的情况下使用。

带牙骨段的水平 TDO

该术式适合伴随较大口鼻唇瘘的难治型牙槽突裂。原则是从上颌骨分离一个带 2 颗或 3 颗牙的远端牙骨段作为一个传输盘,同时避免损伤牙根和牙龈(图 26.9)。在稳定的上颌骨放置一个牵张器和一个带有前/内向量传输盘。当牵张器启动时,牙骨段会逐渐闭合裂口,直到与前颌骨接触。这样剩余裂口可通过标准移植术闭合。患者继续佩戴牵张器,但在 8~12 周的巩固期不启动。传输盘远端牵张器口处的新生组织会逐渐钙化,使传输盘稳定。对于较大的口鼻唇瘘,较宽的裂口提高了可视性和可达性,因此放置牵张器时实施鼻腔黏膜闭合较容易。当传输盘逐渐向前,压迫裂口和瘘口时,修复的鼻腔黏膜将发生折叠,封闭剩下的小洞。这样二期移植时只需关注口腔黏膜的闭合即可。

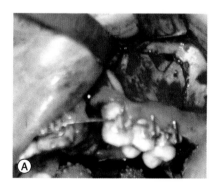 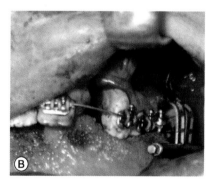 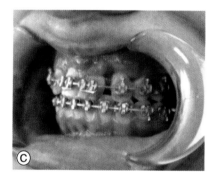

图 26.9　图 26.4 中的病例接受了水平牵张成骨修复。详情见正文。(A)该病例接受了齿间截骨,以得到携带 3 颗牙齿的骨段作为传输盘。(B)应在截骨处放置内部牙槽骨牵张器。(C)牵张成骨后外观、巩固、移除和二期骨移植。现在该病例可接受矫正对齐和牙齿修复

牵张器于术后第 5 天启动,牵张速率为 0.5~1mm/d。只要矫正力的方向不与牵张向量冲突,支架和牙弓丝就可提供足够的矫正;否则,牵张器的底板和螺丝可能会发生应变。对双侧裂口患者实施双向同步牵张时,传输盘会逐渐接触前颌骨,因此需控制未移植前颌骨的前突(图 26.10)。

巩固期 8~12 周后可移除牵张器,二期移植治疗剩余裂口。

垂直 TDO

垂直 TDO 适用于之前已接受移植患者的骨增量。对于这些患者,牙龈情况或外科医师的操作使得基于标准移植术的骨增量无法实施(图 26.11)。要实施截骨术以及无需前期盖板移植的牵张术,上颌窦下的垂直骨长至少为 10mm。若不满足该条件,则可先从下颌骨角、髂嵴或外颅盖进行皮质骨采集,然后用拉力螺钉固定在计划实施截骨的部位。截骨术和牵张术可在 2~3 个月后进行,将盖板移植体的骨增量移至缺损处。接下来的牵张器启动和巩固方法与水平 TDO 相同。需注意的是,垂直牵张时启动臂可能被植入的临时定制假体覆盖。

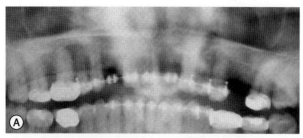

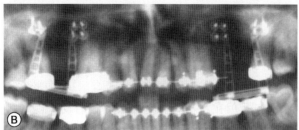

图 26.10　图 26.4 和图 26.9 中的患者在双侧传输盘牵张后接受环口放射线影像检查。(**A**)左边的患者接受了前期牙齿拔除,为齿间截骨创造了有利条件。右边图像中,截骨位于骨段第三颗牙的远端。(**B**)启动结束后,犬牙靠近中切牙,压迫了裂口。牵张式截骨后,新生组织会在巩固期钙化,从而有效增长上颌弓

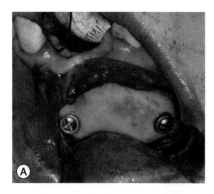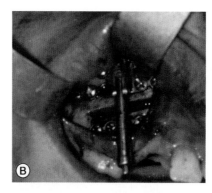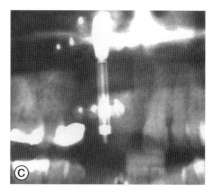

图 26.11　图 26.5 中的患者接受了垂直传输盘牵张成骨。详情见正文。(**A**)由于上颌窦下的牙骨垂直高度小于 10mm,因此该部位用自体颅骨劈裂移植术进行骨增量,并用拉力螺钉固定。(**B**)3 个月后,移除拉力螺钉,在巩固的移植体内进行三角形截骨。跨过截骨区放置一个内部垂直牵张器,其向量可增大牙骨的垂直高度,同时降低牙龈面。(**C**)启动结束后牵张器的 X 线扫描,显示传输盘已与邻近的牙龈线对齐。上截骨区的新生组织将在 2 个月内硬化

结果、预后和并发症

牙龈骨膜成形术(GPP)

　　Millard 式 GPP 现正在接受长期评估。该术式使用 Latham 装置缩小裂口,这样有限的骨膜下 GPP 就可以实施了。通过患者评估,Millard 等[28]发现 63% 的单侧患者和 83% 的双侧患者形成了骨桥,仅有非常低比例的患者(3%)需要二期骨移植。接受 GPP 治疗的患者出现前牙反𬌗,虽然随访时间较短,但仍可发现需要接受正颌手术的比例并不比对照组高。但其他研究人员并没有这么乐观。Henkel 和 Gundlach 报道了 42% 的单侧患者和 40% 的双侧患者接受 Millard 术后出现上颌骨垂直生长障碍[29]。Berkowitz 等[30]分析了这些患者的咬𬌗情况,发现接受 GPP 的患者 100% 出现牙反𬌗,且这些患者的牙反𬌗治疗出现困难。Matic 和 Power[31,32]回顾分析了 65 例单侧和 43 例双侧接受 Latham 装置治疗和 GPP 的患者。与之前接受二期骨移植的患者相比,单侧患者和双侧患者的临床成功率分别为 41% 和 58%,而二期骨移植患者的成功率分别为 88% 和 90%。

　　Grayson 等[33]在 GPP 前,利用鼻翼-牙槽改建矫治器(NAM)而不是 Latham 装置缩小裂口。其理论根据是 NAM 的矫正比较温和,不会影响未来的面部发育和牙弓关系。通过回顾性分析处于替牙期的患者,发现 80% 的裂口患者出现骨形成,而 73% 无需二期骨移植[34,35]。他们还评估了面部发育情况,发现替牙期未对面中部生长带来不良影响,且 18 岁之前未进行重复分析[36,37]。要复制这些结果,则需要其他机构对 NAM 和 GPP 方法进行前瞻性评估。

一期骨移植

Rosenstein 等[23]对 20 例连续病例进行了自我评估。与未进行一期移植的患者相比，未发现发育受影响的头影测量证据。Hathaway 等在一独立中心回顾性评价了 17 例接受一期移植的患者，与未移植患者相比，未发现牙弓形状的明显差异[38]。Ross 评价了 15 个腭裂中心测的颅 X 线照片，发现幼儿时期的移植对面中部的水平和垂直生长均造成不良影响，但尚不清楚影响程度是否比 4 ~ 10 岁时进行二期移植的影响更大[39]。出生第一年接受额外手术和麻醉会给患儿带来较大风险，而避免替牙期的二期移植也有相应的优势，应综合考虑两种选择的裨益[40]。

二期骨移植

骨移植效果评估最常使用的方法包括 Bergland 量表[18]（基于骨的齿间高度）、骨高度指数[41]（基于覆盖邻近牙的牙根的骨的比例）、Chelsea 指数[42]（测量骨的位置和质量）以及 Kindelan 骨填充指数[43]（测量骨填充比例的 4 点量表）。以上方法只有最后一个需要萌出恒犬牙后才能使用。不仅效果评估方法有很大差异，文献对评估时间以及 X 线平片分析本身的局限性（如旋转速度差异）的看法也不尽相同。一些研究人员建议使用锥形束断层成像评估移植体[44,45]。

鉴于这些研究的局限性，多数文献中二期牙骨移植的成功率为 70% ~ 80%[41,43,46,47]，某些文献中达到 90%[48~51]。根据苏格兰腭裂治疗服务的报道，减少骨移植外科医师的数量并建立相关国家标准后，成功率从 58%[52]显著提高到 76%[53]。

骨形成蛋白

由于自体移植失败率的上升，独立的腭裂治疗中心现已在年龄稍大一点的患者中开展 rhBMP2 临床实验。一项包含 21 例骨骼发育成熟的单侧牙槽突裂患者的随机研究显示，与接受自体髂嵴松质骨治疗的患者相比，患者用浸泡 rhBMP2 的胶原海绵治疗后，骨愈合率提高，供区发病率和治疗费用降低[54]。但该研究小组没有研究替牙期的患者，因为他们的前期动物实验显示，1% 的动物出现异位骨形成，且该年龄组常规自体移植成功率较高。其他中心对年龄稍长的儿童在自体移植部位使用 rhBMP2，结果显示出现骨形成[55]，但矫正结果尚未公布。已报道的并发症包括异位骨形成、移植部位骨吸收或骨重塑、血肿、颈部肿胀以及疼痛的血清肿。致癌性和致畸性也在考虑范围内[56]。

后期骨移植

若在犬牙萌出前进行骨移植，则成功率将高于 80%，且移植将提供长期牙周支持。随着年龄的增长，成功率显著下降，25 岁时只有 50%[24,57]。恒牙萌出后再进行移植无法纠正牙周缺损（如缺少牙周韧带），甚至移植体的正畸操作也无法纠正。成人移植术的目标不是为萌出的恒牙提供支持，而是为假体的放置提供足够的骨量。此外，成人牙槽突裂可因健康状况不佳或邻牙缺损而变大。成人突裂的移植包括用可吸收固定材料或钛材料对皮质骨和松质骨进行固定。由于移植体吸收较慢，需要特别注意黏骨膜瓣的血管供应以及鼻腔闭合。同时，可通过分段上颌骨截骨以及将后骨段移入裂口的方法缩小裂口。对于双侧裂口的患者，分段式手术十分重要。移植后 3 ~ 4 个月后方可放置移植体，以避免移植体失败。

移植区域骨增量术

与正常骨一样，牙骨移植体需要机械刺激才能避免骨吸收。恒牙长入移植体或牙齿的正畸操作均可提供这样的刺激。对于未接受犬牙替换的患者，由于缺少侧切牙，支持萌出犬牙的移植骨在邻近中切牙的区域可能无法得到刺激。这些患者可能出现局部嵴吸收。因此，对于骨骼发育成熟的患者，移植体放置前须进行牙骨增量术。

参考文献

6. Boyne PJ, Sands NR. Secondary bone grafting of residual alveolar and palatal clefts. *J Oral Surg*. 1972; 30:87–92.

   Landmark article largely recognized as initiating the popularity of secondary bone grafting. Boyne introduced the concept in the 1960s, advocating treatment towards the end of the first decade of life to minimize growth impairment while still supporting eruption of the adult dentition. Most of the described principles are still followed today.

12. Cassolato SF, Ross B, Daskalogiannakis J, et al. Treatment of dental anomalies in children with complete unilateral cleft lip and palate at SickKids hospital, Toronto. *Cleft Palate Craniofac J*. 2009;46: 166–172.

    Retrospective study of 116 children with complete unilateral cleft lip and palate treated since birth. The article quantifies dental anomalies in permanent dentition associated with complete unilateral cleft lip and palate and surveys treatment modalities used to address these problems.

16. Rosenstein S, Dado DV, Kernahan D, et al. The case for early bone grafting in cleft lip and palate: a second report. *Plast Reconstr Surg*. 1991;87:644–654; discussion 55–6.

17. El Deeb M, Messer LB, Lehnert MW, et al. Canine eruption into grafted bone in maxillary alveolar cleft defects. *Cleft Palate J*. 1982;19:9–16.

22. Liou EJ, Chen PK, Huang CS, et al. Interdental distraction osteogenesis and rapid orthodontic tooth movement: a novel approach to approximate a wide alveolar cleft or bony defect. *Plast Reconstr Surg*. 2000; 105:1262–1272.

    Detailed case based review of interdental transport distraction osteogenesis to treat wide alveolar clefts by the recognized expert.

24. Abyholm FE, Bergland O, Semb G. Secondary bone grafting of alveolar clefts. A surgical/orthodontic treatment enabling a non-prosthodontic rehabilitation in cleft lip and palate patients. *Scand J Plast Reconstr Surg*. 1981;15:127–140.

28. Millard DR, Latham R, Huifen X, et al. Cleft lip and palate treated by presurgical orthopedics, gingivoperiosteoplasty, and lip adhesion (POPLA) compared with previous lip adhesion method: a preliminary study of serial dental casts. *Plast Reconstr Surg*. 1999;103:1630–1644.

35. Sato Y, Grayson BH, Garfinkle JS, et al. Success rate of gingivoperiosteoplasty with and without secondary bone grafts compared with secondary alveolar bone grafts alone. *Plast Reconstr Surg*. 2008;121:1356–1367; discussion 68–9.

    Most recent retrospective evaluation by the NYU team of GPP outcomes with and without secondary bone grafting. They concluded that GPP alone or combined with secondary alveolar bone grafting results in superior bone levels when compared with conventional secondary alveolar bone grafting alone.

39. Ross RB. Treatment variables affecting facial growth in complete unilateral cleft lip and palate. *Cleft Palate J*. 1987;24:5–77.

53. McIntyre GT, Devlin MF. Secondary alveolar bone grafting (CLEFTSiS) 2000–2004. *Cleft Palate Craniofac J*. 2010;47:66–72.

    A good discussion article delineating some of the key components associated with quality and outcome of alveolar bone grafting. The authors relate the changes to the Scottish Regional Cleft Programme that increased graft success rate from 58% to 76%.

27

唇腭裂的正畸治疗

Alvaro A. Figueroa and John W. Polley

概述

- 口面裂最好以团队协同的方式治疗。
- 对于口面裂的治疗,牙齿矫形医师和外科医师应密切配合。
- 牙齿矫形医师应采取一种发展的观点。
- 幼儿期时,矫正医师可进行鼻-牙槽塑形和上颌骨矫正,为后面的外科手术做准备。
- 乳牙期时,矫正医师可纠正轻至中度前牙和后牙反𬌗。
- 替牙期时,矫正医师为骨移植和前颌骨复位准备上颌弓。
- 恒牙期时,矫正医师完成牙弓对齐和协调。
- 矫正医师协助外科医师进行治疗规划、装置准备、对青春期需要正颌手术和(或)牵张成骨术的患者进行随访。
- 矫正医师应与儿童牙科、牙修复和口腔整形外科专家密切合作,修复口面裂患者的牙、口、面情况。
- 对口面裂患者使用新的牙齿矫形诊断和治疗方法,可提高治疗效果。

简介

目前先进的口面裂治疗技术均需要跨学科合作,这是因为不同解剖结构需要不同专家进行治疗。口腔裂口不仅影响软腭和硬腭,而且还影响牙骨和牙列。结构重建需要对软腭和硬腭缺损进行手术矫正,而且需要评估裂口对上颌骨发育、牙齿支撑和牙齿-咬𬌗面对齐的影响。矫形医师的角色对腭裂治疗至关重要,因为矫形医师在整个重建过程中都为外科医师提供协助。乳牙期时,矫正医师进行术前鼻腔和上颌骨矫形;替牙期时,对齐上颌骨段和牙列,为二期牙骨移植做准备;恒牙期和青春期后期,实现满意的牙列和咬𬌗关系,若有需要,为假体修复做准备。此外,矫形医师还监控颅面发育和牙齿发育,通过 X 线头影测量评估治疗效果。

近年来,腭裂患者的管理发展迅速。由于各种治疗技术的成熟以及其他治疗的应用如术前整形、牙齿整形、树脂粘结的假体和(或)骨整合植体的使用,治疗效果明显改善。

根据我们的经验,跨学科治疗方式可得到较好的效果,包括言语、咬𬌗、唇部美观和骨骼平衡(图27.1)。但继发的鼻腔畸形仍无法掩盖患者曾患腭裂的事实。

近年来出现了许多新整形技术和外科技术,可进一步改善口面裂的治疗效果。幼儿期可使用术前鼻牙槽塑形技术。替牙期可使用新的牙齿正畸-矫形术治疗上颌骨发育不良。恒牙期可使用新治疗装置和植入材料进行正畸治疗,例如使用骨锚固螺钉(BAS)促进牙齿移动。对于重度上颌骨发育不良的患者,牵张成骨术可改善上颌骨的位置,这一方法现已得到广泛使用。目前,正颌手术规划可使用数字颅骨和牙模型、三维摄影测量、低剂量 CT 扫描、锥束CT(CBCT)和三维数字技术,这些技术代表着牙齿正畸和外科治疗的前沿。非腭裂治疗可用的正畸和外科治疗技术,现已应用到腭裂治疗中。

　　本章介绍了一些针对腭裂患者的新牙齿矫形和外科手术方法。读者可参考之前的介绍矫形医师在腭裂治疗中的角色的文献,作为本章信息的补充[1~4]。

幼儿期

　　很多严重唇腭裂的患儿不仅出现上颌骨段的严重变形,而且还伴有鼻软骨的变形。单侧和双侧唇腭裂患儿均可出现这种情况。我们于1995引进了鼻牙槽塑形术,用于治疗伴有前颌骨前突、鼻小柱发育不良、中至重度鼻腔变形的单侧和双侧唇腭裂患儿,治疗原则参照Grayson及其同事提出的原则[5~10]。他们利用前颌骨和上颌骨整形术,这样不仅可以对齐上颌骨段和前颌骨段,而且可在唇腭裂修复前将鼻软骨复位。

单侧唇腭裂

　　对患儿鼻腔进行检查可发现鼻软骨变形,鼻尖偏向未患病一侧,鼻小柱严重成角,也偏向未患病一侧。我们还发现,位于侧鼻软骨尾部的软组织出现增生和突出的情况。即使用外科手段使鼻软骨复位,但唇裂修复后这些患者的鼻形态通常不佳,虽然唇形态可能比较令人满意。鉴于此,我们开始对鼻软骨、鼻小柱、鼻尖、前庭侧壁进行整形复位,利用微创外科技术实现最佳初期鼻重建。使用改进后口腔内板进行术前鼻重塑的方法,最先由阿根廷的Bennun和其同事提出[11,12]。随后,Grayson等将其作为鼻牙槽塑形的方法在美国推广[5~10]。我们自1995年开始使用这项技术,并做出了一些改进[13]。

　　我们的方法如下:鼻牙槽塑形板由光固化牙科正畸树脂制成。通过加入一个环形钢丝支撑光固化丙烯酸鼻保持模(鼻支架),从而使鼻结构复位。鼻保持模用软丙烯酸覆盖,以避免对鼻黏膜的损害。塑形板的腭面用软组织层覆盖,以适应上颌骨腭突和裂口造成的下切。为了固定塑形板,则要求它的形状和大小正好合适,因为我们不使用胶进行固定。放置塑形板之前,等塑形板和口腔黏膜干燥后,使用义齿安固膏。我们要求患儿的父母每天清洁并更换牙科黏胶。患儿需要每周去医院调整钢丝的程度以及鼻保持模的形状。鼻塑形期间,选择性地磨碎腭

突内的丙烯酸,并在牙槽突侧面涂抹新的丙烯酸,以缩小上颌骨段之间的距离。可使用面部胶带向裂口段施加横向压力,加速裂口缩小和鼻塑形。

　　该治疗方法可让鼻尖复位至未患病侧,拉直鼻小柱,使鼻穹隆上的高度一致。调整鼻保持模,以便对鼻腔外侧壁施加侧向压力,使其贴近侧鼻软骨尾部增生的软组织。这样鼻部将挺直,鼻软骨凸出,增生的外侧壁前庭组织变平。

　　外科手术时,外科医师将鼻翼基部向内复位,将前庭组织贴近鼻腔外侧壁以缩窄穹隆鼻,从而修复唇裂。我们相信矫形医师和外科医师的共同努力将实现较好的鼻形态,减小二次手术的范围。该手术方法的效果一致性和可预测性较好,塑形技术的其他变化形式也可带来较好的疗效。

　　对于严重鼻腔变形的患者,我们建议使用市售的可移除鼻支撑器进行鼻塑形[13~15]。支撑器通常用面部胶带固定,佩戴时间至少为2~3个月,或视患者的舒适程度而定。图27.6仅在线上版本中出现。

双侧唇裂

　　双侧唇腭裂的患者给治疗小组带来巨大挑战。前颌骨非常突出,且前颌骨和前唇的大小不一,缺少鼻小柱或基本不存在,腭裂明显宽很多,有时上颌骨腭突已塌陷。此外,鼻穹隆距离过大,且末端突出减少。根据我们的经验,伴随前颌骨突出的双侧唇腭裂的患者须将前颌骨复位,使之与上颌骨段保持一个较好的解剖学关系,这样才能实现唇裂闭合,减小张力。否则,修复效果欠佳或者修复失败,造成不良后果。基于此,我们已成功利用口腔内装置进行前颌骨整形,矫形装置用牙科黏胶固定,弹性拉带负责拉回前颌骨[16,17]。这样就能成功闭合唇裂。

　　对于双侧唇腭裂患者,需要在鼻塑形术之前进行前颌骨复位。过去20年中,我们使用了一种自固定式口腔内板[17],并基于原设计进行了改进[16],从而简化了调整步骤,同时减少了患者去医院的次数。

　　Grayson及其同事[6~8,10]使用鼻牙槽塑形治疗双侧唇腭裂。塑形装置可回拉前颌骨,对鼻软骨进行塑形,并拉长鼻小柱。他们的塑形板设计包括固定用的口腔外胶带和橡皮带。我们通过使用自固定装置[13,16,17]对该设计进行了改进,这样就无需使用面部胶带固定假体。我们制作了一种光固化树脂板,利用固定在板上的矫正钮和钢丝以及弹性纤维

带回拉前颌骨。此外,树脂板上覆盖着一层软组织,以便更好地适应腭组织。完成前颌骨回拉和复位后,在板上再固定两根钢丝,每根钢丝进入一个前庭中。钢丝的一端弯成一个环形,用光固化丙烯酸以及软牙科内衬材料(鼻支架)覆盖。钢丝环在前唇的上部弯曲,用于固定弹性纤维链(已用软组织覆盖)。弹性纤维链可固定前唇,钢丝一端的鼻翼管逐渐被抬起,从而抬起鼻穹隆并向内复位,同时拉长发育不全的鼻小柱。塑形板需 24 小时佩戴,每天取下一次进行清洗,然后用义齿安固膏固定。塑形板的腭面可进行改造,即在侧面添加材料,同时从内面去除丙烯酸,这样可以实现平缓、渐进式的上颌骨段的复位,缩小裂口。这种矫正方法为后面的外科治疗提供了有利条件,它不仅有效修复了唇裂,而且实现了初步的鼻部重建、鼻穹隆和鼻尖的塑形,拉长了发育不全的鼻小柱。该方法最大的优势在于,无需在幼年期进行二次手术拉长鼻小柱。几乎所有的患儿都可以适应塑形板,患儿家属对治疗效果十分满意,这种塑形板使矫正变得更容易。

患儿对该治疗方法的耐受度较好,患儿家属的接受度也很高。但这种方法近期才开始使用,我们尚未掌握足够的长期数据说明其对完全发育成熟的鼻部结构的影响。部分患者已进入青春期,临床印象是他们在完成面部发育后,无需进行广泛的鼻部修正手术。

乳牙期

乳牙期的矫正治疗主要为轻至中度的后牙反𬌗和前牙反𬌗矫正。

后牙反𬌗

唇腭裂患者的后牙反𬌗包括骨源性和牙源性后牙反𬌗。若腭裂手术后上颌骨段塌陷,则说明唇腭裂是骨源性的,特别是在犬牙区域。多数情况下,牙弓形状在乳犬牙萌出前就会发生变化。因此当乳犬牙萌出时,患侧的上颌骨乳犬牙的萌出方向靠近下面的牙的内侧,导致上颌骨乳犬牙发生微小的腭位移,而下颌骨乳犬牙发生唇位移[3]。这一发现很重要,因为这解释了为什么唇腭裂患者在乳牙期很少发生咬𬌗或功能变化。咬𬌗发生变化的患者通常需要进行选择性锉牙或扩大术。扩大术比较容易进

行,但需注意的是,一旦进行了扩大术,除非放置了移植骨,否则扩大效果需一直保持到利用移植骨进行牙槽骨重建。因此,我们选择推迟乳牙期的横向扩大,直到患儿年龄稍长,需接受替牙期的二期牙槽骨移植术之前。

前牙反𬌗

对于轻至中度前牙反𬌗,可在乳牙期和替牙期使用面罩,通过弹性延伸力进行校正[18~20]。需注意的是,前牙反𬌗通常与中到重度上颌骨发育不良有关,因此最好采用外科手段治疗。若反𬌗较为严重,需要在患儿年幼时进行上颌骨前移,可考虑牵张成骨术。

Liou 和 Tsai[21] 针对上颌骨的前移矫正提出了一种口腔内方法。他们使用了带有高度弹性钢丝的弹簧系统,可对上颌骨施加恒定向前的压力。他们还是用了一种定期启动的螺旋式扩张器。当螺丝达到极限时,它将会向后旋转(收缩)。这种规律性作用将刺激上颌骨缝合区的生长,最终延长上颌骨[22]。该方法已成功地用于腭裂和非腭裂患者,与传统的通过面罩施加拉伸力的方法相比效果较好[21]。

替牙期

唇腭裂二次修复术后,唇腭裂涉及牙槽骨的患者将在替牙期接受进一步治疗。多数情况下,裂口周围的牙列出现严重错位,阻碍了外科手术进入牙槽骨区(图 27.1)。因此,裂口周围的牙列需要复位,为二期牙槽骨移植做准备。裂口牙槽骨和上颌骨前端的重建被推迟到替牙期进行,目的是降低手术对发育的影响,减少瘢痕[23~25]。

若确定患者需要进行正畸治疗,为后续的外科手术做准备,则正畸应基于将要拔除的恒齿的发育情况,而不是其发育年龄[3,13,26]。腭裂患者通常出现牙齿发育和萌发延迟[26,27]。正畸治疗不应在切牙牙根快要完成发育之前进行,因为正畸支架需要放置在牙根上(图 27.1M~O)。遵守这一原则可减少上颌骨切牙的牙根吸收改变。若上颌骨的二期骨移植术根据牙齿发育情况而不是发育年龄,则可减少手术对发育的负面影响。我们的研究[26]发现,裂口侧侧切牙的发育和萌发与对侧相比明显延

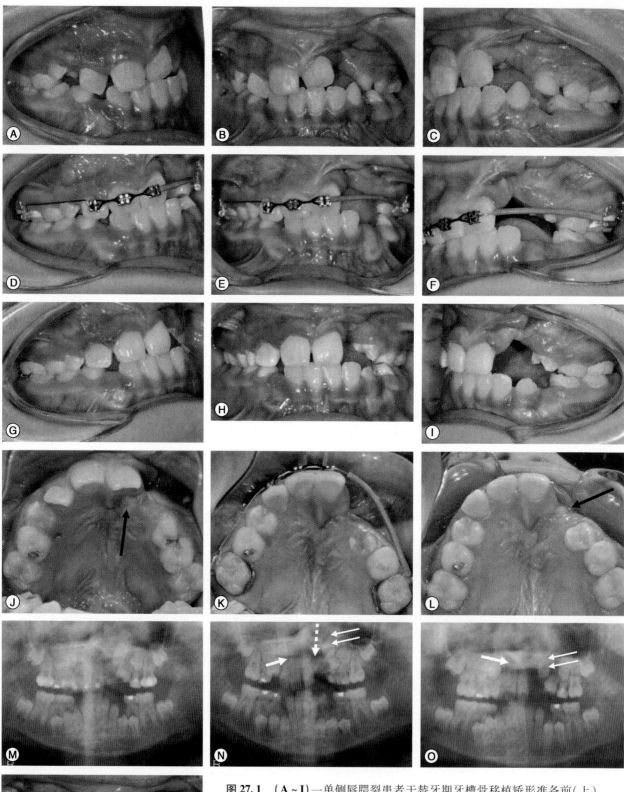

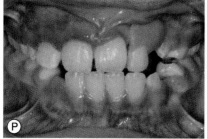

图 27.1　（**A~I**）一单侧唇腭裂患者于替牙期牙槽骨移植矫形准备前（上）、矫形后（中间）和骨移植后（下）的照片。牙弓与一个简单的分段方丝弓矫正器对齐。（**J~L**）同期的咬𬌗照片，可发现裂口区域缺少侧切牙，但保留了乳犬牙（箭头）（左）。该牙于手术前拔除。手术前完成了牙弓对齐（中间）。术后（右），恒犬牙在骨移植处萌出（箭头）（右）。（**M~O**）同一时期的全景片：治疗前（左，中），上颌骨切牙（单箭头）的牙根尖发育完全，保留了乳犬牙，侧切牙丢失（虚线箭头），上颌骨左犬牙（双箭头）未萌出。正畸治疗和骨移植后（右），上颌骨切牙牙根尖完整（单箭头），上颌骨左犬牙在移植骨上萌发（双箭头）。（**P**）治疗后，放置临时假体替代缺失的侧切牙（箭头）

迟(图27.1M~O)。这样就可以在裂口侧侧切牙还未萌出时,在剩余的切牙上放置矫形装置。若裂口侧侧切牙还存在,则可在骨移植后为两侧的侧切牙提供足够的牙骨支持。

为骨移植术准备上颌弓时,只需矫正切牙的位置不正和上颌弓的前端塌陷问题。第一步通常使用粘合的方丝弓矫正器(图27.1A~L)。新的自锁式支架和高弹力的正畸钢丝可以逐渐、高效地移动

牙齿,避免对牙根吸收造成损害。与此同时,周围的薄牙槽骨被塑形,为裂口附近的牙齿保留足够的牙周支撑。该装置也可进行牙弓扩大(图27.2),但有时需要上颌扩大器。我们通常使用的扩大器为四级螺旋扩大器(图27.3)。我们很少使用螺旋扩大器,除非发现上腭组织瘢痕严重(图27.4)。幸运的是,由于使用了先进的外科方法,后一种情况比较少见。

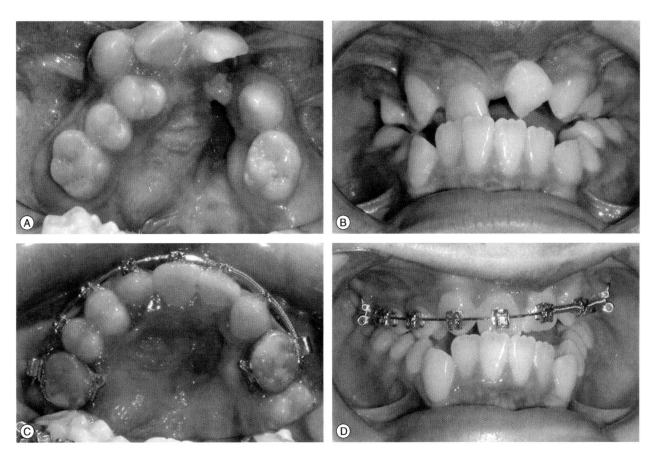

图27.2　(A~D)一单侧唇腭裂患者伴随严重的瘢痕和塌陷,遂接受了上颌弓扩大术和牙列对齐。正畸治疗使用了高弹性的钢丝和自锁式支架,以保证正畸过程缓慢进行

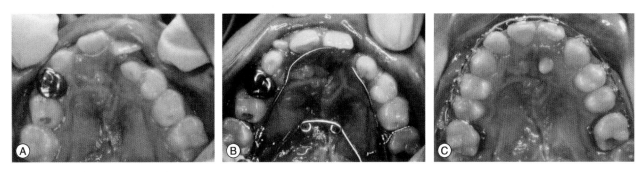

图27.3　一单侧唇腭裂患者正畸治疗前的照片(A),利用四级螺旋扩大器接受扩大术时的照片(B),移植后患侧犬牙萌出、钉状侧犬牙萌出的照片(C)。扩大术后牙弓对齐,扩大术、骨移植和正畸治疗后牙弓形状正常

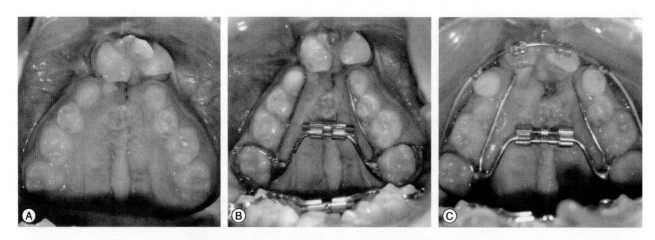

图 27.4　一伴随牙弓塌陷的双侧唇腭裂患者的口腔内照片(**A**),使用了刚性螺丝扩大器(**B**)。扩张后(**C**),牙弓形状改善,牙槽间隔被打开,为骨移植做准备

　　牙槽骨移植前的扩大术可对齐上颌骨段,最小限度地扩大上牙槽骨间隙。但局部皮瓣很难闭合较大的牙槽骨间隙[28]。然而,若医师认为上颌扩大术或前颌骨复位能够扩大上颌骨段的间隙,则应推迟到青春期再进行骨移植。此时上颌骨段可以通过手术方法移动和塑形,这样正颌手术时就可用局部皮瓣关闭裂口。

　　上颌骨段和牙列复位后,患者就可接受二期牙槽骨移植[29]。重建前的正畸准备可在 6 ~ 12 个月内完成。骨移植术前将所有的装置移除,并将正畸钢丝的唇面分段,以便于实施手术。术前 8 ~ 12 个月将手术区域的多生牙和乳牙拔除,这样就可为移植骨的覆盖提供完整的牙龈组织。

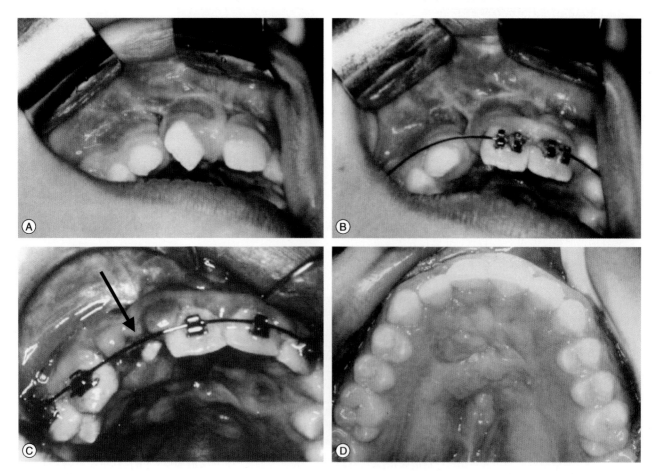

图 27.5　(**A ~ D**)存在上颌侧切牙恒牙和犬牙恒牙的右侧唇腭裂患者。骨移植后,犬牙萌出,并得到了足够的牙龈支持。随后侧切牙(箭头)也萌出,并入牙弓。治疗完成后,牙齿被增大以保持美观

牙的存在决定牙槽骨的存在。若存在侧切牙，且牙冠、牙根解剖学结构完整、位置良好，则应尽一切努力保住侧切牙。若侧切牙已由移植骨中萌出，则牙槽嵴中应存在牙槽骨，且萌发的犬牙也有牙槽骨（图 27.5）。若患侧的恒侧切牙丢失或由于结构或位置不佳需要拔除（图 27.1J～O），则应保留正在萌发的犬牙，并保留重建的牙槽。

正畸治疗应在骨移植术后 8～12 周进行。实现了合理的上颌弓和牙齿关系后，可移除矫正装置，患者保持现状直到恒牙发育完全。应保留治疗前严重旋转的牙齿。缺失的牙可暂时用可移除的假体代替，以改善美观，减少对言语的限制（图 27.1P）。

接受上述治疗后，患者在进入青春期前或在青春早期时就完成了准备阶段。患者每 6 个月接受一次检查，评估颅面发育和牙齿发育，特别是患侧上颌侧切牙和犬牙的萌出。上颌犬牙有时会受到挤压，需要在恒齿发育完后接受手术暴露，并入牙弓。患侧受到严重挤压或位置不正确的上颌侧切牙应拔除（图 27.1J～L）。

最后，如果出现前后位腭骨不调和，则负责重建的治疗小组需决定是否在替牙期进行骨移植，还是在将来与正颌手术一起进行。若出现明显的组织缺失，包括上颌骨发育不良和先天性缺齿，则应推迟传统的二期牙槽骨移植，骨移植应在恒牙期与正颌手术同时进行。若认为有必要保留裂口附近的牙列，即使出现腭骨不协调，也应进行正畸治疗。正畸治疗的目的是为牙槽骨移植进行牙列准备，将上颌弓与下颌弓对齐，以便在青春期进行正颌手术。这种方法减少了青春期正颌手术所需的正畸治疗。

恒牙期

恒牙发育快要完成或已完成时，正畸医师应对唇腭裂患者实施明确的正畸治疗。治疗目标与非腭裂患者相似，但进行治疗规划时应考虑以下因素：牙弓长度要求，对严重牙列拥挤患者应实施拔除；牙列的完整性和支撑结构，特别是裂口附近的牙齿；牙齿位置不正常，特别是挤压；牙错位；先天性缺牙或严重牙齿异常，需进行拔除并安置假体，或进行矫正闭合，特别是在裂口区域；上颌和下颌的牙中线，及其与面中线的关系；上颌和下颌的前后、横向和纵向关系，及其与面部的关系[1～3,13]。

新研制的高弹性钢丝和自锁式矫形器可以施加适当的矫正力，对软组织和牙骨塑形，特别是靠近裂口的严重错位的牙齿（图 27.2 和图 27.6）。对犬牙和磨牙关系 Ⅰ 级、覆盖和覆咬殆关系理想的患者，应尽量完成矫正（图 27.7A）。若患侧的侧切牙缺失，医师则需判断是否安置假体，还是用正畸手段或外科-正畸结合的方法关闭裂口。假体通常适用于犬牙和磨牙关系 Ⅰ 级、覆盖和覆咬殆关系理想的患者。若裂口附近牙的解剖学结构正常，则可使用粘合假体或骨整合植体[1～3,13,30,31]。

若侧切牙缺失，且上颌犬牙向前移动，长入移植的牙槽嵴中（图 27.8），则须考虑用犬牙替换侧切牙，将所有后牙前移。对于无需拔除的患者，患侧经治疗可达到 Ⅱ 级关系，但若下面的二尖齿已拔除，则患侧咬殆关系可达到 Ⅰ 级。若牙槽骨移植效果不理想，医师可能需要将犬牙前移以改善骨形态，而不是用骨整合植体或通过额外骨移植安装的假体替换侧切牙。若犬牙已前移至侧切牙处，且磨牙关系为 Ⅰ 级，则犬牙需要用骨整合植体替换（图 27.7A，B）。此外，还应考虑如何控制患侧的上颌切牙，包括形状、大小、颜色，以及裂口区域的牙龈轮廓[3]。若计划得当，则假体替换和正畸治疗均可实现较好的效果（图 27.5 和图 27.7A）。

若裂口过宽，无法进行常规骨移植，则医师可将患侧的后牙前移，将犬牙放到缺失的侧切牙处。这样不仅可以关闭裂口，而且可以关闭由患侧上颌侧切牙缺失造成的牙槽骨缝隙[3,13,32]。骨移植后，可能出现患侧上颌犬牙萌发路径异常或受挤压的情况。外科医师应协助犬牙的萌发和暴露，这样正畸医师就可将犬牙并入牙弓（图 27.8A，B）。

有时可能需要移动牙齿以闭合拔除留下的空隙，或将移位的牙齿并入牙弓，以得到较好的咬殆关系。牙弓内移动在过去很难实现，因为正畸医师需要借助旁边的牙齿和患者的配合，利用弹性或口腔外装置进行固定。BAS 在正畸治疗中又被称为临时固定装置，它可以轻松地实现牙齿的移动[33]。BAS 可对单颗牙或几个牙进行前后位和垂直控制。BAS 的使用十分简单。正畸治疗结束后，BAS 可轻松移除，不会产生不良反应（图 27.9）。

基于发展的观点的正畸治疗能使医师充分利用发育期的变化，并让患者及其家属意识到分阶段治疗的重要性。两个治疗阶段之间患者可得到休整，这样保证了患者及其家属的接受度、依从性和配合。

唇腭裂患者的正颌手术和牵张成骨术

在唇腭裂患者中，上颌和下颌的骨骼和牙齿不

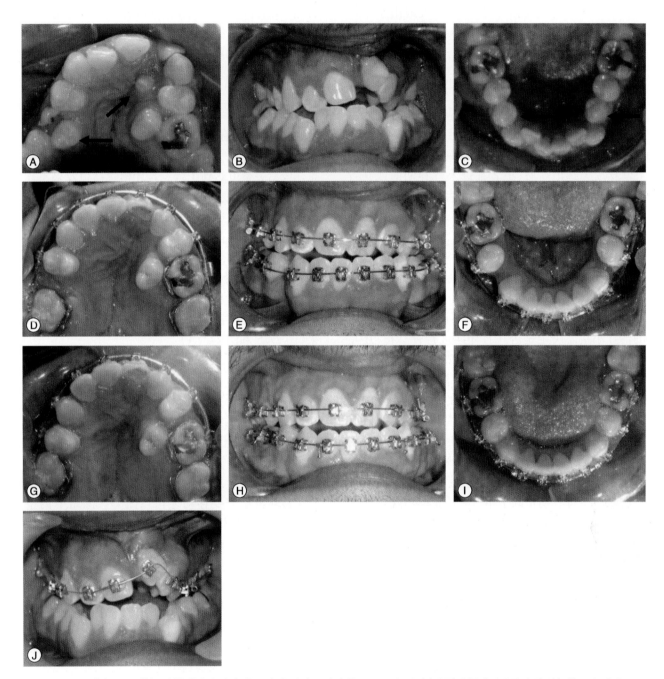

图 27.6　修复后一单侧唇腭裂成人患者的口腔内照片。治疗前(A ~ C),上颌弓严重塌陷,两牙弓牙列拥挤。左边存在钉状的上颌切牙。由于牙列拥挤,需拔除 4、7、21 和 28 号牙。治疗使用高弹性的钢丝和自锁式支架。对齐后,左侧上颌中切牙的牙龈较健康(D)。进一步对齐并关闭缝隙后,牙龈较健康。打开一个缝隙,将 13 号牙并入牙弓(E ~ I)。开始时钢丝位置较靠上(J)

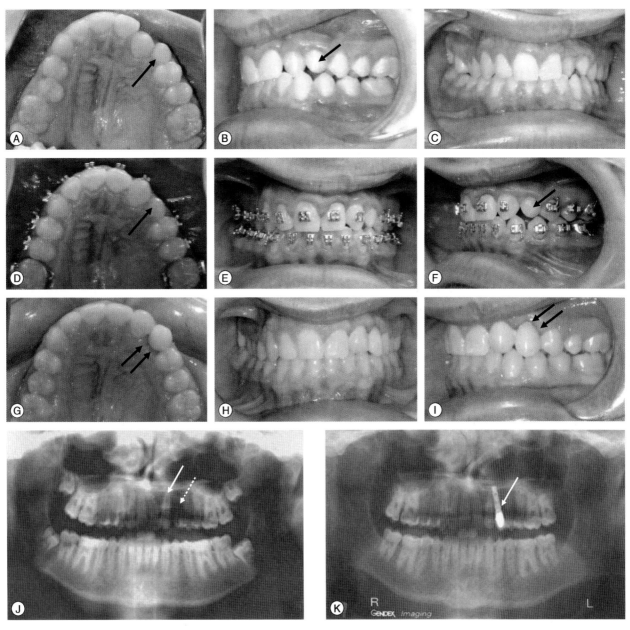

图 27.7　(A~I)一左侧唇腭裂患者的口腔内照片,该患者患侧上颌侧切牙缺失,已用上颌犬牙代替缺失的切牙,并保留了乳犬牙(单1)。由于存在理想的后牙咬殆关系,所以用正畸方法关闭缝隙,但用骨整合移植体替换乳犬牙(双箭头)。治疗后实现了较为满意的咬殆关系和美观效果(J,K)。在治疗前的全景片(J)中,左侧上颌恒犬牙位于缺失的侧切牙的位置上(箭头),保留了乳犬牙(虚线箭头)。治疗后(K),用骨整合移植体替换了乳犬牙(箭头)

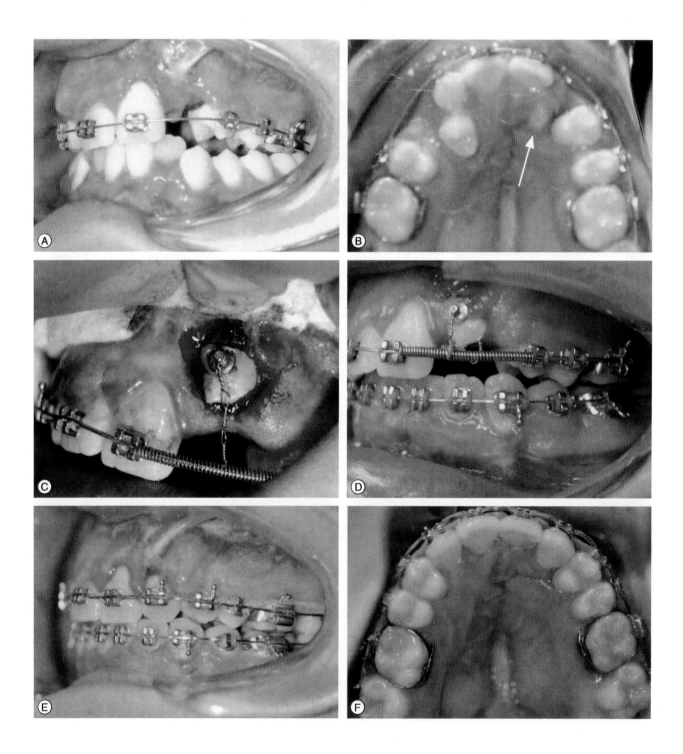

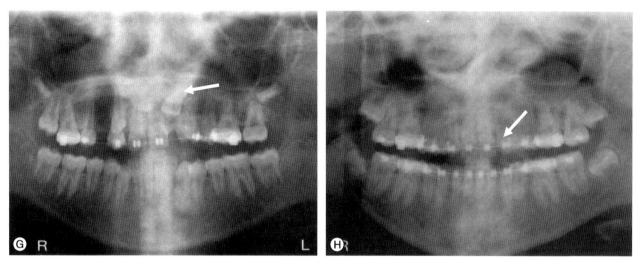

图 27.8 （A~F）一左侧唇腭裂患者的口腔内照片,该患者先天性缺少右侧上颌侧切牙,且左侧的侧切牙为钉状(箭头)。钉状切牙被拔除,右侧的上颌犬牙受到挤压,需要进行手术治疗以并入牙弓。治疗后牙龈关系和咬殆关系较满意。（G,H）治疗前（G）和治疗后（H）的全景片。左侧上颌犬牙(箭头)的位置较高,已并入牙弓

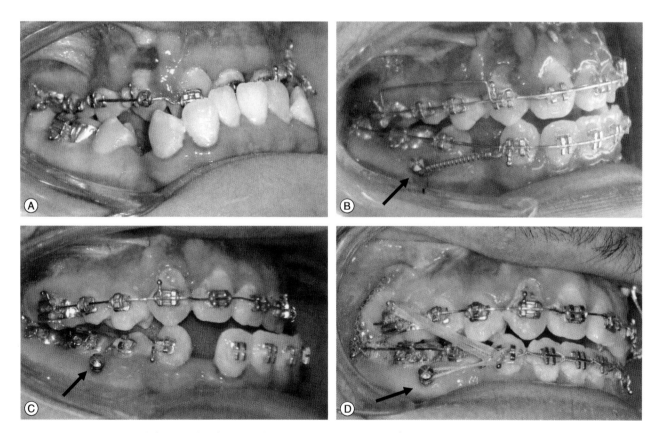

图 27.9 （A~D）一右侧唇腭裂患者的口腔内照片,该患者伴有前牙反殆和严重的上颌和下颌牙列拥挤。上颌侧切牙和下颌第一、第二尖牙被拔除,上颌弓得到巩固后,放置一个紧固螺丝,以协助牵拉犬牙和切牙。裂口已经闭合,前牙反殆也得到纠正

协调并不少见。这样的不协调可体现在矢状面、横切面和垂直面上。若不协调的程度为中至重度,则可采用外科和正畸联合治疗。治疗后可实现功能和美学的显著改善。

口面裂患者的下颌的大小通常比较正常,或略小些[34]。对于上颌骨严重发育不良的患者,外科医师希望在上颌骨的矢状面进行矫正。若出现骨性开𬌗或明显的上颌骨缺损或不对称,则应采取双颌的方法。外科和正畸联合治疗的优势在于,仅通过一次手术,负责重建的治疗小组即可实现理想或较理想的咬𬌗关系,并明显改善功能和美观。

为了保证手术的成功,正畸医师和外科医师需要密切配合。正畸医师有义务协助外科医师,这样手术时可实现较好的咬𬌗关系,使正颌手术的效果更稳定。

腭裂的正颌手术规划与非腭裂牙颌面畸形的相似,包括详尽的临床检查、收集正畸术前和术后的病历。所有接受过上颌前移术的患者均可能出现腭咽关闭不全,因此术前言语专家需进行患者评估,确定潜在风险和必要的术后纠正方案。获得所有病历资料后,正畸医师将进行头影测量分析和预测跟踪,确定需要进行的手术动作。这一过程可通过手动分析 X 线图像,或使用计算机成像和头影测量分析完成。利用三维数字技术,基于 CT 扫描和 CBCT,外科医师和正畸医师可进行颅脑颌面外科手术规划[35~39]。扫描得到的数字数据经专业软件处理后,可建立颅面骨骼的三维模型。手术过程可经数字模拟。基于数字数据以及立体摄影术,可建立颅骨或外科夹板的实体模型,这样就不需要像传统术前规划那样使用面弓和牙架进行规划和建模。虽然常规方法可达到较好的效果,但对于较复杂的手术准确性较差,且需要医师经验丰富,技术熟练。这一过程无法让其他人代为完成,因此外科医师和正畸医师需要花费大量的时间进行手术规划,准备外科夹板。

科技发展和最新的研究成果提高了三维技术的准确性,特别是将由石膏模型制作的数字牙齿模型并入由 CT 和 CBCT 扫描获得的颌面模型方面[40~42]。医师对三维技术越来越熟悉,应用程度也越来越高,与此同时,复杂颌面手术的规划(图27.10)和实施应有所进步,手术成功率也越来越高。医师应将规划和夹板制作的某些重要环节交由他人完成[43,44]。医师可以预测可能的结果,但他也必须知道骨骼移动造成的软组织的变化(唇、鼻部、鼻咽部)尚不能完全预测,特别是对于唇腭裂患者。上颌/下颌手术后需评估面部软组织的三维反应。需要强调的是,最后的治疗和外科决策应由医师做出,而不是计算机。三维计算机技术使医师可以在三个平面内做出诊断和评估,借助三维计算机技术得到的术后评估是之前难以想象的,包括上颌/下颌手术后气道容量的变化[45~47],以及牙槽骨移植后的骨体积变化[48,49]。

最近“先手术,后正畸”的治疗方案出现回潮[50,51]。但对于唇腭裂患者来说,先正畸然后手术辅助最后的正畸治疗最为合理。外科手术前,正畸医师需将所有牙齿复位到基骨内,使上颌切牙与𬌗平面保持较好的相对位置,下颌切牙与𬌗平面保持良好的轴交角。

上下牙弓需要对齐,以便在外科手术时形成理想对合。若实施齿间截骨,则正畸医师需创造齿间空隙。颌间固定期间以及术后需使用带有橡皮筋的矫正装置(图 27.11),并进一步改进咬𬌗。正畸医师和外科医师在规划和早期正畸治疗阶段需密切配合,以达到良好的咬𬌗、功能和美观效果(图27.11)。

若患者上颌骨缺损严重,且咽部皮瓣的瘢痕严重,则不适合进行传统的正颌手术,因为稳定性较差,复发的可能性较高[52,53]。对于上颌严重发育不良的年幼患者,常规的外科手术需推迟到青春期,因为这些手术依靠刚性固定,需要有发育完整的牙骨。另外,放置刚性固定板会损伤未萌出的牙蕾。对于这些患者,我们使用了颅外支架式上颌骨牵张器(RED);对于轻至中度缺损,我们使用内部牵张装置。使用 RED 装置的上颌骨牵张术之前描述过[54~58],分为五步:①制作口腔内夹板,通过牙对上颌施加牵引力;②完全的 LeFort Ⅰ 型截骨术联合翼上颌分离;③放置装有颅外可调式牵引螺丝系统的颅骨牵引装置;④牵引;⑤固定和可去除保持装置。

这种方法已用于幼儿以及青少年和成人的治疗,功能恢复良好,外形美观(图 27.12 和图27.13)。与传统的正颌外科手术相比,该方法稳定性好[56,58~61],且软组织的响应较好[62,63]。咽部皮瓣缺失、需要明显前移的患者可能出现术后腭咽闭锁不全,需要用咽部皮瓣进行治疗或其他形式的咽形成术[64,65]。到目前为止,我们尚未发现对牙齿发育造成不良影响。但若患儿年龄小于 6 岁,那么第二恒磨牙的牙蕾由于后牙弓的长度增加或外科创伤可能出现旋转。

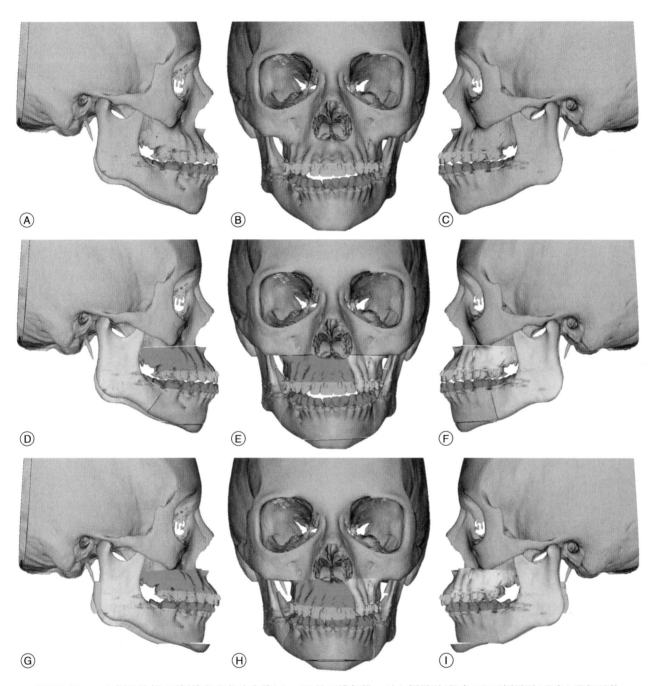

图 27.10 一上颌骨缺损、下颌前突患者治疗前(**A ~ C**)的三维扫描。对上颌牙列(绿色)和下颌牙列(蓝色)进行了数字重现。计划实施两段是上颌前移术(绿-黄)联合下颌后退术(浅灰蓝)和颏成形术(深蓝)(**D ~ F**)。骨段得到复位，齿面畸形和错位咬殆得到虚拟纠正(**G ~ I**)。根据数字模型制作外科夹板和导丝，这样就不需要传统的模型外科手术了(由科罗拉多州戈尔登市,医疗建模提供)

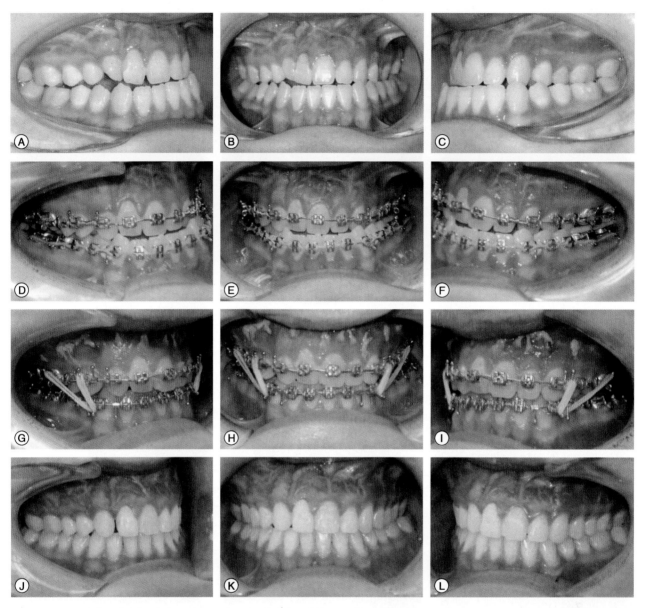

图 27.11 一右侧唇腭裂患者的口腔内照片，该患者右侧上颌侧切牙缺失，伴有前牙反𬌗（**A ~ C**）。牙槽骨移植和矫正对齐后（**D ~ F**），该患者接受了上颌前移术以及中线矫正（**G ~ I**）。术后使用带有橡皮筋的矫正器进行固定和咬𬌗巩固。治疗实现了良好的咬𬌗关系。用犬牙代替缺失的右侧上颌侧切牙，右侧磨牙关系为Ⅱ级，左侧磨牙与犬牙关系为Ⅰ级（**J ~ L**）

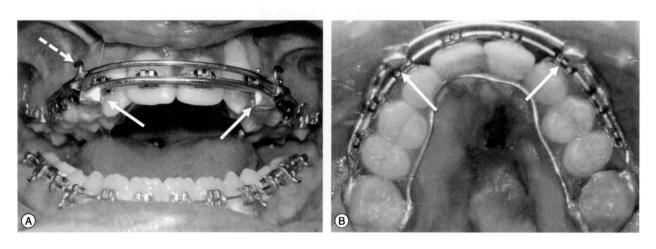

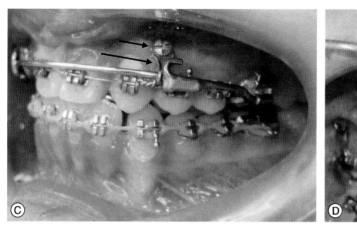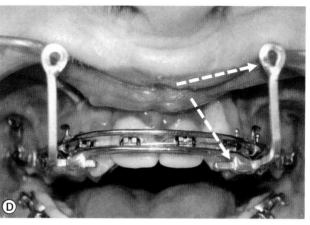

图 27.12　带有可拆卸的钩子的口腔内夹板,用于上颌和面中部牵张成骨和颅外支架式上颌骨牵张成骨术。图中显示方形管(实线箭头)和保持面罩钩(虚线箭头)(**A**)。咬𬌗图片显示腭杆和唇杆与磨牙带环和方形管焊接在一起(箭头)(**B**)。手术时放置紧固螺丝,放下悬挂钢丝增强夹板的前端稳定性(箭头)(**C**)。口腔外钩子,有牵张孔穿过夹板的方形管(虚线箭头)(**D**)

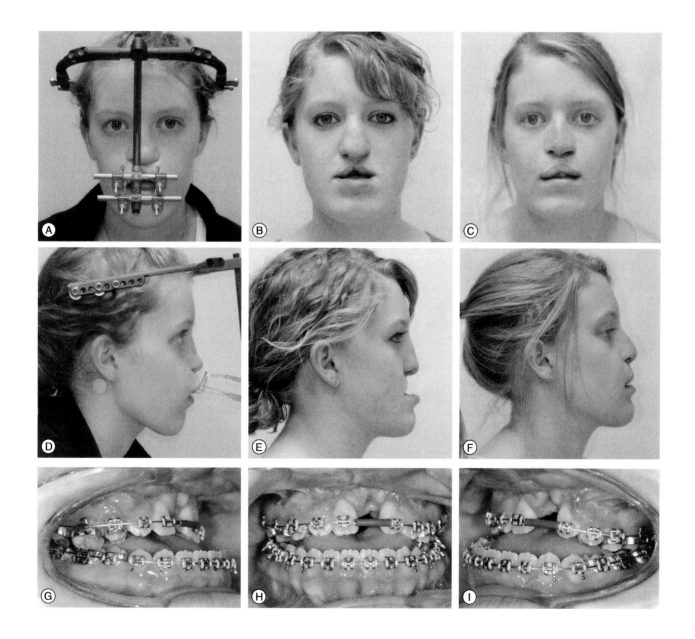

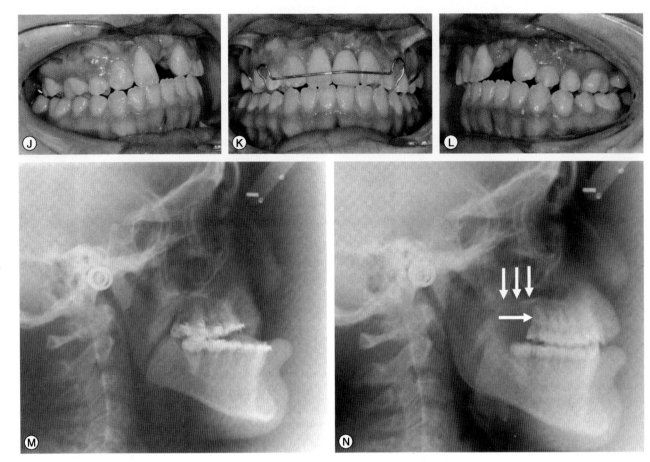

图 27.13 （A~F）某双侧唇腭裂患者的面部照片，该患者伴有严重的上颌骨缺损，已接受了完全的 LeFort I 型截骨术、上颌前移以及颅外支架式上颌骨牵张成骨术（A,D）。牵张术前（B,E）和术后（C,F）正面和侧面照片。治疗后面部平衡得到了明显改善。牵张术前（G~I）和术后（J~L）的口腔内照片。治疗前为 III 级关系，治疗后恢复了正常的咬𬌗功能和外观。治疗前（M），上颌骨垂直和水平发育不良。治疗后（N），水平箭头显示前移的距离，垂直箭头显示新形成的牙骨。未使用矫正固定装置、术前开𬌗趋势纠正，注意图中的前牙关系

内部固定装置适用于上颌发育不良程度较轻的患者。作者使用的装置为一混合装置（骨骼和牙固定），该装置的移除无需进行二次手术。

该装置实现了满意的功能和美观效果[66]。仅出现在线上版本中。

目前上颌骨牵张成骨术可治疗唇腭裂相关的复杂的上颌骨发育不良。该方法已用于其他类型的患者，如尖头并指综合征和创伤性畸形。

发育和正畸治疗

正畸医师参与了从幼儿期到青春期的唇腭裂治疗，面部发育异常可能给治疗小组带来额外挑战。唇腭裂患者的面部发育模式与非唇腭裂患者的不同，但唇腭裂患者的发育潜力不容忽视。若发育潜力未受到重建治疗的不良影响，则重建将获得较好的效果。若患者的发育确实受到正畸治疗的负面影

响，则应简化正畸治疗。对于很多唇腭裂患者来说，正畸治疗是周期最长的干预性治疗，缩短并简化正畸治疗和减少护理的负担（如对患者、家属、治疗者、公共医疗系统和社会）。

治疗小组应通过评估治疗方案、采纳已经证明的治疗策略，努力实现最好的治疗效果。手术会给幼儿的上颌骨带来明显的瘢痕，导致发育受阻，因此需减少瘢痕的产生（如推迟牙槽骨移植，避免伤害上颌骨以减小腭骨的瘢痕）[67,68]。以上做法可减少广泛、复杂的正畸手术。

结论

本章描述了正畸医师对唇腭裂患者外科矫正综合管理的贡献。正畸医师的应在各个方面为外科医师提供支持，包括颅面发育、牙齿发育、咬𬌗和治疗规划，以实现最好的治疗效果。鼻牙槽

塑形以及上颌骨牵张成骨术的应用拓展了传统的唇腭裂治疗方法。此外，牙齿正畸的最新发展，如高弹性正畸牙弓丝、自锁式正畸装置、BAS和三维成像技术，使治疗变得更加容易。医师可利用这些技术创新实现唇腭裂患者的全面管理，提高治疗效果。治疗方案的制订应围绕患者的解剖学、功能和发育需求。外科医师和正畸医师的密切合作是成功的关键。

参考文献

8. Grayson BH, Santiago PE, Brecht LE, et al. Presurgical nasoalveolar molding in infants with cleft lip and palate. *Cleft Palate Craniofac J.* 1999;36:486–498.

   This article introduces the now-widespread concept of presurgical nasoalveolar molding. The authors conclude that nasoalveolar molding eliminates the need for surgical columella reconstruction.

52. Posnick JC, Dagys AP. Skeletal stability and relapse patterns after Le Fort I maxillary osteotomy fixed with miniplates: the unilateral cleft lip and palate deformity. *Plast Reconstr Surg.* 1994;94:924–932.

    This study assesses relapse rates in 35 consecutive patients undergoing Le Fort I osteotomy with miniplate fixation and autogenous bone grafting. The authors found that miniplates do not prevent relapse in this population.

56. Polley JW, Figueroa AA. Rigid external distraction: its application in cleft maxillary deformities. *Plast Reconstr Surg.* 1998;102:1360–1372.

    The authors present the use of rigid external distraction to correct maxillary hypoplasia in patients with facial clefts. Dramatic improvements in skeletal anatomy and soft-tissue deficiencies were observed.

58. Paresi Jr R, Felsten L, Shoukas J, et al. Maxillary distraction osteogenesis. In: Losee J, Kirschner, RE, eds. *Comprehensive cleft care.* New York: McGraw Hill; 2009:956–968.

    This chapter offers a useful review of maxillary distraction in the context of orofacial clefting. Cephalometric evaluation is emphasized.

65. Guyette TW, Polley JW, Figueroa A, et al. Changes in speech following maxillary distraction osteogenesis. *Cleft Palate Craniofac J.* 2001;38:199–205.

    Articulation and velopharyngeal function were assessed before and after maxillary distraction. Metrics included hyper/hyponasality, velopharyngeal passage dimensions, and articulation error.

28

腭咽功能障碍

Richard E. Kirschner and Adriane L. Baylis

概述

- 存在或疑似腭咽功能障碍(VPD)的患者都能在多学科协作的唇腭裂或颅颌面治疗团队中得到最好的治疗。
- VPD 的诊断需要一个详细的病史、音感评估、体格检查和恰当的仪器或影像学检查。
- VPD 外科手术的成功实施需要准确的诊断和个性化的治疗方案。
- VPD 可能是腭咽部组织缺陷、腭咽闭合无力或腭咽闭合丧失的结果。
- 纤维鼻咽镜的检查应该作为术前评估标准的一部分,以便在制订语言训练和外科手术计划时能直观地展示腭咽部的活动机制。
- 对发音的仪器检查结果应该结合综合音感的评估结果而做出合理的解释。
- 发音的空气动力学评价可以为外科医师提供腭咽孔的大小以及治疗时机的选择和术后效果的判定等信息。
- 外科治疗的初衷是塑造一个具有正确发音功能的腭咽结构,同时避免产生鼻咽气道梗阻等并发症。

简介

正常的发音依赖于腭咽部功能和结构的完整性。腭咽部是一个复杂而具有动态变化功能的结构,在声音发出时,它可以把口腔和鼻腔分隔开来。腭咽部阀门功能障碍(即腭咽功能障碍,VPD)可以

导致鼻音过重、鼻孔漏气和发音清晰度变差,这会损坏声音的可辨识度从而导致歧视。外科干预的目的是重建或修复一个具有功能的腭咽部,同时避免产生上通气道梗阻等并发症。VPD 外科手术的成功实施需要准确的诊断和个性化的治疗方案。因此,要获得最佳的手术效果必须要对病史、腭咽部解剖结构和动力学的进行细致分析,而且这种分析最好由外科医师、语言病理学家和唇腭裂或颅面科治疗团队的其他成员共同来完成。

腭咽部的解剖和生理机能

解剖

腭咽部前方以软腭为界,两侧为侧咽壁,后方为后咽壁。发音时腭咽的闭合是一个自发的动作,它受大脑皮层的支配,由腭咽部肌群的共同协作来完成。软腭的肌肉包括腭帆提肌、腭帆张肌、腭舌肌、腭咽肌、腭垂肌(图 28.1)。腭帆提肌起自颞骨的岩部和咽鼓管的内侧面,其纤维向前、下、内侧走行,斜插入腭腱膜,并与对侧的腭帆提肌纤维呈十字交叉(图 28-2)。两侧腭帆提肌收缩像吊索拉起一样,是软腭抬高和腭咽口关闭的基本机制。然而证据表明,在发音时,腭舌肌、腭咽肌可能起到了腭帆提肌的拮抗肌的作用,以便更好地控制软腭的位置[1,2]。腭垂肌是腭垂内的一对内在肌肉,它通过增加软腭背侧面的体积和控制软腭的伸展,从而在腭咽闭合过程中发挥作用[3~5]。在腭裂和腭部隐裂(黏膜下

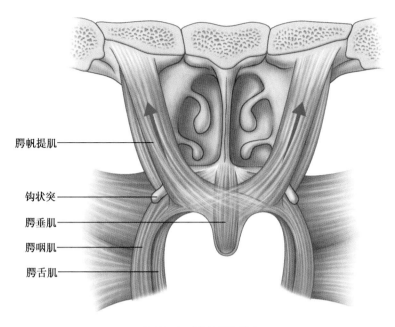

图 28.1　腭咽部的肌肉

腭帆提肌

钩状突

腭垂肌

腭咽肌

腭舌肌

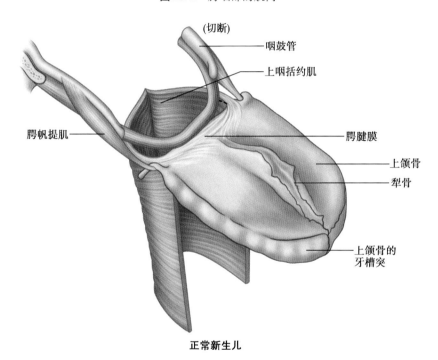

(切断)

咽鼓管

上咽括约肌

腭帆提肌

腭腱膜

上颌骨

犁骨

上颌骨的牙槽突

正常新生儿

图 28.2　腭帆提肌的原理图

裂)患者中腭垂肌通常是缺失的[6]。

上咽括约肌是一条宽而薄的肌肉,起自软腭、翼内肌、翼下颌缝,两侧括约肌肌纤维相对走行止于咽中缝处。上咽括约肌收缩可引起双侧咽侧壁向中间运动,咽后壁向前运动,从而对腭咽闭合发挥作用[7,8]。然而,不同的人上咽括约肌的解剖及其对腭咽闭合的作用存在较大的变异性。

除了腭帆张肌是由三叉神经(Ⅴ3)的第三分支支配外,腭咽部的所有肌肉都是由腭咽神经丛的运动神经纤维支配。腭咽神经丛由舌咽神经(Ⅸ)、迷走神经(Ⅹ)、副神经(Ⅺ)的纤维组成[9]。也有研究认为面神经对腭咽的活动也发挥一定的作用[10,11]。值得一提的是,即使在说话和吞咽时腭咽这个阀门(使口咽腔和鼻咽腔分隔开来)的活动情况是一样的,其神经支配途径也可能是截然不同的。说话时的腭咽运动是有意识的活动,它受大脑皮层的运动神经元支配,然而相同的运动在吞咽时主要是无意识的活动,其神经冲动发自脑干。

生理学

腭咽是一个复杂的三维立体的阀门结构,负责在说话和吞咽时分隔口咽腔和鼻咽腔。这一节将简单讨论在说话时腭咽的活动情况。为大家所认同的观点是,腭帆提肌是司软腭运动,因此,也是司腭咽闭合的主要肌肉[12]。软腭精细运动的控制也需要腭舌肌和腭咽肌配合。就像前面提到的那样,在腭咽闭合过程中,成对的腭垂肌通过使软腭伸展和填塞软腭和后咽壁之间的裂隙发挥了重要作用。腭帆提肌和上咽括约肌对咽侧壁运动的相对作用存在着一些争论。

在正常个体中,腭咽闭合时软腭是向后上升起的,其与咽后壁的正常切点大约位于后鼻棘到软腭背面这一段的 3/4 处(图 28.3)。腭咽闭合的位置通常情况下与上腭平面相齐平或略低,但是在不同

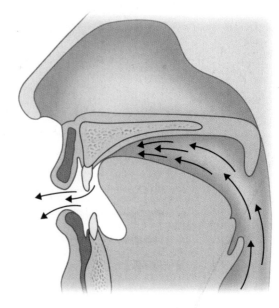

图 28.3 在发辅音时正常腭咽闭合的侧面观

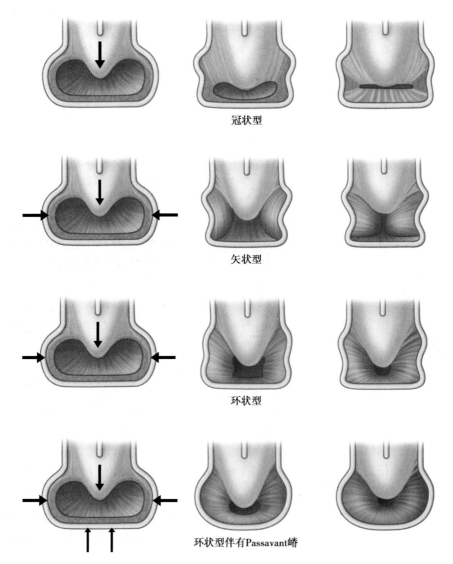

冠状型

矢状型

环状型

环状型伴有Passavant嵴

图 28.4 腭咽闭合模式的类型

的语境中,软腭的高度和腭咽接触的紧密程度都会有相应的变化[13~15]。

与软腭运动一样,侧咽壁的运动对腭咽闭合的作用在唇腭裂和无唇腭裂的人群中是不同的,在完成不同的音阶任务时也是不同的。侧咽壁的最大位移通常发生在腭咽接触时。Skolnick 等[16]和 Croft 等[17]描述了从正常受试者中观察到的三种腭咽闭合的基本模式(图 28.4):①冠状型,这种闭合模式主要受软腭的提升的影响;②环状型(有或无 Passavant 嵴),在这种模式中侧咽壁向中间的运动对腭咽闭合的作用与软腭所起的作用相当;③矢状型,这种闭合模式主要受侧咽壁向中间运动的影响,而软腭与侧咽壁接触,而不是与后咽壁接触。在这三种闭合模式中,无论在正常人还是在 VPD 患者中冠状型都是最常见的。

在有些个体中发现,发音时咽后壁组织会形成局限性的横嵴。在腭咽闭合时咽后壁的这种向前运动是由 Passavant 在 1863 年[18]首先加以描述的,因此通常称之为"Passavant 嵴"。尽管有些人认为这种外观是病理性腭咽功能的表现,但 Croft 等[17]已经证实 Passavant 嵴无论是在说话正常的人还是那些 VPD 患者中对腭咽闭合都有一定的作用。

正常的腭咽功能需要大脑中枢来协调腭咽部肌肉的活动度与其他发音系统的运动,这一观念得到了肌电图研究的支持[19]。在声音产生时软腭位置的改变是多种相互关联的变量,包括听觉和本体感觉的反馈,经过复杂的相互作用后形成的最终结果。然而,对单一个体来说,如果其发音系统非常灵活,只需要较少的当然也是多变的几个腭咽运动就可能产生相同音质的声音。语音科学尽管经历了几十年的探索,但无论是正常还是不正常的腭咽功能,其明确的神经生理学仍不完全明了。

基础科学/疾病进程

腭咽组织缺陷

腭咽功能障碍(VPD)的第一个主要的诊断性分类是腭咽组织缺陷,是指那些解剖或结构上的缺陷,致使腭咽阀门闭合不充分。这类缺陷可以是先天性的,比如唇腭裂或是先天性腭咽不对称(如一个短小的软腭和一个相对比较深的咽部)(图 28.5),它也可能是外科操作改变了腭咽部的解剖结构而继发产

生的,比如腭整形术的患者,或肿瘤切除术、腺样体切除术的患者。与 VPD 有关的最常见的先天性结构缺陷是腭裂和黏膜下腭裂。腭裂修复术后 VPD 的发生率在不同的报道中变化很大,而且受多种因素影响。然而,除了口鼻瘘,腭整形术后 VPD 是最常见的,这是由于软腭动度的损害,或腭咽的不对称,或两者联合产生的结果。

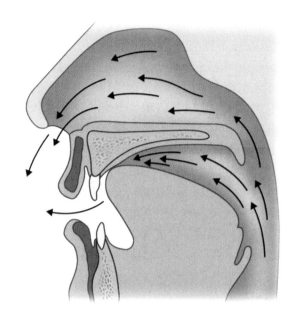

图 28.5　短软腭(腭咽组织缺陷)造成发音时腭咽闭合不充分的侧面观。箭头表示在发音时通过鼻腔逸出的空气、声能和压力的方向

因为充分的腭咽闭合主要取决于咽的深度和腭的长度之间的比例,所以那些腭相对短或是咽相对深的患者显示出腭咽闭合的不完全(图 28.5)。这两种情况出现的原因,要么是先天发育的异常,要么是医源性因素对腭咽部结构的改变。例如,腭整形术后瘢痕挛缩可能导致软腭变短,出现继发性腭咽组织缺陷。先天性骨骼结构的异常对腭整形术后出现 VPD 也有一定的影响。腭裂的患者和对照组相比,有一个更宽阔的鼻咽部,这很可能是颅底的外形尺寸有所变化的结果[20~22]。Osborne 等[23]和 Ross 及 Lindsay[24]研究显示,腭裂患者中颈椎上段畸形发病率较高,致使咽部深度增加。同样,颅底扁平症,或颅底角变平,可能增加咽的深度并因此使咽深和腭长的比例增加,从而出现 VPD。Ruotolo 等[25]报道,染色体 22q11.2 缺失综合征是一种与严重的不伴有腭裂的 VPD 高度关联的疾病,这类患者表现为多种骨骼和软组织异常的倾向,包括咽部深度的增加、颅底扁平症、颈椎畸形等。

腭咽组织缺陷也可能由外科手术对腭咽部解剖的破坏而引起。在小儿阶段腭咽闭合常表现为软腭与扁桃腺接触型，如果为了解决鼻咽部通气道梗阻或是慢性中耳炎问题而切除肥大腺体，就可以造成咽部深度的急剧增加。在大多数无唇腭裂的患者中，软腭的伸展能力可以使腭部适应这种变化，多数病例腺样体切除术后的腭咽组织缺陷都是暂时的，并在6~12个月内调整到正常。然而，少数患者VPD可能持续存在，其中的一些具有VPD的诱发因素，包括黏膜下腭裂、软腭短小、咽部深以及神经肌肉失调等。对于具有这些情况的患者来说，肥大腺体可能在腭咽闭合时起了关键性作用，甚至他们正常发育的结果可能就是腭咽组织缺陷[12]。因此，细致的腭咽部解剖评估对所有准备行腺样体切除术的患者都是必要的，而且一旦发现具有诱发VPD的解剖因素，如果可能应避免手术的施行。

在有些患者中，腺体垫的表面形态不规整可能干扰软腭完成完全腭咽闭合的能力[26]。在另一些患者中增大的扁桃体可能突入软腭和咽后壁之间，导致腭咽闭合不全[27,28]。对这些患者处置的第一步就是要选择做腺样体切除术还是扁桃体切除术，以便能够有效地解决问题，同时避免施行后面所描述的一些外科操作的必要。

腭咽闭合无力

腭咽功能障碍（VPD）的第二种主要的诊断性分类是腭咽闭合无力。这一类病例主要是指已知或疑似由于先天性因素或获得性神经病学或神经肌肉病学因素引起的VPD，诸如脑血管意外、外伤性脑损伤、脑肿瘤、肌肉质地和功能异常，以及退化性神经肌肉疾病。腭咽闭合无力的典型症状是没有任何潜在的结构异常，上腭的长度也是充分的，然而腭咽部整体的机能却不能理想地完成发音和（或）吞咽动作。腭咽闭合无力对发音产生的后果与在腭咽组织缺陷中所见相似，除了有些个体会显示出构音障碍或其他的发音动力障碍（如运用不能）。第Ⅸ、Ⅹ、Ⅺ对脑神经的神经分布异常或肌肉的质地、功能异常都可能导致软腭抬升的时机异常，使本来就高鼻音的音觉更加恶化，超过了单独由腭咽缺口大小来预期的影响。另外，有腭咽闭合无力的成年人，依据病因的不同，经常会表现出吞咽困难和不同程度的鼻反流。许多神经病学诊断有很大的可能性与先天性腭咽闭合无力相关联，包括但并不仅限于大脑麻

痹、肌强直性营养不良、肌肉萎缩和先天性肌张力减退。双侧腭咽功能不对称也是腭咽闭合无力的一个常见病因，例如典型的半侧颜面萎缩患者。获得性或者迟发的腭咽闭合无力的病因，可能包括外伤性脑损伤、脑血管意外或者脑干卒中，渐进性疾病，如帕金森病、肌萎缩性脊髓侧索硬化症、肌肉萎缩症、（脑脊髓）多发性硬化和其他神经脱髓鞘疾病等[29~33]。

有运动性言语障碍的儿童和成人也表现出不同严重程度的腭咽闭合无力。言语失用症（在儿童期也被称为发展性言语失用症或儿童性言语失用症）是一种神经病学疾病，它导致语言运动的程序设计和控制出现问题[34]。失用症可能是以与VPD不一致的症状为特征，比如不一致的元音和辅音的鼻音化，不一致的鼻孔漏气。另外，许多失用症的患者可能表现为鼻音过重和鼻音过轻两种不一致状态同时存在，这为该类患者在声音发生时腭部协调性不规则提供了额外的证据。年龄较小的失用症患儿可能表现为多种发音特征的重叠，这些发音特征常见于那些由其他原因引起的先天性腭咽闭合无力患儿。例如，有VPD病史的儿童可能有一个有限的声音目录，出生后的最初几年在学习发口腔辅音时尤为困难。这些儿童可能形成一种代偿性的错误的发音模式（例如声门闭锁音替换）或者完全遗漏某些声部。失用症的患儿很难形成恰当的"动力程序（蓝图）"，以产生一系列的肌肉运动从而发出某个声音，而典型的孤立的VPD或唇腭裂患儿并不这样。重要的是获得一个周密的语音病理学评估以分别对这些病情做出诊断，这是做出恰当的治疗决策的关键。

最后，压力性腭咽闭合无力是一种特殊的非语言行为的腭咽闭合不充分。这种情况最常见于需要很高压力的管乐音乐家[35,36]。在发音时可能伴有或不伴有鼻音过重或者鼻腔漏气。对有些病例来说，压力性腭咽闭合无力可能显示存在潜在的腭咽闭合无力的生理性因素，这些因素在过去可能被掩盖或者非常轻微。有些压力性腭咽闭合无力的患者随后被诊断出存在VPD的神经病学或组织结构性因素（例如黏膜下腭裂），这也进一步强调了对所有类型的VPD患者进行全面的临床评估的重要性[37]。对压力性腭咽闭合无力的治疗可以采取与治疗言语失调相类似的措施，当然也有经过一段时间休息自然恢复的病例报道。

腭咽闭合丧失

第三种也是更少见的一种腭咽功能障碍（VPD）类型涉及腭咽闭合丧失[38]。在这一类型中，腭咽部构造从解剖学和生理学来说貌似能够完成说话时需要的持续稳定和完全的腭咽闭合，但实际上却观察到一个相悖的结果。这一类患者不知道如何准确地发出某些特定的语音。最普通的例子是发特定音位的鼻辅音时，鼻腔的气流完全由口腔辅音所替代，而在发其他的辅音时腭咽闭合能力是充分的[39]。临床上经常观察到有的孩子在发一些特选的声音时会听到鼻腔漏气，最普遍的是 S、Z、SH、CH，而发另一些音时就不会出现，如 P、B、T、D、K、G。另一个腭咽闭合丧失的例子是一个儿童产生补偿性声音衔接错误（如声门闭锁音），它可能阻碍或妨碍发音时充分的腭咽闭合的完成。在产生这些异乎寻常的发音错误时，腭咽部的运动与完成正常发音时腭咽闭合运动适得其反（侧咽壁向末端运动而不是向中间运动）。先天性听力丧失的儿童是没有能力自我监控自己的发音的，尽管其腭咽构造保持生理上的完整性，也可能导致鼻音化的发音错误。

腭咽闭合丧失的治疗应该采用语音行为疗法，而不是外科治疗。关键是要有一个受过良好训练的语言病理学家来进行全面的临床评估，对这种情况做出鉴别诊断，以便提出最恰当的治疗建议。

联合类型

在有些病例中，患者伴有颅面畸形和（或）唇腭裂可能显示腭咽组织缺陷和腭咽闭合无力联合存在，这对外科医师来说是一个挑战。一些染色体 22q11.2 缺失综合征患者也被观察到不同类型 VPD 联合的证据，由于结构性裂隙增加了咽部深度，同时合并有腭咽部张力减退[40]。

不论存在哪种类型 VPD，都应该完成全面彻底的体格检查、临床发音评估和必需的仪器和影像学检查，以明确病因，确定最恰当的治疗方案。

诊断/患者表现

病史和体格检查

已明确或怀疑腭咽功能障碍（VPD）的个体最好

是由跨学科组成的唇腭裂治疗团队来治疗。无论什么年龄，经典的临床检查项目需包括简单的病史和体格检查，音觉的评估，影像学和声学的测量，以及团队对治疗方案的讨论。在对患者进行 VPD 评估过程中，应该要获得的信息如下：

- 目前患者及其家人对其发音的关注情况。
- 妊娠时的病史，有无并发症，药物服用史及任何致畸因子暴露史。
- 分娩史和并发症。
- 最初的医学诊断（例如唇腭裂，综合征，心脏缺陷，神经肌肉疾病等）。
- 婴儿期和最近有没有喂养或吞咽困难史，包括婴儿期鼻反流和母乳喂养或奶瓶喂养困难。
- 听力损失或耳部疾病的病史，包括经常性耳部感染及渗出等病史。
- 打鼾或睡眠呼吸暂停综合征病史。
- 外科手术史，包括既往扁桃体切除术、腺样体切除术，如果有的话，与唇腭裂有关的外科手术史及手术时间。
- 任何的遗传基因检测及结果。
- 家族中有无唇腭裂、说话鼻音重、说话延迟，或者发音不清晰或发音困难，听力损失，学习障碍等病史，以及医治情况。
- 发育史。
- 语音障碍矫正史。

每一个患者，无论什么年龄，都应该由在唇腭裂或颅面畸形方面有经验的外科医师和语音病理学家进行直接颅面部和口腔检查。口腔检查应该在合适的检查室和合适的灯光下完成。检查评估的项目包括：

- 颅面部的对称性。
- 口腔与面部的运动及其对称性。
- 牙列及咬𬌗关系。
- 有无瘘管及其位置。
- 黏膜下腭裂存在的征象，包括分叉的腭垂、透明带，以及触及的缺口。
- 软腭的长度、对称性，以及发音时其提升的程度和对称性。
- 扁桃体的大小和对称性。

这些体格检查结果应该与临床语音评估结果放到一起来解释。例如，体格检查查出黏膜下腭裂，而患者发音正常，就不建议进行外科干预。相反地，口腔检查正常而临床语音检查提示有严重的 VPD，就不排除机体治疗的必要。口腔检查可以发现 VPD

病因的线索,而影像学研究可以完成病因学认定,确定腭咽部裂隙的大小、形状和稳定性,并对上通气道周边的解剖情况做出评估。

音觉评估

音觉评估被认为是诊断伴有腭裂和腭咽功能障碍(VPD)患者语言失调的金标准[41],其他的仪器评估和影像学检查被认为是音觉评估的辅助检查,音觉评估是患者是否需要治疗的终级判定方法。这类患者的音觉评估必须由语音病理学家来完成,而这些语音病理学家必须要受过专门课程教育和训练,而且要随时完善在腭裂和颅面畸形领域的继续教育。在语音评估时,语音病理学家要获得必需的临床资料来判断 VPD 的存在与严重程度,可疑的病因,并做出有关治疗建议方面的初步决定,提交到治疗团队来讨论。另外,语音病理学家还要对有关并发状况的存在,如发音清晰度失常、声音失调、语言困难等,做出诊断性的决定。表28.1 列举了一系列

表28.1 常用语言病理学术语

言语可懂度:能被领会理解的言语数量(比如,单词量)

共鸣:发音时口腔和鼻腔内气流量的感性平衡。在腭咽闭合功能障碍的患者,会有不正常的过多的气流量从腭咽闭合裂隙逸出进入鼻腔,也被称为鼻音过重

鼻音过重:指发音时鼻腔气流量过大,尤其是发元音、滑音(W,Y)和流音的时候(L,R)

鼻音过轻:指发音时鼻腔气流量过小,尤其是发鼻音(M,N)的时候,多由于器质性梗阻引起(如腺样体肥大,鼻充血)

混合型共鸣:发音时既有鼻音过重又有鼻音过轻。Cul-de-sac(死腔)共鸣有时也是混合型共鸣的一种,即声音气流漏出到鼻腔前部,被鼻腔内异常结构阻挡或者压缩,如鼻中隔偏曲

鼻漏气:发辅音时气体异常的从鼻孔漏出(有时听不见),能被听见的有时候也称为鼻腔湍流

补偿性发音错误:主要见于唇腭裂或腭咽闭合功能障碍的患者,由于患者发音时主动试图调整压力和气流量而产生的一系列语音错误。典型的包括由后声道即咽或喉发出的一类声音,咽或喉等结构像控制阀一样,在气体到达腭咽和口腔之前改变气体压力和流量

声门闭塞音替换:唇腭裂或腭咽闭合功能障碍的患者中最常见的一类补偿性语音错误。患者声带内收闭合声门,然后突然松开,释放其下的气体压力,来产生一个类似于口腔压力辅音的声音。患者通常用其替换压力型辅音,如P、B、T、D、K、G

鼻音替换:患者主动用鼻腔音 M、N 替换口腔音 P、B、T、D

主动鼻腔摩擦音:后天习得性语音行为,由无声的鼻腔音(气体由鼻孔逸出)替代某些口腔音(S,SH,CH)。有时候伴有因鼻部扭曲形成的"鬼脸"

弱压辅音:指口腔辅音如 P、B、T、D、F,由于瘘或腭咽闭合裂隙导致的压力降低,并由此呈现一定的鼻音化(例如B被误认为D,M被认为是N),尽管发音者实际是试图正确地发音。常常同时伴有鼻漏气

齿擦音扭曲:由于错误学习或者咬殆畸形导致发音时舌的位置错误,而发出的不准确的 S 和 Z 音

常用来描述与 VPD 相关的语音特征的语音病理学术语。VPD 最常见的语音后遗症包括:言语可理解性的降低;声音清晰度失常,从严重的代偿性声音清晰度失常(例如声门闭锁音替换的普遍应用)到轻微的继发于咬殆不正的发音错误和失真;发口腔压力辅音时口腔内的压力降低;发口腔压力辅音时可听到鼻腔漏气或鼻腔紊流;鼻腔共鸣过高;可能的声音嘶哑和声音响度的降低[41~43]。

评定发音时腭咽闭合的标准语音评估的项目包括,在即兴抽样演讲、谈话和(或)图片描述任务中,语言的可理解性、共鸣、声音和清晰度的评定[44]。一段标准的阅读文章被建议应用于青少年和成人患者。发音的清晰流畅应该使用标准的测量方法(例如标准清晰度测试)来评估,当然单词和句子重复任务也是一样(标准条目可从参考文献 44 中获得)。单纯口腔或单纯鼻腔刺激(Buy baby a bib,Pet the puppy,Mama made muffins 等)常用于评估共鸣、鼻腔漏气(可听到的和听不到的)以及发辅音时的压力。也可利用特制的镜子或者助听管来测定是否存在听不到的鼻腔漏气。语音参数通常是以 5 或 7 个点的相同间隔频率出现,也可采用其他的频率标准(如视觉模拟量表)[41]。在许多中心,当临床医师把每一个语音特征分别评估以后,会对整体的发音时腭咽闭合的充分性做出综合的评判。

只要有可能,语音检查都要以音频或视频的形式记录下来,以备临床存档、治疗前后的比较、发音改善情况的评估,以及用于有潜在可能的研究目的。如果存在临床 VPD 综合征,就要进行一些追加的诊断性测试。对唇腭裂或 VPD 患者至少要每年进行一次标准语言评估,如果有所改变(例如术后、治疗后)需要的次数就会更多一些。对接受过外科手术(如腭咽皮瓣)者应至少在术后 3~6 个月再进行语音评估,以便留出足够的愈合时间,减轻术后的水肿,也是为了患者利用这段时间练习用新塑造的发音装置来发音。

发音时腭咽闭合的间接测量

当临床语音评估提示存在 VPD 时,发音和腭咽闭合的仪器评估可以作为对知觉判断的一种有用的辅助手段。仪器测量不仅能证实知觉判断,为干预的必要性提供进一步的证据,也客观地反映了治疗前后的测量数据。最常用于临床的间接仪器评估工具包括鼻音化和空气动力学测试的声学评价。

鼻流量是鼻音化的一个声学指标,而鼻音化显示与共鸣的知觉判断有关系[45]。一些已经商业化的产品可以用来测量鼻流量,例如凯得宾鼻流计(Kay Pentax)(图 28.6)、鼻音可视化系统(Glottal Enterprises)、鼻流量检测仪(Tiger DRS),以及其他类似的产品。鼻流量是指在发语音信号时鼻腔声音能量与口腔加鼻腔声音能量的总和的比率[45]。患者佩戴一个特制的头盔,它有鼻腔话筒和口腔话筒,当患者读或重复一段标准的语音样本时,用来捕获语音信号(图 28.6),自动分析系统会给出一个鼻流量值(以百分数表示),随后解释感知性语音观测值。鼻流量可以是 0 ~ 100%,较高的数值代表在发音时鼻音化的程度越高。各种各样的规范化和"中断式"的分值,依据用于鼻流量计算方法的语音刺激类型而加以解释[46~49]。然而,外科医师和临床医师应该警惕过于依赖鼻流量数值,因为多种潜在的混杂变量会人为地夸大或减少鼻流量数值。这些变量包括鼻腔湍流、衔接错误、声音嘶哑、混合共鸣和设备位置变动等,这可能降低测量的正确性[49~51]。鼻流量应该作为语音评估的补充,而不是替代者。

通过 Warren 和他的同事[52,53]的倡导压力流测试已经发展到定量测量发音时口腔内和鼻腔的压力和气流、腭咽孔的大小和腭咽闭合的时机。图 28.7的原理图阐明了常用于发音时腭咽闭合的空气动力学评估的仪器类型和组装。特别定制和商业化提供的空气动力学系统,例如 PERCISARS(微电子学),能够满足发音时腭咽闭合评估的临床和科研的需

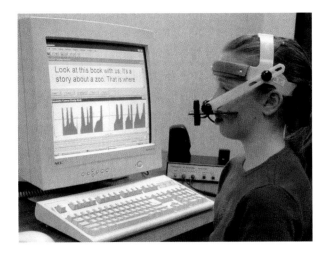

图 28.6　Ⅱ型鼻流计(由 Kay Pentax 提供)

要。Warren 等建议使用单词"障碍物"作为压力流测试的语言刺激物,因为它的/mp/声音顺序需要腭咽快速地开闭。在发这一语音刺激物的/p/音时腭咽孔为 10 ~ 20mm²(或更大),被观察到与高鼻音有较高的关联[53]。一些研究认为,即使口径稍小一些也可能有临床意义,尤其是同时存在腭咽闭合时机变异的情况下[40,55~57]。压力流测试提供了量化数据,这样我们诊断就容易做出。一些压力流系统也具有提供语音疗法的生物反馈信息的能力。压力流测试的不足之处包括成本和应用于较小的儿童时如何增加协作。

影像学检查

腭咽部的影像学检查是制订最佳治疗方案的关键。其重要性在于医师能够在体外看到患者发音时

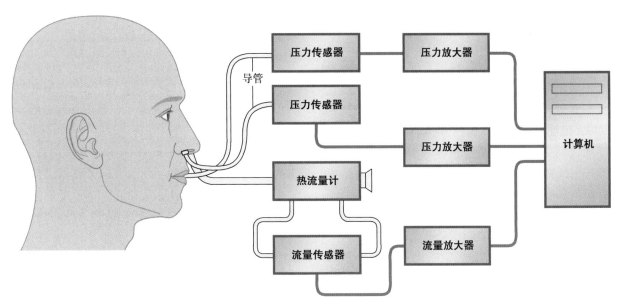

图 28.7　压力流设备,用来测量发音时口腔气流压力、鼻腔气流压力、腭咽孔的大小和腭咽闭合的时机

的腭咽闭合情况,判断或明确腭咽闭合不全的原因和程度,并最终确定针对病因的手术方案。此外,影像学检查有助于明确上呼吸道附属结构的情况,比如扁桃体和腺样体的大小,而这些是制订治疗方案时必须要考虑的。影像学检查必须由训练有素的语言病理学家完成,以确保检查时选择合适的音节,从而确保诊断的正确性。如果被检查者在补偿语音之外,能够将发音器官置于正确的位置,并至少发出几个口腔压力辅音,那就能获得可以显示患者腭咽闭合的最大程度的最有价值的影像学资料。

静态射线照片

患者静息状态和持续发/呜/或/嘶/等声音时的颅面侧位 X 线片是腭咽闭合功能最基本的传统检查之一[58](图 28.8)。这些检查能够帮助我们确认腭部的长度和软腭的延展性,以及扁桃体和腺样体的大小。但不能记录连续发音时的腭咽闭合功能的动态变化[59]。

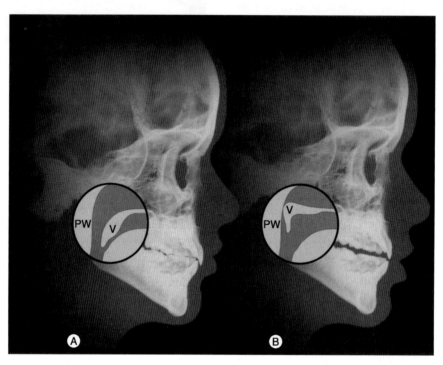

图 28.8　静态侧位颅面平片,分别显示静息状态和发音时的腭咽闭合情况。V 软腭;PW 咽后壁

多视图电视透视检查

多视图电视透视检查能够多角度地记录连续发音时腭咽闭合功能的动态变化。这种检查的优点在于只需要患者的适当配合(与鼻咽纤维镜相比)就能完成,而且能够同时提供患者腭部长度、咽深度、腭咽闭合间隙大小,以及扁桃体和腺样体的大小。与静态射线照片相比,电视透视检查能够记录连续发音时的腭咽闭合功能的动态变化,从而提高了轻度和非持续性腭咽闭合不全的检出灵敏性,但放射量明显增加。检查时经常应用经鼻气钡双重造影来强化鼻侧软腭表面和咽后壁,以帮助更好地显示腭咽间隙。造影可以是多角度的,包括侧位、正位、基底位和额枕位,而以侧位最为常用[60]。目前,由于其高放射量,以及其他检查方法的出现,在很多唇腭裂中心,电视透视检查已经很少应用了。

鼻咽镜

鼻咽镜是通过可弯曲的光导纤维内镜进入鼻腔内检查。检查时需将内镜置于腭咽闭合部位正中稍偏上的位置,并需要将发音和吞咽过程中的所有与腭咽部有关的结构置于视野内,包括前方的软腭,后方的咽后壁或腺样体,以及侧方的咽侧壁。检查通常由外科医师、耳鼻喉科医师或一个训练有素的语言病理学家完成。但不管由谁操作,检查时需要语言病理学家现场示范正确的发音,以供患者模仿。大多数 4~5 岁的患儿都能很好地配合检查,甚至很多发育较快的 3 岁患儿也能发出足够的语音样本完成检查。局部麻醉、减充血药和润滑剂常被用来减轻检查的不适感,从而更好地配合完成检查。

纤维镜要尽可能地从中鼻道进入,因为由于观察角度的问题,从下鼻道观察腭咽闭合常会产生伪影。通过鼻咽镜我们能够估算发音时腭咽闭合间隙的大小、形状和持续性,并能够确定腭咽闭合的类型(图28.9)。需要的时候还可以一并检查扁桃体、腺样体和咽部的结构。鼻咽纤维镜的优点在于其能够从上面直观地观察发音过程中的腭咽闭合情况,并显示各器官的颜色。它能够更好地评估小的腭咽闭合不全、不对称性腭咽闭合、咽后壁瓣转移术后持续的腭咽闭合不充分,而且是诊断可疑腭隐裂的最直观方法。鼻咽镜的另一个优点是它能够用于记录和评估稍年长患儿、青少年和成人患者语音治疗中生物反馈疗法的疗效。

进行多视图电视透视检查和鼻咽镜检查时,语言病理学家会让被检查者说出某些精心挑选的单词、词语和语句等,以看清正确发音时的腭咽闭合情况,当然也会将其与掺杂了鼻音和补偿性发音的情况相对比。记录影像学资料的时候要尽可能地一起录音和录像以备后用。目前已经有很多关于电视透视检查和鼻咽镜检查的标准操作、评估和分析的文献报道[61]。

另外两项影像学检查是CT和磁共振成像(MRI),以往常被用于研究,现在也已经被应用于腭咽闭合不全的临床评估。应用动态MRI评估腭咽闭合功能尚处在早期探索阶段,但初步的研究已经显示动态MRI可以捕捉到在发元音、辅音和某些特定语句时的腭咽闭合情况[62~64]。

治疗/手术方法

手术治疗腭咽功能障碍的首要目的是恢复腭咽闭合能力,同时避免出现鼻腔阻塞带来的并发症,包括鼻音过轻、强迫性张口呼吸、打鼾和阻塞性睡眠呼吸暂停等。所有患者的手术方案必须个体化,综合考虑每个患者腭咽闭合的解剖和功能特点,以及是否存在可能影响手术效果的合并症状。所有手术方法都是以缩小腭咽闭合裂口的面积和(或)改善软腭的动态功能为目的。临床应用最多的三种手术方法是:Furlow软腭反向双Z改形术、咽后壁瓣转移术和腭咽肌瓣成形术。

术前评估

所有准备行手术治疗的患者均需行全面的术前评估,以获得最好的手术效果和避免并发症。个体化治疗是手术成功的关键。即必须根据每个患者腭咽闭合不全的具体解剖和功能障碍情况,选择针对性的最可能恢复正常腭咽闭合功能的手术方案。

术者应该详细询问病史,并且仔细评估以往手术对软腭、腭咽、扁桃体和腺样体的影响。需要注意是否存在相关的综合征和并发症,以及是否有过上呼吸道梗阻病史。适当的内科和麻醉科术前会诊也是很有必要的。有Pierre Robin综合征病史,或大声打鼾,或阻塞性睡眠呼吸暂停病史的患者,术前需详细评估呼吸道情况,包括行多导睡眠描记检查。对这些患者行VPD治疗之前需首先保证上呼吸道的畅通。

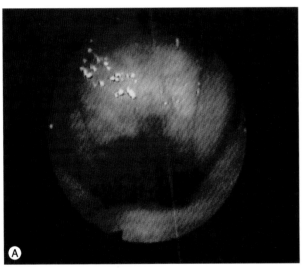
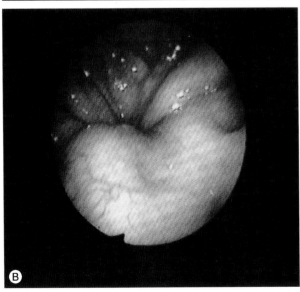

图28.9 鼻咽纤维镜观察到的腭咽闭合部位的影像。(**A**)腭咽闭合无力患者发音时可见中间位置的大裂隙。(**B**)发音时腭咽完全闭合的影像

对准备行腭咽闭合不全手术治疗的患者,除了术前的感知性语音评估之外,还需要进行详细的体格检查。要注意鉴别患者的症状是否为某些并发症的表性特征,如 22 q11.2 缺失综合征的患者可能会影响手术及预后,而 Pierre Robin 综合征的患者需注意手术有可能会发生术后上呼吸道梗阻。口内检查能够明确口咽部的解剖情况。扁桃体和(或)腺样体肥大的患者行咽后壁瓣转移术前需要先行扁桃体和腺样体切除术以预防术后上呼吸道梗阻的发生。而对已行扁桃体切除术的患者,又要注意术后的瘢痕对腭咽肌瓣成形术的影响。软腭成形术后的患者需要注意是否有软腭裂隙和口鼻瘘。有软腭裂的需要先行软腭的二次修复,然后再行腭咽闭合功能评估以决定是否行咽成形术。同样,较大的口鼻瘘也需要首先行口鼻瘘修复术。对咽成形术后腭咽闭合不全仍然存在或复发的患者,口咽检查也能提供很多有价值的信息。比如,咽后壁瓣应该被妥善的转移到软腭闭合的水平,口内检查时是很难看到的,如果很容易就看到了,就需要考虑是否为咽后壁瓣位置过低限制了软腭的运动而导致了腭咽闭合不全。

此外,术前的影像学检查对于手术方案的制订也很重要。如前所述,VPD 的诊断需要鼻咽镜检查和多视图活动影像放射造影的确认。影像学检查能够提示腭咽闭合不全的位置、类型和对称性以及裂隙的大小、形状和位置,还能帮助术者评估腭帆提肌的位置、软腭的解剖和功能,以及扁桃体和腺样体的大小和外形。某些患者的巨大扁桃体或形状不规则的腺样体能影响腭咽闭合功能。术前影像学检查能够帮助术者评估患者的 VPD 与扁桃体或腺样体畸形的相关性,以避免对需要首先行扁桃体或腺样体切除术的患者,错误地行腭咽成形手术。以往研究发现咽后壁瓣的最佳适应证为软腭短或位置低,但发音时咽侧壁活动度应为中度以上。相反,对软腭长度和位置正常但是咽侧壁活动度差的患者,腭咽肌瓣成形术是最佳选择。术者的经验、手术技巧和偏好,以及对呼吸道梗阻病史的考虑等都会和影像学检查结果一起作为治疗方案制订的考虑因素。

Furlow 反向双 Z 腭成形术(图 28.10)

Furlow 反向双 Z 腭成形术原本用来治疗腭裂,后来因为它的手术操作特点逐渐成为治疗某些 VPD 的理想选择[65]。蒂在后的肌黏膜瓣的旋转能够使腭帆提肌纤维由矢状位恢复到水平位,从而重建了

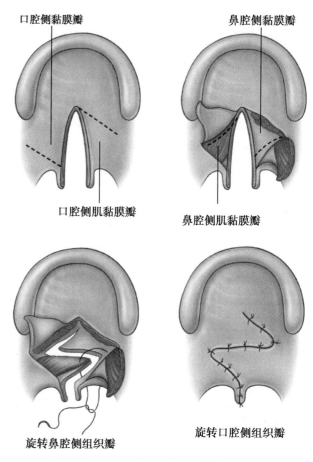

图 28.10　Furlow 咽成形术

提肌吊带。而 Z 成形术能延长软腭,避免直线缝合引起的软腭缩短。因此,Furlow 反向双 Z 腭成形术适用于未修复软腭黏膜下裂或已修复腭裂但是没有重建腭帆提肌的 VPD 患者。但该术式不适合于腭帆提肌不是位于矢状位的患者,因为肌黏膜瓣的转移有可能会破坏解剖上正常的或已经重建过的提肌吊带。

Furlow 软腭改形术是在软腭口腔侧和鼻侧分别行呈镜像关系的 Z 成形术,这样蒂部在后方的 Z 组织瓣内含有黏膜和腭帆提肌,而前方蒂的只有黏膜和黏膜下组织。Z 成形术的设计顺着腭部的解剖结构,一侧刀口从翼突钩处到裂缘软硬腭交界处,另一侧从腭垂基底到翼突钩。蒂在后的组织瓣从鼻侧黏膜下层剥离,形成口内的肌黏膜瓣。必须小心地把提肌纤维从硬腭后缘完全剥离,以彻底地向后旋转组织瓣并横向重置提肌。而对侧则在口腔黏膜下层剥离,形成蒂在前的黏膜瓣。

在鼻侧黏膜行腭垂基底到咽鼓管开口内侧的切口会形成蒂在前的黏膜瓣。而在对侧,沿硬腭后缘切开并完全离断肌肉与腭骨的附着,形成蒂在后的鼻腔侧肌黏膜瓣。首先旋转并缝合鼻侧的组织瓣,

图中标注:
口腔侧黏膜瓣　鼻腔侧黏膜瓣
口腔侧肌黏膜瓣　鼻腔侧肌黏膜瓣
旋转鼻腔侧组织瓣　旋转口腔侧组织瓣

然后再缝合口腔侧,重建提肌吊带结构,完成修复。

有些研究已经证实对未行手术治疗的腭隐裂和腭裂修复术后患者的腭咽闭合功能障碍,Furlow 反向双 Z 腭成形术是有效的。Hudson 等在一个系列报道中指出,Furlow 反向双 Z 腭成形术使 85% 的一期腭成形术后 VPD 患者恢复了正常的发音[66]。Chen 等的研究发现,Furlow 术式对腭咽闭合裂隙为 5mm 以下的大部分患者效果良好,但是对超过 10mm 的患者改善欠佳[67]。D'Antonio 等对 8 例腭裂术后持续 VPD 患者应用 Furlow 反向双 Z 腭成形术,其中 6 例恢复了正常发音[68]。所有的患者术后检查均发现在软腭中部有一个 V 形的向后的突起,腭帆活动良好,而且腭咽闭合裂隙变小。

Furlow 反向双 Z 腭成形术对治疗腭隐裂患者的 VPD 成功率很高。与腭裂修复术后的患者相比,腭隐裂 VPD 患者手术成功与否与腭咽闭合裂隙的大小直接相关。Seagle 等的研究发现,83% 的腭隐裂 VPD 患者应用 Furlow 手术后恢复了腭咽完全闭合。特别指出的是,在腭咽裂隙小于 8mm 的患者中,手术成功率明显增加[69]。Chen 等的研究也得出了相同的结果,97% 腭咽裂隙小于 5mm 的腭隐裂 VPD 患者手术效果良好,腭咽闭合恢复[70]。研究进一步证实,Furlow 反向双 Z 腭成形术能延长大多数患者的软腭长度,而软腭长度又与发音的改善程度密切相关。软腭延长程度主要由 Z 成形术的夹角决

定[68]。但是,如前所述,Z 成形术的夹角不是随便设定的,而是必须根据每个患者的腭部解剖特点决定。软腭越短,Z 成形术夹角越大,组织瓣转移后软腭延长的有效长度就越小。因此,我们也就能够预测 Furlow 反向双 Z 腭成形术的术后效果,裂隙越小,软腭越长,术后效果越好;反之,裂隙越大,软腭越短,术后效果越差。

Furlow 反向双 Z 腭成形术的术后并发症包括出血、口鼻瘘和鼻腔堵塞。减小缝合张力能减少口鼻瘘发生的概率。必要时可以行外侧减张切口以达到无张力缝合。尽管有术后发生轻度阻塞性睡眠呼吸暂停的报道,但 3 个月后症状几乎都消失了[71]。应用 Furlow 手术的患者在 6 个月以后发生上呼吸道梗阻的概率和严重程度都明显低于行咽后壁瓣手术的患者[72]。

咽后壁瓣转移术(图 28.11)

应用咽后壁中线上的黏膜瓣来修复 VPD 是历史最悠久的方法。早在 1865 年,Passavant 就发表了第一篇将软腭黏附在咽后壁上来治疗 VPD 的文章[73]。1875 年,Schoenborn 描述了蒂在下的咽后壁瓣的应用,十年后,他又报道了蒂在上的咽后壁瓣[74,75]。Padgett 在 1930 年首先在美国开始应用蒂在上的咽后壁瓣转移术[76]。到了 20 世纪中叶,这

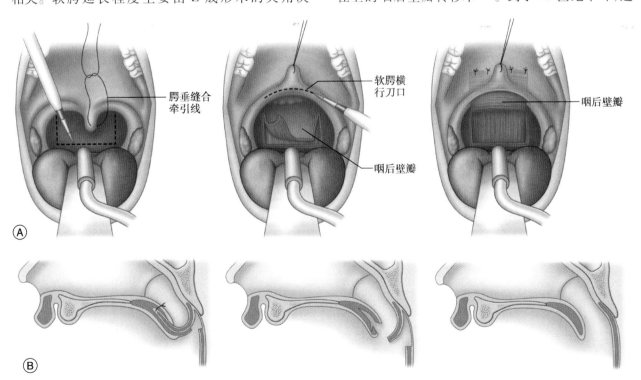

图 28.11　咽后壁瓣转移术

一术式作为治疗 VPD 的标准方法被广泛地应用。

咽后壁瓣主要用来封闭发音时腭咽闭合时的中间位置,两侧的裂隙则通过咽侧壁肌肉的内收完成。因此,咽后壁瓣尤其适用于腭咽闭合裂隙位于中间位置而且咽侧壁肌肉运动良好的患者。咽后壁瓣需要仔细地放置在术前影像学检查所显示的腭咽闭合平面才能有效。位置太低或者因为术后瘢痕挛缩导致的咽后壁瓣向下移位,都有可能牵拉限制软腭运动并干扰腭咽闭合。不对称性 VPD 患者需要根据情况调整咽后壁瓣的设计。

咽后壁瓣的宽度需要参照术前的影像学检查,针对每个患者的功能和解剖需要设定。即腭咽闭合裂隙越大,咽侧壁肌肉运动性越差,咽后壁瓣需要设计的越宽。瓣的宽度不仅取决于皮瓣本身的宽度,还由其插入软腭后壁的宽度决定。咽后壁瓣插入软腭的方式可以是通过软腭正中切口,也可以是一个深达黏膜下层的横行切口(鱼嘴样切口)。后者可能在皮瓣宽度和两侧腭咽通道大小的设计方面更加灵活[77]。术后咽后壁瓣的瘢痕样变或“管样”变可能会导致瓣的明显变窄并导致腭咽闭合功能的恶化[78]。减小咽后壁瓣变窄的方法包括应用软腭黏膜瓣作为咽后壁瓣的衬里以避免组织的暴露,或设计更宽更短的黏膜瓣。但是任何情况下,都要巧妙地平衡黏膜瓣宽度与术后发生阻塞性呼吸睡眠暂停的风险之间的关系。

术前仔细和个性化的设计是手术成功的关键。由于以往的研究中应用的手术方法不同,选取的患者各异,而且缺少为大家所接受的可信的术后评价标准,所以难以准确地阐述和评价这一术式。Arga-maso 的报道中,226 例患者中有 96% 术后鼻音过重减轻了[77]。Sullivan 等也有类似的报道,他们所做的包含有 104 例非综合征性 VPD 患者研究中,97% 的患者术后达到了正常或临界的腭咽闭合[79]。Ca-ble 等对咽后壁瓣术后患者进行了 14 年的术后随访,结果发现语音评分稳定,提示该术式改善效果持久[80]。

有些报道表达了咽后壁瓣可能会影响面中部发育的担忧。尽管有些研究产生了不一致的结果,绝大部分的大样本研究都没有发现咽后壁瓣对上颌骨的发育有严重的长期影响[81]。

咽后壁瓣手术的并发症包括出血、瓣脱落和鼻腔堵塞(包括梗阻性呼吸睡眠暂停)[82]。也有术后死亡的报道比较少见,主要由呼吸道狭窄引起[83]。Fraulin 等认为,与手术并发症相关的因素主要包括手术医师的经验、相关的医疗条件、有无同时行别的手术以及供区的暴露程度[84]。在所有的并发症中,上呼吸道狭窄是最常见的。几乎所有的患者在术后早期都有一过性的鼻腔阻塞和轻度的睡眠呼吸暂停。几个月后,随着水肿的缓解,绝大多数的患者症状消失,夜间多相睡眠图也提示正常了。Well 等发现在 111 例咽后壁瓣术后患者中有 12 例存在夜间上呼吸道梗阻的症状,其中 3 例要求拆除黏膜瓣。这 12 例患者中有 9 例行夜间多相睡眠图检查,但是只有 1 人提示存在呼吸暂停[85]。由此可见,患者术后夜间上呼吸道梗阻的感觉可能和睡眠呼吸暂停不是相关联的。综合征型和有 Pierre Robin 病史的患者由于存在相关的功能障碍和气道解剖畸形,发生呼吸道梗阻的可能性更高[85,86]。同样,有扁桃体肥大的患者也需要咽后壁瓣术前先行扁桃体切除以减小术后呼吸道梗阻发生的可能[87]。

咽后壁瓣术后需要常规监测患者的上呼吸道情况,包括持续血氧监测。对容易发生呼吸道梗阻的高危患者,可以考虑术中放置鼻咽导气管,而且术后需要转入重症监护病房(ICU)通宵监测。一旦患者呼吸道状况稳定,能够经口进食流质饮食,患者就可以出院了。

腭咽肌瓣手术(图 28.12)

1950 年 Hynes 首先描述了包含有咽鼓管咽肌的肌黏膜瓣转移咽成形术[88]。后来他又改为旋转腭咽肌黏膜瓣,同时指出手术的成功是由于缩小腭咽闭合裂隙的同时,用肥厚的、“往往能收缩”组织瓣填充了咽后壁[89,90]。Orticochea 强调了通过创建“动态括约肌”来达到腭咽闭合的概念[91]。他分离两侧的腭咽肌瓣并将其插入到蒂在下的咽后壁黏膜瓣中。后来 Jackson 和 Silverton 改进了这一术式,不再剥离咽后壁瓣,而是直接在咽后壁偏上的位置做一横切口,然后将腭咽肌瓣插入这一切口[92]。

目前最广泛应用的腭咽肌瓣手术是 Hynes 手术的改进型。首先在扁桃体后柱的前壁做一个纵切口并显露腭咽肌。注意仔细地从咽后外侧壁剥离纵行的肌纤维,以确保每个瓣中都包含有整块的肌肉。然后于扁桃体后柱的后壁做纵向切口,两切口间宽度约为 1cm。再于两侧的扁桃体后柱的最下方做横行的切口,连接两个平行的纵切口以掀起皮瓣。最后在腭咽肌瓣基底最高位置作一咽后壁横切口,连接两侧的后纵向切口,并将组织瓣转移插入这一横

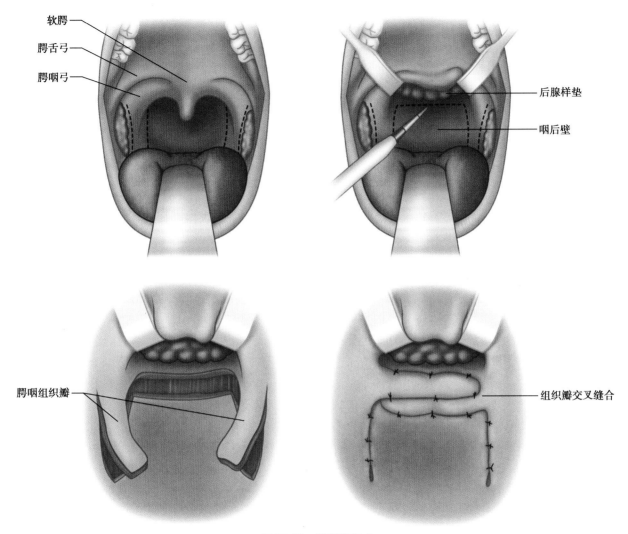

软腭
腭舌弓
腭咽弓

后腺样垫
咽后壁

腭咽组织瓣

组织瓣交叉缝合

图 28.12 腭咽缩窄术

切口中。

Riski 等强调手术成功与否的关键在于患者的选择和恰当手术方案的制订[93]。组织瓣插入的位置应该位于咽后壁影像学检查所显示的腭咽闭合处的上部。只有一小部分患者行腭咽肌瓣成形术形成了动态括约肌,大部分患者腭咽闭合功能的改善主要取决于腭咽闭合裂隙的缩小和咽后壁的增厚[94,95]。在一个包含有 48 例患者的回顾性研究中,Shewmake 等发现有 85.4% 的患者发音恢复正常[96]。Riski 等报道在 139 例行腭咽肌瓣成形术的患者中,有 78% 的患者鼻音过重得到解决,压力-流量测量恢复正常,而大部分手术失败的原因是因为瓣插入咽后壁的位置过低[97]。Witt 等也发现了有 16% 的患者需要再次行咽成形术,尽管手术失败的首要原因为组织瓣的全部或部分裂开[98]。在一个有 250 例患者的系列研究中,Losken 等记录到了 12.8% 的复发率,尤其是在 22q11.2 缺失综合征的

患者中,术后仍持续存在 VPD 的情况很常见[99]。鼻流量评分越高、术前评估腭咽闭合不全裂隙越大的患者手术失败的可能性越大。

有些研究比较了咽后壁瓣转移术和腭咽肌瓣手术的语音改善效果。Ysunza 等对 50 例腭裂术后 VPD 患者,随机应用这两种手术方法之一进行矫正,结果显示仍然存在 VPD 的概率分别为 12% 和 16%,且两者没有显著差异[100]。Abyholm 等在一个多中心随机试验研究中也发现,术后一年应用两种手术方式的患者语音检查结果没有显著性差异[101]。

腭咽肌瓣转移术后的并发症与咽后壁瓣手术相类似,也主要包括出血、瓣脱落和上呼吸道梗阻。在一个包含有 97 例患者的多中心前瞻性随机研究中,Abyholm 等发现在术后 1 年内多导睡眠图检查提示,呼吸睡眠暂停的病例很少,而且咽后壁瓣和腭咽肌瓣转移术两者之间没有显著性差异[101]。Saint Raymond 等对 17 例行腭咽肌瓣转移术的患者进行

了检查,结果发现手术前后不管是呼吸暂停低通气指数,还是夜间氧饱和度均没有明显变化。但是,尽管如此,手术后还是发现慢波睡眠减少、皮层微觉醒次数增加,提示尽管没有检测到呼吸睡眠暂停,但是鼻咽直径的减小、气道阻力的增大还是导致了睡眠结构的破碎[102]。

咽后壁填充术

很长时间以来,医师们一直在应用自体组织或异质移植物填充咽后壁,缩小腭咽孔径以治疗 VPD 患者。但由于患者症状严重程度的差别和填充材料的不同,该治疗方法长期随访结果各异。总体来说,软腭活动度越好,腭咽闭合裂隙越小,术后效果越好越持久。

Passavant 在 1862 年最先应用局部组织填充咽后壁。他起初是将腭咽肌缝合在咽后壁中线。后来在 1879 年他又应用了带蒂的咽喉壁黏膜瓣,卷曲后横插在咽后壁[103]。但是,这些方法都由于术后效果差而被放弃。接近一个世纪以后,Hynes 应用了含有咽鼓管咽肌(后改为腭咽肌)的肌黏膜瓣填充咽后壁[88,89]。1997 年,Witt 等报道应用蒂在上的卷曲咽壁瓣填充咽后壁治疗 14 例患者,结果发现术后 VPD 症状没有明显的改善[104]。相反,Gray 等研究却发现年龄小的、软腭活动度好的患者咽后壁填充后效果良好[105]。

1912 年,Hollweg 和 Perthes 通过颈部切口将自体软骨移植到咽后壁,后来其他人将这一方法改进为经口入路[106]。尽管有很多自体软骨移植成功的报道,关于这种手术方法的效果和持久性的争议却一直存在。Denny 等发现 20 例应用咽后壁自体骨和软骨填充术后的患者中,有 25% 患者的鼻音过重情况得到了改善,但是仍有 65% 的患者改善不明显,对同一批患者的远期随访更是发现术后效果难以长期维持[107]。很多证据显示软骨移植后的移位和不同程度的吸收是不可避免的。近期又有咽后壁自体脂肪移植对某些患者来说能改善腭咽闭合功能的报道[108],但这一方法的适用性和有效性有待于更多的经验积累和长期随访研究。

最早应用外源性材料的是 Gersuny,他在 1900年将凡士林油注射填充到了咽后壁[109]。尽管这一方法在改善患者发音方面取得了一些成功,但是存在产生严重并发症的危险,如栓塞导致的失明和死亡。1904 年 Eckstein 应用石蜡注射,没有发生严重

的并发症[110]。Blocksma 应用块状或液态的硅胶移植或注射于咽后壁,尽管很多患者术后语音有改善,但感染和移植物露出的高发生率还是让他转而推荐自体组织移植[111]。1965 年 Lewy 做了应用聚四氟乙烯咽后壁注射治疗 VPD 的个案报道[112],Bluestone 等后来将其用于多名患者,术后效果良好,没有感染、外露和异物反应发生[113]。Smith 和 McCabe 发现 80 例患者中有 60% 咽后壁注射聚四氟乙烯后鼻音过重情况完全消失[114],Furlow 等也发现 35 例患者中有 75% 的手术非常成功[115]。但是,尽管如此,FDA 因为考虑到潜在的高风险而没有批准聚四氟乙烯在咽后壁填充中的应用。其他曾应用于咽后壁填充的外源性材料还包括四氟乙烯均聚物和钙羟基磷灰石。

大多数证据表明,咽后壁填充术可能只对精心挑选的软腭活动度好而且腭咽闭合裂隙小的患者有效。为了达到最好的效果,应该在术前影像学检查所显示的软腭与咽后壁相接触的准确位置进行咽后壁填充。目前为止,尚没有哪一种外源性材料被认为是绝对的安全、有效和可靠,也没有哪一种自体材料有持续的远期效果。因此,咽后壁填充术只能作为某些特定的 VPD 患者的第二选择。

非手术治疗方法

手术适用于大多数 VPD 患者,但是有些患者往往存在特异性的因素,使我们转而考虑非手术方法。其中赝复体治疗和语言行为治疗最常被应用,适用于那些不能手术、不需要手术或者术后预期改善效果有限的患者。

赝复体治疗

对预期手术效果不明确、改善有限或较差的患者来说,赝复体治疗可能是一种适宜的治疗方法。其适用于:①感知性语音和(或)影像学检查难以明确 VPD 诊断的患者;②存在多种语音障碍,手术难以获得预期改善;③患者已知存在肌肉神经障碍或退行性变,影响手术效果。此外,患者也可能已知存在某些手术禁忌证,或手术与患者的文化、宗教或其他伦理问题相冲突。赝复治疗方案的顺利完成要求患儿和家长有足够好的依从性,尽心尽力地完成多次回访观察和调整。此外,还需要口腔条件适合安放赝复体(比如,具备良好的口腔卫生)。

腭托和修复体样助语器是最常应用的语音赝复

体[116]（图 28.13）。赝复体一般由语音病理学家设计,儿科或一般牙医、牙齿矫正师或镶牙医师制作。腭托实际上就是个后缘向后延伸以托起软腭的标准正畸保持器。它适用于软腭长度足够但是发音和（或）吞咽时活动度不够的患者,比如腭咽闭合无力

的患者。而修复体样助语器适合于软腭太短接触不到咽后壁的腭咽闭合不全患者。它与腭托不同的是后面有一个亚克力材料制成的球样体,发音时能够封闭腭咽裂隙。其他的腭堵塞器,没有向后延伸的尾翼,但是也能够暂时或永久的封闭腭部瘘口。

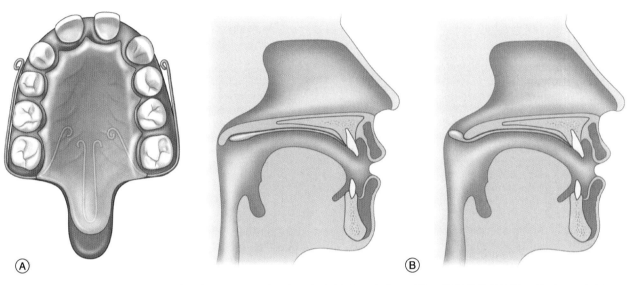

图 28.13 （**A**）腭托原理图（口内和侧面观）。注意腭托是如何沿着口腔表面延伸至软腭并将其托举至腭平面。在腭咽闭合无力的患者,软腭长度足够但是闭合功能受损。腭托将软腭托起到能够完成正常的发音和吞咽的闭合程度。（**B**）修复体样助语器辅助发音时腭咽闭合。可以看到球样体恰好位于腭咽闭合的裂隙以封闭腭咽,因为软腭长度不足以独自封闭腭咽

语言行为治疗

对处于临界状态或非持续性 VPD 和（或）腭咽闭合丧失的患者,在确定手术治疗之前至少尝试一个阶段的语言行为治疗是很有裨益的[117,118]。语言治疗一直最适用于错误发音的矫正,因为手术不能改变发音时嘴唇和舌头的定位。语言治疗也适合某些特定发音的鼻漏气或者鼻音化（腭咽闭合丧失）,因为手术不能矫正这些发音障碍[119]。也有一些语言行为治疗方法可能对减少轻度或非持续性鼻音过重或鼻漏气有效,尤其是能利用生物反馈机制进行调整的时候。如果一个人认为软腭也是一个与嘴唇和舌头一样的发音器官,那么改变软腭"行为"的想法也就变得合理了。当然,假定患者的腭咽闭合机制的解剖基础看上去是完整的情况下,要对患者进行治疗必须要有正确的方法和反馈机制。最适合进行尝试性治疗的患者需要具有以下特点:

- 6~8 岁或以上
- 认知能力完整
- 运动能力健全

- 足够的注意力广度和成熟度
- 听力视力正常
- 良好的自我监控或语音自我纠正能力
- 发音时至少能间断性地达到腭咽闭合
- 至少已经能发一些准确的音节
- 在治疗的最初几个阶段后就有可衡量的改变

生物反馈机制常常是语言行为治疗改善腭咽闭合功能的基石,可以通过强化听觉、视觉或触动觉等暗示的方式实现。患者也会受益于在线发音分析技术,它能提供口内压力、鼻腔流量和鼻音情况等信息。鼻咽纤维镜也是很有用的生物反馈工具,因为它能够使我们直观地观察腭咽及其发音时的运动情况,有助于治疗特定患者的习得性鼻漏音甚至声门闭锁音替换[120~122]。最近,持续呼吸道正压（CPAP）技术被用来作为改善腭咽闭合的新方法,发音时它能够使肌肉"工作",以更长时间地对抗人为增加的鼻腔抵抗（鼻腔压力）。CPAP 第一轮临床治疗的尝试结果各异[123]。相反,需要说明的是,尽管腭咽闭合是由一个动态的肌肉系统完成的,唇、舌和腭部等的"口腔运动练习"远期来看对发音的改善无效。很多研究也证实,腭部按摩、电刺激、吞咽练习、吹气

练习和阻力性吹气练习（比如,吹喇叭/口哨）实际上对改善发音是无效的[124～126]。总之,确定能有效改善腭咽闭合不全患者发音的语言行为治疗方法还有待大量的研究加以证实。

参考文献

12. Peterson-Falzone SJ, Hardin-Jones MA, Karnell MP. Anatomy and physiology of the velopharyngeal system. In: Peterson-Falzone SJ, Hardin-Jones MA, Karnell MP, ed. *Cleft Palate Speech*. 3rd ed. St. Louis: Mosby; 2001:69–86.

17. Croft CB, Shprintzen RJ, Rakoff SJ. Patterns of velophrayngeal valving in normal and cleft palate subjects: a multi-view videofluoroscopic and nasendoscopic study. *Laryngoscope*. 1981;91:265–271.

    The authors studied 80 control subjects and 500 patients with velopharyngeal dysfunction using direct nasopharyngoscopy and multi-view videofluoroscopy. The incidence of the different patterns of velopharyngeal closure was found to be similar in frequency in both groups. The importance of these patterns is discussed in relation to the surgical management of patients with velopharyngeal dysfunction.

41. Kuehn DP, Moller KT. Speech and language issues in the cleft palate population: the state of the art. *Cleft Palate Craniofac J*. 2000;37:348–383.

    This summary paper covers all aspects of speech language assessment and treatment options relevant to cleft palate and velopharyngeal dysfunction. A review of the anatomy and physiology and instrumental assessment of the velopharyngeal mechanism is also provided.

42. Peterson-Falzone SJ, Hardin-Jones MA, Karnell MP. Diagnosing and managing communication disorders in cleft palate. In: *Cleft Palate Speech*. 4th ed. St. Louis: Mosby; 2010:221–247.

44. Henningsson G, Kuehn DP, Sell D, et al. Universal parameters for reporting speech outcomes in individuals with cleft palate. *Cleft Palate Craniofac J*. 2008;45:1–17.

    The Universal Parameters System (UPS) for rating speech in patients with cleft palate and velopharyngeal dysfunction is discussed. Examples of standard speech stimuli, a rating form, and various rating scales are included.

52. Warren DW, DuBois AB. A pressure-flow technique for measuring orifice area during continuous speech. *Cleft Palate J*. 1964;1:52–71.

61. Golding-Kushner KJ. Standardization for the reporting of nasopharyngoscopy and multiview videofluoroscopy: a report from an international working group. *Cleft Palate Craniofac J*. 1990;27:337–348.

    This manuscript describes a protocol for rating velopharyngeal structures and movement during speech using multiview videofluoroscopy and flexible nasopharyngoscopy. These standards were published as a result of an International Working Group meeting of experts in the field of clefting/velopharyngeal dysfunction and speech pathology.

67. Chen PK, Wu JT, Chen YR, et al. Correction of secondary velopharyngeal insufficiency in cleft palate patients with the Furlow palatoplasty. *Plast Reconstr Surg*. 1994;94:933–941.

    The results of this study demonstrate that a Furlow palatoplasty can satisfactorily correct velopharyngeal dysfunction in carefully selected patients. The most important factor is the size of the velopharyngeal gap. The majority of patients with a successful surgical outcome had a velopharyngeal gap less than 5 mm.

89. Hynes W. The results of pharyngoplasty by muscle transplantation in failed "cleft palate" cases, with special reference to the influence of the pharynx on voice production. *Ann R Coll Surg Engl*. 1953;13:17–35.

93. Riski JE, Serafin D, Riefkohl R, et al. A rationale for modifying the site of insertion of the Orticochea pharyngoplasty. *Plast Reconstr Surg*. 1984;73:882–894.

    The authors demonstrate the importance of insetting the sphincter pharyngoplasty at the site of attempted velopharyngeal closure. With this modification, successful outcomes were achieved in 93% of patients.

29

唇腭裂继发畸形

Evan M. Feldman, John C. Koshy, Larry H. Hollier Jr. , and Samuel Stal

概述

- 我们是如何步入目前阶段的? 是什么造成的继发畸形?
  - 裂的分类:类型和严重程度
  - 一期修复术的手术方式
  - 技术专长/经验
  - 生长发育
  - 修复时机
- 按照你的设计切开。
- 预防,预防,还是预防。

简介

唇腭裂继发畸形的病因学是多因素的。其中最重要的因素是唇腭裂的类型、严重程度及首次修复手术的方式。术前评估不足和手术方式选择常常导致继发畸形。根据畸形选择合适的手术需要外科医师丰富的经验和灵活性。这些经验和对细节的关注程度可以大大地影响手术结果和再次修复的必要性。一个外科医师终其一生所得的小技巧及窍门是只可意会,难以言传的。基本上全部患者都是在一岁以内进行一期手术,所以后期的急剧生长和修复所产生的瘢痕都会对最终结果产生深刻的影响。尽管将最终的修复手术延期到青春期或成人期可以减少对骨生长、发育的影响,然而,早期修复对功能发育及心理健康来说也是必需的。裂隙边缘不受限制的生长可能会导致更为严重的继发畸形,而修复后的结构能引导组织按解剖结构生长。我们的理想是

让面部结构按一个正常关系发育,形成预期的功能复合体。有趣的是,对这些发育障碍是手术损伤导致的,还是单纯的骨的先天性遗传因素缺陷导致的,随着我们这方面了解得越多,争论可能变得越不重要了。单侧唇腭裂畸形的矫正曾被认为限制了面中部的发育。然而,最近更多的动物实验研究表明,这种发育不良可能继发于某种先天性发育缺陷[1~3]。

从许多方面来说,二次修复较初次修复难度更大。这也是要预防继发畸形发生的重要原因。与原发畸形相对一致不同,继发畸形在表现上和病因学上都有很大的差异。此外,继发畸形修复显然要涉及先前手术的部位和严重瘢痕化的组织。因此,学习了这个章节所讲述的技术,可以避免术中用"一刀切"的办法来移除瘢痕矫正缺陷,这也让外科医师能够展示创新性,从而获得最好的结果。即使是最优秀的术者实施的一期组织修复也很难避免继发畸形的发生。

基础知识/疾病进程

伤口愈合及生长

唇腭裂继发畸形发生原因很多,包括瘢痕、发育以及部分病例由于初次修复时的技术失误。瘢痕对个体的影响程度不同,与遗传学或人种相关,对美观影响较大。瘢痕挛缩可以扭曲上唇和鼻脆弱的解剖标志,而过多的瘢痕组织沉积可以导致丑陋轮廓和颜色的异常。

此外,身体发育常被称为唇腭裂手术的"第四维"。骨软骨架和面部软组织的生长发育很难预知,

却能明显影响预后。一般于出生后数月内进行一期的唇裂手术,在三维空间内仔细地定位和对齐解剖标志点和面部的组织结构。然而,人的面部从出生到 5 岁将经历一个快速的生长发育过程,青春期时也是如此,正常情况下随着青春期的停止,面部骨软骨结构的发育最终结束。这种"四维"随之带来的美学效果的改变很难预测。最后,技术上的失误或不当的技术选择也会影响最终效果。总起来说,这些因素使得唇腭裂继发畸形的发生成为一种规律,而且没有例外(图 29.1,图 29.2)。

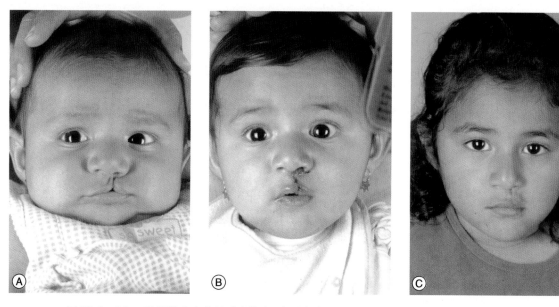

图 29.1 (A ~ C)即使有完善的手术技术,术后瘢痕和炎症改变也会导致各种各样的继发畸形

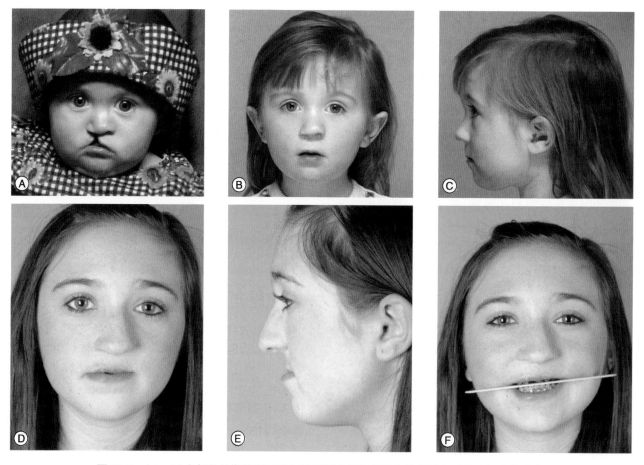

图 29.2 (A ~ F)良好的早期效果可能会随着面中部的异常和发育不全而发生极大的改变

诊断/临床表现

继发畸形的处理是唇裂和(或)腭裂畸形治疗的一个不可分割的部分。一般来说,当唇腭裂患者进入青春期,至少要进行一次鼻部和上唇的整复,当然相当多的患者需要多次整复[4~6]。

报道的腭瘘的发生率变化很大,从 0 ~ 76% 不等。我们在解释这些数据的时候需要慎重,因为腭瘘的定义不同,并且无症状的腭瘘常常被排除在外。有意思的是,在过去的 5 年里,报道的腭瘘的发生率下降了。在应用多种外科技术后,报道的腭瘘的发生率波动在 0 ~ 12.9%,其中有症状的腭瘘的发生率为 0 ~ 8.1%[7~19]。

多项研究关注腭瘘的发生率,并且明确指出了几项明显相关的因素。研究证实外科医师的经验是造成术后口鼻瘘的一个主要因素[7,20,21]。Murphy 等回顾一个外科医师一生的经验,发现由他主刀的手术超过 80% 的腭瘘发生于他从业的前 10 年[7]。另外,Cohen 等报道三位独立主刀的外科医师:两名医师主刀做过超过 45 例唇腭裂修补术,腭瘘的发生率分别为 15% 和 18%,然而第三位医师做过 19 例唇腭裂修补术,报道的腭瘘发生率则为 63%[21]。

研究同样证实最初上腭缺损的宽度、腭突的宽度、腭裂宽度和腭后弓宽度的比率也是术后腭瘘发生的重要预测因素[21]。最后,其他危险因素也一直在争议之中,包括最初的唇腭裂的 Veau 分类、闭合类型、修补时的年龄和性别。

不管大小,腭瘘都是一个复杂问题,因为它们意味着沿着紧张的腭部闭合存在着明显的瘢痕。在过去的相关报道中,瘘修补术后出现相对较高的复发率(25% ~ 100%)证实了这种观点[11,21,22~31];然而更近的数据显示,目前的腭瘘复发率为 0 ~ 25%[7,11,23~25]。

从根本上来说,每个唇裂和(或)腭裂都存在着不同程度的骨骼畸形和发育不良。在这些病例中,一部分是轻度畸形,单纯口腔正畸就可以治疗。另一方面,报道显示 26% ~ 48.5% 的单侧裂隙患者需要正颌手术,24% ~ 76.5% 的两侧裂隙患者需要正颌手术[21,26,27]。手术需要与否基本上取决于正颌外科的适应证。

唇裂

正常唇部解剖

上唇表面可被分为三部分:皮肤、干性红唇和湿性红唇(图 29.3)。紧邻表层的是一薄层纤维结缔组织和脂肪,其下方为一组肌肉,这些肌肉构成上唇许多结构和功能特征(图 29.4)。其他重要的美学特征包括上唇的轮廓和丰满度,它是由软组织的体积和结构决定的[28~31]。最后,上龈颊沟对上唇活动时的外形和活动度起重要作用。

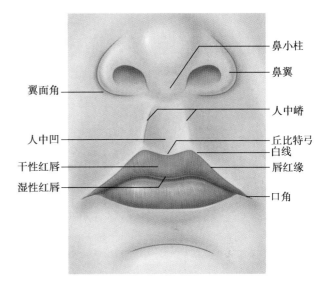

图 29.3　正常上唇标志点和特征

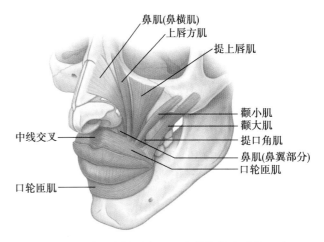

图 29.4　唇和鼻周围有一组在其结构和功能上发挥重要作用的肌肉,在修复唇裂鼻畸形时必须加以考虑

唇裂解剖

在唇裂患者中,不但解剖结构的连续性中断,而且结构也纤细[32]。这些变化可以分以下几点来理解:解剖标志(人中嵴、白线、唇弓),红唇和肌肉连续性(图 29.5)。

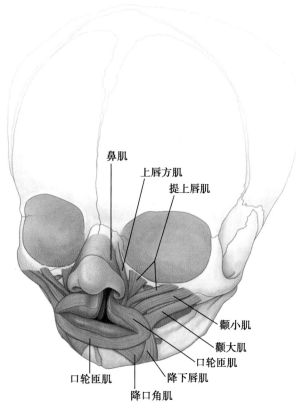

图 29.5　唇裂解剖和异常肌肉插入

鼻肌
上唇方肌
提上唇肌
颧小肌
颧大肌
口轮匝肌
降下唇肌
口轮匝肌
降口角肌

评估

医学资料和(或)临床评估有助于确定一期修补术式和是否需行二期手术。在评估继发畸形时,概念性框架有助于系统评估唇的情况。一些客观方法已被应用于继发畸形的评估[33,34];然而在日常实践中,这种评估方法可能太过烦琐。尽管如此,通过这些方法获得的一些基本要素有助于我们将畸形分为五个区域:瘢痕,上唇,红唇,肌肉和颊沟。

瘢痕的评估应该包括其不稳定的表现(发红、质硬)、轮廓改变和局部结构的变形。瘢痕的增生程度和阶段将指导早期和晚期的干预。严重的和进展中的瘢痕可能需要积极干预(类固醇注射);而稳定的或好转中的瘢痕可以在密切观察下等待至其完全成熟。

唇畸形包括大小异常或标志点移位,比如人中嵴、唇弓、外侧唇。这些畸形包括上唇过短(唇裂侧人中嵴的垂直长度短于正常侧)、上唇过长(唇裂侧人中嵴的垂直长度长于正常侧)、上唇过紧(唇峰之间的宽度减小和(或)相对于下唇来说上唇前后位突度不一致)、上唇过宽(唇峰之间的水平宽度增加)、上唇外侧短小(唇裂侧外侧唇的水平长度短于正常侧)、人中嵴变形和唇弓变形。

红唇畸形包括薄唇或厚唇、红唇错配(在湿性和干性红唇之间)、红唇切迹或边缘不齐(在白线和红唇间)和口哨畸形(缺少唇珠导致静息时上下唇不能闭合)。从正面观,应评估唇珠的体积和突出程度。从侧面观,应当评价唇的白线以上的转折部分,以及上下唇之间的前后位相对关系。

涉及肌肉的畸形可能是由于初次修复过程中肌肉对位缝合不充分或是随后的开裂。口轮匝肌裂开将表现为唇修复术一侧在活动时凸出,或是短而宽的上唇瘢痕。然而,自从肌肉重建成为一期修补术的标准化部分起,现在所见的肌肉畸形更多是对异常附着的肌肉松解不充分的结果。对异常附着的肌肉松解不完全可以导致更多的轻微畸形,包括缩窄的鼻翼和经典唇裂外观的复发。在唇裂修复时,口轮匝肌总是受到极大的重视,唇裂和鼻畸形涉及口鼻区一个复杂的肌肉网络。一些作者通过解剖已经证实外侧鼻肌在原发畸形中也存在异常插入问题,而在一期修补术中这一问题通常没有得到处理。另外,在一期修补术和二期手术中,对鼻底和鼻槛重建的重要性强调的不够,这有助于维持术后效果,防止外侧已抬高的鼻翼塌陷。

应通过龈颊沟检查来判断上唇游离于上颌的程度。龈颊沟的深面应当向上延伸至鼻小柱-唇接合区。如果唇被限制住,可能是由于瘢痕牵缩,或是由于与最初畸形相关的组织量不足。

前面提到的一些畸形可以同时伴发,因此,需要外科医师依据对患者的重要性和患者可能受益的程度来优化治疗方案。最终目标就是用最少次数的手术达到最好的效果(图 29.6)。

患者选择

时机

恰当的干预应集中于功能障碍的处理,同时顾及畸形的美学方面的修复,它能够影响患者社会、心理的发育。要想做到后者,一个人必须要深刻了解

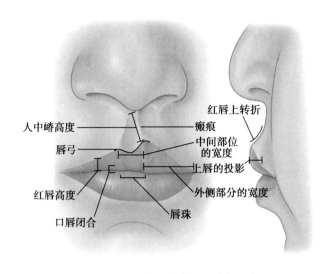

图 29.6　唇裂继发畸形的分析要素

社会、心理因素产生影响的时间和方式,以及面部正常的生长发育情况。大概到 6 岁时,唇裂患者被同龄人嘲弄的可能性大幅增加,这可能成为患者及其家庭苦恼的根源。因此,所有患者都应在上幼儿园之前的 4~5 岁进行二次手术的评估。关于手术时机,应该根据与功能和外观相关的问题的严重性来决定,并应在患者心理和生理成熟度两方面取得一

个平衡。随着儿童进入青春期,他们更有能力表达自己对外貌的看法,他们的意愿在手术决策上的作用越来越重要。

发育对于预后有重要的影响,研究表明 87% ~ 93% 的与生长发育有关的唇部标志点变化发生在 5 岁之前[35],此后的某些生长相关性变化变得更可预测。然而,瘢痕形成和其他因素会继续影响远期效果。

瘢痕形成

经过矫正的唇裂畸形在第一次复诊时看起来是最好的,随后瘢痕在成熟的过程中可能导致显著的颜色和轮廓的异常、邻近体表标志的移位变形和上唇的短缩。尽管这些改变可能需要二次手术纠正,但在愈合过程中可以采取一些措施减轻其后遗症的严重程度。建议家长们可以根据意愿选择使用一些膏剂(维生素 E、可可油、锌或 Mederma 祛疤膏)来按摩瘢痕,并采取防晒措施至少 1 年以防色素沉着。这些即时干预是有益的,不仅有利于瘢痕的恢复,而且对孩子们的心理健康有益,因为它包含家庭对患

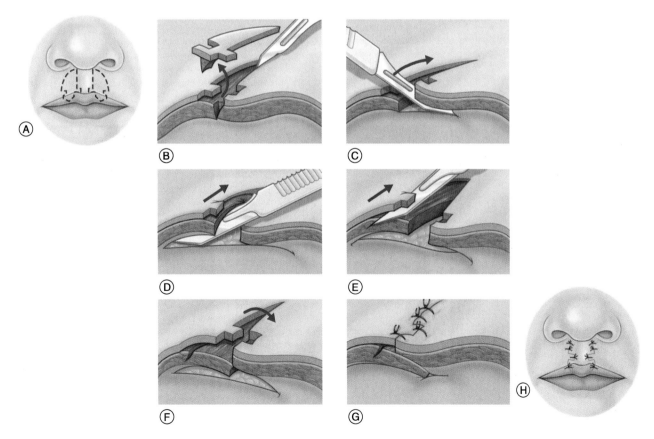

图 29.7　(A~H)重叠覆盖法(vest-over-pants)的示意图,通过去表皮真皮组织埋入相邻表皮组织下来增加该区域软组织的丰满度

儿的关爱。尽管硅胶贴和防过敏胶带对瘢痕治疗是有益的[36]，但它们很难维持贴附在儿童的上唇上，因此治疗效果各异。如果患者有增生性瘢痕或瘢痕疙瘩的征象，或存在发生这两者的高风险因素，可以行局部类固醇注射。如果经过适当的保守治疗后瘢痕仍旧有问题，在至少 12～18 个月的瘢痕成熟期后，可以考虑手术修复。

唇裂继发瘢痕的治疗有几种方式可供选择。在选择适当治疗方法时应当考虑到瘢痕的特点。磨削术是治疗隆起瘢痕的可行方法。如果瘢痕肥厚、增宽明显，菱形或椭圆形切除更易得到一个直线形闭合。凹陷性瘢痕或是人中嵴上的瘢痕，可仅切除皮肤并用重叠覆盖缝合法（图 29.7），其他丰唇技术（见人中嵴缺失部分，见后）也可以起到一定效果。

上唇

上唇过短

上唇纵向过短可能是由瘢痕挛缩、前唇软组织的原发缺失和（或）一期修复手术中旋转和推进不充分造成的。由于瘢痕挛缩，修复后有轻度的缩短并不少见；然而，随着时间的推移这种状况会有所改善。在瘢痕成熟的过程中，患者可以采取之前讨论过的瘢痕处理措施。如果畸形存在超过 1 年或在瘢痕成熟后，应当考虑进行外科处理。

正常侧和修复侧唇的高度差需要精确测量，以决定延长的量。对于轻微畸形（<2～3mm）患者，可以用菱形瘢痕切除或单 Z 形成形术来延长人中嵴，但对畸形大于 2～3mm 的患者，这种方法可能不够充分。对于这种程度的短缩畸形，一种选择是做标准的 Z 形成形术来延长人中嵴；然而，很重要的一点，应当注意，这种技术在上唇增加了额外的瘢痕。对缩短程度更严重的患者或者对 Z 形成形术产生的额外瘢痕不能接受的，整个修复应当被撤除并重新进行（图 29.8）。

当皮瓣旋转不足引起人中嵴过短时，常常是因为回切太短，并会造成红唇切迹和一个垂直走向的、不连续的白线。推荐使用一个相对较大的回切（甚至做到鼻小柱上、回切到正常侧的人中嵴），这可能会产生较大的瘢痕，但会获得足够的旋转量。

上唇过长

由于三角瓣法应用的减少，这种畸形已经很少见了。然而，某些原因仍可能产生这种畸形，比如内侧唇的过度旋转。在处理这种畸形时，人们往往只是简单地在鼻翼基底下切除上唇组织并试图"拉起"过长的裂侧上唇。经验已经证明，由于口轮匝肌的内在活动和重力对切口往下牵拉的作用，使其结果无法令人满意，即使用永久缝合固定于上颌骨的悬吊方法也无法总能达到预期的目的。撤除所有修复并全方位组织切除来矫正这种畸形更为可取。

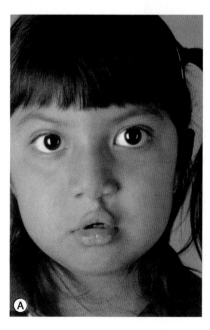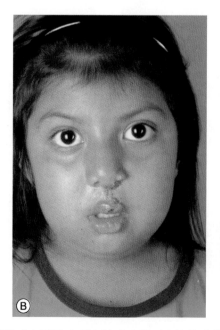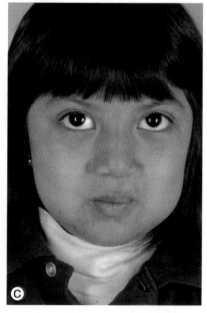

图 29.8　这是一个继发于增生性瘢痕造成上唇短、红唇切迹和白线不连续等畸形的患者。该患者随后用再次旋转推进法进行了彻底修复。（**A**）术前照片。（**B**）术后 1 周照片。（**C**）术后 3～4 个月照片

上唇过紧

解决水平方向上的上唇过紧的方法包括上唇的脂肪注射和下唇衬里组织楔形切除,减少上下唇体积的差距。而更明显的畸形最好采用 Abbé 皮瓣进行修复。

Abbé 皮瓣是把下唇部分全层结构以下唇动脉弓为蒂转移到上唇,可以分两步来完成。这一带蒂皮瓣转移后,要等待 2 ~ 3 周才能断蒂和修整(图 29.9)。这种方法在双侧唇裂继发畸形中是较为常用的。它的适应证包括:①上唇前后方向上突度减少(Abbé 皮瓣转移尤其有助于减少上下唇组织体积之间的差距);②上唇中央美容单元过度的瘢痕增生;③上唇中央美容单元显著的狭窄和短缩。另外,该皮瓣可以提供一个人为的凹坑作为人中,男性患者此处还可能有毛发以及

表面标志的连续性(图 29.10)。但这种措施不应作为首选,因为供区的损伤较重,两步法带来的相关风险增加,以及皮瓣两步过程之间患者会有 2 ~ 3 周的不适。

上唇过宽

引起上唇水平方向过宽的因素很多,最常见于双侧唇裂,可能在初次手术时前唇的人中嵴段设计过宽。由于上颌骨前突或潜在的口轮匝肌作用,使持续性张力作用于人中,导致水平方向前唇软组织的扩张,这时也可以出现上唇过宽。解决办法是切除多余的人中嵴组织,切记上唇手术原则:口轮匝肌的细致对合及人中嵴标志点的准确定位。不论继发畸形手术时的年龄,考虑到随后的牵拉作用,人中在设计时应小于最终预期的大小。

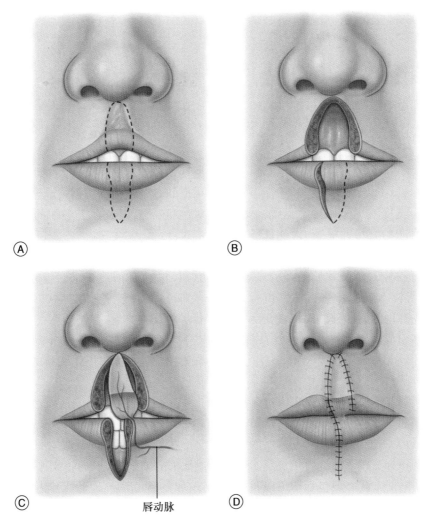

唇动脉

图 29.9　(A ~ D) Abbé 皮瓣是把下唇一些要素全层地转移到上唇,适应于:①上唇前后向突度降低;②中央美学单元瘢痕过度增生;③唇中央美学单元显著的短小

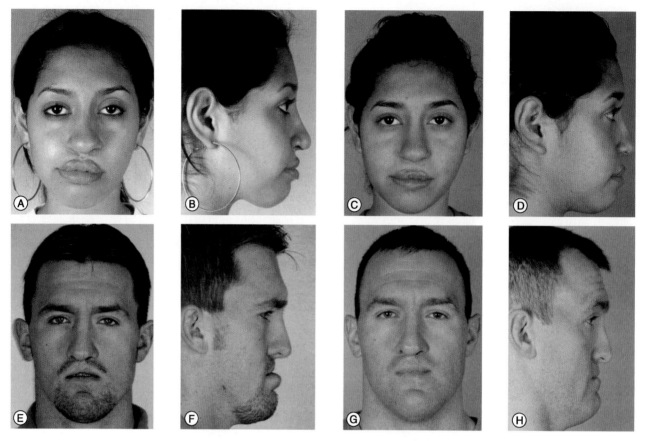

图 29.10 这是一个先天性双侧唇裂的患者。(**A, B**) 术前。(**C, D**) Abbé 皮瓣转移术后 3 年, 矫正了患者瘢痕挛缩的人中和紧的上唇。(**E, F**) 一个双侧唇裂的患者, 双侧上唇过短, 伴有中央部位红唇缺乏、上唇过紧。(**G, H**) Abbé 皮瓣转移术后 9 年

侧唇过短

侧唇水平方向上宽度减少是一种常见的畸形, 可能出于创建一个理想的唇弓的需要, 内侧部分切除量小就会造成外侧部分的宽度的减小。传统说法是, 短的侧唇需要被"拉伸", 但从我们的经验来看, 并不是这样的。从根本上来说, 中央区的解剖标志完整和良好的唇部轮廓比侧唇部分的对称性更为重要。

人中嵴变形

由于瘢痕的过度增生, 人中嵴会表现为过短或不够突出。对于瘢痕过度增生的患者, 前面章节介绍的一些处理瘢痕的方法能够达到较为美观的效果。人中嵴过短的纠正方法在下面红唇切迹章节中会有介绍。重建人中嵴的方法一般包括增加或重叠软组织从而增加局部软组织的高度。脂肪移植 (游离或带真皮) 已经被人用来隆人中嵴 (图 29.11)。重叠覆盖法是利用周围组织来再造人中嵴的一种方法。后者是将先前的瘢痕切除, 将其下的真皮层叠加到相邻的真皮下来为人中嵴提供组织量。其他已报道的方法包括利用褥式缝合技术使口轮匝肌重新对位和外翻, 以及在人中嵴的纵轴上使口轮匝肌交错对接[37]。

人中嵴区域的任何操作都应遵循这几个首要原则, 包括有限度的皮下剥离, 足够进行分层缝合即可, 和伴随着真皮与口轮匝肌粘连松解的将会是对伤口产生额外的张力。应当注意的是, 将皮下剥离限制在小于 5 mm, 并且不越过对侧人中嵴或中央沟, 以防止体表标志变形和 (或) 血运障碍。

唇弓变形

在单侧唇裂畸形中明显的唇弓异常是组织错位或缺失的结果, 可以通过周围组织重新排列加以纠正, 如菱形切除和 Z 形成形术。更严重或复杂的变形就需要彻底地打开之前的修复区, 重新旋转推进来修复。如果缺乏健康和无瘢痕的组织而无法重建时, 就像双侧唇裂修复后所见, 全层唇组织可从下唇转移 Abbé 皮瓣来获得。

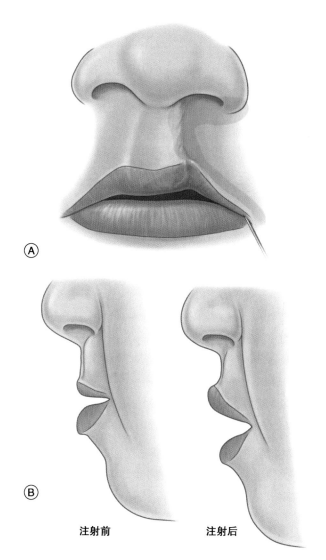

注射前　　　　　　注射后

图 29.11　（A，B）这些图片显示了皮下游离脂肪注射的概念。在口角附近做一个小切口，通过皮下隧道将游离脂肪注射到上唇皮下

红唇

薄唇

薄唇畸形的治疗目的是增加红唇丰满度，改善上唇的前后径上的突度，并重塑上唇轮廓的标志点（转折点位于上唇突出的唇珠红唇上 3～4mm）。这些对女性群体来说尤为重要，因为丰满的红唇更迷人[29,30]。脂肪移植对于有一定体积量但不丰满的红唇来说是个极好的选择，可以进行游离脂肪注射或是真皮脂肪复合移植。

游离脂肪移植是自大腿外侧或脐周获取游离脂肪组织，对脂肪组织进行处理，然后自口角内侧的小切口注射到上唇（图 29.11，图 29.12）。除了增加红

唇的体积之外，最近有趣的报道是脂肪移植能改善瘢痕或接受放射治疗皮肤的质地和颜色。实际上，这一过程很简单，但当存在大量瘢痕时，制作隧道和少量多次的脂肪注射都变得相当困难。作者在无瘢痕组织上移植脂肪很成功，但要扩张挛缩致密的瘢痕，即使采用反复注射的方法也相当有难度。

真皮脂肪移植是真皮和皮下脂肪的复合组织移植，可以作为一个整体切除并自口内切口移植入上唇。随着游离脂肪移植越来越成功和受关注，真皮脂肪移植显著减少了。

一般双侧唇裂比单侧唇裂存在更多的组织缺损，后期继发畸形的风险也高。虽然之前介绍的周围组织重排可以满足红唇缺损比较小的患者，但双侧唇裂的缺损往往更严重，邻近组织可能无法提供必需的软组织量。这种情况最好用 Abbé 皮瓣来解决。

厚唇

厚唇畸形可能继发于一期修复时旋转推进不足，局部组织臃肿，或龈颊沟的深度不够。如果厚唇起因于组织量相对较多的部位而邻近部位的组织量相对缺失，这种情况常见于一期修复时旋转推进不足的患者，应将上唇外侧组织重新分布或继续推进以减少两侧的差异。如果厚唇单独存在，可以通过唇内切口直接切除。一期修复中未能再造龈颊沟，会造成悬吊不足和厚唇外观，可以通过再造和加深龈颊沟来纠正。

红唇不对称

因为组织颜色差异显而易见，湿性红唇的异常暴露既影响美观也影响功能，红唇还会变得很容易干裂。如果颜色不协调部分包括唇珠和邻近结构，可以切除唇黏膜，将双侧邻近的红唇瓣向中间转移来修补缺损，但要注意对齐干湿性红唇的交界线。如果红唇不对称只涉及唇珠，并且一侧有多余的唇红组织，可以切除后用外侧的干湿红唇组织重建唇珠[38]。然而，预防是最好的处理办法。一期修复时标记干湿性红唇交界处，于上唇外侧部分的干性红唇处设计一个三角瓣，用半个 Z 形瓣来补充内侧干性红唇的不足，可以避免再次修整的必要。

红唇切迹/红唇缘不齐

红唇切迹或红唇缘不齐的病因学和治疗方法与上唇过短或人中嵴过短畸形是相同的。瘢痕处理、

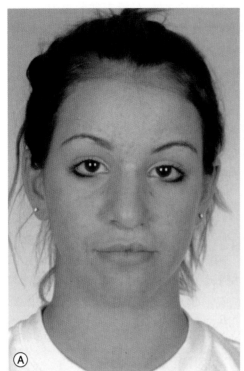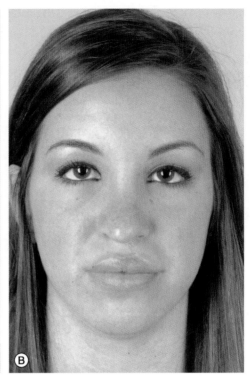

图 29.12　（A，B）这个患者术前中央部位红唇缺乏，同时外侧上唇薄。上唇脂肪注射后，增加了红唇和上唇丰满度。脂肪移植是达到上唇美观的有效方法，尤其对女性患者

菱形切除、Z 成形术，以及局部组织重排技术（回切、M 成形术、V-Y 推进），如果需要都可以用来矫正轻度的红唇缘不齐。对明显的切迹畸形，应该彻底重新修整。

口哨畸形

口哨畸形可能继发于横跨红唇的瘢痕挛缩、外侧红唇填充唇珠失败、位于鼻基底的口轮匝肌分离（使中央部位的组织向上牵拉），或这些因素联合存在[39]。矫正口哨畸形的技术已经有很多报道，应该根据其内在成因加以选择，这些技术包括局部推进皮瓣、脂肪移植、自体组织移植以及 Abbé 皮瓣等。

如果红唇组织分布不均是口哨畸形的内在成因，可以用局部组织重排来处理。如果中央部位红唇缺失同时伴有外侧组织过多，可以把外侧组织向内侧推进，通过重新定位和定向来修复[40]。经典的局部皮瓣包括 V-Y 推进皮瓣和 Kapetansky 钟摆皮瓣。然而，以作者的观点来看，这些手术通常会造成大量的瘢痕形成，使上唇感觉异常，活动时外观也不自然。

如果两侧上唇之间不存在红唇组织丰满程度不对等，红唇的组织量还算充足，这一区域就可以用游离脂肪移植来填充[41]。另外，其他的一些填充物和自体材料也已经被用来丰上唇，比如掌长肌移植、颞顶筋膜移植、真皮脂肪移植等。

如果唇珠缺失而局部也没有可利用的组织，也可以考虑 Abbé 皮瓣（这是修复显著畸形的主力）。最后，舌瓣可以提供额外的"非同质"组织来替代红唇组织，可以作为最后的一道方法。做所有的干预措施时，像 Z 成形术、W 成形术、S 成形术等，需做跨越干湿性红唇交界的切口都应该格外小心，以防止将来瘢痕挛缩。从根本上来说，口哨畸形的所有可能的病因都必须处理，不但要修复其畸形还要阻止其复发。

口轮匝肌畸形

口轮匝肌的连续性是正常口唇外观和功能的一个重要组成部分。唇裂缺陷涉及一个不再连续的口轮匝肌，肌肉反常地插入裂缘、鼻小柱基底、鼻翼边缘和梨状孔的骨膜等处。一期修复术时口轮匝肌重建失败，造成口轮匝肌仍继续与鼻翼基底或鼻小柱粘连，这会引起与之关联的鼻畸形的加重。唇裂修复后，连续的口轮匝肌对上腭和前部上颌骨施加压力，把它们联结到一起并引导它们向后发育，这为鼻部提供了一个符合解剖的平台，也为皮下组织和真皮结构提供了支撑，防止在瘢痕形成期陷入骨性裂

隙或复发。

如果口轮匝肌是不连续的,对其的修复必须是继发畸形矫正术的一部分。这常需要再彻底打开前期的修复部位,于皮下数毫米剥离,使口轮匝肌和皮肤分离,随后再对位缝合起来。对于单侧唇裂畸形,注意剥离口轮匝肌不要超过人中的中间部分,不然正常的人中凹就会扭曲变形。为了获得理想的效果,外科医师必须保证口周和鼻部部位的肌肉系统能完全和广泛地从异位止点上剥离开来。

龈沟畸形

一般来说,涉及上龈颊沟的畸形可能是由于组织过多或组织缺失造成的。如果是组织过多的问题,可以简单地切除多余的组织,并把黏膜重新固定到鼻棘或鼻小柱和上唇交界处的骨膜上。龈颊沟的缺失最常见于双侧唇裂修复术后,它常常反映的是畸形的解剖基础,而不是一期修复时技术的好坏。通过动员额外的组织重建龈颊沟的技术已经报道了很多,包括局部皮瓣、黏膜移植、断层皮片或全厚皮片移植。常用的方法是使用以下方为蒂的上唇黏膜瓣。将前唇从上颌骨前部剥离开来,将皮瓣旋转到鼻小柱-上唇接合区。上唇黏膜的缺损依靠邻近的以外侧为蒂的湿性红唇瓣关闭[42]。当红唇组织量不足,同时通过其他的局部组织重排也不可能关闭时,最好的解决办法是松解龈颊沟,用移植物来封闭缺损区(图 29.13)。颊黏膜是首选的移植材料,牙科用银汞合金可以作为支撑体以扩大切取的移植物。由于术后挛缩和臃肿,断层皮片和全厚皮片移植不是首选方法。

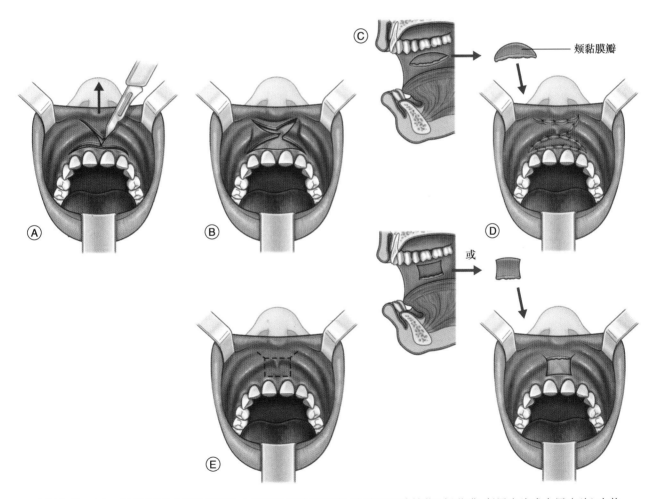

图 29.13　(A ~ E) 当红唇或齿龈组织缺少而无法重建龈颊沟,就需要用移植物(颊黏膜、断层皮片或全层皮片)来修复由此带来的缺损

腭裂

评估

腭瘘是腭裂修复术后最常见的并发症。它的临床表现变化很大,从没有临床症状到有症状(鼻部漏气、说话鼻音过重、液体和食物鼻腔反流)。有症状的瘘管很令人苦恼,当瘘管内存积了食物不但代表有卫生问题,也是一种潜在的感染源。半固体食物比固体食物可引起更多的问题。有趣的是,研究并没有发现瘘管的大小和临床严重程度之间存在很大的关系[7,22]。

Smith 等[43]根据腭瘘发生的解剖部位总结提出了 Pittsburgh 分类表,并建议使用"+"来表明瘘管有或无症状(表 29.1)。需要特别说明的是,Ⅵ型和Ⅶ型瘘管在某些临床情况下是一种正常表现,而Ⅰ型是指无临床症状的一类瘘管。

表 29.1　Pittsburgh 腭部瘘管分类表

瘘管类型	位置
Ⅰ	腭垂/分裂的腭垂
Ⅱ	软腭
Ⅲ	软硬腭交界
Ⅳ	硬腭
Ⅴ	切牙孔
Ⅵ	齿槽的舌侧
Ⅶ	齿槽的唇侧

2007 年 Smith 等描述了一种分类系统,对腭部瘘管做了标准分类,即 Pittsburgh 腭部瘘管分类法[43]。"+"可用来表明瘘管有无临床症状。需要特别说明的是,Ⅵ型和Ⅶ型瘘管在某些临床情况下是一种正常表现,而Ⅰ型是指无临床症状的一类瘘管,Ⅴ型瘘管用于双侧唇腭裂或 Veau 分类Ⅳ型的患者

腭部继发畸形需要从结构和功能两方面来评估。患者及其家人应该回答有关食物和液体鼻腔反流、鼻腔嗅到恶臭味、反复发作的鼻窦炎和说话鼻音过重的问题。患者的腭部也应该用压舌板和光源对硬腭和软腭进行彻底检查和评估。

患者选择

时机

有症状的瘘管通常需要外科修复。无症状的瘘管,如果有其他的手术计划,可以顺便进行处理。

治疗/外科技术

腭瘘的正确处理需要理解修复的基本原理和有关多种有效处理方法的相关知识,包括局部任意皮瓣、局部轴型皮瓣、微血管游离组织移植和同种异体移植物的应用。

瘘管的闭合需要对鼻侧面和口腔面两层分别闭合。每个层面常需要利用相邻组织形成任意皮瓣来完成。然而,当周围组织有瘢痕或比较薄弱时,要完成闭合就显得尤为困难,而且修复后易于复发。

鼻腔面的瘘口可以利用瘘管的黏膜形成反转皮瓣来闭合,如果反转皮瓣不够充分,缺少的组织可以由犁骨黏骨膜瓣来提供,也可以由咽后壁黏膜来提供(对后部的瘘管来说)。后者对有潜在腭咽闭合不充分问题的患者也有价值,它不仅提供瘘管鼻侧面组织,还减小了腭咽孔的大小。

应用局部腭黏骨膜瓣可以闭合腔面的瘘管口。然而有几个关键点值得注意。首先,皮瓣可以设计在一侧或双侧,而且可以剥离成单蒂或双蒂皮瓣(要根据腭大动脉后支是否包含在前面的组织蒂中)(图 29.14)。其次,当用局部或邻近组织闭合口腔面时,重要一点是设计的皮瓣要比缺损大,因为瘢痕化的腭黏膜缺乏弹性,覆盖的面积也要比设计时小。所有的操作都要保证在瘘管闭合时皮瓣的缝合张力最小。如果在修复时存在很大张力,凿开腭大孔可能有助于神经血管蒂前移,减少其对皮瓣的限制。另外,半侧腭部皮瓣岛状化能够减少额外的张力[12]。最后,应该避免鼻腔面和口腔面的切口缝合线重叠,减少因伤口裂开而使口鼻腔相通的机会。

最近,生物材料的应用有助于降低复发率。Kirschner 等应用脱细胞真皮(真皮支架),将其植入新形成的鼻腔和口腔黏膜层中间构成真皮支架夹层,来提高腭瘘的修复(图 29.15)[44]。Losee 等发表了他们应用脱细胞真皮基质的经验,发现应用脱细胞真皮基质后瘘管的复发率为 10.9%,而且在这其中只有 1/3 有临床症状[11]。尽管取得了一些进展,但在一些情况下仅靠腭部组织仍无法做到无张力修复。在这种情况下,局部轴型皮瓣对腭部瘘管的治疗来说是一个可行的选择。

有三种口内组织可用于腭瘘的闭合:颊黏膜、舌和咽后壁。颊黏膜及其下的软组织作为供区组织有几种选择[45]。颊部肌肉黏膜瓣在剥离时不仅可以

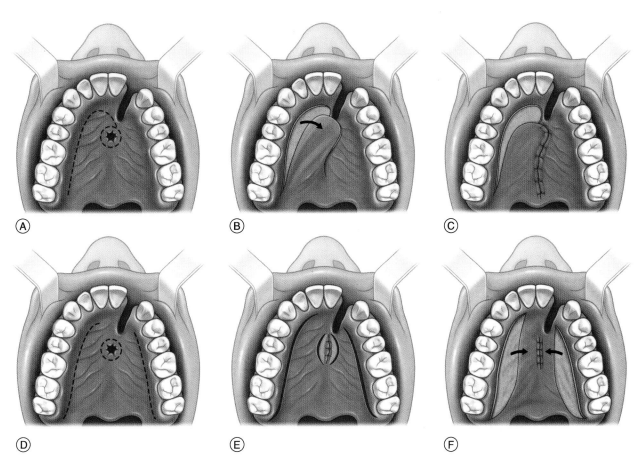

图 29.14　（A ~ F）腭瘘闭合的首选是局部任意型组织瓣，可以设计为单蒂或双蒂的形式。然而，需要特别提醒的是，经过最初的腭部成形术后周边硬腭的大部分是由粗糙的黏膜所覆盖

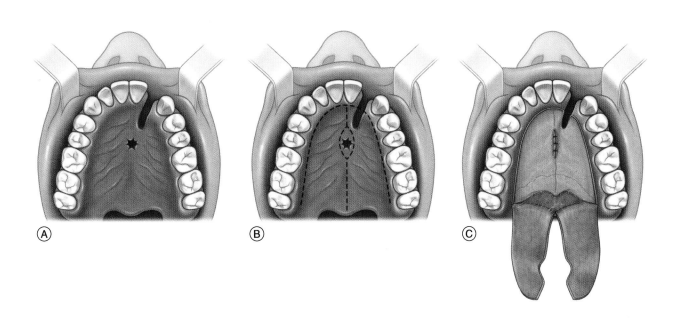

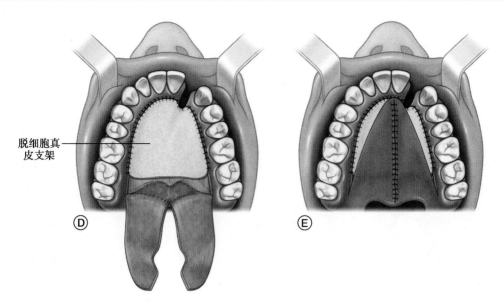

脱细胞真
皮支架

图 29.15　(A～E)脱细胞真皮支架的放置可以作为一种工具来完成和支持鼻侧衬里的
完全闭合

选择携带或者不携带部分的颊肌，而且可以用于鼻侧黏膜层或者口腔黏膜层的重建。在剥离该皮瓣时，注意不要破坏颊脂垫筋膜和腮腺导管。皮瓣可以旋转到缺损部位，也可以通过软腭的隧道到达瘘管部位。研究显示，在颊部皮瓣供区不会表现出重大的并发症[46]。该皮瓣的局限性在于当以其后方为蒂时，很难到达位于靠近前部的瘘管。

颊部组织也可以以面动脉为蒂来获得。面动脉颊肌黏膜瓣包括黏膜、其下的软组织和一小部分的颊肌和口轮匝肌(图 29.16)。这一轴型皮瓣可以上方为蒂(依靠反流供血)，也可以以下方为蒂(依靠顺行供血)。上方为蒂的皮瓣主要用来修复硬腭和齿槽嵴处的缺损，而下方为蒂的皮瓣常用来闭合硬腭后方、软腭和齿槽嵴后半部分的缺损。该皮瓣的好处在于其设计能避免损失面神经和 Stensen 导管(腮腺导管)。另外，由于其血流供给充沛，皮瓣可以设计的比较长(长宽比 5 : 1)，这样就可以允许皮瓣自身折叠，形成一个双层结构来修复腭部瘘管。最近，颊部软组织联合颊脂垫用于修复闭合腭瘘，然而长期效果还有待观察[47]。

对于特别严重的缺损，可以考虑舌瓣。舌部含有丰富的黏膜下血管丛，可以提供健康的血运良好的组织到腭部缺损区。最初，舌部皮瓣设计的又厚又臃肿，随后 Assuncao 描述了一种薄的皮瓣(远端3mm，蒂部5mm)，蒂部设计在前端舌的拱形缘，通过两步操作，可以获得较高的成功率[48]（图 29.17）。这种重建方法从许多方面来说都不是理想的选择，舌必须与腭部固定在一起 2～3 周，组织的质地和颜色也不匹配，还要资料显示术后发音的清晰度发生了改变[49]。

一种更远位的皮瓣是颞顶部皮瓣，该皮瓣是以颞深动脉为蒂设计的一个轴型皮瓣，其特点是皮瓣薄，血运可靠。在使用该皮瓣时需要切开颞肌，截开颧骨，而且位于上颌的侧方的缺损区才有利于皮瓣的转移修复[50]。Van der Wal 和 Mulder[50] 指出，该皮瓣适合于成年人腭部较大的缺损，而在儿童患者中该皮瓣在转移时可能不够充分。这种治疗方式不常采用的原因有多种，包括口外瘢痕，可能出现颞部凹陷，颧骨和上颌骨截骨，可能造成面神经的损伤等。尽管如此，对那些成年患者由于无其他局部皮瓣可以利用，而且是较大的复发性瘘管该方法还是有效的。当局部和局域性皮瓣都失败了，对那些缺损较大、复发性、瘘管位置靠前而且腭部已经致密瘢痕化的患者来说，微血管组织移植是瘘管闭合的最终选择。前臂皮瓣是一个可选的皮瓣，其蒂较长，血管口径大，组织不臃肿而柔软，而且可以折叠来修复口腔面和鼻腔面[51]。其他已经报道的可选择的游离组织移植包括以第一跖骨背动脉为蒂的足背皮瓣[52]，肩胛骨皮瓣[52]，上臂外侧筋膜皮瓣[53]。Reinert 的团队报道了一种预置前臂外侧筋膜皮瓣，通过两次手术，第一次手术先在皮瓣下埋置口腔黏膜和硅胶片，数周后即可形成一个双面的皮瓣[53,54]。

在有些病例中，我们也必须要考虑简单的假体填充。尽管填充物的制作和后期持续的护理可能很麻烦，但这些假体可以和牙齿合并成一体来掩饰残存的齿槽嵴裂。

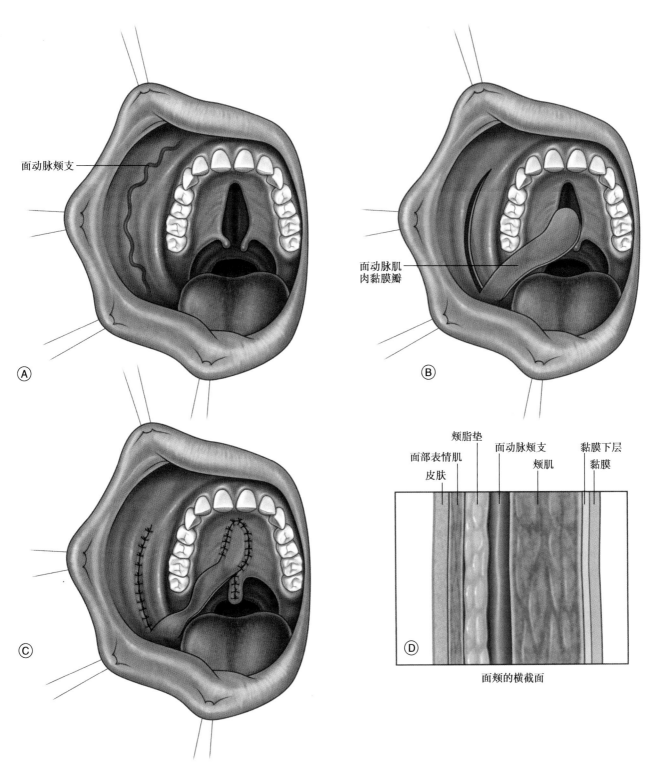

面动脉颊支

面动脉肌肉黏膜瓣

颊脂垫　面动脉颊支　黏膜下层
面部表情肌　　　颊肌　　黏膜
皮肤

面颊的横截面

图 29.16　（A~D）颊部组织可以设计为以面动脉为蒂的轴型皮瓣

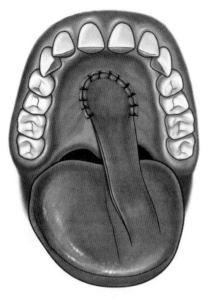

图 29.17　舌可以作为腭部瘘管修复的另一种局域性选择

在齿槽骨骨移植失败形成鼻齿槽瘘的病例中,可以尝试再次骨移植。如果还是失败,可以行上颌骨的牵张成骨术。

唇裂继发鼻畸形

正常解剖

鼻可以视为一个三层的结构,包括皮肤层、骨软骨层和黏膜软骨膜层。对结构产生显著影响的层次是骨软骨层,它可以进一步划分为三个区:上部、中间和下部的拱顶(表29.2)。此外,鼻部的肌肉分布在鼻基底和鼻翼部位(图29.4)。

表 29.2　鼻部骨、软骨支架结构分类

上拱顶	成对的鼻骨
	上颌骨腭突
中拱顶	上外侧软骨
下拱顶	下外侧软骨
	鼻翼软骨内侧脚
	鼻翼软骨中脚
	鼻翼软骨外侧脚
鼻中隔	

三脚架理论有助于更好地理解鼻尖部、基底、鼻翼的建筑结构。这个理论把左右两侧的鼻翼软骨的外侧脚描述为支撑鼻尖的三脚架的其中两只脚,而

它们相联结的内侧脚起第三只脚的作用。这种简化构图可以使人大体理解鼻尖的力学,然而事实上,鼻尖的结构特征是由许多结构完成的(表29.3)。

表 29.3　鼻尖的结构特点

中拱顶	鼻翼软骨内侧脚尾部的相对角度和鼻中隔侧鼻软骨和鼻翼软骨的重叠部位
下拱顶	侧鼻软骨和鼻翼软骨的重叠部位
	鼻翼软骨之间的韧带连接和其上覆盖的皮肤
	鼻翼软骨中脚
	鼻翼软骨外侧脚
	鼻翼软骨之间的韧带结构
	附加软骨
	梨状孔

ULC,上外侧软骨;LLC,下外侧软骨。三脚架理论可以把鼻尖的质量简单地理解为由鼻翼软骨内侧脚和鼻中隔组成的中间脚,和两侧的鼻翼软骨外侧脚形成的两个边脚所决定。然而,事实上鼻尖的特征是由许多结构共同构成的

唇裂继发鼻畸形的解剖

单侧和双侧唇裂患者存在的鼻部解剖畸形在某种程度上是相似的,尽管裂隙左右、鼻小柱和鼻尖受累及程度及干预措施的继发畸形程度不同(图29.18~29.20)。值得注意的是,这些畸形造成了唇腭裂患者常见的鼻腔通气障碍。研究显示大约60%的患者存在用鼻呼吸困难[55],其鼻腔气道阻力比正常人大20%~30%[55]。唇裂继发鼻畸形的评价和治疗,涉及对鼻的外观美学和气道功能两方面的恰当评估。

评价

唇裂鼻畸形一期修复方面的研究进展赋予了外科医师对唇裂鼻畸形连续评估的任务。那些没有进行鼻畸形初步矫正的患者一直保留着唇裂继发鼻畸形的关键畸形和气道特征。依据在一期矫正术的类型和完成的质量,进行过鼻畸形初步矫正的患者存在不同的继发畸形,在瘢痕增生和发育的程度方面也是不同的。然而,依据作者的经验,那些接受一期鼻畸形矫正的患者总是比没有进行干预的患者进行的最终修复手术简单,而且结果也更好。

唇裂继发鼻畸形的评估包括恰当的病史和体格检查。需要详细地询问患者关于鼻腔气道阻碍的问题。另外,在进行任何最终鼻部修复术之前,需要严格地评估患者可能存在的面中部骨骼发育不全。如

正位

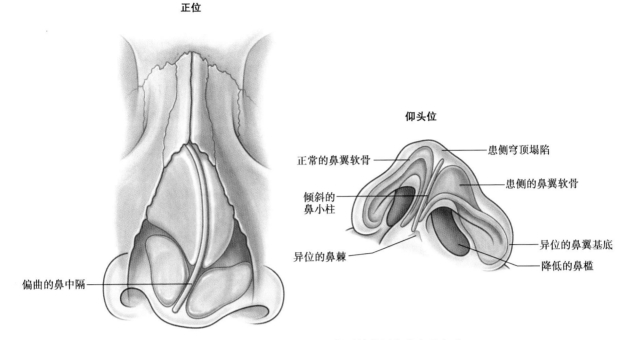

仰头位

正常的鼻翼软骨
患侧穹顶塌陷
倾斜的鼻小柱
患侧的鼻翼软骨
异位的鼻棘
异位的鼻翼基底
降低的鼻槛
偏曲的鼻中隔

图 29.18　唇裂鼻畸形涉及的骨软骨结构异常的主要表现

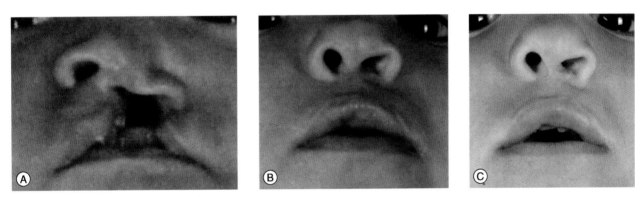

图 29.19　(A ~ C)整形外科医师所见到的唇裂继发鼻畸形并不都像在图 29.18 中见到的那么典型。依据所采取的干预措施、最初瘢痕化的严重程度和随后的生长发育,可能有一系列的继发鼻畸形表现

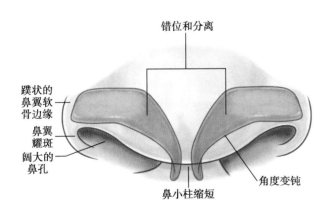

错位和分离
蹼状的鼻翼软骨边缘
鼻翼耀斑
阔大的鼻孔
鼻小柱缩短
角度变钝

图 29.20　双侧唇裂鼻畸形涉及双侧鼻部骨软骨结构的异位和扭曲。鼻小柱缩短在双侧唇裂鼻畸形中表现显著,必须在后续治疗中加以延长

果患者有必要调整上颌骨或下颌骨,应该先于鼻整形术。

虽然鼻的体格检查是复杂的,但可以把它拆分成四个部分:①正面观;②侧面观;③仰头位/底面观;④内部观[56]。从正面对鼻部进行检查遵循自外而内,自上而下,自中间至两边的原则。首先,要评估鼻部皮肤的厚度。接下来,从鼻的上拱顶开始,评估鼻骨的对称性和大小。然后是中鼻阀是否纵向对称性、侧鼻软骨塌陷情况、内鼻阀功能是否良好(Cottle maneuver)。随后,自中间向两边检查下拱顶,除了鼻尖的不对称程度外,还要分析鼻尖的形态(球形,四方形,狭窄形,括弧形)。鼻小柱要检查半侧鼻小柱的高度和宽度。鼻翼要检查其高度、宽度、垂直位置、鼻翼基底的位置和鼻槛的形态。另外,也要对梨状孔和上颌骨的发育不良情况进行检查。

从侧面要检查五个特征。第一,评估鼻根的高度。第二,检查鼻背有无驼峰存在。第三,评估鼻尖部的突度。第四,检查鼻小柱和鼻翼边缘的关系,以便进行鼻翼回缩。第五,评估鼻唇角。从仰头位或底面观,可以对多个特征再加以评估,从三维的角度更好地理解鼻部和其继发畸形的性质。首先,评估鼻尖的位置;其次,评估鼻尖下叶(鼻尖最高点到鼻小柱)的大小、形状和对称性;再次,检查鼻小柱的方向性和外形尺寸,评估鼻孔的外形大小和对称性,以及鼻槛的形态;最后,评估鼻翼的形状和对称性。

从内部,检查内、外鼻阀这一可能造成气道梗阻的位置,检查鼻中隔是否存在偏曲、突起和(或)穿孔,随后是检查下鼻甲有无肥大,最后检查鼻前庭是否存在鼻腔粘连。这种系统的检查是唇裂鼻畸形评估的一种方法,由此可以来制订处理方案[57]。①梨状孔/上颌骨是否发育不良?②鼻尖突度是否适当?③骨性鼻背突起是否不充分,正常还是过度突起?④鼻翼基底的位置是否适当?⑤鼻翼缘/鼻翼软骨外侧脚的形状和轮廓是否恰当?⑥鼻腔气道是否有梗阻?进一步和更加客观地评估可以行影像学检查、人体测量术和鼻咽部测量术。

患者选择

时机

决定对一个唇裂继发鼻畸形患者施行手术应该取决于畸形的严重程度,患者和(或)家属的愿望,以及手术的最佳时机。对唇裂/鼻畸形第二次手术的时机还要依据患者的年龄,畸形的特性和外观。矫正手术要在学龄前(4~5岁)进行,重点是成形、复位和使裂侧鼻翼旋转以获得理想的弧线。在大多数情况下,面骨/鼻骨和鼻中隔修整术只能在鼻部发育完成后进行,以免破坏生发中心。传统意义上认为发育停滞发生在近青春期时,然而严格的人体测量学和头颅测量学的证据表明,鼻部停止生长发育的年龄女性是11~12岁,男性是13~14岁。如果存在面中部发育不良需要行正颌术,最终的鼻整形术应该延期到正颌完成后进行。最终标准是患者情感上成熟了,能够参与术前决策的制订过程和术后护理。

治疗/外科技术

矫正唇裂继发鼻畸形的工作重点主要集中在以下几方面:①鼻尖的突度;②骨性鼻背的突度;③鼻翼基底的位置;④鼻翼缘/鼻翼软骨外侧脚的轮廓;⑤锐性的翼面角;⑥恰当的鼻唇角;⑦鼻腔气道通畅。要达到这些目标需要手术入路、技术手段和支撑材料等方面的决策(图29.21)。

手术入路

到达鼻部的骨软骨骨架结构有两种主要入路可

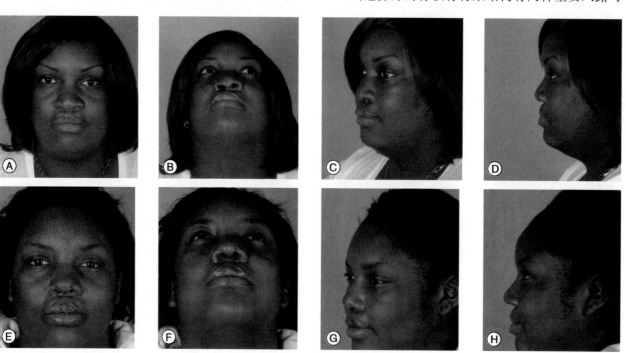

图 29.21 (A~D)进行最终鼻整形术之前双侧唇裂继发唇、鼻畸形照片(术前)。(E~H)术后一周照片,增加了鼻尖突度,提高了鼻翼基底的对称性和宽度,矫正了鼻孔的走向

供选择:闭合入路或开放入路,每种入路各有利弊。闭合入路通过位于鼻孔内的切口到达鼻部的支撑结构部位,创伤较小,可以对手术完成的改变做出及时准确的术后评估,为在鼻部放置的移植物提供一个自然的腔隙,而且不会引起在开放技术中见到的那种持久肿胀的情况。然而一些外科医师质疑鼻整形术的所有操作都可以通过闭合入路来完成,开放入路习惯用于较困难和复杂的操作,尤其是进行鼻尖部手术时。开放入路利用鼻小柱切口来暴露鼻部结构,可以获得更好的视野和入路;而外部瘢痕、鼻尖支撑力的减弱、供应鼻尖的鼻小柱动脉被切断以及持久的肿胀是这一技术的重大缺点。

技术手段

过去,像在双侧唇裂鼻畸形所见的鼻尖严重低平,对其的矫正手术重点集中在皮肤,而不是其下的支撑结构。斜形叉形瓣是利用前唇组织来重建缺损的组织,已经被报道和用于修复鼻尖形态。但是这一手术方式有很多缺点,它需要有一个宽大的前唇,并能造成明显的继发畸形[58],而且在上唇有外在瘢痕。后来,又出现了一些其他的手术方法来处理鼻尖,原理相似,前提也是相同的,就是需要动员更多的皮肤和软组织[59,60]。然而,这些手术方法存在的问题是鼻小柱得到了延长,但是并没有处理畸形的软骨,导致了一个异常的长鼻小柱,合并有其他的继发畸形。最近的技术是将原来双侧唇裂及鼻畸形修复术与支撑结构的修复联合起来,以完成鼻小柱的重建。

随着一些技术应用于处理结构性畸形,唇裂继发鼻畸形的修复效果明显改善。利用缝合技术来控制鼻部的软骨及软组织框架是鼻整形术的一次变革。悬吊缝合技术提供了一种创伤更小的操控鼻部结构特征的方法,减少了切割和骚扰局部组织。另外,悬吊技术的即时效果在手术过程中是可逆的,而其他方法则大多是永久的。

处理容易变形组织的基本原则是利用外科缝合技术将其锚定到比较不易变形的组织上(图29.22)。鼻翼软骨的悬吊可以使用软骨下切口,必要时通过已经存在的上唇切口的顶端附加中间剥离。然后,把异位的鼻翼和下方的支撑结构完全剥离开,通过鼻翼软骨穹顶合适的点做贯穿缝合,随后把它悬吊到更高的位置上。不同的术者可能选择不同的点作为这个"更高的点",包括对侧的侧鼻软骨,固定于外侧油纱卷或对侧的鼻翼软骨的顶部。裂侧的鼻翼软骨可以用带有聚二噁烷酮缝线的锥形针与其上皮肤的真皮缝合(褥式缝合),通过稳定的缝合将缝线穿出皮肤后再通过同一个针眼穿进来以确保缝合到真皮,把结打在鼻孔内(图29.23),用11号刀片在皮肤上做一个小切口可能更利于这一操作。尽管有时这样会在皮肤上遗留一个小的凹坑,但经过几周这个凹坑就会消失了。另外,这种技术为复位的皮肤层提供了支撑,并且减轻了有问题的前庭皱襞。同样,这些内部的缝合避免了在外部使用油纱卷,避免了由此引起皮肤上的瘢痕和移除油纱卷后新建立起来的支撑作用消失的可能。

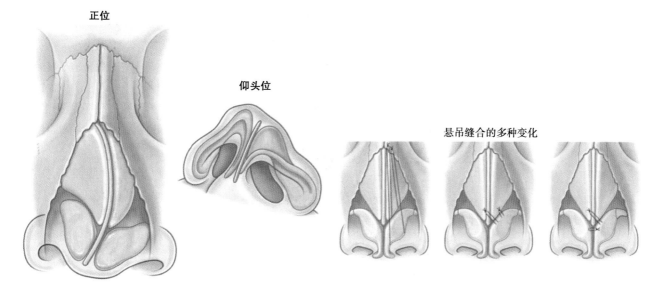

正位

仰头位

悬吊缝合的多种变化

图29.22　悬吊缝合,利用适当的缝合位置和缝合张力,重塑和复位异常的软骨结构,就像这些图片中显示的那样

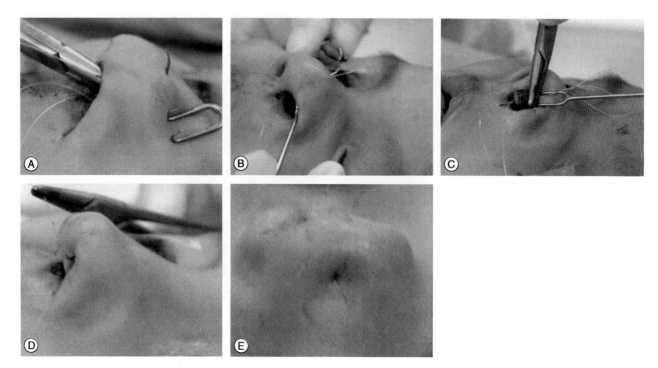

图 29.23 （A ~ E）褥式缝合通过利用皮肤作为锚定点，来悬吊鼻翼软骨，重塑鼻孔，防止鼻翼扁平和前庭皱褶。术后可能会看到皮肤的凹坑，但是随着时间流逝会逐渐消失

作者最近发明了一项技术，以 Stal-Feldman 翼面旋转切除术来处理鼻翼基底。这项技术可以重塑鼻孔形状，消除臃肿的鼻翼，创造一个丰满的鼻槛，缩窄或使鼻翼向内侧转移。这些目标达到的同时也能创造一个更符合解剖的锐性的翼面角，而不是单纯用 Weir 切除术常见的使翼面角变钝（图 29.24）。如果有必要，这一技术可以和先前介绍的通过 Weir 切口鼻翼到鼻翼收紧缝合相结合，减少在鼻翼面颊结合处缝线从而避免使翼面角钝化。在单侧畸形

时，缝线穿过裂隙侧的鼻翼基底，穿过鼻槛到达鼻棘，然后穿回到裂侧鼻翼基底。在双侧畸形时，缝合是在鼻翼基底和鼻翼基底之间，这可能需要与鼻翼缘部分或全层切除相结合，包括皮肤和黏膜，或是在鼻翼基底切除，或是在鼻槛处切除，上述方式取决于鼻孔的大小（图 29.25）。对比较严重的鼻翼基底异位患者来说，把鼻翼基底与周围和深部结构彻底剥离，随后再复位，可能是最好的选择。

整形外科医师[61,62]已经研究出一些修整鼻尖的入路和技术。一般来说，包含以下内容：①鼻翼软骨外侧脚切除/顶部修整；②跨穹隆缝合；③鼻翼软骨间缝合（图 29.26）；④鼻翼软骨外侧脚褥式缝合；⑤中柱、中隔缝合。

顶部修整切除了侧鼻软骨和鼻翼软骨之间的联系和重叠部分，允许鼻翼软骨可以独立的移动和重新定位。跨穹隆缝合是利用褥式缝合把鼻翼软骨穹隆的外侧部分或鼻翼软骨的外侧脚与穹隆的内侧或鼻翼软骨的内侧脚缝合在一起，这一操作减小了两侧鼻尖表现点之间的距离，创造一个相对窄的鼻尖。下一步是鼻翼软骨间缝合，将两侧鼻翼软骨的中脚褥式缝合，使两侧对称，并减小两侧鼻翼软骨之间的宽度。鼻翼软骨外侧脚缝合的功能是修饰外侧脚的弧度，它是将缝线穿过外侧脚的尾部，然后在其外侧 4 ~ 6mm 的一个点上穿出固定，这样可以调整鼻翼

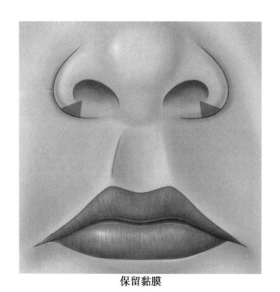

保留黏膜

图 29.24 Weir 切除术可用来缩窄鼻翼基底

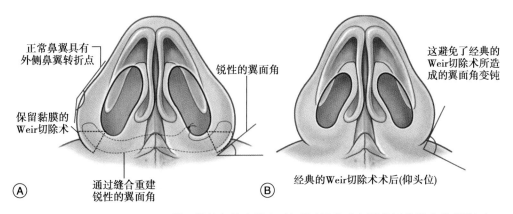

图 29.25 （A，B）Stal-Feldman 翼面旋转切除术结合了切除（部分或全层外侧鼻翼或鼻黏膜）和缝合技术，来重塑鼻孔，缩窄鼻翼基底，维持钝性的外侧鼻翼转折点和重建一个锐性的翼面角

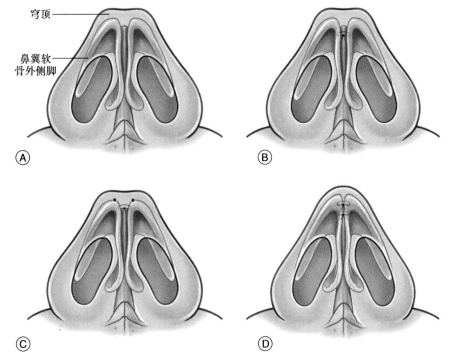

图 29.26 （A~D）缝合修整鼻翼软骨各个脚之间或是与对侧鼻翼软骨之间的关系，可以用来重新塑形鼻尖。常与移植物相结合，以加强软骨支架强度

软骨的突度和改善鼻孔。中柱和中隔缝合，通过将两侧鼻翼软骨中脚缝合在一起，能够用来调整鼻尖的高度。尽管医师们尽了最大努力，对畸形的完全矫正和提供足够的支撑来说，单纯鼻尖的缝合修整也可能是不充分的。因此，当认为这种不充分存在时，我们就应该考虑软骨移植来附加支撑。

支撑材料

　　鼻小柱的植入物非常有助于对鼻尖的支撑，并且经常是和鼻尖修整缝合技术结合使用。移植物放置在鼻翼软骨内侧脚之间，并通常保持自由悬浮状态（图 29.27），以防止移植物随着上唇运动持续地

对鼻棘产生影响。换言之，它们也可以固定到鼻棘或前颌上以对鼻尖起到更大的支撑作用，但是，患者可能会抱怨鼻尖太过僵硬和固定。其他的移植物可以用来补充和增强鼻部的软骨结构，包括扩展移植、鼻中隔延长移植、鼻尖盾牌移植、鼻翼铺板移植和鼻背镶嵌移植。

　　扩展移植物放置在鼻中隔和侧鼻软骨之间，这些移植物的功能是恢复或维持内鼻阀，使偏曲的鼻中隔变直，改善鼻背的线条，修复平台畸形。移植物是缝合在鼻中隔上的，并可以延伸超过中隔角，以延长鼻部或增加鼻尖突度。

　　鼻中隔延长移植物或延伸的扩展移植物的功能

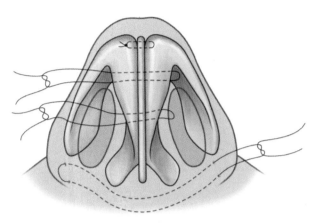

图29.27   鼻小柱支撑是把一个移植物放置在鼻翼软骨内侧脚之间，并将它们褥式缝合在一起。这样可以增加鼻尖的支撑力和突度，延长鼻小柱，改善鼻唇角

是控制鼻尖的质量，包括突度、支撑、形状、旋转，并且也形成了一个鼻尖上区的转折。鼻中隔移植基本分为三种类型，一类和二类是补充鼻部的软骨结构。一类移植和鼻背扩展移植类似，但它延伸到了鼻尖部鼻翼软骨内侧脚之间。二类移植是成对的片状移植物，成一定的角度延伸到鼻尖部。最后是三类移植，直接将移植物联结到前中隔角上。鼻小柱支撑物或是鼻中隔延长移植物如果做的合适，可以使鼻

尖突度额外增加2～3mm。

另外能够修整鼻尖外形的移植是顶部移植和盾牌移植。顶部移植通过将移植组织覆盖在鼻翼穹顶上，起到了掩饰不规整外观的功能，并增加鼻尖的突度。盾牌移植是由 Sheen 推广普及的，是将移植物放置在鼻尖的末端（图29.28），不仅修饰鼻尖的外观，也增大了鼻尖前小叶。以作者的经验来看，盾牌移植在远期效果上存在问题，主要在是不够充分和难以保持，我们后来倾向于使用鼻尖软骨镶嵌移植。

鼻翼铺板移植是非解剖型支撑，放置在沿鼻翼缘剥离的腔隙中[15]（图29.29）。这些移植物用来辅助外鼻阀处于张开状态，矫正或阻止鼻翼塌陷。注意不要把鼻翼铺板移植和外侧脚支撑移植相混淆。外侧脚支撑移植的移植物是放置在鼻翼软骨下（图29.29），而鼻翼铺板移植的移植物是沿鼻翼缘放置。外侧脚支撑物从结构上支撑鼻翼软骨，阻止其陷入通气道，为实现唇裂鼻畸形的鼻翼软骨对称创造最好的机会。

鼻背镶嵌移植的功能是利用软骨（切成颗粒或保持完整）或其他自体材料（真皮组织）来改变鼻背的外观。真皮组织用来消除较小的外形缺陷，而肋软骨用来显著提高鼻背部。颗粒软骨镶嵌移植（图29.30）用于中等程度的鼻背缺陷，已被证实是一种

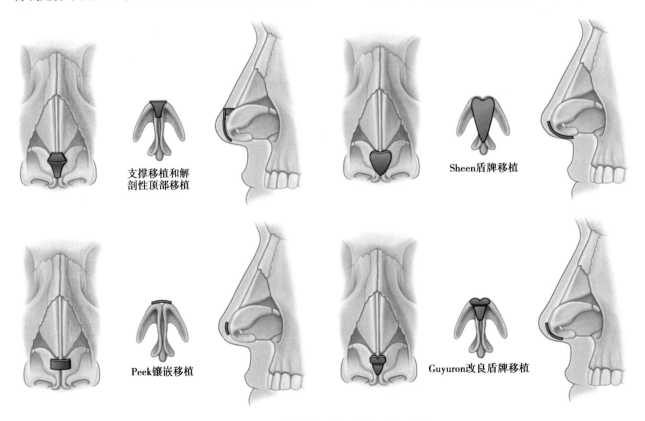

支撑移植和解剖性顶部移植

Sheen盾牌移植

Peek镶嵌移植

Guyuron改良盾牌移植

图29.28   盾牌移植修整鼻尖和鼻尖前小叶

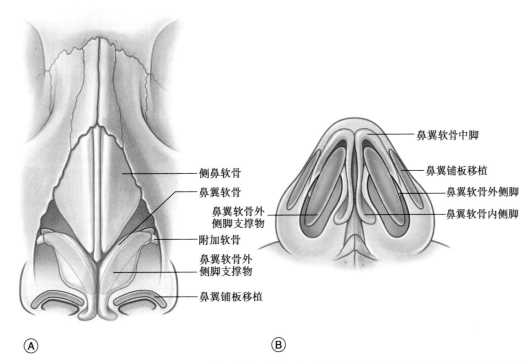

图 29.29 （A，B）鼻翼铺板移植是非解剖型支撑，有助于张开外鼻阀和阻止鼻翼下凹。鼻翼软骨外侧脚支撑移植能够改变鼻翼软骨的位置、形状和功能的稳定性。这些支撑结构可以根据需要放置在单侧或双侧

安全、简单和可以预测的隆鼻方法[63]。

　　移植材料可以选择自体的、同种异体的（从同一物种获取的组织）和异种的。自体材料通常被优先选择，因为它们组织相容性高，感染和排异的风险低。然而，它们也会造成供区缺陷，有再吸收的倾向，而且在某些情况下，获取的量是有限的。通常鼻中隔软骨被认为是移植物最好的来源，因为它是最接近的供体组织，具有和鼻部的软骨框架相同的弹性。耳郭软骨和肋软骨是另外可选择的供区，在需要强大结构性支撑的病例中常用到肋软骨。

　　最后，处理宽阔的鼻骨和异常的鼻背轮廓线时需要进行骨性截骨术。这可能使局部的美感和功能两方面都得到改善。

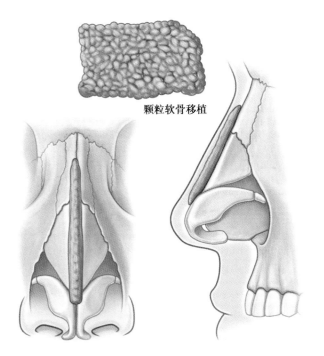

颗粒软骨移植

图 29.30 颗粒软骨可以用来隆鼻背和鼻尖，轻微地减轻畸形

什么时候"适可而止"

　　在唇腭裂患者中继发畸形的阵容是强大的。当决定对继发畸形施行手术治疗时，一定要确定这会对患者造成什么影响，以及外科操作将会在实质上改善问题的可能性有多大。有些情况下，进一步的外科干预已不大可能显著地提高患者的外观或功能。因此，知道什么时候"适可而止"很重要，这个时候就是任何进一步的干预对患者已不大可能有所帮助的时候。

　　大量的研究已经证明了继发畸形对唇腭裂患者心理造成的潜在的巨大负面影响[64~66]。然

而,需要强调的是不能贬低患者的能力,这些患者在社会顺应性和正面应对策略两方面都有较高的水平[67]。因此,尽管有大量的技术和手术方式可用来改善效果,继发畸形的外科治疗只应该为符合下面两个条件的问题而准备,就是它们对患者产生了困扰,同时通过外科手术可以得到改善。这可能是整形外科医师需要面对的一个困难的现实。就像 Marsh 说的,外科医师对结果有时候比患者可能还挑剔。就像不是每一个鼻背隆起都需要铲除一样,也不是每一种唇裂继发鼻畸形都需要修整。好的敌人是更好,尤其当更好是不太可能的时候。

参考文献

1. Weinzweig J, Panter KE, Seki J, et al. The fetal cleft palate: IV. Midfacial growth and bony palatal development following in utero and neonatal repair of the congenital caprine model. *Plast Reconstr Surg.* 2006;118:81–93.

4. Cohen SR, Corrigan M, Wilmot J, et al. Cumulative operative procedures in patients aged 14 years and older with unilateral or bilateral cleft lip and palate. *Plast Reconstr Surg.* 1995;96:267–271.

    In the 1990s, Cohen et al. set out to determine how extensive the role was that surgical procedures played in the lives of children with cleft lip and palate defects. This study looked at individuals from their institution who were over the age of 15, and reviewed the number and type of procedures that each individual had based on the original defect. They found that by the time individuals had reached the ages of 17 and 18, those with unilateral cleft lip and palate defects had on average ~6 operations, while those with bilateral cleft lip and palate defects had ~8 operations. On average, individuals in both groups had at least one lip and one nasal revision, with bilateral cleft lip and palate patients averaging two lip revision surgeries. While several of the procedures performed at that time are no longer necessary, and improved techniques have led to an overall reduction in the need for revisions, this article, among others, demonstrated that the management of a cleft lip and palate defect is an ongoing and extensive process.

11. Losee JE, Smith DM, Afifi AM, et al. A successful algorithm for limiting postoperative fistulae following palatal procedures in the patient with orofacial clefting. *Plast Reconstr Surg.* 2008;122:544–554.

21. Cohen SR, Kalinowski J, LaRossa D, et al. Cleft palate fistulas: A multivariate statistical analysis of prevalence, etiology, and surgical management. *Plast Reconstr Surg.* 1991;87:1041–1047.

    Cohen et al. performed a retrospective, multivariate analysis of patients who had been operated on for palatal fistula post cleft palate repair. They noted that fistulas occurred in a significant number of patients (23%), and noted that variables such as Veau classification, experience of the surgeon, and type of palatal closure affected the incidence rate of palatal fistulas. They also noted that factors such as age did not affect incidence rates. Other studies have been published that contest some of the conclusions drawn by this study, and many of the factors that influence palatal fistula incidence have been thoroughly debated. Nonetheless, it was clear that

    there were some underlying causative factors that influence the risk of palatal fistulas, and once they occurred, they were a difficult problem to correct.

26. Daskalogiannakis J, Mehta M. The need for orthognathic surgery in patients with repaired complete unilateral and complete bilateral cleft lip and palate. *Cleft Palate Craniofac J.* 2009;46:498–502.

32. Mulliken JB, Pensler JM, Kozakewich HPW, et al. The anatomy of cupid's bow in normal and cleft lip. *Plast Reconstr Surg.* 1993;92:395–404.

    In the early 1990s, Mulliken et al. examined the gross and microscopic anatomy of the lip in normal individuals and those with cleft lips. The study reaffirmed and further characterized the anatomy of the normal lip, including the white roll, vermillion, and underlying orbicularis oris, but it also discussed the abnormalities underlying the cleft lip deformity. It was demonstrated that the dimunitive white roll found in cleft lips was associated with a hypoplasia of the pars marginalis, further demonstrating the role that dermal muscle insertions play in the landmarks of the upper lip. A great understanding of the underlying anatomy of the region has come to play a large role in the primary and secondary repair of the cleft lip deformity.

35. Farkas LG, Posnick JC, Hreczko TM, et al. Growth patterns of the nasolabial region: A morphometric study. *Cleft Palate Craniofac J.* 1992;29:318–323.

    Farkas et al. set out to determine the relationship between age and growth of the nasal and lip structures. They examined over 1500 North American Caucasian children and found that a majority of the lifetime growth of the upper lip occurred before the age of 5, while the majority of nasal growth after 1 year of age occurred between the ages of 5 and 18. Nasal growth was even more significantly delayed for nasal tip projection. The results of this study have played a major role in influencing the timing of interventions for cleft lip and palate cases, as well as influencing some of the technical details of the primary repair. However, it is important to take into consideration that underlying nasolabial growth in cleft lip and palate patients is abnormal, and the rules for growth in normal children do not necessarily apply to these patients.

61. Tebbetts JB. Shaping and positioning the nasal tip without structural disruption: A new, systematic approach. *Plast Reconstr Surg.* 1994;94:61–77.

30

颅面裂与正颌外科手术

Jesse A. Goldstein and Steven B. Baker

概述

- 牙颌面畸形,尤其是因上颌骨发育不足所引起的Ⅲ类错𬌗畸形,是唇裂患者的典型表现。其中,25%～30%的患者伴有严重的面中部发育不足,需借助正颌外科的方法矫治其骨性畸形。
- 正颌手术适宜在颅面裂患者面部生长发育结束之后进行。若在生长发育期进行正颌外科矫治,很有可能在颌骨生长发育完成时,患者需要再次手术治疗(尽管后期的手术矫治可能并不复杂)。
- 治疗时,应将上颌牙骨段向前、向下移动,而不是向后、向上移动,以获得Ⅰ类咬𬌗关系,并减轻软组织下垂。

简介

正颌外科手术是指通过外科手术的方式来移动上下颌牙骨段。正颌外科手术的适用人群是那些仅仅通过正畸治疗难以改善𬌗面畸形的人。患有唇腭裂及某些颅面发育异常的儿童更容易伴发错𬌗畸形。普通人群中,需要接受正颌外科手术矫治错𬌗畸形者约占2.5%,而在婴儿时期经历了相关手术治疗的唇腭裂患者,会有25%～30%需要接受正颌外科手术治疗严重的面中部发育不足[1]。颅面裂及颅面畸形的患者,常常因上颌骨发育不足伴发Ⅲ类错𬌗畸形或Ⅱ类错𬌗畸形,前牙开𬌗,咬𬌗偏斜以及其他牙颌面畸形。但不管病因如何,对患者的检查及治疗设计原则是一致的。正颌外科的治疗目的,是纠正颌骨的异常位置关系,建立良好的咬𬌗,以获得良好的面部外形及功能。

基础科学

生长和发育

患儿接受正颌外科手术的时机,对于获得一个可预期的、良好的手术结果至关重要,并且手术时机的选择也与颅面骨的生长发育有关。颌面部发育基于基因因素与微观和宏观的环境因素之间复杂的相互作用,理解了这一点,才能对伴有颅面裂及颅面疾病的患者进行正颌外科的手术设计。

颌面骨的成骨方式有两种,即骨膜成骨和软骨化骨。颅穹隆,面上份,面中份以及大部分下颌骨是以骨膜成骨的方式生长。尽管个体差异和性别差异很大,但骨发育成熟的顺序是按照从头侧向尾侧的方向进行的,即颅穹隆在青春早期发育成熟,紧接着是面上份在青少年早期发育成熟,上颌骨在青少年中期发育成熟,下颌骨在青少年末期发育成熟,体积基本达到成人水平(图30.1)[3]。

牙齿萌出同样也是逐渐进行的,乳牙列(6～12岁)向恒牙列(12～20岁)的替换过程类似于颌面骨发育成熟的过程。乳牙列和恒牙列的萌出,在牙槽骨局部产生信号并刺激骨沉积,部分介导了面中、下份的生长发育。此时期若牙齿位置发生改变,将相应地影响上、下颌骨生长的方向。在此生长发育活跃期,正畸医师可以借助矫治器、腭部扩张器以及各

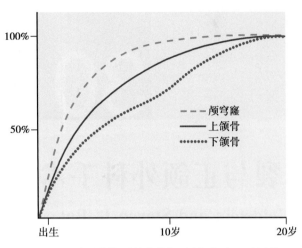

图 30.1 从婴儿期到骨成熟期,颅穹隆及上下颌骨的生长发育情况(100%代表成人水平)

种各样的外部装置来改变上、下颌骨的生长轨迹[4]。因此,通常是在骨生长发育快结束时,以及当功能性矫治不再起作用时才进行手术治疗。

诊断/术前准备

术前评估

颅面裂治疗组

在进行术前设计时,若能与颅面裂治疗组成员,包括整形外科医师、耳鼻喉科医师、口腔医师、遗传学家、正畸医师等合作,将有利于获得一个好的手术治疗结果。例如,语音病理学家在评估腭咽机制和上颌骨前徙后可能对鼻音和清晰发音造成的影响方面,就起到了一个重要的作用。术前进行鼻咽纤维镜检查,对预测术后是否出现过高鼻音能够提供很有帮助的信息。

正畸医师在术前评估和治疗方面起着至关重要的作用。在手术前,需要对可能接受手术治疗的患者进行一个全面的术前讨论,包括分析患者的咬𬌗特点,面部骨骼发育的程度,是否需要术前正畸,甚至腭部扩弓术等方面。如果在面部骨骼生长发育完成之前进行正颌手术,术后随着颌骨生长发育,患者需要接受二期矫治手术的概率将会增加。

病史采集和体格检查

详细采集患者的全身病史,牙科治疗史以及既往手术史是很重要的。系统性疾病,如青少年类风湿关节炎、糖尿病以及硬皮病可影响治疗方案的设计。与综合征有关的,创伤、手术或肿瘤导致的颌骨肥大畸形或发育不全也将会对治疗产生影响。应当询问每一位患者是否存在颞下颌关节疾病或肌筋膜疼痛的症状。患者的治疗动机以及切实可行的预期对取得最佳的治疗效果也很重要。同样,让患者清楚地了解治疗程序,术后恢复以及预期结果也很重要。在年轻患者中,采取患者及其家属可以理解的方式进行讨论,可帮助患者减轻术前焦虑情绪。正颌手术是一项大手术,而除了手术本身,还要让患者及其家属接受必要的术前和术后正畸治疗。

术前应当对患者进行全面的体格检查。正面观察垂直向的面部"三庭"(从发际正中到眉间点,自眉间点至鼻下点,自鼻下点至颏下点)以及水平向的"五眼"(从颧骨到外眦点,自外眦点至内眦点,自内眦点至内眦点)。评估上颌骨垂直向高度的方法,是在上唇自然松弛状态下,检查上切牙露出的程度。男性上切牙应至少露出 2~3mm,而女性应至少露出 5~6mm,才被认为具有魅力。如果在上唇自然松弛的状态下,患者上切牙露出的程度在正常范围内,而大笑时露出过多的牙龈,仍然认为上颌骨的垂直向高度是正常的。相比于大笑时,在上唇自然松弛的状态下上切牙露出的程度在正常范围内更为重要。上唇过短或颏肌紧张常常意味着上颌骨垂直向高度过大。

眶下缘、颧骨以及梨状区用于评估上颌骨突出的程度。在颅面裂患者中,这些区域常常表现为发育不足,需要前移上颌骨;若这些区域前突,则需要后移上颌骨。由于正颌手术可能改变鼻翼基底的宽度,从而加重颅面裂患者鼻不对称畸形的程度,因此术前也应当评估鼻翼基底的宽度。体格检查时,应详细记录上下颌骨是否对称,以及偏离面中线的程度。

侧面观,主要评估额部、颧骨区域、上下颌骨、鼻、颏以及颈部的前突度。有经验的临床医师往往只需观察患者,就能知道畸形是由上颌骨,或下颌骨,或两者共同引起的。通过临床印象给予初步评估,接着用头影测量分析确证。口内检查时,首先检查口腔卫生状况和牙周健康。这两个因素是正畸、正颌治疗的关键。记录乳牙滞留或恒牙未萌的情况。记录咬𬌗关系以及切牙覆𬌗覆盖的程度。由于既往的腭裂修复术常常会导致上颌骨横向生长受限,因此外科医师应当评估上颌骨的宽度。若要进行下颌骨矢状劈开截骨术,如有第三磨牙存在,那么在术前 6 个月应予拔除。记录缺失牙和根尖周病变的情况，以及颞下颌关节功能障碍的体征或症状。术前应重点关注上述问题。"牙代偿"这一术语指的是，为了尽量减少错𬌗畸形的程度，牙齿有向某一个方向倾斜的趋势。例如，深覆𬌗的患者（安氏Ⅱ类错𬌗畸形），上切牙舌倾以及下切牙唇倾，可减轻错𬌗畸形的程度。反𬌗的患者（安氏Ⅲ类错𬌗畸形）牙代偿的情况则刚好相反。因此，牙代偿（通常是正畸治疗的结果）会掩盖骨性错𬌗畸形的真实程度。头颅侧位片可精确地分析牙代偿的情况。

若患者希望通过手术矫治畸形，术前正畸将排齐牙齿去除咬𬌗代偿，从而逆转已经发生的代偿性移位。这虽然会加重错𬌗畸形的程度，但也使外科医师能够最大化地移动骨段。若患者对手术治疗犹豫不定或不感兴趣，那么轻度错𬌗畸形的患者可通过增加牙代偿的程度进行治疗，这样将会掩盖畸形，并且获得合适的覆𬌗覆盖关系。在正畸治疗之前，是否决定手术是很重要的，这是因为去代偿和代偿治疗，其牙移动的方向是完全相反的。因此，在正畸治疗之前，需要决定是否接受手术[5]。

患者遴选

选择合适的正颌手术患者是保证患者满意度以及手术成功的关键步骤。除了病史采集及体格检查，还应收集大量的数据资料，并与颅面裂团队的其他成员合作。

头影测量和牙科检查

头影测量分析以及与正常测量值的比较，可帮助外科医师设计骨移动量，以获得最佳的咬𬌗关系和美学效果。拍摄患者不同阶段一系列的头颅侧位片，这样就可以比较序列图像。通常，在正畸医师的办公室里采用一种特制的装置——头颅固定架和头架，来保持恒定的头位，拍摄头颅侧位片。确保手术医师既能观察到骨性容貌，又能观察到软组织容貌，以便定位每个标志点。一旦定位了正常结构，就能测定几个平面和角度（图 30.2）。

蝶鞍中心点-鼻根点-上牙槽座点三点形成的角（SNA 角）和蝶鞍中心点-鼻根点-下牙槽座点三点形成的角（SNB 角）是决定上下颌骨之间及上下颌骨对颅底的位置关系最重要的两个角度。连接蝶鞍中

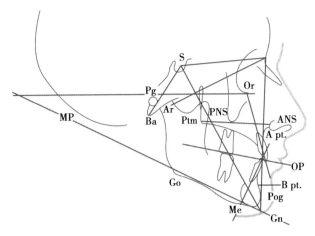

图 30.2　在头影测量 X 线片上，标定骨性标志点，通过这些点组成的线、角，反映面部发育情况，并通过测量分析，确定上下颌骨造成的牙颌面畸形程度。S，蝶鞍，蝶鞍中心点；N，鼻根点，鼻额缝的最前点；A，"A 点"，前鼻棘与牙槽缘间之骨部最凹点；B，"B 点"，下牙槽缘点与颏前点间之骨部最凹点；Ba，基底点，颅底最下点；Pg，颏部最突点；Go，下颌角点，下颌平面和下颌升支后缘切线交角的角平分线与下颌角的交点；Po，耳点，外耳道的最上点；Or，眶点，眶下缘最低点；PNS，后鼻棘点，上颌骨的最后点；ANS，前鼻棘点，上颌骨的最前点；Gn，颏顶点，颏前点与颏下点之中点；Me，颏下点，颏部最下点；MP，下颌平面，下颌角点 Go 与颏顶点 Gn 之间的连线；OP，𬌗平面

心点、鼻根点至 A 点或 B 点分别形成 SNA 角和 SNB 角。通过连接蝶鞍中心点和鼻根点，反映了与颅底的位置关系。A 点反映上颌骨与颅底的前后向位置关系。如果 SNA 角过大，相对于颅底，就是上颌骨前突。如果 SNA 角小于正常值，相对于颅底，即为上颌骨后缩。上述原理同样适用于下颌骨：B 点反映下颌骨对颅底的位置关系。将颅底作为参考平面，可以使临床医师确定现有的畸形是由单个颌骨或两者共同造成的。例如，Ⅲ类错𬌗畸形可由以下几种不同的原因造成：上颌后缩，下颌位置正常，这在颅面裂患者中很常见；下颌前突，上颌位置正常；或下颌后缩，伴后缩畸形更为严重的上颌骨；或上颌前突，伴前突畸形更为严重的下颌骨。上述情况都能造成Ⅲ类错𬌗畸形，但每一种情况又需要不同的治疗方法。外科医师可分别通过上、下颌骨对颅底这一稳定参考平面的位置关系，来描述颌面部畸形的真正原因。接下来，描迹头影测量的标志点。

通过头影测量描迹，外科医师可了解颌骨的移动对软硬组织面型侧貌的影响，并确定颌骨需要移动的距离，以达到手术目的。在醋酸纸上用不同的描绘方法设计单颌（上颌骨或下颌骨）或双颌手术。然而，现在外科医师通过计算机辅助的头影测量分

析,在头颅定位片上,确定上下颌骨的位置,同时记录软组织变化、并确定颌骨移位的距离,这一方法很大程度上代替了传统的手绘头影测量描迹。

完成牙科记录,包括牙科模型,进行术前模型外科,并制作咬𬌗导板。外科医师通过模型,在上𬌗架前、后评估咬𬌗的合适位置。临床医师通过分析新的咬𬌗关系,来了解是否需要术前正畸治疗。临床医师通过模型还能判断上颌骨的横向宽度是绝对还是相对不足。上颌骨横向宽度绝对不足,表现为Ⅰ类咬𬌗关系,后牙反𬌗。上颌骨横向宽度相对不足,则常见于Ⅲ类错𬌗畸形的患者,当观察到患者后牙反𬌗时,外科医师会怀疑其上颌骨宽度可能不足。而前移上颌骨或后退下颌骨后,反𬌗情况则会消失。将模型安装在𬌗架上,调整咬𬌗为Ⅰ类关系,外科医师很容易就能判断出上颌骨宽度到底是绝对不足还是相对不足。

模型外科

下一步则是利用头影测量描迹作为引导,在转移到𬌗架上的牙科模型上,复制出上颌骨和(或)下颌骨的移动,以此制作咬𬌗导板,术中用于引导确定颌骨位置,为固定骨段做准备。模型外科首先要获得患者精确的咬𬌗模型。如果外科医师没有牙科实验室,则由正畸医师获取模型。正颌外科是否能获得成功与模型外科及合板制作的精确性有直接的关系。

单纯下颌手术

需要指出的是,若只进行下颌骨手术,可不用将模型安置在𬌗架上,直接拼对出理想的咬𬌗关系。Galetti 𬌗架通过一个螺丝型接环将模型牢牢地固定,再通过一个万向关节将模型调整到理想的位置关系,然后制作手术咬𬌗导板。如果在模型上获得的最大牙尖交错位正是术后要获得的咬𬌗关系,那么就不必制作咬𬌗导板。外科医师利用牙尖交错位作为引导,将下颌骨移动到新的位置并固定住。术前,外科医师应与正畸医师核对该咬𬌗关系是否为所期望的咬𬌗关系。

单纯上颌手术和双颌手术

采用面弓装置将上颌模型相对于颅骨位置准确地转移到𬌗架上。如果要实施上颌截骨术,则需要采用面弓将一套上下颌模型转移到𬌗架上。另外两套模型则用于手术方案的设计。接下来,用 Erickson 模块测量当前上颌中切牙,尖牙以及第一磨牙的近中颊尖位置。将固定在面弓上的上颌模型安置在模块上,然后,对上颌模型的垂直向、前后向以及横向宽度进行测量,精确到 0.1mm。根据三维的记录数据,外科医师就可复制出上颌模型的具体位置,并确定一个新的位置。围绕上颌模型,每 5mm 就划一条参考线。根据之前的头影测量数据,决定上颌骨前后向,侧向以及垂直向移动的距离。用在模块上测得的数据加上或减去前述数据来确定上颌模型新的三维位置。将上颌模型的咬𬌗部分从基底部锯开。修整去除模型上多余的石膏,以拼对新的上颌位置。在模块上确定上颌摆在新的位置后,用蜡或石膏将模型固定在环形固定架上,再将模型安放在𬌗架上。此时,相对于术前的下颌骨位置,外科医师获得了一个术后的上颌骨位置,并根据此时的上下颌骨位置关系制作一个丙烯酸合板,称为中间合板。其作用是,相对于术前下颌骨的位置,在术中使用中间合板引导上颌骨的新位置。再根据正畸医师所期望的咬𬌗关系,安置模型位置,并在模型上制作终末合板,以此来代表,相对于移位后的上颌骨、下颌骨的新位置。制作终末合板的方法类似于下颌手术时制作合板的方法。如果咬𬌗关系良好,可不使用合板,而是用牙尖交错位确定下颌骨的位置。

三维 CT 模型

市场上已有一些计算机辅助设计软件来协助外科医师进行某些或所有的术前准备。患者佩戴𬌗叉,进行 CT 扫描,并关联患者的自然头位与三维 CT 影像。尽管传统螺旋 CT 对面部的精细扫描能够获得理想的图像质量,但锥形束 CT 扫描也能获得大致相当的图像质量,并且其花费和辐射剂量都更小(锥形束 CT:50μSv,螺旋 CT:2000μSv)。利用三维 CT 扫描数据,不仅可以进行头影测量分析,还能模拟颌骨和颏部在任意方向上的移动。当外科医师确定了截骨段的移动后,就可以利用 CAD/CAM 技术制作手术合板。如有必要,还可以制作患者的三维模型,展示骨段具体的移动方向和距离(图 30.3)。有些软件甚至能够用二维的数字图像"包裹"显示软组织的三维 CT 图像,这样就能复制出彩色的面部三维图像。

根据笔者的经验,三维 CT 模型在诊断和治疗方面已经显示出更好的精确性。淘汰传统的模拟外

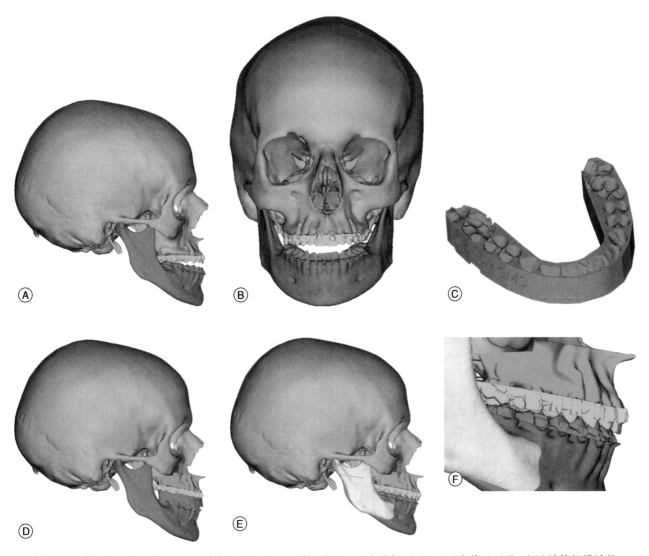

图 30.3　Ⅲ类错殆畸形，伴前牙开殆患者，三维 CT 重建图像。(**A**) 术前侧面观。(**B**) 术前正面观。(**C**) 计算机设计的中间合板的三维图像，术中用。(**D**) 侧面观，模拟上颌 Le Fort Ⅰ 型截骨术后，戴有中间合板。(**E**) 术后侧面观，模拟上颌 Le Fort Ⅰ 型截骨术以及双侧下颌升支矢状劈开截骨术后，Ⅲ类错殆畸形及前牙开殆已得到纠正。(**F**) 预测的术后咬殆像

科，使用三维 CT 模型，节省了外科医师术前准备的时间。这种通过三维图像辅助的术前设计方法将最终提高外科医师预测截骨术对面部软组织影响的能力。上述优点使得整形外科医师能够为患者提供最佳的治疗。

治疗方案设计

　　获得数据之后，外科医师就能确定患者牙颌面畸形的类型以及各项测量值与正常值的偏差程度。利用这些数据，医师设计治疗方案，为患者建立Ⅰ类咬殆关系，同时提供最佳的容貌美学效果。由于面部骨骼周围的软组织外貌是决定正颌手术能否获得美学成功的关键因素，因此治疗目的不在于将每一位患者的头影测量数值都纠正到正常值，而是通过移动颌骨的位置，使软组织能够获得最佳的骨性支撑。

　　在过去，由于将面部软组织向外扩展的骨移动不稳定，因而外科医师更偏爱向后、向上的更为稳定的骨移动，但这会导致面部骨骼的塌陷，使得周围的软组织呈现一个过早衰老的面型。自从开始使用坚强固定系统，实施向外移动骨段的截骨术，术后可预测性好。设计治疗方案时，需扩大或保持术前的面部空间体积。如果计划将上颌骨或下颌骨向上、向后（收缩性）移动，那么需将下颌骨或上颌骨，或颏，向前或向下移动，以抵消骨骼的收缩性移动导致的面部空间体积减小。由于面部骨骼空间体积缩小可能导致早衰面型，因此避免骨骼的收缩性移动很重

要。

当增加了向外扩展的骨移动量后,减轻了面部软组织的松弛度和皱纹,从而增加了面部的轮廓感,使得面部外型更有吸引力。已有证据表明,向外扩展的骨骼,更美观,更令人愉悦。因此,为了获得向外扩展的骨移动,即使面部比例失调也是有必要的[6]。事业成功的时尚女模特,常常有轻微的面部比例失调,但人们认为她们很漂亮。为了获得美学效果,将面部向外扩展,即便有一点面部比例失调,常常也是合理的。即使在没有衰老迹象的青少年患者中,外科医师也不能忘记上述治疗原则。一名成功的外科医师,会将上述治疗原则整合到每一位患者的治疗方案中,以尽可能地减少随着年龄增长所带来的面容衰老迹象,使患者尽可能长时间地保持一个年轻的面容。

在不同的颌骨位置关系上,都能获得Ⅰ类咬殆关系。因而设计治疗方案的目的是使用患者的检查数据,预测颌骨位置,并在这个位置关系上获得最佳的面部软组织外形。通过减少对"正常值"的过分强调和增强软组织对骨移动影响的意识,我们认识到了骨性比例失调往往会带来更好的美学效果。

治疗/手术方法

一般原则及相关解剖

颌骨手术有几项基本原则。进行颌面部手术时,可导致大量出血,尤其是在儿童中,即使出血量很少,也可能产生严重的临床后果。减少出血量的标准方法包括将头抬高,控制性降压麻醉,提前备血,以及术前使用促红细胞生成素等,是减少术中出血的标准、有效的辅助方法,尤其是在年轻人群中。在做切口之前,使用抗菌冲洗液冲洗口腔可有效地减少口内细菌的数量。

唇部局部使用类固醇激素可减轻因长时间牵引起的唇部疼痛和肿胀。静脉使用类固醇激素也能有效地减轻术后水肿。

最大牙尖交错位可能不是手术所期望获得的咬殆位,当两者不统一时,合板能有效地保持住手术所期望获得的咬殆关系。对正畸医师来说,通过正畸治疗关闭后牙开殆很容易,而关闭前牙开殆则很难。术后使前牙和尖牙呈Ⅰ类关系,保持前牙无开殆是很重要的。

术后采用弹性牵引可有效地控制咬殆。采用Ⅱ类牵引(即上颌支托位于下颌支托前方),可纠正Ⅱ类咬殆关系。Ⅲ类牵引则用于纠正Ⅲ类咬殆偏斜。由于采用坚固固定的方式固定骨断端,弹性牵引不能起到纠正异常颌骨位置关系的作用,而仅仅起到帮助患者适应新的咬殆关系的作用。轻度错殆畸形,可通过术后正畸治疗得到矫正。

某些类型的骨移动本质上就比其他类型更稳定。稳定性较好的移动包括下颌前移及上颌上移。稳定性中等的移动包括上颌内收性移动,同时下颌前移者,上颌前移同时下颌后退者,以及纠正下颌不对称的移动方式。稳定性差的移动包括下颌后退,以及上颌下移。上颌骨的横向扩张,是稳定性最差的移动方式。单颌手术时,坚固固定的方式,其远期复发率并不一定低于非坚固固定的方式,但双颌手术时,采用坚固固定的方式,可减少复发率。外科医师根据上述情况做出判断,决定面部骨骼可扩展的程度,同时避免不可接受的复发情况出现。

与上颌骨相关的组织结构包括腭降动脉,眶下神经,牙根和颌内动脉。颌内动脉距离翼上颌连接约25mm,腭降动脉下行进入上颌窦后内侧。眶下神经位于眶下缘下方,眶下孔处,沿着瞳孔中心线分布。上颌牙牙根在上颌骨内向上排列。上颌尖牙牙根最长,且常常能透过皮质骨看到牙根。

唇腭裂患者的解剖结构与其他患者有一些不同之处。唇腭裂患者的上颌骨在前后向以及垂直向上明显发育不足。由于面中部明显后缩,因而常常看起来下颌前突,但下颌真性前突者很少见,而是继发于上颌后缩,所表现出的下颌相对前突。最终,由于腭裂侧较小骨段的塌陷,上颌牙列中线常常向患侧偏斜。

即使接受了牙槽嵴植骨手术,很多唇腭裂患者在牙槽嵴裂区仍然有骨量不足或骨缺如的情况,甚至还可能存在腭瘘。这一类患者上颌侧切牙常常缺失,因此在进行治疗设计时,要考虑术中关闭缺失牙间隙。如果牙槽嵴上有一个大的瘘口,可采用改良Le Fort Ⅰ型手术,以便无张力关闭牙槽嵴瘘口。

实施下颌骨截骨术时,可能损伤的重要结构包括颏神经、下牙槽神经以及根尖。三叉神经第三支进入下颌孔,分出下牙槽神经,沿根尖下方走行,在第一、第二前磨牙处穿颏孔而出。在下颌骨外斜线处,下牙槽神经与外侧骨皮质的距离最大,因而此处也是矢状劈开截骨术垂直骨切口的位置。

上颌 Le Fort Ⅰ 型截骨术

实施任何面部截骨术,首先需要很好地固定住经鼻气管导管。我们偏爱使用 Ring-Adair-Elwin(RAE)这种经鼻气管导管。测量眼内眦至正畸弓丝的距离,就能确定上颌骨的垂直位置,这些垂直方向上的测量数据相当重要。软组织切开之前,使用肾上腺素在上颌前庭沟局部注射。从上颌一侧第一磨牙至对侧第一磨牙,膜龈联合上方 5mm 处,以电刀尖做切口。用骨膜剥离器剥离,暴露上颌骨,直达梨状孔边缘以及眶下神经周围。助手站在手术台头侧,握持 Obwegeser 前束牵张器。需紧贴骨面剥离,潜行剥离至上颌骨外侧,避免暴露颊脂垫。用 Woodson 剥离器翻起鼻黏膜,再用骨膜剥离器将鼻底和鼻腔外侧壁黏膜完全剥离。使用双面骨凿,从上颌骨处凿断鼻中隔;使用单面骨凿,从上颌骨处凿断鼻腔外侧壁。术者可将手指放入腭骨后部,感受鼻中隔、鼻腔外侧壁是否完全离断。使用骨膜剥离器保护鼻黏膜,自一侧梨状孔边缘向后向外,达上颌最后一颗磨牙处,并下穿上颌结节,用往复锯完成上颌骨的横向截骨。根据术前曲面体层片,确定截骨线距根尖的距离,截骨线至少应在根尖上方 5mm。若已充分截开离断,术者借助手指的力量就可将上颌骨段折断并降下。

也可以使用 Rowe 骨折嵌入拔出钳,自梨状孔伸入该钳,置于腭骨上,利用更大的杠杆作用,将上颌骨段折断并降下。将上颌骨段折断并降下时,动作不能快,应控制力量,力道应缓慢稳定。如果不能轻松地移动上颌骨段,有可能是截骨不充分,应重新评估。将上颌骨段折断并降下后,此时由助手使用骨钩把持住上颌骨段并将其下拉,移除其他的骨干扰。此时,在上颌窦后内侧,可见腭降动脉,对该动脉进行预防性钳夹,也并不会影响上颌骨的血供(图 30.4)。使用合板,将上颌牙骨段置于与下颌骨咬殆的合适位置上。以 26 号钢丝固定结扎在手术托槽上,行颌间固定。用眼内眦-切牙的距离加上或减去术前设计好的上颌向后、向下或向前、向上移动的距离,以此确定上颌骨新的垂直向位置。使用 4 块 L 形、2mm 厚钛板固定上颌骨段。关闭切口前,拆除颌间固定并确认咬殆关系。若鼻翼基底变宽,可将鼻翼钉牢,使鼻翼基底宽度恢复正常。关闭切口可能使上唇变短,此时,在中切牙处行 V-Y 缝合,可改善该问题。

某些患者需要增加面颊部突度,可选择高位 Le Fort Ⅰ 型截骨术。该术式不同之处在于,将横向截骨线上移至眶下神经水平。如果还需要增加面颊部突度,可选择植骨。当上颌骨向前、向下移动,骨段之间的间隙超过 3mm 时,应选择植骨,植骨材料可选用自体骨,死骨或块状羟基磷灰石。当需要同期增加上颌骨横径宽度时,可将上颌骨分块截骨至两段或更多。

手术辅助快速腭扩展技术

腭裂术后患者或其他颅面综合征(例如 Apert 综合征:尖头并指综合征或 Cruzon 综合征:颅面骨发育不全综合征)患者常常需要纠正上颌骨横向宽

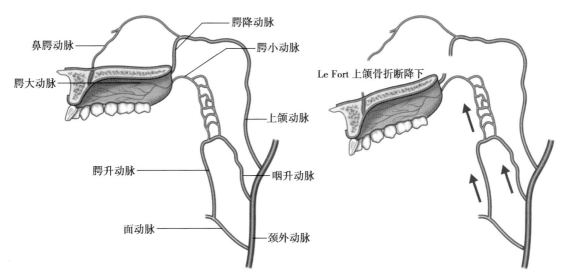

图 30.4 上颌 Le Fort Ⅰ 型截骨及折断降下术,术前(左图)和术后(右图),上颌血供。当切断鼻腭动脉及腭降动脉后,上颌骨血供由腭小动脉供给

度发育不足。在青春期,这一类腭骨发育不足可采用非手术的正畸治疗,但在青春期后,随着骨缝的融合,采用非手术的正畸治疗,其复发率会增高。Le Fort I 型分段截骨术可同时增加上颌骨宽度,但复发率很高。年轻成人常常采用手术辅助快速腭扩展技术(surgically assisted rapid palatal expansion,SARPE)。正畸医师在术前安置好腭扩张器。术中行 Le Fort I 型截骨术,将上颌牙槽骨段从面上份完全游离,然后用小骨凿在中切牙牙根之间凿一个小切口,自中线处至后鼻棘处做矢状劈开截骨术。启动腭扩张器,以确认矢状劈开截骨术将上颌牙槽骨段完全纵行分离,并撑开上颌直到牙龈黏膜颜色发白,然后再松开,反复几次,以避免牙龈缺血。对年轻成人或年龄更大者来说,SARPE 技术可稳定地增加上颌骨横向宽度。下颌骨横向宽度发育不足可采用另一类似的技术,即牵张成骨术治疗。

下颌骨升支矢状劈开截骨术

气管内插管和肾上腺素的使用方法同 Le Fort I 型截骨术。自下颌升支中部到第二磨牙间龈颊沟偏颊侧 10mm 处做切口,电刀切开黏膜。若切口近牙侧黏膜组织量不足,关闭切口时将更困难。用骨膜剥离子沿骨膜下剥离,暴露颊侧下颌骨以及喙突前份。暴露冠突后,放置适用于喙突的带有凹口的牵张器(前缘拉钩),以便进一步剥离。可用一个带有固定链的弯曲的 Kocher 钳,钳夹住喙突,同时将固定链固定于手术单上。仅在截骨部位沿骨膜下剥离,以尽可能地保证周围软组织对骨组织的血供。用 J 形剥离子剥离翼内肌、咬肌在下颌骨下缘的附丽。术中应暴露外斜嵴,下颌骨下缘和升支内侧骨面,同时需确认下牙槽神经,并在升支内侧放置 Seldin 剥离子,以保护下牙槽神经。在升支内侧,使用 Lindermann 侧向切割钻,完成与颌平面相平行的水平骨切口,向后直达距下颌升支后缘 1/3 处。

从内向外完成升支水平骨切口,其深度达骨松质内即可。接着安置下颌骨体部牵开器(后缘拉钩),使用裂钻或往复锯,从升支中部向下,沿着外斜嵴,轻轻弯向下颌骨下缘,完成截骨术。使用骨凿劈开骨切口,接着将骨刀插入骨切口,旋转骨刀,轻柔地分开骨段。下颌牙槽骨骨段即为远心骨段,带有髁突的骨段即为近心骨段。

下牙槽神经应该在远心骨段中,若部分神经位于近心骨段中,应使用小刮匙轻轻地将其从近心骨

段中分离出来。双侧截骨术完成以后,使远心牙骨段进入与上颌牙列的咬𬌗中,用 26 号钢丝圈固定结扎在手术托槽上。如需使用咬𬌗导板来获得所需的咬𬌗关系,那么在颌间固定之前,将咬𬌗导板安置在牙列上,然后轻轻地旋转近心骨段,确认髁突位于颞下颌关节窝内后,旋转排齐近远心骨段下缘,并钳夹固定。每侧下颌骨用三颗拉力螺钉在近远心骨段重叠部分的上缘固定。为了保证穿颊套管针放置的位置合适,可用一把止血钳放在准备固定螺钉的位置,并朝向颊部。在皮肤上做一个小的穿刺切口,用套管针自该切口钝性穿刺组织,直至针尖与口内切口相通。然后,取出套管针,并安置钻导引架,用 2.0mm 和 1.5mm 钻依次在近远心骨段的重叠部分打三个钻孔。测量螺钉长度后,植入螺钉。拆除颌间固定,轻轻地打开和关闭上下颌,确认咬𬌗关系。如果存在咬𬌗关系错乱,最可能的原因是行坚固内固定时,一侧或双侧髁突位置不合适所致。此时应该拆除螺钉,重新安置,直到咬𬌗关系正确为止。冲洗创口后,用 4-0 的铬制羊肠线行间断缝合。

口内入路下颌骨升支垂直截骨术

矫正下颌前突或偏颌畸形的第二个手术方法是口内进路下颌骨升支垂直截骨术。口内切口与前述相同。剥离升支外侧黏骨膜,并用 Le Vasseur Merrill 牵开器牵开黏骨膜。使用摆动锯在乙状切迹与下颌骨下缘之间做垂直切口,须在位于升支内侧的下颌小舌后方进行截骨。在下颌升支外侧可找到一个凸起,即对舌隆突,这是一个有用的解剖标志,意味着其对应的升支内侧位置即为下颌小舌位置。双侧截骨术完成以后,移动远心骨段,恢复咬𬌗关系,确保近心骨段位于远心骨段后外侧。由于很难进行坚固内固定,因此可用单根金属丝固定或不固定,行颌间固定 6 周。也可经口外入路截骨,但颈部切口将遗留瘢痕。

双颌手术

在同一手术中,上下颌骨同期均进行截骨术,并移动上下颌骨,并精确地将其固定在术前设计好的位置上。若有正规的术前设计,通过模拟外科及咬𬌗导板制作,上下颌骨均能够精确地进入理想的位置。首先做下颌骨骨切口,但并不完成截骨。完成上颌骨截骨术后,利用中间合板使上颌骨进入新的位置。中间合板的作用是,引导上颌骨,进入与术前(未矫正)的下颌骨位置相对应的新位置,并进行颌间固定。在髁突轻轻地就位的情况下,旋转上下颌骨复合体,使上

颌切牙切缘达到合适的垂直高度,行坚固固定后,拆除颌间固定及中间合板。接着完成下颌骨截骨术,利用终末合板,使远心牙骨段进入合板,获得所需的咬𬌗关系。若在不使用合板的情况下,如咬𬌗关系良好,可不需要终末合板来建立所需的咬𬌗关系。如前所述,以钢丝圈固定咬𬌗关系,行坚固固定。

颏成形术

颏成形术可弥补因下颌向后移动所导致的软组织塌陷问题,或增加下颌向前移动的程度,是辅助下颌骨移动的有效手段。当矫正偏颌形时,颏成形术也能矫正轻度下颌骨不对称畸形。

局部浸润麻醉后,在双侧尖牙之间,龈颊沟偏唇侧5mm处,用电刀针尖切开黏膜。横行切断颏肌,并保留足够的肌袖,便于复位缝合,否则可能造成表面的软组织下垂,或形成"女巫颏"畸形。接着,剥离黏骨膜,确认并保护双侧颏神经。用往复锯在下颌骨中线上轻轻地做标记,便于截骨后固定时,中线不偏斜。截骨线位于颏孔下3mm,以保护骨内的颏神经和尖牙牙根不受损。根据手术需要,截骨线方向可不同。以中线标记做参考,将颏部骨段移动到所需位置后,用钛板钛钉固定。分层对位缝合颏肌及黏膜。

唇腭裂患者正颌手术

腭裂患者正颌手术的方法与非唇腭裂患者类似,但在保证血供和关闭瘘口方面有几点重要的不同之处。

对于单侧唇裂患者来说,标准的上颌切口几乎不会影响前颌骨的血供(图30.5)。裂隙两侧切口,则类似于牙槽嵴植骨的切口,以便分别缝合腭侧及鼻侧黏膜。如果术中还需植骨,固定骨段之后,可将获取的骨植入牙槽嵴裂隙中。若瘘口很宽,手术医师可压紧两侧骨段,从而减小牙槽间隙,以保证软组织缝合时张力最小,尽可能地关闭瘘口。此时,裂隙侧尖牙可能邻近中切牙,但修复科医师可通过全冠修复,将尖牙外形修改成侧切牙外形。

对于双侧唇裂患者来说,需要注意,在前颌骨不能做前庭沟切口。前颌骨血供来源于犁骨和唇侧黏膜。术中劈开犁骨后,前颌骨的血供就主要来自唇侧黏膜了。沿着前庭沟黏膜做切口将严重影响前颌骨段的血供(图30.6)。为了尽可能地减少并发症出现的风险,双侧前庭沟黏膜切口均止于牙槽嵴裂缘外侧,尽可能地减少对前颌骨黏膜的影响,保证前颌骨血供。选择位于切牙孔前方的腭侧入路,行前颌骨段截骨术,可在不破坏唇侧黏膜的情况下,移动前颌骨骨段。与伴有单侧裂的上颌骨类似,双侧裂者也可能存在残余瘘和牙槽骨缺损的情况,此时可在牙槽骨缺损区植骨,并分两层缝合黏膜。如果裂隙很宽,影响瘘孔关闭,可压紧牙槽裂隙两端的骨段,以减小关闭瘘孔时的张力。术后正畸或修复治疗几乎可以矫正术后发生的所有牙列不齐。

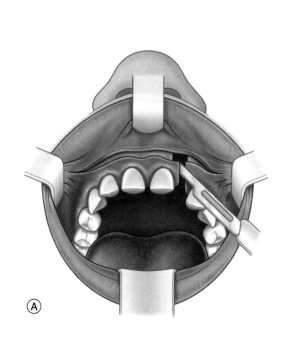

Ⓐ

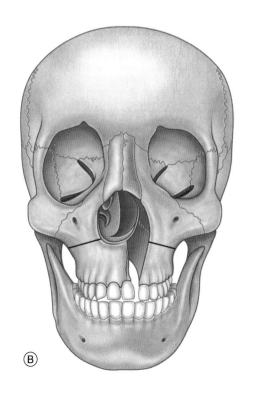

Ⓑ

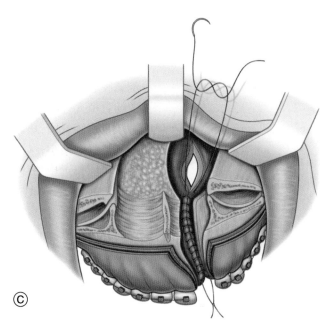

图 30.5　(A)单侧唇裂患者,切口与标准上颌 Le Fort Ⅰ 型截骨术切口类似。若术中还需植骨或关闭瘘口,则需另外剥离牙槽黏骨膜。(B)若需关闭之前已存在的瘘口,Le Fort 截骨术后,可压紧两侧上颌骨段。(C)压紧骨段,暴露鼻侧、腭侧组织后,瘘口修补更易实施

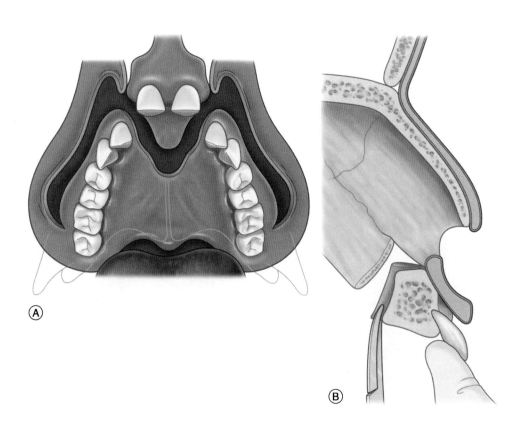

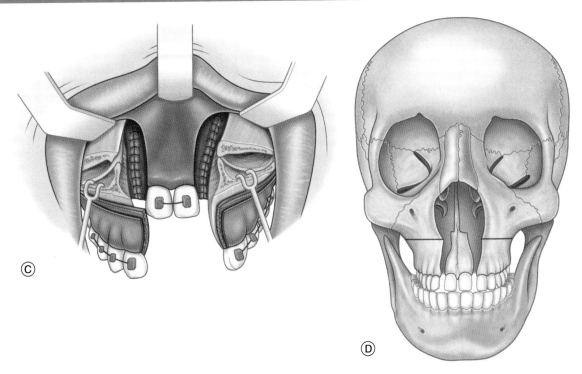

图 30.6　（**A**）伴有双侧唇腭裂的患者,必须注意避免切口经过前颌骨唇侧黏膜。（**B**）经腭侧入路完成前颌骨截骨术。（**C**）同期可修补瘘孔或再次植骨。（**D**）若瘘孔很宽,可压紧上颌骨段

切开黏膜后,翻开黏骨膜,暴露梨状孔,颧突支柱以及上颌骨后外侧壁。多数情况下,使用往复锯,做水平骨切口（切口位置尽可能地高,但需保证在眶下孔下方至少 5mm ）,从梨状孔向外侧至颧突支柱,完成高位 Le Fort Ⅰ型截骨术。于水平骨切口外侧边缘,离根尖约 5mm 处,做垂直骨切口。使用单面骨刀,凿断鼻腔外侧壁。侧方上颌骨截骨术完成后,可触及犁骨和鼻中隔,且保留了前颌骨唇侧黏膜。用 10mm 宽的弯骨凿凿断翼上颌连接,或在上颌最后一颗磨牙后方凿断上颌结节。第二种方法更容易完成截骨,且并发症也更少。用手指力量或使用Rowe 钳完成最后截骨。若牙槽嵴瘘孔很宽,可压紧两侧骨段,在术前模拟外科设计时,在牙科模型上评估由此导致的咬𬌗改变。进行坚固固定后,若仍存在牙槽骨缺损,可再次植骨,同时修补瘘孔。

置入手术咬𬌗导板,确定上颌骨相对于下颌骨的新位置。用 26 号钢丝圈进行颌间固定。当上下颌骨复合体旋转到新的垂直向位置时,须确保髁突位于关节窝内。除了上颌骨前后向发育不足,唇腭裂患者通常还伴有上颌骨高度发育不足,这就需要将上颌骨向下移动到新的位置。如果下移的距离超过 5mm,需在骨段之间植骨以减少术后复发。使用坚固内固定术保持上颌骨的新位置,若骨段之间仍存在不稳定性,可用小钛板跨过这些骨段固定,以减

少动度,同时固定植入的骨块。由于伴有唇腭裂的上颌骨截骨后,存在多块骨段,因此术后需戴手术合板 6~8 周,以保证骨愈合。

牵张成骨术

牵张成骨术（distraction osteogenesis, DO）是一项能够获得大量骨延长,同时复发率相对较低的可靠技术。该技术利用截骨后在张力拉力的作用下具有骨诱导的特性,快速延长下颌骨或上颌骨骨段,同时导致骨周软组织的同步生长。相比于传统的正颌手术,DO 术中无需解剖复位或行坚固内固定,通常技术更为简单、快速。此外,牵引方法多种多样,能够在几个不同方向上精确地控制,将截骨后的骨段准确地放置在与颅底和其他牙面解剖标志点相对应的空间位置上。

常见问题的基本治疗方法

以下将简要介绍正颌患者中常见𬌗面畸形的基本治疗方法。

骨性 Ⅱ 类错𬌗畸形

Treacher-Collins 综合征（眼睑-颧骨-下颌发育不

全综合征),Sickler 综合征以及 Pierre Robin 序列征常常伴有Ⅱ类错殆畸形,且几乎均由下颌后缩引起,相应地,前移下颌骨也几乎是这一类畸形最好的治疗方案(图 30.7)。由于下颌骨小,因此下颌骨前移这一扩展性移动能改善面部外形。如果上颌骨也存在轻度发育不足,或位置正常,可以考

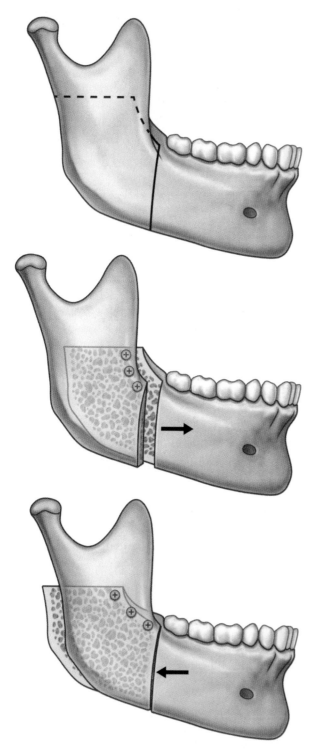

图 30.7　下颌骨矢状劈开截骨术,图示前移下颌骨,后退下颌骨

虑双颌前移,以进一步改善面部软组织轮廓,尤其是在年龄较大的患者中。如果错殆畸形程度很轻,且几乎没有牙性代偿,那么可以选择正畸治疗,有意制造牙性代偿,以矫正咬殆关系,从而避免手术治疗。相反,如果错殆畸形程度看上去很轻微,但存在牙性代偿,那么在正畸医师去除牙性代偿后,骨性关系不调将更严重,因此这一类患者可以选择手术治疗。

骨性Ⅲ类错殆畸形

　　Ⅲ类错殆畸形治疗手段包括前移上颌骨,后退下颌骨或同时前移上颌骨并后退下颌骨。要获得美学效果,需要分别考虑下颌骨和颏所起的作用,因为两者所需要的治疗手段是不同的。如果需要后退下颌骨,那么就要前移上颌骨以抵消下颌骨后退导致的骨骼空间体积缩小。另外,实施颏成形术前移颏部,也能抵消因下颌骨后退导致的骨骼空间体积缩小,对患者也有利。与Ⅱ类错殆畸形患者相同,如果错殆畸形程度很轻,且几乎没有牙性代偿,可能仅需正畸治疗就能得以矫正。相反,如果错殆畸形程度很轻,但存在牙性代偿,那么在去除牙性代偿后,错殆畸形程度可能会很严重。因此这一类患者可以选择手术治疗。

上颌缩窄畸形

　　患者可表现为上颌骨横向宽度过窄。上颌缩窄可以表现为单独的症状,也可以是多种畸形症状之一。对于 15 岁之前的患者,正畸医师常常可以采用非手术治疗,使用腭扩张器,扩大上颌骨。如果不能通过正畸治疗扩展上颌骨,可采用手术辅助快速腭扩展技术(SARPE)。如果上颌骨还需要其他方向上的移动,可实施上颌 Le Fort Ⅰ 型截骨术,或上颌 Le Fort Ⅰ 型分块截骨术,将上颌骨移动到新的位置,同时扩展其横向宽度(图 30.8)。

开殆畸形

　　前牙开殆,是由后牙早接触所致,常见于综合征性颅缝早闭,例如尖头并指综合征(apert syndrome)或颅面骨发育不全综合征(crouzon syndrome)。推荐的治疗方案是抬高上颌骨后部,即通过减少上颌骨后部的垂直高度,使其他下颌牙可与上颌牙咬殆。抬高上颌骨后部并不一定同时抬高切牙;以切牙端为旋转轴,顺时针旋转、抬高上颌骨后部,因此,唇齿关系不会改变。如果同时想要改变唇齿关系,在抬

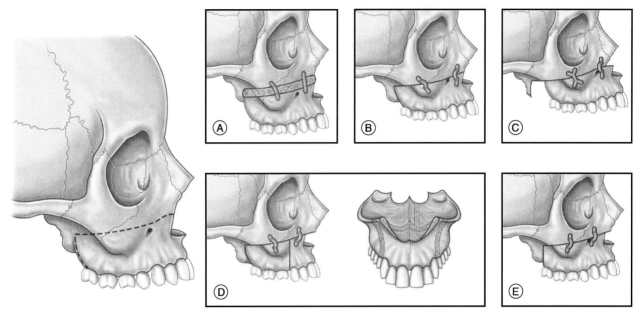

图 30.8　（A ~ E）上颌 Le Fort I 型截骨术。图示上颌骨前移,抬高,后退以及分块截骨

高上颌骨后部之后,可将整个上颌骨下移或上移到新的位置(图 30.9)。

上颌垂直向发育过度畸形

上颌垂直向发育过度的典型表现是上唇过短,颏肌紧张和牙龈露出过多(长面综合征),其治疗方法是通过抬高上颌骨来获得静息状态下合适的唇齿关系。但在抬高上颌骨的同时,可能导致骨骼空间体积缩小,因此手术医师须考虑前移颌骨,以抵消由此所致的与软组织相关的不良效果。当抬高上颌骨后,下颌骨也逆时针旋转(患者右侧面部),以保持咬殆关系。下颌骨逆时针旋转,使得颏部向前移动,也称为下颌骨自旋转。当上颌骨向下移动时,上述过程则相反。在这种情况下,颏点顺时针旋转,使得颏点后移。头影测量描迹进行术前设计时需要注意上述问题,这可能需要实施颏成形术来重新建立正常的颏部位置。

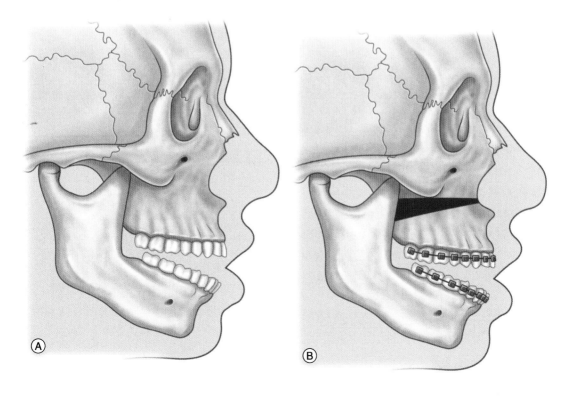

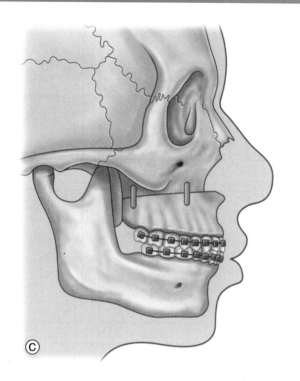

图30.9 （A）前牙开殆。（B）上颌 Le Fort I 型截骨，抬高上颌骨后部，并顺时针旋转。（C）下颌逆时针自旋转，关闭前牙开殆

短面畸形

短面畸形的典型表现是切牙露出不足和（或）鼻下点至颏前点之间距离过短。露出足够的切牙面是治疗的目标。应当扩大面部骨骼空间体积以获得最佳的软组织外貌。当上颌骨下移时，下颌骨将顺时针旋转，从而导致颏点后移。手术医师术前需通过头影测量描迹来预测颏部的新位置，以决定是否需要实施颏成形术，前移颏部，以抵消下颌骨顺时针旋转所带来的效应。

术后护理

正颌手术术后护理是患者获得手术成功、使患者和家属满意的最重要的环节。确保口腔卫生，包括定期刷牙，使用洗必泰（氯己定）漱口液以及短期内使用针对口腔常驻菌群的抗生素，可减少术后感染的风险。另外，减轻肿胀能大大地提高患者的舒适度，包括局部冰敷，抬高头部以及使用抗炎药物，例如甲强龙等。术后至少须进软食3周，以减少骨错位愈合或骨不愈合的风险。同时，需保持弹性牵引2～3周。

手术效果,预后以及术后并发症

准确地评价正颌手术效果，对保证安全操作，获得患者最大满意度以及有效地评价一个瞬息万变的区域至关重要。确实，研究者在分析术后结果时也在反复强调这一点的重要性。评估手段包括测量工具，如三维 CT 扫描和体积分析（用来评价术后即刻和长期的软硬组织变化），以及评估患者满意度和生活质量的问卷调查。虽然目前尚无一致的、公认的、准确可靠的手段来评估患者正颌手术术后效果，但如果患者、家属以及手术医师都有相似的、合情合理的预期值，正颌手术就能够既从功能层次，又从美学层次上获得较高的满意度。

对唇腭裂以及颅面畸形的人群来说，尤其重要的一点是正颌手术对语音的影响。通常认为，唇腭裂患者腭咽闭合不全（velopaharyngeal insufficiency，VPI）的原因在于腭部肌肉系统排列紊乱或长度不足，以及生长、发育和（或）手术后遗症所导致的结构关系异常。软腭肌肉错综复杂地附着在上颌骨，并随着上颌骨移动而移动，从而改变术前的腭咽闭合功能。

Janulewice 等进行了一项为期21年的回顾性研究，观察54例唇腭裂患者在接受了上颌骨前移，同期有或没有接受下颌骨后退手术的腭咽功能变化[7]。如表30.1总结，研究显示腭咽闭合功能完全闭合的比例下降（从42%降至18%），边缘性腭咽闭合不全（从9%升至22%）和完全性腭咽闭合不全（从13%升至20%）的比例上升。作者还注意到，语音质量也降低了，客观性语音总得分从 2.46 分升至

4.24 分(得分越高,语音越差)。相反,作者注意到发音问题有所改善,术前 84%(46 例患者)的患者至少有一项发音问题,术后降至 73%(40 例患者),但上述差异没有统计学意义。

其他研究显示,接受颌骨手术后,患者 VPI 功能可出现上述类似的改变或没有变化。Phillips 等[8]研究表明,上颌骨前后向移动的程度与腭咽闭合功能减退的程度无关,不能作为预测腭咽闭合功能改变的因子。该研究中有 26 例唇腭裂患者(16 例单侧,9 例双侧完全性唇腭裂患者),Phillips 等发现所有患者在术前有过高鼻音,接受上颌骨前移术后,仍存在过高鼻音。另外,术前经鼻咽镜检查发现 12 例患者存在边缘性腭咽闭合或边缘性腭咽闭合不全,其中 9 例患者术后发展为腭咽闭合不全。基于上述结果,Phillip 等认为,术前评估语音和腭咽闭合功能能够预测术后语音和腭咽闭合功能。

表 30.1　术前术后语音参数的变化

患者总数:54	术前评估%(n)	术后评估%(n)
VP 功能:完全闭合	42%(23)	18%(10)
VP 功能:边缘性闭合	36%(20)	40%(22)
VP 功能:边缘性闭合不全	9%(5)	22%(12)
VP 功能:完全性腭咽闭合不全	13%(7)	20%(11)
正常鼻音	40%(22)	40%(22)
轻度过高鼻音	18%(10)	29%(16)
中度过高鼻音	4%(2)	15%(8)
重度过高鼻音	4%(2)	2%(1)
过低鼻音	33%(18)	15%(8)
齿擦音 IOAP 减少	26%(14)	35%(19)
摩擦音 IOAP 减少	16%(9)	26%(14)
爆破音 IOAP 减少	6%(3)	22%(12)
齿音错误	64%(35)	47%(26)
平均语音得分	2.46	4.24

VP,腭咽;IOAP,口内气压

(摘自 Janulewicz J,Costello BJ,Buckley MJ,et al. The effects of Le Fort I osteotomies on velopharyngeal and speech functions in cleft patients. *J Oral Maxillofac Surg.* 2004;62;308-314.)

综上所述,正颌手术可能会改善发音清晰度,但同时也可能影响腭咽闭合功能。前瞻性对照研究将有助于阐明上颌骨前移和语音之间的关系。

Posnick 和 Tompson[9]进行了一项回顾性研究,

评估从 1987 年至 1990 年,接受过正颌手术的唇腭裂患者的复发情况。研究发现,仅接受上颌手术者,与接受双颌手术者相比,并没有显著性差异。另外,采用不同类型的自体骨移植或不同类型的分块截骨,其结果也没有显著性差异。该研究中,35 例患者均接受了改良上颌 Le Fort I 型截骨术,并不同程度地前移上颌骨、扩宽牙弓以及垂直向移动上颌骨;其中 11 例患者还接受了下颌矢状劈开截骨术;其中 13 例患者,接受上颌 Le Fort I 型截骨术的同时,还接受了咽成形术。研究结果见表 30.2。

表 30.2　单侧完全性唇腭裂患者接受上颌 Le Fort I 型截骨术,使用微型钛板固定:上颌水平/垂直向移动的平均距离以及复发情况

术后时间	水平前移的有效平均距离(mm)	垂直移动的有效平均距离(mm)
1 周	6.9±2.6	2.1±2.4
6~8 周	6.3±2.6	1.9±2.1
1 年	5.3±2.7	1.7±2.0

摘自 Posnick JC,et al. Cleft-orthognathic surgery:the unilateral cleft lip and palate deformity. In:Craniofacial and maxillofacial surgery in children and young adults,Vol. 2,chapter 34. WB Saunders,2001.

术中上颌骨前移的平均距离是 6.9mm,术后 1 年为 5.3mm(复发的平均距离为 1.6mm)。35 例患者中,其中 11 例复发的平均距离不足 1mm。13 例同时接受上颌 Le Fort I 型截骨术和咽成形术的患者,术后即刻测得上颌前移的平均距离为 8.2mm,术后 1 年为 6.5mm。同时也评估了垂直向移动的稳定性。35 例患者中,其中 12 例并不需要改变上颌垂直向高度。其余患者上颌垂直向移动的平均距离为 2.1mm;术后 1 年为 1.7mm。作者认为,水平向和垂直向的复发情况,均与移动的程度无关。从头影测量 X 线片观察,术后 1 年所有患者的覆盖大小均无改变;而仅 85%(30/35)的患者,覆𬌗大小无改变。

而其他学者则发现复发情况与移动的程度是有关联的。为了研究唇腭裂患者正颌术后复发的相关因素,Hirano 和 Suzuki[10]进行了一项回顾性研究,研究对象为 58 例接受正颌手术术后 10 年的唇腭裂患者。研究发现了以下这些与复发相关的因素:

1. 水平前移:与术中前移的平均距离相比,复发的平均距离为 24.1%。复发程度与前移程度显著相关。术中充分移动上颌骨,对预防术后复发很重要。

2. 垂直移动(向下移动):术中垂直下移的平均

距离为 3.0mm，术后复发平均距离为 2.1mm。因此，作者建议下移上颌骨时，应过矫正 2mm。

3. 顺时针或逆时针旋转：不管是顺时针还是逆时针旋转，术后绝大多数都复发。建议术中过矫正以减少复发。

4. 唇腭裂类型：双侧唇腭裂患者正颌术后更易复发。作者认为，双侧唇腭裂患者腭部瘢痕组织较多，缺失牙较多是增加复发可能性的原因。

5. 牙槽嵴植骨：尽管有研究曾报道，牙槽嵴植骨可增加前移的稳定性，并减少复发，但该研究中，Hirano 和 Suzuki[10] 发现，在单侧唇腭裂患者中，牙槽嵴植骨和复发率之间并无关联。

6. 缺失牙数目：Hirano 和 Suzuki[10] 也发现缺失牙数目与复发率之间并无关联，但作者强调，多颗牙缺失可影响咬𬌗的稳定性。

7. 正颌手术类型：仅接受上颌手术者与接受双颌手术者相比，其复发率没有差异。

虽然正颌术后可出现复发情况并加重腭咽闭合不全的程度，但这也与之前唇腭裂手术产生的组织瘢痕所造成的原发性软组织缺失以及患者本身存在的畸形有关，因此外科医师很难控制。而有些并发症，则是与外科医师直接相关的。

咬𬌗紊乱或明显的缺乏美感的手术结果，则是与颌骨位置不当有关。下颌骨截骨固定时，需要特别注意髁突位置是否合适。若是髁突位置不合适导致的咬𬌗紊乱，则必须重新固定。同样，若𬌗板不合适，也须重新制作。因此，术前最好检查𬌗板是否合适。而精细的术前设计可将𬌗板出现问题的概率最小化。

可采取以下措施，减少下颌骨劈开术的不良事件发生率。术前 6 个月拔除下颌第三磨牙，保证拔牙窝愈合，减少劈开术失败的概率。如果近远心骨段不易分开，手术医师应检查截骨是否完全。过大的力量，可减弱手术医师劈开下颌骨时的控制力，应予以避免。若发生意外骨折，可用钛板将该骨段重新解剖复位并固定，然后将近远心骨段移至所需的位置，行坚固内固定。

术中任何部位都可能出血，但最常见的出血部位是上颌腭降动脉。可填塞创口或钳夹该动脉止血。骨边缘渗血可以骨蜡止血。

神经损伤虽很少见，但也可能发生。可能损伤的神经包括眶下神经、下牙槽神经以及颏神经。如果不慎切断神经，可用 7-0 尼龙线吻合神经。应当告知患者，感觉异常的发生率，术后即刻约 70%，但仅有 25% 患者会出现永久性感觉异常。

术后骨不愈合或错位愈合的情况很少见。如果出现错位愈合，应当再次实施截骨术，将颌骨移至恰当的位置。骨不愈合则需要二次植骨，以重建骨连续性。

二次手术

很少有患者需要接受二次正颌手术，尤其在对患者进行了仔细地筛选和术前评估的情况下。然而正颌手术很少能够完全解决术前的牙颌面畸形问题。实际上，上下颌骨的移动，除了改变咬𬌗关系和骨骼比例以外，也使得那些术前由于咬𬌗关系紊乱而被忽略的外貌问题，在术后突显出来。在这种情况下，诸如鼻整形术，脂肪移植术或颧骨提升术等能帮助恢复面部协调性。

我们必须认识到，正颌手术可能不能完全解决与唇腭裂或颅面疾病相关的基本问题。例如，唇腭裂术后患者，在接受了正颌手术解决 Ⅲ 类错𬌗畸形后，可能仍然需要手术治疗，以完成牙科修复。接受正颌手术以后，可能仍然需要接受植骨术和口腔前庭沟成形术[11]。同样，如果存在缺牙区，考虑到骨结合种植体会影响颌骨移动，因此需在颌骨手术或术后正畸最终确定牙位后，再进行种植。

参考文献

1. DeLuke DM, Marchand A, Robles EC, et al. Facial growth and the need for orthognathic surgery after cleft palate repair: literature review and report of 28 cases. *J Oral Maxillofac Surg*. 1997;55:694–697; discussion 7–8.
2. Obwegeser H. Surgery of the maxilla for the correction of prognathism. *SSO Schweiz Monatsschr Zahnheilkd*. 1965;75:365–374.
3. Enlow EH. Craniofacial growth and development: normal and deviant patterns. In: Posnick JC, ed. *Craniofacial and maxillofacial surgery in children and young adults*. Philadelphia: W B Saunders; 2000:22–35. *In this comprehensive chapter, the author provides a detailed account of the development of the craniofacial skeleton, under both normal conditions and in disease states. It highlights the temporal relationship between growth of the cranial skeleton and the facial skeleton as well as the differences among genders and in specific conditions craniofacial abnormalities.*
4. Mao JJ, Wang X, Kopher RA. Biomechanics of craniofacial sutures: orthopedic implications. *Angle*

Orthod. 2003;73:128–135.

5. Tompach PC, Wheeler JJ, Fridrich KL. Orthodontic considerations in orthognathic surgery. *Int J Adult Orthodon Orthognath Surg.* 1995;10:97.

6. Selber JC, Rosen HM. Aesthetics of facial skeletal surgery. *Clin Plast Surg.* 2007;34:437–445.

   This article highlights the changing paradigm in orthognathic treatment planning from one based on pure cephalometric analysis to one encompassing an evaluation of the aesthetic facial soft-tissue proportions.

7. Janulewicz J, Costello BJ, Buckley MJ, et al. The effects of Le Fort I osteotomies on velopharyngeal and speech functions in cleft patients. *J Oral Maxillofac Surg.* 2004;62:308–314.

8. Phillips JH, Klaiman P, Delorey R, et al. Predictors of velopharyngeal insufficiency in cleft palate orthognathic surgery. *Plast Reconstr Surg.* 2005;115:681–686.

   This article is a retrospective examination of 26 patients who underwent orthognathic advancement. Assessments of speech and velopharyngeal function before and after orthognathic surgery and the role of nasopharyngoscopy are detailed.

9. Posnick JC, Tompson B. Cleft-orthognathic surgery: complications and long-term results. *Plast Reconstr Surg.* 1995;96:255–266.

   This article is a retrospective evaluation of 116 patients with cleft palate who underwent orthognathic surgery to correct malocclusion. The authors report a mean follow-up of 40 months and describe common complications and outcomes.

10. Hirano A, Suzuki H. Factors related to relapse after Le Fort I maxillary advancement osteotomy in patients with cleft lip and palate. *Cleft Palate Craniofac J.* 2001;38:1–10.

    This article is a retrospective study of 58 patients (42 unilateral cleft and 16 bilateral cleft) who underwent orthognathic surgery to correct maxillary hypoplasia. The authors report a mean follow-up period of 2.5 years. Based on cephalometric and statistical analyses, the authors elucidate factors related to relapse after Le Fort I maxillary advancement.

11. Baker S, Goldstein JA, Seiboth L, Weinzweig J. Posttraumatic maxillomandibular reconstruction: a treatment algorithm for the partially edentulous patient. *J Craniofac Surg.* 2010;21:217–221.

31

儿童面部骨折

Joseph E. Losee and Darren M. Smith

概述

- 在遭受同样的创伤时,成人可能发生骨折,而由于儿童本身的解剖特点,往往不会发生骨折。
- 处理儿童骨折时,不仅要考虑其解剖的特殊性,还要考虑其生长发育。
- 随着对儿童颅面骨解剖的认识增多以及后期正畸治疗的采用,医师也更愿意采用保守治疗。
- 处理儿童面部骨折时,医师需权衡手术治疗带来的干扰生长的风险以及精确的解剖复位和坚固固定带来的益处,再决定选择手术治疗或保守治疗。
- 儿童颅面部的发育以及颅骨和支持结构的良好弹性,使我们在处理这些复杂损伤时,常常能够采用一种侵袭性更小的治疗方法。

简介

　　儿童面部骨折相对比较少见。在遭受同样的创伤时,成人可能发生骨折,而由于儿童本身的解剖特点,例如脂肪垫较大、窦腔气化面积较小、可塑性骨体积较大,因而骨骼弹性较大并且骨缝顺应性好,往往不会发生骨折。家长看护也能防止很多可能发生的骨折[1]。我们也观察到,在发生骨损伤时,同样的结构特点,在避免儿童颅面骨骨折的同时,也能导致

某些特定类型的损伤出现。评估儿童面部骨折,从外伤 ABCs 原则开始,然后评估临床和影像学表现,最后决定选择保守或手术治疗。在处理儿童骨折时,不仅要考虑其解剖的特殊性,还要考虑其生长发育。只要切实可行,就建议保守治疗,但须长期随访以保证能够得到足够的治疗效果,并告知下一步治疗。本章节旨在帮助读者理解儿童颅面骨解剖和生长特点,及其骨折治疗的特殊性,并讨论特殊的治疗方法。

基础科学/疾病进程

发病率

　　面部骨折中,儿童所占比例不足 15%,且该比例随着年龄增加而增加[4,5]。文献报道,在儿童颅面部骨折中,54% 发生在颅骨,1/3 发生在面上、中部 2/3,其余则发生在面下部 1/3[6]。儿童眼眶骨折在所有年龄段都是最为常见的[7]。眼眶骨折在儿童面部骨折中的发生率为 3% ~45%[8,11]。儿童面中部骨折则少见(占面部骨折的 10.4%),除了该部位有坚固的解剖结构外,还可能是因为受突出的额部和下颌骨保护[12]。在少见的面中部折中,最常见的是颧上颌复合体(ZMC)骨折[1]。儿童面部骨折中,鼻

骨骨折所占比例高达50%[8,13]。美国国家创伤数据库显示,在婴幼儿骨性损伤中,鼻骨、上颌骨骨折最为常见,而在年龄更大的青少年中,下颌骨骨折最为常见,同时,下颌骨骨折也是面部骨折中最为常见的[5]。通常认为,下颌骨骨折在儿童面部骨折中最为常见,占20%~50%[8,11,14,15],这与下颌骨位置突出有关。有研究报道,在179例下颌骨骨折患者中,髁头和髁颈下骨折所占比例最高(48%)[16]。骨折好发部位随年龄不同而不同,随着年龄增加,髁突骨折发生率下降,而下颌骨体及下颌角骨折发生率则升高。

人口统计学特点

研究报道[7],面部骨折患者中,男女比例为69%:31%。62.6%的患者接受入院治疗,18.6%患者进入重症监护室。所有面部骨折的患者中,35.9%接受了手术治疗。48%患者为12~18岁,32%为6~11岁,20%为5岁以下的儿童[7]。其他学者也报道了类似的结果[1,4,5,18]。美国国家创伤数据库显示,在所有年龄段中,机动车辆碰撞伤(motor vehicle collision,MVC)和跌伤是面部骨折最常见的原因[5]。发生MVC时,没有佩戴保护装备的儿童更有可能发生面部骨折:65%~70%的儿童在车祸伤(越野车或自行车)中未佩戴头盔[5]。不同年龄患者,其致伤原因也不同:在12~18岁患者中,最常见致伤原因为暴力,攻击和MVC;而在0~5岁患者中,最常见致伤原因为日常活动。在所有年龄段患者中,最常见的骨折类型为眼眶骨折,最少见的骨折类型为鼻眶筛骨折[7]。

合并伤

面部骨折属于高能量损伤,因此常常合并其他损伤。笔者调查了所有以面部骨折(根据疾病国际统计分类,ICD-9编码)就诊于所在中心急诊科的患者(n=782)。所有儿童,包括接受手术或保守治疗者,住院或门诊患者,接受整形手术或其他面部外伤治疗者均纳入该研究[7],旨在纳入更多患者以及排除因是否入院,治疗专业不同或是否需要手术治疗导致的选择性偏倚。该研究显示,在发生面部骨折的所有年龄段儿童中,除了软组织损伤,颅脑损伤是最常见的合并伤。55%的面部骨折患者合并其他损伤:其中81%伴有严重的合并伤,包括心血管、颈椎或腹腔损伤。47%的面部骨折患者合并神经损伤(其中60%为脑震荡),3%合并眼损伤,包括失明;1.4%患者因外伤死亡。

生长发育

颅面部生长发育,是一个尚未被完全理解的、复杂的细胞内过程,细胞间信号转导以及环境因素相互作用所到达的顶点。随着生长发育的成熟,颅面比例从出生时的8:1降至成人期的2:1[19](图31.1,图31.2)。颅骨的生长继发于脑的生长,在出生后第一年颅骨体积可增大3倍[19~22]。颅骨的生长是一个连续的过程,出生时其体积达到成年人的25%,2岁时体积达到成年人的75%,10岁时则达到95%。而面部的生长则是一个不规则的过程:3个月大时体积达到成年人的40%,4岁时达到70%,5岁时达到80%,之后至青春期之前面部生长停止,青春期以后面部继续生长,一直持续到17岁为止[19]。上面部生长继发于脑和眼的生长发育;中面部生长继发于鼻甲和牙列的生长发育。6~8岁,眼眶生长发育完成;12~14岁,鼻生长发育也基本完成。6岁时,腭、上颌骨体积可达到成年人的2/3[23]。出生时,下颌骨是由两块骨在颏部以软骨连接而成,在出生后第一年内,该软骨骨化。大多数恒牙在12岁之前萌出。下颌角逐渐变尖,升支及体部增大,牙列与下颌骨下缘之间的距离也增加。皮质骨取代牙蕾,成为下颌骨体积的主要组成部分。下

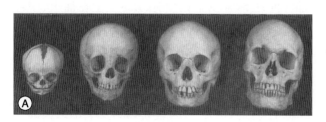
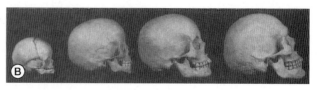

图31.1　(A)正面观及(B)侧面观:生长发育中的颅面骨。注意颅-面骨比例越来越小,面骨突度越来越大(摘自Mathes S,Hentz V. Plastic surgery,2nd ed. Philadelphia,PA:Elsevier;2006.)

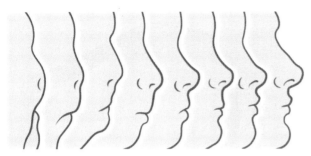

5周半　8周　10周　13周　Newborn　4周半　11岁　成人

图 31.2　生长发育中的图解,侧面观。注意颅骨对面部的保护作用越来越小,下颌骨突度(以及损伤机会)越来越大

牙槽神经移至下颌骨上下缘之间中点以上的部位。颏孔最终位于第一或第二前磨牙下方[24]。

　　婴儿颅骨矿物质含量较低,增加了颅骨对力的耐受性,从而不易骨折;即使发生骨折,也更可能是不完全性"青枝骨折"。不断演变的颅面部承载能力以及随之出现的骨折类型除了与颌骨的矿化有关,还与窦腔气化和牙齿萌出有关(图 31.3,图 31.4)。上颌窦窦腔气化完成是在 12 岁;额窦窦腔直到成人期才气化完成。成年人若发生高于 Le Fort 类型的颅面斜行骨折,则是由于额窦窦腔气化不完全,直接将能量从受撞击部位传导至眶上孔,再传导至眼眶和颧骨。一项大样本研究显示,Le Fort 类型骨质仅见于 10 岁以上患者[18]。儿童额骨骨折后可能发生颅骨生长性骨折(儿童颅骨骨折中占 0.6% ~2%)[25]。颅骨生长性骨折是由于脑波动产生的压力从硬脑膜破裂口传出,使骨折无法愈合。额窦发育不全的另一个后果则是孤立的眶顶"击入性"骨折发生率增加[26]。由于力可直接传导至眼眶,失明的发生率也随之增加[26]。由

于骨弹性较好,活页门骨折在儿童中也更为常见[27]。儿童发生骨折时,不易出现眼球内陷或下陷,这可能是因为儿童眼眶周围的支撑结构较成人坚固。骨、韧带以及骨膜的复合性损伤,导致眶内容积增大,才会继发眼球内陷和下陷(图 31.5)。

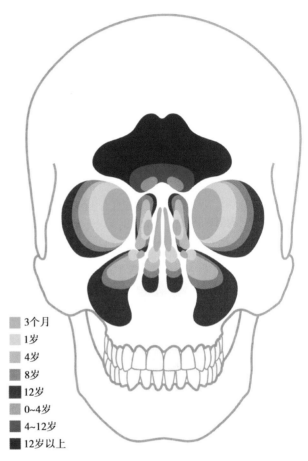

■ 3个月
■ 1岁
■ 4岁
■ 8岁
■ 12岁
■ 0~4岁
■ 4~12岁
■ 12岁以上

图 31.3　窦腔气化。骨折类型随着鼻窦生长发育而变化

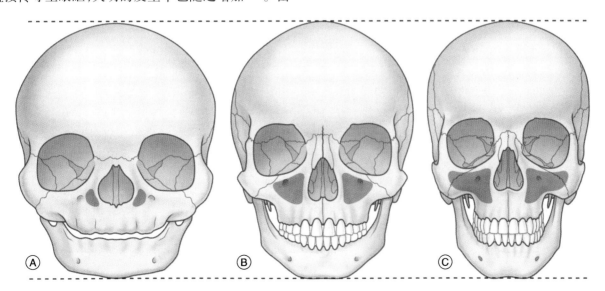

图 31.4　(A ~ C)上颌窦生长发育。上颌窦在决定外力在面中部如何传导方面起着重要作用

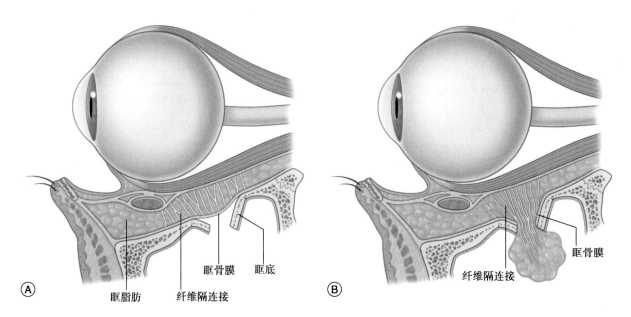

图 31.5 眼眶矢状面观。(A)眶底骨折,眶骨膜完整,眶容积不变。(B)相反,眶底骨折,眶骨膜破裂,眶内容物疝出,出现眼球内陷或下陷

在儿童中,仅仅发生面中部骨折是很少见的,这是因为面中部被突出的额头和下颌骨保护[28],而且在此年龄段,面中部相对于颅骨是后缩的[8,29,30]。由于骨化不全,硬腭往往容易发生劈开性骨折。面中部以及硬腭的损伤对生长发育造成的干扰很显著,仅次于上颌骨和鼻甲的生长中心所起的作用[8,29,30]。颧额缝联结断裂,骨折段移位,以颧骨和眶底下移为特点,进一步导致了颅面斜行骨折[23]。而面中部骨骼和主要支柱系统尚未发育完全,也与斜行骨折好发有关。10 岁之前,尚未发育完全的上颌窦将外力传导至牙槽骨,可导致牙槽骨骨折而不是 Le Fort Ⅰ 型骨折;可导致单侧鼻眶筛骨折而不是 Le Fort Ⅱ 型骨折;可导致颅面部多段斜行骨折而不是 Le Fort Ⅲ 型骨折[18]。曾有学者报道,在他们诊治的患者中,总是能看到斜行骨折类型存在(图 31.6 ~ 31.8)[31]。

儿童下颌骨矿化程度低,弹性好,不易发生粉碎性骨折。由于儿童髁头和髁颈下骨组织尚钙化不全以及髁颈强度相对较弱,因此在儿童中,髁头和髁颈下骨折更为常见(图 31.9 和图 31.10)。虽然下颌骨某些区域(例如髁突和舌结节)被认为是经典的生长中心,但有关于切除髁突和鉴别咀嚼肌肌紧张

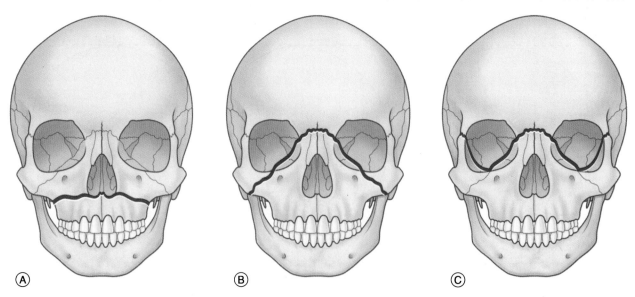

图 31.6 成人颅面骨骨折,经典的 Le Fort 骨折类型。(A)Le Fort Ⅰ 型;(B)Le Fort Ⅱ 型;(C)Le Fort Ⅲ 型。儿童骨折类型明显不同,见图 31.7 和图 31.8

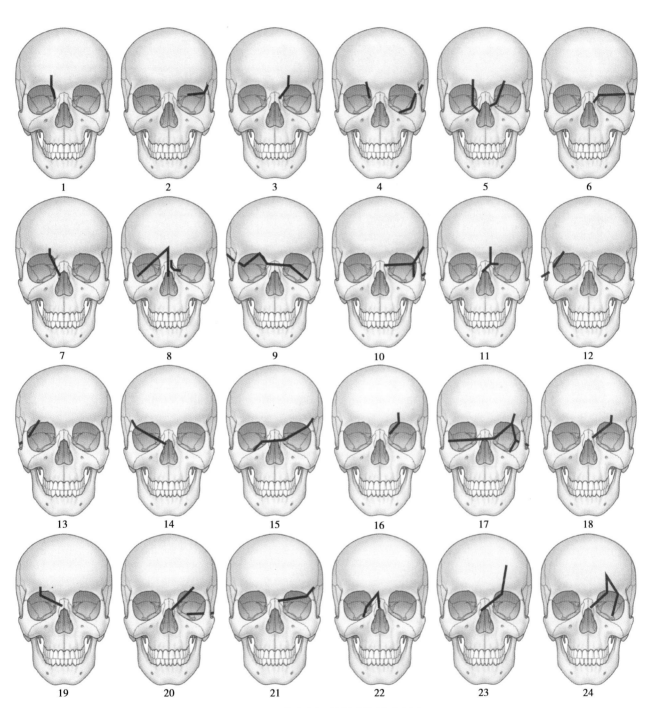

图 31.7 儿童颅面骨斜形骨折示意图

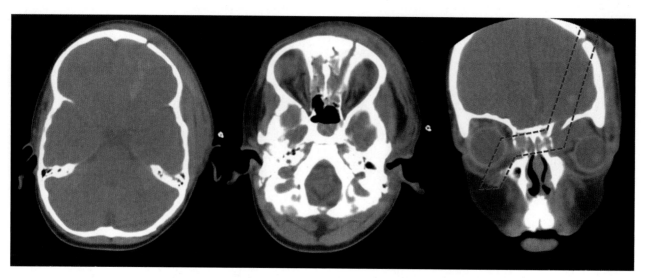

图 31.8　轴位 CT 扫描可见颅骨（左图）及颅底（中间图）斜行骨折。右图,冠状面,红线描出斜形骨折路径

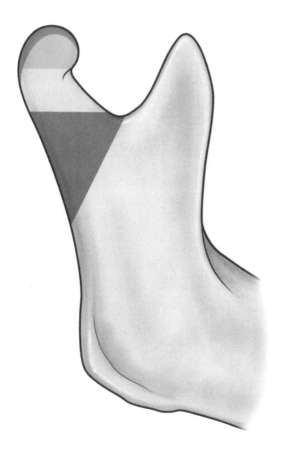

图 31.9　下颌骨髁突解剖词汇。绿色为髁头（蓝色部分为关节面）,黄色为髁颈,橙色为髁颈下区域。上述结构引用时术语模糊不清常常在临床和文献中引起混淆

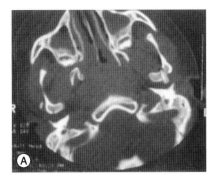
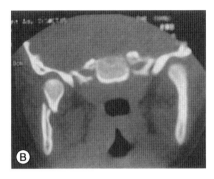
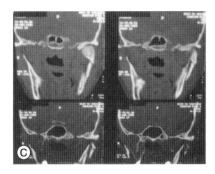

图 31. 10　（A）CT 轴位扫描显示髁头骨折。（B）冠状位显示髁颈骨折。（C）冠状位连续层面显示髁颈下骨折（摘自 Mathes S，Hentz V. Plastic surgery，2nd ed. Philadelphia，PA：Elsevier；2006.）

的研究指出，下颌骨生长是通过骨沉积和骨吸收相互协调的这一更广泛的动态过程来改变骨形态的[24]。重视颞下颌关节（temporomandibular joint，TMJ）强直和潜在生长干扰，则证明对髁突骨折的意义尚缺乏足够的理解。

诊断和临床表现

治疗颅面部外伤一致性原则的重要性不必过分强调。治疗急性颅面损伤的首要步骤，是保证已经彻底执行创伤 ABCs 原则，这个步骤与颅面外科医师最直接的关联在于，当颅面部解剖结构因外伤严重变形时，能保证患者有一个安全的气道。虽然婴儿只会用鼻呼吸，但他们的鼻气道相对较窄，因而容易被阻塞[32]。考虑到儿童血容量相对较少，且在快速失代偿之前，儿童血压正常，可掩盖明显的血容量丢失情况，因此止血需细致[32,33]。由于儿童体表面积与体积之比较大，因此体温过低也很可能是有问题的[32]。

进行全身体格检查。眼睑血肿，听力损失，鼓室积血以及脑神经瘫痪可能意味着颅底骨折。眼球突出和下移可能代表眼眶上壁或眶顶骨折。上睑下垂可能是提上睑肌瘫痪所致。眼眶外伤可能出现眶周瘀斑和结膜下出血。眼外肌损伤可能导致复视（图 31.11，图 31.12）。在反应迟钝的患者中，需进行被动牵拉试验以排除肌肉存在嵌顿的情况。眶上裂综合征（眼内肌及眼外肌麻痹（第 Ⅲ、Ⅳ、Ⅵ 脑神经受累），眼球突出、第 Ⅴ 对脑神经感觉异常）以及眶尖综合征（眶上裂综合征伴视神经受损所致的失明）必须予以紧急处理（图 31.13）。鼻眶筛骨折时，眼睑牵拉试验（一手揪住下睑侧向牵拉，一手触诊骨性内眦附着处）可评估内眦韧带的完整性。测量

眦距，排除是否存在创伤性内眦间距增宽。凝视受限——即使其他的临床症状和体征均很轻微，且 X 线表现也不确定——可能意味着发生了"白眼爆裂性骨折"[34]。

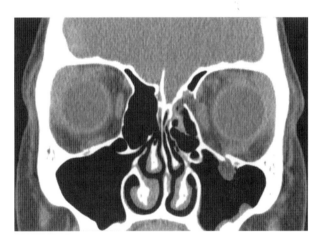

图 31. 11　CT 冠状位显示左侧眶底骨折，伴下直肌嵌顿

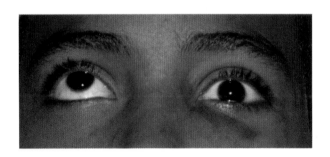

图 31. 12　图示患者左眼下直肌嵌顿。指示患者往上看，但由于左侧下直肌嵌顿，患者左眼无法往上看

面中部骨折可能出现上颌骨动度异常以及咬𬌗关系紊乱。ZMC 骨折可能出现上颌前庭沟血肿，上颌窦壁骨折导致鼻出血，耳前塌陷畸形，颊部平坦或眼外眦异位。颧弓内陷移位，压迫喙突可导致张口受限。眶外侧壁内向移位，眶内容积减小，可导致眼球突出（图 31.14）。检查时需注意是否存在鼻偏

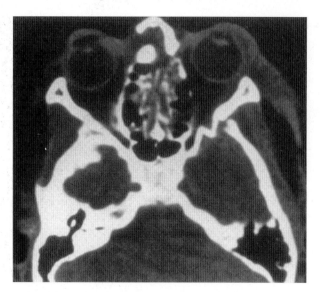

图31.13　CT 轴位扫描可显示骨折所致的眶上裂综合征,可见左侧额-颞-眶骨骨折致使眶上裂塌陷(摘自 Mathes S, Hentz V. Plastic surgery, 2nd ed. Philadelphia, PA:Elsevier;2006.)

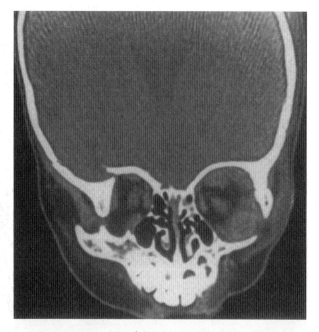

图31.14　CT 冠状扫描显示右侧额-颞-眶骨骨折。眼眶外侧壁受压内移,眶容积减小,导致眼球突出(摘自 Mathes S, Hentz V. Plastic surgery, 2nd ed. Philadelphia, PA:Elsevier;2006.)

斜,鼻背塌陷,鼻中隔血肿,而鼻气道阻塞意味着可能存在鼻中隔血肿。

儿童患者多处于混合牙列期;除了牙的磨耗情况,受伤之前的牙科治疗记录是外科医师建立术前咬𬌗关系的唯一根据,由此可制作咬𬌗板。下颌骨骨折相关的体征和症状包括咬𬌗紊乱,流涎,牙关紧闭,张口受限,下颌运动时推压颏部产生不适感以及

牙脱位。下颌运动时,通过外耳道触诊检查颞下颌关节(TMJ)。不同的骨折类型可有与其相应的咬𬌗紊乱形式。前牙开𬌗常见于双侧髁突骨折,由下颌骨高度减低以及后牙早接触所致。一侧后牙开𬌗可见于对侧髁突后部骨折。考虑到致使下颌骨骨折的外伤力量属于高能外力,而下颌骨和颈椎位置邻近,因而下颌骨骨折时,需警惕颈椎是否也有骨折。

患者选择

处理儿童面部骨折时,医师需权衡手术治疗带来的干扰生长的风险以及精确的解剖复位和坚固固定带来的益处之后,再决定选择手术治疗或保守治疗。以下是和骨折相关的解剖和发育方面的讨论,以帮助医师做出明智的决策。虽然一部分学者认为,治疗应推迟在肿胀消退以后,但另一部分学者注意到,儿童颅面骨恢复力强,游离骨碎片可能在伤后3~4 天内粘连在一起[23]。20 世纪 60 年代,Converse 认为伤后应该即刻治疗[35]。笔者认为,如果已经决定手术治疗,那么,只要肿胀程度不成为手术禁忌证,应该及早治疗。

颅底、颅骨骨折的手术适应证包括明显的位移性骨折,经保守治疗无效的脑脊液漏,颅内血肿,面部畸形,额叶脑挫裂伤以及颅骨生长性骨折。

成人眼眶骨折的手术适应证相当明确(骨折面积超过 $1 cm^2$ 或任一眶壁受累面积超过 50%)[36~40]。其他手术适应证包括眶上裂综合征,额-颞-眶骨骨折导致的眼球突出。儿童眼眶骨折的手术适应证则没那么明确。在儿童中,由于眶骨膜和支持韧带更为坚固,眼球内陷和下陷发生的可能性较小(图31.5)。较强的支持结构使得眼眶骨折很少需要切开复位内固定术(open reduction, internal fixation, ORIF)。有学者根据三组眼眶骨折类型,分析其手术的必要性(n=81):Ⅰ型,单纯眼眶骨折(骨折部位仅限于眼眶,未波及邻近骨组织);Ⅱ型,颅面骨折(斜形骨折,从颅骨波及眶顶和面部);Ⅲ型,眼眶骨折并导致其他类型骨折(爆裂性骨折,颧上颌骨复合体骨折 ZMC,鼻眶筛骨折 NOE)(表31.1)。Ⅰ型骨折大部分(88%)不需要手术治疗,除非伴有急性眼球内陷或下陷,或被动牵拉试验证明存在肌肉嵌顿的情况。Ⅱ型骨折行保守治疗,连续跟踪检查,直到出现明确的手术适应证(最终 17% 接受手术治疗)。Ⅲ型骨折大部分(72%)需要手术治疗。总共有 23

例(28.3%)眼眶骨折需要接受手术治疗[41]。经验表明,实施上述保守治疗策略,不良后果发生率较低,是成功的治疗手段。

表31.1 眼眶骨折分类系统

Ⅰ型	单纯眼眶骨折
Ⅰa	眶底骨折
Ⅰb	眶内壁骨折
Ⅰc	眶顶骨折
Ⅰd	眶外壁骨折
Ⅰe	眶底及眶内壁骨折
Ⅱ型	**颅面骨骨折**
Ⅱa	颅骨生长性骨折
Ⅲ型	**眼眶骨折合并其他类型骨折**
Ⅲa	眶底及眶下缘骨折
Ⅲb	颧上颌骨骨折
Ⅲc	鼻眶筛骨折
Ⅲd	其他类型骨折

儿童面中部骨折时,若骨折移位程度很轻或为青枝骨折,可采取保守治疗,尤其是年龄较小的患者。骨折移位明显且不稳定者,需切开复位内固定。鼻骨骨折时,若伴有鼻中隔血肿,需立即治疗。虽然闭合复位时,在鼻中隔,软骨以及骨性鼻锥区的张力松解不充分,使得复位程度不够,但侵入性开放治疗对儿童面部生长将产生明显的干扰。因此,对于儿童,常常采取闭合复位治疗,将最后的开放治疗推迟到骨发育成熟以后。

牙槽骨骨折通常采取保守治疗,而伴有移位的下颌骨骨折则需要手术治疗。若为孤立性骨折,骨折移位不明显,且咬𬌗关系良好,应采取保守治疗。在咬𬌗关系良好的情况下,髁突骨折的手术适应证更具争议。儿童髁突[42]被认为是生长中心,对血供中断、关节强直导致的形态改变以及下颌骨生长发育的改变很敏感。髁突囊内骨折应采取保守治疗,以减少对生长的干扰以及TMJ关节强直发生的可能性;儿童下颌骨有恢复性改建的潜能(髁头再生)。某些学者认为,由于7岁以后的儿童髁突再生的可能性较小,最终可能需要接受截骨术和软骨移植术以获得TMJ功能和正常的咬𬌗关系,因此对年龄较大的儿童,其髁颈移位性骨折可采取手术治疗[43,44]。年龄较大的儿童,若发生双侧髁颈骨折,一侧切开复位内固定是合理的,并在短期内行颌间

固定。其他开放性手术治疗的适应证包括TMJ存在异物,闭合复位治疗后未能恢复正常的咬𬌗关系,以及髁突移位进入颅中窝。以下情况应尽力避免开放性手术治疗:囊内骨折,髁颈高位骨折,喙突骨折,以及任何不影响下颌运动和咬𬌗关系基本良好的骨折[17]。髁头骨折,同时伴有下颌骨其他部位骨折时,可对下颌骨其他部位骨折行切开复位内固定术以使TMJ能早期运动。一项研究表明,96例连续患者,53%接受了手术治疗[16]。其中,接受手术治疗的儿童,发生不良结果的概率为64.7%,而接受保守治疗者为45%。但所记录的所有不良结果(例如,张口受限,持续性疼痛)对功能均无显著性影响。

治疗/外科技术

一般原则

治疗儿童颅面部骨折时,应遵循某些原则。年龄越小,手术治疗的适应证应控制越严格。虽然术中充分暴露骨折线很重要,但根据Moss和Salentijin的"功能基质理论",骨膜剥离将影响生长发育[45],因此术中应尽可能少地剥离骨膜。某些学者认为,在骨发育尚未成熟的患者中,使用可吸收板系统可减少对生长的干扰。

颅底/额骨骨折

颅底及颅骨骨折的治疗目标包括保护神经囊,修补硬脑膜,控制脑脊液漏,预防感染,以及对颅面外形进行美学修复。在生长发育时期,必须获得一个有充分引流功能的额窦。做冠状切口以便实施颅骨切开术及切开复位内固定术(图31.15~31.17)。行骨膜下分离,暴露骨折区域后,必须移开骨碎片,检查下方的硬脑膜。由儿童神经外科医师清除硬脑膜外血肿,并修补硬脑膜裂口,然后复位骨碎片,并固定。处理额-颞-眶骨骨折时,由于附近有脑膜中动脉,需小心谨慎。对于额窦发育成熟的患者,Rodriguez等提出了一套有用的治疗方法[46]。如果鼻额管堵塞,可实施额窦封闭术或额窦颅化消除术(图31.18)。额窦颅化消除术可充分暴露损伤区域,并同期消除窦腔这一潜在感染灶,因而优于额窦封闭术。若鼻额管受损后仍然通畅,且额窦前后壁虽骨折但无移位,可密切观察;额窦前壁骨折且移位明显

者,可行重建修复治疗。若能保留额窦,需定期 CT 检查以确保额窦发育良好,引流通畅,并可经鼻在鼻额管内植入支架。脑脊液漏的存在直接决定如何治疗额窦骨折[47]。脑脊液漏患者,需绝对卧床或可能的话行经腰椎引流,观察 4～7 天,若脑脊液漏持续存在,可行额窦颅化消除术;若脑脊液漏消失,且鼻额管通畅,可保留额窦。若脑脊液漏自行消失且同时伴有鼻额管阻塞,在完全去除窦腔黏膜之后,可行前壁切开复位内固定术及"部分额窦封闭术"(仅仅用骨碎片封闭鼻额管和额窦窦底)。

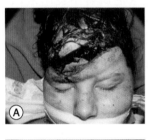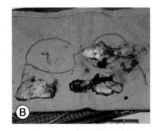
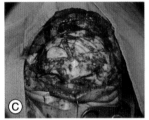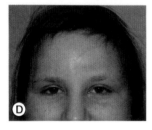

图 31.15　(A)摩托车车祸伤后,额骨骨折。(B)修复重建前的骨碎片。(C)用可吸收板将骨碎片复位固定。(D)术后 6 个月效果(摘自 Guyuron B,Erikkson E,Persing J,et al. Plastic surgery:indications and practice. Philadelphia,PA:Elsevier;2008.)

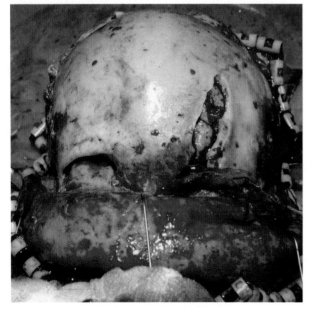

图 31.16　额骨骨折

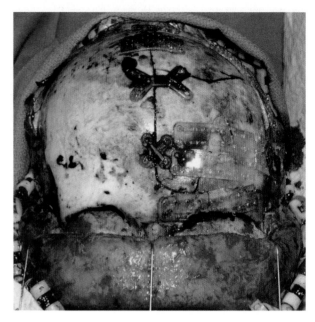

图 31.17　图 31.16 所示的额骨骨折,依照图 31.15 所描述的方法进行修复重建

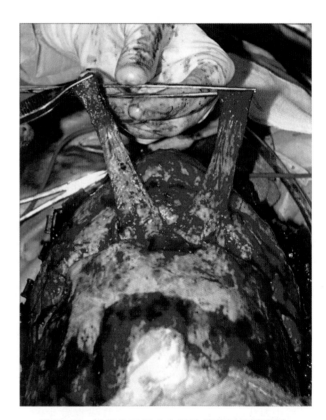

图 31.18　提起位于眉毛水平的带蒂帽状腱膜瓣,作为重建后的颅底前壁衬里。需要这种操作来保证在颅内容物和"外界"之间存在一道保护性屏障(摘自 Guyuron B,Erikkson E,Persing J,et al. Plastic surgery:indications and practice. Philadelphia,PA:Elsevier;2008.)

　　骨缺损是很难处理的问题,尤其是年龄较大的儿童(2 岁以上),大面积颅骨缺损很难自行愈合,而在这一群患者中（约 9 岁以下），由于板障间隙尚未发育完全，劈开颅骨移植颅骨瓣治疗颅骨缺损也不可行[48,49]。供区出现严重并发症（感染、疼痛、出血和神经损伤）的发生率可高达 8%[50]，以及供区所提供组织少，限制了自体骨移植的应用。由于生物相容性低以及易伴发感染，限制了骨替代品的运用[51]。若患者伤口条件好，可用具有生物可吸收性的双层网，一面朝颅内，一面朝颅外放置，中间夹有脱钙骨基质及骨屑、骨碎片的混合物[52]。作者认为，未来蛋白质疗法在儿童颅面骨修复重建中的治疗前景很乐观[53,54]。

眼眶骨折

眼眶骨折的治疗目标是恢复眼球的正常位置，并纠正复视。若需行切开复位内固定术，可采用经结膜入路至眼眶，该切口不仅美观，且发生睑外翻的风险也低；若需暴露外侧眼眶，可另做睑缘下切口或眼睑中部切口，并避免切开外眦。若需暴露内侧眼眶，可经泪阜入路，也可再附加冠状切口。若有必要，还可附加龈颊沟切口。复位嵌顿组织，清理骨碎片，并确认进行固定及移植的稳定部位。复位成功后，使用可吸收网片或移植劈开的颅骨瓣修补剩余的骨缺损部位（图 31.19）。最后还需仔细复位面中部软组织。

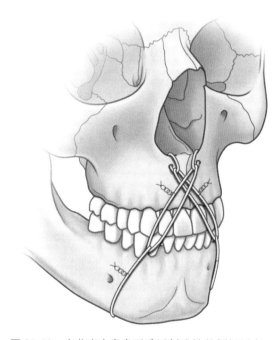

图 31.20 在儿童中常常要采用创造性的颌间固定策略

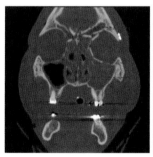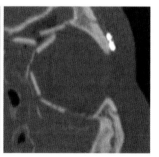

图 31.19 CT 冠状位扫描显示，移植劈开的颅骨瓣重建眼眶（右图为放大图，图示左图红框部分）

上颌骨及面中部骨折

年幼儿童上颌骨骨折若移位不明显可行保守治疗，进软食。腭骨劈开性骨折可行切开复位内固定术或戴牙弓夹板，行颌间固定（MMF）。尚未发育完全的牙列使得牙弓夹板很难固定，常常需要采用创造性的策略，例如用钢丝环绕下颌骨，并悬吊在梨状孔上（图 31.20 和图 31.21）。根据患者年龄，颌间

固定时间可较短。一些作者提倡在年龄很小的儿童中，颌间固定时间为一周或更短[1]，之后改为弹性牵引。当需要行切开复位内固定术时，术者在固定面部支柱时，需避免损伤发育中的牙胚。

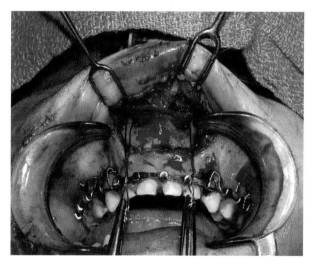

图 31.21 儿童患者中，梨状孔处放置下垂的钢丝行颌间固定（摘自 Guyuron B，Erikkson E，Persing J，et al. Plastic surgery：indications and practice. Philadelphia，PA：Elsevier；2008.）

颧上颌骨复合体骨折

ZMC 骨折的治疗目标包括解决眼损伤（眼球内陷、下陷），矫正错颌畸形以及恢复面部外形（颧区平

坦）。颧区的突度在美学上与颧骨有关,颧骨下移可通过眼外眦附着在 Whitnall 结节上的韧带,使眼外眦也移位。暴露颧额缝可采用睑缘下切口,切开眼外眦经结膜下入路或采用上睑整容术切口的外侧部分入路。若需暴露更多部位,可加上颌龈颊沟切口。有作者报道,伴有大块骨碎片向内侧嵌入的骨折,可仅通过上颌龈颊沟切口就能处理,可暴露颧骨前面,行骨折复位以及利用内镜通过上颌窦确认眶底是否完整[23]。一般认为,眶外壁或蝶骨大翼的充分复位对良好的修复重建至关重要;眶外侧缘/颧额缝,眶下缘以及颧上颌支柱也需复位。然后依次固定颧额缝,眶下缘以及颧上颌支柱。术者必须保证术中眶容积及其形态不因初次外伤或复位而改变,且同期可重建眶底[26]。

鼻骨及鼻眶筛骨折

　　没有移位或移位不明显的骨折可外用夹板治疗。在骨折移位明显的情况下,儿童鼻外伤若采用侵入性开放手术治疗,可能严重影响生长发育,因此很多学者认为只要可行,均应及早实施闭合复位并从外部固定。用剥离器或刀柄伸入鼻腔内,将被压低的鼻骨和额突碎片向外复位。相反,可用手指力量向内复位骨碎片。可用 Asch 钳复位鼻中隔。必要时,可用夹板在鼻腔内外侧固定鼻中隔。鼻中隔血肿须切开黏膜骨膜,及早处理。若鼻中隔两侧均需切开黏膜骨膜,应避免切口在同一部位以免发生鼻中隔穿孔。在鼻中隔行褥式缝合或置入鼻中隔夹板使粘软骨膜紧贴鼻中隔软骨,以消灭死腔。

　　鼻筛眶(NOE)骨折以鼻骨和眶内缘后外移位为特点,同时伴有眶内壁及筛骨骨折。内眦韧带附着的眶内缘骨段(中央骨段)(图 31.22)游离,导致创伤性内眦间距增宽。创伤性内眦间距增宽即使伤后即刻不明显,7~10 天后也会逐渐出现。需根据不同年龄,恢复不同的眶距(表 31.2)。如有必要,可用钢丝将内眦韧带穿鼻经泪嵴后上方固定至泪嵴后方。可用悬臂式植骨方式来恢复鼻背高度。复杂的鼻眶筛骨折需经冠状切口、眶下缘切口及龈颊沟切口暴露。需高度怀疑骨折是否延伸至前颅底。

下颌骨骨折

　　下颌骨骨折的治疗目标包括恢复正常的咬殆关系,在尽量减少对生长的干扰以及对发育中的牙囊造成损伤的情况下,达到骨愈合。牙槽骨骨折通常可行保守治疗:戴咬殆板,牙弓夹板或钢丝结扎,同时辅以进软食,保持口腔卫生以及下颌骨制动。在年幼儿童中,无移位或移位不明显的下颌骨骨折,同时咬殆关系正常者,可用下颌套和(或)颈圈固定下颌骨,并进流食。骨折愈合后出现的轻度错殆畸形可予以正畸治疗。如有需要,在儿童中可采取前述创造性的颌间固定策略(图 31.20 和图 31.21)。

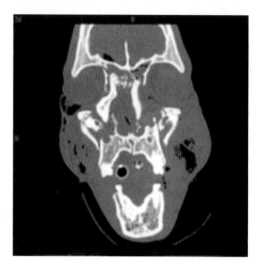

图 31.22　CT 冠状位扫描显示双侧鼻眶筛骨折及相应的"中央骨段"

表 31.2　不同年龄段眶距正常值

年龄	正常眶距
新生儿	10~15mm
2 岁	20mm
12 岁	25mm
成人	35mm

IOD＝泪点至泪点之间,或 IOD＝内眦之间的距离(MICD):4~6mm

　　下颌骨髁突头骨折,短期内先制动,随后开始理疗(例如咀嚼口香糖)。单侧髁突颈骨折,常常通过手法复位,牙弓夹板以及对侧弹性牵引就能得到足够的治疗。双侧髁突颈骨折伴升支高度降低,前牙开殆,可能需要更积极的治疗:年幼儿童需手法复位,并进行外部固定(颌间固定 2~3 周);青少年可能需行切开复位内固定术。

　　儿童下颌骨骨折需手术治疗时,应尽可能地利用已有的伤口和口内切口。考虑到尚未发育成熟的下颌骨在咀嚼力的作用下可自行改建的能力，以及对正畸治疗反应快速，因而可以接受复位及咬𬌗关系不够完美，以保存发育中的牙囊。

年轻患者若需行骨固定，应使用单皮质螺钉且应将螺钉放置在下颌骨下缘以免损伤发育中的牙蕾。或者，在下颌骨下缘以金属丝骨间固定，并以金属丝结扎固定牙，再加上短期内颌间固定，这一类治疗也是足够的（图31.23）。11岁以后（或8岁时治疗颏部骨折）才考虑使用金属丝穿骨固定以及双皮质螺钉[17]。

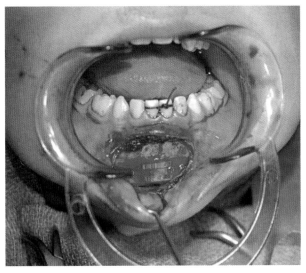

图31.23 儿童颏部骨折，以缝线环绕牙做固定线，同时在下颌骨下缘以单皮质可吸收板固定治疗（摘自 Guyuron B，Erikkson E，Persing J，et al. Plastic surgery：indications and practice. Philadelphia，PA：Elsevier；2008.）

术后护理

术后期间，适当的休息和监管对防止手术区域出现过度压力最为重要。对眶内容物进行广泛性操作用后可给予类固醇激素。当眼眶手术术后出现意料之外的疼痛时，不管视力如何，手术医师应考虑侵入性检查（例如 CT 检查，眼科检查等）。鼻骨骨折，鼻内夹板保留一周，鼻外夹板保留两周。若使用鼻内夹板，需预防性应用抗生素。下颌骨骨折须制动下颌一段时间。如果行保守治疗，可采用颈圈、下颌套或 ACE 外套增加下颌骨的稳定性。根据患者年龄，一些学者认为实施切开复位内固定术时所使用的金属固定物，在骨折完全愈合后应当去除，以尽量减少对生长的影响。

结果、预后和并发症

一般原则

关于儿童面部骨折术后结果及预后方面的研究较少。文献报道术后并发症发生率在 2.6% ~ 21.6%，范围较大，这意味着文献中对这些损伤的记录并不明确[18,55,56]。随着时间的推移，对这些可能改变生活的损伤进行一个摄影方面的、影像方面的、功能方面的记录在文献发展中至关重要，使我们能够知道不断改进的治疗方式。在此领域中，具有意义的结果分析依赖于更标准的数据收集[57]。为此，有学者引进了一个分类系统对这些损伤的不良结果进行明确分类和讨论[58]。Ⅰ型并发症是由创伤本身导致的（例如，眼眶骨折导致的失明，下颌骨骨折导致的牙脱位）。Ⅱ型并发症直接继发于治疗：保守或手术治疗（例如，睑缘下切口导致的睑外翻，眼眶骨折术后导致的眼球内陷）。Ⅲ型并发症是与骨折本身和随后的治疗有关的生长发育问题（表31.3）。

表31.3　儿童面部骨折不良结果分类系统

分类	定义	举例
Ⅰ型	由创伤本身导致	下颌骨骨折导致的牙脱位
Ⅱ型	继发于治疗	下颌骨骨折，行切开复位内固定术时损伤面神经下颌缘支
Ⅲ型	与生长发育有关	髁突骨折后下颌骨生长不对称

与成人相比，儿童成骨能力强，切开复位的手术指征少，骨折严重移位的发生率低，因而感染、骨不愈合以及错位愈合较少见[13]。相反，面部外伤及其治疗对生长发育的影响是大家普遍关注的问题。面部外伤对生长的影响，仍然是一个尚未被完全了解的现象。金属物与生长迟缓是否有关尚不明确。一项研究报道，96例面部骨折的儿童接受切开复位内固定术后，其中6例儿童出现生长延迟或生长受限。但正如作者所说，骨折固定对发育的影响不可能与其他内在和外在影响因素区分开来[59]。Mustoe 等认为，闭合复位治疗鼻骨骨折，并不会影响其生长[60]；Ortiz-Monasterio 及 Olmedo 认为，侵入性的鼻整形术也不会影响生长[61]。其他学者则对随之而来的生长问题则感到担忧[62,63]。文献报道，在治疗眶距过宽时，完全切除鼻中隔将对面中部生长发育产生严重的干扰[64]。对生长中的儿童来说，由于植

入颅骨的金属物会影响颅骨沉积,可能改变颅内组织的位置,因而可能对儿童生长造成直接的危害(图31.24 和图31.25)。

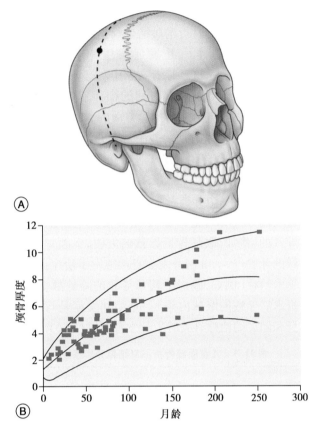

图 31.24　(A,B)按照 Pensler 和 McCarthy 报道,颅骨厚度随颅面骨发育逐渐增加(摘自 Pensler J, Mc-Carthy JG. The calvarial donor site:an anatomic study in cadavers. *Plast Reconstr Surg*. 1985;75:648.)

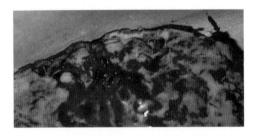

图 31.25　颅骨骨瓣,颅内面可见移位的金属物(儿童患者)

颅底/颅骨骨折

颅底/颅骨骨折可能并发脑脊液漏、脑膜炎、鼻窦炎、黏液囊肿、黏膜囊肿或脑脓肿。脑脊液漏常可在一周内自行消退;如果脑脊液漏持续存在,需要实施经腰椎引流试验5～7天,如果无效,方可进行手术治疗[65,66]。颅底骨折伴硬脑膜隐裂,脑波动甚至

可能扩大看起来无害的颅底骨折,从而导致"颅骨生长性骨折"。颅骨骨折并发颅骨生长性骨折的概率为 0.03%～1%,且常常发生在 3 岁以下的幼儿[67,68]。若未发现颅骨生长性骨折,可能导致神经胶质过多症,侧脑室扩张,脑疝,搏动性眼球突出症以及眼球下陷[25]。有学者报道,40%的颅骨骨折患者有不良结果:Ⅰ型:1.5%,Ⅱ型:20%,Ⅲ型:35%,包括颅骨生长性骨折、脑脊液漏、眼球内陷、眼球下陷、上睑下垂、弱视和眼球突出。

眼眶骨折

眼眶重建最令人担忧的不良结果为持续性复视和眼球内陷。眼球内陷程度,客观上可用眼球突出测量法测量,主观上可让患者往上看,观察眼球后移的程度,上眼睑皱褶的不对称程度以及睑缘与上、下角膜缘的距离差异所产生的不对称程度[41]。矫治眼球内陷,可进行眶底或眶壁植骨,但可能需要进行截骨术,重新安置骨的位置,也可能需要调整内外眦。根据作者的报道,仅有眼眶骨折的患者,10.7%可伴发不良结果:Ⅰ型:3.6%,Ⅱ型:3.6%,Ⅲ型:3.6%。仅有眼眶骨折的患者中,3 例出现眼球内陷,且眼球内陷的程度均少于 2mm,不具有临床意义;并且无一例发生永久性复视。但 Cope 等研究报道,永久性复视的发生率可高达 36%[41,69]。

鼻骨骨折

鼻骨骨折可导致面部畸形或功能性气道阻塞。软骨弯曲或软骨复位不良可导致鼻中隔偏曲。鼻中隔血肿如未得到治疗,可能导致鼻中隔增厚或穿孔,最终出现鞍鼻畸形。过多骨痂形成,骨过度生长可能导致驼峰鼻。有研究报道,鼻眶筛骨折行切开复位内固定术后,5%的患者晚期出现泪道阻塞,可行鼻泪管造口术[70]。根据作者的报道,21.7%鼻骨骨折患者有不良结果(Ⅰ型:8.7%,Ⅲ型:17.4%),包括永久性鼻畸形或鼻气道阻塞[71]。除非出现明显的鼻气道阻塞,否则二期矫治手术需在骨骼发育成熟之后进行。

颧上颌骨复合体骨折,上颌骨及面中部骨折

颧上颌骨复合体骨折术后不良结果包括永久性

视神经麻痹,眼球内陷,眼球下陷,面部增宽,颧区扁平,内外眦畸形,以及经下睑入路造成的睑外翻。上颌骨骨折可导致鼻泪管阻塞或咬𬌗紊乱。严重的颧骨骨折后可能导致颧骨-喙突强直[23]。

下颌骨骨折

下颌骨骨折可能并发生长受限或功能障碍,如咬𬌗紊乱、张口受限或颞下颌关节强直。术中可能损伤面神经下颌缘支。据作者的报道,在 96 例患者中,共有 179 处下颌骨骨折,1 型不良结果发生率:手术患者 20.0%,保守治疗患者 0%($P=0.05$);2 型不良结果发生率:手术患者 13.3%,保守治疗患者 0%($P=0.115$);3 型不良结果发生率:手术患者 66.7%,保守治疗患者 45.0%($P=0.402$)[16]。另一项研究报道,若 4~7 岁时发生下颌骨骨折,出现生长障碍和面部不对称畸形的风险最高;若 4 岁以前发生下颌骨骨折,出现生长障碍的风险最小(11 岁以后的儿童出现生长障碍的风险介于前两者之间)(图 31.26)。作者解释到,该年龄段分布是因为年

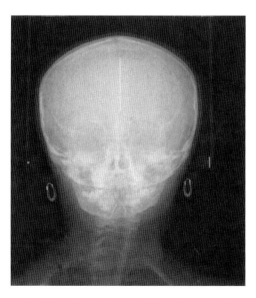

图 31.26　左侧下颌体骨折后两年,头颅 X 线片示左侧下颌升支、下颌角、下颌体较对侧生长减慢

龄最小组的儿童髁突血供更好,使得髁突能够再生以避免生长障碍的出现;而且他们注意到下颌骨生长高峰期多出现在 4 岁或 7 岁(4~7 岁组)[72]。

二次手术

Imola 等提供了一个有用的关于治疗颅面骨骨折时可能需要的二次手术概念[73]。软组织畸形以及随着时间逐渐出现的软组织瘢痕是要取得最佳治疗效果的最大障碍。复位不佳的骨折可能需要行截骨术,再次行切开复位内固定术。创伤性内眦间距增宽可能需要经鼻固定;如果内眦位置需要重置,必须保证充分进行向后上方的复位。鼻背高度不足可能使得内眦间距看起来更宽,这也可以经手术治疗。下颌骨生长发育不足可能需要实施颏成形术或牵张成骨术。二次手术治疗眼球内陷需要向前复位眼球,复位眶内容物,实施截骨术并重新复位骨组织。治疗眼球下陷可能需要对眼眶四壁进行截骨术,以获得最佳效果[73]。复视最可能继发于眼外肌功能障碍和眼球异位;下直肌和上斜肌是最常受累的肌肉。颅骨生长性骨折需要修补硬脑膜,并实施颅骨成形术。为了尽可能地减少对生长的干扰,避免金属物在颅骨内移位,或金属物引起了不适感或影响美观时,可取出金属物。

小结

从婴儿期至成人期,随着颅面骨逐渐成熟,结构及形态上经历了的巨大改变。新生儿颅骨与成人颅骨有很大差异,因此创伤力量对前者也能造成独特的损伤。在重建儿童颅面骨不同部位时,应满足特定的功能和美观要求。而治疗策略应该既能获得上述目标,又能适当考虑未来的生长发育。儿童颅面骨的发育以及颅骨和支持结构的良好弹性,使我们在处理这些复杂损伤时,常常能够采用一种侵袭性更小的治疗方法。

参考文献

17. Smartt Jr JM, Low DW, Bartlett SP. The pediatric mandible: ii. management of traumatic injury or fracture. *Plast Reconstr Surg.* 2005;116:28e–41e.

18. Ferreira PC, Amarante JM, Silva PN, et al. Retrospective study of 1251 maxillofacial fractures in children and adolescents. *Plast Reconstr Surg.* 2005;115:1500–1508.

This large series describes more than 900 pediatric facial fracture patients. Demographics and associated injuries were assessed.

24. Smartt Jr JM, Low DW, Bartlett SP. The pediatric mandible: I. A primer on growth and development. *Plast Reconstr Surg.* 2005;116:14e–23e.

This is an excellent review of the literature pertaining to human mandible development. It sets the stage for the companion article, "The pediatric mandible: II. Management of traumatic injury or fracture," also cited here.

25. Havlik RJ, Sutton LN, Bartlett SP. Growing skull fractures and their craniofacial equivalents. *J Craniofac Surg.* 1995;6:103–110; discussion 111–102.

41. Losee J, Afifi A, Jiang S, et al. Pediatric orbital fractures: classification, management, and early follow-up. *Plast Reconstr Surg.* 2008;122:886–897, 2008.

46. Rodriguez ED, Stanwix MG, Nam AJ, et al. Twenty-six-year experience treating frontal sinus fractures: a novel algorithm based on anatomical fracture pattern and failure of conventional techniques. *Plast Reconstr Surg.* 2008;122:1850–1866.

Frontal sinus fractures often represent difficult management decisions. Here, an extensive clinical experience is distilled into a practical, clearly presented algorithm.

53. Smith DM, Afifi AM, Cooper GM, et al. Bmp-2-based repair of large-scale calvarial defects in an experimental model: regenerative surgery in cranioplasty. *J Craniofac Surg.* 2008;19:1315–1322.

BMP-2 is shown to address subtotal cranial defects effectively in a rabbit model. Clinical implications are discussed.

54. Smith DM, Cooper GM, Mooney MP, et al. Bone morphogenetic protein 2 therapy for craniofacial surgery. *J Craniofac Surg.* 2008;19:1244–1259.

This review presents an introduction to BMP-2 for craniofacial surgeons. Topics range from molecular mechanisms to clinical concerns.

58. Losee J, Chao M. Complications in pediatric facial fractures. *Cranial Maxillofac Trauma Reconstr.* 2009;2:103–112.

72. Demianczuk AN, Verchere C, Phillips JH. The effect on facial growth of pediatric mandibular fractures. *J Craniofac Surg.* 1999;10:323–328.

32

眶距增宽症

Eric Arnaud , Daniel Marchac , Federico Di Rocco , and Dominique Renier

概述

- 眶距增宽症本质上不是一种疾病,而是符合多种症状的一类综合征。

- 眶距增宽主要出现在面裂畸形患者中,但是可能同时伴有颅缝早闭,1 岁前就需要单独纠正颅缝早闭。

- 眶距增宽的手术治疗最佳时机在 4~8 岁(大脑发育成熟后至额窦发育前)。

- 矫正的方法取决于眶距增宽的程度。

- 根据眶距增宽的程度,手术方式可以选择通过颅下入路或经颅入路,移动两侧或三侧或四侧眶壁的方法。

- 如果中缝是正常的,则采用眶周截骨平移的方法,如果中缝是成角的,则需行面中部截骨后重新接合。

- 在整个治疗序列中,如想达到最佳的形态学上的改进,则需在发育末期实行鼻整形术。

- 增加其他一些小的治疗会对最终结果产生更好的影响,如内眦开大术,内外眦固定术,颞部脂肪充填术等。

- 合并面裂的患者的智力发育通常是正常的。

简介

颅面畸形同时包括颅骨及面部的发育畸形,颅面缝早期闭合综合征包括面部畸形合并颅缝早闭(一条或多条颅缝早期闭合),在面裂中,畸形主要累及面部,偶尔累及颅骨。眶距增宽本身不是疾病的一种,而是关于颅面部畸形的综合征。眶距增宽的定义是指骨性眶缘的眶间距异常增加,可以是对称的,也可以是不对称的。

在胚胎发育中,面部的发育处在发育的早期(孕4 周至孕 8 周),前脑发育紧随在面部的发育发生之后,由此可见面部和脑部的发育关系紧密。在这条中线的两侧出现成对的部分:鼻基板和上颌突。额鼻突在脑部方向被取代的同时,这些结构在中线处融合。这些突起形成了鼻部的桥部和基底。眼睛的发育是一个脑部视泡"外翻"的过程,最初是在脑两侧远远分离的。在额鼻突向中间变窄的过程中,视泡也向中间靠拢。同时,鼻尖部由成对的中间部分形成,上颌及下颌的成对部分向中部融合形成面下部结构。

基础知识和疾病进程

如果额鼻突留在了胚胎时期的位置,则眼睛的基板无法向中间靠拢,结果会造成眼眶的距离过宽,同时可能合并额部及鼻部的多种畸形。曾有人说过"面部预示着大脑",面中部发育异常往往预示了前脑先天缺陷。相反,发育中过度向中间靠拢可能导致中线结构的缺失如:单眼畸形及前脑无裂畸形。眶距增宽是在这一系列的变化中眼眶水平的异常导致的结果。

与眶距增宽相关的上颌发育异常主要为上颌骨向前发育不足,最终导致上颌后缩。由于在生理上婴儿期面部发育较为缓慢,面部发育畸形通常出现在幼年晚期面部发育完成后。

由于疾病数量较少,对于颅面畸形的遗传学研究仍然少之又少,由于主要的颅面裂畸形发生率较低,我们对于这些畸形的研究主要基于对唇腭裂的研究基础上。遗传因素更多地出现在唇腭裂、眶外侧裂的患者中。

放射线、感染、母体的新陈代谢异常都被认为与唇腭裂的发生有关,但是并没有报道他们与颅面畸形相关。一些药物及化学品例如维A酸、沙利度胺、类固醇激素甚至阿司匹林都是已知的导致畸形的因素,母亲多出在不知妊娠的情况下,在面部发育阶段服用了这些药物。环境因素和遗传因素在特定的畸形中可能起到了不同的作用。

对于颅面裂畸形的分类已经有多种分类被提出,其中有两种分类被认为对颅面裂的评估最有价值,分别是"面中裂分型"和Tessier分型(一种眶中心裂分型)。

眶距增宽症和面裂患者的诊断

面中裂

面中裂可以分为两类:一类是伴有组织缺失和器官缺损,一类是无组织缺失而只是增宽畸形。

中线组织缺失畸形通常伴有前脑缺失,早期应用"无嗅脑"一词形容此畸形,而以后则改为由De Myer提出的"前脑无裂畸形"一词则更好地描述了这一中部组织缺失畸形[1]。基于面-脑之间的联系及Cohen和其同伴提出的一些概念,相对于眶距增宽提出了眶距缩短的概念[3]。

与之前相比,中线组织增生或轻微异常并没有显示出面部发育异常和前脑发育异常相关。畸形轻度可以到只是上唇凹陷或宽鼻畸形,重度可以到最严重的中间裂畸形。Sedano提出的"额鼻发育异常"是目前应用最广泛的来形容此畸形的词语[4],尤其是在遗传学中。额鼻发育异常和前脑无裂畸形因此是此类中线发育异常分类的两端。

此分类没有考虑进非对称的或者旁正中的异常,为了更容易地界定及指导治疗,笔者采用了基于外科经验建立的Tessier分型。

面裂的Tessier分型

在Tessier分型中[5],眼眶由于在颅部及面部均

有涉及被作为参考点。0~14号裂围绕眼眶排列呈贯穿骨骼及软组织的连续线。(图32.1)。从上睑向上的裂(7~14)可以只涉及颅骨,睑裂向下的裂更多涉及面部(0~6)。如果上部和下部的裂相连则颅面部均会涉及。

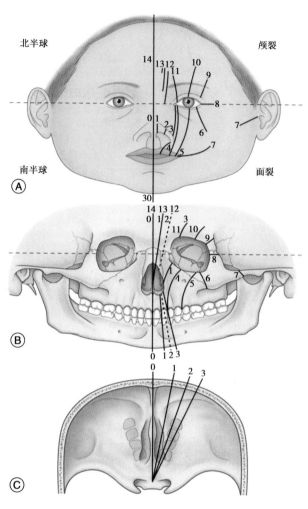

图32.1 (A~C)Tessier分型

临床上可以观察到以下的联合颅面裂:0和14,1和13,2和12,3和11,4和10。面裂号相加等于14在评估患者面裂情况及睑上下裂长度时更为适用。颅面裂的严重程度是高度可变的,可以只是软组织的轻微压痕或严重至全层的开放裂开。软组织裂和骨骼裂可以是叠加的。但是,由于骨性的标记点更加明确可靠,对于软组织裂相应于骨组织裂的完整描述可以更可靠地描述出颅面裂的情况。在额鼻发育异常中,Tessier分型将中线变宽畸形以0~14裂完整描述。

单侧裂及双侧裂在各种不同的颅面裂组合中均可见到,主要以非对称的双侧裂为主。三维CT

在诊断上起了很大的作用,同时 MRI 可以检查大脑,查找合并的畸形。三维 CT 同样起到了很大的作用,由于此类畸形的发生率低且疾病的多样化,此技术在诊断和手术设计上均起到了很大作用。

在一些单纯的面裂中,如 Treacher-Colins 综合征中的面横列(双侧的 6、7、8 号裂),并不需要神经外科医师的参与。正中或旁正中裂影响到面部及头部的则因为需经颅入路行手术正畸而需要神经外科医师的参与。

眶距增宽及颅面缝早闭的临床诊断

眶距增宽症不是颅面缝早闭的主要临床特征,它的临床表现是多样的[6]。症状轻微时多数并未行手术治疗,症状明显时可以通过分期手术矫正。根据牙齿的咬𬌗关系及上颌骨的水平位置关系,针对眶距增宽症的治疗可以从眼眶的移动到面中部的劈开。治疗的时机根据病理学的不同决定,但是依据笔者的经验,颅腔的扩大治疗应在矫正眶距增宽之前[7,8]。

Crouzon 综合征

1912 年由 Crouzon 首先描述[9],只累及面部及头部而无躯干四肢的畸形,基本的临床表现为面中部发育不全,眼球突出,眼窝变浅,颧骨发育不良,Ⅲ类反颌畸形。可能出现轻微的眶距增宽,多以短头畸形为主,部分病例表现为舟状头、斜头甚至三叶草头畸形。在进一步的分型中,反颌畸形及颅缝早闭症状被定义为 Crouzon 综合征相关畸形。通常,即使合并短头畸形的 Crouzon 综合征在一岁之前均不易被诊断。即使应用影像学检查,面中部受累的情况亦难于分辨,面中部上颌后缩和眼球突出随年龄增长逐渐出现,但是在某些病例中,患儿一出生即可被诊断。

严重的上颌后缩可能导致气道堵塞而引发强制张口呼吸,此症状的严重程度可轻可重,即便是在同一个家系中。

颅面缝早闭的治疗策略可以是两步法[10~12](第一步:额部眶部,第二部面中部前移),也可以是额面中部整体前移[13~15]。不管症状何时出现[16],眶距增宽应该在 4~5 岁通过移动眼眶矫正,因为在 Crouzon 综合征里,上颌骨的水平位置通常是正常的。

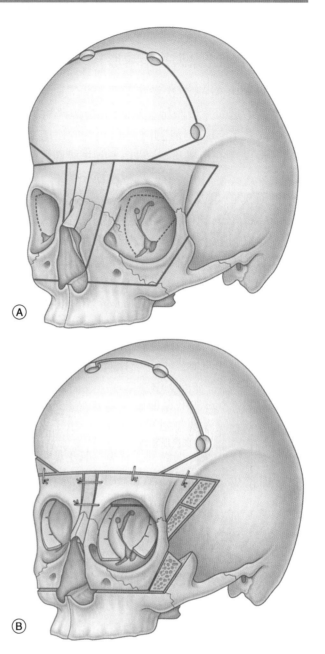

图 32.2　眼眶的整体移动。(A)眼眶移动前。(B)眼眶移动后

Pfeiffer 综合征

1964 年由 Pfeiffer 首次描述,疾病的本质是颅面缝早闭合并手足畸形。由于冠状缝早闭导致的非对称性短头畸形合并上颌骨发育不良继发的上颌后缩。此病中常见眶距增宽,大拇指及大脚趾增宽,足内翻畸形,可能合并并指畸形,但在疾病早期不容易诊断。在一些严重的分型中,上颌骨发育严重不足导致视力及呼吸受到影响,通常还可能伴发三叶草头畸形。

治疗的策略与 Crouzon 综合征类似,但是 Pfeiffer 综合征要比 Crouzon 综合征严重,手术后的复发率更高。

Apert 综合征(尖头并指畸形)

1906 年由 Apert 首次描述[17],此综合征由于存在典型的手足的并指而易于辨认,并指的严重程度由 Cohen 及 Kreiborg 描述并分类[18],1 型并指累及中间三指,2 型并指累及 2~5 指,3 型并指累及全部5 指。

颅面部的累及通常在出生后即可发现。与Crouzon 综合征对比(短头畸形及上颌后缩),两种疾病均存在双侧冠状缝融合,极少数病例中为单侧冠状缝融合或无冠状缝融合。眶距增宽及开殆畸形是区分两种综合征的特征。其实是上颌骨牙弓比后方的上腭高造成的。另一个与 Crouzon 综合征的主要区别是 1 岁前中线组织的变宽,而造成的额部及面中部变宽。中枢神经系统发育异常也较其他颅面缝早闭疾病的发生率高。也有例外的是查理氏畸形,由于在 Apert 综合征中人字缝早期融合而发生率低于 Crouzon 综合征[19]。由于此综合征的额部变宽,眶距增宽的矫正通常要分两步完成。然而,不论前颅腔还是后颅腔的扩张均应在 1 岁前先做矫正。

前颅额鼻发育不良

在颅面部发育不良的疾病中,一些病例呈现出双侧颅缝早闭而形成一亚分类前颅额鼻发育不良,此分类通常表现为短头畸形,伴有额鼻发育不良、眶距增宽、宽鼻畸形、分裂鼻及可能发生并指畸形。

前颅额鼻发育不良在女性中的发病率要远远高于男性,这与它是 X 连锁遗传是一致的。在笔者的统计中,36% 的患者是家族性的,91% 的患者是女性。

患者选择

眼眶移位还是中间劈开?

选用眼眶平移还是中间劈开主要参考以下几点:

- 上颌骨牙弓:如果上颌骨牙弓过窄,门齿位置高于臼齿则选用中间劈开的方法,这样可以增宽上颌骨及改变上齿列的角度。另一方面,如果上颌骨牙弓及咬殆正常,则最好避免行中线劈开手术。
- 眼眶的中轴位置:如果中轴位置正常,则采取眶

平移术,如果眼眶位置向外下方倾斜,则应采取中线劈开手术。
- 鼻腔:如果鼻腔狭窄,中线劈开加上面上部平移可以通过扩张下面部改善气道通畅程度。
- 眶距增宽的程度:中线劈开多应用在严重的病例数中,而眼眶平移术只能改变有限的距离。
- 中线劈开也可以应用在颅底缺损的修复中,一些中线裂的患者合并有颅底脑膨出,中线劈开后可以更容易地到达颅底区。

治疗/外科技术

面裂治疗中的手术原则

Tessier 在整形外科与神经外科的合作使面裂合并颅裂的手术治疗得到突破[20],Tessier 诠释了前颅面入路到达鼻部与眶部可以同时解决颅部及面部的问题。1967 年,神经外科医师对鼻窦可能引发的感染十分惧怕,Tessier 和他的同事 Guyot 将一片真皮片移植于前颅窝的硬脑膜处,主动离断了双侧的嗅神经。几个月后,他们实行了联合的颅面部手术。到 1970 年,一种一次手术通过眼眶上下入路来移动眼眶的方式被认为是安全的,同时不损伤嗅神经[21]。鼻腔的术前消毒,黏膜的完整剥离及破损后及时修复,完整修复硬脑膜,及时更换进入鼻窦的器械,围术期的抗生素使用均可以降低术后感染,骨炎和脑膜炎的发生。

有两种方法可以在眶距增宽症中引动眼眶,治疗的方式根据疾病严重程度,上颌骨结构及患者年龄来决定。在咬殆关系正常或略畸形的患者中,可以应用移动眼眶的方法,在上颌骨结构异常的患者中,通过移动两侧面部可以同时矫正眶距增宽及上颌牙弓。

1967 年 Tessier 提出经典的手术入路[20],通过去除面中部增宽的部分,将双侧眼眶向中间移动,下方切口位置位于眶下缘经过下颌骨及颧骨的水平切口,在 Tessier 的方式中特别是在成人患者中,通常会保留眶上桥来固定眼眶位置[22]。

中线劈开法最早由 van der Meulen[23,24] 提出,由Tessier[25,26] 改进,主要包括两个半侧面部的移动(图32.3)。手术的截骨方式采用通过颧弓、上颌骨翼突链接和贯通上腭的中线截骨来替代眶下的水平截骨。中线的截骨术应呈 V 形,因为两侧上颌骨会向中线略

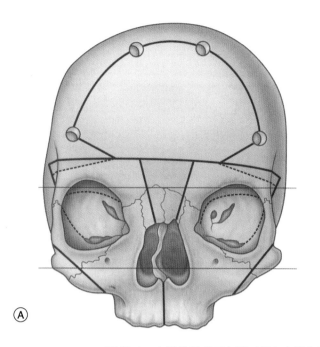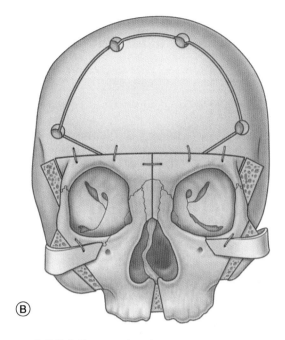

图 32.3　中线劈开后两半侧面部向中线靠拢。(**A**)中线靠拢前。(**B**)中线靠拢后

微旋转,导致中线部缩窄。旋转会导致上颌弓及鼻腔变宽,同时改变眼眶轴的位置来矫正眶外下斜。

面裂的手术方法

原则

解决此疾病的两个主要的目的是使眼眶距离缩短及改善鼻部的凸显度,解剖学的基础是眼眶间的距离及鼻骨增宽同时导致眉间距增宽,中线增宽的组织去除后使眼眶向中线靠拢,同时可以通过骨组织游离移植来改善鼻背的凸显度(图 32.4)。

这种组合的手术方式可以让外科医师移动眼眶位置同时修复额眶鼻复合体的骨发育异常,眼眶平移是治疗面中部裂的主要治疗手段。眼眶在水平、垂直、前后方向均可以移动来矫正各种畸形。重建眶底、额部缺损、内眦成形、修复软组织等可同次手术进行。

并非所有的眶距增宽症都是对称的,非对称的眶距增宽矫正起来更加复杂。颅底的情况也是非是对称的,所以术前评估要应用三维 CT 重建来仔细测量评估。有时双侧眼眶需向相反方向移动[26,27]。

手术的时机同样重要,如果存在颅部裂,最好等到中央额部缺损骨化后再行手术治疗。神经外科的介入主要是形成额部骨瓣,下部主要取决于眶缘的高度,包括抬高一侧而降低另一侧。

软组织异常例如皮肤组织过多可通过一期手术冠状切除或延期手术等待随时间延长皮肤收缩,另一个延期处理皮肤组织过多的原因是鼻背部骨移植改善鼻背凸显度需要额外的皮肤组织。

在少量的病例中,改良的 1~3 侧眶壁平移就已经足够了。

额部内矫正眶距增宽

在最轻微的眶距增宽症(眶间距小于 35mm),单纯眶内侧壁移位即可矫正,此手术可仅行下睑缘切口,但是笔者更倾向于冠状切口,除非鼻部切口无法进行。眶内侧壁的骨壁较薄更能轻易被折断(图 32.5)。

在较重的眶距增宽症(眶间距 35~40mm),额窦增大,垂体窝位置高等情况下,可以保持眶上壁及眶底位置不变而只移动其他三侧壁[20,28~31],但是此截骨术的矫正效果差于眶周四面截骨。这种冠状切口在筛板足够高的情况下可以用来水平移动眼眶及面中线截骨,Raveh 和 Vuillemin[32] 应用此种下方颅内切口,从下方截断眶底和筛窦,而不需要额部截骨术,他们认为此术式可更好地保护硬脑膜并拥有更短的术后恢复期。

通过冠状切口及下睑缘切口将眶周部彻底分离,截除足够宽的骨组织后使眼眶可以向内平移,一般将鼻黏膜从鼻骨下方分离出来,环形一周截断鼻骨,可以将鼻骨抬起固定新的位置。如果发生硬脑膜漏,需掀起额部骨瓣行颅内修复。其他的截骨可

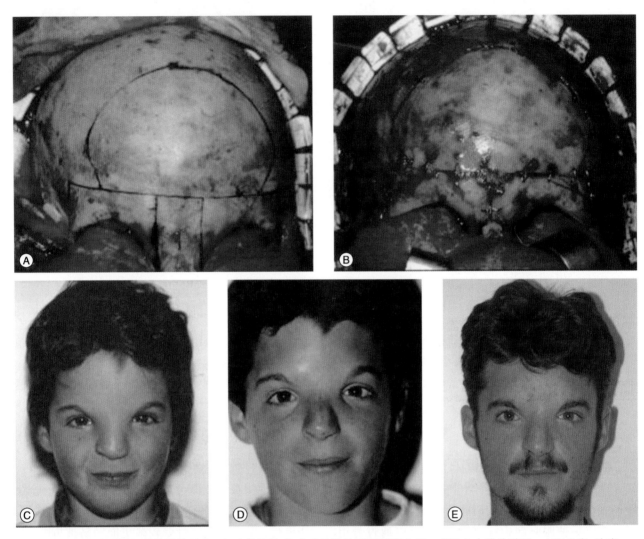

图 32.4 面中裂眼眶整体截骨平移。(A)截骨前:注意截骨线并不需要眶上桥。(B)向中线位移后。(C)5 岁,治疗前。(D)6 岁,手术治疗后。(E)21 岁

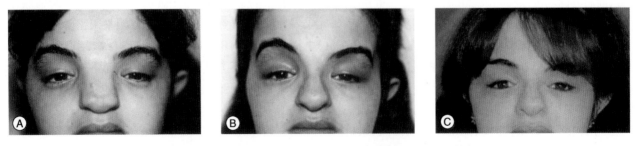

图 32.5 三侧面眼眶截骨靠拢(水平位移)。(A)7 岁治疗前。(B)手术后。(C)21 岁

在经颅内完成。三面截骨的眼眶比较脆弱，在移动中需格外小心。通常应用钢丝固定眶骨新位置，最后重新定位鼻骨位置及内眦位置，关闭切口。

四面截骨平移（对称性眶距增宽症）

当眶间距大于 40mm（图 32.6），神经外科的介入就显得尤为重要了，这样可以更好地暴露眶底及蝶骨筛骨区域。只在一些少数情况下及年龄较大的患者中，才可能在保护眶底不受损伤的情况下在筛板下将中间过宽的鼻骨截除及移动下 3/4 眶部。这种手术方式只能在筛板位置极高和轻度的眶距增宽患者中。

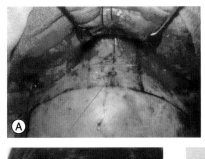
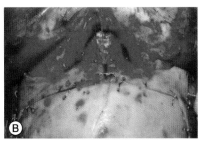
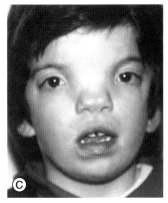
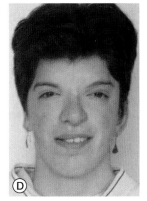
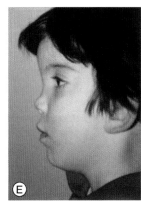
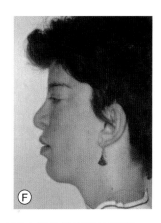

图 32.6　面中裂的四面眼眶截骨。（**A**）截骨前：注意截骨的最大宽度。（**B**）中线平移后。（**C**）4 岁未治疗前的正面观。（**D**）25 岁正面观。（**E**）4 岁未治疗前侧面观。（**F**）25 岁侧面观

和多数颅颌面组一样，笔者更倾向于应用额部入路以更好地暴露前颅窝，这也在必要时为修补硬脑膜提供了方便。在眶距增宽患者中，中线发育往往是异常的，良好的视野是保护硬脑膜的重要措施，鸡冠突重复出现并不少见。

额骨截骨术

额骨截骨术可以暴露眶底和中线结构，额骨截骨术的设计需由颌面外科医师仔细设计，截骨的下限是至关重要的，一些外科医师在应用 Tessier 方法是倾向于在额骨瓣和移动的眼眶间遗留一条骨桥来增加稳定性。如果采用此方法，眶上部截骨线应至少预留 1cm，骨桥的宽度同样需预留 1cm，那么额部截骨线的下界应至少距眶上缘 2cm 以上。另有许多外科医师包括笔者本人不保留水平的骨桥，那么额骨截骨线的下界在眶上缘上 1cm，这种截骨方法可以更好地暴露前颅窝。位置标记及稳定的固定是手术成功的基础，笔者在行额部截骨术时在额骨瓣的眶中间部位置行倒三角标记（图 32.2）。

额部瓣掀起时要十分小心，因为经常会遇到发育畸形（例如过深的静脉窦沟或过厚的甚至分裂的鸡冠），掀起额部瓣后仔细地在眶底、蝶骨大翼边缘以及蝶窝连接处分离硬脑膜，筛板的中央部分是分离的最难点。如果筛板是正常的或轻度异常的，在筛板两侧的筛房处行截骨以减少眶间距。有时筛状板高度畸形使得嗅神经槽高度外展而过度靠近眼眶，此时在大宽度截骨时离断嗅神经是不可避免的。

嗅神经离断后硬脑膜的认真修复是必须的，骨膜补片可以用来加强关闭的切口，中部的截骨由颌面医师在向上从鼻骨下表面分离完鼻腔黏膜后实施。鼻旁截骨垂直略向外倾斜角度实行，之后行横向的后部截骨，在嗅神经完整的情况下通常在鸡冠前进行。在大多数严重的病例中，此项截骨大多发生在移除大部分筛骨之后进行，鼻部中间被掀起后即可看见鼻黏膜，如发现鼻黏膜不完整，应立即行修补。

眶周的截骨

下一步经过眶底、眶侧壁、眶后中壁截骨,眶下壁的截骨根据选择眶平移术或中线劈开术而有所不同,之后将双侧眶部向中线移动,所有影响眶部靠拢的因素如增大的鼻中隔上部或剩余的后部筛房组织均应去除,在操作中应注意保护硬脑膜完整,在应用钢丝或钢板将眶部牢固而精确地固定后,手术中神经外科的部分就基本完成了。检查硬脑膜完整及彻底止血后将额骨瓣固定回原位。

截断下来的骨瓣用来覆盖眶部移动后遗留的空缺,及塑形鼻背,有时在青少年及成人中,可将颅骨外板劈开作为骨瓣应用。更多的时候需要应用到额骨瓣,确切地说是一条足够厚的5cm长的部分来重建鼻骨。将这些骨片放于额骨瓣后十分便利。在笔者的经验中,可以用残留的骨碎片及钻孔形成的骨粉混合纤维蛋白胶来填补骨瓣采取后遗留的空缺。

视神经不是完全伸直的,它是非常松弛的可以在眶部移动中保持足够的移动度,视神经可以在非常大的范围内活动。为了达到更大的眼球活动度,眶内侧壁被中线取代是必要的。如果截骨线太过靠前,则会出现阶梯效应,而限制了眼球的移动。

为了达到美学上的满意效果,二期的鼻修整术通常是需要实行的。

颅内入路的中线劈开法(距离较大的眶距增宽合并弓形上腭)

此技术仅与眶部平移的方法略有不同,大部分手术步骤是一样的,不同之处在于以下几点(图32.3):

- 鼻部的 V 形截骨术
- 无眶下部的截骨线
- 在上颌翼突的截骨
- 面上部的向内靠拢在上腭水平出现裂隙(图32.7)

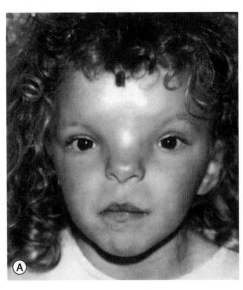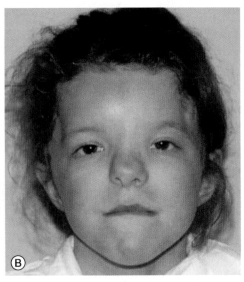

图 32.7　应用中线劈开法矫正前颅发育不良中的眶距增宽症。(A)4、5 岁手术前。(B)手术治疗后(可见颞部的凹陷,在二期手术中修复)

非对称病例

非对称病例比对称病例矫正更为困难,有时双侧的眼眶需向不同的方向移动,有时只需单侧的眼眶移动。颅底也是不对称的,畸形的多样性需要通过 CT 及三维重建来仔细地评估。旁正中裂会对受影响的眼眶产生影响,使之不同程度地向下向两侧移动。通常伴有颅骨额部缺损。眼眶的大小可能会减小(无眼畸形或小眼畸形)。上颌骨及鼻部的多种畸形亦可能发生。

在畸形的程度被评估及应用 Tessier 分型分类后,即可以提出治疗策略。治疗策略要覆盖从上到下,包括额部及眶部要进行重建,多数病例中,需要行双侧非对称性的矫正。神经外科入路选用额骨瓣入路,额骨瓣的下界需要行认真的设计,因为眶上缘可能需要重建,可能涉及一侧眶上缘抬高。通常只进行患侧的平移。在旁正中裂中,筛骨的发育可能是不对称的,所以在分离硬脑膜时需格外小心,在眼眶位置重新固定后,额骨瓣被用钢丝固定回原位。

有时只有一侧眼眶位置被重新定位,通常向下移动,使得一侧比另一侧位置低,这种情况称之为位置欠佳。这种情况下应整体将眼眶位置移位。局部的移位例如调整提升眶底,或在下方垫骨片的方法通常达不到理想的效果。这样的整体移动需要经额部颅内入路,这样的额部骨瓣可以只是单边的或符合需要行眶部截骨的宽度。提上眶上缘的方法是通过将额部骨瓣的骨片填于眶下部的骨缝隙中。

在某些病例中,非对称性的中线劈开术也被应用过。

颅面缝早闭的手术治疗时机及适应证

颅缝早闭的患者如不进行早期治疗,可能会因为颅内压增高而导致视神经萎缩和视力丧失。这主要出现在 Crouzon 综合征及尖头畸形的患者中。在 Hopital Necker Enfants-Malades 的一系列观察中发现,Crouzon 综合征的患者中 35% 出现视乳头水肿,10% 出现视神经萎缩。其他的综合征中只有 4% ~ 5% 的患者观察到视乳头水肿而并没有观察到视神经萎缩[19],依据之前提到的这些危险因素,颅面缝早闭的治疗策略应至少分为两阶段[7,8,11,12],先行颅部手术后行面部手术。Apert 综合征被认为是最难治疗的,可能需要增加多次手术才可完成。

眼眶

依据 Necker 的经验,合并眶距增宽的治疗应在额骨前移后 4 岁以后进行[7,8]。此策略是为了在截骨后有足够厚的颅骨来对移动后的骨块提供稳定的固定。对于眶周截骨平移还是面中线劈开的手术方式选择主要基于以下几个因素:

- 上颌骨牙弓:如果上颌骨牙弓和中间缝正常,那么眶周截骨平移的手术方式就足够了(只在 Crouzon 综合征和 Apert 综合征中),相反,如果上颌骨牙弓过窄,门齿位置高于臼齿则选用中间劈开的方法,这样可以增宽上颌骨及改变上齿列的角度。另一方面,如果上颌骨牙弓及咬𬌗正常,则最好避免行中线劈开手术。
- 眼眶的中轴位置:如果中轴位置正常,则采取眶平移术,如果眼眶位置向外下方倾斜,则应采取中线劈开手术。
- 鼻腔:如果鼻腔狭窄,中线劈开加上面上部平移可以通过扩张下面部改善气道通畅程度。

以上三条均在 Apert 综合征中出现,所以此类患者多采用中线劈开的方式,中线劈开法可以结合二期的 Lefort Ⅲ 型截骨,有时还可借助牵引的方法。在应用中线劈开结合 Lefort Ⅲ 行截骨牵引的病例中,我们采用颅内牵引结合颅外牵引装置的组合(图 32.8)。

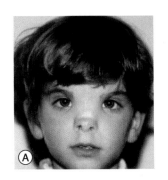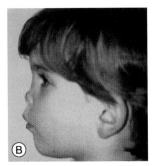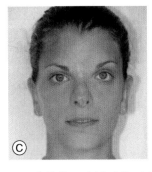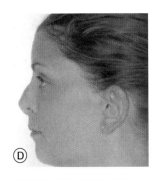

图 32.8　面中裂的四面眼眶截骨。(**A**)截骨前:4 岁正面观。(**B**)截骨前:4 岁侧面观。(**C**)23 岁行鼻整形术后(观察到行多余皮肤切除而遗留的面中线瘢痕)。(**D**)23 岁行鼻整形术后(行驼峰鼻矫正后)

面部

Le Fort 根据面部骨折的横断面划分了典型的三型上颌分离。因为上颌骨推进手术近似地重现了面部的骨折线,Tessier 命名了 Le Fort Ⅰ、Ⅱ、Ⅲ 型面部截骨。尽管 Gillies 在 20 世纪 40 年代晚期首次做面部推进手术,Tessier 真正发展了 Le Fort Ⅲ 型推进,他做的骨折线比 Gillies 的深,在泪器后。面部推进通常是 Le Fort Ⅲ 型。

进行过额部推进的患者一般都会有一定程度的面部后缩。作为原则,我们倾向于延迟面部推进,直到恒牙和稳定的咬𬌗关系形成后。如果是中度畸形,说服患者和家属等待没什么困难。对于严重畸形,社会、心理压力较大,患儿和家属的需求也较高。对于最严重的病例,存在咀嚼和呼吸困难,以及明显的下位突眼。对于这些情况,在行面部推进手术前,应告知恒牙长成后还需要手术治疗(通常是 Le Fort Ⅰ型截骨)。

对于 Apert 综合征,推进需联合面部切割术,如前所述。该术式应在恒牙形成后进行,因此不要尝试修复开𬌗。

面颅缝早闭中增宽畸形纠正的手术技巧

因为面颅缝早闭的特点是额部及中面部向后移位,额、面部都需要向前移,这种情况需要额部和面部同时或分别向前推进,可能需要联合增宽畸形的纠正。经典治疗方案包括前颅重塑,然后行面部推进,如前所述。如果早期进行了额面推进,需二次纠正增宽畸形。

中部劈开联合 Le Fort Ⅲ型截骨纠正增宽畸形(图 32.9,图 32.10)

增宽畸形和上颌骨畸形同时存在,适合面部切割来治疗 Apert 综合征。如果有指征可联合牵张。

冠状入路

肾上腺素溶液皮下浸润后切开头皮,如果之前做过颅骨扩张手术,切口沿瘢痕。在帽状腱膜下或骨膜上暴露颅顶,可能因为瘢痕组织和骨裂处导致难以分离。在骨膜下层次完全解剖眶骨膜。分离颞肌后暴露鼻根和眶外侧壁及颧弓。

颅下截骨

下 1/3 眼眶、鼻、颧骨、上颌骨动员起来。骨切口用往复锯双侧截骨。眼眶外切口通常开始于额颧

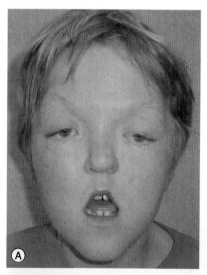
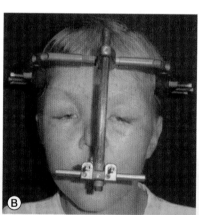
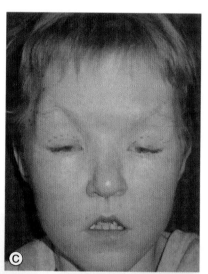
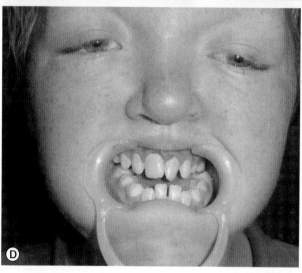
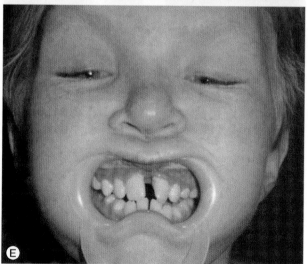

图 32.9   正中截骨、Le Fort Ⅲ截骨结合外置延长器治疗 11 岁 Apert 综合征患者。(A)治疗前正面观。(B)外置延长器固定就位。(C)术后正面观。(D)术前咬𬌗状态。(E)术后咬𬌗状态

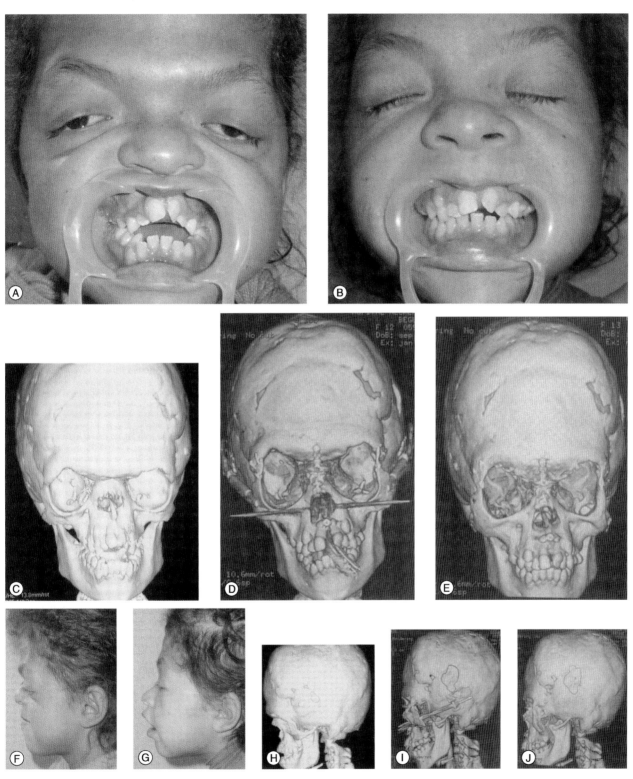

图 32.10　正中截骨、Le Fort Ⅲ截骨结合内置延长器,调整上颌弓角度。(A)治疗前正面观。(B)治疗后正面观。(C) Le Fort Ⅲ截骨前 CT 表现。(D)牵张成骨过程中 CT 表现。(E)牵张成骨结束后 CT 表现,移除延长器。(F)治疗前侧面观。(G)治疗后侧面观。(H)治疗前 CT 侧面观。(I)牵张成骨过程中 CT 侧面观。(J)治疗后 CT 侧面观

联合处,然后沿眶底到达翼腭窝。需注意避免切开眶下缘,通过前面截骨,不会使较浅且变形的眶下壁骨折。颧弓很容易横断。鼻根水平截断,保留 3mm 的颅骨壁支撑。然后行 V 形内侧切除,截骨延伸至每侧眼眶的内侧壁,注意靠后,避免内眦撕裂。最后,通过翼窝上离断双侧翼上颌,手指置于口内控制骨凿位置。

额黏膜下肾上腺素溶液浸润。内侧骨切口可以通过切牙后的小黏膜入路。这样可以进行两个半腭的旋转。此处两个半面部有足够的活动度来独立移动。上外侧和下外侧的联合移动可以让两个半面部纠正增宽畸形和眼睑的下斜。

植骨

在眶壁和颧弓外侧连接处用钢丝或微板固定,维持推进后的位置。骨移植物通常取自顶骨外板,固定于鼻根处和眶外侧壁上部。在额颧联合处的移植物为三角形,在鼻根部为两个四方形移植物,类似于屋顶相搭的两部分。当在 Le Fort Ⅲ 型平面进行显著的推进时,骨移植物可以用于填充眶外侧壁的间隙,以防止眼球内陷。

用钢丝将牙弓板锚定在牙齿上以维持颌骨的稳定。

颞肌向前转位用来填充眶外侧壁内移产生的颞部缺损,然后常规缝合头皮。

当牵引用于联合推进,需要应用几个技术改进。

- 鼻及额颧部外侧需骨移植,但不要固定太紧。
- 当需要外部牵引时,牵拉钢丝最好固定于梨状孔(图 32.9)。
- 当需要内部牵引时,跨面的钢栓利于固定两侧半面部(图 32.10)。内部牵张器需要固定较长时间(3~4 个月)。

术后护理

像所有的经颅颅面手术一样,术后护理取决于手术本身及其形成的全身重新平衡。最好在儿科 ICU 密切监护至少 24 小时。术后气道水肿的程度可能意味着延迟拔管 3 天或 4 天,根据我们的经验,这种情况很少见。如果延迟拔管,一般眼睑水肿的急性期在术后 48 小时很明显,但气道几乎已经消肿。保守的气道拔管方式可能避免早期拔管导致的

再次插管。尽管双侧半面内推术式扩大了鼻基底处的气道,但这仍是该术式的最大风险。

需密切注意多处截骨后的术后出血,尤其是在术前、术中失血及其导致凝血障碍的情况下。预防性的抗生素治疗通常不超过 48 小时,依据侵入性颅面手术伴随污染腔隙(如存在筛窦、额窦)。

预防性术前眼睑缝合在成功拔管后拆除。眼睑缝合可以保护角膜溃疡的形成,并减少可能发生的严重结膜水肿。如果进行了 Box-shift 截骨,睫毛下缝合最好在术后 3 天拆除,并用拉力胶替代。面中线去除多余皮肤后的缝合口,术后 5 天拆线,类似于其他面部缝合口,或者术中皮内连续缝合则不需拆线。

术后阶段的核心问题还是并发症的预防。

结果、预后和并发症

可能的并发症分为急性和慢性。如前所述,急性并发症必须在术后早期预防:

- 大量出血的风险,主要和术前输血诱导的凝血障碍相关。
- 经鼻脑脊液漏,不常见,如果腰椎穿刺后持续。
- 3 天不见好转,可能需要腰大池引流。鼻漏意味着脊髓炎的风险,可以通过鞍后区的仔细解剖避免。
- 感染,与额窦颅骨化不足相关(如果手术时额窦已经存在,需要颅骨化)。最好在 4 岁后尽快手术,此时额窦通常还没发育。感染可能在术后几天到几个月发生在任何部位。
- 眼部并发症,如角膜炎、结膜水肿,最好通过眼睑缝合来预防。失明非常少见,是严重的并发症,应该让患者知晓。术后斜视更常见,应注意在截骨后眶内侧壁的充分内移,以此来避免不小心碰触内直肌。没有足够的内移也可能导致眼球内移不充分,尽管眶骨内移满意。
- 从长期效果看,最重要的并发症是纠正不足。不太可能复发,但可发生软组织松弛,尤其是内眦。这种情况内眦固定不满意,通常需要再次修复(图 32.11)。二次鼻整形可以收到满意的美容效果,但必须成年后再做。
- 颞部凹陷很常见,尤其是在颅骨成形或骨劈裂后进行距离增宽的矫正时,容易加深颞窝。

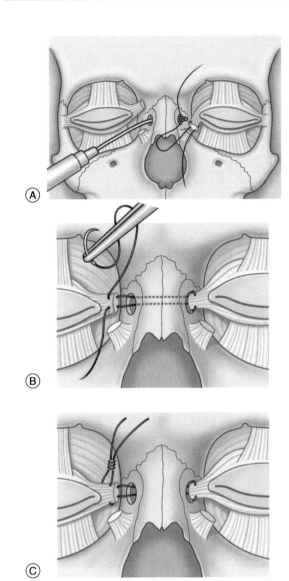

图 32.11　(A ~ C) 二期内眦韧带固定术

二次手术

软组织的问题比骨组织不平整更难处理。

部分颅面畸形仅包含骨骼,如轻度对称性眶距增宽、眶异位、额部或颞部不对称、错位。可以通过隐蔽切口进行矫正,如双侧冠状切口或前庭切口,或通过睫毛下睑入路,以上切口留下几乎看不到的瘢痕。

颞部凹陷可通过 Coleman 脂肪移植技术处理。可能需要反复脂肪移植。

过多的皮肤可进行调整,也可自行退缩。中度增宽矫正后,眉间区和鼻背过多的皮肤可通过充分的分离和骨移植物增高鼻背来达到缩短的目的。以

后可能进行软组织修复的话,必须在一开始制订治疗方案,手术入路不要破坏以后可以使用的皮瓣。例如,如果打算用额部皮瓣,冠状切口需要进行调整以避免破坏皮瓣蒂部。

通常骨骼比软组织缺如容易重建。所有整形外科技术很少能通过最小的瘢痕得到完美的外形。作者在本章结尾简要地讨论了严重先天性颅面畸形涉及的软组织问题。

不管怎样,最后的鼻整形将是获得最终美容效果的最重要一环。

增宽畸形矫正的修整方法（裂缝和颅骨早闭患者）

不平整常发生在额部、鼻部、颞窝。修整可以早期进行,或 15 岁以后颅面发育完成后。获得满意外形的技术传统上包括骨再塑形、骨移植、生物材料。最近,Coleman 的脂肪移植已经证实可修复例如颞部凹陷等轻度畸形。

软组织修整对最终的美容效果有意义,分为如下几个方面。

内外眦修复

在增宽畸形的手术矫正时,为的是维持内眦与骨的附着。此时,应避免内眦的重新固定,手术可行,但有时远期效果不牢靠。即使内眦韧带得到保留,中间骨组织去除 2cm,术后内眦间距可能只减少了 1cm,在软组织水平上只有 50% 的效果。可能需要在张力增加的情况下,重新固定内眦韧带(通过经鼻方式:图 32.11),并修复内眦赘皮(简单的 V-Y 成形或 Del Campo 技术(不等 Z 成形))[34]。

外眦不太容易描述,如需要很容易在颅面手术结尾,通过外眦悬吊重新定位。如果这种方式远期效果不理想,可以通过外侧小切口进行二次外眦成形。

头皮和眉部

发际线变形常见于颅面裂,在头皮水平反映出裂隙的连贯性。额部的毛发可以去除。不需要的毛发去除可以在去除额部皮肤同时进行,暴露清楚,或后期二次切除。眉毛可以分开或移位。额头和头皮的转位可以修复眉毛异位,通常通过降低较高的部分。

鼻

对称增宽畸形在鼻背部位有过多的皮肤，建议避免中线皮肤切除这种简单处理。部分中线瘢痕随时间淡化，很难看出，但还有一部分增宽，色素沉着，非常明显。所以最好靠皮肤自身回缩，如前讨论。

如果裂缝影响到鼻，应该在颅面手术时动员鼻部周围相对多余的软组织来修复。裂缝可通过鼻翼缘成形，再次组织对合来关闭。如有组织缺损，可以考虑各种鼻部皮瓣。鼻上部多余的皮肤可以转移至下部。

一些病例的鼻部畸形严重，明显缺少皮肤。额部是最佳供区。还有一些病例，增宽畸形的矫正在额部可得到多余的软组织，可用作额部皮瓣。有时，额部皮肤预扩张可提供需要的软组织。如可能需要鼻整形，最好在早期开始计划，如需要动员软组织，冠状切口需进行调整。

眼睑和眼眶

眼睑裂隙主要累及下睑，在中面部重建时处理，类似于眼鼻裂。本章讨论的颅面裂可能涉及眼眶的疾病。

如果存在无眼或小眼畸形，眶骨没有发育到正常大小。最好的治疗方法是持续结膜扩张[35,36]，但是扩张模具很难放置，眶内扩张器更有效，可以产生出几乎正常的眼眶，后期适合赝复体的放置。但是，眼眶扩张一旦实施，需要密切随访。如果眼眶扩张失败或未尝试，必须面对小眼眶问题。这种小眼眶相对于对侧眼眶，应在纵向和横向置于合适的位置。然后再通过手术扩大整个眼眶周长。眶上壁可通过局部额骨切开术，类似于眶畸形的处理。二次软组织修复，包括为眼睑赝复体预置足够的腔隙，用耳复合组织移植物重建短小、退缩的眼睑，更困难且比骨组织手术更花时间。

动眼障碍

颅面外科的各种情况可能存在动眼障碍，尤其当存在增宽畸形时。原则是先进行骨组织修复，然后二期处理存在的动眼问题。进一步对动眼障碍治疗的讨论超出了本章的范围。

增宽畸形的复发

按照我们的经验，如果修复手术在4岁颅骨发育完成后进行，增宽畸形复发不常见。如果增宽畸形早期修复，复发率是不同的。例如，1岁的脑组织仍然发育迅速，可能会对抗内推的眼眶。可能遇到异常的眶距增宽复发的情况，出现眶间脑膨出复发，因为脑室腹腔分流障碍造成。脑膨出像眶间扩张器一样，不断扩张两眶间的组织。

相反，面颅缝生长欠缺可能产生相对的上颌骨后退复发，但这种情况不需要进一步修复。

三维CT的详细分析非常有助于精细的骨手术的计划。然而，轻度增宽畸形修复不足比实际复发更多见，尽管骨组织处理很满意。这种情况强调了软组织修整的重要性，尤其是鼻部修整对最终的结果很重要。对于年龄大的患者，鼻部畸形可能不仅是主要的问题，也是手术修整最重要的一步。

颅面手术依赖于团队

通过本章对先天性颅面畸形的讨论，很明显只有颅面团队才能完成治疗。当团队成员检查完患者后，在现代影像技术的极大帮助下，由整形外科医师和神经外科医师从形态和功能角度制订了治疗计划。这些手术非常复杂，没有对涉及的问题的丰富经验无法完成。这些经验只有在有限的专科治疗中心才能获得。

参考文献

5. Tessier P. Anatomical classification of facial, craniofacial and laterofacial clefts. *J Maxillofac Surg.* 1976;4:69.

7. Marchac D, Renier D, Broumand S. Timing of treatment for craniosynostosis : a 20 year experience. *Br J Plast Surg.* 1994;47:211–222.
   The authors report their extensive experience in this 983-patient series. With early diagnosis, brachycephalies are corrected between 2 and 4 months of life; other craniosynostoses are addressed in the second half of the first year of life.

9. Crouzon O. Dysostose craniofaciale héréditaire. *Bull Soc Med Hôp Paris.* 1912;33:D:-15.

10. Tessier P. Osteotomies totales de la face: Syndrome de Crouzon, syndrome d'Apert, oxycephalies, scaphocephalies, turricephalies. *Ann Chir Plast.* 1967;12:273.

13. Ortiz-Monasterio F, Fuente del Campo A, Carillo A. Advancement of the orbits and the midface in one piece, combined with frontal repositioning for the correction of Crouzon's deformities. *Plast Reconstr Surg.*

1978;6:507.

The authors advocate composite advancement of the orbits and midface in addition to frontal advancement for the management of Crouzon's syndrome. They caution that, while they are optimistic, their data do not have sufficient follow-up to demonstrate the longevity of their results.

16. Arnaud E, Marchac D, Renier D. Reduction of morbidity of frontofacial advancement in children with distraction. *Plast Reconstr Surg.* 2007;120:1009–1026.

This is a prospective analysis of 36 patients undergoing monobloc distraction for faciocraniosynostosis. The authors assessed their outcomes and concluded that their use of internal distraction reduced the risks inherent to monobloc advancement.

17. Apert E. De l'acrocephalosyndactylie. *Bull Soc Med Hop Paris.* 1906;23:1310.

19. Renier D, Sainte-Rose C, Marchac D, et al. Intracranial pressure in craniostenosis. *J Neurosurg.* 1982;57: 370–377.

Pre- and postoperative intracranial pressure (ICP) measurements were taken in 23 craniosynostosis patients. Elevated ICP normalized after surgery. A correlation was noted between elevated ICP and lower cognitive testing.

21. Converse JM, Ransohoff J, Matthew E, et al. Ocular hypertelorism and pseudohypertelorism. Advances in surgical treatment. *Plast Reconstr Surg.* 1970;45:1.

This review begins with a discussion of the definition of hypertelorism and associated diagnoses. A detailed survey of corrective procedures follows.

22. Tessier P. Experience in the treatment of orbital hypertelorism. *Plast Reconstr Surg.* 1974;53:4.

33

颅面裂

James P. Bradley and Henry K. Kawamoto Jr.

概述

- 先天性颅面裂是面部和颅骨多种类型和多种严重程度的异常缺陷。

- 颅面裂被认为是自然发生的，除了联合6、7、8号裂的综合征，像 Treacher-Collins 综合征或半侧颜面萎缩。

- 如果正常胚胎神经外胚层迁移和穿透没有发生，上皮裂开形成面裂。裂隙的严重程度同神经外胚层的穿透程度成比例。

- Tessier 数字分类法从 0~14 号（面裂=0~8 号裂，颅裂=9~14 号裂）提供了对罕见颅面裂及其治疗的描述性的，容易理解的系统。

- 中颅面发育障碍包括发育不全（组织缺损），神经管闭合不全（组织正常，只有裂隙），增生性畸形（组织过多）。

- 在婴儿期（3~12 个月），功能问题，软组织裂，颅中部缺陷（如脑膨出）可以修复。

- 大龄儿童（6~9 岁），可行中面部、眼眶重建，通过骨移植或面部劈裂术。

- 骨骼成熟后，可能需要正颌和软组织修整。

简介

先天性颅面裂是面部和颅骨异常缺陷，包括组织缺损、冗余，以及组织量正常但沿线性区域分裂[1~4]。在所有先天性面部异常中，颅面裂是毁容程度最高的。颅面裂可见多种类型和多种严重程度。尽管初见表现多样，但大部分颅面裂沿胚胎发育线分布[5]。颅面裂分单侧或双侧，可以一侧表现为一种类型，另一侧表现为另一种类型。

颅面裂的分类

颅面裂畸形很少见，有多种类型和不同严重程度。为了诊断和治疗的目的，有必要用类似的术语描述胚胎发育异常、遗传病因学、解剖标志。似乎多种表现的裂隙畸形的组织很有必要，形态学的理解和外科解剖知识对治疗有意义。因此，需描述有序的分类系统[1~4]。

美国腭裂康复协会（AACPR）基于病态部位将颅面裂分为 4 种类型：①下颌突裂；②鼻-眼裂；③口-眼裂；④口-耳裂[6]。首先，下颌突裂包括下颌和下唇的畸形。第二，鼻-眼裂包括鼻翼和内眦间的畸形。第三，口-眼裂包括连接口腔和内外眦间眼眶的畸形。第四，口-耳裂包括从口联合到耳屏间的畸形。AACPR 分类后，Boo-Chai 根据表面解剖标志和骨性成分进行了改良[7]。口-耳裂又分为两个亚型，口-内眦和口-外眦，以眶下孔作为分界点。

Karfik 分类根据胚胎发育和形态基础分为 5组：①组 A：鼻脑畸形；②组 B：第一、第二鳃弓畸形；③组 C：眶睑畸形；④组 D：颅脑畸形（如 Apert、Crouzon 综合征）；⑤组 E：非典型畸形，包括先天性肿瘤、萎缩、肥大、斜裂（无法与任何胚胎融合线联系上）[8]。组 A，鼻脑畸形进一步分为两个亚组：组A1，源于额鼻突的中线畸形；组 A2，邻近鼻部的轴旁畸形。组 B,第一、第二鳃弓畸形进一步分为两个亚组:组 B1,包括外侧耳脑畸形(颅面短小,Treacher-Collins 综合征,Pierre Robin 异常序列,耳畸形);组 B2,包括下颌中线畸形。

　　Van der Meulen 分类用术语异生(dysplasia)来描述,因为部分畸形并不存在真正的裂隙[9]。缺陷由累及发育区域的名字命名(面部凸起和骨)。畸形被认为发生于面部凸起融合前或融合中,但骨化开始前(图 33.1)。

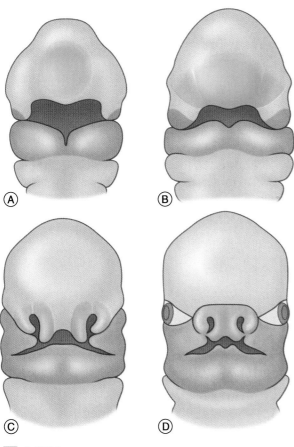

■ 内侧鼻突

■ 外侧鼻突

■ 上、下颌区

图 33.1　面部胚胎发育。(A) 27 天。(B) 33 天。(C) 37 天。(D) 46 天内侧鼻突、外侧鼻突和上、下颌区的迁移

　　因畸形的变异,中线颅面裂需要特殊的考虑。组织发育不全和前脑无裂畸形(发育不足)作为一极,额鼻部异常增生和组织过多(发育过度)为另一极,正常组织量的中线畸形在二者之间的中间[10]。Noordhoff 等将术语"前脑无裂畸形"代表无叶脑[11]。为了更确切,将中线颅面发育不良进行分类,分为以下 3 种:

Ⅰ:中线颅面发育不良(组织缺损或发育不全)

Ⅱ:中线颅面闭合不全(正常组织量,有裂隙)

Ⅲ:中线颅面异常增生(组织过多或重叠)。

　　在每个类型下进一步分类,用于描述 0 ~ 14 号裂的具体畸形(表 33.1)。

表 33.1　中线颅面发育异常的分类

分　类	表　现
Ⅰ:中线颅面发育不良	**组织不足**
A. 前脑无裂畸形(无叶脑)	无叶脑伴中线颅面发育不良(图 33.1)分为四个亚型:独眼畸形、筛发育不良性小头、猴头畸形和原腭发育不全
1. 独眼畸形	只有一个眼眶和一只眼球。无鼻畸形,有喙状鼻位于单个眼眶上方。小头畸形也是一个要素(图 33.2)
2. 筛发育不良性小头	严重的眶距过近,双侧眼眶相互分离。存在无鼻畸形,喙状鼻位于两眼眶中间(图 33.3)
3. 猴头畸形	中重度眶距过近。有发育不全的喙样鼻,位于正常鼻部的位置(图 33.4)
4. 原腭发育不全	原腭没有或严重缺损,包括前上腭和相关的中线结构。可见眶距缩短(图 33.5)
B. 中线脑面发育不全(有叶脑)	脑在中线分叶,中线面部发育不全,中线脑发育不全(图 33.6)
C. 中线面部发育不全	中线面部发育不全,无脑组织累及(图 33.7)
D. 微型中线面部发育不全	1. 上颌鼻发育不良(图 33.8) 2. 中线上颌发育异常(图 33.9) 3. 上唇系带缺如(图 33.10)
Ⅱ:中线颅面闭合不全	**正常组织量,但存在裂隙**
A. 真性中线裂	上唇单独裂隙或中线球状突裂隙,可表现为不全裂(图 33.11)或完全裂(图 33.12)
B. 前脑膨出	是一种囊性先天性畸形,中枢神经系统结构通过颅骨缺损处疝出(图 33.13,图 33.14)
Ⅲ:中线颅面异常增生	组织过多或重叠,轻者仅仅表现为局部组织增厚、鼻中隔重叠,重者表现为额鼻部异常增生(图 33.15,图 33.16)

Ⅰ:中线颅面发育不良(组织缺损或发育不全)

A. 前脑无裂畸形(无叶脑)

1. 独眼畸形:只有一个眼眶和一只眼球。无鼻畸形,有喙状鼻位于单个眼眶上方。小头畸形也是一个要素。

2. 筛发育不良性小头:严重的眶距过近,双侧眼眶相互分离。存在无鼻畸形,喙状鼻位于两眼眶中间。

3. 猴头畸形:中重度眶距过近。有发育不全的喙样鼻,位于正常鼻部的位置。

4. 原腭发育不全:原腭没有或严重缺损,包括前上腭和相关的中线结构。可见眶距缩短。

B. 中线脑面发育不全(叶性脑)

此种情况,可见中线面部发育不全,中线脑发育不全。单侧或双侧唇腭裂。

C. 中线面部发育不全

中线面部发育不全,无脑组织累及。可见单侧或双侧唇腭裂。

D. 微型中线面部发育不全

中线面部发育不全微型变异,存在中线面部结构发育不良导致的轻度缺损。也可见单侧或双侧唇腭裂。该组包括:

1. Binder 综合征(上颌鼻部发育不全)患者具有特征性的鼻上颌面部低平,鼻棘缺损或缺如,无前突的Ⅲ类错𬌗畸形。

2. 上颌中切牙异常:包括 3 种变异:

(a) 中上颌切牙缺如

(b) 单上颌中切牙

(c) 中上颌切牙发育不全

3. 上唇系带缺如

Ⅱ:中线颅面闭合不全

中线颅面闭合不全者有正常的组织量,但存在裂隙或中线结构异常分离。在中线颅面发育异常中,存在一组畸形,表现为组织量正常,有不正常的裂隙(真性中间唇裂)或移位(脑膨出)。本组处于中线组织缺损(发育不全)和发育过度之间。

A. 真性中线裂

真性中线裂表现为上唇单独裂隙,"0 号裂"与发育不全和异常增生无关。但是,真性中线裂可能存在组织缺损或发育不全,如无鼻中隔。真性中线裂也可出现组织过多,如鼻中隔重叠。真性中线裂伴有中线颅面闭合不全只表现为裂隙,组织量正常。上唇畸形是真性中线裂,存在中线球状突裂隙。这与伴随球状突发育不全的中线裂恰好相反。真正的中线裂经过切牙中间。裂隙可以向后延续至原发或继发腭裂。当裂隙侵及眶间区,可出现眶距增宽。

B. 前脑膨出

前脑膨出是一种囊性先天性畸形,中枢神经系统结构通过颅骨缺损处突出。它们发生于正常发育区域,脑组织从薄弱的区域膨出。膨出的组织进一步分离扩大腔隙。

前脑膨出分为额筛骨和基底组。额筛骨脑膨出,缺损出现于额骨和筛骨的连接处(盲孔)[12]。鼻筛骨脑膨出被认为是 Tessier14 号裂或 Mazzola 形态分类中的额鼻神经管闭合不全。基底脑膨出与鸡冠或鸡冠后缺损相关,有时,它们可以通过蝶骨缺损膨出,被称为经蝶骨脑膨出[13]。

Ⅲ:中线颅面异常增生(组织过多或重叠)

包括所有组织过多的类型,轻者仅仅表现为局部组织增厚、鼻中隔重叠,重者表现为额鼻部异常增生。

"额鼻部异常增生"是各种类型发育过度中最广为人知的[14]。该术语概况的情况有很多争议。典型的"异化"是指异常组织发育中全部类型,从组织发育不全到其他超常增生和组织过多。

中线颅面异常增生的基本缺损不明确。从胚胎发育角度,如果鼻背囊没发育完全,初级脑泡将填入间隙,正常应被囊膜包裹,因此产生前颅球囊裂,导致在眼和鼻孔处形态形成静息,眼和鼻孔将维持相对胚胎的位置[15,16]。实验显示迁移神经嵴细胞数量的减少可导致多种缺损[17,18]。

其他鼻部的发现从鼻尖凹痕到鼻孔完全裂开,甚至前唇和上颌的缺如,伴有中线唇裂。另外,鼻翼多种缺损也存在。有时相关畸形还包括附属鼻赘,低位耳,传导性耳聋,轻至重度精神发育迟缓,基底脑膨出,胼胝体发育不全。重要的是,演技性发生率高。更远的畸形包括法洛四联症、胫骨缺如及其他。当眶距增宽严重或脑外畸形发生时，精神缺陷更容易发生且更严重[14,15,17]。

Tessier 颅面裂分类在 1976 年发表[1]。该分类被证明是最全面的，并经受住了时间的考验。这个优秀的分类基于 Tessier 在解剖实验中、手术室及胚胎发育研究中获得的全面的个人经验。术语统一且各种特征描述清楚。也很容易被临床学者掌握来评价颅面裂。另外，该分类将临床观察和术前三维 CT 影像得到的骨骼畸形相联系，并在术后得到确认。临床表现和解剖的相互关联提高了颅面外科医师的认识。Tessier 颅面裂的特点记述如下。

流行病学和病因机制

颅面裂的真正发病率还不清楚，因为发生率很低以及有时很难发现轻度的畸形导致的体表微妙的变化。但是，颅面裂的发生率为（1.4 ~ 4.9）/100 000 新生儿[1~3]。相对于唇腭裂畸形的发生率（9.5~34）/1000，颅面裂发生率很低。

最罕见的颅面裂零星发生。但是，遗传因素在颅面裂的发生似乎发生在 Treacher-Collins 综合征和某些 Goldenhar 综合征的家族病例中。主要的基因缺陷（TCOF-1）导致了 Treacher-Collins 综合征[19]。尽管外显率不定，畸形非常稳定。在 TCOF-1 基因敲除动物模型中，区域性大量细胞死亡影响了鸡冠细胞间质迁移，导致了颧骨的畸形。肢体环状挛缩畸形（羊膜束畸形）也与少见的面裂相关。Coady 等发现颅面裂与肢体环状挛缩畸形统计上相关[20]。

基于动物和人类临床实验研究，很多环境因素可导致面裂。这些研究主要包括四个方面：①放射[21,22]；②感染[23,24]；③母体代谢失衡[25]；④药物和化学品[26]。大量药物和化学品都有致畸作用，但很少发现可以导致人类颅面畸形。有些药物可以导致面部畸形，包括含有维 A 酸的药物[27]。

尽管药物的致畸作用和它们对面部发育的影响还不明确，当发生不自知妊娠时，胚胎分化和发育的关键时期可能都影响。畸形学学者面对多种因素对多个通路的问题，没有得到简单的答案可以广泛解释特定裂隙畸形的形成。

颅面的胚胎发育

对胚胎和胎儿正常器官发生的理解有助于临床学者对婴儿和成人的颅面裂进行阐述和分类。同样，对罕见颅面裂的研究可获得对面部和神经发生学研究的线索。基于神经发生学，对正常面部发育和新近对面部基因决定的发育区理解的总结简述如下。

三个原始胚层，外胚层、中胚层、内胚层，是组织和器官形成的基础[28]。在妊娠的第 3 周，三胚层的原始组织产生了脊索和脊索前中胚层。同时，吻部外胚层分化形成高度分化的神经嵴细胞，形成最终脑和中线面部结构的发育[29]。外胚层形成具有双侧褶皱的神经板，最后联合形成神经管。在神经管闭合时，神经嵴细胞（间充质）迁移到神经管下方，形成多潜能干细胞。这些迁移的神经嵴细胞形成了面部胚胎突起。神经嵴腹侧迁移呈节段性分布，成为菱脑节，分化为头面部软骨、骨、肌肉、结缔组织的前体细胞。

这种外胚层间充质在数量和质量的任何缺陷可形成颅面畸形，从严重的前脑无裂畸形到轻度的颅面裂的临床表现特征，如小窝和皮赘[30]。导致异生和异位（结构形成和位置的异常）的发育停顿的其他原因有异常发育或胚胎动脉的退化[31]。

妊娠第 4 周开始，可识别面部形态[32]。胚胎 4 ~ 8 周，顶臀长度约从 3.5mm 增加到 28mm。双侧口凹膜产生原始嘴的开口。悬垂的额鼻突构成口凹的上缘[2]。由神经嵴迁移形成围绕口凹的 5 个凸起（额鼻、一对上颌突和一对下颌突）（图 33.1）。额鼻突由神经嵴细胞在腹侧从中脑区迁移来而形成，部分分化为额骨和鼻骨。上颌和下颌突由位于尾侧的迁移神经嵴细胞形成，在向腹侧迁移至主动脉弓周围，与咽部内胚层相接。

视泡出现在间脑外侧鞘，诱导成形外胚层晶状体基板和神经嵴细胞迁移形成巩膜。视泡形成缺陷可导致小眼或无眼畸形。该部位视相关组织从外科向内侧的移动可使额鼻突变窄，侧面部伸展。视相关组织移动不足可导致眶距增宽和移动过度导致的眶距过窄，甚至中线独眼畸形[33]。

第 6 周时，内侧鼻突增大，在中线融合。鼻基板从外胚层组织形成，向上至额鼻突，向下至口凹。鼻基板内卷进面部形成鼻孔凹，边缘提升产生马蹄形内外鼻部突起。内侧鼻部突起向尾侧的延伸和球突，以及发育中的上颌突形成上唇。内侧鼻部突起形成鼻尖、鼻小柱、人中和切牙骨。鼻翼由外侧鼻部突起形成。额鼻突形成齿桥和鼻根。

每侧鼻凹的后部与口腔被口鼻膜隔开。口鼻膜分裂异常可导致鼻后孔闭锁[34]。成对的内侧鼻部突起同额鼻突融合形成额突的大部分组织。这些结构逐渐扩大，向上取代额鼻突。在第6周时，两个内侧鼻突起在中线融合，最尾侧的前上颌突延伸至口凹。鼻尖、人中、鼻小柱、中隔软骨和原腭来源于这些成对的中间结构。在内侧鼻突起的头侧的额鼻突形成鼻背和鼻根。此阶段的发育缺陷在中线，可导致无鼻或裂鼻畸形。

上颌突是成对的中胚层组织，头侧形成下颌弓，腹侧形成视神经外胚层。这些三角形组织扩展，同下颌弓分开，向腹侧迁移。上颌突最终同中胚层球突融合形成上唇。颊部、上颌颧骨、继发腭也来源于上颌突。在上颌突和外侧鼻突起间存在固定的上皮细胞索[35]。细胞索最终形成鼻凹和结膜囊（鼻泪管）间的连接。该管道线裂隙的神经嵴细胞迁移不足可导致面斜裂。

口凹裂孔通过迁移间质细胞融合上颌突和下颌突，形成唇联合。神经嵴细胞不足导致巨口畸形，细胞过量可导致小口畸形或巨口畸形。下颌突在口凹和第一鳃沟之间，形成面部的尾侧。成对的下颌弓尾端扩大，第6周时在腹侧融合。下唇和下颌骨从第一鳃弓发育而来。第一鳃弓成对的咽组分上升融合形成舌前部。

外耳和中耳也在妊娠第6周形成。耳屏和耳轮脚来源于第一鳃弓尾侧缘的3个小突起。中耳的锤骨和砧骨也由第一鳃弓形成。外耳的其他部分从第二鳃弓的头侧缘的3个小突起形成。中耳的镫骨也由第二鳃弓形成。

在短短的4周内，细胞迁移、细胞间作用和凋亡联合作用。这个复杂的过程如果出现问题，将导致裂隙的发生，通常在胚胎发育线上。

融合异常

有两个理论用来阐述胚胎异常或错误导致的颅面裂畸形。首先，"融合异常"理论强调裂隙的形成由面部凸起融合异常所导致[36]。第二，"中胚层渗透异常"理论强调中胚层和神经外胚层迁移、渗透至双侧外胚层不足导致的颅面裂[37]。尽管大部分目前的知识都是基于动物唇腭裂研究，少有颅面裂由简单的机制造成。

"融合异常"理论由 Dursy 在 1869 年，His 在 1892 年提出。声称面部凸起的游离缘在面中部融合[35]。各种融合过程逐渐形成面部。当上皮接触

在相对的面部凸起建立时，中胚层渗透完成了融合。Dursy 强调上唇是由上颌突指样推进末端和成对的球突联合而成。他声称此过程的破坏导致了颅面裂畸形。

中胚层渗透理论的支持者认为面部凸起的指样末端不存在。Warbrick[38] 和 Stark 等和 Ehrmann[39] 认为面中部凸起由两层外胚层板组成。这种双侧膜由上皮接缝，这种结构决定了主要的凸起。在发育过程中，间充质组织迁移并渗透到这种双层外胚层，被称为"上皮墙"。在口凹尾侧，下面部由鳃弓形成。鳃弓在外胚层和内胚层间有一薄层中胚层。神经外胚层来源的神经嵴细胞，从神经管背外侧产生，在外胚层下迁移并补充额鼻突和鳃弓的中胚层组织[40]。大部分颅面骨被认为由神经嵴细胞形成。如果没有神经中胚层的迁移和渗透，上皮中断形成面裂。裂隙的严重程度同神经外胚层渗透异常程度成正比。然而，少见颅面裂形成机制的详细情况还不明确。尽管如此，融合和间充质渗透概念利于对少见颅面裂问题的理解。

神经节理论

对神经发生学的最新的理解提示在神经系统和其相关结构的发育存在直接的关系。神经管被认为是在中枢神经系统的一系列发育区[41,42]。6个分支提供了坐标系来形成前脑的神经束和神经核。中脑和后脑分别分为 2 个节段和 12 个菱脑节。每个神经节都是沿胚胎轴向的一个独特的几个基因编码区交错的单位。在后脑和尾骨尾侧，这些神经节单位由基因同源异形序列（Hox 基因）决定。在前脑，存在更复杂的基因序列，如 Sonic hedgehog（Shh），Wingless（Wnt）和 Engrailed（En）。

每个神经节区的独特的"条码"由从特殊水平到胚胎的中胚层和内胚层的所有细胞所共享。例如，Hox 基因编码菱脑节 2 和 3（组成了第一咽弓 PA1），该基因同组成这些咽弓的中胚层所共享。同样，Hox 基因也同迁移进 PA1 的中胚层区的神经嵴细胞共享。迁移的神经嵴细胞提供了分化为相应的面部组织的指导。因此，所有面部的骨组织和软组织可以被认为是由具有明确的细胞组分和空间上的固定位置的基因来决定的。在胚胎折叠时，这些区域被置于合适的解剖学位置，最后形成三维的外观。

该系统可使面部定位于发育区，有着前体组织单元独特的空间来源。鼻部和眼部的中线中胚层相

对于周围的中胚层组分,有不同的来源、神经支配和血供。所有发育区被认为导致了软组织功能床和下方的骨组织不同程度的缺失,颅面裂的发生只不过是前体区域有序的缺损过程的状态。Tessier 和他的分类系统的解剖和临床观察同此理论相一致。变异包括:①2 号、3 号裂属于同一个区域(3 号裂更靠后);②4 号、5 号裂代表不同程度累及上颌的同样区域。Tessier 分类系统被外科医师和其他临床学者广泛接受,并经受住了时间的考验。但是,遗传学者和胚胎学者难以接受他的颅面裂数字化的总结,因为该系统无法用现有胚胎发育理论所解释。这些新的关于 Tessier 颅面裂分类系统的神经胚胎学理论强化了 Tessier 阐述的重要性。随着神经节理论的进展,Tessier 对罕见颅面裂的阐述对遗传学者和胚胎学者应该更有价值。

患者选择

Tessier 颅面裂的特点

Tessier 基于他的解剖、手术观察和经验建立了对罕见颅面裂的分类(图 33.2A)。裂隙分类数字从 0 到 14 号,同面部和眼眶具体部位相对应,与胚胎发育图相联系(图 33.2B)。数字分类的裂隙将骨组织和其上的软组织临床特点相联系,并通过术中发现和最近的三维 CT 检查来验证。

眼睑和眼眶作为区分上下面部的横向轴线。Tessier 使用这些标记取决于眼眶同属于颅骨和面部。因此,眼眶用来区分颅裂和面裂。另外,下列数字分类裂隙组合通常可以在临床上观察到:0 和 14,1 和 13,2 和 12,3 和 11,4 和 10,5 和 9,6 和 8。裂隙 5~9 组合被定义为外侧裂,因为它们向外通过眶下孔。Tessier7 号裂最外侧的颅面裂。

颅面裂的临床表现高度多变。Tessier 报道了软组织和相应的骨组织很少是同样的程度。骨性标志比软组织标志更稳定和可靠。很典型的例子,位于眶下孔内侧的面裂比孔外侧的涉及更多的软组织。相反,位于眶下孔外侧的面裂比孔内侧的裂隙涉及更多的骨组织。最后,双侧裂隙存在多种组合,通常形成不对称的畸形。

如下所述,颅面裂通过 Tessier 分类将软组织特征和其下的骨组织联系到一起。涉及局部组织的严重性决定了不同的治疗策略。下述描述顺序为面裂从内到外,然后颅裂从外到内。

0 号裂

0 号裂称为中线颅面闭合不全、中面部短小、额鼻发育障碍、面中裂综合征、前脑无裂畸形;但为了准确性,应称为中颅面发育障碍的面部表现或下半部,如上所述[43,44]。存在中面部裂的患者可能有颅侧延伸或 14 号裂。如上所提,0 号 Tessier 颅面裂很独特,可能有组织缺损、正常或过多。一头是组织不全或前脑无裂畸形(发育不全异生),一头是额鼻增生或组织过多(增生性异生),中间是组织容量正常的畸形,为谱线的中部。

中线颅面发育不良(中线结构缺失)

缺陷可能表现为发育不良或未发育,部分中线面部结构缺失(图 33.3)。这种发育停滞可能表现为从最轻度的鼻上颌区的发育不全、眶距过近到严重的独眼畸形、筛发育不良性小头和猴头畸形。表 33.1 显示了面部畸形与脑部畸形和智力缺陷间的关系。脑部 CT 扫描可以区分无叶脑畸形和有叶脑畸形,明确前脑畸形患者的类型。临床上对区分脑分化不足患者的预后有重要意义,有些可能在胚胎时死亡,另外一些预后好些。

软组织缺陷

0 号裂的软组织缺陷包括上唇和鼻。发育不全和未发育可导致假性中线唇裂和鼻小柱缺失。当较宽的中部裂隙存在时,可致整个上唇裂开,并上至鼻底(图 33.3A,B)。伴随鼻部畸形时,鼻小柱可能变窄或完全缺失。鼻尖可能因为缺少鼻中隔的支持而塌陷。鼻中隔可能有残留痕迹,与上腭没有尾侧的连接。牙齿畸形可能包括上切牙缺失、单个上切牙,或上切牙发育不全异生。

骨组织缺陷

骨组织缺陷从上犬齿分离到切牙骨缺失和继生腭裂(图 33.3C)。鼻部缺陷可能包括部分或全部中隔软骨和鼻骨的缺失。骨缺损可向头侧延伸至筛窦,导致间距过近或独眼畸形。鼻上颌缺陷可见于 Binder 综合征。

中线颅面神经管关闭不全(正常组织量但存在裂隙)

此类 0 号裂介于发育不全或发育过度之间,组

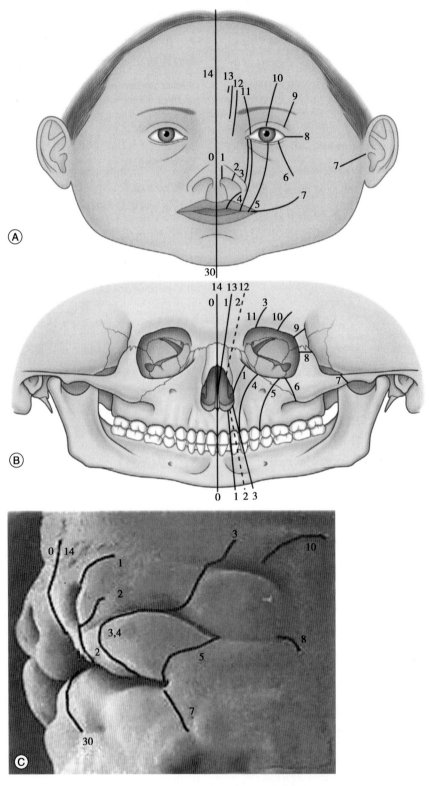

图 33.2　颅面裂 Tessier 分类。(**A,B**)左侧显示颅面裂的编号和位置,右侧显示体表或骨骼表面标志。0~7 号标记面裂,8~14 号标记颅裂,下颌骨正中为 30 号裂。(**C**)胚胎发育与颅面裂的关系

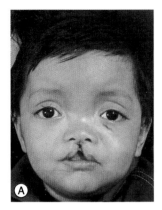 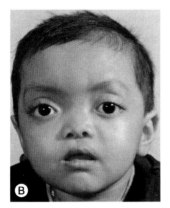 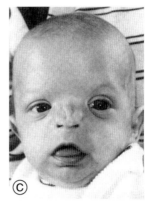 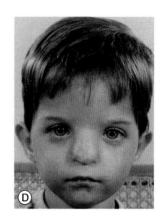

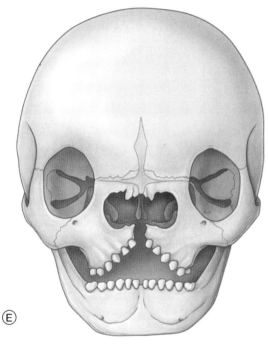

图 33.3　0 号裂。(A,B)患儿表现为真性中线唇裂、腭裂、眶距增宽和蝶筛型脑膜脑膨出。(A)术前观。(B)中线裂修复术后。(C,D)患儿表现为中线组织过多(发育过度),表现为鼻部分叉和鼻背部软组织条索。(C)术前观。(D)鼻部手术后外观。(E)骨骼异常表现为中切牙部位的分离,鼻部增宽,眶距增宽

织量正常,但存在不正常裂隙(真性中线唇裂)或移位(脑膨出)。

累及软组织

当独立的唇裂同组织缺陷(如鼻中隔缺失)或组织过量(如鼻中隔重叠)无关时,被认为是真性中线唇裂。真性中线唇裂是存在球状突间的裂隙,而假性中线唇裂存在球状突发育不全。脑膨出是一种囊性先天性畸形,中枢神经系统结构通过颅骨缺损处疝出[45]。在正常发育区出现,薄弱部位使得脑疝出离开颅腔。突出部分可能进一步使发育区分开[42]。

累及骨组织

当真性中线裂通过切牙中间时,裂隙可以向后

延伸形成中线腭裂。当裂隙侵袭眶间,可形成眶距增宽。前脑膨出分为基底和额筛两种。额筛型脑膜脑膨出时,缺损在额骨和筛骨连接处(盲孔)[12]。基底脑膨出与鸡冠处或鸡冠后缺损相关,有时,可以通过蝶骨缺损突出。

中线颅面异常增生(中线组织过量)

包括所有形式的组织过量,从局部增厚或鼻中隔重叠(图 33.3B)到额鼻异常增生的严重形式。

软组织中线组织过量

软组织中线组织过量可能表现在唇部的人中小柱增宽或双唇系带。鼻部可裂为两半,存在宽大的鼻小柱和中线背侧沟。鼻翼和上外侧软骨可能向外

侧移位。

骨组织过量

骨组织过量在增宽型 0 号面裂可见于上切牙间隙增宽。可能存在双鼻棘。存在典型的舟状上牙槽。前牙成角指向中线,形成前开殆。中面部高度缩短。软骨和骨性鼻中隔增厚或重叠。鼻骨和上颌鼻突增宽、扁平,向外侧移位。筛窦、蝶窦可扩张,导致对称性的前颅窝增宽和距离增宽。筛板降低,鸡冠宽度增加。蝶骨体增宽伴随翼板离开中线移位。

1 号裂

这种旁正中面裂由 Tessier 首先描述[1]。Van der Meulen 命名此裂隙为鼻发育不良 3 型[9]。1 号面裂向颅侧延续为 13 号裂。

累及软组织

1 号裂,类似于一般的唇裂,通过丘比特弓和鼻翼软骨穹隆。鼻部软三角凹痕是独特的特征(图 33.4A)。鼻小柱可能短小变宽。鼻尖和鼻中隔从裂隙处分开。如果裂隙向头侧延伸,软组织沟或皱褶可能出现在鼻背。裂隙在异位内眦内侧明显,可致内眦距离增宽。伴随向颅侧延伸的 13 号裂,可存在垂直异位。

累及骨组织

舟状上颌伴随前切牙指向裂隙,产生前开殆。齿槽裂少见,但可以通过中切牙和侧切牙间。这种旁正中裂在梨状孔处鼻棘外侧分离鼻底(图 33.4B)。裂隙可以向后延伸致软硬腭完全裂开。裂隙向头侧延伸,通过鼻骨和上颌骨额突间连接。鼻骨移位或扁平。筛骨延伸导致距离增宽。也可出现蝶骨大翼、小翼、翼板、前颅凹不对称。

2 号裂

累及软组织

其他旁正中面裂也可能发生在一般唇裂的部位。但是,2 号裂的不同之处在于鼻畸形位于鼻翼缘的中部 1/3(图 33.5)。2 号裂的鼻翼发育不全,而 1 号裂鼻翼仅仅在穹隆处有凹痕,3 号裂的鼻翼

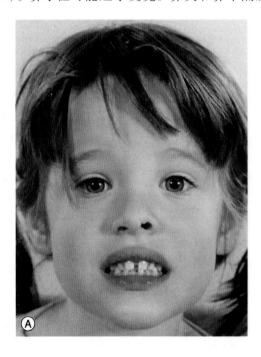

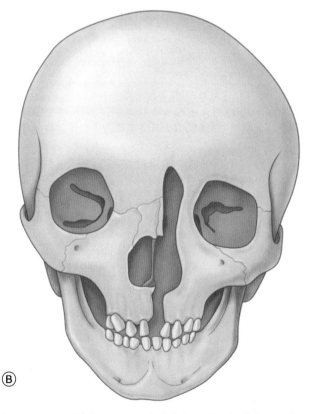

图 33.4　1 号裂。(A)患者表现为左侧鼻翼顶部切迹和左眼眶易位。(B)骨骼异常表现为左侧梨状孔至鼻根部中隔旁裂隙,使眼眶向外侧移位

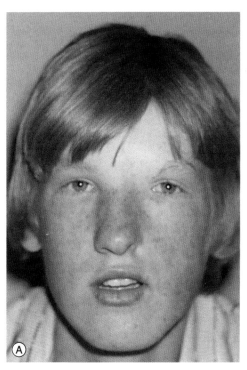
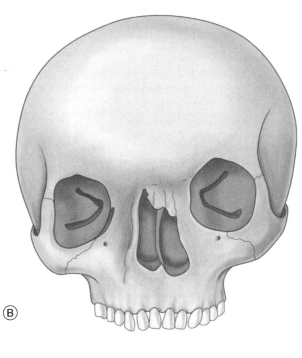

图 33.5　2 号裂。(**A**)患者表现为左侧鼻翼中部发育不良,导致右侧鼻翼退缩的外观。鼻外侧低平。左侧眉头内侧变形提示存在 12 号裂。同时存在左侧眶发育不良和内眦移位。(**B**)骨骼异常表现为梨状孔和鼻骨发育异常

基底移位。鼻外侧扁平,鼻背增宽。眼睑没有累及,裂隙经过睑裂内侧。尽管内眦移位,但通常不累及泪管。如果裂隙向头侧延续形成 12 号裂,则可见眉内侧畸形。

累及骨组织

2 号裂在外侧切牙和犬牙之间,延伸入梨状孔,位于鼻中隔外侧及上颌窦内侧。可能出现软硬腭裂。鼻中隔可能偏离裂隙。裂隙致鼻骨畸形,因其在鼻骨和上颌骨额突间通过。累及筛窦可导致眶距增宽。可出现蝶骨大小翼和前颅底的不对称。

3 号裂

3 号裂是 Tessier 颅面裂最常见的类型。Morian 报道了第一例此型裂,后来命名为 Morian Ⅰ 型裂[46]。该裂隙也被称为 Tessier 口鼻眼裂。裂隙向头侧延续形成 11 号裂。不同于一般的唇腭裂,3 号裂有如下特征:①性别分布均等;②发生率为右侧、左侧、双侧各 1/3。在双侧裂存在的情况下,一侧可能存在 4 号或 5 号裂。

累及软组织

3 号裂的起始类似于 1 号、2 号裂,通过鼻底的人中小柱。鼻翼基底和下睑间的组织缺失导致患侧短鼻。裂隙通过内眦和下泪点之间(图 33.6A)。泪系统,尤其是下泪小管断裂。常见鼻泪管堵塞和泪囊反复感染。下泪点向下移位,引流可直接引向颊部,无法流入鼻腔。

内眦向下移位,可能发育不全。下睑缺损在下泪点内侧。如程度较轻,此裂隙的下睑缺损可能是唯一明显的表现。对于轻度病例,对累及骨组织进行 CT 扫描以及标记泪系统疑似断裂处很重要。很少累及眼球,但可出现小眼畸形。典型表现为眼球向外下移位。如没有眼球保护,干燥可致眼部受损,包括角膜腐蚀、眼穿孔及失明。

累及骨组织

面裂的骨性特征包括眼眶的累及和口腔、鼻腔、眼窝直接相通(图 33.6B)。裂隙开始于外侧切牙和犬牙之间。不同于 1 号、2 号裂,3 号裂的前上牙弓扁平。3 号裂可致上颌突额突断裂,止于泪沟。此裂最严重的类型表现为双侧和骨断裂

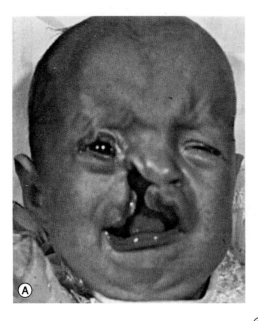
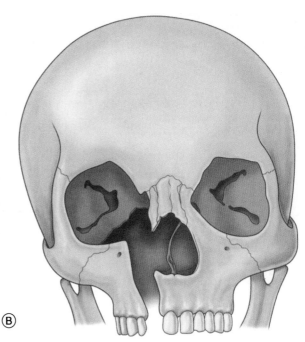

图 33.6　3 号裂。（**A**）患者表现为右侧完全性唇裂、腭裂，右侧鼻翼与内眦间组织明显缺失。右侧鼻翼向外上移位，内眦向内下移位。鼻泪管系统受损。（**B**）骨骼异常表现为侧切牙外侧至眶骨泪沟之间的较大裂隙。裂隙导致眶、上颌窦、鼻腔与口腔相通

明显。双侧病例中，对侧面裂可能是 4 号或 5 号裂。可能存在筛窦、蝶窦缩窄。眶底和前颅底向下移位。

4 号裂

4 号裂发生于鼻外侧和其他中面部结构。裂隙被称为斜面裂或面横裂。Dick 在英文文献中报道了第一例此类裂，von Kulmus 可能在 1732 年用拉丁文进行过记录[47]。该裂隙也被分类或命名为口眼裂（AACPR）、口面裂[1]、上颌内侧发育不全[1,48]。该裂隙的颅侧延续是 10 号裂。对于单侧 4 号面裂，估计左右侧比例为 1.3∶2，男女分布比例为 2.5∶1。相反，双侧病例性别比例均等。双侧病例中，对侧常为 3 号、5 号、7 号裂。

累及软组织

对比 1 号、2 号、3 号裂，4 号裂开始于丘比特弓和人中小柱和口裂内侧（图 33.7A）。口轮匝肌在唇外侧部分无肌肉。裂隙经过鼻翼外侧。尽管鼻翼没有累及和鼻部完整，但向上移位。双侧累及可将鼻向上推（图 33.7B）。裂隙延伸通过颊部，至下睑下泪点外侧部。下睑和睫毛可能直接延伸至裂隙外侧缘。内眦和鼻泪管系统正常。眼球正常，但可见小

眼畸形和无眼畸形。

累及骨组织

骨组织累及一般少于 3 号裂。齿槽裂开始于外切牙与犬牙之间（图 33.7C）。裂隙延伸至梨状孔外侧，累及上颌窦。上颌窦内侧壁完整。存在口腔、上颌窦、眼窝的连通，不累及鼻腔。裂隙通过眶下孔内侧。眶下孔作为 4 号面裂内侧和 5 号面裂外侧的界线。4 号裂终止于眶下缘内侧。如眶底内侧及眶缘缺如，眼球可能向下脱垂。双侧病例中，中面部内侧和切牙骨突出。蝶骨体不对称，翼板移位，但前颅底无影响。

5 号裂

此型面裂是最少见的面斜裂。也被称为Ⅱ型眼面裂、Ⅲ型 Morian 裂，外侧上颌发育障碍、Ⅱ型口眼裂（AACPR 分类）[1,49]。5 号裂向头侧延伸是 9 号裂。单侧、双侧病例各占 1/4，另 1/2 病例伴随其他面裂。

累及软组织

5 号裂开始于口裂内侧，并沿颊外侧至鼻翼（图

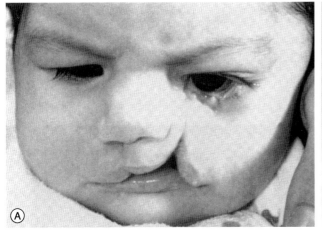
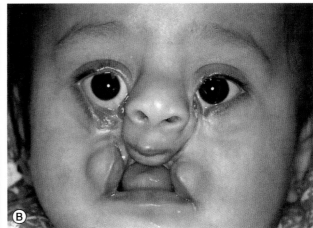

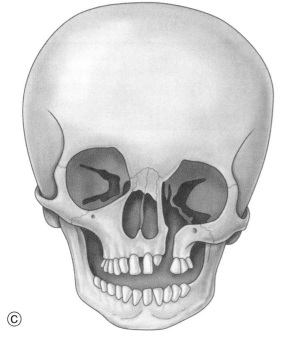

图 33.7 4 号裂。(A)患者表现为左侧上唇丘比特弓外侧至下眼睑内侧的裂隙。(B)该患者表现为双侧裂隙,自上唇丘比特弓外侧至下眼睑内侧,双侧不对称。(C)骨骼异常表现为自侧切眼外侧至眶下孔和梨状孔的较大裂隙,眶、上颌窦与口腔相通

33.8A,B)。裂隙终止于下睑外侧半。眼球通常正常,也可见小眼畸形。

累及骨组织

齿槽裂开始于犬牙外侧的前磨牙区。不同于 4 号裂,5 号裂沿外侧至眶下孔,终止于眶缘、眶底外侧(图 33.8A,C)。裂隙从眶下裂分开。上颌窦可能发育不良。眶内容物从眶底外侧缺损下垂至上颌窦,导致眶纵向错位。眶壁外侧可能增厚,蝶骨大翼异常。颅底正常。

6 号裂

颧上颌裂表现为 Treacher-Collins 综合征的不完全形式。被 Van der Meulen[49] 命名为上颌颧弓发育

不全。类似的和通常更严重的面部特征可见于 Nager 综合征。Nager 综合征患者也可能存在上肢桡侧畸形手。

累及软组织

裂隙通常变现为水平沟,因为软组织发育不良,从口裂至下睑外侧(图 33.9A)。此发育不良线从颧骨隆起开始,沿下颌角至睑裂外侧假想线走行。睑裂外侧被向下拉。外眦向下移位。可导致严重下睑外翻和睑裂倾斜。下睑外侧出现缺损,标记着裂隙头侧末端。

累及骨组织

6 号裂沿颧弓、上颌骨结构分离上颌和颧骨(图 33.9B)。没有齿槽裂,但短小后上颌可致咬𬌗倾斜。

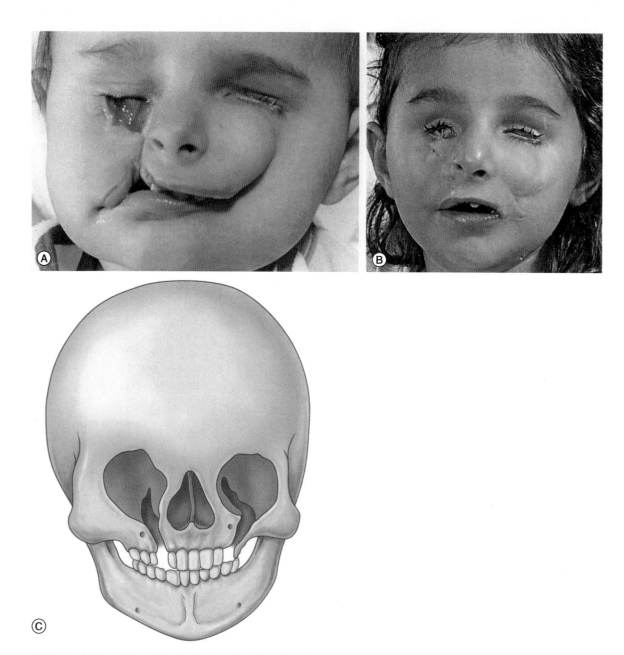

图33.8   右侧4号裂,左侧5号裂。(**A**)患者表现为双侧颅面裂,右侧自上唇丘比特弓外侧至下眼睑内侧,为4号裂,左侧自口角内侧向上经过侧面颊部至下眼睑中部,为5号裂。(**B**)双侧面裂修复术后外观。(**C**)4号裂骨骼异常表现为自侧切牙外侧至眶下孔内侧的裂隙,5号裂为自前磨牙至眶下孔的裂隙

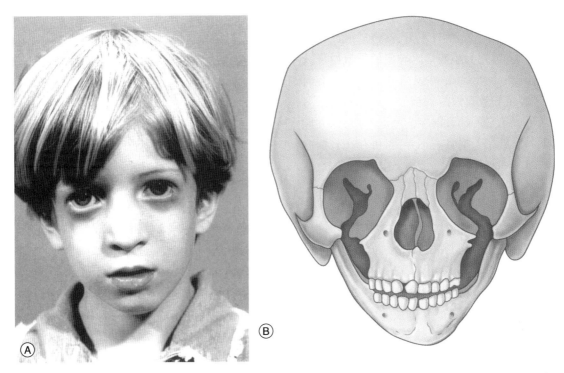

图 33.9　6 号裂。(A)患者具有部分 Treacher-Collins 综合征的表现,颧骨发育不良。(B)骨骼异常表现为颧上颌缝位置的裂隙,颧骨发育不良

常见鼻后孔闭锁,裂隙从眶底眶缘外 1/3 进入眶骨,连接眶下裂,颧骨发育不全,颧弓完整,前颅窝缩窄。蝶骨正常。

短小患者通常耳前头发缺如。Treacher-Collins 综合征患者常常耳前头发从颞区指向口裂。通常软腭和舌通常发育不全。

7 号裂

该颞颧面裂是最常见的颅面裂。其他对该裂隙的描述包括:颅面短小,半侧颜面短小,耳下颌成骨不全,第一、第二鳃弓综合征,耳鳃源性发育障碍,半下颌畸形和小耳综合征,口耳裂(AACPR),外侧 B1 头耳鳃源性畸形,颌颞发育障碍[49~52]。Goldenhar 综合征(眼耳脊椎谱系)是常染色体显性较严重类型,伴随眼球上皮样囊肿和脊椎异常[53]。7 号裂也可见于 Treacher-Collins 综合征。发病率约为 1/5600。男女比例为 3:2,可累及双侧。

累及软组织

裂隙起始于口裂,至耳前发际线。表现的严重程度从口裂的轻度增宽伴随耳前皮赘到完全口裂伴随小耳畸形(图 33.10)。通常裂隙不超过咬肌前缘。但是,同侧舌、软腭、咀嚼肌(第 V 对脑神经)可能发育不良。腮腺和腮腺导管可能缺如。外耳畸形从耳前皮赘到完全缺失。外耳和中耳异常被 Longacre 等[52]、Grabb[55] 和 Converse 等[54] 报道过。颅面

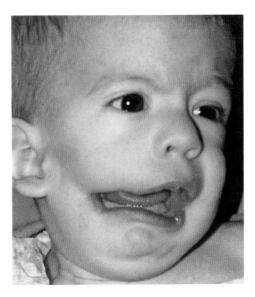

图 33.10　7 号裂。(A)患者表现为右侧口角至外耳的完全性口裂,导致大口畸形

累及骨组织

7 号裂的骨异常包含广泛。骨裂通过翼上颌连接。Tessier 认为裂隙在颧颞缝中心。后上颌和下颌支在纵向发育不全,导致咬𬌗面在患侧倾向头侧。

冠状突和髁状突通常发育不全,不对称,导致患侧后开𬌗。颧骨体严重畸形、发育不全、移位。最严重的类型,颧弓断裂,表现为小残端。异位的外眦由发育不全的颧骨导致,可致眶骨外上角向下移位。有时严重的 7 号裂可导致真性眶骨错位。异常的前颧弓向后延续,形成正常的颞骨颧突。颅底不对称,并倾斜,导致下颌窝异位。蝶骨解剖异常,可存在残留内外侧翼板。

8 号裂

此额颞裂位于外眦,是 Tessier 颅面分区的赤道线(图 33.11),是耳外眦裂(AACPR)的颞部延续,眼-眶骨紊乱联合裂,颞额发育障碍[48]。8 号裂是面裂和颅裂的分界。8 号裂很少单独发生,通常与其他颅面裂相关,是 6 号裂的颅侧延伸。双侧 6 号、7 号、8 号颅面裂联合形式很独特。Tessier 认为此类型裂隙是 Treacher-Collins 综合征的最佳描述(图 33.12)。有 Goldenhar 综合征的婴儿累及更多的软组织,而 Treacher-Collins 综合征存在更多的严重骨异常。

累及软组织

8 号裂从外眦延伸至颞部。皮肤松垂可以覆盖外侧联合的缺损。有时发际可见沿颞部和外眦的连线。软组织畸形呈现为真正的外联合缺损(皮肤松垂),外眦缺如。通常存在眼球的异常,以眼球上皮样囊肿为表现形式,尤其是 Goldenhar 综合征。

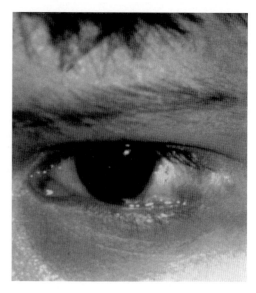

图 33.11 8 号裂。该患者左侧外眦外侧的眼睑裂被皮肤的粘连掩盖。该裂隙将面裂与颅裂分开

累及骨组织

裂隙的骨组分出现在额颧缝处。Tessier 发现伴随 Goldenhar 综合征(6 号、7 号、8 号联合裂)的患者在此区域的凹痕。对于 Treacher-Collins 综合征的完全形式,颧骨可能发育不全或缺如,眶外侧壁缺失(图 33.12C)。因此,睑裂外侧的唯一支撑是蝶骨大翼,出现下斜畸形。出现此缺损,存在眼眶和颞窝的软组织延续。

9 号裂

此上外侧眶骨裂是颅面裂中最罕见的形式。9 号

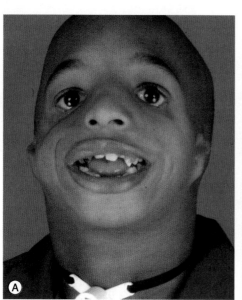

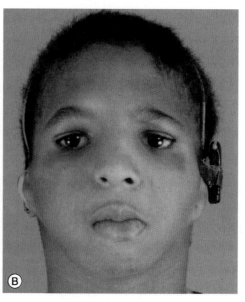

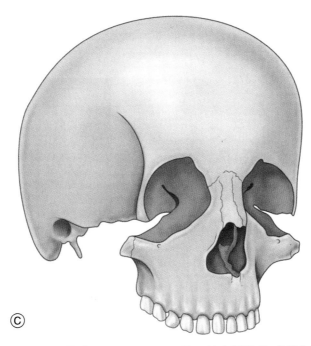

ⓒ

图 33. 12　6、7、8 号裂的结合。(A) Treacher-Collins 综合征患者,表现为颧骨发育不良、向外下倾斜的眼睑裂和颏部后缩。(B) 术后外观,患者接受了自体颅骨移植颧骨重建、交叉皮瓣重建眼睑和下颌骨牵张成骨。随后进行了双侧外耳重建。(C) 骨骼异常包括颧骨、眶外侧壁(蝶骨大翼构成了眶外侧壁的大部分)和眶底外侧的缺如

裂通过颅裂开始于内侧移动。此缺损被 Van der Meulen[48]为额蝶发育障碍,是 5 号面裂的颅侧延续。

累及软组织

9 号裂表现为上睑和眉部外 1/3 的异常。外眦也出现变形。严重时存在小眼畸形(图 33.13)。眶骨的上外侧骨缺损可致眼球的外侧移位。该裂隙向

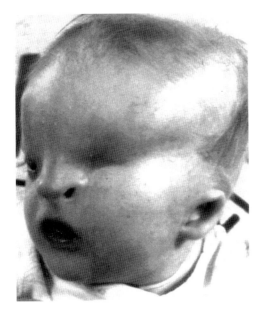

图 33. 13　罕见的 9 号裂。裂隙贯穿上外侧眶,导致小眼畸形

头侧延伸至颞顶头皮。颞部发际线前部移位,常见颞部头发突出。另外,常可出现额部和上睑第Ⅶ对脑神经麻痹。

累及骨组织

9 号颅裂的骨缺损沿眶骨外上方延伸。可存在蝶骨大翼的上部、颞骨鳞部和顶骨周围变形。此种蝶骨大翼的发育不全可致眶外侧壁的后外侧旋转。翼板可能发育不全。可能存在前颅窝的前后径缩短。

10 号裂

此眶上中部裂也可分类为额部发育障碍组[48]。10 号裂是 4 号裂的颅侧延伸。

累及软组织

10 号裂开始于上睑和眉部的中 1/3。眉外侧可能向颞侧成角。睑裂可能拉长向下外侧移位,伴随弱视眼(图 33.14A)。严重时,整个上睑可能缺如(无睑畸形)。可能存在其他眼部畸形和缺损。额部头发突出可能连接颞顶和眉外侧。

累及骨组织

10 号颅裂的骨组分出现在眶上缘中部,眶上孔

外侧(图 33.14B)。通常脑膨出通过额骨突出于缺损,额部可见明显膨出。眼眶可出现外下旋转。严重可致眶距增宽。前颅底也可出现变形。

明显延伸至额部发际线(图 33.15)。可见额部发际线内 1/3 的舌样突出。

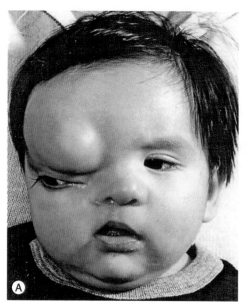

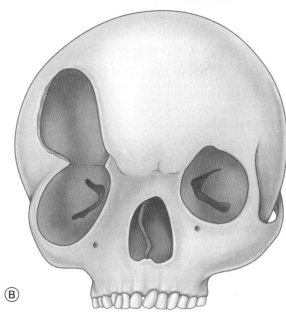

图 33.14 10 号裂。(**A**)患者表现为右侧额眶脑膨出。脑膨出位于右侧眶上缘上方中部,导致眼球向下移位。(**B**)骨性缺损和不对称性眶距增宽位于右侧眶上区

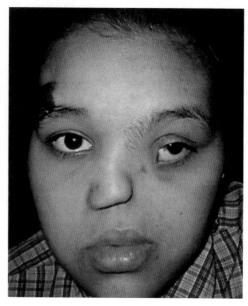

图 33.15 11 号裂。表现为上眼睑内侧 1/3 至眉部内侧的裂隙

累及骨组织

如 11 号裂从外侧至筛骨,可见眶上缘内 1/3 的裂隙。如果裂隙通过筛窦气房产生广泛的骨空洞,可见表现为眶距增宽。颅底和蝶骨结构,包括翼突对称,正常。

12 号裂

12 号裂是 2 号裂的颅侧延伸。

累及软组织

软组织裂在内眦内侧,缺损延伸至眉根部。存在内眦外侧移位,伴随眉内端发育不全。无眼睑裂隙。额部皮肤正常,伴随旁正中额部发际线的向下少量突出(图 33.16A)。

累及骨组织

12 号裂通过扁平的上颌骨额突(图 33.16B)。然后向上延伸,增加筛骨气房的横径,可致眶距增宽和内眦距增宽。额窦和蝶窦也存在骨空洞和扩大。蝶骨和额骨其他部分正常。额鼻角圆钝。裂隙位于嗅沟外侧,因此筛板宽度正常。此型裂无脑膨出。患侧前、中颅窝增宽或者正常[57]。

11 号裂

此上内侧眶裂是 3 号裂的颅侧延续。Van der Muelen 等将此畸形归类于额部发育障碍组[48]。

累及软组织

上睑内 1/3 可出现缺损。上眉部可出现断裂,

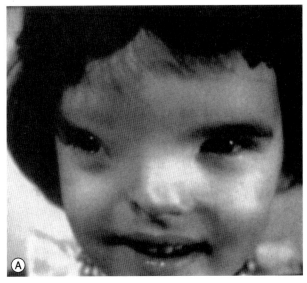

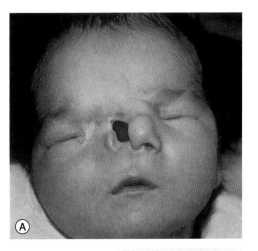

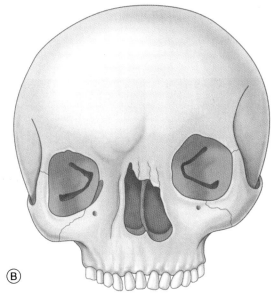

图 33.16 12 号裂。（**A**）患者表现为右侧眶距增宽，右侧眉部受累。（**B**）骨骼异常表现为右侧的裂隙导致上颌骨额突及眶向外侧移位

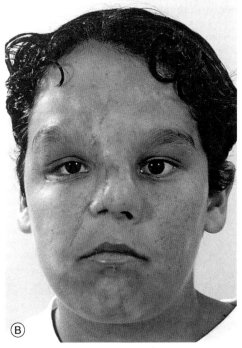

图 33.17 13 号裂。（**A**）患者右侧鼻翼顶至右侧额部间存在裂隙，导致右侧眶距增宽。（**B**）眶距增宽矫正和鼻部重建术后外观

13 号裂

13 号裂是旁正中、1 号面裂的颅侧延伸（图 33.17）。

累及软组织

这是典型的旁正中额部脑膨出，位于鼻骨和上颌骨额突间。软组织裂隙在完整眼睑和眉部内侧。眉部内侧端可向下移位。可见 V 形额部头发突出。

累及骨组织

筛板的改变是 13 号裂的标志。旁正中骨裂横越额骨，沿嗅沟走行。嗅沟、筛板、筛窦可增宽，导致眶距增宽。旁正中额部脑膨出可导致筛板向下移位，导致眶部错位。可见单侧或双侧 13 号裂，类似于大部分其他颅面裂。出现双侧裂时，可见部分严重病例[2]。

14 号裂

14 号裂出现在额部和颅骨中线，是 0 号裂的延伸。0 号裂或前文描述的中线颅面神经管闭合不全，可见组织缺损、增多或正常的裂隙。

累及软组织

类似于面部对应裂隙,14 号裂可出现发育不全或组织增多。但组织发育不全时,常见眶距增宽。该组颅面畸形包括前脑全裂畸形,如独眼畸形、象鼻畸形、猴头畸形(图 33.18A)。颅骨小头畸形,伴随眼距过近。可发生中线颅底结构完全缺失,导致双侧眶骨融合。前脑畸形通常与面部异常程度成正比。涉及广泛的 14 号裂可致新生儿严重残疾,寿命通常在几小时到几个月。

在谱线的另一端,眶距增宽与 14 号裂相关(图 33.18B)。Van der Meulen 用额鼻和额鼻筛发育障碍来归类该组病患[48]。眼眶的外侧移位可由中线过多组织造成,如额鼻脑膨出或中线额部脑膨出(图 33.18C,D)。Cohen 等认为颅底的胚胎发育故障是由鼻背囊畸形所导致,发育中的前脑仍位于低位[56]。出现眼正常内移的形态动力学终止,眶骨仍然处于较宽的胚胎位置。也可见眉间扁平和内眦重度外移。眶骨膜、眼睑及眉部正常。额部发际线的较长中部突出标志着该中线颅裂软组织特征的上方延伸。

累及骨组织

额部脑膨出通过内侧额部缺损疝出。额骨尾侧扁平,导致眉间扁平和位置不明确。额窦无骨空洞,但蝶窦广泛空洞。鸡冠和筛骨垂直板裂开,嗅沟间距增宽(图 33.18)。当鸡冠严重增宽时,在手术纠正眶距增宽时无法保护嗅神经。鸡冠和筛骨增宽并在尾侧移位。因此,正常位于眶顶水平下 5~10mm 的筛板可向尾侧移位达 20mm[58]。蝶骨大小翼旋转,导致中颅窝相对缩短。前颅窝上斜,导致 X 线平片可见小丑眼畸形。

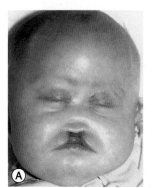
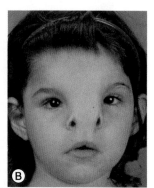
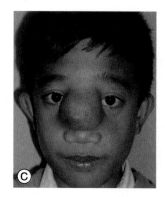
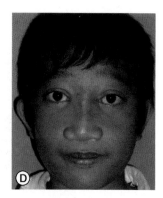

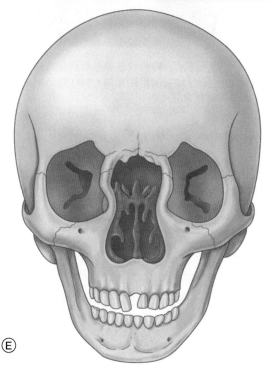

图 33.18　14 号裂。(**A**)14 号裂患者,表现为中线颅面发育不良。(**B**)14 号裂患者,表现为中线颅面闭合不全(组织量正常但存在裂隙),存在额鼻筛脑膜脑膨出。(**C**)14 号裂患者,表现为中线颅面异常增生,额鼻部异常增生。(**D**)脑膨出修复、眶内移和鼻骨重建术后观。(**E**)骨骼异常表现为上颌骨额突、鼻骨和眶内侧壁向外侧移位。较大的裂隙内往往存在脑膨出

30 号裂

下颌中线裂首先由 Couronne 描述。这些下唇

和下颌骨的中线裂是 14 号颅裂和 0 号面裂的尾侧延伸(图 33.19)。30 号裂包括下颌突裂、中线鳃源性综合征、下颌骨间发育障碍。

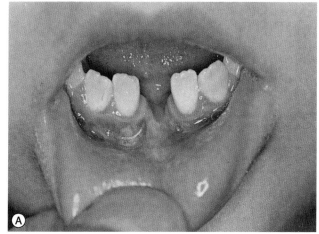

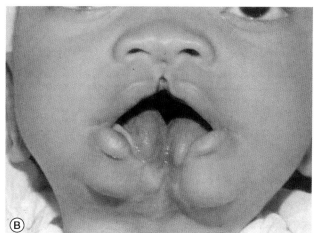

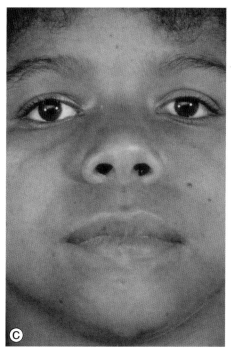

图 33.19 30 号裂。(**A**)30 号裂口内观表现为中切牙间骨性裂隙。(**B**)该 30 号裂患者表现为下颌中央裂隙和舌中央的深沟。(**C**)该 30 号裂患者,行骨骼和软组织修复术后外观

累及软组织

中线裂累及软组织可以很轻,如下唇唇红的小凹。但是,通常整个下唇和下颌都会累及。舌前部可能分叉,可通过致密的纤维索带连接裂开的下颌。也有报道舌系带过短或舌完全缺如的病例。颈前带状肌常常萎缩,被致密的纤维索带代替,可限制了颈部伸展。

累及骨组织

累及骨组织位于中切牙间的裂隙,延伸至下颌骨

联合。这种异常被认为是由第一鳃弓融合障碍导致。但是,相关的颈部畸形似乎是有其他更低的鳃弓融合障碍所导致。舌骨有时缺如,甲状软骨可发育不完全。

小结

颅面裂的临床表现多样,从轻度的难以发现的微畸形到毁容的骨和软组织的完全缺失。Tessier 基于骨和软组织标记对颅面裂的描述提供了可被神经发育学确认的分类。颅面裂远没有想象的奇特,整形外

科医师在未来可以更好地推敲、理解面部的发育结构。

治疗

颅面裂的治疗

因颅面裂的多样性和不同的严重程度,很难制订标准化的治疗策略。但是,指导原则有助于确定修复手术的适当时机和阶段[2~4]。如果存在功能问题,如眼部暴露、气道问题或畸形严重,就需要早期手术治疗。如果畸形轻微,应延期手术。在婴儿期(3~12个月),软组织裂和中线颅部缺损(如脑膨出)可能纠正。中面部和眼眶用骨移植重建可以在儿童后期进行(6~9岁)。正颌手术应延迟骨骼成熟后(大于14岁)。

用于矫正颅面裂的手术技术依赖于累及的解剖学部位。根据手术时机和一般的纠正策略,畸形可归类如下:①中线和旁正中裂(0~14号,1~3号、2~12号或其他组合);②口-鼻-眼裂(3~11号,4~10号,5~9号);③外侧裂,包括6、7、8号裂联合出现,如颅面短小的 Treacher-Collins 综合征。

首先,对于中线裂,适当的诊断有助于制订合适的治疗计划,如中线颅面发育不全(组织缺损),中线颅面发育不全(组织量正常,但分离),或中线颅面发育不全(组织增多)。中线裂可能出现对称畸形,如鼻软骨裂开或对称性眶距增宽,而旁正中裂表现为单侧鼻凹陷或横向和纵向眼眶错位。对于上唇,裂隙缺损的修复包括重建白唇和红唇,恢复肌肉连续性,类似于一般的唇裂修复。微小畸形可以用口内肌肉、白唇 Z 成形修复,没有皮肤瘢痕(图33.20)。对于外侧裂,唇重建用旋转-推进来修复。

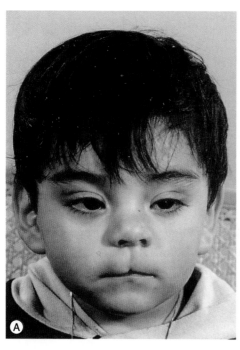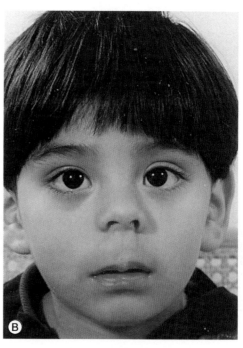

图 33.20　0 号裂修复。(A)中线不完全唇裂术前正面观。(B)通过口内行口轮匝肌修复,无皮肤瘢痕

对于鼻部,中线裂的修复可在儿童早期完成,在切除中间的纤维脂肪组织后,通过初次鼻整形来融合双侧鼻中隔软骨来修复。对于旁正中裂,用软骨移植物或复合组织带皮肤软骨移植物来重建,尤其对于不对称和软三角凹陷的患者。鼻翼退缩可通过旋转皮瓣或 Z 成形术修复。二次鼻整形可通过鼻中隔成形术或颅骨移植物支撑来完成。双层鼻中隔的纠正应保留多余骨质直到鼻发育完成。

对于眼眶错位,通过眼眶整体截骨来修复,但是,面部对等分裂修复方法不定,尤其是伴有不明显咬𬌗问题的患者。面部对等分裂需双侧功能矫正截骨:在前颧弓、眶外侧壁、眶顶、眶内侧壁、眶底、翼颧壁、鼻中隔(中面部下裂)。前脑膨出减量和颅底骨移植可在中面部固定前应用(图33.21)[59]。对于这些严重前脑膨出,随后的腭裂需要咽瓣来修复鼻衬里。对于伴有旁正中裂(1~13号,2~12号)的纵向和横向眶部错位(图33.22)需通过两侧面骨的纵

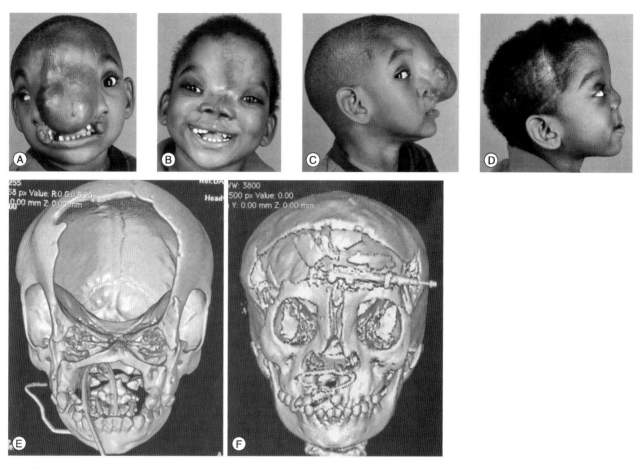

图 33.21 0,14 号裂矫正。(A,B) Tessier 0～14 号裂患者正面观。(A) 术前外观,中线部位巨大脑膨出。(B) 眶距增宽矫正、唇裂修复和鼻重建系列修复术后外观。(C,D) Tessier 0～14 号裂患者侧面观。(C) 侧面观显示脑膨出和眼球运动障碍。(D) 矫正术后,动眼、口腔顺应性和言语功能均得到改善。(E) 术前三维 CT 提示中线巨大骨性缺损,眶距达 88mm。(F) 矫正术后三维 CT 表现

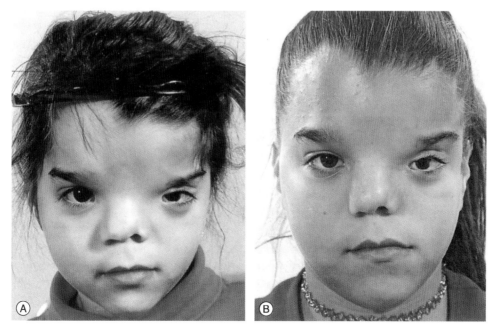

图 33.22 2,12 号裂矫正术。(A) 术前,左侧鼻翼向头侧移位,眼眶移位和发际线位置异常。(B) 眶距增宽矫正、内眦成形术后,未来还需进行鼻部整形术

向调整来修复。在这些修复中,错排的咬殆平面通常是暂时的,可修复的。可能需要同时进行内眦成形术。

第二,对于口-鼻-眼裂(3~11号,4~10号,5~9号),通过Z成形皮瓣修复这些裂的软组织部分。这些皮瓣用于延长患侧内眦和鼻翼间缩短的距离。目前,皮瓣设计应顾及美容单元,将瘢痕留在美容单元线上[57]。完全切割裂隙对于修复很必要。小的眶底骨移植物或骨移植物复合体可用于填充裂隙缺损,并将眶部和上颌窦分隔开。沿中线鼻侧壁的旗状皮瓣可旋转至患侧下眼睑的睫毛下切口处,并可行经鼻内眦成形术。口-鼻-眼裂也可能伴随通过颅缺损疝出的严重脑膨出(图33.23)。这些病例最佳的矫正适于从婴儿期开始进行分期治疗。值得注意的是,对于外侧唇裂(4号和5号裂),人中小柱和外侧裂之间插入的组织应该切除。

对于第三治疗组,外侧颅面裂(6、7、8号裂)包括如Treacher-Collins综合征和颅面短小的联合裂。对于口角联合(如7号裂),巨口畸形可能影响喂养、流涎、发音,应早期处理。口联合需纠正恢复对称

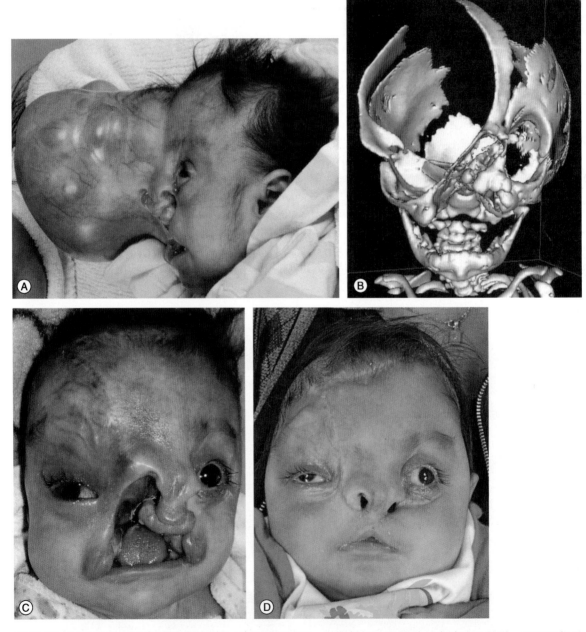

图33.23　3、10号裂。(A)术前左侧位显示右侧巨大脑膨出。右侧存在3、10号裂,左侧存在3号裂。(B)CT提示右侧额、眶区存在巨大骨性缺损。(C)经过脑膨出修复后得到明显改善,但仍存在明显裂隙。(D)双侧唇裂修复、右侧鼻额瓣易位和内眦移位术后,未来需要进一步治疗

性,应近似位于经内眦垂直线上。口轮匝肌纤维应重新定位,在新口联合处交织固定,裂隙应关闭为直线。内侧可通过小的 Z 成形修复,使垂直向瘢痕眼鼻唇沟。对于下唇(如 30 号裂),做垂直切除,并向两侧延伸(不经过唇颏沟),进行分层缝合[60]。

对于下颌重建(如颅面短小和 Treacher-Collins 综合征出现的 6、7、8 号联合裂),可用肋软骨修复严重畸形,对于 6~8 岁儿童的中度畸形可进行牵张成骨[61]。对于轻度上颌畸形导致的咬𬌗倾斜,需等到成年进行 Le Fort Ⅰ类截骨,根据情况同时进行下颌修复。

很多颅面裂都需要眶周区的手术修复。对于眼部,如眼球暴露可能导致角膜溃疡,需要尽快干预。但是,早期进行眼球保护性修复必须考虑到留下足够的眼裂以防止失用性弱视。对于眼睑,可用转位皮瓣修复皮肤/肌肉缺损。腭移植物可用于下睑结膜衬里。眼眶可通过颅骨移植物重建,恢复眼眶连续性,纠正错位。内眦的精确复位可用跨鼻钢丝固定来完成。有时需要外眦成形来恢复对称性。8 号裂(外侧眼)的修复通过 Z 成形皮瓣。对于泪器、泪管的断裂可通过硅胶管支持或泪囊鼻腔造孔术纠正。

结果和并发症

适当的分期修复的时机和技术策略可最小化围术期并发症和长期后遗症。早期功能问题,如眼球暴露没有及时处理,可能导致角膜溃疡和失明。同样,发音问题可能继续进展,如常见的唇腭裂畸形。对于特殊的软、硬组织修复,因手术的不同特点可发生不同的并发症。

小结

颅面裂的临床表现多样,从轻度的难以发现的微畸形到毁容的骨和软组织的完全缺失。Tessier 基于骨和软组织标记对颅面裂的描述提供了可被神经发生学理论确认的分类。对于修复外科,指导原则有利于决定适当的手术时间和分期,如早期处理功能问题(眼球暴露、气道梗阻)。一般的修复策略可分组为:①中线和旁正中裂(0-14 号,1-13 号、2-12 号或其他组合);②口-鼻-眼裂(3-11 号,4-10 号,5-9 号);③外侧裂,包括 6、7、8 号裂联合出现,如颅面短小的 Treacher-Collins 综合征。

参考文献

1. Tessier P. Anatomical classification of facial, cranio-facial and latero-facial clefts. *J. Maxillofac. Surg.* 1976;4:69.

   Tessier introduces his now ubiquitous classification scheme for craniofacial clefts in this account. Cleft position is described in reference to the orbit.

2. Kawamoto Jr HK. The kaleidoscopic world of rare craniofacial clefts: order out of chaos (Tessier classification). *Clin. Plast. Surg.* 1976;3:529.

3. Kawamoto Jr HK. Rare craniofacial clefts. In: McCarthy JG, ed. *Plastic surgery*. Philadelphia: Saunders; 1990:2922–2973.

4. Bradley JP, Kawamoto HK. Rare craniofacial clefts. In: Grabb WC, Smith JW, eds. *Plastic surgery*. Philadelphia: Saunders; 1990:2922–2973.

5. Carstens MH. Functional matrix repair: A common strategy for unilateral and bilateral clefts. *J. Craniofac. Surg.* 2000;11:437–469.

9. Van der Meulen JC, Mazzola R, Vermey-Keers C, et al. A morphogenetic classification of craniofacial malformations. *Plast. Reconstr. Surg.* 1983;71:560.

   The authors describe a new classification scheme for craniofacial clefts. Pathogenesis and cerebral involvement are emphasized.

10. Allam K, Wan D, Kawamoto HK, et al. The spectrum of median craniofacial dysplasia. *Plast. Reconstr. Surg.* 2011;127:812–821.

    Midline craniofacial malformations are further defined from an embryological perspective. The authors separate these entities into hypoplasias (tissue deficiency), dysraphias (normal amount of tissue, but clefted), and hyperplasias (tissue excess).

11. Noordhoff SM, Huang CS, Lo LJ. Median facial dysplasia in unilateral and bilateral cleft lip and palate: a subgroup of median cerebrofacial malformations. *Plast Reconstr Surg.* 1993;91:996–1005.

    A group of patients characterized by midface anomalies without cerebral involvement is identified. Topics ranging from anatomical considerations to growth potential are addressed.

57. Longaker MT, Lipshutz GS, Kawamoto Jr HK. Reconstruction of Tessier number 4 clefts revisited. *Plast. Reconstr. Surg.* 1997;99:1501.

58. Tessier P. Orbital hypertelorism. 1. Successive surgical attempts, material and methods, causes and mechanisms. *Scand. J. Plast. Reconstr. Surg.* 1972;6:135.

    Orbital hypertelorism is described. An extensive case series informs observations on diagnosis and management.

34

非综合征型颅缝早闭

Derek M. Steinbacher and Scott P. Bartlett

概述

- 颅缝早闭是由于一个或多个颅缝的病理性融合而常导致的头颅形态异常。
  非综合征型颅缝早闭是散发的,无家族遗传,缺乏相关遗传基因特质的综合征。
- 颅缝融合导致头颅畸形的产生,伴有局部区域发育不良和和代偿性膨出,并伴随潜在的功能和器质性异常的可能[颅内压增高(ICP)是最主要的表现]。
- 诊断依赖于临床体格检查和头颅 CT,最佳的治疗时机是出生后 6~9 个月的婴儿期。
- 传统的开放手术和新的改良治疗方式(包括弹簧和牵张成骨)均可。
- 手术方式的选择取决于具体融合的颅缝和头颅形态异常的程度。总体来说,手术的目的包括:松解融合的骨缝,从解剖上重塑骨骼至矫枉过正的位置,消除继发的代偿改变,用骨粉末充填截骨骨缝,相对无张力的关闭软组织。
- 生理上目标是缓解功能障碍(例如颅内高压、发育延迟、视神经盘萎缩和斜视)。
- 并发症可分为早期并发症和晚期并发症。
- 后期的修复需要涉及软组织或骨骼,或两者都需要。
- 对于一些罕见的情况,彻底的颅内手术需要多次手术,然而,现代的手术方法和措施治疗颅缝早闭症,严重并发症的发生率和死亡率已经极为罕见了。

简介

颅缝早闭是由于一个或多个颅缝的病理性融合而常导致的头颅形态异常。非综合征型颅缝早闭是与遗传综合征无关而独立发生的,出生发生率为 1/2500~1/1800。虽然偶尔会出现两个或多个颅缝早闭(称为复杂型颅缝早闭),但是典型的非综合征型患者一般只有一个颅缝被累及,称为简单型颅缝早闭。融合的骨缝预示着早闭的类型,矢状缝最常见,人字缝最罕见。最近有证据表明,额缝和单侧冠状缝早闭的发病率对比发生了改变,额缝早闭症的发生率呈上升趋势[1,2]。中线颅缝早闭(矢状缝和额缝)多发生在双胞胎中[3]。性别差异表明男性更倾向于发生矢状缝早闭(4:1),而女性稍易于发生单侧冠状缝早闭(3:2)[4]。非综合征型颅缝早闭复杂的多因素的病原学研究可以解释在不同人群的发病率,家族发病的比例、男女比例,以及在各类型颅缝早闭中表型的严重程度的不同[5]。

基础科学/疾病进程

非综合征型颅缝早闭多见于散发,非家族遗传。颅缝的机械学病因和生物化学变化似乎源于众多的遗传和环境因素。然而,有关基因的作用知之甚少。到目前为止 Ephrin-A4(EFNA4)是在非综合征型颅缝早闭中发挥作用的唯一确定基因[26]。据报道,在已知的确定基因缺失情况下,常染色体显性遗传占非综合型颅缝早闭的 8% ~ 14%[5,27]。

大约 2% 的矢状缝早闭病例是家族性的[28]。冠状缝早闭中有 8% ~ 10% 具有家族史[5]。双侧冠状缝早闭比单侧的更具有遗传性[27]。高龄父亲对冠状缝早闭的影响比矢状缝早闭的影响大。通常认为额缝早闭的家族遗传率超过 10%[29,30]。似乎非综合征型冠状缝和额缝早闭可伴有轻微的 Muenke 和 Saethre-Chotzen 综合征表型特征。对怀疑有家族遗传史的颅缝早闭患者,应该检测其 FGFR3 和 TWIST 基因是否突变[26,31]。人字缝早闭发生率很低,所以很难量化其家族遗传的发生率。有一些病例报道提示了人字缝早闭有家族性[32~34]。

通常认为环境对于颅缝的生物学影响促进了颅缝早闭。有报道说明多胎妊娠、巨大儿、子宫位置异常或子宫畸形引起的出生前头部受压与非综合征型颅缝早闭有关。Graham 和 Smith 分别描述了两例额缝早闭和一例冠状缝早闭,他们分别继发于双角子宫,三胎妊娠在骨盆中头部受压,以及早期下降后引起的子宫位置异常狭窄[35]。Higginbottom 等报道了 3 例颅缝早闭也由头部外力受压导致,一个是臀位生产,一个是羊膜索带综合征,另一个是子宫形态异常[36]。对双胞胎研究证实的颅缝早闭患病的增加提供了进一步的证据,证明在所有双胞胎类型宫内生长受限导致了早产儿颅缝提前融合,而同卵双胞胎可能另有其他基因因素的影响[5]。

宫内生长受限的概念是在实验模型中证实的。动物实验证明宫内生长受限导致 88% 的颅缝融合,融合骨缝可见有 FGFR2 和转化生长因子-β(TGF-β)表达增强[37~39]。除了 TGF-β 以外,头部受限后其他影响骨缝骨化的生长因子包括 BMP-4、Noggin 和 Indian hedgehog[38,40,41]。然而,在羊羔产前 8 周用坚固金属板限制冠状缝扩张,尽管其表型外观是双侧冠状缝早闭,但是通过 CT 扫描和组织学研究证实此时冠状缝一直是开放未闭的[42]。

与非综合征型颅缝早闭有关的一系列非基因风险因素已经被报道。例如母亲吸烟、母亲是白种人、高龄产妇、高海拔妊娠、使用亚硝基药物(例如呋喃妥因)、父亲的职业(例如农业、林业)、不孕治疗、内分泌功能紊乱(例如甲状腺功能亢进)以及妊娠期间使用华法林都被认为与颅缝早闭有关[43~48]。不考虑基因控制还是环境影响,理论上,颅缝融合既可以是原发的,也可能是继发的。Virchow 首次提出颅缝骨化是主要原因,随后许多研究者同意这个观点[16,17,49~52]。受累颅缝的成骨细胞数量增加导致了颅顶的骨化以及继发的颅缝融合[49,50,52~55]。这一观点提示颅底长度、大脑容积、脑脊液体积以及颅内压的任何改变都是继发于颅缝的主要改变(颅缝融合)。

有研究提出颅缝的融合是继发于颅底发育不全或大脑发育缓慢。1931 年,Gunther 首次提出颅底的延迟发育是引起颅缝融合的第一步[56]。Moss 延伸了这一理论,提出了颅底异常促进了硬脑膜紧密贴附邻近的颅顶穹隆骨缝[57]。他推测当这些硬脑膜连接紧贴骨板,阻止了大脑正常发育所引起的颅缝延展,最终引起颅缝融合[58,59]。这意味着颅底长度不足是引起继发性颅缝融合最主要的问题,并可能改变大脑和脑脊液体积。

大脑缺乏内在的发育潜能也已被认为可以导致颅缝的早期融合[59]。颅缝下面的大脑发育不足,导致作用于颅顶穹隆骨缝的刺激和延展的减少,可能预示着颅缝融合。Marsh 等用 CT 扫描一系列非综合征型颅缝早闭婴儿和正常婴儿,证明前组婴儿存在大脑变形[60]。

Fellows Mayle 和同事们用路径分析法,对兔动物模型验证了这三个颅缝融合的理论[61]。他们发现解释早发和迟发颅缝早闭的最佳因果关系的模型是原发于骨缝早闭的模型。在任何情况下,一旦颅缝提前骨化,将引起美观、相关生长发育和功能等一系列的变化。

这一研究成功地证明融合的颅缝与在狭窄区域下面的大脑扩张受限有关。颅骨在垂直于融合颅缝的方向上扩张受限,伴随着力量分散到其他地方,产生通常与融合颅缝平行的代偿突起[16,17]。Delshaw 等提出了四个观点用于描述由于融合的颅缝生长发育不足引起的颅顶扩张改变[62,63]。

1. 过早融合的颅顶骨成为一块发育能力减少的单独骨板存在。

2. 异常的不对称骨沉积发生在周边颅缝,伴有远离上述骨板位置的骨沉积增加。

3. 过早融合的颅缝周边邻近的颅缝比远距离的颅缝有更快的代偿性生长。

4. 与过早融合的颅缝相同骨缝的两个边缘会出现对称性骨沉积增加。

这些过程和代偿改变最终导致头颅形态异常和潜在的功能性和器质性问题。例如,眼眶尺寸减小导致眼球突出并引起角膜磨损和刺激。眼眶尺寸改变也会引起不同方向的眼外肌偏移。这可能导致斜视或视力问题。同样，随着一侧冠状缝受累，增高的眼眶将导致睑缘和提上睑肌的位置增高，偶尔会导致突眼，加重角膜暴露。当双侧冠状缝融合，可能表现为眶距增宽，很少影响双眼视力。

更为严重的问题是，颅缝融合常伴发颅内压升高。单个颅缝早闭比多个颅缝早闭发生颅内压增高的风险要小（14%：47%），但是在所有情况下都有风险[64]。最近的报道表明，即使是较轻的非综合征型颅缝早闭，仍有很大比例在腰椎穿刺时表现为颅内压升高（定义为大于17mmHg）[65]。颅内压增高是因为对于内容物（大脑）而言脑室（颅顶）太狭小。另外，可能有脑脊液的产生和流出不一致。大脑受压预示着会出现神经系统后遗症，包括头痛、恶心、呕吐、视力问题，以及运动、行为、智力发育迟缓。

诊断/临床表现

患儿刚出生或出生后不久，父母或儿科医师可注意到其额部或头颅形状的异常，而后患儿常会被转诊到颅面外科或神经外科。有些时候儿科医师可将真性的颅缝早闭与畸形改变相混淆，进而采取一种保守观察的治疗措施，这会延误诊治时机。当颅缝早闭较轻（不完全）且头颅形状无明显畸形时，或当病例表现为迟发、对称性时，其或是生才出现颅缝融合时，也可能会导致颅缝早闭诊断的延迟。病史问询可发现多胎妊娠以及宫内异常或与此病有关。对于此类患者应当明确其家族史，并在恰当时行基因检测。头痛、视觉障碍、嗜睡以及呕吐这些颅内压增高的表现可能在婴儿期难以显现。颅内压增高时，眼底检查可见视乳头水肿，或通过红色饱和度下降来判断。由于颅缝早闭引起的眼眶骨改变可导致斜视或眼肌麻痹，所以在眼科检查时也应当注意眼肌功能。

体格检查是诊断颅缝早闭的基石。融合的骨缝使得大脑不能对称地发育变大，导致开放的骨缝代偿性扩大。颅骨的形状与所融合的颅缝有关（图34.1）。触诊甚至有时视诊均可发现融合的颅缝形成的骨嵴。头围与头颅指数等辅助测量可支持诊断（表34.1）。然而，视诊与触诊依然是确诊的最有效手段。多重颅缝早闭或与家族遗传基因的关系更为紧密，也更能引起颅内高压症状。

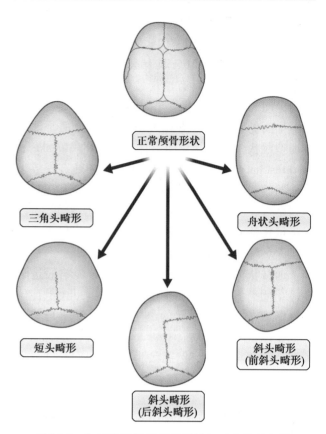

图34.1　与颅缝早闭所累积颅缝相对应的特征性颅骨形状

表34.1　头颅指数，基于颅骨最大长度与最大宽度的比值：$CI=Wd/L\times100$，Wd 为最大宽度，L 为最大长度

头颅指数	建议诊断
<71	超长头畸形
71～76	长头/舟状头畸形（矢状缝早闭）
76～81	中型头
81～81.5	短头畸形（双侧冠状缝早闭）
>85.5	超短头畸形

（转载自 Bennaceur S, Petavy～Blanc AS, Chauve J, et al. Human cephalic morphology. Anthropometry. In: Laffont A, Durieuz F, eds, *Encyclopédie médicochirurgicale*. Elsevier;2005:85-103）.

真性颅缝早闭一定要与体位性斜头相鉴别。对于斜头畸形的详细的讨论超出了本章范畴，但是我们仍着重在表中列举了颅缝早闭性斜头的重要鉴别特点（表34.2）。美国儿科医师学会倡导"仰卧睡眠"运动后，枕部平坦畸形发病率剧增。体位性斜头的患儿通常有仰卧时头颅持续偏向一侧入睡的习惯[66]。体位性斜头常伴有斜颈。缩短的胸锁乳突肌牵拉导致头颅向同侧偏转，或者相反，平坦的枕后部可继而引起同侧斜颈[68]。

表 34.2　颅缝早闭与体位性斜头的比较

	额部平坦	枕后部平坦	
	单侧冠状缝早闭(UCS)	单侧人字缝早闭	体位性斜头
原发症状	同侧额部后缩	同侧枕部平坦	同侧枕部平坦
代偿改变	对侧额部突出 枕后部无变化	同侧乳突突起(颅底倾斜) 同侧额部无变化或后凹	同侧额部突起 对侧额部后缩
同侧耳移位	向前向上	不定 向后或向下	不定 向前
眶周区域	同侧睑裂增宽 更高、后缩的眶上缘与眉弓 X 线可见"小丑眉畸形"改变	头颅解剖学位置 通常不受累	通常不受累 对侧额、眶、颧骨区后缩
鼻根部	偏向受累侧	头颅解剖学中线位置	中线位置
顶观头颅形状	同侧额部后缩	梯形	平行四边形
发病率	罕见	极罕见	常见

　　当临床表现强烈支持诊断时,有必要行三维 CT 扫描检查来协助确诊,并判断颅缝早闭的表现和程度。高分辨率的扫描可以切实地显示融合的颅缝,并可从数个角度对其进行分析。同时,CT 扫描可估测脑室大小、胼胝体受损程度,及是否有脑干畸形。重要的是,本检查可见颅内压升高的放射学表现。三维 CT 平扫或增强所见的指压征,或称 copper-beaten 征,是颅内压升高最具特征性的表现(图 34.2)。同理,

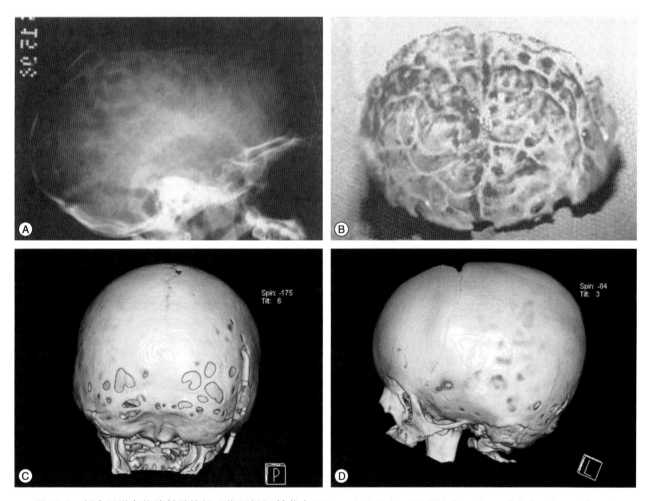

图 34.2　颅内压增高的放射学特征:"指压征"(转载自 Weinzweig J, Baker SB, Whitaker LA, et al. Delayed cranial vault reconstruction for sagittal synostosis in older children: an algorithm for tailoring the reconstructive approach to the craniofacial deformity. Plast Reconstr Surg. 2002;110:397-408.)

二维的平面可见颅骨内面脑回痕迹减少、大脑表面的大脑静脉池模糊,产生的原因是由大脑在受限制的颅腔内对抗扩张生长所致。此外,CT 扫描可协助制订手术方案,并可作为术后效果比对的基础研究资料。

矢状缝早闭源于中线的矢状缝过早融合(表 34.3)。可导致头部呈"舟形",前后径延长,左右颧颞经缩短,称为舟状头畸形。头颅指数与长头征一致(小于 76)。触诊可及矢状的骨嵴。矢状缝前方的融合可导致显著的额部膨大,同理,矢状缝后方早闭可导致枕部的膨大。矢状缝融合的程度与部位导致了不同程度的额部或枕部的突出。

表 34.3　舟状头畸形

融合的颅缝	特　　点
矢状缝	头颅前后径变长 额部与枕部突出 两顶骨间距变窄

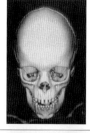
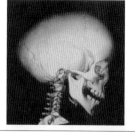
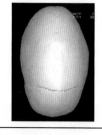
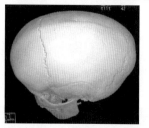

斜头畸形是一个用来形容头颅冠状面不对称的广义名词。单侧冠状缝早闭、单侧人字缝早闭,或体位性畸形均可导致扭曲的头颅形状(表 34.2)。对于有些畸形用"斜头"这个词来形容,在解剖学上并不精确,所以术语上来讲,更推荐根据所累及的颅缝来命名畸形,但"斜头畸形"仍常常用来笼统地描述该类畸形。

单侧冠状缝早闭(UCS)被称为前斜头畸形(表34.4)。单侧冠状缝早闭表现为:患侧额部及眶上缘平坦、眉毛上抬、睑裂增宽;患侧眶侧缘和颞部发育不足;鼻根部偏向患侧;患侧的耳向上、向前移位;对侧额部常会出现代偿性的突出。枕部由于未受

累,通常是对称的,这一点与眶周的特殊改变都是单侧冠状缝早闭与其他斜头畸形的主要区别之处,尤其在单侧冠状缝早闭未被发现时,可出现面部不对称,可出现由于颞下颌关节窝的位置改变引起的颏部偏向正常侧[63,69]。三维 CT 的正面观可见受累侧眼眶垂直方向上较健侧变高变窄。眶内陡峭的眶上裂与蝶骨翼被称为"小丑眉畸形"。因为冠状缝早闭有时可以累及其末端的额蝶缝,所以需要 CT 检查了解额蝶缝的开放情况。少数病例中,单纯的额蝶缝闭合就可以导致与单侧冠状缝早闭相似的表现[70]。

表 34.4　前斜头畸形

融合的颅缝	特　　点
单侧冠状缝	同侧额部及眶上缘后缩、眉弓 上抬、睑裂增宽 受累侧耳向前向上偏斜 对侧额部突出

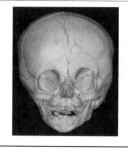
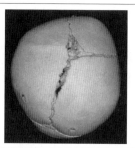

双侧的冠状缝早闭为对称性的改变,并不导致斜头畸形,通常或为家族性非综合征型,或同时伴有综合征表现(表 34.5)。双侧冠状缝融合可导致短头畸形(头颅平坦),特征为双侧顶骨间径增大,前后径缩短,额部及眉弓变平坦。某些病例中,可有顶骨高度的代偿性增高,引起塔头(头颅呈高、平坦的形态)。

表 34.5　短头畸形

融合的颅缝	特　　点
双侧冠状缝	双侧额部及眶上缘后缩 双侧顶骨间径变大

单侧的人字缝畸形是引起斜头畸形(后斜头畸形)的一个罕见因素(表34.6)。其特征性改变为后颅底倾斜,患侧枕部平坦及同侧乳突向下移位。某些病例可有继发的对侧额部突起,从顶部观察可见到头颅呈现梯形的形状[71]。临床观察可见同侧的耳位置下移,前后位移多变。然而,CT扫描通常显示患侧耳更靠近前鼻棘[72~74]。CT同时显示前颅窝对称,而后颅窝向受累的人字缝偏移。

表34.6 后斜头畸形

融合的颅缝	特 点
单侧人字缝	同侧枕部平坦
	同侧乳突膨出
	耳下移

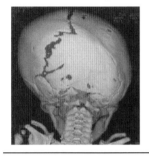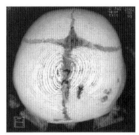

三角头畸形头颅呈三角形,由额缝早闭所致(表34.7)。正常来讲,额缝多在8月龄闭合[75]。严重程度可从单纯的额缝骨嵴到严重的三角头畸形。额缝早闭的临床表现包括龙骨状额部、双颞间距狭窄、顶骨扩张、眶上壁眶侧壁后缩以及眶距过窄。额缝早闭易与大脑中线部位畸形相关。有报道,其伴随发生Chiari Ⅰ型畸形的概率高于正常[76]。

表34.7 三角头畸形

融合的颅缝	特 点
额缝	龙骨状额部
	双颞间距狭窄
	眶距过窄

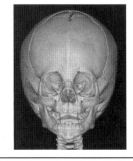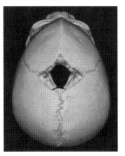

患者选择

明确诊断为颅缝早闭的婴儿应该由一个多学科团队进行评估,尤其对于双侧冠状缝早闭的病例,为了排除一些相关的综合征,遗传学检查尤为重要。此外,实验室检测TWIST和FGFR3基因的突变可能会出现在家族性单颅缝早闭的病例中或那些有提示性表型特征的病例中。神经外科医师应该参与术前评估脑实质情况以及相关的畸形(例如脑积水、小脑扁桃体下疝畸形)和术中患儿的护理。神经眼科医师需要检查视神经盘情况以明确有无视神经乳头水肿,并检测红颜色饱和度、视神经诱发电位,以及明确有无眼肌麻痹和斜视。其他重要的颅面团队成员包括心理医师和听力学家。

手术指征的确定需要从外观和功能综合考虑。部分融合的轻微畸形病例,如果没有颅内压增高或发育迟缓的临床证据,建议进行观察。较严重的畸形尤其当有颅内压增高征象时,建议手术治疗。颅缝早闭的治疗目标是:①松解融合的颅缝,给大脑的生长发育提供空间;②恢复头颅和额部的正常形态;③缓解功能性问题(例如颅内压增高、发育迟缓、视神经萎缩和斜视)。

应从外观和功能方面,将手术的好处进行现实的评估告知家长。也应告知家长颅缝早闭形态可能有复发的倾向,主要是继发于该区域的生长迟缓,所以患儿的畸形将在术中进行矫枉过正。此外,继发的畸形(例如颞部凹陷)也源于生长迟缓,可能在术后几年内给患儿带来美观的问题,需要辅助的颅外手术干预。很少需要再次进行颅内手术。

与颅内压增高重要相关的功能问题是它可能导致神经功能损害(例如发育迟缓、视力丧失)。治疗颅缝早闭是为了减少与颅内压增高有关的潜在的大脑功能障碍[77]。这就引申出了术前进行颅内压检测的问题。当家属们选择对孩子进行手术治疗,或当患儿有视神经乳头水肿,或其他提示颅内压增高的症状和体征时,对婴儿进行积极正规的颅内压检查就不是必需的了。

然而,尽管患儿有中度至重度的畸形,家属仍不确定他们是否需要手术治疗,并且当患儿缺乏提示颅内压增高的临床表现和影像学表现时(例如三维CT上的指压征等),可以考虑颅内压检查。如果腰椎穿刺或颅内压检查提示这些患儿颅内压增高,这给进行手术治疗提供了依据和动力。当然,真正的颅内压增高病例中,只有一小部分有视神经乳头水肿[78,79]。然而,仍需要权衡利弊来决定应用侵袭性的颅内压检查对于手术决策的效用。应该明确地告知患儿家属,要降低改善或预防发育迟缓的期望,因为这样的结果显然是无法保证的。

婴儿期(6～9个月大时)是治疗的最佳时机[49,77,80]。这样能够利用脑的快速增长力,让大脑的膨胀推动新形成的不受限制的颅骨板块。此外,在这个年龄段的颅骨的可塑性强并易于塑形;颅骨移位所导致的骨缺损也易于关闭并完全再骨化。此阶段的婴儿对麻醉风险更易耐受;且已度过了其造血最不活跃的6个月。另外,此时行手术干预更容易使得颅底发育正常化[52,81]。我们不提倡推迟手术至患儿1岁之后,这样可能使畸形进一步发展,发生继发性代偿性畸变(包括面部骨骼的不对称),甚至神经精神系统的问题[82]。然而也有些人认为,手术推迟至患儿12个月后进行可以减少二次手术的必要[83]。支持内镜技术的学者则更倾向于在患儿6个月前进行干预,以便进一步发挥大脑加倍增长的优势。

治疗/外科技术

准备

颅腔重塑手术最好在具备儿科重症监护室(ICU)和儿科麻醉团队的儿童医院或外科手术室进行。熟悉小儿气道和血流动力学的麻醉技术十分关键。传统上,颅腔重塑手术的死亡原因主要与出血相关。而现在,随着手术团队和麻醉团队的有效沟通和配合,这种情况越来越少了。空气栓塞的风险是由心肺状态和呼气末二氧化碳记录来评估的。侵入性血流动力学监测(动脉线)是必要的,通常在术前就要建立中央静脉通路。在手术开始的时候,已行交叉配血的备血和新鲜冰冻血浆应在手术室里备好。

在整个手术过程中行低速度的输血,麻醉医师应全程观测血流动力学参数和血红蛋白水平变化。目前在我中心进行的一项研究显示,全身应用抗纤溶药物(如抑肽酶或氨基己酸)可以有效地减少失血[84~86]。由头皮、颅骨板和硬脑膜构成的较大表面积的失血是一个持续不断的过程。急性大出血罕见,一旦出现,常由处理再次手术伴有的骨-硬脑膜粘连时脑膜窦撕裂所致。将所谓的阻断缝合(2-0 Prolene线连续锁边缝合)用于设计的冠状切口的两

侧;切口和拟分离的区域注射血管收缩剂(如肾上腺素-曲安奈德混合剂)能够减少头皮出血。阻断缝合更优于头皮夹,降低了脱发的可能性[87]。同样,为避免毛囊破坏、遗留宽大的秃发瘢痕,也不推荐使用针头式电刀做切口[88]。然而,在肾上腺素被限制使用时(例如,长QT综合征),电刀切开法是可行的。沿颅骨骨膜上剥离和眶内骨膜下剥离的方法也能减少失血。注意控制止血,必要时在渗出表面用骨蜡、电刀、双极进行止血。

额部畸形的患儿通常摆仰卧位。枕部畸形则俯卧位更佳。同时行前、后颅重建手术时,可采用一种改进的俯卧体位("sphinx位")。在这种情况下,作者更倾向于分期手术,以尽量减少失血,并能对前后畸形分别进行更好地暴露部位(从而达到更彻底的矫正),而并非选择一个对前后暴露均有限的手术入路。

绝大多数的颅腔重建手术需要冠状切口。切口应设计于双耳之间,上覆顶骨,并兼顾后期手术所需切口或已存在的切口(例如脑室分流管)。设计可以是直线或Z形。颞区的瘢痕最为明显,因此至少在颞区需要应用Z形切口,有时需要应用到整个切口范围[89]。切开时,刀片应斜向前方,以保护毛囊,允许沿瘢痕生长(例如,隐藏式头皮缝合法)。如果采用内镜的方法,通常需要一前一后的两个小切口[90]。有时内镜技术还需上睑切口以摆正眶缘位置[91]。

手术的选择取决于骨缝融合的部位以及畸形的程度。一般来说,手术目标包括:释放骨缝融合的部位,复位颅骨解剖位置且矫枉过正,消除继发性代偿畸形,骨粉末填充截骨间隙,以及相对无张力地关闭软组织。打开颅腔可以显露良好的手术视野,可以自如地实现这些目标。深入来讲,在治疗畸形严重的颅缝早闭时更宜采用开放式的手术。微创方式(如内镜或线性骨瓣法)可能更适于非常轻度的婴儿患者(<3～6个月)的颅骨畸形,当然更不包括多颅缝闭合[4]。这些微创的术式或内镜的方法并非直接复位畸形骨段,而是相对依靠脑发育动力,单独或配合头盔治疗,来矫正畸形[90]。额部区的畸形必须处理额缝和冠状缝的早闭,最有效的方法是完整的术区暴露。

复位颅骨段,最好采用缝合线、钢丝或可吸收板钉来固定。目的是要创造一个稳定的结构,但不限制大脑的生长发育和后续的颅骨扩张。出于对颅骨增长的考虑,钛或金属板不用于婴儿颅骨重塑手术以避免随着生长向颅内的迁移[92~96]。过去曾尝试过游离浮动额骨瓣的方法,但是,由于缺乏固定可能导致永久畸形[97]。显然,微创的术式或内镜技术并

不需要固定,因为它们仅涉及条形或者木桶板样切开闭合的颅缝。

矢状缝早闭

矢状缝早闭有许多治疗方法。新生儿时期,前后径的畸形较轻,可行单纯的条形颅骨切除术(矢状缝切除术)或其他类似手术。该手术可通过开放或内镜入路实现。两侧顶骨顶点之间制造的间隙可以允许大脑的生长促进头颅形态恢复正常(额枕距缩短,双顶骨间距延长)[63]。但是额部膨出与枕骨突起的外观会持续很久。另外,在顶骨内侧边缘,即骨缝切除的部位,可以随着舟状头加重和复发出现重新融合。但该术式不适用于大于 6 月龄的患儿,这是由于:①不能充分纠正舟状头畸形;②沿颅顶可造成永久性骨缺损。

Jimenez 与 Barone 首次使用内径入路来治疗颅缝早闭[90]。最早的受治者是 4 名小于 3 个月的婴儿,随诊约 1 年。手术方式是条行骨缝切除并在两侧行木桶样切开。术后进行头盔塑形是该治疗方式的重要组成部分。早期结果是符合美学标准的。另有一些医师报道了内镜入路治疗矢状缝早闭的不同改良术式[98]。结果表明,对于小于 3 ~ 6 月龄的婴儿行矢状缝切除术或矢状缝旁切开术是有效的治疗方法。

若畸形较显著,而额部突出尚不明显,可行"Pi"手术。"Pi"手术由 Jane 等于 1978 年创造,可直接纠正额枕距长度与双顶骨的宽度[99]。技术上,该操作包括双侧顶骨行矢状缝旁切除术,联合横向骨切除术,范围自冠状缝后延伸到双侧颞区(就像希腊符号 π 的形状)。仔细将硬脑膜从额部及融合矢状缝部的颅内表面剥离,以防骨边缘重新折叠固定时将脑膜压迫卷曲。额骨后退可导致脑组织向两侧膨出。这两个步骤是改善舟状头外形的关键措施。虽然不如在新生儿期行条状骨缝切除术更有效,"Pi"手术的优势在于可快速、直接对头颅的外形美学改善,对于大月龄(例如 8 月龄)婴儿有更好的疗效。

中度和重度的舟状头畸形的最佳治疗手段是全颅再造,因为大多数报道的微创手术方式并不能充分矫正畸形[100~102](图 34.3)。最佳治疗年龄为 6 ~ 9 月龄,需切除额骨、顶骨、枕骨的骨板,然后将其重新塑形(图 34.4),将枕骨区前移,将额骨突出后移(图 34.5)。由于再次骨化的概率较小,所以在对大于 2 岁的患儿手术时,不要遗留哪怕是很小的颅骨缺损[102]。

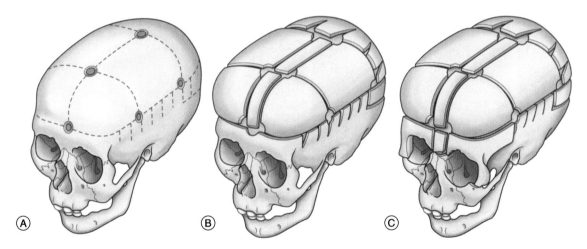

图 34.3　(A ~ C)矢状缝早闭的全颅扩大术(改编自 Weinzweig J,Baker SB,Whitaker LA,et al. Delayed cranial vault reconstruction for sagittal synostosis in older children:an algorithm for tailoring the reconstructive approach to the craniofacial deformity. Plast Reconstr Surg. 2002;110;397-408.)

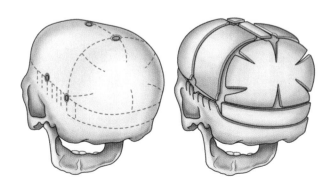

图 34.4　矢状缝早闭全颅重塑的枕部改变(改编自 Weinzweig J,Baker SB,Whitaker LA,et al. Delayed cranial vault reconstruction for sagittal synostosis in older children:an algorithm for tailoring the reconstructive approach to the craniofacial deformity. Plast Reconstr Surg. 2002;110;397-408.)

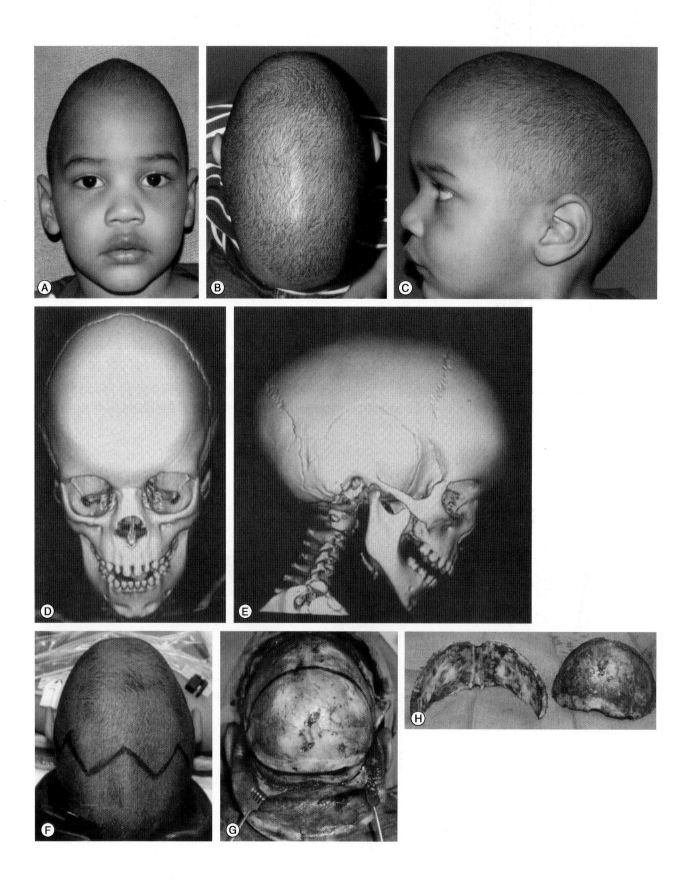

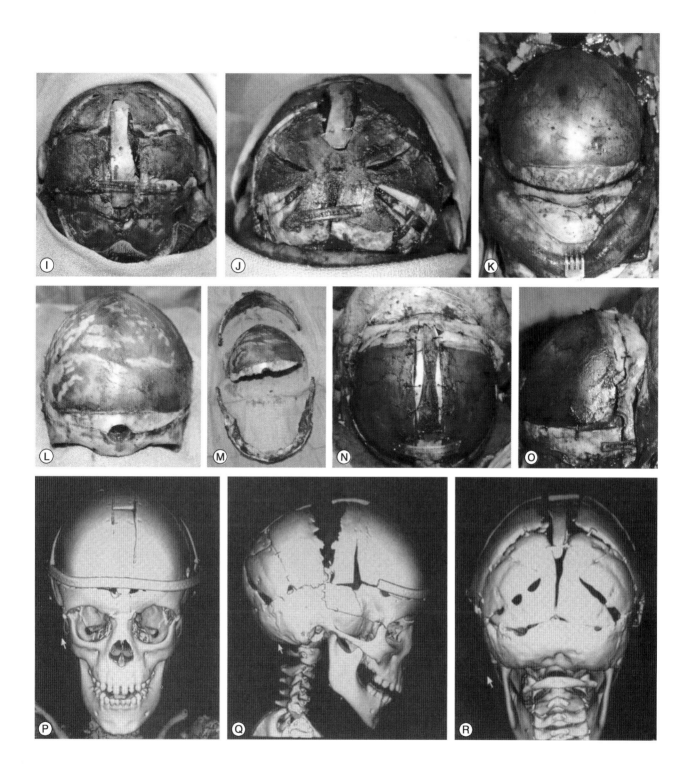

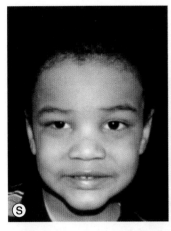
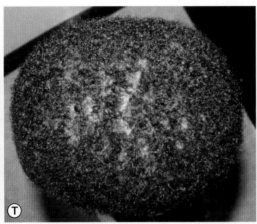
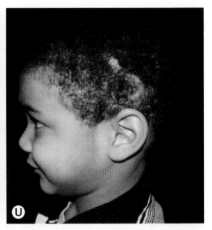

图 34.5 矢状缝早闭的治疗。(A~C)术前照片。(D,E)术前 CT 扫描。(F~J)术中后颅部重塑。(K~O)术中额顶部重塑。(P~R)术后 CT 扫描。(S~U)术后头颅形状

单侧冠状缝早闭

单侧冠状缝早闭的主要治疗目的是矫正额眶不对称。前移眶上与眶侧缘,降低同侧眶缘高度,前移患侧额眶带,并且消除可能出现的对侧代偿性的额部膨出。这些复杂的移动是不能通过简单的保守治疗获得的。但婴儿期行骨缝切除术后配合头盔治疗是可行的[103~105]。Jimenez 和 Barone[104] 报道了 50 例病例,这些平均 3.5 月龄的患儿在内镜下行单侧冠状缝切除术后维持了近 12 个月的头盔塑形治疗。他们得出的结论是,这种治疗手段的有效率为43%。但文中并未提到这些病例所需的其他辅助治疗是否有效[104]。其他的治疗方法也有相关文献报道,比如小切口下行局部颅骨切除术[106]。其优点包括失血量小、手术时间短、住院时间少等。但这些优点需要与能否提供最完整最持久的畸形修复方法相权衡。进一步的研究应当着眼于应用内镜对冠状缝做有限度治疗。目前这些技术并不能适用于所有的单侧冠状缝早闭病例,而且对于大于 6 月龄的患儿是明确不适用的。

纠正单侧冠状缝早闭相关的复杂颅面改变,尤其是对于月龄较大的婴儿及畸形较显著的患儿来说,最有效且最广泛应用的方法是重塑额部形状及额眶前移。根据畸形的严重程度来行单侧或双侧额眶前移手术[107]。双侧颅骨切开术通常需要伴随同侧或双侧的额眶带前移手术(图 34.6)。额眶带前移手术的目标是将眶上缘复位于角膜前方 12~13mm 水平。通常需要将患侧的额眶带前移 8~15mm。根据目标纠正程度和畸形严重性,选择不同技术手段和改良方法来实现额眶带前移[108~111]。在复位眶缘时,将同侧的额部前移,眼眶高度可能减少,对侧的额部根据需要后退或者塑形(图 34.7)。有种方法是将患侧的额眶带移除,并用对侧的额骨重新塑形来移植替代[112]。我们喜欢对对侧代偿生长的额部进行重塑,将单侧或对双侧额眶带进行程度不同的前移。若存在外眦上移的情况,可行外眦悬吊术来降低患侧的外眦。有人倡导应将鼻骨与额部带合为一个整体来移动,并且通过关闭楔形的截骨技术来矫正鼻根部偏斜[113]。也有人则认为,持续拉向融合骨缝的因素被消除后,鼻根异常是会随着青少年时期的生长而获得改善[114]。

双侧冠状缝早闭

为保证额面部外观协调并对眼球提供保护,需要纠正双侧额部及眶上缘的过宽及后缩(短头畸形)。早期治疗方法为浮动额骨瓣手术,不行骨瓣固定,通过大脑生长使额部骨向前生长[115]。但这种方法已经落伍,取而代之的是那些可以准确定位骨片并将骨片稳固固定的方法。目前常用的一种方法为,行双侧额部骨切开形成一个双侧的额眶带(图34.6)。前后径增加,额部凸度增大,眶上缘位于角膜前点前 2~3mm。通过制造一个中线的颅内弯曲或对重新就位的额骨中间部分进行骨切除来缩短宽度。双侧冠状缝早闭也可出现颅骨高度的增加(高宽头畸形),这一问题可通过木桶条状切开或顶骨后部青枝骨折或枕骨瓣来解决。

额缝早闭

手术纠正额缝早闭的主要任务是扩大前颅容积,进而减轻双侧颞骨之间的紧缩以及三角头的外

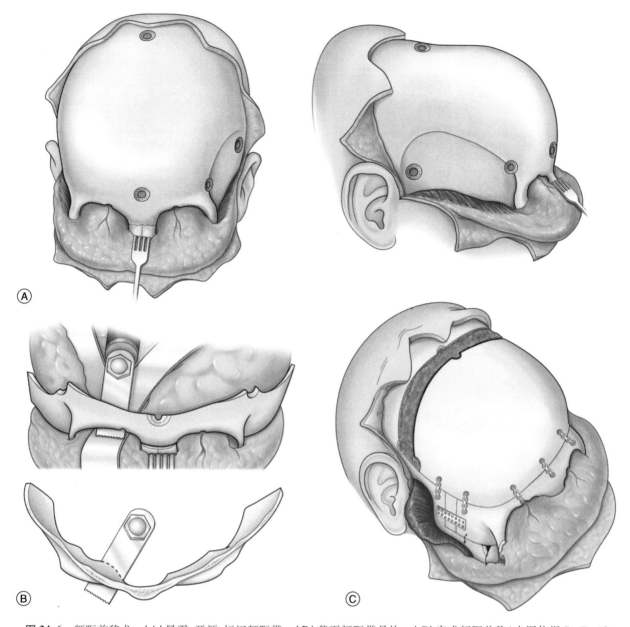

图 34.6　额眶前移术。(A) 暴露,开颅,标记额眶带。(B) 截下额眶带骨块。(C) 完成额眶前移(本图依据 Dr. David Low 所画插图重新绘制)

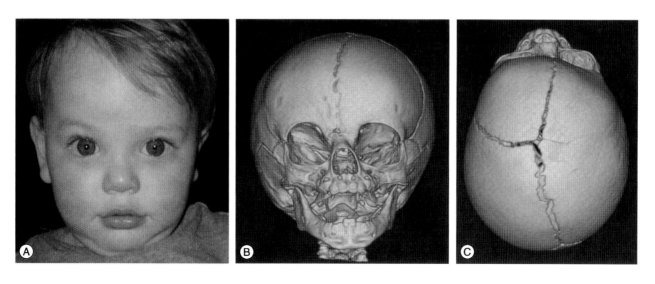

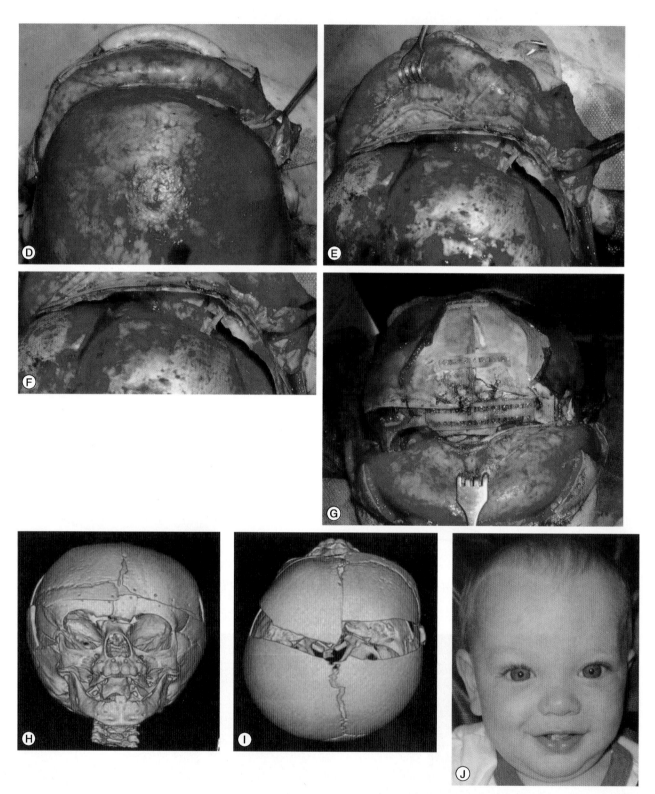

图 34.7　右侧冠状缝早闭的治疗。（**A**）术前：正位照。（**B,C**）术前：CT 扫描。（**D**）术中：颅骨切开，制作半侧额眶带。（**E,F**）术中：额眶带就位,矫枉过正。（**G**）术中：可吸收板固定。（**H,I**）术后：CT 扫描。（**J**）术后照

观[63]。目的包括改善额部轮廓并改善眶距过窄畸形。内镜下融合颅缝切除术是一种尝试性治疗方法。该方法可能对低月龄婴儿有一些作用,但该方法并非对于所有单侧冠状缝早闭(UCS)患者都有效,并且并不适用于高月龄婴儿。在与 UCS 同一系列的研究中,Jimenez 和 Barone 报道了 50 例应用了该方法治疗的婴儿,有效率为 43%[104]。

另外一些报道的更为广泛应用的技术尝试纠正额缝早闭的形态学畸形[97,115~121]。Selber 等回顾了 30 年来额缝早闭婴儿额眶重建技术的变化。现有的技术可实现从中线劈开额眶带,并插入一块骨块来增加双侧颞骨间距与眶距(图 34.8,图 34.9)。眶缘前移与颞区扩大使这种新的结构有更为圆钝的颅内角度。随后额眶带通过缝合和可吸收板固定在额额区位置。额眶结构前移所导致的颞部缺损可使用骨移植来干预。治疗目的是对发育不全的骨块矫枉

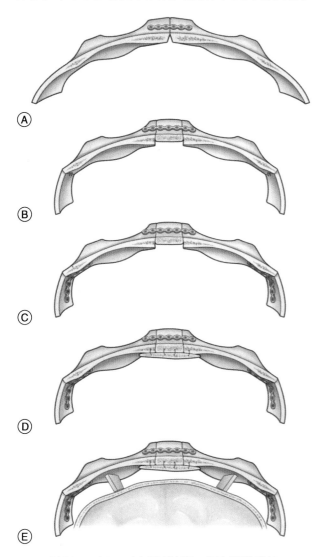

图 34.8　(A~E)额缝早闭的不同额眶带设计

过正,尤其是颞区与侧眶区,因为这些区域最容易复发回到原始畸形状态(继发于受损的生长潜能)。

人字缝早闭

人字缝早闭较为罕见。以前本疾病的诊断易与位置性斜头相混淆,故而关于手术治疗的相关文献并不明晰。有人倡导对低月龄婴儿应用内镜下融合颅缝切除治疗与塑形治疗,目前本方法治疗效果的长期随访仍在继续[122]。对于有局部枕骨平坦的病例,可实施开放性的广泛木桶条状骨缝切开术,并造成同侧的枕骨骨折,可以有效地改善畸形。若骨结构不稳固,患儿习惯于仰卧可导致复发或回复到原畸形,因此枕骨区至少需要半坚固固定。高月龄婴儿或畸形更严重的患儿可能需要颅穹顶重建。我们建议应用一种枕骨瓣前移替换颅骨成形术[123]。将颅骨后部一分为二,双侧分别旋转 90°~180°,转移至对侧区域,以达到最佳外观。用可吸收的板材将骨瓣固定在前方,骨缝隙可使用碎骨块或骨碎屑来填充(图 34.10)。

弹簧疗法

在单个颅缝早闭的治疗中,一个相对较新的辅助方法称为弹簧疗法,它可诱发缓慢的骨组织生长活动[124]。此概念与牵引治疗类似,但却并非即时可控,施加的力量大小与弹簧臂的长度也并不成正比。Persing 等首次在兔子动物试验中证明此技术有效[125]。Lauritzen 等将这一技术广泛地应用于临床治疗中,弹簧协助牵张最初应用于一名高宽头畸形婴儿和一名 Apert 综合征患儿[124]。Lauritzen 等进而报道了应用该技术治疗的 100 多个临床病例,涵盖了矢状缝、额缝、双侧冠状缝和多颅缝早闭[126](图 34.11)。重要的治疗参数为:在小于 6 月龄(3 月龄或者接近 3 月龄更优)的患儿中应用此技术,改变的骨量基本约为 6cm 或更少[127]。闭合的弹簧在打开时制造了一个为 7~10N 的力,但这会根据弹簧种类的不同而改变[127]。实验模型表明弹簧邻近的骨质增厚,这种生长方式的改变在周边的骨缝均可发生[128,129]。动物模型证实了弹簧臂可能会有移位或腐蚀的担心,但由于这种情况与骨板运动同时发生,不会产生临床后果[127]。

治疗/手术技术

大量文章报道了用弹性装置治疗矢状缝早闭[126,130]。条形骨切除术理论允许大脑生长,重塑

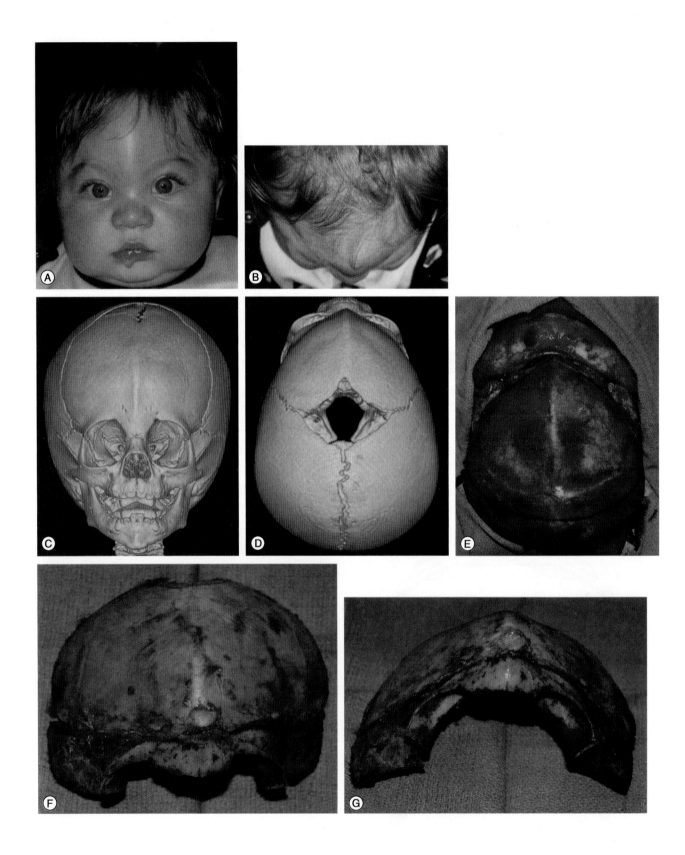

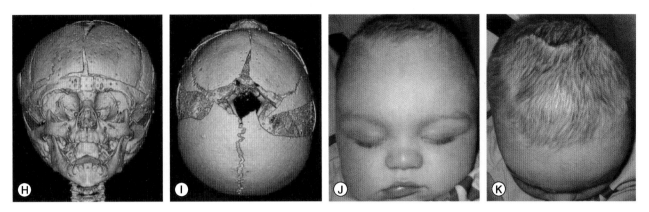

图 34.9 额缝早闭的治疗。(**A,B**) 术前照片。(**C,D**) 术前 CT 扫描影像。(**E ~ G**) 术中。(**H,I**) 术后 CT 扫描影像。(**J,K**) 术后照片

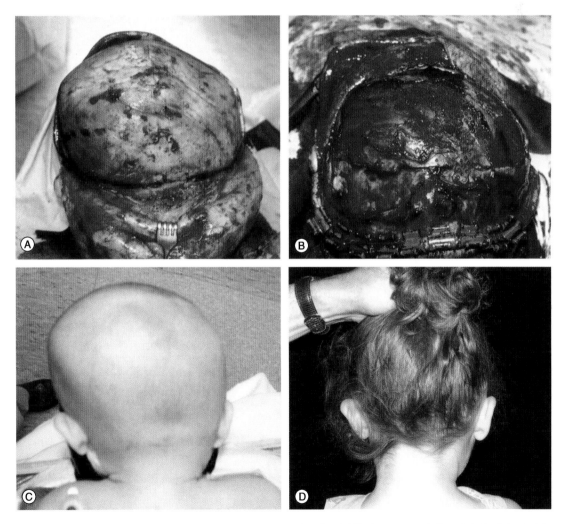

图 34.10 人字缝早闭的治疗。(**A,B**) 颅骨瓣易位成形术和枕骨瓣前移。(**C,D**) 术前和头颅塑形术后照片

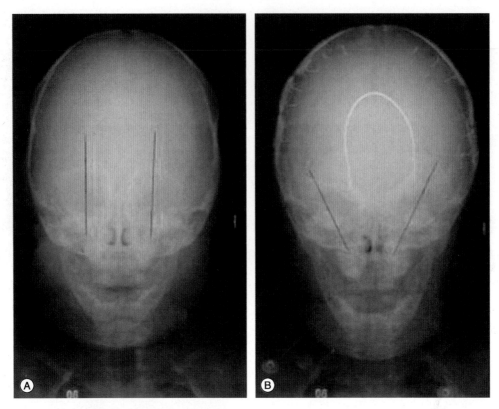

图 34.11 （A，B）颅缝早闭处的弹性装置，拟增加额眶部的宽度（引自 Lauritzen CG，Davis C，Ivarsson A，et al. The evolving role of springs in craniofacial surgery：the first 100 clinical cases. Plast Reconstr Surg. 2008；121：545-554.）

颅型。压缩的弹簧逐渐回复的力量可进一步实现这个理念。通常来说，大龄患儿骨骼较厚实，所以纤薄的幼龄患骨骼儿似乎所需的弹性力量较小[130]。有文章报道，不论是单个或成对的弹性牵引装置沿着矢状缝放置时都是有效的，尤其在上面提到的幼龄患儿，可以使双顶径逐渐增加；但前后径的延长无明显效果。矢状方向的平缓的 S 形入路易于操作，但是如果以后要行前颅或后颅塑形的话，此切口并不理想[126,130]。Maltese 等认为，弹性牵引也可有效治疗额缝早闭。他们指出，除了矫正眶距过窄，通过改良额颞部截骨可以解决双颞部的狭窄缩小（但在沿着额缝放置弹性牵引装置时变化不大）[131]。有报道称，在某些特定的双侧冠状缝早闭和多颅缝早闭的病例中，该方法也是有效的[126]。

　　一些小的并发症常常与弹簧的移位有关。改进弹簧的底端的设计有助减少此类问题。此外，放置弹性装置时必须考虑到，万一发生移位时不能弹向眶内或颅内。影响弹性牵引技术应用的阻力主要来源于他的不可预测性或不可控性和需要第二次手术移除装置。与全头颅成形术相比，它的优点包括：手术创伤小（无需广泛分离和截骨），关闭头皮即刻的

张力小。但是对于年龄较大的儿童、非对称性的头颅狭窄、严重的头颅畸形，弹性扩张技术作用有限。

牵张成骨技术

　　牵张成骨技术是另一类刺激骨段间成骨的头颅缓慢塑形技术。牵引技术由于具有可同时进行面中部和额部（整体）移动的作用和优点，使其被推崇了十余年[132]。它对单颅缝早闭的治疗是一种逻辑上的尝试。Barone 等对兔子的颅顶进行牵引实验，发现牵引骨段之间密质骨出现再生，证明了颅骨牵张成骨的有效性[133]。Hirabayashi 等首先在临床上报道了一例短头畸形的婴儿采用额眶截骨牵引前移治疗[134]。自此以后大量病例报道不断出现，包括单颅缝早闭，多颅缝早闭，综合征型和非综合征型颅缝早闭[135~139]。文献报道的病例主要集中在治疗额眶畸形和双顶径狭窄。后部（枕骨）牵引是目前正在研究的领域[140]。到目前为止，对采用牵引技术进行颅骨塑形的病例，均没有术后外形效果的客观评估。曾经有一个作者仅对一例双侧冠状缝早闭患者进行颅骨牵引治疗，就发表了如下主观评价："取得了良好的美学效果"[134]。另一篇报道比较了传统颅骨

塑形和牵引方法,宣称"牵张成骨技术获得了更满意的颅骨外形"[135]。然而,在绝大多数的文献报道中,外形的改善并没有被提及[137~139]。而主要的焦点是在可行性、手术细节、稳定性、前移程度和并发症方面。

和弹性牵引相比,牵张成骨最好等到患儿 6 个月大以后进行。小于 6 个月的患儿由于其骨质薄软,固定钉难以稳定维持。此外,其颅骨厚度太薄,固定钉有穿入颅内的风险。患儿年龄增长后,颅骨的厚度和硬度均可增加。这就是为什么大量报道的卓有成效的牵张成骨病例多集中在有各种头颅畸形的学龄期儿童[138]。

目前应用的牵张器是在下颌骨牵引专用装置里挑选适合颅骨骨骼的类型。内置式牵张器对患者的耐受性更好,但是外置式装置对医师而言更好操作[141]。尽管如此,目前大多数大规模的治疗中心已经完全摒弃了外置式牵张器的使用。原因是内置式牵张器更轻巧,患者更易接受,耐受性好,术区感染率更低,并且不遗留固定钉穿出处的瘢痕。产生有效颅骨移动所需要的牵张器数量目前还存在争议。赞同多装置(3 个或 4 个)的学者认为,该方法更好控制,提供的牵引力更强(这样产生装置失效的风险更小)[142~144]。支持少装置(1 个或 2 个)的学者认为,该方法相对更简单,理论上减少了牵引力及方向的重叠和冲突[145~147]。此外,减少牵张器可减少术中失血,降低术后装置感染和装置失效的风险。当然,在多颅缝早闭病例中,显然需要多套延长装置。同时,矢状缝和人字缝早闭的病例,就需要采用 2 对牵张器(在矢状缝和人字缝分别各放置两个装置)分别增宽双顶径和扩张枕骨[138]。

手术操作要做和传统方法相似的截骨,但是硬脑膜的分离要少得多。保留硬脑膜和颅骨内表面的附着,这样硬脑膜可以和颅骨一起进行扩张。采用截骨牵引技术时,必须精确截骨,这样平行的骨段边缘在前移的轨道上才不会碰撞冲突(图 34.12)。同理,延长装置的放置也必须避免出现角度偏差导致的骨干扰。因此,术前的模拟和设计可以帮助我们合理地截骨和放置牵引装置。

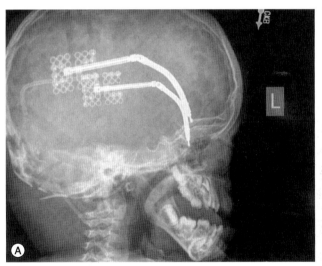
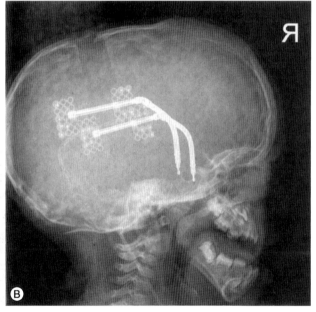

图 34.12　(A,B)采用牵张成骨技术的颅骨扩张术

颅骨牵张成骨流程通常如下:术后 3~5 天静止期,1mm/d 的速率牵引,固定期是牵引期的两倍。对于任何一种牵张成骨方式,都存在牵引速度快慢平衡的问题,速度过快导致骨再生不佳,速度过慢导致过早骨化。除了限制继续牵引扩张,过早骨化还可导致牵引装置的破坏[139]。一个研究团队曾根据三维 CT 扫描的结果来调整延长速度,最高速度达到 10mm[139]。如果断层扫描证实有密集的骨再生,牵引速度可以增加;相反,如果中间新生的组织不足,则应放慢牵引速度。超声作为一种手段可能会替代 CT 检查来进行成骨评估,进而调整牵引速度[148]。

牵张成骨的优点和手术创伤、稳定性和耐受性相关。和传统颅骨截骨成形术相比,牵张成骨技术在围术期的优势在于:手术时间缩短,出血减少,住院时间缩短(除非患者住院进行骨牵引,他们住院时间会延长)。它还可以减少硬膜外死腔,增加前移的程度,提高软组织的顺应性。此外,保存了硬脑膜和骨膜的血供,避免了骨移植,减少了复发的可能性。

颅骨牵张成骨的缺点包括颅骨轮廓塑形不理想(比如颅骨扁平/凹陷或者代偿性突出)。例如,眶上缘和额骨瓣可以作为一个单位前移,但是这两部位之间的相对位置并不容易调整。除了直接塑形骨段,仍需要后期大脑的发育再次对颅骨进行再塑形。颅骨牵张成骨应用未普及的原因包括治疗时间长,对患者和家长的依从性要求高,需要二期手术拆除装置和由牵引装置伴发的一些小的并发症。

尽管出现的都是比较小的并发症,但是发生率约达30%[139]。报道过的问题包括皮肤感染(出现在装置突出的部位或者牵张器杆暴露的部位),装置的移位或者变形,偶发的装置断裂[139]。皮肤的炎症或感染通常采用保守治疗,对局部进行清洁换药。应用多颗螺钉将固定翼固定在高质量的骨质上,可以减少术后装置的移位。术前的设计模拟手术中精细操作,截骨线和牵张器精确合理的放置,可减少牵引失败和不恰当的牵引方向。为避免牵张器的断裂,可以使用更大直径的装置(比如至少2-0厚),放置多个牵张器(均分负荷),广泛的头皮分离或帽状腱膜松解,和预防过早骨化(维持一个较快的延长速度)。

显然牵张成骨是治疗颅缝早闭的有效手段,虽然其目前应用有些限制,但通过进一步的研究,更精细的工艺技术和手术效果评估将使牵张成骨技术逐渐成为治疗颅骨畸形的重要方法。尽管如此,对于严重的前颅和眶区的头颅畸形,传统开放式的手术还是标准的治疗方法。

术后护理

大部分患者行颅骨成形术后应该送往 ICU,监测血流动力学功能和神经/视力情况。循环功能不稳定或有失血性贫血应该进行输血治疗。静脉输入生理盐水以补液,维持水、电解质平衡。围术期使用抗生素72小时。复查血清电解质,采用适合患者年龄的饮食。术后第二天拆除头面部敷料。帽状腱膜下留置引流并记录流量。一般来说,术后第

三天拔除引流管,不管引流量的多少,只要引流管内出现血清样的引流物即可。此时,头皮瓣一般都和颅骨粘连上了,拔除引流管并不会导致皮下积液。在某些情况下,当引流物为清亮和(或)存在硬脑膜撕裂或脑脊液外漏,可采用这样的方法:夹闭或去掉 Jackson Pratt(JP)引流管的负压,间断恢复负压。这样可以防止持续对脑脊液主动的负压抽吸,进而促进硬脑膜缺损的关闭。在颅骨成形患者的平均值基础上,根据不同的年龄特点,我们中心制订了一个表单,可表示预期 JP 管引流量,血红蛋白值,和其他变量浮动的范围[149]。这种方法在术后早期护理时对患儿家长、ICU 护士和医师都很有帮助。

虽然术后不会马上表现,但是患儿的父母都会被告知:额骨重塑后的患儿可能出现严重的眶周水肿,术后第二或三天达到肿胀高峰。那些进行了后颅手术的患儿,术中采用了俯卧位,在术后即刻会容易出现长时间俯卧位引起的严重的眶周水肿。减少术后水肿的措施包括:术中沿解剖层次轻柔的分离,术中眶周局部注射类固醇和全身应用糖皮质激素[150-152]。我们一般在 JP 引流管拔除以后就进行术后三维 CT 扫描。这是为了分析术中进行了塑形的骨段和内固定物的位置,作为术后的研究基础。患儿可以在术后第三或第四天出院。第一次术后随访在3~4周时,随后的随访时间为12周、6个月和1年,以后每年一次或者每两年一次。

结果、预后和并发症

头颅成形术的早期并发症比较罕见。可能的术后感染包括伤口感染、脑膜炎、骨髓炎和静脉管道感染。

伤口感染和裂开的发生率低于1%[153-155]。这主要和颅面部丰富的血供,围术期抗生素的使用和100%给予氧气有关[156,157]。脑膜炎也罕见,当确实发生时,通常是发生在顽固性脑脊液漏时。减轻引流装置的负压作用(JP 夹闭试验)可有助于治疗脑脊液漏,或必要时做腰椎穿刺引流。硬脑膜破口周围的炎症实际上有助于封闭脑脊液漏。除了封闭脑脊液漏,治疗脑膜炎还包括恰当的抗生素治疗。

颅骨塑形后的异位骨板发生骨髓炎非常罕见,但确是灾难性的[155]。在年龄较大的儿童的交叉

的静脉窦腔周围边缘容易发生感染。如果早期发现，局部清创联合静脉和局部（例如，局部置管冲洗）应用抗生素能清除感染和促进骨愈合。在广泛感染或发现较晚的病例中，则需要更彻底和广泛的清创术，甚至需要仅存留硬脑膜的截骨切除术。配合抗生素的长期应用治疗，颅骨则待后期再进行重建。

静脉管道感染是另一个罕见的潜在感染原因。中央静脉是最常发生的，锁骨下静脉是最少发生的。由于颈部活动时的活塞效应颈静脉的发生率较高。腹股沟容易摩擦，发生溃烂和污染，发生感染的可能性很高，所以应该完全避免此处静脉穿刺置管。发生菌血症的可能性很低，一旦发生需要行静脉切除和细菌培养。需要进行超声心动图检查来排除是否有感染性心内膜赘生物的可能[153]。

术后初期发热通常不是感染性的，术后的应激和炎症因子的刺激可引起发热。此外，脑膜和血液接触，血液制品的分解吸收，输血反应都可造成发热。

大量输血可能继发凝血障碍，有 JP 管引流量血性成分的增多和其他出血迹象时，应严密监测。如果有精神状态的改变提示我们应当做急诊 CT 扫描，以排除是否有大脑实质内出血。密切监测凝血功能，如果有必要可以按照低阈值标准来输注凝血因子和血小板替代品。

大脑实质内出血容易导致患者癫痫发作，如果出现癫痫应该使用抗惊厥药物控制。颅后窝内的出血，尤其在术前就已经存在脑干畸形的患者，要特别警惕，因为可能出现非常严重的后果。颅骨成形术后出现视神经损伤或梗阻造成失明情况的报道非常罕见。曾有一例病例报道，在患者出院后出现迟发改变，考虑可能和术中长时间俯卧位而造成双侧视神经缺血和失血有关[158]。

在颅成形术患者的长期随访中发现，颅形态可随着骨的生长发育和承受能力而发生变化。最常见的是出现骨间隙或外形不规则，形成原因与前移的颅骨骨段之间的不完全骨化，和继发的生长发育不良及畸形复发有关。

对幼儿进行手术后重塑的骨段之间的骨间隙可以生成新骨，硬脑膜表面会刺激快速成骨。偶尔一些大的缺损，尤其在年龄较大的患儿中，可能成为永久性的骨缺损。如果骨缺损小并且外观不明显，则不需要干预，仅观察即可[159]。尽管一些医师建议戴保护性头盔来预防理论上存在的大脑穿通伤风险[153]，但是没有必要限制患儿的体育课和运动。如果骨缺损比较大或外观影响较大，颅骨外板或颗粒骨移植可用来修补缺损。目前大部分的术者在最初的颅成形术时就在骨间隙和骨台阶处填充骨颗粒。可以从颅骨瓣内板采取骨颗粒然后和生物蛋白胶混合（图 34.13）。

Whitaker 分类法根据是否需要再次手术或多次手术，来表示手术的效果[160]。至少在一期手术 1～2 年后进行随访评估，将手术效果分为四类（表34.8）。根据再次手术修整的必要性程度进行分级：Ⅰ，效果非常好，不需要再次手术修整；Ⅱ，效果满意，仅需要软组织修整；Ⅲ，效果一般，存在骨不平整，需要通过骨移植、同种异体或骨生物材料来进行轮廓的修整；Ⅳ，效果差，需要再次开颅手术和（或）额眶重塑[160]。在 Whitaker 分类 Ⅱ～Ⅳ 中的接近30% 非综合征型单颅缝早闭的患者中，可以在初次手术后的若干年内通过二期手术修整得到改善。大部分文献报道中认为再次手术率远低于 10%，进一步分析发现，部分患者认为一些轻微的不对称和外形不平整不需要再次修整手术[161～164]。绝大部分非综合征型患儿术后效果归属为 Whitaker Ⅱ～Ⅲ 级。再次手术需要根据原发性颅缝早闭的类型、严重程度、手术的年龄和采用的手术方法来决定[135]。非综合征型颅缝早闭的病例中，双侧冠状缝早闭需要再次手术修整的比例最高[63]。越来越多的证据表明，很多过去被当成"非综合征型"的患儿，实际上是存在基因异常的。在单颅缝早闭引起的畸形治疗中，全颅成形术矫正矢状缝早闭畸形再次手术率最高（6%）[163]。一些人认为，对于不对称的畸形（包括颅底和眶底的歪斜）很难在初次手术中矫正，因此相对于对称性的畸形，前者更可能需要二次手术调整[135]。颅底的偏斜是单侧颅缝早闭术后面部不对称性（例如伴有颈部偏斜）无法完全改善的原因。在额缝早闭畸形治疗时，即使是双侧对称的，也常有眶缘后缩和颞部狭窄复发的趋势。考虑到年龄作用的因素，小于 6 个月和 6～12 个月的婴幼儿相比较，前者再次手术修整的概率更高[165]。有趣的是，其他一些报道认为年龄对再次手术率无影响[166,167]。极少数病例需要完全重新手术（Whitaker Ⅳ），因为大脑主要发育在 3 岁之前完成，大约 5 岁才出现人际互动交流[135]，那么如果需要再次手术修整的最佳年龄应该是 3～5 岁。由于 Whitaker Ⅲ 类和Ⅳ类之间

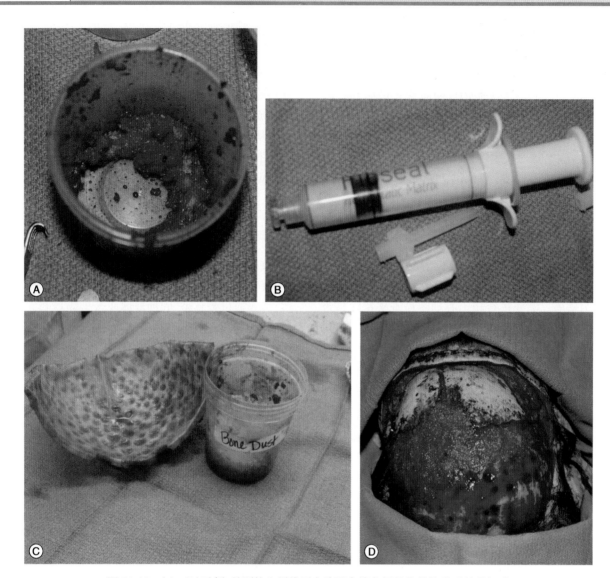

图 34.13　(A ~ D)示例:骨颗粒和纤维蛋白胶混合填充颅骨截骨前移后的骨间隙

的综合征型儿童术后存在较明显的缺陷,所以再次手术修整的比例较高。

表 34.8　手术修复的 Whitaker 分类

Ⅰ	效果好,不需要再次手术修整
Ⅱ	效果满意,仅需要软组织修整
Ⅲ	效果一般,存在骨不平整,需要通过骨移植、同种异体或骨生物材料来进行轮廓的修整
Ⅳ	效果差,需要反复开颅手术和(或)额眶重塑

(引自 Whitaker LA,Bartlett SP,Schut L,et al. Craniosynostosis:an analysis of the timing,treatment,and complications in 164 consecutive patients. Plast Reconstr Surg. 1987;80:195.)

软组织问题主要与眉毛和眼角位置,或瘢痕的厚度和性质相关。颞部的凹陷本是由骨畸形造成,但是某些外科医师倡导采用自体脂肪移植的方法来填充颞部软组织,达到治标的目的。骨间隙的不全

成骨,骨边缘重叠,或固定材料造成外形轮廓不平整是普遍存在的问题。是否解决此问题仅属于美容整形范畴,可以采用磨球磨低突起配合填充凹陷获得矫正。这一步骤通常推迟到 7 岁后进行。头颅成形术后发育中出现的最主要问题是原发畸形矫正不足或发现原发畸形有复发趋势。目前清楚的是,移动后颅骨骨段的生长不足是原发畸形重新出现("复发")和继发畸形出现(例如颞部凹陷)的主要原因[135,168]。

即使是单颅缝早闭也有头颅畸形复发的趋势[135,162]。Fearon 等通过随访证实单颅缝早闭的治疗效果随时间推移逐渐减少[162],儿童期行手术治疗后 8 年的随访证明,在所有种类的单颅缝早闭畸形(额缝、冠状缝、矢状缝和人字缝)都存在这个现象[135]。由于垂直于早闭骨缝的骨生长障碍最明显,必然导致初次手术的效果欠佳和(或)彻底的外科矫正。这提示我们仅单纯手术使头颅形态恢复正常

是不够的。颅成形术应该包括对骨发育不良行矫枉过正，和在日后由于发育差异而可能会出现发育不足的地方过度矫形。笔者认为，尽管目前没有统计学上的明确证据，但是骨发育障碍和原发畸形的严重程度是相关的。同时我们发现，患儿手术治疗的年龄越早，后期的骨发育越差。如之前提到的，手术治疗的时间应该在以下方面权衡：再次手术的可能性，对生长发育的干扰，骨的可塑性，出现永久性骨缺损的可能性，手术效果的持久性，避免出现神经精神方面问题[135]。

除了形态的改善和预防术后头颅畸形复发，我们还要重视颅缝早闭矫正术后出现的功能性问题。单侧颅缝早闭（UCS）的患儿常伴随的斜视，并不会随着额眶截骨前移和重建而改善。要告知患儿父母术后某个阶段可能需要眼罩或眼外肌手术，手术时间由眼科医师决定，而颅缝早闭矫正术的目的并非改善眼球活动度[169]。关于颅骨成形术后颅内压的变化的研究是引人注目的领域。Inagaki 等报道了一组有轻度颅缝早闭的患儿进行术前和术后的颅内压测量的比较，发现大多数患儿术前颅内压增高 ICP（>17mmHg）时，术后颅内压恢复正常[65]。该现象说明两个问题：①即使是轻度的形态畸形的颅缝早闭病例也有颅内压增高的表现；②头颅扩张减轻了高颅压（理论上减轻了慢性颅内高压导致的不良反应）。这也间接证明了松解融合的骨缝后对改善脑组织代谢有积极作用[170]。临床证实，与未经治疗的患儿相比，颅缝早闭的患儿通过颅骨扩张，可以改善高颅内压导致的神经系统后遗症（例如，神经认知功能发育迟缓）。

长期未经治疗的颅缝早闭患者的智力和神经精神发育会受到损害[171]。将未治疗的 1 岁以上的颅缝早闭患儿和 1 岁以内进行了颅骨成形术患儿相比较，前者的智力指数更低[172,173]。对一组额缝早闭的儿童进行的回顾性研究发现，行为、发育问题和头颅畸形的严重性不成正比[174]。过去曾认为，矢状缝早闭仅导致外观畸形，但是通过复杂的神经精神系统功能测试发现未进行手术治疗的患儿有学习障碍[175]。

颅内高压导致的行为异常可以作为评估大龄颅缝早闭患儿的晚期表现的指标。发育迟缓、易激惹、头痛和呕吐的病史提示患儿有颅内压增高，是手术扩张颅骨以减少临床症状的指征。目前一个回顾研究发现，2 岁以上组的患儿神经系统症状得到改善（如头痛、恶心），推测和颅骨成形术后颅内压改善有关[176]。

后续治疗

后续治疗包括软组织或骨畸形矫正。常采用的软组织修复方法包括：瘢痕修整、眦固定、眉上提、脂肪移植和眼科手术（斜视矫正，上睑下垂修复）。骨组织修整包括骨移植修复骨缺损、自体或人工材料充填矫正外形凹陷、内固定物取出，或极少数情况下再次的颅骨成形术。

在任何时间都可以通过瘢痕切除进行瘢痕的修整，既可单独为之，也可在通过头皮冠状切口修整骨轮廓时同时进行。宽而无发的头皮瘢痕会明显影响外观，造成患者的困扰，尤其在头发短或细薄时更甚。大距离骨前移导致的张力下缝合切口和基因特质都可以导致不美观的厚瘢痕。最初缝合时应注意关闭切口时保护毛囊，少用电凝和强压力头皮夹，即使有时我们尽了最大努力，但是瘢痕的预后还是无法预测的。

眦固定术（尤其在单颅缝早闭中常见）根据外眦固定位的角度不同，有不同的技术[177]。该操作在最初的额眶成形时就可以进行，但是否必须是有争议的。延期的眦固定术包括在颧额缝上方深面行骨缝合固定[178]，或将外眦韧带或外眼角和内侧眶缘的骨膜用不同的缝合方法固定[179]。

眉不对称可以在后期手术修整中得到矫正。术者应该明白，深面的骨骼不对称可能造成眉毛位置的改变（相对升高或降低）。例如，眶上缘的后缩和额部的扁平可以抬升眉毛位置（和单颅缝早闭的原发畸形类似）。在这些情况下，眶上区域的骨性充填可以适当改善眉毛的位置。软组织眉上提术在美容手术文献中不计其数。通常有帮助的操作包括将需要眉上提侧的头皮冠状皮瓣旋转上提，骨固定和缝合技巧[180,181]。深面的骨抬高和软组织眉固定的方法联合应用可有效矫正眉的位置。

脂肪移植可以起到视觉上改善凹陷的作用。很多情况下，额眶前移术后产生的骨缺损可造成颞部凹陷[168]（图 34.14）。尽管没有解决造成畸形的根本问题，但是脂肪移植仍然是一种在凹陷区域增加体积、改善轮廓的微创方法[182]。由于脂肪吸收率的不确定性，因此无法预测术后效果。患者可能需要多次反复的脂肪注射。三角头畸形矫正术后可能出现内眦皱襞处的凹陷，可通过在凹陷的鼻根处行贴附植骨获得改善（可有效地抬高内侧的软组织）。斜视手术和上睑下垂矫正不在本章范围内，但如果有必要，应该由颅面治疗小组中的眼科专家实施。

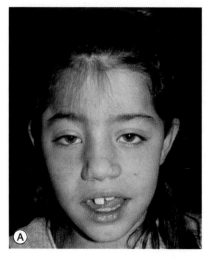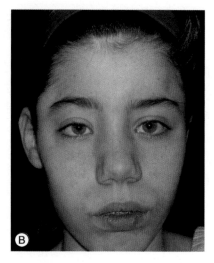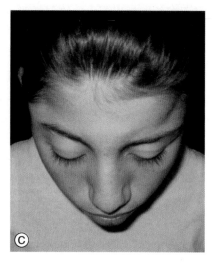

图 34. 14 　（A ~ C）右侧冠状缝早闭采用额眶截骨前移术矫正,长期随访发现有颞部凹陷

全层的骨间隙可以通过不同材料进行修复。根据缺损的大小选择颗粒骨或大块骨移植都是很好的方法。BMP 和生长因子可加入颗粒骨中,也可单独应用。边缘的突起和不平整可通过牙科钻、骨挫磨平或截除;如扪及内固定物明显尖锐突起或边缘,应将其取出(如钢丝或不可吸收板)。偶尔会出现突出的固定物使覆盖皮肤变薄或者产生张力性破溃。

局部凹凸不平的区域可以通过磨除配合凹陷填充的方式来改善。自体骨移植和人工材料填充(如,羟基磷灰石骨水泥,磷酸钙骨水泥,甲基丙烯酸甲酯,多孔聚乙烯或其他众多的移植物)均可作为后期颅骨大面积轮廓整形的方法。这些方法的效果不尽相同,但很大程度上与术者的喜好和其对相关材料的应用经验相关[159]。

参考文献

16. Persing JA, Jane JA, Shaffrey M. Virchow and the pathogenesis of craniosynostosis: a translation of his original work. *Plast Reconstr Surg*. 1989;83:738–742.

22. Shillito Jr J, Matson DD. Craniosynostosis: a review of 519 surgical patients. *Pediatrics*. 1968;41:829–853.

64. Renier D, Sainte-Rose C, Marchac D. et al. Intracranial pressure in craniosynostosis. *J Neurosurg*. 1982;57:370–377.

    The authors assessed pre- and postoperative intracranial pressure (ICP) in 92 cases of craniosynostosis. Preoperatively elevated ICP normalized over several weeks after surgery. ICP was inversely correlated with intelligence.

80. Persing JA, Babler WF, Winn HR, et al. Age as a critical factor in the success of surgical correction of craniosynostosis. *J Neurosurg*. 1981;54:601.

    Coronal sutures were artificially immobilized to simulate craniosynostosis in a rabbit model, and surgical release was performed at various time points. Cranial growth was most improved with earlier suture release.

93. Persing JA, Posnick J, Magge S, et al. Cranial plate and screw fixation in infancy: an assessment of risk. *J Craniofac Surg*. 1996;7:267–270.

99. Jane JA, Edgerton MT, Futrell JW, et al. Immediate correction of sagittal synostosis. *J Neurosurg*. 1978;49:705–710.

    The authors described a series of 22 sagittal sysnostosis corrections. They noted that refusion of the sagittal suture did not occur, despite the fact that no specific measures to prevent this occurrence were undertaken.

107. Bartlett SP, Whitaker LA, Marchac D. The operative treatment of isolated craniofacial dysostosis (plagiocephaly): A comparison of the unilateral and bilateral techniques. *Plast Reconstr Surg*. 1990;85:677.

    This is a retrospective review of isolated plagiocephaly repairs. The authors conclude that excellent outcomes can be achieved with both unilateral and bilateral approaches, and that special consideration should be given to assuring adequate correction in the temporal region to maximize positive outcomes.

118. Havlik RJ, Azurin DJ, Bartlett SP, et al. Analysis and treatment of severe trigonocephaly. *Plast Reconstr Surg*. 1999;103:381.

119. Whitaker LA, Bartlett SP, Schut L, et al. Craniosynostosis: an analysis of the timing, treatment, and complications in 164 consecutive patients. *Plast Reconstr Surg*. 1987;80:195.

    Outcomes in craniofacial procedures performed in patients stratified by age were compared. The authors conclude that craniofacial procedures may best be delayed until after 7 years of age, but cranial surgery may best be performed earlier in life.

153. Fearon J, Ruotolo R, Kolar J. Single suture craniosynostoses: Surgical outcomes and Long-term growth. *Plast Reconstr Surg*. 2009;123:635–642.

35

综合征型颅缝早闭

Jeffrey A. Fearon

概述

- 综合征型颅缝早闭除了颅骨骨缝融合的表现外，还伴随其他畸形。
- 最好根据患者表型而不是基因型来制订治疗方案。
- 为避免出现神经认知发育迟缓，治疗重点应放在解决睡眠呼吸梗阻和慢性颅内压增高。
- 综合征型颅缝早闭应由颅面外科医师主导、众多亚专业专家参与协同治疗。

简介

颅缝早闭或者任何颅骨骨缝的异常融合，可能影响一条或多条骨缝。总体上讲，大部分为单颅缝早闭的婴儿不属综合征型，而多颅缝早闭的患儿可能属于综合征型。那些被认为是仅有单颅缝早闭和各种类型的多颅缝早闭（常被称作"复杂性颅缝早闭"）的综合征型颅缝早闭可能并不属于真正的综合征。严格来讲，所有综合征型的颅缝早闭应该有和颅骨胚胎来源不同的其他异常表现。综合征型颅缝早闭相对少见，颅面外科医师必须要处理所有的异常，故而他们必须面对巨大的挑战。对于罕见的综合征，应由颅面外科医师为主导，众多亚专业专家协作，制订合理的治疗方案。这样的治疗小组可以将治疗效果最大化，统筹协调治疗过程，从而减少患儿必需手术的总次数。

基础科学/疾病进程

随着对颅面部基因研究的深入和成熟，颅缝早闭症的分子学病因谱正在不断完善。如今，超过150种颅缝早闭的综合征被发现并描述[14]。大多数综合征型颅缝早闭是由 FGFR 相关基因突变造成，主要为常染色体显性遗传[15]。除了常见的 Apert、Crouzon 和 Pfeiffer 综合征外，其他 FGFR 相关的颅缝早闭综合征包括 Muenke 综合征、伴有黑棘皮病的 Crouzon 综合征、Jackson-Weiss 综合征和 Beare-Stevenson 综合征（表35.1）。非 FGFR 突变造成的综合

表 35.1　FGFR 相关基因的颅缝早闭

综合征	病因为 FGFR1 基因突变的百分率	病因为 FGFR2 基因突变的百分率	病因为 FGFR3 基因突变的百分率
Muenke			100%
Crouzon		100%	
伴黑棘皮病的 Couzon			100%
Jackson-Weiss		100%	
Apert		100%	
Pfeiffer Ⅰ型	5%	95%	
Pfeiffer Ⅱ型		100%	
Pfeiffer Ⅲ型		100%	
Beare-Stevenson		<100%	
单独由 FGFR2 引起的冠状缝早闭		100%	

（改编于 Robin NH，Falk MJ，Haldeman-Englert CR. FGFR-related-craniosynostosis syndromes. Gene Reviews. 在线获取网址：www. genetests. org. ）

征类型包括波士顿型颅缝早闭(MSX2)、费城型颅缝早闭和 Saethre-Chotzen 综合征(TWIST 1)。所有 FGFR 相关的和 MSXS 相关的颅缝早闭是功能获得型突变,而 TWIST 突变则是功能缺失型突变[16]。值得注意的是,有报道称 TWIST 突变可伴高发的乳腺和肾脏恶性肿瘤;然而,随后发表的一个澳大利亚多中心的研究并没有找到支持上述现象的证据[17~19]。

大多数出生时即患有某一种综合征型颅缝早闭患儿,会有双侧冠状缝早闭,可单独出现也可伴发其他骨缝早闭。此外,也可能出现各种不同的面中部和手足发育异常。这是之前已经提到过的,因为某些影响颅面部发育的基因也同样影响着肢体的发育[20,21]。

最常见的综合征型颅缝早闭是 Crouzon 综合征,患儿的手足正常。Pfeiffer 综合征可通过肥大的拇指(趾)来诊断,Apert 综合征则可通过伴有复杂性并指(趾)畸形来区分。随着目前分子基因技术的突飞猛进,许多外科医师认为,有朝一日可以通过基因检测技术来特异性和精确地诊断表型各一的颅面综合征。迄今为止,此想法尚无法实现。这是因为不仅相同的基因突变可引起不同的综合征,而且不同的基因突变却可表现为相同的综合征[22,23]。例如,目前已经在 Crouzon 综合征、Pfeiffer 综合征、Jackson-Weiss 综合征个体上发现相同的基因突变,这提示我们,非连锁修饰基因或表观遗传因素在决定最终表型的过程中发挥了重要作用[24,25]。Apert 综合征已

被证明导致至少两个单独的氨基酸错义替换:Ser252Trp 或 Pro253Arg。有报道称前者更常出现(超过 60% 病例),并指(趾)表现较轻,但是腭裂发生率增高[26]。此外,即使同一种综合征,也可有不同的表型。例如,Pfeiffer 综合征可通过其表现不同分为三个亚型:Ⅰ型,也被称为"经典型 Pfeiffer",畸形轻;Ⅱ型,有特征性四叶头(或 Kleeblattschädel)颅骨畸形;Ⅲ型,畸形最严重。除了上述的差异,目前并没有发现不同临床表现型对应特异的基因突变[27]。

诊断/临床表现

大部分医师遇到颅骨形态异常的孩子时,通常首先拍摄放射影像学检查(如 CT 扫描)来进行评估,进而明确诊断。然而,这些检查大多是没有必要,因为完全可以仅在详尽体格检查的基础上对综合征型颅缝早闭症进行明确诊断[28]。经验丰富的医师可深刻理解颅缝融合对头颅形态的影响(融合骨缝垂直方向的颅骨生长受限,存留的未闭骨缝则有代偿性的生长),进而可以准确诊断出哪个颅缝发生了融合。通过检查手指和足趾进一步鉴别综合征的类型。

表 35.2 中列举了一些常见的综合征和一些鉴别要点。

表 35.2　FGFR 相关基因的综合征型颅缝早闭症的临床表现

综合征	颅骨形状	面中部	手　足
Apert	中到重度短头畸形,偶尔有严重的塔头畸形	中度发育不良	平底锅样并指畸形(拇指可正常,部分可出现小指(趾)并指
Crouzon	短头畸形	轻至中度发育不良	一般正常
Muenke	单侧或双侧短头畸形	轻度发育不良或正常	不同类型的腕、踝关节融合
Pfeiffer Ⅰ型	短头畸形	中度	宽阔的拇指(趾),不同表现的部分并指(趾)
Pfeiffer Ⅱ型	丁香叶头畸形伴扁头畸形	中度	宽阔的拇指(趾),不同表现的部分并指(趾)
Pfeiffer Ⅲ型	扁头畸形伴明显塔头畸形	中重度	宽阔的拇指(趾),不同表现的部分并指(趾)

相比费力明确特征性综合征的诊断来讲,判断是否存在潜在危及生命的病变是重中之重,例如气道梗阻或进食障碍(如摄入不足、胃食管反流、误吸)。在初诊评估中,判断是否存在颅内压升高虽然

重要,但常常列于次位,因为在出生后数月该问题并不会造成严重后果。这是因为在婴儿期,剩下未闭合的骨缝可以有效代偿那些融合骨缝造成的后果。虽然如此,笔者认为对综合征型颅缝早闭的患儿制

订终身治疗方案时,应该主要着眼于两个方面即可预防神经认识功能丧失又能促进最大生长发育:①避免长期缺氧;②避免长期颅内高压。对于任何出生时即伴有某种典型综合征型颅缝早闭症的患儿,最初的治疗应该包括除手术之外众多的治疗手段。随着疾病的发展,患儿的气道功能障碍概率增加,进食障碍的风险也增加。只要怀疑存在呼吸问题时,应当行多导睡眠呼吸监测。

在婴幼儿早期,中枢性睡眠呼吸暂停(常伴有获得性的 Chiari I 畸形,可以导致脑干受压)不是换气功能障碍的主要原因,而阻塞性睡眠呼吸暂停可能才是主要原因。阻塞性睡眠呼吸暂停的病因多种多样,但最主要直接的原因是面中部的发育不良。面中部的发育不良使腭弓抬高,这会使鼻腔气道的体积进一步减小。这种情况下鼻气道的减少和真性后鼻孔闭锁不同,后者是在口鼻之间先天形成屏障。综合征型颅缝早闭伴骨性前鼻孔减小,由于任何早期手术干预都很难取得理想的效果,所以最好不行治疗[29]。其他造成气道梗阻的因素包括气管软化,气管狭窄(尤其是 Pfeiffer II 型)和胃食管反流(对所有综合征型的婴儿应该进行抗反流药物治疗)[30]。气道梗阻症状常常伴发进食问题,而不成熟神经肌肉的可能导致无症状的误吸,因此进食的评估常常是有价值的。一旦确诊为阻塞性睡眠呼吸暂停,需要进行更多的保守治疗,包括持续正压通气面罩和扁桃体切除术。尽管某些外科医师已经报道过对婴儿期患儿进行额面部前移手术,但目前并没有证据支持早期手术干预的必要,并且这些方法并不属于目前主流治疗之内[31,32]。另一方面,对于严重的综合征型颅缝早闭患者来说,暂时性气管造口术可以降低死亡率,对所有进行保守治疗无效的婴幼儿来说,也应该采用此方法[30]。通常情况下,随着年龄增长,面中部发育不良会进行性加重,因此出现气道问题的概率也会逐渐增加。

对于综合征型颅缝早闭的治疗,除了居于首位的气道管理外,居于其次的焦点内容就是降低颅内高压。和气道问题一样,颅内高压的风险也会随着时间而增加。遗憾的是,在临床上做出颅内压升高的诊断是极具挑战的。尚无报道对颅内压增高时特有的或敏感的临床表现进行研究。虽然不清楚到底多高的颅内压,或者颅内压增高多久就会对认知功能产生不可逆的副损伤。但是我们仍应坚持不懈地尝试各种方法来揭示高颅压是否存在。有研究发现,在多颅缝早闭时(即使颅容积正常)用直接测量的技术测得的颅内压是增高的[33~35]。由于直接测量颅内压是侵袭性操作,所以不适合所有综合征型颅缝早闭的患儿的连续测量。颅内压间接评估可以作为替代手段,如囟门处或其他颅骨缺损处(评估脑膜的张力)的体格检查,动态的头围测量(根据生长曲线来发现变化),检眼镜检查(评估视乳头水肿情况),反转视觉诱发电位和磁共振成像扫描(监测脑室狭窄,视神经增粗,或进行性小脑扁桃体疝)[35~40]。一些人认为慢性颅内高压可能导致颅骨放射影像学上的可见变化,比如特征性印记"指压征"和(或)颅骨变薄,但并没有研究支持确认它和颅内高压的关系,也没有发现它和智力有何关联[41]。尽管从直觉上来说,颅骨畸形进展似乎和颅内压增高及生长发育障碍相关,但到目前为止,这种单颅缝早闭的回顾性研究中并未找到相关联的证据[42,43]。

除了对潜在的气道问题和颅内压增高的评估外,也要考虑到其他异常情况。小脑扁桃体疝和综合征型颅缝早闭的关系早在 30 年前就首次被描述。从那时起,研究表明 Chiari 畸形是获得性缺陷,很有可能在脑室脑膜分流术后恶化[44~46]。几乎所有严重的 Pfeiffer 综合征均有 Chiari 畸形,在 Crouzon 综合征中也较常见,但偶见于 Apert 综合征[30,37,47]。对所有存在此种情况的患儿常规磁共振成像扫描是很重要的,因为当有征兆时,Chiari 畸形可能导致中枢性睡眠呼吸暂停、吞咽障碍、脊髓空洞症、甚或潜在的致命的中枢性睡眠呼吸暂停。除了 Chiari 畸形,患儿还需要随访判定是否有脑积水可能,因为往往在实施颅骨扩张术后才发现有脑积水存在。

综合征型颅缝早闭患儿出生后要重视的另一方面是暴露性视力损伤。伴随着眼球的发育增大,可能出现严重眼球突出,导致睑覆盖不全和角膜瘢痕。一些综合征型颅缝早闭婴儿(主要是 Apert 综合征)可能有黏膜下或完全性次生腭裂。其中心脏畸形发生率也很高,尤其是房间隔和室间隔缺损[48]。肠旋转不良较常见于 Pfeiffer 综合征,当出现迹象时,应该行上消化道和小肠钡餐放射造影进行确诊[30]。

患者选择

不同综合征的发病机制不同,因此不能依此来确定最佳手术时机和手术方法,而应该通过临床表现和表型来确定。在此方面,应该充分认识到是综合征型颅缝早闭症实际上是一系列连续的出生缺陷综合征。在该疾病谱的一个端是单纯双侧冠状缝早闭（没有面中部发育不良，颅骨生长发育仅轻度受损）；另一端是严重的四叶草颅骨畸形和完全性扁头畸形（面中部极度发育不良伴有严重的气道异常）。通过鉴别患儿具体处于这个连续疾病谱的哪个位置，有助于外科医师针对具体问题进行具体分析治疗。

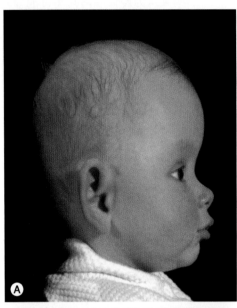

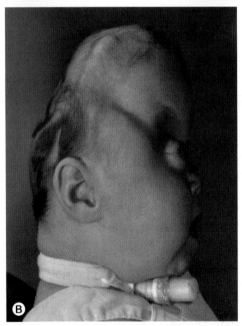

图35.1　综合征型颅缝早闭的疾病谱可以从轻到重，（A）比较轻度的单纯双侧冠状缝早闭的 Muenke 综合征，（B）Pfeiffer 综合征患儿的扁头畸形

目前仍没有针对颅缝早闭症的初次手术介入时间的专门的研究。对患儿的头颅畸形的治疗有两个

目的：①改善外观；②预防出现持续的颅内高压（损害认识功能）。应采用尽可能少的、安全的操作来完成以上目标。一些研究对单颅缝早闭的治疗后进行长期随访发现，术后的颅骨生长发育并不正常[49,50]。考虑到婴儿期大脑会快速生长，推迟手术时间有助于达到更好的远期效果。其部分原因是早期手术介入必然降低幼儿本已纤弱的颅骨的机械硬度，破坏颅骨获得性显著扩张的能力。此外，过早手术干预的缺点在于，快速生长的大脑会迅速占据手术增加的颅容积。但从另一方面来说，延迟手术治疗有可能导致本来可以预防的视力损伤或发育障碍[36,38]。对颅缝早闭患儿测量颅内压的一些研究表明，颅缝早闭时更容易出现颅内压升高，高颅压可能和智力水平负相关，而手术可以有效地降低颅内压[33~35]。尽管如此，预防本可避免的认知发育迟滞是比治疗高颅压更重要的治疗内容，但很难选定特异性的测量参数。某些研究发现早期手术（小于1岁）后的患儿 IQ 评分更高[51,52]。但是，这些回顾性研究可能存在选择偏倚（如带着孩子早期到医师那就诊的，大部分是受过良好教育的患儿家长）。

由于目前缺乏可信的研究，因此外科医师必须自己最正确的判断来决定颅扩张术推迟到何时才能最安全。影响颅减压术手术时机的因素包括融合骨缝的数量，未闭合的骨缝的宽窄和颅骨畸形的程度。如果不存在颅内高压的情况，可能患儿手术时间越迟，远期效果越好。

治疗/手术方法

在所有先天颅面畸形的治疗中，综合征型颅缝早闭的治疗是最具挑战性的。虽然目前绝大多数发表的文献都是非对照的回顾性研究，但很多是从临床观察中得到的经验。像之前提到的，我们治疗的目的是恢复正常的外观和功能，应通过安全的、尽可能少的手术来获得。为治疗综合征型颅缝早闭症，需要有专业素养的专家组成一个治疗小组，最好在那些既专注疑难重症治疗，又能提供安全、有效专业护理的治疗中心进行。值得注意的是，治疗严重综合征型颅缝早闭的挑战之一是高死亡率，在这些特殊亚型的病例中死亡率有报道高达 66%～85%[53,54]。颅骨手术时机、最佳手术方式的选择和患儿的表型相关。在综合征型颅缝早闭疾病谱中表现较轻的那一部分病例，多表现为轻度的短头畸形

（尤其是那些额缝和前囟未闭合病例，可以起到某种程度的减压作用），对于这些病例，笔者通常把手术推迟到开放的骨缺损闭合之后，或脑膜开始出现张力时。随着疾病谱中头颅畸形的加重，不同程度的尖头畸形开始出现。对于中度以上的尖头畸形，要想在后期的治疗中矫正过长的颅骨高度是极度困难的，因此明显的尖头畸形就是早期手术治疗的指征。

综合征型颅缝早闭疾病谱中表现为轻中度的病例的手术治疗方法是扩大前颅窝。手术目的是增加颅腔容积，手段是尽最大程度地前移额眶带，同时矫正前部的尖头畸形。由于 9 个月内的孩子颅骨薄弱，相对不成熟，因此对其实施手术更具挑战性，而且在此阶段手术获得的少量前移的颅腔会迅速被快速生长的大脑占据（临床表现为短头畸形的迅速复发）。大概由于这个原因，某些外科医师倡导先行后颅松解减压[55,56]。

然而，也有一些很有说服力的理由不支持对综合征型颅缝早闭症儿早期进行后颅手术。首先，少数 Apert 综合征患儿，70% 的 Crouzon 综合征患儿，几乎 100% 的严重 Pfeiffer 综合征的患儿会伴发获得性 Chiari 畸形[30,37,47]。在此情况下，有必要进行后颅窝的扩大和枕骨大孔减压。但是，由于术后骨的再生，因此过早行枕骨大孔减压（一岁以内进行）效果维持很短暂。所以，是否应该依据 Chiari 的表现而将后颅扩大术推迟的做法是值得商榷的。而且必须了解，前颅塑形术后，随着生长发育可能出现继发的额部不平整。如果顶骨后部和枕骨上部的颅骨未经手术处理，那么在骨骼成熟时，上述区域的光滑颅骨可以和额骨瓣交换位置，可以塑造一个既美观又效果持久的额部；相反，如果在婴儿期对后颅进行过手术，则无法采用该方法进行后续矫治。因此，笔者的观点是：对于大部分的综合征型颅缝早闭症患儿来说，最早施行的手术最好是前头颅成形术，初次手术时机为在一岁以后。

前颅窝扩大的手术方法有很多种，但是目前主要采用不同形状的眶上桥或垂直骨桥。取下眶上桥，前移到合适的位置，然后再连接额骨瓣。眶上桥精确的位置固定是关键一环，因为只有眶桥的位置固定后，剩下的其余骨段才能依次固定。一些外科医师喜好采用短的水平的眶上桥，眶桥两臂仅延伸到眶外侧缘[7,51,57]（图 35.2）。由于这种特殊的眶上桥设计方法眶桥本身缺乏稳定性，因此前移的眶上桥需要极坚强的骨固定术。大部分的医师偏好采用更长的水平眶上桥的设计，眶桥两侧向后延伸交叠

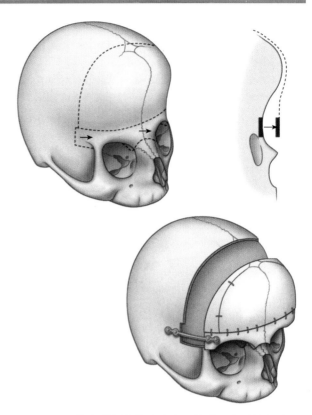

图 35.2　扩大前颅窝的方法之一是采用水平的短臂的眶上桥方式，该技术要用坚强内固定方式来稳定骨段。但是如果前移量过大，会导致明显颞窝凹陷

到颞骨，形成一个类似舌槽椎样的连接提供自身的稳定性[58~60]（图 35.3）。但对于冠状缝早闭造成的畸形，理想的眶上桥的移动方向并不是常提到的仅水平向前移动就可以了[61]，而是应该向前和向下方移动，达到理想的解剖学上的矫枉过正，实现理想形态。目前现存的多种眶上桥制备的截骨方法，都能达到在三维方向的畸形矫枉过正的效果[62]。例如，对于单纯的双侧冠状缝早闭（额部宽度正常伴眶上缘的后缩和抬高），可采用阶梯状截骨来前移和稳定眶上桥（图 35.4）。对于那些额部（和颞区）代偿性过宽的病例，在前移和降低眶上缘的同时，采用一种特殊的截骨方式来缩窄眶桥（图 35.5）。也可以不制备眶上桥（这样不打开额窦，可以防止术区的污染），仅进行额骨瓣的前移，额骨瓣既可以复位也可被其他骨瓣替代，通过嵌入颞骨的方式增大前移和下移量（图 35.6）。正如之前提到的，手术越晚，骨段越稳定，前移越大，在二次修复前矫正效果保持的更长久。尽管如此，在手术时机的问题上，我们还应考虑到，要避免由于长期颅内高压造成的不可逆的认知功能发育迟滞。由于要在颅内压问题和减少手术次数两者之间权衡，笔者更愿意推迟头颅成形术的时间，对于那些较轻类型的综合征型颅缝早闭患

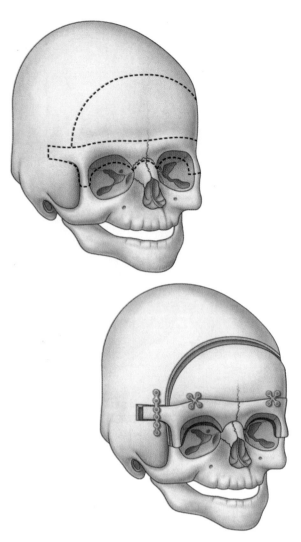

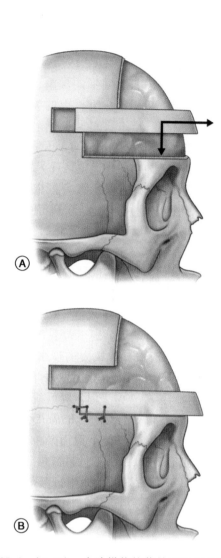

图 35.3   长臂眶上桥的设计。两侧有一个类似舌槽榫样的关节,可增加骨段自身的稳定性,使眶桥向后自然延伸到颞区。这种截骨设计的弊端是不能将眶上缘向下移动,而那些冠状缝早闭的患者常需要下移眶下缘

图 35.4   (A,B)一个阶梯状的截骨可以用于前移和稳定眶桥。这样的设计使骨桥既可前移又可向下移位

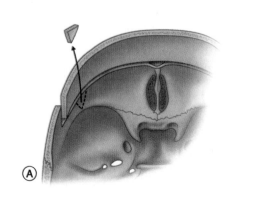

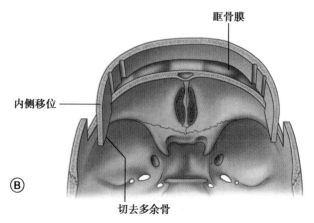

图 35.5   (A,B)当额颞部过宽时,可采用这样一个颅底截骨的方式:这些设计可以缩窄眶桥同时前移和降低眶上缘

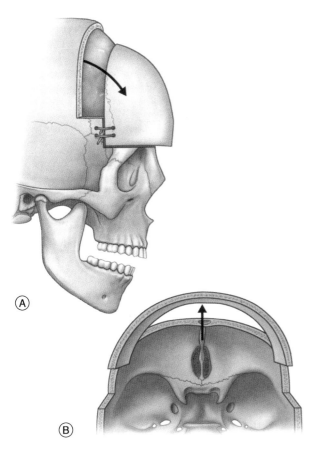

图 35.6　（**A**）除了采用标准的眶上桥方式外，还可行低位额骨截骨并移除整个额骨。（**B**）骨段可以重置（或旋转 180°），在向前向下的位置嵌入。这个特殊的设计可以完整地保留额窦（避免术区污染的可能性），在低位眶上桥的质量不好时尤为适用

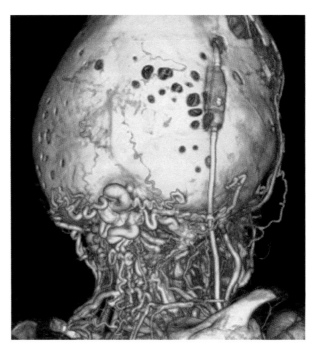

图 35.7　在 Apert 和 Pfeiffer 综合征较严重类型的患者中，可以观察到穿颅静脉向后向下方增粗。这些静脉最好在术中被完整保留，避免术后出现威胁生命的脑水肿

者，通常将手术推迟到约 15 个月大小时。

对于更严重的综合征型颅缝早闭的治疗来说，通常需要采用积极的方法。全头颅颅缝早闭畸形的患儿常很早就出现颅内高压的症状，因此只要患儿能耐受手术（12～16 周），外科医师就需要做好早期颅骨减压术的准备。最严重类型的头颅畸形是明显的尖头畸形，伴或不伴有形式不同的丁香叶头畸形。对于那些扁头畸形患儿，笔者喜欢采用单纯的中颅部减压术。首先，千万不要为了额部外形的改善，而过早地行前颅减压术（几乎不可能在薄弱的骨骼基础上进行充分的额骨前移，并且过早的手术会造成后期额骨前移变得极其困难）。其次，后颅的扩大术也不应该过早进行，不仅因为薄弱的颅骨不允许进行充分的扩张，还由于随后可能会需要对 Chiari 畸形进行后颅的减压术。最后，由于颅底的受压，会导致静脉高压的出现，这样穿颅骨的静脉会增粗，尤其在枕骨区正中下方最为明显（图 35.7）。应该完好地保留这些膨大的静脉，有报道称结扎这些静脉会

导致患者术后的死亡[63]。那些有严重 Chiari 畸形并必须进行脑室腹腔分流的患儿是特例，他们可进行早期的后颅减压术。对于这类患儿来说，上述情况是早期行枕骨大孔减压术的手术指征。因为一旦引流失败，会造成灾难性的后果。

颅中部的减压术需要移除和替换顶骨，尤其是那些异常凹陷的地方（图 35.8）。手术常会遇到一些向深部延伸，插入脑沟里的骨嵴，此时手术操作会变得很困难（图 35.9）。在生长发育的早期进行任何手术都意味着，在孩子长到 18 个月之前（或更早）基本肯定会需要再次的颅骨成形扩张术。需要密切监测颅压增高的指标和获得性 Chiari 畸形的进展。目前某些学者提倡对婴儿期患者采用后颅牵张成骨[64]，但该方法目前存在的问题似乎包括需要两期手术（一期放置牵引装置，二期移除装置），更高的并发症发生率（来源于牵张器机械学缺陷），牵张成骨的方法并未显现任何优于颅骨减压术的特点。此外，由于婴儿的颅骨相对较软，早期行颅骨牵张成骨常会造成颅骨形态不佳，在装置和骨接触的位置会过于突出。我们期待今后如果有可能应该对牵张成骨和颅骨减压术的对比研究，来进一步阐述。在婴幼儿期行前颅前移成形术的患儿，在术后应用可吸收缝线行暂时性睑缝合，来预防术后球结膜水肿，否则会对眼球严重突出的患儿术后造成失明[30]。

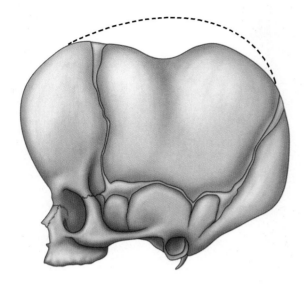

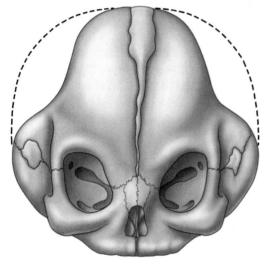

图 35.8 扁头畸形可以通过中颅成形术有效减压。该操作必须仔细地移除和置换异常凹陷的顶骨

在综合征型颅缝早闭患者的治疗中,必须解决的第二个重要的问题是由面中部发育不良造成的通气障碍。有面中部凹陷临床表现的患者均要进行多导联睡眠呼吸监测,并定期随访。手术矫正面中部凹陷的理想时机,取决于两个指标:第一个为阻塞性睡眠呼吸暂停的进展情况,相对保守的治疗(如药物治疗,扁桃体摘除术,夜间使用持续正压通气面罩)对其效果不佳。尽管目前已经有学者对婴儿期患者进行面中部前移术,但这种早期的前移仅有短暂的效果,缺乏有力的研究支持,因此目前来说并不推荐早期手术干预面中部凹陷畸形[31,32,65]。因此,对有难治性阻塞性睡眠呼吸暂停的年龄偏小的孩子来说,笔者通常对其施行暂时性气管造口术,直到患儿5岁以后,那时面中部前移术才能比较安全和有效地进行。

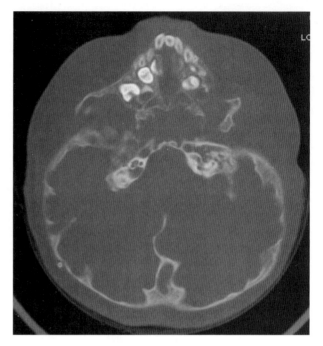

图 35.9 扁头畸形尤其是 Pfeiffer 综合征患者,后方的颅骨会有一些向深部延伸的骨嵴,插入硬脑膜反折里

第二个决定面中部前移术时机的指标是孩子的心理发育。一般来说,外形所造成的困扰将出现在儿童晚期,多种社会因素影响发生变化。由外观畸形带来的对孩子的嘲笑、歧视何时开始出现,并对孩子造成不良影响等情况,患儿的家长才是最熟悉了解的。可将众多的面中部发育不良矫正的手术方式大致归纳为两个基本类型:①颅内入路;②非颅内入路。在颅内入路的截骨前移术中,最常应用的是由 Ortiz-Monasterio 等最早报道的额面部截骨前移术(也通常被称为"monobloc")[66](图 35.10)。该手术的优点是可以在前移面中部的同时,扩大前颅窝,有可能减少患儿的额外手术。

另一个颅内入路的面中部截骨前移术是面正中劈开术[67~70](图 35.11)。尽管该术式最初是应用于治疗眶距增宽症,但也可以在缩窄眶距的同时前移面中部。理论上,将面中部矢状方向的弯曲调整,可以获得更好美学效果。通过颅外入路的 Le Fort Ⅲ 型截骨可以实现面中部截骨前移(图 35.12)。对于骨骼已经成熟的恒牙期患者,Le Fort Ⅲ截骨可联合 Le Fort Ⅰ截骨进行,这样可同时增加面中部的垂直高度(图 35.13)。过去很多外科医师喜欢采用"monobloc"方法来矫正面中部凹陷,但目前大部分人更倾向采用颅外入路的 Le Fort Ⅲ截骨法。Le Fort Ⅲ截骨法被广泛应用的原因包括:前颅

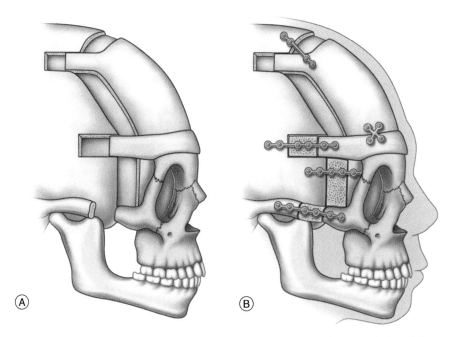

图 35.10　（**A**）Monobloc 额面部整体前移术，既可扩大前颅窝，又可前移面中部。（**B**）但是该技术确实会造成颅腔和窦腔的相通，需要植入某种生物间置物（如骨膜瓣）将两个腔隙分开，或者采用牵张成骨的方式

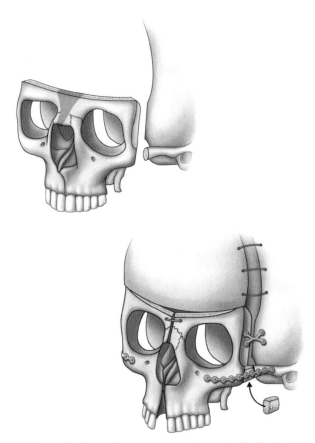

图 35.11　通过颅内外联合入路的面中部劈开术。手术可同时前徙中面部、缩短眶间距和使面部在矢状面发生曲变。由于该手术可导致窦腔和颅腔相通，因此有必要在两者之间用些生物屏障物（如骨膜瓣等）加以隔开

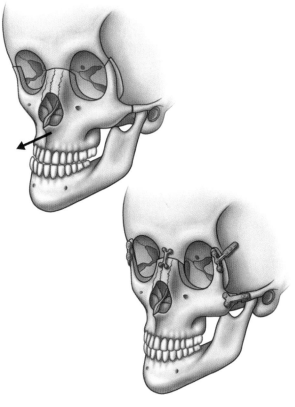

图 35.12　传统的 Le Fort Ⅲ 型截骨术一种是在颅骨下方进行的手术操作，可将中面部作为一个整体前徙，眶外侧的 Z 成形有利于前移骨的固定

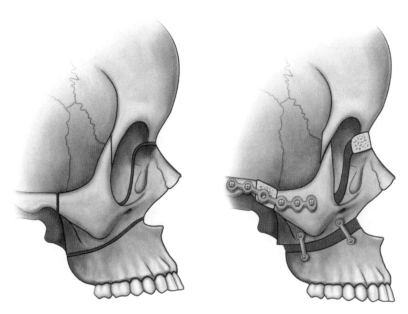

图 35.13　Le Fort Ⅲ 型和 Le Fort Ⅰ 联合截骨可将中面部分成两块前徙,不但可以延长面部的垂直距离,而且可以完善咬𬌗关系,同时还能使颧突不受限制地移动就位

窝和面中部的前移的时机很难相一致;面中部前移的程度和方向等和额骨并不一样(比如额部前移的距离可能是面部的 2~3 倍);额面部整体前移的并发症发生率要远远高于颅外入路法(原因是 monobloc 方法会不可避免的造成前颅窝底部硬脑膜破裂,导致颅腔和鼻窦相通)[71]。

面中部截骨前移术遇到的最大挑战是如何既做到充分前移骨段,又能保持骨段的稳定。为更好的兼顾以上两方面,很多颅面外科医师转而采用牵张成骨的方法治疗生长发育期的儿童。目前,主要有两种牵张成骨技术:①侧面放置内置式牵张器;②颅骨外固定支架牵张成骨(Halo device)[31,72~77](图 35.14 和图 35.15)。在这两种牵引方式里,颅骨外固定支架牵引可以更好地矫正中面部的"盘状脸"畸形,术后可以多方向调节牵引,并且并发症发生率低(有报道称可以采用该技术来补救内置式牵张器牵引失败的病例)[75,78]。对于骨尚未成熟的儿童来说,前移面中部的重点是将颧骨突度矫枉过正,并完

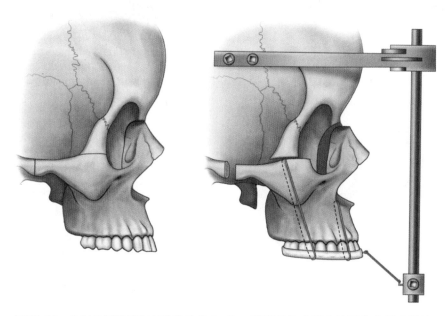

图 35.14　在眶外侧下部的直线截骨的 Le Fort Ⅲ 型截骨术配合外固定支架牵引治疗,可以明显前徙上颌骨。该技术允许在术后前徙的过程中调整牵引的方向

全不用考虑调整咬殆关系。首先,面中部前移术后,上颌骨不会在向前生长了,可下颌骨会继续生长[79~82]。再者,垂直向的上颌骨骨发育不良需要等到恒牙完全萌出后再矫正,那时既可选择单纯的 Le Fort I,又可选择 Le Fort III 联合 Le Fort I 截骨,以增加面部垂直向的长度[75]。

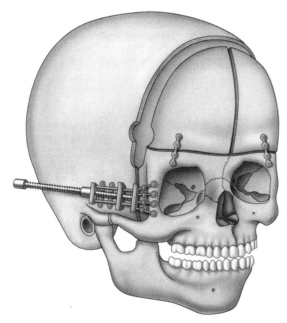

图 35.15　半置入型侧面牵张器可以用于颅外入路的 Le Fort III 型截骨术,也可以用于 monobloc 手术(如图)。但该设备在牵引过程中不能改变方向,而且可以加重中心型蝶形脸畸形

术后护理

不论是颅骨成形术还是面中部截骨前移术,均会有中度或大量的失血,以及更加严重的呼吸问题[83~85]。因此,综合征型颅缝早闭症患者需要在重症监护室进行术后护理,还需要儿科麻醉支持。术中尽量减少出血,减少体液容量的缺失,可以使术后恢复的过程更顺利。随着手术经验的增加,手术时间可以显著缩短。再者,一些技术或技巧均有助于减少围术期的输血可能性:例如术前应用促红细胞生成素,术中自体血回输,必要时使用骨蜡,和小心地使用电凝器[86,87]。术后随着毛细血管通透性的变化,会继发出现“第三腔隙”容量的改变,导致前移骨和硬脑膜之间以及帽状腱膜下形成死腔,并形成积液。在手术后最初的几天,血红蛋白水平一般会下降,3~4 天后会逐渐地趋于稳定。如果估计失血量接近患者总血容量,则有必要监测是否存在稀

释性凝血障碍、酸碱平衡紊乱,等等。

密切观察患者的精神状态,便于监测潜在的头皮下血肿形成或抗利尿激素异常综合征的发生(一旦确诊,早期理想的方法是限制水的摄入量)。对于做了中面部前移手术的患儿,气道监测是至关重要的,需要建立气道管理和抢救流程,必要时随时启用。

结果、预后和并发症

对于综合征型的颅缝早闭治疗结果的测量是极具挑战的,这是由于手术的目的是预防发生发育迟缓,并获得正常的头颅形态,因此造成结果的量化极度困难。只有少数研究报道颅缝早闭初期矫正后需要进一步的二期修复,他们报道再次手术率为2%~13%[50,59,91,92]。只有一个研究通过 6 年随访得出综合征型颅缝早闭再次手术率为 37%。遗憾的是,这些研究中没有评价在骨骼发育成熟阶段的再次手术率,也没有对再次手术的指征加以规范。有很多因素对是否需要再次头颅重塑手术存在潜在影响,如:初期手术的年龄(手术越早,越需要后期更多的手术治疗),生长受限的程度(多和相关综合征有关),手术是否顺利和判定是否进行二期手术的标准。虽然没有关于认知能力的长期评估,但一些研究显示早期手术和改善 IQ 值有关(尽管这些回顾性报道无法指出原因)。

对于 Le Fort III 型截骨伴外固定支架牵引治疗结果分析,显示术后骨骼稳固无复发,虽然采用了牵引治疗,但是并未发现上颌骨可进一步向前生长[79,82]。尽管一些研究发现了该牵引术后气道直径的改善,但只有一个研究通过术前和术后的睡眠监测检测评价了术后气道的改变,并明确指出气道通气是获得改善的[79,95,96]。尽管很少有研究试着评价治疗结果,但并发症的发生率却备受关注。据报道,头颅重塑的感染率为 2.5%~6.5%,并提出再次手术和手术时间较长是两大潜在的危险因素。这些报道也指出,随着手术经验的增加,死亡率已由 2.2% 下降到 0.1%[100~105]。

二次手术

除了经典的治疗综合征型颅缝早闭治疗的两个主要术式(头颅重塑和中面部前移)外,还有大量的辅助手术,其中一些是有必要做的,但也有一些是没

必要的。尽管有报道指出,综合征型颅缝早闭患者的眶距增宽症需要颅内入路手术治疗,但笔者认为这些手术几乎没有任何作用[106,107]。这是因为在大多数情况下眶间距只有轻、中度的增宽,不适合应用常规的眶骨移动来矫正。此外,随着适当的中面部前移,使鼻背获得充分的前移,可以在视觉上改善任何一类明显的眶距增宽的症状。

Apert 综合征的患儿需要治疗并指畸形,已有大量指(趾)分离的相关报道[109,110]。笔者喜欢用两个阶段手术来分离所有 10 个融合的手指和脚趾,显然该综合治疗过程需要专业团队来完成[111]。随着指(趾)骨生长发育的结束,指(趾)骨弯曲的矫正通常需要截骨术来完成。

随着面部生长发育的结束,如果颧突高度相对正常,单纯的 Le Fort Ⅰ 截骨术既可以最大地改善咬𬌗关系,又可以延长面中部的垂直距离。也可以在 Le Fort Ⅰ 截骨手术的基础上辅助异体材料植入术来增高颧骨(在某种程度上,可以免除再次 Le Fort Ⅲ 截骨术的需要)。目前一些术者正探索用自体脂肪移植矫正畸形,但至今还没有任何长期资料评价该术式的持久有效性。

对于大多数综合征型的颅缝早闭的患儿,最后还需要采用鼻整形手术来矫正由于下侧鼻软骨移位引起的"鸟嘴畸形"。除了旋转恢复鼻翼软骨到正常位置外,常常还需要将鼻尖向头侧旋转和鼻背增高术。

参考文献

2. Goodrich JT, Tutino M. An annotated history of craniofacial surgery and intentional cranial deformation. *Neurosurg Clin North Am.* 2001;12:45–68, viii.

7. Marchac D. Radical forehead remodeling for craniostenosis. *Plast Reconstr Surg.* 1978;61:823–835.
   This classic article marks the progression from treating craniosynostosis with strip craniectomies to a true remodeling procedure. It was also one of the earliest to depict a frontal bandeau.

11. Gillies H, Harrison SH. Operative correction by osteotomy of recessed malar maxillary compound in a case of oxycephaly. *Br J Plast Surg.* 1950;3:123–127.
    This is the first description of a Le Fort III-type osteotomy for advancing the midface. Although his osteotomy lines did not actually follow the "true" Le Fort III pattern, this report is the first to attempt to advance the "whole face and palate."

13. Tessier P. The definitive plastic surgical treatment of the severe facial deformities of craniofacial dysostosis. Crouzon's and Apert's diseases. *Plast Reconstr Surg.* 1971;48:419–442.
    It is likely that patients presenting with Apert and Crouzon syndrome were the real catalyst that spurred Tessier to develop techniques upon which the foundations of craniofacial surgery were built. This article describes some of Tessier's early forays into treating these rare anomalies.

30. Fearon JA, Rhodes J. Pfeiffer syndrome: a treatment evaluation. *Plast Reconstr Surg.* 2009;123:1560–1569.

This article is one of the first to describe the comprehensive care of patients with Pfeiffer syndrome, and details a more updated approach to treating the syndromic craniosynostosis.

34. Renier D, Sainte-Rose C, Marchac D, et al. Intracranial pressure in craniostenosis. *J Neurosurg.* 1982;57:370–377.

66. Ortiz-Monasterio F, del Campo AF, Carrillo A. Advancement of the orbits and the midface in one piece, combined with frontal repositioning, for the correction of Crouzon's deformities. *Plast Reconstr Surg.* 1978;61:507–516.
    This paper is the earliest description of a combined "orbitofacial advancement," which was later to become known as the monobloc advancement.

79. Fearon JA. Halo distraction of the Le Fort III in syndromic craniosynostosis: a long-term assessment. *Plast Reconstr Surg.* 2005;115:1524–1536.

93. McCarthy JG, Glasberg SB, Cutting CB, et al. Twenty-year experience with early surgery for craniosynostosis: II. The craniofacial synostosis syndromes and pansynostosis – results and unsolved problems. *Plast Reconstr Surg.* 1995;96:284–295; discussion 96–8.

105. Whitaker LA, Munro IR, Salyer KE, et al. Combined report of problems and complications in 793 craniofacial operations. *Plast Reconstr Surg.* 1979;64:198–203.

36

颅面短小

Joseph G. McCarthy, Barry H. Grayson, Richard A. Hopper, and Oren M. Tepper

概述

- 颅面短小畸形(CFM)的患者需要熟练的多学科临床团队治疗。

- CFM 的临床表现形式变化纷繁。尽管耳、上颌骨和下颌骨是最常见的受累部位,但由第一或第二鳃弓任何一点的发育变异都可以导致发育异常。

- 在对于 CFM 患者检查时,尤其是双侧患者,首先需要通过内镜评估气道狭窄和阻塞性睡眠呼吸暂停的情况和进行睡眠研究。

- 对于存在呼吸困难的 CFM 新生儿和婴儿,需要考虑行下颌骨牵张成骨技术治疗(DO),必要时还需要行气管切开。

- 根据治疗目的来确定下颌骨牵张成骨的方向(垂直、倾斜或水平)。

- 对于严重下颌骨发育不全的患者,需要移植重建(血管化或非血管化的骨移植)和牵张成骨技术的分期治疗。

- 如果需要通过双颌手术来矫正 CFM,应该使用两个导板技术(中间导板),该技术通常是在骨骼发育成熟后应用。

- 在患者的生长发育过程中口腔正畸治疗的调控至关重要。在牵张成骨过程中和牵张后为防止不理想的移动(前牙开𬌗、偏𬌗和双颌手术的围术期,口腔正畸的介入尤为重要。

基础科学/疾病进程

发病率

据报道,CFM 的发病率为 1/3500 ~ 1/26 550,活婴发病率为 1/5600。当出现先天性耳部皮赘畸形和轻度的单侧下颌骨发育不良时,则发病概率大增。CFM 是继唇腭裂之后第二位的最常见的一种颅面畸形。Grabb 报道男性多见,男女比例为 63:39,Rollnick 报道类似的比例为 191:103。Horgan 等的临床系列报道显示,男女患病比例接近 59:62。

发病机制

CFM 内在的发病机制仍然存在争议。比较公认的理论是 CFM 为散发性的,可能是接触致畸制剂引起。而其他研究指出一些患者是由基因遗传引起的。CFM 的病因在不同个体间可能是异源的,既有外源性因素又有内源性因素。CFM 的致畸理论主要是基于动物研究。Poswillo 将小鼠胚胎接触孕妇剂量的三嗪类药物,结果导致类 CFM 病症(图 36.1)。可以观察到因镫骨动脉断裂引起的血肿病灶。虽然由第二鳃弓发育来的镫骨动脉出血理论很具吸引力,但是出血和畸形之间的必然联系尚未确认。出血发生于服用这种致畸剂后的 14 天,但出血和相应的畸形之间的时间相关性还不明确。当处在

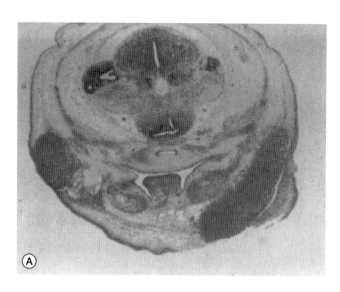
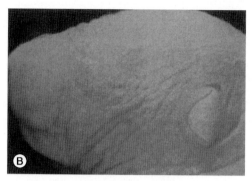
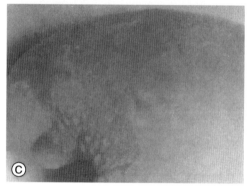

图 36.1　通过摄入三嗪类药物制备的颅面短小的小鼠模型。(A)头部的组织学切片显示双侧血肿。较小的一处血肿位于右侧耳部位,而较大的一处血肿包括左侧的下颌骨升支和下颌角。(B)正常足月的动物表现的正常耳-下颌的关系。(C)显示在单侧颅面短小畸形的动物模型中弯曲短小的异常下颌骨形态(选自 Poswillo D. The pathogenesis of the Treacher-Collins syndrome [mandibulofacial dysostosis]. Br J Oral Surg. 1975;13;1.)

发育后期的孕鼠(妊娠 10 天后)接触三嗪类药物后都就会有畸形出现,但仅有 1/3 显示有镫骨动脉出血。作者的结论是三嗪类药物可以产生直接的致畸作用,而镫骨动脉出血只是伴随症状之一。与 Poswillo 所描述的相比,这些动物更多出现了双侧面部畸形和内耳畸形。有研究显示,妊娠晚期的羊胎盘如果出现颈内动脉系统的间歇性闭塞则可以导致类似 CFM 的畸形发生。因此,并不能排除血管破裂这一假说。

接触芳香维 A 酸(一种维 A 酸的衍生物)的大鼠可以显示类似于第一、第二鳃弓综合征的畸形。这一发现与神经嵴细胞可表达大量的维 A 酸结合蛋白的结果是相一致的。此外,如果在发育早期摄入维 A 酸,其可以干涉细胞的迁移。然而,如果妊娠晚期摄入维 A 酸可以杀死神经节基板细胞,导致类似于下颌面发育不良(Treacher-Collins 综合征)的畸形。

人类病例研究也支持接触致畸剂是 CFM 的一个病因。此外,相关因素还有妊娠期间摄入沙利度胺和酒精以及妊娠糖尿病。

CFM 的遗传因素在动物和人体研究中也获得证实。小鼠第十号染色体中段敲除制备的转基因小鼠模型是一种常染色体显性遗传转基因动物模型,具有 25% 的外显型。受累动物表现为低位耳、单侧小耳畸形、颌骨不对称,但没有中耳异常表现。胚胎中也可观察到第二鳃弓血肿。

在具有家族史的人类基因学研究分别证实,在 32 个原发病患中有 9.4% 具有家族史,57 个原发病患 21% 有家族史,88 个原发病患有 26% 具有家族史,82 个原发病患有 44% 具有明显的家族史。Kaye 等对 74 个患有 CFM 原发病患家系进行了分离分析,否定了基因遗传不是诱发因素的假说。该证据倾向于该病是常染色体显性遗传,但无法区分隐性遗传和多基因遗传。尽管该病被认为是常染色体显性遗传,但他们发现在一代亲属中仅有 2% ~3% 的再发率。这个数值与他们早期对同一组 294 例 CFM 患者研究得出的第一、第二代亲属中 10% 的再发率不同。Graham 等描述了一个类 Goldenhar 体征的明显常染色体显性遗传的家系,发现与 8q13 基因的突变有关。

大量的理论都是用基因遗传的观点来解释 CFM 的高变异性和低外显率。据报道,可在唇腭裂的小鼠动物模型中通过邻近正常基因来补偿缺陷性基因，也解释了 CFM 的变异性。另一个机制可以称为"母体援救"，即正常的母体基因产物经胎盘传递来补偿异常的胎儿基因。CFM 的低外显性可能是因为母系和父系 DNA 序列（基因组印记）的差异表达，或可能因为是异常基因（镶嵌性）的细胞数量很少导致的。

通过对双胞胎颅面畸形的发生和表达的研究可以为 CFM 的病因学提供一定的启示。Mulliken 的研究团队研究了十对 CFM 双胞胎。其中仅有一对单卵双生的双胞胎畸形相同。而其他双胞胎病例研究却认为单卵双生的双胞胎 CFM 的表现是不同的。即使在表现一致的单卵双生的双胞胎中，这种表征也可能呈镜像相反的。共享胎盘的单卵双胞胎（单绒毛膜双胞胎）中发生的第一、第二鳃弓的血管功能不全和血液循环不均匀是引起这种表现不同的理论基础。反对一方的证据是不仅单卵双生双胞胎疾病表现会有不同，而且在双卵双生双胞胎中表现也会不同。单卵双生的不一致性似乎可以反驳致畸剂引发 CFM 的理论。然而，有报道指出，单卵双生双胞胎的不一致性表征也与子宫内致畸剂有关。

总之，CFM 确切的病因学仍不得而知，可能包括从内源性修饰因子的异常基因到诸如致畸剂或者血供异常引起的外源性损伤的大量因素。就如同唇腭裂患者一样，CFM 患者群可能也是一组表现各异的群体。一些该畸形的患者可能是显性异常基因表达家族中的一部分，畸形的再发生率高达 50%，而在完全由环境致病因素引起畸形的另一些患者中的再发生率是可忽略不计的。临床经验认为，在 CFM 被当做整个群体或放在个体或家族发病的背景下来讨论时，它的再发生率一般为 2%～3%。

胚胎学

耳与颌骨在发育上具有相关性，因此耳可以作为诊断该综合征参照。为帮助理解 CFM 患者畸形的胚胎发育，对外耳和听觉器官的发生和个体生长进行简短回顾。

听力器官的两个主要系统分别来源于不同的胚胎间叶原基。内耳的感觉器官来源于外胚层的听囊；外耳和中耳的听觉传导系统来源于鳃囊结构。

在人类胚胎发育 3 周半时，头侧外胚层听板部位增厚开始形成膜迷路。听板内卷后形成听窝，并

进一步隔开形成听囊。通过一系列的折叠，听囊于胎儿 3 个月时分化成为内淋巴管和内淋巴囊、半规管、椭圆囊、球囊和螺旋器。到胎儿 5 个月大时，随着软骨耳囊的骨化，耳的感觉终末器官已经达到了成年的大小形态。

据推测人类的祖先是水栖生物，而那时的海水含盐量没有现在的高。听囊包裹着的内淋巴的化学成分与远古海洋的稀释海水非常相似。我们的远古水栖祖先并不需要任何特殊的结构将声音传递到内耳。就像如今的鱼类，声音会通过海水传至皮肤再传递至内耳的液体。

当先祖们历尽艰辛从海洋到陆地后，新的问题出现了，即需要有一个结构能将大振幅和小冲击力的空气振动转变成液体的小振幅和大冲击力的振动。所以鳃由呼吸的结构转化成这种功能性结构。第一鳃沟转变成外耳道；第一咽囊转变成咽鼓管和中耳；鳃沟和咽囊的连接变成鳃裂，这一薄层保留下来的隔膜组织形成鼓膜。

下颌骨、砧骨和锤骨由第一鳃弓软骨（Meckel 软骨）发育而来（图 36.2）。镫骨（除了起源于听囊的镫骨底）、茎突和舌骨由第二鳃弓软骨（Reichert 软骨）发育而来。听骨链的杠杆系统将大部分的鼓膜结构和小部分的卵圆窗结构连接起来，为耳提供一个用来克服空气和水之间声音屏障的

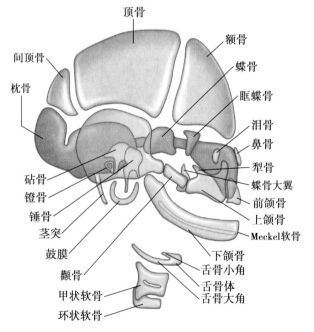

图 36.2　结构图：绿色为鳃弓软骨；紫色为颅底软骨。其他的骨骼结构是膜内成骨的面部和颅顶（蓝色）（选自 Hamilton WJ，Mossman H. Human embryology，4th ed. Cambridge，England：W. Heffer；1972.）

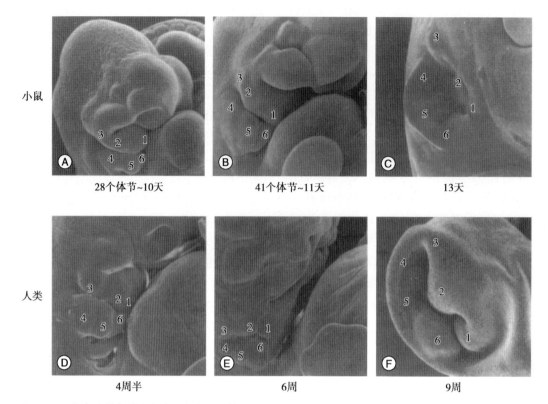

小鼠

28个体节~10天　　41个体节~11天　　13天

人类

4周半　　6周　　9周

图 36.3　将大多数实验研究应用的小鼠的外耳发育(上排照片)。人类的外耳发育(下排照片)。各种生长中心(六号的耳结节)在小鼠和人类实际上是相同的(引自 Jarvis BL, Sulik KK, Johnston MC. Congenital malformations of the external, middle, and inner ear produced by isotretinoin exposure in fetal mouse embryos. Otol Head Neck Surg. 1990;102;391-401.)

有效结构。

待胎儿发育到 3 个月大时,由第一、第二鳃弓两侧的第一鳃沟形成外耳,初期为浅漏斗形的外耳道(图 36.3)。在外耳道末端,外胚层细胞形成条索状结构继续向内延伸,球形扩大逐渐靠近中耳。到胎儿发育 7 个月大时,该条索内侧形成鼓膜,并且向外方延伸与初期的外耳道汇合,最终完成外耳道的构建。尽管此时外耳和中耳能传递声音至内耳,但还未达到成年人的形态大小。

在胎儿发育到 7 个月大时,颞骨开始气腔化。出生后,咽鼓管膨胀;中耳和窦腔的胚胎中胚层组织继续吸收,直至上皮组织靠近骨膜形成衬里,而后颞骨继续气腔化。

外耳道在出生时完全是软骨(除了颞骨内不完整的狭窄环),随着颞骨向深部发育,逐渐形成成人骨性外耳道。颞骨岩部的气腔化可以持续到成年后,而外耳和中耳到儿童末期可以最终获得成年的形态大小(内耳则不同,其在胎儿期间即已经发育完成)。通常认为,耳郭前部是由第一鳃弓发育而来,其他部分则是由第二鳃弓形成。

上颌骨、腭骨和颧骨是由第一鳃弓的上颌突发育而来,而下颌骨则由下颌突形成。Meckel 软骨(低等脊椎动物的原发颌)是第一咽弓的临时性骨架。这两块对称性的软骨构成了一个拱形弓样结构,作为模版来引导下颌骨的早期形态构建。

Meckel 软骨可以分成三部分:①远侧部分形成下颌骨体的前部;②中间部分形成蝶下颌韧带,并继续发育为下颌舌骨沟;③近心端或鼓室部分,分化成为锤骨、砧骨和前锤韧带。

病理学

综合征的基本特征是各种病理结果的具体表征。

CFM 畸形通常有三个主要特点,即耳郭、下颌骨和上颌骨发育不足。这种发育不足也可以涉及邻近的解剖结构,如:颧骨、蝶骨翼突、颞骨(中耳;乳突小,气化不佳)、额骨、面神经、咬肌、腮腺、皮肤和皮下组织、舌、软腭、咽部和鼻底。

下颌和耳的畸形是大多数患者最明显的特征。第一、第二鳃弓和由其衍化的结构都与颅骨的软骨

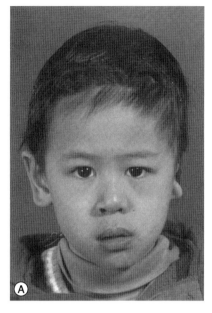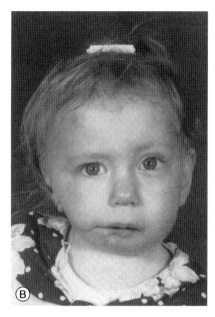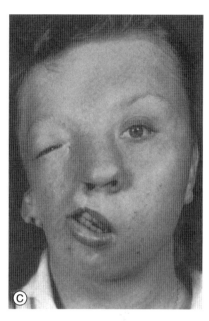

图 36.4　单侧颅面短小的各种临床表现。(**A**) 轻度的典型特征：小耳畸形、口角和鼻基底平面倾斜、患侧颊部软组织不足和颏部向患侧偏斜。(**B**) 中度的典型特征：小耳畸形、颊部软组织不足、大口畸形、口角倾斜和颏部偏斜后缩。(**C**) 重度的畸形特征：小耳畸形、小眼、额部后倾、咬𬌗平面倾斜、口角上移和颏部偏斜

化骨和骨膜化骨密切相关；不可避免地伴发颞骨和其他颅骨的畸形。对于最严重的发育不足，可以累及广泛的颅面骨（图 36.4）。Pruzansky 指出，一个部位的发育不足可以引发"多米诺骨牌效应"，可涉及全部的颅面骨，并包括小眼、眼窝异位和眶面裂畸形。

骨骼组织

　　患侧下颌骨发育不足是单侧 CFM 最明显的畸形。下颌升支发育不足甚至缺失，下颌体部弯曲向上，于垂直向缩短升支连接。颏部向患侧偏斜。对于健侧或轻度受累侧，下颌体部也可出现骨和软组织解剖异常的特征。"健侧"下颌骨体部出现水平增宽和下颌角肥大。受患侧生长缺陷影响，轻度受累侧的软组织和骨组织结构可出现代偿性增长。

　　下颌升支和髁状突畸形变化多样，髁状突由轻度的发育不良或髁突圆钝到完全缺失；下颌升支表现发育不良。所有患者（图 36.5）中都存在髁状突异常，这也是该综合征的特征性表现。因此，骨骼结构的畸形或缺失，以及与相关的神经肌肉组织的空间关系成为该疾病诊断和治疗的重中之重。

　　关节窝后壁的一部分是由颞骨的鼓部构成，也是发育正常耳的外耳道骨性部分。当颞骨发育不良时，关节窝后壁无法识别。颞下关节面是平的，于发育不良的下颌升支形成铰链连接，其位置相当于"健侧"关节前方的某位置上。

　　下颌骨生长发育的缺陷常和髁状突发育不良程度密切相关。在许多严重的病例中，患侧和健侧髁状突生长存在很大的差异。同侧的下颌升支和上颌骨牙槽突短缩和发育不良引起咬𬌗平面倾斜（患侧高于健侧）（图 36.6）。患侧的上颌窦底壁和鼻基底也向上倾斜。在一些病例中，颅底平面发生类似于咬𬌗平面的倾斜情况。患侧的牙槽突前后和上下方向以及骨骼体积都发生了减小。并且常可发现牙列拥挤、上下颌咬𬌗平面的前部向上患侧倾斜。

　　除了上下颌骨之外的颅面骨骼都可涉及，尤其是颞骨的鼓室部和乳突部，岩部通常也明显发育不佳。患侧的茎突常常更小。乳突外观偏平，乳突小房的气化部分或完全缺失（图 36.7）。

　　颧骨在各个方向都发育不足，形成颧突低平。患侧颧弓跨距减少导致外眦耳屏连线的侧方长度减少。

　　可见眶部垂直向的差异，伴或不伴有小眼畸形（图 36.8）。在这种情况下常常有同侧的额骨扁平，呈现无影像学表现的冠状缝早闭可表现为斜头畸形，但影像学不显示冠状缝早闭。

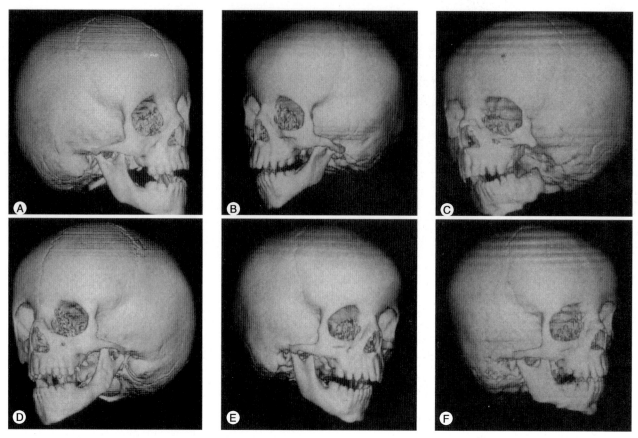

图 36.5　从左到右畸形逐渐加重的三例单侧颅面短小患者的三维 CT 扫描。上排照片是每个病例的患侧情况,下排是健侧或对侧的情况。根据后面章节所描述的下颌骨畸形 Pruzansky 分类法对这三例患者的分类结果是:Ⅰ类(左侧),Ⅱ类(中间),Ⅲ类(右侧)

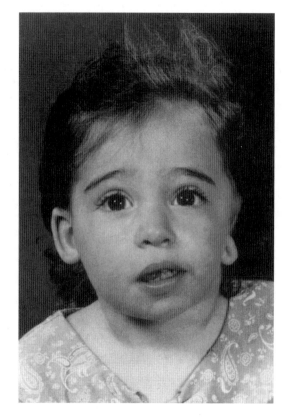

图 36.6　左侧颅面短小的患者特征性表现为患侧的咬𬌗平面和鼻部向上倾斜,伴随颊部发育不足和耳畸形

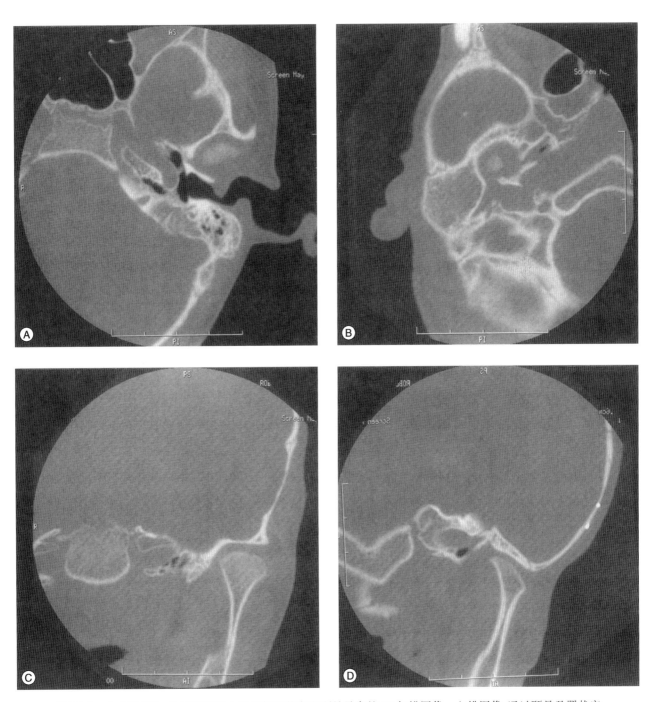

图 36.7 和对侧相比,单侧颅面短小的患侧髁状突和颞骨异常的 CT 扫描图像。上排图像,通过颞骨及髁状突位置的水平切面。上排左图,在受累较轻侧可见正常侧位的关节窝和颞骨乳突部的气化腔。上排右侧,患侧的关节窝和髁状突内侧移位,并且可见颞骨乳突部气化腔的缺失。下排图像,通过颞骨及髁状突位置的冠状切面。下排左图,受累较轻侧可见与颞骨关节连接的正常髁状突形态。下排右侧,患侧的髁状突形态异常,并以一定角度与颞骨关节连接

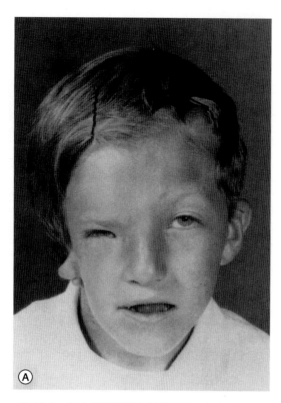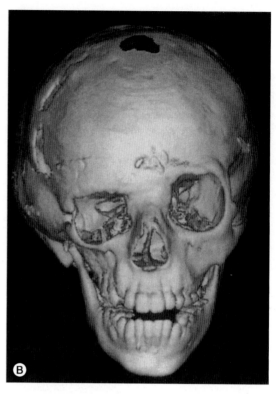

图36.8 （A）累及眶部和额骨的颅面短小畸形（右侧），存在眶垂直向的移位。（B）先天性的额眶不对称在颅顶重塑后仍持续存在

软组织

CFM 的软组织和骨组织畸形之间的关系还未完全清楚。一种理论是它们在相同的基因和环境因素下的各自独立的表征。另一种可能是一种组织原发畸形，继发另一种组织畸形。

Moss 的"功能基质"理论将整个头部的生长发育归结于软组织基质和功能空间的发育。这些基质包括具有功能作用的细胞、组织、器官和气腔。骨和软骨等相关硬组织，用于保护和支撑这些功能性基质。他们的形态完全由功能性基质决定的。Moss 总结："骨不是自己生长的，而是被动生长的。"咬肌对骨形态的牵引效应的动物实验支持了上述理论。人类单侧 CFM 的软组织对骨形态影响的研究限于 CT 检测分析。这些研究结果进一步支持咬肌的改变能引起后天骨形态的变化，同时认为骨改变影响肌肉的情况是不会发生的（图 36.9）。可以推测，如果功能基质理论是正确的，今后对 CFM 的治疗可以仅限于对软组织基质的早期干预来操控相关骨骼的继发改变。

咬肌

许多 CFM 患者的肌肉功能（尤其是翼外肌）是受损的。右侧肌肉对下颌骨的左侧移动起作用，而左侧肌肉控制下颌骨的右侧移动。如果做开口运动则需要两边协同活动。在 CFM 患者中可以发现，单侧翼外肌发育不良可引起前伸和侧方运动的严重受限。

该因素对肌肉的发育以及附着骨骼的形态影响显著。相比下颌骨发育不足的程度而言，下颌骨运动（张口、侧伸和前伸）的变化更易引起注意。

当患者张口时，呈现患侧偏斜的原因不但与骨骼系统有关，而且也与同侧的翼内肌和翼外肌不足或缺乏拮抗健侧相反作用的肌肉运动有关。当下颌骨下移时，轻度受累侧的髁状突可以发生向下或侧方异常移位，甚至出现髁状突移位至几乎脱离关节窝的位置。而在下颌骨张口和前伸活动时，无法辨别患侧髁状突的运动。因此，当测量减弱的翼外肌肌力时，可以发现：当张口和尽量前伸时，下颌不能向健侧行侧向移动，以及颏部中线的患侧偏斜。

在许多病例中喙突是缺失的，颞肌的大小也会

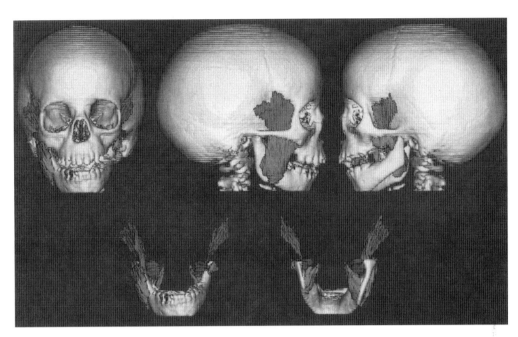

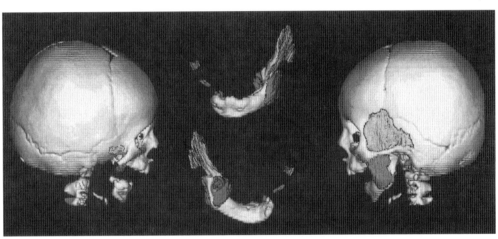

图 36.9　上排照片,Pruzansky Ⅰ度单侧(左侧)颅面短小儿童患者下颌骨畸形的 CT 图像。通过 CT 数据得出的骨骼表面和部分肌肉组织图像。下排照片,Pruzansky Ⅲ度单侧(右侧)颅面短小儿童患者下颌骨畸形的 CT 图像。通过 CT 数据得出的骨骼表面和部分肌肉组织图像(经 Drs. Alex Kane and Jeffrey Marsh 授权,Washington University,St. Louis)

发生减小。另外,受累咬肌和翼内肌也会呈现明显不足。

耳

耳畸形是该综合征一种常见的表现。Meurman 在 Marx(1926)的研究基础上提出了耳畸形的分类法:Ⅰ度,耳郭明显减小,但大多数的解剖标记可辨;Ⅱ度,在垂直方向上有软骨和皮肤的残留物并呈前倾位,以及外耳道完全闭锁;Ⅲ度,除了诸如变形的耳垂之类的少量残留物之外,耳郭几乎完全缺失(图 36.10)。

在一个大样本研究中,Caldarelli 等通过空气传导和骨传导的测试和颞骨的 X 线检查对 57 例 CFM 患者进行评价。结果显示 Meurman 耳畸形的程度和听力功能并无直接的相关性。听力丧失虽然常常是源于传导性障碍,但对于丧失的类型只能通过听力测试法来确定。中耳结构只能通过放射学检查获得,而不能通过耳的形态来确定。健侧耳也可能存在结构和功能上的异常,故而常常需要对其进行检查。

先天性耳聋可能是由于内耳异常、耳蜗神经和脑干的听神经核发育不良,或第Ⅸ~Ⅻ对脑神经的发育不良和功能不全。

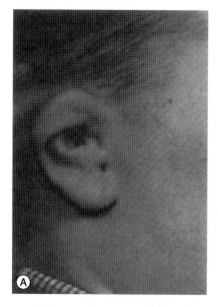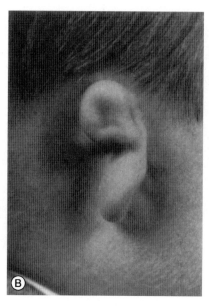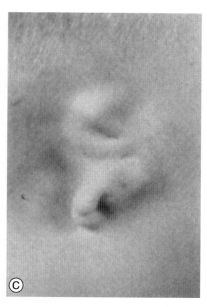

图 36.10 在 Meurman 分类法中,三种不同程度的耳畸形案例。(**A**) Ⅰ度:耳郭轻微畸形,但大多数的解剖结构完整。(**B**) Ⅱ度:在垂直方向上有残留的软骨和皮肤。外耳道闭锁。(**C**) Ⅲ度:除了异位的耳垂以及少量的皮肤和软骨残留以外,耳郭几乎完全缺失

神经系统

CFM 存在各种大脑异常,可能包括单侧大脑发育不良,胼胝体发育不良,交通性和梗阻性脑水肿,颅内脂肪瘤,脑干和小脑的发育不良和压迫。其他相关异常包括认知延迟,癫痫和脑电波有癫痫表现。

CFM 的脑神经异常较为多见,从双侧和单侧无嗅脑畸形到视神经的单侧不发育和发育不良,可伴随外侧膝状体和视皮质的继发改变、先天性眼肌麻痹、Duane 眼球退缩综合征、滑车神经核和展神经核以及滑车神经和展神经的发育不良、先天性三叉神经麻痹、三叉神经核及运动和感觉神经核发育不全。

最常见的脑神经异常是面神经麻痹,它继发于颞骨中的面神经发育不全或面神经的颅内部分和脑干中的面神经核的发育不良。临床发现 CFM 患者可以累及任何脑神经,例如脑神经干部分和相应的脑干神经核的发育不良或发育不全是发生临床异常的病理解剖基质。临床上,最常见的情况是患侧下颌神经的功能异常。

皮肤和皮下组织

CFM 患者患侧乳突与口角或眼外眦之间的距离减少是软组织不足的证据。皮肤和皮下组织可有不同程度的发育不良,尤其是腮腺咬肌区和乳突区。

腮腺的发育不良或发育不全可引起面神经分支处于浅表、外科易损伤的部位。

在 Grabb 描述的一系列病例中,10% 具有眼睛、眼睑或上腭畸形。有从大口畸形到颊部的全层缺损的表现各异的面横裂(图 36.11)。面裂的形成可能是上下颌突融合失败所致。在胚胎发育期间,口裂的外侧口角最初是位于上下颌突分裂点处。随着上下颌的融合和咀嚼肌的发育,原始口裂变小。另外,腮腺最初位于胚胎的口角处,逐渐侧方生长并移向

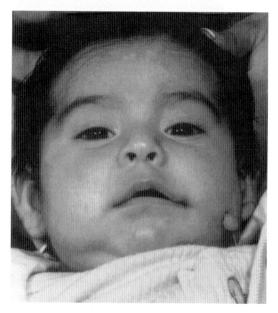

图 36.11 左侧颅面短小患者的面横裂。软组织裂表现为左侧大口畸形。软组织缺陷向耳屏区延伸

发育中的耳,但腮腺导管乳头仍位于较内侧的位置。

出其中 67 例患者(55%)至少有一种颅面以外(脊柱、心脏、泌尿生殖系统)异常,其至一些病例竟有高达 7 种畸形。他们也辨别了这些畸形与相关颅面骨和软组织的严重度之间的关系。相关畸形的疾病谱和发病率详见表 36.1。

颅面外部解剖

Horgan 等对 121 例 CFM 患者进行了回顾,并指

表 36.1　相关畸形的疾病谱和发病率

	主要异常	伴随异常	
下颌骨	下颌骨发育不良(89%~100%) 关节窝异常(24%~27%)	颅面 腭咽关闭不全(35%~55%)	全身症状 脊柱/肋骨缺损(16%~60%) 颈椎棘突异常(24%~42%)
耳	小耳畸形(66%~99%) 耳前赘生物(34%~61%) 传导性耳聋(50%~66%) 中耳(听骨)缺损	上腭偏斜(39%~50%) 眶部异位(15%~43%) 眼球运动异常(19%~22%) 眼球外层皮样囊肿(4%~35%) 颅底异常(9%~30%)	脊柱侧凸(11%~26%) 心脏畸形(4%~33%) 色素改变(13%~14%) 肢端缺损(3%~21%)
中面部	上颌骨发育不良 颧骨发育不良 咬𬌗平面倾斜	唇和(或)腭裂(15%~22%) 眼睑缺损(12%~25%) 牙齿发育不全(8%~25%)	中枢神经系统(5%~18%) 泌尿生殖系统(4%~15%) 肺部异常(1%~15%)
软组织	咀嚼肌 发育不良(85%~95%) 大口畸形(17%~62%) 第Ⅶ对脑神经麻痹(10%~45%)	泪液排泄异常(11%~14%) 额部的斜头畸形(10%~12%) 感觉神经性耳聋(6%~16%) 耳前窦道(6%~9%) 腮腺发育不良 其他脑神经缺损(如第Ⅴ,Ⅸ,Ⅻ)	胃肠道缺损(2%~12%)

　　患病率是由 1983—1996 年的文献中 19 篇报道总结所得。仔细选择样本进行研究避免选择偏差。作者认为患病率可能有假性增高,这是因为第三方中心汇报的病例可能对较重的患者有着选择偏差。

　　(选取自 Cousley RR,Calvert ML. Current concepts in the understanding and management of hemifacial microsomia. Br J Plast Surg. 1997;50;536-551.)

发展过程

　　关于 CFM 的发展过程和状态(无任何治疗干涉)有两个学派观点。一种观点是骨骼畸形的严重性并不是进行性加重的,即患侧生长情况与健侧或轻度受累侧是平行的。另一学派观点为 CFM 是逐渐加重的,即患侧的生长受限会导致面部的不对称性随年龄增长逐渐加重。由于记录和定量分析的困难,CFM 患者软组织改变的发展过程仍是个谜。

　　Rune 等应用金属种植体和 X 线立体照相测量术对 11 例未手术的单侧 CFM 患者的面部生长发育进行研究。他们发现 5 例患者的咬𬌗平面有轻度的倾斜加重,而其他 6 例患者的咬𬌗平面保持稳定或有所改善。作者认为下颌骨的不对称性并未随时间加重,但在该研究中,仅有一例患者在研究期间达到骨成熟期。Polley 等回顾性的检测了 26 例未手术的单侧 CFM 患者的头颅前后位 X 线片。根据 Pruzan-

sky 的下颌骨分类法将患者分成三组。结合角度和线性测量方法进行垂直向和水平向的不对称分析。他们报道指出,不论畸形的严重程度或左右侧不同,患侧的生长情况与健侧是相同的。

　　如同 Polley 文章所报道,Kearns 等通过下颌角的高度和下颌角角度的显著改变来说明进行性垂直向的不对称与下颌骨畸形严重程度的相关性。这个重新解释和他们观察的结果是一致的,他们回顾性地对 67 例未手术单侧 CFM 患者的前后位头颅 X 线片进行水平角度测量分析。根据 Pruzansky 分类法将患者分成两组,结果发现组 I 的测量值无显著改变,而组 II 所有测量值都有显著变化。

　　如果 CFM 真正的发展过程是进行性的,那么早期手术干预可以尝试减轻畸形。相反,如果 CFM 保持相对稳定,并且没有明显功能(呼吸和咀嚼)和形态问题,那么是否应该推迟手术尽量减少再修整操作就值得好好地讨论了。这个内容会在后面的生长

研究部分继续讨论。

诊断/临床表现

鉴别诊断

　　面部不对称的鉴别诊断包括颞下颌关节强直、Romberg 综合征、放射后畸形、髁状突增生和半侧颜面肥大。Treacher-Collins 综合征或重度眶面裂也易与双侧 CFM 相混淆,但 CFM 所特有的下颌升支和髁状突畸形并未呈现。后天创伤或感染会影响髁状突软骨进而导致下颌骨生长能力的下降,并继发影响同侧周围的颅面骨骼。与后天畸形不同,CFM 的特点是患侧的软组织缺乏和外耳畸形,同时广泛累及颞骨、乳突和颅底。Cousley 和 Calvert 提出 CFM 简单的诊断标准是:①同侧下颌骨和耳缺损;②下颌骨不对称或者耳缺损,伴发(a)两种或多种间接相关畸形或(b)有 CFM 家族史。间接伴发畸形是指和发育或功能方面相关的畸形。

　　单侧与双侧 CFM 的实际比例是很难确定的。单侧 CFM 也常有对侧轻度的耳和下颌骨或者眶骨的畸形。Grabb 报道了 102 例病例中有 12 例双侧 CFM(12%),Meurman 的 74 例病例报道中有 8 例为双侧受累(11%),Converse 报道 280 例中有 15 例双侧的患者(5%)。相反,在对 294 例眼耳脊椎发育不良患者的回顾中发现,有 98 例(33%)患者双侧患病,而其中的 34 例耳又为对称性的。Mulliken 报道了 121 例 CFM 中有 34 例(28%)为双侧 CFM。在近期综述中双侧 CFM 发病率增高的情况应归功于由于对疾病理解的加深,医师体格检查时对侧轻度的软组织异常(大口畸形、颊部发育不良、耳前皮赘)描述记录相应的增多所致(图 36.12)。

分类体系

　　CFM 有多种分类体系,因而造成临床经验比较和交流的困惑。一种理想的分类体系应该是准确描述所有的 CFM 解剖学上的畸形和程度分级,以利于专业人士之间的交流、允许临床经验的比较和按照分类标准制定规范化全面的治疗策略。到目前为止还没有一种理想的分类体系。

　　Pruzansky 报道了一个渐进性的下颌骨缺陷的分级体系:Ⅰ 度,下颌骨的轻度发育不良;Ⅱ 度,颞下颌关节功能正常但形态异常,并出现髁状突的前内侧移位;Ⅲ 度,下颌升支和关节窝缺失。该分类后被 Kaban、Padwa 和 Mulliken 进一步完善(图 36.13 和表 36.2)。根据此分类体系,并对 Meurman 的三度耳畸形分类做了进一步修改后,Pruzansky 将 CFM 患者分成九类。尽管在随后的报道中,他的团队仍继续应用此分类体系,但他认识到仅根据下颌骨和耳畸形来描述各种变异的 CFM 群体是有局限性的。当 Converse 和他的同事在 10 年前对受累的软组织和咬肌进行评价时就认识到了 CFM 累及解剖部位上的变异性。他们中心将 15 个双侧 CFM 患者分成四组,前三组是根据耳和下颌骨情况分组的,而第四组则包括了面部软组织和骨组织。

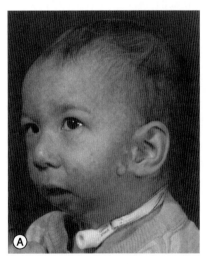
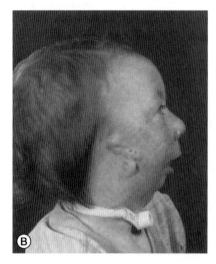
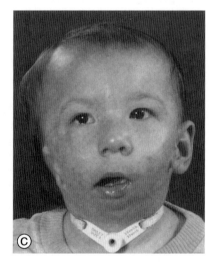

图 36.12　Goldenhar 样双侧颅面短小患者。右侧面为重度受累侧,可见 Meurman Ⅲ 度耳畸形、眼球外层皮样囊肿、颊部软组织缺陷和小颌畸形。左侧面为轻度受累侧,但下颌骨异常、耳屏前软骨残留和皮赘。重度小颌畸形和呼吸阻塞通常提示患有双侧颅面短小

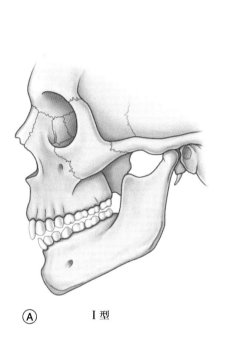

Ⓐ　Ⅰ 型

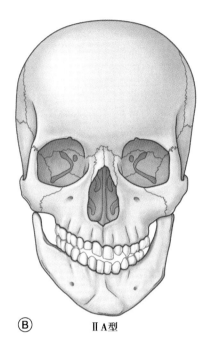

Ⓑ　ⅡA型

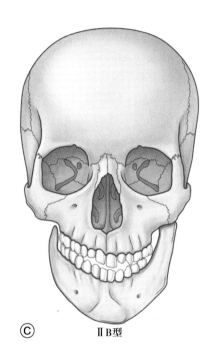

Ⓒ　ⅡB型

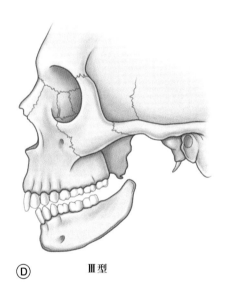

Ⓓ　Ⅲ型

图 36.13　Kaban 等所修改的 Pruzansky 下颌骨畸形分类。(A) Ⅰ 型：轻度的下颌骨缺损。(B) ⅡA 型：髁状突和下颌升支较小，但髁状突和关节窝的解剖结构可见。但是，扁平的髁状突和呈平面并发育不良的颞下面形成关节结构。(C) ⅡB 型：类似于 ⅡA 型，但是髁状突和下颌升支在垂直或上下的平面上发生内侧移位。(D) Ⅲ 型：下颌升支、髁状突和关节窝的缺失

表 36.2　Kaban、Padwa 和 Mulliken 完善后的 Pruzansky 下颌骨畸形分类

类型	描　述
Ⅰ	所有的下颌骨和颞下颌关节完整并形态正常，但存在不同程度的发育不良
Ⅱa	下颌升支、髁状突和颞下颌关节完整，但发育不良及形态异常
Ⅱb	下颌升支发育不良，并在形态和位置异常，向前和内侧移位。与颞骨无连接
Ⅲ	下颌升支、髁状突和颞下颌关节缺如。如果存在翼外肌和颞肌，与下颌骨残端无附着

（选自 Kaban LB，Padwa BL，Mulliken JB. Surgical correction of mandibular hypoplasia in hemifacial microsomia：the case for treatment in early childhood. J Oral Maxillofac Surg. 1998；56：628-638.）

Tenconi 和 Hall 在 67 例 CFM 患者的基础上提出了全面的表型分类体系,首次综合了 CFM 的眼睛和颅外表现,诸如眼睛皮样囊肿、小眼畸形、肢体缺陷以及脊柱、心脏和肾脏异常。Ⅰ型为单侧,可以细分成经典型、小眼型、双侧不对称型和完全型;Ⅱ型是单侧伴肢体缺陷;Ⅲ型为单侧额鼻型;Ⅳ型为单侧 Goldenhar 型,可以细分为 A 型(单侧)和 B 型(双侧)。

Munro 和 Lauritzen 根据骨骼畸形并出于治疗考虑提出了五部分外科解剖分类体系。在该分类法中,骨骼完整为Ⅰ型,不完整为Ⅱ~Ⅴ型;咬𬌗平面为水平的为Ⅰa 型,倾斜的为Ⅰb~Ⅴ型;累及眶部为Ⅳ和Ⅴ型。此分类形成了面部骨骼畸形治疗计划的基础(图 36.14)。

David 等延循恶性肿瘤的 TMN 分类法的想法,

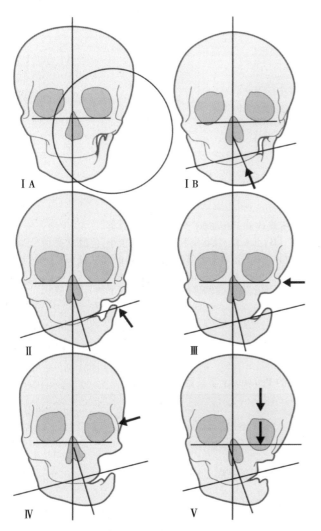

图 36.14 根据病理学骨骼解剖的单侧颅面短小分类(Munro 和 Lauritzen)。上排图片,圆圈内是疾病常累及骨骼的位置。显示正中矢状面、中切牙平面、眶耳平面和咬𬌗平面。详细内容请参照正文

设计了字母数字编码分类法(SAT)(表 36.3)。SAT 分类法按照骨骼(S),耳(A)和软组织(T)的异常来分级,而且数字随疾病的程度加重而增加。S_1、S_2 和 S_3 骨骼畸形类似于 Pruzansky 的下颌骨发育不良的三类法,而 S_4 和 S_5 代表累及眼眶的下颌骨改变。A_0 代表正常耳,A_1、A_2 和 A_3 表示畸形逐渐加重。T_1、T_2 和 T_3 分别代表轻度、中度和重度的软组织缺损。

表 36.3 SAT 分类

骨骼	
S_1	下颌骨短小,形态正常
S_2	尽管髁状突、下颌升支和下颌切迹可辨,但明显变形;下颌骨的大小形态与正常情况的显著不同
S_3	下颌骨严重变形,大小形态与正常情况的显著不同
S_4S_3	下颌骨异常,伴眶外侧缘和眶下缘严重后缩
S_5S_4	缺损,伴眶部异位且常发育不良,颞窝平坦颅脑不对称

耳	
A_0	正常
A_1	小且有畸形,但仍具有外耳形态特征
A_2	由于旋转残耳向颅侧弯曲
A_3	其余的耳郭结构缺失仅残存畸形耳垂

软组织	
T_1	无脑神经损伤的轻度外形缺损
T_2	中度缺损
T_3	重度缺损伴明显的脊柱侧弯,可能有严重的脑神经、腮腺、咬肌发育不良;眼部受累;面裂或唇裂

(选自 David DJ, Mahatumarat C, Cooter RD. Hemifacial microsomia: a multisystem classification. Plast Reconstr Surg. 1987;80:525-535.)

Vento、LaBrie 和 Mulliken 对 CFM 提出的 OMENS 分类法也是根据不同解剖部位畸形的严重程度应用字母数字编码来分类患者(表 36.4)。类似于 SAT 分类法,并将耳畸形(由 OMENS 中的 E 代表,SAT 中的 A 代表)从 0~3 分成四级,软组织缺损(由 OMENS 中的 S 代表,SAT 中的 T 代表)分成三级。然而不同于 SAT 分类法,根据畸形的严重程度将骨骼拆分成了眶(O)四级畸形和下颌骨(M)四级畸形。其中下颌骨畸形的分类里的 Pruzansky 的Ⅱ类畸形,采用了 Kaban 和他同事倡导的方法进一步分为Ⅱa 和Ⅱb 两个亚类。OMENS 中的 N 代表累及的

面神经。SAT 和 OMENS 系统可分别用于描述双侧 CFM 患者的每一侧。

表 36.4　OMENS 分类法

眶部	
O_0	眶部形态和位置正常
O_1	大小异常
O_2	位置异常
O_3	大小和位置异常
下颌骨	
M_0	正常下颌骨
M_1	下颌骨和关节窝变小（小下颌骨）
M_2	下颌升支变短、形态异常
M_{2A}	关节窝位置尚可
M_{2B}	颞颌关节向内侧移位
M_3	下颌升支、关节窝和颞下颌关节缺失
耳	
E_0	正常
E_1	轻度发育不良，呈杯状
E_2	外耳道缺失
E_3	耳郭缺失，仅残留异位耳垂
神经	
N_0	面神经无影响
N_1	高位面神经受累
N_2	低位面神经受累
N_3	全部分支受累
软组织	
S_0	无软组织畸形
S_1	轻度组织畸形
S_2	中度组织畸形（在轻度和重度之间）
S_3	重度皮下和肌肉缺陷

（选自 Vento AR, LaBrie RA, Mulliken JB. The OMENS classification of hemifacial microsomia. Cleft Palate Craniofac J. 1991；28：68-76，discussion 77.）

照相

拍照的基本要求是标准光源、头部和唇部固定以及保持安静状态。拍照的标准体位包括全面照、

颏顶位、头顶位、侧位、斜位、微笑位、咬𬌗位。必要时也需要拍摄功能性面神经位。

三维立体拍照系统对标记畸形以及记录术后体积和外形的改变是一种有益的量化工具，也是术前设计的一个重要组成部分。

头影测量

尽管 CT 和锥束成像广泛应用于颅面骨骼，但头影测量仍是面部骨骼系列检测必不可少的，比如在正颌手术后的随访、DO 牵引期间的监测以及制定和记录面部骨骼的变化等方面都发挥核心作用。

标准的头影测量方法是将头固定器耳柱插入外耳道内，患者头部置于 Frankfort 水平或自然的头位。CFM 患者的一侧外耳通常位于另一侧的前下方。如果将异位的外耳用于头影测量将导致 X 线束和 X 线片异常。该技术的投射线是经正常耳并垂直穿过正中矢状面至对侧头部。经过该点的 x-y 轴（以 mm 为单位）应该直接标记在头影测量中以作为今后的参照。正中矢状面的临床确定可通过压低头部以便从颅骨顶上面观了解整体颅形。

经典的侧位头影测量可提供上下颌关系，以及骨和软组织外形与标准值比较发生的偏斜。前后位和基底位的头影测量对评价 CFM 患者同样重要，通过他们可以记录面中线和三维方向上面部的不对称程度（图 36.15）。

Grayson 等描述了多平面头影测量技术。通过侧位、冠状位和基底位放射线片，可在三个冠状面和轴面上确定骨骼标记点，并用于构建各平面的中线。与正中矢状面相比，这些中线是由双侧相对稳定结构（如枕后粗隆、枕骨大孔中心和蝶枕软骨结合中心轴）确定的。通过该技术，可以观察到 CFM 患者的骨骼卷曲现象。在冠状面上，从颅底向前到梨状孔边，在水平面从眶部到下颌骨，面部中线是渐进性的偏斜的。

计算机断层扫描

CT（包括锥体束成像）已经成为 CFM 患者基本的诊断和评价工具。不同于头影测量，CT 影像可显示骨组织和软组织，而且没有骨骼标记点重叠问题。水平位扫描和冠状位扫描可以为骨组织和软组织的不对称以及全颅面骨骼畸形的严重程度提供详细的

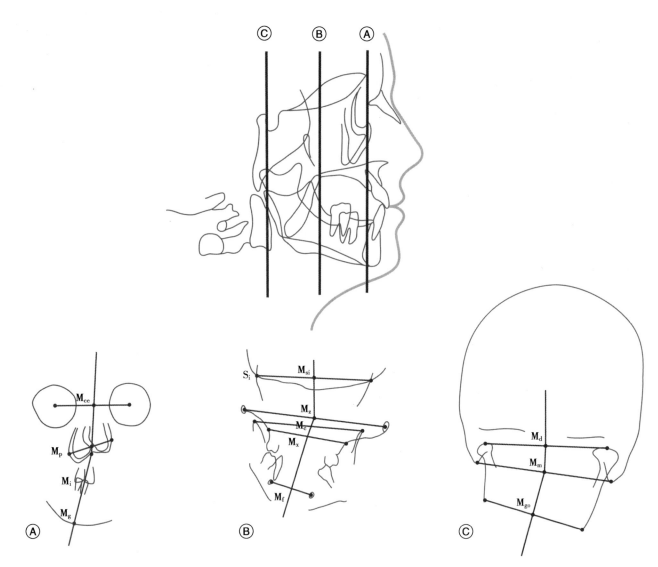

图 36.15　上图,面部的三个垂直平面。将相同的 X 线片按照或接近侧面观的这三个平面位置进行分开描记。下图,(**A**)直线连接 Mce、Mp、Mi 和 Mg 点,形成几个线段,其构成角度表示平面内的结构性不对称。(**B**) B 平面的面中线结构。(**C**) C 平面的面中线结构(选自 Grayson B,McCarthy JG,Bookstein F. Analysis of craniofacial asymmetry by multiplane cephalometry. Am J Orthod. 1983;84;217.)

信息资料。对于不能配合拍摄传统的头影测量影像的小儿患者,可以在镇静或全身麻醉下拍摄 CT 或锥束成像,为早期治疗计划的制订提供依据(图 36.16)。

　　由于来源于 CT 扫描的数据是计算机格式的,可以通过任何编码格式写入程序呈现信息,包括三维 CT 和多维重建。三维 CT 图像提供了体表下的整个骨骼的可视信息,可以在任何角度观察分析。CT 数据另一个有用的操作是多维重建(CT/MPR)或 DentaScan。DentaScan 是利用水平位 CT 扫描信息来获得真实的切面图像以及类似于 Panorex 的上下颌骨曲面断层 X 线图像(图 36.16)。该图像在未发育结束的患者中了解牙囊和手术所涉及骨块的关系方面

很有价值,尤其适用于年龄太小无法拍常规牙片和计划行下颌骨牵引的患者。

　　与传统螺旋 CT 扫描相比,锥束 CT 扫描技术既可以提供上下颌骨的详细图像信息,又可以减少花费、射线暴露和操作时间。

内镜检测

　　对于呼吸功能不全或睡眠呼吸暂停的患者,内镜检测可以提示发生阻塞的位置。双侧 CFM 和少数单侧 CFM 的患者的下颌骨发育不足可导致舌后坠而威胁生命。此外,内镜也能排除呼吸道的其他阻塞问题。

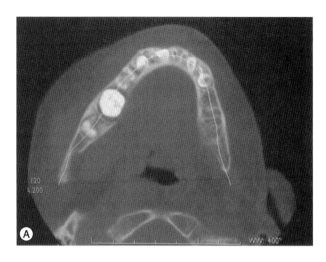

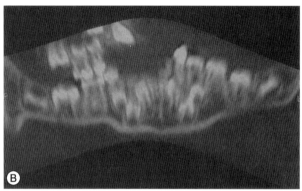

图 36.16　单侧颅面短小乳牙列患者下颌骨计算机断层扫描多维重建(CT/MPR)或牙齿曲面断层 X 线图像。根据恒牙囊的位置影像辅助设计手术截骨线和牵引钉的位置。上图，通过下颌咬𬌗平面的轴位 CT 扫描。下图，牙齿曲面断层重建。可见升支中拥挤的牙囊

睡眠监测

对于睡眠呼吸暂停的患者，睡眠监测（多功能睡眠记录仪）具有极大的作用，能明确呼吸功能异常的程度，除了可以解释临床症状和内镜所见之外，还可以确定是否需要下颌骨牵张成骨术等外科方法的介入。

患者选择

用于矫正 CFM 患者骨组织和软组织缺损的外科手术和正畸技术的革新和发展过程可以印证整形外科的发展史：骨移植、截骨术、DO、真皮-脂肪移植、局部皮瓣、显微血管吻合的游离皮瓣和自体脂肪注射。患者的病情引起了治疗上的挑战，对于伴有功能缺陷的、重度不对称畸形患者的治疗需要整合

众多专业的治疗团队，这一点也深深地吸引着整形医师。

CFM 患者的外科重建方案根据每个患者的解剖和功能缺陷情况不同而发生变化。骨骼重建的传统方法是矫正下颌骨缺陷，通常包括下颌升支和体部以及髁状突和颞下颌关节的畸形。除了下颌骨发育不良，上颌骨和颧骨也必然出现相应的病理性改变。伴随的咬𬌗问题，尤其在单侧型的 CFM 患者中，包括咬𬌗平面倾斜，反𬌗畸形和牙齿中线移位。少数患者还可以出现额眶区缺损。骨缺损通常伴随着不同程度的软组织发育不良。总之，临床医师在处理同时存在骨组织和软组织缺损时，单独行骨组织重建在颅面短小患者的整体治疗中常常是不够的。

其他需要考虑的因素是患者的功能性需要（呼吸、听力、咀嚼、说话、精神心理），以及患侧和邻近解剖结构在随后的生长发育中的作用。临床医师必须首先考虑功能需要，尤其是伴随小颌畸形和舌后坠导致的睡眠呼吸暂停和其他类型的呼吸缺陷的患者。对于严重的呼吸功能不全，传统的治疗方法是气管造口术，但如果明确是单一平面的阻塞，下颌骨延长常常能避免气管造口术。这类患者也常常因有喂养问题而需要胃造口术。偶尔患儿会患有眼睑括约肌功能不良，而必须治疗来保护角膜。对于双侧颅面短小的儿童，严重的听力缺失会阻碍语言能力，故而需要助听设备矫正。也有报道指出，可以出现颈椎神经异常伴发小脑扁桃体下疝畸形和其他中枢神经系统异常。

外科介入时机也是一个长期争论悬而未决的问题。学院派学者包括 Poswillo 支持仅在成年人或者青春期患者中开展截骨术，他们认为对生长发育中的儿童进行这些外科手术会干扰功能性基质并阻碍随后的颅颌面生长发育。Obwegeser 也支持延迟下颌手术直至骨骼和牙齿发育完成。他推行用肋软骨行颞下颌关节和颧弓重建，结合 Le Fort Ⅰ截骨术、双侧下颌升支矢状劈开术和三维颏成形术对颅面下半部骨骼向下和内侧旋转。

Dingman 和 Grabb 支持在儿童期行截骨术，并提出用趾骨移植重建患侧下颌升支。Converse 和 Rushton 也描述了一个 12 岁单侧 CFM 患者，行下颌升支水平截骨术，配合髂骨块游离移植修复截骨所致的缺损，并通过制作咬𬌗导板打开了患侧咬𬌗。Delaire 推荐在 4～6 岁时，行患侧倒 L 形截骨术并水平向植入肋骨来延长下颌升支。Converse 等提出在混合牙列期用两期法手术方案来矫正上下颌骨的不

对称。Murray、Munro 和 Lauritzen 等支持儿童期行截骨术和骨移植术的医师也报道了肋骨移植到下颌骨后的发生的延长和生长情况。

由 McCarthy 及其同事在纽约大学发展的牵张成骨技术代表了在单侧或双侧颅面短小患者治疗上的一个真正技术的转变。该技术治疗简单、相应的诸如感染等并发症降低,避免了上颌骨内固定、自体骨采取或输血的需要。如果存在睡眠呼吸暂停和严重毁损的临床表现时,下颌骨牵引的支持者们推荐在婴儿期或儿童期应用该技术。然而,早期的下颌骨牵引重建并不能减免随着下颌骨生长发育所需要的后期下颌骨手术操作。

软组织发育不良是颅面短小的突出特点,尤其是颊部的腮腺咬肌区和外耳乳突区。无吻合血管的真皮脂肪移植的效果是不确定的,可出现外形轮廓不规则,甚至全部移植物的丧失。由于可以长期存活并提供大量脂肪组织,所以吻合血管的皮瓣移植是较理想的。最初建立的理念是通过耳前区置入管状皮瓣和去表皮的带蒂皮瓣。由于显微血管吻合的去表皮游离真皮脂肪瓣的应用,这些皮瓣技术随之被淘汰。因为该手术必须要开腹以及二期的网膜重置,所以吻合血管的网膜移植修复软组织外形的方法也已过时了。近年来,由 Coleman 倡导的多次自体脂肪注射技术已经作为软组织缺损修复的替代方法受到了极大欢迎。

治疗/外科技术

气管切开术或胃造口术

在新生儿期,气管切开术对于严重呼吸性窒迫的患儿是一种挽救生命的方法,但随着近些年下颌骨牵引技术的引入使该治疗方法的需求减少。一些需要围生期气管内插管的新生儿可在几天后成功地进行拔管。如果无法拔管,则必须要考虑牵张成骨技术或气管造口术。

对于有严重进食问题的婴儿,胃造口术可以改进儿童的营养状况,为生长发育提供必要的热量。呼吸功能不全会加重能量的消耗,恶化营养问题,常常需要通过下颌骨牵引矫正。

口角成形术

大口畸形或真正面横裂的患者需要行口角成形术或面横裂闭合术。在预计的口角部位设计红唇瓣或口腔黏膜瓣,皮瓣用可吸收线拉拢缝合(图36.17)。解剖口轮匝肌并用可吸收线行折叠缝合,尼龙线缝合关闭皮肤切口,应用的 Z 成形术使切口隐藏在鼻唇沟内。

下颌骨牵张成骨技术

下颌骨牵张成骨技术可用于从新生儿到成年任何年龄段的患者。该技术需要在单侧或双侧的下颌骨段进行截骨;外置式(图36.19)或内置式/半埋入式牵张装置(图36.20)的置入。半埋入式的牵张装置适用于下颌升支及体部存有充足骨量的患者(Ⅰ型或ⅡA、ⅡB 型),尤其适用于垂直方向发育不足的情况(图36.23)。在术后约5天静止期后,即可以1mm/d 的速率开始牵张。对于3岁以下的患儿,为避免过早成骨,也可以 1.5mm/d 的速率进行牵张。对于必须插管呼吸的婴儿来讲,为了减少带管时间,静止期可以缩短到术后1或者2天,即可开始牵张,其速率可达2mm/d。

对于单侧颅面短小畸形的患者,牵张需达到咬𬌗平面水平,或矫枉过正;患侧的口角及颏点牵张达面中线,甚至超过中线生长期的儿童应该达到过度矫正的状态(图36.21)。对于一些年龄更小的患者伴有双侧下颌发育不足时,需要双侧下颌牵张直至下颌前牙对刃𬌗或反𬌗状态。牵张对于所有年龄段的单侧或双侧颅面短小畸形患者均适用(图36.22)。对需要牵张改善气道狭窄的患者而言,需要附加复查头颅 X 线片或内镜来证实舌根后气道空间增大后,才可停止牵张治疗。

术前设计中,为明确骨骼的畸形情况、在截骨过程中是否有充足的骨量、固定装置的摆放位置等,CT 扫描(轴向和三维像图)显得极为必要。Dentascan 软件可以对利用 CT 数据进行曲面重建获得的牙齿全景图像可显示出骨骼中未萌出牙囊的位置。在某些下颌升支极度发育不良、牙列拥挤的病例中,为了牵张手术,可能需要术前去除牙囊。

牵张的矢量极为重要,它是由牵张钉的位置和牵张装置与上颌咬𬌗平面的关系所决定的对单侧颅面短小患者而言,手术目的在于增加垂直向或升支的上下向长度(垂直向量)。对于需要双侧牵张的患者,术者应考虑如何使双侧的牵张向量与临床目标相符合。为了研究牵张向量与下颌运动的关系,我们的团队最近就此对15例患者进行了研究,发现

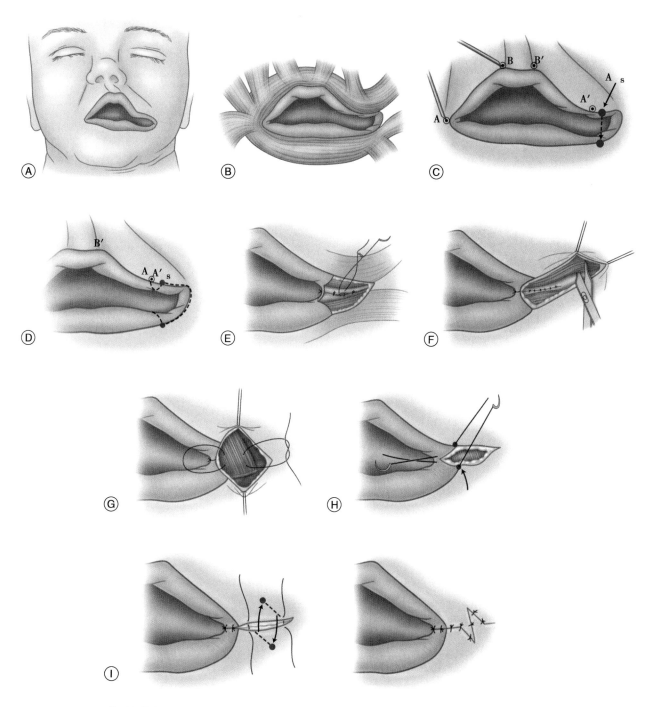

图 36.17 面横裂的修复(McCarthy 法)。(**A**)术前观,左侧面横裂。(**B**)口角蜗轴区口轮匝肌结构的断裂。(**C**)墨水标记白线各点:A:健侧口角点;B:健侧人中嵴点;B′:患侧人中嵴点;A′:预计的新口角点(距离 = AB)。考虑到术后组织的挛缩,A′应定在较测量值稍向外一些的位置上(过矫)。在下唇的对称位置定位 A 点。(**D**)设计翻转红唇瓣(沿断裂处的轮廓形态)。(**E**)缝合口腔黏膜。(**F**)分离上、下轮匝肌肌束。(**G**)以折叠覆盖法缝合上下轮匝肌分离的肌束末端。(**H**)在唇弓柱状线处作简单缝合(见 **C**)。(**I**)设计 Z 成形法缝合切口。确保交叉瓣的中央臂与鼻唇沟的方向一致(图 36.8)

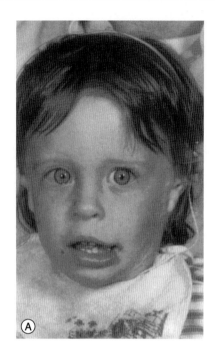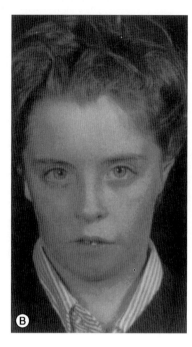

图 36.18   一个罹患左侧面横裂（大口畸形）和双侧小耳畸形的 2 岁男患儿。（**A**）术前观。（**B**）用图 36.17 所示技术修复术后观

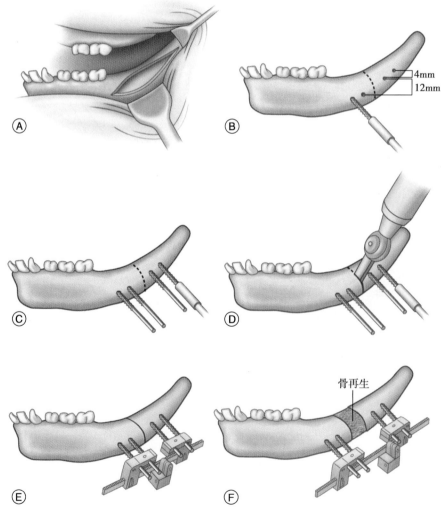

图 36.19   口外牵张成骨技术。（**A**）口内切口（也可以使用经皮下颌下缘切口）。（**B**）截骨线和自攻钉固定位点。（**C**）部分截骨和 4 颗自攻钉。（**D**）截骨完成。（**E**）延长装置安装。（**F**）延长后的骨再生

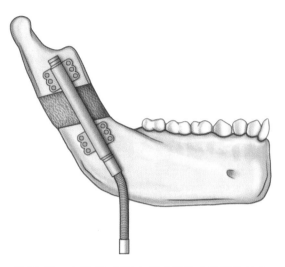

图 36.20　内置式/半埋入术下颌骨牵张器的结构示意图。牵张完成后固定期牵张器的状态

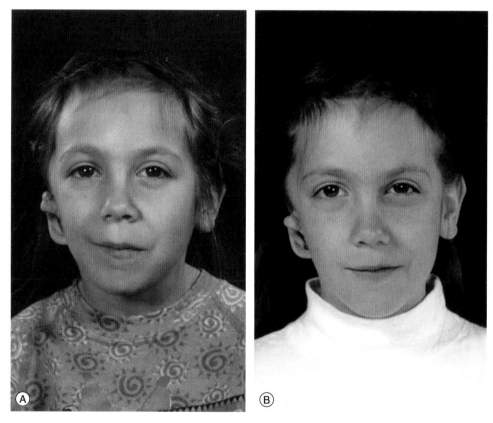

图 36.21　一位中度半侧颅面短小患者接受右下颌单侧牵张的病例。(**A**) 显示颏点偏斜和咬殆平面患侧倾斜的特点。(**B**) 术后可见颏点位置和软组织轮廓得到改善

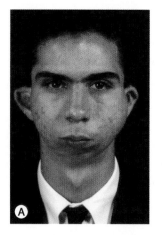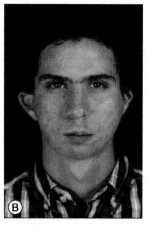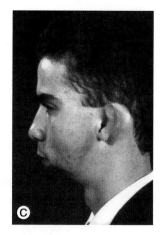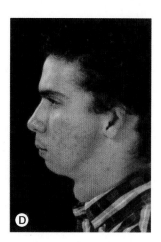

图 36.22　一个严重的双侧颅面短小患者的临床病例。术前正位(**A**)和侧位(**C**)提示严重的小颌伴无明显颏部形态的畸形。双侧颌骨牵张术后效果(**B,D**)

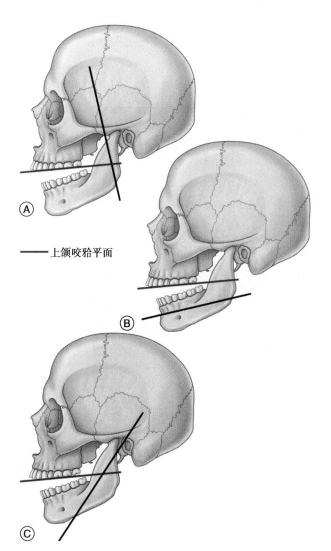

——上颌咬𬌗平面

图 36.23　牵张的向量。(**A**)垂直的向量与上颌咬𬌗平面呈 90°,适于下颌升支不足的患者。(**B**)水平的向量与上颌咬𬌗平面相对平行,适于下颌骨体部不足的患者。(**C**)倾斜向量介于垂直和水平向量之间,适合于同时矫正下颌骨体部与升支的不足

水平向延长实际上会引起下颌垂直向运动,而垂直向量延长引起下颌骨的水平向的突出。这可能听上去与我们的直觉相反,但如果在三维上考虑牵张效果会更好理解。在垂直延长时,面后部高度增加,致使下颌骨逆时针旋转使颏部正中联合面直立,并增加了颏点的突度,另一方面,水平向量牵张并不会导致后开𬌗,进而不能使下颌骨逆时针自旋。水平向牵张往往维持了现有的倾斜的上颌咬𬌗平面,造成颏前点垂直向下移。因此,斜行向量的牵张可以产生中间方向的下颌骨移动。随着多平面牵张设备的出现和上下颌骨弹性皮圈或钢丝治疗产生的重塑理念的发展(参阅本章后面的牙颌的治疗:正畸医师的作用),使临床医师有能力实现前开𬌗的矫正。

随着临床经验的积累,现已表明,下颌骨牵张治疗可以反复进行(二次牵张),前期置入的肋骨或髂骨在体积足够的情况下也可牵张治疗,并且可以通过传送牵张实现颞下颌关节重建(图 36.24)。在传送牵张时,在升支上行反 L 形截骨。牵张器跨过截骨线进行固定,使传送截取的骨段上缘沿着假颞颌关节窝方向延长。传送截骨段上缘会形成类似髁状突关节表面结构的纤维软骨。

上下颌骨牵张也可以通过下颌截骨术同期行 Le fort Ⅰ截骨术(不完全截骨)(图 36.9)。进行患者行颌间固定,随着下颌骨的牵张,上颌段同时向前向下方移动。这样,可以矫正倾斜的咬𬌗平面,降低口角,颏部也可以向正中线移动。

这项技术尤其适用于年长的孩子,他们无法通过咬𬌗关系的自身调整或正畸引导达到上颌的下降以关闭由下颌骨牵张引起的后部的开𬌗(参阅本章节后面牙𬌗关系的治疗部分的正畸医师的作用内

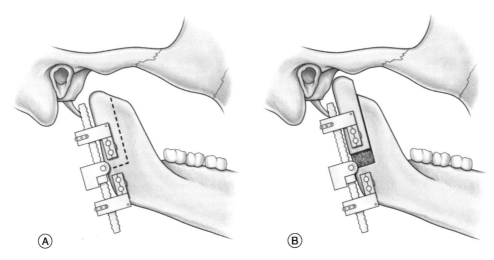

图 36.24 传送牵张成骨技术。(A)L 形截骨(不规则截骨线)和牵张器安置。(B)牵张开始,升支部位形成的骨和髁突(带有纤维软骨帽)向预计颞颌关节窝延伸

容)。Le Fort I 截骨术也可在年少患者中进行而不必担心损伤未萌出的上颌牙齿。

骨移植

肋骨或髂骨移植已是III型下颌骨缺损(升支和髁突缺如)重建的传统方法(图 36.25)。通过冠状切口,辅以下颌下缘 Risdon 切口,骨膜下分离显露下颌支残端。通过冠状切口可以确定预重建的关节窝位置。如果颧弓缺如,也可成为植骨重建的一部分。髂嵴的软骨端或双层肋骨移植于重建颧弓制备的一个凹槽内,用软骨的部分模拟髁突,防止关节强直。在下颌残端与移植骨行坚固固定,患者行颌间固定,约 8 周移除。虽然随后的下颌骨的增长是不可预测的,但患者可以在日后接受再次在移植重建的下颌骨牵张术,还有一种可供选择的技术就是采用血管吻合的带或不带皮"桨"的游离腓骨瓣来矫正软组织缺损和重建升支和髁状突的骨骼缺损。

上、下颌正颌手术

对于骨骼发育成熟的患者,推荐采用传统的上下颌正颌手术。下颌截骨术包括双侧升支矢状劈开截骨术和下颌升支垂直或斜截骨术。Obwegeser 结

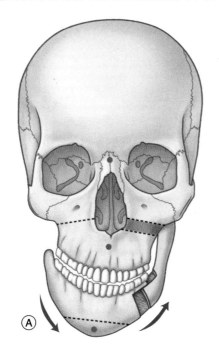

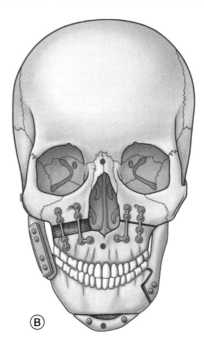

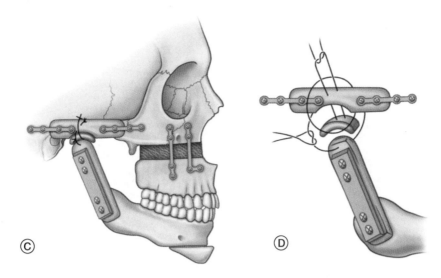

图 36.25 单侧颅面短小畸形下颌骨升支、髁突及关节窝重建中的骨移植技术。(**A**)用点标记不对称的颅面中线，箭头显示预计的下颌骨的运动轨迹。标记 Le Fort I 截骨线和在健侧上颌的截骨位置。在下颌骨上标记矢状劈开截骨术及颏成形术。(**B**)截骨后，上颌骨和下颌骨骨段的移动以及双层移植骨重建的下颌升支、髁突和关节窝。上颌骨缺损用骨移植物修复。Le Fort I、矢状劈开、颏成形术的截骨处行坚固骨间固定。(**C** 和 **D**)侧面观下颌升支、髁突和关节窝(骨移植物)的重建细节。注意在骨移植物间插入软骨帽结构，重建下颌升支、髁突和关节窝(颧弓的下面)。用可吸收缝线拉拢这些结构

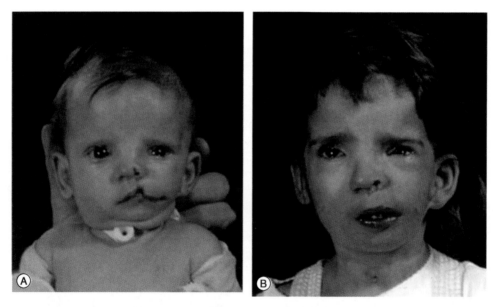

图 36.26 (**A**)一例左侧颅面短小患者伴明显面裂患者。这个患者的下颌骨表现为 Pruzansky Ⅲ型，并应用了骨移植重建左侧下颌升支。(**B**)为了改善面部对称性，对其移植骨段进行再次牵张治疗

合了 Le Fort I 上颌截骨、下颌双侧升支矢状劈开截骨术以及颏成形术(图 36.27)以确保摆正咬𬌗平面并建立理想的咬𬌗关系。Le Fort I 截骨术需根据术前设计重新定位；并以钉板钛钉实现坚固的骨固定。以矢状和垂直或斜行截骨可以实现下颌牙骨段重新定位，坚固固定可以通过拉力螺钉和钛板来实现，尤其适用于矢状劈开截骨术。通常可通过在 3 个平面移动的颏成形术来完成最终的手术治疗(图

36.28)。

周密的设计是至关重要的。单侧颅面短小患者咬𬌗平面的倾斜是由于受累侧上、下颌在垂直方向上的发育不足所导致的。一些患者也可能合并其他的生长发育的异常，面部可出现长面或短面综合征的特征，表现为在静息或微笑时暴露上颌牙龈过量或不足。手术的目标是矫正咬𬌗平面，同时优化唇切牙关系。

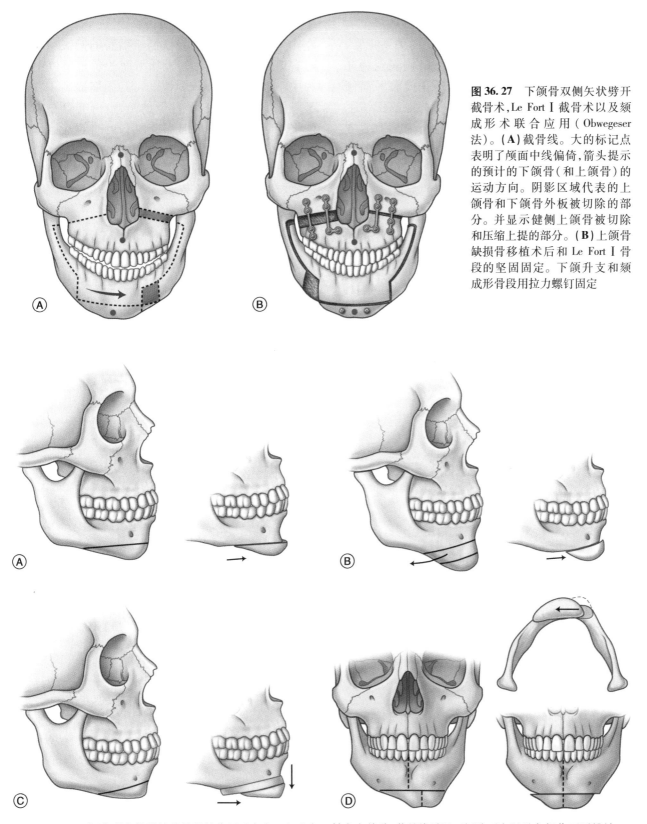

图 36.27 下颌骨双侧矢状劈开截骨术,Le Fort I 截骨术以及颏成形术联合应用(Obwegeser 法)。(A)截骨线。大的标记点表明了颅面中线偏倚,箭头提示的预计的下颌骨(和上颌骨)的运动方向。阴影区域代表的上颌骨和下颌骨外板被切除的部分。并显示健侧上颌骨被切除和压缩上提的部分。(B)上颌骨缺损骨移植术后和 Le Fort I 骨段的坚固固定。下颌升支和颏成形骨段用拉力螺钉固定

图 36.28 颏成形术截骨前移骨段的位置及方向。(A)在 Z 轴方向前移,截骨线需置于颏孔下方以避免损伤下牙槽神经束。截骨的角度可以实现无垂直向改变的颏部前移。(B)前移同时缩短颏部垂直高度的术式。注意,两段截骨骨块之间的是两条平行截骨线。(C)前移同时延长颏垂直高度的术式。中间骨间隙填充材料通常采用块状的多孔羟基磷灰石块。(D)在 X 轴侧方移位中间联合骨段来恢复下面部的对称性

应用 Le Fort Ⅰ 截骨矫正此类畸形的治疗中，可有三种骨段移动的可能（图 36.29）。第一个病例，左侧受累但同侧的骨骼和软组织的关系正常，并且患者微笑时，受影响较小的（右）侧表现为牙齿和牙龈暴露过多，这时。为了矫正咬𬌗平面倾斜，Le Fort Ⅰ 截骨段应该仅在右侧上提或压缩上移。第二个病例，左侧受累并且同侧上颌骨垂直方向发育不足。患者微笑时，在影响较小（右）侧显示出正常的牙龈和牙齿结构，在患（左）侧则显示不足。为了改善患侧骨骼和软组织的关系，Le Fort

Ⅰ 截骨段仅应在左侧向下移位。注意旋转中心位于右边，直至咬𬌗面达到水平。第三个病例，患者左侧受累且牙齿似乎轻微高于嘴唇的褶缝。微笑时右边牙龈显露过多。咬𬌗平面的矫正要以中线为中心点旋转 Le Fort Ⅰ 骨段（即，压缩提高了右边又降低了左侧）。应该注意的是，也可能存在需要 Le Fort Ⅰ 截骨段水平向左或向右运动等其他形式来矫正骨骼畸形。通过侧位片的分析，来决定骨段在向上或向下和向前或向后旋转的同时截骨段前移或后退。

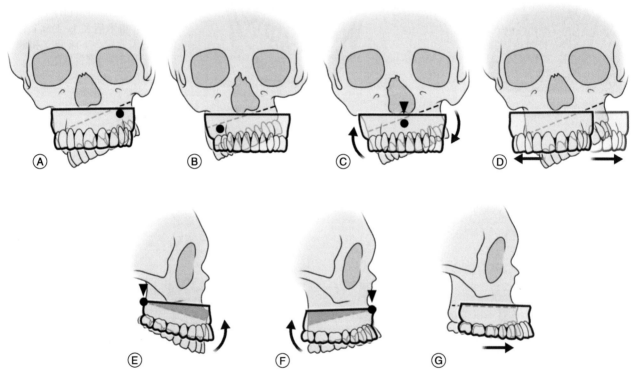

图 36.29 咬𬌗斜面矫正。（**A ~ C**）（大点标记为旋转支点）；虚线代表术前位置；实线代表 Le Fort Ⅰ 骨段术后位置。箭头指明骨骼运动的方向。（**D**）Le Fort Ⅰ 骨段的水平变化。（**E，F**）前部和后部的 Le Fort Ⅰ 骨段压缩上移。（**G**）前移。坚固骨骼固定未予显示

双导板法

在单侧颅面短小面部不对称矫治中，当计划上下颌同期手术时，需要使用双颌导板的方法。通过用钢丝将第一或中间导板固定于未截骨的下颌骨上来确立截断后的上颌骨骨段的位置。与导板固定在一起的上、下颌骨段以髁突为支点进行旋转和向上移动，确保准确的髁突"座位"。上颌骨以金属板和螺钉固定就位。去除中间导板，用钢丝将第二或终末导板固定到上颌牙列。下颌骨截骨完成后，钢丝固定于终末导板上引导下颌骨移动至预计的位置，然后进行坚固固定。

双导板法只有当双侧髁突及下颌升支具有正常的形状和大小时才具有效用——通常不适用于单侧颅面短小的患者。下颌骨升支高度的不均衡和髁突的病理性改变会导致对受累下颌骨的不对称关闭轨迹。下颌骨体部在开闭口过程中的运动轨迹是倾斜的，而非平行于面部正中矢状平面。这种复杂的三维运动不能通过传统的𬌗架准确地复制。因此，在下颌骨旋转向上颌骨旋转时，中间导板无法准确地定位 Le Fort Ⅰ 骨段。因此，Le Fort Ⅰ 骨段的位置需要依赖于术前对𬌗架模型，头影测量片和三维头影测量片或 CT 影像进行模拟术来确定。

单侧还是双侧升支截骨确定下颌骨位置

　　单侧 CFM（颅面短小畸形）在下颌骨和上颌骨畸形上表现出的实际是双侧的畸形特点。由于原发的畸形使下颌的位置和功能发生改变，进而可导致健侧或受累较少的一侧发生代偿性的形状和大小变化。可出现受累较弱的一侧下颌体部及升支伸长或外翻。若仅对患侧下颌骨进行截骨移动或植骨，并且以健侧髁状突为支点进行旋转，受累较轻的一侧畸形会更明显。当以这种方式将下颌中线调整至中心位置时，受累较轻一侧的轮廓侧面会显得异常的丰满和突出，而患侧仍呈现不足畸形。不对称的下颌骨解剖结构和相关的不对称的软组织也会增强这种效果。因而，对侧升支的截骨可以使下颌体部重新定位，减少至少不加重这种不对称感。理想的下颌骨移位应该使受累较轻一侧下颌体部侧向位移最小，同时患侧最大限度地向下方及侧方位移。为实现更对称的面部轮廓常常需要在患侧颊部进行软组织填充术。

额眶前移/颅骨重塑

　　额眶前移和颅骨重塑有时适用于同侧眶上缘和额骨后缩的患儿。需要颅面联合入路以外科暴露额骨、眼眶和鼻根。前部开颅后，进行额眶骨的前移固定。可利用自身额骨或采取自体颅骨移植进行额骨（额部）重建。

自体脂肪移植

　　取自腹壁、腹侧或臀部的脂肪，注入缺陷的面部软组织中，已成为一种持续改善面部轮廓的有效治疗方式。因不确定的早期吸收，成功移植的脂肪量无可预测，故而需要多次注射和治疗。值得一提的是，注射的脂肪再血管化后还可能提高被覆皮肤的质量（真皮的厚度和皮肤轮廓）。

显微血管游离皮瓣

　　显微血管游离皮瓣已成为严重软组织缺陷填充手术的主力军，广泛地应用于颊、耳前、颈区（图36.30）。首选供区部位是肩胛旁区皮瓣，其相应的不同结构的皮瓣可用于重建颞部、颊部和上唇区域的轮廓。骨骼缺陷得到完全纠正后再应用游离皮瓣修复

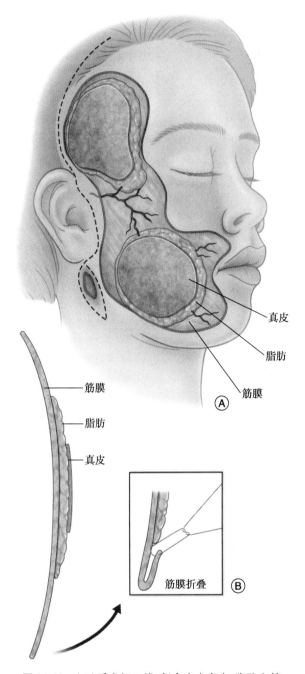

真皮

脂肪

筋膜

筋膜

脂肪

真皮

筋膜折叠

图 36.30　（**A**）手术切口线，复合表皮真皮，脂肪和筋膜瓣行软组织缺损重建的示意图。（**B**）截面图显示如何将筋膜折叠成多层进行精细软组织的多层重建（摘自 Siebert JW，Longaker MT. Microsurgical correction of facial asymmetry in hemifacial microsomia. Operative Techniques Plast Reconstr Surg. 1994；1：94.）

是最明智的选择。带血管的游离皮瓣修复的软组织可以修饰掩盖其下方任何骨骼修复后的不规则表现（图 36.31）。然而，二次轮廓手术仍是有必要的。

　　虽然自体真皮脂肪移植也可以应用，但其长期存活状况是不可预测的，并且由于移植物的吸收和瘢痕化会造成轮廓的不规则，所以自体真皮脂肪移植在很大程度上被自体脂肪移植技术所取代。

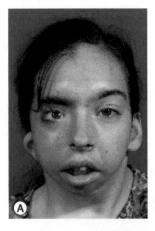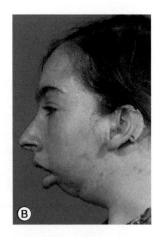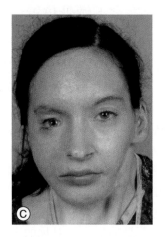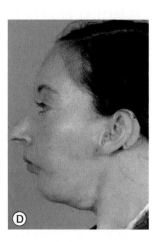

图 36.31　需要下颌骨及相应软组织复合重建的右侧颅面短小的患者（**A,B**）。在双侧下颌矢状劈开截骨术,Lefort Ⅰ型截骨术和颏成形术后,配合肩胛旁骨皮瓣游离移植术提供软组织和骨组织矫正畸形（**C,D**）。John Siebert 医师做的病例

耳再造

小耳畸形患者需要进行耳再造。多期的耳再造术通常应推迟到孩子 8 岁或以上时进行（见第 7 章）。

咬𬌗的治疗:正畸医师的角色作用

早期干预

由于早期阻断正畸治疗和手术期护理阶段经常要用到乳牙,所以 12～18 个月大的儿童要到儿童牙科行口腔健康评估。这为家长对他们孩子的牙齿护理提供指导,为孩子能配合口腔检查和治疗开始做准备。

乳牙期正畸治疗的目标旨在防止或阻断严重错𬌗畸形的发展和增强骨骼的生长。扩宽和扩大上颌牙弓为恒牙的萌出提供足够的空间就是一个典型的例子。对于下牙弓,可以应用舌侧弓的间隙保持器预防由于过早乳牙脱落造成的空间缺失。有时,下颌第一或第二磨牙牙胚正好位于预计的牵张截骨线上或植骨部位。在某些情况下,正畸医师可能术前使用正畸力进行引导乳牙萌出,离开手术部位,避免其早期损伤。

口腔正畸的文献回顾显示,有的医师尝试使用功能矫治器治疗纠正颅面短小患者的"轻度"下颌骨不对称。有大量的正畸文章讨论了功能矫治器治疗提高"正常"儿童的下颌生长能力。尚不明确的是,那些中至重度下颌骨畸形的患儿是否会从功能

矫治器治疗中持久获益或有任何作用。一些作者支持功能矫治器治疗会引起不良牙槽骨补偿效应;因此在有明显功能缺陷的病例中（气道,吞咽,心理）我们赞成对其行早期下颌牵张或植骨重建。

牵张前正畸治疗

对于一个正颌外科手术患者的准备而言,牵张前正畸可消除牙代偿,协调牙弓宽度以及校正𬌗平面失调和拥挤等。以固定矫治器实现这些目标后,安装被动矩形弓丝以及手术钩用于在颌骨牵张期引导颌间弹性牵张。在新(产生)形成的骨质固定前,可通过颌间弹性牵张调整牵张方向以达到预期咬𬌗关系。对于年幼的患者,可能在牵张后期还需咬𬌗导板以维持下颌咬𬌗平面的水平,这时的上下颌间隙需要保持以利于牵张后矫正上颌骨𬌗平面。牵张期后的导板也可以减少或抵消咬肌收缩对新成骨产生的压缩作用。

牵张期间正畸治疗

在牵张期间,牵张的方向可通过调节颌间弹性牵张进一步进行调整。在颌骨牵张新生骨形成后到稳定期的最初几周,颌间弹性牵张仍可以改变骨骼和牙齿的关系。在颌骨牵张期,颌间弹性牵张可用于 Ⅱ 类,Ⅲ 类咬𬌗关系,垂直向或横向调节。前部垂直向的颌间牵张有助于减小前牙开𬌗;而横向颌间牵张可以纠正或预防下颌骨的侧方移位（图 36.32）。在一些开𬌗已经关闭的患者中,固定期的颌间弹性牵张可用于保持骨骼和牙齿的关系。

牵张的进程是通过记录上、下颌骨咬𬌗关系、咬

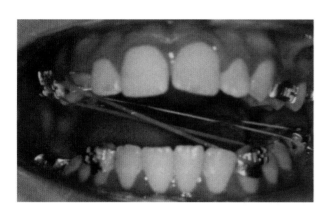

图 36.32　单侧下颌牵张期间用横跨舌侧的弹性牵张以防止下颌偏颌畸形

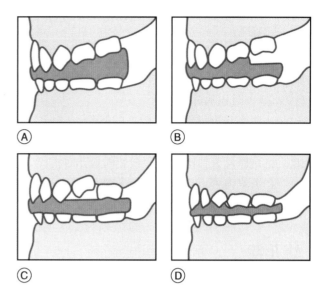

图 36.33　单侧下颌骨牵张术后后牙开𬌗的治疗。（**A**）牵张后开𬌗，带咬𬌗板。（**B**）逐渐减低后上颌磨牙对应的咬𬌗导板的高度。（**C**）随着前部咬𬌗导板的逐渐减低，后方上颌磨牙逐渐降至导板位置。（**D**）上颌牙列向𬌗面生长直至减低的咬𬌗导板

𬌗平面的改变，口角以及颏部的位置改变来控制的。在一般情况下，特别是在成长期儿童中，牵张延长需持续到畸形矫枉过正的状态（例如，将双侧颅面短小患者矫正至前牙反𬌗），在单侧颅面短小患者中，口角和咬𬌗平面需要矫正至低于健侧的位置）。过矫量取决于牵张后预期颅面骨骼的生长余地。有更多生长空间的小孩子要比接近完成生长的大孩子需要更多的过矫量。因为预期牵张后颌骨的增长仍是"综合征型的"，不足以跟上"正常"的一侧，故而在非常小的患儿的升支治疗时需要矫枉过正。

牵张后正畸治疗

在单侧牵张的情况下，正畸医师常常面临治疗导致的牵张侧后开𬌗和对侧反𬌗。开𬌗可用咬𬌗导板逐步调整治疗（图 36.33），下颌骨在正中矢状面上旋转移位造成的反𬌗可以通过腭弓、舌弓、颌间交叉弹性牵张和扩弓装置综合矫治获得矫正。

单侧牵张后引起的后开𬌗是由于升支垂直拉长引起患侧下颌咬𬌗平面的降低所致。防止非控制性的下颌骨牙齿及牙槽骨过度生长对于防止矫正下颌咬𬌗平面而引起的复发非常重要。应用后开𬌗导板逐步调整诱使上颌牙齿及牙槽突向下生长至下颌咬𬌗平面的水平。在牵张后的数月内，部分上后牙下面的导板接触表面的逐步降低可补足上颌的发育不足。在随后的时间里，上颌牙槽骨过度生长的能力是不存在的。

在下颌升支垂直向单侧牵张后，下颌体移向对侧，往往导致后牙反𬌗。在牵张侧反𬌗表现为上颌牙位于下颌牙颊侧。在对侧上颌牙在下颌牙的腭侧（腭侧反𬌗）。可采用经典的扩弓装置扩大上腭矫正反𬌗。然而上颌扩弓通常会导致双侧的扩张，腭侧反𬌗得到矫正的同时颊侧反𬌗反而加剧。为了防止这一点，需要在颊侧反𬌗侧应用颌间交叉弹性牵张。下颌磨牙可采用舌弓以抵抗减少其在交叉弹性牵张时向颊侧倾斜的趋势，而上颌磨牙向腭面牵张倾斜，这样就可以改进与下牙弓的关系。

治疗整体框架

新生儿期及婴儿期

在对新生儿或婴儿的评价中，外科医师必须评估孩子的呼吸功能。严重的下颌发育不足及与其相关的舌后坠，可以导致口鼻咽腔的空间严重受限。小儿耳鼻喉科医师通过体格检查和内镜检查获得并记录的患者呼吸状况是十分重要的。脉搏血氧仪和睡眠研究（PSG）也可作为补充评价。

分娩后偶有需要应用气管插管治疗的。如果观察发现需要较长时间留置插管，那么气管切开是常规采用的方法。随着下颌骨牵张成骨技术的发展，颌骨牵张的方法可以避免气管切开的必要。不论采用何种疗法，医务人员必须确保患儿气道的通畅。

睡眠呼吸暂停的患儿通常伴有喂养问题。初时尚可采用填喂法，但如果一直无法改善的话，可以采用胃造瘘术以保证患儿在膳食中摄入足够的卡路里。患儿的营养需求可随着其呼吸窘迫有关的能量

需求增加而增加。喂养问题往往在呼吸问题矫正后得以改善。

　　额眶前移和颅骨重建手术仅适用于小部分伴有额眶部畸形的患儿。但此类手术通常应推迟到患儿至少12个月以后才能进行。

　　一些患儿也可能伴有相关的唇裂、牙槽裂及软硬腭裂，这些都应该在适当的年龄进行修复。同时，此时也是修复大口畸形及面横裂的最佳时机。

　　在1岁内可以切除患儿父母最期望治疗的面颊部附耳及软骨残迹。

幼儿期

　　在幼儿期（18个月至3岁），对伴有呼吸功能不全的患儿及中、重度骨骼发育不足的患儿可以采取下颌骨重建的治疗。

　　对于Ⅲ型的患儿（下颌升支及髁突缺如），可采用自体肋骨或髂骨移植矫正下颌骨发育不全。如前所述，这种骨（新下颌骨）只要有足够的体积，是可以在后期进行牵张手术的。自体骨移植能改善气道狭窄和容貌。它同样有助于正畸治疗建立功能性咬𬌗。

　　对于ⅡA或ⅡB型畸形患者，尤其是伴有相关呼吸功能不全或面部畸形影响心理发育的患儿，应采用下颌骨牵张治疗。单侧受累时，牵张治疗应持续到咬𬌗平面和患侧口角低于健侧。下颌和颏部的足够的向前移动能够实现扩大舌后区气道容积和并改善容貌的效果。

　　在此阶段不建议软组织填充术。同样，此阶段也不适于正畸治疗或耳郭再造治疗。

儿童期

　　儿童期是指4~13岁，颅面骨骼有活跃生长发育的时期。此阶段大部分时间内，患儿是混合牙列期。对于伴有呼吸不足或畸形显著的患儿（常表现为𬌗平面和口角倾斜，颏部不对称和后缩），可行初次的颌骨牵张手术。

　　经验表明，在患儿3岁之前行下颌骨牵张通常会伴有上颌骨及牙槽骨自发的与下颌骨同步下降。超过这个年龄，对上颌咬𬌗平面倾斜的矫正有两种选择。第一种方法是，下颌骨牵张结束后在上下牙列之间放置正畸咬𬌗导板，填充术后引起的后开𬌗的间隙。在随后的一年，正畸医师逐步减少咬𬌗

导板厚度，刺激上颌牙槽骨逐步生长下降。另外一种方法是采用联合的上下颌牵张治疗。同时行能保留上颌未萌出牙列的Le FortⅠ骨皮质截骨术和安置牵张装置的下颌截骨术。牵张配合颌间结扎固定可实现连带上颌骨向下牵张移动达到咬𬌗平面水平。

　　在儿童期，可考虑行耳郭再造术；显微血管游离皮瓣或多次的面部软组织脂肪注射填充术。

　　根据患儿的合作程度，正畸治疗最早可以在4岁进行。正畸医师应考虑以下的治疗方案：

　　1. 儿科牙医早期干预为正畸治疗预备牙齿。

　　2. 早期正畸干预：

- 上颌扩弓提供恒牙牙列空间
- 下颌舌弓保持间隙
- 为防止拔出磨牙，需要牙根牵张术使其远离下颌骨牵张截骨线

　　3. 单侧升支垂直延长时稳定牵张装置。

　　4. 咬𬌗导板控制同侧上颌后段牙槽骨的延长。

青春期和成年期

　　青春期和成年期是颅面生长发育完成的时期，通常女性最少16岁以上，男性最少17岁以上。在这一阶段的治疗计划不必考虑到今后骨骼发育的变化因素。正畸医师的工作包括术前设计和术前术后的正畸治疗。

　　单一的正颌手术可以恢复颅面的骨骼结构，所以它在此阶段发挥着一定的作用。而理想的咬𬌗关系需要通过正畸和正颌外科联合矫正。此手术也称为Obwegeser术（Le FortⅠ型截骨术+双侧下颌骨矢状劈开截骨术+颏成形术），是针对此类畸形的有效治疗方法。

　　近年来，随着的牵张设备的改进和技术的发展，也可以考虑对成年患者行上、下颌骨牵张治疗。例如，Le FortⅠ截骨术时，上颌骨可以三维重定位并做骨骼坚固内固定。进而，经口内入路行下颌牵张术，使下颌骨和咬𬌗"停靠"在重新定位的上颌骨上。牵张成骨技术既可改善软组织的轮廓，也可降低畸形的复发率。多向颌骨牵张装置与骨锚钉的颌间弹性牵张成骨技术相结合是对新成骨塑形概念的发展，可以确保实现最佳的咬𬌗关系和骨骼结构。

　　单一的颏成形术仅适用于轻度的颏后缩和不对称畸形患者的骨骼重建。三维方向的颏成形术，可

以使得颏部前移同时矫正颏部不对称。

软组织的不足也可采用多种方法加以解决,如脂肪注射法或吻合血管的游离皮瓣法。

生长发育研究

单侧颅面短小畸形的下颌骨生长发育:备受争议

Polley 及其同事描述了未接受手术治疗的儿童早期到骨骼发育成熟期的单侧颅面短小畸形患者下颌骨生长发育过程。据他们报道,下颌骨的不对称畸形事实上并不会进行性加重。本章的作者们也赞同"下颌骨不对称并不会进行性加重";然而,对下颌骨生长发育阶段,围绕着下颌升支左右侧保持恒定的生长发育差异比例的下颌骨生长发育理论仍是存在争议的。Polley 等认为"患侧与健侧的生长发育是一致的"。作者却持相反观点,认为患侧生长率要低于健侧。从 CFM(单侧颅面短小畸形)生长期半侧颅面短小畸形儿童在早期单

侧下颌骨牵张成骨治疗后又逐渐回归。呈现的不对称畸形,这个发现的本身就足以证明此观点。即使尽管每侧的下颌骨的生长速率不同,Polley 等进一步的长期数据研究表明,患侧与健侧升支长度保持恒定比例。

在一项对 12 例接受下颌牵张治疗的单侧 CFM 患者(平均手术年龄 4.8 岁)的 9 年跟踪研究中,我们进行了临床及 X 线头影测量检查。在牵张术后观察时间点的 X 线头影测量和临床检查证实 12 例下颌骨均存在生长发育。未牵张升支的生长速度快于牵张侧升支。手术后第一年,牵张的升支长度平均减少 3.46mm(图 36.34)。

此后,牵张侧升支的生长速度为每年 0.77mm,健侧升支的生长速度为每年 1.3mm。因而,在下颌骨牵后 9 年的随访观察中,患侧升支增加 6.93mm 而健侧升支增加 11.73mm。在 9 年的随访结束时,健侧升支平均比患侧升支长 11.22mm。

虽然牵张 10 年后患者面部不对称再次出现,但是很可能没有牵张前那么严重,并且在此期间,颅面形态和咬𬌗关系得到了改善(图 36.34)。

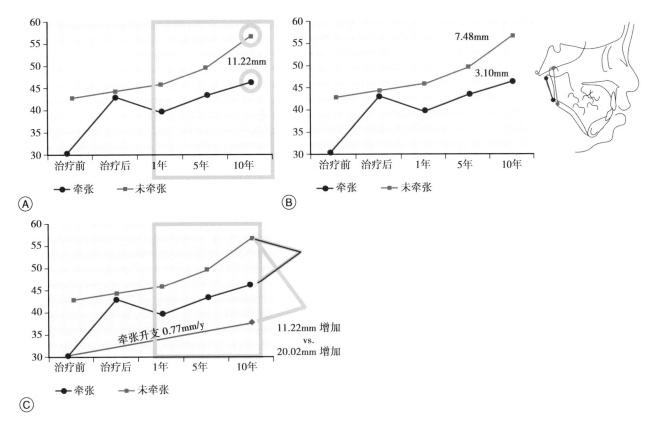

图 36.34　12 例行颌骨牵张的单侧颅面短小畸形患者的 10 年回顾(平均手术年龄 4.8 岁)。下颌骨牵张后,健侧升支平均比患侧升支长 11.22mm(A,B)。按生长速率来算,健侧(每年 1.3mm)高于患侧(每年 0.7mm)(C)

参考文献

1. Grayson BH, McCormick S, Santiago PE, et al. Vector of device placement and trajectory of mandibular distraction. *J Craniofac Surg*. 1997;8:473.

2. Shetye PR, Grayson BH, Mackool RJ, et al. Long-term stability and growth following unilateral mandibular distraction in growing children with craniofacial microsomia. *Plast Reconstr Surg*. 2006;118:985.

3. Hollier LH, Kim JH, Grayson B, et al. Mandibular growth after distraction in patients under 48 months of age. *Plast Reconstr Surg*. 1999;103:1361–1370.

4. McCarthy JG, Katzen JT, Hopper R, et al. The first decade of mandibular distraction: lessons we have learned. *Plast Reconstr Surg*. 2002;110;1704–1713.

5. Dec W, Peltomaki T, Warren SM, et al. The importance of vector selection in preoperative planning of unilateral mandibular distraction. *Plast Reconstr Surg*. 2008;121:2084.

6. Vendittelli BL, Dec W, Warren SM, et al. The importance of vector selection in preoperative planning of bilateral mandibular bilateral distraction. *Plast Reconstr Surg*. 2008;122:1144.

   This study relates the vector of distraction with the rotation/movement of the mandible. Pre- and postoperative cephalograms of 15 patients undergoing bilateral distraction were reviewed and demonstrated that a horizontal vector resulted in vertical translation of the mandible, whereas a vertical vector resulted in greater horizontal movement of the symphysis and counterclockwise rotation.

7. Kaban LB, Moses MH, Mulliken JB. Surgical correction of hemifacial microsomia in the growing child. *Plast Reconstr Surg*. 1988;82;9.

   This study is the first to demonstrate the benefits of surgical intervention during childhood for patients with craniofacial microsomia. Twenty patients were reviewed and were divided into those undergoing lengthening with interposition bone graft (n = 10) and those having total reconstruction of the ramus. All patients demonstrated reduction in secondary deformity.

8. Obwegeser HL. Correction of the skeletal anomalies of otomandibular dystosis. *J Maxillofac Surg*. 1974;2;73.

   Landmark paper in which Obwegeser reports his approach to older patients with craniofacial microsomia (then commonly termed "otomandibular dystosis"). Cases are presented ranging from mild bone hypoplasia to patients requiring total reconstruction of the glenoid, temporal bone, zygoma, and lateral orbit.

9. Mccarthy JG, Schreiber JS, Karp NS, et al. Lengthening of the human mandible by gradual distraction. *Plast Reconstruct Surg*. 1992;89;1.

   First study to demonstrate the successful use of distraction osteogenesis of the craniofacial skeleton in humans. Gradual lengthening of the mandible via distraction is reported in four patients.

10. Siebert JW, Longaker MT. Microsurgical correction of facial asymmetry in hemifacial microsomia. *Operative Techniques Plast Reconstr Surg*. 1994;1;93.

    Microsurgical techniques have become an important adjunct to the treatment of craniofacial microsomia in providing soft tissue, as well as bone if needed. Siebert and colleagues report their experience with free-flap reconstruction for soft-tissue deficiency in patients with craniofacial microsomia.

37

半侧颜面萎缩

Peter J. Taub, Lester Silver, and Kathryn S. Torok

概述

■ 进行性半侧颜面萎缩的发病机制可能是淋巴细胞性的神经血管炎或变异的局限性硬皮病。

■ 选择合适的患者进行治疗时需要考虑一些重要因素,包括患者的年龄、类型和畸形的复杂性(即受累的组织类型)。

■ 在大多数患者中,该病最初是进展性的,而后可自行缓解。

■ 以甲氨蝶呤联合免疫抑制治疗具有皮肤症状的患者,发现其疾病停止进展,疾病损伤得以改善。

■ 选择能提供最大组织量并且非常安全的手术治疗方案,配合使用填充材料,获得最佳可能效果。

简介

尽管进行性半侧颜面萎缩(progressive hemi-facial atrophy,PHA)病因学方面有诸多假说,但其发病机制尚不明确。最近,Pensler[1]等学者认为 PHA 为一种淋巴细胞性的神经血管炎,涉及细胞介入的慢性血管内皮不完全再生损伤,与三叉神经相关。历史上,人们一直认为先天性 PHA 可能是一种局限性硬皮病,特别是当存在额部军刀痕时。然而,在文献记载中这两者是不同的疾病还是同一疾病的不同形式(局限性硬皮病)仍不明确。近年来,Rogers[2]曾回顾研究了 772 例 PHA;1983 年 Lewkonia 和 Lowry[3]也进行了深入的分析。该畸形常伴随有其他身体部位的不对称及众多神经系统症状。

尽管不太常见,但许多神经病学的文章指出,骨性畸形常常伴随软组织缺损同时出现。偶有双侧受累的病例报道。

患者的选择及治疗

选择合适的患者和治疗方案时,需要考虑的以下几个因素:

● 患者的年龄

● 畸形的类型及复杂性(即受累的组织类型)

● 是否存在相关的异常及症状

● 患者对疾病和治疗方案的理解

在选择患者时,手术时机十分重要。普遍认为,重建手术最好是在疾病"进展完成"时进行,一般推迟到疾病看上去稳定 2 年后进行。但是,也有文献表明也可以早期应用游离皮瓣等血管化组织治疗,并可能会减少进行性的组织流失(即可能中断疾病的进展)。诚然,目前广为接受的观点是等到疾病进展完成再治疗。最重要的是,这种疾病的治疗是由患者畸形的个体差异所决定的,程度轻重不一。轻度畸形可采用材料注射或脂肪注射的方法,也可以用其他材料(例如脂肪、筋膜、真皮、脱细胞真皮)填充。这些材料通常作为辅助手段,也用在更严重畸形的治疗中。但是,对于严重畸形的治疗还是趋于使用游离组织移植。在不同程度畸形的治疗中,联合组织填充、材料注射和游离皮瓣移植的不同组合方式都发挥着一定的作用。

虽然整体上效果尚可,但肌肉或肌皮瓣这些

组织游离移植区仍显轻微臃肿。游离大网膜移植有两个缺点：需要腹腔探查且难以固定于面部区域。因此，目前人们常选择筋膜皮瓣来满足特定畸形修复的需要。某些筋膜皮瓣（腹股沟、大腿前外侧及下腹壁浅表皮瓣）已经应用于治疗畸形。然而，目前最常见是以肩胛血管为蒂的游离皮瓣移植，即提供皮瓣体积、柔韧性又有良好的固定。可以考虑各种不同的组合，必要时可带有骨组织。

发病机制

PHA 的确切病因尚不清楚，目前认为与自身免疫和神经发生有着巨大的关系。部分组织学研究的结果显示是以上两种原因的结合，最好描述为"淋巴细胞性神经血管炎"[5]。

自身免疫过程

PHA 可能是自身免疫性局限性硬皮病的一个变种，特别是影响面容的线性硬皮病的一种亚型，称为 ECDS(En Coup de Sabre, ECDS)。由于 ECDS 常导致皮下组织和面部骨骼萎缩，继而在病程后期疾病引起半侧颜面萎缩，所以常常很难区分这两种疾病。除外观之外，其他的病因、病理、临床表现方面，PHA 和 ECDS 都极为相似，这印证了它们为同一疾病的不同阶段的说法。两者都有类似的特征，包括发病年龄、女性易患、神经系统受累、活检可见淋巴细胞浸润、稳定前经历数年逐渐进展的病程特点。在 ECDS 进行检测时，可发现某些如抗核抗体等自身抗体阳性的表现，该抗体阳性也同样出现在"经典"的 PHA(半侧颜面萎缩不伴有硬皮病样的皮肤改变)患者中[20~22]。

组织学表现

PHA 和 ECDS 的组织学表现是相似的，仅有一些细微差异。相比 ECDS，自发的 PHA 通常没有明显色素沉着和(或)线性硬皮病的皮肤受累表现。然而，无皮肤症状的自发性 PHA 患者，皮肤活检也显示出与局限性硬皮病类似的细胞浸润现象。在真皮中可发现血管周围浸润着大量单个核细胞，主要是淋巴细胞和单核细胞[23]，特异性环绕着皮肤血管神经束聚集，Mulliken 及其同事[1]称之为"淋巴细胞性神经血管炎"。在电镜下，可以观察到血管内皮细胞的退行性改变。这些研究结果表明，PHA 是一种类似局限性硬皮病的自身免疫性疾病过程。

组织学表现上，ECDS/局限性硬皮病和 PHA 存在部分差异。患者 PHA 真皮胶原纤维排布更为紧密[5]，不像 ECDS 患者那样呈均质状和分散状。PHA 皮肤弹性纤维保留完好，皮肤附属器(毛囊、皮脂腺)发育不全；相比之下，ECDS/局限性硬皮病皮肤的弹性纤维遭到破坏、皮肤附属器出现萎缩[24,25]。

神经再生过程

部分临床表现显示，PHA 可能是神经源性的。面部萎缩的范围是沿三叉神经的皮支分布的，95% 的病例是单侧发病的，很少越过面中线。Pensler 等[1]总结了 41 例 PHA 患者面部萎缩的初始分布区域，其对应于三叉神经皮支的范围是 35% V_1、45% V_2、20% V_3；随着疾病进展最终受累的区域为 65% V_1、80% V_2、50% V_3[5]。在组织发生萎缩前，一些患者如果发生间歇性疼痛则提示有三叉神经炎的存在[26]。Stone 对 205 例 PHA 患者进行网上调查，46% 的回复者表示存在面部疼痛[27]。皮肤组织学上，真皮内淋巴细胞浸润围绕血管神经束的表现也印证了炎症的神经靶向[5]。尽管大多数患者 PHA 没有合并面部感觉、交感神经、副交感神经功能障碍，但部分患者确实存在周围性面神经麻痹、眼球运动麻痹和视神经炎[28,29]。

另一种和神经系统相关的理论是交感神经系统的过度活跃造成了 PHA 的特征表现，特别是颈上神经节的炎症理论。动物实验的研究支持了这一假说。Resende 等切除兔、猫、狗的颈上神经节后，在 30 天内观察到与 PHA 一致的临床特征，如局部脱发、角膜炎、眼球内陷和伴有轻度骨萎缩的半侧面部萎缩[30]。Moss 等在大鼠单侧颈交感神经切除术后，也观察到了类似的结果[31]。

PHA 患者的临床、影像学和脑脊液实验室检测结果都表明，疾病以一种自身免疫的方式影响着患者的中枢神经系统(CNS)。8% ~ 20% PHA 患者存在中枢神经系统受累的临床表现(与 ECDS 的比例相同)[23]。通常表现为慢性头痛、癫痫发作和(或)视神经炎，偶表现为神经精神疾病，智力减弱和

(或)缺血性脑卒中。在有症状的患者中进行脑成像检查,常可见萎缩和钙化等异常。Kister 等对 49 例患者进行磁共振成像(MRI)检查,发现高达 63% 的患者合并多个或弥漫性脑损伤[28]。腰椎穿刺行脑脊液分析结果与少克隆带和 IgG 水平升高炎性过程相一致[30]。进一步支持中枢神经系统炎症的证据包括 PHA 患者脑组织活检发现与局限性硬皮病相一致的改变:慢性血管淋巴细胞性炎症伴部分血管内膜周围增厚及玻璃样变[33]。

感染假说

与大多数的自身免疫性疾病相同,据推测 PHA 的病原体是某些有传染性的病原体。已经发现疾病的临床表现进展与病毒或细菌感染相关。PHA 和 ECDS 最可能的致病源是伯氏疏螺旋体菌[34,35];然而,尚无进一步的研究进行证实[36,37]。病毒感染理论提示疾病和 10 ~ 20 岁以内接触到感染性病毒有关,例如 Epstein-Barr 病毒。但这种情况更可能是巧合而非致病因素。

创伤学说

创伤对 PHA 的诱导作用目前存在很多争议。但在部分患者中,患病区均经历过特殊的创伤史,尤其是牙损伤或拔牙病史[38,39]。在一份 205 例 PHA 患者的自我调查报告中,12% 的患者认为创伤与他们的疾病具有直接关系[27]。目前这一假说尚缺乏标准的流行病学研究验证。

流行病学研究

PHA 的发病率尚不明确,但与局限性硬皮病的 ECDS 亚型密切相关,许多研究将这两种疾病合并在一起总结报道[23,27,40,41]。局限性硬皮病的发病率约为 3/100 000,患病率为 50/100 000。在这些局限性硬皮病患者中,约 40% 为线性亚型,只有 30% 累及面部和(或)头皮,称为 ECDS[42]。因此,通过计算评估 PHA 的发病率为 5/1000 000,患病率为 8/100 000。PHA 的发病没有种族差异。女性发病率稍高,大部分研究认为女性与男性的发病率比例在 2.2∶1 ~ 3∶1[23,27]。大多数研究认为发病年龄多在 5 ~ 15 岁,平均发病年龄为 10 岁,与 ECDS 相符[23,27,41]。大多数 PHA 病例是散发的,但也有家族性病例报道[44]。

临床表现

疾病初期的临床表现包括皮肤改变和皮下组织萎缩两类。一项针对 49 例 PHA 患者初始症状的调查报告显示,37% 的患者出现皮肤色素沉着或肤色较黑,22% 的患者出现斑状或条纹状的皮肤色素减退,6% 的患者出现头皮脱发、睫毛眉毛向面中部生长,24% 的患者出现皮下组织萎缩所致的"压痕"样改变[45](图 37.1)。皮下组织萎缩通常最先累及面颊部或额部,继而延伸至眉毛、口角和(或)颈部[46]。疾病后期,可出现深部骨及软骨组织的萎缩或生长发育停滞。进一步加深面部畸形。面部肌肉也可出

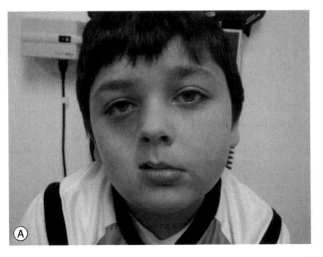
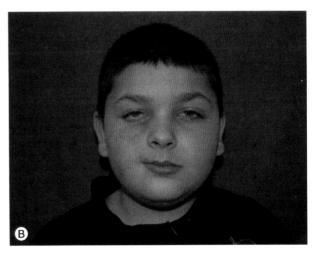

图 37.1 (A)一个患有右侧半侧颜面萎缩的 8 岁男孩,表现为内侧下睫毛缺乏面颊部皮下组织萎缩区的色素沉着。(B)患者术后 3 个月,患者进行了两次自体脂肪移植治疗后

现萎缩,但一般能维持其生理功能。该病缓慢进展数年(2～10年),然后逐渐进入稳定期[38,46]。

皮肤及皮下组织表现

在 PHA 患者中,皮肤组织的色素性改变十分常见。其色素沉着通常呈现为"淤青"样的变色,往往被误认为是尚未消退的淤青(图 37.2)。有人认为这是表现在疾病活动或免疫期的一种血管增生活跃的反映[47]。有时,初期的蓝斑、紫斑或红斑期十分短暂,未引起注意便自行消散,仅残留褐色改变和(或)局部的色素减退。这些色素改变通常沿三叉神经皮肤分支分布[5]。如果这些皮损向纤维化进展(皮肤增厚)或逐渐萎缩,就能在额顶部或单侧面部造成界限清楚的线性凹痕/槽,这就形成了头面部的

ECDS 硬斑或线性硬皮病[48]。

许多患者在经历皮肤、皮下硬化和萎缩性改变后,进一步累及深层组织,呈现出 PHA 的病程进展过程。因此,ECDS 最终的结果与不伴有硬皮病变化的 PHA 表现相同(图 37.3)。

皮肤病损的指征包括皮肤颜色的改变(色素沉着及色素减退)、皮肤萎缩(表现为皮肤透光、皮下静脉可见)、皮下组织萎缩(表现为皮下组织菲薄或凹陷)以及病变部位中心的皮肤增厚和纤维化[49]。由于包括汗腺和毛囊在内的部分皮肤附属器位于真皮层中,因此有时可见头皮脱发、眉毛和睫毛脱失[50]。Pensler 等应用多元分析的方法研究 42 例 PHA 患者的皮下组织萎缩情况,发现疾病损伤的严重程度和三叉神经分布、左右侧、发病年龄及疾病进展中受累范围(表面)的影响关系不大[5]。

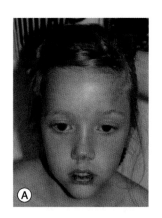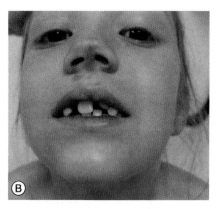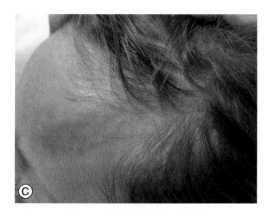

图 37.2   一名进展期伴有"军刀痕"的 7 岁女孩。表现出鼻部(A)、人中部(B)和左额部(C)的红斑样病变

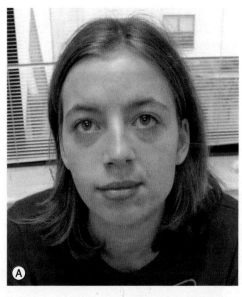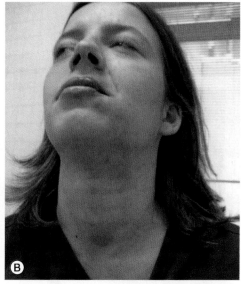

图 37.3   (A)一位 18 岁女性患者,"军刀痕"出现长达 5 年,出现左侧进行性半侧颜面萎缩。(B)其他相关症状包括颈部硬斑块样皮肤病变

骨骼肌肉组织表现

面部肌肉系统发生萎缩及变薄,主要累及咬𬌗肌群、舌肌及腭肌,通常肌肉功能尚存。骨骼的受累程度取决于发病年龄,10 岁之前发病的患者危险性最高[26]。不同于皮下组织,有人推论面部骨骼并不发生萎缩,但可能在骨骼生长期出现停滞(发育不全)。这或许是受局部炎症及上覆皮肤、皮下组织萎缩的影响。最经常累及的是上、下颌骨,在垂直方向及矢状方向上均出现发育迟缓,导致外观及牙齿异常。因为上颌骨和(或)下颌骨发育不足均出现于单侧面部,使得咬𬌗平面逐渐发生倾斜。当 PHA 病变位于三叉神经 V_1 的分布范围时,常可见眼球内陷,但眶骨 X 线测量往往正常。引起眼球内陷的是眶周皮下的组织萎缩,而非骨骼发育不全[5]。

中枢神经系统表现

8% ~ 21% 的 PHA 患者存在中枢神经系统症状,包括癫痫、偏瘫、偏头痛、神经精神障碍、缺血性脑卒中,智力减退[23,27,28,41,43]。据报道,在 ECDS 患者中也有着相同的中枢神经系统症状及发病率。少数人(约 16%)神经症状出现于皮肤/皮下症状之前,但大部分患者出现于皮肤/皮下症状的数年后,平均 4.3 年[28]。

最常见的 CNS 症状是与发病部位相关的癫痫发作。据 Kister 等的文献回顾,在 54 例有神经相关症状的 PHA 和(或)ECDS 患者中,73% 为癫痫发作,其中的 33% 表现出药物难以控制的抽搐[28]。相较其他 CNS 自身免疫性疾病而言,多发性硬化症(multiple sclerosis,MS)和 PHA(及 ECDS)的脑部病变等似乎更容易引起癫痫发作[51]。相比较 MS,PHA 病灶处 CNS 神经系统症状更为少见,约 11% 的患者出现。总体上,有 35% 的患者报道存在神经功能障碍(不包括面神经麻痹)。Kister 对 54 例患者的文献回顾发现,15% 的病例存在神经精神症状,头痛占其中的 35%。Stone 对 205 例 PHA 患者的网上调查显示,46% 的患者发生焦虑,10% 存在抑郁,52% 伴有偏头痛[27]。

伴有神经症状的患者,其脑成像往往也表现异常。根据 Kister 的文献回顾,在 54 例患者中有 49 例进行了 MRI 检查,90% 存在异常。每个患者均能观察到至少一个 T_2 高信号:主要位于皮质下的白质区,其次是胼胝体部位、脑深部灰质核团以及脑干部位[28]。MRI 所反映的其他异常包括脑实质钙化以及脑萎缩。Blaszczyk 等研究发现,钙化与局灶性癫痫存在关联[41]。人们观察脑部萎缩性改变,发现其范围不一,可以发生在病灶局部,可与邻近的皮下组织萎缩相关,也可发生于更广泛的区域,波及整个大脑半球。然而,与皮肤病变相同,脑萎缩同样"遵从"中线,一般不跨越到对面的大脑半球[28]。脑部病变的严重程度并不与皮肤和皮下组织的萎缩程度直接相关,部分 PHA 患者尽管可见脑组织病变,但并不表现出神经症状[52]。在小样本队列研究中,存在脑组织病变但无神经症状的 PHA 或 ECD 患者并不常规做脑影像检查,所以他们究竟占有多大比率,目前尚未可知。

在 Kister 的 54 例患者队列研究中,20 例患者行磁共振血管或脑血管造影,其中 8 例(40%)存在与血管炎表现一致的血管畸形。这些病例中,3 例患者的病理活检证实有轻度的脑血管炎[28]。其他几例患者的脑组织活检结果为血管周围呈现淋巴细胞套状包裹的脑实质炎[53]。有报道称脑实质、脑膜和脉管系统会出现硬化、纤维化及胶质增生改变[54]。PHA/ECDS 患者的脑脊液检查显示出少克隆区,且 IgG 抗体升高,也证明了其炎症过程[32]。

眼部表现

各种眼部的异常也被认为与 PHA 相关,包括眼球附属结构、眼球前后段以及视神经结构的改变。累及眼球的比例尚未明确。然而,在 Kister 的研究及 Stone 的网上调查报道中,分别有 29% 和 46% 的患者存在眼部症状,以葡萄膜炎、视神经炎以及眼球内陷最为常见[27]。大多数病变位于面部三叉神经 V_1 分支范围的 PHA 患者,都表现出由于软组织萎缩所导致的明显眼球内陷[5]。已被报道的其他异常包括眼肌麻痹、上睑下垂、Horner 综合征、虹膜异色、瞳孔扩张固定。已证实,眼部同样处于炎性环境,包括葡萄膜炎(前、后)、巩膜炎、角膜炎、脉络膜炎及视神经乳头水肿[55,56]。建议采用裂隙灯对 PHA 和(或)ECDS 患者进行细致的眼科学检查,评估其眼部炎症及纤维化的病变程度,以便及时采用免疫抑制疗法进行治疗。

口腔表现

患侧面部的舌头及上唇往往萎缩十分明显。上、下颌骨可能发育欠佳(发育不良),导致错𬌗及其他咬𬌗异常。通常,由于下颌发育不良会导致单侧后牙反𬌗,也可见非正常偏斜的腭弓高拱(图

37.4）。影像学上，牙根可能萎缩，导致牙齿萌出延迟及拥挤，但受累的牙齿是正常的，在临床治疗上十分重要[57]。Stone 调查的 201 例 PHA 患者中，35%的患者主诉存在开闭口障碍或下颌疼痛[27]。早期转诊以便于以正畸设备调整牙列，对更好地恢复功能、达到美学效果很有帮助。

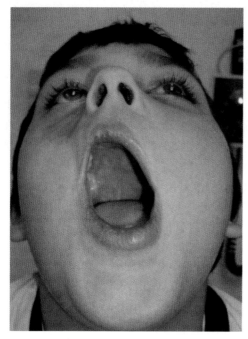

图 37.4   这名患有进行性半侧颜面萎缩的 8 岁男孩合并有腭弓高拱及错𬌗表现

实验室检查结果及预后指标

相关文献回顾及病例报道表明，对炎症标志物的实验室检查在评估疾病活动性方面意义不大，仅有约 10% 的患者出现白细胞或嗜酸性粒细胞计数升高，20% 的患者红细胞沉降率升高[52,58]。另一方面，自身抗体十分常见，40% ~ 50% 的病例检测抗核抗体阳性，呈现出核仁斑点状的、均质的染色模式[52,59,60]。同时，可检测出特定的可提取性核抗原抗体，包括抗单链 DNA 抗体（ss-DNA）、组蛋白抗体、抗双链 DNA 抗体、抗着丝粒抗体以及抗 Scl-70抗体。由于这些抗体反映的是如 PHA 这类自身免疫疾病的病原学介质，所以无法体现疾病的活动度。已证实在 ECDS/PHA 中存在病灶较大的皮损或皮损不断进展时，单链 DNA 抗体及抗组蛋白抗体与疾病的严重程度和疾病进展有相关性[60]。

发病的年龄是疾病骨骼受累严重程度的临床预后判断指标。Pensler[1]等认为，发病年龄小于 10 岁是一项引起骨骼显著发育不良的重要危险因素。

鉴别诊断

在 PHA 的鉴别诊断上，主要的两种疾病是先天性半侧颜面萎缩及局限性硬皮病的 EDCS 亚型。先天性半侧颜面萎缩在出生即出现，并伴有患侧牙齿的缩小，表现得如 PHA 一般，却不像 PHA 那样进行性发展。相比之下 ECDS 就很难与 PHA 区分开来。如前所述，还有许多学者认为它们是同一种疾病的不同改变，而非两种不同疾病。由于 ECDS 发生于活跃期，皮肤、皮下组织以及骨骼的萎缩，在形态学上与 PHA所见的萎缩完全相同。有学者将由于半侧颜面萎缩所导致的 ECDS 归为 PHA 的一种亚型。可能仅有的几个鉴别点在于：ECDS 相较"经典"PHA 来说更区域化，常累及头皮、额部，并在急性期即出现皮肤及皮下组织硬化。然而，这仍是不明确的，组织学证据显示两种疾病均表现出类似的淋巴细胞浸润，它们也具备相同的神经及眼科症状。两种疾病具有相当大的重

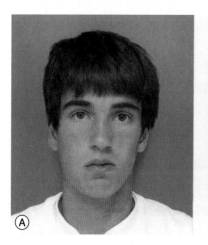
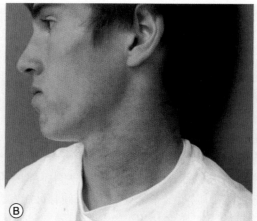
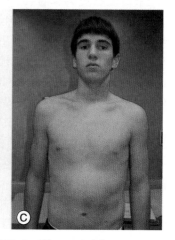

图 37.5   一位患有进行性半侧颜面萎缩的 13 岁男孩。同时合并硬斑块样病变，累及左侧面部（**A**）、颈部（**B**）和腹部（**C**）

叠,30%～40% 患者被归类为同时患有 ECDS 和 PHA[23,28]。此外,部分 PHA 患者合并有其他亚型的局限性硬皮病,病变累及头面部以外的身体其他部位,如深在的、广泛的硬斑块状病变(图 37.5)[61]。

其他疾病的脂肪萎缩通常不发生于面部,如儿童早衰症、Dunnigan 综合征和 Kobberling 综合征等先天性脂肪代谢障碍疾病。其他的广泛性脂肪萎缩需要与内分泌疾病相鉴别,如甲状腺功能亢进、糖尿病及其他自身免疫性疾病,后者例如系统性硬化症、皮肌炎和药物性萎缩——其中最著名的是用于治疗人类免疫缺陷病毒的蛋白酶抑制剂。其他伴有骨发育不全的颅面部疾病(例如半侧颜面短小畸形),其相关临床特征不同于 PHA。

治疗/手术方法

免疫抑制作用

具有局限性硬皮病皮肤特征(红斑/紫斑、硬结、色素沉着或增厚/纤维化),或出现皮肤军刀样痕的 PHA 患者,和 ECDS 一样,应考虑免疫抑制治疗。通常采用糖皮质激素与疾病改善剂如甲氨蝶呤组合,对带有这些病变的患者,进行免疫抑制治疗,可使疾病进展停止、皮损修复/反转(图 37.6)。例如,皮肤色素沉着变轻,皮肤硬结变软,皮下萎缩在一些脂肪的"填充"下不那么明显,脱发区域头发再生,舌萎缩减轻[62~65]。许多具有如癫痫发作、视神经炎等神经精神症状的 PHA 患者,已经从免疫抑制治疗中获益,但当脱离治疗后其中一些症状出现了复发[66]。在进行了为期 3～5 年免疫抑制治疗及定期的临床检查后,免疫抑制治疗需逐步脱离,因为此时疾病已基本"进行完成"。在脱离药物后,进入为期 1 年的病情观察期,疾病稳定后,方可认为是"安全"的重建时机。

非手术治疗

应用异体材料充填的非手术方法对面部轮廓重建十分有利,它无需供区,并且来源充足。但这些优点也仅仅是抵消了其导致局部组织反应的不足,包括包膜形成、皮下积液的产生、感染、排斥以及其材料成本。像硅胶、羟基磷灰石粉和透明质酸都属于此类。同时,对未成年的患者使用这些材料须经过深思熟虑才可。

如脂肪这类自体组织材料的移植,其优势在于可以很容易地从患者的一个或多个供区采集得到,并且一般不会导致供区损伤或功能丧失。在特别瘦的患者身上,可能难获得皮下脂肪。自体脂肪不会发生排斥反应,只可能有一部分移植组织发生萎缩。真皮脂肪移植同样可行,将去上皮的移植物整体获取,期待能提高其成活率。

手术治疗

手术治疗方案能非常安全地提供目前可用的最大组织量。手术应该配合使用填充材料以保证最好的可能效果[67]。之前已经描述过局部带蒂皮瓣重建头、颈部缺损及畸形的方法。但是,皮瓣体积的不足限制了其在广泛软组织缺损病例中的应用(图

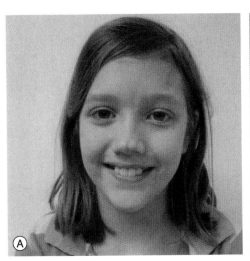
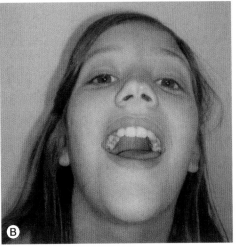

图 37.6　(A,B)图 37.2 中所示的 7 岁女孩。以泼尼松和甲氨蝶呤联合进行初始免疫抑制治疗 3 年后,低剂量维持治疗

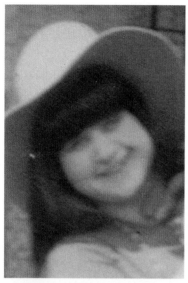

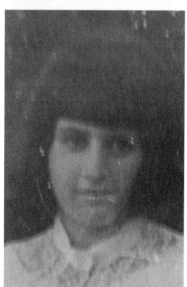

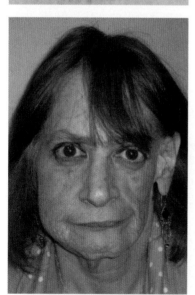

37.7）。最常见的选择,是以颞浅区为蒂的软组织瓣,将其旋转向下填充更表浅的面部凹陷。也有报道将游离的真皮脂肪移植物夹在折叠的颞浅筋膜之间形成类似三明治样结构实现增加皮瓣的体积[68]。

许多游离皮瓣已应用于纠正 PHA 患者的面部轮廓畸形,包括肌肉、脂肪以及常用的联合各种组织的组织瓣,它的优点要超过任何单一类型的组织瓣。

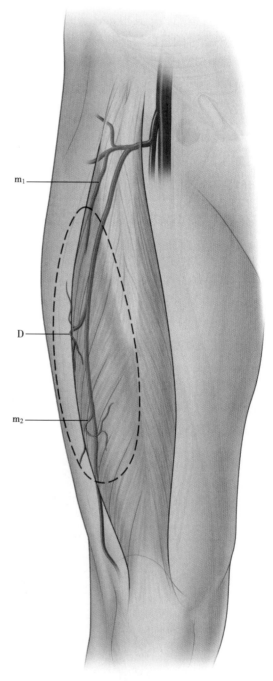

图 37.7　一名进行性半侧颜面萎缩的 59 岁女性患者。采用腕部携带腹部皮管移植,最终通过腮旁切口移植到面部

图 37.8　股前外侧皮瓣的解剖学研究。D. 旋股动脉降支的皮肤穿支;m_1. 旋股外侧动脉横支的肌皮穿支;m_2. 旋股外侧动脉降支的肌皮穿支

较小的面部凹陷可采用较小的肌瓣或筋膜瓣进行重建,例如股薄肌瓣及前臂筋膜脂肪瓣[69]（图37.8,图37.9）。另外,腹壁下动脉穿支（DIEP）可以营养大容积的软组织瓣。对于较胖的患者,大网膜也可提供足量的软组织填充用的脂肪[70~72]。网膜可由胃左网膜动脉或胃右网膜动脉供血,可以采用传统的开腹方法或腹腔镜的方法经腹采集。网膜缺内部的支撑性结构,随着时间推移,常常会出现组织下垂。其他可供选择的皮瓣包括腹壁浅动脉皮瓣[73,74]、横腹直肌肌皮瓣[75]和胸三角皮瓣[76,77]。

1984 年,Song 等首次报道了股前外侧脂肪筋膜瓣的制备及应用[78]（图 37.10）。其优点在于:可在仰卧位时并远离受区制备出大面积、血供可靠的有效皮瓣;可结合邻近的肌肉组织以增加皮瓣体积;皮瓣具有相对较长血管蒂。供区可在张力较小情况下直接关闭,或植皮修复。其缺点在于:皮肤穿支血管可具有一定的变异性;因为血管蒂走行在肌肉内,当希望获得足够的长度时,解剖分离是很难的[79]。

如果需要增加骨量,可采用带血管蒂的肋及肋软骨合并背阔肌肌皮瓣共同移植的方法来治疗[80]。

肩胛和肩胛旁皮瓣

以旋肩胛动脉为蒂的肩胛及肩胛旁脂肪筋膜瓣,是填补面部体积缺损的最佳皮瓣[81~84]。其优点在于:皮瓣制备相对简单,供区瘢痕藏于躯干后,造成的功能损伤最小。其缺点在于:需在患者俯卧或侧卧位时制备。笔者更中意于侧卧位,这样患者术中就不需要翻身。但这样的话,对侧面部显露不足,如需要术中进行比较时较为困难。

在面部软组织修复填充术前,首先要对选择的局部带蒂皮瓣或远位游离皮瓣进行标记（图

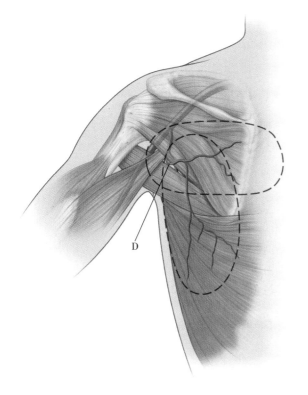

图 37.9　肩胛旁皮瓣的解剖。D. 旋肩胛动脉

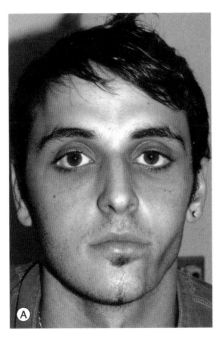
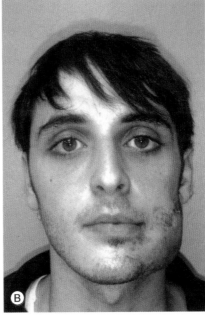
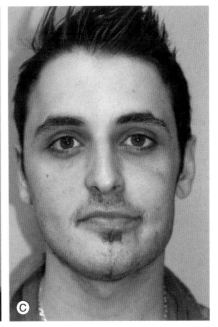

图 37.10　（A）20 岁男性患者术前照片,局部渐进性的半侧颜面萎缩主要累及左侧下面部。（B）制备并嵌入游离股薄肌瓣术后的照片。（C）行股薄肌瓣修薄的术后照片

37.11A)。此操作应在患者进入手术室前进行。进而,以 X 线片显示出缺损部位的透视图(图37.11B)。如需采用肩胛或肩胛旁皮瓣,患者麻醉后应小心地将其摆放成侧卧位或取仰卧位并旋转一侧肩膀以暴露躯干后部。旋转皮瓣血管蒂的尖端,从小圆肌、大圆肌及肱三头肌长头围绕的三边孔穿过,以多普勒超声检查可确认相应血管位于此三角区。腋动脉分支出肩胛下动脉,肩胛下动脉发出1~4cm 后,再分出旋肩胛动脉。有时,旋肩胛动脉可直接由腋动脉直接发出。旋肩胛动脉通常有成对的静脉伴行,而肩胛下动脉则有单一的静脉伴行。旋肩

胛动脉穿过三角区进入躯干后面,发出肩胛血管横行皮肤分支及纵向的肩胛旁分支。后者供血于肩胛旁皮瓣。继而,可依据缺损部位的 X 线透视图来评估修复所需的最大软组织量(图 37.11C)。

供区和受区的切口处,需注射利多卡因和肾上腺素盐水。眼部需涂以润滑剂,并可进行暂时性的睑缘缝合以保护角膜。稀释的碘伏(聚维酮碘)溶液消毒面部以预防角膜炎。

手术开始后,首先在面部剥离出皮下腔隙。剥离的范围须越过萎缩病灶的外缘,以保证面部轮廓的过渡。选择合适的受区血管以供吻合。

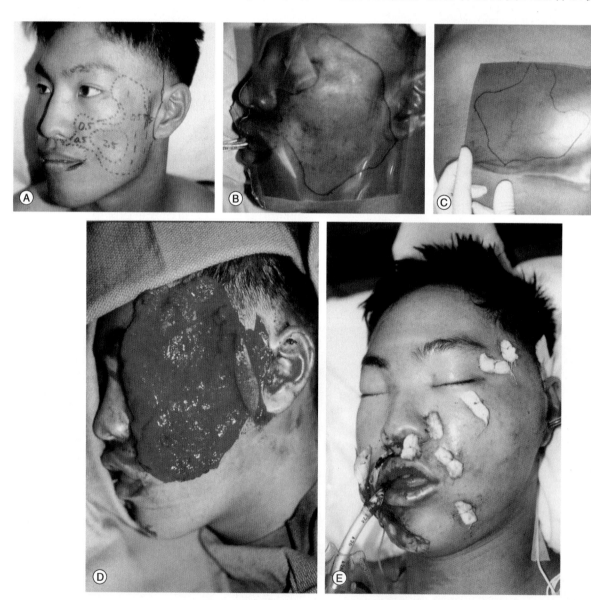

图 37.11 (A)25 岁男性患者的术前照片,累及范围较广的进行性半侧颜面萎缩。(B)术中照片显示,应用 X 线胶描记受累区域并评估所需软组织量的作用。(C)术中照片显示在制备游离肩胛旁皮瓣前应用转移模板。(D)皮瓣插入前,组织瓣置于患侧面部前术中照片。注意图中皮瓣近端部分留置出薄的、垂直的皮肤蒂,用于监测术后皮瓣的存活情况。(E)嵌入游离肩胛旁组织瓣后的术中照片。注意图中采用凡士林纱卷支撑固定皮瓣,将其远端边缘充填于相应的皮下腔隙中

在剥离结束后在皮肤封套内,用双极电凝和海绵填塞彻底止血。

进而可在躯干后区制备肩胛皮瓣,此时并不须把患者完全翻转过来。解剖分离时,应首先确定斜方肌和冈下肌的位置,以作为皮瓣的重要解剖标志。解剖过程应从内侧向外侧、下方方向上方进行。最好于肌筋膜上方的疏松结缔组织层掀起皮瓣。如果皮瓣掀起时已深入筋膜层,在三边孔由于蒂部的存在会在解剖上变得难以识别。

此皮瓣可以完全地去除上皮并埋入皮下,或保留细小的皮蒂和切口缝合,用于术后皮瓣监测(图37.11D)。皮瓣的尖端应修整成适应于相应皮肤的轮廓,并在外部缝合固定。需多点缝合固定,每一个点上均以窄卷凡士林纱布(油钉)缝合支撑。缝合的方法是:以平滑尼龙线或聚丙烯缝线从凡士林纱卷的一侧,穿过皮肤到达皮下腔隙,以褥式缝合挂住皮瓣,再从腔隙内进针在进针口附近皮肤穿出,至凡士林纱卷的另一侧,留置长线并将其余的缝合点就位。全部完成后,顺序打结,以确保皮瓣平铺充满解剖腔隙(图37.11E)。面部术区留置一根小的引流物,供区部位留置另一个大的引流物。当引流量不大时,前者可予出院前拔除。后者需要留置更长的时间,以便其继续排出积液。逐层关闭切口并于面部应用枯草菌素敷料包扎,避免皮瓣受压。

即便是无皮肤蒂的皮瓣,也应于手术后首日每小时记录 1 次经皮肤的多普勒超声信号检查;于术后次日每 2 小时记录 1 次。患者术后首夜应禁食,然后逐步到清淡饮食,最后至普食。

结果、预后和并发症

以对称性为终极目标来看,软组织填充的术后效果通常都很好。修复重建的成功主要依赖于:确定受累的组织类型、明确缺损部位以及选择适当的治疗策略。可合理采用多种治疗方案,常能达到更佳效果。

二期手术

软组织一旦嵌入,每一种治疗方案都包括修整的步骤。能以一次手术就将修复病变所需的组织量精确获取并精准就位是极为罕见的。术中组织不断水肿,也会使正常组织和缺损组织的界限变得模糊。

首次修整应在皮瓣术后 6 个月以上进行,以便让水肿消退,在皮瓣周围建立血供。面部轮廓仍处于改建期,等待越久效果越好。皮瓣修薄应用直接切除术或脂肪抽吸术,或两者结合应用。

通常,沿既往的手术切口足以掀开皮瓣。在 6个月时,断蒂往往不再会导致皮瓣损伤。然而,仍应熟知血管蒂的位置,以避免损伤,减少出血。同时,可再次使用外支撑固定皮下的软组织就位。建议对皮瓣行持续的改进,解决部分顽固的问题。

皮瓣修薄是皮瓣修整的一个方面,修整另一方面是对仍遗留的不足应进一步增加软组织,对于后一种情况,可以将邻近的过于臃肿的皮瓣组织旋转至组织量缺乏的部位。同样,对于需要小面积修复的患者,可采用自体脂肪或异体材料填充。

参考文献

1.　Pensler JM, Murphy GF, Mulliken JB. Clinical and ultrastructural studies of Romberg's hemifacial atrophy. *Plast Reconstr Surg*. 1990;85:669–674; discussion 675–676.
　　The article documents both the clinical features and the accompanying sonographic findings seen with hemifacial atrophy.

23.　Tollefson MM, Witman PM. En coup de sabre morphea and Parry–Romberg syndrome: a retrospective review of 54 patients. *J Am Acad Dermatol*. 2007;56:257–263.
　　This well-cited article points out the cutaneous and subcutaneous manifestation of hemifacial atrophy.

27.　Stone J. Parry–Romberg syndrome: a global survey of 205 patients using the Internet. *Neurology*. 2003;61: 674–676.

　　The article highlights the various clinical features seen with hemifacial microsomia.

64.　Uziel Y, Feldman BM, Krafchik BR, et al. Methotrexate and corticosteroid therapy for pediatric localized scleroderma. *J Pediatr*. 2000;136:91–95.
　　The article identifies methotrexate as a nonsurgical disease-modifying treatment for localized scleroderma, which has similar features to hemifacial microsomia.

81.　Longaker MT, Siebert JW. Microvascular free flap correction of severe hemifacial atrophy. *Plast Reconstr Surg*. 1995;96:800–809.
　　This article covers the important means of treating hemifacial atrophy, namely microvascular free tissue transfer.

38

Pierre Robin 序列征

Christopher G. Zochowski and Arun K. Gosain

概述

- Pierre Robin 序列征(PRS)不是综合征。
- Pierre Robin 序列征是包括舌后坠、小颌畸形,气道梗阻以及可能的继发腭裂的临床综合征。
- Pierre Robin 序列征可以独立存在或为某一综合征的临床表现。
- 该综合征表现多样,需要有效的多学科病情检查。
- 病情检查必须从气道评估开始。
- 许多 Pierre Robin 序列征患儿的呼吸窘迫是可以治疗的,俯卧位和吸氧可以缓解舌根后坠引起气道梗阻。
- 如果呼吸窘迫不能矫正,气管支架置入术是有益的。
- 如果这一措施失败,可应用许多手术方法治疗,但是哪种是最佳手术方式尚存争议。
- 如果患儿要茁壮成长,营养支持非常重要。根据患儿情况,可使用专门的奶瓶、奶嘴、喂养体位和喂养管。
- 因病情涉及多系统,这类颅面畸形患者需长期多专业配合治疗。

历史回顾

面对一类临床疾病,制订接下来的治疗方案,必须先掌握其历史。最早在 1822 年,St. Hilaire 首先描述 Pierre Robin 序列征,随后在 1846 年,Fairbain 也进行了报道。19 世纪末,Taruffi 尝试将这一临床疾病分为小下颌畸形和无下颌畸形。这表明早在 19 世纪临床医师已知晓这一疾病的主要受累部位是下颌骨。但是,相对于当前认为下颌后缩是下颌骨的主要问题,当时误认为下颌骨的问题是在尺寸上的短小。1891 年,Lanneloague 和 Monard 报道 4 例患者,有意义的是其中 2 例患者伴腭裂。1902 年,Shukowsky 报道 1 例因下颌骨发育不全导致呼吸窘迫患者。

尽管有早期报道,但是该疾病仍是以法国口腔学家 Pierre Robin 博士而命名。Pierre Robin 博士生于 1867 年,卒于 1949 年。他是法国口腔学院的教授和口腔学杂志的编辑。他对 Pierre Robin 序列征知识体系的主要贡献在于传播。自 1923 年,他撰写了 17 篇关于"舌后坠"问题的文章,并被认为是他引进了这一术语。他强调了潜在呼吸并发症的严重性和患儿在喂养和体重增加方面的困难。Robin 认为较为严重的患者是非常悲惨的,他写道"我从未看到一个发育不良的下颌骨在上颌骨后方超过 1cm 的孩子能活过 16 ~ 18 个月"。为了解决气道梗阻的问题,Robin 应用一种"整体"的装置来保持下颌骨向前,重建正常的上下颌关系。很遗憾,Robin 绘制了很多与这一综合征无关联的症状,并高估了它在新生儿的发病率是 3/5(图 38.1)。

1902 年,Shukowsky 通过舌与唇简单地缝合完成了第一例唇舌粘连术(TLA),但直到 1911 年才公开发表。仅一例患者获得成功,另一例因缝线穿过舌头而死于窒息。在这期间,唇舌粘连术的应用未

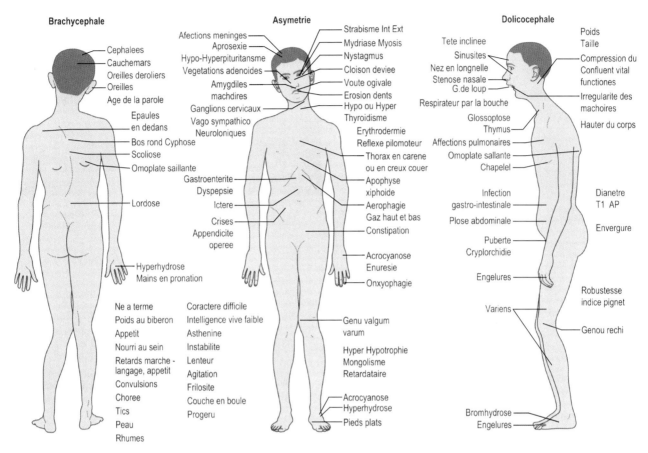

图 38.1　Robin 博士假设了许多与舌后坠相关的临床表现(法语)

得到广泛的认可。随后的 40 年,这一综合征中呼吸窘迫的治疗包括各种置于下颌骨上的外置式牵张装置。例如,一种装置是儿童后背支具携带面具,并通过它实施牵张。保持 4 周,通常能成功缓解气道梗阻。但是,这一方式导致明显的颞颌关节强直。随后,在 20 世纪 40 年代,Douglas 报道了一种完善的唇舌粘连术并使这一技术得到推广[1]。

自初期的描述以来,随着对其发病机制的理解的加深,Pierre Robin 序列征的命名也逐步改进。最初,这一临床综合征被命名为"Pierre Robin 综合征"。1976 年,Gorlin,Pinborg 和 Cohen 注意到这一疾病并非综合征而将其命名为"Pierre Robin 形态缺陷"[2]。"形态缺陷"一词用于描述其病因学上的非特异性复合体,它可出现在各种已知或未知的综合征中或独立存在。有作者开始应用"Robin 复合体"一词,但在 1984 年,就被 Pashayan 和 Lewis 提出的"Pierre Robin 序列征"或"Robin 序列征"所替代[3]。Purists 认为命名不应包括姓名里的名字而倾向于应用"Robin 序列征"。

近 30 年来,随着牵张成骨的发展,出现了新的争论,并陆续发表了许多新的技术和书籍。所有这些努力都是为了缓解舌底的梗阻这一目的。随着新技术的出现,"哪种外科技术是最好的"的争议似乎仍将会继续。

基础科学/疾病进程

Pierre Robin 序列征是包括舌后坠、小颌畸形、气道梗阻和可能发生在继发腭的裂隙的临床综合征。"舌后坠"一词是指舌向后移位而阻塞气道而不是指增大的舌头。腭裂不是诊断所必须,U 形或 V 形,出现在大约 50% 的患者中(图 38.2)。Pierre Robin 序列征可独立存在,也可出现在某综合征患儿的临床表现中。Pierre Robin 序列征在新生儿中的发病率相差很大,估计从 1/5000 至 1/50 000 不等,大多数学者认为发病率是 1/8500 更为合理。在分娩量较多的医院,总计约 4.5% 的新生儿因呼吸窘迫需进入新生儿重症监护室,其中 1% 的患儿为 Pierre Robin 序列征。

除了 X 染色体连锁类型,男女发病率无差异。X 染色体连锁类型除典型表现以外,还可有心脏畸

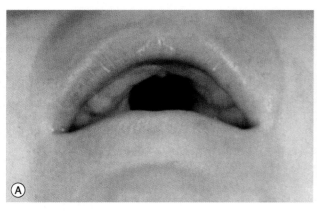 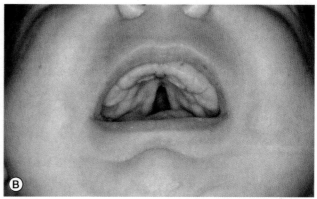

图38.2　（**A**）Pierre Robin 序列征患儿表现典型的 U 形腭裂。（**B**）Pierre Robin 序列征的腭裂也可呈 V 形

形和畸形足的特征。

　　随着对 Pierre Robin 序列征的认知和治疗方案的发展,死亡率估值有所改善。如上所述,Robin 对每一个 Pierre Robin 序列征患儿描绘了一个黯淡的前景。1946 年,Douglas 报道保守治疗的死亡率超过50%。死亡的主要原因被认为是继发窒息。当前,Pierre Robin 序列征的死亡率在 2.1% ~30%。1994年,Caouette-Laberge 等[4] 将患者分为 3 组后对死亡率行分层分析发现,俯卧位能充分呼吸并能用奶瓶喂养的患者死亡率为 1.8%;俯卧位能充分呼吸但需填喂的患者死亡率为 10%;呼吸窘迫需气管插管和需填喂养的患者死亡率为 41%。

　　Pierre Robin 序列征病因不明。这类临床问题被认为是一种序列征,有很多可能的病因。在分析病因前,清楚地认识综合征和临床序列征之间的差异很重要。综合征是指一组症状和体征,表现有一定差异,但最终均起因于一个病理损害。序列征指一些畸形谱,可能由不同疾病某一过程所激发,但最终集中于同一表现。这一区别是恰当的,因为部分Pierre Robin 序列征是综合征型的,例如伴发 Stickler综合征的病例。反之,并不一定这样,并非所有Stickler 综合征患者有 Pierre Robin 序列征的表现（图 38.3）。大约80%的 Pierre Robin 序列征患者是非综合征型的。

　　Shprintzen[5] 推测其病因是多因素的。如果患儿患有相关综合征,例如 Treacher-Collins,Nager 或Stickler 综合征,下颌骨可能被编码为下颌后缩,这称为“畸形”病因。后缩的下颌骨也可能源于“变形性”病因,例如子宫内生长受限。子宫内生长受限的原因有多胎、羊水过少或子宫畸形。它们会使患儿的颏部向胸部收缩,限制其生长发育。

　　Chiriac 及其同事[6] 提出了 Pierre Robin 序列征

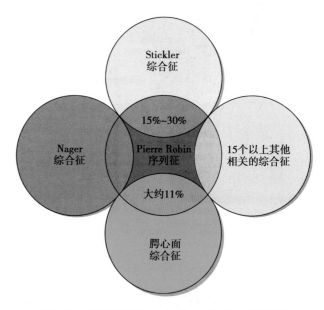

图38.3　有许多综合征与 Pierre Robin 序列征相关,但 Pierre Robin 序列征可独立存在

病因学的三个假说,在“机械理论”中,在孕 7 ~11 周各种病因可激发下颌骨发育不良,导致舌体抬高,干扰侧腭突从垂直方向朝水平方向的生长运动（图38.4）。通过制造子宫局部收缩的实验动物模型模拟这个理论,导致实验动物出现与 Pierre Robin 序列征一致的综合征。有人认为由于舌的阻碍作用可引起 U 形腭裂,但其他人认为腭裂可为 U 形或 V 形。在“神经发育延迟理论”中,在舌、咽和上腭的肌肉系统中出现神经肌肉发育延迟。这种延迟现象可在这些患者的肌电图上发现。在“菱脑神经胚发育不良理论”中,菱脑的运动和调控系统与发育过程中主要的并发症相关。

　　Cohen[7] 也描述了几个不同的发病机制:畸形、变形和结缔组织发育不良。最后一个机制论证了结缔组织发育不良疾病与 Pierre Robin 序列征的联系。Pierre Robin 序列征和 Stickler 综合征是其中一个典

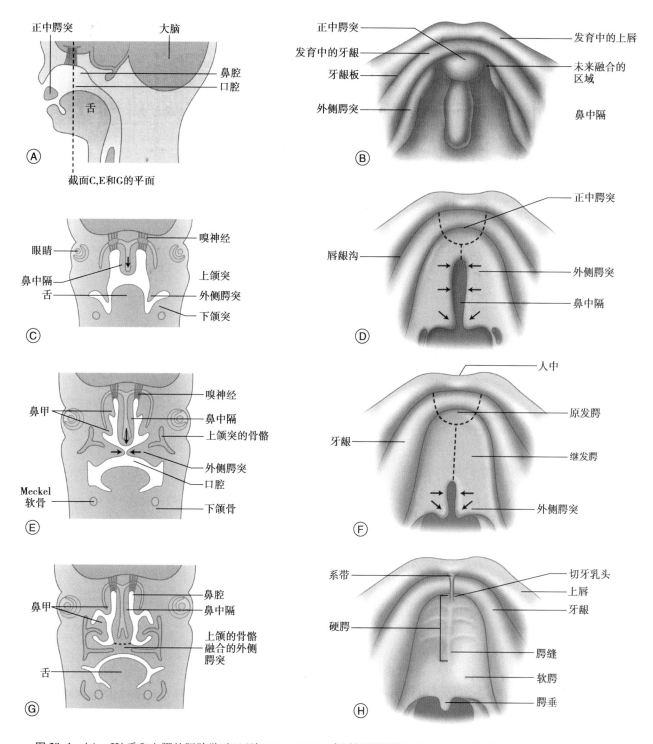

图 38.4 （A~H）舌和上腭的胚胎学对于理解 Pierre Robin 序列征的腭裂很重要,向后移位的舌阻碍侧腭突从垂直位向水平位的移动

型的例子。很多作者同意子宫内接触致畸剂导致 Pierre Robin 序列征,可能的致畸剂包括酒精、三甲双酮和乙内酰脲。

　　因为 Pierre Robin 序列征与多个综合征相关,而且其发病机制仍然未知,遗传学分析很困难。1978 年,Cohen[8] 报道至少 18 个和 Pierre Robin 序列征相关综合征,包括 Stickler 综合征、velocardiofacial 综合

征、Moebius 综合征、del6q、Marshall 综合征、Treacher-Collins 综合征、Catel-Mancke 综合征、Kabuki 综合征、Nager 综合征、胎儿酒精综合征、Weissenbacher-Zweymuller 综合征、腘翼状胬肉综合征、CHARGE 联合征、Andersen-Tawil 综合征、胶原 XI 基因序列征和软骨发育不全 II 型。公认的相关综合征相当广泛。回顾 PRS 相关文献,17q24.3-q25.1 上的 2q24.1-

33.3、4q32-qter、17q21-24.3、SOX9 基 因 位 点，17q24.3-q25.1 上的 4q32-qter、17q21-24.3、SOX9 基因，2q31 上的 GAD67，11q23-q24 上的 PVRL1，KCNJ2 mRNA，TCOF1，GAD67，COL2A1，COL9A1，

COL11A1 和 COL11A2 与 Pierre Robin 序列征相关[9]。这些基因的作用仍未完全清楚。它们的致病作用，使其更可能在相关的综合征中表现明显，或与另一疾病进程保持一致。

表 38.1　有很多公认的综合征与 Pierre Robin 序列征相关。可能的基因位点

Abruzzo-Erickson 综合征	Larsen 综合征：3p14.3，FLNB（Filamin B）基因突变
软骨发育不全Ⅱ型：12q13.11-q13.2，COL2A1	Marshall 综合征：COL11A1
ADAM 序列征（羊膜畸形，粘连，肢残）	Martsolf 综合征：1q41 基因编码蛋白 RAB3GAP2
羊膜带综合征	Miller-Dieker 综合征：17p13.3
Andersen-Tawil：17q23.1-q24.2，KCNJ2 基因	Mobius 综合征：13q12.2-q13
Beckwith-Wiedemann 综 合 征：11p15.5，11p15.5，11p15.5，5q35.p57，H19，LIT1 基因位点	Nager 综合征：9q32
Bruce-Winship 综合征	PARC 综合征（皮肤异色病，秃头，下颌后缩，腭裂）
Campomelic 综合征	永存左上腔静脉综合征
Carey-Fineman-Ziter	腘窝翼状赘蹼综合征
Catel-Mancke 综合征	轴后性肢端面骨发育不全（Miller 综合征）
Cerebrocostomandibular 综合征	桡肱骨结合
CHARGE association	Richieri-Costa 综合征
Chitayat 综合征	Robin-少指综合征
胶原Ⅺ基因序列	Sanderson-Fraser 综合征
先天性肌强直性发育不良	先天性脊椎骨骺发育不良：12q13.11-q13.2，COL2A1
Del（4q）综合征	Stickler 综合征：12q13.11-q13.2，COL2A1，COL9A1，COL11A1，COL11A2
Del（6q）综合征	Stoll 综合征
骨畸形性发育不良	Toriello-Carey 综合征
远端关节挛缩-Robin 序列征	Treacher-Collins 综合征："treacle" 基因突变（TCOF1），位点 5q32-q33.1
Donlan 综合征	腭心面综合征：22 号染色体 q11.2 带微缺失
Dup（11q）综合征	Weissenbacher-Zweymuller 综合征（耳-脊柱-大骨骺发育不良）（Stickler 综合征Ⅱ型或"非眼型 Stickler 综合征"）：COL11A2 基因位点 6p21.3
股骨发育不全异常面容综合征	
胎儿酒精综合征	
Froster 挛缩-斜颈综合征	
Kabuki 综合征	

与 Pierre Robin 序列征最相关的综合征是 Stickler 综合征，其病因是 COL2A1（12q13），COL9A1，COL11A1（1p21）或 COL11A2（6p21）的基因突变，干扰了 2 型（有时 11 型）胶原。Stickler 综合征以正中裂、面中部扁平、下颌骨发育不良、鼻梁低平、人中过长、内眦赘皮、突眼、视网膜脱离、白内障、关节过度伸张和感觉神经性耳聋为特征。COL2A1，COL9A1，COL11A1 和 COL11A2 的实验室分子基因检测有诊断作用，临床诊断最常用。

另一个相关的综合征是 Shprintzen 综合征，或称为腭心面综合征。其发病机制被认为是继发于22q11 缺失。临床特征包括腭裂、下颌后缩、上唇和人中过长、长面、杏眼、宽鼻、小耳、传导性耳聋、细长的手指、甲状旁腺功能减退、免疫功能紊乱和学习障碍。心胸畸形包括：肺动脉瓣闭锁、室间隔缺损和肺动脉发育不良。大约 15% 的患者伴 Pierre Robin 序列征，35% 患者伴腭裂。相反，11% 的 Pierre Robin 序列征患者存在腭心面综合征。

Nager 综合征，或称面骨发育不全，属常染色体隐性或显性遗传，其颅面特征与下颌面发育不良相似，这些患者有拇指、桡骨和一根或多根掌骨的发育不良或缺失，腭裂，可能有下睑缺损。患儿可能身材矮小。不像非综合征型 Pierre Robin 序列征，其下颌骨严重发育不良，而且没有临床的生长"快速追赶"期。

双胞胎研究发现，双胞胎的疾病发生率为 9%，普通人群的发生率为 1%。Pierre Robin 序列征患儿家族成员中唇裂或腭裂发生率为 13%～27%。

Carrol 等[10]在 47 例非综合征型 Pierre Robin 序列征患儿的研究中,报道 9 例有家族史,家族中病例的分布与常染色体显性遗传外显率降低和表现多样性相符。但是,调查中是否仔细排除了综合征型 Pierre Robin 序列征并不清楚。特别是与 Stickler 综合征相关的 Pierre Robin 序列征患者在儿童后期可不表现出眼和骨骼的畸形。在另一非综合征型 Pierre Robin 序列征患儿的研究中,唇裂或唇腭裂的家族史是 27.7%。没有亲属有 Pierre Robin 序列征病史。但是存在家庭成员因年龄幼小临床症状不明显而掩盖症状的因素。

诊断/临床表现

Pierre Robin 序列征的临床表现多变,轻重不一。回顾一下,下颌后缩、舌后坠和气道梗阻三者是诊断所必须。也可出现多达 50% 的患者出现继发腭裂,可仅仅累及软腭或同时累及软腭和硬腭。另外,有些人认为 U 形腭裂是 Pierre Robin 序列征的典型表现,但也有报道出现 V 形腭裂的。

通气障碍程度不一,可能出生时即很严重,需紧急气管插管;也可能很轻,仅在其不安时才注意到。严重的患者,可出现周期性氧饱和度下降,凹陷征,哮鸣音,可导致组织缺氧和缺氧性脑病。这些患儿可发展为肺源性心脏病。按照定义,Pierre Robin 序列征患儿必须有舌根水平的气道梗阻,可以涉及其他的水平上的气道。10% ~ 15% 的 Pierre Robin 序列征患儿伴喉软骨软化病。普通人群气管软化的总发病率很难确定,来自荷兰鹿特丹市索菲娅儿童医院的数据是新生儿中有 1/2100 的发病率[11]。

Pierre Robin 序列征患儿也可伴心脏畸形。14% 的 Pierre Robin 序列征患儿有先天性心脏病[12,13]。前面提到的综合征型 Pierre Robin 序列征有其综合征特有的心脏病,如腭心面综合征,持续性左上腔静脉综合征和 Andersen-Tawil 综合征。Pierre Robin 序列征患儿可出现因喂养困难的生长迟缓,也可出现喂养不良,长时间喂养,喂养时缺氧,恶心,呕吐,误吸,反复发作的肺炎和胃食管反流疾病。这些患儿生长迟缓的原因包括摄入不足和费力呼吸、长时间喂养导致的新陈代谢需求增加。

Pierre Robin 序列征的诊断可在生后临床的检查来确定,但是,随着超声技术的进步,如发现严重的下颌后缩和腭裂,产前诊断可能性大增。早期产前诊断确诊后推荐其在 3 级医疗机构进行分娩。这样,在围生期医师、新生儿专家、专业的营养师、语言病理学家和外科专家的协同努力下患儿能获得好的治疗效果。

病例选择

如上所述,疑似 Pierre Robin 序列征的儿童最好安置在有儿科多学科团队的 3 级医疗机构,这一治疗团队包括小儿呼吸科专家、语言治疗师、营养师、麻醉师、耳鼻喉科专家和颅面外科医师。

患儿最初的治疗是在产房中进行的。呼吸窘迫是致命的,因此气道管理至关重要。对疑似 Pierre Robin 序列征的儿童,根据美国儿科学会新生儿复苏指南给予俯卧位和吸氧复苏措施。如果无效,可尝试应用喉罩(LMA)或鼻咽气道(图 38.5)。如果这一方式失败,可在纤维喉镜帮助下进行气管插管术。由于后缩的下颌骨和舌后坠,有许多特殊的插入气管导管的方法描述,但均在手术室特定环境下。所有的前期步骤依据新生儿的心肺功能状态,内科医师气道管理技能和适当设备的可用性而定。如果紧急状态下,所有这些均失败,可行紧急气管切开术。如果患儿产前诊断为多发性先天畸形,也可选择体外治疗(子宫外产时治疗)。用这个方案,可确保仍有胎盘血液循环的患儿通气通畅。

Pierre Robin 序列征患儿的治疗未必从产房开始,如非综合征型 Pierre Robin 序列征,患儿症状可能较轻。一旦临床怀疑 Pierre Robin 序列征,病情检查应按部就班逐步开始。病情检查应集中于 Pierre

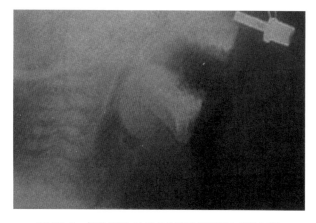

图 38.5　侧位平片显示鼻咽通气管绕过舌根梗阻

Robin 序列征患儿正承受的主要问题:氧饱和度下降和喂养困难。同时,要牢记任何前期尝试失败的治疗措施。病情检查应选择简单易行的方法,并应从最小的创伤性检查开始。

应收集完整的病史,包括患儿母亲的既往史和产前情况。不应仅专注于明显的解剖异常,其他病理情况也会有作用。既往史的关键点是患儿母亲的饮酒史、药物服用史、孕期感染史、产前保健和筛查,综合征的家族史。

必须对特征性的下颌骨进行评估。需要测量小下颌的生长发育,应用木质的棉签,可以很简单地测量上下颌间距(MMD)[14,15]。棉签顶在下颌牙槽骨牙龈的前面,在上颌牙槽骨牙龈的前面位置作标记(图 38.6)。如果不是系统有序测量,数值会有很大的变化。俯卧位时,下颌骨有后坠的趋势,因此上下颌间距应在患儿直立位时获取。上下颌间距不应是选择 Pierre Robin 序列征患儿治疗方法的绝对指标。有学者认为上下颌间距在 8～10mm 是手术治疗的指征。Robin[16] 曾认为当上下颌间距超过 10mm,患儿活不过 18 个月。手术适应证应由全面的临床表现和内镜检查来决定。

对于临床疑似 Pierre Robin 序列征患者,通气评估对于选择适当的治疗方案至关重要。如临床患者一定存在呼吸道梗阻,临床医师必须对氧饱和度降低进行评估。从出生到下颌骨自身内在生长帮助舌根不再堵塞气道或口咽部的肌肉系统恢复维持气道通畅功能等阶段,氧饱和度下降可以随时出现。有人认为 Pierre Robin 序列征患儿出生后前 4 周气道梗阻发生的频率会有所增加。因此,简单地评估后不应做出错误的安全判断。Gosain 和 Nacamuli[17] 的一个系列研究中,18 例患者出生后第一周即出现气道梗阻,而 3 例患者在 12～33 月龄才出现。气道评估应包括不同生理状态下连续的脉搏血氧仪监测,例如患者清醒时,睡眠时和喂养时。监测时间要求:新生儿睡眠监测至少 12 小时,儿童定期睡眠监测。氧饱和度下降的标准被界定为任何时间发生的任一次血氧饱和度数值小于正常的 80% 或血氧饱和度数值小于正常 90% 占监测时间的 5% 及以上。基于这一评估结果,患儿被分为两组:氧饱和度下降阳性组和氧饱和度下降阴性组。如果一个儿童睡眠时发现无氧饱和度下降,但临床仍拟诊 Robin 序列征,应行标准的睡眠监

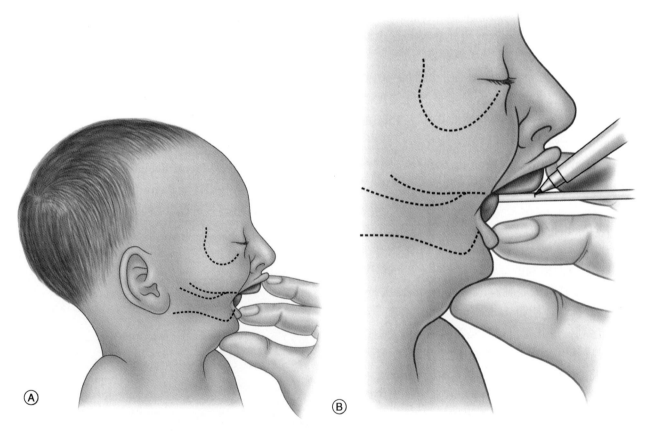

图 38.6 （A）上下颌间距的客观测量应标准化:患儿直立位,并轻扶下颌,防止其旋转移位。（B）测量上下颌间距:在一棉签上标记从下颌牙槽骨的最前面到上颌牙槽骨的最前面,然后用尺子测量

测。如果睡眠监测结果阳性,将其分入氧饱和度下降阳性组。对于氧饱和度下降阴性组,开始筛查是否存在喂养困难。

喂养评估首先绘制儿童生长曲线表以确定评估起点和体重的连续变化趋势。未治疗的 Pierre Robin 序列征患儿体重会呈下降趋势。儿童也可通过观察喂养情况来评估,这需要连续的脉搏血氧仪监测评估氧饱和度的下降。Pierre Robin 序列征患儿通常喂养时间延长,一般喂养每瓶超过 30 分钟。在喂养时会出现恶心和呕吐,甚至导致缺氧。另外,已表明多达 87% Pierre Robin 序列征患儿伴胃食管反流。Pierre Robin 序列征患儿已经适应吸引操作,可有大量的胃反流物被混入吸出。可应用 pH 探针来确定患儿治疗是否有效。

对伴细微的下颌骨和喂养困难,但喂养时不伴氧饱和度下降的这些儿童行鼻饲喂养,研究口咽运动功能,密切跟踪监测。喂养时伴氧饱和度下降的那些儿童分入氧饱和度下降阳性组。

氧饱和度下降阳性组的所有儿童应行鼻咽纤维镜和支气管镜检查。这很困难并需在具有气管拔管后重新快速插管设备的新生儿重症监护室中进行。明确气道梗阻的确切层面至关重要,分为 3 个主要类别:无可见的气道梗阻,声门下气道梗阻,舌根水平气道梗阻。发现舌根水平气道梗阻后应格外小心,而非仅仅中止检查。如之前所提到的,患儿可能有双重疾病。如果怀疑 Pierre Robin 序列征的患儿鼻咽内镜显示无可见的气道梗阻,需怀疑中枢神经系统或肺部疾病。应该请小儿神经病专家和小儿肺病专家会诊。

Sher 和他的同事[18]通过对 53 例 Pierre Robin 序列征患儿行鼻咽软镜检查,将气道梗阻分为 4 型。1 型气道梗阻被描述为"真性舌后坠",舌在软腭水平下与咽后壁接触(图 38.7)。2 型气道梗阻是指舌向后移位,与 1 型一样,但在软腭水平或软腭以上,这样上腭类似三明治式夹在舌与上咽部的咽后壁之间(图 38.8)。3 型气道梗阻

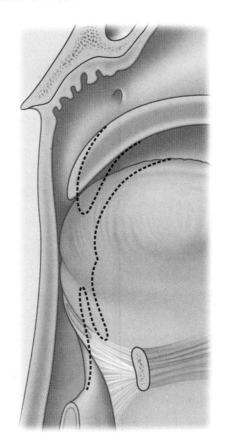
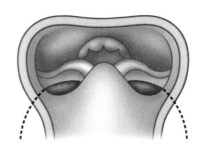
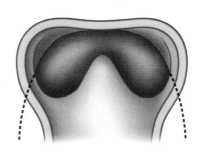

图 38.7　Pierre Robin 序列征患儿行纤维鼻咽镜检查示气道梗阻的类型。1 型气道梗阻被描述为"真性舌后坠",舌在软腭水平以下与咽后壁接触(Reproduced from Sher AE,Sphrintzen RJ,Thorpy MJ. Endoscopic observations of obstructive sleep apnea in children with anomalous upper airways:predictive and therapeutic value. Int J Pediatr Otorhinolaryngol 1986;11:135.)

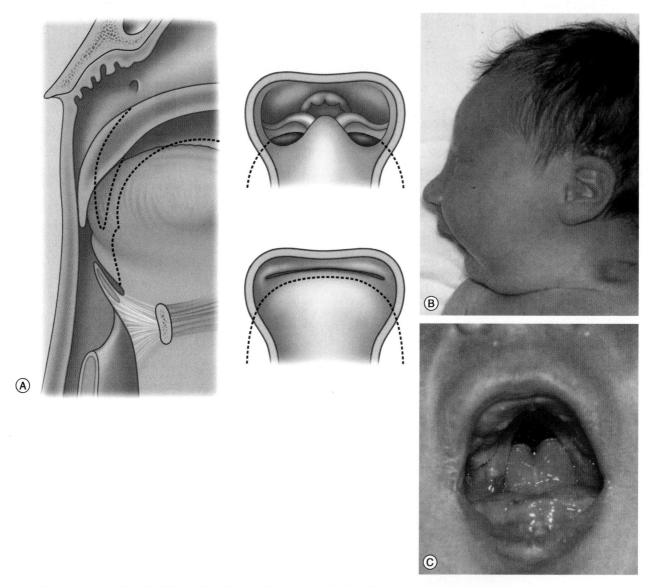

图 38.8 （**A**）2 型气道梗阻与 1 型气道梗阻一样，舌向后移位，但在软腭水平或软腭以上，这样上腭夹在舌与上咽部的咽后壁之间。（**B,C**）此儿童患腭裂伴舌超过上腭向颅侧移位

是指咽侧壁的向内塌陷导致气道梗阻（图38.9）。4 型气道梗阻是指咽腔的塌陷或括约肌样缩窄（图 38.10）。在 Sher 等[18] 的分析中，59% 的患者为 1 型，21% 患者为 2 型，10% 患者为 3 型，10% 患者为 4 型。如前所述，10% ~ 15% 的患者同时有喉软骨软化病，临床医师必须认识它。气管插管或气管切开后，需要颅面外科医师会诊。这些患者仍需内镜评估。

因为 Pierre Robin 序列征患儿有较高的听力障碍风险，必须对其行听力障碍评估。据分析，83% 的Pierre Robin 序列征患儿有一定程度的听力丧失，而

单纯腭裂的儿童听力丧失率为 60%。Pierre Robin序列征患儿的听力丧失更严重，其本质是典型的传导性听力丧失，中耳积液的发生率也增加，但所有患者中耳和内耳解剖结构被认为是正常的。如果伴腭裂，将在腭帆张肌和腭帆提肌之间存在异常，这使咽鼓管功能易于紊乱。另外，继发腭裂的持续反流可使咽鼓管口长期慢性发炎。如果 Pierre Robin 序列征患儿是综合征型的，相关的综合征将携带其特有的耳部表现。例如，伴发 Stickler 综合征相关的 Pi-erre Robin 序列征，会有显著的感觉神经性听力丧失发生率。

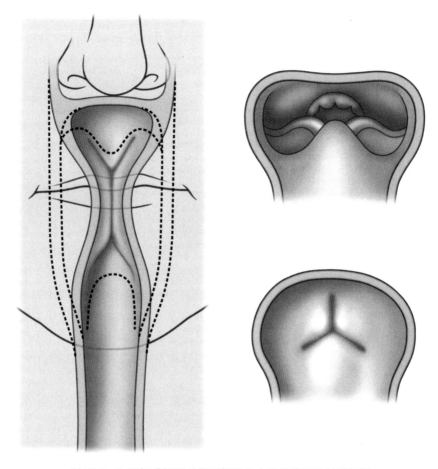

图 38.9　3 型气道梗阻是指咽侧壁的内壁塌陷导致气道梗阻

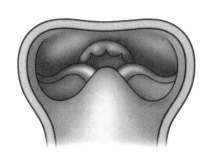

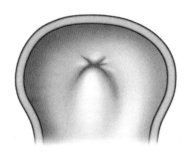

图 38.10　4 型气道梗阻是指咽腔的塌陷或括约肌样缩窄

治疗

　　治疗方法的选择必须考虑 Pierre Robin 序列征的全部特征。对于这些患者的诊断检查,必须从最小的创伤、最恰当的方式开始。如果存在气道梗阻,优先治疗。气道管理主要有两类:非手术和手术。

　　讨论气道梗阻的治疗之前,必须熟悉其内在的机制。Robin[19] 描述其机制为:下颌骨的后缩导致舌的向后移位。其他学者有类似的报道:舌根覆盖在声门上,起一"球形阀"样作用(图 38.11)。口咽部肌肉的协调性在气道梗阻中也起重要作用,Pierre Robin 序列征气道梗阻多因素机制尤为突出。神经肌肉的损伤可能使气道易于塌陷。Delorme 等[20] 描述了颏舌肌的功能不全。在其描述中,颏舌肌缩短,舌向后旋转。Delorme 等进而假设这是导致下颌骨的后缩原因,并且不可逆转。这一理论未被广泛接受,并说明 Pierre Robin 序列征病因学的复杂性和缺乏一致性。

　　另一争论点是腭裂在 Pierre Robin 序列征中起

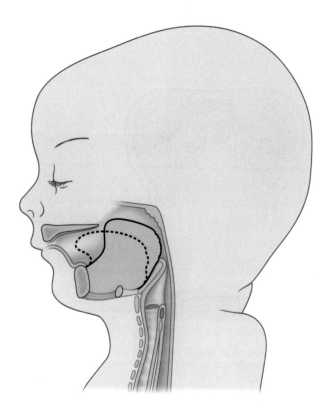

图 38.11 舌向后移位,起一"球形阀"样作用。虚线示舌的正常位置。实线示 Pierre Robin 序列征患者舌的可能位置

的不同作用。有人认为这一解剖会加重上呼吸道的梗阻。Hotz 和 Gnoinski[21] 推测舌可能嵌入腭裂,维持舌后位和上呼吸道梗阻。其他人坚持腭裂作为口鼻的一个空气通道可能是有益的。

非手术气道管理

之前已经描述了这一群体的急性气道管理策略。在这关键时期,心肺监护是必须的。如果小下颌儿童存在氧饱和度下降,应尝试俯卧位治疗。在 1934,Robin[22] 已经描述了这一策略的优势,并由 Sjolin[23] 在 1950 年通过放射影像学获得证实。这一方法使颏部和舌根向前移位。Cogswell 和 Easton[24] 显示 Pierre Robin 序列征患儿俯卧位时气道气流阻力最小。这种治疗方案可通过给患儿吸氧来获得加强。如果有效,俯卧位必须每天保持 24 小时,即使在喂养,洗澡和换尿布的时候(图 38.12)。

如果俯卧位无效,应放置直径 3mm 的鼻咽导气管。一些学者推荐放置深度为 8cm 或直至气道梗阻解除。最近的系列研究表明,对 20 个 Pierre Robin 序列征新生儿采用俯卧位和放置鼻咽导气管的治疗取得很好的效果[25,26]。在其报道中,鼻咽导气管平均留置 44 天。需要患儿在此期间一直住院。在另一报道中,在家庭医疗保健服务的帮助下,平均住院天数是 10 天,鼻咽导气管留置的平均时间是 105 天。通过适当的训练,患儿父母可以无需家庭护士的帮助而很好地护理鼻咽导气管。

如果鼻咽导气管无效,需要经鼻持续正压通气。先尝试喉罩。如果无效,可穿过喉罩插入气管内导管。一旦发生呼吸道的紧急情况,由于一些设备可能不能轻易或及时获得,很多步骤可以省略,患儿应

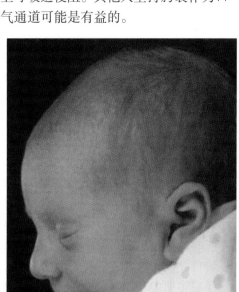

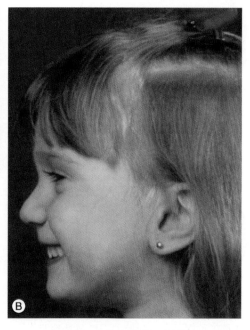

图 38.12 一位仅行俯卧位治疗的非综合征型 Pierre Robin 序列征女性患者的 1 周龄和 3 岁像,显示非综合征型病例下颌骨的"快速代偿生长"能力

立即行气管插管术。

　　所有上述措施的采取依赖于气道梗阻的严重程度和新生儿神经肌肉系统的支配情况。一些症状较轻患者,俯卧位或其他非手术方法治疗效果良好,最终可在脉搏血氧计的辅助下在家治疗。那些有伴发综合征的较严重患者需要一些可救命的外科手术方法。

手术气道管理

　　Pierre Robin 序列征患儿气道梗阻的外科治疗需在紧急情况下实施。某些情况下,例如声门下气道梗阻患儿或其他手术方法实施后患儿仍不能生存的,不可避免地需要行气管切开术。

　　气管切开术并不是没有后遗症的技术。对于患儿父母和医护人员,气管切开部位的管理非常费时费力费钱。新生儿气管切开插管易发生黏液栓和由于新生儿气道的尺寸小和气管插管的更小内径而发生气管插管错位。某些 Pierre Robin 序列征患儿气管切开插管到拔管需持续 2~4 年。在这期间,可形成明显的肉芽组织和气管狭窄。值得注意的是,小儿气管切开术相关的长期的语言问题、行为问题和发育问题,也应意识到小儿气管切开术相关的中至重度的智力损伤问题。

　　疑似患 Pierre Robin 序列征儿童的病情检查过程中,鼻内镜检查可能显示舌根阻塞情况。除了之前描述的其他气道管理的方法,某些医学中心应用腭托治疗取得成功。小儿牙科医师对上颌骨取模,制成亚克力腭托,用牙科粘胶固定于上腭,腭托可促进舌根前移(图 38.13)。置于前面的突起能起到类似于手法按摩的作用刺激舌头。这里腭板不是作为一种牵张装置。在最近的报道中,应用腭托成功治疗 Pierre Robin 序列征新生儿 122 例(成功率为91%),仅 12 例失败(占 9%)。在这 12 例中,9 例行唇舌粘连术治疗成功,4 例气管插管,1 例行气管切开术。

　　多年以来,很多治疗 Pierre Robin 序列征的技术被报道,但都有一个相同的宗旨:将舌根相对下颌骨前移。这可通过软组织和骨骼的手术技术来完成。

软组织手术技术

　　唇舌粘连术有助于缓解气道梗阻。由 Shuko-wsky[27] 在 1911 年最先报道,将舌简单地缝在下唇上。这一观念被 Douglas[1] 于 1946 年普及开展。在Douglas 的技术中,在舌下,沿口底、牙槽骨到下唇剥离出一矩形区域,然后将舌向前拉,创面相对,从舌背至颏部行褥式张力缝合。1960 年,Routledge[28] 改

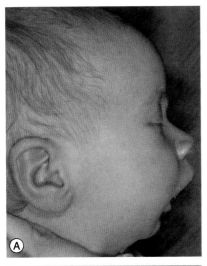

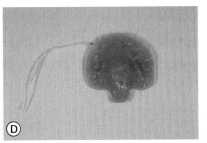

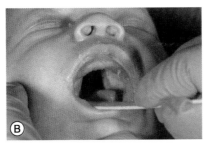

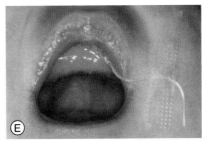

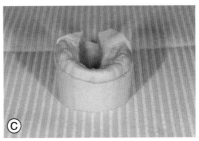

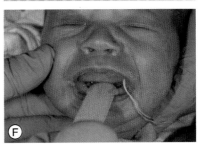

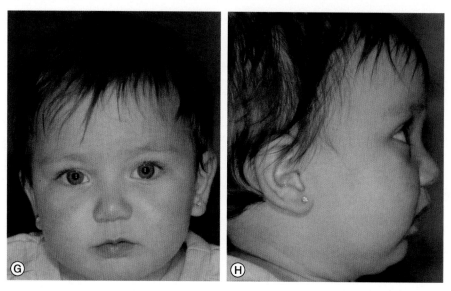

图 38.13 （A）一个 3 月龄非综合征型 Pierre Robin 序列征女性患儿呼吸过程中氧饱和度下降。上下颌间距最初检查数据是 4mm。（B）伴腭裂。（C,D）制作牙模和腭托。（E,F）腭托适配，用牙科粘胶将其固定于上腭。（G,H）该患者 6 月龄时，上下颌间距为 0。无需吸氧，且喂养良好

良了这一技术，而最近又被 Argamaso[29] 加以改良。唇舌粘连术仍然是主要的治疗方法。它包括自舌腹侧面掀起一个近端矩形黏膜瓣和自下唇舌侧面掀起一个相对应的上端黏膜瓣（图 38.14～38.17）。皮瓣约 1cm×1.5cm 大小。注意保护 Wharton 管。如果有一个短而紧的唇系带，系带切开术或系带切除术是有所帮助的。在 Argamaso[29] 改良的技术中，通过一个小的骨膜剥离子将颏舌肌从下颌骨上剥离，将舌瓣缝在下唇黏膜下方缺损区，然后通过颏联合后缘一个小的切口，将舌黏膜创面缝在口轮匝肌创面和其前面的软组织上。此外，较粗大的缝线穿舌体肌肉环绕下颌骨。有些学者报道，应用不同的方法来实现这一目的，包括应用克氏针或尖锥。随后，缝线通常穿过一个纽扣后打结。应放置鼻咽通气管并留置 2～3 天。应用鼻饲喂养，伤口愈合前避免吮动作。手术后在监护下拔除气管插管并确保后续气道通畅，在此期间这些患儿应留在重症监护室里。

唇舌粘连断开的时间不应过分强调。某些学者建议唇舌粘连断开的同时如存在腭裂可行修复术。这一方法导致必要的唇舌粘连断开的推迟和口部主

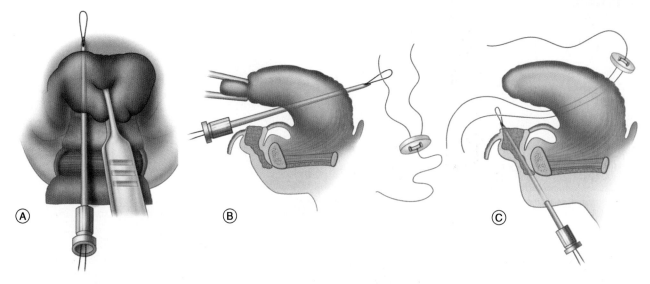

图 38.14 （A～C）在唇舌粘连术中，从舌上掀起一个后端黏膜瓣，从下唇唇面掀起一个相对应的黏膜瓣。注意保护 Wharton 管。将舌瓣插入掀起唇瓣后所致缺损区的后缘，然后，将一不可吸收线贯穿舌和舌瓣掀起后的创面，再穿过唇瓣掀起后的创面。注意应穿过口轮匝肌。缝线再经下颌骨前方于颏下区域穿出。然后，唇瓣插入舌缺损区

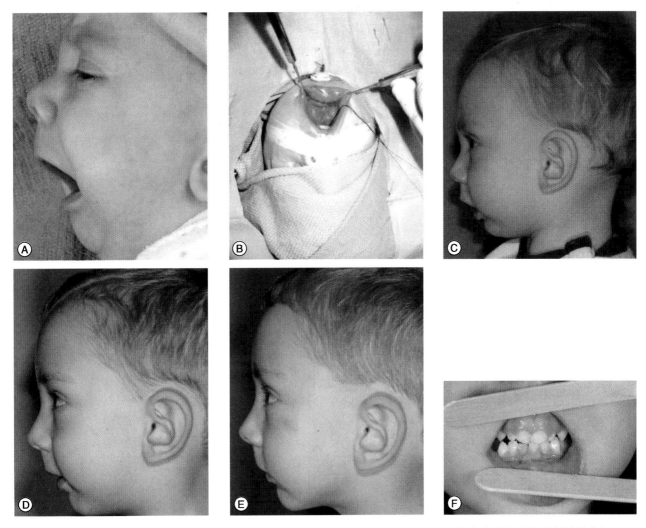

图 38.15　（A）Pierre Robin 序列征患儿。（B）应用唇舌粘连术治疗该患儿。（C～F）该患者整个童年康复情况良好。显示随时间推移，下颌骨生长发育良好

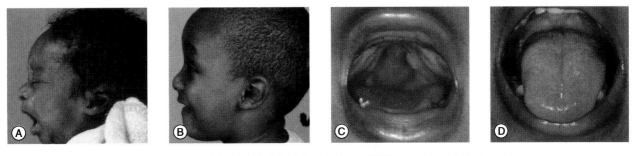

图 38.16　（A～D）仅通过唇舌粘连术成功治疗气道梗阻和喂养困难的另一患儿

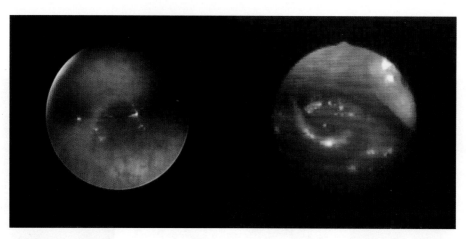

图 38.17　左图示图 38.16 患者鼻内镜检查显示舌后坠。右图示唇舌粘连术后 3 天,气道清晰

动运动延迟。另外,腭裂修复术和唇舌粘连断开的联合手术可能导致严重的气道水肿和呼吸窘迫。保守的原则是在 1 月龄评估患儿以确保唇舌粘连术有效。然后,每 2 个月评估一次直至唇舌粘连断开。评估的重点是舌头的运动功能,它在婴儿早期活动很弱,并可能是静止的。随着婴儿成熟,舌将呈现有节奏的肌肉运动。舌发育成熟的一个良好的临床标志是对接触做出主动运动。唇舌粘连断开的决定并不仅仅依据于此,还需依据上下颌间距和全面的临床表现。上下颌间距小于 3mm 通常是一个良好的预后指标,唇舌粘连可以安全地断开。在这些指导下,大多数患儿可以在 6～7 月龄断开唇舌粘连。腭裂可在常规时间段内选择性进行修复,我们一般选择 11～12 月龄。断开唇舌粘连时,切开并应用电凝分开两个黏膜瓣。然后关闭,这样不遗留可能导致粘连的组织创面。通过这种方案,没有残留任何舌形态的畸形和舌运动的损害。

Rogers 等[30]报道应用唇舌粘连术治疗 24 例 Pierre Robin 序列征婴儿患者,成功率为 80%。Huang 研究小组[31]报道唇舌粘连术在体重增加,去除气管插管或防止气管切开术等方面成功率为 70%。Schaefer 研究小组[17]21 例 Pierre Robin 序列征婴儿患者系列研究中,其中 10 例仅通过俯卧体位获得治疗。9 例患者应用唇舌粘连术治疗,成功 7 例。2 例患者需行气管切开术。3 例患者行下颌骨牵张术。

唇舌粘连术的反对者认为以下缺点非常明显:缝合容易穿透脆弱的舌组织,粘连很少形成,有害的舌瘢痕形成,持续的气道梗阻和颌下腺导管的潜在损伤等。Denny[32]质疑唇舌粘连术而支持牵张成骨术。他报道的 11 例 Pierre Robin 序列征患者,仅有 2

例通过唇舌粘连术获得成功,5 例患者在 4 个月内因气道梗阻复发需行二次手术。他建议唇舌粘连术应被作为一种权宜之计。

Kirschner 等[33]力图用 33 例 Pierre Robin 序列征患者的治疗来回应唇舌粘连术的反对者,其中 29 例患者行唇舌粘连术治疗,裂开率约 17.2%,且仅发生在仅行黏膜而不包含肌肉组织的唇舌粘连术。此外,6 例最终需行气管切开术的患者中 5 例为综合征型患者。这表明 Pierre Robin 序列征亚组分析的重要性。

有人认为在语言发育的关键时期舌体被粘连在唇上,会影响语言的发育。LeBlanc 和 Golding-Kushner[34]通过检查发现,实施唇舌粘连术对患儿语言发育的长期影响很小。唇舌粘连似乎仅因发音的延迟而影响早期的语言能力。一旦断开唇舌粘连,患者语言能力快速发育而能追赶上正常。唇舌粘连术可发生临时的形态改变,如增厚的下唇黏膜,圆钝的舌尖,伸舌的偏差等。唇舌粘连术治疗组和腭裂患者以及和他们症状相似的患者在发音完整性的保持能力和在 18 月龄语言发音能力方面表现一致。

毕竟有一些有研究显示唇舌粘连术治疗 Pierre Robin 序列征有较高的失败率,这似乎与手术医师和技术有关,改善这一结果的措施包括造成充足的唇黏膜袖,确保足够的舌肌肉和唇肌肉对合。

唇舌粘连术以外的其他软组织手术也有报道,Oecononopoulas[35]应用粗丝线穿过舌根固定于下颌骨中线偏外 1cm 处软骨部。Hadley 和 Johnson[36]也设计了一种手术技术,其牵拉的重点在于舌根。在其描述中,应用巾钳牵拉舌部,拉动鼻咽管以确定适当的气道间隙。然后,用一根 0.2cm 或 0.1cm 的克

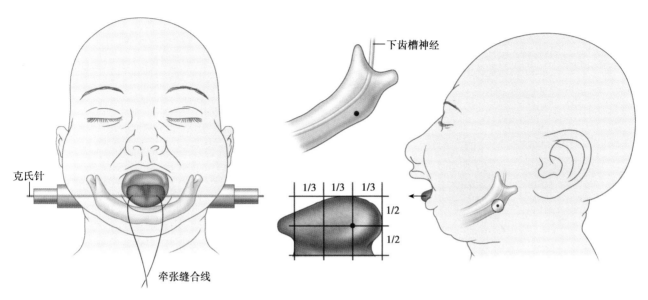

图 38.18　Hadle 和 Johnson[36] 报道一种技术,用动力将一根克氏针从一侧下颌角经舌穿过另一侧下颌角

氏针从一侧的下颌角穿入,通过舌根,从对侧下颌角穿出,小心操作使其位于在气管插管前方,避免损伤下齿槽神经和牙胚(图 38.18)。有些也报道,在巾钳位置留置一根丝线,作为气管拔管后的一个预防措施。

1968 年,Lewis 等[37] 报道应用阔筋膜悬吊进行治疗 Pierre Robin 序列征。获取宽 0.5 ~ 0.75cm 的阔筋膜长条。取颏下 1cm 长切口,分离至下颌骨下缘,通过该切口穿过口底放置筋膜导引器,将舌头置于前位,并将筋膜导引器经舌侧中后 1/3 处穿出,将

移植筋膜置入筋膜导引器针眼并将筋膜导引器退出颏下切口(图 38.19)。留在口内的移植筋膜横行穿过舌体至对侧,然后经舌体、口底、颏下切口退出。必须注意,在舌体上放置的位置不要太偏后,因为舌前部会成褶皱状向后方下垂而导致二次气道梗阻。保持适当的张力,将筋膜前面的尾端固定于颏正中联合的骨膜上。该技术的支持者强调该操作简单快速。不需要二次手术去除悬吊物,其主要的缺点是供区并发症。

Bergoin 等[38] 报道一手术技术,命名为"舌下颌

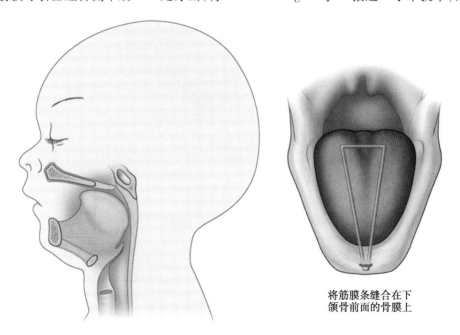

将筋膜条缝合在下颌骨前面的骨膜上

图 38.19　有报道将筋膜条作为悬吊物。在这一技术中,移植的筋膜条环形穿过舌根并固定于下颌骨前部

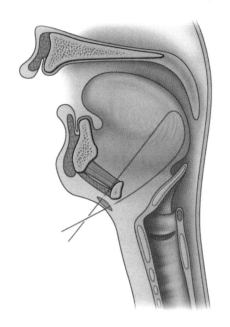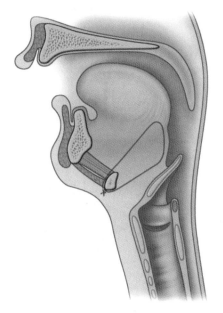

图 38.20 Lapidot 和 Ben-Hur[51] 技术,将一根 18 号钢丝置入舌根中线的最后份,然后向前,其尾端在舌骨下方露出。钢丝的另一端经黏膜下穿至舌盲孔,然后向下,在舌骨上方露出

粘连术"。应用 3-0 编织尼龙线将舌的腹侧前面和下颌骨锚状固定于舌骨上。因为其干扰下颌骨的生长潜能和导致儿童气管插管困难,而很少使用。

Lapidot 和 Ben-Hur[39] 认为 Douglas[1] 介绍的唇舌粘连术限制了舌活动段的自由运动,并可能阻碍下颌骨的生长发育。因此,在他们的报道中,将一根 18 号钢丝置入舌根中线的最后份,然后钢丝拉向前方,其尾端在舌骨下方露出(图 38.20)。钢丝的另一端经黏膜下隧道穿至舌盲孔,然后向下,在舌骨上方露出。

在其他不同的技术中,舌的牵拉矢量会有不同。Duhamel 应用 40H 尼龙线穿过舌体的最后部分,横行经颊部或口角穿出,然后穿过纽扣打结。

Delorme 等[20] 认为口底的肌肉系统在增加的张力下,将导致舌向头端和后方突出,因此需将整块的软组织从其前面的下颌骨上剥离来缓解气道梗阻(图 38.21 和图 38.22)。通过颏下 2cm 切口,切开下颌联合部下缘骨膜,然后从下颌骨内侧缘尽可能向后至下颌角区,行口底肌肉系统广泛的骨膜下剥离,包括颏舌肌、颏舌骨肌和下颌舌骨肌的起点的剥离。患儿保留气管插管 1~2 周。Caouette-Laberge 等成功地将这一技术用于 12 例患者中的 11 例[4]。Breugem 等[41] 通过骨膜下剥离治疗了 14 例患者,其中只有 1 例是非综合征型。7 例成功并避免了气管切开术而另 7 例需行气管切开术。Dudiewicz 等[42] 认为,通过骨膜下剥离联合腭裂的闭合可获得成功。似乎正确修复的腭裂提供了阻止舌向后移位的屏障。

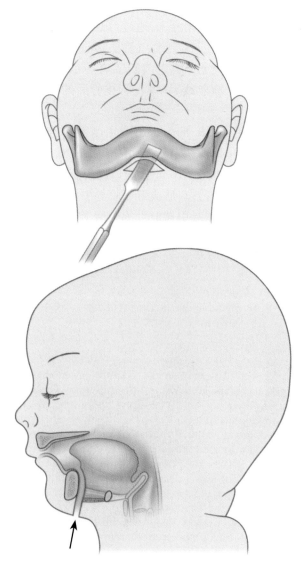

图 38.21 手术方式,2cm 长的颏下切口,行口底肌肉系统骨膜下的松解

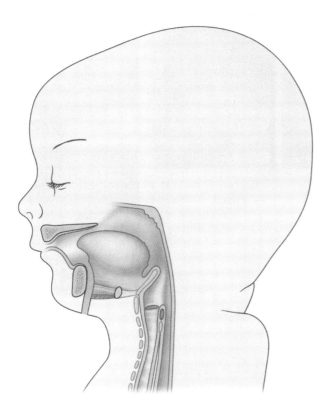

图 38.22 行广泛的骨膜下剥离,向后至下颌角,松解颏舌肌、颏舌骨肌和下颌舌骨肌的起点

总之,所有的软组织技术为同一目的而努力:将舌底向前下颌骨相对的方向牵拉。我们认为我们掌握的最符合逻辑的操作是将舌纵向朝唇牵拉,这与唇舌粘连术一致。

骨骼手术技术

这一类技术可以进一步分为作用于下颌骨的牵引技术颌下颌骨牵张成骨技术。通过牵引下颌骨治疗 Pierre Robin 序列征由来已久。其最大缺点是在正中联合旁环绕下颌骨的钢丝能切透新生儿较薄的骨质。一种方法是通过环下颌骨的钢丝将一块亚克力板贴附于下颌骨上,这样牵引的力被均匀地分散而防止切透(图 38.23)。消除气道梗阻的下颌骨牵引力量被认为是 50~200g。1~2 周后,释放牵引,喂养患儿。随后减小牵引的力量,并维持直至 5 周。所有操作需在心肺监测下完成。

随着牵张成骨技术的出现,颅面外科的设备扩展了许多用途。1927 年,Rosenthal[43] 应用口内牙支持式牵张器首次完成下颌骨牵张成骨术。Ilizarov 在长骨牵张方面的工作以指数方式增加了这一知识体系。1972 年,Cosman 和 Crikelair[44] 报道 3 例小颌畸形伴呼吸困难行下颌骨前移治疗。1989 年,McCarthy[45,46] 对 4 个儿童行口外法牵张成骨术。1997 年,Guerrero 等[47] 首先报道口内法下颌骨牵张成骨术扩宽治疗 11 例患者下颌骨横径的不足。1994 年,McCarthy 研制出微型单向下颌骨牵张器。1994 年,Havlik 和 Bartlett[48] 以及随后的 Haug 等[49] 报道,通过口外牵张装置治疗严重的小颌畸形。随后出现许多口内牵张装置应用的报道(图 38.24)。

下颌骨牵张成骨术对 Pierre Robin 序列征畅通气道的作用机制与以前的报道类似。通过在颌骨上附着,下颌骨牵张,舌根前移,舌从下咽部牵出(图 38.25),气道前后径增加。大约 8mm 的牵张成骨后,舌位置每天明显改变。舌位置恢复至口底正常的水平位是气管拔管时机的临床指标。

选择下颌骨牵张成骨来改善 Pierre Robin 序列征婴儿的舌根位置涉及三个基本原则:①下颌骨的

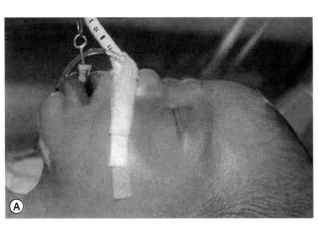

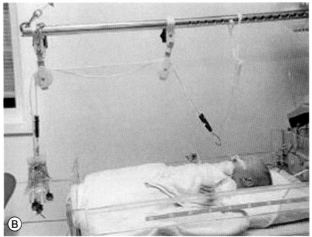

图 38.23 (A,B)示通过下颌骨的牵引来减轻气道梗阻。在这一技术中,将一块亚克力板固定在下颌骨上,而牵引力作用于板上

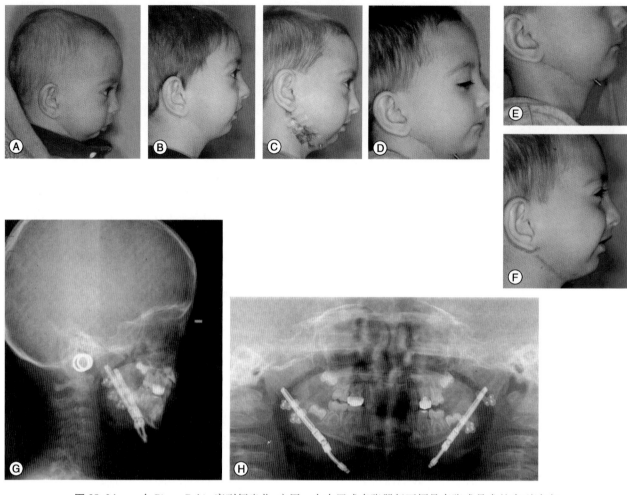

图 38.24   一个 Pierre Robin 序列征患儿,应用一个内置式牵张器行下颌骨牵张成骨术的序列治疗

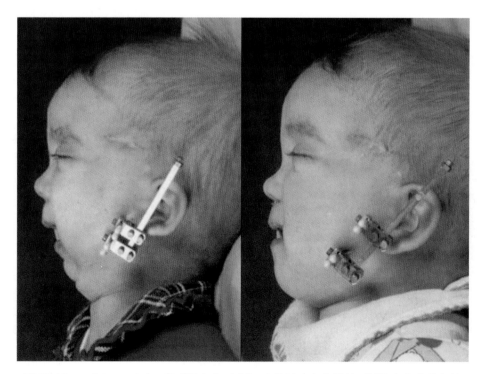

图 38.25   一个 Pierre Robin 序列征患儿,应用一个外置式牵张器行下颌骨牵张成骨术的序列治疗。上下颌的错殆得到明显的改善

哪一部分需要延长？②使用哪个牵张方向？③选用哪种类型的牵张装置？回答前两个问题，Pierre Robin 序列征新生儿总有短小的下颌升支，因此，我们倾向于延长下颌升支而不是下颌骨的体部。但是，非常短小的下颌骨将面临技术上的挑战。延长下颌骨的体部是较早的技术，必须认识到下颌骨的体部是"牙库"，不仅在截骨和（或）固定牵张器的区域可能出现牙齿脱落或牙根损伤，而且在牵张成骨的部位将不可避免地出现恒牙列的间隙。因此，我们推荐在下颌升支咬殆平面上方截骨以减小下牙槽神经损伤的风险。牵张方向的选择将基于患者的临床表现。但是，Pierre Robin 序列征新生儿在生后第 1 个月需通过下颌骨的牵张开放气道，而咬殆评估不能进行。因此，在选择牵张方向时，必须遵循基本原则而不是咬殆评估。一个粗略的指导是延长下颌升支时，牵张方向要与下颌升支后缘平行。通常，这样提供的牵张方向与咬殆平面呈 60°角，既可延长下颌升支，又可使颏点前移。继发于下颌升支延长的下颌骨的自转也可使颏点前移。回答第 3 个问题，需用哪种类型的牵张装置？可选择外置式和内置式牵张装置。如果选择外置式牵张装置，截骨需通过口内或口外切口完成。如果选择口内切口入路，含肾上腺素的局部麻醉药注于下颌骨外斜线之上和下颌骨颊侧面，做双侧的口腔前庭外侧切口，骨膜下剥离，显露下颌角和下颌骨体部的后部，钉孔位置的选择至关重要，它决定了牵张的方向。在置入经皮的牵张钉之前，为了最终瘢痕更好的美容效果，可将皮肤隆起或向头部方向牵拉。

由于新生儿的下颌骨脆弱而细窄，因此手术的精确性很重要。也应避免损伤未萌出的牙囊。应确保牵张钉位于骨骼内。在完成骨皮质切开术之前，置入牵张钉和临时贴附牵张器是慎重的，这样，在完成骨皮质切开术后，将下颌骨恢复原样的可能减小。仅在下颌升支的前部行环形垂直骨皮质切开术，使用机械锯片在下颌骨的颊侧骨皮质、上缘和下缘行骨皮质切开术。骨皮质切开术之后，用骨凿撬动以确保近端和远端骨块可独自活动，而证实截骨完成。现可完成固定牵张器来稳定下颌骨。注意如果在此之前完成牵张器的固定，将不能保证截骨完成，而易于出现牵张过程中过早愈合和（或）牵张装置失效。然后，用可吸收线关闭口内切口。必须在手术室检查牵张的可行性，然后将其恢复到启动位置。必须记录初始的上下颌间距。

通常，经 3 天的潜伏期后开始牵张，1 岁以下儿童的牵张速度是每天 1.5～2mm。注意 Pierre Robin 序列征患儿实施牵张成骨的年龄。相对于年龄大的患者，牵张速度要增加以防止过早愈合。患儿在重症监护室内恢复。记录上下颌间距以确保有效的牵张。用过氧化氢溶液清洗牵张钉，并应用抗生素软膏每天 2 次。连续牵张直至获得预期的上下颌间距和舌根梗阻得到临床缓解。不同医学中心的稳定期时间不同，但是我们推荐稳定期为 8 周。

如果选用口外切口，在牵张钉置入位置做切口，然后分开颈阔肌，注意避免损伤面神经下颌缘支。可应用神经刺激器并避免使用局部麻醉药以维持运动神经功能。切开翼咬肌悬韧带，剥离咬肌，显露下颌骨颊侧皮质，牵张钉的放置和皮质切开术的操作与先前所述类似，下颌骨能分开活动后固定牵张装置。

内置式牵张器也可用于牵张成骨。有很多手术入路来放置这一装置，我们更喜欢类似于外置式牵张器的置入术的口内下颌升支切口入路。一定注意，牵张器一旦固定，牵张方向亦随之固定。因此，内置式牵张器的放置位置对于最终结果至关重要。有时即使将截骨置于咬殆平面以上，牵张器远端部分仍不可避免地在牙根区域进行的固定，因此推荐使用单皮质螺钉。我们在对应牵张器近端和远端的固定位置皮肤做 2 个小切口，经这些切口应用螺丝刀、自钻和自攻单皮质螺钉（长 3.5mm）行牵张器固定。即使在截骨完成前，已将牵张器置入固定。但在牵张器最终固定之前，必须将其取出以确保截骨的完成。尽管很多外科医师将延长杆经口内切口穿出，将其留在口内，但是我们倾向于将延长杆经下颌下戳口穿出，以便在牵张过程中易于操作。相对于外置式牵张器，内置式牵张器的优点包括通过牵张器的延长实现一比一的骨延长，而外置式牵张器的牵张钉可能扭转变形而不能获得一比一的骨延长。而且内置式牵张器不易因创伤而发生移位，皮肤上也没有外置的延长钉固有的牵拉瘢痕。内置式牵张器的缺点：牵张器放置区域需要更大范围的显露；相对于外置式多向牵张器，内置式牵张器放置后延长方向固定不变；需二次手术取出牵张器。虽然很多研究小组正在研究应用可吸收内固定装置将内置式牵张器固定在下颌骨的技术，但目前尚没有良好的可吸收内固定装置。一旦这些可吸收内固定装置可以使用，在固定期结束后可将牵张器简单地从可吸收内固定装置上脱离而避免二次手术。

下颌骨牵张成骨术的支持者认为应用牵张成骨

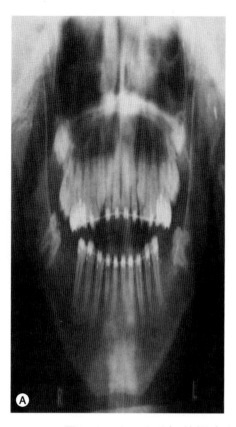

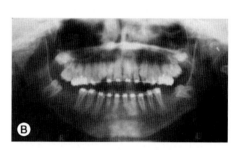

图38.26　（A,B）两次下颌骨牵张成骨术后8年出现的异位第二磨牙

术可避免气管切开术;可缓解舌根导致的气道梗阻;从美容角度,瘢痕可被接受;如果需要,可以再次行下颌骨延长[50]。

这一技术潜在的缺点是发生并发症的风险较高,气道梗阻改善较慢。基于常规,牵张通常以每天0.5~2mm的速度进行。在这期间,患儿可能仍需持续较久的气管插管或气管切开。最新的文献[51]报道,下颌骨牵张成骨术总的并发症发生率为20.5%~35.6%(图38.26和图38.27)。64.8%的患者出现明显的术后复发。其他主要的并发症包括牙根损伤(22.5%),增生性瘢痕(15.6%),神经损伤(11.4%),感染(9.5%),延长方向不恰当(8.8%),牵张器失效(7.9%),错位愈合(2.4%)和颞颌损伤(0.7%)。另一缺点是需二期手术取出牵张器,而且后期存在再次延长的可能。这一技术本身需要骨膜的剥离和截骨术,这在理论上可能限制下颌骨的生长发育。同时,颌骨牵张成骨效率取决于患儿的年龄和下颌骨的大小。由于小于39孕周的新生儿的下颌骨不能行装置的固定,因此不适用下颌骨牵张成骨术。

选择下颌骨牵张成骨术还是其他的手术方法(例如唇舌粘连术)的争议从未间断。很多学者认

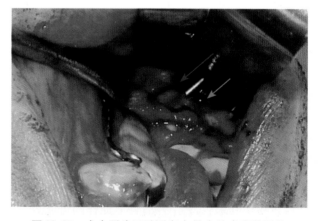

图38.27　术中照片显示固定在骨内的牵张装置的远端两根牵张钉。在两钉(小箭头)之间出现的骨折,位于最初截骨线(大箭头)过早愈合区域的远侧

为,应首先尝试微创手术而下颌骨牵张成骨术应是最后的选择。这样做是建立在下颌骨的生长发育会出现一个"快速生长代偿"的阶段的推测。有足够的文献证据支持和反对这一假定。下颌骨生长发育的内在特性由相关的综合征而定。综合征型患儿将经历不同的下颌骨生长速度[52]。如果患儿在6~7月龄后依然表现为气道梗阻,提示其下颌骨的生长发育不能充分缓解舌根梗阻,此时推荐应用下颌骨

牵张成骨术。此时,应再次行内镜检查,以明确有无其他部位的早期表现不明显的气道梗阻。

有人认为,应当更早阶段行下颌骨牵张治疗,并取代舌唇粘连术。由 Dauria 与 Marsh[53] 提出了该治疗方案,Denny 和 Kalantarian[50] 连续对 5 名新生患儿使用了双侧下颌骨牵张成骨术。这 5 个病例在避免气管切开术的同时消除了所有的呼吸系统症状,并在完成牵张之前就已拔管,拔管后不再需要其他呼吸道支持。

最近 Sati 和他的同事[54] 对从 1994 到 2004 年间做过唇舌粘连术的 15 例单纯 PRS 患者和从 2004 到 2009 年间做过下颌牵张成骨术的 24 例患者进行了一系列的回顾性研究。对比两组患者的手术年龄、腭裂修复时间和在 ICU 治疗时间均无差异。牵张成骨术组的术后拔管时间要更早,术后无需气管切开;而在唇舌粘连术组有例个病例需要气管切开。唇舌粘连术组出现了 12 例并发症,牵张成骨术组出现了 4 例并发症。拔管时机的判断标准尚不明确。若依此作为病例评估的重要参数,临床医师就会误认为行唇舌粘连术的患者需要较晚拔管。由于两组病例的治疗时机不统一,并且拔管与否的主观评估是以医师对治疗拥有多少自信心为基础的,变化较多,所以两组比较无特异相关性。

必须牢记牵张成骨治疗是以固定的速度进行的,在此期间,除了牵张成骨治疗外,某些病例仍需要行气管切开术(图 38.28)。随着技术的提高,早期就应用牵张成骨治疗的优势逐渐显现出来。虽然牵张器由留置针式外置式的发展到了内置式的牵张器。但是,由于幼儿患者骨膜下没有足够的空间,因此内置式牵张器不适合幼儿患者。最近,可吸收下

颌骨牵张器的产生可能会带来新的可喜的变革。理论上讲,它可以使患儿的手术次数减少到 1 次,并降低相应全身麻醉的风险。目前许多公司在努力研究可吸收内置牵张器的临床应用,可惜到目前为止,由于固位薄弱的缘故尚无可靠的可吸收牵张器能够应用于临床。

总之,软组织与骨组织的手术治疗均可成功地解除呼吸道梗阻。首先需要内科医师确保梗阻位置仅源于舌根部位。完成相应的术前检查和准备后,由外科医师为患者制订治疗方案。如前文所述,对于梗阻仅源于舌根的单纯 PRS 新生患儿,若保守治疗无效,作者首选唇舌粘连术。如果术后呼吸困难未得到缓解,再行下颌骨牵张治疗。对于伴有综合征的患儿,比如伴有 Nager 综合征的 PRS 患儿,作者首选下颌骨牵引治疗而非唇舌粘连术(图 38.29)。

营养不良的治疗

如果不对因喂养困难造成的营养不良的患儿进行治疗,那么无论采用何种技术,他们都难以生存。新生儿对高于反射水平的气道、消化道结构的协调能力较弱。PRS 患者下颌后缩导致舌根后坠和吸吮困难。有人认为患儿是由于腭裂而不能形成足够的负压,而事实上不存在腭裂的患儿同样存在喂养困难。

除了解剖和口腔动力学的因素之外,患儿的进食状态也是产生喂养困难的原因之一。由于恶心、呛咳以及呕吐,喂养过程对孩子来说是一种痛苦的经历。需要行为心理学家与营养学家共同努力来解决这些对孩子产生负面影响的状态。

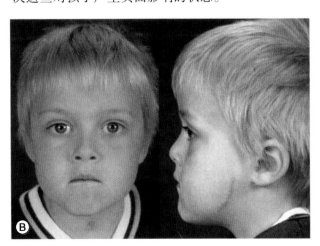

图 38.28　(A)下颌骨牵引术后行气管切开术的 3 岁 PRS 患儿。(B)该患儿于二次下颌骨牵引术及气管重建术后成功拔管

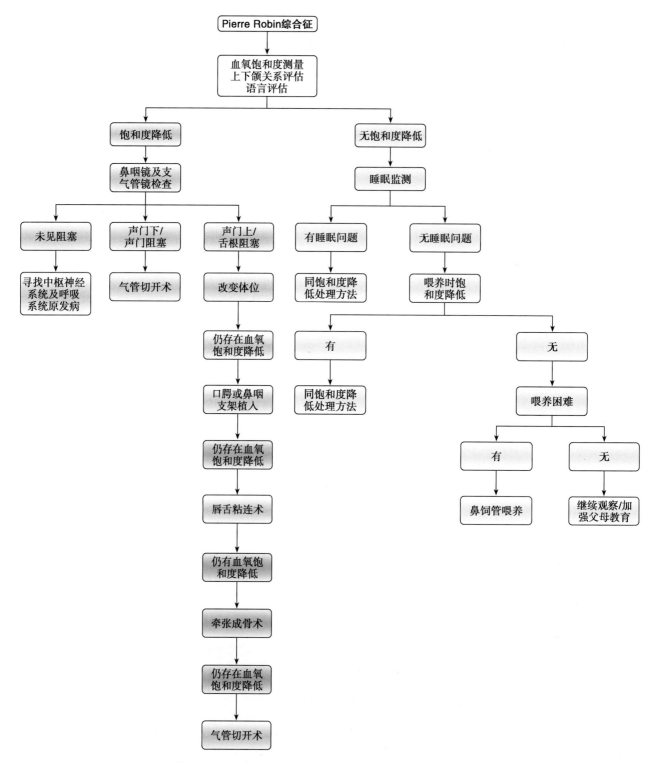

图 38.29　疑有 Pierre Robin 综合征儿童的诊断与治疗流程图

进食时努力保持气道通畅会消耗患儿大量的卡路里,进而加重 PRS 患儿的整体营养不良。因此,解除气道梗阻可以协助患儿克服喂养困难问题并且增加体重。

许多辅助喂养方式均可以尝试,比如在喂养时用手托住患儿的下颌骨可以更好地形成负压并改善

口唇肌肉的功能,同时这种方法也可缓解舌根的梗阻。再比如,可在喂养时有节律的晃动乳头或奶瓶以刺激患儿加强吸吮。将乳头放置到舌表面对喂养来说也是有益处的。

母乳喂养通常较为困难,需要不懈努力和改进技巧,因此许多人选择通过特殊的奶瓶与奶嘴来对

新生患儿进行人工喂养。这种特殊人工喂养装置可以保持乳汁以平稳的速度流出,通常由一个防负压增长的奶嘴与一个可供家长调节流出速度的软性奶瓶构成。这种奶嘴较普通奶嘴更软、更长。长度需要达到能足够接触到舌头但又不引起恶心。奶嘴需要全部置入口内,因此基底部较窄的奶嘴更好。奶嘴的开口可以大一些,但需注意不能引起误吸。

若新生患儿不能通过上述方法人工喂养,则需要通过鼻胃管或口胃管来喂养。有研究评估了9例本病患儿的喂养情况,所有患儿在初期均需鼻胃管辅助喂养,而67%的患儿在某一时期会需要完全性肠外营养支持。但需注意,胃管的使用可能会增加胃食管反流发生的风险。

另一研究分别对单纯 PRS 患儿、综合征性的PRS 患儿以及伴有特殊畸形的 PRS 患儿长期辅助营养支持的必要性进行了评估,结果分别为53%、67%和83%的患儿需要胃管喂养。单纯 PRS 患儿在0~3月龄需要辅助营养支持;综合征性的 PRS 患儿在4~18月龄需要辅助营养支持。90%的上述两组患儿在3岁时可成功形成规律的饮食。值得注意的是,通过俯卧位置治疗的患儿中有42%也存在喂养困难问题。这点表明即便在轻症病例中也需要使用特别的辅助喂养方法。

典型的 PRS 新生患儿每天需要进食 20kcal/oz的配方奶或母乳 150~165ml/kg,这相当于每天摄入100~110cal/kg 的热量。理想的体重增加为每天20~30g。若体重增长不理想,需要增加摄入量。若患儿正接受母乳或瓶装母乳喂养,需要在母乳中加入阶段配方奶粉或中链甘油三酯。由于磷元素可能会导致新生儿手足搐搦,因此不应加入母乳强化剂。

耳科治疗

鼓膜切开置管引流可有效地防止中耳炎的反复发作并恢复正常听力。耳鼻喉科医师需要对这种患儿进行密切的随诊。若为综合征性 PRS,则需要根据相关的综合征而调整治疗方案。

后续治疗

50%的患儿会同时伴有腭裂,治疗时间的选择十分重要。前文已述,作者并不赞同在唇舌粘连术离断术同时行腭裂修复术。有报道称在同期行这两种手术时会出现紧急气管切开的情况[55]。我们中心常规在 11~12 月龄对患儿进行腭裂修复术。与其他患有腭裂的儿童一样,均需要加强对患儿的语言功能培养,因此需要后期纠正腭咽闭合不全。已证明在应用咽壁瓣手术治疗后,PRS 患儿出现呼吸系统疾病的风险增高。

参考文献

1. Douglas B. The treatment of micrognathia associated with obstruction by a plastic procedure. *Plast Reconstr Surg.* 1946;1:300.

2. Cohen MM. The Robin anomalad – its specificity and associated syndromes. *J Oral Surg.* 1976;34:587.
   This work is significant as it highlights the evolving understanding of Pierre Robin sequence and the syndromes associated with it. PRS is one of the more well-known eponyms by name, but few in the medical world understand the etiopathogenesis. This paper highlights that the clinical entity is not a syndrome, and can be found in isolation or in a syndromic child. Many associations are pooled in this work.

5. Shprintzen RJ. The implications of the diagnosis of Robin sequence. *Cleft Palate Craniofac J.* 1992;29:205.
   This is a comprehensive review article that does well to organize the contemporary knowledge of that time. This paper illustrates the debate of "mandibular catch-up" that was beginning at that time after the inception of mandibular distraction osteogenesis.

9. Jakobsen LP, Knudsen MA, Lespinasse J, et al. The genetic basis of the Pierre Robin sequence. *Cleft Palate Craniofac J.* 2006;43:155–159.
   Most articles on Pierre Robin sequence will merely mention the genetic basis in a paragraph, but this more recent work attempts to discuss the topic comprehensively. As previously discussed, there are many syndromes associated with PRS, and this work discusses the associated genes for each and inheritance patterns. This paper is important as it discusses this topic from a different perspective, that of a geneticist.

14. Schaefer RB, Gosain AK. Airway management in patients with isolated Pierre Robin sequence during the first year of life. *J Craniofac Surg.* 2003;14:462–467.

15. Schaefer RB, Stadler 3rd JA, Gosain AK. To distract or not to distract: an algorithm for airway management in isolated Pierre Robin sequence. *Plast Reconstr Surg.* 2004;113:1113–1125.
   This paper delineates a comprehensive treatment pathway that provides a safe methodology for treating the child with Pierre Robin sequence. Many issues are discussed that treat the global issues, such as airway issues, glossoptosis, and feeding these patients. The article discussed the difference in treatment options due to differences in severity seen between the isolated and syndromic subsets of PRS. Tongue lip adhesion demonstrated favorable results in this work in the isolated PRS group.

16. Robin P. Glossoptosis due to atresia and hypotrophy of mandible. *Am J Dis Child* 1934;48:541–547.

33. Kirschner RE, Low DW, Randall P, et al. Surgical airway management in Pierre Robin sequence: is there a role for tongue-lip adhesion? *Cleft Palate- Craniofac J.* 2003;4:13–18.

50. Denny AD, Kalantarian B. Mandibular distraction in neonates: a strategy to avoid tracheostomy. *Plast Reconstr Surg.* 2003;109:3.

    Denny and Kalantarian demonstrate the efficacy of mandibular distraction osteogenesis in their work. The surgical tool is very powerful in relieving the airway obstruction. The use of tongue lip adhesion is less stressed. This highlights that the surgical modality used may ultimately be what works best for that surgeon in addition to patient factors.

52. Rogers G, Lim AA, Mulliken JB, et al. Effect of a syndromic diagnosis on mandibular size and sagittal position in Robin sequence. *J Oral Maxillofac Surg.* 2009;67:2323–2331.

55. Antony AK, Sloan GM. Airway obstruction following palatoplasty: analysis of 247 consecutive operations. *Cleft Palate Craniofac J.* 2002;39:145–148.

39

Treacher-Collins 综合征

Fernando Molina

概述

- Treacher-Collins 综合征是一种先天性的颅面畸形,主要累及面中下 2/3 部分的骨组织以及软组织,尤其是容易累及眼眶、颧上颌复合体以及下颌骨。
- 特征性改变为下睑缺损、睑裂下斜、外眦移位以及眉毛与上睑的切迹。
- 手术重建包括软组织及骨组织畸形修复。
- 顶骨外板移植用于扩大颧骨高度。
- 双侧骨牵引技术用于纠正下颌骨升支及体部的短小,可同时持续改善呼吸与消化系统功能。
- 软组织缺损与大口畸形的治疗应当优先于骨组织重建,小耳畸形的治疗应于 9～10 岁较为合适。

简介

第一、第二鳃弓的发育异常可导致与 Treacher-Collins 综合征有相同特征的双侧的 Tessier 6、7、8 号颅面裂。Treacher-Collins 综合征是一种常染色体显性遗传的疾病,其在活婴中的发生率为 1/50 000,其中 60% 为散发突变。通过分期的软组织及骨组织手术可以较为成功地治疗该病。

对于新生儿患者来说,呼吸道管理是首要需要处理的问题。狭窄的咽腔以及短小的下颌骨可以导致阻塞性睡眠呼吸停止,进而发生新生儿死亡。早期牵引治疗可以避免在某些严重新生儿病例中应用气管切开治疗。

可使用颅顶骨游离移植重建颧骨。而双侧下颌骨牵引,通过精确设计牵引向量,延长升支,进而纠正小颌畸形以及前牙开𬌗。正畸治疗可以改善上颌骨后部垂直方向的生长。

软组织缺损以及大口畸形的修复应早于骨组织重建。小耳畸形的治疗于 9～10 岁较为合适。

基础科学/疾病进程

Treacher-Collins 综合征或称为下颌面骨发育不全,这种复杂的先天性颅面畸形常累及面部中下 2/3 的骨组织及软组织,它是一种常染色体显性遗传的疾病,其外显率及表型表达多变,疾病的严重程度历代加重[7,8]。文献报道的所有病例中无家族史的约占 50%,因此可以推断外源因素对于突变表达有一定的影响。高龄父亲被认为是一个危险因素。这种基因异常将导致发源于第一、第二鳃弓的结构出现双侧结构缺损。

诊断/临床表现

下颌面骨发育不全的患者可能会表现出以下部分或全部临床特征(表 39.1):睑裂缩短下斜、下睑缺损、外眦移位、睫毛缺失以及眉毛与上睑存在切迹。颅面骨骼也可受累,表现为颧骨颧弓低平或缺失、上颌狭窄、下颌前突和腭盖高狭。

表 39.1　Treacher-Collins 综合征的典型临床表现

眼睑
　　睑裂下斜
　　下睑缺损
　　外眦移位
　　睑裂缩短
　　睫毛缺失
　　眉毛与上睑存在切迹

眼眶
　　眶壁下部缺失
　　额骨上外侧部下移

颧骨
　　发育不全或缺失
　　颧弓缺失

上颌骨
　　上颌狭小、前突
　　腭盖高拱

下颌骨
　　发育不全
　　咬𬌗平面垂直
　　Ⅲ类错𬌗伴有前开𬌗颏部较长且后缩

鼻部
　　鼻背突出、宽阔
　　额鼻角平坦
　　咽腔狭窄

其他
　　小耳畸形及其他外耳畸形
　　外耳道缺失
　　中耳畸形
　　大口畸形
　　可能存在腭咽闭合不全

下颌骨发育不全伴有严重升支短小，髁突也可严重受累。颏部较长且后缩，下颌体部短小，伴有明显特征性的下颌角前切迹。可表现不同程度的小颌畸形，伴有前开𬌗。鼻部突出，鼻背宽阔，额鼻角平坦。其他临床特征包括耳畸形或小耳、外耳道缺失、中耳畸形，大口畸形等[9]（图 39.1）。

影像学方面，瓦特位及头颅后前位和正位片可见颧骨发育不全和颧弓的部分或全部缺失。由于眶底和外侧壁的部分或全部缺失可导致眼眶的形态异常[10]。

头颅侧位片测量见面前上部高度正常，面后部高度缩短，导致垂直方向倾斜的𬌗平面以及后鼻孔缩短。蝶筛角较锐利，前颅底与腭平面之间的角度更加圆钝。下颌体部及升支短小伴下颌后缩，颏部较长且后缩[11]。

颧骨缺失可导致眶侧缘的缺失及下眶缘边界不清。同样的原因可导致眶窝、颞窝以及颞下窝之间无明显分界。颧弓发育不全或缺失，发育不全的颞肌筋膜与咬肌筋膜直接相连[12]。

根据 Tessier 分类方法，颧骨缺失是由于 6、7 和 8 号颅面裂共同作用的结果。6 号颅面裂位于上颌骨与颧骨之间，经过眶下裂。7 号裂是一种颧颞裂，可导致耳畸形及大口畸形。8 号裂可累及颧额缝[6]（图 39.2），表型存在一个较为广泛表达图谱，有些临床变化并不明显。同时，由于双侧面部表型表达的不同可导致有些病例存在双侧不对称的情况。

三维 CT 重建技术可以详细显示面部结构受累情况。

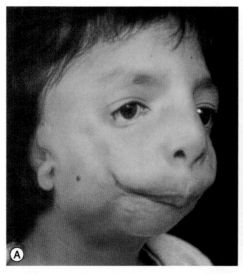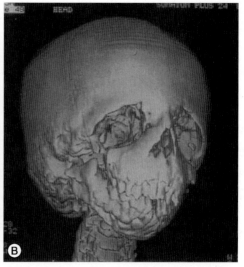

图 39.1　（**A**）一名 7 岁的 Treacher-Collins 综合征患儿表现有严重下睑缺损、颧骨发育不全、上颌狭小前突、双侧小耳畸形及大口畸形。下颌骨包括颏部发育严重不足。（**B**）三维 CT 显示颧骨颧弓缺失、眶下壁缺损。下颌骨升支短小、上颌骨后部垂直高度不足

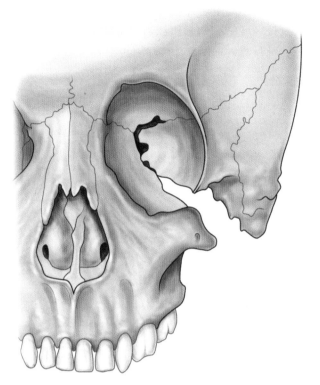

图 39.2 根据 Tessier 的分类,颅面 6、7、8 号裂共同导致了骨骼结构的缺失或发育不全,包括颧骨、眼眶、上颌骨以及下颌骨升支

患者选择

　　详细的体格检查可以对咽后间隙进行充分的功能评估。严重的小颌畸形可以导致呼吸困难,有些患者在早期便需要气管切开或下颌骨牵张术。听力与语言能力的评估也相当重要。对年龄较大的患者,必须通过牙科印模来协助制定下颌或上下颌治疗方案。

治疗/外科技术

　　治疗旨在纠正缺损,重建颧骨颧弓,建立正确的上下颌关系以及有功能的咬𬌗关系,改善面部不同区域的比例使轮廓更为协调,并且纠正耳畸形以及大口畸形。

　　外科干预可以分为四个阶段。第一个阶段主要是处理出现的紧急情况。呼吸困难需要早期下颌骨牵引或器官切开。角膜暴露需要眼睑成型来处理。重建的第二阶段主要通过颅骨移植来进行颧上颌复合体重建[13,14]。通常来讲,这些治疗需要在 2 ~ 4 岁进行。重建的第三阶段,即为下颌骨牵引手术,通常在 3 ~ 6 岁进行。其目的是延长双侧下颌升支,关闭前开𬌗[15,16]。第四阶段,对重建的颧上颌复合体及眶侧壁进行骨牵张成骨。当颧上颌复合体生长成为整个颅面骨生长的限制性因素时,应进行这种牵引。这一阶段治疗一般在 5 ~ 8 岁进行。

眼睑缺损

　　缺损一般都发生在下眼睑,常常表现为全层缺

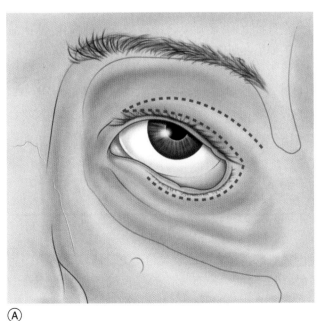

Ⓐ

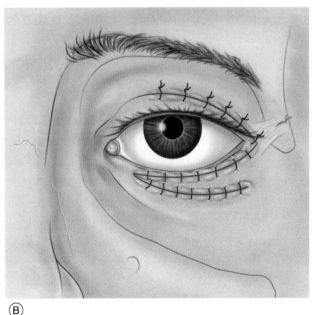

Ⓑ

图 39.3 (A)眼睑缺损的修复。虚线为上睑肌皮瓣转位的设计线。(B)转瓣和外眦固定后的效果,韧带固定于其原始位置上方 4 ~ 5mm

损,因此重建应当包括眼睑全层组织。最常用的方法为,将上睑的肌皮瓣旋转移植到下睑缺损部位。通常顺着缺损边缘设计 Z 成形术(图 39.3),缺损位于下睑,将上睑的肌皮瓣抬起旋转到下睑缺损处。眶隔松解以纠正外眦的移位。通常不需要睑板结膜的重建。

颧骨

颧上颌复合体的重建无疑是各位专家关注的焦点。硅胶、真皮脂肪组织、软骨组织等各种异体及自体材料,均在重建中取得了不同程度的成功应用。很多人认为额顶骨移植物是颧骨和颧弓重建的最佳选择。这种手术的独特的挑战性在于:移植骨量的需求较大,移植骨的形态须恰好填补缺损的轮廓,新建的骨结构须实现必要的前突度,并且应当避免骨吸收[13,14,17~19]。

作者喜欢用顶骨作为移植供区。首先制作一个包含颧骨颧弓以及眼眶侧壁的纸质模板,辅助设计双侧顶骨移植区获取骨移植物,每侧为一个独立单位。利用供区骨曲度获得自然的轮廓和实现新建立的颧上颌复合体的前突度。左侧顶骨区应用于重建右侧面部,反之亦然(图 39.4)。用 3 ~ 4 枚 16mm 长的螺钉将游离移植骨块固定于邻近的眼眶及上颌骨上。通常,这种处理已经可以获得足够稳定的固位。新的颧弓结构向外侧应当达到双侧外耳道骨

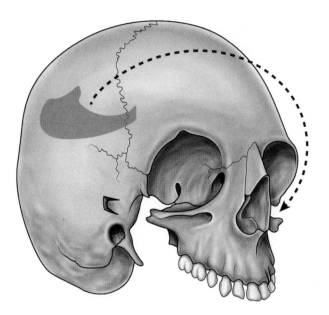

图 39.4　利用模板,取下一块双层皮质的顶骨移植物。右侧的顶骨移植物应用于左侧颧上颌区。利用移植物的自然曲度可在重建部位形成很好的前突度

嵴。除坚固固定之外,移植骨块的后面需要与咬肌以及该区域的其他软组织有良好接触,以尽可能地减少骨吸收(图 39.5)。此外,可对颊部软组织进行骨膜下悬吊,用 3 ~ 4 根单丝缝合固定于颞肌。如果必要的话,可同时将外眦再次悬吊。

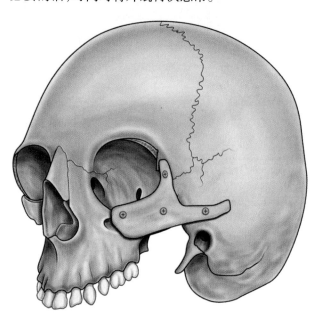

图 39.5　用 3 ~ 4 枚螺钉将游离顶骨移植物固定于下方骨骼上。为减少骨吸收,应使骨移植物的曲度与受区骨骼相适应

通过这些方法,一个拥有良好曲度和理想突度的颧上颌区自然外观得以重建。对于上方覆盖的软组织行骨膜下悬吊,可以增加该区域的体积,眶周皮肤的再悬吊使得外表更加美观(图 39.6)。

在此之前,颞顶复合瓣曾被广泛地应用,然而肌肉的萎缩和肌肉的旋转可继发导致颞窝凹陷[14,18,19]。同时为了保证血运良好,往往无法精确地制备骨肌瓣形态。即便如此,这种技术也只能保证维持 60% 的骨骼表面有肌肉附着。血运并不充足,因为颅骨血运的 80% 来源于硬脑膜,而仅仅 20% 来源于骨膜[10]。

下颌骨

Treacher-Collins 综合征的小颌畸形较为独特,因为它的下颌骨畸形表现为全方位的发育不全。此外,患者可能会患有慢性的呼吸或消化问题。畸形通常累及双侧的下颌升支与体部的形态和体积。因此这些患者需要双侧、双向的治疗方案。

对这些患者应施行两种骨皮质切开术:垂直方向的骨皮质切开术,位于下颌骨体部;水平方向的骨

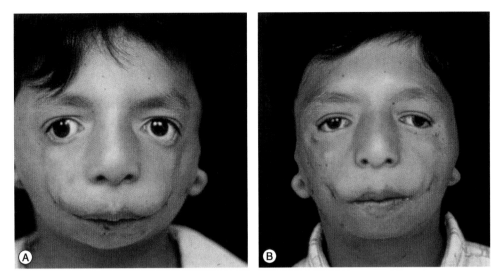

图 39.6 （**A**）一名具有典型临床表现的 7 岁重度 Treacher-Collins 综合征男性患儿术前正面观。（**B**）经过颧上颌区重建、眼睑缺损修复以及双侧双方向的下颌骨牵引术后的效果图。双侧颧骨新的结构间距离增加明显

皮质切开术，位于下颌升支部。需要三枚牵引固位钉：中间的一枚位于下颌角处，第二枚位于下颌体部，第三枚位于下颌升支部的中心。每侧安置一个双向牵引装置，每个牵张器必须包含两个牵引杆，可以分别对两部分进行独立而精确地延长。中间的固位钉是升支与体部牵引的固定支点（图 39.7）。

升支的延长可以导致严重的后开𬌗，而体部无需延长过多，只要得以纠正磨牙关系并关闭典型的前开合畸形便足够。精确设计的牵引向量对最终获得理想的延长效果以及咬𬌗关系非常关键。垂直向量（升支）与水平向量（体部）的角度应当小于 90°。这种向量关系可导致一种过度的逆时针下颌骨旋转，关闭前开𬌗畸形，并在磨牙后区域与上颌骨后部的引起开𬌗。置入后部咬𬌗导板，逐渐减少垂直方向上的高度，诱导上颌骨后部的生长增加垂直方向的高度关闭开𬌗。

多数患者由于面下 1/3 和颈部部分的软组织发育缺陷和舌骨上肌群短缩，因此都有面部突出和颈颈

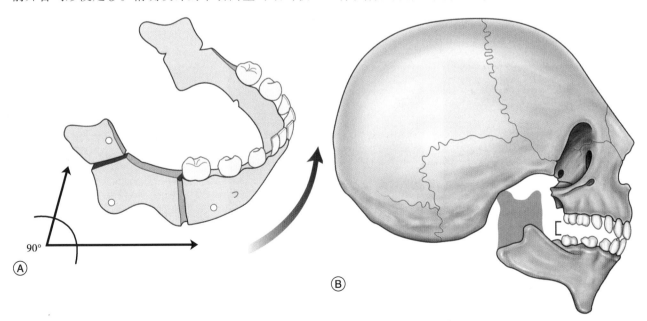

图 39.7 （**A**）图示为下颌骨两侧的骨皮质切开术。需要注意延长器在下颌骨升支放置的位置以及与体部形成的角度，同时也要注意垂直与水平牵引向量所形成的关系。（**B**）随着下颌骨升支延长会出现较重的后牙开𬌗。逐渐减少咬𬌗导板，以促进上颌骨后部垂直方向的生长

角不明显等典型表现。表型严重的患者张口度极小，甚至无法张口，通常需要长期保留气管切开导管呼吸。通过骨牵引，从皮肤到骨骼所有组织均可被持续延长，无需骨移植术或组织扩张术。对比来讲，传统的截骨和骨移植术后，肌肉收缩以及软组织封套都会阻碍骨骼生长，常常会引起复发，必须通过复杂的处理步骤方能达到理想的美学效果。组织扩张技术虽然增加了皮肤量，但对于肌肉、血管和神经等软组织是无效的。

双向下颌骨牵引延长技术的总体功能和美学效果是令人满意的（图 39.8）。颈部外形更为自然，颏颈角明显，咀嚼肌、口底的肌肉等软组织得到有效延长，颏部能处于明显的前突位。这些解剖学改变重建了面下 1/3 部分，改善了面部整体的比例关系。当下颌骨的形态和大小接近正常时，张口受限获得纠正，患者就可以开始接受正畸和牙齿的治疗。另外，我们也观察到术后患者的吞咽和呼吸功能均得到显著改善。通常此时，气管切开的患者可以移除气管导管，患者由鼻饲也可以转为经口进食。

颧上颌区的牵引

患者 7 ~ 10 岁，可以对移植后的颧上颌复合体进行牵引。通过冠状切口到达眶颧区和颧骨区，截骨术设计包括颧弓、颧骨后方、侧眶壁的下 1/3，以

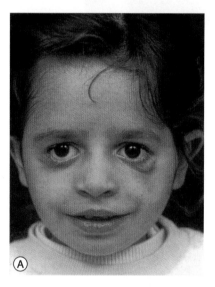
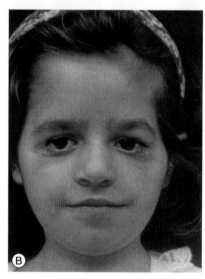
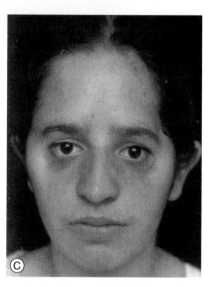

图 39.8 （**A**）一名 3 岁 Treacher-Collins 综合征女性患儿的术前观，此时下睑缺损已经被修复了。（**B**）5 岁时的术后效果。面下部经双侧双方向的下颌骨牵引治疗获得改建，下颌骨旋转关闭了前开合。（**C**）11 岁时的术后效果。上下颌关系基本正常，然而颧上颌移植区的生长较为缓慢。此时患者已准备行颧上颌区牵引术以及脂肪填充术

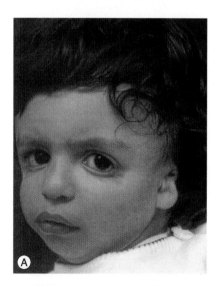
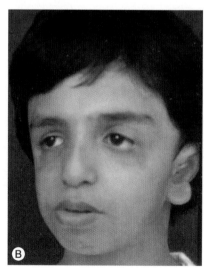
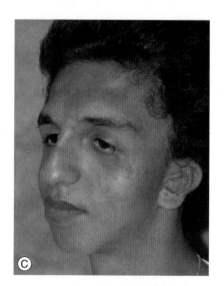

图 39.9 （**A**）一名 2 岁具有 Treacher-Collins 综合征典型症状的男性患儿的术前观。（**B**）7 岁：曾行眼睑缺损修复、颧上颌区移植重建、下颌骨牵引术以及耳再造术后。（**C**）16 岁：颧上颌区牵引形成的新骨体积理想。面部的轮廓在经历两期脂肪注射之后效果改善明显

及向中间到达眶下孔位置的眶下缘。内置的牵张器固定在顶骨上,它的另一头固定在颧突的后方。静止 5 天后正式牵引,牵引速度为 1mm/d。骨骼开始新的塑形,达到较理想的颧骨结构(图 39.9)。

正颌手术

对于某些成年患者,传统的面中部旋转和下颌骨截骨延长术仍是适用的[20]。通过 Le Fort Ⅲ 型截骨术,以额鼻角为支点,将面中部旋转到与下颌骨合适的位置。这样一来,上颌骨明显前突。同时,创造了一个更合适的水平面,更适合在垂直及矢状方向上大量延长下颌骨。遗憾的是,软组织紧致的封套层限制了骨骼移位,同时也是复发的一个重要原因。

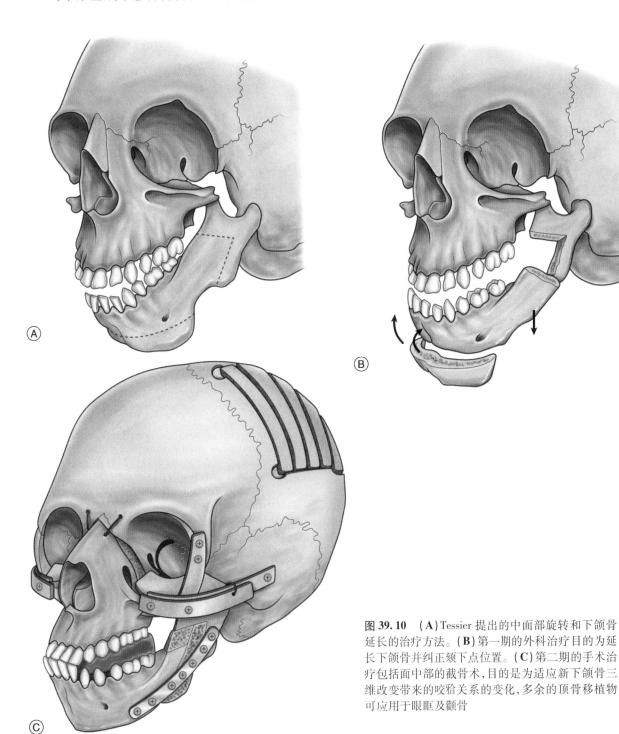

图 39.10　(A)Tessier 提出的中面部旋转和下颌骨延长的治疗方法。(B)第一期的外科治疗目的为延长下颌骨并纠正颏下点位置。(C)第二期的手术治疗包括面中部的截骨术,目的是为适应新下颌骨三维改变带来的咬𬌗关系的变化,多余的顶骨移植物可应用于眼眶及颧骨

术后处理

为最终获得良好功能性咬𬌗，口腔正畸十分必要。在固定期应用正畸弹性牵引允许骨痂区改建，可根据上颌进一步调整下颌位置。诸如 Frankel Ⅲ 型等口内肌肉功能装置可长期应用来维持骨骼与牙齿的良好关系。

后续治疗

脂肪移植技术一项重要的辅助技术，它可以塑造颊部、颧骨区以及下颌角的最终轮廓。我们的经验是：15 岁之后用自体脂肪移植来最后细微调整软组织轮廓和体积（图 39.11）。脂肪可从腹部获取，用 2mm 的填充针注射，从骨膜下开始，由深至浅到达肌肉层，最后少量注射于皮下层。每侧颊部需要注射 15～20ml 的脂肪量。

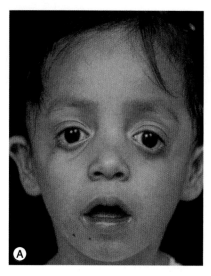 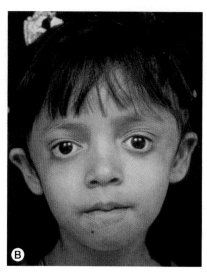 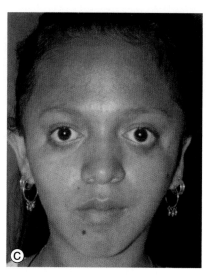

图 39.11　（**A**）一名 3 岁女性患儿的术前正面观。可见严重的眼睑缺损、颧上颌区发育不良、小颌畸形以及前部开𬌗。（**B**）5 岁时的术后效果。此时已经历颧上颌区的骨移植重建、双侧双方向的下颌骨牵引术。请注意双侧颧骨区以及面下部的新生骨结构。（**C**）17 岁时的术后效果。经过对颧上颌区移植骨的牵引，颧骨突出部位的体积有所增加。最后，通过脂肪填充完成了最面部轮廓的细微调整

参考文献

1. Gorlin RJ, Cohen MM, Levin LS. *Syndromes of the head and neck*. 3rd ed. New York: Oxford University Press; 1990.

3. Treacher Collins E. Case with symmetric congenital notches in the outer part of each lid and defective development of the malar bones. *Trans Ophthalmol Soc UK*. 1900;20:109.

4. Franceschetti A, Zwahlen P. Un Syndrome nouveau: La dysostose mandibulo-faciale. *Bull Schweiz Akad Med Wiss*. 1994;1:60.

6. Tessier P. Vertical and oblique facial clefts (orbitofacial fissures). In: Mustarde JC, ed. *Plastic surgery in infancy and childhood*. Philadelphia: WB Saunders; 1971:94.

10. Fuente del Campo A, Martínez Elizondo L, Arnaut E. Treacher–Collins syndrome (mandibulofacial dysostosis). *Clin Plast Surg*. 1994;21:613–623.
The authors present their technique to normalize facial proportions in Treacher–Collins syndrome.

11. Garner L. Cephalometric analysis of Berry–Treacher–Collins syndrome. *Oral Surg Oral Med Oral Pathol*. 1967;23:320.

12. Marsh JL, Celin SE, Vannier MW, et al. The skeletal anatomy of mandibulofacial dysostosis (Treacher–Collins syndrome). *Plast Reconstr Surg*. 1986;78:460.
This paper is an observational study of 3D craniofacial CT scans of patients with Treacher–Collins syndrome. The authors find that the zygomatic process of the temporal bone is the most frequently aplastic component of these patients' craniofacial skeletons.

14. McCarthy JG, Zide BM. The spectrum of calvarial bone grafting: introduction of the vascularized calvarial bone flap. *Plast Reconstr Surg*. 1984;73:687.
The authors describe traditional methods of bone grafting. A vascularized calvarial flap (based on the temporal vessels) is then presented; it is noted that vascularized bone flaps are ideal for devitalized recipient sites, such as may be encountered in midface reconstruction for Treacher–Collins syndrome.

15. Molina F, Ortiz Monasterio F. Extended indications for mandibular distraction: unilateral, bilateral and bidirectional. *International Craniofacial Congress*. 1993;5:79.

16. Molina F, Ortiz Monasterio F. Mandibular elongation and remodeling by distraction: A farewell to major osteotomies. *Plast. Reconstr. Surg*. 1995;96(4):825–842.

The authors discuss a novel corticotomy-based method for mandibular distraction. Improved facial symmetry was noted in their cohort, with no observed relapse.

19. Van der Meulen JCH, Hauben DJ, Vaandrager JM, et al. The use of a temporal osteoparietal flap for the reconstruction of malar hypoplasia in Treacher–Collins syndrome. *Plast Reconstr Surg*. 1984;74:687.
The temporalis muscle provides an axial vascular supply to the temporal periosteal bone flap described in this paper. The osseous component of the flap may seed further bone growth when this flap is used for malar reconstruction in patients with Treacher–Collins syndrome.

20. Tessier P, Tulasne JF. Treacher–Collins syndrome. Combined rotation of the midfacial segment and mandibular lengthening. In: Marchac D, ed. *Craniofacial surgery*. Berlin: Springer-Verlag; 1987:369.

40

先天性黑色素细胞痣

Bruce S. Bauer and Neta Adler

概述

- 先天性黑色素细胞痣(congenital Melanocytic Ne-vi,CMN)由丛集的新生黑色素细胞组成,通常出生时可见,但有时可在出生后多年出现。病变由从神经嵴移行至胚胎真皮的黑色素干细胞形成并向上移至表皮,也可能移行至软脑膜。

- 尽管大部分的病变很小并呈良性,但那些覆盖了身体大部分或在明显位置的皮损可造成外表的不美观,进而导致心理问题,并且潜在的恶变风险使患者焦虑,初级保健医师和外科医师亦然。

- 小型黑色素细胞痣在每100例新生儿中出现1例,大型黑色素细胞痣每20 000例新生儿仅出现1例,巨大黑色素细胞痣则更少发生。因此,大多数的外科医师对此经验很少,也很难有机会建立合理的治疗规范。

- 本章的目的是回顾先天性黑色素细胞痣的病理和病史,总结恶变的风险因素,提供合理的治疗途径。

简介

- 先天性黑色素细胞痣(CMN)由成片的由子宫内发育而来的新生黑色素细胞组成,尽管很多先天性黑色素细胞痣在出生时即可见,仍有一些是"迟发的",可能是它们在出生时太小或没有足够多的黑色素而未被察觉[1,2]。

- CMN 是最终发展为皮肤黑色素瘤或皮肤外黑色素瘤的危险因素,越大的细胞痣,风险越大。基于此,CMN 常根据其成年后的皮损估测最大半径分类。小型 CMN 半径最大为 1.5cm,中型 CMN 半径在 1.5～19.9cm,大型 CMN 的半径大于 20cm。巨大 CMN 半径为 50cm 甚至更大。巨大 CMN 通常伴随多个小卫星细胞痣。

- 小型 CMN 发生率约为 1%[3],大型 CMN 发生率约 1∶20 000[4],而巨大 CMN(大于 50cm)的发生率则更低[5]。

- 虽然大多数外科医师对小型 CMN 和中型 CMN 的治疗比较熟悉,但在治疗一些广泛的皮损时仍缺乏足够的经验。

- 许多手段都可用于切除大型和巨大色素细胞痣及重建术后创面。当切除和直接缝合不可行时,组织扩张是治疗中型至大型 CMN 的主要方式。当面部 CMN 横跨多个美容单元,包括眶周区域,需要联合全层皮肤移植(扩张或非扩张)。最终,一些特殊病例可由游离皮瓣和组织扩张作为辅助过程以关闭供体区。

基础科学/疾病进程

先天性黑色素细胞痣（CMN）的病因仍然不清，CMN 的发展被认为是在妊娠期第 5~24 周在子宫内部进行的。一种黑色素细胞分化的理论认为，神经管在早期胚胎形成期发育，黑素母细胞从神经嵴沿着软脑膜移行至胚胎真皮[6]。从胚胎真皮，原始的黑色素细胞移行进入表皮，分化成树突状黑色素细胞。

黑色素细胞在皮肤和软脑膜中的异常的迁移、增殖和分化与先天性黑色素细胞痣（CMN）和神经皮肤黑色素沉着症（NCM）的病理变化相关[8,9]。

一些分子信号转导通路与 CMN 的形成相关。黑色素细胞的发展部分与 c-met 和 c-kit 原癌基因的控制有关，它们分别编码 met 和 kit 蛋白。肝细胞生长因子（HGF）也是已知的分散因子（SF），是一种多功能调节因子调节上皮细胞表达 c-met 编码的酪氨酸激酶受体。过度表达的 HGF/SF 是 met 蛋白受体的配体，受到黑色素细胞增殖、分化、存活和移行[10]的干扰。过度表达 HGF/SF 的转基因鼠出生时即患有皮肤和软脑膜黑色素细胞增生症[11]。HGF/SF 也调节前肌原细胞在胚胎形成期的迁移和分化[11]。有证据表明，这个信号分子在鼠中的过度表达可能引发横纹肌肉瘤[12]，这种肿瘤在极少的情况下会在大型 CMN 患者中出现[13,14]。有关 met 敲除鼠的研究表明，met 对神经皮肤黑色素沉着症（NCM）有影响，因为 met 敲除鼠不患 NCM[12]。过度表达的 HGF/SF 和（或）met，以及持续激活的 met，可以解释皮肤和软脑膜黑色素瘤以及横纹肌肉瘤在 CMN 患者中的发生。C-kit 是一种原癌基因，为 SCF 配体编码 kit 酪氨酸激酶受体，SCF 在黑色素细胞的发生中也起到一定作用。在细胞组织培养中，表达 c-kit 的神经嵴细胞克隆时只见黑色素细胞[15]。增生结节，包含 CMN 皮损真皮内的全部上皮样或纺锤形未成熟良性黑色素细胞，高度表达 c-kit[16]。kit 可以激活 N-RAS 原癌基因，其在某些结节性黑色素瘤中突变而来[17]。N-RAS 突变也可见于 CMN[18]，预示其可能是介于 CMN 和黑色素瘤之间的基因学联系。

CMN 发展成黑色素瘤的确切风险尚不明确。但大型 CMN 患者发展为黑色素瘤的相对风险更高[19,20]，绝对风险为 1.25%~10%[20,21]。患小型和中等大小的 CMN 患者患黑色素瘤的风险较小，据报道相对风险为 9.545，绝对风险为 0~4.9% 之间[20,22]。许多文献讨论黑色素瘤的相对风险在皮肤和皮外黑色素瘤之间并无差别，神经皮肤黑色素沉着症（NCM）的发生可能是后续的恶变风险的更大的危险因素。

NCM 以沿着软脑膜过量沉积的黑色素细胞为特点（图 40.1），它在大型 CMN 患者和多发小型或中型 CMN 患者上均可出现。位于后轴的大型 CMN 被认为患 NCM 的风险更高，但是一项多变量分析指出，大型先天性黑色素细胞痣患者患 NCM 唯一的危险因素是具有多发卫星色素痣：20 个以上卫星痣，

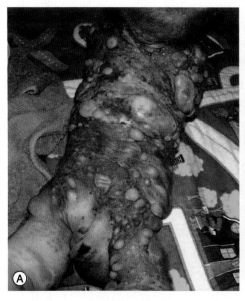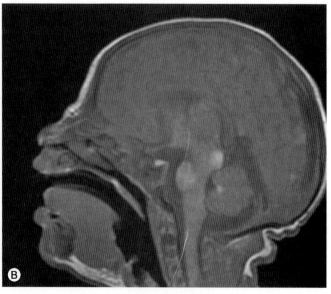

图 40.1　（A）这个儿童接近全身都有黑色素细胞痣，该先天性黑色素细胞痣厚度、颜色和表面结构有明显的变化。多个区域表现为神经皮肤黑色素沉着症。（B）磁共振 T₁加权图像上可见一些典型的神经皮肤黑色素病

与卫星痣较少的患者相比,患 NCM 的风险增加 5.1
倍[23]。真正的发病率仍然不明,但是有症状的 NCM
可能影响 6% ~ 11% 的大型 CMN 患者。有症状的
NCM 预后较差。症状在幼儿早期频繁出现。神经
系统症状主要累及自身,如癫痫,发育迟缓,脑积水
和运动发育迟缓。

其他肿瘤如横纹肌肉瘤和脂肪肉瘤合并 CMN
较为少见。

诊断/患者表现

小至中等大小的 CMN 常呈圆形或椭圆形均匀
的色素改变,颜色由浅棕至深棕色,边界清晰,表面
呈乳头状,并有毛发。而大型 CMN,形状不对称,边
缘不规则,色素不均匀,表面有皱纹和结节,并且大
型 CMN 通常伴有多个小的卫星色素痣。当儿童生
长时,尤其是青春期,CMN 可能改变颜色,变得更浅
或更深,长出毛发,更为异质化或同质化。CMN 可
能自发地消退,一些可发展出白癜风,结节增生可以
在出生时出现或随着年龄增长而出现。CMN 常常
不对称,而皮损大的患者常表现瘙痒、干燥、皮肤脆
弱、腐烂或溃疡,并且受累皮肤分泌汗液能力下降
(图 40.2)。

一篇有关先天性黑色素细胞痣的皮肤镜表现的
综述描述了大部分色素痣存在网状、球状或网-球状

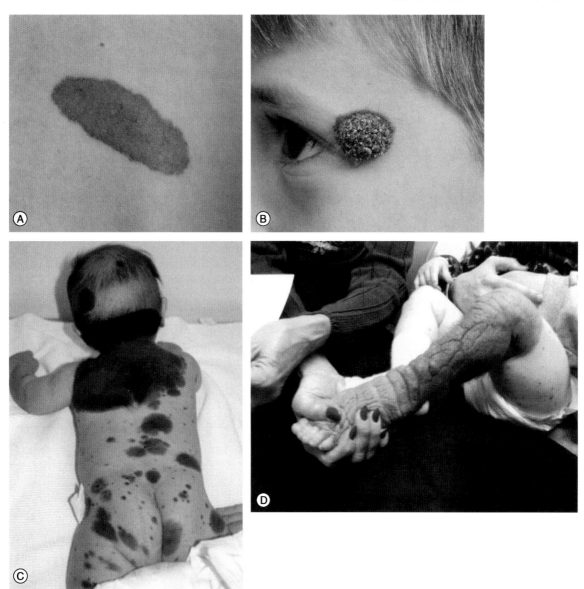

图 40.2　细胞痣表现出多种外观,大小不一。(A,B)小型和中等大小细胞痣可以是平的,颜色一致,边缘规则,或
有一定厚度呈疣状。(C)它们可能以大型细胞痣和多发小型和中型卫星痣出现,或(D)在肢端下部它们可能变
厚,脑形外观,并出现严重的瘙痒和慢性障碍

共存的模式。这个发现提示模式与年龄和色素痣的解剖位置相关,网-球状模式更多的出现在低龄儿童,网状模式在12岁以上患者中可见[24]。

由于合并 CMN 后发生黑色素瘤的概率升高,为区分先天性黑色素细胞痣和获得性色素痣,基于组织学做了一些尝试。区别的组织学特点在于:①痣细胞累及皮肤深部附属器和神经血管结构(包括毛囊、皮脂腺、立毛肌和血管内壁);②痣细胞向真皮深层和皮下脂肪延伸;③痣细胞浸润胶原纤维束;④痣细胞-脆弱表皮下区[25~27]。与先天性黑色素细胞痣不同,获得性色素痣通常由痣细胞组成,并局限在真皮乳突和网状层,并不侵犯附属器。

对高度怀疑合并 NCM 的患者,神经系统的磁共振成像具有辅助诊断的作用(图 40.1B)。

患者选择

大型和巨大黑色素色素细胞痣的治疗存在争议。尽管先天性黑色素细胞痣的恶变风险已经明确[28~32],很多人还是认为发展成黑色素瘤的风险太低以至于不会出现难看的瘢痕或治疗后的移植痕迹。文献中没有证据表明大型先天性黑色素细胞痣在切除后黑色素瘤的发生率下降,并且这些患者患皮肤外黑色素瘤的风险增加[32,33]。其他人认为,在合并有 NCM 的患者中,最大的风险潜伏在中枢神经系统,因此切除皮肤病灶的收效有限。然而,皮损的外观明显成为患者的耻辱并造成严重的心理影响。对要治疗修复复杂皮损的形态的外科医师来说,挑战在于,不仅要完成全部或大部分的色素痣的切除,还要得到最优的美容外观和功能结局。

尽管据报道小型和中等大小先天性黑色素细胞痣的终身恶变为黑色素瘤的风险为 0~4.9%[34],小型色素痣至青春期之前恶变风险近乎于零[35,36],因此可以等到儿童期再于局部麻醉下行病灶切除术。如果病变位于切除和重建可能无法在局部麻醉下完成的位置,或者位于早期切除瘢痕更小的位置,那么早期行全身麻醉下手术更为合适。当然,许多色素痣位于面部突出部位,可能成为早期在学校被同龄人嘲笑的笑柄,那么为避免全身麻醉而延迟手术对儿童来说并不是最好的选择。

作者主张多数大型和巨大黑色素细胞痣应于生后6个月左右治疗。尽管许多用于治疗大型细胞痣的组织扩张术可以应用在较大的儿童和成人上,不耐受分次切除的情况和皮肤弹性下降使得切除扩张皮损在年龄稍大的患者上可行性下降,并且对于更大的色素痣,最大恶变的风险便是在最初的几年内[37,38]。

治疗/外科技术

许多策略被用来尝试切除或重建大型的或巨型黑色素细胞痣。系列切除术(分次切除)通常可用于切除较大很难做到一次完全切除的病例。切除术和中厚皮片移植的功能和美学效果普遍较差。皮肤磨削术、刮除术、化学剥脱和激光治疗都存在复发的问题,这些方法只能消除痣的表面部分而先天性黑色素细胞痣的痣细胞通常深达皮下脂肪,甚至在更深的结构中[29]。这组"部分厚度"切除,潜在地减少了痣细胞数量,减轻了色素沉着程度,但通常发生后期的深部痣细胞渗漏,可能表现为异常的皮肤着色和多毛症(图 40.3)。

由于瘢痕形成,跟踪皮损的恶变同样存在困难。激光治疗对剩余的痣细胞的长期影响仍有待确定。

青少年的皮肤富于弹性,没有成年人皮肤松弛的现象,成人所用的局部皮瓣往往很难应用于儿童。当直接切除和一期缝合不可行时,组织扩张是许多中型至大型的黑色素细胞痣的"主力"治疗方式。面部色素痣横跨多个美学单元,并且涉及眶周区,可能需要皮肤扩张术结合全层皮肤移植(扩张或非扩张)。最后,一些特殊病例可能用游离皮瓣、组织扩张术作为辅助程序关闭供区皮肤。

部分厚度切除

大型和巨大黑色素细胞痣的部分厚度切除术采用早期皮肤磨削术、刮除术、激光或最近采用手术切除术,留下皮下脂肪在原位,以最小化轮廓畸形,并用真皮胶原结构和非常薄的中厚皮片或培养皮肤覆盖创面。这些较新的方法已用于扩张术等不能很好地应用的部位,尤其是用于四肢。这些方法潜在的缺点是当表面细胞痣数量减少,深层痣细胞经常随着时间"渗漏",导致更大的畸形甚至此时已经无法完全切除。四肢的圆周移植采用这些方法也可能导致后期的严重功能障碍。

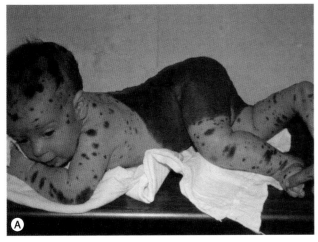
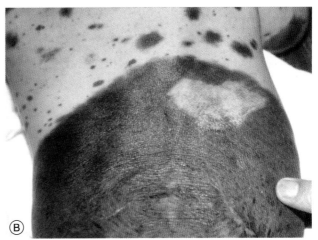
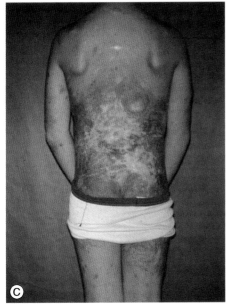

图 40.3　（A）这个婴儿患有巨大细胞痣和多发卫星痣。（B）色素痣内浅色皮肤区域为新生儿期磨削术后。（C）尽管 3 个月时进行过部分厚度切除,7 岁时,痣细胞遍布背部,甚至在最初磨削的位置也可见,尽管其外观颜色持续变浅

系列切除

系列切除是指至少分两个以上阶段切除一块皮

损。利用皮肤固有的黏弹性,使皮肤随着时间逐渐伸展开。这些技术使伤口闭合仅留一个较短的瘢痕,相比原病灶仅行一次椭圆切除,可以重新调整瘢痕接近松弛的皮肤线。此技术可应用于小型或中型

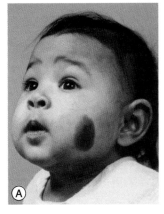
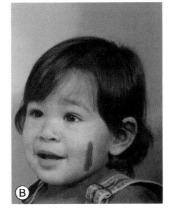
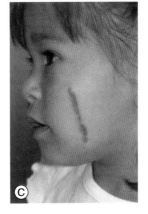
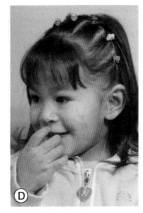

图 40.4　一个中等大小的颊部色素痣分三次手术切除,可以缩短最终瘢痕的长度并避免潜在周围面部结构的畸形风险。（A）术前。（B）第一阶段切除后 6 个月。（C）第二阶段切除后 6 个月。（D）第三阶段最后一次切除后 4 个月

的痣,根据痣的位置及局部皮肤松弛程度而定(图 40.4)。然而系列切除的每一阶段都有一些反冲,系列切除本身,可能使靠近敏感部位如下眼睑和口角处,出现皮肤组织不足和长期的结构失真,联用组织扩张术而非单纯系列切除则可避免以上情况的发生。

切除联合皮肤移植重建

如上所述,如果希望避免切除后遗留"渗漏"风险或潜在的晚期识别发生的退行性风险,先天性黑色素细胞痣的深度要求切除深达筋膜水平,而皮肤移植确实在治疗先天性黑色素细胞痣中有一定作用。

在面部(眼周和耳部)扩张和非扩张的全厚皮片在颜色和厚度方面与受区皮肤匹配良好。同样,扩张的全厚皮片是覆盖手背和足背(和小腿远端1/3)非常好的选择(图 40.5)。然而,如果切除到筋膜层,因切除和皮片移植产生的四肢和躯干的轮廓畸形会很明显,造成日后的美容和功能损害。

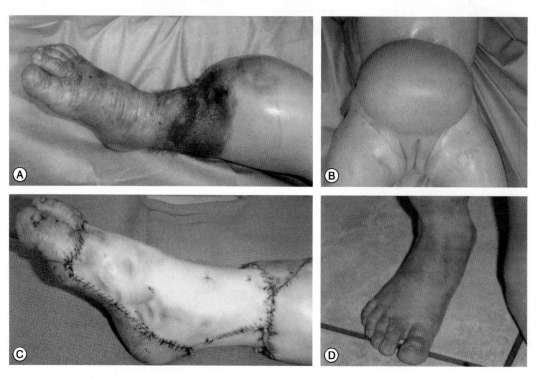

图 40.5　扩张的全层皮肤移植提供了足背和下 1/4～1/3 小腿的功能和美学重建。(**A,B**)这个患者的扩张是分区域的,皮瓣供体区在下腹部和双侧腹股沟。(**C**)扩张的全层皮肤移植完成和进一步扩张的连接处皮肤皮片的优点在于可以减小皮片和皮瓣之间的塌陷。(**D**)移植后 1 年的效果

在躯干上使用部分厚度皮片移植,甚至使用非网状中厚皮片,当移植皮片的生长跟不上周围皮肤生长速度时,也可能造成相当程度的晚期畸形和潜在的功能障碍。躯干上唯一一处移植后不会产生明显移植后轮廓畸形的部位是背部,因其表面相对平坦一致。当移植部位是两侧腰部和躯干前部时,明显的轮廓畸形在移植后会显现出来(尤其是体重较重的患者,移植和非移植部位的皮肤界限产生明显的畸形)(图 40.6)。虽然如此,在潜在退行性变概率更高的部位,背部皮肤移植可以作为切除大的节段性痣的方式,加强皮肤科医师的定位和跟踪剩余皮损的能力。

组织扩张

不同类型的组织扩张器有不同的形状、大小和注水壶类型。作者推荐用于治疗先天性黑色素细胞痣的扩张器为矩形。扩张器体积的范围可以根据解剖部位而不同。可以通过注水壶将生理盐水注入扩张器,注水壶通常放置于较坚硬组织表面。一些医师将注水壶外置,尽管很多情况下由家长们做扩张器注水,作者依然对所有患者采用内置注水壶,注水壶位置距扩张器埋置位置有一定的距离。因为皮下注水壶很容易即刻进行局部麻醉,作者认为外置注水壶没有必要。

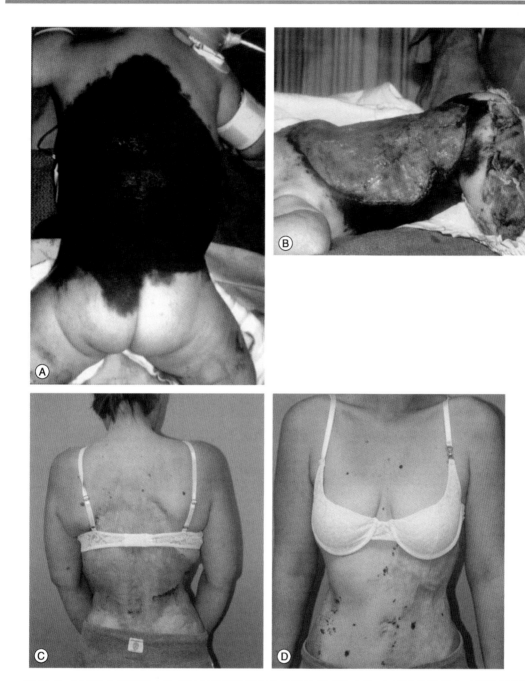

图 40.6　（**A**）这个病例是在作者早年治疗巨型细胞痣的经验下治疗的，有不寻常的固定于背部深部组织和侵袭至背阔肌下方的特点，需要更深的切除平面。（**B**）切除后一周，非网状中厚皮片愈合很好。（**C,D**）22 年后可见明显的轮廓畸形，切除后剩余的痣细胞仅局限于筋膜层

　　切口设计与扩张器放置位置与皮肤缺损位置和皮瓣转移方式相关，需要在术前与患者和家属进行充分设计和讨论。供体区域必须与受体区域的颜色、质地和边缘达到美观和功能的最大契合。供体区组织须无感染或瘢痕，以最小化扩张失败率或挤压的可能。谨慎地在区域内选择扩张器大小也很必要，以达到避免扩张褶皱或凸起造成局部压力过大。在大部分病例中，扩张器放置在皮损边缘内的切口中。在那些扩张器被反复使用并且瘢痕出现在残余

的痣和皮瓣的连接处的病例中，新的扩张器应置于被重量或新扩张器拉伸力度最小的瘢痕处（如远离最相关的点）。其他病例，如不稳定的瘢痕，血管性肿瘤和颅面畸形，切口应计划在缺损之外或在距离较远处。剥离一个腔隙用于置入扩张器，最好在有较硬组织支撑的位置，另一个清晰用来置入注水壶，方便门诊患者注入盐水。

　　对扩张器进行部分填充（示意体积的 10% ～ 20%），保证扩张器的正确放置，没有产生引起扩张

的皮瓣压力的表面皱褶。封闭的引流管放置一段时间(3~10天)来控制潜在坏死区域的广泛破坏。

如果皮瓣状态良好,系列注水在置入后7~10天开始,并继续至少1周至10~12周。大多数儿科患者在家中进行扩张过程,注水由经护士和医师指导的家长完成。

如果需要另外的扩张器来将皮损完全切除(系列扩张),作者通常在两者之间间隔4~6个月。

广谱抗生素在手术开始时服用,直至引流管移除。在可疑感染风险存在的情况下,通过保持置入扩张器患者体内抗生素的低阈值,大部分感染可以在失去扩张器之前被控制。

扩张皮瓣的设计非常重要。早期武断地认为组织扩张只强调设计前进皮瓣,超过200年的经验说明,扩张转位皮瓣和旋转皮瓣可能更常用。这为皮瓣设计和范围提供了更多选择[39,40]。扩张皮瓣通过扩张提高了局部血供,可以保证皮瓣的安全。在扩张转位皮瓣中,皮瓣基底部也被扩张,这样除了组织转位,皮瓣基底还能够前移,进而比单纯推进皮瓣提供更大的覆盖面积。

特定部位的组织扩张术

最佳的治疗方式根据身体部位的不同而不同,作者将为每个解剖部位的最成功的组织扩张进行相关的问题和想法的讨论。

头皮

扩张器放置在帽状腱膜下骨膜上的扩张囊中,皮瓣设计考虑到头皮主要血管的方向(颞浅动脉、耳郭后动脉、枕骨静脉和来自眶上静脉的血供)。扩张器不能置入某区域时,注水壶放置在耳郭前区域更好,因为这里更容易触及,覆盖皮肤风险很小,转移风险很小。用于头皮部位的扩张器容量通常是250ml、350ml、500ml(70ml扩张器可能用于中等大小色素痣痣)。大型和巨型色素痣可能需要在每个阶段置入更大的扩张器,扩大张力进行系列扩张,直到最终达到毛囊。根据之前的研究,组织扩张本身并不诱导毛发毛囊的增殖,但是却可以将头部面积加倍而不减少毛发可见密度[41]。尽管之前认为扩张可能影响颅顶形态,但它通常在3~4个月内可自行恢复[42,43]。

扩张转位皮瓣设计比单纯前进皮瓣更明显减少系列扩张的需求,并且重建毛发方向和发际线效果更好(图40.7)。

面部和颈部

面部的大型和巨型色素痣皮损最为明显,并且是不明显的瘢痕却最容易被看到的部位;因此,重建的计划和执行必须非常仔细。

为达到面部和颈部最佳的美容和功能结局,医师必须严格遵循亚单位原则。它指导切口位置,因此最终效果是瘢痕隐藏在自然的皮褶里(如鼻唇沟)。面部结构上(眉毛、眼睑、唇部)过度的张力会引起毁容,如眉毛不对称或下垂、前发际线不对称、下眼睑和口角下垂,尤其是使用颈部皮肤皮瓣由头部向颔颈角扩张时。

Neale和同事在这篇文章中报道了10%下眼睑外翻率和大于10%的下眼睑畸形[44]。精确的皮瓣设计,扩张转位皮瓣和旋转皮瓣的使用,以及多个扩张器和过度扩张被推荐应用,以减轻以上不良反应。

对额部皮损,通常来说应在正常额部皮肤下使用最大的扩张器,偶尔在皮损下埋入。避免抬高同侧或对侧的眉毛是很重要的,因为只能通过使用植入额外的无毛发的额部皮肤来使其恢复术前位置。一旦皮肤缺损已形成,仅扩张缺损部位将不能降低眉毛[45]。过度牵拉扩张皮瓣可能影响皮瓣的血运并可能增加眉毛及发际线变形的风险。接受额部重复扩张的需求来完成额部重建也可能限制瘢痕在非受累侧眉毛的生长。

对于眶周重建来说,扩张的全厚皮片可以比中厚皮片达到更好的功能和美学效果。供体区的提前扩张可以为眼睑[46]、眼角、眼睑和眉毛之间的皮肤提供单一的大的全厚度皮片以完成重建,而省去了使用多个小皮片的重建后的"缝合"。锁骨上区域是为面部提供皮片的理想的供体区,因其颜色和质地可以达到完美契合。扩张提供了移植组织的一部分,其余用于供体区的初级缝合。当局部组织无法得到时,供体区的扩张也允许从远端部位取游离皮片来覆盖全部颊部或额部美容单位。当色素痣累及眶周和鼻部,而之前作者已将单一皮片转到鼻背,现在用额部扩张的皮瓣进行覆盖(通常与额部痣的切除结合)(图40.8)。

眉毛可于眼睑修复的时候同时修复,在邻近的额部或眼睑痣切除后,或作为一个重要的美容标志

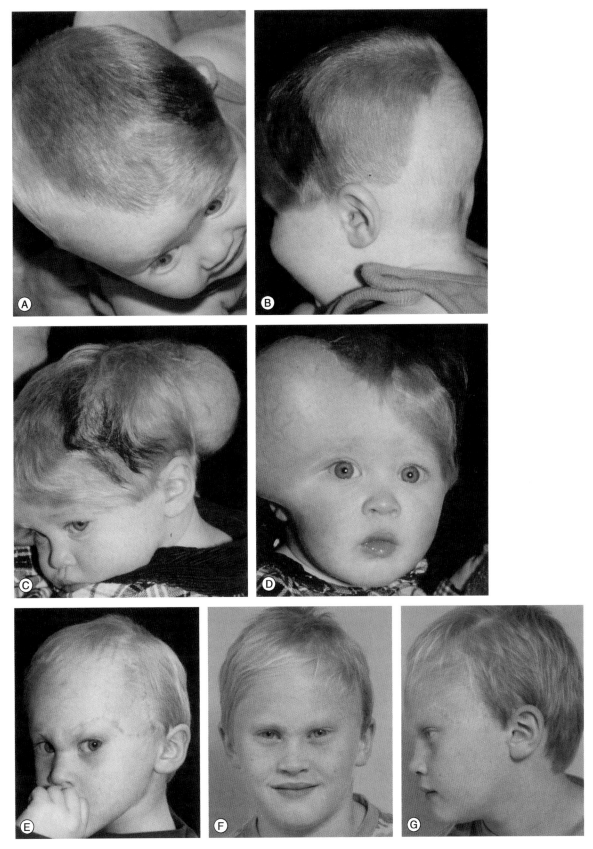

图 40.7 (**A,B**)这个婴儿出生时患大型黑色素细胞痣,几乎占据半个头皮和左侧额部。(**C,D**)6 个月大时,扩张器在正常额部和头皮连接处下方、痣的后方置入。(**E**)2 岁时重建的头皮和额部的外观,剩余头皮细胞痣切除术后1 年需要二次扩张。额部宽度、发际线和头发方向调整得很好。眉间可见额外皮肤。(**F,G**)扩张完成以及眉部瘢痕微小调整后 6 年,患者面部高度对称,发际线和头发生长方向也很自然

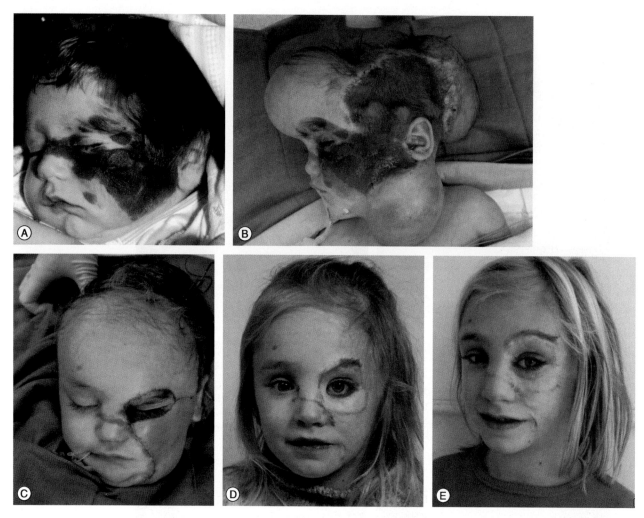

图40.8　（A）这个婴儿出生时患厚的乳头状毛发痣，中间区域色深，边缘颜色较浅并逐渐加深。（B）图示3个扩张器的位置，因头发修剪过，可见细胞痣的全貌。（C）扩张器置入后，额部、颊部、鼻部和头皮的痣被切除。眼睑和眉毛此时还暂未被处理。（D）扩张后3年，进一步切除眼睑上细胞痣，进一步修正移植和眉毛及内眦区瘢痕之前。上下眼睑用从锁骨上区获得的单片扩张全厚皮片进行移植。（E）7岁时，眼睛和眉毛对称性良好，患者已经可以接受手术和激光的微小调整

留置不切（图40.8C）。当眉毛受累的部分很大，作者目前的处理方式是留下一小部分色素痣不切，来模仿正常眉毛。如果浅肤色的儿童色素痣颜色较深，剩余的皮损在后期可能通过激光治疗变浅。这个方式的长期效果还没被完全确立。剩余的眉毛色素痣紧跟其后，如果在表面特点或颜色上有改变，导致潜在的退行性问题，涉及的眉毛需切除或重建。重建的选择包括颞部头皮由颞浅动脉的分支供血的皮瓣岛。如果颞部头皮受色素痣累及面积很小，那么可以同时扩张颞部头皮，皮瓣岛可以从最大化的扩张皮瓣准备，在扩张过程中毛发密度会降低，因此重建后眉毛也会同样不致密。但是，对于颞部头皮受累的患者，用微小皮片或带状皮片可能比较必要。这些在青少年后期或成人患者上可能较难决定。

躯干

巨型色素痣最常见的部位就是背部，通常沿着皮节分布向前延伸。

在躯干前部，组织扩张可以非常有效，因为皮损在下腹部或中腹中部，并且有足够的上部非受累皮肤，或在需扩张的痣的上方或下方。在女性乳头或其附近需避免扩张，乳房的皮损扩张应在乳房发育完全后。为避免乳晕-乳头复合体下垂，胸部下方的皮瓣可以设计成转位或旋转皮瓣而不是直接推进皮瓣。

作为选择，扩张的皮瓣可以前拉横向跨过腹部，肚脐在标准腹部美容区（图40.9）。

使用扩张的转位皮瓣使上背部/颈部痣和背部/臀部/会阴部的痣的切除成为可能，而之前认为只有

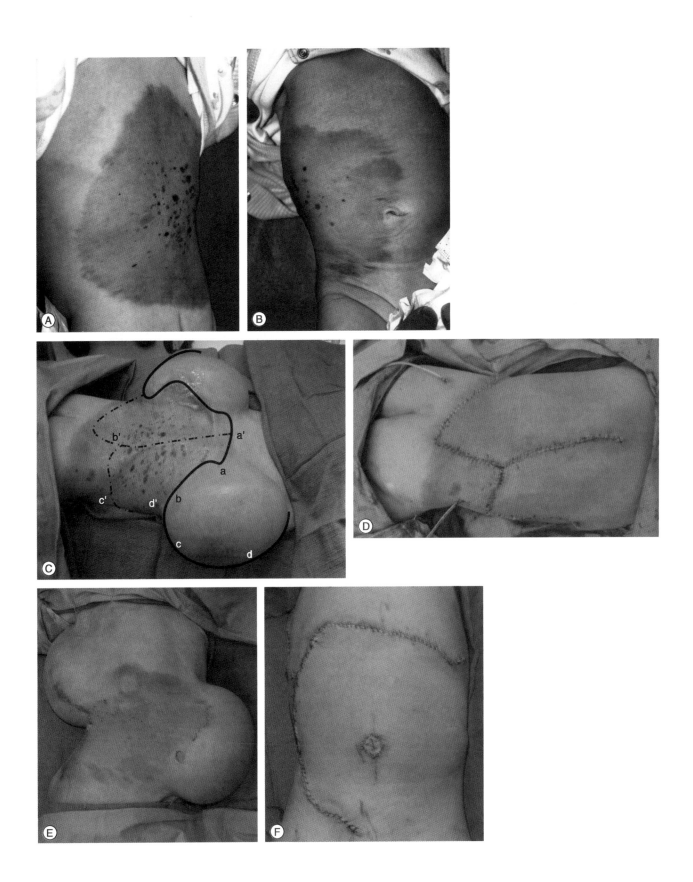

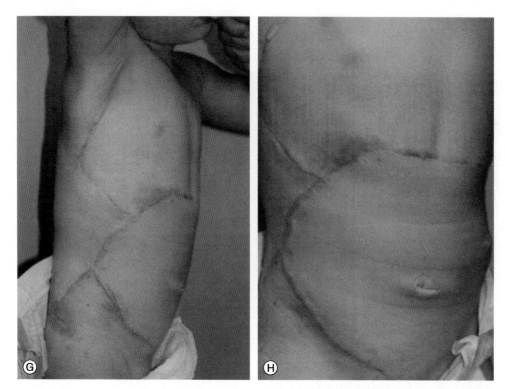

图 40.9 (A,B)这个大型细胞痣覆盖了背部较大区域,并向右下半胸部和腹部包裹。(C,D)在第一次背部扩张术后,皮瓣转位覆盖了大部分背部,皮瓣设计利用中上部基底部,背侧沿着皮瓣侧部(点 c 至 d)。由于皮瓣基底的前移(点 d 至 d'),这种设计可使正常组织覆盖的面积更大。(E)第二组扩张器分别位于之前扩张背部皮瓣的下方和未受累的左侧腹部皮下。(F)前后方的扩张皮瓣在右侧会合,腹部皮瓣前移横跨腹部,肚脐通过皮瓣供血。(G,H)术后 2 个月前面及侧面视角只见小面积剩余细胞痣,可以在上腹部切除无需进一步扩张,并且不存在下拉右侧乳房的风险

皮肤移植是可行的。500~750ml 范围内的组织扩张是在婴儿和小儿中应用最为广泛的。详细计划的系列扩张使得日渐增多的背部和臀部大型色素痣的切除成为可能,并得到非常好的效果。随着儿童逐渐长大,随后的肩部扩张和上背部扩张应用 250~500ml 大小扩张器,下背部/臀部扩张应用 1000~1200ml 大小扩张器(图 40.10 和图 40.11)。

对于巨型黑色素细胞痣患者累及全部或接近全部后背、双侧腰部和腹部,颜色和质地明显不均,应单独切除背部较大部分色素痣,然后用中厚(非网状)皮片覆盖(图 40.6)。有些文章认为这是退行性变的最危险区域,并且颜色、质地或色素痣的特征使得随访较为困难,切除可能被指定为"简单的"随访。作者意识到中厚皮片在躯干和四肢的其他地方可能与生长期的明显畸形和潜在功能失调有关,因此不建议在其他区域进行皮肤移植。如果移植不是网状的,后背是中厚皮片移植能提供合理美容结局的唯一区域。

四肢

四肢的组织扩张被认为是经典的,其价值有限,并且并发症发生率较高[47,48]。

四肢的几何学和皮肤弹性的限制性(尤其是下肢),使得区域扩张的应用受限。扩张的皮瓣可以在圆周方向高效移动,但是在轴向则很困难。然而,当色素痣超过 1/3 圆周的肢体,尝试移除一定的皮肤来重建病损可以取得不错的疗效,尤其是在上臂(图 40.12~40.14)。

在过去的十年,作者已开始寻找解决这些限制的办法[49]。来自头部的大的扩张转位皮瓣被用来覆盖上臂和肩膀。对从肱骨中部到腕部的圆周形色素痣,腰部扩张提供了一个大的带蒂皮瓣,通过它,前臂可以置于来自受体的皮瓣血供之下。3 周后将蒂分离,扩张的全厚皮片已被用于手背,取得非常好的美容结果(图 40.12)。

尽管有蒂皮瓣对上臂、大腿或小腿更大的皮损来说不容易获得,有人也成功应用了来自腹部和头

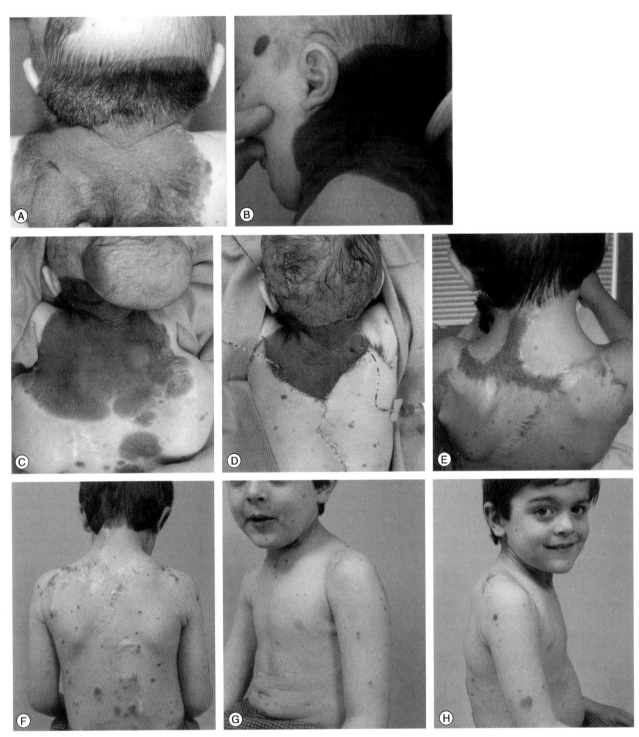

图 40.10 （**A,B**）这个患者曾在图 40.2C 中完全展示,可见厚的、深色细胞痣遍布枕部、颈部和上背部,并有多个卫星痣分布在其余躯干、四肢和面部部位。（**C,D**）第一次扩张置于枕部色素痣上方和背部/侧面双侧色素痣下方。这样可以切除头皮和背下部细胞痣,使正常背部皮肤和肩部皮肤相接,侧面与剩余颈部/肩部色素痣相接。（**E**）最后一次切除术前,扩张皮瓣向后背中线上推进。（**F ~ H**）对于其他患者正面肩部非受累区域的皮肤,可进行一系列肩部皮瓣扩张来完成肩部、颈部、上背部细胞痣的切除。尽管一些卫星痣仍在存在,上背部的瘢痕增宽,肩部和上臂轮廓正常,瘢痕固定,这样可以避免任何生长或功能的限制

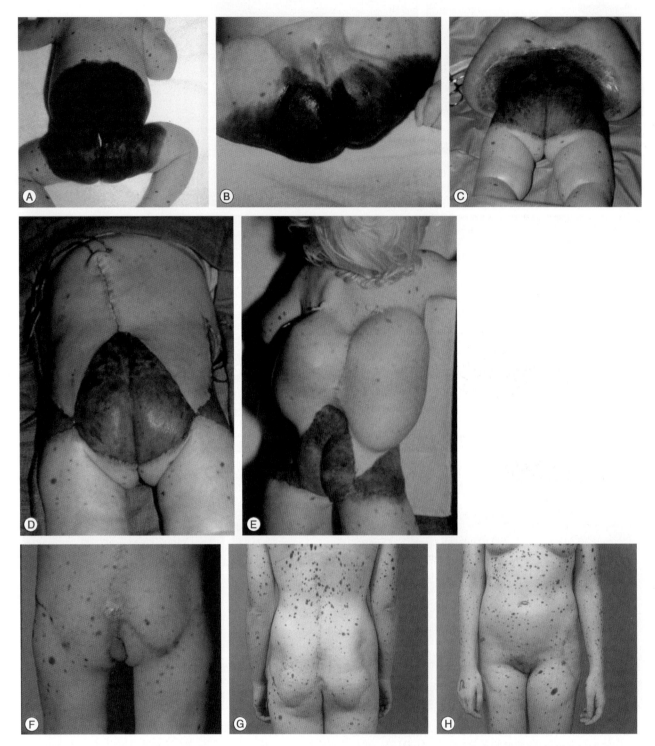

图 40.11 （A,B）这个婴儿出生时患有下半背部、臀部、会阴和大腿上部大型细胞痣。（C,D）扩张转位皮瓣创造了允许的长度和皮瓣方向。（E,F）重复扩张覆盖剩余的臀部、会阴和肛周区域。（G,H）13 年后患者未进行额外瘢痕修整。尽管她有广泛累及的小卫星痣，切除和重建的瘢痕位于避免显著轮廓畸形和影响生长发育的位置

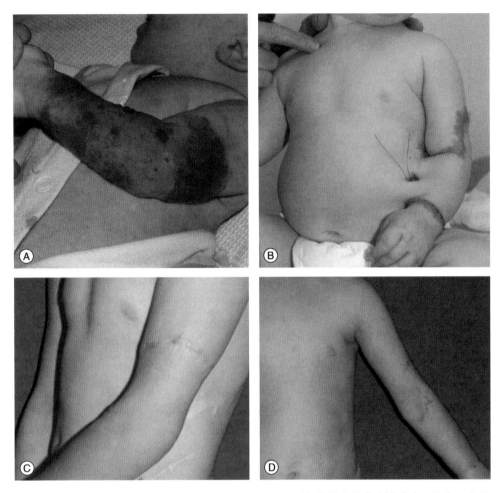

图 40.12 (A,B)这名儿童前臂的圆周形痣通过腹部和腰部的扩张带蒂皮瓣治疗。扩张 3 个月之后,移除扩张器,切除细胞痣,前臂置入由扩张皮肤包裹的窦道中,并以大的支持缝合稳固前臂皮肤。3 周分离蒂部,对邻近皮瓣和皮瓣远端的剩余狭窄带状色素痣进行额外的切除,允许瘢痕的轻微调整。(C,D)皮瓣分离后 3 年,臂部轮廓良好,供体区美观程度可以接受

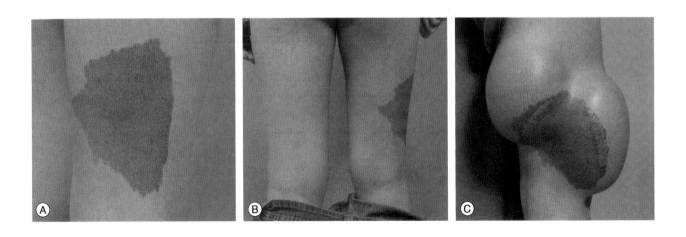

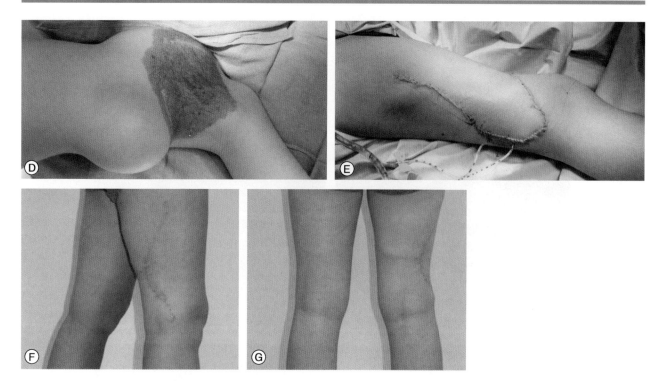

图 40.13 （A,B）这个十几岁的青少年,大腿前侧区患大型黑色素细胞痣。（C）扩张后 13 周的外观。（D,E）大部分黑色素细胞痣已切除(仅剩其后缘窄带状细胞痣),皮瓣转位,将皮瓣置于膝盖正上方以保证瘢痕位于最不明显位置,并可以降低由于直接提升皮瓣而导致的轮廓畸形风险。（F,G）切除最后一段黑色素细胞痣 3 年后的最终效果,轮廓完美,瘢痕所在位置避免了后期功能障碍

部的扩张的自由皮瓣。作为选择,当患者在婴儿早期被发现,从后腿部/臀部到小腿从膝盖到脚踝扩张来的带蒂皮瓣和从腹部/腰部到上肢扩张来的带蒂皮瓣的效果相同(图 40.14)。这些术式仅用于严格筛选的病例,并且这一复杂的重建过程的最佳时机仍在探讨中。

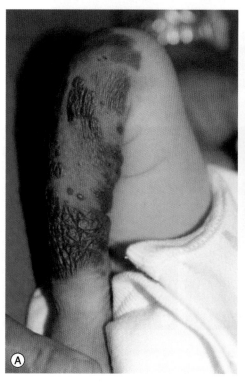

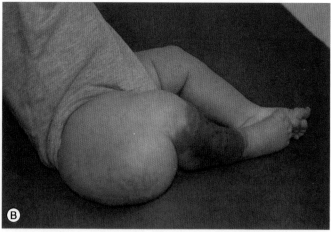

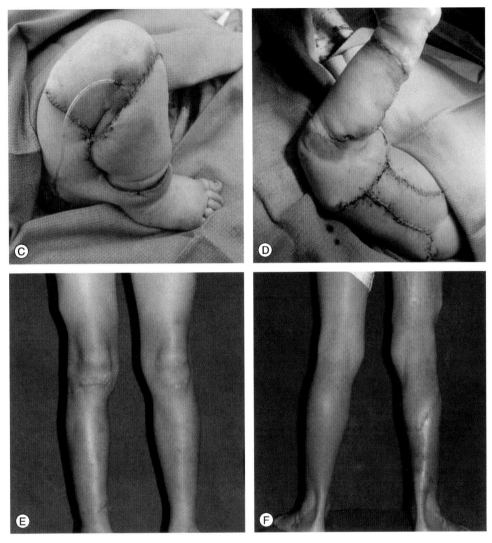

图 40.14 （A）切除这种从膝盖延伸至脚踝上部的环状细胞痣时，婴儿腿部的柔韧性是可以利用的优势。（B）4 个月时开始大腿后部的扩张。（C）7 个月时，痣的大部分被切除，缺损处用来自大腿后部的扩张带蒂皮瓣重建，通过将足送入类似"木桶把手"的皮肤来固定足部，此处皮肤位于最初放置扩张器的切口和皮瓣近端边缘之间。（D）3 周后与蒂分离，"木桶把手"双蒂皮瓣转为单蒂皮瓣，用来覆盖大腿后部供体区的局部缺损。（E，F）患者切除术和皮瓣重建术后 6.5 年，可在两种视图中明显看到小腿和近端大腿的完美轮廓

卫星痣

卫星痣可能在刚出生几年内出现在任何部位，它们的数量和神经皮肤黑色素沉着症（NCM）出现的可能性直接相关[23]。它们从小到中等皮损不等（图 40.2、图 40.3 和图 40.11）。到目前为止，尚没有报道由卫星痣发展至黑色素瘤的病例[50]。由此，通常认为切除卫星痣的首要原因是为了美观。在儿童进入学龄前时切除面部多发性卫星痣的意义重大。四肢上大一点的卫星痣可以通过相对简单的系列切除术在婴儿期或幼儿期切除（大型皮损用其他方式同时切除）；如果保留至儿童后期和青春期，周围组织的皮肤弹性下降，可能不允许无扩张或移植

的切除术。

术后护理

儿童术后第一夜留院观察让父母更为放心。术后应监控患者的疼痛和是否存在血肿。数天内应每天更换敷料（缝合处应有抗生素药膏，上置干仿纱布和软性垫料）。通常根据渗出量判断，术后 3 ~ 10 天拔除引流管。如皮瓣的状态很好，可在插入后 7 ~ 10 天开始一系列的注射。术后回访 1 ~ 2 次并完成一次教学后，大多数的患者直接在家中由父母或监护人开始扩张过程。家长会得到一张卡片来记录扩

张过程开始以来的日期和注入盐水的量。鼓励他们拍下数码照片记录过程并随时告知作者[51]。在注射开始前可于注水壶表面涂抹局部麻醉药以减轻疼痛。扩张应在患者皮肤紧绷、能耐受，但不是特别疼痛时进行。

结果、预后和并发症

除去之前提到的组织扩张的局部特殊并发症，严重的并发症包括感染、扩张期外露和皮瓣缺血。通常来说，早期术后感染应移除扩张器并使用抗生素；然而早期发现感染并维持低剂量的抗生素可能避免扩张器损失。当周围伤口稳定时，减少一定的扩张器容积的可能使其得以保留。较轻的并发症包括扩张时疼痛（暂时性）、血肿、供区"猫耳"和瘢痕扩张[51,52]。

考虑到大型和巨大黑色素细胞痣的相对瘢痕概率，对许多外科医师来说，计算足够多数量的病例来得出关于不同的手术方式的有效性对降低退行性变和（或）降低功能美容结局的风险的结论是很困难的。自1988年以来，作者紧密跟踪了一系列超过300例患者的身体不同部位早期治疗大型和巨大黑色素细胞痣的有效性。长时间的随访和重复相关受累区域的模式已给作者提供独特的机会来对比不同的切口，提升美容效果或应对晚期功能问题的次级手术操作的需要。作者一直在调整治疗流程来提升

预后，并最小化次级手术的需要。

那些不容易借位扩张的部位，以作者早期的经验，主要致力于切除细胞痣和缺损皮肤移植。在相对短时的随访后发现，当皮损切除深度保证完全或几乎完全切除，中厚皮片重建导致可怜的审美效果，并且当在躯干或四肢周围进行时，儿童之后的生长发育出现越来越重的轮廓畸形和潜在的生长失衡。为了提高美容效果，提供跟上生长发育的更大机会的重建，大的全厚皮片从扩张供体部位得到。全厚移植的相对大小的限制几乎消除。然而，当这些患者发育到10岁左右，尽管皮肤表面外观和生长发育相对正常，轮廓畸形却足够明显，说明全厚皮肤移植到手背或足背和眶周并不可取。在四肢，选择性使用扩张带蒂皮片，可以避免这些后期畸形，并且使用转移组织的后续扩张的转移自由组织来增加它的覆盖面积。

意识到组织扩张随着年龄增长的难度，其中一些术式只在患者年幼时进行才有效。但也不排除对年龄稍长的儿童/成人进行重建的任何术式（而不是从大腿后部到小腿下部的扩张有蒂皮片），必须承认的是，目前许多患有从腰延伸到膝盖的巨大细胞痣的患者需要被指导，而不是承受难看的瘢痕和潜在的功能障碍。无论是否使用前期扩张，游离组织转移用更易进行的供体区缝合，允许大一些的皮片获得，并可能提供一种手段纠正一些后期畸形，但无论对早期治疗并发症还是初始治疗的选择失败，这都是次要的。

参考文献

9. Kovalyshyn I, Braun R, Marghoob A. Congenital melanocytic naevi. *Australas J Dermatol.* 2009;50: 231–240.
   A comprehensive review about congenital melanocytic nevi, including pathogenesis, natural history, and complications.

20. Zaal LH, Mooi WJ, Klip H, et al. Risk of malignant transformation of congenital melanocytic nevi: a retrospective nationwide study from The Netherlands. *Plast Reconstr Surg.* 2005;116:1902–1909.
   Retrospective study of national database of patients with large and giant congenital nevi from the Netherlands. The authors compared melanoma rates between patients with giant nevi and the general population over a 10-year period and revealed an increased rate of melanoma in patients with giant congenital melanocytic nevi when compared with the general population.

33. Bittencourt FV, Marghoob AA, Kopf AW, et al. Large congenital melanocytic nevi and the risk for development of malignant melanoma and neurocutaneous melanocytosis. *Pediatrics.* 2000;106: 736–741.

36. Rhodes AR, Melski JW. Small congenital nevocellular nevi and the risk of cutaneous melanoma. *J Pediatr.* 1982;100:219–224.

39. Bauer BS, Margulis A. The expanded transposition flap: shifting paradigms based on experience gained from two decades of pediatric tissue expansion. *Plast Reconstr Surg.* 2004;114:98–106.
   This paper demonstrates the advantages of transposition flaps used in tissue expansion when compared with advancement flaps.

45. Bauer BS, Few JW, Chavez CD, et al. The role of tissue expansion in the management of large congenital pigmented nevi of the forehead in the pediatric patient.
   This paper suggests guidelines for treatment of forehead and scalp congenital nevi with an emphasis on preserving or reconstructing the landmarks of hairline, hair direction, and brow position.

46. Bauer BS, Vicari FA, Richard ME, et al. Expanded full-thickness skin grafts in children: case selection, planning, and management. *Plast Reconstr Surg.* 1993;

92:59–69.

47. Pandya AN, Vadodaria S, Coleman DJ. Tissue expansion in the limbs: a comparative analysis of limb and non-limb sites. *Br J Plast Surg*. 2002;55:302–306.

49. Margulis A, Bauer BS, Fine NA. Large and giant congenital pigmented nevi of the upper extremity: an algorithm to surgical management. *Ann Plast Surg*.

2004;521:158–167.

52. Manders EK, Schenden MJ, Furrey JA, et al. Soft-tissue expansion: concepts and complications. *Plast Reconstr Surg*. 1984;74:493–507.

Review of the early concepts of how and why expansion works and discuss potential complications with avoidance techniques.

41

小儿胸部和躯干的缺陷

Lawrence J. Gottlieb, Russell R. Reid, and Justine C. Lee

概述

- 对于小儿躯干缺陷,为获得最安全和成功的治疗效果,需要多学科的综合治疗。
- 小儿外科的重建手术需要考虑到:躯体小使得可供使用的组织量受限,生长发育的需要,以及先天缺陷儿童可能伴随有脆弱的生理机能。
- 修复关闭腹侧壁缺陷对于新生儿循环可能形成很大的挑战,而修复关闭背侧壁缺陷必须解决暴露的神经元素。

简介

严重的先天性躯干缺陷经常在产前超声检查或者出生时确诊,要求多学科协作,包括整形重建外科。小儿外科的重建手术需要考虑到:躯体小使得可供使用的组织量受限,生长发育的需要,以及先天缺陷儿童可能伴随有脆弱的生理机能。体壁的缺陷有暴露重要组织结构和继发感染的潜在风险。修复关闭腹侧壁缺陷对于新生儿循环可能形成很大的挑战,而修复关闭背侧壁缺陷必须解决暴露的神经元素。

胚胎学

在妊娠的第4周体壁开始发育,此时中胚层发育成为近轴、中间和侧板层。近轴的中胚层邻近神经管,分化为骨骼组织和周围软组织,组成背侧体壁,并且包裹中枢神经系统。中间中胚层形成泌尿生殖结构。侧板中胚层分化为腹侧体壁的软组织和骨骼结构。侧板中胚层被外胚层覆盖,在妊娠的第4周末期发生折叠和融合[1,2]。先天性腹侧壁缺陷源自侧板融合的缺失。

胸壁缺陷

漏斗胸

胸壁凹陷畸形,又称为漏斗胸,是最常见的先天性前胸畸形,发生在存活产儿中的概率为1/300。主要表现为胸骨下陷和肋软骨移位。男女比例为3:1,白种人居多。漏斗胸通常是1岁以内确诊,尽管更细微的变化经常是到青少年时期才被注意到。

漏斗胸畸形经常显示出家族聚集性,但是具体的病因不清楚。尽管其与马方综合征、Poland 综合征、脊柱侧弯、马蹄足和并指的相关性已明确,但是漏斗胸畸形遗传的孟德尔模式仍未被确定,没有发现明确的突变基因。目前现有的证据表明它是不完全外显的基因突变或者多种因素共同作用的结果。

临床表现和评估

漏斗胸的患者表现为胸骨下陷,右侧通常更为明显,吸气时胸骨经常回缩[3,4]。胸骨体和胸骨肋骨连接处的肋软骨存在向后的成角畸形(图 41.1)。合并表现包括圆形斜肩、轻微的驼背和隆凸腹,但这

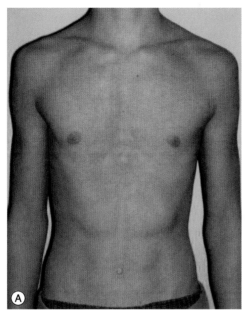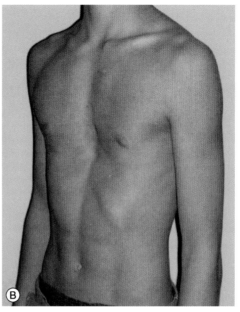

图 41.1 漏斗胸是最常见的先天性前胸壁畸形,特点是胸骨下压和肋骨移位。男性居多。(**A**)漏斗胸患者前面观。(**B**)患者侧面观。胸骨和脊柱前后距离减少

些表现可能继发于患者有意识或者潜意识隐藏胸部畸形而采用的姿势变化。

正确的鉴定畸形所致结构异常的程度、生理功能受限程度和心理影响对于治疗方案的制订是很重要的。基本的检查应该包括胸片、肺功能检查、心电图和胸部 CT(图 41.2)。Haller 和同事通过测量 CT 扫描图片获得漏斗胸严重指数(PSI),来对漏斗胸严重性的进行分级[5,6]。漏斗胸严重指数是指 CT 片上是胸部冠状面内径值除以从漏斗最深点到脊柱前方的最小前后径距离的值。正常范围是 2.5 ~ 3.25,手术指征通常是 PSI 大于 4.8[7]。

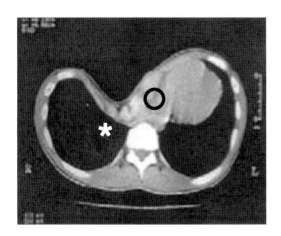

图 41.2 漏斗胸畸形 CT 扫描,显示胸骨下压的严重程度同时影响其他器官。漏斗胸严重指数使用胸部冠状面内径值除以从漏斗最深点到脊柱前方的距离值,手术指数 PSI 是大于 4.8

手术指征

多数患者无症状并且寻求选择性的胸廓畸形的矫正,尤其是青春期快速发育期这种畸形变得更加显著时。尽管心肺功能障碍引起争议,手术干预对严重漏斗胸治疗是有益的[8,9]。Kelly 提出当以下有两点及以上发生时建议手术治疗。①严重的有症状的畸形;②进展的畸形;③胸壁矛盾式呼吸;④CT 显示 PSI 大于 3.25;⑤心脏及肺受到压迫或继发病变;⑥体型有显著的异常;⑦矫形失败[10]。一般对大于 7 岁的儿童手术治疗是安全的,但是对于手术年龄仍有争议。

治疗

对于一些轻度畸形的患者通过物理治疗去改善患儿的姿态及胸肌的体积可得到满意的治疗效果。外科矫正漏斗胸分为轮廓伪装和轮廓修复。通过自体组织或者定制假体已经能成功完成轮廓畸形的伪装修饰。自体组织移植的不利之处主要是造成供区瘢痕和供区功能不健全风险。除非能获得神经支配或收缩,肌肉瓣不应该用于体积的纠正,因为肌肉在没有神经支配及收缩时将不断地萎缩。最常见的轮廓掩饰技术是放置定制的硅胶植入体(图 41.3)[11~14]。

硅胶植入可以得到满意的效果,除了血清肿形成,几乎没有出现短期并发症的风险。另外一个假

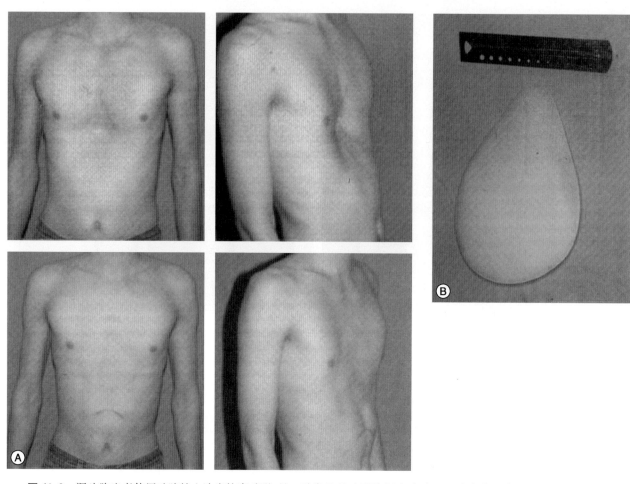

图 41.3　漏斗胸患者使用硅胶植入治疗轮廓畸形,是一种常见的畸形修复方法。(A)手术前和术后随访照相。上腹部横向切口用作嵌入。(B)定制的硅胶植入物

体植入的问题是假体移位和边缘可视,尤其在较瘦的患者身上。自体组织再造对一些需要修复的患者也是一种选择[15~18]。最近 Sinna 等报道一种联合的手术方法,用双侧去上皮的胸背部动脉穿支皮瓣覆盖植入物[19]。也有人描述了自体脂肪注射或采用软组织填充物的治疗方法[20,21]。

轮廓掩饰技术对轻度畸形的患者最适合,中至重度畸形患者更加适合轮廓修复技术。Ravitch 描述了一种开放式的修复技术,通过切除异常的肋软骨,做胸骨横向截骨矫正后再固定,来抬高两侧胸肌瓣[4](图 41.4)。从他的报道后,Ravitch 的术式过程被改良成很多方式,如保留软骨膜,最小限度地软骨切除,通过不同技术去支撑胸骨[22,23]。Haller 及同事报道,通过肋软骨的胸骨末端与肋骨末端重叠形成三角形固定,来支撑抬高的胸骨[24,25]。几乎所有的开放式手术均采用了横向的乳房下褶皱切口或较短的人字形切口,除了那些年龄较大的或者马方综合征的患者使用正中的纵向切口。双侧胸大肌及上段腹直肌从胸骨到双侧肋骨分离,掀起并暴露出肋软骨。去除或保留软骨膜,不同程度切除肋软骨。从 Ravitch 最初的经验来看,很明确的是,青少年儿童应该保留大部分的肋软骨中间和外侧部分,来最大限度地减少继发生长发育障碍。在第三或者第四肋间水平,相当于胸骨凹陷部的上缘,利用横楔形截骨术矫正胸骨成角畸形。截骨术可以使用缝线、金属线或较硬的固定板缝合固定[26,27]。剑突与胸骨分离,可以允许剑突向下受牵拉移位。

胸骨水平固定技术应用并不普遍,但被很多人认为是重要的胸骨的支撑技术。Adkins 和 Blades 介绍的金属支架支撑胸骨技术,很多医师都在应用[28]。Fonkalsrud 和同事报道了一种改良的开放式手术,共 450 例,尽量少地切除软骨并使用 Adkins 金属架[29]。大多数患者的支架放于胸骨后,但是最近他们转为放于胸骨上,便于 6 个月后取出支架,尽可能减少了进入胸腔的必要。Hayashi 和 Maruyama 描述了使用血管化肋骨支架替代金属支架,这种支

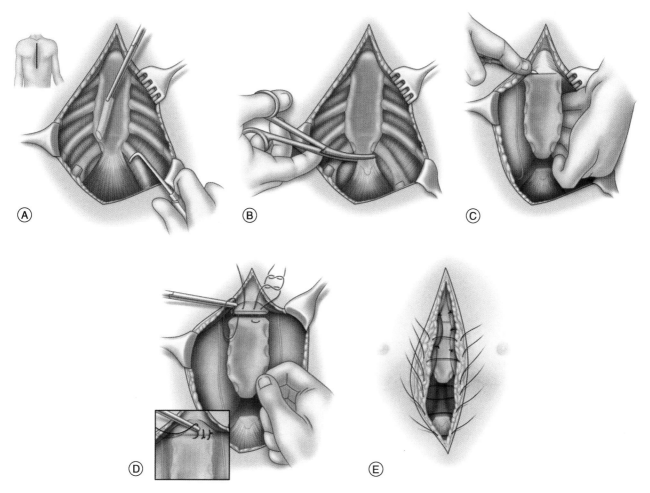

图 41.4 Ravitch 修复。在 1949 年,Ravitch 描述了他修复漏斗胸的经典方法。(**A**) 中线切入,胸肌切开和提高暴露胸骨和胸肋连接处。(**B**) 最低的两个肋软骨和骨膜被切除,剑突截骨。(**C**) 5 个肋软骨双边被分开和单个肋骨被切除。(**D**) 前胸骨矫正后的位置再次评估并用多股丝线褥式缝合加固。(**E**) 胸肌被再次估计中线缝合和关闭皮肤切口

架血供为胸廓内动脉的前肋间分支[30]。Robicsek 等报告了 600 名患者使用胸骨后的 Marlex 网"吊床"技术,有丰富的经验,取得非常好的远期效果[31]。近期报道的使用生物性可吸收网格放置于胸骨后做支持的 Robicsek 技术,发现可减少炎性反应,减少术后疼痛,消除胸骨后的金属支架移动的风险[32]。

胸骨翻转移植是一种彻底修复胸骨轮廓畸形的方法[33]。由于血供的受损,这种技术有胸骨缺血坏死的问题。后来发展的带血管蒂的胸骨翻转骨瓣,与胸廓内动脉进行微血管吻合,防止该并发症发生,且已经有一些成功的报道[34~36]。

随着胸腔镜技术的快速发展,出现了漏斗胸微创修复方法(MIRPE),成为一种可供选择的修复方法[37,38]。MIRPE 也称为 Nuss 手术,包括内镜暴露胸骨和放置弯曲固定架(图 41.5)。与 Ravitch 手术和改良的 Ravitch 手术不同,避免了骨切除术,手术

时间明显缩短。然而被报道有固定架移位、固定架脱出、肋骨磨损等并发症[39]。另外,需要二次手术取出固定架。Nuss 术中也有使用可吸收固定架的,但是它们存在较高的损坏率[40]。

漏斗胸轮廓修复的早期并发症除了气胸和伤口感染不多见。晚期并发症多表现为畸形复发,特别是在没有坚固固定的 Ravitch 手术中。在年龄较小做矫形的患儿身上可以观察到,继发的胸廓畸形是一种严重的晚期并发症。认为是由于骨生长中心破坏和胸廓内瘢痕形成,患者发展为狭小胸廓和严重的肺功能障碍。Haller 等将这一现象称为获得性的 Jeune 综合征[41]。

鸡胸

鸡胸相对于漏斗胸比较少见,被认为是同系列的畸形。特点是前胸壁突出畸形(图 41.6)。

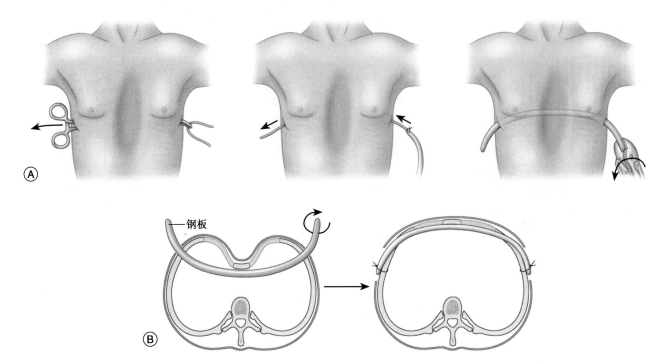

图41.5　Nuss 修复,也是众所周知的漏斗胸微创修复方法(MIRPE),是一种使用钢板修复胸廓的方法。(**A**)将一把弯钳上抬穿过纵隔到达胸骨下方(左侧)。钳子引导钢板放置在胸骨下的位置(中间及右侧)。(**B**)为了能够插入,钢板随着畸形胸廓的凹曲度弯曲(左侧)。到达位置后,将钢板轴向翻转180°使胸骨朝前突起(右侧)

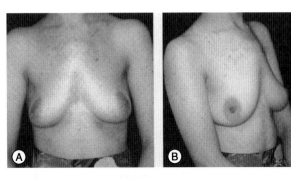

图41.6　鸡胸是胸廓前凸畸形,与漏斗胸形状相反,一般被认为是相同系列的畸形。显示前面观(**A**)和侧面观(**B**)28岁鸡胸妇女照片

类似于漏斗胸,鸡胸没有明确的病因。发生率在存活产儿中占 1/10 000 ~ 1/1000,男女比率为 6:1。

临床表现和手术适应证

鸡胸存在三种胸骨前凸畸形[42]。胸骨体突出型最常见,特点是胸骨体向前凸起,肋软骨的凹陷。非对称性复合畸形常出现单侧肋软骨移位,胸骨位置正常。胸骨柄连接处凸起合并胸骨体凹陷为第三种类型,最少见。与漏斗胸不同,年幼患儿没有心肺功能障碍,在临床检查中常无明显异常发现。患者往往在年龄较大,寻求外科矫正他们的胸廓异常时被诊断。鸡胸也可以是一种漏斗胸修复的继发获得性畸形[43]。

治疗

鸡胸修复重建的皮肤切口经常是在乳房下皱襞部位。传统的操作包括分离胸肌和腹直肌,暴露肋软骨和胸骨。对于胸骨体突出型畸形,软骨膜下肋软骨切除联合单次或两次截骨术将胸骨恢复至正常位置[42](图 41.7)。

对于不对称畸形,肋软骨切除术后,采用楔形截骨矫正胸骨位置。这项操作近期的改良包括:在切除肋软骨时,沿着肌纤维的方向将肌肉分开,而不是使整块肌肉分离向上掀起[44]。在一些小样本量的案例中记录到使用矫形器进行非手术的矫形,治疗效果主观性评价显示隆起畸形得到改善[45]。然而没有长期随访结果,目前还不清楚年幼患者能否忍受长期使用矫形支具。

Jeune 综合征

窒息性胸廓营养不良,Jeune 综合征是少见的家族常染色体隐性遗传的骨软骨营养障碍,特点是窄

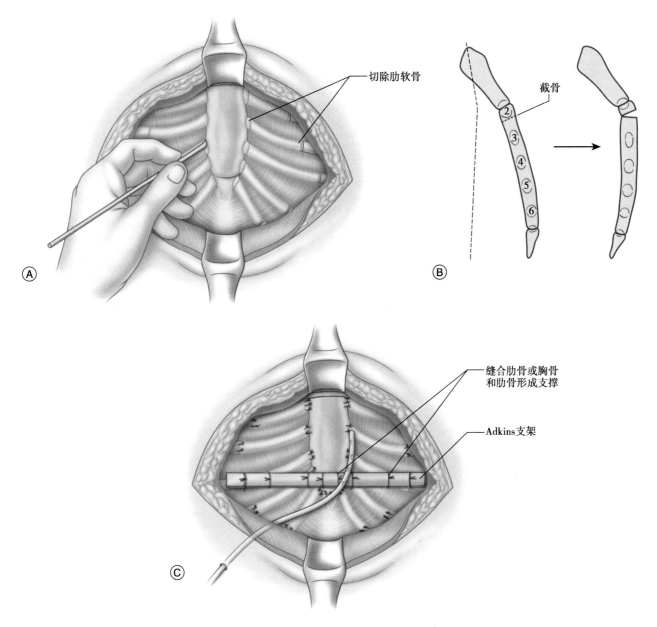

切除肋软骨

截骨

缝合肋骨或胸骨
和肋骨形成支撑

Adkins支架

图 41.7　改良的 Ravitch 修复鸡胸方法,前面做 V 形切口和胸肌切开暴露胸骨和肋软骨。(**A**)肋软骨和骨膜被切除。(**B**)肋软骨切除后,胸骨截骨术。(**C**)正常前胸廓 Adkins 支架,一个引线通过肋骨侧方

而固定的胸腔和凸起的腹部[46](图 41.8)。

　　虽然对于该疾病早期的描述主要限于死于呼吸衰竭的新生儿,后续报道证明,Jeune 综合征有不同的表现,一些患病婴儿可以生存[47]。在一些不严重的 Jeune 综合征患者中,成年后可能发生肾衰竭。

临床表现和手术指征

　　Jeune 综合征表现形式多样[48]。严重的 Jeune 综合征新生儿一般表现为是窄铃形的胸腔,横径和矢状径均狭窄,伴有轻度短指畸形。肋骨短而宽,很少达到腋前线。肋骨软骨连接处的组织学检查显示不正常的软骨内骨化。这些患者有严重的限制性肺病和经常需要机械性通气。中度 Jenue 综合征患者通常表现为不伴有呼吸功能障碍的狭窄胸廓,严重的短指症,以及成年后出现肾衰竭。这些患者通常在肾移植或肾脏替代治疗时被诊断。最轻度的 Jenue 综合征可能仅表现为多指畸形和严重的短指症。存在呼吸功能障碍是外科矫正的手术指征。

治疗

　　Jeune 综合征的手术干预主要集中在胸腔扩张。两种成功的手术方法:胸骨正中切开术和侧胸扩张胸廓成形术。胸骨正中切开术通常要求增加植骨、不锈钢板和假体垫片[49~52]。Davis 和同事描述了另

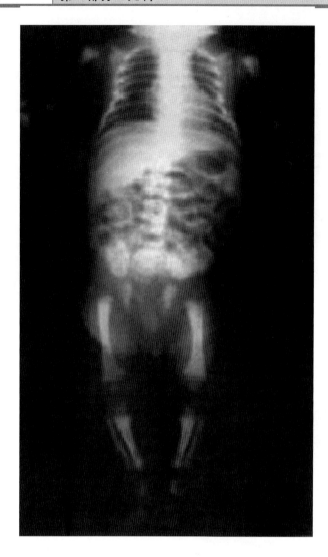

图41.8　3个月大小的Jeune综合征婴儿X线片,窒息性胸廓营养不良。特点为肋骨水平,铃形胸廓,短小肢体,骨盆畸形

外一种治疗选择,即侧胸扩张胸廓成形术(图41.9)。在这个手术中,将4~9肋不同程度地截断,与骨膜分离,将不同的肋骨使用钛板固定在一起使胸廓扩展[53~55]。作者指出,对大于1岁的患者使用这种方法效果良好并有新骨形成。Waldhausen报道了使用纵向可扩张的钛肋骨胸廓成形术成功治疗胸

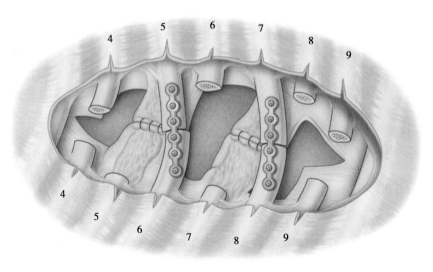

图41.9　Jeune综合征修复。Davis描述了胸廓伸展技术,移除第5~9肋,间隔肋骨固定,增加肋骨间距使胸腔扩大

廊功能不全综合征的患儿。在他们的病例中两名患者有 Jeune 综合征[56]。

异位心脏

异位心脏是以胸骨正中缺陷为特征的四种罕见先天畸形之一。存活产儿中发生率是 0.8/100 000，包括无症状性裂缝到高死亡率的严重情况。许多病例可通过产前超声诊断（图 41.10）

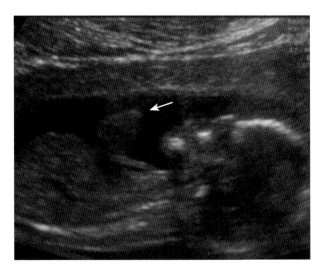

图 41.10　异位心脏的产前超声诊断。孕 32 周产前超声证实胸腔外心脏（箭头）

临床表现和手术适应证

多名学者对心脏异位进行解剖学分类。颈部的心脏异位是最严重的类型，包括心脏上移异位和颌

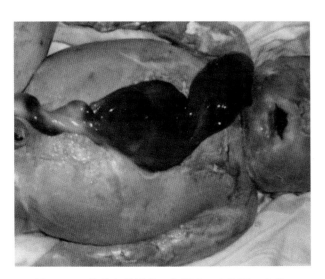

图 41.11　胸腹心脏异位。与**图 41.10** 为同一患者，存在心脏异位，中线脐上缺损和低胸骨缺损

面畸形。胸部心脏异位是典型的胸腔外心脏，没有软组织或骨性覆盖。胸腹心脏异位包含胸壁、腹壁缺损（图 41.11）。

这些缺陷与 Cantrall 五联症相关，包括中线脐上缺损、低胸骨缺损、前横膈缺损、心包缺损、心内结构异常[57]。最后一类为胸骨裂开是相对良性的发现，很少引起严重的生理障碍（图 41.12）。

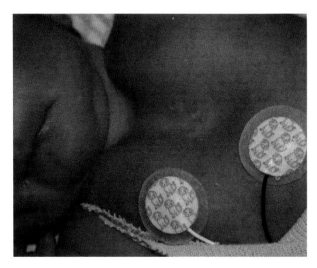

图 41.12　胸骨裂开在心脏异位畸形疾病谱中是一种轻度情况。与严重的情况相似，胸骨不易融合。然而胸内容物还是在解剖学位置上，无生理异常

对于胸部、胸腹部和颈部的心脏异位必须进行外科矫正，首要目标是覆盖心脏，当患者情况允许后，最终将心脏复位回到胸腔。多学科协调治疗对于减少这些高危患儿死亡率是相当必要的，其中包括产科医师、新生儿专家、重症监护麻醉医师和心胸外科专家和整形外科医师。

治疗

分阶段的手术利于成功修复胸和胸腹的心脏异位。第一步治疗是在生命最初几个小时内进行的，包括双侧胸部皮瓣转移覆盖暴露心脏、断层皮片移植、合成的或生物网片治疗。这时候不应该尝试将心脏送回胸腔，容易引起压缩性心肺功能障碍[58]。患者在几个月至 2 岁时接受胸壁重建和心脏复位治疗。胸壁重建可以采用肌皮瓣包裹自体肋骨移植，或者异体定制的支撑物[59~60]。Hochberg[59]描述一种方法，将胸肌和腹直肌作为一个整体掀起，外侧减张切开后将此双蒂肌皮瓣向内移位。最后侧方供区进行皮肤移植。颈部、胸部和胸腹部心脏异位预后欠佳，多数患者在围术期后不能生存下来。

没有暴露心脏的胸骨裂缝不太复杂。通常生后一

个月行外科修复。双侧胸大肌皮瓣覆盖肋骨移植能达到好的美容结果[61]。使用钛板材料固定也有报道[62]。

Poland 综合征

Poland 综合征是一种罕见的疾病,特点是单侧胸大肌的胸骨端缺失,乳房发育不良或不发育,肋骨缺失或畸形、无腋毛和同侧上肢短小和短指并指畸形[63,64]。Poland 综合征报道的发生率在存活产儿中大约为 1/30 000,男孩多于女孩[65]。病因未知。有人提出的形成机制是在妊娠第 6 周时锁骨下动脉供血不足,右侧受累比例是左侧的两倍。也有人认为形成机制为单侧侧板中胚层发育障碍。

临床表现和手术适应证

儿童 Poland 综合征是复杂多样的,特征性的表现为胸大肌胸骨端缺失伴有腋前线缺失(图 41.13)。胸壁和手不同程度受累(图 41.14)。

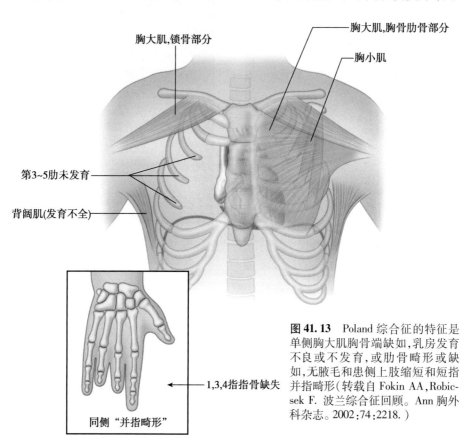

胸大肌,锁骨部分
胸大肌,胸骨肋骨部分
胸小肌
第3~5肋未发育
背阔肌(发育不全)
1,3,4指指骨缺失
同侧 "并指畸形"

图 41.13　Poland 综合征的特征是单侧胸大肌胸骨端缺如,乳房发育不良或不发育,或肋骨畸形或缺如,无腋毛和患侧上肢缩短和短指并指畸形(转载自 Fokin AA,Robicsek F. 波兰综合征回顾。Ann 胸外科杂志。2002:74:2218.)

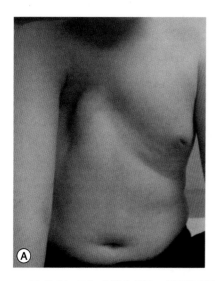
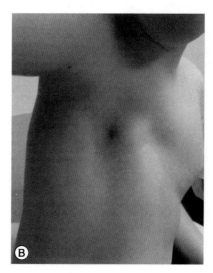
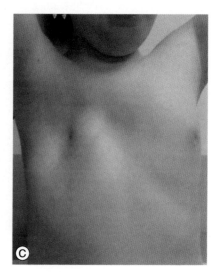

图 41.14　Poland 综合征是一种罕见疾病,男性居多。(A)男孩右侧 Poland 综合征。(B,C)乳头发育不全和胸大肌胸骨端缺失

在一些罕见严重情况中，由于 2～5 肋软骨缺失，可存在凹陷畸形。这种畸形可以导致矛盾性胸壁运动和肺疝发生。一些患者可存在对侧的船骨状畸形。在 1/3 的患者中，乳房发育受到影响，可以是发育不全甚至完全缺失。背阔肌可能变薄弱。Poland 综合征可通过产前超声检查得到诊断，但通常出生后体格检查可以提供最佳的评估。

Poland 综合征的病情检查是从出生后体格检查开始的。需要对躯干和上肢进行双侧全面对比检查。通过触诊确定胸大肌、前锯肌和背阔肌是否存在。同时行标准的胸片检查来查看肋骨情况。CT 或增强 MRI 对外科治疗计划的制定可能会有帮助。较小年龄即进行修复手术的首要手术指征是胸廓发育不全导致心肺功能障碍[66]。对于年长男女患者进行外科手术治疗的原因通常是外形畸形。

治疗

目前 Poland 综合征治疗方法的选择很多。轻度 Poland 综合征仅有软组织的缺陷。类似于成年人乳房再造，可以使用硅胶假体或自体组织进行重建。使用定制的假体植入物纠正胸壁畸形，其术后发生移位、侵蚀、不适和边缘可视的发生率较高，特别是在瘦弱的患者[67]。多位研究者证实带蒂的背阔肌肌皮瓣，配合或未配合硅胶假体，可以达到理想的治疗效果，通过分期治疗，明显改善胸壁轮廓。一些治疗者改良了此方法，使用微创内镜来分离背阔肌[68,69]。游离组织转移，例如横行腹直肌肌皮瓣、腹壁下动脉穿支皮瓣、臀上动脉穿支皮瓣和前外侧大腿穿支皮瓣被用于乳房再造和胸廓畸形软组织填充[70,71]。当同侧的背阔肌薄弱或者无法使用时，可使用对侧背阔肌微神经血管移植对缺失的胸大肌进行功能重建并且形成腋窝前皱褶，使外观显得更为正常[72]。

对于较为严重的 Poland 综合征患者，胸壁骨骼重建的传统方法包括自体肋骨移植（图 41.15）或是 Marlex 网片修复（图 41.16）[73,74]。这两项技术均比较成功。然而，聚丙烯网片往往造成过于平坦的胸部外观，因此常联合背阔肌皮瓣转移。另外，联合肋骨移植的网片假体、模具塑形的硅胶假体和冷藏保存的肋软骨也被报道用于治疗，成功率报道不一[13,75,76]。对侧隆突畸形可通过胸骨截骨和旋转进行治疗。

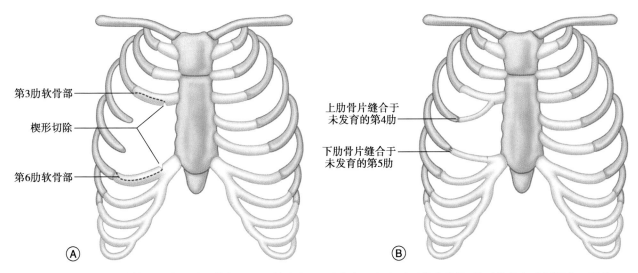

图 41.15　（A，B）自体分叉肋骨移植修复 Poland 综合征，通过分离上方和下面的肋软骨，劈开软骨和重新固定于异常的肋骨而形成新的 Poland 综合征的骨骼支撑

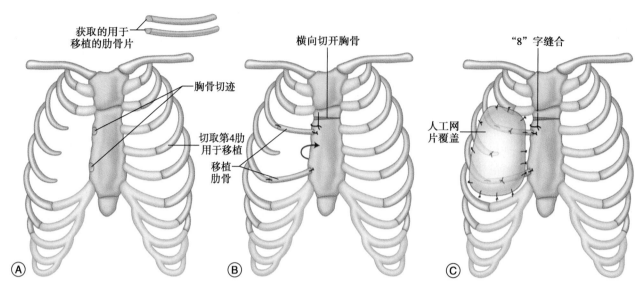

图 41.16 （A～C）网片修补在 Poland 综合征中的应用。除自体的肋骨移植外，Marlex 网放置在肋骨移植物上方用于纠正骨骼轮廓畸形。然而，单独的肋骨移植或联合网片修补后的胸廓外表过平。轮廓畸形仍需要在重建骨性结构上方加入软组织或假体填充（摘自 Fokin AA，Robicsek F. Poland syndrome revisited. Ann Thorac Surg. 2002;74:2218. ）

腹壁缺损

脐膨出和腹裂

　　脐膨出和腹裂是先天性腹壁缺损，活产儿中发病率分别是 1/（4000～7000）和 1/100 000[77]。脐膨出常常比腹裂的缺损更大，肠管、肝脏和其他脏器疝入脐带，外有羊膜囊覆盖。腹壁裂不同于脐膨出的是脐带是未受累的，肠管通过缺失的腹壁突出于体外，表面无羊膜囊覆盖。男孩和女孩的发生率相同。脐膨出和腹裂是否存在遗传因素尚不明确，但是二者被认为发生机制是不同的。

临床表现和手术适应证

　　脐膨出和腹裂具有直径 4～7cm 的腹壁缺损。巨型脐膨出的定义是脐膨出直径大于 5cm[78]。脐膨出患者常常并发一些其他的遗传性畸形，例如染色体异常、Beckwith-Wiedemann 综合征、心脏异位和 OEIS（脐膨出，膀胱外翻，肛门闭锁，脊髓缺陷）（图 41.17）[79]。与此相反，大约 14% 的腹裂合并其他非相关的遗传性缺陷[80]。

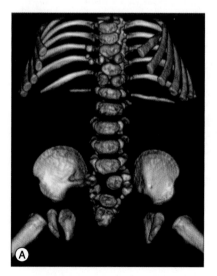
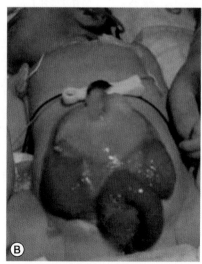
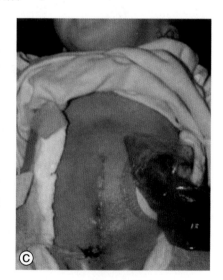

图 41.17 （A）新生儿脐膨出、膀胱外翻和肛门闭锁和脊柱畸形的 CT 扫描三维重建（OEIS）。明显的骨盆耻骨联合间距增宽和脊柱畸形。（B）同例 OEIS 新生儿术前照，存在广泛的腹壁缺损。（C）患者术后照，分期脐膨出修复、泌尿生殖系统重建、腹壁关闭和骨盆矫形术后数周

治疗

脐膨出和腹裂的重建方法是和腹壁缺损大小以及腹腔内容积不足程度直接相关的。小的缺损可以一期关闭或使用周围软组织覆盖。巨大的脐膨出通常不能进行一期关闭，因为组织缺损较多，或因为腹腔容积不足，回纳后出现静脉回流障碍，而造成严重的生理功能障碍。对于腹裂患儿，缺乏羊膜囊覆盖，导致内脏大面积的暴露，因此足量的液体复苏以及早期进行生理覆盖对于新生儿存活是至关重要的。源于缺损或修复关闭后的并发症包括肺炎、肠梗阻、败血症和新生儿坏死性小肠结肠炎。

大的脐膨出的非手术治疗可使用硬化剂来完成，例如 0.25% 汞溴红或 0.5% 硝酸银，使得周围组织向缺损部位逐渐生长上皮细胞直至闭合缺损。然而，此类治疗存在感染风险，因此并不是理想的解决方法。

外科缝合治疗通常是分期或者延迟完成的。1948 年，首次报道了分期皮瓣转移治疗脐膨出[81]。尽管手术是成功的，但是仅仅使用皮肤治疗的缺点就是术后出现大的腹壁疝。更加有效地治疗是需要将腱膜复位或用合成材料或者异体材料进行补充替代。

在较大的腹壁缺损病例中进行腱膜复位需要扩张腹壁。硅胶筒仓式（Silo）装置应用较为广泛，它可将腹腔内容物"推回"腹腔，同时扩张腹壁使腹腔容积逐渐恢复，最终关闭缺损。在无菌条件下，将硅胶筒仓覆盖于腹部脏器上方，两边同缺损开口处筋膜边缘固定。术后慢慢地收紧直到所有的内脏返回腹腔（此过程需要缓慢进行以允许腹腔容积能够自我调节适应内容物的增加）。收紧过程筒仓自腱膜固定处崩裂是这种治疗方法的并发症。如果发生筒仓破裂，有报道在小样本量病例中使用创面负压治疗装置，将其直接置于肠管等内容物上，作为最终关闭前的过度方法[82]。腹膜内组织扩张是另一种治疗腹腔容积不足的腹壁扩张方法。在两篇报道中，有人提到使用骨盆内扩张器进行腹膜内组织扩张，持续扩张 3~5 周[83,84]。两组均报道了成功的治疗结果且并发症发生率低。最后，有报道使用腹壁肌层分离技术治疗巨大脐膨出。10 个平均年龄为 6.5 个月的患有巨型脐膨出的患儿，通过切开腹外斜肌腱膜进行腹壁分离[85]。不同于之前的技术，待非手术治疗一段时间脐膨出完成上皮化后才实行关闭手术。在 3 例患者中并发症包括中央静脉置管败血症、中线皮肤坏死和血肿。

可以使用假体或生物合成物替代筋膜。假体移植的早期报道包括使用 Teflon 补片固定于腹膜，二期使用聚丙烯补片固定于腹直肌鞘上[86]。生物合成物诸如心包补片[87]和人造真皮也在一些病例中有报道[88]。腹部关闭后往往还需要一些后续治疗。脐膨出患儿可行即刻或二期脐部成形术[89,90]。脐膨出往往还合并膀胱和泄殖腔外翻。泌尿生殖系统的重建将在第 44 章中提到。

背部缺陷

胚胎学

神经外胚层是由单层细胞发育而成。在妊娠的第 4 周，侧板中胚层发育成为体壁的同时，神经板形成，两侧同时向对侧移动形成神经管[91]。进行从前向后、从头部至尾部的融合。前方闭合失败导致脊髓纵裂和脑脊膜膨出。后方闭合失败导致脊柱裂[92]。

脊柱裂

脊柱裂分为三大类。开放式脊柱裂是一种开放性的脊髓膨出，神经外围无组织覆盖。出生时表现神经功能丧失。囊性脊柱裂包括脑膜膨出、脊髓脊膜膨出和脊髓中央管突出。脑膜膨出在神经管缺陷里占 14%，通常发生在腰椎。脑脊髓膜膨出是指无神经组织的脑膜疝出。脊髓脊膜膨出发生在脊髓圆锥，以通过椎骨有脊髓和脊膜膨出为特点，是最常见的神经管缺陷，神经管缺陷中占 85%，在全球存活产儿中存活患儿中发病率为（0.17~6.39）/1000[93]。患儿通常存在运动和感觉缺失。脊髓中央管突出是指合并中央管扩张的脑脊膜膨出。隐性脊柱裂是症状最轻的神经管缺陷，有很少的临床症状，患者经常表现为皮肤窦道、局部毛发或脂肪瘤，基本没有神经系统症状。

临床表现和评估

囊性脊柱裂通常通过产前超声即可做出诊断。囊性脊柱裂暴露的神经纤维外面有一层薄膜囊包裹可以预防神经组织干燥保护神经功能。

新生儿的病情评估应该需要神经外科医师和整形外科医师协同会诊，评估神经组织覆盖缺陷。神经管缺陷通常伴有其他畸形,诸如肢体畸形和神经源性膀胱,分别需要矫形外科和泌尿外科会诊。

手术适应证

1960 年之前,脊髓脊膜膨出患者生后 6 个月死亡率为 65%~75%,很少生存到 6 岁[94,95]。从那时起,认识到早期关闭对于预防感染是至关重要的,现在也被认为是治疗的标准。生后 24~48 小时成功关闭可使得 3 个月时生存率达到 85%,1 岁时生存率达到 60%~70%,3 岁时生存率达到 40%~50%[96]。尽管目前医疗技术有了很大的进步,由于一些合并症诸如脑积水、神经功能缺陷,使该疾病患儿的病死率仍然较高。另一方面,有皮肤覆盖的脑膜膨出手术年龄可以延迟到生后 3 个月。脊柱裂骨缺陷通常不予处理。

治疗

综上所述,对于脊髓暴露的病例早期生理性关闭是相当必要的。最主要的目的就是保护神经元,避免感染和脑脊液漏。硬脑膜修复后,表面需要软组织覆盖,可以是肌肉、皮肤移植或者皮瓣,这对于硬脑膜修复效果很重要。

历史上,脊髓脊膜膨出修复手术中一期皮肤闭合手术占 75%。剩余的 25% 较大的脊髓脊膜膨出需要其他的重建方法(表 41.1)。缺陷面积 20cm² 内,可通过适度皮肤皮下分离完成修复。De Brito Henriques 描述了 15 例缺损为 64cm² 的患者,手术中使用间断皮肤牵引技术进行术中皮肤牵引扩张,达到一期闭合[98]。这个方法的缺点就是增加了手术时间,因为术中需要对皮肤进行缓慢牵拉。

表 41.1　较大脊髓脊膜膨出的重建

类型	方法	患者数量	疾病性质	缺损大小	并发症	参考文献
皮瓣、肌肉皮瓣、皮肤移植物	皮瓣转移,背阔肌反转和推进,STSG	总数 74 皮瓣(37) 侧向皮瓣 (5) STSG(32)	急性	一期:22.7cm² STSG:37.3cm²	初期:41% 皮瓣坏死,13.5% 脑脊液漏,10.8% 败血症,2.7% 死亡 STSG:6.3% 局部移植物丢失,6.3% 脑脊液漏 3.1% 败血症,无死亡	122
皮瓣	双 Z 菱形皮瓣	10	急性	4~23cm²	部分皮瓣坏死 1 例,脑脊液漏 1 例	99
筋膜皮瓣	改良带蒂 VY	11	急性	7~40cm²	无	106
筋膜皮瓣	两侧旋转推进	5	急性	30~80cm²	无	103
筋膜皮瓣	两侧旋转推进	9	5 个急性,4 个延迟	24~48cm²	皮肤坏死 1 例	102
筋膜皮瓣	非等边三角 Z 成形术	5	急性和延迟	54~102cm²	血肿 1 例	110
筋膜皮瓣	双叶瓣	20	急性	38.4cm²	部分皮瓣丢失伴脑脊液漏 1 例	107
筋膜皮瓣	双叶瓣	5	急性	12.25~36cm²	无	108
筋膜皮瓣	Z 形旋转推进,双侧	11	10 个急性,1 个延迟	45~114cm²	无	101
筋膜皮瓣	菱形	1	急性	42cm²	无	109
筋膜皮瓣	改良 Limberg 皮瓣	4	急性	16~68cm²	伤口溃烂 1 例	129
筋膜皮瓣	双蒂皮瓣	12	急性	6~7cm²	无	130

续表

类型	方法	患者数量	疾病性质	缺损大小	并发症	参考文献
肌皮皮瓣	背阔肌岛状皮瓣翻转	12	7 个急性,5 个再手术	未知	在供皮区中线处存在小面积伤口坏死 1 例	92
肌皮皮瓣	背阔肌转移,STSG 用于二期修补	2	延迟	未知	无	131
肌皮皮瓣	近端基底岛状背阔肌皮瓣,双侧	20	延迟	$6±1.2cm^2$	无	114
肌皮皮瓣	单边和双边背阔肌(近端带蒂,和逆向流动)	23	急性	$35 \sim 74.16cm^2$	伤口裂开 2 例,皮瓣末端坏死 2 例	132
肌皮皮瓣	菱形背阔肌转移	30	急性	最大 $60cm^2$	未知	133
肌肉和肌皮瓣	背阔肌和臀肌 STSG	8	急性	$97.9cm^2$	所有病例脑脊液漏,需要做 VP 分流	134
肌皮皮瓣	背阔肌 VY 型推进	1	急性	$117cm^2$	无	135
肌肉	背阔肌翻转,单侧肌肉上方覆盖 STSG	1	急性一期修复;再手术病例	未知	无	115
肌皮皮瓣	SGAP	6	急性	$32.64cm^2$	静脉充血,表皮松解 1 例	111
肌皮皮瓣	双侧带有臀筋膜的背阔肌,松弛切口	19	大部分急性;一些是延迟的	$20 \sim 50cm^2$	无	118
肌皮皮瓣	背阔肌和(或)斜方肌	82	急性	未知	无	120
肌皮皮瓣	双侧互联的背阔肌和臀大肌	9	急性	$42 \sim 80cm^2$	无	121
骨肌皮皮瓣	脊柱旁肌肉/脊柱分裂翻转± STSG	未知	急性	未知	未知	112
骨肌皮皮瓣	背阔肌,斜方肌	6	急性以及再手术	未知	无	117

研究者报道了随机皮瓣和皮肤筋膜瓣的各种不同设计,用于预防一期关闭容易发生的皮肤边缘坏死。使用了各种邻近组织重组,包括旋转、异位、推进、Z 形皮瓣等。Cruz 和同事提出了创造性的双 Z 菱形皮瓣,该皮瓣是取两个边角为 60° 和 120° 的菱形。延伸 120° 角的切口,在缺损两边形成两个 60° Z 形皮瓣,相互推进调换修补缺损[99]。尽管这个报道很成功,这种依赖于随机血液供应的局部组织重新排列一般不适用于较大的缺损。如果没有明确的穿支或轴形血管供应,修复缺损所需要的皮肤和皮下组织通常不能得到足够的血供,容易导致伤口不愈合。

　　尽管随意型皮瓣对于大的缺陷通常治疗效果不可靠,这些皮瓣的出现有助于发展皮筋膜皮瓣,肌皮瓣和穿支皮瓣的几何学设计,提供更可靠的无张力皮肤闭合技术(图 41.18 和图 41.19)。

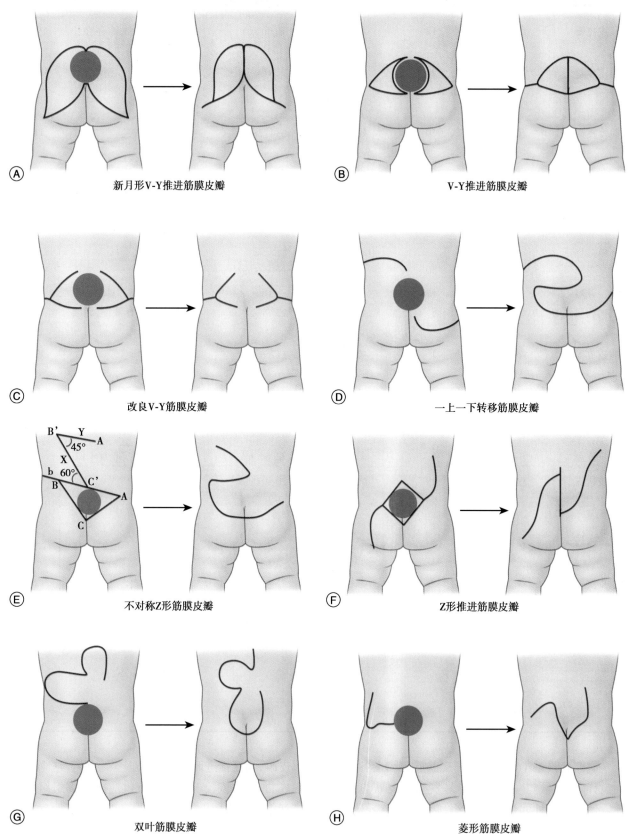

图 41.18　筋膜皮瓣在脊髓肌膜膨出中的应用。(**A**)双侧新月形 V-Y 推进。(**B**)典型的两侧 V-Y 推进。(**C**)改良的 V-Y。(**D**)上下旋转。(**E**)不规则 Z 字形术。(**F**)Z 推进。(**G**)转位。(**H**)菱形转位

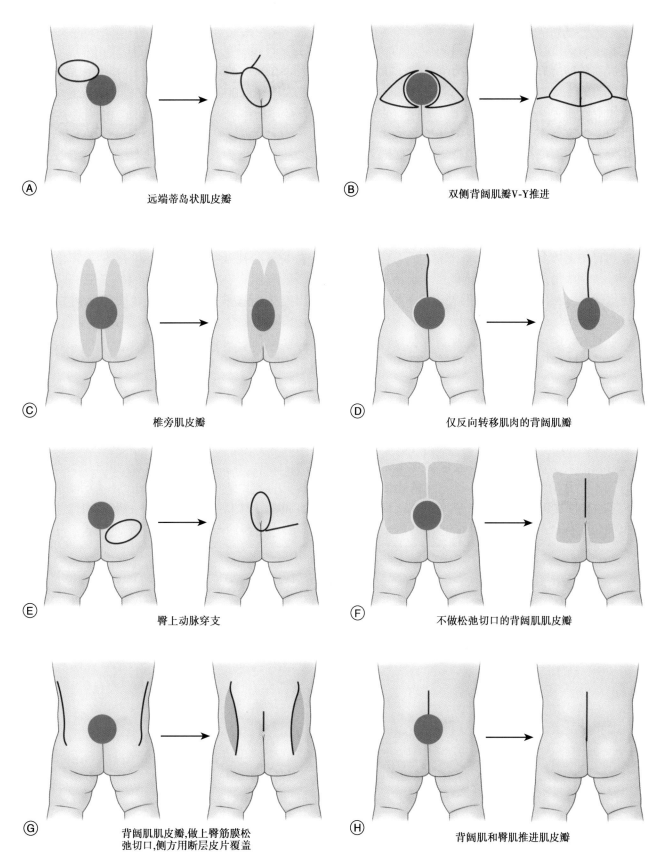

图 41.19　肌肉和肌皮瓣在脊髓脊膜膨出中的应用。（A）远端背阔筋膜肌皮瓣推进。（B）两侧背阔筋膜 V-Y 肌皮瓣推进。（C）棘突旁边的肌肉推进或转位。（D）断层皮片移植。（E）臀上动脉穿支（SGAP）皮瓣插入。（F）双侧背阔肌皮瓣推进术。（G）双侧背阔肌推进术，同时横向切口覆盖。（H）两侧背阔筋膜和臀大肌互联

多普勒超声确定皮瓣蒂部穿支部位有助于术中设计。Iacobucci 在对双侧上和下筋膜皮瓣的描述过程中明确了穿支血管支配区域[100]。上外侧，旋肩胛动脉的肩胛周围及筋膜分支提供了上部的转位皮瓣的主要血供。该区域三等分中间部位的血管来源于肌肉穿通血管以及下方肋间动脉的肋沟部分。下方皮瓣接受旋髂浅动脉的穿通支的血液供应。该皮瓣的排列方式包括皮肌膜皮瓣 Z 形推进旋转以及曲线切开形成双侧旋转移位皮瓣[101,102]。这些皮瓣比较坚韧，因这些皮瓣保留了胸腰筋膜和穿支血管。曲线推进旋转皮瓣对于移动皮肤切口更有利，这样皮肤切口就不会在硬脑膜修复切口的上方。

一种最常见的筋膜皮瓣转移技术是两侧 V-Y 推进皮瓣术。也有文献提出了几种该技术的改良方法，例如延伸 V 形切口顶点部位，这样 V 形皮瓣可以通过棘突旁穿通支提供血运，保留双侧皮瓣上方和下方的皮肤桥接[103~105]，以及作者实践中设计的新月形皮瓣。

一些在少数研究中已报道的其他的皮肌膜皮瓣包括较大双叶转位、菱形穿支皮瓣以及不对称的 Z 成形术有独特的几何学特点[106~109]。在剥离双叶瓣和菱形瓣的时候，注意保护皮瓣的穿支血管。不对称的 Z 改形术，具备一定的几何学特点[110]。这种皮瓣设计的优点是，移位后，皮肤切口没有位于应硬脊膜修复伤口的上方，但是皮肤

切口保留了三角缺陷，其设计比较复杂从而限制其使用。

Duffy 设计的单侧臀上皮瓣（SGAP）用于平均 4.8cm×6.8cm 的较小的缺陷[111]。尽管保留了袖口状肌肉的穿支血管蒂，但这类皮瓣比较容易发生静脉充血而坏死。

尽管脊髓脊膜膨出不考虑进行骨质重建，Mustarde 提出了一种具有创新性的通过翻转脊椎旁的肌瓣重建脊椎管的方法（图 41.20）[112]。随后关闭硬脑膜，横突骨化，于中线处关闭脊柱旁肌肉，外用不同厚度转移皮瓣覆盖。

Mustarde 棘突旁肌肉推进法和翻转皮瓣法对于在关闭的神经基板上方提供良好血管化的皮肤层很有用[113]。可采用植皮术、直接缝合或多种皮瓣关闭皮肤缺口。利用棘突旁肌肉皮瓣闭合伤口的主要优点是保护硬脑膜的修复伤口，硬脑膜修复伤口可以受到位于其上方的皮肤损害的影响。

肌肉和肌皮瓣经常使用背阔肌。单侧宽基底的皮瓣对于较大皮损最有益，然而翻转和岛状皮瓣能够修复低位腰骶缺陷[92,114,115]。然而，许多这类缺陷需要双侧肌肉皮瓣[116]，就如 Desprez 等[117]最初所认证的，本文作者记录了 6 个患有较大脊髓脊膜膨出的年龄在 0~2 岁的患儿，通过双侧带蒂背阔肌和斜方肌推进皮瓣横跨外侧皮肤切口关闭脑脊膜膨出。横断外侧肌肉并向中间推进。分叉的

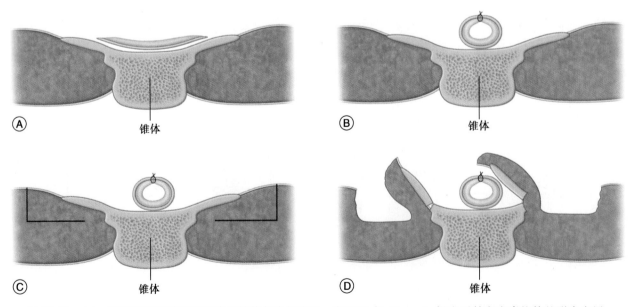

图 41.20　（A~D）翻转脊椎旁肌瓣在脊柱管修复中的应用。在 1968 年，Mustarde 提出了棘突在脊柱管整形中应用。他认为仅仅是用皮肤覆盖作为保护脊髓的方法是不够的。硬脑膜关闭后，切开外侧脊柱旁肌肉。棘突骨化以及脊柱旁肌肉皮瓣同相关的棘突结合形成翻转皮瓣（引自 Mustarde JC. Reconstruction of the spinal canal in severe spina bifida. Plast Reconstr Surg. 1968;42:109-114. ）

棘突可应用类似于 Mustarde 重建脊椎管的技术进行成骨化。外侧切口可通过 V-Y 推进皮瓣关闭。Moore 和同事改良了该技术,他们在腋前线后方沿着背阔肌外侧缘对切口进行减张[118]。在背阔肌下方进行剥离,抬升胸腰部筋膜延伸至臀肌浅层筋膜,于中间部位将肋间和腰骶部穿通支血管分开。棘突旁筋膜合成一体增加缝合伤口深层的力度。虽然作者在报道中提出没有出现并发症,他们关闭的最大缺陷是 50cm²。在松弛切口前提下使用植皮的方法会加重会加重瘢痕,所以该方法不是很实用。相对而言,McCraw 报道了 82 例患者,均接受了类似的双侧背阔肌和斜方肌皮瓣推进法,不需要松弛切口[119,120]。

Ramirez 和同事提出了大面积的双侧背阔肌肌皮瓣推进的改进方法[121],在 9 个患有较大的胸腰部脊髓脊膜膨出的新生儿中,笔者将胸腰筋膜提升覆盖至棘突旁肌肉上方直至背阔肌外缘的穿支。将臀大肌自髂骨嵴和骶骨剥离同时同臀中肌分离开。整个单元由连接着臀大肌的背阔肌组成,进而在无需松弛切口的情况下向双侧推进并在中线部位缝合。

Luce 和 Walsh 利用植皮的方法关闭脊髓脊膜得到了广泛应用[122]。作者回顾性调查了 74 个新生儿病例,其中包括一期闭合(n=37),背阔肌瓣法(n=5),断层皮片移植法(n=32)。许多使用广泛皮瓣剥离的患者伤口愈合的并发症较多,可发生脑脊液漏、败血症,并且病死率增高。尽管大面积皮瓣法比较成功,但考虑到失血情况,这些作者更喜欢应用断层皮片厚度的皮肤移植法(分期异种植皮法或直接自体皮肤移植法)。他们提出皮瓣转移可以减少一期闭合所见的早期并发症并且不会引起大量的体液丢失。因此,皮肤移植为硬脊膜修复及时皮肤覆盖提供了较为简单的方法,然而缺少足够的软组织可以防止修复好的硬脊膜受到外界创伤。在长期随访中,腰骶皮肤移植物没有增加皮肤溃疡的发生率,但是利用断层皮片移植覆盖胸腰部和胸部患者不仅皮肤溃疡发生率增高,而且相对于一期缝合技术还增加了驼背畸形的发生率[123]。驼背畸形的病因学和修复胸腰部及腰部脊髓脊膜膨出的皮肤移植物的关系尚不明确。考虑到长期随访研究结果,皮肤移植物应该仅仅是胸腰段和胸段脊髓脊膜膨出畸形的新生儿作为及时缝合的一种姑息方法。Mustoe 等报道,在脊髓缺陷处皮肤覆盖物质量较差的较大孩子利用组织扩张和延迟一期闭合方法治疗[124]。

作者首选的方法

脊髓脊膜膨出表现多样,因此对于每个患者均需进行个体化治疗选用相应的不同的医疗设备及重建方法,在无张力的条件下用血供较好的组织进行可靠的伤口闭合(图 41.21)。然而许多研究提到根据以上测量方法,缺陷的大小不如背部皮肤缺损面积大小重要(图 41.22)。

作者最主要的目标就是保护神经纤维,避免感染和关闭脑脊液漏。生后 24 小时之内进行手术是较为常规的,该手术需要联合神经外科医师及整形外科医师多学科合作的团队共同进行。神经外科医师关闭脊髓基板后(图 41.23),整形外科团队最后进行多层次、无张力、血供良好的缝合。用脊柱旁旋转瓣作为神经闭合后的第一层,包裹和保护修复的神经(图 41.24)。穿支月牙形的 V-Y 推进/旋转瓣提供血供良好的组织。这种皮瓣设计时,要使 Y 的尾巴朝向外侧皮肤最松弛的地方。目的是最大限度地降低中线处的张力。设计新月形的 V-Y 瓣可使侧臀部和大腿区的组织覆盖外侧皮肤缺损。用于闭合腰骶部缺损的皮瓣基于臀部穿支血管,从外侧向中部推进和旋转皮肤(图 41.25)。用于闭合胸腰椎的缺损的皮瓣基于椎旁或背阔肌穿支血管,从上外侧向中部旋转皮肤(有或无肌肉),类似于 Sarifakioglu 等的报道[116]。

骶尾部畸胎瘤

骶尾部畸胎瘤是最常见的臀部先天性肿瘤,在活产儿中发病率为 1/40 000,女性发病多于男性[125]。畸胎瘤被认为是起源于由全能细胞衍生的胚胎细胞,因此多种不同组织类型器官经常被发现。骶尾部畸胎瘤随着年龄增长具有发展为恶性的可能,因此通常生后不久即被切除。当肿瘤在新生儿期被切除时,患者趋向于较少恶变和复发率。恶变的肿瘤要求辅助性化学治疗。

临床表现和手术适应证

患儿生后因中线可见一囊状结构或实质病变通常被诊断,肿块把肛门推向前下方,导致肛门向前下方移位造成肛管外翻、黏膜显露。巨大肿块可引起难产。偶有向腹内延伸。

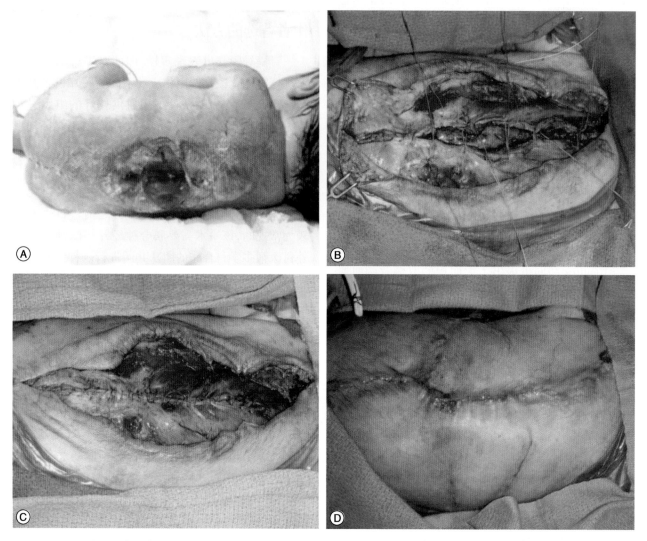

图 41.21　胸腰段脊髓脊膜膨出多数发生在后背。(**A**)大部分缺陷上方有膜覆盖。(**B,C**)神经管修复后和棘突旁肌肉,臀肌、背阔筋膜和斜方肌往中线推进覆盖加强。(**D**)V-Y 皮肤及皮下组织切开以允许无张力中线闭合

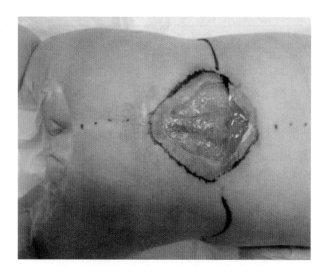

图 41.22　腰骶脊髓脊膜膨出。这里没有足够的皮肤,无法在无张力的情况下一期关闭。髂嵴的位置、中线(虚线)和皮肤修补边缘在图中标记了出来

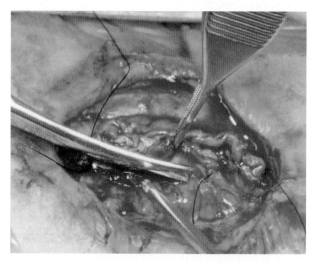

图 41.23　脊髓脊膜膨出,神经外科医师准备在任何软组织关闭前关闭神经组织被覆组织

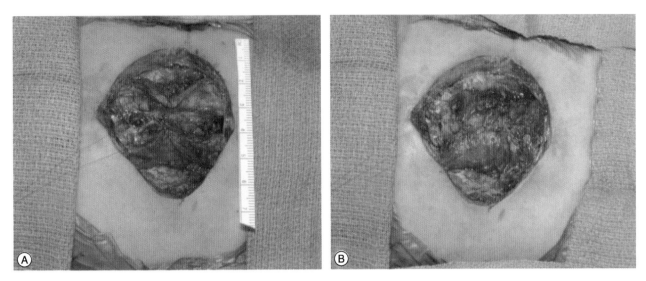

图 41.24　脊柱旁肌肉皮瓣。(A) 棘突旁肌肉边缘被切开迁移到中线。(B) 棘突旁肌肉皮瓣关闭完成,提供良好的血管化保护脊髓

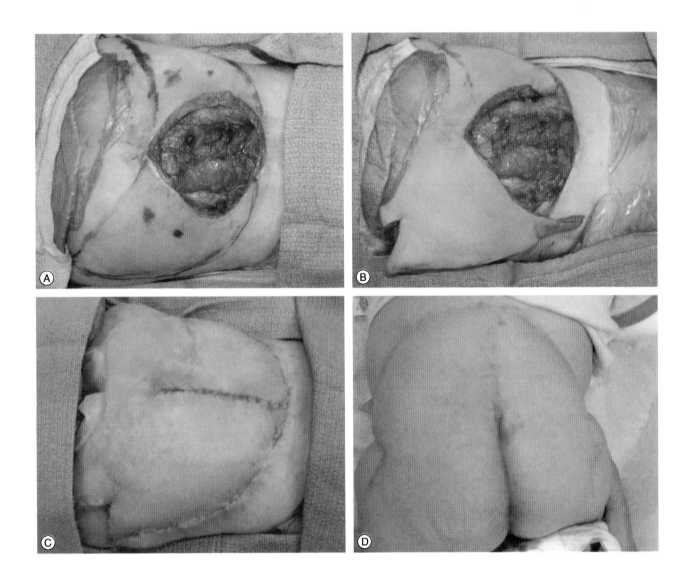

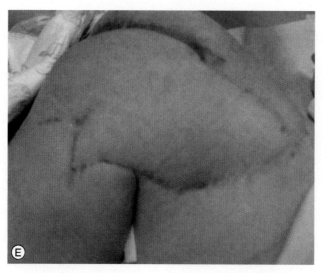

图 41.25   新月形 V-Y。（A）椎旁肌皮瓣关闭后,皮肤缺损被解决。由于皮肤缺乏,V-Y 月牙形的设计得到了补充。术中通过便携式超声帮助确定穿支血管位置。（B）明确穿支血管,形成新月形 V-Y 推进筋膜皮瓣的上臂,只有在需要释放张力时才需要处理皮瓣的下臂。（C）皮肤在中线无张力关闭。V-Y 逆切。（D,E）术后 3 个月切口情况

治疗

生后即被确诊后应立即手术。局部组织重新整理首先将缺损关闭。一例报道巨大骶尾部畸胎瘤切除术后导致皮肤缺损,需要臀部肌皮瓣前进覆盖[126]。

其他后部畸形

皮窦和尾小凹是先天性背部疾病,很少要求广泛重建手术[127]。皮窦在背部正中线被发现,枕骨和骶骨之间,有时候伴随血管瘤。窦道感染能导致脑膜炎复发。

尾小凹发生于尾骨上方,类似于毛窝瘘。无症状的凹并不危险,可以观察。当感染发生时,要求切除并一期关闭。

新生儿束带经常表现为发丝样或血管瘤病灶。神经外科的早期修复对于预防未来的神经功能异常十分重要。需要首先关闭皮肤创面。

脊椎纵裂类似于脊髓栓系[128]。脊髓被中隔板分开,趋向于神经缺乏的症状。这些患者早期常规关闭预后都是极好的。

参考文献

3. Ravitch MM. The operative treatment of pectus excavatum. *Ann Surg*. 1949;129:429.

   Ravitch presents the anatomical basis and physiological consequences of pectus excavatum in this classic paper. The indications for surgery are discussed at length and largely the same as current indications. Excellent diagrams of his procedure as well as case studies are shown.

6. Haller Jr JA, Kramer SS, Lietman SA. Use of CT scans in selection of patients for pectus excavatum surgery: a preliminary report. *J Pediatr Surg*. 1987;22:904–906.

37. Nuss D, Kelly Jr RE, Croitoru DP, et al. A 10-year review of a minimally invasive technique for the correction of pectus excavatum. *J Pediatr Surg*. 1998;33:545–552.

42. Shamberger RC, Welch KJ. Surgical correction of pectus carinatum. *J Pediatr Surg*. 1987;22:48–53.

   The authors present their extensive experience on pectus carinatum correction. They discuss the evolution of their procedure and compare their study to other major series.

53. Davis JT, Heistein JB, Castile RG, et al. Lateral thoracic expansion for Jeune's syndrome: midterm results. *Ann Thorac Surg*. 2001;72:872–877; discussion 8.

59. Hochberg J, Ardenghy MF, Gustafson RA, et al. Repair of thoracoabdominal ectopia cordis with myocutaneous flaps and intraoperative tissue expansion. *Plast Reconstr Surg*. 1995;95:148–151.

73. Haller Jr JA, Colombani PM, Miller D, et al. Early reconstruction of Poland's syndrome using autologous rib grafts combined with a latissimus muscle flap. *J Pediatr Surg*. 1984;19:423–429.

   Prior to this work, Poland's syndrome was corrected with a method of skeletal support along with synthetic mesh. This novel work introduces the usage of autologous tissue coverage over rib grafts and represents an important collaboration between pediatric and plastic surgery.

77. Weber TR, Au-Fliegner M, Downard CD, et al. Abdominal wall defects. *Curr Opin Pediatr*.

2002;14:491–497.

A comprehensive review of abdominal wall defects including anatomy, embryology, etiology, management, and advances in research is presented.

95. Laurence KM. Effect of early surgery for spina bifida cystica on survival and quality of life. *Lancet.* 1974;1:301–304.

122. Luce EA, Walsh J. Wound closure of the myelomeningocoele defect. *Plast Reconstr Surg.* 1985;75:389–393.

The authors' extensive experience with meningomyelocele reconstruction is reported. They discuss the complications encountered with wide undermining of skin flaps and the progression to muscle flaps and skin grafts.

42

儿科肿瘤

Sahil Kapur and Michael L. Bentz

概述

- 儿科肿瘤在其起源、病理生理和临床表现上有明显的差异。
- 这些肿瘤可以是高度恶性的或是良性的肿块,具有复杂的表现形式,并且需要依据其生长特性和局部并发症进行不同的分类和治疗。
- 儿科肿块可以使胚胎组织残留物,也可以是由于胚胎发育过程出现错误而导致的。
- 这些肿块通常表现为对感染的急性和慢性反应,最终导致淋巴结病。

简介

　　儿科肿瘤在其起源,病理生理和临床表现上有明显的差异,因此,对于不同类型的肿瘤有不同的治疗方法。本章节所提及的肿瘤都是良性肿瘤但是具有复杂的表现形式,例如,全身症状多样的神经纤维瘤病类的肿瘤,可以依据其局部颅面和眼科的并发症归结为一类并且进行相应的治疗。其他类别的肿瘤,例如青少年侵袭性纤维瘤病,肿块起源于肌成纤维细胞,表现为高度侵袭性生长。儿科肿瘤也可以是胚胎发育过程出现的错误导致的。肿瘤可表现为皮样囊肿,也可表现为脑膨出。胚胎发育融合不全可能导致病理性鳃弓。胚胎组织残留物会导致甲状舌管囊肿。儿科肿瘤也可以表现为高度恶性,例如软组织肉瘤,包括横纹肌肉瘤或者是具有恶变倾向的良性肿物,如毛母质瘤。最终,肿物表现出对于感染的急慢性反应,最终导致淋巴结病。

　　本章节试图展现疾病的病理学变化,分析包括因染色体畸形导致的侵袭性生长的占位病变,胚胎形成过程异常而导致的组织结构发育不良和组织残留,以及正常组织感染后的影响。

多发性神经纤维瘤

概述

- 神经纤维瘤病(neurofibromatoses, NF)是一系列遗传性疾病,基于其症状表现,已经形成明确的诊断标准。
- 此类疾病的颅面部表现根据其可选择的手术疗法进行分类。

简介

　　多发性神经纤维瘤病包括神经纤维瘤病 I 型(NF-1)、II 型(NF-2)和神经鞘瘤病。所有类型都会导致良性神经鞘瘤的产生。

基础科学/疾病进程

　　NF-1 为常染色体显性遗传病,具有完全外显率和多变表现。发病基因位于 17 号染色体,发病率为 1/3000,儿童平均发病年龄大约在 7 岁[1~3]。

　　NF-2 型与 NF-1 型完全不同并且更罕见,发病率为 1/25 000。发病原因与 22 号染色体基因突变有关,以双侧前庭神经鞘瘤和青少年囊下晶状体浑浊为特点。神经鞘瘤病更为罕见,发病率为 1/40 000。其特点是皮下、周围神经、脊髓神经鞘瘤,无NF-2 型的前庭神经鞘瘤和眼科特点,下面主要讨论NF-1 型不同临床症状的治疗方法。

咖啡牛奶斑

诊断/患者表现

咖啡牛奶斑是一种皮肤色素沉着病变,直径为20~30mm。病变部位含有角质形成细胞,其中含有巨型黑色素小体。在 90%~99% 的病例中发现有超过六个病变区[4,5]。

治疗/手术方法

几乎不采用手术治疗,常运用激光治疗法起到美容和改善外观的作用[6,7]。

Lisch 结节

诊断/患者表现

Lisch 结节是发生于虹膜表面的圆顶形黑色素细胞错构瘤[4,5],患者在大约 10 岁发病,到 20 岁时,所有 NF-1 患者几乎全部出现 Lisch 结节。

治疗/手术方法

不需要手术治疗。

视神经胶质瘤

诊断/患者表现

视神经胶质瘤是 NF-1 患者最常见的中枢神经系统肿瘤。发生于 15% 病例中,组织学检查确定为低度恶性毛细胞型星形细胞瘤[4,5,8]。其病程发展缓慢,常常没有症状。一旦出现症状,即会引起眼球突出、斜视、色觉异常、视力丧失、瞳孔异常和下丘脑功能障碍。

治疗/手术方法

可用长春新碱、顺铂治疗[9]。如果出现眼球突出,可以进行手术治疗。如必要,进行视交叉胶质瘤广泛切除。

血管球瘤

诊断/患者表现

血管球瘤通常是孤立性病变,但在 NF-1 患者中成倍发生。多发生于指甲下,伴随有冷觉敏感和局部压痛逐渐增加[10]。

治疗/手术方法

治疗方法是局部切除。

颅面表现

诊断/患者表现

在头面部,眶颞区是好发部位,眶颞区的神经纤维瘤相关的骨骼畸形和缺损包括[11~17]:

- 蝶骨翼发育不良,颅中窝膨胀进入后眶,导致眼球突出。
- 眼后眶重塑或是脱钙化。
- 眶上肿瘤,造成眼眶上缘缺损,导致眼球向下外侧移动。
- 眼眶下侧缘变薄。
- 眼眶底部降低,眼眶上缘增高,导致眶容积增加。
- 局部进展性丛状神经纤维瘤导致眼睑增大,过度的机械性上睑下垂,搏动性眼球突出,眼痛,溢泪。

治疗/手术方法

根据 Jackson 分类进行治疗[11,14]:

- 一类一级:明显的软组织受累,骨受累不明显以及视力正常。
  - 治疗包括通过前、下、外侧开眶术切除软组织中的肿瘤成分。如果出现上睑下垂,施行提上睑肌切除术[16]。在施行部分切除的病例中,有学者提出用铁氟龙网对剩余组织进行包裹的方法[18](图 42.1)。
- 二类二级:软组织和骨同时受累,视力正常。
  - 治疗方法包括颅内肿瘤切除法和眼眶后壁重构法[16]。在肿瘤切除后,颞叶膨出减轻,进行侧额骨骨移植来重建眼眶后壁和上壁。

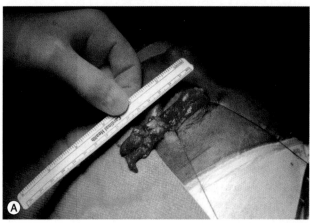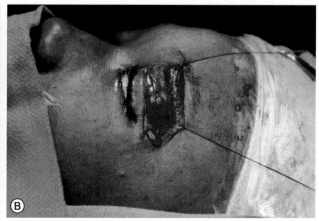

图42.1 左侧眶颞部神经纤维瘤眶前路切开术(A,B)

骨切开术以及内眦韧带提高后致使眼球上提增加了眼眶容量。两步法的其中一步就是颅内肿瘤切除和眼眶重建。第二步是进行皮下切除,完成眼睑、面部、眼眶的重建[19](图42.2)。

- 三类三级:软组织和骨同时受累,失明或眼球缺失。

■ 治疗方法包括肿瘤切除术和眼球摘除。眼眶重建法用来减轻颞叶突出至颅中窝的程度,骨缺损部分用肋骨进行骨移植。眼眶容积减少并且位置随着骨切开和移植而调整,最终,眼眶假体构建完成。

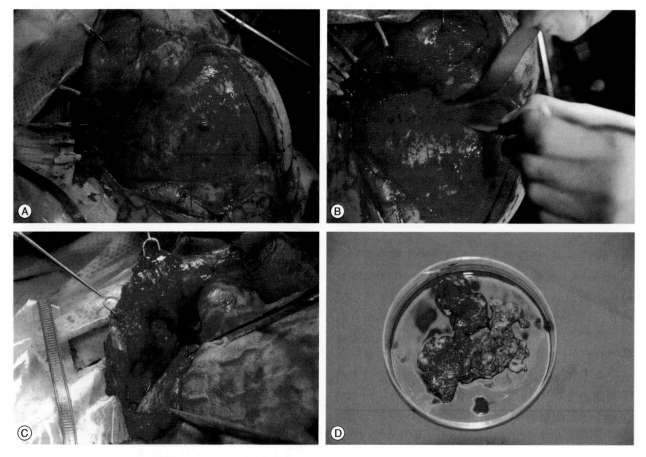

图42.2 (A~C)左额部侧隐形颅切开术,眶骨切开术,眶顶/眶前缘鞍突切除术,硬膜外皮质肿瘤解剖和眶颅面神经重建。(D)标本:神经纤维瘤病变

神经纤维鞘瘤

诊断/患者表现

神经纤维鞘瘤位于背根神经节和终端神经分支之间[4,5,20]。神经纤维鞘瘤由施万细胞、成纤维细胞、肥大细胞和嗜神经细胞组成[7,20,21]。局限性皮肤神经纤维鞘瘤是最常见的神经鞘瘤,它们多生长缓慢,带蒂病变不断增大直至突出于皮肤表面[7]。这些病变可以通过手术切除使症状得以缓解,然而,手术切除有可能会导致增生性瘢痕。二氧化碳激光治疗是否有助于症状改善还是个未知数。弥漫性皮肤神经纤维瘤表现为真皮和皮下组织斑块样增厚,好发于头颈部。表面无破溃,柔软,可压缩。病灶沿着儿童和青少年的纤维间隔生长,切除这些皮下病变区有可能会导致相关神经分布区域的神经功能缺损。局部神经内纤维瘤是第二常见的神经纤维瘤,表现为周围神经的梭样增大。这些是上肢最常见的神经纤维瘤,占所有病例的85%[22]。脊神经和脑神经也可被累及。大规模的软组织神经纤维瘤(象皮肿样神经纤维瘤)导致面部变形,需要全部切除[23]。丛状神经纤维瘤是由沿神经纤维增殖的神经鞘细胞构成。与被覆于神经表面的软组织,皮肤色素沉着、多毛有关。丛状神经纤维瘤患者占NF的16%~40%。病变多累及躯干(43%~44%),四肢(15%~38%)和头颈部(18%~40%)[20]。疾病多为先天性,患者2岁左右发病。丛状神经纤维瘤的局部破坏性病变在荷尔蒙改变期间生长,并且可能涉及多个神经分支和神经丛[24]。

治疗/手术方法

推荐术前进行增强CT(contrast-enhanced computed tomography, CT)、磁共振成像(magnetic resonance imaging, MRI)、血管造影和栓塞[20,21,22,25]。病变区域的高度血管化使得切除手术变得复杂[24]。现在专家正在探索许多非手术方法,例如运用法尼基转移酶抑制剂,抗血管生成药物和成纤维细胞抑制剂。10岁以下儿童肿瘤切除后的复发率为60%,然而10岁以上的儿童复发率为30%[26]。

恶性外周神经鞘瘤

诊断/患者表现

神经纤维瘤患者终身有8%~13%的恶变率,主要发生于20~35岁[4,7]。累及股、臀大中神经、臂丛神经和脊柱旁区。恶变的表现有疼痛加重,新的神经功能障碍,括约肌功能障碍,瘤体生长迅速或性质发生改变[28,29]。正电子发射断层扫描可以帮助显示细胞中葡萄糖代谢,并对其进行量化,用以区分良恶性病变[30]。

治疗/手术方法

需要外科手术治疗,包括瘤体切除和神经移植。如有必要可进行扩大切术。当瘤体直径>5cm,高度恶性或者无法完全切除时,可用辅助放射治疗的方法[7,28]。

恶性施万细胞瘤(神经纤维肉瘤)

诊断/患者表现

神经纤维肉瘤可以累及颈迷走神经和交感神经,表现为咽部弥散性感觉异常,疼痛和肌无力[31]。神经纤维肉瘤也可起源于腮腺。NF-1型患儿随着病变的发展恶变的风险增高[32]。

治疗/手术方法

手术是主要的治疗方式,也可综合运用辅助放射治疗和化学治疗,局部复发和肺转移比较常见[33]。

青少年侵袭性纤维瘤病

概述

- 成纤维细胞和肌成纤维细胞瘤为局部侵袭性病变。
- 不同的表现形式包括:
  - 颈纤维瘤病
  - 先天性孤立或广泛性纤维瘤病
  - 婴幼儿指/趾纤维瘤
  - 牙龈纤维瘤病
  - 青少年鼻咽纤维血管瘤

基础科学/疾病进程

成纤维细胞和肌成纤维细胞瘤是局部侵袭性病变。平均发病年龄是30岁。然而,也可在出生后一个月发病,大约有5%的病例发生于手部[34]。

颈纤维瘤病

诊断/患者表现

颈纤维瘤病表现为胸锁乳突肌（sternocleido-mastoid muscles, SCM）孤立性肿瘤，是新生儿斜颈最常见的原因。肿瘤首发于出生后 3~4 周，由胸锁乳突肌下部开始逐步生长，最终可以累及胸骨和锁骨头部。通过细针抽吸活检，检出成纤维细胞，退行性萎缩骨骼肌细胞和大量巨肌细胞来确立诊断。肿瘤在出生 6 个月后自然消退，23%~33% 的患者会因此出现斜颈，并且有 17% 的患者因生长的纤维细胞代替了肌肉组织，在治疗后症状依然无法缓解[35]。

治疗/手术方法

手术包括限制性横切口胸锁乳突肌头部松解术，锁骨头向胸骨头推进，并连接于胸骨头上，起到延长肌肉的作用并且保存了胸骨的解剖标志。手术适应证是患者持续性斜颈超过一年。

先天性纤维瘤

诊断/患者表现

先天性纤维瘤病可表现为单发或多发。单个病灶边界清楚，固定，可在皮肤，皮下组织以及肌肉中触及明显肿块（<3mm），或在骨组织中出现透明肿块。这些病变通常出生时就有，但随后会有更多的病灶出现。

治疗/手术方法

治疗方法主要是手术切除。切除后的复发率约为 32%[37]。

婴幼儿指（趾）纤维瘤

诊断/患者表现

多表现为手指或脚趾上单个或多个的凝胶状或坚硬的结节。此病较罕见，男女皆可发病。此类纤维瘤多数对健康无害，但因为行走时与鞋类摩擦而产生不适，可以切除。通过皮肤活检检出真皮层纺锤状细胞和胶原纤维可确诊。X 线片通常用来确定病灶的延伸程度。

治疗/手术方法

手术方法较简单，只需要切除肿块即可。切除后的复发率非常高。

结果/预后/并发症

可以采取保守治法，因为一些纤维瘤在 2~3 年后自身会吸收和消失。

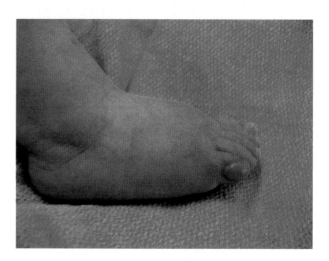

图 42.3　婴幼儿指/趾纤维瘤

齿龈纤维瘤

诊断/患者表现

由长期慢性刺激导致口腔结缔组织增生引发的齿龈纤维瘤是口腔常见损害。发生于口腔内任何黏膜表面，舌头、上腭、颊侧、嘴唇都可能发生。病变部位苍白，质软，坚韧，无蒂或有蒂，直径通常小于 1cm。

治疗/手术方法

治疗方法是手术切除，如果刺激源完全被移除复发率很低。

青少年鼻咽纤维血管瘤

诊断/患者表现

青少年鼻咽部血管纤维瘤是良性的，局部侵袭性的血管病变，好发于 10~17 岁的青年男性。起源于后外侧鼻咽部，近蝶腭孔，表现为鼻阻塞和鼻出血,66% 的患者表现为局部病变,20% 的患者有颅内侵犯。CT 扫描显示翼腭窝,翼上颌裂扩张。MRI 显示软组织入侵,血管造影可以显示血供。因为肿瘤的高度血管化,一般不进行活体组织检查。

治疗/手术方法

治疗包括手术和术后栓塞治疗,手术入路可以选择经腭部入路、经面部入路、面中部脱套法切口入路或 LeFort Ⅰ截骨术切口入路。颅内病变可用经前颅底切开手术入路[38~40]。

结果/预后/并发症

复发率为 73%,但如果切缘有残留则复发率可以高达 90%。通常在手术切除后 3 个月内复发[34]。

皮样囊肿

概述

- 出生时即可出现,由外胚层和内胚层组成。
- 囊肿通常出现于头颈部,体积不断增大压迫邻近组织。
- 可以分为以下几种类型:鼻部囊肿,硬膜内囊肿,眼角表皮囊肿和颈部皮样囊肿。

简介

皮样囊肿出生时即可出现,起源于融合的组织层中的胚胎生殖细胞。经常出现于头颈部。

鼻部皮样囊肿

基础科学/疾病进程

在胚胎发育的第 3~8 周,神经沟加深形成神经管,来源于体细胞外胚层的未完全封闭的神经外胚层在盲孔与鼻额囟、前鼻骨之间形成了稳定的通道。这些通道是鼻部皮样囊肿,皮肤窦道,神经胶质瘤和脑膨出产生的原因[41]。皮样囊肿可以出现于眉间与鼻小柱之间的任何一点,可以通过鼻中隔和盲孔侵入颅内,也可以通过扩大的鼻额囟和盲孔侵入颅内,在这些情况下,发生于大脑镰状叶和冠状沟之间的皮样囊肿最具有代表性。

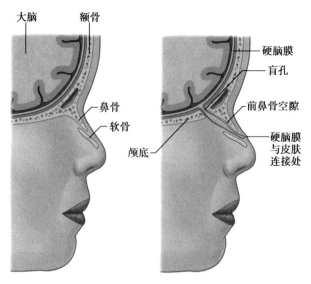

图 42.4　鼻部皮样囊肿胚胎学

诊断/患者表现

皮样囊肿表现为坚硬的囊性病灶或持续性感染性脓肿。它们扩张缓慢,并且逐渐破坏鼻骨结构,扩大鼻骨嵴。MRI 可以帮助区分正常的前颅底解剖变异和皮窦的大面积颅内侵犯。CT 平扫可以帮助显示鼻骨和颅底的解剖位置,有助于利用三维重建技术进行手术设计。

治疗/手术方法

发生于鼻小柱的皮样囊肿和皮肤窦道通常延伸至鼻棘。手术方法包括局限性窦道切除。如果有囊肿与之相连,需要经唇沟切开。发生于鼻根至鼻尖部,不伴有颅内侵犯的窦道和囊肿,可采用联合开放式鼻成形术。这种方法改善了骨切开术,上外侧软骨和鼻中隔的暴露程度[44]。

运用封闭式鼻成形术切除浅表性远端鼻尖皮样囊肿。由于大多数的皮样囊肿都只局限于鼻部的浅表部分,这种方法卓有成效[45]。如果病变有可能或已经侵入颅内,切除不完全可导致脓肿形成、脑膜炎或骨髓炎[46,47]。对此,作者有许多解决方法[48~61]。传统方法包括颅内过程如双侧开颅法,颅外过程如横向、纵向、倒 U 形、鼻侧切开术或鼻成形术来完全切除整个窦道[48,49]。

第二种方法,称为"keystone"法,在眼眶骨上缘行双侧额骨切开,沿鼻骨方向行正中矢状面双侧切开,然后粉碎关键部分。这种手术方法使窦道得以完全暴露,也增大了额部的暴露范围[53]。还有一种类似方法为经眉间颅骨下,在眼眶上缘,鼻骨高度水

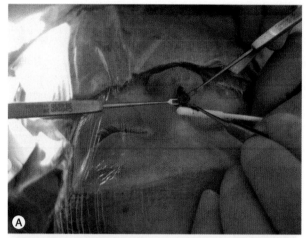

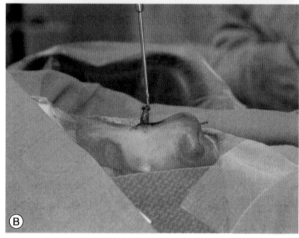

图 42.5 非颅内侵犯性鼻囊肿切除术(A,B)

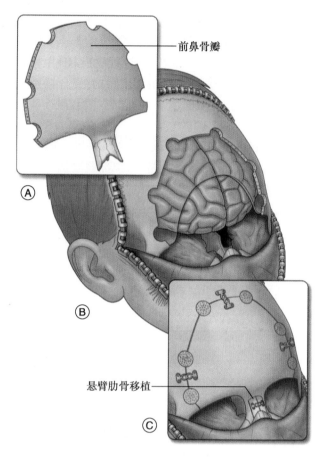

图 42.6 颅下进入颅内囊肿。(A)前鼻骨瓣。(B)颅底法同时进入大脑额叶,前颅底和鼻腔。(C)额鼻骨瓣移除重建,悬臂肋骨移植至鼻部囊肿。顶骨移植眶底重建

平切开,再垂直切开暴露囊肿的颅内部分,这种方法只从一个方向接近病灶,从而保持在单一的区域。同时减少了额叶牵拉,降低了脑挫伤,脑水肿和长期神经系统缺陷的风险[55]。切口小于传统的额部切开法,因此降低了硬脑膜撕裂和脑脊液渗漏的风险[58]。

结果/预后/并发症

鼻皮样囊肿手术切除后的复发率为 12%[61]。Meta 分析显示,传统的颅面联合切开手术法并发症的发生率为 30%,而经颅底入路法将并发症发生率降低至 16%[57]。并发症包括有张力性气颅、脑脊液漏、硬膜下血肿、手术时间延长、ICU 观察时间延长[58,59]。

后续治疗

首选即刻重建,可以应用耳郭和肋软骨移植或骨移植对鼻梁软骨骨架进行重建。可以应用顶骨移植来对颅底缺损进行重建。额窦的完整性可能被破坏,如果不是额窦连续性方面的缺陷,可以运用羟基磷灰石水泥进行校正。

颅内皮样囊肿和皮肤窦道

基础科学/疾病进程

在胚胎发育过程中,神经外胚层和体细胞外胚层的不完全分离导致了从枕骨到骶骨的永久性皮肤窦道[62,63]。其中颈椎占 1%,胸椎占 40%,腰椎占 41%,35% 在腰骶部[64],这些窦道朝向头部,内衬有复层上皮,有可能导致脊柱末端硬膜内皮样囊肿。

诊断/患者表现

皮肤窦道可表现为多毛、皮肤结节、异常色素沉着、皮下脂肪瘤或血管瘤[65,66]。这些窦道的存在还可以导致复发性细菌性脑膜炎。此外,脊髓牵拉导致肌无力、自发性刺激和功能障碍。MRI 是鉴别性

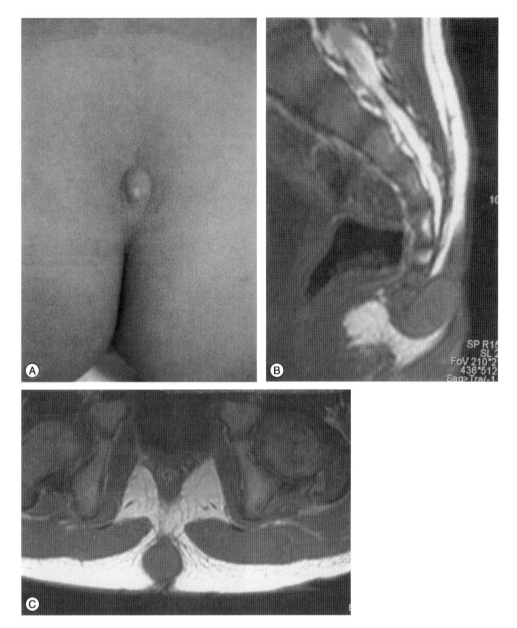

图 42.7　（A）椎管内皮样囊肿外在表现。（B,C）MRI 显示脊膜膨出

成像工具,有助于评估其他相关的病理表现,例如包裹性肿瘤、皮样囊肿、上皮样囊肿、畸胎瘤[67~74]、脊髓纵裂[75,76] 和脊髓栓系[77]。

治疗/手术方法

手术切除是包括切除窦道所在的皮下组织、腰骶筋膜和骨缺损。如果累及硬脑膜,就需行椎板切开术打开硬脑膜探查硬膜下隙。椎板切开术从硬膜下隙一直探查到蛛网膜下腔。位于脊髓圆锥的髓内皮样囊肿通常与脊髓头部牵拉有关。有时,会发生脊髓栓系,需要将终丝切断[77]。需要对以往手术造成的粘连和进行性神经功能障碍进行再次探查和粘连松解[78,79]。

眼角外皮样囊肿

基础科学/疾病进程

眼角外皮样囊肿通常是固定于眶缘骨膜和额颧缝隙间,骨内侵袭少见。以骨内囊肿为主要表现形式的骨内侵袭较少发生颅内侵犯[80]。眼角外皮样囊肿通常位于 Tessier 10 号裂。也可以发生于眉毛与眼眶骨中间。如果侵及额鼻交界处,则称为额鼻皮样囊肿。

诊断/患者表现

眼角外皮样囊肿生长缓慢,很少超过 4cm。囊肿的大小取决于汗腺的活跃程度[80]。

治疗/手术方法

大多数病变可以经上眼睑侧切口切除。囊肿通常位于眼轮匝肌下。如果皮样囊肿体积过大并且伴有局部蔓延,不主张应用内镜下切除法,因其有损伤面神经可能。

颈部皮样囊肿

基础科学/疾病进程

不同于位于不同融合面的头部皮样囊肿,颈部皮样囊肿表现为皮下包块。大约有 28% 的囊肿起源于真皮层,位于颈中线,由外胚层、皮脂腺和头发构成[81~83]。表皮皮样囊肿是最常见的皮样囊肿[83]。

诊断/患者表现

在新生儿中可表现为口底肿块逐渐蔓延至颈中线[84]。

鳃弓发育不全

概述

- 鳃弓、咽囊、鳃沟发育成了头和颈部的特定区域。
- 第一和第二鳃弓发育不全占全部鳃裂的 98%,剩下的 2% 由第三、第四鳃弓发育不全组成。已明确的治疗方法包括手术切除。

简介

鳃弓融合始于孕期第 3~6 周。鳃弓融合失败导致鳃裂异常、囊肿、内窦、外窦和瘘管,以上情况可单发,也可以同时出现。鳃的异常在与之相联系的鳃弓发育之后,下一个鳃弓发育之前出现[85]。囊肿是最常见,并且内衬有鳞状或柱状上皮。与之相关的囊肿或肿块好发于颈前三角区靠近淋巴组织处[86]。内窦常伴有感染和口臭,外窦常位于颈前三角中下部或外耳旁。

第二鳃弓畸形(90%)

基础科学/疾病进程

完全性第二鳃弓畸形起于胸锁乳突肌头端,裂口沿着胸锁乳突肌侧边前缘的舌下神经和舌咽神经,止于扁桃体窝,在舌下神经和舌咽神经之前。

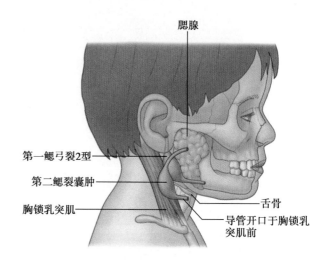

图 42.8   鳃裂

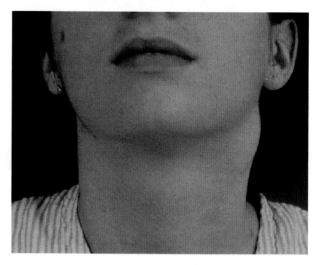

图 42.9   第二鳃裂囊肿

诊断/患者表现

囊性肿块较常见。窦和瘘管一般出现于鳃裂的前 2/3[87]。窦道可能是一个盲窦,或一直延伸到扁桃体窝,导致慢性唾液排出问题。这些病变也可表现为复杂性颈部感染,CT 扫描有助于识别[88]。

治疗/手术方法

注射亚甲蓝或不透明材料来进行 CT 显影,可以清楚地显示瘘管的走向[89]。如果手术中瘘管比较容易切除，则不需要 CT 扫描。在切除瘘管时要注意保护舌下神经和舌咽神经，颈内动脉和颈外动脉。如果瘘管一直延伸至扁桃体窝，则可能需要切除扁桃体。

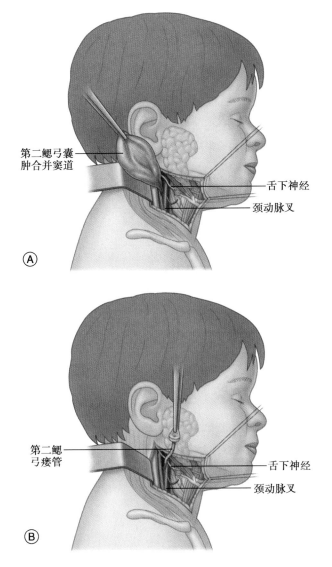

图 42.10　（A，B）第二鳃弓囊肿切除

第一鳃弓畸形（8%）

基础科学/疾病进程

第一鳃弓正常融合以后发育成为外耳道。如果第一鳃弓完全未融合就会产生一条由外耳道延伸至颌中线的裂隙。

诊断/患者表现

大约有 66% 的病变是囊肿。通常表现为沿着外耳道腮腺区凹陷部位的肿块[90]。

窦道和瘘不常见。这些窦道可能途经腮腺，切除时有可能伤及面神经。瘘管可能从耳和软骨管接合处通向表面皮肤。

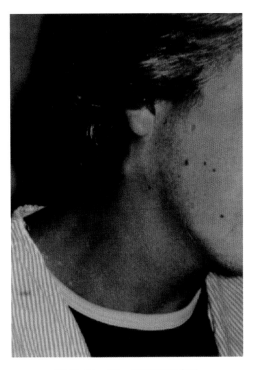

图 42.11　第一鳃弓畸形囊肿

瘘管表现为以下两种形式：

1. 第一类畸形是由外胚层构成的外耳道膜重叠。瘘管起源于耳郭和外耳道软骨中部、前下或后部。平行于外耳道，止于鼓区中部。

2. 第二类畸形是外耳道和耳郭膜重叠，因此包含外胚层和中胚层的结构。瘘管开口于颈前区，高于舌骨，在胸锁乳突肌之前。在皮下组织浅层延伸，穿过腮腺组织，然后走行于面神经分支的浅、深面或中间[91,92]。

治疗/手术方法

有必要在根治性手术之前对已经感染的囊肿行切开和引流。窦道和瘘管延伸至腮腺。切除时有可能会伤及面神经[87,92,93]。完整的切除术包括浅层腮腺切除伴面神经分离。

第三鳃弓畸形

表现为瘘管开口于胸锁乳突肌前缘，延伸至颈总动脉，朝向甲状腺软骨膜的方向。起源于颅底，终止于梨状窝，穿过喉上神经[94]。

第四鳃弓畸形

第四鳃裂畸形起于梨状窝顶端,穿过环甲膜走行于喉上神经下方。然后沿着气管食管沟在甲状腺后方进入胸腺,紧接着绕行于主动脉弓左侧和锁骨下动脉右侧前方,走行于同名颈动脉后方。最终绕行舌下神经并且止于胸锁乳突肌中部。裂隙下降的部分最容易被感染。患者表现为呼吸窘迫、纵隔脓肿和化脓性甲状腺炎[95,96]。

结果/预后/并发症

当畸形伴有多种术前感染或标本中没有上皮组织,则复发率升高。

甲状腺舌管囊肿

概述

- 是胚胎期甲状舌骨退化不全引起的永久性囊肿。
- 临床症状在 20 岁前出现。
- 治疗方法包括 Sistrunk 手术法进行切除。

简介

甲状舌管囊肿是颈前区最常见的肿瘤,通常位于颈中线和舌骨水平下缘。是由甲状舌骨管下降时引起的永久性胚胎残余物。

基础科学/疾病进程

在妊娠的第 3 周,甲状腺的发育起始于位于舌和咽喉部位的舌盲孔。当甲状腺原基下降的时候,第二鳃弓融合使得腺体向前移动,甲状舌管在表浅部位,穿过或深入舌骨。导管组织分化为甲状腺和导管中间部位。如果这个中间部位存在,可以继续分化产生柱状、纤毛或鳞状上皮,最终形成囊肿。这些囊肿位于舌骨前方和后方,在 20 岁之前发病。

诊断/患者表现/患者筛查

甲状舌管囊肿系于舌骨,所以随着吞咽运动和伸舌运动而移动。除非合并感染,甲状舌管囊肿通常表现为无痛肿块。如果囊肿感染或破裂,就会形成甲状舌管窦道。这些窦道可以是干燥的也可以包含有浑浊的黏液[87,97,98]。

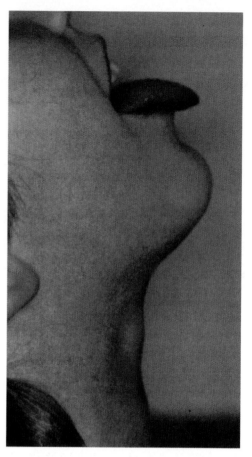

图 42.12　甲状舌管囊肿随伸舌运动而移动

治疗/手术方法

治疗方法包括运用 Sistrunk 手术进行手术切除。在囊肿处行弧形切口,自舌盲孔起,沿着舌骨中线 1cm 处将所有囊肿切除[99]。术前进行甲状腺平扫以确保需切除的组织不是异位的甲状腺。激素评估、CT、超声检查都需要进行[97,100]。

结果、预后和并发症

如果舌甲状腺残留,则有可能会复发。在这种情况下,需行经鼻入路的盲孔周围舌组织切除。Sistrunk 手术可以将术后复发率由 20% ~49%降至 5%[101]。

毛母质瘤

概述

- 来源自外胚层,由毛囊外根鞘细胞分化而来。
- 这些肿瘤好发于儿童的头颈部。

- 治疗方法是针对恶性病变采取手术切除和激光治疗。

简介和历史

1880 年,Malherbe 和 Chenantais 第一次阐述该疾病,他们认为毛母质瘤来源于皮脂腺所以又称它为上皮钙化瘤[102]。1961 年,Forbes 和 Helwig[103] 提出,这是一种良性病变,并将它命名为毛母质瘤。

基础科学/疾病进程

毛母质瘤起源于真皮下的毛囊外根鞘细胞,并且形成结缔组织囊。组织学上,这些肿瘤属于核深染无核仁的非侵袭性岛样嗜碱性细胞。肿瘤还有另一个重要的组成部分是中央淡染的细胞,表现为一个核缺失影,称为血影细胞。这些肿瘤边界清楚,周围完全或部分由纤维细胞和炎性反应带包围[104]。恶变情况可见于成人,未见于儿童。在成人中,毛母质癌表现与基底细胞癌类似,并且具有相同的转移倾向[105]。毛母质癌呈浸润性边界不规则的肿瘤细胞,有大的泡状核、核仁明显、核分裂相增多和中央坏死。

诊断/患者表现

平均发病年龄为 7 岁,峰值在 8 ~ 13 岁[106~108],这些肿瘤好发于小儿细毫毛生长的地方,例如面颊和眼睑部[106]。好发于女性,并且 9% 伴有创伤史[104,107]。多发性肿瘤的概率为 2% ~ 3%,据报道概率也可高达 10%。多发性肿瘤多见于 Gardner 综合征患者、Steinert 疾病、强直性营养不良和结节病患者[107,109~111]。当皮肤表面隆起,皮下可触及肿瘤,可感觉到多个结节[112],肿块的易推动性可与皮样囊肿相鉴别。其结节特性也可与表皮囊肿相鉴别。细针穿刺活检可确定细胞类型,穿刺到血影细胞、嗜碱性粒细胞和钙盐沉积有助于确定诊断[113]。超声检查是廉价且有效的方法,用于确定肿瘤与腮腺的关系。

治疗/手术方法

对恶性病变的治疗是局部广泛切除术,组织重建需要延迟一年,用来观察是否会复发。激光放射

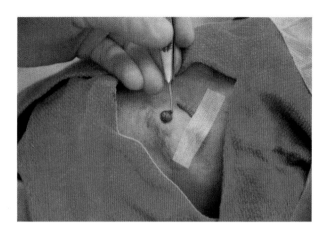

图 42.13　毛母质瘤切除

治疗有助于局部病情控制[105],良性病变应当完全切除。当肿瘤附着于皮肤时,相应皮肤也应该切除。手术是一般的治疗方式而且复发极少[115]。切开刮除术已有报道被应用于较大肿块切除的美容手术之中。

术后管理

恶性病变具有较高的复发率,所以患者应该观察是否出现复发。

结果、预后和并发症

良性病变术后复发率极低,患者预后良好。约有 6% 的恶性病变患者会发生转移[108]。转移病灶常见于肺部,也可见于淋巴结、肝、胸膜、肾和心脏[116]。

软组织肉瘤

横纹肌肉瘤

概述

- 是间质来源的恶性肿瘤。
- 在头颈部最好发于眼眶、鼻咽、鼻旁窦和中耳。
- 组织学可分为三型:胚胎型,腺泡型,多型性横纹肌肉瘤。

简介

横纹肌肉瘤是儿童最常见的软组织肉瘤,是第

三位最常见的儿童体外的实体肿瘤(位于肾母细胞瘤和神经母细胞瘤之后),每年约有 250 位患者确诊。

基础科学/疾病进程

横纹肌肉瘤起源于可以分化为骨骼肌细胞的间叶细胞,然而,这类细胞在其他脏器中也会出现,例如前列腺、膀胱、胆囊。肿瘤表现为产前胎儿不同生长阶段的肌肉。有三种组织学类型:胚胎型,腺泡型,多型性。胚胎型常见于婴儿和儿童。腺泡型常见于青少年和年轻成人。多型性多见于老年人。横纹肌肉瘤表现为多个综合征,例如 LiFraumeini 综合征、Beckwidth-Wiedemann 综合征、Gorlin 综合征。

诊断/患者表现

病变部位最常见于患者的头部和颈部,泌尿生殖道和四肢[117]。在头颈部,最常见的部位有眼眶(20% ~40%)、鼻、鼻窦和中耳[118]。胚胎型肿瘤占80% ~85% ,腺泡型占 10% ~15% ,多型性占 5% 。胚胎型横纹肌肉瘤发生于患者自出生至 15 岁,中位数是 5 岁[119]。这些肿瘤多表现为在结膜处和阴道的蕈状肿块或在泌尿生殖道和胆道系统的梗阻性肿块。当累及眼眶时会造成眼球突出和复视,累及椎旁神经根时会有神经表现。颞骨横纹肌肉瘤可表现为听力丧失,耳痛,耳漏。头颅和颅底 CT 扫描和腰椎穿刺可以用于评估病灶是否延伸到头骨、脑膜和大脑。

治疗/手术方法/术后护理

治疗方法取决于疾病分期。主要的方法有药物化学治疗和外照射治疗。如果没有得到完全缓解,即进行辅助放射治疗和手术。外科手术介入(分期和治疗)会导致功能丧失。首次切除只应用于一次性能够完整切除且不会造成功能和外观损害的肉瘤。

结果/预后/并发症

患者接受基础治疗后 5 年生存率为 74% ,然而33% 的复发性转移是致命的。转移多见于血液和淋巴管淋巴结、肺、骨骼和脑[120]。

二次手术

基于外科医师的判断,化学治疗后可以考虑二次手术。如果肿瘤仍然不能切除,可以进行放射治疗。

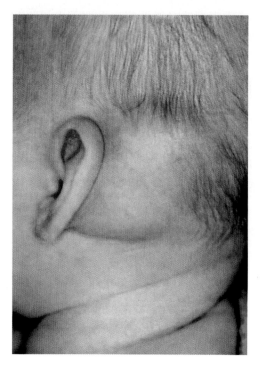

图 42.14　横纹肌肉瘤

滑膜关节软组织肉瘤

概述

- 肉瘤来源于多能间质干细胞分化而成的滑膜成纤维细胞。

简介

关节滑膜软组织肉瘤是手足最常见的软组织肉瘤,占所有恶性软组织肿瘤的 8% ~10% 。

基础科学/疾病进程

这些肉瘤来源于由多能间质干细胞分化而来的滑膜成纤维细胞。组织学显示为纤维肉瘤表面的双向性假复层上皮细胞和梭形细胞。

诊断/患者表现

关节滑膜软组织肉瘤表现为上下肢孤立的,局限性肿瘤。(80%)通常位于关节附近,而不在关节内,与周围正常软组织不相连。非肢体部位包括躯干(8%),腹部/腹膜后(7%),头颈部(5%)[122]。颈部常见部位在咽喉旁和咽喉后,咽,喉,舌和扁桃体[123]。最常见的表现是持续数周或数年的无痛性肿块。这些病变也有可能是慢性挛缩、急性关节炎、滑囊炎,或是外伤后肿瘤,有多达 30% 的滑膜软组织肉瘤在放射片上表现出钙化。MRI 显示肿瘤呈囊性并且伴有锐利的边缘。

治疗/手术方法

治疗方法有手术切除,包括手术前、手术后放射治疗,如果肿瘤大于 5cm,运用辅助化学治疗可以改善局部控制情况。手术范围是肿瘤游离缘 1 ~ 3cm[124~127]。

结果/预后/并发症

手术治疗和放射治疗后的 5 年总体生存率为 76%,10 年生存率为 59%。5 年无病生存率为 59%,10 年无病生存率为 52%,局部复发率低于 20% 但 10 年内转移率为 44%。体积大于 5cm 的肿瘤预后较差[127]。5 年内并发症发生率为 7%,10 年发生率为 9%。并发症包括骨折、纤维化、软组织坏死、神经病变和水肿。最常见的转移部位是肺(74% ~81%),淋巴结(12% ~23%)和骨(10% ~ 20%)[128]。

腺泡样软组织肉瘤

概述

属于罕见肿瘤,好发于四肢骨骼肌或肌筋膜。

简介

腺泡样软组织肉瘤是一类病因及组织学不明的罕见肿瘤,预后不良。

基础科学/疾病进程

腺泡样软组织肉瘤占所有类型软组织肉瘤的 1%,主要好发于四肢骨骼肌和肌筋膜,在儿童好发于头颈部。

诊断/患者表现

肿瘤好发于年龄在 15 ~ 35 岁的儿童、青少年和青年。多见于女性,表现为柔软的、无痛的、生长缓慢的肿块,大多数患者在确诊时已经发生转移。

治疗/手术方法

大面积局部切除是主要的治疗方法,转移多发生于肺、骨、中枢神经系统和肝。

结果/预后/并发症

两年生存率为 82%,5 年生存率为 59%,10 年生存率为 47%[129~131]。腺泡软组织肉瘤在手术切除 10 年后仍然有机会复发。

淋巴结病

概述

- 急性细菌性淋巴结炎表现为轻度发热,柔软,固定,红斑样淋巴结和全身中毒症状。
- 慢性局限性淋巴结病多见于猫抓病。
- 颈部淋巴结核是由肺部感染蔓延至淋巴结造成的。

简介

全身有 30% 的淋巴结位于头颈部[132]。耳后和枕部淋巴结引流来源于头皮和颈后表浅部位淋巴。耳前和眶下淋巴结收集颞侧头皮、眼睑、结膜和面颊部的淋巴,这些淋巴结与腮腺侧面腮腺淋巴结相通,颌下及颏下淋巴结收集牙齿、牙龈、颊黏膜及舌的淋巴,颈深部淋巴结连接颈深静脉,在胸锁乳突肌深面,上半部分引流舌与后咽的淋巴,下半部分引流喉、甲状腺、气管、食管的淋巴。颈浅淋巴结在胸锁乳突肌浅层,前群沿颈内静脉分布,后群位于颈后三角,这些部位的淋巴结引流颈部表浅组织、乳突、耳后和鼻咽的淋巴。扁桃体淋巴结引流腭扁桃体淋巴。

细菌性淋巴结炎

基础科学/疾病进程

细菌性淋巴结炎通常发生于 4 岁以下的儿童,他们多数在发病前有上呼吸道感染和咽炎病史。细菌性淋巴结炎表现为如发热、疼痛、固定的红斑样淋巴结或全身毒性。超过 50% 的患者都会累及下颌下淋巴结。有 25% 的患者会累及颈淋巴结。引起 3 岁以下儿童细菌性淋巴结炎最常见的细菌包括金黄色葡萄球菌、链球菌(G 组链球菌)。在这个年龄段最容易发生脓毒症。金黄色葡萄球菌和化脓性链球菌(A 组链球菌)是最常见的生物。大肠埃希菌和定植于牙周病的厌氧菌也可引发细菌性淋巴结炎。

诊断/患者表现

金黄色葡萄球菌腺炎最容易导致脓肿形成。大约有 30% 的急性感染淋巴结会在 2 周内化脓[134,135]。A 组链球菌腺炎导致双侧颈内静脉淋巴结肿大、发热、严重的咽喉痛、额部疼痛、腹痛、中毒表现以及渗出性扁桃体炎,也可表现为轻微的系统症状和无痛性淋巴结肿大。

治疗/手术方法

急性淋巴结炎的治疗方法有切开和引流。防止炎症沿着筋膜向胸部和腹部转移。

慢性局限性淋巴结病

基础科学/疾病进程

猫抓病是儿童和青少年慢性局限性淋巴结病最常见的病因,常见于头颈部淋巴结区[136~139]。有超过 50% 的患者会累及头颈部淋巴结。所涉及的微生物有巴尔通体和阿菲比亚杆菌,这些都是通过猫抓或被猫咬伤而传播的[140]。

诊断/患者表现

本病的临床过程开始于接种后 3~12 天内接种部位出现的红色丘疹,丘疹逐渐发展为水疱,然后是脓疱,最后结痂,消退。一周之后,会发生淋巴结肿大。大约有 85% 的患者在接种部位深层出现淋巴结肿大。淋巴结病呈跳跃性蔓延[141,142]。本病有自限性,但是有 5%~13% 的病例会出现并发症。

治疗/手术方法

有严重症状的患者可以用抗生素治疗。如果淋巴结发生变化可以行手术切除。

结果、预后和并发症

并发症有脑病、结节性红斑、血小板减少性紫癜、帕里诺眼-腺综合征、肝炎[139,143]。

如果患者患有免疫缺陷病,淋巴结炎会发展为多发性血管瘤病,以弥漫性皮肤红斑结节为特征。

颈结节性淋巴结炎(淋巴结核)

基础科学/疾病进程

淋巴结核是由可引发肺部感染的吸入性分枝杆菌引起的。感染通过淋巴管蔓延至局部淋巴结或通过血管蔓延至末梢淋巴结。

诊断/患者表现

6 岁以下儿童颈淋巴结核的典型表现是无痛性增大的肿块。累及颈部双侧前下部和后部淋巴结,也可累及扁桃体和下颌下淋巴结。症状有发热,体重下降,盗汗,食欲下降。淋巴结偶可呈化脓性改变导致窦道形成。全身波及时会导致全身淋巴结肿大、红细胞沉降率、结核菌素皮肤试验、胸片和细针细胞实验可以确诊此病[145]。

治疗/手术方法

建议手术切除以防止慢性瘘管的形成,特别是在已有开放性伤口时。如果结核菌素皮肤试验阳性,可进行细菌培养应用四联疗法治疗,包括利福平、异烟肼、吡嗪酰胺和乙胺丁醇。疗程为 6 个月。根据细菌培养结果,也可用二联疗法治疗。

非典型性非结核分枝杆菌

基础科学/疾病进程

瘰疬分枝杆菌、鸟分枝杆菌是最常见的引起淋巴结肿大的非典型性非结核分枝杆菌。这两种生物都是在美国东南部发现的。经口感染,随后蔓延至局部淋巴结。

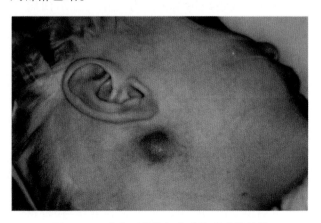

图 42.15 非典型分枝杆菌感染形成的脓肿

诊断/患者表现

　　主要累及下颌下淋巴,表现为单侧淋巴结肿大。淋巴结起初是无痛的,易推动,最终会发展为炎性的、固定的和化脓性的结节(图 42.15)。感染蔓延至局部皮下周围组织会形成慢性瘘管。患者年龄多在 1~5 岁,通常没有全身症状。红细胞沉降率、胸片、白细胞计数都正常。细菌培养可以明确诊断。

治疗/手术方法

　　明确的治疗方法包括有单纯手术切除或联合药物治疗。这些生物抗结核药物具有很强的抗药性。如果怀疑非典型性非结核性分枝杆菌感染,在等待培养结果时应联合应用克拉霉素、乙胺丁醇、利福平、环丙沙星进行治疗[147]。

参考文献

11. Jackson IT, Carbonnel A, Portparic Z, et al. Orbitotemporal neurofibromatosis: classification and treatment. *Plast Reconstr Surg*. 1993;92:1–11.

    This article divides the clinical presentation of orbitotemporal neurofibromatosis into three groups, based on orbital and soft-tissue involvement, and the state of the eye. The treatment methods differ based on the severity of presentation and therefore this classification helps guide the treatments used. The article presents 24 patients who are followed for a maximum of 12 years.

28. Ferner RE, Gutmann DH. International consensus statement on malignant peripheral nerve sheath tumours in neurofibromatosis 1. *Cancer Res*. 2002;62:1573–1577.

41. Sessions RB. Nasal dermal sinuses: new concepts and explanations. *Laryngoscope*. 1982;92:1–28.

    This is a classic paper that describes, evaluates, and unifies the various existing theories describing the etiology of dermoids. The paper shows how dermoids and encephaloceles are a continuum in the manifestation of congenital anterior cranial base defects. The diagrams in the paper clearly illustrate the surgical anatomy of these defects.

50. Hanikeri M, Waterhouse N, Kirkpatrick N, et al. The management of midline transcranial nasal dermiod sinus cysts. *Br J Plast Surg*. 2005;58:1043–1050.

57. Kellman RM, Marentette L. The transglabellar/subcranial approach to the anterior skull base: a review of 72 cases. *Arch Otolaryngol Head Neck Surg*. 2001;127:687–690.

    This paper describes the transglabellar/subcranial approach to the anterior skull base in patients who have dermoids with intracranial extension. Through a retrospective analysis of 72 cases in two academic medical centers it analyses parameters such as average operating room time, complication rates, and length of ICU stay and compares them to results published for traditional craniofacial approaches.

85. Schroeder JW, Mohyuddin N, Maddalozzo J. Branchial anomalies in the pediatric population. *Otolaryngol Head Neck Surg*. 2007;137, 289–295.

    This paper reviews the presentation, evaluation, and treatment of branchial anomalies. It accomplishes this task through a retrospective study involving 97 pediatric patients with branchial anomalies who were treated over a 10-year period. The associated complications and the rates of recurrence after treatment are also discussed.

99. Sistrunk WE. The surgical treatment of cysts of the thyroglossal tract. *Ann Surg*. 1920;71:121–122.

110. McCulloch TA, Singh S, Cotton DWK. Pilomatrix carcinoma and multiple pilomatrixomas. *Br J Dermatol*. 1996;134:368–371.

115. Prousmanesh A, Reinisch JF, Gonzalez-Gomez I, et al. Pilomatrixoma: a review of 346 cases. *Plast Reconstr Surg*. 2003;112: 1784–1789.

     This article examines the cause, clinical and histological presentation, management, and treatment outcomes of pilomatrixoma. A retrospective review of patient records spanning a period of 11 years is conducted, during which 346 pilomatrixomas were excised from 336 patients at Children's Hospital in Los Angeles. The study concludes that the treatment of choice is surgical excision and that the rate of recurrence is low.

116. Aslan G, Erdogan B, Aköz T, et al. Multiple occurrence of pilomatrixoma. *Plast Reconstr Surg*. 1996;98:510–533.

43

连体婴

Oksana Jackson , David W. Low , and Don LaRossa

概述

- 连体婴是一类十分罕见的先天性畸形,发生率占新生儿的 1/50 000 ~ 1/100 000。
- 连体婴可以根据其连接的部位和结构或背侧或腹侧融合从而进行分类。
- 连体婴的分离需要有多种不同学科共同参与。
- 术前通过影像学调查和研究连接部位的结构对于分离的成功至关重要。
- 细致的手术设计和扩张器的植入对于伤口的闭合十分有必要。
- 重症护理检测和支持,营养支持和减压方法对于成功分离至关重要。

基础科学/疾病进程

发病率

连体婴是最罕见的先天性畸形之一。其典型的表现形式在单卵孪生的活婴中发生率为 4/1000,在异卵双生的孪生活婴中发生率为 10/1000 ~ 15/1000。因此,双胞胎的发生概率约为 1/90[12]。而连体双胞胎的发病率据估计在 1/50 000 ~ 1/100 000。Spencer 报道,其中 1% 死产,40% ~ 60% 在出生后不久死亡。所以, 真正的发病率大约为 1/200 000[5,13]。据最近的连体婴产前诊断报道表明,有 25% 发生宫内死亡,50% 在出生后立刻死亡,只有 20% 可以存活下来,进行后续的分离手术。在所

有的报道中,女婴与男婴的比例接近 3:1,然而,在连体婴死产的报道中,男婴的数量要远超过女婴[5,10,15,17]。

分类

对于连体婴的类别,有许多种不同的分类方法。每一种分类方法都有其最突出的标志就是带有后缀-pagus,希腊文中这个词的意思是"固定的,联合的",在临床上和历史文献中,最常用的分类方法是由 Potter 和 Craig 提出的,简化为五种最常见的连体婴的类型,在此列出:胸部连体婴,腹部连体婴,臀部连体婴,坐骨连体婴和头部连体婴[18]。此外,相连接的解剖结构可以有前缀"di-","tri","tetra",加上所涉及的部位"prospus"面部,"brachius"上肢,和"pus"下肢来表示。例如,坐骨连体婴可能有三(tripus)到四(tetrapus)条腿。胸腹部连体婴是最常见的,占所有病例的 74%。胸腹部连体婴表现为两个婴儿面对面,在胸部和腹部相连,也有可能有共同的肝、心脏和上消化道(图 43.2,例 6)。分离会受到心脏受累的程度所限制。心脏联合在胸腹部连体婴中常见,而且从未分离成功过。只有一例心房相连的连体婴成功分离[19]。产前诊断的进步和胎儿手术的发展使提前分离成为可能,提高了围生期生存率。例如,分娩期子宫外治疗(EXIT)在费城儿童医院已经成功对胸腹连体婴进行分离。在本例中,双胞胎中的一个婴儿有正常的心脏结构,可以对另一个婴儿发育不成熟的心脏进行灌流。EXIT 可以切断脐

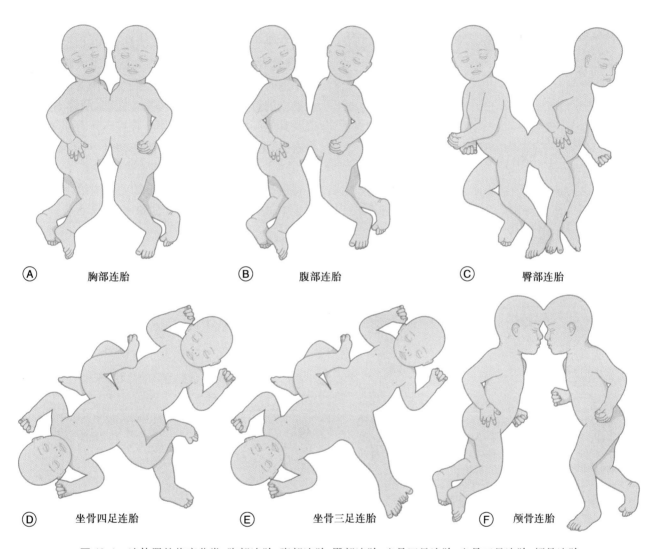

A 胸部连胎　　　B 腹部连胎　　　C 臀部连胎

D 坐骨四足连胎　　　E 坐骨三足连胎　　　F 颅骨连胎

图 43.1　连体婴的临床分类:胸部连胎,腹部连胎,臀部连胎,坐骨四足连胎,坐骨三足连胎,颅骨连胎

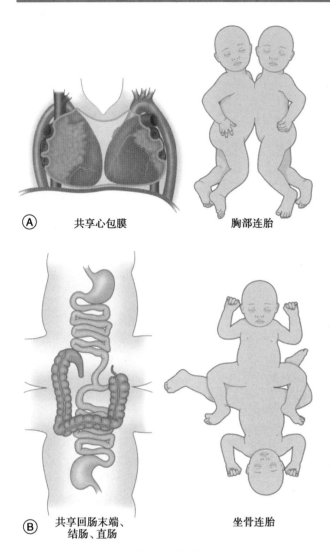

(A) 共享心包膜　　　　胸部连胎

(B) 共享回肠末端、结肠、直肠　　　坐骨连胎

图 43.2 在每一种不同的连体婴中,连体婴的解剖可以是多样的。左边插图解释了右侧插图连体婴的组织学特征。这是两个可以接受手术分离的相同的例子。(**A**) 胸部连胎,有独立的心脏可心包相连。(**B**) 坐骨四足畸胎,共享回肠末端、盲肠、直肠和肛门

带之前及时控制气道和循环,保证双胞胎中一个婴儿的存活[14]。

在腹部连体婴中,在腹部融合区可由多样的肝、胆管、消化道联合。在单纯腹部连体婴中,没有心脏的联合(例8)。臀部连体婴在骶骨水平融合,互相无法照面。这种情况下,他们共有一个脊髓、会阴结构和直肠。臀部连体婴发生率占所有连体婴中的 17%[12]。

在坐骨型连体婴中,双胞胎在盆腔处联合,共享生殖结构、直肠、肝(例5,例7)。这些双胞胎通常都一个正常功能的腿和一个相互融合的腿。类似一个三脚架,也有四条腿的情况。如果是三条腿,通常都具有血管和神经的双重供应。在设计分离手术时,术前灌流的测定十分重要。通常,第三条腿会被切

除,剩余的软组织用于缝合伤口,双胞胎每个人都会留一条腿。有一个特殊案例,Zuker,据报道称其成功地从她垂死的孪生妹妹身上移植了一个完整的下肢,因此,她拥有两个功能健全的腿[20]。

最少见而且最难分离的莫过于头部连体婴。因为在这种情况下通常有各种神经和血管的连接[12,21,22]。连头婴发生的概率在连体婴中占 2% ~ 6%。大约每一百万个新生儿中出现 2.5 个[9]。他们共享头皮、颅骨、硬脑膜窦、大脑表质,但他们的面部、枕骨大孔和脊柱保持独立。甚至当大脑皮质也共享的时候,神经通路仍然是独立的,因为彼此有完全独立的行为和脑电图。可发生面部、颅骨不对称,以及其他颅内和颅外的异常。连接点十分重要。围绕着此连接点手术可以有许多不同的解剖情况[3,8,21,23]。有一些作者按照连接的部位,连接的程度将连头婴进行分类[24,25]。在文献中给出的病例报告中,最常见的表型变异如图 43.3 所示。

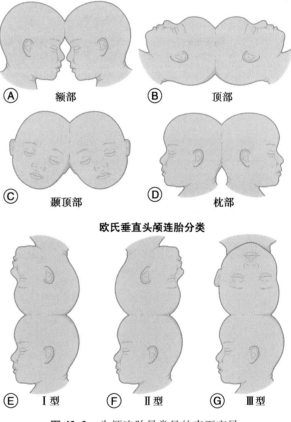

(A) 额部　　(B) 顶部

(C) 颞顶部　　(D) 枕部

欧氏垂直头颅连胎分类

(E) Ⅰ型　　(F) Ⅱ型　　(G) Ⅲ型

图 43.3 头颅连胎最常见的表型变异

另一种分类方法由斯宾塞(Spencer)提出,基于胚胎数据分析和 1200 例畸胎学研究。她将连体婴分为背侧连接和腹侧连接,再分别分出 8 个解剖融合点。这种分类方法专门定义和约束了不同类型连体婴之间的解剖融合,试图将不同类型的连体婴的

可分离预测、手术方法、手术结果以规范化的形式来命名,同样使涉及研究目的文件也有一个规范化的标准[26]。在斯宾塞胚胎分类系统中,腹部连胎分为腹内侧和腹外侧,通常脐部也有联合。而背部连胎属于背侧和背外侧相连,不包括胸部、腹部脏器和脐。腹部连胎又进一步分为喙、尾和侧连接。这八种分类的定义和限制会在下面介绍[26]。

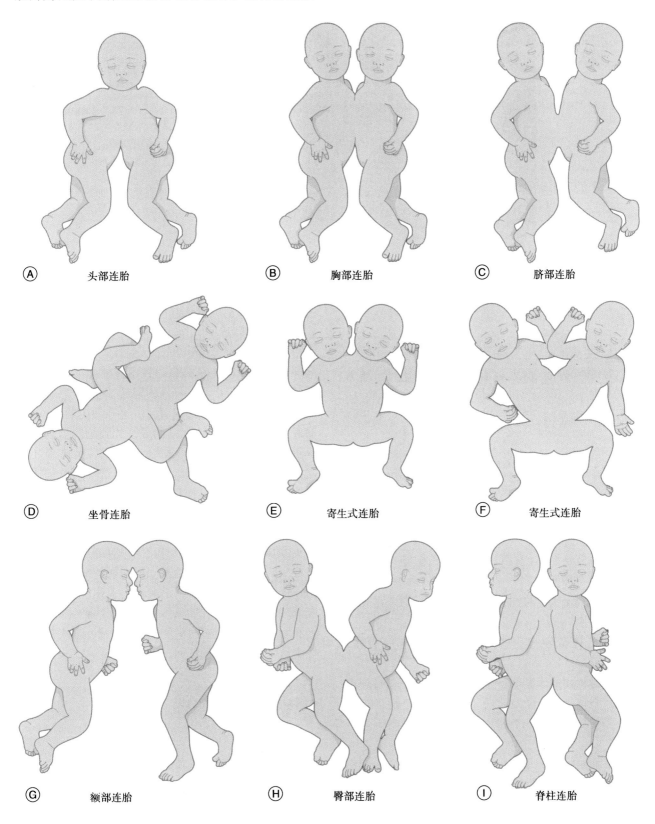

Ⓐ 头部连胎 Ⓑ 胸部连胎 Ⓒ 脐部连胎

Ⓓ 坐骨连胎 Ⓔ 寄生式连胎 Ⓕ 寄生式连胎

Ⓖ 额部连胎 Ⓗ 臀部连胎 Ⓘ 脊柱连胎

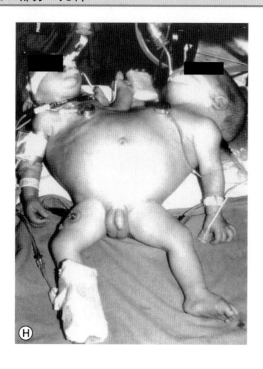

图43.4 （A～I）以连接点为基础的八类斯宾塞连体婴分型。（H）只有一个骨盆的寄生式连头颅连胎：除了面部、枕骨大孔及中线外头颅的任何一个部位的联合

腹侧

喙部

1. 头部连胎：由头部到脐部发生融合。
2. 胸部连胎：由上胸部到脐部发生融合，通常包括心脏。
3. 脐部连胎：仅在脐部发生融合，通常不包括心脏。

尾部

脐与骨盆之间相连，不包括生殖系统和肛门。

侧面

寄生式连胎：骨盆相融合，共有一个耻骨联合和一个或两个骶骨。

1. 臀部连胎：共同享有骶尾部和会阴区，有时候还有脊髓。
2. 脊柱连胎：整个背侧融合在一起，包括脊柱，十分少见。

非对称式连体婴也经常发生，形成一个相对较小的和一个相对较大的双胞胎。这些连体婴被称为寄生。归于其最接近的分类之中。如果双胞胎中的一个个头明显较小，发育欠发达，说明存在营养不良或其他生理问题，这些都会导致分离变得更加复杂。在某些情况下，双胞胎中较小的那一个会死亡，而且被吸收。如果连体双胞胎的连接方式和解剖结构介于不同类型之间，可以称之为非典型性连体双胞胎[26]。

病因

有两种理论可以从胚胎学的角度来阐述连体双胞胎的发生原因。其中经典的理论是由 Zimmerman 提出的分裂不全[76]，在受精后 13～16 天，单卵受精卵的胚胎胎盘没有完全分裂导致了连体婴的产生。近期，Spencer[28] 提出了一种新的理论，即两个原本独立的单卵胚胎胎盘发生再次融合。这种理论假设，在胚胎发育的第 3 和第 4 周，之前分开的胚胎胎盘以背侧和腹侧在特定的部位再次融合，这些部位通常外胚层缺如，或正常的程序性融合或分离。这些部位包括心脏原基、隔膜、口咽和泄殖腔膜、神经管的外围、胚胎胎盘等，每个特殊的部位都对应着不同类型的连体婴。这些融合大部分是同源的，意味着融合表现为头对头，尾对尾，前对前，后对后，侧边对侧边，从来不会出现头对尾和前对后的情况。斯宾塞的球型理论，指出连体婴背靠背漂浮在一个共享的羊膜腔内，而那些腹部对腹部的漂浮在卵黄囊中。在这两种情况下，依据胚胎胎盘在融合时时间和空间的关系，连接点可发生于从喙部到尾部的任何一点[28]。

诊断/患者表现

产前评估

连体婴早在妊娠的第 12 周就可以通过超声检查做出诊断。第一孕期或孕早期超声检查提示有连体情况存在的表现，有一系列检查都表明有个固定的联合位点,在双胞胎之间缺乏分离膜,不能分离婴儿的身体和皮肤轮廓[29,30]。一旦初诊有所怀疑,就需要进行一系列超声检查、MRI、超声心动图来更好

地确定联合的部位和器官的组织解剖结构,检查任意与之相关的异常的存在,以及防治孕期并发症[14]。

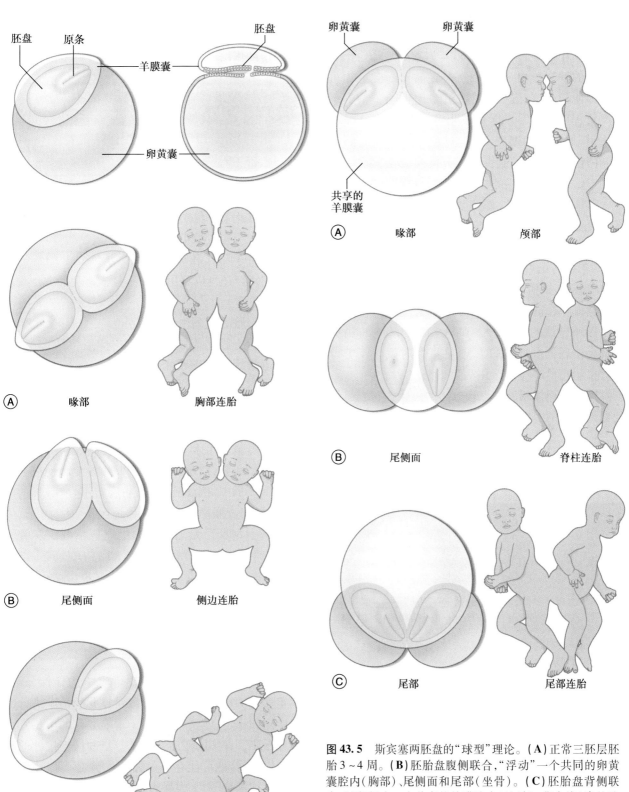

图 43.5　斯宾塞两胚盘的"球型"理论。(A)正常三胚层胚胎 3~4 周。(B)胚胎盘腹侧联合,"浮动"一个共同的卵黄囊腔内(胸部)、尾侧面和尾部(坐骨)。(C)胚胎盘背侧联合,"漂浮"在一个共享的羊膜腔内(连胎)、背中线(脊柱连胎)和尾部(臀部)

仔细地做心脏检查对于诊断胸部连胎十分必要。超快婴儿 MRI 和三维超声心动图用于确定心脏的结构和功能。因为羊水为扫描提供了一个很好的缓冲区，而出生后，心包开窗视野小可能会导致传感器定位困难，所以产前超声心动图检查优于产后检查。早在妊娠的第 20 周，就可以很好地描绘出连体心脏的解剖结构，但是第三孕期时诊断会更加可靠。即便如此，在与尸检结果相比，还是会低估疾病的严重程度[12,14,19]。据费城儿童医院的 MacKenzie 等报道，超声心动图在 EXIT 过程中也可以起到作用，并且在紧急手术血管重建方面起到至关重要的作用[14]。

其他类型的异常，即使是与连体不相关的器官系统，也会对预后造成影响，需要进行产前检查。可观察到的畸形包括先天性膈疝、腹壁缺损、神经管畸形、畸形足、无肛症、食管闭锁和淋巴囊性水状瘤[14]。系列扫描可以监测多胎妊娠相关的并发症，如双输血综合征、双胞胎死亡、低聚糖羊水过多症以及由循环导致的羊水过多和积水。在 50% 的病例中都会出现羊水过多的情况，在妊娠时就应该进行治疗以防止早产等妊娠并发症[12,31]。

围绕着连体双胎妊娠和分离的民族、宗教、道德问题是复杂的。准确的产前诊断，早期检测和双胎联合程度严重性的判断确保了分离的可行性以及分离后结果的预见性。早期家庭谈话十分重要，可以让家庭自主选择是终止妊娠还是近期剖宫产手术。

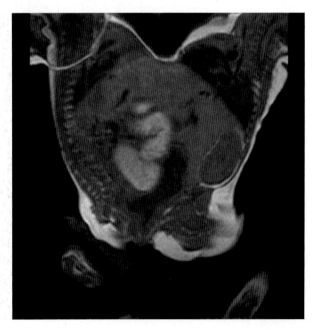

图 43. 6　肝、结肠和泄殖腔联合的坐骨连体双胞胎产前磁共振成像检查(例 7)

如果病例中出现脑和心脏的联合，那么会建议选择性终止妊娠。当胎儿畸形严重或分离后生活难以接受时，也会选择终止妊娠[12]。早期评估同样给父母提供了调整以及产前规划的时间。心理学家、社会工作者和伦理学家的参与可能对决策和咨询起到一定的帮助作用。

治疗/手术方法

产科管理

产科管理建议在妊娠 36 ~ 38 周确定肺成熟以后可以在儿童外科中心或邻近的地方实施剖宫产手术。虽然一些文献中指出有阴道分娩的报道，但是剖宫产对于胎儿和母亲来说都是最安全的首选方法。剖宫产还可以利用 EXIT 过程，避免胎儿出现恶性心律失常。

双胞胎的顺利生产后可分为三类情况，主要取决于他们心脏功能结构，分为出生后不久即死亡、幸存下来等待分离手术以及出生后需要紧急手术三类。那些不需要进行紧急手术的患者的生存率都在 80% ~ 90%。如果双胞胎中的一个死亡或即将死亡，已经威胁到另一个健康婴儿的生命，那就需要进行紧急手术。还有一种情况就是，一个婴儿受到生命威胁，需要纠正的先天性异常出现在一个或两个孩子中，例如肠闭锁、肠旋转不良、破裂的脐膨出、肛门直肠脓肿。在这种情况下，生存率就降至 30% ~ 50%。延迟分离的优点包括减少麻醉的风险，确定解剖结构和其他先天结构的位置，以及提前扩张足够的组织皮肤用以覆盖分离后的创面[12,14,15,13]。

术前设计

在分娩 2 ~ 4 个月之后就可实施选择性分离。在重症监护室的治疗期间可以对婴儿的情况进行密切检测和稳定。营养支持对于术前婴儿的生长发育十分重要。详细的产后调查进一步确认连接处的解剖结构，和其他可能存在的先天性异常。计算机断层扫描技术加 MRI 为融合的脏器以及骨骼提供了有用的信息，而 MRI 更适用于血管结构的检查。也可运用胃肠道对比研究和血管造影，但帮助不大[3,10]。

分离手术的成功,需要有一个多学科团队的共同参与。其中包含新生儿专科医师、麻醉医师、护士,还涉及综合外科的发展和围术期管理计划。两个不同的麻醉医师和手术团队应该联合起来,麻醉安排和手术步骤需要事前确定并且要不断回顾研究。图解和模型可以运用在手术分离设计中[3,33]。细节部分包括患者体位、显示器和线的摆放、手术室设置和仪表都不能被忽视。

必要的手术前设计还包括分离时软组织的处理。如果联合的部位允许分离手术且能使双胞胎都得以生存,伤口缝合就变成了一个重要的问题。为了术后可以将伤口牢固地缝合起来,需要进行软组织缺损面积预估从而确定术前需要进行软组织扩张的程度。如果皮肤覆盖面积不足,婴儿就面临重要脏器暴露和败血症的风险。如果伤口缝合太紧,就会发生心肺功能窘迫,这对于婴儿来说可能是致命的。如果体壁缺损范围过大,尤其是在胸、腹部、骨盆底,就需要额外的支持材料进行修复。因此,整形外科医师也是分离手术团队中的重要组成部分。

在连体婴分离手术中,皮肤血管的划分对于分离手术的设计十分重要,尤其是在三足坐骨连胎的连体婴中,要放弃共用的腿,分离软组织进行重建和伤口缝合。虽然磁共振血管成像和血管造影研究已经可以描绘出大血管的走向和肢体灌注,但是,这些技术在对于骨盆和肢体表面皮肤精确的血管分布方面的评估还是不够的。以前曾用荧光素来标记皮瓣、缺血四肢、受伤的肠道和伤口烧伤的组织灌注和愈合情况[34~38]。传统的荧光素试验是在紫外线的照射下对于组织荧光素分布的视觉定性研究。1984年宾夕法尼亚大学儿童医院的 Rose 报道,运用光线灌注荧光计进行静脉注射荧光素定量技术在确定血供区和复杂坐骨连体婴分离线方面起到很大的帮助[39,40]。

整形外科医师的角色

在进行连体婴的分离时,整形外科医师需要提供足够的软组织对于重要部分的缺陷进行填补,这对于他们而言是一个挑战。双胞胎分离类似于单个或多个并指分离术,这对于整形医师来说是最常见的一个手术。在并指分离手术中,少量的组织不足以覆盖住连接处的表面,所以除了最简单的类型以外,其他类型通常需要进行植皮。同样,连体婴

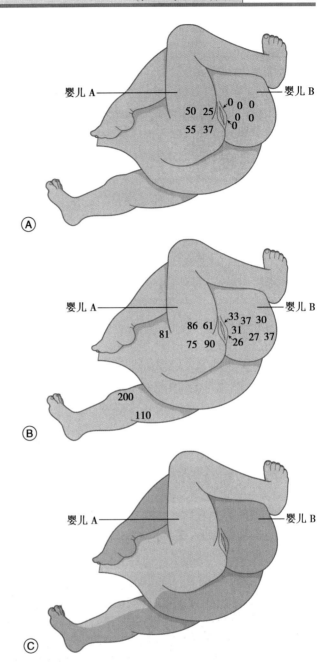

图 43.7　(A ~ C)皮肤荧光测定技术描绘了一例坐骨三足的连体婴的骨盆和下肢的皮肤灌注情况

分离后其缺损的部位面积是连接处面积的两倍[41]。在文献中提到有许多提供软组织覆盖的方法,例如皮肤移植和皮肤替代物、局部皮瓣、充气和组织扩张。

皮肤移植是最基本的方法,但是用处不大,仅用于小缺损并且需要一个完整的皮下组织结构作为支撑以供生长。虽然皮肤移植常用于治疗创伤并发症,并不是连体婴分离,但是在某些极端情况下,也可用于覆盖腹腔脏器。如今,有许多不同的皮肤替代产品,可以用于覆盖皮肤缺损区,重建缺陷筋膜[42~44]。在传统腹腔壁和胸壁重建中,可以

运用合成材料和生物材料,生物材料更适用于小儿以及软组织覆盖不稳定的部位。真皮替代物和其他生物网片更有优势,因为它们可以快速进行再血管化并且促进新生组织生长。因此,它们具有很强的增长兼容性,如果发生了暴露也很容易解决[45~47]。游离皮瓣和带血管皮瓣或皮肤肌肉可用于覆盖小面积缺损。文献中有几个例子说可以利用皮瓣来覆盖大面积皮肤而不是在坐骨连胎中利用失用的那一条腿进行圆角皮瓣移植。事实上,有许多坐骨三足连体婴分离后都是运用第三足来进行软组织覆盖的。

在过去,有的手术团队利用腹腔充气的方法。Mestel 等将腹腔重启的方法应用于坐骨三足畸形双胞胎。他们每三天向腹腔内注射气体 500 ~ 1500ml,这样使腹部周长增加了 12cm。在分离过程中,没有足够的皮肤,为了使伤口成功缝合,就要牺牲掉第三条畸形足[48]。Yokomori 等在坐骨三足连体婴的分离术中,联合应用腹腔充气和组织扩张器技术,还是没有保住第三条腿[49]。Wen-Sung Hung 及其同事也利用了腹腔充气的方法,两周内注射气体 500 ~ 1500ml,这一次,腹部周长扩大了 19cm,但是为了成功缝合,还是切除了第三条腿[50]。虽然腹腔充气增加了感染的风险,但是调查表明还没有发现过感染的病例。在所有三例报道中,如果共用的第三条腿不切除的话,就无法得到足够的软组织,伤口缝合将无法成功。

连体婴分离需要提供足够的软组织,在这点上,组织扩张技术大大地改善了这个问题。虽然早在1957 年,Neumann 就提出了这个想法,但直到 1976 年,随着 Radovan 扩张器的应用,这项技术才逐渐流行起来[51,52]。自此以后,组织扩张技术被整形外科医师广泛地应用于各类需要补充额外皮肤的手术中。组织扩张第一次成功地运用于连体婴分离术是在 1986 年,由 Zuker 和他的同伴成功分离了一对坐骨连体婴。运用了 5 个皮下扩张器和 2 个腹腔内扩张器。其中一个婴儿成功缝合,但是另一个,需要用聚丙烯网补片加固腹壁,并且行刃厚皮片移植来修复伤口[53]。随后,又有许多例报道皮下和腹腔内利用组织扩张器技术的例子[41,53~55]。

作者提倡在婴儿分离切口周围埋置尽可能多的皮下组织扩张器来进行组织扩张。在三足畸形时,也需要在下肢埋置扩张器,来获得足够的皮肤和皮下组织皮瓣以免切除下肢。使用外壁光滑无纹路扩张器的原因有两点:在婴儿,皮下组织层薄,扩张器

边缘锐利会穿破皮肤;此外,表面有纹路的扩张器会导致纤维囊生成,从而进一步使皮肤变薄。远距离扩张也是基于这一点考虑。覆盖于组织扩张器表面的皮肤可能会因为在扩张过程中的反复注射而导致皮肤破裂,因此运用完全性埋入的方法会增加破裂的风险。

临床经验

以下回顾的 8 例来源于费城儿童医院 1980—2007 年所做的连体婴分离手术。作者对其进行回顾和研究。这些病例充分说明了作者的经验教训和手术技术上和患者管理原则,这对作者将来实施连体婴分离手术将会有很大的帮助。

例1

胸部连胎和坐骨连胎(1980)

这一例男性胸部坐骨双分离的连体婴是在婴儿 2.3 岁的时候进行的,也是第一次使用皮肤组织扩张术(1980)。从剑突区切口,在他们共用的腹壁下埋置了一个 1000ml 的圆形扩张器,并且将脐与腹壁分开。尽管如此可以扩大皮肤面积但还是远远不够,造成双胞胎中较小的孩子切口缝合紧张,导致心肺功能不全和死亡。他的皮肤被保留并且冷冻,用于幸存双胞胎的伤口覆盖。Lehr 和其同伴将移植的皮肤在经过浓度逐渐升高的甘油盐水后放在液氮中保存[56]。幸存的婴儿的伤口缝合利用扩增的皮瓣和加压囊。在接下来的几天里,肉芽

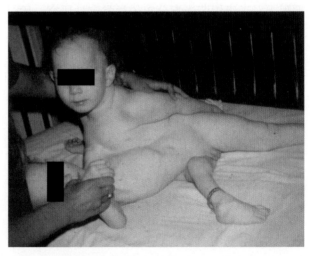

图43.8 　胸部和坐骨连体双胞胎分离前。1980 年在费城儿童医院第一次应用组织扩张器在分离前获得额外皮肤

组织在囊表面生长,并成功从死去的婴儿那里得到可移植的皮肤。

例2

坐骨连胎(1984)

本例坐骨三足连体婴是从胸部到坐骨相连,共用肝、末端回肠和结肠。每一个婴儿都有一条独立的腿还有一条共用的腿。在本例中采用荧光素技术对于皮肤灌注范围的界定和确定分离线有很大的帮助。术前研究显示有一条十分明显的分界线,沿着坐骨到下肢的血供主要都是来源于婴儿A。双胞胎沿着这条线分离,而且下肢将会给婴儿A。A的带蒂皮瓣与共用的大腿部皮肤相连,位于婴儿B的下腹部,将用于B的皮肤缝合。术中再次注射荧光以显示移植皮瓣的成活状况,修剪未成活组织。因为共用的下肢膝关节并不稳固,所以膝关节被取下,其皮肤和肌肉瓣用于婴儿A的伤口缝合。

例3

脐部和坐骨连胎(1988)

本例脐部和坐骨连胎婴儿从剑突到骨盆,连接并不复杂。仅在相连的腹部皮下埋置了一个1000ml的Radovan扩张器。扩张器经剑突切口放入,从脐部取出。扩张器植入在医院完成,而后续的扩充在门诊完成。分离手术十分成功,在14.5个月的时候皮肤覆盖完全不需要进行皮肤移植。

例4

坐骨连胎(1992)

此对坐骨连胎案例中,在首次分体手术中使用了扩张器补足软组织的缺失。在患儿3个月时于腹部连体区置入约700ml的Radovan扩张器和在背部置入两副250ml Radovan扩张器,并且皆保留远端注入口。术后4天,因腹部连体扩张区域出现明显皮肤坏死,重回手术室移除坏死皮肤并将原扩张器替换为两副250ml规格。最初的治疗方案嘱患儿在普通病床上需频繁的仰卧和俯卧交替。尽管如此,长期压力还是造成其中一个背部的扩张器外露。转而使用Clinitron悬浮床后情况有明显好转,但在扩张后期还是产生皮肤过薄。这一情况导致了患儿于5个月大时提早接受分体术。术中将

腹部连体区扩张的皮肤形成双蒂皮瓣以关闭切口,余下植皮区则使用自体刃厚皮移植。尽管使用了扩张器,软组织还是不足以关闭完整的创面,后期再行二次扩张。

例5

坐骨连体三足畸形儿(1993)

此对坐骨连体三足畸形儿于3岁半时接受治疗,并使用了多个矩形扩张器。两副扩张器置入患儿的共腿,其一置于大腿前部,另一置于大腿背侧部;还有两个扩张器则是选择腹部区域(图14.9)。扩张周期为3个月,总生理盐水注入量为6L。扩张过程中发现位于腹部的矩形扩张器的棱角有潜在可能造成皮肤溃烂,后以圆角的扩张器取代之。扩张全程患儿皆安置于Clinitron悬浮床,因此没有背部皮肤溃烂的情况发生。然而,于共腿区上的扩张皮肤由于持续活动对腹部扩张区产生慢性摩擦,所以后期作者以护具限制约束共腿的活动。扩张后的皮肤成功的得以覆盖所有分离共腿后的软组织缺失。

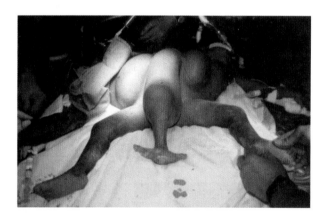

图43.9 坐骨连体三足畸形儿——清楚地展示异常的共腿

例6

胸、脐部连胎(1999)

此胸、脐部连胎患儿于6月大时接受分体术。患儿自胸骨柄水平至脐部呈连体畸形,并共用一个肝脏、隔膜和胸腔,各自拥有独立的心脏(图43.10)。于3个月大时埋入共三副保留远端注入口的矩形扩张器,一个置于其共同的胸腔上方,余下则置于共同腹部的两侧。扩张期为3个月以产生足够的皮肤。分体术中出普外科医师使用了Gore-Tex补片关闭两患儿的胸腔。扩张后的软组织足以覆盖所有切口和补片。

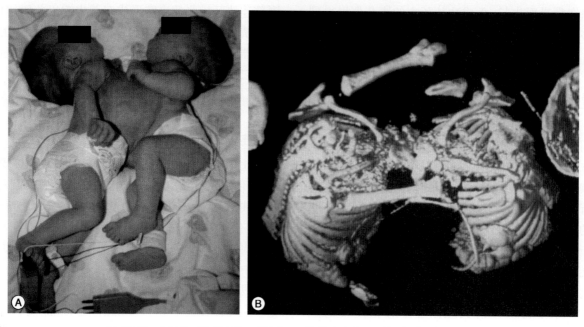

图43.10 （A）胸、脐部连胎。（B）CT 三维重建有助于了解连胎的骨骼结构

例7

坐骨连胎（2001）

此坐骨连胎病例于7个月大时实行分体术。患儿共用一个肝脏和结肠，并皆有泄殖腔畸形出生后行造瘘。最初3个月大时于胸部和腹部共置入四副扩张器（图43.11A）。后因为并发症两次重回手术室。胸部的扩张器因为扩张区皮肤溃烂而移除，腹部的其中一副扩张器则是因为潜在的外露可能和血肿而取出。再次手术1个月后又于腹部和胸部再埋置两副额外的扩张器，分体术于此次扩张3个月后进行。手术过程中在关闭腹腔时于污染的造瘘旁使用了薇乔网片以利未来的腹壁重建。并用扩张的腹部和胸部皮肤形成推进和旋转皮瓣完整地覆盖分体后腹部的缺失组织。其中一个患儿在腹部仍存在一小部分皮瓣无法覆盖的区域，术后即以负压封闭引

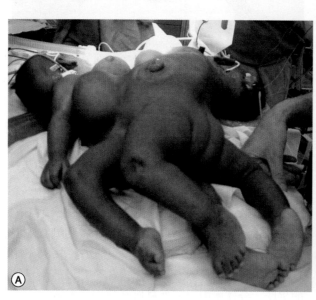

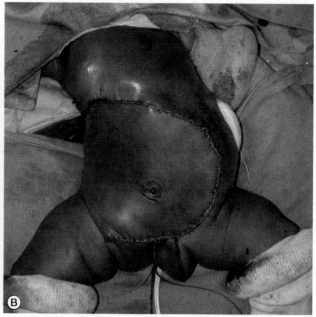

图43.11 （A）患儿共用一个肝脏和结肠，并已埋入扩张器，其上可见结肠造瘘口。（B）患儿 A 腹壁使用一块完整的皮瓣植皮

流最终切口愈合(图 43.11B)。

术后管理

分离婴儿术后应该在 ICU 进行严密监护,进行相关支持性治疗,维护其病情稳定。术后 24～48 小时进行选择性麻痹和机械通气很有必要,维持术后体液和电解质平衡和心脏稳定。围术期抗生素使用和严格的预防感染十分必要,这样可有效地避免脓毒症的发生。

围术期的减压策略对软组织的管理十分重要,推荐在组织扩张过程使用 Clinitron 床,防止压疮和扩张器显露。在手术后早期仍需采取必要的减压措施。辅助措施如经常翻身、凝胶支持垫、固定四肢也是必要的,以防止创伤性溃疡。

持续的营养支持治疗非常关键,尤其是连体婴中较小的、营养不良的婴儿。长时间的治疗应激和反复的手术形成这些问题,增加婴儿发生伤口愈合和感染并发症的发生率。在此情况下,肠内、外营养支持治疗会使患儿获利,并且应该在多数病例中应用。

结果、预后和并发症

伤口愈合并发症为常见的术后并发症。术后真空辅助封闭治疗可用于伤口裂开或皮瓣损失。对于软组织伤口和不可接受的瘢痕可行二次皮肤移植和手术修复。

连体婴分离的总体成功率取决于治疗团队的经验、术前准备程度和儿科专业中心提供的资源。最近,产前诊断的影像学技术进步、术前和术后重症监护管理、麻醉管理提高了手术成功率和术后存活率。从产前诊断到术后随访,一个多专业的团队进行的长期全面护理非常重要,可解决整个过程中的复杂问题。由于这些患者解剖的复杂性,术后随访应该在同一家医疗机构进行,这样可以确定长期的效果。

参考文献

1. Bates AW. Conjoined twins in the 16th century. *Twin Res.* 2002;5:521–528.

3. Redett R, Zucker RM. Conjoined twins. In: Bentz M, Bauer BS, Zucker RM, eds. *Principles and practice of pediatric plastic surgery.* St. Louis: Quality Medical Publishing; 2008:185–212.
   A well-rounded account of perioperative and operative considerations relating to the separation of conjoined twins is presented.

5. Spitz L. Surgery for conjoined twins. *Ann R Coll Surg Engl.* 2003;85:230–235.

6. Spitz L, Kiely EM. Conjoined twins. *JAMA.* 2003;289: 1307–1310.
   The authors begin with an account of conjoined twin reports in history. A review of classification, diagnosis, and management follows.

10. Spitz L. Conjoined twins. *Br J Surg.* 1996;83:1028–1030.
    This brief reports offers the author's perspective from an experience of 10 sets of conjoined twins over a decade. Special mention is made of the potential for heavy intraoperative blood loss and the fragility of these patients after separation.

12. O'Neill Jr JA. Conjoined twins. In: Grosfeld JL, O'Neill Jr JA, Fonkalsrud EW, et al, eds. *Pediatric surgery.* Philadelphia: Mosby; 2006,
    This chapter is a review of topics ranging from prenatal diagnosis to ethical considerations related to conjoined twins. Particularly useful is the authors' systems-based approach to surgical technique.

14. Mackenzie TC, Crombleholme TM, Johnson MP, et al. The natural history of prenatally diagnosed conjoined twins. *J Pediatr Surg.* 2002;37:303–309.

21. Walker M, Browd SR. Craniopagus twins: embryology, classification, surgical anatomy, and separation. *Childs Nerv Syst.* 2004;20:554–566.

28. Spencer R. Theoretical and analytical embryology of conjoined twins: part I: embryogenesis. *Clin Anat.* 2000;13:36–53.
    This review spans over 1200 cases of conjoined twins. Observations drawn from these cases form the basis for a discussion of the embryology leading to this pathology.

41. Zubowicz VN, Ricketts R. Use of skin expansion in separation of conjoined twins. *Ann Plast Surg.* 1988;20: 272–276.

44

先天性泌尿生殖器畸形的修复

Mohan S. Gundeti and Michael C. Large

概述

- 泄殖腔或泌尿生殖窦畸形修复是一个复杂的过程,通常需要使用不同的手术方法,分多次手术修复。
- 尿道下裂是常见的外生殖器先天性畸形,发病率可能仍在增加,需多种手段联合治疗。
- 先天性尿道下裂通常伴发阴茎阴囊转位和阴茎下弯畸形,需同时治疗。

简介

先天性泌尿生殖器畸形涉及范围广,手术并发症多,从急性并发症到后期并发症都有可能发生。这里作者将介绍泌尿生殖道正常的生长发育、一些常见的男女性畸形以及修复方法。泄殖腔和泌尿生殖窦先天性畸形中,将首先介绍阴蒂肥大、膀胱外翻和(或)尿道上裂,然后介绍尿道下裂及其治疗。

总的来说,泌尿系统畸形手术修复的效果是令人满意的,但要注意手术时机和患者的选择。阴道发育不全与 Mayer-Rokitansky-Kuster-Hauser 综合征有关,其阴道近端 2/3 缺如,病因可能与中肾管畸形有关,往往在患者初潮时才会发现并做出正确诊断。阴道再造的并发症包括移植组织挛缩、损伤邻近的尿道组织及直肠组织,以及术后长期制动导致的相关并发症。

膀胱外翻通常发生于初产妇及低龄产妇的后代,复发率为 1:275,后代发病率约 1:70。通常,这

类患者的脐位置较低,耻骨联合分开的较宽。耻骨缩短约 30%,后骨盆外旋,阴蒂或阴茎可短小且分叉,尿道括约肌发育不良。几乎所有患者的泌尿系造影可见膀胱输尿管反流,腹股沟疝的发病率增加,治疗见第四分卷,第 13 章。

如果直肠前壁和膀胱发育不良,就会出现泄殖腔外翻。胎儿超声可发现脐下囊肿、耻骨支分离、摇椅足、脊膜脊髓膨出。新生儿会出现盲肠外翻短缩,将膀胱分离成两个外翻的半膀胱,回肠脱垂,睾丸未下降,阴茎或阴蒂短小且分叉。有报道认为,泄殖腔膜持续存在或过度增生阻止了间叶细胞的生长,从而导致生殖嵴尾部与泄殖腔膜融合。临床表现与膀胱外翻相同,后骨盆外旋、耻骨短小并分离可能更严

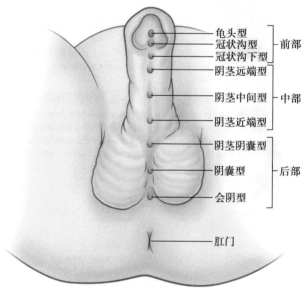

图 44.1 尿道下裂分型

重。其他相关畸形包括脊椎分叉、下肢畸形、多子宫和(或)阴道缺如、上尿道畸形、胃肠道紊乱如短肠综合征等。

　　尿道海绵体和包皮发育停滞就会导致尿道下裂,尿道开口可位于阴茎近端到龟头间的任一位置。

由于正常的胚胎发育受影响,尿道下裂通常伴有阴茎下弯。尿道下裂的严重程度与尿道开口位置有关,尿道口可位于会阴至龟头之间(图 44.1,图44.2),尿道下裂越严重,越可能伴发阴茎下弯和阴茎阴囊转位(图 44.3,图 44.4)。

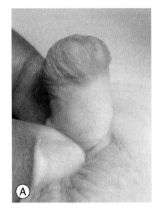
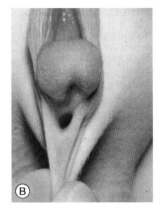
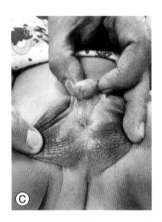
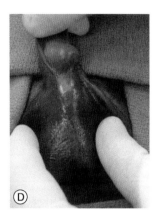

图 44.2　(A)龟头型。(B)冠状沟型。(C)阴茎阴囊型。(D)会阴型

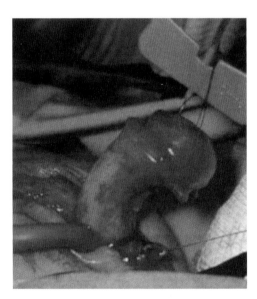

图 44.3　阴茎下弯矫正

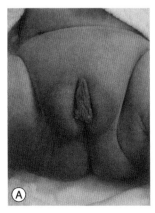
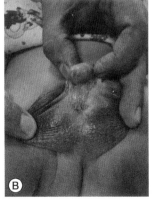

图 44.4　(A,B)阴茎阴囊转位

历史回顾

　　早在 16 世纪就有阴道缺如的报道,而 300 年以后才出现首例修复报道。1898 年,Abbé[1] 报道了一例使用中厚皮片移植的阴道再造,使用橡皮模具做暂时支撑。McIndoe[2] 推广了这一方法,他报道了63 例患者使用这种方法进行了修复。使用肠管(小肠和大肠)、口腔黏膜、培养的阴道组织等再造阴道均有报道[3,4]。非手术治疗也开始出现,首先使用人工压力,然后用一改良的扩张系统进行阴道再造[5,6];新造的阴道表皮由鳞状上皮覆盖,因此性生活时需使用润滑剂。

　　1952 年,Sweetser 等[7] 首次报道了先天性膀胱外翻的治疗。1960 年,Rickham[8] 首次报道了先天性泄殖腔外翻的治疗。在过去 50 年里,随着新生儿重症监护的进步,使患有这些重症先天畸形的婴儿的存活率接近正常儿童。

　　300 年前就有先天性尿道下裂修复的报道。据记载,Galen 在公元前 2 世纪首先描述了尿道下裂和阴茎下弯,他与 Vesalius 以及其他人一起,详细描述了尿道下裂的症状[9]。第一个千年,人们截掉异位尿道外口的远端部分,拉伸或不拉伸阴茎皮肤来治疗尿道下裂;第二个千年则采用隧道的方法,在阴茎上反复打隧道直到其上皮化为止[9]。一个世纪前开始出现现代技术的雏形。19 世纪,Anger[10] 提出了利用尿道周围的皮瓣原位卷管技术;Thiersch 和 Du-

play[11]则切开尿道沟周围组织,从而使再造尿道背侧能够闭合;Duplay 同时研究了尿道前移技术。1896 年 Van Hook 首先报道了带蒂皮肤移植技术[12],他采用带蒂包皮瓣再造尿道。Nové-Josserand[13]首先报道了皮瓣游离移植技术,他将以阴茎和包皮的自体移植物包绕导尿管并经皮下隧道移植到龟头及会阴部。这些技术,100 年前就已经提出,直到现在依然在尿道下裂修复中发挥着重要作用。

基础科学/疾病进程

生长发育

胚胎第 2 周出现泄殖腔,第 4 周形成尿直肠隔(图 44.5),第 7 周尿直肠隔与泄殖腔膜融合。泄殖腔膜缺损可导致膀胱或泄殖腔外翻以及尿道上裂。苗勒管形成子宫阴道,泌尿生殖窦在远端形成阴道前庭,而窦阴道球形成远端阴道。副中肾管畸形常常与同侧肾畸形有关,畸形可能为发育不良和相互融合。如果泌尿生殖窦未能发育成远端阴道,就会出现阴道闭锁;在 46XX 女性,如果阴道近端未发育,就会导致无阴道。如果泌尿生殖窦和苗勒管融合失败,就会形成横膈。Meyer-Rokitansky-Kusler-Hauser 综合征是由苗勒管发育不良造成的,通常伴有肾和颈胸部发育不良。

胚胎 7~8 周,随着 SRY 基因的表达,男性性腺开始分化。肛门和外生殖器间的距离增加,阴茎增长,生殖褶融合,包皮褶形成并在背侧融合。胚胎 11 周,尿道褶在腹部融合,如果生殖褶未能融合,如尿道下裂,包皮褶在腹侧也就不能融合,导致背侧包皮堆积。第 16 周,腺尿道形成,腺尿道为鳞状上皮,也可能起源于泌尿生殖窦,然后开始分化[14]。从组织学来说,尿道下裂患者的尿道板是由尿道海绵体窦形成的,而不是瘢痕组织。尿道下裂神经支配与正常阴茎相同:阴部神经发出阴茎背侧神经,阴茎背侧神经分为两支,走行于中线两侧。

流行病学/发病率

先天性无阴道的发病率为 1:5000 女婴;先天性肾上腺增生的发病率为 1:(5000~15 000);膀胱外翻的发病率为 1:30 000,男女比约为 3:1;泄殖腔外翻发病率为 1:800 000,男女比为 2:1;尿道下裂发病率为 1:300 男婴,1970 年发病率为 2:1000 男婴,有增加的趋势,在单卵双生中其发病率增加 9 倍。

发病原因

泌尿生殖窦畸形可能单独发生,也可能由于 21-羟化酶缺乏而并发先天性肾上腺增生。现在尿道下裂-尿道上裂的模型表明,泄殖腔膜过度发育,阻止了间叶细胞向内侧移动以及泄殖腔膜的破裂。泄殖腔外翻可能合并心血管、中枢神经系统、呼吸系统、消化系统以及肌肉骨骼系统畸形。泌尿生殖窦畸形大多数病例是散发的,在某些特殊病例,也有人认为其病因是基因的非交互型移位。神经系统的发育异常和脊柱缺损可能与背侧间质细胞破裂有关,或由泄殖腔外翻导致脊索与脊柱分离有关。至于尿道下裂,其发病原因可能是由多种因素造成的,一些病例可能是由睾酮、双氢睾酮或雄激素受体缺乏导致,但只有 5% 的病例与此有关,阴茎下弯的病因包括尿道板发育不全、尿道口间质细胞发育不全以及海绵体发育不对称。

诊断/临床表现

新生儿外生殖器发育不良的治疗需多学科合作共同完成,并需排除其他器官畸形,如先天性肾上腺增生等,术中注意保持水、电解质平衡及血压稳定。体检应注意耻骨上区有无肿物或腹水;骶尾部有无凹陷;生殖器的下弯程度和大小;触诊性腺时,注意肛门和会阴部开口的位置及色素沉着等。实验室检查包括染色体核型以及肾上腺生物化学检查,如有肾上腺增生,应立即使用氢化可的松和氟氢可的松进行替代治疗。病史应注意妊娠期间有无接触雄性激素,有无婴儿死亡的家族史等。辅助检查包括 X 线和内镜检查,如腹部 X 线、超声、外生殖器造影、超声心动图、腰椎 MRI、膀胱镜和阴道镜检查等。膀胱外翻通常在宫内即可诊断,因此出生后即需进入新生儿 ICU。阴道闭锁和阴道横隔的患者,随年龄增长可表现为无月经或阴道上部扩张。

尿道下裂出生时就可诊断,但有时也会被漏诊。尿道下裂的患者,当无法触到睾丸时,应注意有无隐睾,需进行染色体检查。

患者选择

阴道发育不全的患者,手术时机和手术方法仍存在争议,很明显,大多数婴儿期接受阴道再造的患者需二次手术修复。对于先天性肾上腺增生的患者,同时存在阴道缺损和阴蒂肥大,医师有两个选择:先进行阴蒂整形,二期进行阴道整形;或同时进行阴蒂阴道整形,青春期后再进行阴道口修复。

膀胱外翻-尿道上裂的患者需分期修复[15]。新生儿期需进行双侧截骨、关闭腹腔和膀胱,6~12 个月后再进行尿道上裂的修复。如需要,可在 4~5 年后进行膀胱颈重建和输尿管再植。

尿道下裂需根据不同情况选择不同的手术方法。尿道口的位置、龟头的发育情况、阴茎大小、有无阴茎阴囊转位、有无阴茎下弯、尿道板的宽度和深度等,这些方面在选择手术方法时都需考虑。总的来说,远端型尿道下裂可采用尿道板再造尿道(TIP)及尿道口成形术和龟头成形术(MAGPI)等;近端型尿道下裂通常采用分期植皮或岛状皮瓣修复。

尿道下裂手术时机:明确性别后,应在出生 6 个月时修复。对远端型尿道下裂,92% 的儿童泌尿科医师选择使用 TIP 手术修复[13]。近端型尿道下裂不伴阴茎下弯则选择 TIP 或岛状皮瓣修复,这两种手术的使用比例基本相同。而对伴严重下弯的尿道下裂通常需分期修复[16]。为改善阴茎血运和组织的强健,以利于手术操作,可在术前肌内注射睾酮 25mg 或 2mg/kg,最多 3 次。

治疗/外科技术

阴道再造

阴道发育不全

阴道再造可以采用皮肤、小肠或口腔黏膜移植等方法。Abbé-McIndoe 法,在尿道和肛门间做一 Y 形切口,插入 F 氏导尿管可有助于尿道后方的分离,可从臀部取中厚皮片移植再造阴道。对成人来说,中厚皮片比较适宜,而对青少年来说,最好使用全厚皮片。再造阴道的大小因个人情况而定,年轻人一般需 10~14cm 长。移植皮片皮肤面向内缝合。术后需使用 Heyer-Schulte 阴道模具支撑。同时,需缝合两侧大阴唇以防止模具脱出。术后患者卧床至少

5 天,并用药防止大便排泄。然后可拆开大阴唇缝线,取出模具并检查皮片成活情况。出院时,应教会患者每天清洗、置换模具。模具或支撑物应至少使用 6 个月,以防止挛缩;3 个月后可以进行性生活。对行骨盆根治术的患者,多采用阴道球海绵体皮瓣、股薄肌瓣和腹直肌肌皮瓣进行阴道修复。

应用肠管再造阴道,由于肠管会分泌黏液,需每天清洗,并且可能会有异味及出现溃疡[17]。以往术前需进行肠道准备,但以作者的经验,这并非必要的准备[18,19]。手术最好采用 Pfannenstiel 切口,也可采用正中切口,切取 10cm 长乙状结肠或回肠,以再造阴道(图 44.5)。有些医师认为需要肠管切开重新缝合形成阴道,但作者认为没有必要,近端以 2-0 可吸收线简单地缝合即可,肠管远端与皮瓣缝合,或与残存的阴道缝合;腹部肠管可手工吻合或用吻合器吻合。

应用肠管再造,发生狭窄的概率回肠远高于结肠[20],使用何种肠管取决于医师的技术和患者的状况(如结肠外翻则只能取回肠)。一些学者建议使用乙状结肠,因其肠系膜较近,可直接转移至盆腔[21]。对于子宫颈发育不良的患者,阴道再造要慎重,因为细菌可能经子宫颈上行导致感染。

最后,有报道用口腔黏膜阴道再造成功的案例,随访期 6~18 个月。使用口腔黏膜需要拼接,并可能需与其他组织移植结合,术后需放置模具。另有人建议使用 $0.5mm^2$ 微粒黏膜移植[23],将黏膜微粒铺展于 5 个凝胶条,每条 2.5cm×6cm 大小,分别移植于再造阴道前、后、顶部及侧壁,每条间隔 5mm;然后使用带引流孔的硅胶模具以保持压力。无论采用哪种方法,医师都应关注患者的依从度,因为术后错误使用或不使用支撑都可能导致移植物挛缩。以作者的经验,最好在患者准备开始性生活前,或能够自己扩张阴道前行阴道再造。

> **要点提示**
>
> - Abbé-McIndoe 手术中,可以使用润滑油将模具取出。
> - 使用肠管再造时,肠管近端可固定于骶尾韧带或棘突旁韧带,以避免阴道脱垂。
> - 使用口腔黏膜时,每侧颊部可切取约 3cm×7cm 黏膜,切取时注意避免损伤腮腺导管。

泌尿生殖窦管和阴蒂肥大

根据泌尿生殖道融合部位的不同,可将泌尿生殖窦管分为高位和低位。泌尿生殖道融合位于尿道

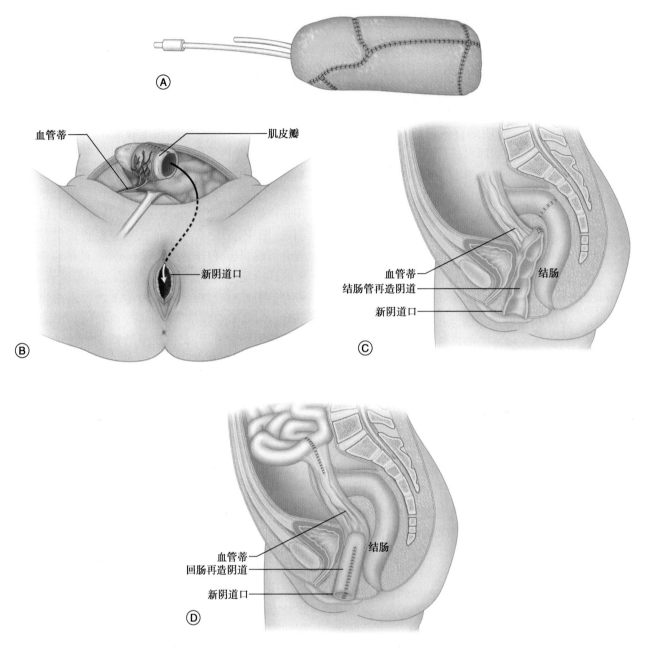

图 44.5　(A,B)肌皮瓣阴道再造,图示肠管阴道再造。(C)结肠阴道再造。(D)回肠阴道再造

括约肌远端的称为低位窦管;其近端的则为高位窦管。修复包括阴蒂缩小整形、阴唇成形和阴道再造。在手术开始时,最好采用俯卧位。

低位融合修复包括简单的阴唇松解阴道成形、皮瓣阴道成形和阴道延长术。皮瓣阴道成形术可以采用直肠前的会阴皮瓣(图 44.6),切开泌尿生殖窦管后壁,并将其与后方的皮瓣缝合,阴道前壁保持完整。

对于某些低位和所有高位窦管,可将尿道和阴道完全分离,或将整个泌尿生殖窦松解,然后可采用阴道延长术。作者喜欢使用 Rink 和 Adams 法,术中

可以保留肛门括约肌的完整性,且手术显露充分[24]。患者先取仰卧位,采用后部 U 形切口,掀起皮瓣后,可视情况做阴蒂缩小,然后改为俯卧位,缝合牵引缝线,继续分离窦道近端,同样切开窦道后部中线直到与尿道部汇合,继续将阴道前壁与尿道分离,按 Rink 和 Adams 的设计,这一步最困难,且是最关键的一步,利用包皮瓣连接阴道远端和会阴皮瓣,利用阴茎皮肤再造小阴唇。

对于阴蒂成形,可保留阴蒂头、白膜和神经血管束,从两侧切除多余的组织[25],设计一 U 形皮瓣,经会阴向前至阴茎腹部两侧(图 44.7),然后将阴茎皮

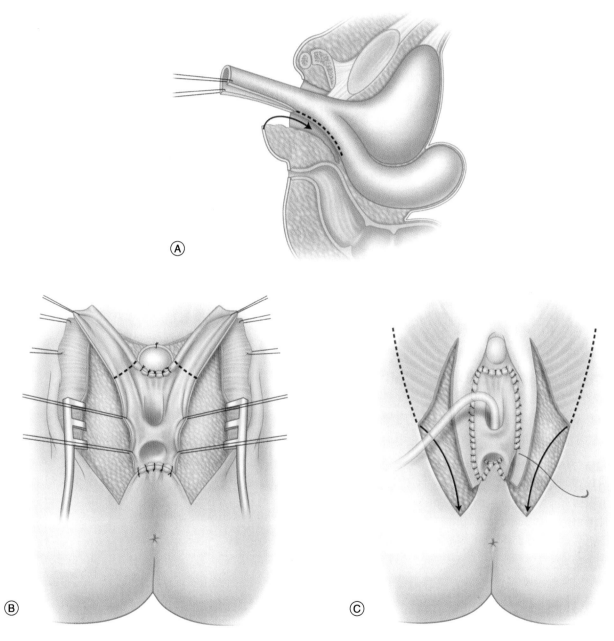

图 44.6　泌尿生殖窦修复

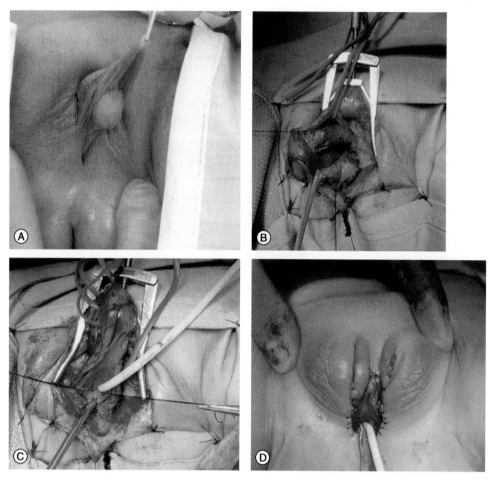

图 44.7 （A ~ D）泌尿生殖窦修复和阴蒂成形手术过程

肤剥离,保留腹侧,切开 Buck 筋膜,将海绵体分离并缩短,然后将龟头与缩短的海绵体缝合。作者一般选择在患者青春期行阴蒂成形术。

> **要点提示**
> - 术前用内镜明确泌尿生殖道汇合部位对手术设计至关重要(图 44.9)。
> - Fogarty 球囊导管有助于术中阴道操作。
> - 剥离并保留神经血管束是阴蒂成形术的关键步骤。

泄殖腔外翻

　　泄殖腔外翻修复通常需分期进行。首先修复脐疝,远端结肠造瘘并固定膀胱板(图 44.8);二期手术包括闭合两侧膀胱,将膀胱和后尿道固定于骨盆深部(图 44.9),膀胱闭合后再进行阴茎或阴道再造。术后通常需要进行肠道和膀胱训练,特别是脊椎畸形的患者。三期手术包括尿道和肠道修复。

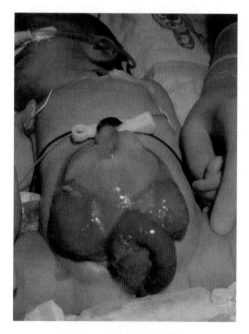

图 44.8 泄殖腔外翻修复

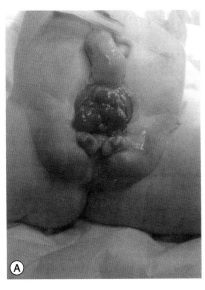

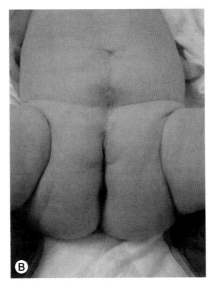

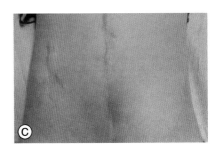

图 44.9　（A，B）女性膀胱外翻修复。（C）远期效果

膀胱外翻

出生后可使用塑料膜保持膀胱黏膜湿润。在新生儿期，膀胱和腹部的闭合与泄殖腔外翻二期修复相同（图 44.9），尿道上裂和尿液反流可分期修复，详见下肢、躯干与烧伤分卷，第 13 章。

女性尿道上裂

女性尿道上裂根据严重程度不同，可以是单纯尿道口扩大，也可能是尿道背侧和尿道括约肌完全裂开（图 44.10），阴蒂可能呈分叉状，阴阜低平，小阴唇发育不良。修复包括切除尿道背侧多余部分的

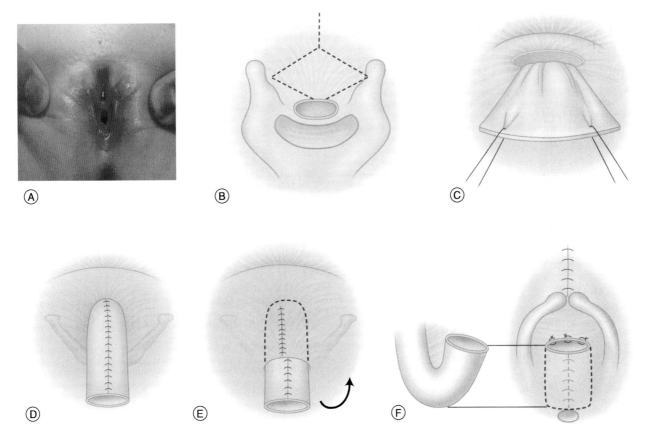

图 44.10　（A）Ransley-Gundeti 法女性尿道上裂修复。（B）女性尿道上裂：三角区多余的菱形皮肤。（C）游离尿道板。（D）形成新尿道。（E）缝合盆底组织。（F）修复完成，显示新形成尿道的角度

缩小尿道,同时行阴蒂成形术,插入导尿管并包绕尿管修复尿道,阴阜组织可以用来加固缝合。也可采用 Ransley-Gundeti 改良术式进行修复,切除尿道背侧多余的组织,后部尿道板卷管,前部重建尿生殖膈,需将尿道远端固定于重建的尿生殖膈,这一改良使尿道远端更接近生理角度。

尿道下裂,伴或不伴有阴茎下弯、阴茎阴囊转位的修复

尿道下裂修复的目标是能够站立排尿以及正常射精,并有一个正常细缝状尿道口。手术方法应简单且效果可靠。根据患者要求及文化习俗,包皮可修整或不修整。严重的阴茎阴囊转位需行阴囊成形术(图 44.11),Baskin 和 Ebbers 主张分 5 步修复尿道下裂,包括阴茎矫直(加强阴茎)、尿道成形、尿道口和龟头成形、阴囊成形和上皮化[26]。这里作者将介绍一些常用的修复方法。

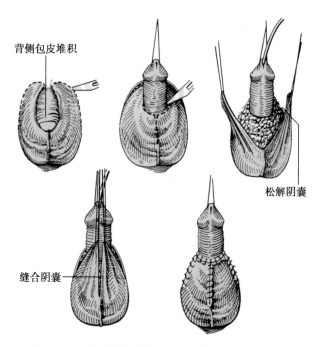

图 44.11　阴茎阴囊转位矫正(引自 Wein:Campbell-Walsh Urology, 9th ed. 2007 Saunders.)

尿道口成形和龟头成形

尿道口和龟头成形术(MAGPI)适用于远端或前端型尿道下裂。通常这些患者都能站立排尿,修复往往是因为社会、文化甚或父母的意愿。在龟头近端 5mm 处做环形切口,剥离并进行阴茎矫直(图 44.12),切除尿道板内的粘连带,并用 Heineke-

Mikulicz 法修复,保持冠状沟和尿道口完整,将尿道口向远端移动,修剪龟头并分层缝合龟头和尿道口。

尿道板修复尿道(TIP)

TIP 手术简单易行,是修复远端型尿道下裂的首选术式。皮下注射肾上腺素液浸润,开大尿道口,于尿道板两侧各做一纵向切口,两侧切口在尿道口近端相连,切开深度根据龟头和尿道板大小而定;尿道口近端做切口应小心,避免损伤尿道(图 44.13)。与 MAGPI 手术类似,在距冠状沟约 5mm 处做包皮环切口,并与尿道口近端切口相连。剥离包皮,如必要可行阴茎矫直,然后在尿道板中线用超精细眼科刀切开,插入 5 号 French 尿管,尿道板包绕尿管缝合形成尿道,再以肉膜或海绵体组织旋转覆盖新尿道,分层缝合龟头,缝合阴茎包皮,如果尿道沟很浅或龟头较小,可以在 TIP 后方缺损处植皮,以增加宽度[27]。

要点提示

- 缝龟头牵引线有助于术中操作。
- 阴茎根部上止血带有助于术野清晰,术中注意定时放松。
- 术中注意减少组织损伤,切口无张力缝合。
- 双极电凝比单极止血效果更好。
- 2.5 倍或更高倍手术放大镜有助于精细操作。

岛状皮瓣修复

岛状皮瓣主要用于阴茎中段尿道下裂的修复,也有人用于远端修复[28],在包皮两角缝合两针牵引线(图 44.14),与 TIP 类似,做 U 形切口和冠状沟下包皮环切口,剥离包皮并矫正阴茎,然后测量尿道口到龟头的距离,切取一长方形包皮瓣并转移至腹侧,与尿道板缝合形成尿道,其外再以包皮覆盖。

分期修复

对于近端型尿道下裂,分两期修复成功率会更高,两期之间间隔 6 个月或更长时间。通常采用包皮环切口及龟头至尿道口的纵向切口(图 44.15~44.17),分离尿道板并将远端尿道板切除,纵行切开龟头,测量尿道缺损长度,如果包皮足够,可以使用包皮瓣或包皮游离移植,如果没有充足的包皮,则采用口腔黏膜游离移植。口腔黏膜固有层血管丰富,因此远期挛缩很少,二期则利用移植皮片形成尿道,并以包皮瓣覆盖(图 44.16)。

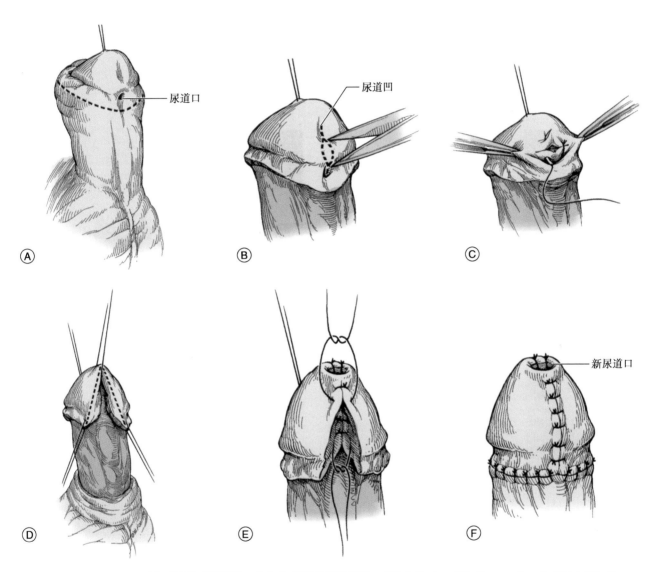

图 44.12　（**A ~ F**）远端型尿道下裂尿道口和龟头成形术（MAGPI）。（引自 Duckett JW：Hypospadias. In Walsh PC, Retik AB, Vaughan ED Jr, Wein AJ ［eds］：Campbell's Urology, 7th ed. Philadelphia, WB Saunders, 1998.）

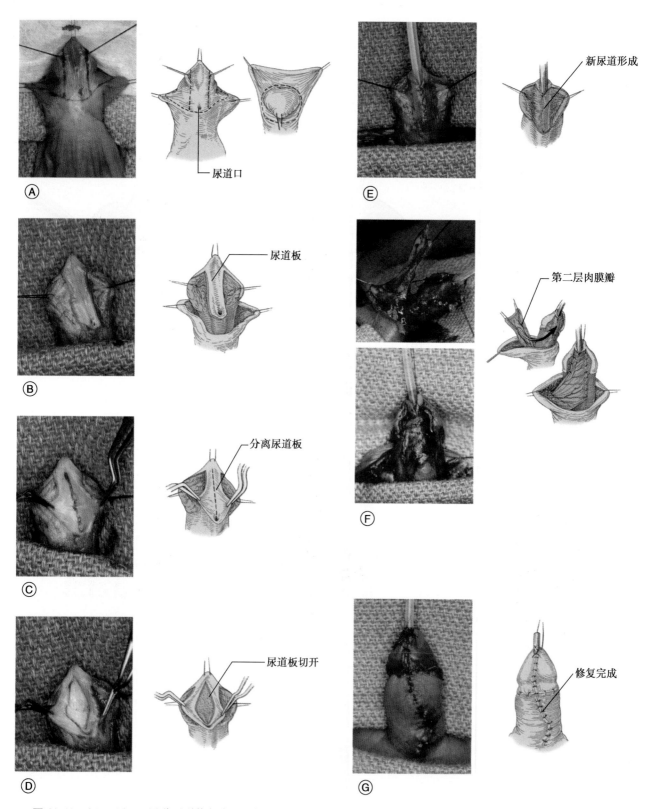

图 44.13 (A ~ G) TIP 尿道下裂修复术(引自 Retik AB, Borer JG: Primary and reoperative hypospadias repair with the Snodgrass technique. World J Urol 1998;16:186.)

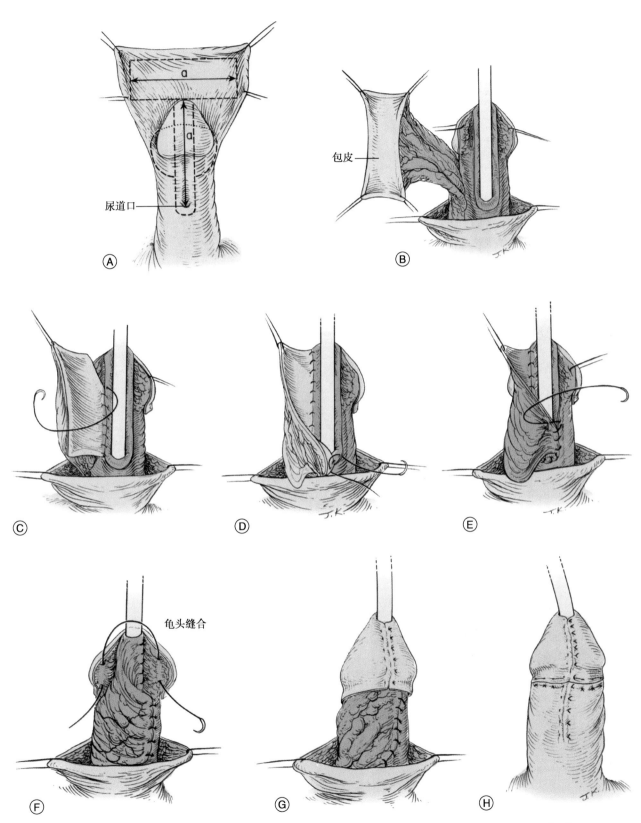

图 44.14　（A ~ H）onlay 岛状瓣尿道下裂修复术（引自 Atala A，Retik AB：Hypospadias. In Libertino JA［ed］：Reconstructive Urologic Surgery，3rd ed. St. Louis，Mosby-Year Book，1998. ）

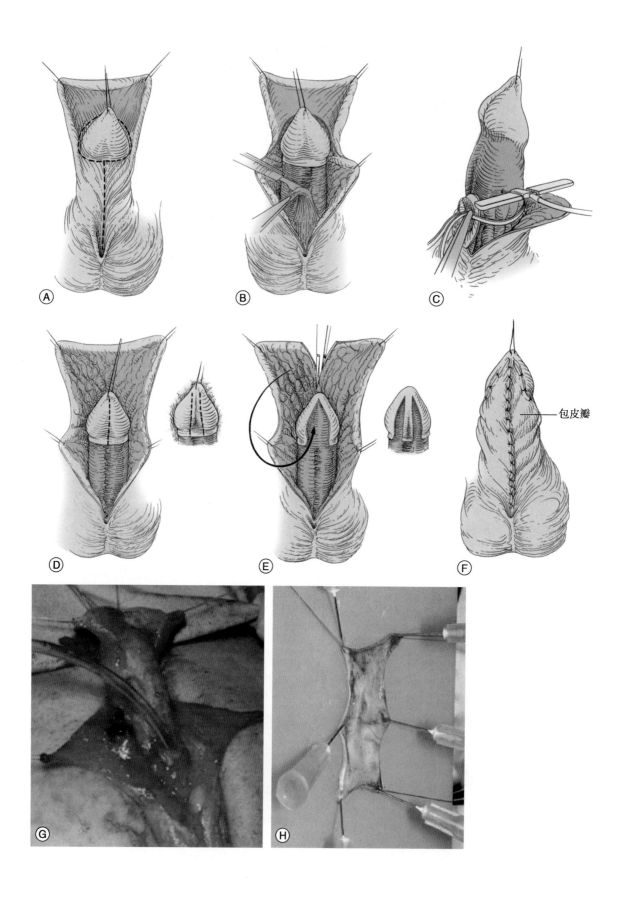

包皮瓣

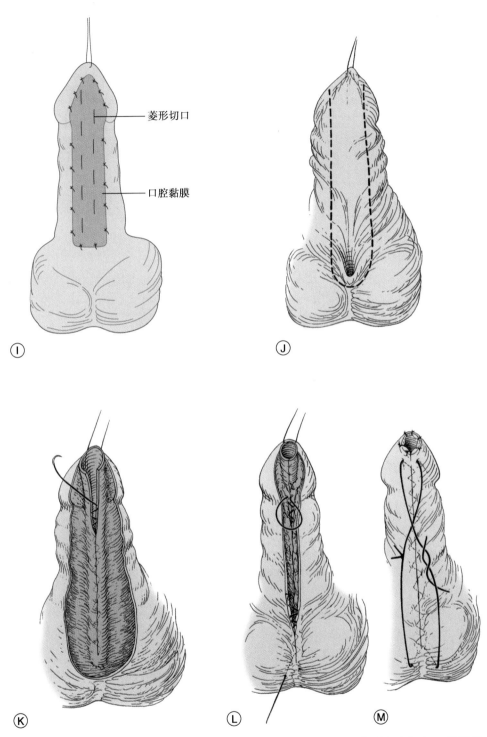

菱形切口

口腔黏膜

Ⓘ　　　　　　Ⓙ

Ⓚ　　　　Ⓛ　　　　Ⓜ

图 44.15　（**A～F**）尿道下裂分期修复，第一期包皮瓣转移。（**G,H**）一期手术中包皮/口腔黏膜游离移植，作者使用的移植技巧（引自 Retik AB, Borer JG: Primary and reoperative hypospadias repair with the Snodgrass technique. World J Urol 1998;16;186.）。（**I～M**）尿道下裂分期修复二期手术

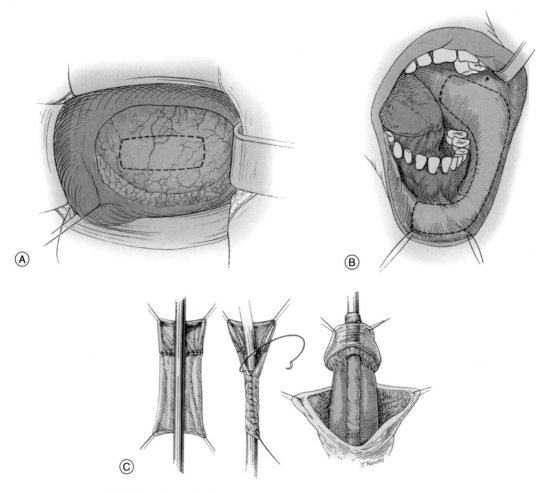

图 44.16 （A,B）切取口腔黏膜。（C）移植口腔黏膜卷管形成尿道

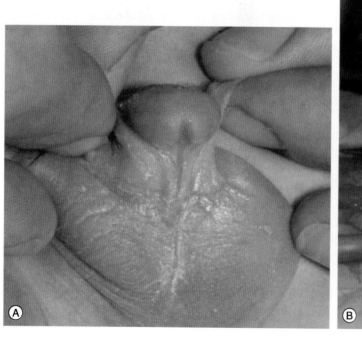

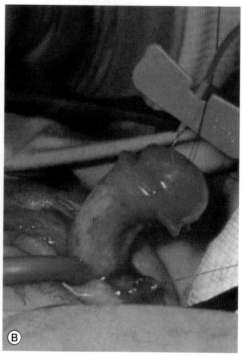

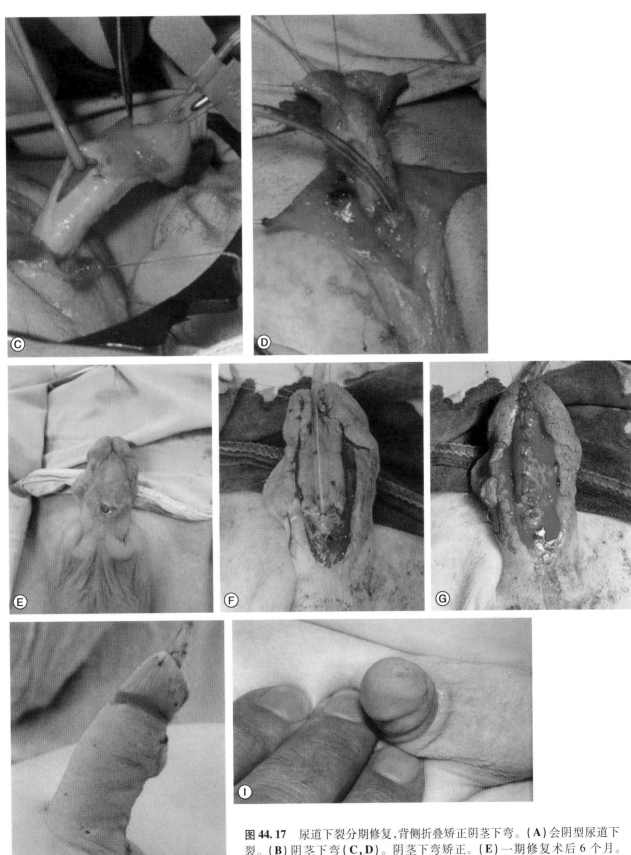

图 44.17　尿道下裂分期修复,背侧折叠矫正阴茎下弯。(A)会阴型尿道下裂。(B)阴茎下弯(C,D)。阴茎下弯矫正。(E)一期修复术后 6 个月。(F~H)尿道下裂二期修复,显示尿道形成及包皮瓣覆盖。(I)术后 1 年

阴茎矫直术

关于阴茎下弯修复的手术在其他章节介绍（第四分卷，第 13 章），这里简单介绍作者使用的方法。将包皮脱套后，不足 10% 的患者需要行阴茎加固手术[29]，术后行 Gittes 试验，阴茎根部上止血带，以细针头向阴茎海绵体内注入生理盐水直到阴茎勃起，以检查阴茎有无弯曲。解剖发现阴茎在 12 点方向会有部分组织缺损，因此作者对于阴茎下弯仅做简单的背侧折叠，而不用其他复杂的手术[26]。

要点提示

- 尿道口和龟头成形术中，将龟头严密缝合可有效地阻止尿道口退缩。
- 包皮脱套、阴茎矫直后，远端型尿道下裂尿道口会向近侧移位，需要修补的尿道长度增加。如果远端组织缺乏，则需动员更多的近端组织，注意避免损伤近端尿道。
- 黏膜下注射 0.5% 肾上腺素+利多卡因注射液，有利于黏膜切取。

术后护理

皮片移植阴道再造术后至少需卧床休息 5 天。通常需要打人字形石膏保持会阴制动。术后 3 周开始阴道扩张，也有人主张术后前 3 个月使用阴道模具，并每天冲洗[19,27]。用回肠或乙状结肠再造阴道的患者，需常规进行扩张，因其口径并不足以完成性生活[16,18]。泄殖腔外翻的矫正，常规输尿管支具术后 2 周移除，耻骨上造瘘管术后 4 周夹闭，并训练排尿功能。拔除造瘘管前应做肾脏 B 超检查，术后 1 年每 3 个月做一次尿培养。

膀胱和泄殖腔外翻修复术后，需用下肢人字石膏外固定 6 周，导尿管保留 6~8 周，并在术后 3 个月时在麻醉下进行一次全面检查。定期超声检查肾脏，4~5 岁时进行憋尿功能检查。尿道上裂应每年进行肾脏超声检查，术后进行非侵入性排尿和憋尿功能检查，如果有尿淋漓或不能控制排尿等情况，可能需进行膀胱颈重建。

尿道下裂修复一般是门诊手术，利用骶尾神经阻滞麻醉。用一 5 号软 French 鼻饲管做尿道支撑，使用 Duoderm 条包扎，其外再用 Tegaderm 包扎，以减轻术后水肿。

结果、预后和并发症

大多数结论都是基于大量回顾性研究的结果，缺乏前瞻性研究的结果。应用肠道再造阴道的狭窄发生率低于 McIndoe 法皮肤阴道再造[20]。年龄和骨盆形状均不会影响乙状结肠阴道再造的效果，在随访的 23 例患者均获得了满意的效果[19]，阴蒂转位手术应单独进行。如果发生阴道狭窄而常规扩张无效，二期手术最好在青春期后进行。对于高位肛门闭锁的患者，阴道再造材料可以取自瘘管黏膜，这样就可以避免肠道吻合[21]。对于泄殖腔手术，会阴嵴和肛门凹的存在、正常的排便反射、正常的脊柱以及超声检查均可预测术后的排便功能。

尿道下裂修复的第一次手术是最好的手术机会，手术成功率最高，手术失败会导致诸如瘢痕增生、外生殖器外观异常、排尿困难以及远期性能力障碍等问题。出血和血肿是最常见的并发症。新尿道外再覆盖其他组织是防止尿瘘最好的方法。其他并发症包括尿道口狭窄、感染、尿道憩室、干燥性闭塞性龟头炎及完全修复失败。

Duckett 和 Snyder 报道了 1000 例行 MAGPI 修复术的患者，平均随访 2 个月，尿瘘发生率为 0.5%，尿道口退缩的发生率为 0.06%，阴茎下弯的发生率为 0.1%[31]。但其他人并发症的发生率并没有这么低，他们发现 2 年后尿道口退缩的发生率为 15%[32]。超过 2000 例纳入患者、多中心的回顾性研究发现，TIP 手术总的并发症发生率为 9%[33]，尿瘘的发生率为 5%，尿道口狭窄的发生率为 2%，龟头裂开的发生率为 5%[34]。

大样本病例研究表明，岛状皮瓣手术尿瘘的发生率为 6%，9% 的患者需再次手术[35]。600 例分期修复患者的回顾性研究表明，尽管使用肉膜瓣覆盖可以减少尿瘘的发生，但仍有 4% 的患者一期手术后需修复包皮[36]，但二期手术后尿瘘的发生率仍有 6%，而且仍然缺乏关于美学、排尿功能和性功能的远期效果随访。

后续治疗

泌尿生殖系统修复通常都需要后续治疗计划，术后即刻或延期开始到青春期。阴道再造术后狭窄一般需系列扩张治疗；龟头和阴蒂成形术通常在青春期时需再次修整。远端和阴茎中段型尿道下裂一般一期手术修复,如果出现并发症,如尿瘘,即刻修复应慎重考虑。作者与 Bracka 意见一致,对手术失败的患者,口腔黏膜分期修复能获得较满意的效果[36]。

参考文献

16. Cook A, Khoury AE, Neville C, et al. A multicenter evaluation of technical preferences for primary hypospadias repair. *J Urol.* 2005;174:2354.

18. Gundeti MS, Godbole PP, Wilcox DR. Is bowel preparation required before cystoplasty in children? *J Urol.* 2006;176:1574.

19. Rajimwale A, Furness III PD, Brant WO, et al. Vaginal construction using sigmoid colon in children and young adults. *Br J Urol Int.* 2004;94:115.

    A large retrospective review of the surgeons' experience with sigmoid vaginoplasty, comparing pre- and postpubertal patient outcomes.

20. Hensle TW, Dean GE. Vaginal replacement in children. *J Urol.* 1992;148:677.

24. Rink RC, Adams MC. Feminizing genitoplasty: state of the art. *World J Urol.* 1998;16:212.

    A review of the Indiana University surgical approach to disorders of sexual differentiation.

25. Baskin LS, Erol A, Li YW, et al. Anatomical studies of the human clitoris. *J Urol.* 1999;162:1015.

26. Baskin LS, Ebbers MB. Hypospadias: anatomy, etiology, and technique. *J Pediatr Surg.* 2006;41:463.

    A comprehensive review of hypospadias, highlighting recent advancements in surgical technique.

28. Elder JS, Duckett JW, Snyder HM. Onlay island flap in the repair of mid and distal penile hypospadias without chordee. *J Urol.* 1987;138:376.

34. Snodgrass W, Koyle M, Manzoni G, et al. Tubularized incised plate hypospadias repair: results of a multicenter experience. *J Urol.* 1996;156:839.

    Results of 148 patients undergoing TIP repair at six centers are reported.

36. Bracka A. Hypospadias repair: the two stage alternative. *Br J Urol.* 1995;7:31.

    A single surgeon's experience of 600+ two-stage hypospadias repairs.

索引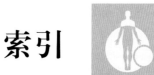